Querschnittsfragen verbinden die Inhalte mit Aufgaben, denen eine besondere Bedeutung zukommt und die in vielen Situationen eine zentrale Rolle spielen: Kommunikation, Ethik, Interprofessionalität, Selbstfürsorge, Digitalisierung, Pflegeprozessgestaltung und Diversität.

Fachbegriffe werden in der Randspalte erklärt.

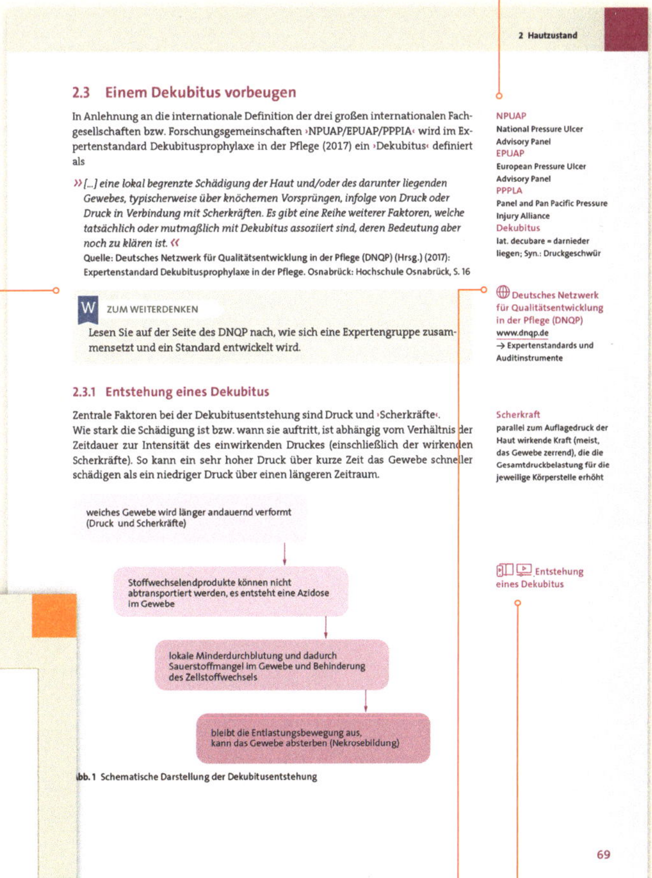

2 Hautzustand

2.3 Einem Dekubitus vorbeugen

In Anlehnung an die internationale Definition der drei großen internationalen Fachgesellschaften bzw. Forschungsgemeinschaften ›NPUAP/EPUAP/PPPIA‹ wird im Expertenstandard Dekubitusprophylaxe in der Pflege (2017) ein ›Dekubitus‹ definiert als

» *[...] eine lokal begrenzte Schädigung der Haut und/oder des darunter liegenden Gewebes, typischerweise über knöchernen Vorsprüngen, infolge von Druck oder Druck in Verbindung mit Scherkräften. Es gibt eine Reihe weiterer Faktoren, welche tatsächlich oder mutmaßlich mit Dekubitus assoziiert sind, deren Bedeutung aber noch zu klären ist.* «

Quelle: Deutsches Netzwerk für Qualitätsentwicklung in der Pflege (DNQP) (Hrsg.) (2017): Expertenstandard Dekubitusprophylaxe in der Pflege. Osnabrück: Hochschule Osnabrück, S. 16

W ZUM WEITERDENKEN

Lesen Sie auf der Seite des DNQP nach, wie sich eine Expertengruppe zusammensetzt und ein Standard entwickelt wird.

2.3.1 Entstehung eines Dekubitus

Zentrale Faktoren bei der Dekubitusentstehung sind Druck und ›Scherkräfte‹. Wie stark die Schädigung ist bzw. wann sie auftritt, ist abhängig vom Verhältnis der Zeitdauer zur Intensität des einwirkenden Druckes (einschließlich der wirkenden Scherkräfte). So kann ein sehr hoher Druck über kurze Zeit das Gewebe schneller schädigen als ein niedriger Druck über einen längeren Zeitraum.

weiches Gewebe wird länger andauernd verformt (Druck und Scherkräfte)
→ Stoffwechselendprodukte können nicht abtransportiert werden, es entsteht eine Azidose im Gewebe
→ lokale Minderdurchblutung und dadurch Sauerstoffmangel im Gewebe und Behinderung des Zellstoffwechsels
→ bleibt die Entlastungsbewegung aus, kann das Gewebe absterben (Nekrosebildung)

Abb. 1 Schematische Darstellung der Dekubitusentstehung

NPUAP
National Pressure Ulcer Advisory Panel
EPUAP
European Pressure Ulcer Advisory Panel
PPPLA
Panel and Pan Pacific Pressure Injury Alliance
Dekubitus
lat. decubare = darnieder liegen; Syn.: Druckgeschwür

Deutsches Netzwerk für Qualitätsentwicklung in der Pflege (DNQP)
www.dnqp.de
→ Expertenstandards und Auditinstrumente

Scherkraft
parallel zum Auflagedruck der Haut wirkende Kraft (meist, das Gewebe zerrend), die die Gesamtdruckbelastung für die jeweilige Körperstelle erhöht

Entstehung eines Dekubitus

69

Zum Weiterdenken enthält aktuelle Studien, Ereignisse oder kontroverse Meinungen, die zu Diskussionen und zum Blick über den Tellerrand anregen.

Praxisnahe Beispiele aus dem (Pflege-)Alltag veranschaulichen die Inhalte.

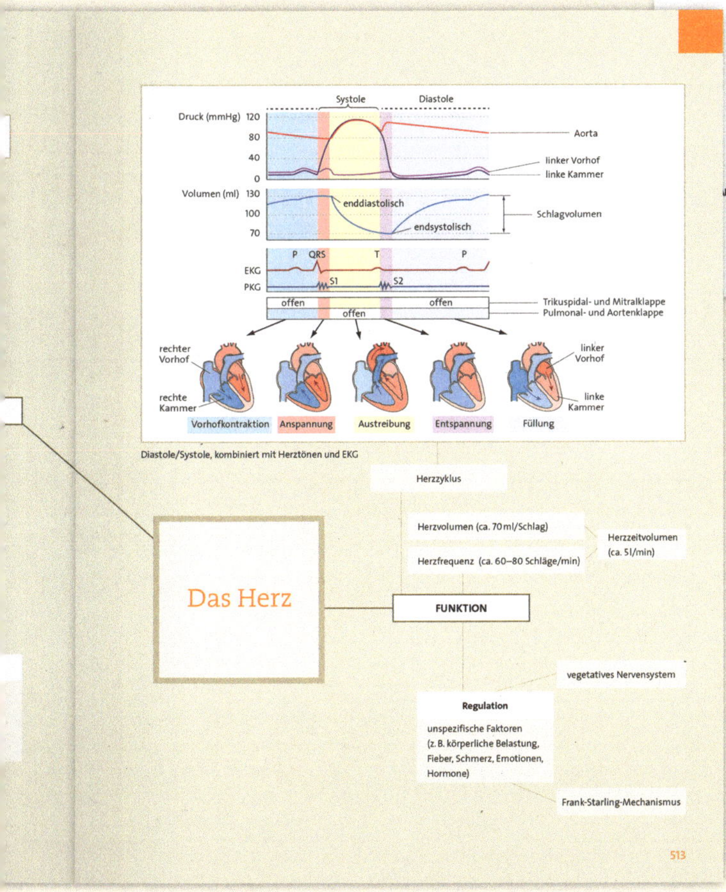

Internetadressen verweisen auf weiterführende Informationen. Bei den Links handelt es sich um Angebote Dritter, für die Cornelsen nicht verantwortlich ist.

Über die App *Cornelsen PagePlayer* können **Videos**, **Audios** oder Textdateien geöffnet werden. Dazu scannen Sie einfach die entsprechende Buchseite mit dem Smartphone oder dem Tablet (Anleitung siehe hinterer Buchdeckel).

Pflegias 2
Pflegerisches Handeln

2

Pflegias

Pflegerisches Handeln

herausgegeben von
Christine Vogler

Autorinnen und Autoren:
Thomas Altmeppen, Stefanie Eggert, Friedhelm Henke, Frank Hertel, Stephan Heske, Heike Jacobi-Wanke, Antje Klapper, Elke Kobbert, Heike Lohmann, Eva Lütkenhaus, Anja Lull, Anette Peters, Maria Pohl-Neidhöfer, Lars Pongrac, Katrin S. Rohde, Jochen Sauer, Dr. Ingeborg Scholz, Ulrike Scholz, Martina Schult, Elke Vogel, Wiebke Weißbarth

unter Mitarbeit der Verlagsredaktion

Cornelsen

Pflegias

Konzept und Beratung:
Andrea Westphal sowie Christel Bässler, Anke Jakobs, Anja Lull, Anna Schlicht, Jochen Vennekate

Projektleitung:
Susanne Stucki

Redaktion:
Dr. Franz Schaller, Maren Abraham, Carina vom Hagen, Andrea Westphal

Außenredaktion:
Ulrike Frühwald, Dietlind Grüne, Martin Regenbrecht, Stefan Schiefer, Doris Tiu, Lars Wilker

Videoredaktion:
Lisa Budzynski

Rechte und Lizenzen:
Birke Fähnrich

Layout:
SOFAROBOTNIK GbR, Augsburg

Logo, Produktmarke, Umschlag und Layoutanpassung:
Rosendahl Grafikdesign, Berlin

Umschlagfoto:
Werner Krüper, Bielefeld

Technische Umsetzung:
vitaledesign, Berlin

Für die Erstellung des Buches wurden Texte übernommen aus:
Säuglingsbetreuung. Autorin: Katrin Diekert

Begleitmaterialien für Schüler:
ISBN 978-3-06-451223-8 (Schülerbuch 1)
ISBN 978-3-06-451224-5 (E-Book zu Schülerbuch 1)
ISBN 978-3-06-451233-7 (Fachwörterbuch)
ISBN 978-3-06-451235-1 (Anatomie und Physiologie)

www.cornelsen.de

1. Auflage, 1. Druck 2020

Druck: Mohn Media Mohndruck, Gütersloh

ISBN 978-3-06-451225-2 (Schülerbuch 2)
ISBN 978-3-06-451226-9 (E-Book Schülerbuch 2)

PEFC
PEFC/04-31-1033

PEFC zertifiziert
Dieses Produkt stammt aus nachhaltig bewirtschafteten Wäldern und kontrollierten Quellen.

www.pefc.de

Vorwort

Liebe Leser*innen,

das Jahr 2020 läutet nicht nur ein neues Jahrzehnt ein, sondern auch einen Umbruch für die professionelle Pflege in Deutschland. Am 01.01.2020 trat das Pflegeberufegesetz in Kraft. In diesem Gesetz werden die ursprünglichen drei Abschlüsse der Kinder-, Kranken- und Altenpflege in einem neuen, souveränen Berufsbild zusammengeführt. Neben den erstmalig in einem Gesetz formulierten Vorbehaltstätigkeiten kann Pflege nun über zwei Wege gelernt werden. Zum einen über den Weg einer dreijährigen Ausbildung und zum anderen über ein grundständiges Studium.

Im Rahmen der Ausbildung und des Studiums werden Sie als künftige Pflegefachfrauen und Pflegefachmänner Pflege nicht mehr nach Alter oder Versorgungsbereich getrennt betrachten und lernen – Sie werden einen umfassenden Blick in alle Gebiete pflegerischer Arbeit erhalten und erkennen, mit welcher breiten Kompetenz dieser Beruf aufgestellt ist und welche Chancen und Möglichkeiten er bietet. Wir haben es alle in der Hand, nun die Pflege als eine Profession zu gestalten und als Pflegende Schulterschluss herzustellen – zum Wohle der Patient*innen, Bewohner*innen, Bedürftigen und Angehörigen.
Pflegias ist neu. Pflegias ist ein neu gedachtes Pflegelehrbuch, welches dem modernen Bild der Pflege entspricht. Als die Kolleginnen des Cornelsen Verlages auf mich zukamen und mich fragten, ob ich mir vorstellen könnte, Herausgeberin zu werden, war ich zunächst verhalten. Als jahrelange Befürworterin einer generalistischen Grundausbildung weiß ich, wie schwierig es ist, die historischen Pfade des deutschen Gesundheitswesens zu verlassen und den Pflegenden einen angemessenen, autonomen, selbstverantwortlichen Platz im System Gesundheit zu erobern.
Aber bereits nach den ersten Überlegungen zum Aufbau des Buches sah ich die Chance, dass hier ein Lehrbuch entstehen könnte, was sich mutig traut, nicht herkömmlichen Erwartungen zu entsprechen. Und an dieser Stelle gilt mein Dank dem gesamten Cornelsen-Team, das sich auf den generalistischen Blick eingelassen und visionär Pflegias entwickelt hat: Kapitel, die die zu Pflegenden und die Pflege in den Mittelpunkt stellen und das ganz selbstverständlich aus den Perspektiven, die es benötigt – unabhängig von Alter und Versorgungsbereichen.
Mein Dank gilt auch den Autor*innen und Lektor*innen, die sich auf das neue Verständnis von Pflege eingelassen haben. Es war ein konstruktiver, erhellender und beflügelnder Austausch.

Die Pflege eines Menschen ist anspruchsvoll und komplex, wenn sie individuell und gemessen an wissenschaftlichen, ethischen und gesundheitsökonomischen Kriterien erfolgen soll. Dieses Buch stellt die Pflege des pflegebedürftigen Menschen in den Mittelpunkt. Dabei muten wir Ihnen Text und Inhalt zu. Sie finden in diesem Buch das, was Pflegende wissen müssen, um diesen komplexen Versorgungsansprüchen gerecht zu werden – prägnant, substanziell und praxisnah.

Jedes Kapitel des zweiten Bandes teilt sich in zwei große Bereiche: Im ersten Teil geht es um die Phänomene und pflegerische Handlungen. Die Darstellung der Phänomene erfolgt nach drei Fragestellungen: Was ist das?, Was ist „normal“? und Wie beobachte ich das? Die pflegerischen Handlungen beziehen sich auf die Phänomene, nicht auf medizinische Diagnosen, denn es gibt keine Standardpflege für Menschen mit bestimmten Erkrankungen.

Im zweiten Teil finden Sie die bezugswissenschaftlichen Inhalte der Medizin, Sozial- und Naturwissenschaften – exemplarisch und ausgewählt.

Auch wir lernen noch. Sollten Sie Fragen zum Buch, zu den Inhalten und zum Verständnis haben – schreiben Sie uns. Gerne setzen wir uns mit Ihren Anregungen und Anmerkungen auseinander.

Ich freue mich, dass Sie sich für die Pflege und dieses Buch entschieden haben, und wünsche Ihnen viel Erfolg und viel Freude beim generalistischen Lesen und Leben von Pflegias!

Ihre Christine Vogler

Christine Vogler ______ **Herausgeberin**
Dipl.-Pflegepädagogin; langjährige Schulleiterin der Wannseeschulen Berlin im Bereich Pflege; seit 2019 Geschäftsführerin des Berliner Bildungscampus für Gesundheitsberufe gGmbH; Vize-Präsidentin des Deutschen Pflegerats e.V.; Bundesvorstand im Berufsverband für Lehrende in den Gesundheits- und Sozialberufe e.V., Trägerin des Berliner Frauenpreises 2018 als „engagierte und erfolgreiche Vorreiterin für eine anspruchsvolle und attraktive Pflegeausbildung"

Thomas Altmeppen ______ **D II 4, 5**
Voll-Jurist; Dozent für Recht in der Pflege und Erzieherarbeit an den Lazarus Berufsfachschulen, Berlin

Stefanie Eggert ______ **C I 1**
M. Sc. Health Professions Education; seit 2017 Pädagogin an der Gesundheitsakademie in Potsdam

Friedhelm Henke ______ **C I 4**
Dozent in der Aus-, Fort- und Weiterbildung, Lehrer für Pflegeberufe am Stift Cappel - Berufskolleg, Lippstadt

Frank Hertel ______ **F II 3, 4**
M.A.; Campusleiter Schulentwicklung und Projektmanagement am BBG Berliner Bildungscampus für Gesundheitsberufe gGmbH

Stephan Heske ______ **C I 3 ▪ C II 6 ▪ D I 4**
Gesundheitspädagogik/Health Care Education; Studium in Gesundheitspädagogik und Bildungsmanagement M.A.; seit 2020 pädagogische Leitung in der Weiterbildungsakademie der DRK-Schwesternschaft Berlin e.V.; berufspolitisch aktiv im BLGS e.V. und im Landespflegerat Berlin Brandenburg

Heike Jacobi-Wanke ______ **F II 5**
Dipl.-Pflegepädagogin an einer Berliner Schule für Gesundheitsberufe mit den Arbeitsschwerpunkten Lerncoaching und Förderung fachsprachlicher Kompetenz von Lernenden nicht-deutscher Herkunftssprache; EM Intercultural Education; DaF/DaZ-Lehrerin

Antje Klapper ______ **C I 2 ▪ C II 5**
Dipl.-Medizinpädagogin, mehrjährige Berufserfahrung in den Bereichen Innere Medizin, Chirurgie und Intensivmedizin; Schulleitung an einer Schule für Gesundheitsberufe

Elke Kobbert ______ **B II 2, 8 ▪ F II 2**
Erziehungswissenschaftlerin (M.A.); Leitung der Weiterbildung Pflege in der Onkologie, Irmgard-Bosch-Bildungszentrum Stuttgart

Heike Lohmann ______ **A I 3, 4**
Dipl.-Kauffrau (FH), staatlich anerkannte Lehrkraft für Krankenpflege, Wissenschaftliche Mitarbeiterin im Studiengang Bachelor of Nursing an der Evangelischen Hochschule Berlin; Coach im Deutschen Verband für Coaching und Training (dvct)

Eva Lütkenhaus ______ **B I 1**
M. A. Berufspädagogin Pflege und Gesundheit; mehrjährige Berufserfahrung in den Bereichen pädiatrische Onkologie und Hämatologie; tätig an einer Schule für Gesundheitsberufe

Anja Lull ______ **D I 1–3 ▪ F II 1**
Dipl.-Pflegepädagogin; Lehramt an beruflichen Schulen (Gesundheit/Pflege/Biologie); Leiterin des Referats „Pflegeberufe und Fachkräftesicherung" in der Senatsverwaltung für Gesundheit, Pflege und Gleichstellung, Berlin

Anette Peters ______ **D I 4 ▪ D II 3**
Dipl.-Pflegepädagogin; 20 Jahre Lehrtätigkeit an der Wannseeschule mit dem Schwerpunkt „Der alte Mensch"

Maria Pohl-Neidhöfer ______ **A II 4, 5 ▪ B I 2, 3 ▪ B II 1, 3–7**
C II 2, 4, 7 ▪ D I 1, 2 ▪ D II 2
E I 1, 2 ▪ E II 1, 3, 4
Dipl.-Pflegepädagogin; seit 1999 Lehrerin an Pflegeschulen in Berlin; Abteilungsleiterin BFS Altenpflege am Katholischen Schulzentrum Edith Stein; Mitarbeit an verschiedenen Lehrwerken der beruflichen Bildung/Gesundheit

Lars Pongrac ______ **A II 1–3**
M.A., M.Ed.; Berufspädagoge im Gesundheitswesen; zur Zeit Lehramtsanwärter an einem Berufskolleg in Ostwestfalen; (Mit-)Autor verschiedener Publikationen im Bereich Berufspädagogik Pflege

Katrin S. Rohde ______ **E I 3 ▪ E II 2, 5**
Dipl. Pflege- und Gesundheitswissenschaftlerin; M.A. Germanistik, Kulturwissenschaft und Publizistik; Kinderkrankenschwester; Elternbegleiterin; Wissenschaftliche Mitarbeiterin im Studiengang Bachelor of Nursing an der Evangelischen Hochschule Berlin

Jochen Sauer ______ **F I 1, 3**
Dipl.-Pflegepädagoge an der Wannsee-Schule e.V., Berlin

Dr. Ingeborg Scholz ______ **D II 1**
Kunsthistorikern; Fachjournalistin (DFJS); Hauswirtschafterin; Altenpflegerin; tätig in der ambulanten Pflege

Ulrike Scholz ______ **C II 3**
M. sc. Health Professions Education; Physiotherapeutin; Lehrerin für Gesundheitsberufe an einer Schule für Physiotherapie in Berlin

Martina Schult ______ **F I 2**
Dipl.-Pflegepädagogin an den Sozialen Fachschulen des Evangelischen Johannesstifts Berlin; M.A. Schulmanagement; Zusatzqualifikation Palliative Care

Elke Vogel ______ **D II 1**
Dipl.-Pflegepädagogin; Mentorin und Leitung der Fachkonferenz Altenpflege an der BBS Cochem

Wiebke Weißbarth ______ **A I 1 ▪ C II 1**
Dipl.-Pflegepädagogin; Lehramt an beruflichen Schulen (Gesundheit/Sozialwissenschaften), Fachseminarleiterin „Gesundheit/Körperpflege"; div. Fachweiterbildungen u.a. Algesiologische Fachassistenz (Deutsche Schmerzgesellschaft), Integrative Validation (IVA) usw.

Inhalt

A Haut und Körper

Inhalt

B Ernährung, Stoffwechsel und Ausscheidung

Inhalt

Inhalt

Inhalt

C Aktivität, Mobilität und Ruhe

Inhalt

D Kognition und Wahrnehmung

Inhalt

E Sexualität und Fortpflanzung

Inhalt

Inhalt

A Haut und Körper

I Phänomene und pflegerische Handlungen

II Zusammenhänge verstehen

1 Allgemeinzustand

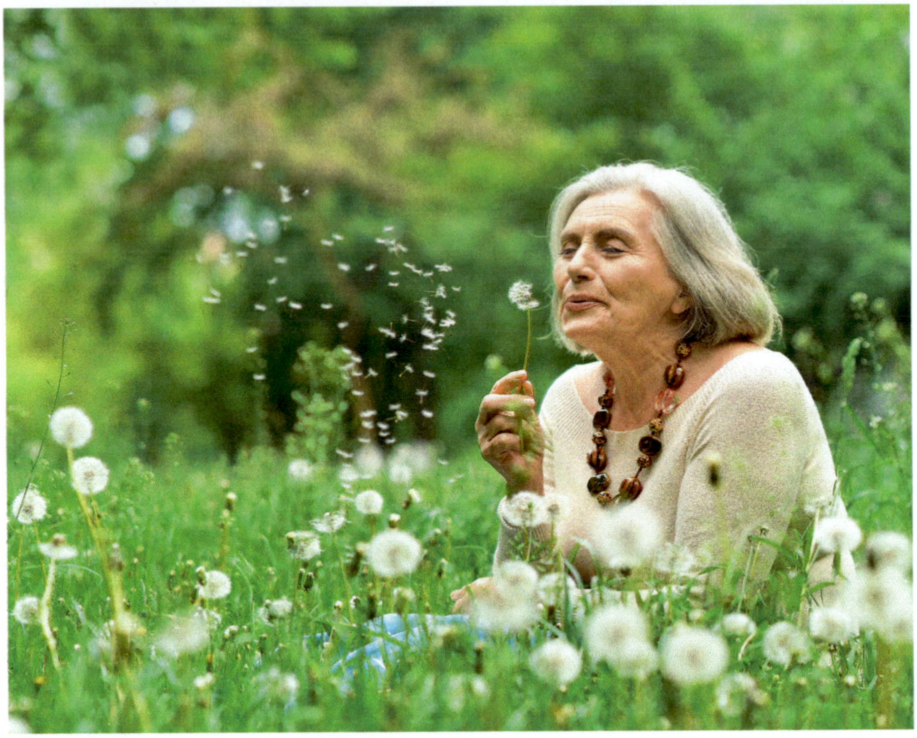

Abb. 1 Der Allgemeinzustand umfasst die körperliche, geistige und seelische Verfassung des Menschen.

1.1 Allgemeinzustand erfassen

1.1.1 Allgemeinzustand – was ist das?

„Wir entlassen Herrn Wagner in gutem Allgemeinzustand in seine häusliche Umgebung." Solche oder ähnliche Aussagen lesen Pflegende in vielen Entlassungsberichten. Was aber steckt dahinter, wenn der Allgemeinzustand eines Menschen gut oder schlecht ist? Der Begriff Allgemeinzustand (kurz: AZ, engl. general condition) bezeichnet zunächst den generellen Gesundheits- und Ernährungszustand einer Person. Damit sind die körperliche Verfassung, aber auch die geistige und die seelische Konstitution eines Menschen und deren Auswirkungen auf die Selbstversorgung gemeint, unabhängig von eventuellen Krankheitssymptomen. Die Erfassung des Allgemeinzustands ist Bestandteil sowohl der pflegerischen als auch der ärztlichen ›Anamnese‹.

Anamnese → *S. 610, Band 1*

1.1.2 Allgemeinzustand beobachten

Pflegerischer Gesamteindruck
Pflegefachfrauen und -männer erfassen den Allgemeinzustand mit allen Sinnen. Sie beobachten, befragen und untersuchen den Pflegebedürftigen im Rahmen der ›Informationssammlung‹ (›Pflegeanamnese‹, initiales ›Pflegeassessment‹). Doch auch bei jedem pflegerischen Kontakt gewinnen Pflegende wichtige und manchmal auch neue Informationen über die gesamte Verfassung des Pflegebedürftigen.

Informationssammlung → *S. 25; 826, Band 1*
Pflegeanamnese → *S. 820, Band 1*
Pflegeassessment → *S. 820, Band 1*

Die Einschätzung des Allgemeinzustands steht also im Pflegeprozess an erster Stelle. Die Qualität der erhobenen Daten bestimmt dabei maßgeblich, wie erfolgreich die daraus abgeleiteten weiteren Schritte des Pflegeprozesses sein werden.

B BEISPIEL

Pflegefachfrau Stine Lohringer führt heute Nachmittag das Aufnahmegespräch mit Herrn Achim Küster durch. Der 57-jährige schmächtige Mann empfängt sie an der Tür. Stine Lohringer sieht, dass Herr Küster noch im Schlafanzug ist. Seine Haut fühlt sich bei der Begrüßung kalt, der Händedruck kraftlos an. Sein Gangbild ist langsam und unsicher. Im Wohnzimmer riecht es nach Zigarettenrauch und Urin. Herr Küsters Stimme ist leise und monoton. Stine Lohringer gewinnt bei diesem ersten Kontakt einen wichtigen Gesamteindruck und unverzichtbare Informationen, um einen bedürfnisgerechten Pflegeplan entwickeln zu können.

Den Allgemeinzustand bei der Informationssammlung einschätzen

Pflegefachfrauen und -männer führen in der Regel ein Aufnahmegespräch mit dem Pflegebedürftigen und seinen Angehörigen durch. Die Qualität dieses Gesprächs wirkt sich auf den gesamten Pflegeprozess aus. Von einer effektiven Kommunikation profitieren alle Beteiligten. So kann ein sinnvoller Dialog entstehen:

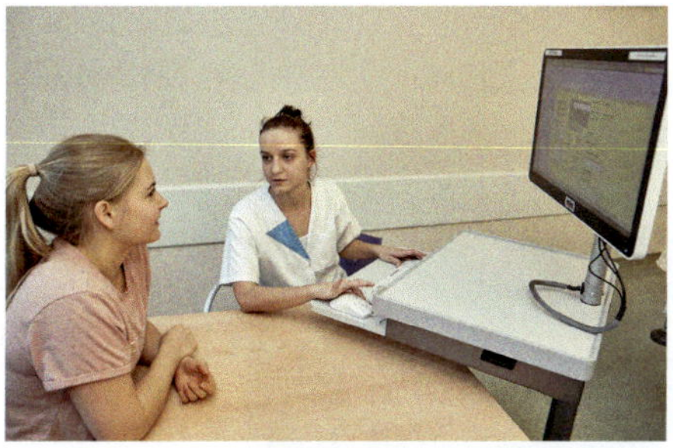

Abb. 2 Der Pflegeprozess beginnt mit dem Aufnahmegespräch.

- Die aktuelle Situation des Pflegebedürftigen beachten. Ist er gerade sediert, wütend oder hat er starke Schmerzen? Dann genügt es, zunächst nur die wichtigsten Informationen zu erheben.
- Den Pflegebedürftigen dazu ermutigen, sich zu öffnen. Pflegefachfrauen und -männer können sich dabei an den Grundsätzen der ›personenzentrierten Gesprächsführung‹ orientieren (positive Wertschätzung, Echtheit, einfühlendes Verstehen). Vor allem bei älteren Menschen kann so ein ›Underreporting‹ vermieden werden.
- Nonverbale Signale beachten. Bei Pflegebedürftigen mit eingeschränkter Alltagskompetenz oder bei kleinen Kindern können z. B. ein angespannter Gesichtsausdruck und motorische Unruhe auf Schmerzen hindeuten.
- Subjektive Informationen und objektive Beobachtungsergebnisse sammeln. Schmerzen in der Brust sind z. B. eine subjektive, der Blutdruckwert eines Pflegebedürftigen eine objektive Information.
- Sich eigene Vorurteile und Stereotype bewusst machen. Die Vorstellung davon, wie z. B. ein krebskranker Mensch aussieht und sich verhält, beeinflusst auch die Art, wie Pflegende diese Person wahrnehmen.
- Sprachbarrieren und kulturelle Unterschiede mit geeigneten Hilfsmitteln überwinden.
- Angehörige als wertvolle Ressource und Informationsquelle verstehen.
- Sekundäre Quellen wie Krankenhausberichte, pflegerische Überleitungsbögen usw. nutzen. Dies erspart doppelte Arbeit.

personenzentrierte Gesprächsführung → *S. 267, Band 1*

Underreporting
Nichtberichten von Auffälligkeiten (z. B. Schmerzen) durch den Pflegebedürftigen

Diversität
Welchen Einfluss haben Alter, Geschlecht, Biografie oder Kultur darauf, ob Menschen sich öffnen?

Mögliche Ursachen von Underreporting
Frage nicht verstanden
Vergessen der Beschwerden
fehlende Wahrnehmung der Auffälligkeit, z. B. Blutauflagerung auf Stuhl übersehen
Akzeptanz von Beschwerden als „normale" Alterungszeichen ohne Krankheitswert, z. B. bei Schmerzen oder Vergesslichkeit
Angst vor den Konsequenzen, z. B. vor Darmspiegelung und Operation bei Blut im Stuhl
Scham, z. B. bei Inkontinenz, vaginalem Juckreiz
keine Motivation zur Anpassung des Lebensstils, z. B. Verzicht auf Bericht über Blutzuckerentgleisung wegen unerwünschter Aufforderung zu mehr Bewegung und gesünderer Ernährung

Tab. 1 Gründe, warum Pflegebedürftige manchmal nicht über alle Beschwerden berichten
Quelle: Krupp, Sonja: „Allgemeine Geriatrie. Geriatrisches Assessment" in: Willkomm, Martin (Hg.) (2013): Praktische Geriatrie. Klinik – Diagnostik – Interdisziplinäre Therapie. Thieme, Stuttgart, New York, S. 31.

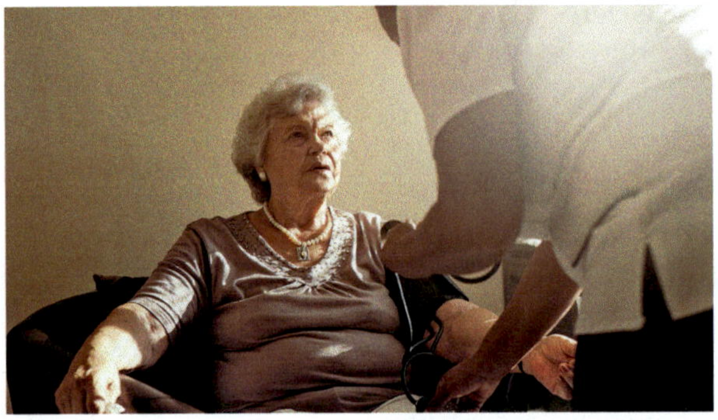

Abb. 1 Informationen können bei jeder Pflegehandlung gewonnen werden.

Hospitalisation → *S. 328, Band 1*

Den Allgemeinzustand kontinuierlich beobachten

Die Erfassung des Allgemeinzustands ist ein Prozess, der bei der ersten Begegnung mit dem Pflegebedürftigen beginnt und sich über den gesamten Pflegeprozess erstreckt. Pflegefachfrauen und -männer können anhand der gewonnenen Informationen überprüfen, ob sie Pflegemaßnahmen ändern, ausdehnen oder abbrechen müssen. Sie können auch neue Gesundheitsprobleme entdecken, die durch die Krankheit, die ›Hospitalisation‹ oder die Behandlung entstanden sind.

B BEISPIEL

Lukas Schmidt ist zu Gast bei Familie Hadad. Er versorgt die Ernährungspumpe bei dem kleinen Amal. In der letzten Woche hat Amal Lukas immer angelacht und wollte mit seinem Stethoskop spielen. „Seit er die neue Sondenkost bekommt, hat er immerzu Durchfall und liegt ganz teilnahmslos da", berichtet Amals Mutter.

1.1.3 Beobachtungsbereiche

Um den Allgemeinzustand des Pflegebedürftigen einschätzen zu können, beobachten Pflegefachfrauen und -männer

- das Erscheinungsbild,
- die kognitiven Fähigkeiten,
- die Kommunikation,
- die Mobilität.

Anhand der einzelnen Kriterien ermitteln sie die Fähigkeit zur Selbstversorgung. Je nach Pflegeschwerpunkt oder auch Altersgruppe können andere oder weitere Kriterien bedeutsam sein, um den Allgemeinzustand zu beobachten. Die nachfolgenden Tabellen zeigen die unterschiedlichen Beobachtungsbereiche.

Erscheinungsbild	Beobachtungskriterien
Alter	altersgemäßes Aussehen sieht jünger oder älter aus als angegebenes Alter
Körperliche Verfassung	gute Kondition, kräftig und der Körpergröße angemessenes Gewicht schlechte Kondition, schwach, Über- oder Untergewicht sichtbare Behinderung wie Amputation oder Lähmung sichtbare Narbe oder sichtbarer Ausschlag
Bekleidung	der Jahreszeit angemessene oder nicht angemessene Kleidung saubere, gepflegte Kleidung schmutzige oder zerrissene Kleidung, die nach Alkohol, Urin oder Stuhl riecht
Körperpflege	sauber und gekämmt ungepflegt, schmutzige Haut, Haare und Nägel, unrasiert trockene, fettige Haut Körpergeruch oder Mundgeruch
Haut	blass, bläulich, rötlich, gelblich oder sonnengebräunt

Tab. 2 Beobachtungsbereich Erscheinungsbild

Kognitive Fähigkeiten	Beobachtungskriterien
Bewusstsein	orientiert, nimmt die Umgebung wahr Desorientiert, nimmt Person, Raum oder Zeit nicht wahr
Stimmung	reagiert angemessen, gesprächig antwortet einsilbig; antwortet nur auf direkte Fragen beantwortet Fragen zögernd wütend; sagt „Lassen Sie mich in Ruhe" o.Ä.; spricht zu den Angehörigen lautstark und heftig hält oder meidet Blickkontakt
Denken	kann ein Gespräch führen; macht passende Bemerkungen; versteht Aufforderungen die Gedanken scheinen abzuschweifen; macht unpassende Bemerkungen; versteht Aufforderungen falsch

Tab. 3 Beobachtungsbereich kognitive Fähigkeiten

Mobilität	Beobachtungskriterien
Gehvermögen	geht selbstständig; sicherer Gang benutzt einen Stock, Gehstützen oder Gehwagen schwankender, langsamer, unsicherer oder schlurfender Gang; neigt sich auf eine Seite; kann das eigene Gewicht nicht tragen kann sich unabhängig vom Stuhl ins Bett bewegen braucht Hilfe (von einer oder mehreren Personen), um vom Stuhl ins Bett zu kommen
Bewegung	kann alle Extremitäten bewegen hat eine Schwäche oder Lähmung der linken oder rechten Körperhälfte kann sich im Bett nicht selbst umdrehen ausfahrende oder spastische Körperbewegungen

Tab. 4 Beobachtungsbereich Mobilität (Quelle Tab. 2–4: Brobst, Ruth et al. (2007): Der Pflegeprozess in der Praxis. 2. Aufl. Huber, Bern)

Kommunikation	Beobachtungskriterien
Sprache	spricht in klarem Deutsch oder einer anderen Sprache antwortet nur mit einem Wort; reagiert nicht auf sprachliche Stimulation verwaschene, heisere, laute, leise, unzusammenhängende, zögerliche, langsame, schnelle oder unlogische Sprache oder Stimme hat Schwierigkeiten, einen Satz zu beenden wegen Atemnot oder Schmerzen
Hören	hört gut genug, um Fragen zu beantworten hört schlecht, trägt Hörgerät; lautes Sprechen in das rechte oder linke Ohr erforderlich taub; liest von den Lippen ab oder verwendet Zeichensprache
Sehen	sieht gut genug, um Anleitungen in Deutsch oder einer anderen Sprache zu lesen trägt eine Brille, immer oder nur zum Lesen kann nicht lesen blind

Tab. 1 Beobachtungsbereich Kommunikation
Quelle: Brobst, Ruth et al. (2007): Der Pflegeprozess in der Praxis. 2. Auflage, Hans Huber, Bern, S. 42 ff.

Die Beobachtungsergebnisse dokumentieren

Pflegedokumentation → S. 908, Band 1
Pflegemodell → S. 865, Band 1

Viele ›Pflegedokumentationen‹ im deutschsprachigen Raum stützen sich auf ›Pflegemodelle‹ von Juchli, Roper, Krohwinkel oder Gordon, um die im Assessment gewonnenen Informationen zu strukturieren:

- die zwölf Aktivitäten des täglichen Lebens (ATL) von Liliane Juchli (1997, aktualisiert in Kellnhauser, 2004)
- die zwölf Lebensaktivitäten (LA) von Nancy Roper, Winifred W. Logan und Alison T. Thierney (2002)
- die dreizehn Aktivitäten, Beziehungen und existenziellen Erfahrungen des Lebens (ABEDL) von Monika Krohwinkel (2007)
- Modell der fördernden Prozesspflege von Monika Krohwinkel (2007)
- Assessment-Modell der funktionellen Verhaltensmuster von Majory Gordon (2007)

1.1.4 Veränderungen des Allgemeinzustands

Erkennen, was von der Normalität abweicht

Kommunikation
Mit welchen Worten umschreiben Sie die „Tagesform"?

Der Allgemeinzustand ist kein absoluter Zustand. Er setzt sich aus vielen einzelnen Kriterien zusammen, die jeweils normalen Schwankungen unterworfen sind. Jeder hat das bei sich selbst schon einmal beobachtet: An manchen Tagen fühlen wir uns müde und lustlos, an anderen wiederum sind wir ausgeruht und voller Tatendrang. Es kann gelegentlich vorkommen, dass wir uns zurückziehen und mit niemandem reden wollen. An anderen Tagen suchen wir die Nähe zu anderen Menschen. Der Appetit kann mal besser und mal schlechter sein. An einem Tag pflegen wir uns ausgiebig, während wir manchmal den ganzen Tag die löchrige Jogginghose anbehalten. Solche Schwankungen („Tagesform") sind normal. In der Regel beeinflussen sie jedoch nicht den Allgemeinzustand. Lang anhaltende und/oder drastische Einschränkungen in einem oder mehreren Beobachtungsbereichen können sich dagegen auf den Allgemeinzustand und damit auf die Selbstversorgungsfähigkeit auswirken.

Beurteilung nach klinischem Befund

Die Beurteilung des Allgemeinzustands im Rahmen der **ärztlichen Anamnese** ist nicht ausschließlich an objektive Parameter gebunden. Erfahrungswerte spielen dabei eine große Rolle. Folgende Unterscheidungen sind üblich:

- guter Allgemeinzustand
- leicht reduzierter Allgemeinzustand
- reduzierter Allgemeinzustand
- stark reduzierter Allgemeinzustand

Ein reduzierter Allgemeinzustand ist keine „Tagesform". Die Unterscheidung erfordert eine genaue Beobachtung und eine gute Kommunikation im Pflegeteam und mit den Angehörigen. Verschlechtert sich der Allgemeinzustand eines Pflegebedürftigen innerhalb von Stunden oder Tagen, muss der Arzt informiert werden. Dies gilt vor allem für ältere Menschen, denn bei ihnen verbirgt sich hinter einer AZ-Verschlechterung häufig ein ernstes Gesundheitsproblem. Kleinere Kinder sind häufig in einem erstaunlich guten Allgemeinzustand, sogar trotz hohen Fiebers. Aber auch sie sollten umgehend ärztlich untersucht werden, wenn sich ihr Allgemeinzustand plötzlich verschlechtert, auch im Rahmen bereits bestehender Erkrankungen.

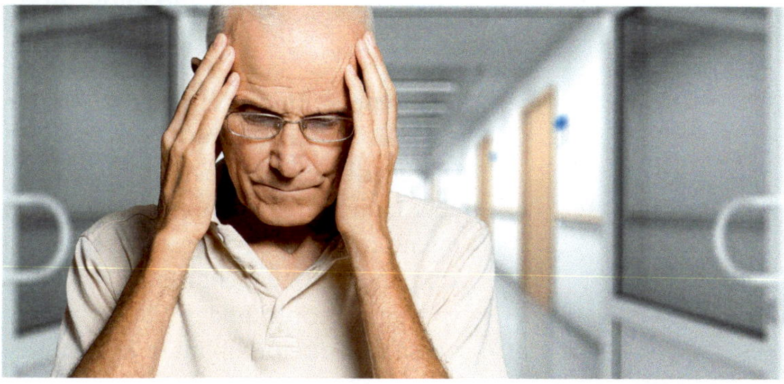

Abb. 1 Eine plötzliche AZ-Verschlechterung ist immer ein Alarmsignal.

Wissenswertes aus der Forschung

Der Begriff „AZ-Verschlechterung", die zunehmende Beeinträchtigung des Allgemeinzustands, ist nicht klar definiert. Pflegefachkräfte und Angehörige nehmen sie oft als Erste wahr. Dass die AZ-Verschlechterung nicht als „Tagesform" oder allgemeines Alterungszeichen abgetan werden sollte, zeigen folgende Befunde:

- Das Hauptmerkmal der AZ-Verschlechterung bei älteren Menschen ist eine allgemeine körperliche Schwäche, manchmal auch begleitet von der Abnahme kognitiver Fähigkeiten, die sich meist innerhalb weniger Stunden oder Tage entwickelt.
- Selbst bei schweren Gesundheitsproblemen wie Pneumonie, Herzinfarkt oder ausgeprägter Hyperglykämie steht bei älteren Patienten die AZ-Verschlechterung im Vordergrund. ›Spezifische‹ Symptome treten bei ihnen seltener auf.
- Eine Untersuchung in der Notaufnahme des Universitätsklinikums Basel kommt zu dem Ergebnis, dass bei etwa 60 % der älteren Menschen mit AZ-Verschlechterung eine akut behandlungsbedürftige Erkrankung zugrunde liegt.
- In einer Studie mit etwa 13 000 Patienten einer schwedischen Notaufnahme zählt die AZ-Verschlechterung zu den fünf häufigsten Diagnosen. Das Durchschnittsalter dieser Patienten liegt bei 82 Jahren.

spezifisch
typisch, charakterisierend, kennzeichnend
Bei einem Herzinfarkt sind z. B. starke Schmerzen im Brustkorb und ein massives Engegefühl spezifische Symptome.

Pflegediagnose

Die Pflegediagnose der ›NANDA‹ (2010) „Verschlechterung/Verkümmerung des Allgemeinzustandes bei Erwachsenen" ist definiert durch eine fortschreitende Verschlechterung körperlicher und geistiger Funktionen und die deutlich verringerten Fähigkeiten einer Person, für sich selbst zu sorgen und Folgeprobleme von multisystemischen Krankheiten zu bewältigen.

NANDA → *S. 832, Band 1*

Als beeinflussende Faktoren sind körperliche Erkrankungen, z. B. Diabetes mellitus, Krebs oder Multiple Sklerose, genauso zu benennen wie Depression oder Demenz. Doch auch der Alterungsprozess geht häufig mit dem zunehmenden Verlust von Alltagsfähigkeiten einher. Ein reduzierter Allgemeinzustand kommt jedoch keineswegs nur bei älteren, multimorbiden oder chronisch kranken Menschen vor. Auch akute Gesundheitsprobleme wie Infektionskrankheiten kommen in Betracht.

B BEISPIEL

Die 20-jährige Charlene Stelzner liegt zum ersten Mal im Krankenhaus. Seit drei Tagen kann sie weder essen noch trinken. Sie erbricht sich ständig, hat Durchfall, Fieber und Gliederschmerzen. Zur Toilette kommt sie nur mit Mühe. Sie fühlt sich völlig entkräftet. Ihr Allgemeinzustand ist reduziert.

Phänomene, die mit einem reduzierten Allgemeinzustand einhergehen – Beispiel Gedeihstörung

Der Begriff der Gedeihstörung stammt ursprünglich aus der Kinderheilkunde, wird aber in den letzten Jahren zunehmend auch in der Geriatrie verwendet (Tab. 1). Gemeinsam ist beiden Formen, dass rein körperliche Ursachen eher selten sind. Zudem können sich Gedeihstörungen sowohl bei Kindern als auch bei älteren Menschen vollständig zurückbilden. Voraussetzung dafür ist eine ›ganzheitliche‹ Herangehensweise und interdisziplinäre Zusammenarbeit, damit Gedeihstörungen erkannt und behandelt werden können. Das Beispiel der Gedeihstörungen zeigt, dass eine sorgfältige und kontinuierliche Einschätzung des Allgemeinzustands eine wichtige Voraussetzung dafür ist, komplexe Gesundheits- und Pflegeprobleme zu erkennen und geeignete Maßnahmen einzuleiten. Pflegefachfrauen und -männern kommt dabei eine Schlüsselrolle zu.

ganzheitliche Pflege → S. 43; 400, Band 1

Interprofessionelle Zusammenarbeit

Welche Berufsgruppen können Informationen zu einer Gedeihstörung eines Menschen beitragen?

	Gedeihstörung des Kindes	Gedeihstörung des Erwachsenen
Körpergewicht und -größe	deutlich untergewichtig (unter der 3. bis 5. Perzentile) vermindertes Längenwachstum	deutlicher Gewichtsverlust, z. B. 5 % in einem Monat
Kognitive Fähigkeiten	verzögerte geistige Entwicklung	zunehmender Abbau der geistigen Fähigkeiten wie Konzentration und Gedächtnis
Motorische Fähigkeiten	verzögerte körperliche Entwicklung	Abnahme der Muskelkraft, Schwäche, Gebrechlichkeit (engl. frailty)
Begleitende Merkmale	müde, antriebsarm, gereizt, infektanfällig	müde, antriebsarm, resigniert, häufige Krankenhausaufenthalte, hoher Hilfebedarf
Einflussfaktoren	psychosoziale Faktoren, z. B. Vernachlässigung, Mangel an Nahrung, soziale Deprivation, psychische Erkrankung der Eltern körperliche Erkrankung	psychosoziale Faktoren, z. B. vermindertes Coping, Verluste, ›soziale Deprivation‹ hohes Lebensalter körperliche und/oder psychische Erkrankung

Tab. 1 Gedeihstörungen beim Kind und beim Erwachsenen im Vergleich

soziale Deprivation

Entzug bzw. Entbehrung von sozialen Beziehungen oder Kontakten mit negativen Auswirkungen auf das Wohlempfinden, die Leistungsfähigkeit und die Persönlichkeitsentwicklung

Sich bei der Einschätzung um Objektivität bemühen

Pflegefachfrauen und -männer müssen ihre ›Beobachtungsergebnisse‹ stets hinterfragen, begründen und im Team besprechen, denn eigene Prioritäten und Erfahrungen, die Intuition und weitere Faktoren fließen in die Erfassung des Allgemeinzustandes ein. Berufserfahrung kann die Einschätzung erleichtern, kann aber auch betriebsblind machen. Die Gesamteinschätzung setzt sich aus vielen einzelnen Beobachtungsergebnissen zusammen und verlangt ein fundiertes Hintergrundwissen sowie einen ganzheitlichen Blick. Der Allgemeinzustand einer Person ist immer in verschiedenen Zusammenhängen zu sehen:

Wahrnehmen und Beobachten → *S. 252, Band 1*

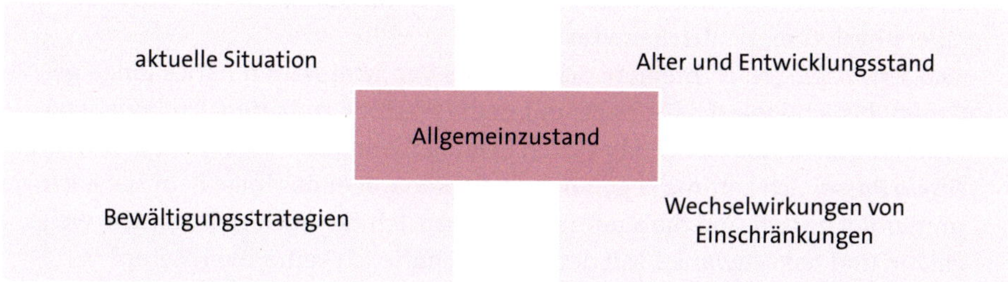

Abb. 1 Kontextfaktoren des Allgemeinzustands

Zusammenhang mit der aktuellen Lebenssituation: Reaktionen eines Patienten bei einer notfallmäßigen Krankenhausaufnahme müssen anders bewertet werden als bei einer länger geplanten Aufnahme.

B BEISPIEL

Rolf Brückner (69 J.) wurde als Fußgänger von einem Auto angefahren. Mit dem Rettungswagen wird er in die Notaufnahme des Luisen-Krankenhauses gebracht. Der Rentner hat große Angst vor den Untersuchungen und starke Schmerzen im linken Bein. „Passiert hier heute nochmal was? Stehen Sie doch nicht so faul herum!“, entfährt es dem sonst eher zurückhaltenden und höflichen Herrn Brückner lautstark gegenüber der Pflegefachfrau Rosi Kramer. Herr Brückner hatte keine Zeit, sich auf die Situation einzustellen. Sein Verhalten wird durch die physischen und psychischen Belastungen stark beeinflusst.

Zusammenhang mit dem Lebensalter: Mit zunehmendem Alter kommt es zu physiologischen Veränderungen z. B. der Funktion der Sinnesorgane. So muss etwa eine Schwerhörigkeit bei einem 15-jährigen Jugendlichen anders bewertet werden als bei einem 85-jährigen Menschen.

Zusammenhang mit dem Entwicklungsstand: Bei der Beurteilung motorischer und kognitiver Fähigkeiten muss berücksichtigt werden, was in der jeweiligen Altersstufe als „normal“ gilt.

REFLEXION **IMPULS** **LERNORTVERNETZUNG**

Fragen Sie eine erfahrene Pflegekraft, wie sie den Allgemeinzustand eines bestimmten pflegebedürftigen Menschen einschätzt. Sprechen Sie darüber, nach welchen Kriterien diese Einschätzung erfolgt.

Behinderung → S. 706, Band 1
Coping → S. 469, Band 1

Zusammenhang mit dem Umgang einer Person mit Einschränkungen und Veränderungen: Bei einer schon länger bestehenden ›Behinderung‹ entwickeln die Betroffenen häufig Bewältigungsstrategien (›Coping‹), sodass der Allgemeinzustand nur noch gering oder gar nicht mehr reduziert ist. Neu auftretende Defizite hingegen können den Allgemeinzustand stark beeinträchtigen. Strategien der Bewältigung müssen erst noch entwickelt werden.

B BEISPIEL

Ewa Kowalska (78 J.) und Gisela Busse (81 J.) unterhalten sich im Warteraum einer physiotherapeutischen Praxis:
Ewa Kowalska: „Nach meinem Schlaganfall vor zwei Jahren hat es lange gedauert, bis ich es geschafft habe, mit dem Gehstock zu laufen. Ich laufe jetzt zwar langsamer als früher, aber mich hetzt ja niemand."
Gisela Busse: „Ich komme ja gerade aus der Reha, aber das linke Bein ziehe ich immer noch nach und die Kraft fehlt im Arm. Ich bin auch so ängstlich, weil ich hin und her schwanke. Mit dem Stock schaffe ich keine zwei Meter."

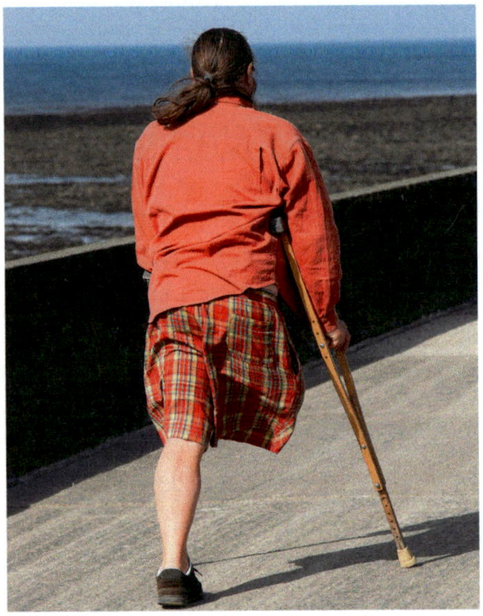

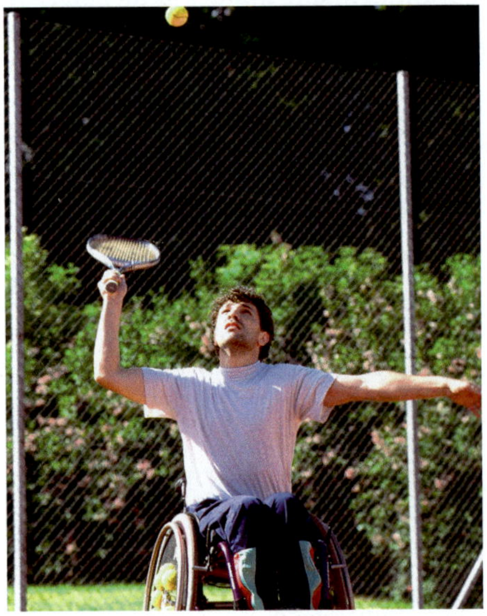

Abb. 1 Wie sehr Einschränkungen der Mobilität das Allgemeinbefinden beeinträchtigen, hängt auch von den individuellen Bewältigungsstrategien ab.

Zusammenhang mit den Wechselwirkungen der einzelnen Kriterien: Eine eingeschränkte Beweglichkeit etwa kann auch Auswirkungen auf die Stimmung haben oder auf die Fähigkeit einer Person, sich zu pflegen und zu kleiden. Letztlich kommt es aber bei der Beurteilung des Allgemeinzustands nicht allein darauf an, wie viele Fähigkeiten beeinträchtigt sind, sondern vor allem, wie stark sich einzelne Beeinträchtigungen im Alltag auswirken.

B BEISPIEL

Bei Ole Sundberg (48 J.) drückt ein Tumor auf den Hörnerv. Pflegefachmann Marek Stahl berichtet in der Übergabe: „Herr Sundberg ist eigentlich fit. Ihm ist aber so schwindlig, dass er sich nicht zutraut, auch nur kurze Strecken ohne Begleitung zu laufen. Das macht ihm sehr zu schaffen."

1.1.5 Beurteilungsinstrumente

Performance-Status

Ein Aktivitätsstatus ermöglicht die standardisierte Einschätzung des Allgemeinzustands (›Performance‹). Am weitesten verbreitet sind der Karnofsky-Index und der ECOG/WHO-Score. Beide Instrumente erlauben eine erste grobe Einschätzung der Fähigkeiten und Aktivitäten des täglichen Lebens, der Beeinträchtigungen durch Krankheit oder Behinderung sowie des Unterstützungsbedarfs bei der Selbstversorgung. Sie werden vor allem im onkologischen und/oder geriatrischen Bereich angewendet.

Performance
engl., Ausführung, Verrichtung
Im psychologischen Sprachgebrauch ist damit das in einer konkreten Situation gezeigte Verhalten oder die erbrachte Leistung gemeint.

- Karnofsky-Index (engl. Karnofsky Performance Status Scale, 1949): Der Person wird auf einer linearen Skala ein Punktewert zwischen 0 (tot) und 100 (normale Aktivität) zugeordnet. Mit diesem international anerkannten Score bewerten Ärzte und Pflegende die körperliche und soziale Aktivität bzw. die Aktivitätseinschränkungen eines Pflegebedürftigen.
- ECOG/WHO-Score: 1960 wurde von der Eastern Co-operative Oncology Group (ECOG) ein weiterer Performance-Status eingeführt. Er stellt eine Vereinfachung des Karnofsky-Index mit nur sechs Punkten dar. Dieses Instrument wird seit 1982 ECOG/WHO-Score genannt.

Karnofsky-Index		ECOG/WHO-Score	
100	Normalzustand, keine Beschwerden, keine Zeichen einer Erkrankung	0	normale uneingeschränkte Aktivität, wie vor der Erkrankung
90	normale Belastungsfähigkeit, kaum Krankheitssymptome		
80	normale Belastungsfähigkeit mit Anstrengung, Krankheitssymptome	1	Einschränkung bei körperlicher Anstrengung, gehfähig; leichte körperliche Arbeit möglich
70	eingeschränkte Belastungsfähigkeit, arbeitsunfähig, kann sich selbst versorgen		
60	eingeschränkte Belastungsfähigkeit, benötigt einiges an Hilfe	2	gehfähig, Selbstversorgung möglich, aber nicht mehr arbeitsfähig; kann mehr als 50% der Wachzeit aufstehen
50	eingeschränkte Belastungsfähigkeit, braucht ärztliche und pflegerische Betreuung, nicht dauernd bettlägerig		
40	bettlägerig, qualifizierte Pflege und Betreuung erforderlich	3	nur begrenzte Selbstversorgung möglich; 50% oder mehr der Wachzeit an Stuhl oder Bett gebunden
30	schwer krank, Krankenhauspflege notwendig		
20	schwer krank, Krankenhauspflege und unterstützende, ›supportive‹ Begleitung erforderlich	4	völlig pflegebedürftig, keinerlei Selbstversorgung möglich; völlig an Stuhl oder Bett gebunden
10	›moribund‹, schnell fortschreitender körperlicher Verfall		
0	Tod	5	Tod

Tab. 1 Vergleich zwischen Karnofsky-Index und ECOG/WHO-Score

supportiv
lat. supportare = unterstützen
Supportive Therapien sind Verfahren, um den Heilungsprozess zu beschleunigen und Symptome abzuschwächen, z. B. die Schmerztherapie.

moribund
lat. mors = Tod
im Sterben liegend, dem Tode nah

APGAR-Score

Neugeborene → S. 321, Band 1

Mutterpass → S. 702

Die US-amerikanische Ärztin Virginia Apgar (1909–1974) entwickelte 1952 ein Punkteschema zur Beurteilung des Allgemeinzustands von ›Neugeborenen‹. Mit diesem standardisierten Schema wird der Zustand von Neugeborenen eine, fünf und zehn Minuten nach der Entbindung erfasst. Fünf vitale Funktionen werden jeweils mit 0–2 Punkten bewertet. Die Buchstaben des Namens stehen für die Beobachtungskriterien. Die Punktsumme ergibt den APGAR-Wert, der im ›Mutterpass‹ und im gelben Untersuchungsheft dokumentiert wird:

Kriterium	Befund für 2 Punkte	Befund für 1 Punkt	Befund für 0 Punkte
Atmung	spontan/schreit	flache Atmung	keine Atmung
Puls/min	> 100	< 100	nicht wahrnehmbar
Grundtonus	aktive Bewegung	geringe Bewegung	schlaff, keine Bewegung
Aussehen	rosig	Stamm rosig/ Extremitäten blau	blass, blau
Reflexe	schreit kräftig	Grimassieren	keine Reaktion

Tab. 1 APGAR-Score

Auswertung

10–8 Punkte: guter bis sehr guter Allgemeinzustand

7–4 Punkte: eingeschränkt; Überwachung und ggf. medizinische Maßnahmen erforderlich

< 4 Punkte: vitale Bedrohung, sofortige intensivmedizinische Maßnahmen erforderlich.

COOP/WONCA-Tafeln

Schwarz Michael (2017): MedGuide Allgemeinmedizin. Medizinischer Sprachführer Deutsch, Arabisch, Farsi.

Der MedGuide wurde im Mai 2017 in Berlin mit einem Preis zur „Interkulturellen Kommunikation" ausgezeichnet. Er steht auch in weiteren Sprachen zur Verfügung.

Dieses Instrument zur Erfassung des Allgemeinzustands wurde von der World Organization of Family Doctors (WONCA) entwickelt. Jede Tafel besteht aus einem einleitenden Satz mit fünf Antwortmöglichkeiten und dazugehörenden Zeichnungen. Es gibt sechs verschiedene Tafeln, mit denen unter anderem die körperliche Fitness, Gefühle, tägliche Aktivitäten oder der allgemeine Gesundheitszustand erfasst werden können. Dieses Instrument kann helfen, Kommunikationsbarrieren zu überwinden. Die Tafeln stehen in zahlreichen Sprachen zur Verfügung.

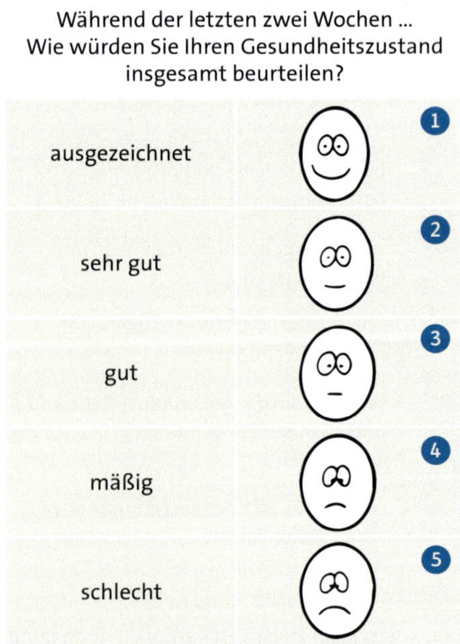

Abb. 1 Beispiel für eine COOP/WONCA-Tafel zur Ermittlung des Allgemeinzustands

1.1.6 Allgemeinzustand und Wohlbefinden

» Kein Mensch kann glücklich sein, der sich nicht selbst dafür hält. «
(Seneca, römischer Philosoph)

Das Befinden vom Allgemeinzustand unterscheiden
„Guten Morgen, Frau Nowakowski, wie ist heute Ihr wertes Befinden?“ Diese Frage klingt vielleicht etwas altmodisch. Heutzutage drücken sich Pflegefachfrauen und -männer meist anders aus, etwa: „Guten Abend, Herr Mohammed, wie fühlen Sie sich?“, „Wie geht´s dir heute, Niklas?“ oder „Servus, Frau Pauli, ich wollt´ nochmal nach Ihnen schauen. Wie ist es Ihnen denn heute ergangen?“ Wenn sie mit echtem Interesse an der Person gestellt wird und mehr als nur eine Floskel ist, dann kommt der Frage nach dem Befinden in der pflegerischen Beziehung eine wichtige Bedeutung zu. Sie ist keineswegs altmodisch, sondern ein unverzichtbarer Bestandteil der Kontaktaufnahme. Sie kann wertvolle Informationen über die allgemeine Verfassung des pflegebedürftigen Menschen liefern. Wichtig ist, dass die Pflegenden sich Zeit für die Antwort nehmen, diese gegebenenfalls hinterfragen und auch nonverbale Signale wahrnehmen. Aber wonach fragen Pflegende eigentlich genau, wenn sie sich nach dem Befinden erkundigen?

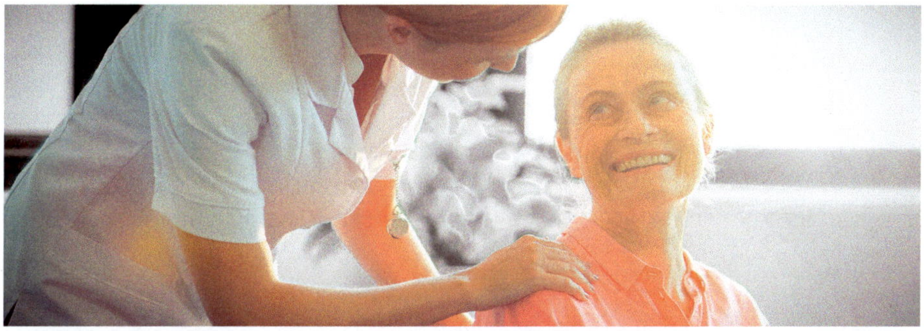

Abb. 2 Es ist wichtig, aufrichtiges Interesse am Befinden des Pflegebedürftigen zu zeigen.

Das Befinden ist das subjektive Empfinden und Erleben des körperlich-seelischen Allgemeinzustands. Positives Befinden wird als Wohlbefinden bezeichnet. In vielen ›Gesundheitsdefinitionen‹ stellt das Wohlbefinden eine zentrale Kategorie dar. Inzwischen setzen sich ganzheitliche Ansätze durch und die subjektive Perspektive gewinnt zunehmend an Bedeutung. Die Förderung des Wohlbefindens wird im europäischen Rahmenkonzept „Gesundheit 2020“ der WHO als eines der Hauptziele der Gesundheitspolitik in der gesamten europäischen Region bezeichnet. Wohlbefinden zu erreichen ist also wichtig, aber es ist schwer zu erfassen, zumal der Begriff unterschiedlich definiert wird:

Gesundheit → *S. 413, Band 1*

Ethik
Ist Wohlbefinden wichtiger als Gesundheit?

- Medizinischer Sprachgebrauch: Mit dem Begriff „Wohlbefinden“ oder auch „subjektives Wohlbefinden“ (engl. subjective well-being) ist die Emotion gemeint, die durch die positive Wahrnehmung des eigenen physischen und psychischen Zustands ausgelöst wird. Die negative Wahrnehmung ist eine Befindlichkeitsstörung.
- Psychologischer Sprachgebrauch: Das subjektive Wohlbefinden bedeutet das von einem Menschen selbst wahrgenommene Gefühl des Glücks im Leben oder der Zufriedenheit mit dem Leben. Dieses Konstrukt wird zusammen mit anderen Maßen des objektiven Wohlbefindens wie körperlichen und ökonomischen Faktoren dazu verwendet, um die ›Lebensqualität‹ von Menschen zu beschreiben.

Lebensqualität → *S. 760, Band 1*

Was macht Wohlbefinden aus?

Um eines der wesentlichen WHO-Gesundheitsziele, die Förderung des Wohlbefindens, zu erreichen, überlegen zahlreiche Wissenschaftler, wie Wohlbefinden gemessen werden kann. Derzeit gibt es noch kein international anerkanntes Instrument, weil es schwierig ist, das subjektive Wohlbefinden von verwandten Konzepten wie Lebensqualität oder Glück abzugrenzen. Am geläufigsten ist momentan die indirekte Erfassung von Wohlbefinden über die Messung von Lebensqualität. Laut ›OECD‹ umfasst das Konzept „Wohlbefinden" folgende Faktoren:

- glücklich machendes Wohlbefinden – eigene Wahrnehmung von Selbstbestimmtheit, Kompetenz, Lebenszweck, Kontrollmöglichkeiten
- positiver und negativer Zustand – Freude, Glücksempfinden, Angst, Traurigkeit
- Lebensbewertung – eine reflektierende Einschätzung

OECD
engl. Organisation for Economic Co-operation and Development, Organisation für wirtschaftliche Zusammenarbeit und Entwicklung
Die OECD ist die bedeutendste Organisation der westlichen Industrieländer zur Koordinierung der Wirtschafts-, Handels- und Entwicklungspolitik.

Wohlbefinden von Kindern und Jugendlichen

Das Konzept des kindlichen Wohlbefindens wurde von ›UNICEF‹ auf der Basis der Kinderrechtskonvention entwickelt. Der Ansatz des kindlichen Wohlbefindens umfasst immer die materiellen Lebensbedingungen von Kindern, ihre gesundheitlichen Entwicklungschancen, ihre Bildungschancen einschließlich der Teilhabemöglichkeiten, Verhaltensrisiken etwa beim Umgang mit Drogen sowie den Umgang mit Freunden und Eltern. Spezifisch bei UNICEF kommt noch die subjektive Selbsteinschätzung des eigenen Wohlbefindens der Kinder und Jugendlichen hinzu.

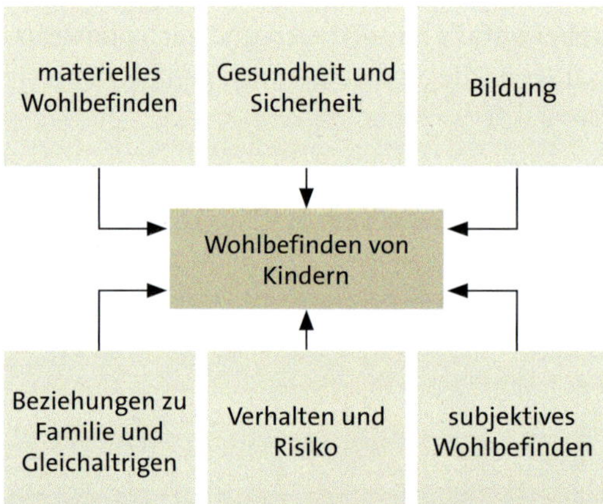

Abb. 1 UNICEF-Konzept des kindlichen Wohlbefindens

UNICEF
UNICEF ist das Kinderhilfswerk der Vereinten Nationen (United Nations Children's Fund). Der Auftrag von UNICEF ist es, die Kinderrechte für jedes Kind zu verwirklichen, unabhängig von seiner Hautfarbe, Religion oder Herkunft. Richtschnur für die weltweite Arbeit ist die UN-Konvention über die Rechte des Kindes.

Indikator	Beschreibung
materielles Wohlbefinden	relative Armut, gemessen am Einkommen, Arbeitslosigkeit der Erwachsenen im Haushalt und der von Kindern „empfundenen bzw. berichteten" Armut (Anzahl der Bücher im Haushalt)
Gesundheit und Sicherheit	Gesundheit im ersten Lebensjahr, präventives Gesundheitsangebot (Impfungsrate) und Grad der Sicherheit (Unfalltod und -verletzung)
Bildung	schulischer Erfolgsgrad (bis 15 Jahre), fortgesetzte Bildung (mit 15–19 Jahren) und Übergang von Schule zu Beruf
Beziehungen zu Familie und Gleichaltrigen	familiäre Struktur (Elternpaar/-teil), Beziehungen innerhalb der Familie (gemeinsame Mahlzeiten) und Einschätzung bezüglich der Hilfsbereitschaft und Nettigkeit Gleichaltriger
Verhalten und Risiko	gesundes Essverhalten, risikobehaftetes Verhalten wie Rauchen und Erfahrung von physischer Gewalt
subjektives Wohlbefinden	Selbsteinschätzung der Zielgruppe in den Bereichen Gesundheit, Verhältnis zur Schule und Einordnen des eigenen Wohlbefindens über- oder unterhalb des Mittelpunkts einer Skala zur Lebenszufriedenheit

Tab. 1 Kriterien für das Wohlbefinden von Kindern und Jugendlichen
Robert Bosch Stiftung: Starke Kinder – Starke Familie. Wohlbefinden von Kindern in Städten und Gemeinden. Studie im Auftrag der Robert Bosch Stiftung (2012)

Bedeutet Sich-Wohlfühlen „Gesund-Sein"?

Wohlbefinden kann also unterschiedlich definiert werden. Es hat verschiedene Dimensionen und Betrachtungsebenen. Die Lebenserfahrungen einer Person fließen genauso ein wie der Vergleich der Lebensumstände mit gesellschaftlichen Normen und Wertvorstellungen. Wohlbefinden kann außerdem als Zustand (aktuelles Wohlbefinden) und als dynamischer Prozess verstanden werden (›habituelles‹ Wohlbefinden). In jedem Fall ist das Wohlbefinden untrennbar mit der Gesundheit verbunden. Wohlbefinden und Gesundheit sind interaktive Konzepte. Sie sind aber nicht ein und dasselbe: Nicht jeder objektiv gesunde Mensch fühlt sich auch subjektiv wohl und nicht jeder, der sich wohlfühlt, ist auch objektiv gesund.

habituell
lat. habitare = wohnen
In der Psychologie ist damit gemeint, etwas ist zur Gewohnheit geworden, etwas ist verhaltenseigen, zum Charakter gehörend.

B BEISPIEL

Ikram Ghafir muss wegen einer Hirnhautentzündung im Krankenhaus behandelt werden. Seit gestern sinkt das Fieber allmählich und die Achtjährige hat nicht mehr so starke Kopfschmerzen. Ihre Mutter macht sich große Sorgen. Sie sitzt an Ikrams Bett und weint. „Mama, warum weinst du denn?" fragt das Mädchen. „Mir geht es doch gut."

W ZUM WEITERDENKEN

Forschungsergebnisse zeigen, dass das subjektive Wohlbefinden einen bedeutenden Einfluss auf die zukünftige Gesundheit hat. Folgende Auswirkungen werden im Europäischen Gesundheitsbericht 2012 der WHO aus verschiedenen Übersichtsarbeiten abgeleitet:

- positive Wirkung auf die Herz-Kreislauf-Gesundheit und die Funktionsfähigkeit des Immunsystem
- positive Wirkung auf die Zellalterung
- positive Wirkung auf das Sexualleben und die Fortpflanzungsfähigkeit
- weniger Schmerzen und eine höhere Schmerztoleranz

Die Forschungsergebnisse legen nahe, dass das subjektive Wohlbefinden eines Menschen einen ähnlich guten Effekt auf die Gesundheit hat wie der regelmäßige Verzehr von Obst und Gemüse. Dies könnte sich sogar auf die Lebenserwartung eines Menschen in Form von sieben bis zehn zusätzlichen Lebensjahren auswirken.

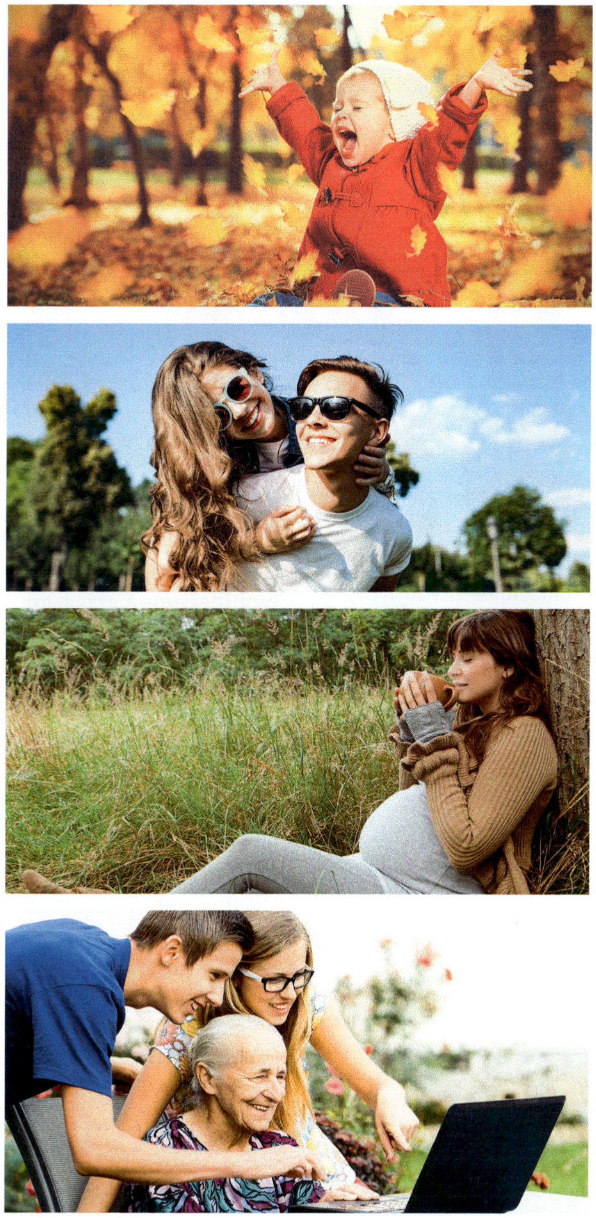

Abb. 2 Wohlbefinden hat viele Gesichter.

Paradoxon
altgr. paradoxos = wider Erwarten, unerwartet, unglaublich
Das bedeutet, dass ein Befund, eine Aussage oder ein Phänomen auf unerwartete Weise nicht dem allgemein Erwarteten entspricht.

Wohlbefinden als Ressource und als Pflegeziel

Schwer chronisch kranke, ältere Menschen schätzen ihre Lebens- und Gesundheitssituation, das Wohlbefinden inbegriffen, oftmals als deutlich besser ein, als es von „außen" nachvollziehbar wäre. Forscher sprechen in diesem Zusammenhang vom ›Wohlbefindensparadoxon‹. Damit ist gemeint, dass es keine 1:1-Beziehung zwischen negativen Lebensveränderungen und Einbußen im subjektiven Wohlbefinden gibt. Auch alte und sehr pflegebedürftige Menschen können, trotz aller Einschränkungen und Verlusterfahrungen, ihr Leben weiterhin genießen und sich wohlfühlen. Wissenschaftler gehen davon aus, dass viele Menschen ihre Schutz- und Anpassungsmechanismen im Alter immer gezielter und effizienter einsetzen. Wohlbefinden ist in der Gestaltung des Pflegeprozesses bei älteren Menschen eine wertvolle Ressource und ein wichtiges Pflegeziel.

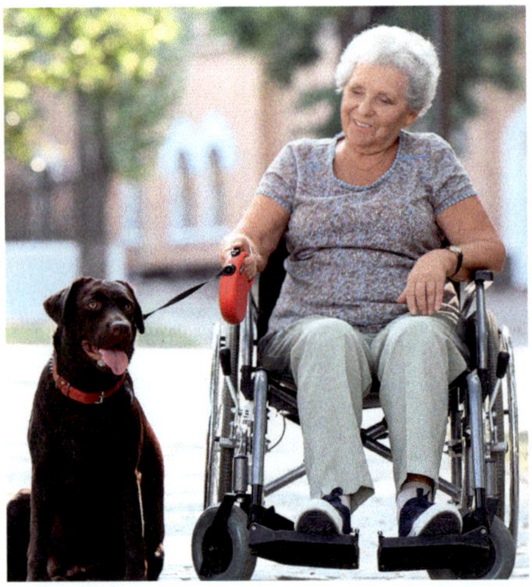

Abb. 1 Subjektives Wohlbefinden ist auch bei körperlichen Einschränkungen möglich.

B BEISPIEL

Die Bewohnerin Margret Kehlbach (81 J.) ist aufgrund einer fortgeschrittenen Krebserkrankung sehr schwach und wurde daher heute auf eigenen Wunsch im Bett gewaschen. Während Pflegefachfrau Britta Strumpf die Pflegeutensilien zusammenräumt, klingelt das Telefon und sie hört, wie Frau Kehlbach mit ihrer Freundin Inge Rückert spricht: „Inge, ich freu' mich so, dass du anrufst. Danke der Nachfrage, ich fühle mich hier wirklich wohl. Die Schwestern sind so freundlich zu mir. Stell dir vor, eine hat mir Tränende Herzen mitgebracht. Die mag ich doch so sehr. Zu Mittag versuche ich, mich an den Tisch zu setzen, damit ich mich an dem Strauß richtig erfreuen kann."

Wohlbefinden erfassen

Der Allgemeinzustand einer Person anhand objektiv beobachtbarer Kriterien unterliegt großteils der Fremdeinschätzung. Auch wenn es einige objektivierbare Kriterien von Wohlbefinden gibt, ist für Pflegende in der Gestaltung des Pflegeprozesses vorrangig das „well-being" bedeutsam, die positive Wahrnehmung des körperlich-seelischen Zustands eines Menschen. Dieses Gefühl können Pflegefachfrauen und -männer im Pflegeprozess fördern. Es kann jedoch ausschließlich von der betroffenen Person wahrgenommen und daher von Pflegenden nur indirekt erfasst werden, z. B. über die Frage nach dem Wohlbefinden. Hierbei ist wichtig, offene Fragen zu stellen und auf ›Suggestionen‹ zu verzichten. Fragen wie „Ilayda, dir geht's doch heute besser als gestern?!" oder ähnliche Formulierungen beeinflussen den Befragten, weil sie die erwartete Antwort enthalten. Doch woran ist sonst noch zu erkennen, ob sich jemand wohlfühlt oder nicht?

Suggestion
lat. suggestio = Eingebung, Einflüsterung
Damit ist die geistig-psychische Beeinflussung eines Menschen gemeint mit dem Ziel, ihn zu einem bestimmten Verhalten zu veranlassen.

Nozizeption → *S. 725, Band 1*

Pflegediagnose

Die NANDA-Pflegediagnose „Beeinträchtigtes Wohlbefinden" beinhaltet körperliche, seelische, spirituelle, umgebungsbezogene und soziale Dimensionen. Es wird als unangenehme Empfindung auf einen ›nozizeptiven‹ Reiz und als wahrgenommener Mangel, z. B. an Ruhe oder Erleichterung, definiert.

Pflegefachfrauen und -männer können diese Diagnose stellen, wenn der Pflegebedürftige beispielsweise

- darüber berichtet, sich unwohl, kalt oder heiß oder hungrig zu fühlen.
- über quälende Symptome wie Hautjucken berichtet.
- über krankheitsbezogene Symptome oder Nebenwirkungen von Behandlungen berichtet.
- sich nicht richtig entspannen oder ungestört schlafen kann.
- von fehlender Zufriedenheit oder Leichtigkeit berichtet.
- keine Privatsphäre hat.
- die Situation nicht unter Kontrolle hat.
- ungenügende finanzielle oder soziale Unterstützung hat.
- schädlichen Umweltreizen ausgesetzt ist.
- ängstlich oder furchtsam, ruhelos oder reizbar ist.
- seufzt, stöhnt oder weint.

Leitmotiv pflegerischen Handelns

Das Wohlbefinden pflegebedürftiger Menschen zu verbessern ist ein wesentliches Ziel des Pflegeprozesses. Unter Beachtung der Besonderheiten jeder einzelnen Pflegesituation können das aktuelle und das habituelle Wohlbefinden durch die nachfolgend aufgeführten Pflegeprinzipien gesteigert werden.

Mit Pflegeinterventionen Beeinträchtigungen des Wohlbefindens lindern – Beispiel Hautjucken (Pruritus) bei Kindern:

- dem Kind erklären, warum es nicht kratzen soll (Teufelskreis aus Jucken und Kratzen)
- das Kind anleiten, stattdessen auf den juckenden Bereich zu drücken und ein kühles Tuch darauf zu legen, wenn es erlaubt ist
- unmittelbar auf der Haut Baumwolldecken oder -bezüge verwenden
- das Kind nicht zu dick anziehen, weil Körperwärme den Juckreiz verstärkt
- leichte, langärmelige Oberteile und lange Hosen bevorzugen, um Kratzen zu verhindern
- flauschiges Spielzeug meiden, da Fusselbildung den Juckreiz verstärkt
- juckreizhemmende Badezusätze oder Medikamente (oral, als Lotion) anwenden bzw. verabreichen gemäß ärztlicher Anordnung

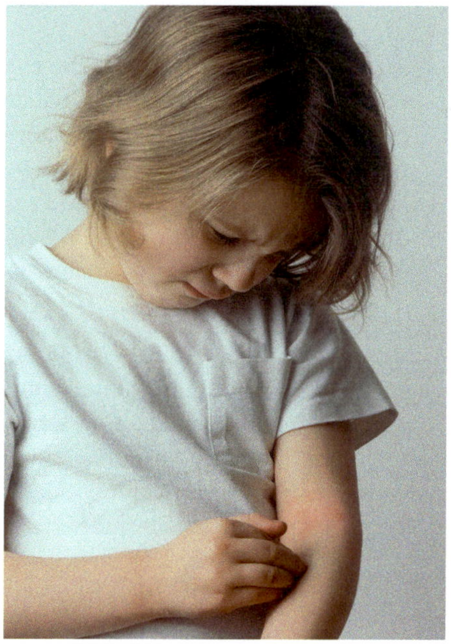

Abb. 2 Juckreiz kann sehr quälend sein.

Mit aktivierender und ressourcenorientierter Pflege das Wohlbefinden fördern: Wo auch immer ein pflegebedürftiger Mensch eigene Fähigkeiten zur Selbstversorgung einbringen kann und will, soll er dies tun dürfen. Können eigene Ressourcen bei der Bewältigung der Anforderung „Pflegebedürftigkeit" eingebracht werden, wird dies mit Wohlbefinden belohnt. Der Pflegebedürftige erlebt sich als selbstwirksam. Er kann etwas beitragen, um seine Situation zu kontrollieren.

Jettenberger, Marion (2013): Wohlbefinden steigern! Kleine Begegnungen mit großer Wirkung. 50 Anregungen für den Pflegealltag
In diesem Praxisratgeber erhalten vor allem Pflegefachfrauen und -männer im Altenpflegebereich praxisnahe Ideen zur Steigerung des Wohlbefindens der Betreuten.

Eder Sigrun, Cavini, Anna Maria (2012): Jutta juckt's nicht mehr
In diesem illustrierten Sachbuch wird Kindern erklärt, was Neurodermitis bedeutet und was sie selbst dazu beitragen können, um den Verlauf günstig zu beeinflussen.

B BEISPIEL

Nach einer Knieoperation ist Frau Hedwig Kramer (74 J.) in ihrer Bewegung noch stark eingeschränkt. Deshalb hat sie einen Toilettenstuhl am Bett, denn der Gang zur Toilette fällt der Rentnerin momentan zu schwer. Sie hat Schmerzen und die Kraft in beiden Beinen hat nachgelassen. Pflegefachmann Rico Albrecht zeigt Frau Kramer, wie sie sich bei Bedarf das verordnete Schmerzmittel über ihre Schmerzpumpe abrufen kann. Badu Khouri, der Physiotherapeut, übt mit Frau Kramer das Gehen mit Gehstöcken und zeigt ihr, wie stark sie das operierte Bein belasten darf. Nach wenigen Tagen schafft es Frau Kramer, mit den Gehstützen zur Toilette zu gehen. Darüber ist sie sehr glücklich.

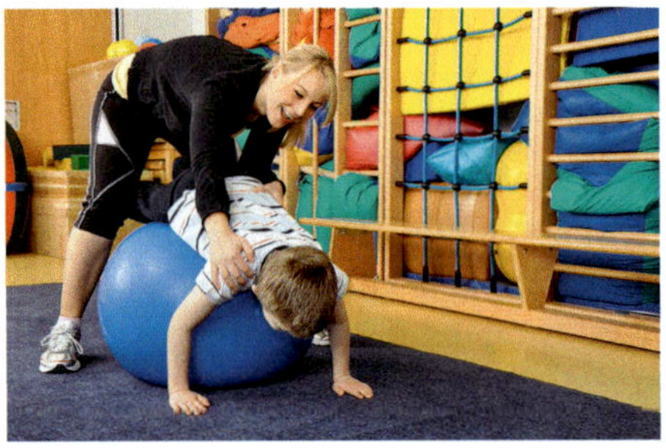

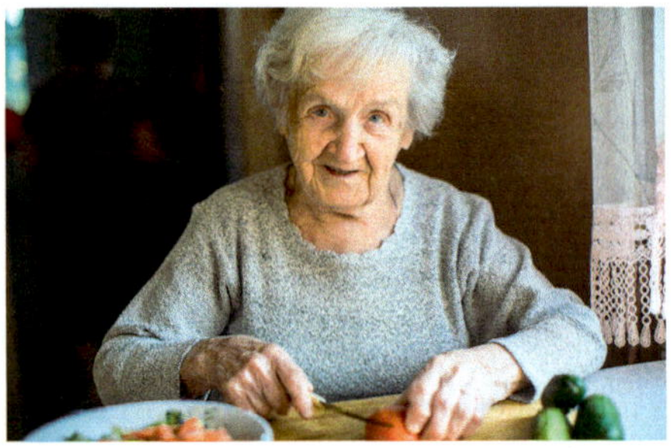

Abb. 1 Aktivierende und ressourcenfördernde Pflege stärkt das Erleben von Selbstwirksamkeit.

W ZUM WEITERDENKEN

Forschungsbefunde legen nahe, dass es hilfreich ist, die Fähigkeit zum Selbstmanagement bereits in jungen Jahren aufzubauen und zu trainieren. So können Menschen, etwa beim Eintritt von Pflegebedürftigkeit, gezielter auf diese Kompetenzen zurückgreifen und selbst viel für ihr Wohlbefinden tun. Unter diesem Gesichtspunkt erhält aktivierende Pflege von Kindern und Jugendlichen noch einmal eine besondere Bedeutung.

Mit präventiver und gesundheitsförderlicher Pflege das Wohlbefinden fördern: Prophylaktische Maßnahmen werden eingesetzt, um Zweiterkrankungen vorzubeugen. So wäre ein Dekubitus oder eine Harnwegsinfektion mit Schmerzen und zusätzlichen Einschränkungen verbunden. Aber auch wenn keine spezifischen Risikofaktoren vorliegen, kann das Wohlbefinden durch eine Veränderung des Lebensstils gesteigert werden. Pflegefachfrauen und -männer motivieren Pflegebedürftige z.B. dazu, das Rauchen aufzugeben, beraten zu Bewegungsangeboten im Umfeld oder vermitteln den Kontakt zu Selbsthilfegruppen.

Autonomie → *S. 429, Band 1*

›Autonomie‹, Privatheit und Intimsphäre schützen: Trotz Abhängigkeit von Pflege und Betreuung ein selbstbestimmtes Leben führen können – das wünschen sich viele pflegebedürftige Menschen. Gerade in Einrichtungen der Langzeitpflege müssen Pflegende die Privatsphäre und Autonomie der Pflegebedürftigen respektieren: Der Bewohner entscheidet, wann er ins Bett gehen oder welche Kleidung er tragen möchte, die Pflegenden klopfen an, bevor sie das Zimmer betreten, sie sorgen für Sichtschutz, wenn der Bewohner entblößt ist, sie sortieren seine persönlichen Sachen nicht nach ihren eigenen Vorstellungen von Ordnung.

1.2 Einen guten Allgemeinzustand erhalten und fördern

Zu den wesentlichen Gesundheitsproblemen der Bevölkerung in unserem Land zählen insbesondere die chronischen Erkrankungen mit ihren Auswirkungen auf die Selbstversorgungsfähigkeit und das Wohlbefinden, wie z.B. Herz-Kreislauf-, Stoffwechsel- oder Krebserkrankungen, chronische Atemwegserkrankungen und Erkrankungen des Bewegungsapparates. Sie werden in ihrer Entstehung begünstigt durch verbreitete und teilweise beeinflussbare Risikofaktoren, die vor allem den Lebensstil betreffen und sich zum Teil gegenseitig verstärken. So ist ein niedriger ›sozioökonomischer Status‹ häufig mit Dauerstress, Depression und Fehl- bzw. Überernährung verbunden. Diese Faktoren können wiederum die Entstehung von Übergewicht und Diabetes mellitus sowie einen übermäßigen Nikotinkonsum begünstigen.

soziökonomischer Status beschreibt die Lebenssituation von Menschen in Bezug auf Bildungsniveau, berufliche Stellung und Einkommen

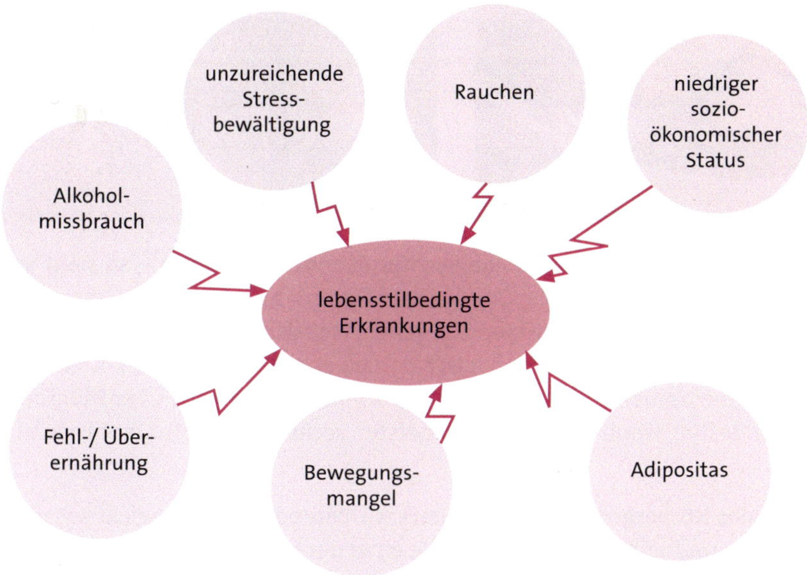

Abb. 2 Der Lebensstil hat maßgeblichen Einfluss auf die Gesundheit.

Das Präventionsgesetz (PrävG) vom Juli 2015 verfolgt das Ziel der ›Gesundheitsförderung‹ aller Menschen in ihren Lebenswelten. Sie sollen darin bestärkt werden, gesundheitsförderliche Lebensweisen zu entwickeln und im Alltag umzusetzen. Risikofaktoren für die Entstehung lebensstilbedingter Krankheiten sollen so reduziert, gesundheitliche Ressourcen gestärkt und Lebenswelten gesundheitsförderlich gestaltet werden.

Gesundheitsförderung → *S. 556, Band 1*

Selbstfürsorge
Inwiefern ist Ihre Lebenswelt gesundheitsförderlich gestaltet?

Ob eine Person ihre Ressourcen nutzt, um Gesundheit und Wohlbefinden zu bewahren, zu fördern oder wiederherzustellen, wird auch von ihrer Lebenseinstellung bestimmt. Nach dem Ansatz der ›Salutogenese‹ (Aaron Antonovsky) bedeutet Gesundheitsförderung auch, Menschen zu unterstützen, die eigenen Kräfte kennenzulernen, zu nutzen und auszubauen. Antonovsky nennt das „den Kohärenzsinn stärken“. Kohärenz meint in diesem Zusammenhang die Erkenntnis, dass es sich lohnt, gesund zu leben. Daher ist es wichtig, die Gründe für einen gesunden Lebensstil aufzuzeigen:

- Er kann sich positiv auf das Wohlbefinden und die Lebensqualität auswirken.
- Er kann die Lebenserwartung des Menschen steigern.
- Er kann den Eintritt von chronischen Erkrankungen, Behinderungen und Pflegebedürftigkeit hinauszögern und deren Verlauf günstig beeinflussen.

Salutogenese → *S. 413, Band 1*

1.2.1 Prävention und Beratung

Gesunde Lebensweise

Ein gesunder Lebensstil gilt heute als eine wirksame Prävention der häufigsten Gesundheitsprobleme. Um einen gesunden Lebensstil zu pflegen, benötigen sowohl pflegebedürftige Menschen als auch informell und professionell Pflegende ausreichende Kenntnisse darüber, wodurch ein gesunder Lebensstil gekennzeichnet ist.

Digitalisierung
Welche Apps unterstützen eine gesunde Lebensweise?

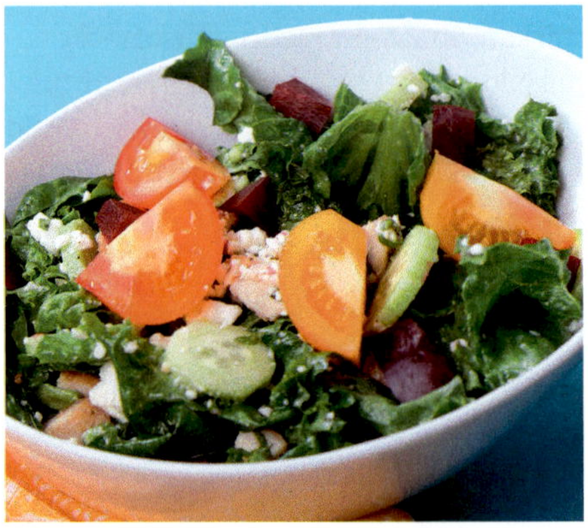

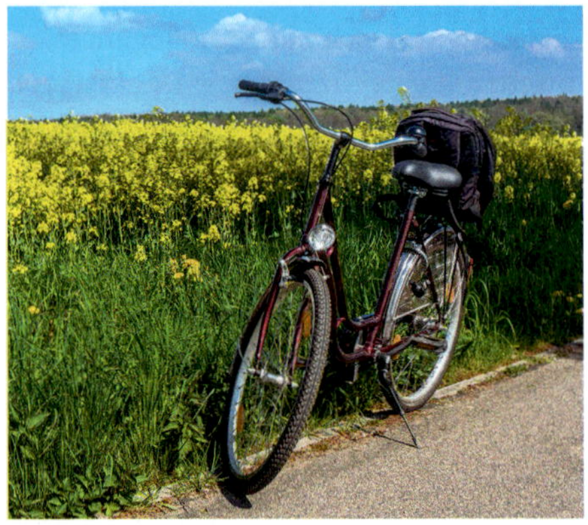

Abb. 1 Ausgewogene Ernährung und ausreichend Bewegung sind die Basis einer gesunden Lebensweise.

Sich gesund ernähren: Ausgewogen, abwechslungsreich, genussvoll – so sieht gesunde Ernährung aus. Die Deutsche Gesellschaft für Ernährung e. V. (DGE) hat zehn Regeln für eine gesunde Ernährung herausgegeben. Wer sich an ihnen orientiert, hält leichter sein Normalgewicht und reduziert das eigene Risiko für Herz-Kreislauf-Krankheiten, Diabetes mellitus Typ 2 oder einige Krebsarten erheblich. Für Säuglinge ist es am gesündesten, wenn sie während der ersten sechs Lebensmonate voll gestillt werden.

10 Ernährungsregeln der DGE
www.dge.de/index.php?id=52
Ernährungsregeln auch in Leichter Sprache und fünf Übersetzungen

Auf ein normales Körpergewicht achten: Starkes Über- oder Untergewicht schaden auf Dauer der Gesundheit. Adipositas ist heute einer der bedeutsamsten Risikofaktoren für die meisten Zivilisationskrankheiten. Auch immer mehr Kinder und Jugendliche sind betroffen.

Regelmäßig körperlich aktiv sein: Regelmäßige Bewegung kann sehr unterschiedlich aussehen: im Freien spielen und toben, sich im Sportverein oder im Fitnessstudio auspowern, im Park spazieren gehen, Rollatortanz ausüben, Sitz- oder Bettgymnastik durchführen. Wer regelmäßig körperlich aktiv ist, erhält die Beweglichkeit und beugt Übergewicht und vielen Erkrankungen des Bewegungsapparates vor. Auch psychischen Erkrankungen wie Depressionen kann durch regelmäßige Bewegung vorgebeugt werden, denn durch körperliche Aktivität werden Stresshormone leichter abgebaut.

66 Tipps die helfen können, länger selbstständig und fit zu bleiben
www.ble-medienservice.de

Auf Genussgifte verzichten: Am besten ist es natürlich, gar nicht erst mit dem Rauchen anzufangen. Doch selbst langjährige Raucher profitieren davon, wenn sie aufhören. Die positiven Wirkungen stellen sich oft schon nach kurzer Zeit ein. Eine rauchfreie Umgebung ist auch für die gesunde Entwicklung von Kindern sehr wichtig. Für den Genuss von Alkohol gilt: Gesunde Erwachsene können sich an den Richtwerten für risikoarmen Konsum orientieren. Für Kinder und Schwangere gibt es keinen risikoarmen Konsum.

Alkohol? Kenn dein Limit!
www.kenn-dein-limit.de
Tipps und Beratung rund um das Thema risikoarmer Alkoholkonsum, auch in leichter Sprache und mit Videoclips in Gebärdensprache.

Stress vorbeugen und bewältigen: Dauerstress kann sich negativ auf Körper und Psyche auswirken und zu Magenschmerzen, Schlafstörungen und zahlreichen weiteren Gesundheitsproblemen führen. Gerade pflegende Angehörige und beruflich Pflegende geraten häufig an die Grenzen ihrer Belastbarkeit. Deshalb ist es wichtig, eigene Überlastungsanzeichen frühzeitig zu erkennen und gegenzusteuern. Das Erlernen einer Entspannungstechnik wie Yoga, Qigong oder Autogenes Training kann hier hilfreich sein. Sport treiben, Zeit mit der Familie oder mit Freunden verbringen, lesen, musizieren – jeder sollte für sich selbst herausfinden, was ihm gut tut, um Körper und Seele im Einklang zu halten.

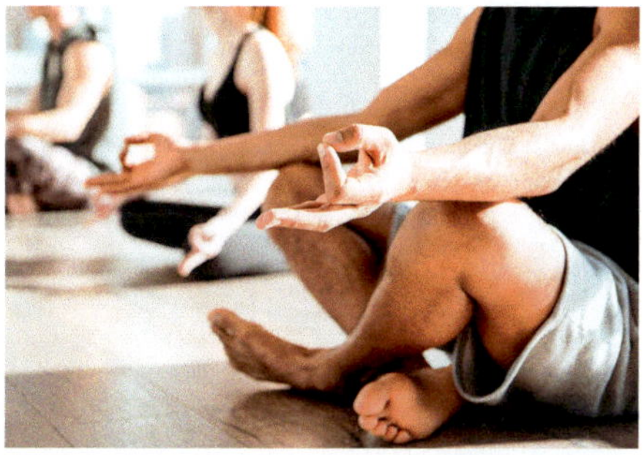

Abb. 2 Entspannung ist wichtig für Körper und Geist.

Ratgeber für pflegende Angehörige
www.bagso.de/publikationen/ratgeber/entlastung-fuer-die-seele

Tipps zur Entlastung für Pflegende
www.pflege-praevention.de/tipps/entlastung-pflegende
Auf der Homepage des Zentrums für Qualität in der Pflege (ZQP) erhalten Pflegende nützliche Hinweise, wie sie einer Überlastung vorbeugen können.

Beschäftigung, Anerkennung und soziale Einbindung: Forschungen haben gezeigt, dass diese Lebensstil-Faktoren ebenso wichtig sind, um gesund zu bleiben, wie gesunde Ernährung und Bewegung. Gerade im Alter und bei körperlichen Einschränkungen wird es immer schwieriger, soziale Kontakte zu pflegen oder einer sinnstiftenden Beschäftigung nachzugehen. Wenn Pflegebedürftige sich einsam fühlen, können Pflegende sie darin unterstützen, soziale Kontakte aufrecht zu erhalten oder neue Kontakte herzustellen.

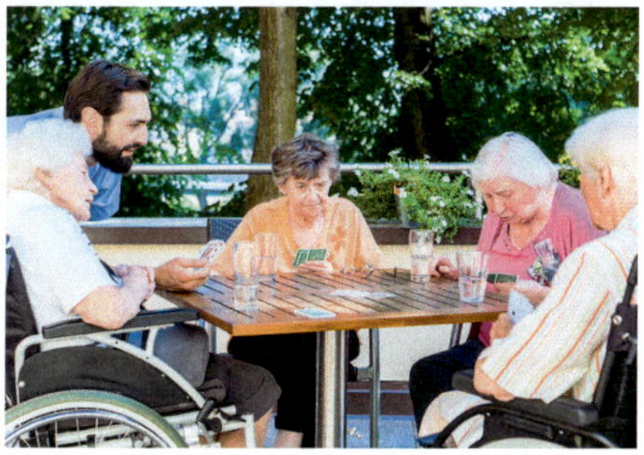

Abb. 3 Pflegende tragen zur Aufrechterhaltung sozialer Kontakte bei.

1.2.2 Körper, Geist und Seele fördern

Der Mensch als Ganzes: Zusammenspiel von Körper, Seele und Geist
Der Mensch als ganzheitliches Wesen: Die Grundlage für diese Betrachtung des Menschen bildet die philosophische Denkrichtung des Holismus. Ein Ganzes sein bedeutet hier, dass der Mensch als ein strukturiertes, nach außen offenes System verstanden wird, dessen Teile in wechselseitiger Beziehung zueinander, zur Gesamtheit und zur Außenwelt stehen. Das Ganze ist aber nicht die Summe, sondern das Zusammenwirken, die Einheit der einzelnen Teile. Die Schweizer Kranken- und Ordensschwester Liliane Juchli (*1933) führte in den 1970er-Jahren den Begriff „ganzheitliche Pflege“ in den deutschsprachigen Raum ein.

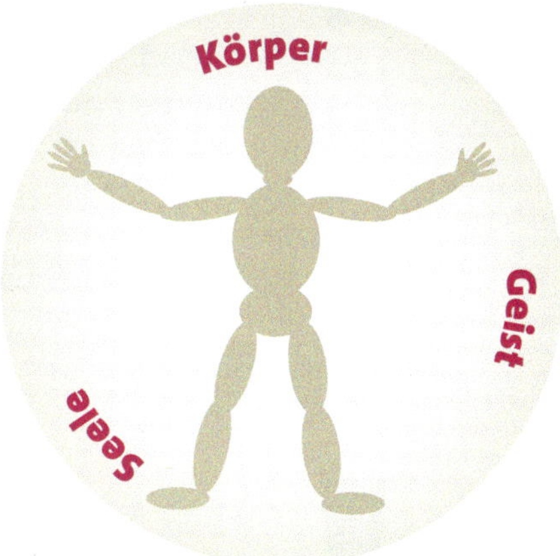

Abb. 4 Ganzheitliches Menschenbild

Pflege, die sich an einer ganzheitlichen Betrachtungsweise orientiert, sieht den Menschen als eine Körper-Geist-Seele-Einheit, die in ständiger Wechselbeziehung mit ihrer Umwelt steht. Die Leitbilder vieler Pflegeeinrichtungen zeigen, dass sich zahlreiche Einrichtungen mit „ganzheitlicher Pflege" identifizieren. Eine salutogene Sichtweise unterstützt heute diesen Ansatz. Und mit gutem Grund, denn erst, wenn Körper, Geist und Seele mit ihrer wechselseitigen Beeinflussung gleichermaßen Aufmerksamkeit erhalten, können wir uns wohlfühlen und unsere Gesundheit fördern.

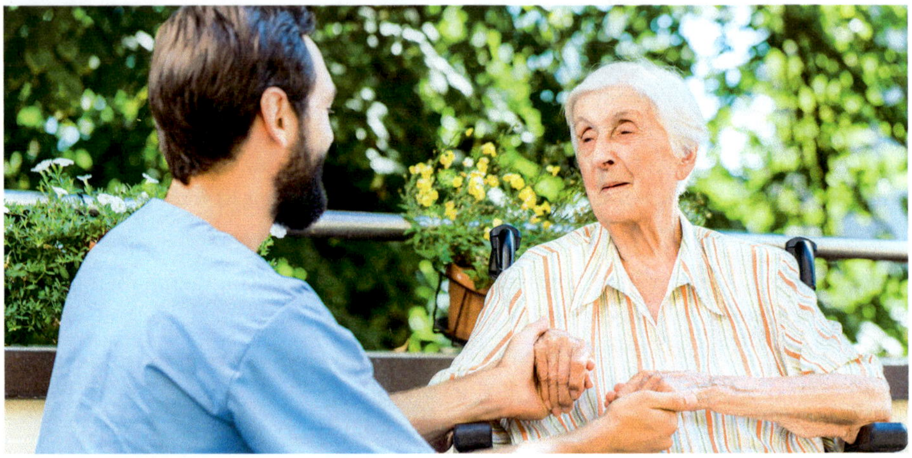

Abb. 1 Pflege bedeutet immer Zuwendung zur ganzen Person.

Pflegende betrachten deshalb nicht ein einzelnes Pflege- oder Gesundheitsproblem, sondern die gesamte Person mit allem, was sie ausmacht. Ganzheitlich pflegen bedeutet aber auch, sich bewusst zu machen, dass jede Pflegehandlung ganzheitlich wirkt. Die Pflegehandlung ist weit mehr als eine mechanische Tätigkeit, um das Gesundheitsproblem zu behandeln. Sie ist auch Nähe, Berührung, Respekt und Kommunikation. Sie fördert die Ressourcen und bezieht die Umwelt der Pflegebedürftigen ein – sie ist ganzheitlich.

B BEISPIEL

Pflegefachmann Alexej Iwanow führt die Wundversorgung bei der 66-jährigen Heidrun Hartmann durch. Alexej Iwanow beobachtet den angespannten Gesichtsausdruck bei Frau Hartmann, als er das alte Verbandmaterial löst. Sie hat Angst vor Schmerzen, erfährt Alexej, und er verabreicht ihr zunächst ein Schmerzmittel. Später gibt der Pflegefachmann Frau Hartmann und ihrer Lebensgefährtin noch Hinweise, wie sie die chronische Wunde am Unterschenkel zu Hause allein versorgen kann und wie sie am wirkungsvollsten ihre Muskelpumpe aktiviert.

REFLEXION > IMPULS LERNORTVERNETZUNG

Was bedeutet der Ansatz der ganzheitlichen Pflege für Sie?
Für welche Bereiche im Leben eines zu pflegenden Menschen sind Sie zuständig, für welche nicht? Wer oder was bestimmt das? Welche Voraussetzungen müssen erfüllt sein, damit zu pflegende Menschen in ihrer Ganzheit wahrgenommen und gepflegt werden können?

2 Hautzustand

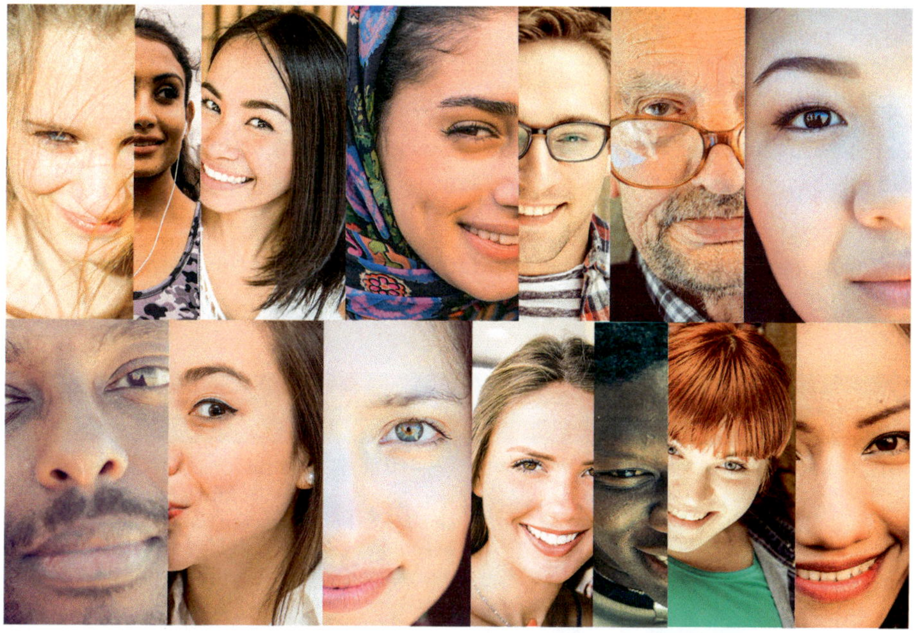

Abb. 2 Die Haut des Menschen hat viele Gesichter.

2.1 Hautzustand erfassen

2.1.1 Die gesunde Haut und ihre Hautanhangsgebilde

Die ›Haut‹ ist das größte menschliche Organ und schützt unseren Körper vor Einflüssen von außen, wie z. B. Keimen. Sie ist aktiv an der Atmung beteiligt, lässt den Menschen Temperaturen, Schmerzen sowie Berührungen empfinden und prägt sein Äußeres.

Haut → S. 118

Anhand der Hautfarbe, der Hautfeuchtigkeit und Veränderungen der Hautanhangsgebilde, wie den Fingernägeln, lassen sich Rückschlüsse auf den Gesundheitszustand und das Wohlbefinden eines Menschen ziehen. Die Beobachtung der Haut gehört zu den grundlegenden Aufgaben von Pflegenden, die u. a. gezielt in die tägliche ›Körperpflege‹ oder auch beim ›Positionieren‹ von Pflegebedürftigen integriert werden kann.

Körperpflege → S. 58
Positionierung → S. 75, 333

Wichtig ist es, den Normalzustand der Haut und dessen Einflussfaktoren zu kennen, um daran orientiert die richtigen Schlussfolgerungen zu ziehen und geeignete Pflegemaßnahmen abzuleiten.

W ZUM WEITERDENKEN

Manchmal kommt es zu Aussagen, dass sich ein Mensch in seiner Haut nicht wohlfühlt oder man in der Haut eines anderen nicht stecken möchte. Dies ist sinnbildlich gemeint und Ausdruck von Unwohlsein. Fallen Ihnen weitere Sprichwörter oder Redewendungen zum Thema Haut ein? Was sagen sie aus?

Kennzeichen der normalen Haut

Eine gut durchblutete, rosige, glatte, elastische Haut, die intakt ist, wird als normal bezeichnet.

Allerdings ist die Haut einer 90-jährigen Dame mit Falten grundsätzlich ebenso gesund wie die des Kleinkindes mit glatter Haut.

Wahrnehmen und Beobachten → *S. 252, Band 1*

Der Hautzustand eines Menschen sollte bewusst und systematisch anhand folgender ›Beobachtungskriterien‹ erfasst werden:

Hauttyp

In Zusammenhang mit Haarfarbe, Hautfarbe, Augenfarbe und Sonnenempfindlichkeit eines Menschen lassen sich sechs verschiedene Pigmentierungstypen bestimmen.

Pigmentierungstyp	Beispiel	Charakteristika
Hauttyp I	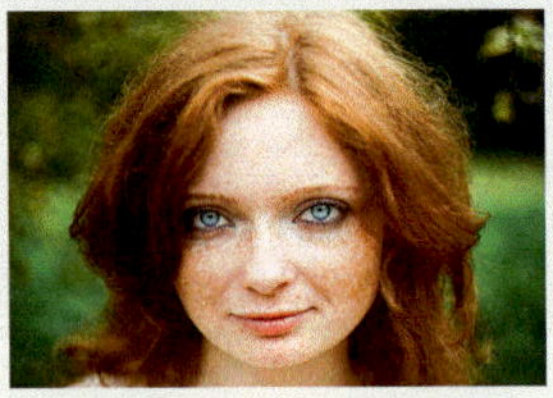	helle Haut, blonde oder rötliche Haare, blaue oder grüne Augen und oftmals Sommersprossen; Menschen, die diesen Hauttyp haben, bekommen sehr schnell einen Sonnenbrand, der auch keinen Schutz hinterlässt, d. h. sie bekommen kaum Bräune.
Hauttyp II	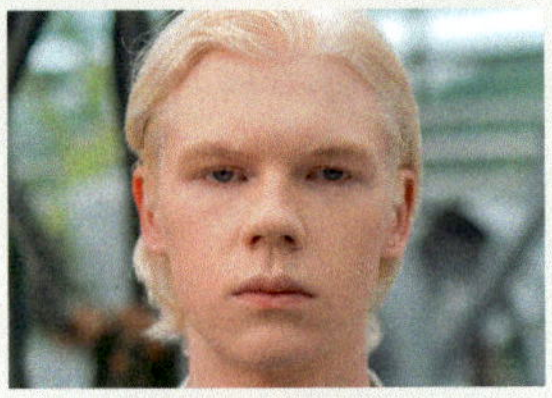	Haare, Augen und Haut sind eher hell. Menschen des Hauttyps II bekommen leicht einen Sonnenbrand, aber es tritt ein gewisser Pigmentschutz der Haut auf, d. h., eine leichte Bräunung ist möglich.
Hauttyp III	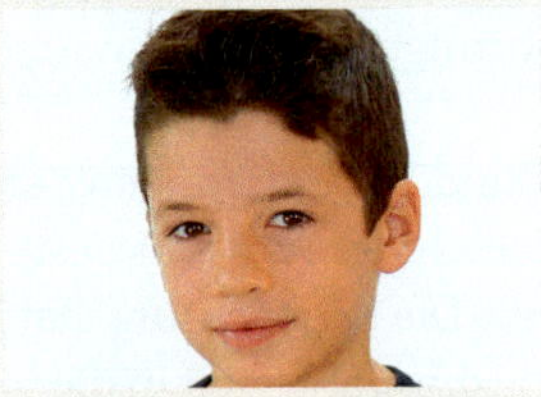	Bei Haaren dominiert der Braunton, die Augenfarbe kann von blau über grün bis braun variieren; Die Haut bräunt beim Sonnen langsam, das Sonnenbrandrisiko ist nur leicht ausgeprägt.
Hauttyp IV	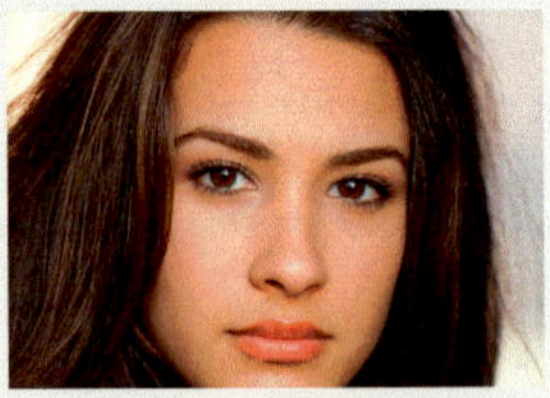	eher dunkler Hautton, auch ohne Sonneneinwirkung; Sommersprossen treten nicht auf. Bei der Haarfarbe dominiert ein dunkles Braun oder Schwarz. Sonnenbrand tritt kaum auf, dafür bräunt die Haut rasch.
Hauttyp V	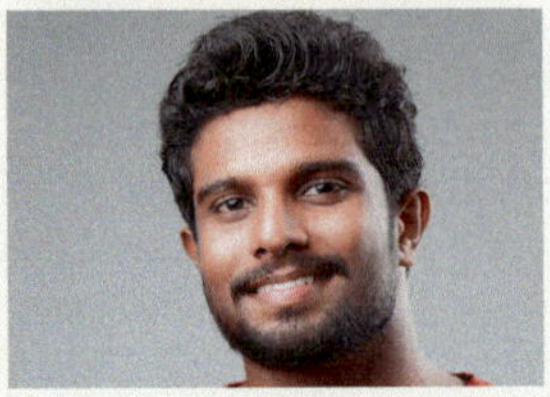	dunkelbraune Haut, dunkelbraune Augen und braune bis schwarze Haare; bekommt nur selten Sonnenbrand

Tab. 1 Pigmentierungstypen und ihre Besonderheiten

Pigmentierungstyp	Beispiel	Charakteristika
Hauttyp VI	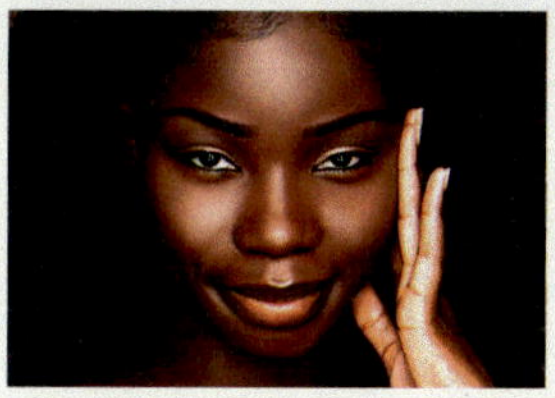	dunkelbraune bis schwarze Haut, dunkelbraune Augen, schwarze Haare; bekommt nur selten Sonnenbrand

Tab. 1 Pigmentierungstypen und ihre Besonderheiten (Fortsetzung)

Talgdrüsenfunktion

Kinder haben in der Regel eine wasserreiche und fettarme Haut. Ihre Talgdrüsen produzieren relativ wenig Talg. Die Haut von Kindern bis ca. zehn Jahren ist empfindlich gegenüber äußeren Einflüssen wie z. B. Sonne und Wind.

Ab dem elften Lebensjahr kommt es zu einer wesentlichen Umstellung der Hautphysiologie, da die Hormonproduktion der Keimdrüsen (Hoden, Eierstöcke) beginnt und zu einer Steigerung der Talgproduktion führt. Jugendliche neigen jetzt zu fettigen Hautpartien vor allem im Gesicht und am Rücken.

Im Erwachsenenalter reguliert sich die Talgproduktion wieder. Es lassen sich bezüglich der Talgproduktion drei Hauttypen unterteilen.

Kommunikation
Wie äußern sich Jugendliche zu den Veränderungen ihrer Haut?

Hauttyp	Beispiel	Charakteristika
Trocken (sebostatische Haut)	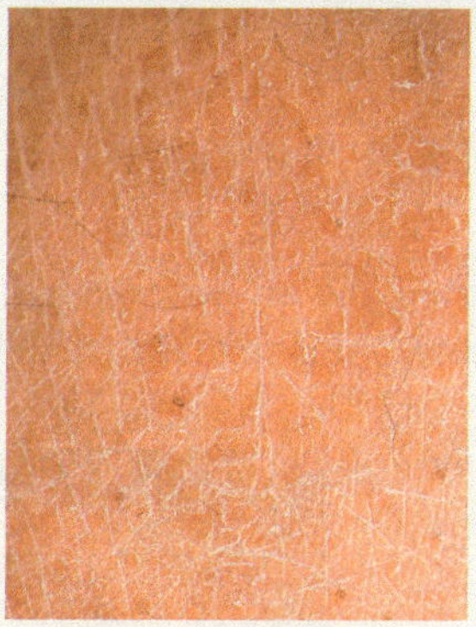	Die Ursache liegt in einer verminderten Talgproduktion. Die Haut ist spröde, manchmal schuppig. Sie fühlt sich rau an und reißt leicht ein. Menschen mit trockener Haut leiden häufig unter Juckreiz. Hauttrockenheit wird z. B. durch fortschreitendes Alter, aber auch durch ungeeignete Reinigungsprodukte, eine unzureichende Zufuhr an essenziellen Fettsäuren sowie extreme Witterungsbedingungen verstärkt. In der kalten Jahreszeit nimmt die Talgdrüsenaktivität generell ab, sodass im Winter eher mit Sebostase zu rechnen ist als im Sommer.
Fettig (seborrhoische Haut)	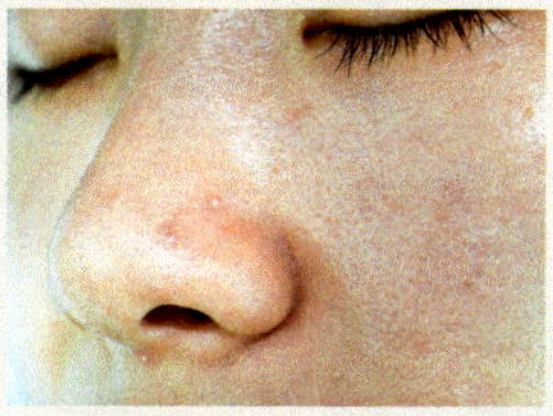	Durch eine übermäßige Talgproduktion kommt es bei ca. der Hälfte der Bevölkerung zu einer fettigen Haut. Die Haut wirkt glänzend und grobporig.
Mischhaut	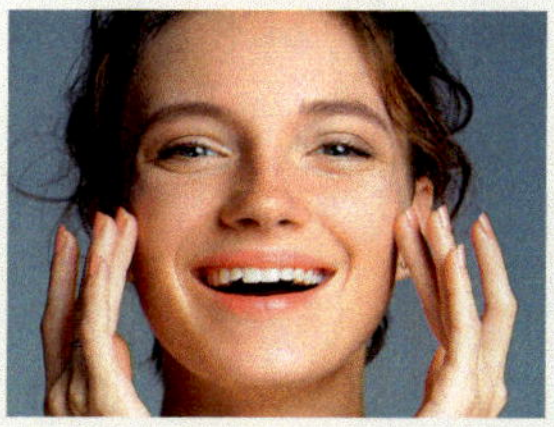	Sowohl fettige als auch trockene Hautpartien sind vorhanden. Im Gesicht ist die Haut der T-Zone tendenziell glänzender und unreiner als die Haut der übrigen Gesichtspartien. Als T-Zone wird der Bereich von Kinn, Nase und Stirn bezeichnet, die abstrakt betrachtet den Buchstaben „T" ergeben. In diesem Bereich ist die Talgdrüsenaktivität hoch.

Tab. 2 Unterscheidung der Haut nach ihrer Talgproduktion

Schweißbildung

Die Schweißdrüsen in der Haut bilden ein dünnflüssiges, klares Sekret, den Schweiß. Dieser ist geruchslos, bekommt aber durch Bakterien seinen typischen, unangenehmen Geruch. Während der ›Pubertät‹ entwickeln sich die Drüsen vollständig und beeinflussen den individuellen Geruch des Körpers.

Pubertät → S. 342, Band 1

Der Schweiß ist an der Bildung des Säureschutzmantels der Haut beteiligt. Weitere Aufgaben sind die Ausscheidung von Stoffwechselprodukten wie auch das Senken der Körpertemperatur durch Verdunstungskälte.

Hautempfindlichkeit betrifft alle Hauttypen. Die Haut kann von Geburt an empfindlich sein oder im Laufe der Jahre u.a. durch die Lebensweise angegriffen werden. Stress, Nikotin, äußere Einflüsse wie Umweltverschmutzung oder häufige Sonnenbelastung wirken sich ebenfalls negativ auf das Hautbild aus.
Empfindliche oder leicht reizbare Haut kann schmerzhaft sein. Bemerkbar macht sich dies durch Rötungen, die bei Stress oder Kontakt mit Wasser auftreten.

Hautfarbe

Melanozyten
Zellen der Basalschicht, die das Hautpigment Melanin bilden

Die Hautfarbe des Menschen hängt von der Anzahl der ›Melanozyten‹ und des ›Hämoglobinwertes‹ ab. Ebenso haben Sonneneinstrahlung, Hautbeschaffenheit und die Durchblutung Einfluss auf die Hautfarbe.

Blutbild → S. 620, Band 1

Hautspannung

Turgor
lat. turgere = angeschwollen sein

Der Spannungszustand der Haut wird als ›Hautturgor‹ bezeichnet. Er ist abhängig vom Fettanteil und den elastischen Fasern der Haut sowie deren Wasserbindungsfähigkeit.

Nägel

Fuß- und Fingernägel sind in der Regel rosig, leicht gebogen und etwas elastisch.

Haare

Der Mensch besitzt verschiedene Haararten, die an unterschiedlichen Stellen des Körpers lokalisiert sind. Es gibt das Terminalhaar (Langhaar), zu dem die Kopf-, Bart-, Achsel- und Schambehaarung zählen.
Haare, die sich an Augenbrauen, Wimpern, Ohren sowie in der Nase befinden, werden als Borstenhaar bezeichnet.
Daneben gibt es noch Wollhaar bzw. Flaumhaar, welches mit Ausnahme von Fußsohle und Handinnenfläche am ganzen Körper zu finden ist. Die Haarfarbe hängt vom Melaningehalt der verhornten Zellen ab.

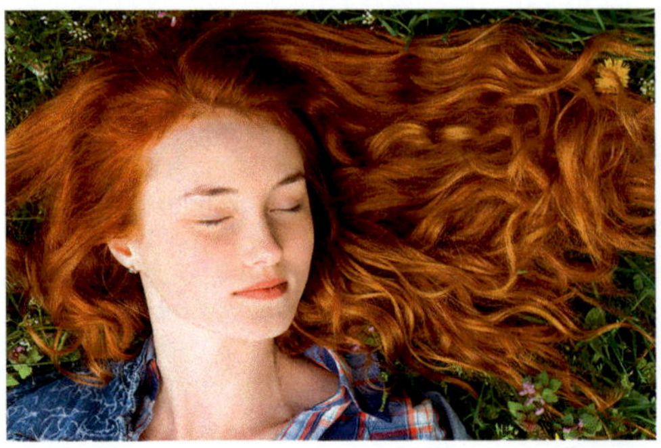

Abb. 1 Kopfbehaarung wird dem Terminalhaar zugeordnet.

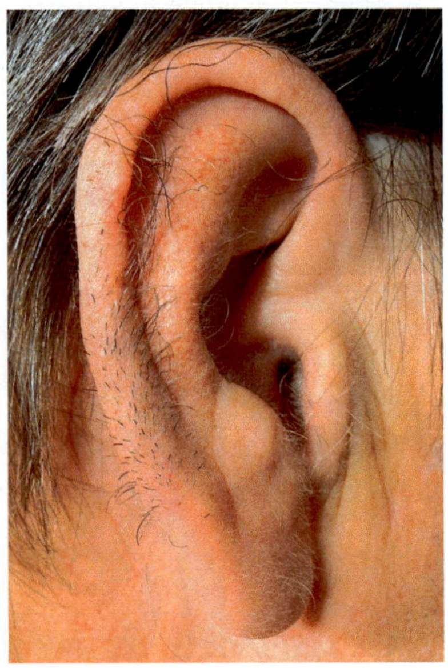

Abb. 2 Sichtbares Borstenhaar am Ohr

2.1.2 Veränderungen der Haut und ihrer Hautanhangsgebilde beobachten

Veränderungen der Hautfarbe

Je älter der Mensch wird, desto mehr verändert sich seine Haut. Man unterscheidet zwischen einer natürlichen Hautalterung und einer UV-getriggerten (ausgelösten) Hautalterung. Die natürliche Hautalterung tritt auch an bedeckten Körperstellen auf und lässt keinen direkten Zusammenhang zur UV-Strahlung ableiten. Die Haut wird hierbei dünner, blasser und zeigt feine Fältchen. Der Spannungszustand der betagten Haut ist herabgesetzt.

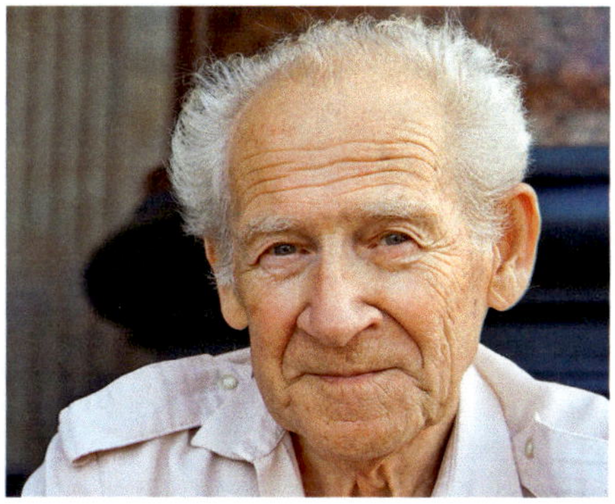

Abb. 3 Natürliche Hautalterung

Die UV-induzierte Hautalterung führt dagegen zu einem gelb-bräunlichen Hautton mit groben, tiefen Furchen, vor allem im Gesicht und im Nacken.

Beim reifen Neugeborenen fehlen noch eine adäquate Regulation von Körpertemperatur und Hautdurchblutung. Bei geringen Temperaturunterschieden kann es dazu kommen, dass Hände und Füße leicht bläulich scheinen. Schaut man Säuglingen ins Gesicht, wenn sie sehr tief schlafen, so ist die Gesichtshaut oft auffallend blass. Werden sie wach und schreien heftig oder pressen, so ändert sich die Hautfarbe sehr schnell bis zum tiefen Rot.

Zu weiteren Veränderungen der Hautfarbe kann es sowohl aus physiologischen als auch aus pathologischen Gründen kommen.

Diversität
Inwieweit treten diese Veränderungen bei Menschen mit dunkler Hautfarbe auf?

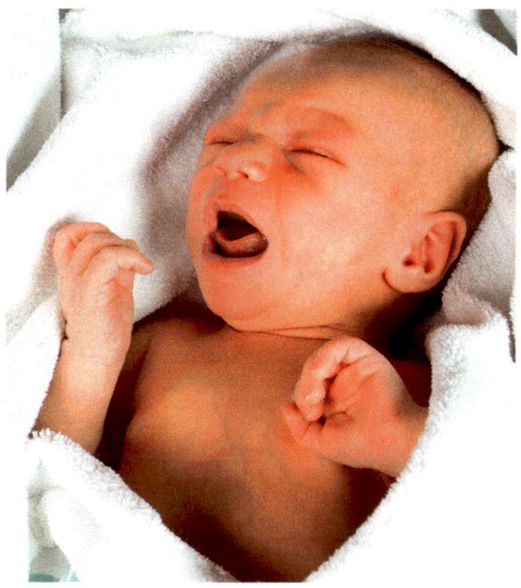

Abb. 4 Bei starkem Pressen färbt sich die Gesichtshaut des Säuglings rasch ins Rötliche.

Hautfärbung	Physiologische Ursache	Pathologische Ursache
Blass	psychische Anspannung, z. B. Angst, zu wenig Bewegung an der frischen Luft	Anämie (Blutarmut), Schock, Durchblutungsstörungen
Rötlich	körperliche Anstrengung, Hitze, psychische Anspannung, z. B. Aufregung	Sonnenbrand, Verbrennung, ›Hypertonie‹, ›Fieber‹, allergische Reaktion
Bläulich, livide (›Zyanose‹)	Kälte	Sauerstoffmangel im Blut, z. B. bei ›Herzinsuffizienz‹
Gelblich (›Ikterus‹)	bei kleinen Kindern bei hohem Möhrenverzehr	zu hoher Gallenfarbstoff im Blut, z. B. bei Lebererkrankungen

Tab. 1 Vergleich physiologischer und pathologischer Ursachen der Hautfärbung

Hypertonie → S. 415
Fieber → S. 603, Band 1

Zyanose
griech. kyáneos = dunkelblau

Herzinsuffizienz → S. 522
Ikterus → S. 259

Veränderungen des Turgors

Der Hautturgor kann sowohl vermindert als auch erhöht sein.
Ursachen für einen reduzierten Spannungszustand der Haut können Flüssigkeitsverlust, eine zu geringe Flüssigkeitszufuhr oder auch geringes oder fehlendes Unterhautfettgewebe sein.

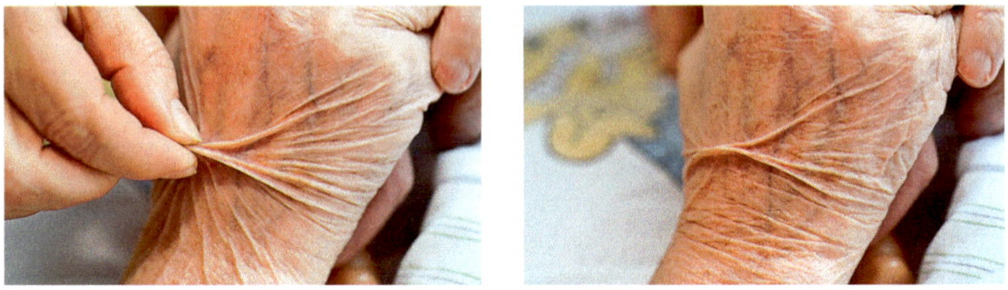

Abb. 1 Sichtbar stehende Hautfalten als Zeichen eines reduzierten Hautturgors

Ist der Hautturgor erhöht, ist die Haut sehr gespannt. Das ist z. B. der Fall, wenn sich im Hautareal ein Tumor befindet, eine lokale Entzündung der Haut vorliegt (z. B. Insektenstich) oder Wasser im Gewebe (Ödem) eingelagert ist.

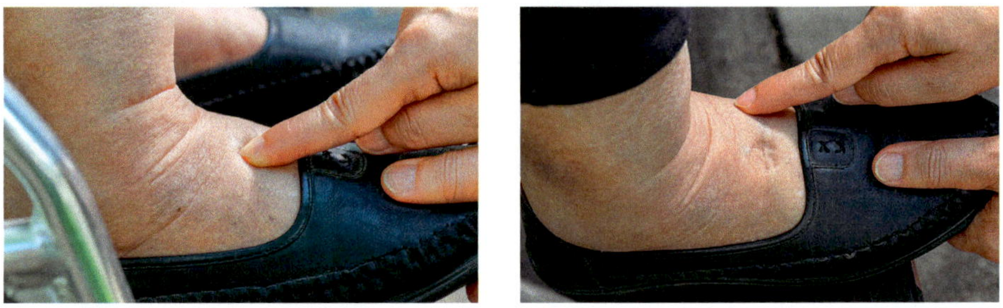

Abb. 2 Sichtbare Dellenbildung bei Ödemen im Fußbereich

Effloreszenzen

Effloreszenz
lat. ef- = auf,
florescere = aufblühen
sprießen, erblühen

Als ›Effloreszenz‹ bezeichnet man eine pathologische Hautveränderung. Es werden Primär- und Sekundäreffloreszenzen unterschieden.

- **Primäre Effloreszenzen** sind direkte Folgen einer Erkrankung; dazu gehören z. B.
  - Flecken (Macula): Farbveränderung der Haut, z. B. rot, braun, weiß
  - Knötchen (Papula): Gewebevermehrung < 5 mm Durchmesser in oberen Hautschichten
  - Knoten (Nodus): Gewebeveränderung > 5 mm Durchmesser in tieferen Hautschichten
  - Quaddel (Urtica): ödematöse Erhabenheit der Haut, blass bis hellrot
  - Bläschen (Vesicula): mit Eiter gefüllte Bläschen (Pusteln)

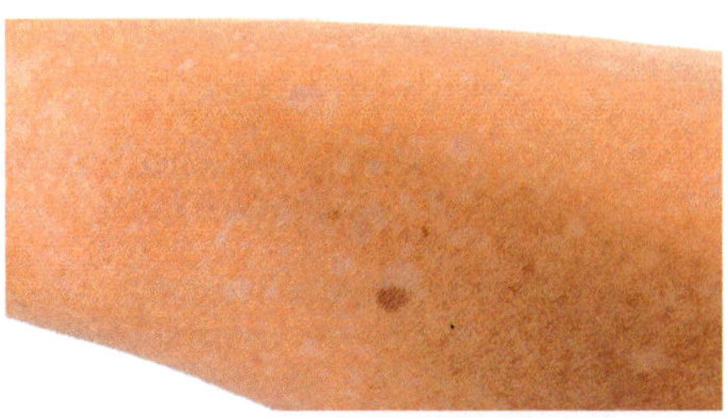

Abb. 3 Weiße, punktförmige Farbveränderungen der Haut

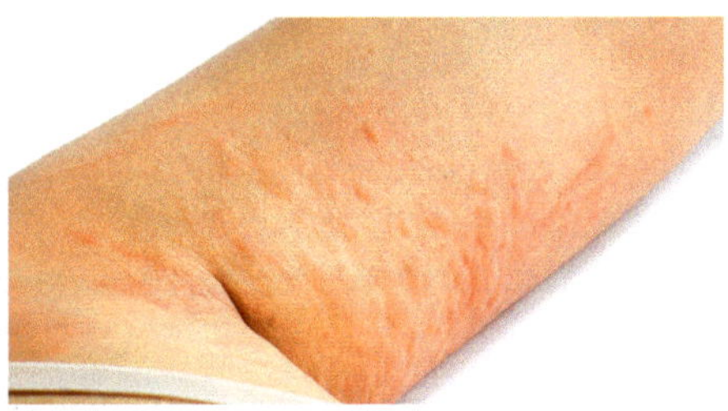

Abb. 4 Quaddelbildung als Folge einer allergischen Reaktion

- **Sekundäre Effloreszenzen** entwickeln sich aus primären Effloreszenzen. Sie können aber auch durch Hautschädigungen wie z.B. Kratzen bei Juckreiz entstehen, z.B.:
  - Schuppen (Squama): vermehrte Abstoßung von Hornhaut
  - Krusten/Borken (Crusta): eingetrocknetes, auf der Hautoberfläche angelagertes Sekret
  - Rhagade: schmaler Riss in der Oberhaut
  - Fissur: schmaler Riss in der Schleimhaut
  - Geschwür (Ulcus): tiefer gehende Zerstörung des Hautgewebes
  - Narbe (Cicatrix): nach Verletzung neu gebildetes, faserreiches Bindegewebe
  - Zyste: mit Flüssigkeit gefüllte Blase, von Epithel ausgekleidet

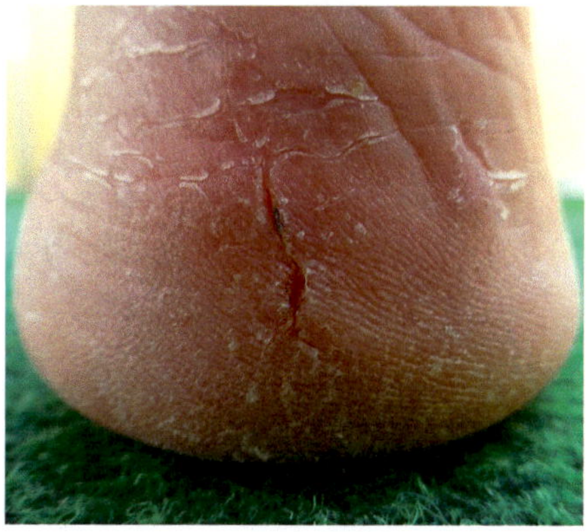

Abb. 5 Rhagaden im Fersenbereich

Veränderungen der Nägel

Veränderungen an den Nägeln sind ein Hinweis auf unterschiedliche Störungen oder Erkrankungen des Organismus.

Veränderung	Beispiel	Mögliche Ursachen
Längs- oder Querrillen	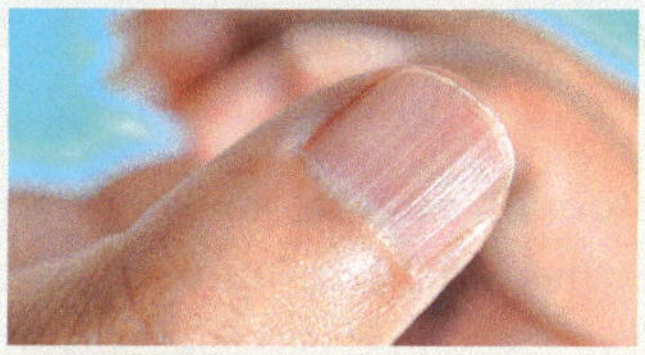	Mangelernährung, autoimmune Schilddrüsenerkrankung
Rauer, dicker Nagel, Ablösung von der Nagelplatte (Onchyolysis)	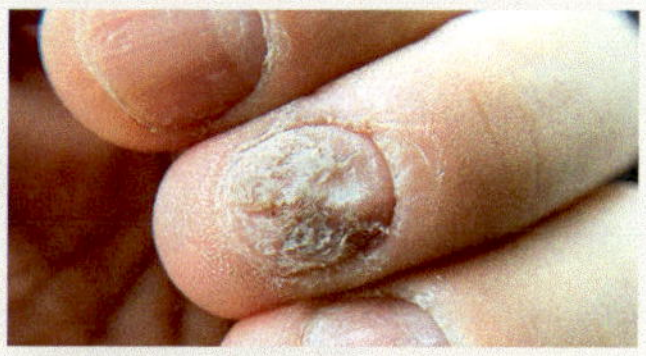	Pilzerkrankung (Mykose), Psoriasis
Weißwerden; punkt- oder streifenförmig (Leukonychie)	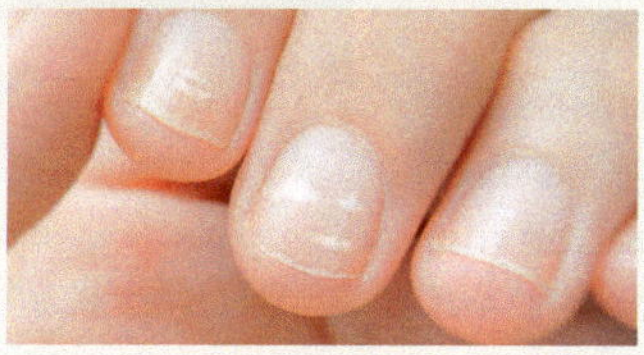	traumatisch bedingt, z B. Verletzung bei der Nagelpflege; auch bei Anämie, Leberzirrhose oder infolge von Luftansammlung im Nagel
Horizontale, lamellenartige Aufsplitterung der Nagelplatte (Onychoschisis)	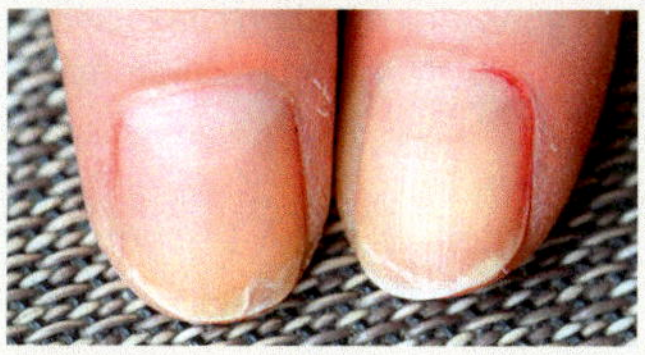	genetisch, Nährstoffmangel, Fehlernährung, Kontaktallergie (z. B. Reinigungsmittel), falsche Nagelpflege
Stark gewölbte Nägel (sog. Uhrglasnägel mit Trommelschlegelfingern)	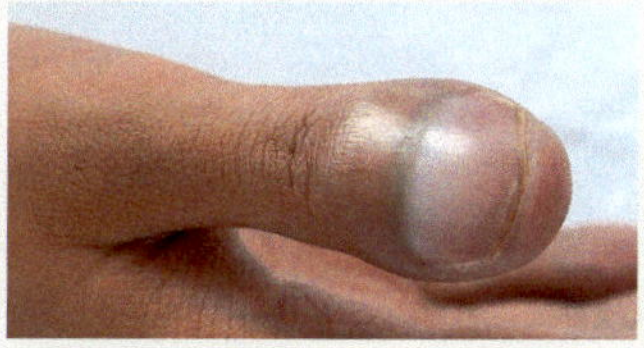	weisen auf eine Grunderkrankung mit dauerhaftem Sauerstoffmangel hin

Tab. 1 Pathologische Nagelveränderungen

Ethik
Welchen Stellenwert haben Haare in der Gesellschaft?

Veränderungen der Haare

Veränderungen an den Haaren lassen sich bezüglich der Haarmenge, der Farbe und Beschaffenheit beobachten.

Haarausfall ist altersbedingt physiologisch. Die Haarwurzeln sind von Haarfollikeln umgeben, die mit zunehmendem Alter absterben. Dies führt vor allem bei Männern zu einem starken Haarausfall. Frauen verlieren Haare in geringerem Ausmaß als Männer.

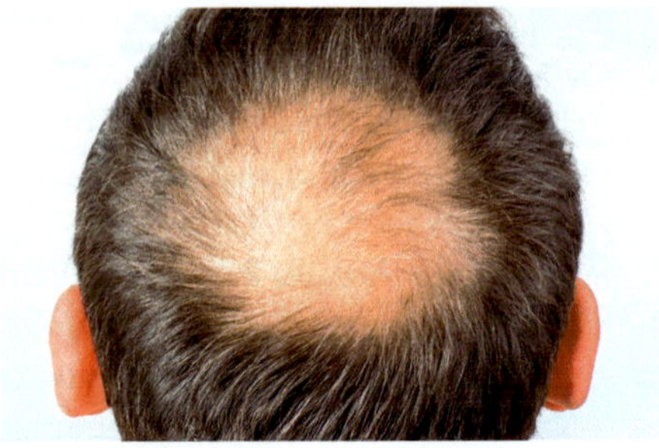

Abb. 1 Kreisrunder Haarausfall kann genetisch bedingt oder Folge einer Mykose. sein

Ein krankhafter Haarausfall tritt z. B. bei Hormonveränderungen, bei Mangelernährung und als unerwünschte Nebenwirkung bei einer Chemotherapie auf.

Hypothyreose → S. 883

Bei ›Hypothyreose‹ (Schilddrüsenunterfunktion) oder Eisenmangel werden Haare spröde und verlieren an Elastizität.

Der Melaningehalt in der Hornhaut definiert nicht nur die Haut-, sondern auch die Haarfarbe. Mit einer altersbedingten Abnahme der Zellanzahl beginnen Haare zu ergrauen. Stress kann diesen Prozess beschleunigen.

Juckreiz (Pruritus)

Juckreiz ist das häufigste Symptom für eine Störung der Haut oder des Körpers allgemein. Man unterscheidet zwischen leichtem und schwerem Juckreiz. Der leichte Juckreiz beeinträchtigt den Alltag nicht und lässt die betroffene Person auch nachts schlafen.

Der schwere Juckreiz dominiert den Tagesablauf und stört den Nachtschlaf. Die Betroffenen reiben oder kratzen sich, was jedoch nur kurzzeitige Linderung verschafft. Die Haut wird sichtbar verletzt und entzündet sich. Manchmal können die äußeren Umstände, unter denen Juckreiz auftritt, Aufschluss über eine mögliche Ursache geben. Massiver nächtlicher Juckreiz in Kombination mit Bettwärme kann z. B. ein Hinweis auf Krätze (›Skabies‹) sein. Juckreiz in den Wintermonaten lässt an eine Austrocknung der Haut im Zusammenhang mit Kälte, heißem Duschen und eingeschränkter Talgdrüsenfunktion denken. Auch ›Diabetes mellitus‹, ›Leberzirrhose‹ und ›Niereninsuffizienz‹ beispielweise können Juckreiz auslösen.

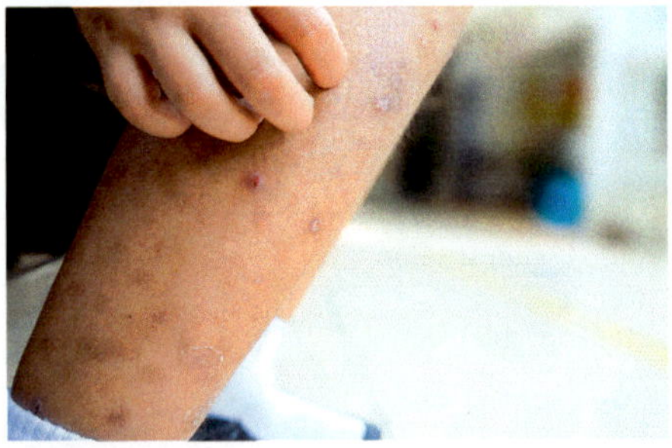

Abb. 2 Juckreiz kann verschiedene Ursachen haben und stellt gerade bei Kindern einen hohen Leidensdruck dar.

Skabies → S. 125
Diabetes mellitus → S. 262
Leberzirrhose → S. 257
Niereninsuffizienz → S. 272

REFLEXION | IMPULS | LERNORTVERNETZUNG

Schauen Sie einmal in Ihren Praxislernorten, welche Assessmentinstrumente für die Erfassung des Hautzustandes genutzt werden. Gibt es vorgegebene Zeitintervalle für deren Durchführung?

2.2 Haut und Körper pflegen

2.2.1 Prävention und Beratung

Ziele der Haut- und Körperpflege sind die Gesunderhaltung der Haut und die Steigerung des Wohlbefindens des Menschen. Um dies zu erreichen, bedarf es vorbeugender Maßnahmen wie einer auf das Individuum angepassten Körperpflege. Pflegefachfrauen und Pflegefachmänner beraten Pflegebedürftige hier z. B. bei der richtigen Auswahl von Pflegeprodukten, dem Handling oder auch der Häufigkeit und Intensität einer Körperpflege.

Eine ›ausgewogene Ernährung‹ trägt ebenfalls zu einem vitalen Haut- und Körperbild bei. Sie sollte möglichst reich an pflanzlichen Anteilen wie frischem Obst und Gemüse sowie Ballaststoffen sein. Die Kalorien sollten überwiegend als langkettige (gute) Kohlenhydrate zu sich genommen werden. Bei juckenden Hautveränderungen kann eine Reduzierung der Aufnahme von Kaffee, Tee und Zucker die Symptome lindern.

gesunde Ernährung → *S. 154*

2.2.2 Grundsätze der Körperpflege

Bei der Körperpflege handelt es sich um ein menschliches ›Bedürfnis‹, das sehr unterschiedlich ausgeprägt sein kann. Die Vorstellungen über die Häufigkeit, die Intensität sowie die Maßnahmen variieren von Mensch zu Mensch. Ein Waschen oder Pflegen nach Lehrbuch gibt es nicht, denn es gibt nicht *den* Menschen und *die* Pflegesituation.

Bedürfnis → *S. 445, Band 1*

Es ist wichtig, das umfassende Fachwissen zur Körperpflege zu beherrschen und dies auf die aktuelle Situation und den individuellen Menschen, der Pflege benötigt, anzupassen.

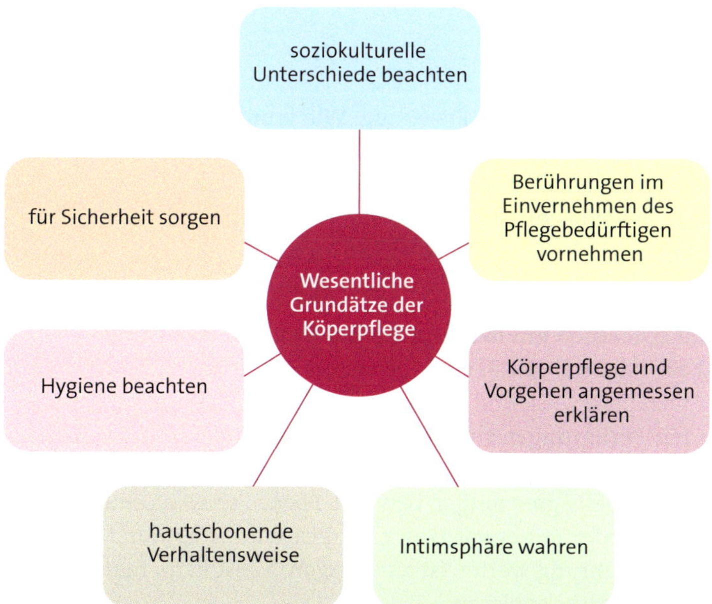

Abb. 3 Wesentliche Grundsätze, die bei der Körperpflege zu beachten sind

Für Sicherheit während und nach der Körperpflege sorgen

Pflegeanamnese → S. 820, Band 1

- Vor der Körperpflege müssen alle benötigten ›Informationen‹ über den Pflegebedürftigen eingeholt werden, um ihn sicher zu versorgen (u. a. bestehende Erkrankungen, Ressourcen, bekannte Allergien, Pflegezusätze, angeordnete Bettruhe bzw. Mobilitätseinschränkungen, psychische Situation)

Sturzprophylaxe → S. 349

- ›Sturzgefahr‹ beachten; beim Aufstehen auf rutschfeste Schuhe oder Stoppersocken achten; der Fußboden muss trocken und frei von Stolperfallen sein
- Pflegbedürftigen je nach Krankheitslage nicht allein lassen
- Hilfsmittel zur Mobilisation einsetzen, z. B. ein Bettgitter zum Festhalten beim Drehen auf die Seite, Rollator mit angezogener Bremse beim Aufstehen
- Klingel stets in Reichweite der zu pflegenden Person positionieren

Intimsphäre wahren

Pflegende dringen im Rahmen der Körperpflege stets in die Intimsphäre von Pflegebedürftigen ein. Auch ein lediglich „Dabeistehen" oder „Aufpassen" stellt einen solchen Eingriff dar. Dies lässt sich in bestimmten Situationen nicht vermeiden, jedoch sollten folgende Regeln dabei beachtet werden:

Selbstfürsorge
Wie geht es Pflegenden, wenn sie immer wieder die Intimsphäre von Menschen verletzen müssen?

- Besucher und ggf. auch Mitpatienten/Mitbewohner aus dem Zimmer bitten bzw. Trennwände als Sichtschutz nutzen
- Materialien so vorbereiten, dass Pflegehandlungen zügig und ohne unnötige Unterbrechung durchgeführt werden können
- Assistenz bzw. Übernahme der Körperpflege nach Möglichkeit von einer Person gleichen Geschlechtes durchführen lassen
- nicht zu zweit gleichzeitig eine Person waschen
- stets nur die Körperteile entkleiden, die gewaschen werden sollen; andere Körperteile angezogen belassen oder abdecken.
- für eine entspannte Atmosphäre sorgen (z. B. ablenkende Unterhaltung bei der Intimpflege)

Soziokulturelle Unterschiede beachten

Dazu gehört u. a. die Prägung durch die Erziehung: Wie wurde in der Kindheit mit dem Baden verfahren? War das Wasser so kostbar, dass ein Bad selten infrage kam, oder war es die Regel, wöchentlich zu baden?
Ebenso sind Kultur und Religion von Bedeutung. Hier gibt es bezüglich der Körperreinigung verschiedene Besonderheiten. So bevorzugen Muslime fließendes Wasser bei der Köperpflege.

Berührungen im Einvernehmen mit der zu pflegenden Person vornehmen

Berührung → S. 290, Band 1

›Berührungen‹ sind für Pflegende nach einer gewissen Zeit etwas völlig Normales. Am Tag erfolgen sie unzählige Male und es besteht die Gefahr, dass sie zur unreflektierten Routine werden. Berührungen sind immer etwas Besonderes und verbinden Menschen.
Eine Berührung macht Körperbegrenzungen bewusst. Ebenso spielt es eine Rolle, ob ein Mensch sehr schwach oder mit etwas Druck berührt wird. Was dem Menschen guttut und wie er eine Berührung wertet, ist zu erfragen. Meist kann man die Antwort bereits am Gesichtsausdruck ablesen.

Erklären der Körperpflege und des Vorgehens in angemessener Sprache

Jede Pflegemaßnahme und somit auch die Körperpflege sollten erklärt bzw. mit Worten begleitet werden, damit die Person, die unterstützt wird, weiß, was wann geschieht. Sie hat das Recht, Maßnahmen abzulehnen wie auch Wünsche zu äußern. Dies gilt für Menschen aller Altersstufen, ob Kind oder betagter Mensch, ebenso für den bewusstseinsklaren als auch komatösen Menschen.

Hautschonende Verhaltensweisen beachten

- Duschen dem Baden vorziehen; durch zu langen Wasserkontakt weicht die Haut auf, wird trocken und anfälliger
- Nicht mit zu heißem Wasser waschen, da es die Haut entfettet
- Wassertemperatur immer vorher prüfen (z. B. Badethermometer bei Säuglingsbad) und dem Wunsch des Pflegebedürftigen anpassen
- Seifen nur sparsam benutzen, da sie die ›Haut entfetten‹; generell sollten rückfettende pH-hautneutrale Waschzusätze verwendet werden
- Hautfalten und Zehenzwischenräume sorgfältig abtrocknen, damit die Haut aufgrund von Feuchtigkeit und Reibung nicht wund wird

Intertrigoprophylaxe → *S. 77*

Grundsätze der Hygiene beachten

- Die fünf Indikationen der ›Händedesinfektion‹ beachten
- Uhren, Ringe, Halsketten sind nicht zu tragen (u. a. auch Verletzungsgefahr)
- Plastikschürze über der Dienstkleidung als Nässeschutz tragen
- Reihenfolge der Vorgehensweise bei der Körperpflege beachten: von der Pflegenden aus gesehen stets von körperfern zu körpernah waschen, um ein erneutes Befeuchten der bereits gewaschenen Körperpartien zu vermeiden
- Waschwasserwechsel vor und nach der Intimpflege vornehmen
- Handschuhe bei Schleimhautkontakt (z. B. ›Mund- und Zahnpflege‹, Intimpflege) und bei bestehendem Infektionsrisiko tragen
- Nach Kontakt mit potenziell infektiösem Material (z. B. Stuhl, Urin) muss ein Handschuhwechsel erfolgen (kontaminierte Handschuhe ausziehen und verwerfen → Händedesinfektion → neues Paar Handschuhe anziehen)
- Keine Pflegeutensilien oder Materialien im Bett ablegen

Händedesinfektion → *S. 535, Band 1*

Mund- und Zahnpflege → *S. 133*

Weitere handlungsleitende Prinzipien

- Pflegemaßnahme ankündigen und einen Toilettengang im Vorfeld ermöglichen
- Gewohnheiten des zu Pflegenden möglichst beachten und eigene Pflegeutensilien, sofern sie dem Hautzustand nicht schaden, verwenden
- Stress vermeiden, d. h. richtigen Zeitpunkt planen, ggf. Angehörige einbeziehen (z. B. Eltern bei Kindern, Ehepartner), sich Zeit nehmen, Ruhezeit im Anschluss ermöglichen, da die Körperpflege je nach Allgemeinzustand als anstrengend empfunden werden kann
- Prophylaxen bei der Körperpflege integrieren (z. B. Intertrigo, Dekubitus)
- Aktivierend pflegen, d. h. ›Ressourcen‹ des Pflegebedürftigen nutzen, um die Selbstpflegekompetenz zu erhalten bzw. zu fördern
- Auf eine ›rückenschonende Arbeitsweise‹ als Pflegende achten

Ressource → *S. 412, Band 1*

rückengerechtes Arbeiten → *S. 324*

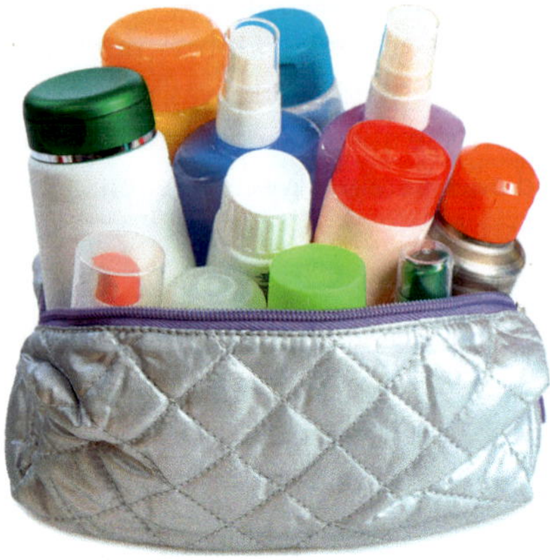

Abb. 1 Das Verwenden von eigenen Pflegeprodukten steigert das Wohlbefinden. Jedoch sollte immer geprüft werden, ob diese auch für den jeweiligen Hautzustand geeignet sind.

Hautpflegemittel

Die Auswahl der Hautpflegemittel erfolgt unter der Berücksichtigung der Gewohnheiten des Menschen, seinem Alter sowie dem Hautzustand und dem Hauttyp.

Wasser

Wasser ist das natürlichste Hautpflegemittel. Ist es zu warm und der Kontakt länger, so greift Wasser den Schutzmantel der Haut an und die Haut trocknet schneller aus. Zum Reinigen hingegen ist warmes Wasser grundsätzlich gut geeignet.

Seife

Seifen sind Natrium- oder Kaliumsalze von Fettsäuren. Seife ist zur Körperreinigung weitverbreitet, zerstört aber aufgrund des hohen pH-Wertes die Schutzfunktion der Haut. Empfindliche Hautpartien sollen nicht mit Seife gereinigt werden. Wenn die zu pflegende Person es wünscht, sollte sie sparsam eingesetzt und gut abgewaschen werden.

Emulsion (Lotionen, Cremes)

Emulsionen sind eine Mischung, die aus einem Fett- und einem Wasseranteil bestehen.

Es werden Öl-in-Wasser-Emulsionen (O/W) und Wasser-in-Öl-Emulsionen (W/O) unterschieden. O/W-Emulsionen ziehen aufgrund des geringen Ölgehaltes schnell in die Haut ein und hinterlassen keinen Fettfilm. Sie sind geeignet für Menschen mit einer fettigen Haut. W/O-Emulsionen bilden einen leichten Fettfilm und ziehen entsprechend langsamer in die Haut ein. Sie eignen sich vor allem für trockene Haut und Altershaut.

Detergens (Sg.), Detergenzien (Pl.)
lat. detergere = reinigen, abwischen

Syndets

Syndets (synthetische ›Detergenzien‹) sind künstlich hergestellte Reinigungsmittel. Sie sind in flüssiger und fester Form erhältlich, z. B. Duschgel. Sie sollten reinen Seifen vorgezogen werden.

Puder

Puder hat feuchtigkeitsabweisende Eigenschaften. Es schützt die Haut vor mechanischen Einflüssen (Reibung) und hat einen kühlenden Effekt. Es ist nicht zur Anwendung auf trockener Haut geeignet, da es der Haut Wasser und Fett entzieht. Außerdem ist zu beachten, dass sich Puder mit Feuchtigkeit, wie z. B. Schweiß, verbindet und verklumpt. Dies kann zu Druckstellen führen. Puder ist sparsam und achtsam einzusetzen.

Deodorants/Antitranspirante

Deodorants hemmen den Körpergeruch, der durch bakterielle Zersetzung von Eiweißen und Fetten im Schweiß entsteht. Der Körpergeruch wird entweder durch andere Duftstoffe beeinflusst oder bestimmte Inhaltsstoffe des Deos beeinträchtigen das Bakterienwachstum. Antitranspirante nehmen Einfluss auf die Poren. Durch Salze, die darin enthalten sind, werden die Poren weitgehend verschlossen. Es hat den Anschein, dass der Mensch weniger schwitzt.

Das Hautpflegemittel sollte immer dem Hauttyp angepasst sein.

Hauttyp	Empfehlenswert	Nicht empfehlenswert
Trockene Haut	– Wasser-in-Öl-Emulsionen – Waschen mit kühlem Wasser	– Syndets – Waschen mit heißem Wasser – Öl-in-Wasser-Emulsionen – alkoholhaltige Zusätze
Fettige Haut	– Öl-in-Wasser-Emulsionen – Syndets – Waschen mit warmem Wasser – ggf. alkoholische Zusätze	– Wasser-in-Öl-Emulsionen – Pflegemittel mit hohem Fettgehalt
Mischhaut	– Syndets – Waschen mit kühlem Wasser	

Tab. 1 Richtige Auswahl von Hautpflegemitteln je nach Hauttyp

B BEISPIEL

Frau Anna Mikosch (78 J.) erhält jeden Morgen Unterstützung vom ambulanten Pflegedienst. Dieser stellt die Medikamente und hilft ihr beim Anziehen der Strümpfe und Schuhe. Heute Morgen berichtet Frau Mikosch der Pflegefachfrau Karina Rot, dass sie nicht mehr weiß, was sie tun soll. Sie cremt sich jeden Morgen und Abend ein und die Haut ist nach wie vor sehr trocken. Es macht sogar den Anschein, dass sie in den letzten Tagen noch trockener geworden ist. Frau Rot lässt sich die Creme zeigen und stellt fest, dass es sich um eine Öl-in-Wasser-Emulsion handelt. Sie erklärt Frau Mikosch, dass diese Emulsion für trockene Haut nicht empfohlen wird, und empfiehlt ihr eine Wasser-in-Öl-Emulsion. Frau Mikosch ist sehr froh und dankbar für diesen Hinweis. Sie wird ihre Tochter bitten, ihr eine andere Creme zu kaufen.

Ätherische Öle oder **Kräuterzusätze** können dem Waschwasser beigefügt werden und positive Wirkungen haben. Bei Säuglingen und Kleinkindern ist jedoch Vorsicht geboten.

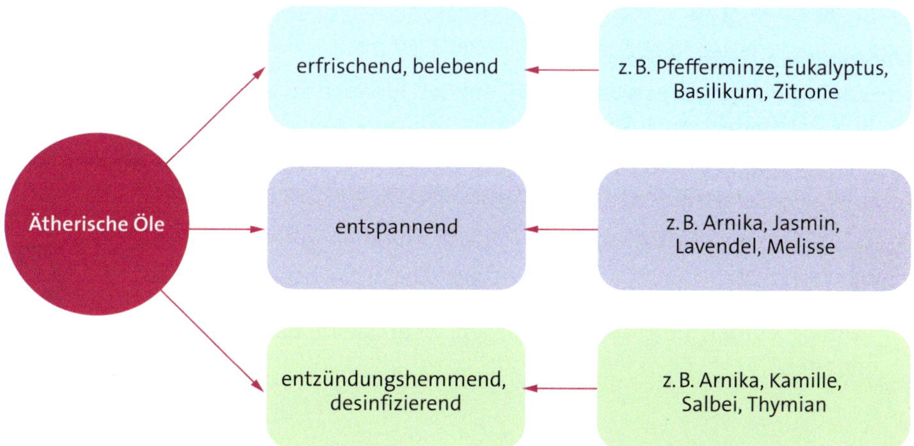

Abb. 2 Ätherische Öle und ihre Wirkungen

2.2.3 Unterstützung bei der Reinigung des Körpers

Pflegeprozess-gestaltung
Wie wird sichergestellt, dass die Pflegende, die einen Menschen bei der Körperpflege unterstützt, über alle nötigen Informationen verfügt?

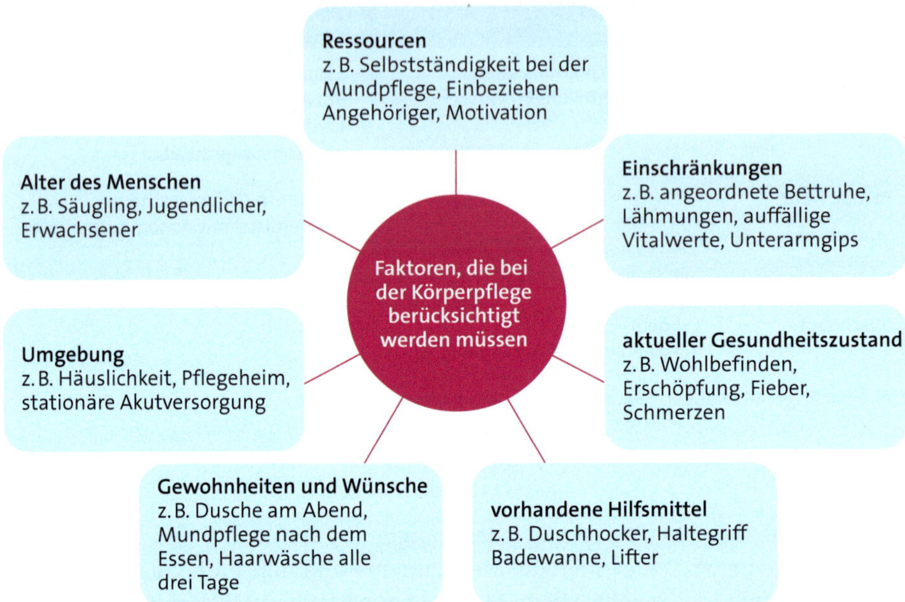
Ressourcen
z. B. Selbstständigkeit bei der Mundpflege, Einbeziehen Angehöriger, Motivation
Alter des Menschen
z. B. Säugling, Jugendlicher, Erwachsener
Einschränkungen
z. B. angeordnete Bettruhe, Lähmungen, auffällige Vitalwerte, Unterarmgips
Faktoren, die bei der Körperpflege berücksichtigt werden müssen
Umgebung
z. B. Häuslichkeit, Pflegeheim, stationäre Akutversorgung
aktueller Gesundheitszustand
z. B. Wohlbefinden, Erschöpfung, Fieber, Schmerzen
Gewohnheiten und Wünsche
z. B. Dusche am Abend, Mundpflege nach dem Essen, Haarwäsche alle drei Tage
vorhandene Hilfsmittel
z. B. Duschhocker, Haltegriff Badewanne, Lifter

Abb. 1 Die Unterstützung bei der Körperpflege ist von vielen Faktoren beeinflusst.

Prinzipiell wird von einer aktivierenden und ressourcenfördernden Körperpflege unter Berücksichtigung des jeweiligen Alters ausgegangen. Bei der Körperpflege von Kindern ist häufig ein Elternteil anwesend und führt diese entweder selbstständig durch oder unterstützt.
Im Zusammenhang mit der Erkrankung des Kindes oder bedingt durch Sonden und Drainagen kommt es jedoch vor, dass sie sich dieses nicht zutrauen. Einerseits ist es möglich, die Eltern dabei ›anzuleiten‹ bzw. ihnen Sicherheit zu vermitteln.

Eltern anleiten → S. 725

Andererseits übernehmen Pflegefachpersonen die Körperpflege in Abhängigkeit von der jeweiligen Situation. Kinder sollten dabei ebenso aktivierend und ihrem Entwicklungsstand entsprechend gepflegt werden. Ab dem zweiten Lebensjahr können Kinder (je nach Krankheitslage und Befinden) zunehmend selbstständiger bei der Körperpflege mitwirken.

Unterstützung beim Waschen

Die Körperpflege kann sowohl im oder am Bett als auch an einem Waschbecken oder im Bad stattfinden. Auch kann es erforderlich sein, zunächst den Intimbereich und die Beine im Bett zu waschen und anschließend den Pflegebedürftigen ans Waschbecken für das selbstständige Waschen des Oberkörpers zu mobilisieren.

REFLEXION | **IMPULS** | LERNORTVERNETZUNG

Worauf würden Sie großen Wert legen, wenn Sie im Bett gewaschen werden müssten?

Ganzkörperwaschung im Bett

Vorbereitung	Stationärer Bereich	Ambulanter Bereich
Organisation	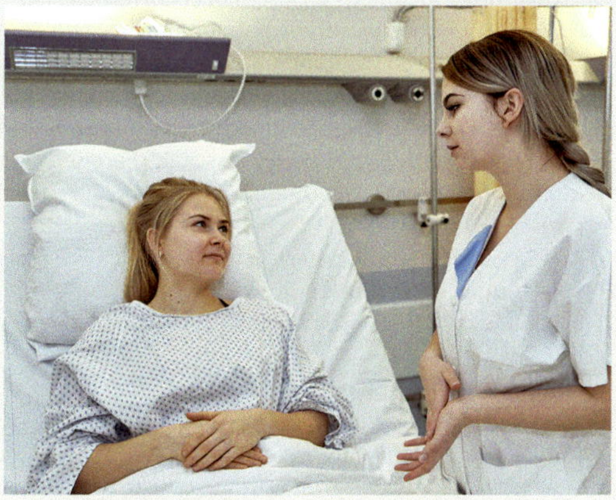 – Zeitpunkt in Abhängigkeit von anstehenden Untersuchungen u. Ä. sowie Wünschen des Pflegebedürftigen festlegen – Anwesenheitslicht setzen – Prüfen der Materialien, eigene Pflegeprodukte bevorzugen – ggf. zusätzliche Unterstützung planen (Pflegende, Physiotherapeutin u. a.) – Gewohnheiten und Vorlieben erfragen – Besucher und Mitpatienten aus dem Zimmer bitten bzw. Sichtschutz aufstellen – Nachttisch freiräumen – Fenster und Türen schließen, ggf. Heizung anstellen	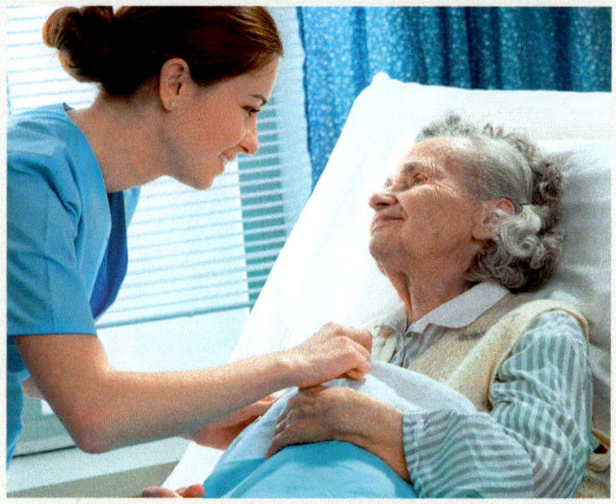 – Uhrzeit mit Pflegebedürftigen (und Angehörigen) abstimmen – Überprüfen der Materialien im Vorfeld – ggf. Angehörige bitten, Pflegeprodukte einzukaufen – Ablagemöglichkeiten schaffen bzw. freiräumen (z. B. Nachttisch, Tisch, Stuhl, Teewagen) – Gewohnheiten und Vorlieben erfragen (z. B. Reihenfolge, Wassertemperatur, Waschzusätze) – Fenster schließen, ggf. Heizung anstellen
Materialien	– Waschschüssel – mind. zwei Handtücher – mind. zwei Waschlappen, ggf. Einmalwaschlappen – Waschzusatz und Syndets des Pflegebedürftigen – Hautpflegemittel, Kosmetika, Deodorant auf Wunsch – evtl. Rasierapparat – Kamm, Bürste, Spiegel – Zahn- und Mundpflegeutensilien, Nierenschale – Handschuhe – Händedesinfektionsmittel – Einmalschürze als Nässeschutz – Abwurf und Wäscheabwurf – frische Kleidung bzw. Patientenhemd – frische Bettwäsche bei Bedarf – ggf. Inkontinenzversorgungsmittel – ggf. Utensilien für Haarwäsche im Bett (Becher oder Kanne, mobiles Haarwaschbecken und Eimer oder großer Müllbeutel, Haarwaschmittel, Föhn)	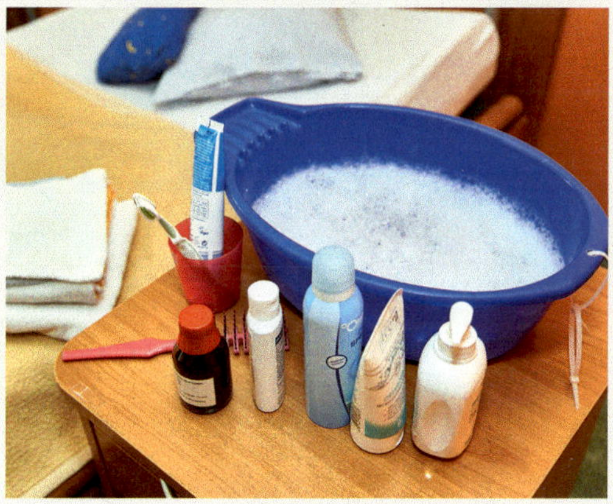

Tab. 1 Überblick Ganzkörperwaschung im stationären und ambulanten Bereich

hygienische Händedesinfektion → S. 535, Band 1
Augenpflege → S. 66
Waschzusatz → S. 56
Intimpflege → S. 64
Haarpflege, Rasur → S. 65
Sehhilfe → S. 551
Hörhilfe → S. 560

Durchführung	Stationärer Bereich	Ambulanter Bereich
	– ›hygienische Händedesinfektion‹ – **Kopfteil erhöhen** bzw. Oberkörper in eine aufrechte Position bringen – alle Lagerungshilfsmittel aus dem Bett entfernen – auf Wunsch mit der **Mundpflege** beginnen • Handtuch auf den Oberkörper des Pflegebedürftigen legen • Utensilien anreichen, ggf. Übernahme der Mund- und Zahnpflege • Ausspülen und Ausspucken durch kleine Abwurfschale ermöglichen – Waschwasser nach Temperaturwunsch vorbereiten – Waschen von **Gesicht und ›Augen‹** nur mit Wasser; Handtuch liegt als Nässeschutz unterm Kopf • Augen werden von außen zum inneren Augenwinkel gereinigt • vorsichtiges Abtrocknen – Waschen von **Ohrmuschel**, **Hinterohrbereich** und **Hals**, anschließend abtrocknen – ›Waschzusätze‹ jetzt nach Wunsch ins Wasser geben. – Oberbekleidung ausziehen, entweder Oberkörper mit Kleidung oder mit Handtuch bedecken – Handtuch unter **körperfernen Arm** legen, Arm waschen, abtrocknen (Vorgehensweise ist ratsam, um ein erneutes Befeuchten der körpernahen Extremität zu vermeiden, würde mit dieser begonnen werden) – **Brustkorb** und **Bauch** waschen und abtrocknen – Handtuch unter **körpernahen Arm** legen, Arm waschen und abtrocknen – ist die Person in der Lage, sich hinzusetzen, wird der **Rücken** gewaschen; ist sie dazu nicht in der Lage, erfolgt dies später in Seitenlage vor dem Waschen des Gesäßes – **Oberkörper ankleiden**, **Unterkörper entkleiden**; Intimbereich abdecken – **Beine** und **Füße** werden gewaschen (zuerst körperfern, dann körpernah); die Zehenzwischenräume müssen besonders gut abgetrocknet werden – vor dem Waschen des Intimbereiches Wechsel des Wassers, des Handtuchs und des Waschlappens – hygienische Händedesinfektion und Anziehen unsteriler Handschuhe – ›Intimbereich‹ wird gewaschen und abgetrocknet – **vollständiges Ankleiden** des Pflegebedürftigen – ›Haarpflege, ggf. Rasur‹ – falls vorhanden, ›Sehhilfen‹ und ›Hörhilfen‹ reichen – Richten des Bettes, ggf. Wechsel der Bettwäsche	
Nachbereitung	**Stationärer Bereich**	**Ambulanter Bereich**
	– Entsorgen der Materialien • Wäsche in Wäscheabwurf • Waschschüssel desinfizieren oder Aufbereitung im Spülautomaten – Desinfizieren der Arbeitsflächen – Klingel und Getränke in Reichweite stellen – lüften, ggf. Sichtschutz entfernen, Besucher wieder hineinbitten – Dokumentation	– Entsorgen der Materialien • Wäsche evtl. in Waschmaschine sortieren • Handtücher wieder aufhängen – Zurückstellen aller Utensilien – ggf. Notrufsystem, Telefon, Getränke in Reichweite stellen – Dokumentation und Absprachen

Tab. 1 Überblick Ganzkörperwaschung im stationären und ambulanten Bereich (Fortsetzung)

Im Rahmen der Durchführung ist es unter Umständen angebracht, ein Hand- oder Fußbad zu machen. Dazu wird eine Schüssel mit Wasser auf einer wasserfesten Unterlage in das Bett gestellt und die gewünschte Extremität hineingestellt.

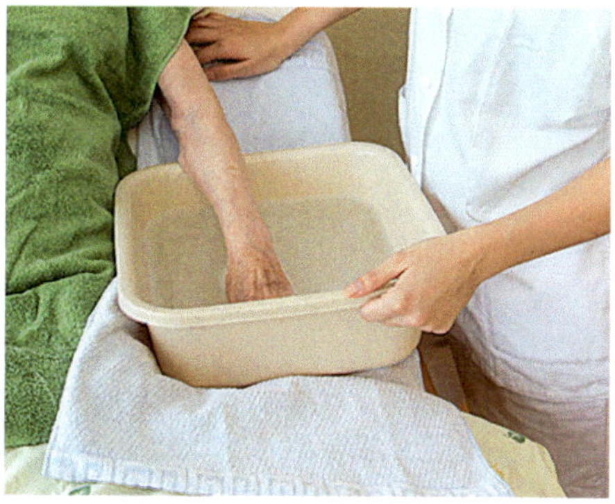

Abb. 1 Handbad

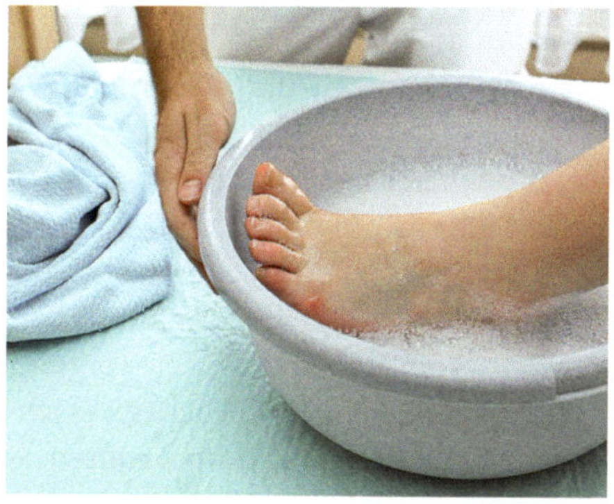

Abb. 2 Fußbad

Teilkörperpflege im Bett
Mit einer Teilwäsche ist gemeint, dass z.B. die Beine und der Intimbereich im Bett gewaschen werden und die weitere Körperpflege am Waschbecken erfolgt. Dies ist unter Umständen angebracht, wenn pflegebedürftige Personen nicht so viel Kraft haben, um lange am Waschbecken zu sitzen.

Sinnvoll ist es auch, wenn insbesondere die Haut an den Füßen und im Intimbereich begutachtet werden soll. Je nach räumlichen Ressourcen sind die Waschplätze nicht ideal, um die Beine dort in ›rückenschonender Arbeitsweise‹ waschen zu können.

rückengerechte Arbeitsweise → S. 324

Teilkörperpflege am Waschbecken
Da die Körperpflege für geschwächte, kranke oder betagte Menschen sehr anstrengend sein kann, haben diese nicht immer die Kraft, sie vollständig in Gänze durchzuführen. Sind zudem der Mobilitätsgrad oder die Koordinierungsfähigkeit eingeschränkt, benötigen sie Unterstützung:

- Pflegebedürftige werden je nach Mobilisationsgrad ggf. mit Hilfsmitteln (z.B. Rollator) an das Waschbecken begleitet.
- Die zu pflegende Person wäscht sich, soweit sie kann, selbstständig, dann übernimmt die Pflegeperson.
- Den Stuhl, auf welchem die zu pflegende Person sitzt, im Anschluss desinfizieren, soweit die Pflegesituation nicht in der eigenen Häuslichkeit erfolgt.

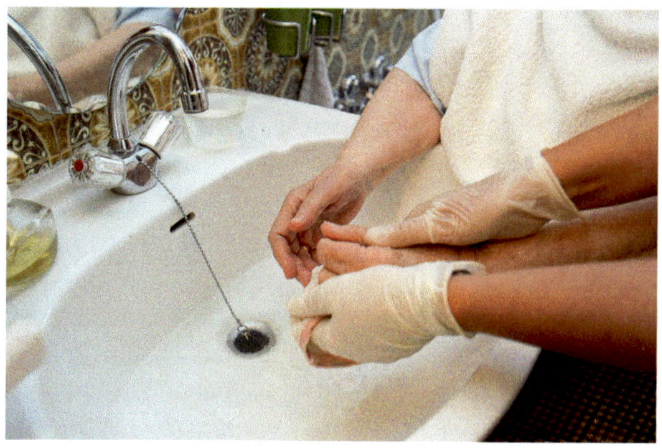

Abb. 3 Unterstützung bei der Körperpflege am Waschbecken

Unterstützung beim Baden und Duschen
In der Regel wird das **Duschen** dem Baden vorgezogen, da es weniger kreislaufbelastend ist und die Haut mehr schont. Im Krankenhaus eignet sich das Duschen besonders im Rahmen der Vorbereitung einer Operation, zur Kreislaufanregung und zum Wohlbefinden der zu pflegenden Person.
In der Häuslichkeit hängt es auch von den Gegebenheiten ab, da nicht jeder Haushalt über beide Möglichkeiten verfügt.

Diversität
Welchen Einfluss haben Herkunft und Sozialisation auf die Bade- oder Duschgewohnheiten eines Menschen?

Vorbereitung:
- Vitalzeichenkontrolle durchführen
- Maßnahme rechtzeitig mit der zu pflegenden Person besprechen und in den Tagesablauf einplanen
- Ablauf und weitere Maßnahmen, wie z.B. Zähneputzen und Rasur, besprechen
- vor dem Duschen Blasen- und Darmentleerung anbieten
- im Stationsbad einer Einrichtung ein „Besetzt-Schild" an der Tür anbringen
- für angenehme Raumwärme sorgen
- Waschutensilien, Handtücher, Waschlappen, frische Wäsche vorbereiten
- eine rutschfeste Unterlage in die Dusche legen
- einen rutschfesten Stuhl oder Hocker in die Dusche stellen

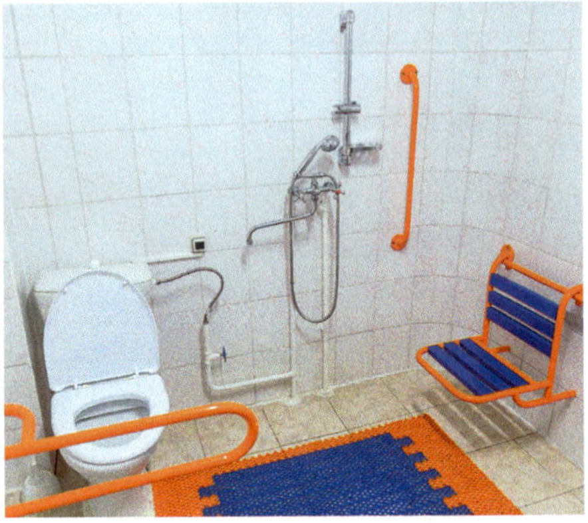

Abb. 1 Bad mit Haltegriffen, Duschsitz und Antirutschmatte

Durchführung:
- Pflegeperson begleitet die zu pflegende Person zu Fuß oder fährt sie im Rollstuhl zur Dusche
- Unterstützung beim Ausziehen sowie beim Anziehen anbieten
- Dusche einstellen, Wassertemperatur testen und nachfragen, ob diese so angenehm ist; Wasserstrahl nicht zu stark einstellen
- Unterstützung anbieten, z.B. beim Waschen von Rücken, Beinen und Füßen
- erst zum Schluss die Haarwäsche durchführen, wenn diese gewünscht ist
- zum Schluss kann es sinnvoll sein, zur Kreislaufanregung das Wasser etwas kälter zu machen; dies sollte mit der zu pflegenden Person abgesprochen werden
- nach dem Duschen zügig abtrocknen, da der zu pflegenden Person aufgrund der Verdunstungskälte kalt sein kann; Hautfalten im Anschluss gründlich abtrocknen
- eine den Hautverhältnissen angepasste Hautpflege durchführen
- beim Ankleiden behilflich sein
- zum Waschbecken begleiten und dort die Haare föhnen

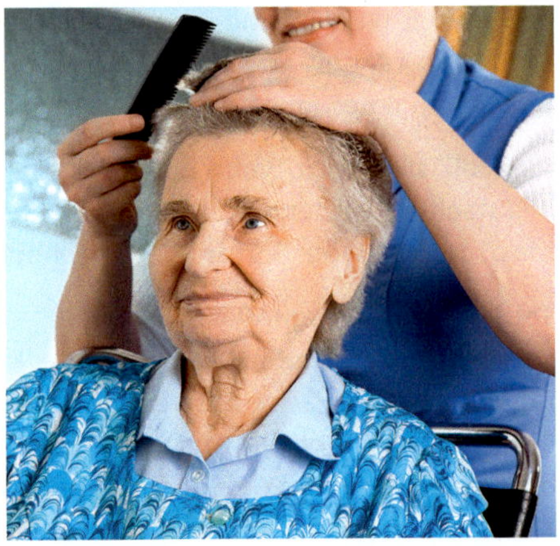

Abb. 2 Die Haarpflege kann den Abschluss der Körperpflege bilden.

Nachbereitung:
- Bad aufräumen, Duschstuhl desinfizieren, Wäsche entsorgen
- Dusche lüften und „Besetzt-Schild" entfernen
- auf Wünsche des Pflegebedürftigen achten und Ruhezeit beachten (30–60 Minuten)
- ggf. Vitalzeichen kontrollieren

Beim **Baden** lassen sich Teilbäder und Vollbäder unterscheiden. Das Vollbad kann aus verschiedenen Gründen erfolgen, z.B. zur Hautreinigung, zur Hautpflege (z.B. Ölbäder bei trockener Haut), therapeutisch oder zur Entspannung.

Vorbereitung:
- Vorbereitung des Raumes und des Pflegebedürftigen wie beim Duschen

Durchführung:
- beim Einstieg in die Wanne helfen; können Pflegebedürftige nur wenig mithelfen, wird ein Lifter eingesetzt, dies ist für den zu Pflegenden sicherer und für die Pflegeperson rückenschonender
- um Komplikationen zu vermeiden, wird das Wasser in gewünschter Temperatur zunächst nur bis Nabelhöhe eingelassen und erst mehr eingelassen, wenn der Pflegebedürftige schon in der Badewanne sitzt
- Körperpflege durchführen
- bei Erwachsenen sollte die Badezeit zehn bis 20 Minuten betragen
- durch ein abschließendes Abduschen werden Seifenreste und Schmutz entfernt
- auf Wunsch der zu pflegenden Person kann das Reinigungsbad auch mit einer etwas kühleren Dusche, um den Kreislauf anzuregen, beendet werden
- die Pflegeperson unterstützt die zu pflegende Person beim Ausstieg aus der Badewanne und achtet darauf, dass sie nicht ausrutscht

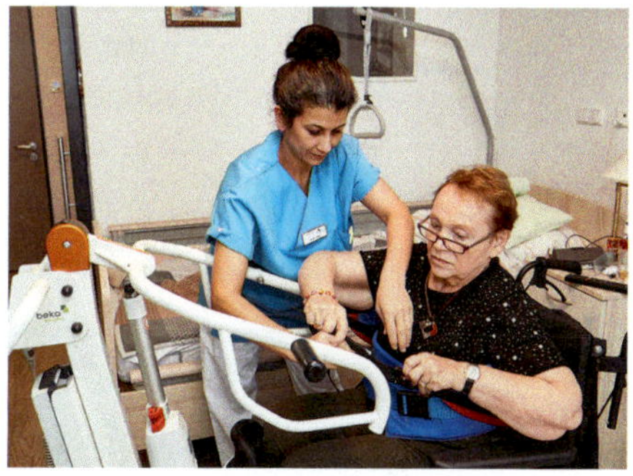

Abb. 3 Ein Lifter erleichtert die Mobilsation und den Transfer von bewegungseingeschränkten Menschen.

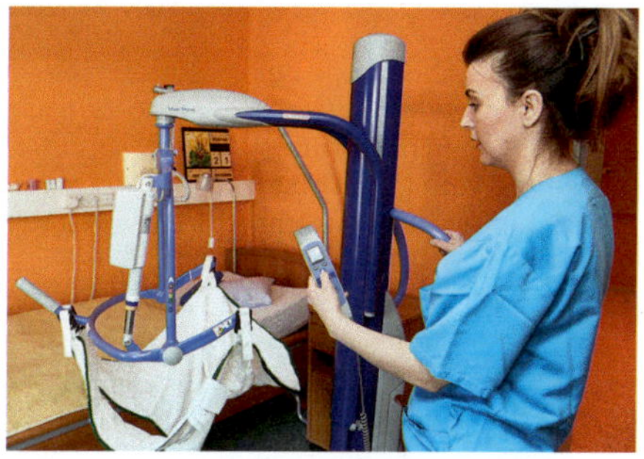

Abb. 4 Eine automatische Steuerung des Lifters per Fernbedienung erleichtert die rückenschonende Abeitsweise.

Nachbereitung:
- gebadete Person zügig abtrocknen und ihr ggf. beim Anziehen helfen
- im Anschluss an das Bad soll die gebadete Person eine Stunde ruhen
- die Pflegende räumt die Materialien auf, reinigt und desinfiziert die Badewanne
- abschließend werden die Maßnahme sowie Beobachtungen (z.B. Kreislaufreaktion, Hautzustand) dokumentiert

Kontraindikationen:
Baden ist für den Kreislauf anstrengend, aus diesem Grund dürfen Vollbäder bei ›Herz-Kreislauf-Erkrankten‹ nur nach ärztlicher Rücksprache durchgeführt werden. Voll- und Teilbäder dürfen **nicht** durchgeführt werden, wenn die zu pflegende Person Bestrahlungsfelder hat oder frische Operationswunden sowie Schädelverletzungen.

Herz-Kreislauf-Erkrankung → *S. 516*

Sicherheit:
- nicht unmittelbar nach einer Hauptmahlzeit baden, sondern zwei Stunden warten
- ›Atmung‹, ›Puls‹, ›Hautfarbe‹ und ›Ansprechbarkeit‹ der pflegebedürftigen Person während des Badens beobachten, um Auffälligkeiten schnell zu erkennen
- um Komplikationen zu vermeiden, füllen die Pflegenden die Wanne bei älteren und schwachen Personen nur bis zur Nabelhöhe
- elektrische Geräte (z.B. Föhn in der nassen Umgebung) nicht in/an der Badewanne benutzen (Gefahr eines Stromschlags)

Atmung → *S. 362*
Puls → *S. 405*
Hautfarbe → *S.48*
Bewusstsein → *S. 460*

Beim Baden von **kleinen Kindern** ist darauf zu achten, dass sie unterhalb der Achsel am Brustkorb angefasst werden, während sie in die Badewanne hinein- oder daraus herausgehoben werden. Auf diese Weise können sie nicht ins Wasser rutschen. Auch bei geringer Wassermenge dürfen Kinder niemals allein gelassen werden.
Das Waschen und Baden von Säuglingen bedarf einer besonderen ›Vorgehensweise‹.

Säuglingsbad → S. 738

Intimpflege

Die Intimpflege ist bei Männern wie bei Frauen von großer Bedeutung. Sollte sie nicht oder falsch erfolgen, so kann es zu Infektionen oder Hautschäden kommen. Besonders geschützt werden muss die Haut des Intimbereichs bei ›Stuhl- oder Urininkontinenz‹. Grundsätzlich zu beachten ist, dass die Intimpflege stets mit frischem Wasser, sauberem Waschlappen, Handtuch und am besten in liegender Position durchgeführt wird.

Inkontinenz → S. 181

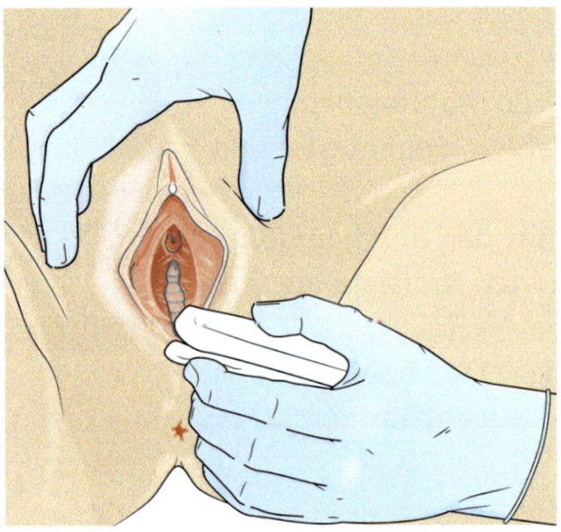

Abb. 1 Wischrichtung bei der weiblichen Intimpflege: von innen nach außen sowie von vorn (Symphyse) nach hinten (Analbereich)

Genitalien, Frau → S. 762

Bei der **Frau** erfolgt die Intimpflege von der Symphyse zum Analbereich hin, d.h. von vorne nach hinten. Außerdem wird vom inneren Bereich zum äußeren Bereich gewaschen, d.h. zunächst der Bereich der ›Harnröhrenöffnung/Vaginalöffnung‹, dann die kleinen Schamlippen und schließlich die großen Schamlippen. Damit dies gut möglich ist, wird die zu pflegende Person gebeten, die Beine aufzustellen und zu spreizen. Sollte dies nicht möglich sein, wird entsprechend unterstützt.

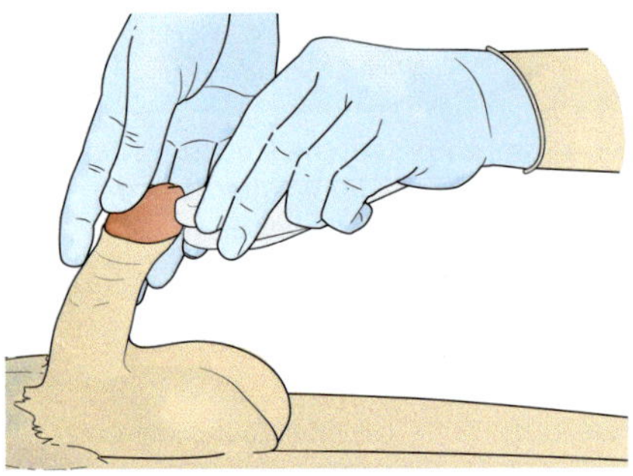

Abb. 2 Vorsichtiges Zurückschieben der Vorhaut und Waschen der Eichel

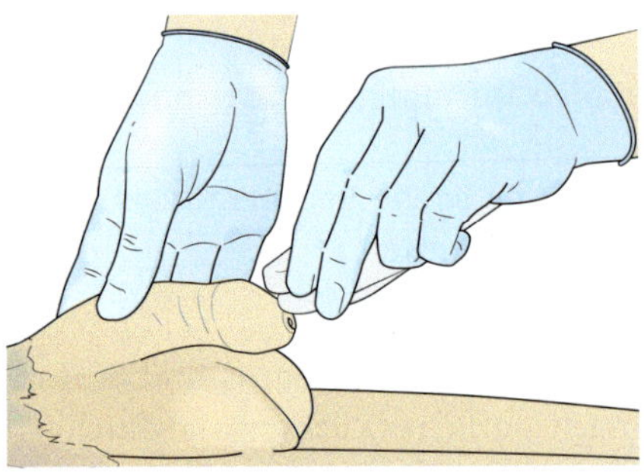

Abb. 3 Zurückschieben der Vorhaut über die Eichel und Waschen des Penisschaftes

Beim **Mann** wird zunächst die Vorhaut vorsichtig zurückgeschoben, die ›Eichel‹ gewaschen, abgetrocknet und die Vorhaut wieder zurückgeschoben. Anschließend wird der Penisschaft gewaschen. Es folgt ein behutsames Abtrocknen. Danach wird der Hodensack angehoben und gewaschen. Bei Jungen ist es bis zum Alter von zwei Jahren normal, dass sie eine ›Phimose‹ haben. Die Vorhaut wird daher nicht zurückgezogen, da dies zu Verletzungen führen kann.

Genitalien, Mann → S. 762

Phimose
Vorhautverengung

Bei liegendem ›transurethralem Blasenverweilkatheter‹ ist besonders darauf zu achten, dass Verkrustungen oder fäkale Verschmutzungen sorgfältig entfernt werden. Der Katheter stellt eine Schiene für die Erreger dar und es kann zu einer Blaseninfektion kommen.

Blasenverweilkatheter → S. 195

Nachdem der vordere Intimbereich gewaschen ist, kann die pflegebedürftige Person auf die Seite gedreht werden. Nun werden beide Gesäßhälften gewaschen. Die Waschrichtung im Intimbereich wird beibehalten, d.h. vom Anus Richtung Steißbein.

Haarpflege

Die Haarpflege umfasst das Kämmen oder Bürsten der Haare, welches mindestens zweimal täglich erfolgen sollte. Das Waschen der Haare wird mindestens einmal wöchentlich empfohlen.
Unter Umständen benötigen die zu pflegenden Personen Unterstützung bei der Pflege ihres Haarersatzes (Perücke oder Haarteil). Für besondere Frisuren besteht die Unterstützung in der Vermittlung eines Frisörs. Bei bettlägerigen Personen sollten keine Haarklammern oder Haarkämme verwendet werden, da diese Druckstellen und andere Verletzungen herbeiführen können.

Pflegeprozessgestaltung
Inwieweit sind Pflegende für die Haarpflege der zu pflegenden Menschen zuständig? Wie grenzen sie sich von Dienstleistern, wie z.B. Friseurinnen, ab?

Das Waschen der Haare kann sowohl am Waschbecken als auch im Bett erfolgen. Für die Haarwäsche im Bett gibt es verschiedene Möglichkeiten. So kann z.B. ein Haarwaschbecken im Bett platziert werden. Ebenso ist es möglich, eine spezielle Haube zu verwenden, die kein Wasser benötigt und die Haare trocken auffrischt. Das Haareschneiden darf ohne das Einverständnis der Pflegebedürftigen nicht erfolgen. Dies gilt als ›Körperverletzung‹.

Pflegepraxis: Haarwäsche im Bett

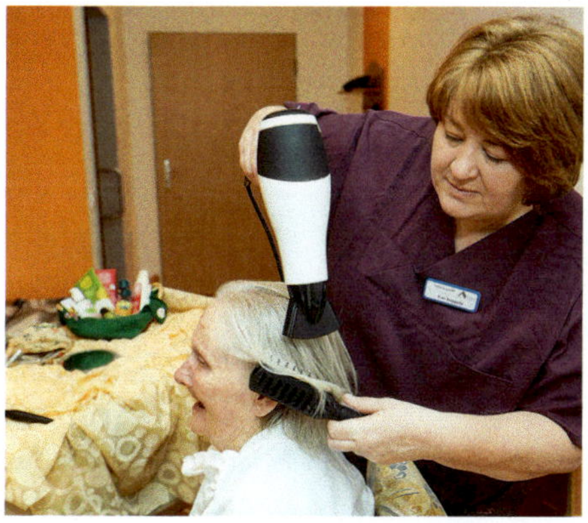

Abb. 4 Haarpflege ist für das Wohlbefinden sowie ein gepflegtes Erscheinungsbild von großer Bedeutung.

Rasur

Bei der Rasur wird grundsätzlich zwischen der Trockenrasur und der Nassrasur unterschieden. Für eine **Trockenrasur** wird ein entsprechender Elektrorasierer benötigt. Nach Möglichkeit wird der eigene Rasierer der Person verwendet. Die Haut sollte ganz trocken sein, damit die Rasur möglichst glatt wird und das Scherblatt nicht durch nasse Haare verklebt. Bei der Rasur wird die Haut etwas gespannt. Die Rasur erfolgt gegen die Haarwuchsrichtung. Der Rasierapparat wird nach der Rasur geöffnet und gesäubert. Das bedeutet, dass das Scherblatt ausgeklopft oder mit einem Pinsel gereinigt wird. Sollte ein Rasierer von mehreren Personen verwendet werden, so ist das Scherblatt zu desinfizieren.

Körperverletzung → S. 106, Band 1

Für eine **Nassrasur** werden Rasierschaum/Rasiergel, Rasierpinsel, Wasser und ein entsprechender Nassrasierer benötigt. Nachdem der Rasierschaum mit dem Pinsel oder der Hand aufgetragen ist, wird mit dem Nassrasierer rasiert. Bei empfindlicher Haut eignet sich eine Rasur mit der Haarwuchsrichtung. Der Rasierer muss immer wieder befeuchtet werden.
Nach der Rasur erfolgt eine Hautpflege. In der Regel werden dazu Pflegecreme und Aftershave verwendet. Sollte eine Blutungsneigung bestehen (z.B. bei der Einnahme von ›Gerinnungshemmern‹), ist von einer Nassrasur abzusehen.
Zur Bartpflege gehört das tägliche Kämmen des Bartes.

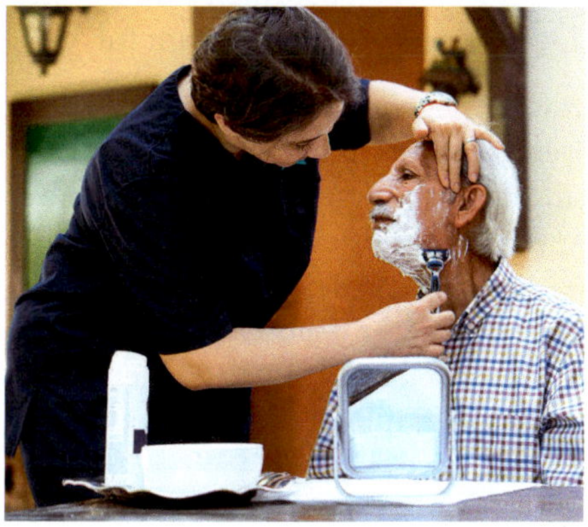

Abb. 5 Eine Nassrasur gehört für viele Männer zur täglichen Körperpflege.

Antikoagulanzien → S. 428

Augen-, Ohren- und Nasenpflege

In der Regel ist keine besondere Augenpflege notwendig, da die Augenlider bei einem gesunden Menschen das Auge schützen und die Tränenflüssigkeit das Auge reinigt.

Bei der Gesichtspflege wird die Augenpartie mit einem sauberen Waschlappen mit Wasser (ohne Zusätze oder Seife) von außen nach innen (zur Nase hin) gereinigt. Beim gesunden Menschen schützen die Augenlider das Auge. Der Tränenflüssigkeit kommt eine Reinigungsfunktion zu. Intensivere Augenpflege ist nötig bei:

Apoplex → S. 538

- fehlendem Lidschlag (z.B. bei einem ›Schlaganfall‹ oder Bewusstlosigkeit)
- Verklebungen und Verkrustungen an Augenlid oder Wimpern
- Kontaktlinsen- und Augenprothesenträgern
- Fremdkörperentfernung
- Erkrankung der Augen (z.B. eitrige Konjunktivitis)

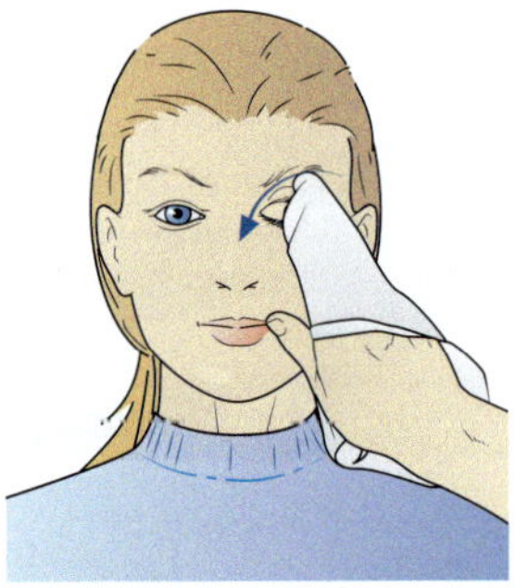

Abb. 1 Wischrichtung bei der Augenpflege: von außen nach innen

Leichte Verklebungen und Verkrustungen, die nur das Augenlid und die Wimpern betreffen, können mit lauwarmem Leitungswasser entfernt werden. Stärkere Verklebungen und Verkrustungen sollten mit weichen, sterilen Mullkompressen sowie sterilen Reinigungs- oder Spüllösungen (NaCl 0,9 %) durchgeführt werden. Damit die Reinigung angenehm ist, sollte die Lösung Zimmertemperatur haben. Die Mullkompressen werden jeweils nur einmal pro Wischvorgang verwendet, damit es nicht zur Keimverschleppung kommt.

Ohrenpflege

Die Ohrmuscheln werden im Rahmen der Körperpflege gewaschen. Dabei werden Ablagerungen an der Ohrmuschel und am Gehörgang entfernt, die aus Hautzellen, Cerumen (Ohrenschmalz) und Staub bestehen. Mithilfe von Wattestäbchen kann das sichtbare Cerumen in der äußeren Ohrmuschel entfernt werden. Es ist darauf zu achten, dass ein Wattestäbchen nur für ein Ohr benutzt wird, da es sonst zur Infektionsübertragung kommen kann. Grundsätzlich ist zu beachten, dass **Wattestäbchen nicht in den Gehörgang** eingeführt werden dürfen. Andernfalls kann es durch das Vorschieben von Cerumen zur Pfropfenbildung kommen. Es besteht beim Einführen zudem eine Verletzungsgefahr für ›Gehörgang und Trommelfell‹.

Ohr, Anatomie → S. 630

Nasenpflege

Die Nase hat einen Selbstreinigungsmechanismus, welcher durch das Naseputzen und das Niesen unterstützt wird. Eine spezielle Nasenpflege ist angezeigt bei:

- zähem Nasensekret und trockenen Borken
- Verletzungen der Nase
- bewusstlosen Menschen
- Menschen mit nasalen Sonden (z.B. zur ›Sauerstofftherapie‹)
- (nasal) ›intubierten‹ Menschen

Sauerstoffzufuhr → S. 380
Beatmung → S. 504

Vorbereitung der Materialien:
- Watteträger
- Nasensalbe (z.B. auf Panthenol-Basis)
- NaCl 0,9 %
- Kompressen
- Händedesinfektionsmittel
- Handschuhe
- Abwurf

Bei der Durchführung ist darauf zu achten, dass jeder Watteträger nur einmalig auf einer Nasenseite zu benutzen ist. Das Entfernen von Borken kann mit leichten Drehungen erfolgen; ggf. sind Borken vorher aufzuweichen. In jedem Fall ist darauf zu achten, dass Borken oder Sekret nicht tiefer in die Nase geschoben werden.

Nagelpflege
Die Nagelpflege umfasst das Reinigen, Kürzen und Pflegen der Nägel und Nagelumgebung.

Durchführung:
- Informieren über geplante Maßnahme
- Händedesinfektion der Pflegefachperson
- Beobachtung auf Veränderungen an ›Haut‹ und ›Nägeln‹
- Hand- bzw. Fußbad in der vorbereiteten Schüssel mit warmem Wasser
- gründliches Abtrocknen von Händen bzw. Füßen sowie deren Zwischenräumen
- Fingernägel möglichst rund schneiden bzw. feilen
- Fußnägel gerade schneiden bzw. feilen
- raue Stellen und scharfe Kanten der Nägel mit der Nagelfeile glätten
- Eincremen der Hände und Füße
- Dokumentation der Maßnahme

Hautveränderungen → S. 49
Nagelveränderungen → S. 51

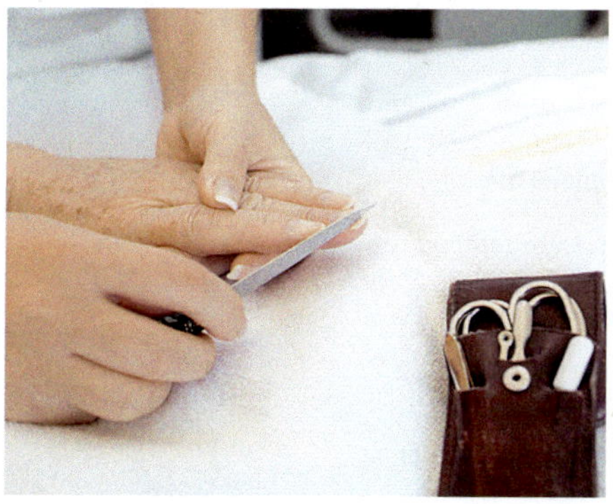

Abb. 2 Nagelpflege bei Erwachsenen

Gefahren und Fehlerquellen:
- Verletzungen der Haut und des Nagels durch zu kurzes oder tiefes Schneiden
- bei Diabetikern und Menschen mit Durchblutungsstörungen können Verletzungen relativ schnell zur Wundinfektion führen, weshalb die Nagelpflege von ›Podologen‹ durchgeführt wird
- Infektionen oder andere Erkrankungen der Nägel werden nicht erkannt

In vielen Einrichtungen werden die Nägel grundsätzlich nur gesäubert und gefeilt. Das Schneiden wird mit Blick auf die Verletzungsgefahr nicht übernommen.

Podologe
staatlich geprüfte Fachkraft für medizinische Fußpflege

Interprofessionalität
Wer ist in Ihrer Einrichtung für die Fußpflege bei Diabetikern zuständig?

REFLEXION › IMPULS LERNORTVERNETZUNG

Wie wichtig sind Ihnen selbst gepflegte Finger-und Fußnägel?

Nabelpflege

Neugeborene → S. 725

Eine besondere Nabelpflege erfolgt bei ›Neugeborenen‹, da das Neugeborene von der Nabelschnur getrennt wird und der Rest erst einige Tage danach eintrocknet und abfällt. Aus diesem Grund wird das Neugeborene erst nach dem Abfallen des Nabelschnurrestes gebadet. Die Nabelpflege fördert das Eintrocknen.

Bei Kindern und Erwachsenen erfolgt die Nabelpflege bei der täglichen Körperpflege. Dabei bedarf es keiner besonderen Maßnahmen. Allerdings muss darauf geachtet werden, dass der Bauchnabel gut getrocknet wird. Sollte die Nabelpflege unzureichend erfolgen oder unterbleiben, so sammeln sich Bakterien und anderer Schmutz in der Nabelregion und bilden einen sog. Nabelstein.

Therapeutische Ganzkörperwaschungen

Ganz- und Teilkörperwaschungen können mit therapeutischen Zielen verbunden werden, z.B. als basal beruhigende oder auch belebende Ganzkörperwaschung.
Sie werden grundsätzlich mit Aussparen der Intimpflege und ohne Reinigungszusätze durchgeführt. Die Dauer therapeutischer Waschungen beträgt ca. 20 Minuten.

	Beruhigende Ganzkörperwaschung	Belebende Ganzköperwaschung
Ziel	Entspannung und Beruhigung	Anregung und Belebung
Anwendung	bei Unruhe, Verwirrtheit als Einschlafhilfe z. B. bei Kindern, Schmerzen,	bei übermäßiger Schläfrigkeit (Somnolenz) Depression Bewusstseinseinschränkung
Wassertemperatur	ca. 37–40 °C	ca. 24–28 °C
Zusätze	Lavendelöl o. Ä.	Rosmarinöl o. Ä.
Umgebung	Ruhe, Raumtemperatur warm	Ruhe, Raumtemperatur eher kühl
Handtuch/ Waschlappen	weiches Material	raues Material
Vorgehensweise	Mit feuchtem Waschlappen **mit der Haarwuchsrichtung** waschen. Immer wieder neu ansetzen. Dabei am Köperstamm beginnen und dann die Extremitäten waschen. Das Vorgehen erfolgt ebenso beim Abtrocknen und Eincremen. 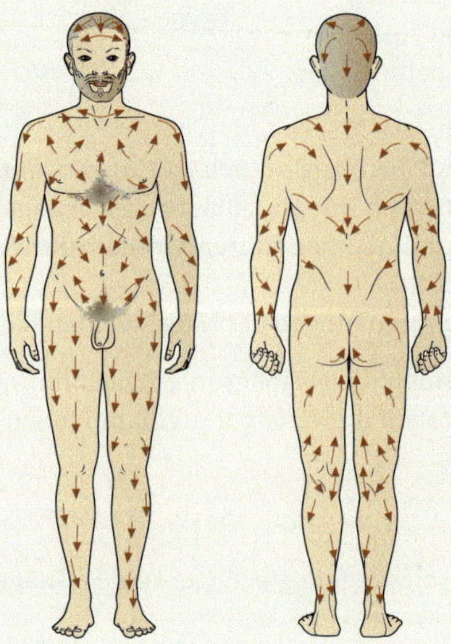	Mit nassem Waschlappen **entgegen der Haarwuchsrichtung** waschen. Immer wieder neu ansetzen. Dabei am Köperstamm beginnen und dann die Extremitäten waschen. Das Vorgehen erfolgt ebenso beim Abtrocknen und Eincremen.

Tab. 1 Besonderheiten therapeutischer Waschungen im Vergleich

2.3 Einem Dekubitus vorbeugen

In Anlehnung an die internationale Definition der drei großen internationalen Fachgesellschaften bzw. Forschungsgemeinschaften ›NPUAP/EPUAP/PPPIA‹ wird im Expertenstandard Dekubitusprophylaxe in der Pflege (2017) ein ›Dekubitus‹ definiert als

» *[...] eine lokal begrenzte Schädigung der Haut und/oder des darunter liegenden Gewebes, typischerweise über knöchernen Vorsprüngen, infolge von Druck oder Druck in Verbindung mit Scherkräften. Es gibt eine Reihe weiterer Faktoren, welche tatsächlich oder mutmaßlich mit Dekubitus assoziiert sind, deren Bedeutung aber noch zu klären ist.* «

Quelle: Deutsches Netzwerk für Qualitätsentwicklung in der Pflege (DNQP) (Hrsg.) (2017): Expertenstandard Dekubitusprophylaxe in der Pflege. Osnabrück: Hochschule Osnabrück, S. 16

NPUAP
National Pressure Ulcer Advisory Panel

EPUAP
European Pressure Ulcer Advisory Panel

PPPLA
Panel and Pan Pacific Pressure Injury Alliance

Dekubitus
lat. decubare = darnieder liegen; Syn.: Druckgeschwür

W ZUM WEITERDENKEN

Lesen Sie auf der Seite des DNQP nach, wie sich eine Expertengruppe zusammensetzt und ein Standard entwickelt wird.

Deutsches Netzwerk für Qualitätsentwicklung in der Pflege (DNQP)
www.dnqp.de
→ Expertenstandards und Auditinstrumente

2.3.1 Entstehung eines Dekubitus

Zentrale Faktoren bei der Dekubitusentstehung sind Druck und ›Scherkräfte‹.
Wie stark die Schädigung ist bzw. wann sie auftritt, ist abhängig vom Verhältnis der Zeitdauer zur Intensität des einwirkenden Druckes (einschließlich der wirkenden Scherkräfte). So kann ein sehr hoher Druck über kurze Zeit das Gewebe schneller schädigen als ein niedriger Druck über einen längeren Zeitraum.

Scherkraft
parallel zum Auflagedruck der Haut wirkende Kraft (meist, das Gewebe zerrend), die die Gesamtdruckbelastung für die jeweilige Körperstelle erhöht

Entstehung eines Dekubitus

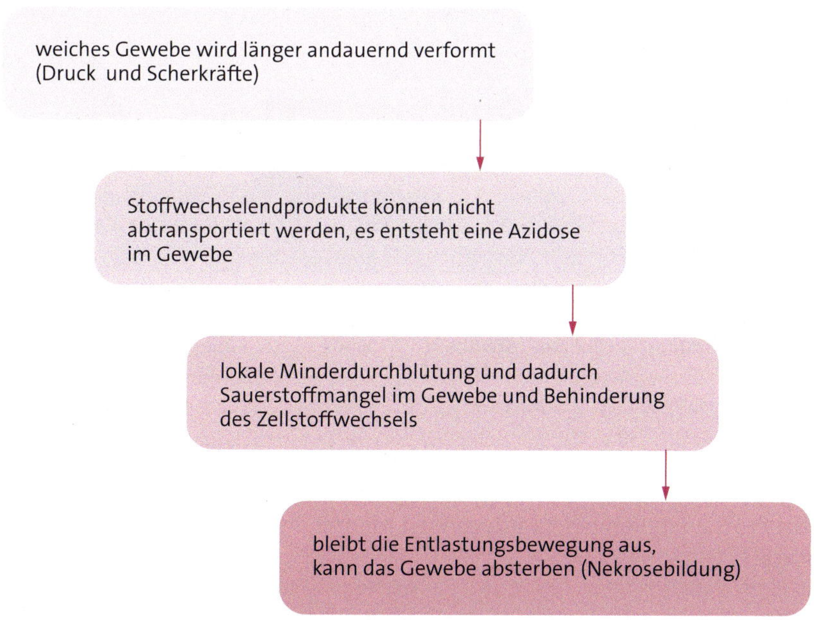

Abb. 1 Schematische Darstellung der Dekubitusentstehung

Für **Säuglinge und Kleinkinder** gelten die aufgeführten Faktoren ebenso. Deren Haut ist besonders empfindlich und sie sind nicht in der Lage, gezielt darauf zu reagieren und selbstständig ihre Position zu verändern.

Betagte Menschen haben altersbedingt oft eine dünnere und trockenere Haut, die sich auch langsamer regeneriert (Wundheilung). Zudem sind ältere Menschen häufiger von ›chronischen Erkrankungen‹ betroffen oder leiden an Inkontinenz, die die Haut zusätzlich belasten.

chronische Erkrankung
→ *S. 580, Band 1*

Risikofaktoren	Begründung
Verminderte sensorische Wahrnehmung (z. B. bei Lähmung, Bewusstlosigkeit)	selbstständige Lageveränderung bleibt bei länger andauernder Druckeinwirkung und fehlender Schmerzreizwahrnehmung aus
Begleiterkrankung	z. B. Sensibilitätsstörungen bei Diabetes mellitus
Schlechter Ernährungszustand	herabgesetzte Widerstandsfähigkeit der Haut durch reduzierten Stoffwechsel
Kachexie	zu geringes (schützendes) Unterhautfettgewebe
Kognitive Einschränkungen	ggf. erhöhtes Selbstpflegedefizit
Erhöhte Hautfeuchtigkeit	Schwitzen verursacht ein feuchtes Mikroklima

Tab. 1 Risikofaktoren für die Entstehung eines Dekubitus

Prädilektionsstelle
lat. prae = vor, dilectio = das Lieben
bevorzugte Stelle für das Auftreten einer Krankheit

Besonders gefährdete Hautstellen (›Prädilektionsstellen‹) für die Entstehung eines Dekubitus sind überall dort, wo Knochenvorsprünge oder wenig Unterhautfettgewebe vorhanden sind. Nicht alle Orte sind zeitgleich gefährdet, sondern je nach Körperposition und einwirkenden Druck- und Scherkräften. Je länger die Druckeinwirkung anhält und je stärker Scherkräfte wirken, desto größer ist die Gefahr der Hautschädigung.

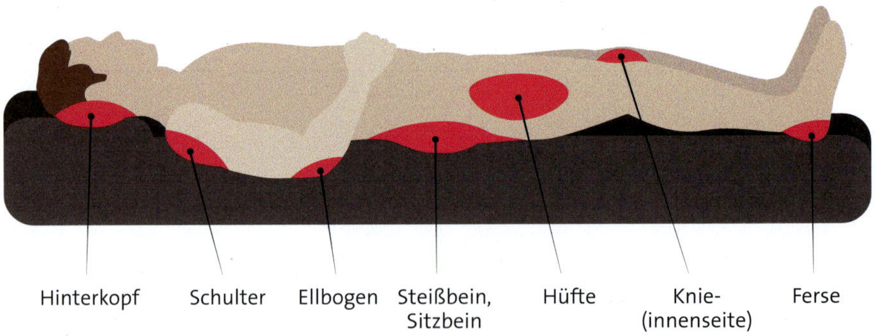

Abb. 1 Gefährdete Hautstellen für die Entstehung eines Dekubitus in Rückenlage

REFLEXION | **IMPULS** | LERNORTVERNETZUNG

An welchen Hautstellen bei zu pflegenden Menschen haben Sie Dekubitus beobachtet?

Dekubitusklassifikation
Die Einteilung des Dekubitus erfolgt in Anlehnung an die internationale Dekubitusleitlinie nach Kategorien bzw. Stadien.

Nekrose → S. 114

Kategorie	Beispiel	Kennzeichen
Kategorie I Stadium 1	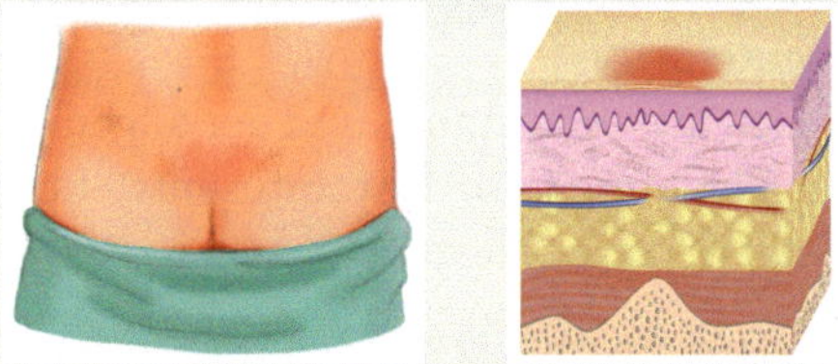	– nicht wegdrückbare Rötung bei intakter Haut – bei Menschen dunkler Hautfarbe bläulich-violette Färbung
Kategorie II Stadium 2	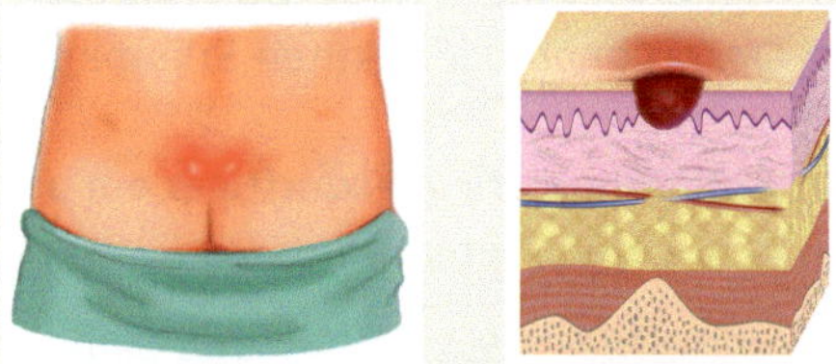	– Hautdefekt mit Abschürfung – Blasenbildung – Schädigung bis in die Dermis (Lederhaut) möglich
Kategorie III Stadium 3	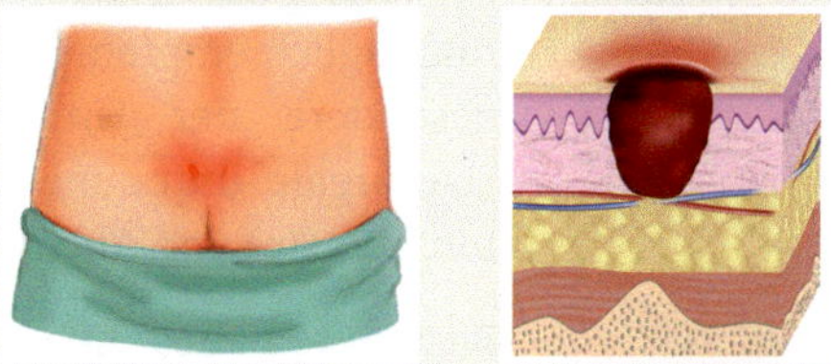	– Hautdefekt, der alle Hautschichten betrifft – es kann zu ›Nekrosen‹ kommen – Muskeln, Knochen, Sehnen sind nicht betroffen – Taschenbildung möglich
Kategorie IV Stadium 4	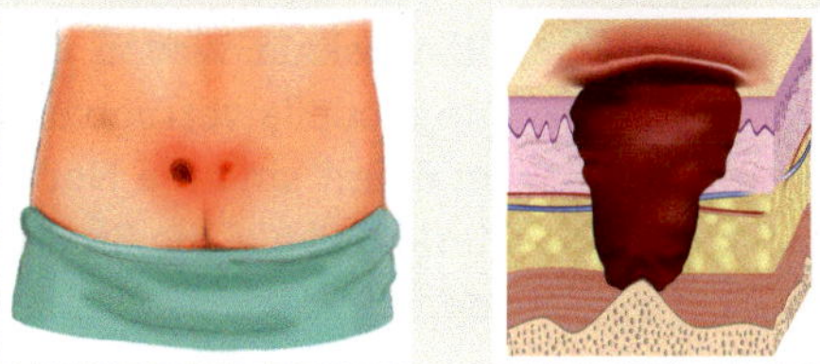	– Hautdefekt, der alle Hautschichten betrifft – Nekrosen sind vorhanden – Muskeln, Knochen oder Sehnen können betroffen sein Zu beachten ist die genaue Lokalisation des Dekubitus: Ein Stadium 4 an der Nase ist anatomisch bedingt wesentlich flacher ausgeprägt als am Sitzbein.

Tab. 2 Stadieneinteilung eines Dekubitus

2.3.2 Assessmentinstrumente und vorbeugende Maßnahmen

Zur Beurteilung eines Dekubitusrisikos ist neben einer ersten Hautinspektion zunächst ein **initiales Screening** vorzunehmen. Hierbei wird beurteilt, ob die Haut der Pflegebedürftigen einer anhaltenden Druckeinwirkung ausgesetzt ist und/oder ob es bereits einen (abgeheilten) Dekubitus gibt. Im Rahmen der ›Aufnahme‹ bzw. der ›Pflegeanamnese‹ werden Informationen zum Mobilitätsgrad, Hautzustand und zum pflegerischen Unterstützungsbedarf eingeholt.
Das initiale Screening ist innerhalb der ersten acht Stunden nach Aufnahme vorzunehmen, bei Kindern innerhalb der ersten sechs Stunden.

Aufnahme Pflegebedürftiger → S. 153, Band 1

Pflegeanamnese → S. 820, Band 1

Resultiert aus dem initialen Screening ein erhöhtes Dekubitusrisiko beim Pflegebedürftigen, ist zur Beurteilung der identifizierten ›Risikofaktoren‹ ein **spezifisches Assessment** durchzuführen. Bei Kindern und Säuglingen in der Langzeitpflege bzw. in Rehabilitationseinrichtungen wird empfohlen, immer ein spezifisches Risikoassessment vorzunehmen.

Risikofaktor → S. 70

Prädilektionsstelle → S. 70

Zentraler Bestandteil des spezifischen Assessments ist die gründliche Hautinspektion, vor allem der ›Prädilektionsstellen‹. Mit dem **Fingertest** lässt sich dabei eine (nicht) wegdrückbare Rötung schnell überprüfen. Mit dem Finger wird punktuell die Haut leicht eingedrückt. Bei normaler Durchblutung zeigt sich bei Druck ein weißer Fleck, der sich nach Entlastung schnell wieder rötet. Bei nicht intakter Durchblutung bleibt die Rötung bestehen. Neben Rötungen ist auf Blasenbildung, lokale Überwärmung und Verhärtungen zu achten.

Ernährungszustand, Assessmentinstrument → S. 149

Darüber hinaus werden der ›Ernährungszustand‹ und der allgemeine Gesundheitszustand mit Blick auf die Risikofaktoren zur Dekubitusentstehung (z.B. Bewusstseinslage, Wunddrainagen, Begleiterkrankungen) beurteilt.

Fieber → S. 603, Band 1
Herzinfarkt → S. 516

Eine **Wiederholung des Risikoassessments** ist durchzuführen sobald sich der Allgemeinzustand des Pflegebedürftigen verändert, z.B. beim Auftreten von ›Fieber‹, bei Bewegungseinschränkungen, Operationen oder akuten Erkrankungen wie ›Herzinfarkt‹.

Zudem ist bei Verlegung oder Entlassung Pflegebedürftiger ein abschließendes Assessment durchzuführen und zu dokumentieren.

Digitalisierung
Welche digitalen Hilfsmittel gibt es, um das Dekubitusrisiko zu erfassen?

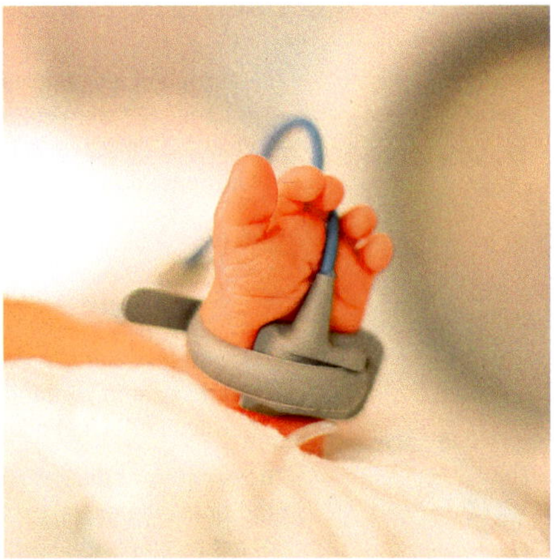

Abb. 1 Zu- und Ableitungen, z. B. zur Überwachung, stellen gerade bei Neugeborenen und Säuglingen ein Dekubitusrisiko dar.

Für Kinder und Säuglinge ist eine Wiederholung der Risikoeinschätzung zweimal täglich empfohlen. Hier stehen insbesondere der Hinterkopf und die Hautareale unter medizinischen Geräten bzw. Zu- und Ableitungen im Fokus.

Bestandteil des spezifischen Assessments ist auch die Anwendung einer **Risikoskala**, wovon über 30 verschiedene Modelle verfügbar sind. Weitgehend etabliert sind die Norton-Skala, die Waterlow-Skala, die Braden-Skala bzw. Braden-Q-Skala .

W ZUM WEITERDENKEN

Im Rahmen der 2017 durchgeführten Aktualisierung des „Expertenstandard Dekubitusprophylaxe in der Pflege“ konnte bei Auswertung der Studienlage kein Überlegenheitseffekt für eine der Skalen gegenüber anderen festgestellt werden. Zudem fehlen bislang Belege dafür, dass die Anwendung einer Risikoskala die Dekubitushäufigkeit überhaupt beeinflusst. Als unterstützendes Instrument ist sie für das klinische Setting zu empfehlen.

Die **Norton-Skala** wurde 1962 von der britischen Krankenschwester Doreen Norton erstellt. Sie ist eine Skala eher gering komplexen Ausmaßes, dafür jedoch schnell und einfach anzuwenden. Für jedes Feld wird die Einzelpunktzahl ermittelt und am Ende zusammengerechnet (< 25 Punkte = Dekubitusrisiko besteht, 9 Punkte = maximales Dekubitusrisiko).

Bereitschaft zur Kooperation/ Motivation	voll	wenig	teilweise	keine
Alter	< 10	< 30	< 60	> 60
Hautzustand	in Ordnung	schuppig, trocken	feucht	Wunden, Allergierisse
Zusatzerkrankungen	keine	Abwehrschwäche, Fieber, Diabetes	multiple Sklerose, Adipositas	arterielle Verschlusskrankheit
Körperlicher Zustand	gut	leidlich	schlecht	sehr schlecht
Geistiger Zustand	klar	apathisch, teilnahmslos	verwirrt	stumpfsinnig
Aktivität	geht ohne Hilfe	geht mit Hilfe	rollstuhlbedürftig	bettlägerig
Beweglichkeit	voll	kaum eingeschränkt	sehr eingeschränkt	voll eingeschränkt
Inkontinenz	keine	manchmal	meistens Urin	Urin und Stuhl
Punkte	4	3	2	1

Tab. 1 Modifizierte Norton-Skala.

Mithilfe der **Braden-Q-Skala** kann das Dekubitusrisiko pflegebedürftiger Kinder (bis 6 Jahre) ermittelt werden.

Risikobereiche	1 Punkt	2 Punkte	3 Punkte	4 Punkte
Sensorische Wahrnehmung Fähigkeit, Reize durch Berührung, passive Lageveränderung, z. B. einer Gliedmaße, Vibrationen, Temperatur, Schmerz wahrzunehmen und zu verarbeiten	**1. vollständig ausgefallen** Unfähigkeit, auf Schmerzreize zu reagieren (auch nicht durch Stöhnen, Zurückzucken, Greifen) Ursache: herabgesetzte Wahrnehmungsfähigkeit (bis zur Bewusstlosigkeit) oder Sedierung oder Fähigkeit des Schmerzempfindens über den größten Anteil der Körperoberfläche herabgesetzt	**2. stark eingeschränkt** reagiert nur auf schmerzhafte Reize; kann Unbehagen weder durch Stöhnen noch durch Unruhe mitteilen; über mehr als die Hälfte des Körpers liegen Störungen der sensorischen Wahrnehmung vor, die die Fähigkeit, Schmerz oder Unbehagen zu empfinden, herabsetzen	**3. wenig eingeschränkt** reagiert auf verbale Aufforderungen, kann aber nicht immer Unbehagen oder die Notwendigkeit des Positionswechsels mitteilen oder es liegen wenige Störungen der sensorischen Wahrnehmung vor, die die Fähigkeit, Schmerz oder Unbehagen zu empfinden, in ein oder zwei Gliedmaßen herabsetzen	**4. nicht eingeschränkt** reagiert auf verbale Aufforderungen; hat keine sensorischen Defizite, die die Fähigkeit, Schmerz oder Unbehagen zu empfinden und mitzuteilen, herabsetzen
Feuchtigkeit Ausmaß, in dem die Haut Feuchtigkeit (Schweiß, Urin) ausgesetzt ist	**1. ständig feucht** die Haut ist ständig feucht durch Schweiß, Urin und Drainageflüssigkeit; Feuchte wird jedes Mal festgestellt, wenn der Patient bewegt oder gedreht wird	**2. sehr feucht** die Haut ist oft, aber nicht ständig feucht; Bettlaken müssen mindestens alle 8 Stunden gewechselt werden	**3. gelegentlich feucht** die Haut ist gelegentlich feucht, Wäschewechsel ist etwa alle 12 Stunden erforderlich	**4. selten feucht** die Haut ist meistens trocken; Windelwechsel routinemäßig, Lakenwechsel nur alle 24 Stunden erforderlich

Tab. 2 Braden-Q-Skala (Punktwert 7–23 = mittleres bis hohes Risiko, Punktwert 23–28 = geringes Risiko)

Risikobereiche	1 Punkt	2 Punkte	3 Punkte	4 Punkte
Aktivitäten Ausmaß der körperlichen Aktivität	**1. Bettlägerigkeit** kann/darf das Bett nicht verlassen	**2. an Lehnstuhl/Sessel/Rollstuhl gebunden** Fähigkeit, ein wenig zu gehen, ist eingeschränkt oder nicht vorhanden; kann das Eigengewicht nicht tragen und/oder braucht Hilfe, um sich in den Lehnstuhl, Sessel oder Rollstuhl zu setzen	**3. geht gelegentlich** geht tagsüber gelegentlich, aber nur kurze Strecken, mit oder ohne Hilfe; verbringt die meiste Zeit im Bett oder im Stuhl	**4. geht oft** tagsüber wenigstens zweimal außerhalb des Zimmers und wenigstens einmal alle zwei Stunden innerhalb des Zimmers oder Patient ist zu jung, um laufen zu können
Mobilität Fähigkeit, die Position des Körpers insgesamt oder der Gliedmaßen zu verändern	**1. vollständige Immobilität** führt nicht die geringste Positionsänderung des Körpers oder einzelner Gliedmaßen ohne Hilfe aus	**2. stark eingeschränkt** führt gelegentlich geringfügige Positionsänderungen des Körpers oder einzelner Gliedmaßen aus, ist aber unfähig, den Körper selbstständig zu drehen	**3. leicht eingeschränkt** führt oft, jedoch geringfügige Positionsänderungen des Körpers oder einzelner Gliedmaßen aus	**4. nicht eingeschränkt** führt oft große Positionsveränderungen ohne Unterstützung aus
Gewebedurchblutung und Sauerstoffversorgung	**1. extrem gefährdet** Hypotonie, MAP = mittlerer arterieller Blutdruck < 50 mmHg (< 40 mmHg beim Neugeborenen) oder der Patient toleriert keinen Positionswechsel	**2. gefährdet** Normotonie, Sauerstoffsättigung < 95 %, Hämoglobin bei < 10 mg/dl, kapilläre Wiederauffüllzeit bei > 2 Sekunden, Serum-pH < 7,40	**3. ausreichend** Normotonie, Sauerstoffsättigung < 95 %, Hämoglobin bei < 10 mg/dl, kapilläre Wiederauffüllzeit etwa 2 Sekunden, Serum-pH normal	**4. sehr gut** Normotonie, Sauerstoffsättigung > 95 %, Hämoglobin normal, kapilläre Wiederauffüllzeit < 2 Sekunden
Ernährung allgemeines Ernährungsverhalten	**1. sehr schlecht** keine orale Ernährung und/oder nur klare Flüssigkeitszufuhr oder intravenöse Flüssigkeitszufuhr über mehr als 5 Tage oder Eiweißzufuhr < 2,5 mg/dl oder isst nie eine vollständige Mahlzeit; isst selten mehr als die Hälfte der angebotenen Mahlzeit; Eiweißzufuhr beträgt nur zwei fleischhaltige Portionen oder Milchprodukte täglich, trinkt wenig Flüssigkeit; erhält keine Ernährungsergänzungskost	**2. nicht ausreichend** erhält flüssige Nahrung oder Sondenkost/intravenöse Ernährung, die eine für das Alter nicht ausreichende Menge an Kalorien und Mineralien enthält, oder Eiweißzufuhr < 3 mg/dl oder isst selten eine vollständige Mahlzeit und allgemein nur die Hälfte der jeweils angebotenen Portion; Eiweißzufuhr umfasst nur drei fleischhaltige Portionen oder Milchprodukte täglich; gelegentlich wird Nahrungsergänzungskost zu sich genommen	**3. ausreichend** erhält flüssige Nahrung oder Sondenkost, die eine für das Alter ausreichende Menge an Eiweiß und Mineralien enthält, oder isst mehr als die Hälfte jeder Mahlzeit; isst insgesamt vier oder mehr fleischhaltige und eiweißhaltige Portionen täglich; lehnt gelegentlich eine Mahlzeit ab, nimmt aber Ergänzungskost zu sich, sofern sie angeboten wird	**4. sehr gut** nimmt eine normale Ernährung ein, die genügend Kalorien für das Alter enthält; isst z. B. fast jede Mahlzeit vollständig auf; lehnt nie eine Mahlzeit ab; isst im Allgemeinen vier und mehr Portionen täglich, die Fleisch oder Milchprodukte enthalten; isst gelegentlich zwischen den Mahlzeiten; braucht keine Nahrungsergänzungskost
Reibung und Scherkräfte Reibung entsteht, wenn die Haut über das Bettlaken schleift; Scherkräfte entstehen, wenn sich Haut und angrenzende Oberflächen der Knochen gegeneinander verschieben	**1. erhebliches Problem** Spastik, Kontraktur, Juckreiz oder Unruhe verursachen fast ständiges Herumwerfen, Um-sich-schlagen und Reiben	**2. bestehendes Problem** braucht mittlere bis maximale Unterstützung beim Positionswechsel; vollständiges Anheben, ohne über die Laken zu rutschen, ist nicht möglich; rutscht im Bett oder Stuhl oft nach unten und braucht oft maximale Hilfe, um in die Ausgangsposition zu gelangen	**3. mögliches Problem** bewegt sich schwach oder benötigt geringe Hilfe; während des Positionswechsels schleift die Haut etwas über Laken, Stuhl, Kopfstützen oder anderes Zubehör; behält die meiste Zeit relativ gut die Position in Stuhl oder Bett, rutscht aber gelegentlich herab	**4. kein auftretendes Problem** ist fähig, sich während des Positionswechsels vollständig anzuheben, bewegt sich in Bett und Stuhl unabhängig und hat ausreichend Muskelkraft, um sich während des Positionswechsels zu heben; erhält in Stuhl oder Bett jederzeit eine gute Position aufrecht

Tab. 2 Braden-Q-Skala zur Bewertung des Dekubitusrisikos (Fortsetzung)

REFLEXION — **IMPULS** — LERNORTVERNETZUNG

Informieren Sie sich in Ihren ambulanten und stationären Praxiseinsätzen über die dort angewandten Assessmentinstrumente zur Bestimmung des Dekubitusrisikos.

Positionierungsmaßnahmen
Druckentlastung und -reduzierung stehen an oberster Stelle zur Vorbeugung eines Dekubitus. Dafür bieten sich vor allem Frei- und Weichlagerungen als auch eine regelmäßige ›Umpositionierung‹ (**Makrolagerung,** Wechsellagerung) der Pflegebedürftigen an. So können gefährdete Hautareale immer wieder entlastet werden. Besonders gut eignen sich eine 30°-Positionierung (Kreuzbein und Trochanter werden kaum belastet) und eine 135°-Lagerung.

Positionierung → S. 333

Damit Positionierungsmaßnahmen wirksam sind, sollten sie immer individuell angepasst werden:
- Einbeziehen von Vorlieben der Pflegebedürftigen
- Abstimmung mit Nahrungsaufnahme bzw. Essenszeiten
- Berücksichtigung von Begleitaktivitäten wie Lesen, Fernsehen o. Ä.

Die zu pflegende Person wird, wann immer möglich, zu geringfügigen Eigenbewegungen angehalten. Diese Mikrobewegungen sind prophylaktisch sehr wirksam.

Es kann vorkommen, dass aus medizinischen Gründen (z. B. hohe Kreislaufinstabilität, schwierige oder sensible Wundverhältnisse) keine Makrolagerung durchgeführt werden kann. Dann kommen vorübergehend Techniken der **Mikropositionierung** zur Anwendung. Als Hilfsmittel dienen hier z. B. Handtuchrollen, sodass es zu minimalen Druckverschiebungen kommt. Die Lagerung beginnt an einer Körperseite und die Hilfsmittel werden z. B. alle zehn bis 20 Minuten im Uhrzeigersinn weiter positioniert.

Kommunikation
Wie ermuntern Pflegende pflegebedürftige Menschen dazu, sich so viel wie möglich zu bewegen?

Grundsätzlich ist bei der Positionierung zu beachten:
- ›Scherkräfte‹ und Reibung minimieren, z. B. durch geringere Höherstellung des Kopfteils, Verhindern von Abrutschen des Pflegebedürftigen, zerrfreie Gewebeauflage, Kontaktfläche der Haut größtmöglich halten
- bei Kindern beim Positionierungswechsel keine Druckeinwirkung auf Kopf und Kopfhaut, da diese besonders empfindsam sind
- wenige Hilfsmittel verwenden, andernfalls besteht die Gefahr, dass pflegebedürftige Menschen immobilisiert werden oder Druck durch zu viel Material entsteht
- Menschen, die sehr weich gelagert werden (z. B. Spezialmatratze), können ihre Körpergrenzen nicht wie gewohnt wahrnehmen und verlieren über die Zeit an Gefühl für die Körperwahrnehmung

Scherkraft → S. 69

Bei einer Positionierung am Tisch bzw. im Sitzen ist darauf zu achten, dass der Körperschwerpunkt der bewegungseingeschränkten Person auf dem Gesäß und dem Sitzbein liegt. Ein besonderes druckminderndes Sitzkissen auf dem Stuhl kann hier hilfreich sein.
Auch die Füße sollten auf dem Boden stehen und die Arme so positioniert sein, dass sie bei einem Stuhl mit Armlehne nicht unbeweglich auf einer harten Kante liegen.

Planung und Durchführung der Positionierung (und Mobilisation) erfolgen z. B. mithilfe eines Positionierungs- oder Bewegungsförderungsplans.

Hilfsmittel, die im Rahmen der Wechselpositionierung den Druck umverteilen, sind Auflagen (für/auf Standardmatratzen) und Spezialmatratzen. Diese sind mit Blick auf das Risiko der Pflegebedürftigen (Hautstatus, Körpergewicht, Begleiterkrankungen, Mobilitätsgrad u. Ä.) individuell auszuwählen.

Pflegebett → S. 326

Hilfsmittel	Besonderheiten
Schaumstoffauflage 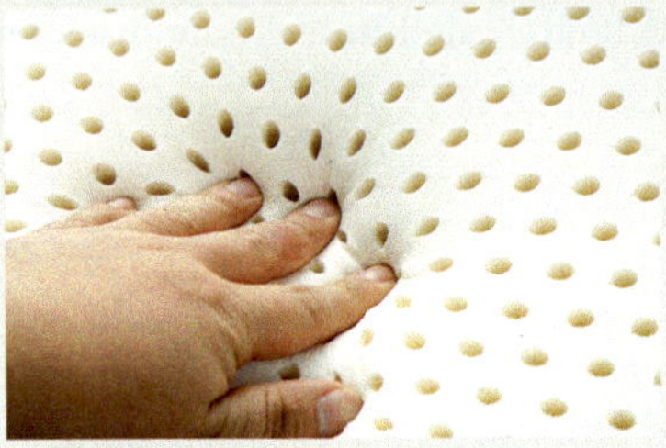	– Druckumverteilung durch Kombination aus Luftkammern und viskoelastischem Schaum – keine elektrische oder manuelle Anpassung nötig – Kompatibilität mit vorhandenem ›Pflegebett‹ muss vorher geprüft werden
Schaumstoffmatratze 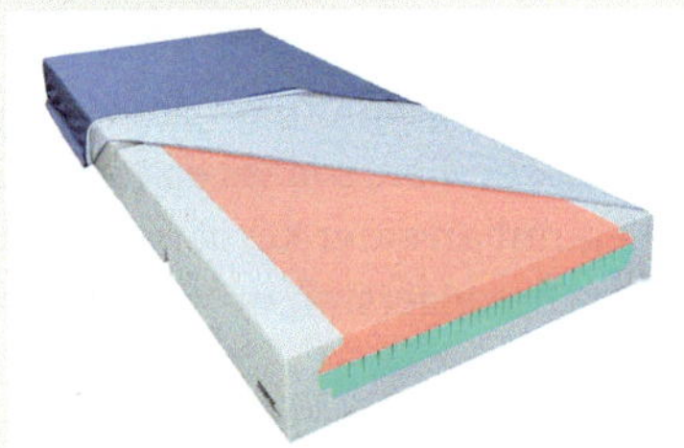	– zur (nachgebenden) Weichlagerung (und Freilagerung) – auf zusätzliche Inkontinenzunterlagen möglichst verzichten (Wärme- und Feuchtigkeitsstau!) – bei Freilagerung die Kanten der Ränder beachten, die Druck ausüben können
Wechseldruckmatratze 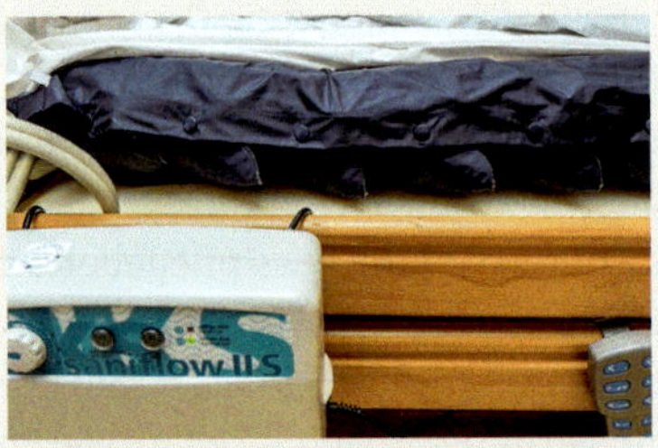	– in Intervallen werden Matratzenteile auf- und abgepumpt und Hautregionen wechselnd entlastet – kombiniert mit Weichlagerung – besonderer Fersenschutz – Stromzufuhr notwendig – regelmäßige Wechsellagerung ist trotzdem durchzuführen
Antidekubitusmatratze 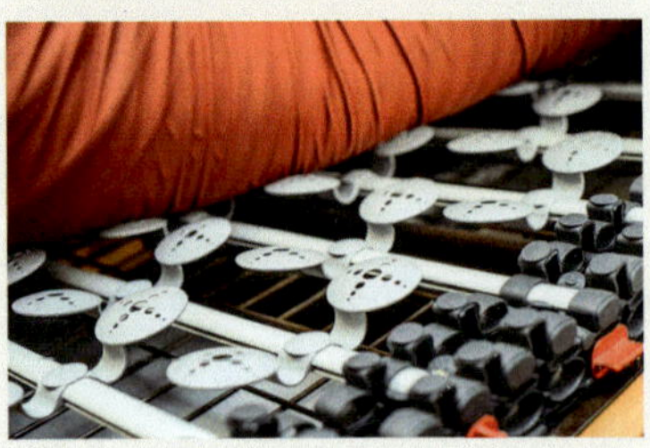	– Schaummatratze, bewegliche Flügelfedern nehmen Bewegungsimpulse auf und geben diese zurück – Druckspitzen werden vermieden – geeignet bis Dekubitus-Stadium III – keine Stromzufuhr nötig * Der Einsatz von Spezialmatratzen ersetzt nicht die Lageveränderungen/Positionierungsmaßnamen beim Pflegebedürftigen.

Tab. 1 Hilfsmittel zur Dekubitusprophylaxe

REFLEXION IMPULS LERNORTVERNETZUNG

Ein Dekubitus als „Pflegefehler“: Was denken Sie darüber? Was spricht dafür und was dagegen?

2.4 Einer Intertrigo vorbeugen

2.4.1 Entstehung einer Intertrigo

Mit Intertrigo bezeichnet man eine oberflächliche Dermatitis an Stellen, wo Haut auf Haut liegt. Umgangssprachlich wird Intertrigo als „Wundsein“ oder etwas veraltet auch „Hautwolf“ bezeichnet. Als Hautareale, die für Intertrigo anfällig sind, gelten:
- Achselhöhlen
- Gesäßfalte
- Bauchfalte
- Leisten
- unter der weiblichen Brust (wenn Haut auf Haut liegt)
- bei Neugeborenen der Nacken- und Halsbereich (Abb. 1)

Interprofessionalität
Wann ist es sinnvoll, bei einer Intertrigo eine Hautärztin oder eine Wundexpertin hinzuzuziehen?

Entstehung einer Intertrigo

Durch die eng aufliegende Haut gelangt dort wenig Luft hin. Durch Schweiß oder unsachgemäßes Abtrocknen im Rahmen der Körperpflege oder bei Inkontinenz kann sich zudem ein feuchtes Milieu entwickeln.

Durch Wärme, Feuchtigkeit und Reibung entstehen ›Mazerationen‹ bis hin zu schweren ›Hauterosionen‹. Sie können sich durch Rötung, Brennen, Nässen und Juckreiz bemerkbar machen und sind für Betroffene schmerzhaft und unangenehm.

Ein Intertrigo-Risiko ist potenziell bei Pflegebedürftigen jeden Alters gegeben, wenn diese über ausgedehnte Hautfalten verfügen und nicht in der Lage sind, diese durch Pflegemaßnahmen sauber und trocken zu halten. Verstärkende Risikofaktoren sind ›Adipositas‹, ›Lähmungen‹ bzw. Spastiken sowie ›Bewusstseinsstörungen‹.

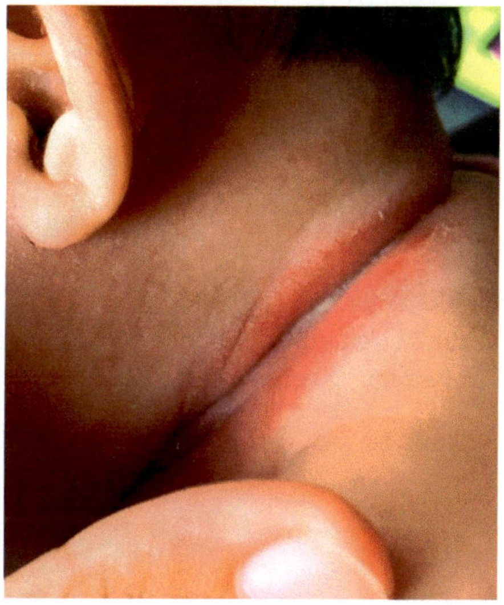

Mazeration
lat. macerare = einweichen; hier: Aufweichen von Gewebe

Hauterosion
lat. erodere = abnagen; Defekt der Haut

Adipositas → S. 142
Parese, Plegie → S. 319
Bewusstseinsstörung → S. 459, 588

Abb. 1 Intertrigo in der Nackenfalte eines Kleinkindes

2.4.2 Vorbeugende Maßnahmen

Zur Vorbeugung einer Intertrigo gehören:
- Hautbeobachtung gefährdeter Stellen ein- bis zweimal täglich
- Waschen der Haut mit klarem Wasser einmal täglich oder bei Bedarf (z.B. bei Schweißbildung, Inkontinenz)
- sorgfältiges und sanftes Abtrocknen der Haut, kein festes Rubbeln oder Reiben
- ggf. faltenfreies Einlegen von weichen Kompressen in die Hautfalten
- lockere, luftige und schweißreduzierende Kleidung wählen
- keine Creme in den Hautfalten benutzen, da diese die Poren verschließt und die Hautatmung behindert (Ausnahme: medizinische ›Indikation‹)
- Puder nach Möglichkeit vermeiden, da es im Zusammenhang mit Feuchtigkeit klumpt

Indikation → S. 354, Band 1

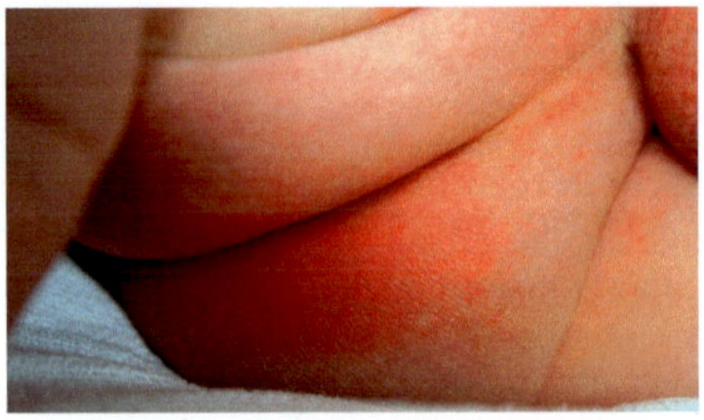

Abb. 1 Ein deutlich gerötetes und wundes Gesäß als Anzeichen für eine mögliche Windeldermatitis

Die **Windeldermatitis** ist eine Form der Intertrigo, die sich zunächst als Kontaktekzem darstellt. Die anhaltende Feuchtigkeit und chemische Reizung durch Urin, Stuhl und evtl. Schweiß führen dann zur Entzündung. Die schädigende Hautreizung kann noch durch ein Scheuern der Windelränder verstärkt werden.

Unbeachtet und unbehandelt kann sich eine Mykose (Pilzinfektion) bilden. Kommt es zusätzlich zu einer bakteriellen Infektion, spricht man von einer Superinfektion. Als Therapie kommen dann antibakterielle und antimykotische Salben zum Einsatz.

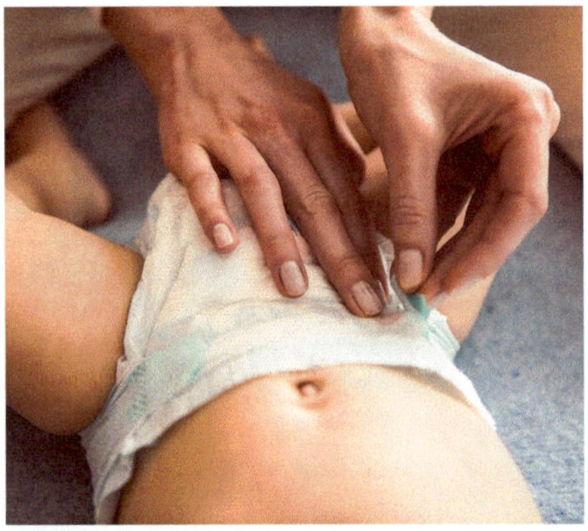

Abb. 2 Um einer Windeldermatitis vorzubeugen sollte die Windel nicht zu eng angelegt werden.

Als vorbeugende Maßnahme gilt auch hier, das Kind bzw. die Pflegebedürftige nach der Körperpflege gut abzutrocknen. Da Säuglinge häufig unter einer Wärmelampe angezogen werden, kann man diese nutzen und das Kind noch etwas unbekleidet darunter liegen lassen. Damit Luftzufuhr gewährt ist, sollen nicht zu enge Windeln bzw. Inkontinenzprodukte gewählt werden. Kinder werden im Intimbereich grundsätzlich nur mit Wasser gereinigt, sodass keine chemischen Rückstände die Haut belasten. Ebenso sollen keine parfümierten Feuchttücher zur Reinigung verwendet werden.

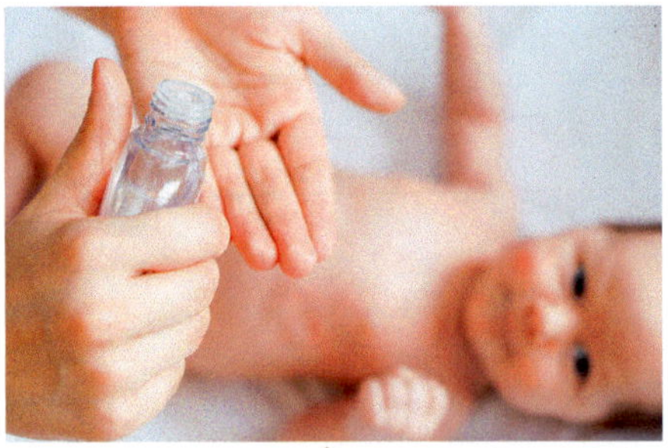

Abb. 3 Der Einsatz von Öl darf nur bei intakter Säuglingshaut erfolgen.

Bei intakter und gesunder Haut kann die Reinigung beim Wickeln mit Öl (vor allem reine Pflanzenöle) durchgeführt werden. Öl reinigt und bildet eine leichte Schutzschicht gegen Urin und Stuhl. Sollte eine Windeldermatitis vorliegen, sollte Öl jedoch nicht verwendet werden, da es auf der wunden Haut brennt. Außerdem begünstigt es Pilzwachstum.

Bei Säuglingen und Kleinkindern bietet es sich zudem an, wann immer möglich, diese ohne Windelhose herumlaufen zu lassen, um eine Wundheilung an der Luft zu begünstigen.

REFLEXION — **IMPULS** — LERNORTVERNETZUNG

Wie wird das Risiko einer Intertrigo in Ihrer Einrichtung erfasst? Welche vorbeugenden Maßnahmen werden ergriffen?

3 Kleidung

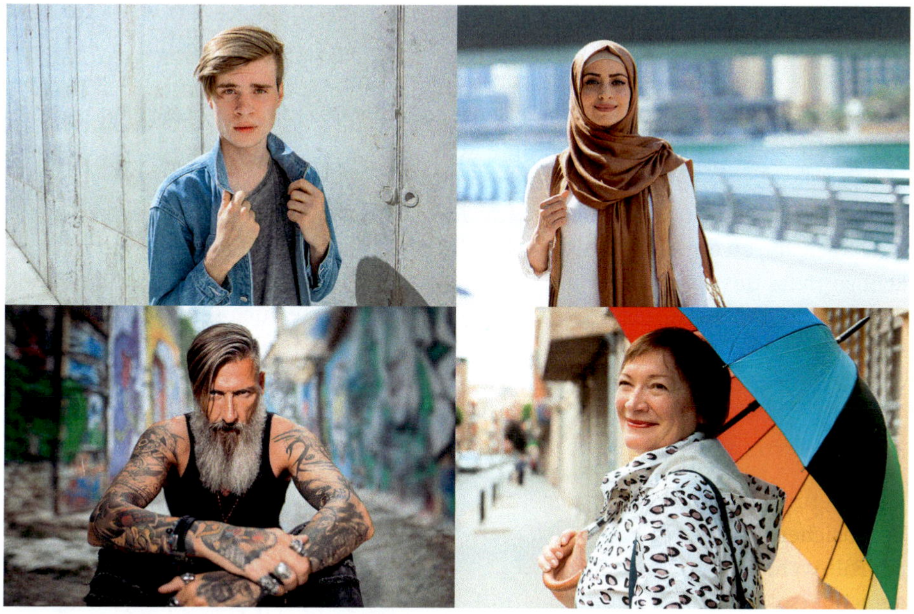

Abb. 4 Kleidung dient dem Schutz und ist zugleich Ausdruck der Persönlichkeit.

3.1 Kleidung und Umgang mit Kleidung beobachten

3.1.1 Bedeutung der Kleidung und des Sich-Kleidens

Egal, wo sich der Mensch aufhält, Kleidung erfüllt immer den Zweck, die Haut zu schützen, ob vor Temperatureinflüssen wie Wärme und Kälte oder vor Sonnenstrahlung.

Welche Kleidung getragen wird, ist von verschiedenen Faktoren abhängig, z.B. von der Erziehung, der Kultur, dem Alter und der Mode. Kleidung ist Ausdruck der Persönlichkeit und über sie wird auch kommuniziert.

Kommen Menschen in eine Situation, in welcher sie Unterstützung beim An- und Auskleiden oder der Kleidungsauswahl benötigen, liegt ein Pflegebedarf vor, der einen intimen Bereich betrifft. Pflegefachpersonen benötigen bei der Unterstützung Sensibilität und Wissen um die Bedürfnisse des Pflegebedürftigen wie um Möglichkeiten angemessener Bekleidung im Zusammenhang mit der vorliegenden Einschränkung.

Sauberer Kleidung wird zugeschrieben, dass sie Teil der Gesundheitsvorsorge ist und dem subjektiven Wohlbefinden des Menschen dient. Aus hygienischen Gründen ist dies nachzuvollziehen und richtig. Ob das, was unter „sauberer Kleidung" und „Wohlbefinden" verstanden wird, für jeden Menschen das Gleiche bedeutet, bleibt zu hinterfragen.

Selbstfürsorge
In welcher Kleidung fühlen Sie sich wohl?

REFLEXION | IMPULS | LERNORTVERNETZUNG

Haben Sie im Alltag immer ein Auge auf die Kleidung anderer? Auch, ob diese sauber, modisch, teuer, praktisch oder fair produziert ist?

3.1.2 Kleidung und Ankleiden beobachten

Die Beobachtung der Pflegenden ist gelenkt auf die Kleidungsauswahl, die Kleidungsgewohnheiten wie auch das An- und Auskleiden des Pflegebedürftigen. Beim Hinsehen erhält die Pflegefachperson Informationen über ›Ressourcen‹ wie auch (Bewegungs-)Einschränkungen der pflegebedürftigen Person, über Vorlieben, Abneigungen und Gewohnheiten beim Ankleiden.

Ressource → S. 412, Band 1

So kann es wichtig sein, dass die Pflegende weiß, dass Herr Meier am Sonntag stets den blauen Pullover tragen möchte. Warum dies so ist, kann Gründe in seiner ›Biografie‹ haben, die an anderer Stelle zum Verständnis hilfreich und wichtig sind.

Biografiearbeit → S. 403, Band 1

Ebenso muss das Tragen von fleckiger Kleidung bei einer Dame in der häuslichen Pflege nicht bedeuten, dass diese unsauber ist. Es könnte auch sein, dass die Sehfähigkeit der alten Dame nachgelassen hat und sie die Notwendigkeit des Kleidungswechsels nicht erkennt. Vielleicht möchte sie aber auch niemandem Arbeit machen.

3.1.3 Veränderungen

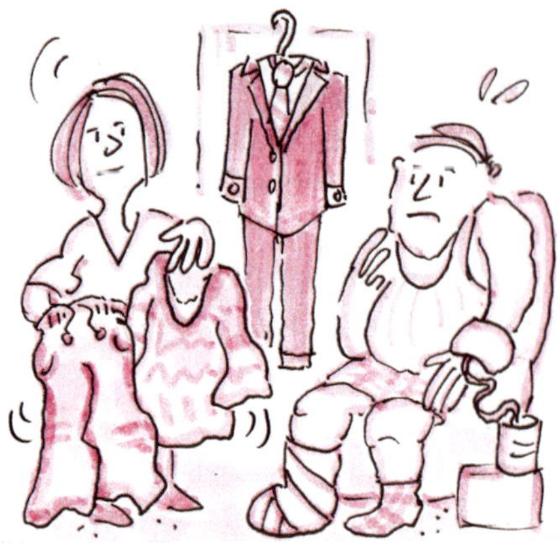

Veränderungen gehen in der Regel mit Verunsicherungen einher. Dies ist auch der Fall, wenn es um Kleidung geht. Pflegefachpersonen unterstützen dabei, mit Veränderungen zurechtzukommen und Sicherheit zu gewinnen.

Veränderungen treten beispielsweise dort auf, wo ein venöser Zugang am Arm liegt oder die pflegebedürftige Person eine ›Drainage‹ oder einen (großflächigen) Wundverband hat.

Drainage → S. 647, Band 1

In diesen Fällen wird Unterstützung beim An- und Auskleiden benötigt. Zu bedenken ist, dass dies für den pflegebedürftigen Menschen eine besondere Situation darstellt. Der Pflegebedürftige hat vielleicht Angst, dass etwas kaputt geht. Die Pflegefachfrau sollte erklären, was sie macht, wenn sie z.B. das Infusionssystem durch den Arm des Pullovers führt.

Menschen, die sich ihre Kleidung selbst aussuchen können, sollten dies tun und dazu angehalten bzw. ermutigt werden. Die Pflegende ist in diesem Zusammenhang beratend tätig. So ist es beim Auftreten einer ›Inkontinenz‹ sinnvoll, Pflegebedürftige zu beraten, weite Kleidung zu tragen. Denn diese lässt sich leichter herunterziehen, wenn schnell eine Toilette aufzusuchen ist, und Inkontinenzhilfsmittel sind nicht so gut sichtbar.

Inkontinenz → S. 181

Sollte unangemessene Kleidung getragen werden, z.B. viel zu dünne Kleidung bei Kälte, so ist zu ermitteln, warum diese Kleidung gewählt wurde, und den Pflegebedürftigen zu den damit verbundenen Gesundheitsrisiken zu beraten.

REFLEXION — **IMPULS** — LERNORTVERNETZUNG

Worauf ist bei einem Beratungsgespräch bezüglich der Kleidung besonders zu achten?

3.2 An- und Auskleiden

3.2.1 Prävention und Beratung

Bei der Kleidungsauswahl ist das Recht auf ›Selbstbestimmung‹ des Pflegebedürftigen zu wahren. Das Recht, Kleidung zu wählen, gilt für alle Bereiche, in welchen Menschen gepflegt werden.

Selbstbestimmung → *S. 429, Band 1*

Es ist möglich, dass die Pflegefachperson hier einen Konflikt wahrnimmt, wenn sie z.B. feststellt, dass es schwierig ist, den Lieblingspullover über den Kopf zu ziehen, wobei es eine einfachere Variante gäbe. Eine solche Alternative kann sie ansprechen und ermitteln, ob die zu pflegende Person dem zustimmt. Es geht nicht darum, einen Menschen zu etwas zu überreden, was aus Sicht der Pflegenden am einfachsten wäre. Es bedarf eines großen Einfühlungsvermögens, zu beraten, ohne dabei zu bevormunden.

Bei der **Kleidungsauswahl** sollten verschiedene Materialeigenschaften bedacht werden.

Material	Eigenschaften
Baumwolle	– auf der Haut gut verträglich – schweißbeständig – nimmt relativ viel Feuchtigkeit auf (ca. 1/3 des Eigengewichtes) – wenig wärmend
Wolle	– wärmend – temperaturausgleichend – bei empfindlicher Haut nicht gut verträglich – reißt schnell
Seide	– kühlt im Sommer und wärmt im Winter (isoliert) – glatt, reißfest – geruchsabweisend – schmutzempfindlich
Viskose, Modal	– saugfähig – knittert
Kunstfasern	– schmutzabweisend – pflegeleicht – nur geeignet in Kombination mit Naturfasern, da sie kaum Feuchtigkeit aufnehmen
Leinen	– strapazierfähig – nimmt ca. 1/4 des Eigengewichts an Feuchtigkeit auf – relativ reißfest

Tab. 1 Materialeigenschaften von Kleidung

Mit Blick auf **Allergien** und Menschen mit empfindlicher Haut sollte darauf geachtet werden, dass die Kleidung die Temperaturregulation unterstützt und aus schadstoffarmen Materialien hergestellt ist. Mehrmaliges Waschen vor dem ersten Tragen führt zu einer Verringerung der Belastung mit Chemikalien und ist für Kleidung, die direkt auf der Haut anliegt, zu empfehlen (z.B. Strampler, Unterwäsche, Socken und Nachtbekleidung).

Diversität
Welche besondere Kleidung gibt es für Menschen mit Behinderung?

Während es im ambulanten Bereich und der stationären Langzeitpflege üblich ist, private Kleidung zu tragen, denken manche Menschen, dass im Krankenhaus Nachtwäsche getragen werden muss. Dies ist jedoch nicht nötig und auch nur bedingt empfehlenswert. In der Regel fühlen sich Menschen „gesünder", wenn sie normale Kleidung anziehen können. Ein Schlafanzug und speziell ein Krankenhaushemd signalisieren, dass jemand „krank" ist.

Krankenhaushemden sollten somit nicht routinemäßig getragen werden. Sinnvoll und erforderlich sind sie jedoch vor oder nach Untersuchungen oder Operationen. Da die Hemden im Rückenbereich offen sind, sind sie leicht an- und auszuziehen und ermöglichen ein faltenfreies Liegen auf dem Rücken. Zugleich sollte bei der Betreuung immer bedacht werden, dass die Offenheit am Rücken rasch frieren lässt.
Bei Menschen, die viel auf dem Rücken liegen (z.B. Säuglinge), sollte auf Knöpfe oder Reißverschlüsse am Rücken verzichtet werden. Diese drücken unnötig und können die Haut verletzen.

Sturzprophylaxe → S. 349

Zur Kleidung gehören auch **Schuhe**, die aus Gründen der ›Sturzprophylaxe‹ sicher und rutschfest sein müssen. Alternativ zu Hausschuhen ist das Tragen von Stoppersocken möglich.

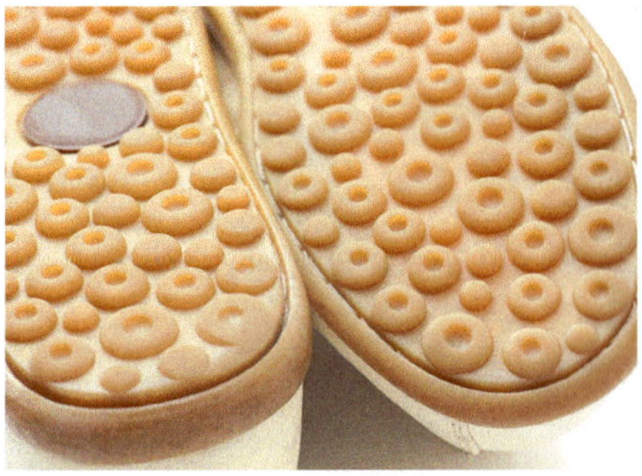

Abb. 1 Hausschuhe mit Gummisohle verhindern das Ausrutschen.

Für Menschen mit Beeinträchtigungen gibt es besondere Kleidungsstücke und Hilfsmittel zum An- und Auskleiden. Dazu gehören z.B. Oberteile mit weitgehend freiem Rücken, Röcke und Hosen mit Klettverschlüssen, spezielle Pflegehosen, die einen elastisches Bund haben und sich z.B. am Bein vollständig öffnen lassen. Sogenannte Rollstuhlfahrerhosen sind z.B. so konzipiert, dass sie der sitzenden Position durch den Schnitt besser angepasst sind. Ebenso gibt es Schuhe, die durch Klettverschlüsse leichter zu schließen sind.

Hilfsmittel
Damit An- und Auskleiden möglichst selbstständig erfolgen kann, gibt es verschiedene Hilfsmittel. So gibt es z.B. Hilfen zum Schließen von Knöpfen und Strumpfanzieher. Die Anwendung dieser Hilfsmittel sollte mit der pflegebedürftigen Person geübt werden.

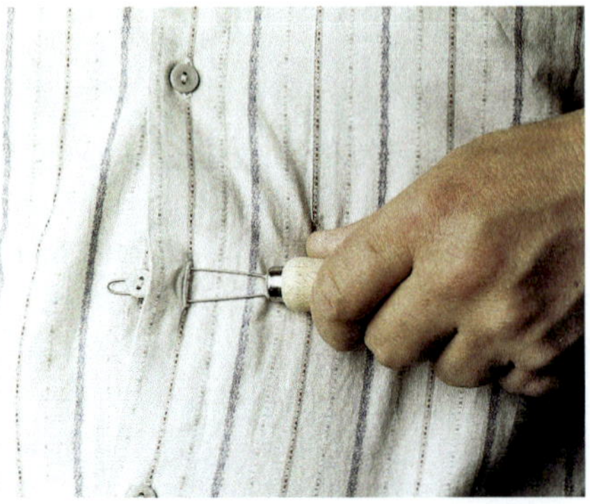

Abb. 2 Knöpfhilfe

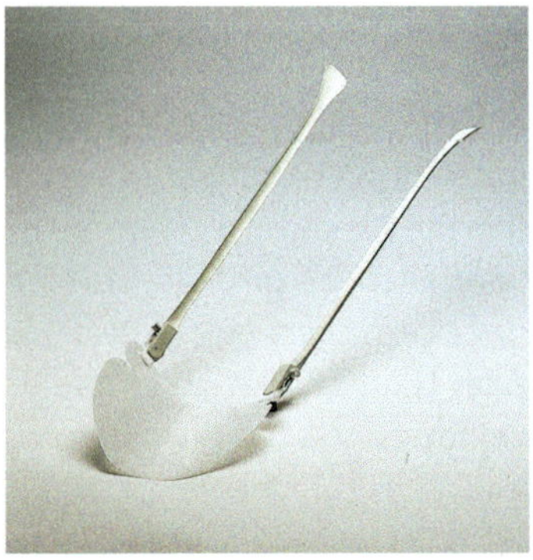

Abb. 3 Strumpfanzieher

3.2.2 Beim An- und Auskleiden unterstützen

An- und Auskleiden von Säuglingen und Kleinkindern

Beim An- und Auskleiden benötigen Kinder altersentsprechende Unterstützung. Sie sollten entsprechend ihrem ›Entwicklungsstand‹ aktiv einbezogen werden.

Entwicklungsphase → *S. 306, 321, Band 1*

Alter	An- und Auskleiden
Säugling bis ca. 15 Monate 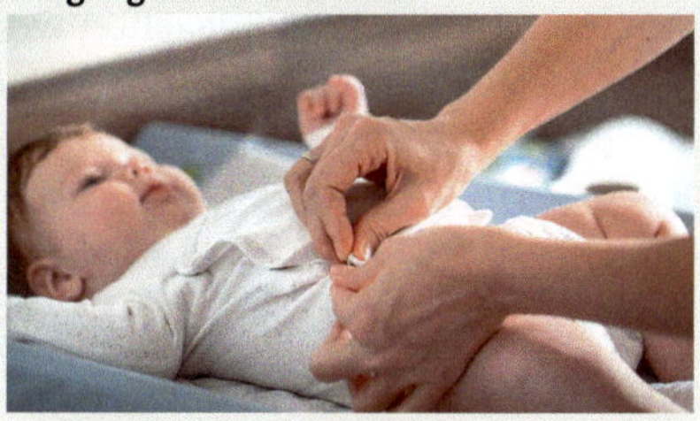	unselbstständig, Übernahme durch Eltern oder Pflegende
Kleinkind ab ca. 15 Monate 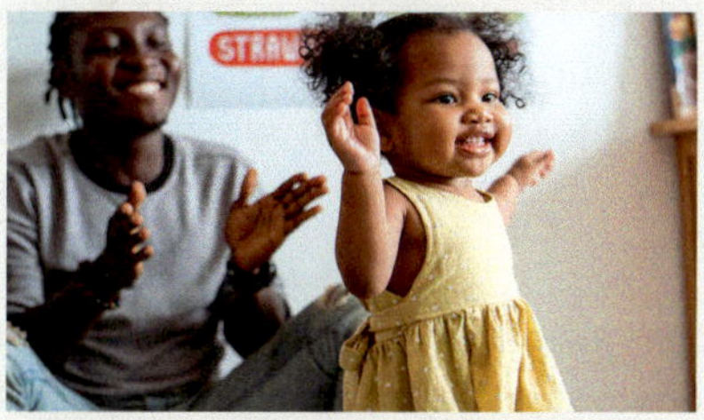	das Kind entwickelt ein Bewusstsein für den eigenen Körper; kann aufgefordert werden, Arme und Beine zu strecken und so mitzuhelfen
Kleinkind ab ca. 18 Monate 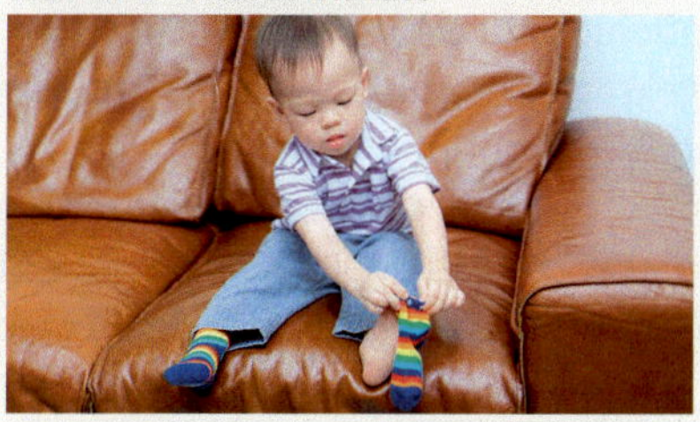	kleine Kleidungsstücke wie Socken können alleine ausgezogen werden Reißverschlüsse werden geöffnet Kinder trainieren, wollen alleine vorankommen
Kleinkind ab ca. 2. Lebensjahr 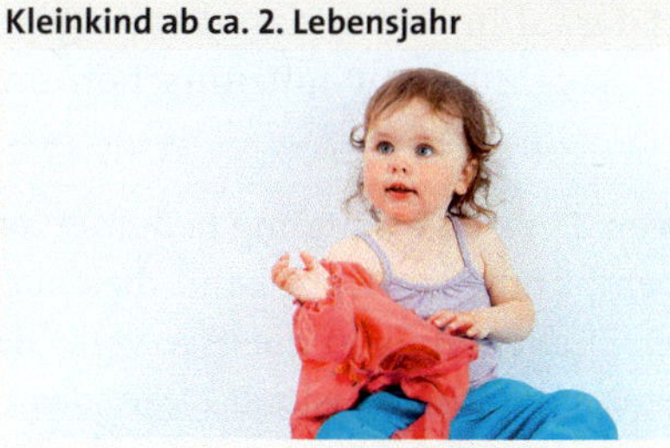	können alleine Schuhe und einfache Kleidungsstücke ausziehen, benötigen aber noch Anleitung
Kleinkind ab ca. 3. Lebensjahr 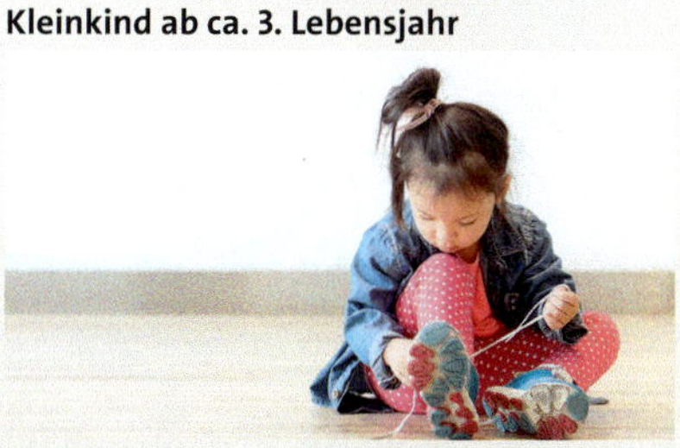	ziehen sich die Schuhe alleine an, wobei sie die Seite zu Beginn noch vertauschen Knöpfe werden alleine geöffnet und geschlossen Anziehen funktioniert fast selbstständig

Tab. 1 Unterstützungsbedarf von Säuglingen und Kleinkindern beim An- und Auskleiden

Kinder ab dem fünften Lebensjahr lassen sich ungern von Fremden ausziehen. Es ist sensibel auf die Reaktion des Kindes zu achten und ggf. sind die Eltern einzubeziehen. In diesem Alter bringen Kinder in der Regel zum Ausdruck, was sie tragen möchten und was nicht.

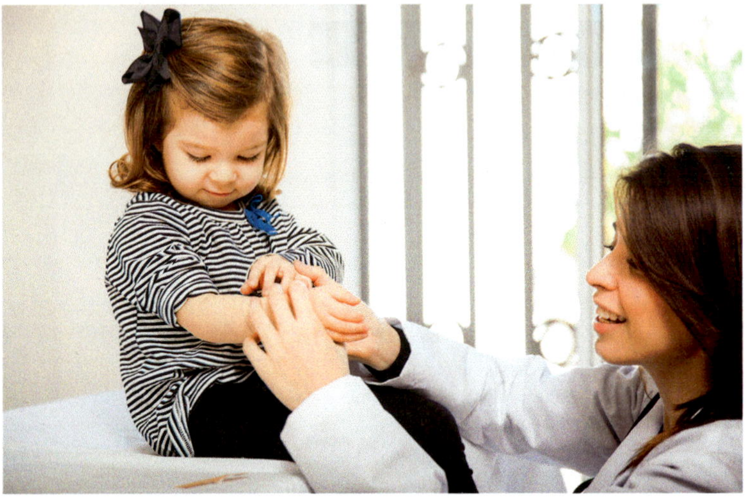

Abb. 1 Spielend kann das An- und Auskleiden für Kinder weniger unangenehm gestaltet werden.

Damit das An- und Auskleiden bequem ist und sich die Kinder einbringen können, ist es sinnvoll, **geeignete Kleidung** zu wählen. Es sollte darauf geachtet werden, dass diese am Halsausschnitt weit genug ist, um sie über den Kopf ziehen zu können. Hosen mit Gummizug sowie kurze Röcke sind bei kleinen Kindern hilfreich, wenn man Toilettengänge der Kinder vorausschauend bedenkt.
Um Unsicherheiten beim An- und Auskleiden zu vermeiden, wird dem Kind jeder Schritt mitgeteilt. Günstig ist es, wenn die Kinder selbst sagen, was nun dran ist. Dies kann in Form eines Spiels erfolgen.

Das Überstreifen von Kleidung über den Kopf ist allgemein unangenehm. Dies ist beim Ausziehen noch intensiver als beim Anziehen, da es gegen die Haarwuchsrichtung geht.
Für das An- und Ausziehen eines Oberteils empfiehlt sich folgendes Vorgehen:
- Das Oberteil wird zur Halsöffnung hin hochgekrempelt und die Halsöffnung wird weit aufgehalten, sodass das Kind schnell hindurch kommt.
- Eine Hand wird in den Ärmel gesteckt und mit der geschlossenen Faust durch den Ärmel geführt bzw. gestreckt. Beim Ausziehen kann die Pflegefachperson den Ärmel am Ende festhalten und das Kind zieht den Arm heraus. Erst nach den Armen kommt der Kopf an die Reihe.

Wickeltechnik → S. 736

Beim Anziehen und ›Wickeln eines Säuglings‹ ist darauf zu achten, dass dies langsam und mit eindeutiger Berührung geschieht. Der Säugling lernt mitzumachen und beim Drehen zu helfen.

Ein Windelwechsel sollte so oft wie nötig erfolgen. Für einen Säugling bedeutet das z.B. fünf- bis sechsmal am Tag. Bei besonders empfindlicher Haut kann dies auch häufiger erforderlich sein. Unterschieden werden Einwegwindeln, die es in verschiedenen Größen gibt, und Stoffwindeln. Beim Wechsel der Windel ist auf Folgendes zu achten:

Ethik
Wie sieht die Ökobilanz von Stoffwindeln gegenüber der von Einwegwindeln aus?

- angenehme Raumtemperatur
- Genitalbereich mit klarem Wasser gründlich säubern, z.B. mit Einwegtuch (bei Mädchen von der Scheide zum Anus säubern)
- Haut auf Rötungen beobachten
- ggf. das Gesäß und die Hautfalten mit Wundschutzcreme einsalben
- auf zu engen bzw. zu lockeren Sitz der Windel achten
- Kind auf dem Wickeltisch immer festhalten
- hat das Kind bereits gereizte und wunde Haut, ggf. zeitweise zu Stoffwindeln wechseln und zwischenzeitlich, wann immer möglich, viel Luft an die Haut lassen

An- und Auskleiden von Menschen mit Beeinträchtigung

Beeinträchtigungen können vielseitig sein; darunter fallen u.a.:

- Störungen der Feinmotorik
- Lähmungen
- Zittern
- kognitive Einschränkungen
- Sehstörungen
- venöse Zugänge, Drainagen, Katheter, Verbände

Beim An- und Ausziehen berücksichtigt die Pflegefachperson die individuelle Bewegungsfähigkeit und Erkrankung der Pflegebedürftigen. Ziel ist es, die ›Selbstständigkeit‹ und die ›Ressourcen‹ zu fördern sowie Sicherheit zu gewährleisten.

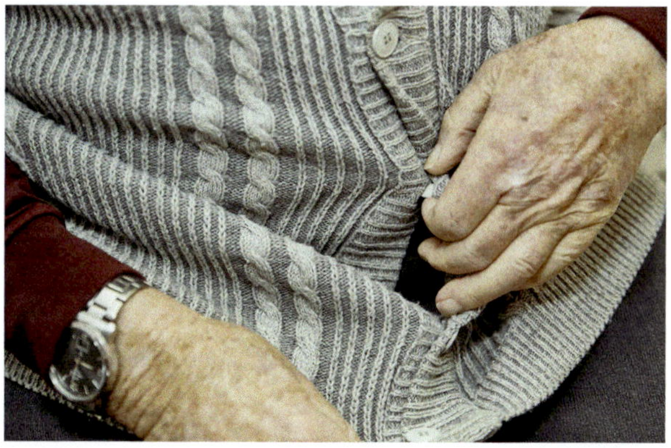

Abb. 2 Das selbstständige Aufknöpfen der Jacke ermöglichen

Autonomie → S. 429, Band 1
Ressource → S. 412, Band 1

Grundsätzlich sind folgende Prinzipien zu beachten:

- Zum An- und Ausziehen von Oberbekleidung soll nach Möglichkeit eine aufrechte Position eingenommen werden.
- Bei Pflegebedürftigen mit einseitiger Einschränkung (z.B. gelähmte Extremität, venöser Zugang) wird beim Ausziehen mit der nicht betroffenen Seite, beim Anziehen mit der betroffenen Seite begonnen.
- Bei Kleidungsstücken, die über den Kopf ausgezogen werden müssen, wird das Oberteil soweit wie möglich in Richtung Kopf geschoben; die pflegebedürftige Person wird gebeten, den Kopf und die Brust zu beugen; das Oberteil wird über den Kopf gezogen.
- Die zu pflegende Person sollte nach Möglichkeit Knöpfe und Reißverschlüsse allein öffnen. Dies trainiert die Feinmotorik.
- Zum An- und Ausziehen der Hose im Bett wird die zu pflegende Person gebeten, das Becken ein kleines Stück anzuheben. Sollte dies nicht gehen, dann geschieht das An- und Auskleiden durch Drehen im Bett.
- Wenn die Pflegebedürftige nicht sicher stehen kann, so wird die Hose zunächst soweit wie möglich im Sitzen angezogen. Nach dem Aufstehen wird die restliche Hose über das Gesäß gezogen.
- Damit die Hose beim Aufstehen nicht wieder rutscht, können Schlaufen an den Seiten angebracht werden, die festgehalten werden können.
- Bei der Assistenz sollte die Pflegefachperson niemals an Fingern oder Zehen ziehen bzw. festhalten, sondern Unterarm oder Unterschenkel umfassen.
- Auf faltenfreies Sitzen der Kleidung ist zu achten, um Druck auf die Haut zu vermeiden.

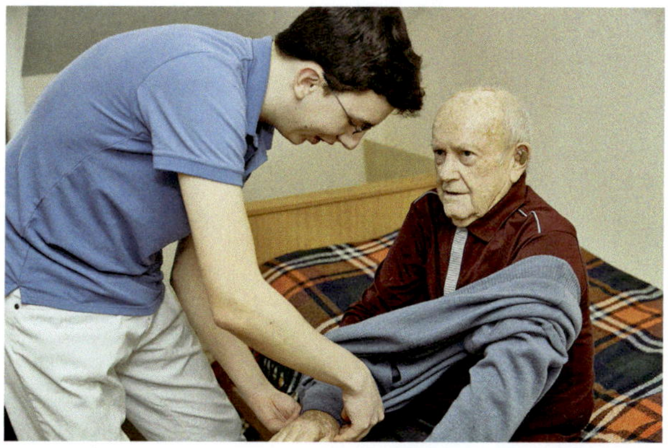

Abb. 3 Beim Anziehen des Pullovers mit dem betroffenen Arm beginnen

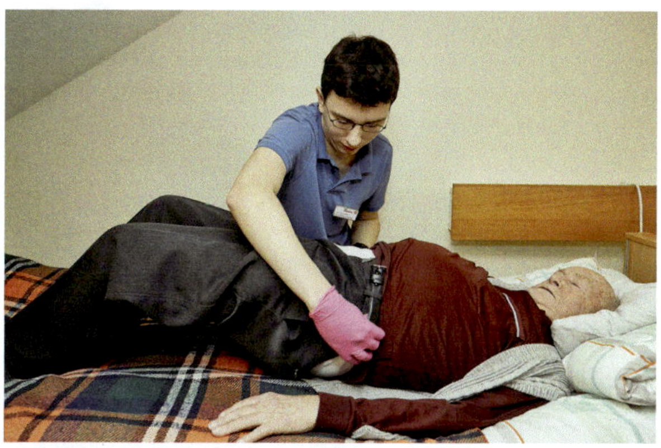

Abb. 4 Anziehen der Hose im Bett

A Haut und Körper

II Zusammenhänge verstehen

I Phänomene und pflegerische Handlungen

1 Selbstbild und Identität

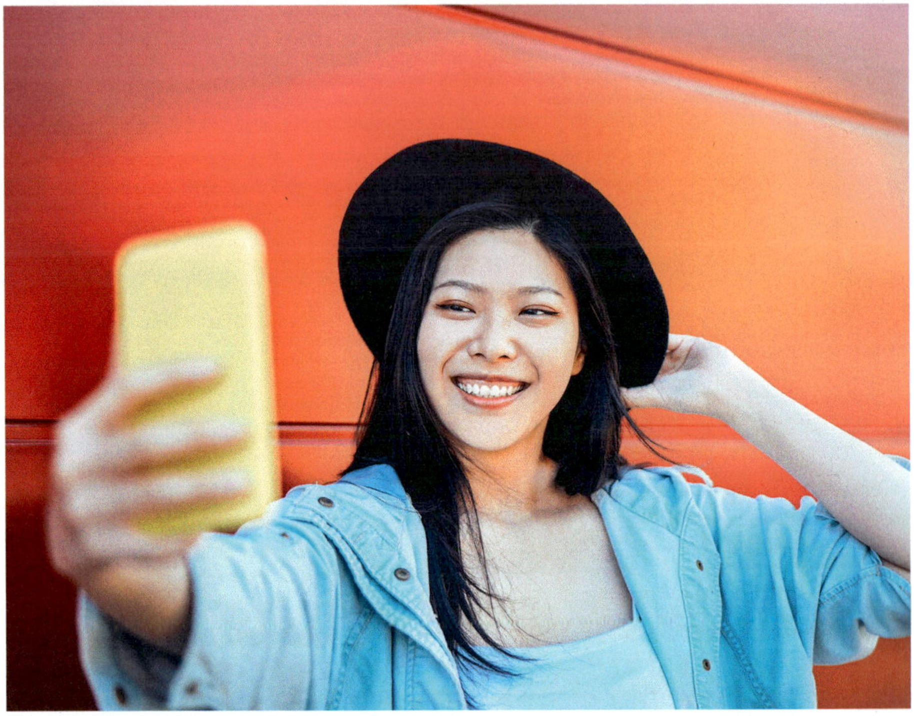

Abb. 1 Wie sehe ich mich und wie sehen mich die anderen?

Jugendalter → S. 90; 342, Band 1

Die Entwicklung des Selbst bzw. der eigenen **Identität** gehört zu den zentralen Entwicklungsaufgaben im ›Jugendalter‹. Anders ausgedrückt, geht es darum, eine Antwort zu finden auf die Frage: Wer bin ich eigentlich und was zeichnet mich als Person aus?

Jeder Mensch versucht, diese Frage für sich selbst zu beantworten. Aber auch die Wissenschaft versucht der Entwicklung des Selbst bzw. der Identität im Allgemeinen auf den Grund zu gehen.

1.1 Das Selbst

Entwicklungspsychologie → S. 306, Band 1

Viele der heute verbreiteten Modelle zur Entwicklung des Selbst stammen aus der ›entwicklungspsychologischen‹ Forschung und unterteilen das Selbst in das Selbstkonzept und den Selbstwert.

Das **Selbstkonzept** enthält das Wissen einer Person über sich selbst und besteht somit aus einer Vielzahl von Selbstbeschreibungen in Form von Gedanken, Wahrnehmungen und Erkenntnissen, z.B.: „Ich habe eine Familie", „Ich umgebe mich gerne mit Menschen (Freunden und Kollegen)", „Ich bin emotional gefestigt", „Ich finde mich attraktiv", „Ich treibe Sport als Ausgleich zu meiner körperlich und seelisch anstrengenden Arbeit".

Der **Selbstwert** entsteht durch die eigene Bewertung dieser Selbstzuschreibungen. Er ist nicht festgeschrieben, sondern veränderlich und auch davon abhängig, in welchem Maß persönlich wichtige Ziele erreicht werden, z. B.: „Ich bin erfolgreich, weil ich ein gefestigter, sozialer, fitter und aktiver Mensch bin."
Selbstwert und Selbstkonzept sind also aufeinander bezogen, sodass die Entwicklung des Selbstwertes (des Selbstwertgefühls) nicht losgelöst von der Entwicklung des Selbstkonzeptes betrachtet werden kann.

1.1.1 Das Selbstkonzept

Das Selbstkonzept kann als „selbstbezogenes Wissenssystem" verstanden werden, in dem die individuellen Erkenntnisse und Erfahrungen einer Person über sich selbst zusammengeführt werden. Das Individuum sammelt sie während seines gesamten Lebens und speichert sie im Gedächtnis. Neben Eigenschaften und Fähigkeiten, die man besitzt, gehören zu diesem Wissen auch Fakten, Interessen und typische Gewohnheiten. Dieses Wissen ist auf mehreren zeitlichen Ebenen verortet und beinhaltet auf die gegenwärtige Person bezogenes Wissen („so bin ich"), biografisches Wissen über Zurückliegendes („so war ich") und auf die Zukunft bezogene Selbstbeschreibungen („so will ich sein").
Während in der Forschung früher von einem globalen (umfassenden) Selbstkonzept ausgegangen wurde, wird das Selbstkonzept heute mit dem sog. **hierarchischen Selbstkonzeptmodell** in Teilkonzepte unterteilt, z. B. das akademische, soziale, emotionale und körperliche Selbstkonzept.
Die Prozesse, mit denen der Mensch das Wissen, das er im Laufe des Lebens über sich sammelt, in sein individuelles Selbstkonzept einordnet, laufen zum größten Teil unbewusst ab. Als Wissensquellen dienen neben Verhaltensweisen und Äußerungen anderer Personen auch eigene innere Verarbeitungsprozesse. Das Selbst entwickelt sich also nicht nur durch unsere ›Interaktion‹ mit anderen Menschen, sondern auch durch unsere Annahmen darüber, wie andere Menschen uns wahrnehmen, was sie über uns denken und wie sie uns bewerten. In diesem Zusammenhang wird häufig auch vom Looking-glass self oder **Spiegelbildeffekt** gesprochen, um zu verdeutlichen, dass sich das Selbstkonzept im sozialen Miteinander entwickelt – die anderen dienen uns sozusagen als „Spiegel" unseres Selbst.

Interaktion → *S. 230, Band 1*

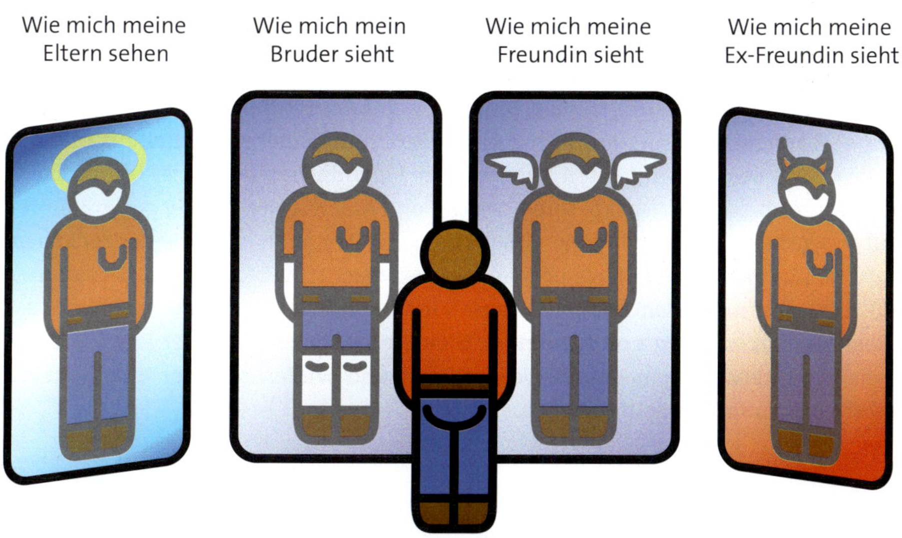

Abb. 2 Spiegelbildeffekt

kognitive Entwicklung
→ S. 312, Band 1

Wie wir die Quellen selbstbezogenen Wissens nutzen, hängt maßgeblich von unserer ›kognitiven Entwicklung‹ ab. Je weiter die Entwicklung des Denkens voranschreitet, desto differenzierter, strukturierter, zusammenhängender, abstrakter und realistischer werden die Selbstbeschreibungen.

Im **Vorschulalter** ist das Selbstkonzept noch recht undifferenziert oder eindimensional und besteht vor allem aus sehr konkreten Beschreibungen verschiedener körperlicher, sozialer und psychischer Eigenschaften und Aktivitäten der Person. Die Selbstbeschreibungen sind in diesem Entwicklungsabschnitt typischerweise überwiegend positiv und berücksichtigen nur eine einzige Sichtweise („Alles-oder-nichts-Denken"). Als Quellen selbstbezogenen Wissens dienen in diesem Alter in erster Linie Fremdzuweisungen („Du kannst toll malen!").

B BEISPIEL

Lara ist ein quirliges, sehr kreatives und aufgewecktes Kind. Sie beschreibt sich selbst gerne als die „Bastelmaus".

Erst im **Schulalter** kommen Selbstzuschreibungen hinzu, die durch den Vergleich mit anderen gewonnen werden. Der zunehmende Vergleich mit anderen und die neu hinzukommenden Fremdzuweisungen durch Lehrer und Mitschülerinnen sind an diesem Prozess ebenso beteiligt wie die weiter fortschreitende kognitive Entwicklung und der wachsende Erfahrungsschatz. Das Selbstkonzept differenziert sich weiter aus, strukturiert und verknüpft sich. All das trägt dazu bei, dass Kinder im Schulalter immer häufiger auch widersprüchliche Selbstbeschreibungen wahrnehmen.

B BEISPIEL

Der neunjährige Jonas stellt häufig fest, dass die Selbsteinschätzung seiner schulischen Leistungen nicht mit den Rückmeldungen seiner Lehrerinnen und Lehrer übereinstimmt. Auch seine Freunde sind, wie er findet, viel cooler als er, weil sie alle viel besser Fußball spielen können.

Im frühen **Jugendalter** werden aus dem eigenen Nachdenken entwickelte Selbstzuweisungen immer wichtiger. Das Wissen über die eigene Person wird nicht mehr nur allein aus Fremdzuweisungen oder rein beobachtbaren Details aus der Erfahrungswelt gewonnen, sondern auch durch die Reflexion des eigenen Verhaltens und den Abgleich mit bereits gemachten Erfahrungen. Jugendlichen gelingt es immer mehr, auch unterschiedliche Aspekte selbstbezogenen Wissens miteinander zu verknüpfen und gegensätzliche Informationen über die eigene Person in ihr Selbstkonzept zu integrieren. So unterscheiden sie beispielsweise zwischen verschiedenen Situationen (z.B. das Selbst in der Schule und Zuhause) und unterschiedlichen Personen (z.B. das Selbst gegenüber Eltern und Freunden). Gleichzeitig rücken in dieser Phase die körperlichen Veränderungen in den Vordergrund und wirken sich vor allem auf die Selbstbewertung (den Selbstwert) aus.

1.1.2 Der Selbstwert

Während sich das Selbstkonzept aus der Beschreibung einer Vielzahl von Aspekten des Selbst zusammensetzt, bezieht der Selbstwert auf die Bewertung dieser Aspekte. Diese kann sich sowohl auf einzelne Selbstbeschreibungen in unterschiedlichen Situationen sowie auch auf die gesamte Person betreffen.

Ethik
Kann man gleichzeitig bescheiden sein und einen stark ausgeprägten Selbstwert zeigen?

Im mittleren Kindesalter ist der Selbstwert noch recht hoch ausgeprägt. Das liegt unter anderem daran, dass er anfangs noch stark von direkten Bewertungen durch die Eltern geprägt ist, die überwiegend positiv ausfallen. Im Laufe der Schulzeit kommen weitere Bewertungen insbesondere durch Lehrer hinzu. Mit steigendem Alter beinhaltet das Feedback zur eigenen Person zunehmend negative Aspekte bezüglich der eigenen Leistung sowie bestimmter Eigenschaften und Fähigkeiten. Im mittleren Jugendalter gewinnen soziale Beziehungen zu Gleichaltrigen zunehmend an Bedeutung. Damit verbunden, wird auch die Bewertung und Anerkennung durch Freunde und andere Bezugspersonen gleichen Alters (Peers) immer wichtiger. Die Rückmeldungen, welche die Jugendlichen erfahren, werden differenzierter, umfassender und gleichzeitig unterschiedlicher. Elterliche Bewertungen können beispielsweise stark von denen der Peers abweichen. Die kognitive Entwicklung der Jugendlichen ermöglicht zunehmend selbstreflexive Prozesse (also ein auch kritisches Nachdenken über sich selbst), die immer stärker an der Bildung des eigenen Selbstwertes beteiligt sind. Auch selbst gesetzte Standards und ›Normen‹ spielen eine immer stärkere Rolle, denn sie entscheiden, welche Selbstaspekte man für besonders wichtig hält.

Norm → *S. 75, Band 1*

Die Suche nach der eigenen **Identität** wird damit zur zentralen Entwicklungsaufgabe der Jugendlichen. Vergleiche mit den Leistungen, Fähigkeiten und Eigenschaften anderer Personen im alltäglichen Miteinander wie auch in den Medien machen es erforderlich, Unterschiede zwischen dem tatsächlichen, realistischen und dem möglichen, idealen Selbst wahrzunehmen und zu bewerten. Der Mensch lernt seinen Selbstwert also in der Auseinandersetzung mit der Umwelt kennen. Dabei stützt er sich auf die wichtige Erfahrung, dass die eigene Person – auch mit allen Fehlern – geliebt und akzeptiert werden kann und damit einen Wert besitzt.
Wenn die eigenen Werte und Ideale mit der tatsächlichen Lebenspraxis übereinstimmen, spricht man von ›**Integrität**‹. Gelingt es einem Menschen nicht, integer, das heißt nach seinen eigenen Überzeugungen, zu leben, wird der Selbstwert infrage gestellt.

Integrität
lat. integritas = unversehrt, vollständig

Der Selbstwert ist damit die zentrale menschliche Eigenschaft, auf die Fähigkeiten wie Belastbarkeit, Ehrgeiz oder Menschenkenntnis aufbauen. Den Selbstwert zu stärken und zu schützen ist daher ein Grundsatz pädagogischen Handelns, der auch in der ›Pflegebeziehung‹ unbedingt beachtet werden muss.

Pflegebeziehung → *S. 297, Band 1*

REFLEXION | IMPULS | LERNORTVERNETZUNG

Wie ausgeprägt ist Ihr Selbstwert? Wie schätzen Sie sich selbst ein? Inwieweit können Sie in der beruflichen Praxis nach Ihren Überzeugungen und Werten handeln?

1.2 Auswirkungen auf die Gesundheit

Die vielfältigen Veränderungen, die an der Entwicklung des jugendlichen Selbstkonzepts und Selbstwertgefühls beteiligt sind, lassen den Selbstwert von der späten Kindheit bis zum Jugendalter deutlich absinken. Erst wenn es gelingt, widersprüchliche Informationen miteinander zu vereinbaren und vielfältige Selbstbilder anzuerkennen, steigt der Selbstwert wieder an. Er stabilisiert sich und pendelt sich im Laufe des Erwachsenenalters auf einem mittleren Wert ein. Generell ist der Selbstwert jedoch im Laufe eines Lebens immer wieder beachtlichen Schwankungen ausgesetzt.

Resilienz → *S. 416, Band 1*
Lebenszufriedenheit → *S. 760, Band 1*

Ein **hoher Selbstwert** wirkt wie ein Puffer gegen die Folgen von erlebter Zurückweisung und Erfahrungen persönlichen Versagens. Ein hoher Selbstwert hängt mit dem Verfügen über Bewältigungsstrategien, mit emotionaler Stabilität und ›Resilienz‹ zusammen. Weitere positive Auswirkungen sind unter anderem ›Lebenszufriedenheit‹, Gesundheit und psychologisches Wohlbefinden. Ein hoher Selbstwert hat zudem günstige Auswirkungen auf die kognitiven Leistungen von Schulkindern und führt zu mehr schulischen Erfolgen sowie zu einer höheren Arbeitszufriedenheit im späteren Berufsleben. Daneben befähigt ein hoher Selbstwert zu einer besseren Problemlösefähigkeit, die nicht zuletzt ebenfalls Stress reduziert, er schützt vor Angst und Unsicherheiten und hemmt das Entstehen von depressiven Erkrankungen.

Ressource → *S. 412, Band 1*

Selbstbewusste Menschen können ihre Ansichten in sozialen Belangen besser vertreten und sind weniger durch soziale Ängste, wie z.B. die Angst vor mangelnder Akzeptanz, gehemmt. Sie sind daher weniger von den Meinungen anderer abhängig als Personen mit einem geringeren Selbstwert. Das hilft ihnen, sich in Bezug auf Genussmittel- und Drogenmissbrauch oder den Selbstschutz vor übertragbaren Krankheiten von einer beeinflussenden Umgebung abzugrenzen. Generell kann also davon ausgegangen werden, dass ein hoher Selbstwert als psychologische ›Ressource‹ wirkt und gesundheitsförderndes Verhalten begünstigt sowie soziale Beziehungen verbessert. Ein zu hoher Selbstwert jedoch verstärkt aggressives Verhalten und steht im Zusammenhang mit Egozentrismus, Narzissmus und einem Mangel an Empathie.

Ein **niedriger Selbstwert** erhöht die erlebte Wirkung von Stress. Er kann zusammen mit Identitätsproblemen v.a. während der kindlichen und jugendlichen Entwicklung die Entstehung psychischer Erkrankungen wie z.B. Angststörungen und Depression bewirken. Zumindest kann er zu einer negativen Selbstsicht und einem reduzierten (eingeschränkten) Selbstbild kommen. Zweifel an sich selbst und an den eigenen Fähigkeiten sind die Folge. Der wahrgenommene Unterschied zwischen Idealbild und negativem Selbstbild bewirkt Spannungen, die zu einem Selbstwertverlust führen können. Da ein geringer Selbstwert mit einem niedrigen Selbstvertrauen einhergeht, haben die Betroffenen oftmals eine schlechte Selbsteinschätzung, die sich wiederum in der mangelnden Wahrnehmung von Selbstwirksamkeit auswirkt.

Häufig ist das Denken von Menschen mit einem geringen Selbstwert negativ voreingenommen (pessimistisch) und die Betroffenen haben den Eindruck, anderen unterlegen zu sein. Negative Ereignisse beziehen diese Menschen auf sich selbst und gelangen so in eine Negativspirale. Positive Ereignisse hingegen werden vorwiegend auf äußere Faktoren bezogen und nicht mit dem Können der eigenen Person in Verbindung gebracht. Psychische Verletzlichkeit, soziale Probleme und gesteigertes Risikoverhalten können Folgen eines negativen Selbstbildes sein, ebenso wie Drogenmissbrauch und riskantes Gesundheitsverhalten.

1.3 Das Selbstwertgefühl pflegen

Ziel jeder pflegerischen Handlung ist es, die Lebensqualität der Pflegebedürftigen zu verbessern und aufrechtzuerhalten. Dazu gehören auch Aspekte, die sich auf den Selbstwert auswirken: die Teilhabe an der sozialen Umwelt und das damit verbundene Gefühl von Zugehörigkeit sowie die Fähigkeit, sich selbst individuell zu entfalten. All das kann durch professionelle Pflege beeinflusst werden. Denn generell gilt:

- Jeder Mensch möchte wertvoll sein. Menschen sind soziale Wesen und orientieren sich an anderen Menschen, die für sie sozusagen einen Spiegel darstellen. Nur mithilfe von positiven Reaktionen (positivem Feedback) anderer kann der Mensch sich selbst positiv sehen.
- Jeder Mensch bedarf Wertschätzung und Anerkennung. Menschen benötigen „Streicheleinheiten" in Form von positiver Wertschätzung und Anerkennung aus der Umwelt.
- Jeder Mensch möchte Teil einer Gemeinschaft sein. Wer Teil einer aktiven Gruppe ist, kann dadurch auch sein eigenes Selbstwertgefühl verbessern. In der Gruppe Probleme zu lösen schafft nämlich ebenfalls Selbstbewusstsein.

Kommunikation
Wie können Anerkennung und Wertschätzung nonverbal gezeigt werden?

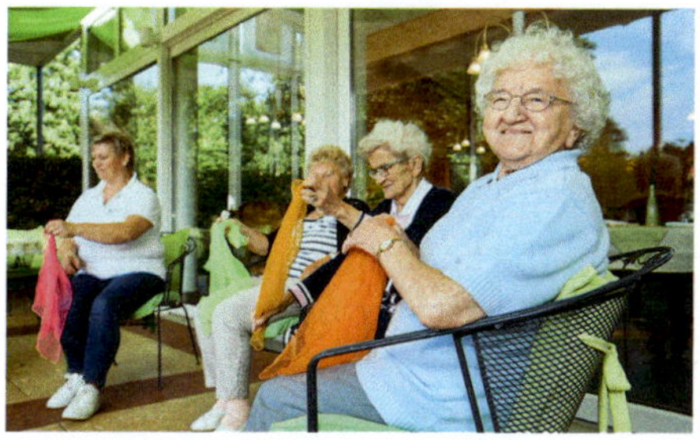

Abb. 1 Gemeinschaft ermöglichen

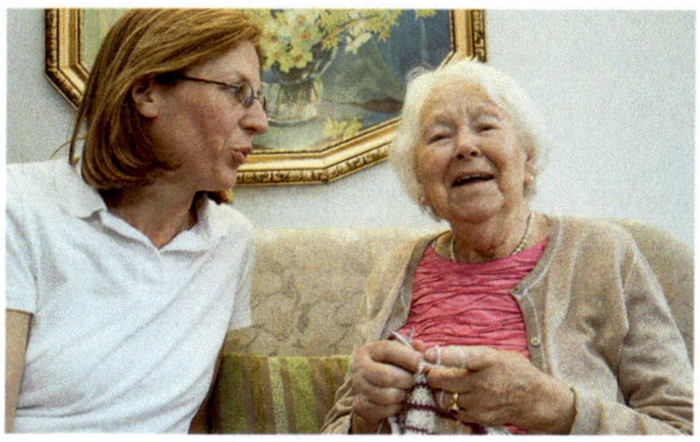

Abb. 2 Wertschätzung zeigen

Pflegende können durch eine ›personzentrierte Haltung‹ Pflegebedürftigen gegenüber mit dafür Sorge tragen, dass der Selbstwert ihres Gegenübers nicht verletzt wird. Eine solche personenzentrierte Haltung hat der US-amerikanische Psychologe und Psychotherapeut ›Carl Rogers‹ in seiner Persönlichkeitstheorie beschrieben. Sie umfasst drei zentrale Grundsteine:

- **Kongruenz** bzw. Echtheit oder Unverfälschtheit gegenüber dem Pflegebedürftigen
- **bedingungslose positive Wertschätzung** gegenüber der Pflegebedürftigen mit ihren Schwierigkeiten und Eigenheiten
- **Empathie** als einfühlsames Verstehen der Welt und der Probleme aus Sicht des Pflegebedürftigen

personzentrierte Haltung → *S. 594*

Carl Rogers → *S. 490, Band 1*

Die personzentrierte Grundhaltung Rogers ist Basis vieler ›Pflegetheorien‹ und Konzepte. Anders als die Gesundheit lässt sich das Selbstwertgefühl also jederzeit steigern – es gilt aber, für jeden individuell die richtigen Möglichkeiten zu finden.

Pflegetheorie → *S. 865, Band 1*

REFLEXION | **IMPULS** | LERNORTVERNETZUNG

Welche Möglichkeiten gibt es, Menschen unterschiedlichen Alters und mit unterschiedlichen Bedürfnissen in ihrem Selbstwert zu stärken? Welche pflegerischen Konzepte, die sich direkt oder indirekt mit einer Selbstwertsteigerung beschäftigen, kennen Sie?

2 Kleidung als Ausdruck von Identität

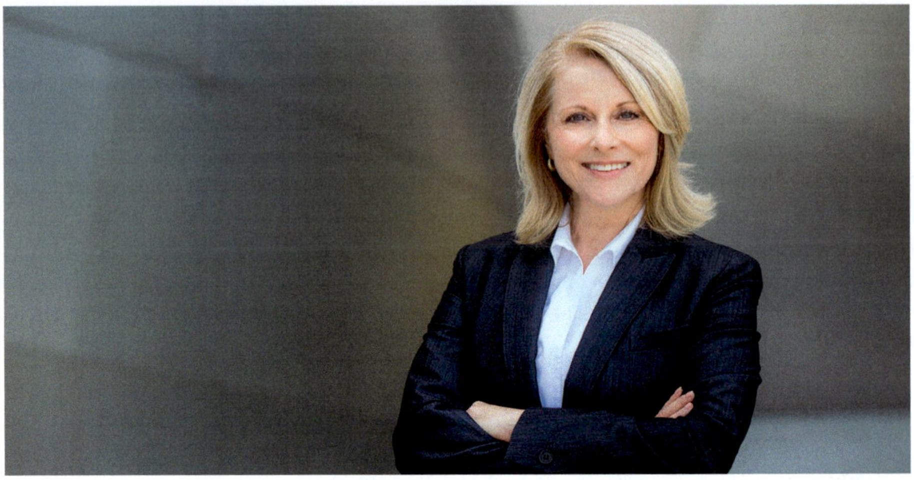

Abb. 1 Das Tragen von Anzügen oder Kostümen gilt in vielen beruflichen Bereichen als Ausdruck von Seriosität und Professionalität.

2.1 Definition und Funktion von Kleidung

Selbstfürsorge
Welche Signale wollen Sie mit Ihrer Kleidung senden? Wie reagieren Sie, wenn diese anders interpretiert werden?

Als Kleidung werden alle Materialien bezeichnet, die der Mensch sich als „künstliche Hülle" um seinen Körper legt, einschließlich Schuhe und Kopfbedeckungen wie Hüte, Helme und Perücken. Kleidung dient dem Menschen in erster Linie als Schutz vor schädlichen Einflüssen wie z. B. vor Kälte, Regen, Wind und Sonne.

Verfolgt eine Person mit der Kombination ihrer Kleidungs- und Schmuckgegenstände eine konkrete Absicht, wie z. B. sich selbst als besonders wohlhabend und seriös herauszustellen, so ist dies eine Form der nonverbalen (nicht sprachlichen) ›Kommunikation‹. Kleidungsstücke, Schmuckgegenstände und Accessoires stellen hierbei das Kommunikationsmittel dar. In diesem Sinne hat Kleidung innerhalb der meisten Gesellschaften einen starken **symbolischen Wert**. Sie unterstützt den Träger dabei, soziale Beziehungen aufzunehmen und auszugestalten, indem sie die Position des Einzelnen in den sozialen Strukturen einer Gesellschaft kommuniziert. Diese Position nennt man auch den **sozialen Status**.

Kommunikation → *S. 261, Band 1*

Kleidung und Schmuck vermitteln aber auch Werte und verleihen ›Identität‹. So verleiht ein Ehering seiner Trägerin die Identität einer verheirateten Person und weckt damit bestimmte Erwartungen an deren Verhalten. Auch wirtschaftliche Strukturen sind anhand von Kleidung erkennbar. Der „Blaumann" des Arbeiters oder der weiße Kittel einer Ärztin sind nur zwei Beispiele dafür. Schließlich kann Kleidung politische und religiöse Strukturen sichtbar machen. So gibt es Kleidungs- und Schmuckgegenstände, die typischerweise von Königen, Militärangehörigen oder von Geistlichen getragen werden. In diesem Zusammenhang wird auch von Kleidung als **„social skin"** (= sozialer Haut) gesprochen, da sie den Körper umhüllt und gleichzeitig eine (soziale) Nachricht nach außen sendet. Nicht immer stimmen die individuelle und die soziale Interpretation von Kleidung überein. Sie können einander widersprechen oder miteinander kollidieren, sodass bei der Interpretation generell Vorsicht geboten ist. Mithilfe von Kleidung können Menschen auch ihr Geschlecht gezielt hervorheben oder verstecken, und in den meisten Kulturen wird sie aufgrund der anerzogenen ›Scham‹ genutzt, um die körperliche Nacktheit zu bedecken.

Identität → *S. 91; 448, Band 1*

Scham → *S. 100*

2.2 Die Bedeutung von Kleidung in der Geschichte

Die Geschichte der Kleidung ist etwa so alt wie die Geschichte des Menschen selbst. Denn bereits die frühen Menschen waren ähnlichen Umwelteinflüssen ausgesetzt wie wir heute. Um sich vor Regen, Kälte, Wind und Sonne zu schützen, erfanden sie simple Kleidungsstücke, die sie wie eine zweite Haut um den Körper trugen. Mit der Menschheit entwickelte sich über die verschiedenen Zeitalter auch ihre Bekleidung weiter. Sie diente bald nicht mehr nur dem Schutz, sondern erhielt nach und nach auch diverse zusätzliche Funktionen.

Historiker sind davon überzeugt, dass bereits in der **Steinzeit** ein schönes Fell schon eine Art Auszeichnung oder Schmuck darstellte. Eventuell signalisierte die Kleidung auch schon die Stellung in einer Gruppe oder Familie. In der **Antike** herrschten mildere Klimabedingungen vor und Nacktheit galt nicht als anstößig: Daher waren die meisten Menschen nur leicht bekleidet. Kleidung galt zu dieser Zeit generell als Luxus und konnte nur von Adeligen getragen werden, die sich so von der restlichen Gesellschaft abhoben. Sklaven und Palastdienerinnen mussten weiterhin sehr spärlich gekleidet bzw. fast nackt ihre Arbeiten verrichten.

Die Römer erließen strenge Vorschriften darüber, welche Kleidung von welchen Personen zu tragen sei und wie man diese tragen müsse. So wurde der Stand einer Person angezeigt und Reiche wurden von Armen unterschieden.

Im **Mittelalter** ab 600 nach Christus änderte sich die Gesellschaft und die Art und Weise, sich zu kleiden, gleichermaßen. Mit zunehmender Bedeutung der (christlichen) Kirche und ihrer Normen wurde der Körper nach und nach stärker verhüllt. Die Ärmel und Hosenbeine wurden immer länger, zugleich wurden Hemden sowie Untergewänder etabliert.

Männer und Frauen eines höheren Standes trugen prächtige und sehr aufwendig verzierte Kleidungsstücke. Die Kleidung der Armen unterschied sich sehr deutlich von der der Reichen. So gab es **Verbots- und Gebotslisten**, die genau festlegten, wer was und wie tragen durfte oder nicht. Das bürgerliche Volk des Mittelalters trug nur sehr einfache Kleidungsstücke wie z. B. sackförmige und knielange Kittel.

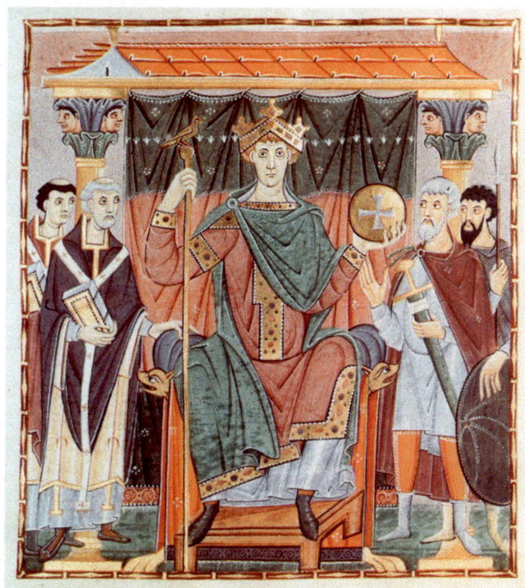

Abb. 2 Der thronende Kaiser Otto III. mit je zwei Personen geistlichen und weltlichen Standes an seiner Seite (Buchmalerei, Reichenau, Ende 10. Jh.)

Seit dem 15. Jahrhundert ist der aus Frankreich stammende Ausdruck **„Mode“** für eine bestimmte Kleidungsform bekannt, die immer auch ihre Aktualität betont. Bis heute bestimmen die drei Merkmale Silhouette (Form), Farbe und Material, was modisch ist und was nicht. Im Zeitalter des **Feudalismus** sollte die Kleidung vor allem die Macht und die Privilegien des Adels ausdrücken. So wurden Kleidervorschriften aufgestellt, die vorgaben, welcher soziale Stand welche Kleidung tragen durfte.

Mitte des 18. Jahrhunderts, im Zeitalter der **industriellen Revolution**, veränderten sich die Lebensumstände der Menschen erneut drastisch. Auch die Kleidung wurde den sich wandelnden sozialen Verhältnissen dieser Zeit angepasst. Sie war vor allem ein **Spiegel von Wohlstand** und Armut und die Mode wurde nun deutlich praktischer, um die Menschen bei der Arbeit nicht zu behindern.

Im **20. Jahrhundert** wurde Kleidung dann zu dem, was sie noch heute ist: ein Kulturgut und Massenphänomen mit einer zweiten Hauptfunktion, dem Bekennen von Zugehörigkeit zu einer bestimmten Szene und dem Transport von Botschaften, wie es die Medien und die Werbung tagtäglich verdeutlichen.

2.3 Die Definition von sozialen Rollen durch Kleidung

Kleidung hat in der Gesellschaft auch weiterhin die Funktion, bestimmte Rollen und Zugehörigkeiten anzuzeigen und damit zugleich eine Abgrenzung vorzunehmen. So gibt es zum Beispiel Mode für junge Leute, die für ältere Menschen nicht mehr in Frage kommt, und hochpreisige Designermode, die sich nur Menschen mit entsprechend hohen Einkommen leisten können.

Kultur → S. 390, Band 1

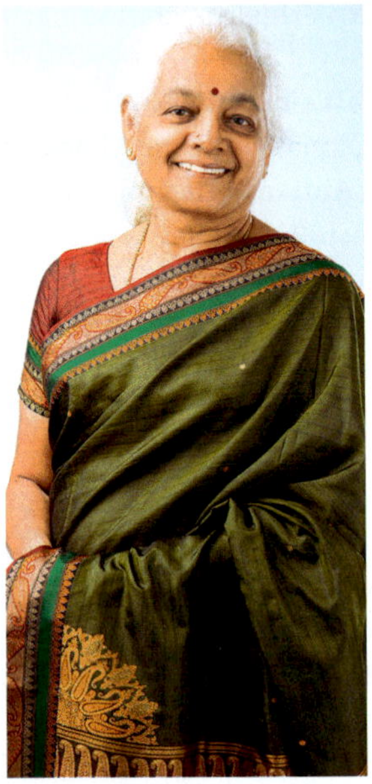

Religion → S. 398, Band 1

Abb. 1 Der Sari ist ein traditionelles indisches Gewand, das häufig an besonderen Feiertagen getragen wird.

Jedes Land der Erde hat eine eigene, ganz typische ›Kleiderkultur‹. Diese zeigt sich vor allem in traditionellen Kleidungsstücken, die häufig an bestimmten Feier- und Festtagen getragen werden. Typische Beispiele für diese auch als **„Tracht"** bezeichneten Kleidungstücke sind der auch heute noch bekannte Schottenrock oder das bayrische Dirndl. Obwohl die Tracht in vielen Teilen der Welt durch modische und moderne Kleidung zurückgedrängt wurde, gibt es dennoch Länder und Kulturen, in denen das Tragen traditioneller Kleidungsstücke auch im Alltag noch weit verbreitet ist. Dies ist häufig dann der Fall, wenn bestimmte Kleidungsstücke im Kontext einer ›Religion‹ mit einer ganz bestimmten Bedeutung belegt sind. Beispiele hierfür sind die Kippa im Judentum oder der Hidschab im Islam. Auch die Verhüllung des gesamten Körpers durch Kleidung gilt im Islam als ein wichtiger Aspekt religiöser Praxis und muss von Pflegenden besonders beachtet werden.

2.3.1 Definition von Status und Identität durch Kleidung

Auch im **Berufsleben** werden bestimmte soziale Rollen mit einer entsprechenden Berufskleidung identifiziert. So signalisiert beispielsweise der feine Anzug eines Geschäftsmannes die Zugehörigkeit zu einer bestimmten gesellschaftlichen Schicht mit vermutlich höherem sozio-ökonomischen Status als dieser vielleicht von einem Handwerker im „Blaumann" zu erwarten ist.

Identität → S. 449, Band 1

Kleidung dient dabei immer auch der Bildung von ›Identität‹, indem sie als Ausdrucksmittel genutzt wird, um die eigenen individuellen Lebensumstände und -auffassungen zu demonstrieren. Die so genannte **Jugendkultur** nutzt seit jeher die kommunikative Funktion von Kleidung als Zeichen für Protest und Abgrenzung. Ein Beispiel hierfür ist etwa die Punkerszene, die durch provozierendes Äußeres, eine rebellische Haltung und nonkonformistisches Verhalten eine ganz eigene Lebensweise vermitteln will. Kleidung hat somit einen sozialen, einen kulturellen und einen individualisierenden Aspekt, sie hat hohen identifikationsstiftenden Charakter und drückt die Zugehörigkeit zu **sozialen Gruppen** aus. Dies gilt es zu berücksichtigen, wenn Pflegende Pflegebedürftige beim ›An- und Auskleiden‹ unterstützen.

An- und Auskleiden → S. 81

REFLEXION | IMPULS | LERNORTVERNETZUNG

Überlegen Sie, wie wichtig Ihnen Ihre individuelle Kleidung ist. In welchen Situationen nutzen Sie diese gezielt zur Kommunikation? Welche Missverständnisse in der Kommunikation durch Kleidung können Sie sich vorstellen?

2.3.2 Definition von Geschlechterrollen durch Kleidung

Kleidung erlaubt es, bestimmte Körperpartien hervorzuheben, und eignet sich damit in besonderer Weise dazu, körperbezogene Geschlechter- oder Genderrollen zu entwerfen. **Gender** ist ein Begriff, der in den Sozialwissenschaften verwendet wird. Er bezeichnet das sogenannte soziale Geschlecht (in Abgrenzung zum biologischen Geschlecht), also die Eigenschaften, die den Geschlechtern durch Gesellschaft und Kultur zugeschrieben werden. Gezielt eingesetzt, können Geschlechtsmerkmale und geschlechtsspezifische Körpereigenschaften durch Kleidung hervorgehoben oder in den Hintergrund gestellt werden. In der alltäglichen Kommunikation herrscht der sexuelle bzw. genderspezifische Signalwert von Kleidung häufig vor. In vielen verschiedenen gesellschaftlichen Bereichen, Situationen und bei bestimmten Anlässen gilt zudem oft ein ganz bestimmter genderspezifischer Kleidungscode (z.B. beim Opernbesuch: Frauen tragen Abendkleider, Männer Anzug und Krawatte).

Diversität
Welche Unterschiede in der geschlechterspezifischen Kleidung gibt es in anderen Kulturen?

Gender → *S. 686; 388, Band 1*

Dabei werden die traditionellen ›Geschlechtermodelle‹ in der heutigen Zeit zunehmend hinterfragt, ebenso wie die alleinige Einteilung in zwei eindeutige Geschlechter. Diese drückt sich auch in der Mode aus, die sich zunehmend auch jenseits der klassischen Binarität (Zweigliedrigkeit) bewegt. So setzen viele Hersteller in Bezug auf Kleidung vermehrt auf Merkmale wie „unisex" (für alle Geschlechter).

Kinder bekommen bereits im Kindergartenalter vermittelt, wie sich ein typisches Mädchen bzw. ein typischer Junge verhalten und kleiden soll, um gesellschaftlich akzeptiert zu werden. Über die Kleidung als soziale und materielle Kennzeichnung ordnen sie ihre eigene geschlechtliche Identität und ihre soziale Umwelt ein. Schnell begreifen sie, dass bestimmte Kleidungsstücke mit ganz bestimmten Merkmalen (Farben, Aufdrucken und Schnitten) eher von Mädchen bzw. von Jungen getragen werden, und übernehmen dabei quasi nebenbei gängige Geschlechterstereotypen (z.B. „Mädchen lieben Rosa und spielen am liebsten mit Puppen."). Diese Stereotypen begegnen uns alltäglich in der Werbung und den Medien und spiegeln sich im vorhandenen Angebot an Kleidung und anderen Konsumartikel wie Spielwaren wider. So wird für Jungen überwiegend blaue, graue oder schwarze Kleidung mit Aufschriften wie „cool", „adventure", „explore" und „future" angeboten. Damit werden sie als starke, abenteuerlustige und freie Individuen dargestellt. Bei Mädchenkleidung dominieren hingegen Farben wie Rosa oder Lila und Wörter wie „love", „smile", „magic" und „unicorn". Das vermittelt das Bild, Mädchen seien fröhliche, unschuldige, verträumte und sanfte Wesen.

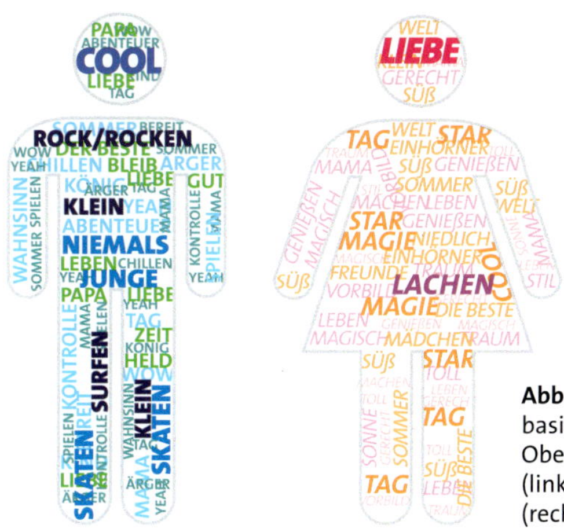

Abb. 2 Wortwolken, basierend auf Sprüchen auf Oberteilen von Jungen (links) und Mädchen (rechts)

Diese Zuschreibungen sind gerade bei Kindern und Jugendlichen nicht unproblematisch, weil sie sich direkt auf die Selbstidentifikation und Selbstwahrnehmung, ja sogar auf die Produktivität der Kleidungsträger auswirken kann, wie viele Untersuchungen belegen. So fördert ein T-Shirt mit der Aufschrift „In Mathe bin ich Deko" das Klischee vom angeblichen mathematisch und naturwissenschaftlich unbegabten Mädchen. Darüber hinaus kann der Spruch auf dem T-Shirt bewirken, dass Mädchen ihn verinnerlichen und dann tatsächlich schlechtere Leistungen in Mathe erzielen.

2.4 Die Bedeutung von Kleidung für Pflegebedürftige

Wer kennt es nicht? Ein neuer Schuh, eine tolle neue Hose – alles sieht super aus. Aber nach einer Weile drückt der Schuh, die Hose zwickt und der Stoff ist so kratzig, dass man fast verrückt werden könnte. Nun stellen Sie sich vor, Sie können den Schuh oder die Hose nicht selbstständig ausziehen, und auch ein Positionswechsel oder das Kratzen der juckenden Stellen sind Ihnen aufgrund einer Einschränkung nicht möglich. Dieses Beispiel zeigt, wie wichtig die richtige Kleidung für pflegebedürftige Menschen ist.

Kleidungsstücke, die nicht richtig sitzen oder nicht zu unserer ausgeübten Aktivität passen, können die Lebensqualität erheblich einschränken. Gleiches gilt, wenn Menschen aufgrund von körperlichen Einschränkungen wie etwa Lähmungen oder Gefühlsstörungen in der Beweglichkeit (Motorik) oder der Sensorik eingeschränkt sind. Pflegebedürftige Menschen mit solchen Einschränkungen sind daher auf besondere Kleidung angewiesen. Pflegende nutzen in diesem Zusammenhang den Begriff **Pflegemode**. Dabei handelt es sich um besonders funktionale Kleidungsstücke für Menschen mit körperlichen oder kognitiven Beeinträchtigungen durch Krankheit oder Behinderung. Aufgrund ihres Designs und eines ergonomisch angepassten Schnittes erleichtern sie das ›Ankleiden‹ und sind für die Körpersituation der Betroffenen optimiert.

An- und Auskleiden → S. 81

Im Rahmen der ›Pflegeanamnese und Maßnahmenplanung‹ nehmen Pflegende die Funktionalität der Kleidung der Klientin und wählen gemeinsam mit der Klientin geeignete Kleidungsstücke aus. Mit einer angepassten Kleidung wird auch das Ziel verfolgt, die ›Autonomie‹ des Klienten weitgehend zu erhalten, indem es ihm ermöglicht wird, sich möglichst selbstständig an- und auszukleiden. Daneben unterstützt Pflegemode auch das assistierte Ankleiden bei Personen mit wenig oder gar keiner Eigenmobilität sowie mit kognitiven Beeinträchtigungen.

Pflegeanamnese → S. 820, Band 1

Autonomie → S. 429, Band 1

Kaum jemand möchte gerne unmodisch gekleidet sein. Dies gilt auch dann, wenn – je nach Erkrankung beziehungsweise Grad einer Behinderung – existenzielle Probleme der Pflegebedürftigen in den Vordergrund rücken. Denn Kleidung ist mehr als eine gut funktionierende Körperhülle. Gerade für schwerkranke Menschen und ›Menschen mit Behinderung‹, die unter körperlichen Einschränkungen leiden, ist der identitätsstiftende Charakter von Kleidung enorm wichtig.

Menschen mit Behinderung → S. 706, Band 1

Aus Sicht der Pflege hat darüber hinaus die **Funktionalität** von Kleidung besondere Bedeutung. Sie sollte stets mit den Wünschen und Erwartungen der Klienten in Einklang gebracht werden. Funktionelle Kleidung sollte weit geschnittene Einstiege haben, damit Menschen, die in ihren ›Bewegungen‹ eingeschränkt sind, im Rollstuhl sitzen oder bettlägerig sind, bequem hineinschlüpfen können. Sie sollte darüber hinaus passende **Verschlüsse** aufweisen, die das Anziehen auch für Finger mit Gelenkerkrankungen sowie im Bett erleichtern. Zudem sollte die Kleidung so geschnitten und verarbeitet sein, dass sie nicht zwickt, kratzt oder drückt und die Pflegebedürftige in ihrer Beweglichkeit einschränkt oder gar behindert. Auch sollte die Versorgung von wichtigen Zugängen durch spezielle Kleidung möglichst erleichtert und optimiert werden. Besonders wichtig ist es, Kleidung nach ihrer Funktionalität im Zusammenhang mit ›Inkontinenz‹ auszuwählen. Denn häufig erschwert die falsche Kleidung es inkontinenten Klienten, rechtzeitig und entkleidet auf der Toilette sitzen oder die Inkontinenzversorgung eigenständig durchzuführen zu können. Nicht zuletzt muss funktionale Kleidung einer **hohen Beanspruchung** standhalten und darf nicht durch häufiges Waschen und Trocknen aus der Form geraten.

Mobilität und Selbstversorgung → S. 310

Inkontinenz → S. 181

Bisher gibt es nur wenige Fachgeschäfte, die sich spezielle Kleidung für Menschen mit einem besonderen Bedarf spezialisiert haben. Die meisten Anbieter sind Onlinehändler; mit dem Suchbegriff „Pflegemode" kann man sich im Internet einen guten Überblick über das Angebot verschaffen. Die folgende Tabelle fasst eine Auswahl der erhältlichen Pflegemode zusammen.

Oberteile	**Front-Oberteile** sind vorn mit Klettverschlüssen oder Magnetschließungen versehen, um Menschen mit Einschränkungen der Fingerbeweglichkeit ein einfaches Öffnen und Schließen zu ermöglichen. Oberteile, die am Rücken vollständig geöffnet sind, ermöglichen das Ankleiden von vorn, sodass die Arme ohne Heben oder Senken in die Ärmel gebracht werden können. Zugleich entfällt die Enge eines meist zu kleinen Halsausschnittes. Durch zwei sich überlappende Rückenteile ist der Rücken jederzeit vollständig bedeckt.
Hosen	**Kletthosen** sind für Menschen mit leichten Einschränkungen geeignet. Der Bund ist elastisch, wird jedoch zusätzlich durch Klettverschlussöffnungen ergänzt, sodass der Einstieg in die Hose deutlich erleichtert wird. Spezielle **Pflegehosen** sind für stark immobile Menschen mit erheblichem Pflegeaufwand konzipiert. Sie sind am Bund ebenfalls elastisch und lassen sich zusätzlich hinten oder am Bein vollständig öffnen. So ist das Ankleiden auch im Liegen möglich. **Zipperhosen** verfügen über seitliche Reißverschlüsse. Sie erleichtern den Einstieg und sind an den Beinen selbst leicht zu öffnen. **Rollstuhlfahrerhosen** sind am Rücken höher geschnitten, in den Kniebereichen ausgeformt und in der Länge an eine sitzende Position angepasst. **Transferhosen** sind spezielle Hosen für Menschen, die auf einen Rollstuhl angewiesen sind oder nur unsicher stehen können. Sie verfügen über am Hosenbein und am Rückenbündchen festgenähte Nylonschlaufen, an denen die Pflegefachpersonen zugreifen können, um den Pflegebedürftigen beim Stehen oder Umsetzen vom Rollstuhl in ein anderes Sitzmöbel zu unterstützen.

REFLEXION — **IMPULS** — LERNORTVERNETZUNG

Achten Sie an Ihrem Einsatzort gezielt darauf, ob die Kleidung der pflegebedürftigen Menschen für die unterschiedlichen individuellen Situationen angemessen ist.

Neben dem Gebot, die Pflegebedürftige möglichst ihren Wünschen und Gewohnheiten entsprechend zu kleiden, gibt es eine Reihe von **Ausnahmen**, die diesem Gebot entgegenstehen. Aus ›hygienischen Gründen‹ ist es Pflegebedürftigen in bestimmten Bereichen des Krankenhauses nicht gestattet, ihre eigene Kleidung zu tragen. In diesen Bereichen bekommen sie klinikeigene Funktionskleidung. Ein Beispiel ist das so genannte **Patientenhemd**. Es ist mit den typischen breiten Ärmeln und der Öffnung im Rückenbereich besonders gut dazu geeignet, Pflegebedürftige schnell und bequem an- und auszukleiden und mit medizinischen ›Zugängen‹ und Monitorableitungen zu versorgen. Aus hygienischer Sicht ist hervorzuheben, dass die so genannte **Klinikwäsche** mit entsprechenden desinfizierenden Waschverfahren zentral gereinigt wird. Damit wird sichergestellt, dass Pflegebedürftige sich stets mit sauberer Kleidung in den sensiblen Bereichen des Krankenhauses bewegen.
Es ist Aufgabe der Pflegenden, Pflegebedürftige über die für ihre individuelle Situation passende Kleidung zu informieren und zu beraten. Als Informationsquellen eignen sich neben den oben genannten Fachgeschäften und spezialisierten Onlinehändlern auch verschiedene Selbsthilfevereine und -vereinigungen, wie z.B. die „Deutsche Schlaganfall-Gesellschaft" oder die „Deutsche Morbus Crohn / Colitis ulcerosa Vereinigung".

Hygiene → *S. 521, Band 1*

Kommunikation
Welche Botschaft wird mit den unterschiedlichen Bezeichnungen für ein sogenanntes Patientenhemd jeweils übermittelt?

Zugänge → *S. 672, Band 1*

www.dsg-info.de
www.dccv.de

3 Scham

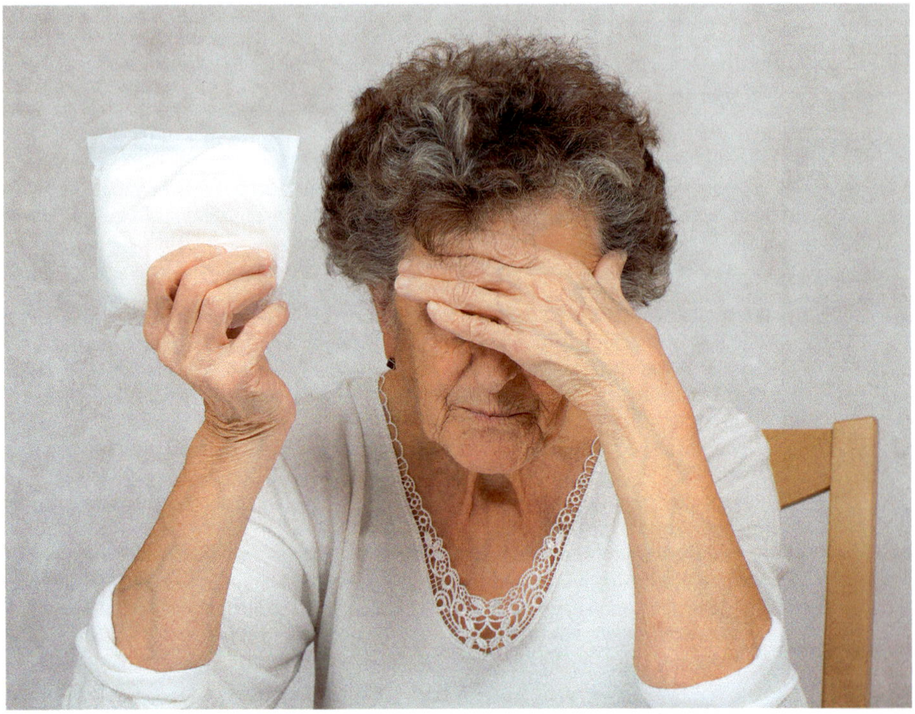

Abb. 1 Schamgrenzen und Intimsphäre spielen in der Pflege eine wichtige Rolle.

Selbstfürsorge
Wie bewältigen Sie Schamgefühle?

Das Schamgefühl gehört zu den stärksten, unangenehmsten und intimsten menschlichen Gefühlen. Im Berufsalltag von Pflegenden ist es eine alltäglich anzutreffende Gefühlsregung. Scham ist ein Gefühl der Verlegenheit oder der Bloßstellung, das durch Verletzung der Intimsphäre auftreten oder auf dem Bewusstsein beruhen kann, durch unehrenhafte, unanständige oder erfolglose Handlungen sozialen Erwartungen oder Normen nicht entsprochen zu haben.
Nicht nur die pflegebedürftigen Klienten und deren Angehörige können in verschiedenen Pflegesituationen Scham empfinden. Auch die Pflegenden selbst werden mit diesem Gefühl häufig konfrontiert, indem sie selbst auch Scham empfinden, diese bei ihren Klienten wahrnehmen oder gar auslösen. Besonders leicht schämen sich Menschen, die infolge von Krankheit und Gebrechen der Schamsituation schutzlos ausgeliefert sind. Halten solche Situationen lange an und fühlt sich der Betroffene ständig abgewertet und herabgewürdigt, können Schamgefühle sogar seelisch krank machen. Die Lebensfreude und Motivation gehen verloren. Sozialer Rückzug bis hin zur Vereinsamung können die Folge sein. Die Wahrung von Schamgrenzen und der Intimsphäre ist in der Pflegebeziehung deshalb besonders wichtig.

REFLEXION | **IMPULS** | LERNORTVERNETZUNG

Welche Schamgrenzen haben Sie persönlich? Welche Schamgrenzen und welche Unterschiede vermuten Sie bei Ihrer Klientel, mit der Sie beruflich umgehen müssen (Kinder, alte Menschen, Menschen mit Behinderung etc.)?

3.1 Funktionen der Scham

Erst seit rund 15 Jahren fragen sich Wissenschaftler, welchen Vorteil die Entwicklung der Scham für unsere Vorfahren hatte. Eine heute weitverbreitete Meinung ist, dass das Verbergen der Genitalien und des Geschlechtsverkehrs ein ungestörtes Zusammenleben der frühen Menschen ermöglichte. Für ein Wesen, dem das soziale Miteinander bzw. die Gruppe als Lebensversicherung diente, erfüllte die Scham damit eine wichtige Funktion. Das schamhafte Verhalten verhinderte ständige Rivalitätskämpfe. Zudem bewahrte der Geschlechtsverkehr im Verborgenen die Geschlechtspartner vor möglichen Gefahren, da diese die Umwelt im Akt nicht mehr klar wahrnehmen konnten. Ständig entblößte Geschlechtsorgane hätten zudem unentwegt Begierde geweckt, die wiederum den Menschen von anderer Beschäftigung abgelenkt hätte.

Bis heute wird das Feigenblatt als bildlicher Ausdruck für die schamhafte Verhüllung gebraucht.

Der deutsche Ethnologe und Kulturhistoriker Hans Peter Duerr zeigt anhand einer Fülle von ethnologischem Material, dass Scham ein universelles, in allen Gesellschaften zu allen Zeiten vorhandenes Phänomen ist, das den Intimbereich schützt. Forscher gehen deshalb davon aus, dass die sogenannte Nacktscham zu den Wesensmerkmalen des Homo sapiens gehört und der Mensch sich seit mindestens 100 000 Jahren die Genitalien bedeckt. Zunächst nutzte er dazu vermutlich Pflanzen, später dann Leder und Textilien.

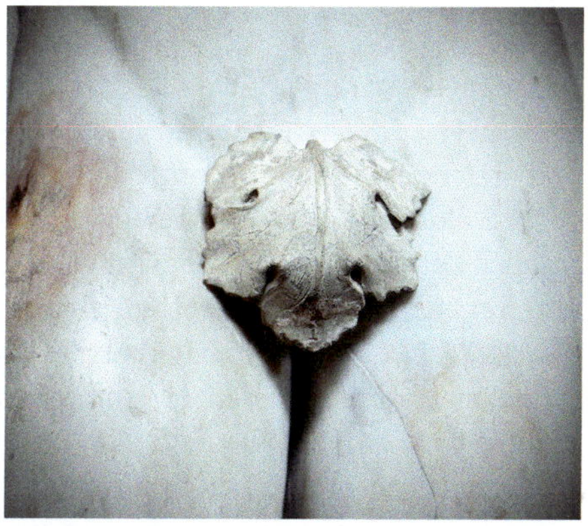

Abb. 2 Bedeckter Intimbereich mit Feigenblatt an einer Statue

Die Kleidung gab den Menschen zudem die Möglichkeit, ihre Ausstrahlung gezielt zu steuern. Lange, weite Gewänder, wie sie von Nonnen und Mönchen getragen werden, entkörperlichten den Menschen und machten ihn geschlechtslos. In der frühen Neuzeit, etwa ab dem 15. Jahrhundert, trugen modebewusste europäische Männer plötzlich riesige Schamkapseln, die ihren Penis hervorhoben und den Eindruck einer ständigen Erektion weckten. Auch die Kleidungsstücke der Frauen betonten nach und nach die weiblichen Rundungen. Seit den 1970er-Jahren erleben wir öffentliche Nacktheit als Alltäglichkeit, so der Philosoph Michael Raub. Massenmedien beginnen, das Spiel mit der Nacktheit zu zelebrieren. ›„Sex sells“‹ zeigen Menschen Haut, hier werden Milliardenbeträge mit der Freizügigkeit umgesetzt. Es könnte der Eindruck entstehen, dass wir heute in einer schambefreiten Gesellschaft leben. Dem ist nicht so. Das Geschäft mit den sexuellen Reizen setzt nämlich nicht etwa Schamlosigkeit, sondern die Scham selbst voraus.

Sex sells
(engl.: ‚Sex verkauft [sich]‘) ist eine Redewendung aus der Sprache der Werbung. Im weiteren Sinne gehört Sex sells zum Gender Marketing: Es bringt zum Ausdruck, dass sich ein Produkt besser verkauft, wenn es in einem Kontext dargestellt wird, der sexuelle Inhalte präsentiert.

Durch das Bedecken der Geschlechtsteile in der frühen Menschheitsgeschichte richtete sich der Blick auf ganz andere Körperbereiche, bis sich schließlich im Verlauf der Evolution der gesamte Körper sexualisierte. Das Spiel mit der Nacktheit funktioniert also nur, weil Menschen schon die zarte Haut eines Ohrläppchens oder die weiche Rundung eines Knies als erotisch empfinden können.

3.2 Schuld und Scham

Schuld und Scham gelten als innerpsychische Spannungszustände und treten häufig gemeinsam auf. Schuld basiert auf einem Konflikt zwischen Ich und Über-Ich, also dem Individuum und den Normen und Werten der Gesellschaft, die verletzt werden. Scham dagegen geht auf einen Konflikt zwischen Ich und Ich-Ideal zurück, also dem idealen Bild, das wir von uns selbst haben.

Schuld	Scham
Schuld basiert auf einem Konflikt zwischen Ich und Über-Ich.	Scham basiert auf einem Konflikt zwischen Ich und Ich-Ideal.
Schuldgefühle beziehen sich auf die Verletzung des Anderen.	Schamgefühle zielen auf die Verletzung des Selbst.
Schuldgefühle treten immer dort auf, wo eine Handlung bzw. eine Tat im Vordergrund steht.	Scham tritt immer dort auf, wo man sich in peinlicher Weise öffentlich ertappt fühlt.

Ethik
Gibt es Scham, wenn niemand dabei ist?

Norm → *S. 75, Band 1*

Die sexuelle Scham gilt als die älteste Form der Scham. Der Impuls, seine Nacktheit verstecken zu wollen, ist eine typische Schamreaktion, wenn z. B. unsere intimen Körperbereiche ohne eigene Kontrolle sichtbar werden und wir den Blicken anderer ausgesetzt sind. Die dabei mitgefühlte Schuld bezieht sich nicht darauf, anderen den Anblick der eigenen Nacktheit zugemutet zu haben. Das Schamgefühl ist vielmehr eine Reaktion auf die subjektive Annahme, in einer bestimmten Situation in den Augen der Mitwelt eine ›Norm‹ übertreten zu haben.
Scham ist eng mit sozialen Beziehungserfahrungen und ihren innerpsychischen Wirkungen verbunden. Dabei setzt das Schamgefühl eine reale oder erdachte (imaginierte) Person voraus, die mich beobachtet und vor der ich mich schäme (Objektpol). Das kann die soziale Gemeinschaft oder ein Teil der eigenen Persönlichkeit wie z. B. das Gewissen sein. Der sogenannte Subjektpol kennzeichnet das, „wofür" ich mich schäme. Das können die eigene Handlung sowie eigene Fantasien oder Bedürfnisse sein. Beide Pole, das „vor wem" und das „wofür" ich mich schäme, sind im Schamgefühl meist unauflöslich verbunden. Die Stärke der gefühlten Scham ist davon abhängig, wie man den eigenen Mangel bewertet und wie man glaubt, dass andere dies tun. Begleitet wird das Schamgefühl häufig von körperlichen Symptomen, wie Erröten, Schweißausbrüche und Herzklopfen, verbunden mit einer Mimik der Sprach- und Hilflosigkeit. Neben den körperlichen Reaktionen kann Scham den Reflex auslösen, die Situation verlassen und weglaufen zu wollen. Aussagen wie „Ich wäre am liebsten im Erdboden versunken!" machen deutlich, wie belastend Schamgefühle empfunden werden können.

Objektpol – „vor wem" schäme ich mich

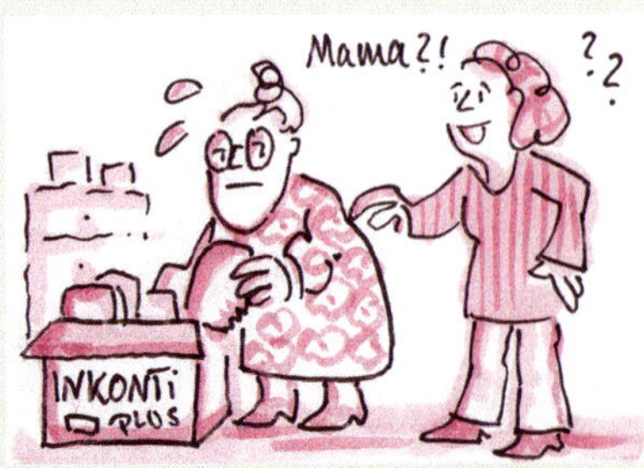

Subjektpol – „wofür" schäme ich mich

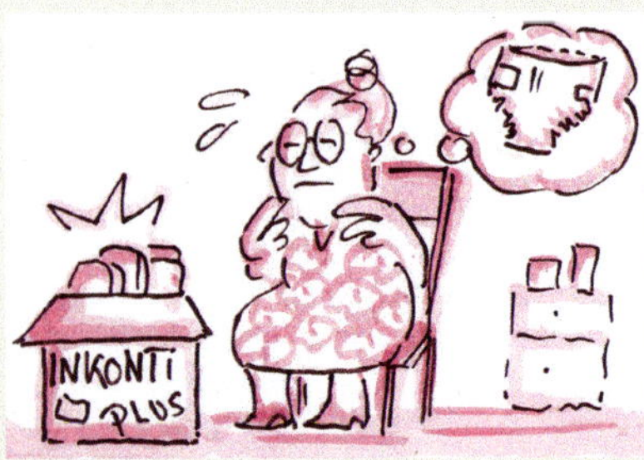

3.3 Erlernte Schambarrieren

Warum und wofür wir uns schämen, ist zum einen von der sozialen Umgebung und zum anderen von kulturellen Regeln abhängig. So würde beispielsweise eine gläubige Muslima tiefe Scham empfinden, wenn ein fremder Mann ihr Haar oder ihren Körper sehen könnte.

In einer Liebesbeziehung mit einem Partner empfinden wir in der Regel keine Scham bei intensivem Austausch von Körperflüssigkeiten. Trotzdem geht die Liebe in den meisten Fällen nicht so weit, dass wir mit wechselseitigem Interesse und Lust die Qualität unserer Körperausscheidungen bewundern. Grund dafür sind unser individuelles Schamgefühl und die in der frühen Kindheit gelernte ›Ekelschranke‹, die lebenslang unser Schamgefühl beeinflusst.

Ekel →*S. 232*

›Kinder‹ beginnen etwa ab dem zweiten Lebensjahr, sich zu schämen, wenn sie sich als eigenes Selbst begreifen und die Grenzen zwischen Ich und den anderen entdecken. Beeinflusst durch Eltern und Geschwister lernen sie allmählich, was sie im sich ausweitenden Handlungsfeld tun dürfen und was nicht. Dazu gehört auch, zu lernen, Vermeidungsscham zu spüren, wenn das kindliche Interesse für die eigenen Körperausscheidungen erwacht.

Kleinkind- und Vorschulalter →*S. 336, Band 1*

Die durch Erziehung gesetzten Schambarrieren gebieten der Neugier des Kindes im lustvoll experimentierenden Umgang mit der eigenen Ausscheidung Einhalt.

Einer weiteren elterlichen Einschränkung unterliegt in der Regel auch die vom Kind lustvoll entdeckte Manipulation des Geschlechtsorgans. Die ›„schwarze Pädagogik"‹ des 19. Jahrhundert, die der frühkindlichen Masturbation mit Bedrohung und strengem Verbot sowie mit mechanischen Hilfsmitteln Einhalt gebieten wollte, spielt in der Erziehungspraxis aufgeklärter Eltern heute kaum noch eine Rolle. Sie ist mit einer liebevollen und partnerschaftlichen liberalen Erziehungspraxis unvereinbar. Trotzdem ist die Sexualaufklärung bis heute ein überwiegend tabuisiertes Thema in der Familienerziehung geblieben. Diese Tabuisierung kann ggf. dazu führen, dass sich das Kind schämt, wenn sich Personen in eindeutiger Absicht annähern. Es ist deshalb wichtig, der möglichen Gefahr ›sexuellen Missbrauchs‹ entgegenzuwirken. Das Kind muss über so viel Vertrauen verfügen, sich nicht zu schämen und den Eltern zu berichten, wenn Grenzen der Intimsphäre, in welcher Form auch immer, durch Dritte nicht geachtet oder gar verletzt werden. Die Stärkung des Selbstvertrauens ist damit ein zentrales ›Sozialisations- und Erziehungsziel‹. Pflegefachfrauen und -männer sollten dies in der Arbeit mit den ihnen anvertrauten Kindern sowie mit deren Eltern berücksichtigen.

Schwarze Pädagogik
ist ein negativ wertender Sammelbegriff für Erziehungsmethoden, die Gewalt und Einschüchterung als Mittel enthalten. Der Begriff wurde 1977 von der Soziologin Katharina Rutschky mit der Veröffentlichung eines Buches unter gleichem Titel eingeführt.

sexueller Missbrauch →*S. 691, 849*

Sozialisation
Prozess der Einordnung des (heranwachsenden) Individuums in die Gesellschaft und die damit verbundene Übernahme gesellschaftlich bedingter Verhaltensweisen durch das Individuum

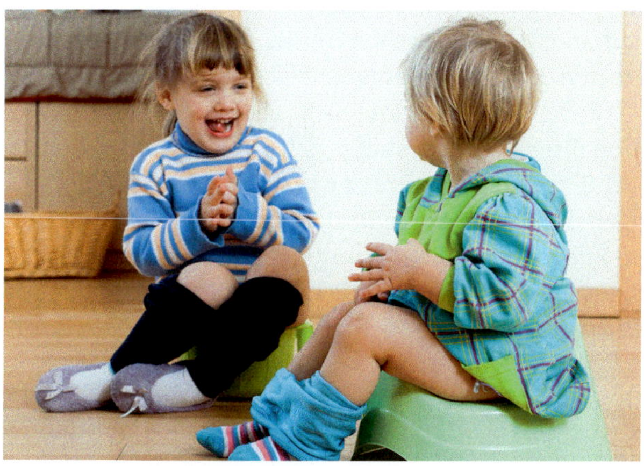

Abb. 1 Das Sich-Schämen ist nicht angeboren.

3.4 Mit Scham im Pflegealltag umgehen

Pflegebeziehung →S. 297, Band 1

Das Schamgefühl erfüllt für uns Menschen wichtige (Schutz-)Funktionen, die in der professionellen ›Pflegebeziehung‹ unbedingt beachtet werden sollten:

1. Das Schamgefühl trägt dazu bei, Regeln einzuhalten.
   Es bringt uns dazu, Regeln zu respektieren und danach zu handeln. Auf diese Weise hilft es, das Zusammenleben in der Gesellschaft zu ordnen.
2. Das Schamgefühl ist ein Alarmsignal.
   Es warnt uns vor Situationen, die uns überfordern oder gar bedrohen. Es hilft uns, aus solchen Situationen zu entkommen, nicht verletzt zu werden und damit unsere Selbstachtung zu bewahren.
3. Das Schamgefühl hilft, sich selbst und andere einzuschätzen.

Um Scham zu empfinden, ist ein Perspektivwechsel erforderlich. Der Beschämte muss sich mit den Augen anderer sehen können. Das Erkennen und Respektieren der eigenen Schamgefühle ist daher besonders wichtig: zum einen, um sich selbst einzuschätzen und zum anderen, um Grenzen aufzuzeigen, an denen sich andere orientieren können. Gleichzeitig können Schamgefühle durch eine gute Selbsteinschätzung auch bei anderen Menschen besser erahnt und berücksichtigt werden.
Pflegende sollten in allen Pflegesituationen gezielt auf Anzeichen für Scham achten, insbesondere wenn sich Pflegebedürftige aufgrund einer Krankheit nicht mehr äußern können oder aus Scham nicht möchten. Um mit Schamsituationen im Pflegealltag angemessen umgehen zu können, ist es zudem wichtig, herauszufinden, was der Auslöser für das Schamgefühl ist. Nur wenn der Grund bekannt ist, kann darauf gezielt eingegangen werden. Ein offener Austausch ist in diesem Zusammenhang besonders wichtig, um Lösungen zu finden oder die Situation zu akzeptieren, wenn diese im Moment nicht geändert werden kann. Im Gespräch sollte herausgefunden werden, wie und von wem der Pflegebedürftige am liebsten unterstützt werden möchte und was ihm bei der Pflege unangenehm ist. Ebenso wichtig ist es, dass pflegende Angehörige äußern dürfen, was sie im Rahmen der Pflege leisten können und was nicht. Schamgefühle sind nicht ganz zu vermeiden. Es gibt jedoch Möglichkeiten, schambehafteten Situationen vorzubeugen oder zu lernen, mit ihnen umzugehen.

Informationsbroschüre des Zentrums für Qualität in der Pflege (ZQP) zum Umgang mit Scham
www.zqp.de/scham-pflege

Pflegeprozessgestaltung
Wie kann man Scham erkennen und dokumentieren?

B BEISPIEL

Lara Müller pflegt seit Kurzem ihre 74-jährige Mutter Elisabeth in deren eigener Wohnung. Aufgrund der sehr konservativen Erziehung der Mutter durch Laras Urgroßeltern ist Scham in der Familie schon immer ein großes Thema gewesen. Die Badezimmertüren mussten konsequent verschlossen werden und Nacktheit, auch innerhalb der Familie, wurde nicht geduldet. Die Pflegebeziehung zwischen Lara und ihrer Mutter gestaltet sich sehr schwierig, weil sich die Mutter vor ihrer Tochter bei der Körperpflege stark schämt. Beiden ist diese Situation sehr unangenehm, belastet die Beziehung zwischen Mutter und Tochter und macht die Pflege unmöglich. Sie entschließen sich deshalb, einen ambulanten Pflegedienst einzuschalten, der sich mit professioneller Distanz auf diese Situation einstellen kann. Die Tochter übernimmt von nun an nur noch hauswirtschaftliche Tätigkeiten und die Beziehung zwischen Mutter und Tochter bessert sich sofort.

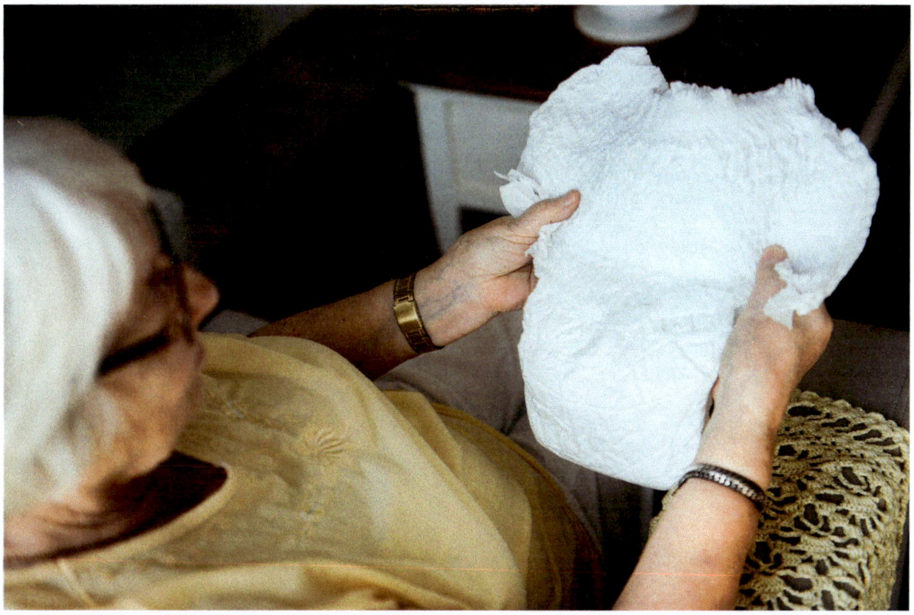

Abb. 1 Pflegebedürftigkeit mindert oft das Selbstwertgefühl.

Das Auftreten von Schamgefühlen ist nicht selten vom aktuellen Selbstwert der Person abhängig. Wird der ›Selbstwert‹ verletzt, können Schamgefühle ausgelöst werden. In Pflegesituationen wird dieser Zusammenhang besonders deutlich, da das Selbstwertgefühl des Pflegebedürftigen aufgrund der Hilfsbedürftigkeit und daraus resultierender Abhängigkeitsverhältnisse potenziell gefährdet ist. Auf der Seite der Angehörigen werden Selbstwertverletzungen häufig durch Überforderung bei der Pflege ausgelöst. Auch hier sollten professionell Pflegende genauer hinsehen und ggf. entlastend oder beratend unterstützend tätig werden. Auch selbstwerterhaltende und selbstwertsteigernde Maßnahmen können dazu beitragen, Schamgefühle zu vermeiden. Hier kommt es vor allem auf eine positive personzentrierte Grundhaltung an. Diese Grundhaltung ist nach ›Kitwood‹ durch Akzeptanz, Kongruenz und Empathie geprägt und sollte unser Handeln in allen Pflegebeziehungen bestimmen. Besonders dort, wo Intimgrenzen überschritten werden (müssen), ist ein reflektiertes Handeln der Pflegeperson notwendig.

Selbstwert →S. 89

Tom Kitwood →S. 594

REFLEXION | IMPULS | LERNORTVERNETZUNG

Denken Sie darüber nach, was in der Pflegebeziehung konkret a) bei Pflegebedürftigen und b) bei pflegenden Angehörigen Schamgefühle auslösen kann. Machen Sie sich Notizen.

4 Der Körper als System

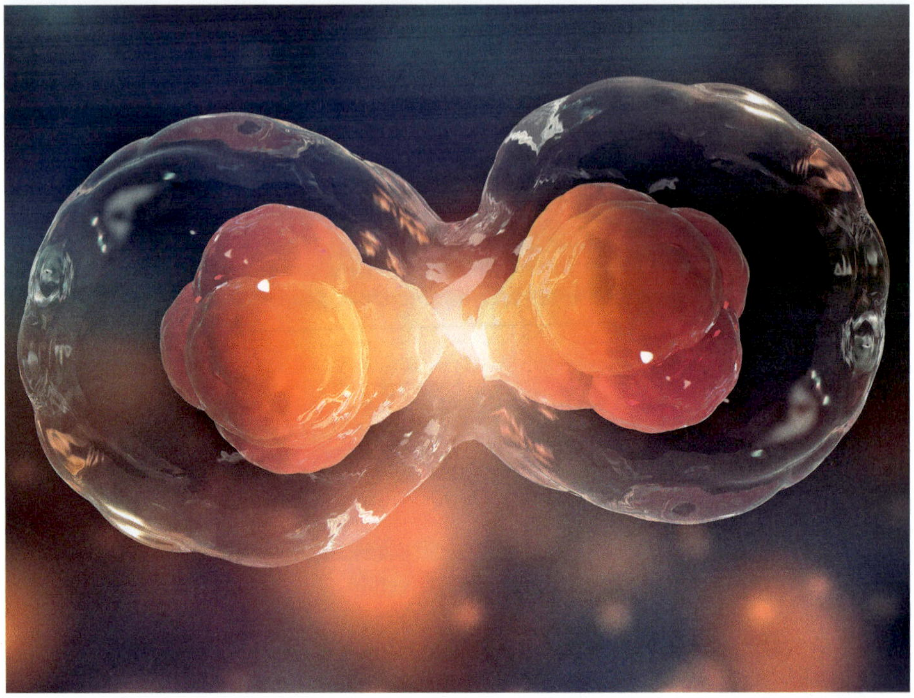

Abb. 1 Alle lebendigen Systeme bestehen aus Zellen. Sie bilden sehr unterschiedliche Gewebe und können sich teilen (wie hier im Bild).

Wie alle Lebewesen ist auch der menschliche Körper als biologisches System zu verstehen. Als System bezeichnet man das Zusammenspiel verschiedener funktionaler Einheiten. Ein biologisches System kann man innerhalb seiner Umwelt verstehen, es stellt einen abgegrenzten Bereich dar und steht in Austausch mit seiner Umgebung. Am Beispiel einer Pflanze wird dies deutlich: Sie besteht, schematisch dargestellt, aus einer Wurzel, einem Stiel oder Stängel, Blättern und einer Blüte.

Die Wurzeln mit dem Leitsystem dienen der Wasser- und Nährstoffversorgung, in den Blättern findet die Fotosynthese statt und in der Blüte befinden sich die Fortpflanzungsorgane. Sie ist abgegrenzt von ihrer Umgebung und steht im Austausch mit ihr: Wenn der Boden zu trocken ist, vertrocknet auch die Pflanze, und wenn sie kein Licht erreicht, stirbt sie ab. Erhält sie aber die genau richtige Menge Nährstoffe, Wasser und Licht, wächst sie, blüht und trägt nach der Befruchtung Früchte.

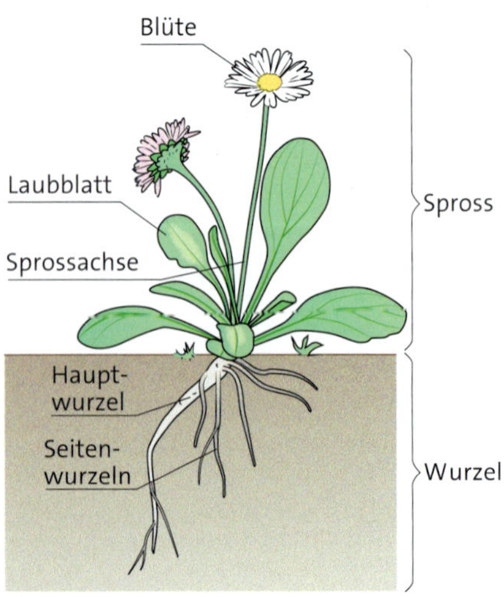

Abb. 2 Schematischer Aufbau einer Pflanze

Dies ist übertragbar auf den Menschen als biologischem System. Der Mensch benötigt eine bestimmte Außentemperatur, um die Kerntemperatur bei 37 °C konstant zu halten. Ebenso müssen sich weitere Umweltfaktoren in einem bestimmten Toleranzbereich befinden, um das Leben möglich zu machen. So ist sein Leben ohne Sauerstoff in der Atemluft nicht möglich und auch das Überleben im Wasser ist für den Menschen nicht ohne zusätzliche Hilfsmittel möglich. Befinden sich die Umgebungsfaktoren in einem tolerierbaren Bereich, kann der Mensch überleben und sogar ein Alter von über 100 Jahren erreichen – wenn auch nur in Ausnahmefällen.

4.1 Der menschliche Körper im Überblick

Der Körper des Menschen als Organismus ist ein biologisches System, welches von seiner Umwelt abgegrenzt ist und im Austausch mit dieser steht. Die einzelnen funktionalen Einheiten werden als Organsysteme bezeichnet. Jedes Organsystem besteht aus verschiedenen Organen, die spezielle Aufgaben übernehmen. Ein Organ besteht aus verschiedenen Geweben und ein Gewebe besteht aus mehreren Zellen (Zellverbänden) mit gleicher und unterschiedlicher Funktion. Die Zelle ist die kleinste Einheit des biologischen Systems. In den Zellen befinden sich die Zellorganellen, die wiederum aus Molekülen bestehen. Diese kleinsten Teilchen wiederum bestehen aus Verbindungen einzelner Atome oder Ionen.

Selbstfürsorge
Woran merken Sie, dass Ihr Körper ein System ist? Gibt es z. B. ein Organsystem, das besonders reagiert, wenn Sie Stress haben?

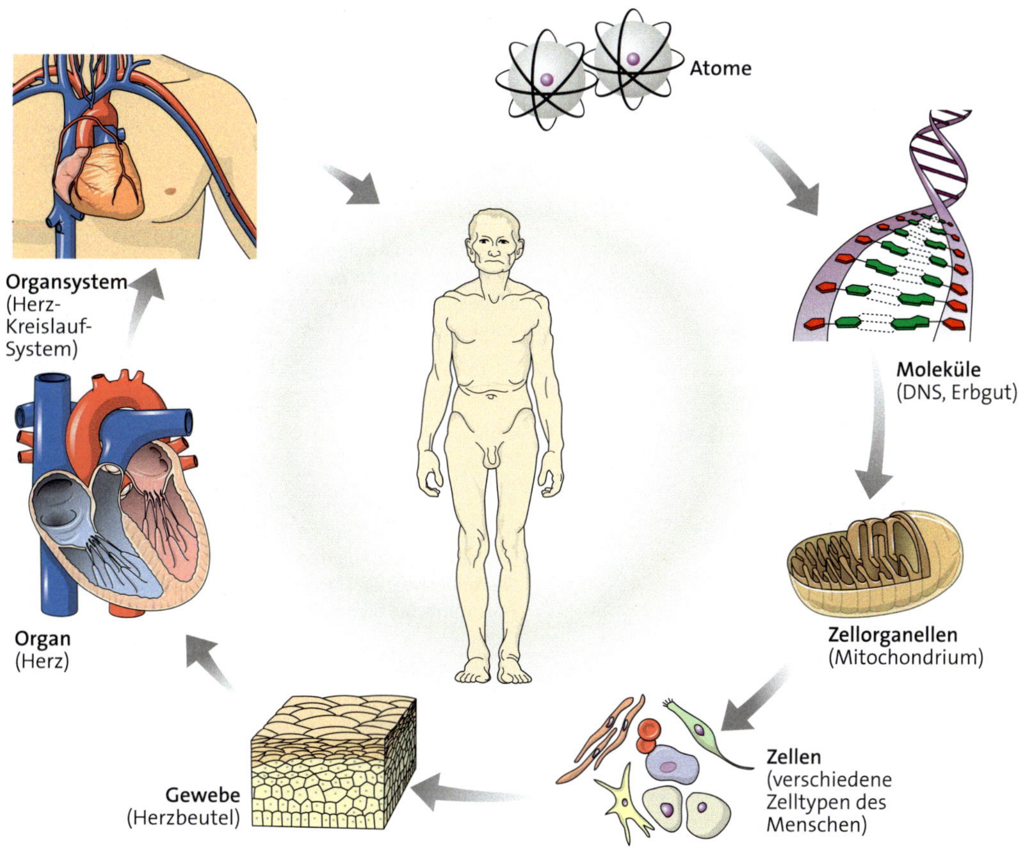

Abb. 3 Vom Atom zum Organismus

Die Organsysteme beeinflussen sich gegenseitig. So bewirkt z. B. körperliche Anstrengung eine bessere Durchblutung der Haut und eine intensivere Atmung. Eine Aktivität des Bewegungssystems hat also zur Folge, dass das Atmungssystem aktiviert wird. Durch die Bewegung entsteht Wärme, die über die Haut abgegeben werden muss. Die Blutgefäße der Haut werden geweitet und intensiv durchblutet. Um die Abkühlung besonders schnell und effektiv zu erreichen, wird Schweiß auf die Körperoberfläche abgegeben. Ebenso wird über die intensivere Atmung mehr Sauerstoff aufgenommen und über das Blut zu den Muskeln transportiert. Die intensivere Atmung sorgt für einen verstärkten Abtransport des Kohlenstoffdioxids, wodurch der pH-Wert des Blutes konstant gehalten wird. Das Gleichgewicht der Systeme und ihr Zusammenspiel werden auch als ›Homöostase‹ bezeichnet.

Homöostase
Aufrechterhaltung des inneren Gleichgewichts und Milieus durch verschiedene Regelsysteme

Hyperventilation → S. 369

Die verschiedenen Organsysteme des menschlichen Organismus (Tab. 1) beeinflussen sich gegenseitig, dadurch können Anforderungen oder Störungen eines Systems durch ein anderes ausgeglichen werden. Zum Beispiel kann eine schwere Verschiebung des pH-Wertes im Blut in den sauren Bereich (Abfall des pH-Wertes) bei metabolischer Azidose durch vertiefte Atmung/›Hyperventilation‹ und dadurch vermehrte Abatmung von Kohlenstoffdioxid ausgeglichen werden. Gerät eines der Systeme aber vollständig aus dem Gleichgewicht, so kommt es zur Störung des gesamten Organismus und Krankheit oder auch Tod sind die Folge.

Organsystem	Kurzbeschreibung
Haut 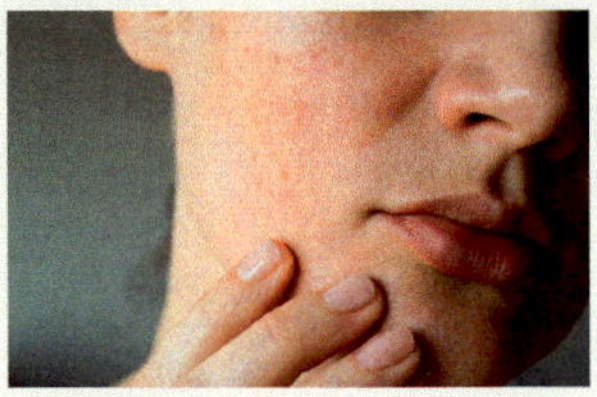	Die Haut ist die Oberfläche des menschlichen Organismus, sie grenzt ihn gegenüber der Umwelt ab.
Verdauungssystem 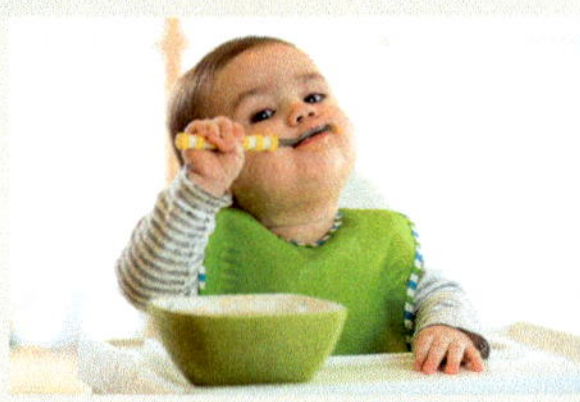	Über das Verdauungssystem wird die Nahrung aufgenommen, zerkleinert, in kleinste Bestandteile aufgespalten und diese werden in die Blutbahn aufgenommen.
Harnsystem 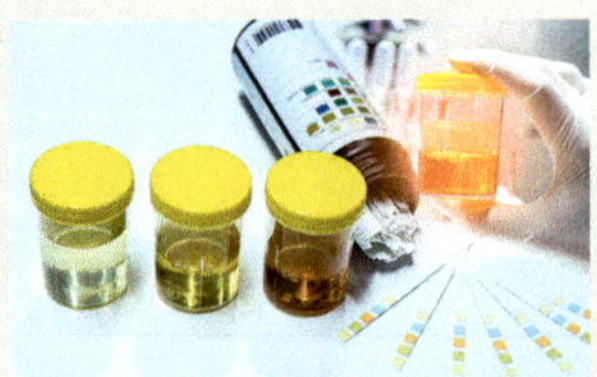	Zum Harnsystem gehören die harnbildenden und die harnableitenden Organe. Harnbildend sind die Nieren und zu den harnableitenden Organen gehören die Nierenbecken, die Harnleiter, die Harnblase und die Harnröhre. Sie dienen der Entgiftung.
Bewegungs- und Stützsystem 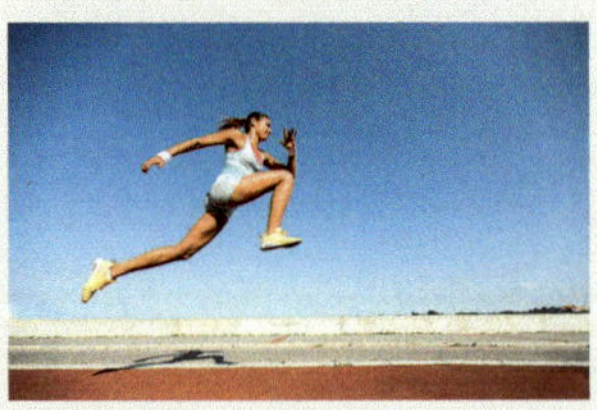	Zum Bewegungssystem gehören der passive und der aktive Bewegungsapparat. Das Bewegungssystem dient der Fortbewegung des Menschen und ermöglicht die aufrechte Haltung.
Atmungssystem 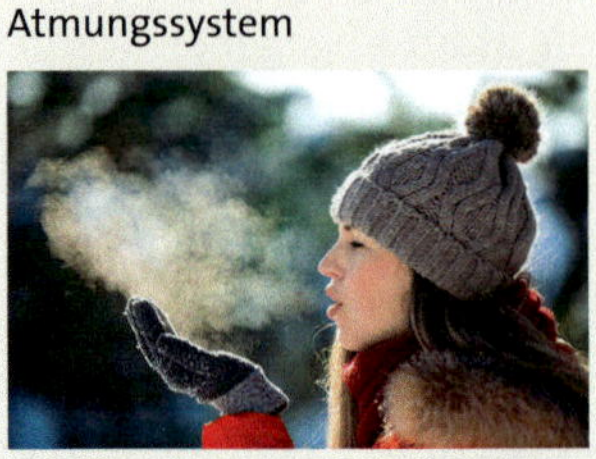	Das Atmungssystem wird eingeteilt in die oberen und die unteren Atemwege. Von der Nasenhöhle bis zum Ende des Bronchialbaumes wird die Atemluft geleitet, sie wird dabei angewärmt und gereinigt und angefeuchtet. In der Lunge selbst findet die äußere Atmung mit dem Gasaustausch statt.

Tab. 1 Organsysteme des Menschen

Organsystem	Kurzbeschreibung
Nervensystem mit den Sinnesorganen 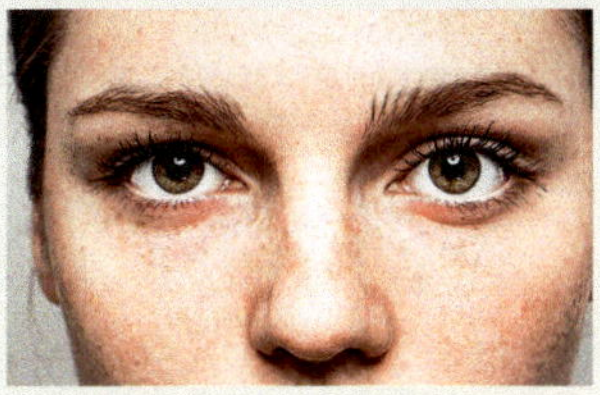	Zum Nervensystem gehören das Gehirn, das Rückenmark und die peripheren Nervenbahnen, ebenso das vegetative Nervensystem. Dieses steuert insbesondere die Funktion der inneren Organe. Die Sinnesorgane dienen der Reizaufnahme von außen, zu ihnen gehören: die Augen, die Ohren, die Sinnesrezeptoren der Haut, der Nase und der Zunge.
Fortpflanzungssystem 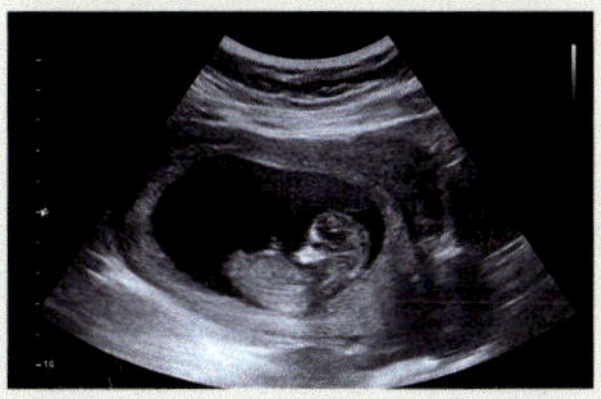	Das Fortpflanzungssystem ist das System, welches bei weiblichen und männlichen Individuen nicht gleich aufgebaut ist. Es erreicht erst nach der Pubertät seine Funktionsfähigkeit und dient der Vermehrung.
Herz-Kreislauf-System 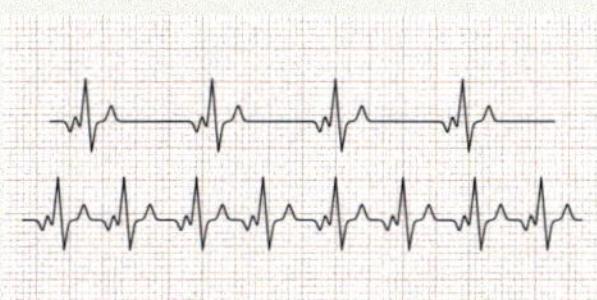	Zum Herz-Kreislauf-System gehören das Herz und die Blutgefäße. Das Herz pumpt ununterbrochen Blut in die Gefäße. Dadurch entsteht der kontinuierliche Blutfluss, alle Organe werden mit Sauerstoff und Nährstoffen versorgt und Abbauprodukte werden abtransportiert.
Blut- und Lymphsystem 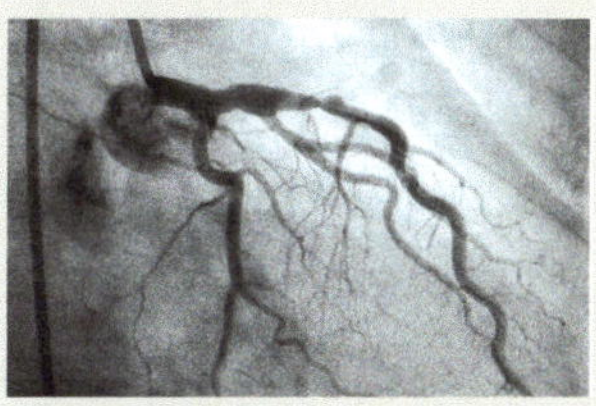	Das Blut transportiert die gelösten Stoffe im Organismus. Es sorgt so für die Versorgung der Organe mit Sauerstoff und Nährstoffen und für die Verteilung der Hormone an ihren jeweiligen Bestimmungsort. Das Lymphsystem dient dem Stofftransport vom Gewebe zum Blutsystem.
Immunsystem 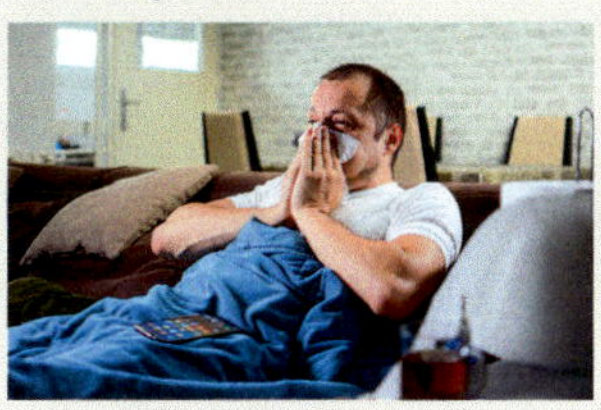	Zum Immunsystem gehören die Abwehrzellen, die Antikörper und die Faktoren des Komplementsystems.
Hormonsystem 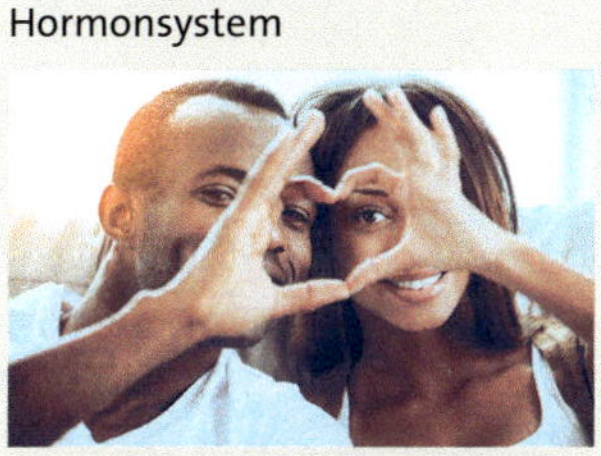	Das Hormonsystem gehört zu den komplexesten Systemen des menschlichen Organismus. Es dient der Steuerung des gesamten Organismus.

Tab. 1 Organsysteme des Menschen (Fortsetzung)

4.2 Zellen und Gewebe

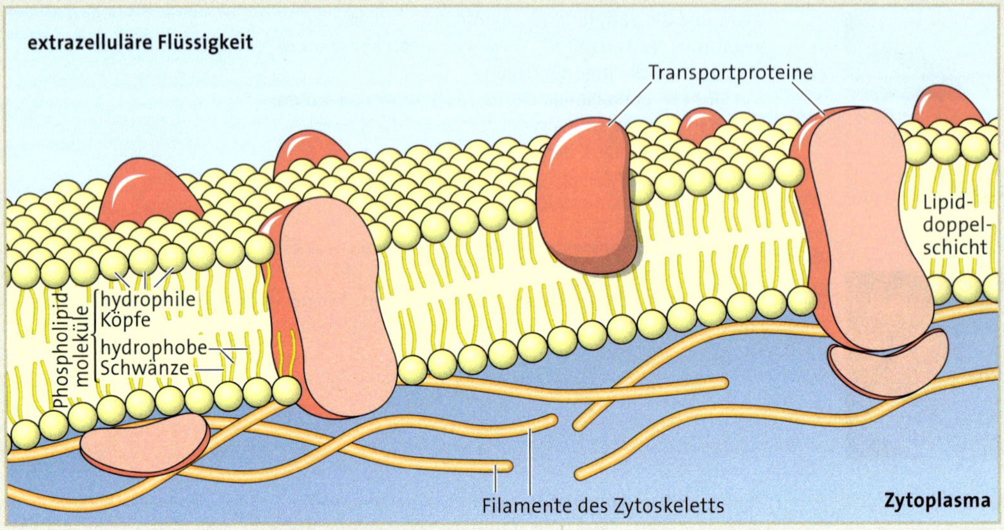

Zellmembran

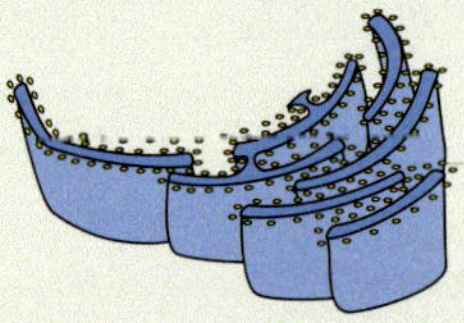

Endoplasmatisches Retikulum

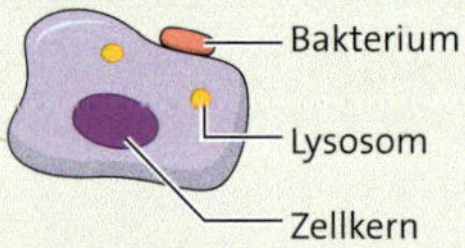

Lysosom

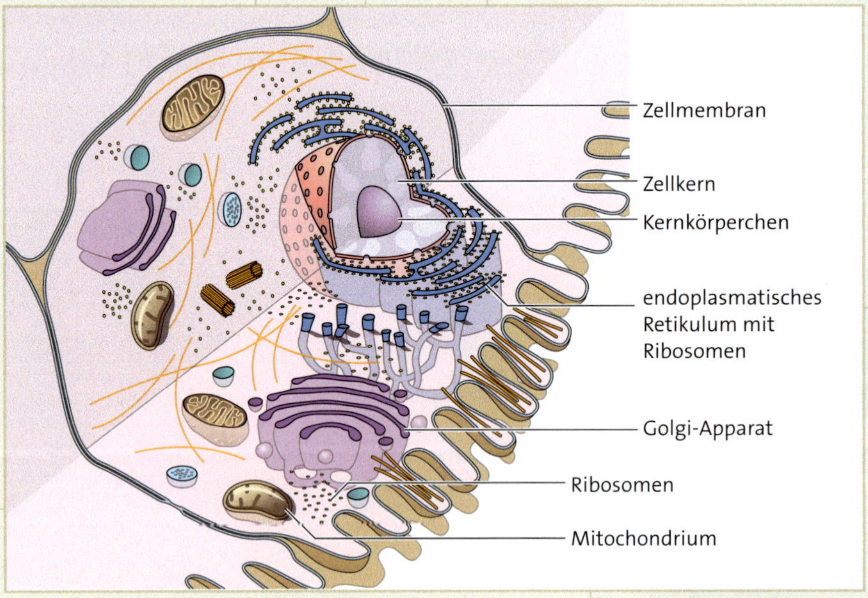

Schematischer Aufbau einer Zelle

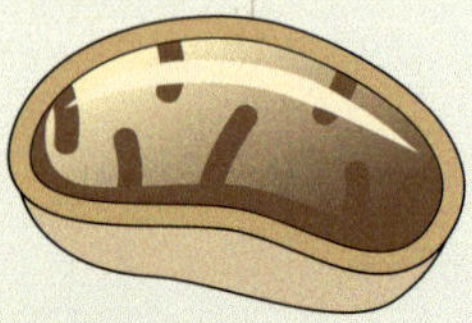

Mitochondrium

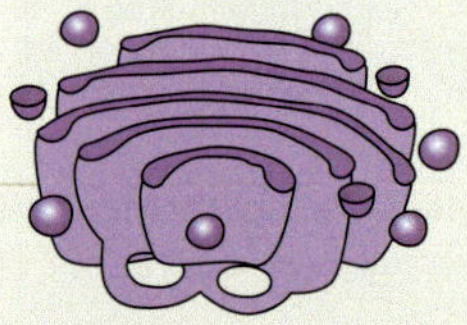

Golgi-Apparat

Transportmechanismen an der Zellmembran

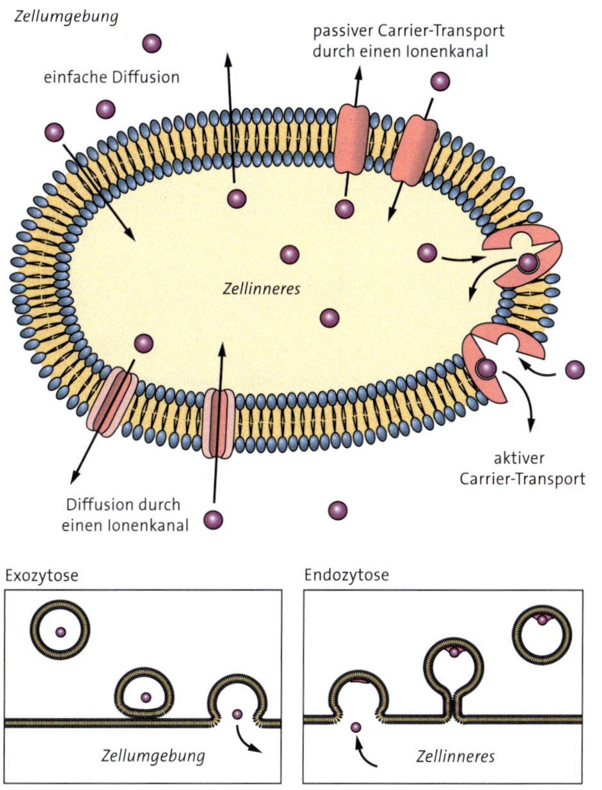

Transportmechanismen
an der Zellmembran

Bestandteil der Zelle	Funktion
Zellkern mit Kernkörperchen	Der Zellkern enthält die in der DNA gespeicherte Erbinformation.
Zellmembran	Sie umgibt die Zelle und regelt den Stofftransport über die semipermeable (halbdurchlässige) Membran.
Mitochondrien	In ihnen findet die innere Atmung in der Atmungskette statt. Dadurch wird Energie gewonnen. Mitochondrien werden als Kraftwerk der Zelle bezeichnet.
Golgi-Apparat	Darin werden von der Zelle produzierte Stoffe gespeichert und bei Bedarf zur Zellmembran und dann nach außen transportiert. Einige Stoffe, die vom ER gebildet werden, werden im Golgi-Apparat z. B. durch Anfügen einer Zuckerkette verändert. Im Golgi-Apparat werden außerdem die Lysosomen gebildet.
Endoplasmatisches Retikulum (ER)	Membransystem, welches die gesamte Zelle durchzieht. Es dient der Synthese von Stoffen. Im ER werden Stoffe innerhalb der Zelle transportiert.
Ribosomen	Synthese von Eiweißen, Ribosomen können frei im Zellplasma vorkommen oder gebunden sein an das ER. Dann wird es als raues ER bezeichnet.
Lysosomen	Sie enthalten Enzyme zum Abbau von zellfremden oder nicht mehr benötigten zelleigenen Stoffen.
Zellplasma	Es besteht zum größten Teil aus Wasser, in ihm befinden sich u. a. die Zellorganellen und gelöste Stoffe wie Elektrolyte, Kohlenhydrate und Eiweißkörper.

FUNKTIONEN

AUFBAU

Die Zellen

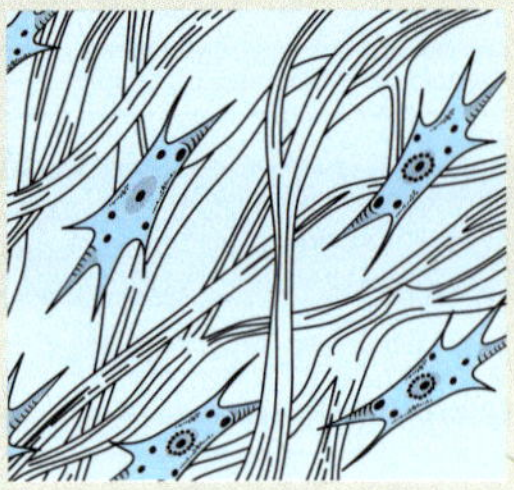

Lockeres Bindegewebe

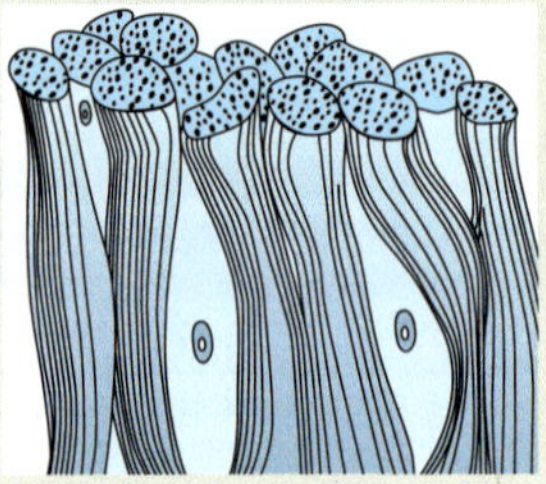

Straffes Bindegewebe

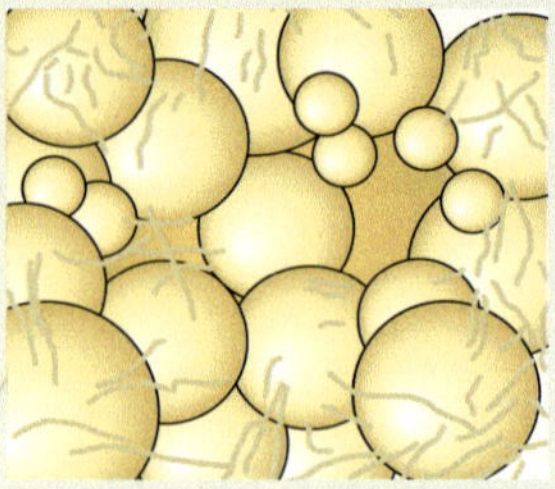

Fettgewebe

Binde- und Stützgewebe

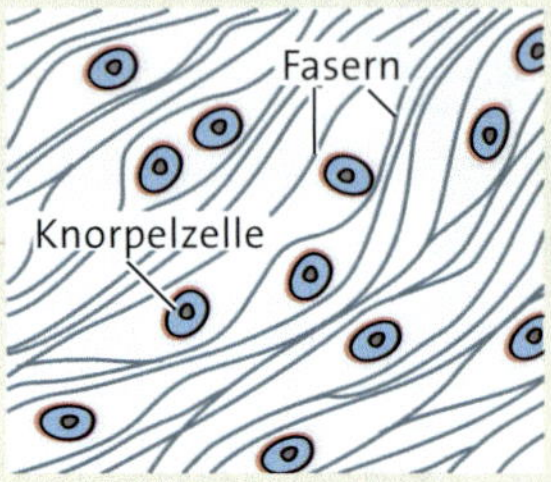

Faserknorpel

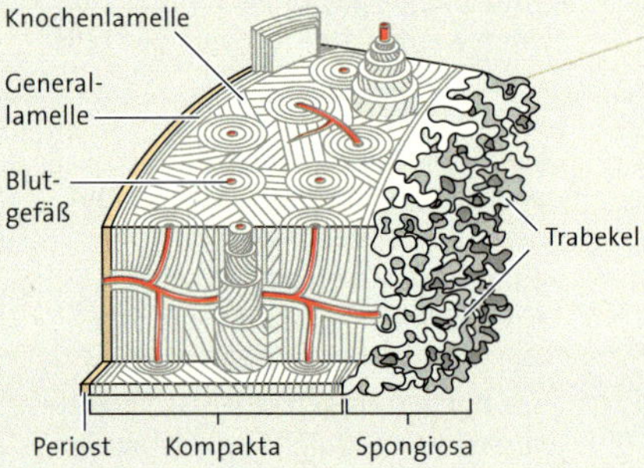

Lamellenknochen

Muskelgewebe

AUFBAU

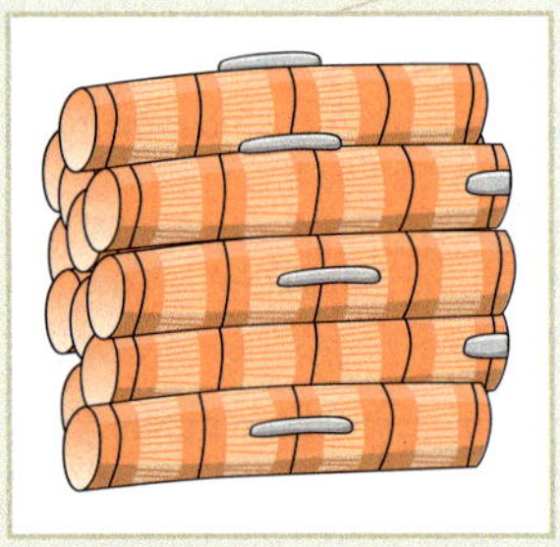

Quergestreifte Muskulatur

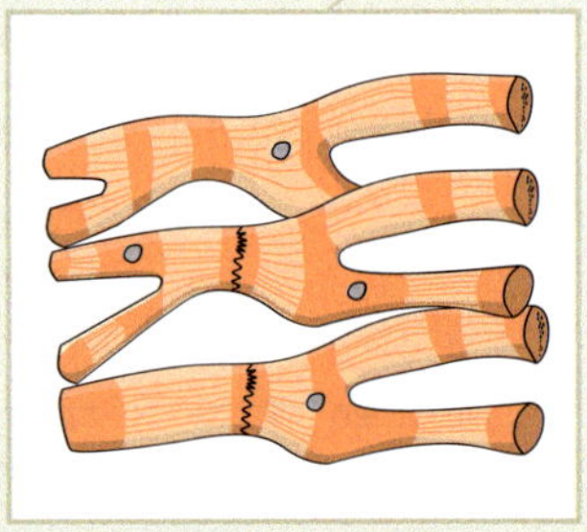

Quergestreifte Herzmuskulatur

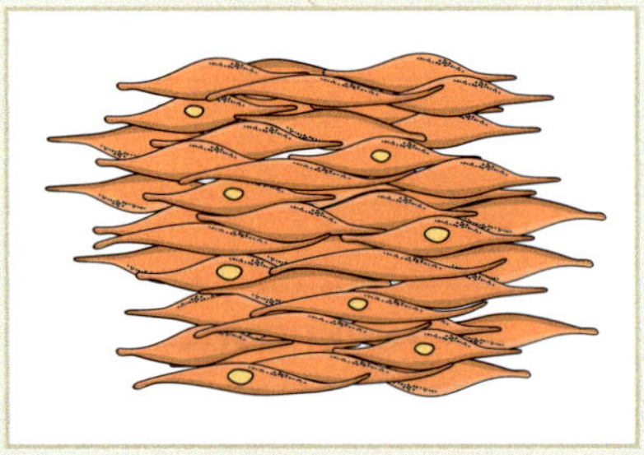

Glatte Muskulatur

Epithelgewebe

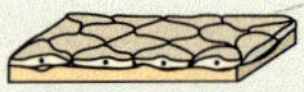

Einschichtiges Plattenepithel

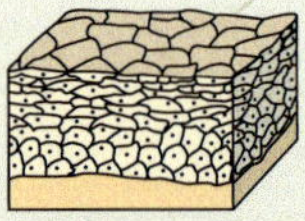

Mehrschichtiges Plattenepithel

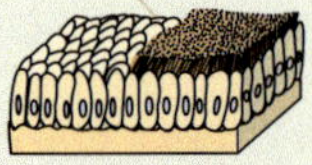

Zylinderepithel

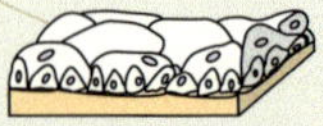

Übergangsepithel

Nervengewebe

Die Gewebe

FUNKTIONEN

Epithelgewebe/Oberflächengewebe
- einschichtiges Plattenepithel: Gefäßinnenhaut
- mehrschichtiges Plattenepithel, verhornt: Oberhaut
- mehrschichtiges Plattenepithel, unverhornt: Schleimhaut
- einschichtiges kubisches Epithel: Drüsenausführungsgänge
- einschichtiges Zylinderepithel: Verdauungskanal
- mehrschichtiges Zylinderepithel, unverhornt: Bindehaut am Auge
- zweireihiges Epithel, mit und ohne Flimmerhärchen: Atemwege
- Übergangsepithel: Harnblase

Nervengewebe
- Gehirn
- Rückenmark
- periphere Nerven

Muskelgewebe
- quergestreifte Muskulatur: Skelettmuskulatur
- glatte Muskulatur: Muskulatur der Hohlorgane
- Herzmuskulatur

Binde- und Stützgewebe
- Knochengewebe: z. B. Röhrenknochen, platte Knochen
- Knorpelgewebe: hyaliner Knorpel, z. B. Gelenkoberflächen; elastischer Knorpel, z. B. Ohrmuschel; Faserknorpel, z. B. Bandscheiben
- Bindegewebe: lockeres Bindegewebe, verbindet die Haut und darunterliegende Organe; straffes Bindegewebe, bildet Sehnen
- Fettgewebe: speichert Energie, Schutz von Organen

4.2.1 Veränderungen an Zellen und Geweben

Die Zellen aller Organismen sind Umwelteinflüssen ausgesetzt. Die Regeneration der Gewebe erfolgt über die mitotische Zellteilung. Doch nicht immer ist die Regeneration erfolgreich, es können auch dauerhafte Schäden entstehen.

Veränderung	Kurzbeschreibung
Entzündungen 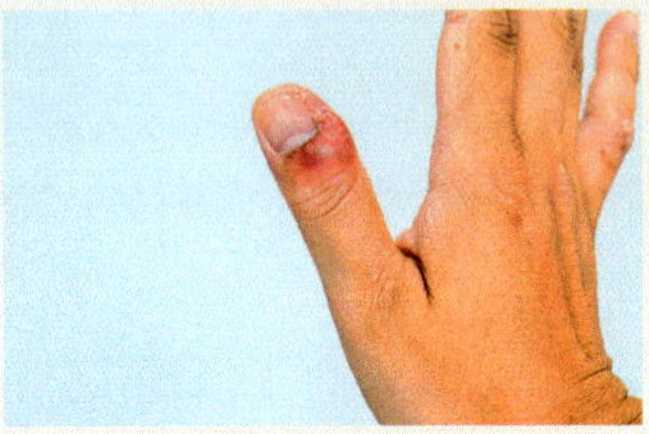	Reaktion des Organismus und seiner Gewebe auf verschiedene schädigende Reize; Symptome: Rötung (Rubor), Schwellung (Tumor), Schmerz (Dolor), Überwärmung (Calor), gestörte Funktion (Functio laesa)
Ödeme 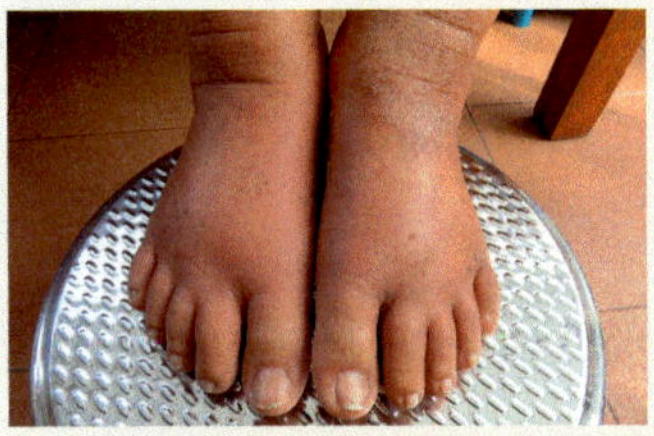	Flüssigkeitsansammlungen im Gewebe und in den Gewebespalten; Ursachen: Herzinsuffizienz, Niereninsuffizienz oder Mangel an Bluteiweißen aufgrund von Mangelernährung
Ergüsse 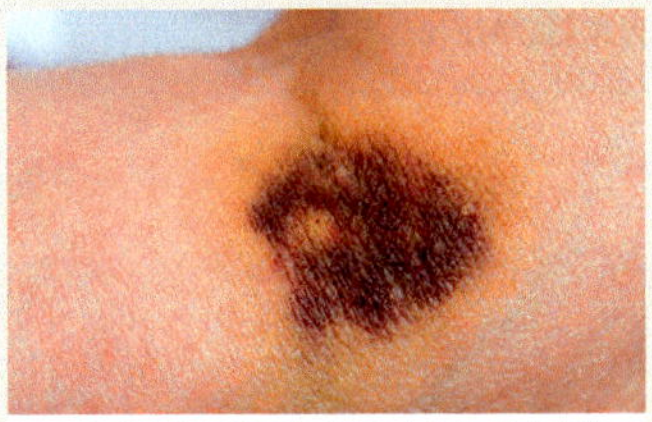	Flüssigkeitsansammlungen in Körperhöhlen und im Gewebe, sie können aus seröser Flüssigkeit, aus Sekret, Blut oder Eiter bestehen; ein Beispiel sind Hämatome
Nekrosen 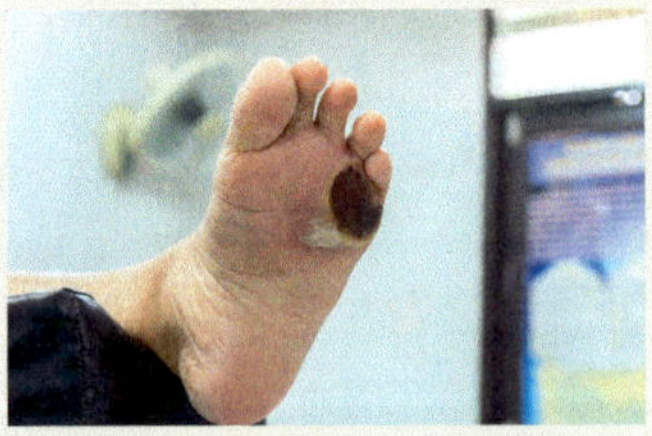	abgestorbene Gewebeteile, entstehen durch eine Mangeldurchblutung und folgende Hypoxie, die Nekrose ist trocken; ist die Nekrose infiziert, wird das nekrotische Gewebe feucht
Fibrosen 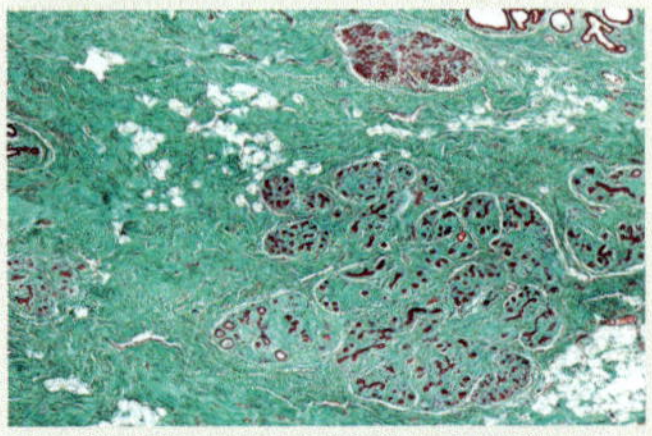	verhärtetes und in Bindegewebe umgewandeltes Gewebe, z. B. Lungenfibrose als Folge von Kontakt mit inhalierten Schadstoffen

Tab. 1 Arten der Gewebeschäden

Veränderung	Kurzbeschreibung
Hyperplasien 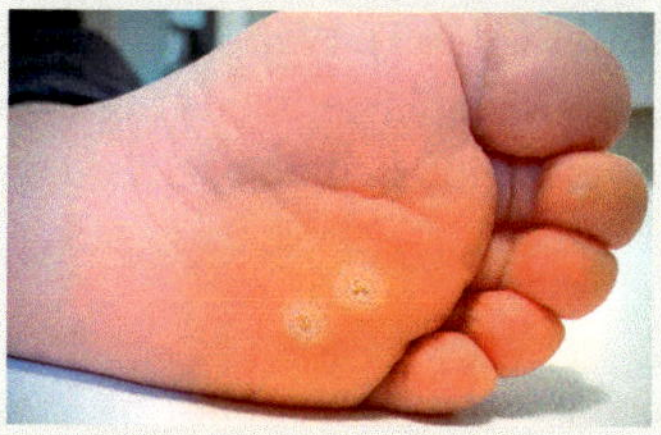	Vergrößerung eines Organs oder von Gewebe durch Zunahme der Zellzahl; die Zellgröße bleibt normal; Ursache sind eine funktionelle Mehrbelastung oder Hormone; die Hyperplasie ist reversibel, sobald der Reiz entfällt
Hypertrophie 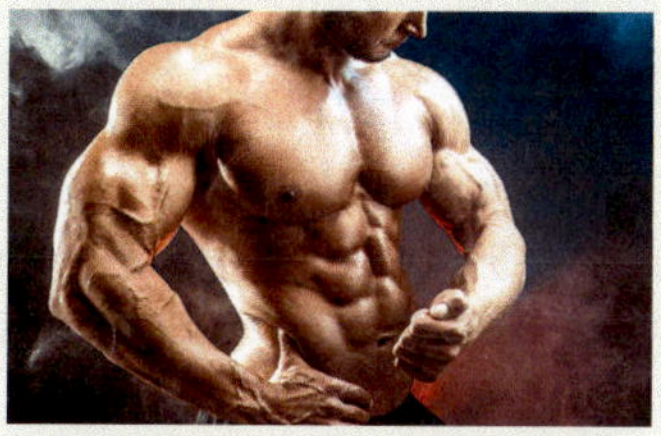	Zunahme des Zellvolumens bei gleichbleibender Zellzahl, z. B. Wachstum von Muskeln durch Training
Dysplasien 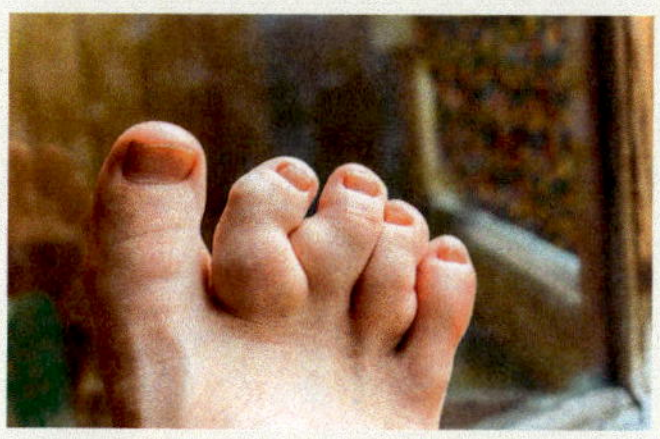	Fehlbildung oder Fehlentwicklung eines Gewebes oder Organs mit unterschiedlicher Ausprägung der Entdifferenzierung; Vorstufe des ›Carcinoma in situ‹.
Tumoren 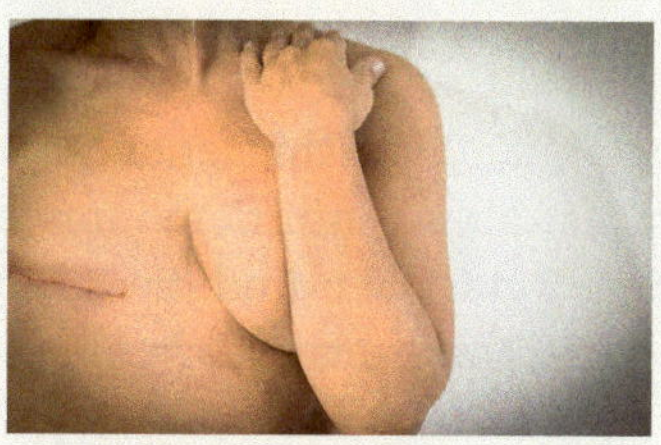	örtlich umschriebene Zunahme des Gewebevolumens; Tumoren werden nach ihrem biologischen Verhalten in benigne, maligne und semimaligne eingeteilt; nach ihrer Herkunft werden sie entsprechend ihrem Herkunftsgewebe eingeteilt, z. B. Karzinom – bösartiger Tumor des Epithelgewebes, Adenom – gutartiger Tumor des Drüsenepithelgewebes, Lipom – gutartiger Tumor des Fettgewebes
Abszess 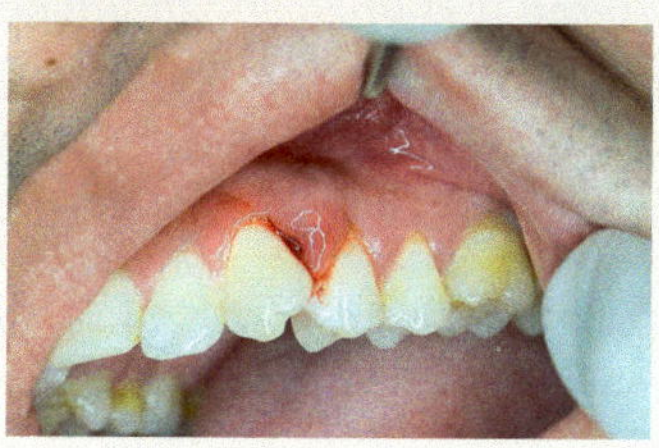	abgeschlossene Eiteransammlung in einer nicht natürlichen Körperhöhle aufgrund einer bakteriellen Infektion

Tab. 1 Arten der Gewebeschäden (Fortsetzung)

Carcinoma in situ (CIS)
Frühstdadium eines Karzinoms, örtlich begrenzt auf ein Gewebe

Kommunikation
Welche anderen Bezeichnungen für Tumore gibt es? Was verbinden Laien damit möglicherweise?

4.2.2 Maligne Tumoren

Definition

Als maligne werden alle bösartigen Tumoren bezeichnet (Abb. 1). Weitere Bezeichnungen sind: Malignom, bösartige (maligne) Neubildung/Neoplasie oder umgangssprachlich Krebs. Die genaue Bezeichnung eines Tumors ergibt sich aus seiner Herkunft und seiner ›Dignität‹ oder „Wertigkeit".

Dignität
lat. dignus = würdig, wert
das Verhalten eines Tumors in Bezug auf den Gesamtorganismus

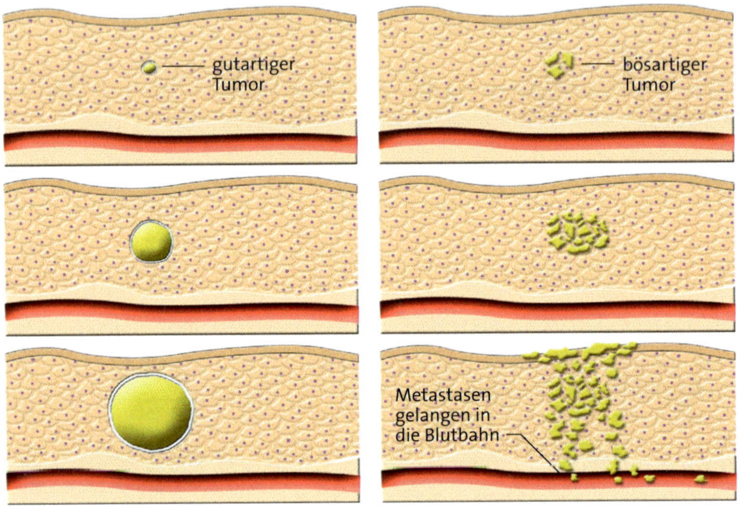

Abb. 1 Verdrängendes Wachstum eines gutartigen (benignen) Tumors und infiltratives Wachstum eines bösartigen (malignen) Tumors

Ursache

Die Ursache bösartiger Neubildungen ist je nach Organ oder Gewebe unterschiedlich. Bisher konnten Ursachen im engeren Sinn nur für das Zervixkarzinom gefunden werden: verschiedene Papillomaviren (HPV). Bei allen anderen Krebsarten führen folgende Risikofaktoren mit einer erhöhten Wahrscheinlichkeit zur Tumorerkrankung:

- genetische Disposition
- Giftstoffe, z. B. Asbest, Acrylamid
- Rauchen
- Nahrungs- und Genussmittel, z. B. Alkohol, einseitige Ernährung mit tierischen Produkten
- Adipositas
- Infektion, z. B. HPV, Hepatitis-B- und -C-Viren und *Helicobacter pylori*
- Medikamente, z. B. Zytostatika
- Röntgenstrahlung, radioaktive Strahlung, UV-Strahlung

Symptome

Gutartige und bösartige Tumoren unterscheiden sich anhand verschiedener Merkmale. Bösartige Tumoren zeigen oft ein schnelles Wachstum, sie infiltrieren umliegendes Gewebe sowie Blut- und Lymphgefäße, bilden Metastasen und die Zellen werden mit fortschreitender Erkrankung immer entdifferenzierter, d.h. sie ähneln der Ursprungszelle kaum noch.

Die Symptome der Erkrankung sind abhängig vom betroffenen Organ. Typisch für Krebserkrankungen ist, dass erst spät Symptome auftreten und im Spätstadium der Erkrankung der Allgemeinzustand sehr schlecht ist, es kommt zu einer Gewichtsabnahme, Schmerzen können auftreten und die Leistungsfähigkeit ist deutlich vermindert.

Diagnostik

Zur Diagnostik gehören alle üblichen diagnostische Maßnahmen wie:

- Anamnese
- Inspektion und körperliche Untersuchung
- bildgebende Verfahren
- Laboruntersuchung von Blut, Urin und Stuhl und ggf. weiterer Körperflüssigkeiten
- endoskopische Untersuchungen

Je nach Organ unterscheiden sich die Schwerpunkte. Zur Bestimmung des Tumors und seiner Dignität wird eine Gewebeprobe benötigt. Diese wird mittels einer Biopsie gewonnen und histologisch untersucht. Des Weiteren werden Lymphknoten entnommen, histologisch untersucht und es erfolgt eine Suche nach Metastasen mittels CT und MRT.
Die Entwicklungsstufen des Tumors werden nach dem ›TNM‹-System eingeteilt:

T Tumorgröße und Ausdehnung des Primärtumors
- T0: kein Primärtumor
- T1–4: zunehmende Größe und Ausdehnung, je nach Tumorart unterscheidet sich die Größe in cm

N Zustand der regionalen Lymphknoten (Abb. 2)
- N0: regionale Lymphknoten nicht befallen
- N1–3: zunehmender Befall regionaler Lymphknoten, je nach Region unterschiedlich

M Bildung von Fernmetastasen (Abb. 2)
- M0: keine Fernmetastasen nachzuweisen
- M1: Fernmetastasen an einem oder mehreren Orten nachgewiesen

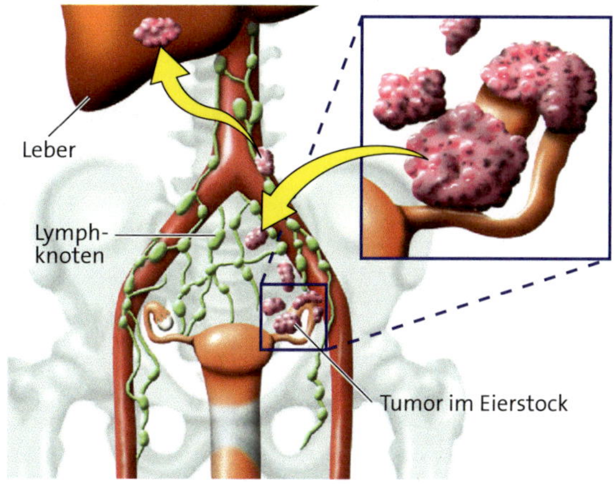

Abb. 2 Bösartiger Tumor eines Eierstocks mit Metastasen in Lymphknoten des Bauchraums und Fernmetastasen in der Leber

T = tumor
N = nodes
M = metastasis

Zur Planung und Kontrolle der Therapie erfolgt neben dem ›Staging‹ mit dem TNM-System noch das ›Grading‹ des Tumors. Dabei wird anhand der histologischen Untersuchung der Gewebeprobe die Abweichung der Zellen vom Normalgewebe bestimmt. Daraus ergeben sich Informationen zur Aggressivität des Tumors. Die Einteilung erfolgt von G1 bis G4. Mit G1 klassifizierte Tumoren sind weniger bösartig und G4-Tumoren sind sehr bösartige Neoplasien, die besonders schnell wachsen und ihre Umgebung infiltrieren. Sie bilden schneller Metastasen und ihre Rezidivrate ist höher. Die Bezeichnungen sind:
- G1: gut differenziert, d.h. hohe Übereinstimmung mit dem Ursprungsgewebe
- G2: mäßig differenziert
- G3: schlecht differenziert
- G4: nicht differenziert

Staging
Einschätzung des Ausmaßes einer malignen Tumorerkrankung

Grading
engl. to grade = einteilen

Therapie
Zur Therapie bösartiger Tumoren gehören die operative Entfernung, Bestrahlung des Tumors, Chemotherapie, Hormontherapie, kombinierte Radiochemotherapie und die personalisierte Therapie. Die relativ neuen personalisierten Therapien, z.B. mit monoklonalen Antikörpern, sind tumorspezifischer und schonender für gesunde Körperzellen. Allerdings stehen sie nicht für alle Tumorerkrankungen zur Verfügung.

Prognose und Komplikationen
Die Prognose ist von sehr vielen Faktoren abhängig. Je aggressiver und bösartiger ein Tumor ist und je mehr Metastasen er bereits gebildet hat, um so geringer ist die Lebenserwartung. Je nach Tumorart ist die Überlebenschance unterschiedlich. Diese wird meist als Fünf-Jahres-Überlebensrate angegeben. Krebserkrankungen gehören zu den ›chronischen Erkrankungen‹, da auch Jahre später noch Rezidive auftreten können.

chronische Erkrankung
→ *S. 580, Band 1*

5 Die Haut und ihre Erkrankungen

5.1 Der Aufbau und die Funktionen der Haut

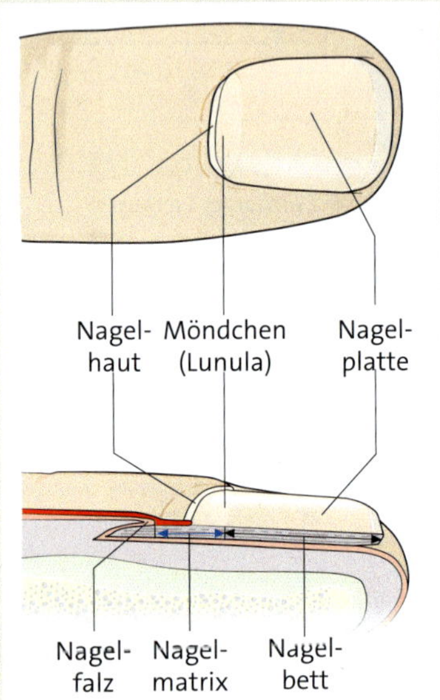

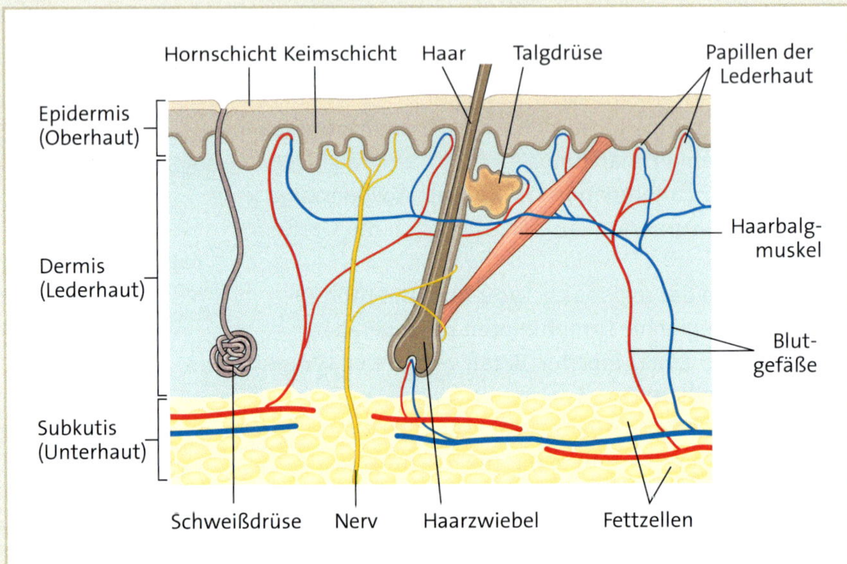

Hautanhangsgebilde

Haare

Drüsen

AUFBAU

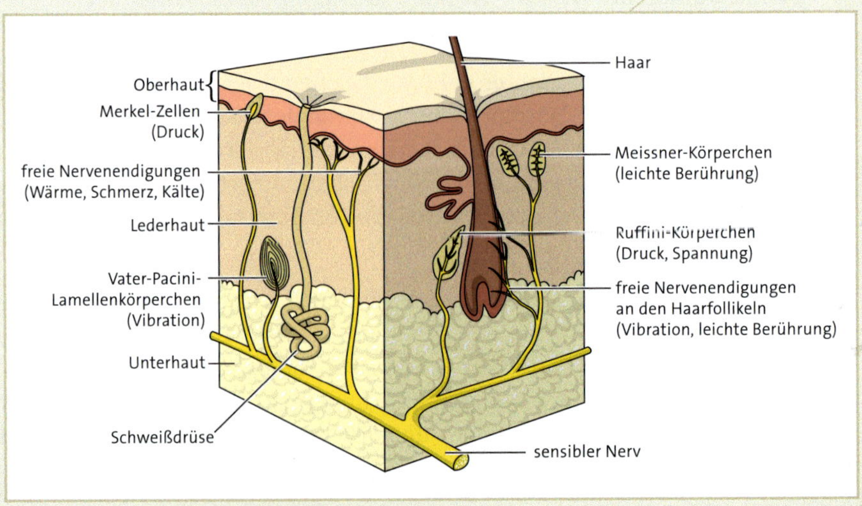

Hautrezeptoren (und Hautschichten)

FUNKTIONEN

Die Haut

Schutz vor

- mechanischen Einflüssen
- chemischen Einflüssen
- UV-Strahlen
- Austrocknung
- Wärme
- Mikroorganismen

Sekretion

In der Haut befinden sich Schweißdrüsen, Talgdrüsen und Duftdrüsen

Resorption

Über die Haut können entlang der Haarfollikel und per Diffusion kleine Moleküle aufgenommen werden

Kommunikation

Die Hautfarbe verändert sich je nach Gefühlslage

Temperaturregulation

Durch Erweiterung bzw. Verengung der Blutgefäße und Abgabe von Schweiß

Sinnesfunktion

- Vater-Pacini-Lamellenkörperchen: Vibrationsreize
- Merkel-Zellen: Druckreize
- Meissner-Körperchen: Berührungsreize
- Ruffini-Körperchen: Druck- und Spannungsreize
- freie Nervenendigungen: Temperaturreize, Schmerzreize

5.2 Erkrankungen der Haut (Dermatosen)

5.2.1 Effloreszenzen

Effloreszenz
lat. efflorescere = hervorblühen

Als ›Effloreszenzen‹ werden alle sichtbaren und tastbaren Hautveränderungen beschrieben. Sie können primär und sekundär auftreten. Primär bedeutet: Die Hautveränderung entsteht auf der zunächst gesunden Haut, z.B. die Quaddel durch einen Insektenstich. Sekundär bedeutet, dass die Veränderung auf einer bereits pathologisch veränderten Haut stattfindet, es sich also um eine aufgesetzte Veränderung oder Folgeerkrankung handelt, z.B. die eitrige Infektion eines Insektenstichs durch Kratzen. Folgende Effloreszenzen werden unterschieden:

Kommunikation
Was ist ein „blauer Fleck“?

- Bläschen; klein, mit Flüssigkeit gefüllt
- Knötchen; klein, feste Konsistenz
- Quaddel; in der Subkutis, ödematös
- Zyste; große Blase mit festem Rand
- Pustel; mit Eiter gefüllt
- Rhagade; Einriss
- Exkoriation; Verletzung der Epidermis und der Papillarzellschicht
- Erosion; Verletzung der Epidermis
- Kruste; eingetrocknetes Sekret
- Narbe; unvollständig regenerierte Verletzung der tiefen Hautschichten
- Schuppe; aufgelagerte Hornlamellen
- Ulkus; Hautdefekt bis in die Subkutis
- Makula; Farbveränderung im Hautniveau
- Roseola; rote Hautveränderung in Form kleiner Flecken, wie bei Röteln

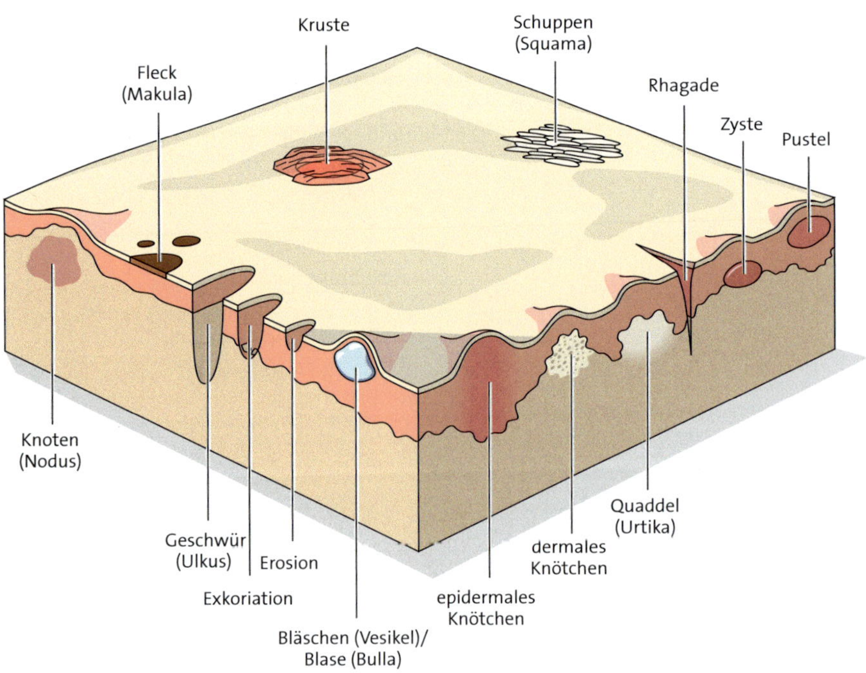

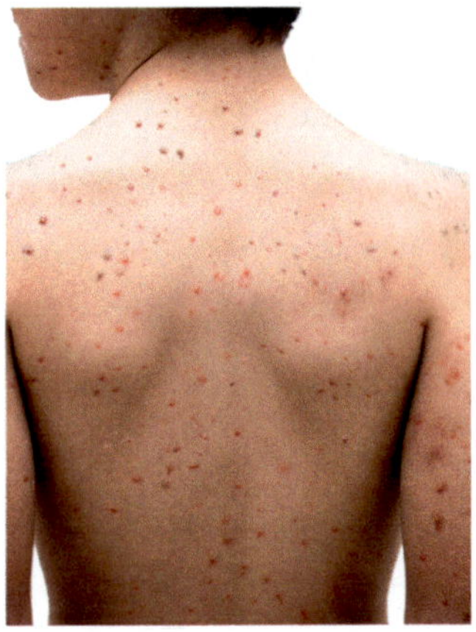

▲ **Abb. 2** Windpocken

◀ **Abb. 1** Primäre und sekundäre Effloreszenzen

Primäre Effloreszenzen sind insbesondere in der Kinderheilkunde wichtige Symptome. Die meisten Kinderkrankheiten – Infektionserkrankungen im Kindesalter – beginnen mit typischen Hautveränderungen (Abb. 2) bzw. werden von ihnen begleitet.

5.2.2 Pilzerkrankungen der Haut – Dermatomykosen

Definition

Infektion der Haut und Schleimhaut mit ›humanpathogenen‹ Pilzen. Auch die Haare, Finger- und Fußnägel können betroffen sein. Man unterscheidet zwischen lokalen Mykosen, bei denen einzelne Körperstellen betroffen sind, und ›systemischen‹ Mykosen, bei denen sich der Pilz über mehrere Organe oder Organsysteme ausbreitet.

humanpathogen
den Menschen krank machend

systemisch
ein System von Organen oder den ganzen Organismus betreffend

Ursache

Die Infektion wird ausgelöst durch Hautpilze. Dabei handelt es sich um Fadenpilze, z.B. Tinea pedis (Fußpilz), Hefe- oder Sprosspilze, z.B. *Candida albicans* (Soor) und Schimmelpilze: z.B. *Aspergillus*-Arten. Alle Pilze brauchen eine feuchte und warme Umgebung. Für die Infektion müssen zwei Faktoren zusammenkommen: der Kontakt mit pathogenen Pilzen und die verletzte Hautbarriere. Die gesunde und unverletzte Haut kann sich schützen.
Zu einer Soorinfektion im Bereich der Schleimhäute kommt es durch eine Schwächung des Immunsystems. Dies ist vor allem bei Säuglingen der Fall oder bei immungeschwächten Erwachsenen. Häufig tritt die Soorinfektion als Windeldermatitis auf (Abb. 3). Bei Erwachsenen kann es entweder durch eine andere Erkrankung, z.B. AIDS, oder durch eine medikamentöse Therapie zur Schwächung des Immunsystems kommen. Ein geschwächtes Immunsystem ist auch die Ursache für systemische Pilzinfektionen, z.B. eine Kandidose.

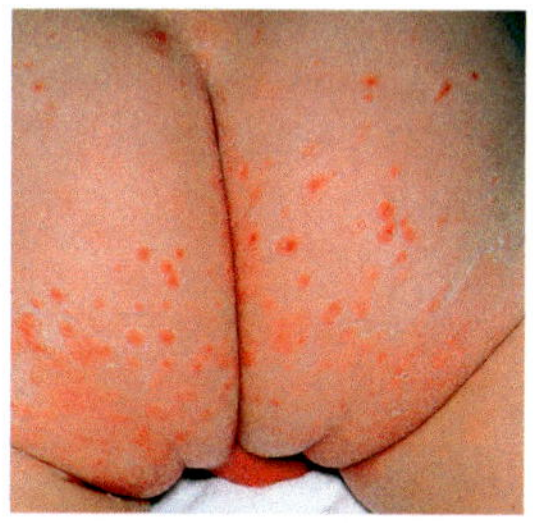

Abb. 3 Windeldermatitis (Soor)

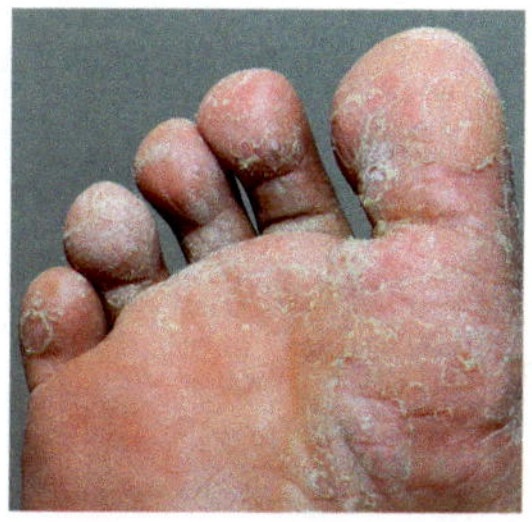

Abb. 4 Fußpilzinfektion (Fadenpilz)

Symptome

Der Befall der Schleimhaut mit *Candida albicans* stellt sich als teils abstreifbarer weißer Belag dar. Hinzu kommt das Gefühl einer wunden Stelle und Schmerz bei Kontakt. Ein Pilzbefall der Epidermis tritt vor allem zwischen den Zehen auf (Abb. 4). Die Stellen sind gerötet und entzündet, sie können nässen und jucken. Bei Befall der Nägel zeigt sich der Pilz durch weiße Stellen. Im fortgeschrittenen Stadium ist der Nagel verdickt, brüchig und zerfällt krümelig, er ist gelb verfärbt.

Diagnostik

Die Maßnahmen der Diagnostik sind die ›Anamnese‹ und die ›Inspektion‹. Zum Nachweis der Erreger kommen ein Abstrich und das Anlegen einer mikrobiologischen Kultur zur Anwendung.

Anamnese
Aufnahme von potenziell medizinisch relevanten Informationen zur Erstellung der Krankengeschichte

Inspektion
Betrachtung des Patienten zur Feststellung sichtbarer Veränderungen und des allgemeinen Körperzustands

Therapie

Die Therapie erfolgt mit Antimykotika. Diese können lokal als Salbe, Suspension, Vaginalzäpfchen oder Nagellack angewendet werden. Bei systemischem Befall werden sie auch als Tabletten oder Infusion verabreicht. Die Therapie der Nagelmykose muss über einen Zeitraum von zwölf Wochen konsequent durchgeführt werden und erfordert eine große Therapietreue der Patienten.

Prognose und Komplikationen

Eine gefürchtete Komplikation ist die Candida-Sepsis, bei der sich die Pilze über das Blut im Körper ausbreiten. Sie verläuft in 15–50 % der Fälle trotz Therapie tödlich.
Für die systemische Pilzinfektion ist bisher *Candida albicans* die häufigste Ursache. Zusätzlich wird in der Pädiatrie häufig *Candida parapsilosis* nachgewiesen, der sich besonders an zentrale Infusionskatheter setzt.

5.2.3 Atopisches Ekzem – Neurodermitis

Prävalenz
Häufigkeit in der Bevölkerung zu einem bestimmten Zeitpunkt

Disposition
Veranlagung, eine bestimmte Krankheit auszubilden

Definition
Chronische entzündliche wiederkehrende Erkrankung der Haut, die schubweise verläuft. Sie ist die häufigste Hauterkrankung im Kindesalter, die ›Prävalenz‹ liegt bei 10–15 %.

Ursache
Die ›Disposition‹ wird vererbt. Zum Ausbruch der Erkrankung – der Manifestation – kommt es durch endogene und exogene Reize. Endogene Auslöser können Infekte, Hormone, psychische und physische Belastungen sein. Als exogene Auslöser kommen hautreizende Stoffe, feucht-kühles Klima im Frühjahr und Herbst, Umweltallergene und Nahrungsmittel in Betracht.

Symptome
Leitsymptome sind der anhaltende Juckreiz (Pruritus), das typische Hautbild und die besondere Empfindlichkeit der Haut auf chemisch-physikalische Reize. Im Säuglingsalter zeigt sich die Neurodermitis ab dem dritten Lebensmonat als Milchschorf (Abb. 1). Der Milchschorf tritt an den Seiten des Gesichts, am Hals, der Stirn und den Armen auf.

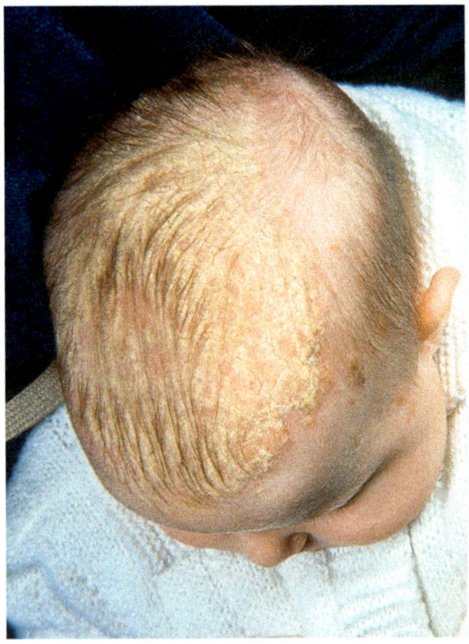

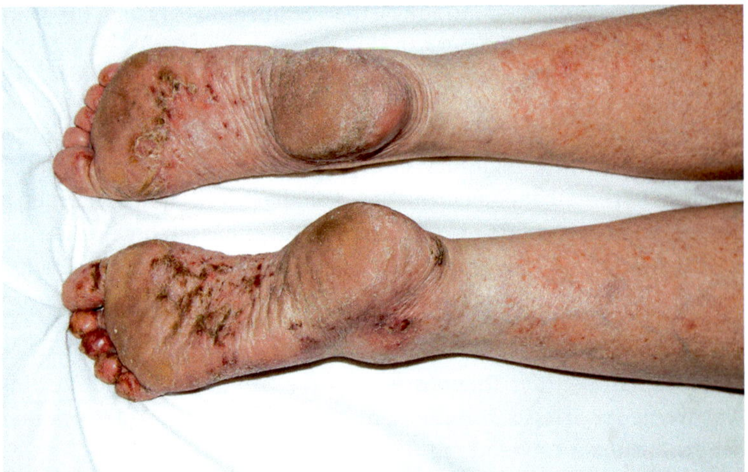

▲ **Abb. 2** Typische Hautveränderungen beim atopischen Ekzem

◀ **Abb. 1** Milchschorf

Differenzialdiagnose
Krankheiten mit ähnlichen Symptomen, die bei einer bestimmten Verdachtsdiagnose als Ursachen ausgeschlossen werden müssen

›Differenzialdignostisch‹ ist das seborrhoische Ekzem davon zu unterscheiden. Beim seborrhoischen Ekzem treten die Veränderungen zwischen dem ersten und dritten Lebensmonat auf und betreffen die Gesichtsmitte und am Kopf die behaarten Stellen. Das seborrhoische Ekzem juckt nur selten.

Im weiteren Verlauf sind im Schulalter Hautveränderungen in den Ellenbeugen, Handgelenksbeugen, Kniekehlen und um den Mund herum zu sehen.
Im Erwachsenenalter bleiben juckende Hautareale zurück, die die typischen Veränderungen zeigen. Diese befinden sich im Gesicht, am Körperstamm und an den Extremitäten (Abb. 2). Häufig treten mit dem atopischen Ekzem ›Asthma bronchiale‹ zu 25 % und allergische Erkrankungen wie ›Konjunktivitis‹ zu 15 % auf.

Asthma bronchiale → S. 494
Konjunktivitis → S. 636

Diagnostik

Die Anamnese beginnt mit der Frage nach der vererbten Belastung. In nur 5–15 % der Fälle sind die Eltern gesund. Zur Diagnostik gehören auch das klinische Bild des Ekzems und der Hautreaktionstest, bei dem sich nach mechanischer Reizung die Haut weiß anstatt rot färbt.
Zusätzlich kann der ›Immunglobulin-E(IgE)‹-Spiegel bestimmt werden, um allergische Erkrankungen zu identifizieren.

IgE → S. 877

Therapie

Fettende Hautcremes mit Harnstoff oder Glyzerin werden bei trockener und juckender Haut angewendet. Solche harnstoffhaltigen Cremes kommen bei Säuglingen nicht und bei Kleinkindern nur nach vorheriger Testung auf die Verträglichkeit infrage.
Bei nässender Haut stehen ›Öl-in-Wasser-Emulsionen‹ zur Verfügung.

Öl-in-Wasser-Emulsion → S. 56

Calcineurin-Inhibitoren und Kortikoidtherapie kommen im akuten Schub zur Anwendung. Wichtig ist es auch, sekundäre Infektionen, die durch Kratzen entstehen können, zu verhindern.
Systemisch werden Antihistaminika, Kortikoide und bei Erwachsenen bei Versagen aller anderen Medikamente Cyclosporin A verabreicht. Eine UV-Therapie kann bei Erwachsenen und Kindern über zwölf Jahren angewendet werden, wenn keine Calcineurin-Inhibitoren verabreicht werden. Fester Bestandteil der Therapie ist die Neurodermitisschulung, die die betroffenen Familien im Umgang und der Bewältigung der chronischen Erkrankung unterstützt.

Informationen der Arbeitsgemeinschaft Neurodermitisschulung e.V. (AGNES) zu Neurodermitisschulungen
www.neurodermitisschulung.de

Wichtig ist auch die Berufsberatung, denn einige Berufe wirken sich negativ aus: Berufe mit Tierkontakt (Tierpfleger, Tierarzt), Berufe mit hoher Staubbelastung (Bäcker, Maurer), Berufe mit umfangreichem Kontakt mit Wasser oder Berufe, in denen man sich aufgrund der häufigen Verschmutzung oft gründlich waschen muss, also die Haut besonderen Belastungen ausgesetzt ist.

Interprofessionalität
Welche Berufsgruppen und Spezialisten können Menschen mit Neurodermitis beraten und unterstützen?

Prognose und Komplikationen

Die Neurodermitis ist eine chronische Erkrankung, die meist schubweise verläuft, Stress und Anspannung wirken sich negativ auf die Symptome aus. Um diese Komplikation zu vermeiden, sollte frühzeitig mit der Therapie begonnen und wenn möglich die Ursache therapiert werden. Dies ist bei allergischen Ursachen der Fall, die Allergene sollten dann konsequent vermieden werden.
Die häufigste Komplikation ist das Aufkratzen oder Blutigkratzen der Haut. Die offenen Stellen können sich infizieren und es kommt zur Narbenbildung. An den Kratzstellen kommt es häufig zu Pigmentstörungen, die Haut wird unter UV-Einwirkung nicht mehr so braun wie die Umgebungshaut, es entstehen weiße Stellen.
Um eine Neurodermitis zu vermeiden, soll in der Schwangerschaft und in der Gegenwart von Kindern nicht geraucht werden. Bis zum Ende des vierten Monats bzw. besser noch bis zum Ende des sechsten Monats sollte voll gestillt und erst danach mit der Zufütterung anderer Nahrungsmittel begonnen werden.
Die Hautpflege von Menschen mit empfindlicher Haut sollte mit parfümfreien Pflegemitteln erfolgen, zu heißes Duschen und starkes Rubbeln der Haut sollten vermieden werden. Die tägliche Hautpflege mit fetthaltigen Cremes und das Tragen lockerer und atmungsaktiver Kleidung schützen die Haut ebenfalls.

5.2.4 Malignes Melanom – schwarzer Hautkrebs

Definition

Das Melanom ist eine bösartige (maligne) Neubildung, ausgehend von den Melanozyten der Basalzellschicht in der Epidermis. Das maligne Melanom bildet schnell ›Metastasen‹.

Metastasen
Tochtergeschwülste

Ursache

Das maligne Melanom entwickelt sich häufig aus einer bestehenden Pigmentveränderung, wie einem Leberfleck oder Muttermal. Es kann aber auch auf zuvor unveränderter Haut auftreten. Risikofaktoren sind UV-Licht, besonders riskant ist der Sonnenbrand und mit einem noch höheren Risiko der Sonnenbrand im Kindesalter. Menschen mit einem hellen ›Hauttyp‹ erkranken häufiger. Es entsteht oft an Stellen, die nur manchmal – z. B. im Sommer – der Sonne ausgesetzt sind.

Hauttyp → S. 46

Symptome

Tritt eine Hautveränderung auf, so weisen die folgenden Kriterien auf ein malignes Melanom hin: schnelles Wachstum – Veränderung innerhalb weniger Wochen, unregelmäßige Begrenzung, knotige Oberfläche, unregelmäßige oder sehr dunkle Farbe, Juckreiz, Blutung und Nässen (Abb. 1).

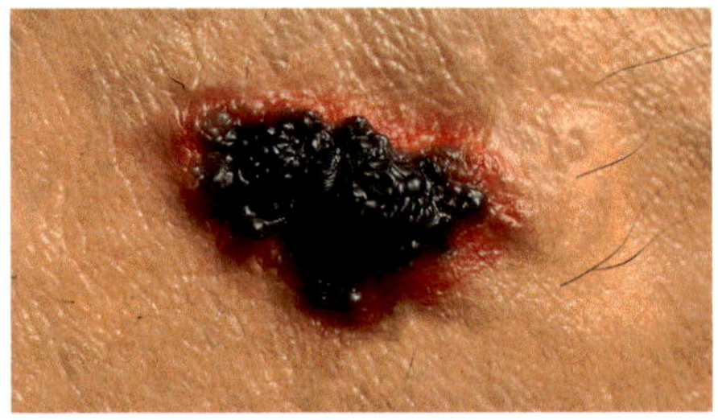

Abb. 1 Malignes Melanom

Diagnostik

Die Diagnose „malignes Melanom" wird durch Anamnese, Inspektion und ›Biopsie‹ gestellt. Mit einem mobilen Auflichtmikroskop kann die Hautveränderung genauer untersucht werden.
Zusätzlich werden verdächtige Hautveränderungen ›sonografisch‹ begutachtet und ihre Dicke wird bestimmt, da davon der weitere Verlauf (Prognose) abhängt. Die vorhandenen Muttermale können fotografisch in einer Datenbank erfasst und bei den Folgeuntersuchungen verglichen werden.

Biopsie
Entnahme und Untersuchung einer kleinen Gewebeprobe

Sonografie
Untersuchung mittels Ultraschall

Therapie

Der Tumor wird vollständig entfernt. Dabei wird je nach Größe ein Sicherheitsabstand eingehalten, d. h. der entfernte Tumor soll von einem Rand von ca. 1–3 cm gesunden Gewebes umgeben sein. Je nach Größe und Ausdehnung des Tumors werden regionale Lymphknoten mit entfernt und ›adjuvant‹ werden eine Chemotherapie und/oder eine Bestrahlung durchgeführt. Bei besonders aggressiven Tumoren kommt eine zielgerichtete Immuntherapie zur Anwendung.

adjuvant
unterstützend

Prognose und Komplikationen

Die Prognose des malignen Melanoms hängt von der Dicke des Tumors, der Eindringtiefe in die Hautschichten und der Wachstumsgeschwindigkeit ab. Die Fünf-Jahres-Überlebensrate liegt Dank der umfassenden Früherkennungsmaßnahmen bei durchschnittlich 91 % bei Männern und 94 % bei Frauen. Im Rahmen der Früherkennung übernimmt die Versicherung bei Personen ab dem 35. Lebensjahr alle zwei Jahre auch die Kosten der Vorsorgeuntersuchung der Haut.

5.2.5 Weitere Hauterkrankungen

Hauterkrankung	Therapie	Komplikation/Verlauf
Krätze (Skabies) durch Krätzmilben (Abb. 2) verursachte stark juckende Hautinfektion. die Milben graben sich in die Epidermis und legen dort Kot und Eier ab, dies führt nach einer Inkubationszeit von zwei bis fünf Wochen bei Erstbefall zu starkem Juckreiz	Behandlung des gesamten Körpers zweimal täglich über drei Tage mit Antiscabiosa; eine erfolgreiche Therapie in Gemeinschaftseinrichtungen ist meist nur durch eine Quarantäne von betroffenen Personen zu erreichen	besonders problematisch ist die Krätze in Gemeinschaftseinrichtungen, da sie beim Kontakt von Mensch zu Mensch und über infizierte Bettwäsche und Decken übertragen wird
Schuppenflechte (Psoriasis vulgaris) nicht-infektiöse chronische Hauterkrankung, die genetisch veranlagt ist	lokale Basistherapeutika mit Harnstoff und Salicylsäure, Kortikoide, Vitamin-D_3-Analoga, Teerpräparate, Lichttherapie, in schweren Fällen Cyclosporin A, Methotrexat	von der WHO 2014 als schwere Hauterkrankung eingestuft; Betroffene werden oft ausgegrenzt und haben einen hohen Leidensdruck
Basaliom, weißer Hautkrebs semimaligner Tumor der Epidermis, der fast nie metastasiert, er tritt meist im Gesicht auf, UV-Strahlung begünstigt das Entstehen stark	operative Entfernung und ggf. kosmetische Versorgung des Operationsgebietes; die Behandlung wird frühzeitig und möglichst schon bei Krebsvorstufen als lokale Therapie begonnen	sehr gute Prognose, da fast nie Metastasen gebildet werden
Follikulitis bakterielle und meist eitrige Entzündung eines Haarbalgs	keine Manipulationen, nicht ausdrücken, abheilen lassen	Furunkelbildung
Furunkel bakterielle und eitrige Entzündung eines oder mehrerer Haarbalge	lokale antiseptische Therapie	Karbunkel (Verschmelzung mehrerer Furunkel) oder Abkapselung im ›Abszess‹
Phlegmone sich entlang von Sehnen und Muskeln ausbreitende Entzündung	Antibiotikagabe	›Sepsis‹
Erysipel bakterielle Infektion der Dermis, die sich entlang der Lymphbahnen ausbreitet; Eintrittspforte für die Bakterien sind kleine Verletzungen der Haut	desinfizierend und antibiotisch	›Rezidive‹, Sepsis, Verschluss der Lymphbahnen

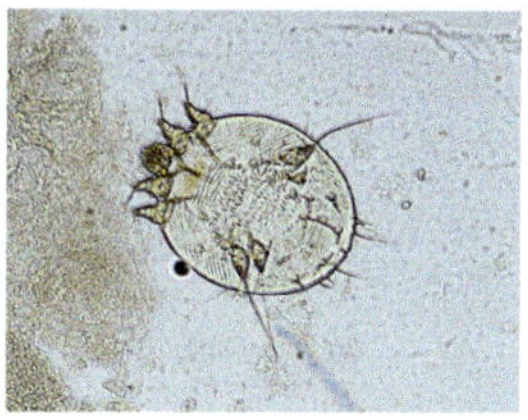

Abb. 2 Krätzmilbe

Ethik
Welche Folgen kann es haben, wenn Krankheiten sichtbar sind?

Abszess → *S. 115*

Sepsis → *S. 598, Band 1*

Rezidiv → *S. 580, Band 1*

Treten Erkrankungen der Haut an im Alltag sichtbaren Stellen auf, so lösen sie oft unangenehme Gefühle und ›Ekel‹ bei anderen Personen aus. Die Betroffenen leiden darunter, dass ihnen ihre Mitmenschen mit Skepsis begegnen und den Hautkontakt meiden. Bei allen infektiösen Hauterkrankungen ist dies eine sinnvolle Reaktion, bei den nicht-infektiösen ist sie unnötig. Daher ist es wichtig, die Kontaktpersonen über die nicht bestehende Ansteckungsgefahr, z.B. bei Neurodermitis aufzuklären und betroffene Kinder in ihrem Selbstbewusstsein zu stärken, damit sie von sich aus erklären können, dass ihre Erkrankung nicht ansteckend ist.

Ekel → *S. 232*

B Ernährung, Stoffwechsel und Ausscheidung

I Phänomene und pflegerische Handlungen

II Zusammenhänge verstehen

1 Mund- und Zahnzustand

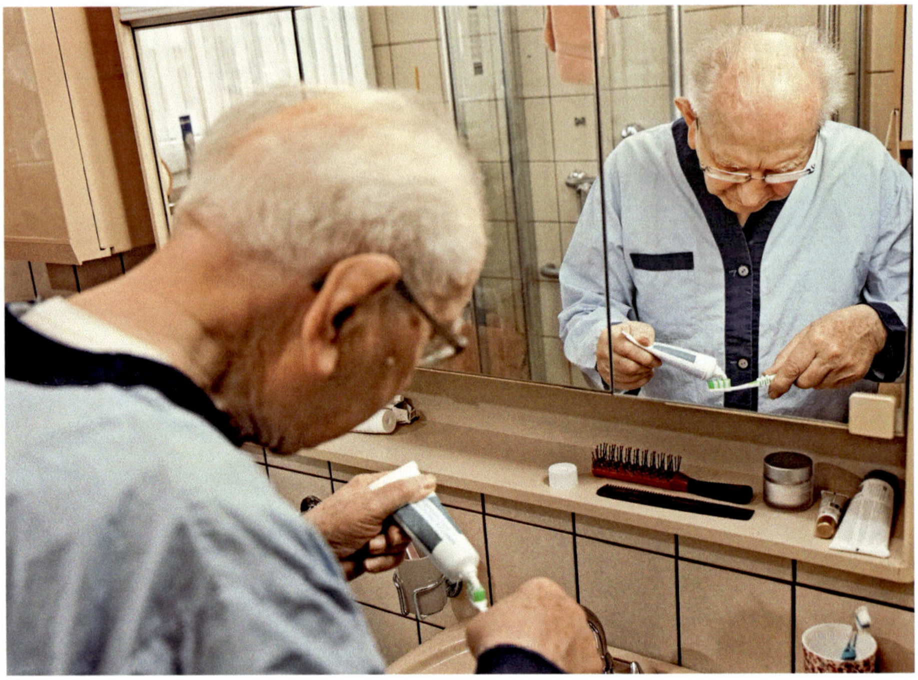

Abb. 1 Eine regelmäßige Zahn- und Prothesenhygiene mehrmals am Tag dient dem allgemeinen Wohlbefinden und leistet einen wesentlichen Beitrag zur Mundhygiene.

„Morgenstund' hat Gold im Mund." „Das Wasser läuft mir im Mund zusammen." „Kein Blatt vor den Mund nehmen." „Zahn um Zahn." „Die Zähne zusammenbeißen." – Das ist nur eine kleine Auswahl von Redewendungen, sie macht aber deutlich, welchen Stellenwert Mund und Zähne allein im sprachlichen Gebrauch haben. Der Mund ist nicht nur wichtiges Kommunikationsinstrument, er stellt auch gleichzeitig den Zugang und ein Schloss zu unserem Inneren des Körpers dar und nimmt bei der Nahrungsaufnahme eine wichtige Rolle ein. Die tägliche Mund- und Zahnpflege ist für die Mundgesundheit nicht wegzudenken. Schon im Kindesalter wird das Zähneputzen erlernt und es wird ein Leben lang ausgeführt. Aus pflegerischer Sicht ist die Übernahme der Mund- und Zahnpflege eine Herausforderung: Kulturelle Voraussetzungen, individuelle Vorlieben und Wünsche, Ressourcen der Pflegebedürftigen, aber auch die Gesunderhaltung oder Wiederherstellung der Mundgesundheit stehen hierbei im Vordergrund. Dabei dürfen jedoch die eigene Scham oder das Ekelempfinden sowie das Eindringen in die Intimsphäre eines anderen Menschen nicht in Vergessenheit geraten.

REFLEXION | **IMPULS** | LERNORTVERNETZUNG

Machen Sie sich über die Bedeutung von Mund und Zähnen Gedanken. Wie wichtig ist Ihnen Ihre eigene Mund- und Zahngesundheit? Wie schätzen Sie den Stellenwert der Mundhygiene bei den pflegebedürftigen Menschen ein, mit denen Sie arbeiten?

1.1 Mundzustand beobachten

1.1.1 Der gesunde Mund

Der Mund ist der obere und erste Abschnitt des Verdauungssystems und ist an der Nahrungsaufnahme beteiligt sowie für die Zerkleinerung von Nährstoffen zuständig.

Die **Lippen** schützen die Mundhöhle von der Außenwelt. Sie sind an Lautbildung und Mimik beteiligt und dienen zudem als Tastorgan. Da sie mit einem stark ausgebildeten Nervengeflecht ausgestattet sind, zählen sie auch zu den ›erogenen Zonen‹.

erogene Zone
geschlechtlich leicht erregbarer Körperbereich

Die **Mundhöhle** wird durch die beiden Zahnreihen in die eigentliche Mundhöhle und den Mundvorhof unterteilt. Der Mundvorhof ist der Bereich zwischen Wangen bzw. Lippen und den Zahnreihen. Die eigentliche Mundhöhle wird fast ganz von der Zunge ausgefüllt. Sie wird vorne und seitlich von den Zähnen umschlossen. Im hinteren Bereich liegen das Gaumenzäpfchen und die beiden Gaumenbögen, dann geht die Mundhöhle in den Rachen über. Die obere Abgrenzung bilden der harte und der weiche Gaumen, die untere die Zunge und die Mundbodenmuskulatur. Die Mundhöhle ist kein steriler Ort. Vielmehr ist sie mit Bakterien, Viren und Pilzen besiedelt. Diese physiologische **Mundflora** ist jedoch Kennzeichen einer gesunden Mundschleimhaut, denn eine intakte Mundflora verhindert das Eindringen pathogener Keime.

Die **Zunge** ist ein Muskel, der die Mundhöhle nahezu komplett füllt und wesentlich an den Kau- und Saugbewegungen beteiligt ist. Dadurch kann der aufgenommene Nahrungsbrei zu einem schluckbaren Bissen vorbereitet werden. Zudem leitet sie die Schluckbewegung ein. Sie ist mit unterschiedlichen Geschmacksknospen ausgestattet, mit deren Hilfe unterschiedliche Geschmacksrichtungen wahrgenommen werden können. Darüber hinaus ist sie an der Lautbildung beteiligt.

Die **Zähne** sind durch Mahlbewegungen für die mechanische Zerkleinerung der Nahrung zuständig. Im Laufe eines Lebens verändert sich das Gebiss. Das Milchgebiss hat 20 Zähne. Etwa ab dem sechsten Lebensjahr setzt der Zahnwechsel ein und das Erwachsenengebiss oder bleibende Gebiss hat 32 Zähne.

Gesundes **Zahnfleisch** ist hellrosa und gut durchblutet. Es ist Teil der Mundschleimhaut und zusammen mit dem Zahnhalteapparat für feste Verankerung der Zähne verantwortlich.

Die **Mundschleimhaut** kleidet die gesamte Mundhöhle aus und enthält speichelbildende Drüsen, die die Mundhöhle befeuchten.

Der **Speichel** bildet ein wichtiges Schutzsystem des Mundes. Er wird von drei paarigen großen Speicheldrüsen und den vielen speichelbildenden Drüsen der Mundschleimhaut gebildet. Der Speichel besteht zu ungefähr 99,5 % aus Wasser und enthält wichtige Mineralstoffe, Enzyme und Antikörper. Zusammen mit dem einfachen Spüleffekt hat der Speichel eine karies- und entzündungshemmende Wirkung. Er schützt zudem die Mundhöhle vor Austrocknung.

1.1.2 Besonders zu beobachtende Personengruppen

Die Durchführung der Mund- und Zahnpflege sollte für jeden Menschen eine Selbstverständlichkeit sein, dennoch gibt es ausgewählte Personengruppen, die einer besonderen Pflege bzw. Unterstützung sowie Anleitung und Beratung bedürfen:

Nahrungskarenz → S. 151
Ernährungssonde → S. 162

- Menschen mit ›Nahrungskarenz‹ oder mit einer ›Nasen-Magen-Sonde‹ haben aufgrund der fehlenden Kautätigkeit und der daraus entstehenden mangelnden Speichelsekretion oft eine trockene Mundschleimhaut. Dies hat zur Folge, dass Krankheitserreger leichter in den Körper eindringen können.
- Menschen, die eine eingeschränkte Immunabwehr, bedingt durch ihre Grunderkrankung, bestimmte Medikamente oder eine Chemotherapie, aufweisen.

Gingivitis → S. 243
Parodontitis → S. 243

- Menschen mit bereits bestehenden Infektionen oder Erkrankungen in der Mundhöhle (z. B. ›Gingivitis‹, ›Parodontitis‹). Meist verursachen diese Veränderungen ohne Manipulation schon starke Schmerzen, sodass pflegerische Maßnahmen zusätzliche Schmerzen hervorrufen und dadurch die Versorgung erschweren.

HIV → S. 872
Bewusstseinsstörung → S. 459, 588

- Menschen mit einer bereits bestehenden systemischen Infektion (z. B. mit ›HIV‹).
- Bei ›bewusstseinseingetrübten‹ Menschen sind die Kau- und Schluckfähigkeiten eingeschränkt. Daher ist es besonders wichtig, eine physiologische Mundflora aufrechtzuerhalten.
- Verwirrten und manchen älteren Menschen mit Pflegebedarf fehlt häufig das Vertrauen gegenüber Pflegenden sowie das Verständnis für die Sinnhaftigkeit der Mund- und Zahnpflege. Daher ist die Durchführung dieser Maßnahme häufig erschwert bzw. gar nicht möglich.

B BEISPIEL

Der Auszubildende Matthias Richert berichtet seinem Pflegeteam ratlos, dass die an Demenz erkrankte Frau Burchert (78 J.) die Mund- und Zahnpflege verweigert. „Ich weiß nicht mehr, was ich noch tun soll, Frau Burchert schickt mich ständig aus ihrem Zimmer. Sie versteht gar nicht, warum ich sie dabei unterstützen will und wozu das überhaupt notwendig ist. Dabei sind ihre Lippen schon ganz trocken und eingerissen.“ Seine Praxisanleiterin Franka Willhelm beruhigt: „Ich kenne das Problem. Wir sollten in kleinen Schritten ihr Vertrauen gewinnen und sie vorsichtig fragen, inwieweit sie selbst noch die Mundpflege durchführen kann.“

1.1.3 Inspektion der Mundhöhle

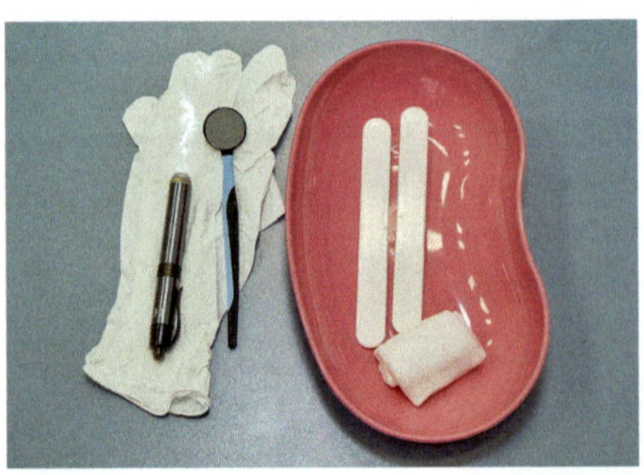

Abb. 1 Materialien zur Inspektion der Mundhöhle

Um Veränderungen der Mundschleimhaut und der Zähne zu erkennen, aber auch um die gesunde Mundflora zu erhalten, ist die Inspektion und Beobachtung der Mundhöhle und der Mundregion eine unverzichtbare pflegerische Aufgabe. Durch die regelmäßige und gründliche Prüfung sollen Veränderungen bzw. Erkrankungen rechtzeitig erkannt bzw. vermieden werden.
Für die Durchführung dieser Maßnahme werden folgende Materialien benötigt:

- Handschuhe
- Lichtquelle
- Mundspatel
- Spiegel
- evtl. Mullbinde als Beißschutz
- Checkliste zur Dokumentation des aktuellen Mundzustandes

Mithilfe des Mundspatels, der Lichtquelle und des Spiegels wird die Mundhöhle gründlich inspiziert. Dabei wird die Zunge mit dem angefeuchteten Spatel vorsichtig heruntergedrückt. Damit ein Würgereiz und eine Aspiration verhindert werden, darf der Mundspatel nicht zu tief in den Mund eingebracht werden.

REFLEXION | IMPULS | LERNORTVERNETZUNG

Führen Sie die Inspektion der Mundhöhle gegenseitig mit einem Lernpartner durch. Beachten Sie dabei, dass die Mundhöhle ein sehr intimer Bereich des Menschen ist und reflektieren Sie, wie Sie sich bei der Durchführung der Technik gefühlt haben. Wie war Ihr Befinden? Tauschen Sie sich aus.

Beurteilt werden die Mundschleimhaut und die Zunge (trocken, feucht, blass, rosig) sowie der Zustand des Gebisses bzw. der Zahnprothese. Bei Menschen mit einer Zahnprothese ist zu prüfen, ob die Prothese Druckstellen verursacht hat. Bei Säuglingen und Kleinkindern wird der Status des Zahndurchbruchs bzw. des Milchgebisses geprüft. Da Nahrungsreste eine korrekte Beurteilung erschweren, wird die Inspektion nie unmittelbar nach der Nahrungsaufnahme durchgeführt. Zudem fällt es schwer, zwischen Säuglingsnahrung bzw. Milchresten und ›Mundsoor‹ zu unterscheiden. Ist die Inspektion vollständig durchgeführt, werden die Ergebnisse anhand eines Assessmentinstrumentes dokumentiert.

Mundsoor → S. 243

Es existiert eine Vielzahl an Assessmentinstrumenten zur Beurteilung der Mundhöhle.

Obwohl die hier genannten Assessmentinstrumente über eine hohe ›Validität‹ verfügen, dienen sie einzig dem Screening und sind keine diagnostischen Hilfsmittel. Sie ersetzen daher nicht den regelmäßigen Zahnarztbesuch.

Validität → S. 859, 893, Band 1

Assessmentinstrumente für die Geriatrie

Der Dental-Screening Survey ist das Basisassessment für die Geriatrie. Es enthält u.a. ›Items‹ wie Mundtrockenheit, Schwierigkeiten beim Essen, Zahnschmerzen oder Entzündungen. Die Ergebnisse ergeben einen Gesamtscore, der zur Bewertung führt. Werden mehr als zwei Punkte erreicht, ist eine zahnärztliche Untersuchung nötig.

Item
etwas einzeln Aufgeführtes; Einzelangabe, Posten, Bestandteil, Element, Einheit

Das Instrument „Kayser-Jones Brief Oral Health Status Examination“ ist im Buch „Mundhygiene und spezielle Mundpflege“ von Thomas Gottschalck (2007) zu finden. Es wird für kognitiv beeinträchtigte, aber auch für beeinträchtigte Pflegeheimbewohner angewendet und erfasst unterschiedliche Kategorien mit einer dreistufigen Skala. Beobachtet werden z.B. Lymphknoten, Lippen, Zunge und Zahnfleisch. Auch hier wird ein Gesamtscore ermittelt, jedoch kann z.B. bereits die Beurteilung des Zahnzustands mit nur einem Punkt einen unverzüglichen Zahnarztbesuch anraten.

Pflegeprozessgestaltung
Was müssen Pflegende wissen und können, um diese Assessmentinstrumente anzuwenden?

Assessmentinstrumente für Menschen unter Chemo- und/oder Radiotherapie

Die Mundhöhle von Menschen, die mit einer Chemo- und/oder Radiotherapie behandelt werden, ist besonders gefährdet. Daher muss vor Beginn der Therapie und mindestens einmal täglich währenddessen die Mundhöhle inspiziert und der Mundstatus bestimmt werden. Der Oral Assessment Guide (OAG) ist hierfür ein gut geeignetes Instrument. Hierbei werden neben Stimme, Schlucken und Speichelfluss auch Lippen, Zunge, Mundschleimhaut und Zahnfleisch sowie Zähne und ggf. ein Pilzbefall der Mundhöhle beurteilt. Werden mehr als acht Punkte erreicht, besteht die Notwendigkeit einer speziellen Mundpflege.

1.1.4 Veränderung des Mundzustandes

Es gibt viele orale Abweichungen mit unterschiedlichen Ursachen sowie unterschiedlichen Aussehens. Einige ausgewählte Veränderungen geben eine Übersicht.

Bei **Mundtrockenheit** (Xerostomie) klagen die Betroffenen über eine trockene Mundhöhle bzw. Mundschleimhaut. Häufig sind eine ständige Mundatmung und/oder ein Flüssigkeitsmangel die Ursache der Mundtrockenheit. Auch Arzneimittel (z.B. Atropin) können diese unerwünschte Nebenwirkung hervorrufen. Auch eine eingeschränkte oder mangelnde Kautätigkeit und damit verbundene geringe Speichelsekretion können eine Xerostomie verursachen. Das erklärt, weshalb ältere Menschen besonders betroffen sind. Bei den Betroffenen sind ein schleimig-weißer Belag, ein erschwertes Zerkleinern von Nahrungsmitteln, eine am Gaumen klebende Zunge und auch ein erschwertes Sprechen zu beobachten.

Bakterien → S. 522, Band 1

Rhagaden sind kleine, aber sehr schmerzhafte Risse in den Mundwinkeln am Übergang von Haut zur Schleimhaut. Häufig treten sie bei ›bakteriellen Infektionen‹ mit Staphylo- oder Streptokokken oder bei Vitamin-B2- und Eisenmangel auf.

Eine **Stomatitis** ist eine Entzündung der Mundschleimhaut. Ursachen hierfür können u.a. thermische Schäden durch zu heiße oder zu kalte Lebensmittel sein. Menschen, die eine Chemo- oder Strahlentherapie erhalten, leiden häufig an einer Stomatitis. Mechanische Schädigungen, bedingt durch den erhöhten Druck einer Zahnprothese, können ebenfalls eine Stomatitis verursachen. Eine verstärkte Besiedlung mit Bakterien, Viren oder Pilzen durch eine mangelnde Mundhygiene kann ebenfalls der Grund für eine Stomatitis sein. Pflegende beobachten hierbei Rötungen und Schwellung, lokale Schmerzen sowie Blutungen, aber auch Schmerzen bei der Nahrungs- und Flüssigkeitsaufnahme.

Allergie → S. 877

Eine **Schwellung der Lippen** kann unterschiedliche Gründe haben. Meist entwickelt sie sich sehr schnell und ist ein deutlicher Hinweis auf eine bestimmte Reaktion des Körpers. So können ›allergische Reaktionen‹ auf z.B. Lebensmittel, Arzneimittel oder Insektenstiche Schwellungen hervorrufen.

Mundgeruch lässt sich in zwei Formen unterscheiden: Foetor ex ore sowie Halitosis. Foetor ex ore entsteht direkt im Mundbereich, z.B. durch die Bildung von Bakterien, bedingt durch mangelnde Mund- und/oder Zahnprothesenhygiene. Zudem sind Karies und Parodontitis weitere Ursachen, die die Mundflora negativ beeinträchtigen und zu Mundgeruch führen. Aber auch Nahrungsmittel wie Zwiebeln oder Knoblauch sowie Genussmittel wie Alkohol und Zigaretten können Mundgeruch verursachen.
Die Halitosis beschreibt das Abatmen von Geruchsstoffen, die nicht aus dem Mund stammen. Die Geruchsstoffe entstehen durch Erkrankungen der Atemwege oder des Verdauungssystems und werden dann abgeatmet.
Mundgeruch ist für die Betroffenen häufig mit Peinlichkeiten behaftet. Er kann zudem Pflegesituationen belasten. Kontakte zu den Betroffenen werden mitunter reduziert und stellen für Pflegende oft eine unangenehme Herausforderung dar. Dennoch sollten sich Pflegende mit den eigenen Gefühlen, z.B. ›Ekelempfinden‹, auseinandersetzen und in professioneller, geeigneter Art und Weise auf den Betroffenen zugehen.

Ekel → S. 232

1.2 Mund und Zähne pflegen

1.2.1 Prävention und Beratung

Um die Mund- und Zahngesundheit zu erhalten bzw. zu unterstützen, spielt die Einbeziehung des Pflegebedürftigen und ggf. der Angehörigen eine wesentliche Rolle. Aufgabe der Pflegenden ist es, einerseits die Betroffenen zu motivieren, um bestehende Ressourcen zu festigen und zu fördern. Andererseits stehen die Unabhängigkeit und die Erhaltung der Selbstpflegefähigkeit im Mittelpunkt. Hilfsmittel für den Beratungsprozess können verständlich formulierte Informationsbroschüren sein. Diese haben für den Pflegebedürftigen den Vorteil, die Informationen zu jeder Zeit nachlesen zu können. Eine altersentsprechende und verständliche Gestaltung und Formulierung können die Motivation zur Mitgestaltung und Umsetzung von Präventionsmaßnahmen ebenfalls steigern. Dennoch muss die Pflegende darauf achten, individuelle Maßnahmen zu planen: Beobachtet die Pflegende z.B. mangelnde Fähigkeiten bei der alltäglichen Mundhygiene, liegt der Schwerpunkt der Prävention und Beratung auf den Maßnahmen der allgemeinen Mundpflege. Beobachtet die Pflegende jedoch bereits einen Pilzbefall, liegt der Schwerpunkt der Prävention und Beratung auf den Maßnahmen der speziellen Mundpflege. Nur so können Komplikationen bzw. das Fortschreiten krankhafter Veränderungen vermieden werden.

Digitalisierung
Welche Apps stehen zur Förderung der Mundgesundheitskompetenz zur Verfügung?

Eine zahngesunde Ernährung stellt einen wesentlichen Bestandteil der Prävention dar. Alle natürlichen Zuckerarten begünstigen die Kariesbildung und gefährden daher die Mundgesundheit. Zuckeraustauschstoffe verringern das Kariesrisiko, Zuckerersatzstoffe sind sogar als nicht kariogen zu betrachten. Gut ist es auch, auf häufige Zwischenmahlzeiten zu verzichten, da nach dem Essen der ›ph-Wert‹ in den sauren Bereich gerät und somit den Zahnschmelz schädigt. Ebenfalls sollten zuckerhaltige Getränke wie Limonaden und Säfte nur in geringem Maße konsumiert werden. Auf das nächtliche Trinken von gesüßten Tees in Säuglingsflaschen oder Schnabeltassen sollte ganz verzichtet werden. Die Speichelproduktion bzw. der Speichelfluss ist in der Nacht reduziert, sodass der Spüleffekt entfällt.

pH-Wert
negativ dekadischer Logarithmus der Wasserstoff-Ionen-Konzentration; $pH = -\log [H_+]$ Zahl zwischen 0 und 14, die angibt, wie stark eine Lösung basisch oder sauer ist

Positive Auswirkungen auf die Mund- und Zahngesundheit haben Lebensmittel, die kräftig und gründlich gekaut werden müssen, da dies den Speichelfluss anregt. Frisches Obst und Gemüse sowie ballaststoffreiche Nahrung (z.B. Möhren, festes Brot, Getreide in Müsliform) fördern den Speichelfluss und haben somit einen positiven Einfluss auf den natürlichen Reinigungseffekt der Zähne. In gesunden Mengen konsumierte Obstsorten und Fruchtsäfte können sogar einen positiven Einfluss haben. So fördert die Fruchtsäure den Speichelfluss, wodurch der Zuckergehalt vom Speichel verdünnt und weggespült wird. Auch Fette, Eiweiß- und Milchprodukte sowie Fluoride haben einen schützenden Effekt auf die Zahnhartsubstanz.

Nicht nur die Ernährung, sondern auch eine intakte Speichelproduktion erhält und fördert die Mund- und Zahngesundheit. Die wichtigste Voraussetzung dafür ist eine ausreichende Flüssigkeitszufuhr (oral, über eine Sonde oder parenteral). Zudem können folgende Maßnahmen die Speichelproduktion und -sekretion anregen:

- ›gustatorisch‹-mechanische Stimulierung mit festen Nahrungsmitteln
- saure Getränke und Speisen
- zuckerfreie Kaugummis und Bonbons
- manuelle Massage der Speicheldrüsen (Ohrspeicheldrüsen mit leichtem Druck zum Kieferwinkel bis hin zur Wange ausstreichen, Unterkieferspeicheldrüsen durch Massieren des Mundbodens in Richtung Kinn stimulieren)
- Nachahmen von Kaubewegungen

gustatorisch
den Geschmackssinn betreffend

Dabei ist jedoch zu beachten, dass saure Getränke und Speisen zwar die Speichelproduktion anregen, aber die Zahnsubstanz erheblich angreifen. Nach der Aufnahme sollte daher der Mund mit Wasser ausgespült werden.

Qualitätssignet Zahnmännchen
www.zahnmaennchen.de

Das Angebot an zuckerfreien Kaugummis und Bonbons ist groß. Hilfreich bei der Auswahl geeigneter Produkte sind hierbei die Angaben der Hersteller sowie die Kennzeichnung der Artikel mit dem Zahnmännchen der Aktion Zahnfreundlich e. V.

REFLEXION | **IMPULS** | LERNORTVERNETZUNG

Bereiten Sie ein Beratungsgespräch für einen Menschen mit Mundtrockenheit vor. Welche Maßnahmen wählen Sie aus und empfehlen Sie?

Eine Information zur professionellen Zahnreinigung finden Sie z. B. unter:
www.bzaek.de
→ PZR

Neben der persönlichen Gesunderhaltung der Zähne durch mindestens zweimaliges Zähneputzen am Tag sind regelmäßige Zahnarztbesuche eine zusätzliche Präventionsmaßnahme. Zweimal im Jahr sollten zahnärztliche Vorsorgeuntersuchungen stattfinden. Dabei können Schäden an Zähnen und Zahnfleisch, aber auch bösartige Veränderungen der Mundschleimhaut wie Tumoren frühzeitig erkannt werden.
Die Bundeszahnärztekammer empfiehlt, eine professionelle Zahnreinigung zweimal im Jahr durchführen zu lassen, bei einer eingeschränkten Zahngesundheit öfter.

1.2.2 Zähne putzen

Das Ziel des Zähneputzens ist die Entfernung von Zahnbelag, um die Entstehung von Karies und anderen Erkrankungen zu vermeiden. Es gibt unterschiedliche Putztechniken, die abhängig von der individuellen Geschicklichkeit sowie der individuellen Zahn- und Zahnfleischsituation gewählt werden sollten. Dabei sollten die Zähne immer nach der gleichen Reihenfolge und Systematik geputzt werden. Zu empfehlen sind, abhängig vom Alter bzw. von der Personengruppe, die KAI-Technik, die Von-Rot-nach-Weiß-Technik und die Bass-Technik.

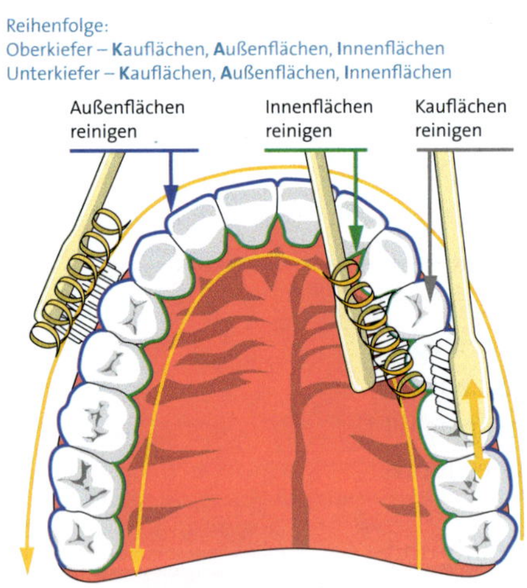

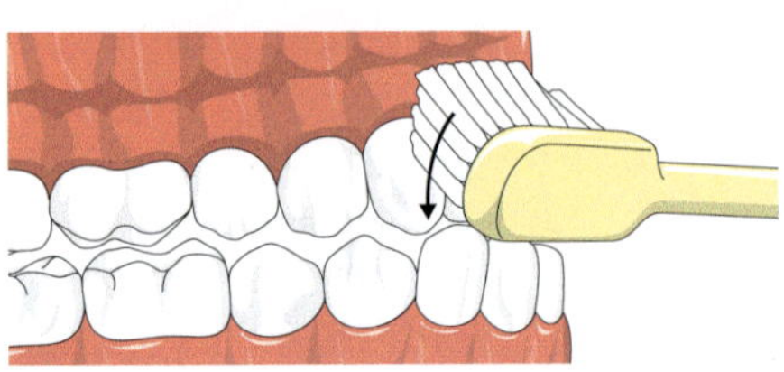

Abb. 1 Putztechnik von Rot nach Weiß

Für die **KAI-Technik** gilt:
- Alter bzw. Personengruppe
  - besonders für Kinder geeignet, da leicht erlernbar
  - entspricht der feinmotorischen Entwicklung des Kindes
- Durchführung:
  - leichte, kreisende Bewegungen
  - Reihenfolge: Kauflächen – Außenseiten – Innenseiten
  - Durchführung vor dem Spiegel
  - Kontrolle/Nachputzen durch die Eltern notwendig

Für die **Von-Rot-nach-Weiß-Technik** gilt:
- Alter bzw. Personengruppe
  - ab dem Jugendalter
  - Pflegende bei Pflegebedürftigen, da leicht erlernbar und durchführbar
- Durchführung:
  - vom Zahnfleischsaum zu den Zähnen (von Rot nach Weiß)
  - Reihenfolge: Außenflächen – Innenflächen – Kauflächen

Für die **Bass-Technik** gilt:
- Alter bzw. Personengruppe
  - ab dem Jugendalter
- Durchführung:
  - Zahnbürste im 45°-Winkel am Zahnfleischsaum ansetzen
  - leicht gegen die Zahnfläche drücken, dabei gelangen die Borsten in den Interdentalraum.
  - leichte Rüttelbewegungen, Bürste ist zur Kaufläche gedreht
  - Reihenfolge: Außenflächen – Innenflächen (Hinterseite der Frontalzähne mit senkrecht gestellter Bürste) – Kauflächen

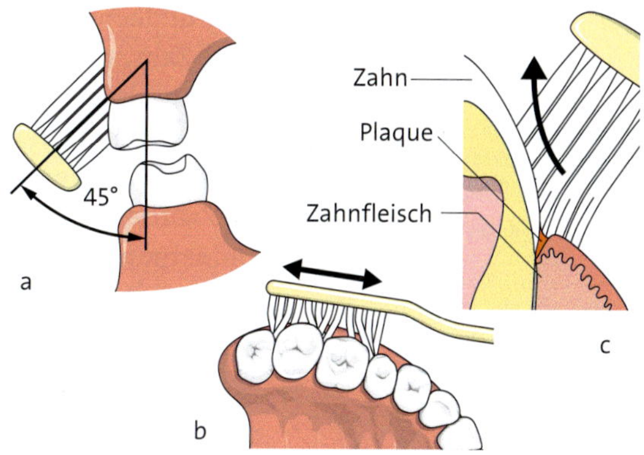

Abb. 2 Bass-Technik in schematischer Darstellung:
a) Grundhaltung
b) rüttelnde Bewegungen
c) Entfernung der gelösten Plaque aus dem Zahnfleischrand

Für die Reinigung der Zähne und der Zunge werden u.a. Zahnbürsten, Interdentalbürsten, Zahnseide und ein Zungenreiniger verwendet.
Die Zahnbürste ist das wichtigste Hilfsmittel zur Reinigung der Zähne. Eine Zahnbürste sollte mit weichen bis mittelharten, abgerundeten Kunststoffborsten ausgestattet sein. Harte Borsten sind eher schädlich und können bei falscher Anwendung die Zähne und das Zahnfleisch sogar schädigen. Damit auch schwer zugängliche Bereiche der Mundhöhle wie die Rückseite der hinteren Backenzähne gründlich gereinigt werden können, darf der Bürstenkopf nicht zu groß sein. Sowohl bei Kindern als auch bei mobilitätseingeschränkten Menschen ist darauf zu achten, dass die Zahnbürste mit einem rutschfesten Griff ausgestattet ist.

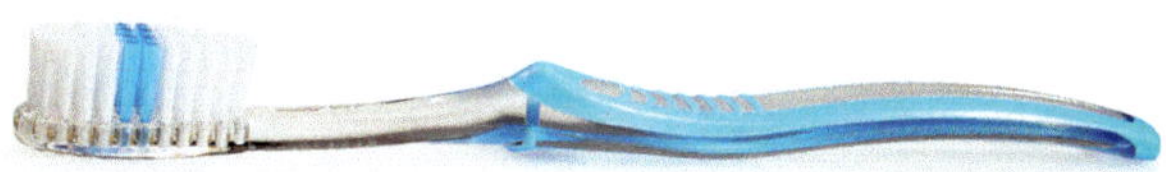

Abb. 3 Erwachsenenzahnbürste

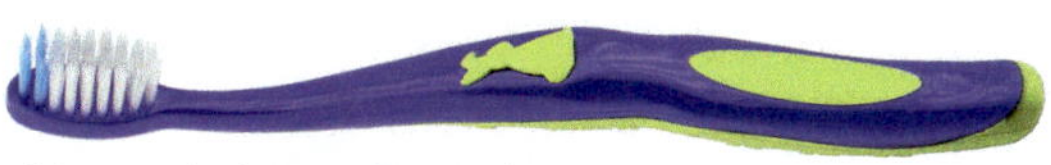

Abb. 4 Zahnbürste für Kinder

Elektrische Zahnbürsten führen rotierende oder ›oszillierende‹ Bewegungen aus, wodurch Beläge entfernt und auch die Zahnzwischenräume gereinigt werden können. Das Putzen wird hierbei entlang der Zahnreihe mit leichtem Druck durchgeführt, weitere manuelle Bewegungen sind nicht notwendig.

oszillieren
schwingen

Bei beiden Instrumenten gilt eine Putzdauer von mindestens drei Minuten. Um einen Bakterienbefall zu vermeiden, sollten die Zahnbürste bzw. der Aufsatz unmittelbar nach dem Gebrauch mit klarem Wasser durchgespült und der Bürstenkopf aufrechtstehend an der Luft trocknend aufbewahrt werden.

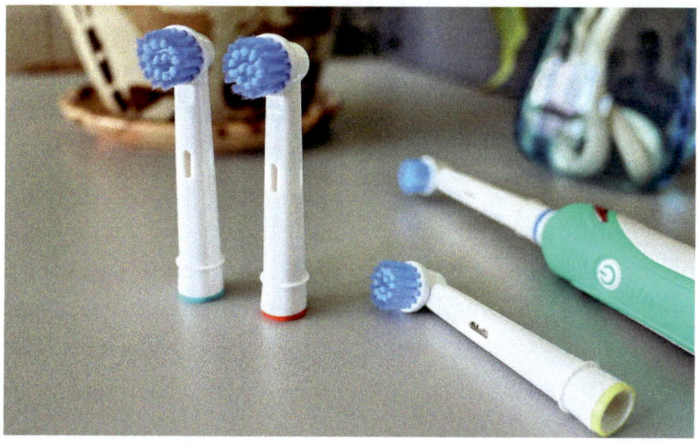

Abb. 5 Elektrische Zahnbürste mit rundem Bürstenkopf für rotierende Bewegungen

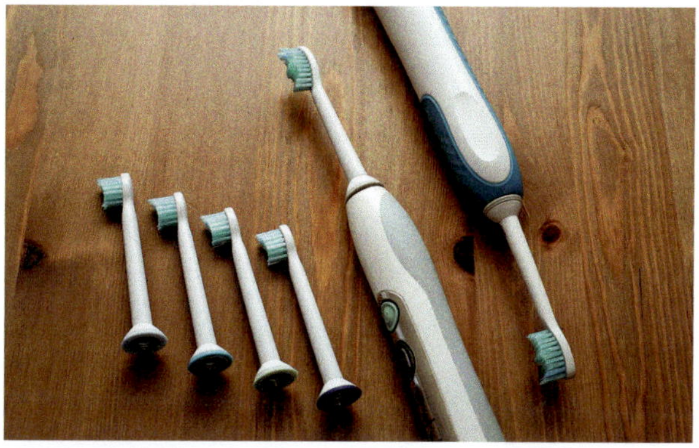

Abb. 6 Elektrische Schallzahnbürste, die oszillierende Bewegungen ausführt

Zur gründlichen Reinigung der Zahnzwischenräume eignen sich Interdentalbürsten sowie Zahnseide.
Interdentalbürsten sind meist kegel- oder walzenförmig, wodurch sich die Zahnzwischenräume gut reinigen lassen. Dabei sollten die Bürstchen gerade so groß sein, dass sie gut in den Zahnzwischenraum passen.
Mit Zahnseide lassen sich die Zahnzwischenräume ebenfalls gut reinigen, v. a. am Kontaktpunkt zweier Zähne. Es gibt gewachste (fluoridierte) Zahnseide für sehr enge Zahnzwischenräume und ungewachste Zahnseide für größere Zahnzwischenräume.

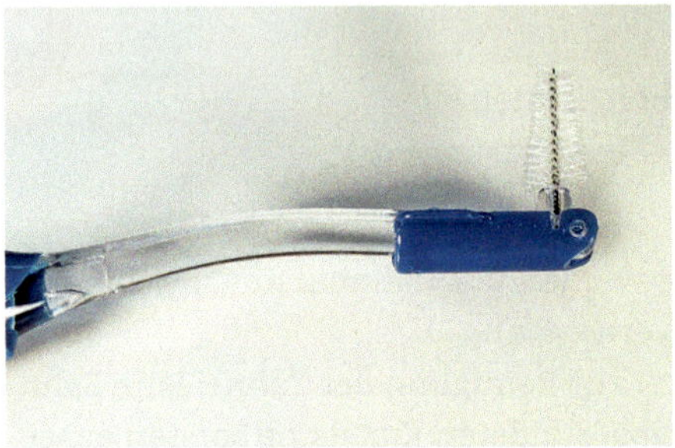

Abb. 1 Interdentalbürste mit kegelförmiger Anordnung der Borsten

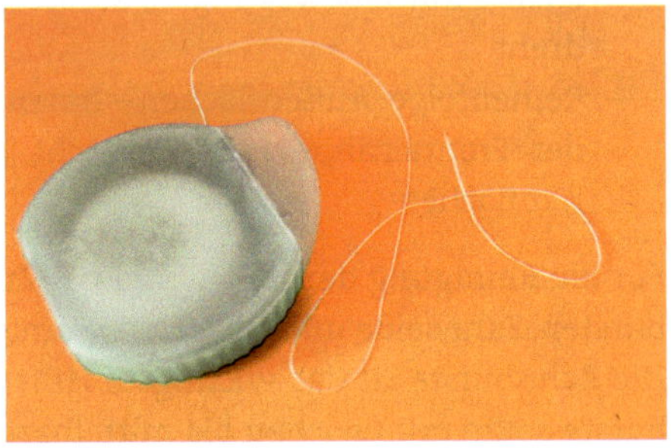

Abb. 2 Zahnseide

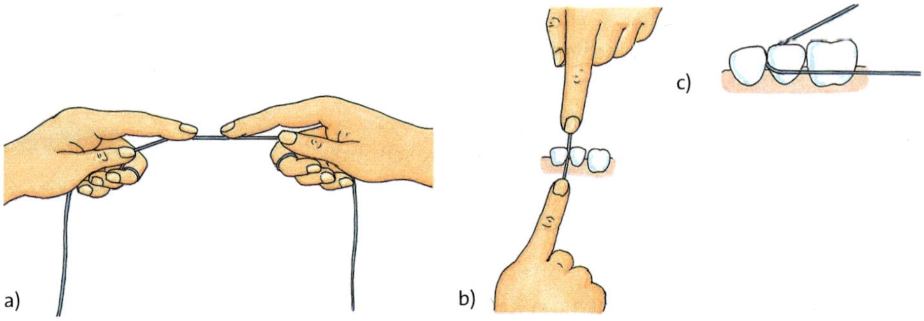

Abb. 3 Anwendung von Zahnseide: a) Zahnseide über die Fingerkuppen straff spannen; b) Zahnseide mit sägenden Bewegungen in den Zahnzwischenraum einführen; c) Zahnbeläge durch schabende Auf- und Abbewegungen entfernen

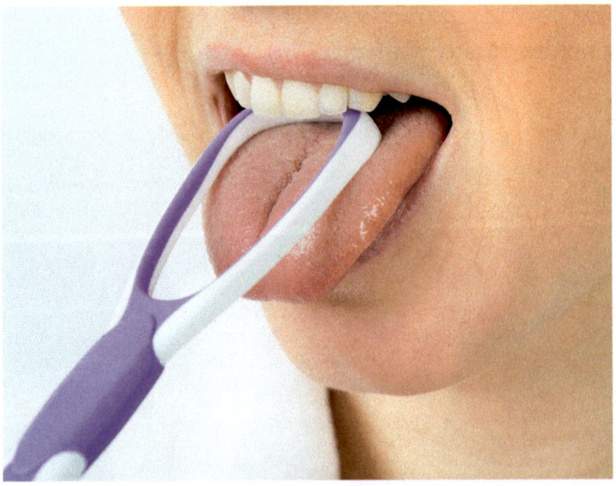

Abb. 4 Reinigung der Zunge mit einem Zungenreiniger

Ein weiteres Hilfsmittel für die Mundhygiene ist der Zungenreiniger. Da sich im hinteren Bereich der Zunge die meisten Bakterien ansiedeln, sollte die Reinigung grundsätzlich vom hinteren Zungenbereich zur Zungenspitze hin erfolgen. Viele Menschen bekommen dabei einen Würgereiz, deshalb sollte die Zungenreinigung vorsichtig und behutsam durchgeführt werden. Bei regelmäßiger Durchführung bildet sich der Würgereiz zurück.
Eine Munddusche kann die Zahnbürste nicht ersetzen, als Ergänzung zum Zähneputzen ist sie, richtig angewendet, aber sinnvoll. Lose Speisereste lassen sich zwar durch den Wasserstrahl entfernen, Beläge lassen sich jedoch nicht lösen.

1.2.3 Mund ausspülen und auswischen

Das Ausspülen sowie das Auswischen der Mundhöhle haben insbesondere zum Ziel, Speisereste oder überschüssiges Sekret sowie Beläge und Borken zu entfernen. Außerdem dienen sie der Befeuchtung der Mundhöhle.

Manche Menschen können die Mund- und Zahnpflege nicht selbstständig und vollständig durchführen, sodass dies durch Pflegende übernommen werden muss. Besonders bei Pflegebedürftigen mit längerfristiger Nahrungskarenz oder Sondenernährung sowie bei immungeschwächten Menschen ist die Durchführung dieser Pflegehandlung indiziert. Ist ein zu pflegender Mensch nicht bei Bewusstsein, ist es die Aufgabe der Pflegenden, die Mundhöhle auch von Zahnpastaresten zu reinigen. Dies kann mit flexiblen Absaugkathetern, aber auch mit feuchten Tupfern erfolgen. In einigen Situationen gibt es dennoch einiges zu beachten:

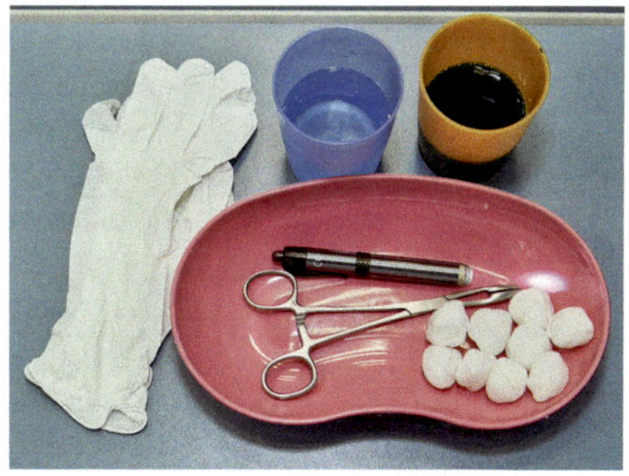

Abb. 5 Materialien zum Auswischen der Mundhöhle

- Bei bewusstlosen Menschen besteht ein generelles Aspirationsrisiko. Deshalb sollte im Vorfeld immer auf eine flache Seitenlagerung geachtet werden. Außerdem sollte für den Notfall immer ein Absauggerät bereitstehen.
- Bei Alkoholkranken ist immer darauf zu achten, alkoholfreie Mundpflegepräparate zu verwenden.
- Kinder beherrschen evtl. je nach Entwicklungsstand das Ausspucken von Pflegemitteln noch nicht. Die Pflegende wählt daher nur Pflegeprodukte aus, die auch getrunken bzw. verschluckt werden dürfen.

Die Durchführung erfolgt in folgenden Schritten:

- Vorbereitung
  - Materialien bereitstellen
  - den zu Pflegenden informieren
  - Pflegebedürftigen möglichst in eine sitzende Position lagern
  - Händedesinfektion
- Durchführung
  - Händedesinfektion
  - Handschuhe anziehen
  - Mundhöhle mithilfe einer Lichtquelle inspizieren
  - vorhandene Borken im Vorfeld mit einer wohlschmeckenden Lösung einweichen
  - Kugeltupfer oder Kompresse an einer Klemme befestigen, Tupfer muss die Klemme vollständig bedecken, sonst besteht Verletzungsgefahr
  - Tupfer mit der Mundpflegespülung befeuchten
  - Borken vorsichtig abreiben
  - gesamte Mundhöhle auswischen
  - immer nur einmaliges Eintauchen des Tupfers in die Spüllösung
  - abschließende Lippenpflege mit einer fetthaltigen Salbe oder einem Pflegestift
  - während der Durchführung den zu pflegenden Menschen ständig beobachten

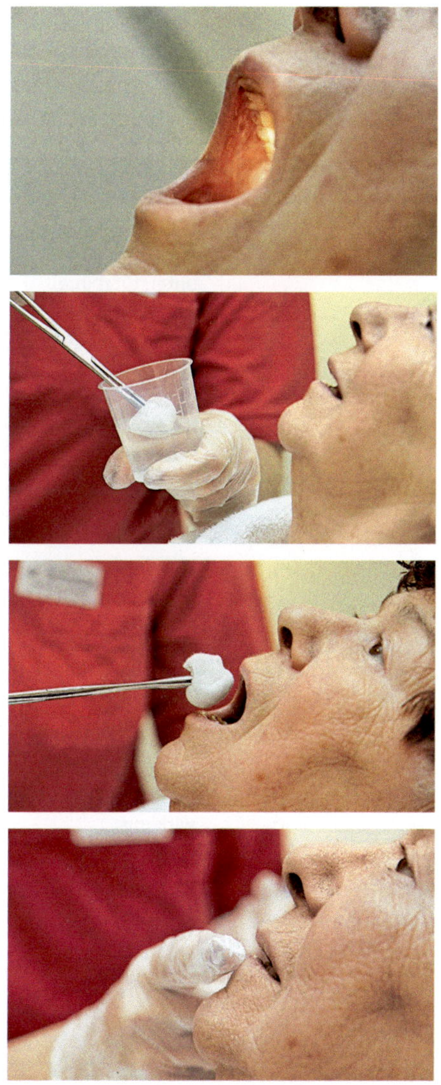

Abb. 6 Auswischen der Mundhöhle

- Nachbereitung
  - Pflegebedürftigen ggf. umlagern
  - Materialien sach- und fachgerecht entsorgen
  - Handschuhe ausziehen
  - Händedesinfektion
  - Verabschiedung
  - Dokumentation

REFLEXION | **IMPULS** | LERNORTVERNETZUNG

Führen Sie mit Unterstützung Ihres Praxisanleiters das Ausspülen sowie Auswischen der Mundhöhle bei einem Menschen mit Pflegebedarf durch. Beobachten Sie dabei den Mundzustand und wenden Sie ein Assessmentinstrument an, z.B. das Dental Screening Survey.

Die richtige Auswahl eines Mundpflegemittels stellt für die Pflegefachperson eine gewisse Herausforderung dar. So ist das Angebot an alternativen Präparaten ebenso groß wie an herkömmlichen Pflegeprodukten. Die nachfolgende Tabelle soll einen Überblick über mögliche Pflegemittel geben.

Pflegemittel	Wirkung	Anwendung	Besonderheiten
Olivenöl	– weicht Borken auf der Zunge auf und unterstützt ihre Ablösung	– zum Auftragen und Auswischen mehrmals täglich und bei Bedarf evtl. einen Zungenreiniger (-schaber) nutzen	– nicht anwenden bei Aspirationsgefahr, um eine Fettpneumonie zu verhindern – eine Vorbehandlung durch Kauen, z. B. von Brotrinde, kann unterstützend wirken
Pfefferminze	– regt die Speichelsekretion an – desodorierend	– als Mundspülung, zum Gurgeln und Auswischen der Mundhöhle	– als Tee oder ätherisches Öl erhältlich – angenehm frisch
Kamille	– entzündungshemmend – wundheilungsfördernd	– als Mundspülung, zum Auswischen der Mundhöhle und zum Gurgeln – als Tinktur zum Bepinseln – als Spray zum Aufsprühen	– als Tee oder ätherisches Öl erhältlich – als Mund- und Rachenspray erhältlich – angenehmer Geschmack – Tinkturlösungen können die Schleimhäute austrocknen
Salbei	– desinfizierend – schützt die Schleimhaut durch Gerbstoffwirkung	– als Mundspülung, zum Auswischen der Mundhöhle und Gurgeln – als Tinktur zum Bepinseln	– als Tee, Lösung oder Mundgel erhältlich – eher unangenehmer Geschmack – besonders geeignet bei Entzündungen im Mund-Rachen-Raum
Myrrhe	– desinfizierend – wundheilungsfördernd	– als Mundspülung (50- bis 100-fach verdünnt) – als Tinktur zum Bepinseln (unverdünnt)	– schmeckt bitter – kann zu Geschmacksirritationen führen – besonders geeignet bei infektiösen Entzündungen

Tab. 1 Mundpflegemittel

Pflegemittel	Wirkung	Anwendung	Besonderheiten
Lippenpflegestift (z. B. Labello®)	– hält die Lippen geschmeidig	– zum Auftragen mehrmals täglich und bei Bedarf	– günstiges Produkt
Dexpanthenolsalbe (z. B. Bepanthen® Salbe)	– hält Lippen geschmeidig – unterstützt die Epithelisierung und Regeneration von Haut und Schleimhaut	– zum Auftragen mehrmals täglich und bei Bedarf	– nicht zur dauerhaften Lippenpflege geeignet – Bepanthen® Salbe enthält mehr Fett als Bepanthen® Nasen- und Augensalbe – Salbe kann für den einzelnen Klienten in eine 2-ml-Spritze mit Verschluss abgefüllt werden
Mundwasser (z. B. Listerine®)	– antimikrobiell – verhindert die Entstehung von Plaque	– als Mundspülung, zum Auswischen der Mundhöhle – Anwendung zweimal täglich nach dem Zähneputzen	– physiologische Mundflora bleibt erhalten
Antiseptikum (z. B. Lavasept® oder Hexetidin®)	– desinfizierend – antiseptisch – breites Wirkungsspektrum (Lavasept® wirkt auch gegen MRSA)	– als Mundspülung, zum Auswischen der Mundhöhle	– Lavasept® muss vor Gebrauch immer verdünnt werden – Hexetidin® wird unverdünnt angewandt und enthält Alkohol – geeignet zur Vorbeugung bei ausgeprägter Abwehrschwäche – Einwirkzeiten beachten
Nystatin (z. B. Moronal®)	– gegen Pilzinfektionen (antimykotisch)	– zum Auftragen nach sorgfältiger Reinigung der Mundhöhle – 30 Minuten danach nichts essen oder trinken	– Arztanordnung erforderlich – besonders geeignet bei Infektionen mit *Candida albicans*
Aciclovir (z. B. Zovirax®-Lippenherpescreme)	– gegen Herpesinfektionen – schmerzstillend – juckreizstillend	– frühzeitig und schon bei ersten Anzeichen für eine Herpesinfektion dünn auftragen – Anwendung fünfmal täglich wiederholen	– kann Allergien hervorrufen – nicht zum Auftragen auf die Mundschleimhaut geeignet
Lidocain (z. B. Dynexan®)	– anästhesierend	– bis zu achtmal täglich ein erbsengroßes Stück auf die betroffene Stelle auftragen und einmassieren	– besonders geeignet bei Prothesendruckstellen, Zahnfleischentzündungen, Zahnungsschmerz und zur Behandlung von Aphthen – Gesamtdosis von 40 mg Lidocain möglichst nicht überschreiten

Tab. 1 Mundpflegemittel (Fortsetzung)

1.2.4 Zahnspangen und Zahnprothesen reinigen

Fest auf den Zähnen angebrachte Elemente (Brackets), die zur Korrektur der Zahnstellung dienen, bedürfen einer besonderen Pflege. An den vielen Nischen durch die aufgesetzten Brackets können sich besonders gut Nahrungsreste und Zahnbelag sammeln. Dies stellt daher ideale Bedingungen für das Wachstum von Mikroorganismen dar.

Eine äußerst gründliche und sorgfältige Zahnreinigung ist deshalb unverzichtbar. Sie kann mit einer normalen Zahnbürste und Zahnpasta sowie mit Interdentalbürsten und Zahnseide oder Superfloss durchgeführt werden.
Zahnprothesen können ebenfalls von Plaque und Bakterien befallen werden und dadurch unangenehme Gerüche entwickeln. Muss die Reinigung von Pflegekräften übernommen werden, ist Folgendes zu beachten:

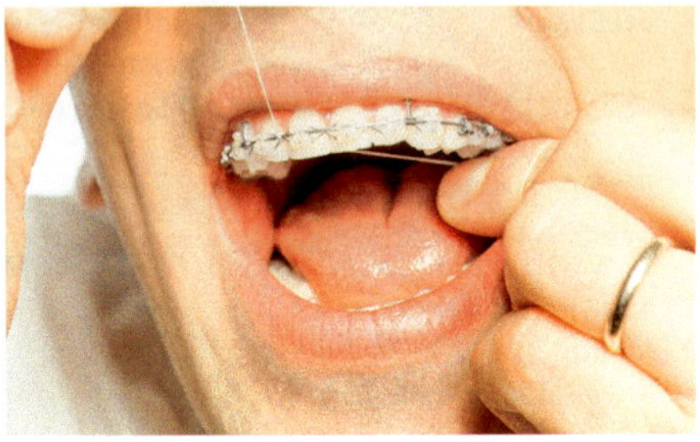

Abb. 1 Reinigung von Brackets und Interdentalräumen mit Zahnseide

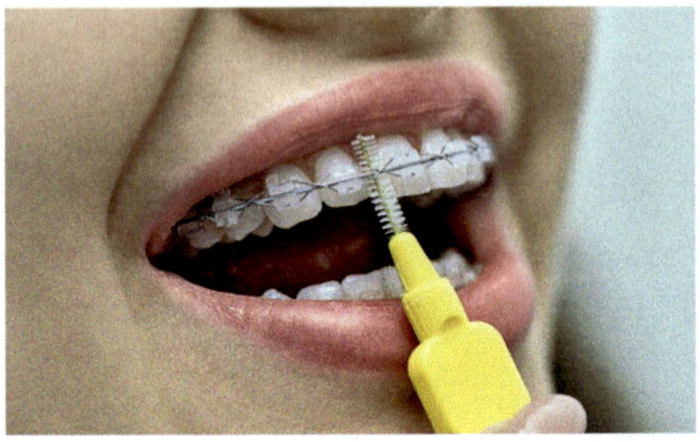

Abb. 2 Reinigung von Brackets und Appartur mit einer Interdentalbürste

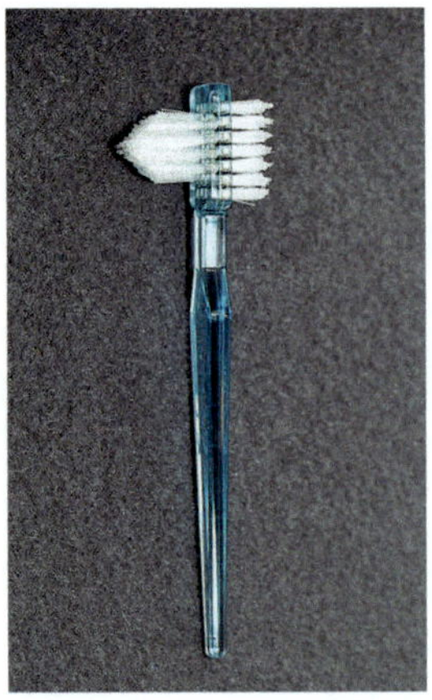

Abb. 3 Prothesenbürste

- Vorbereitung der Materialien
  - Handschuhe
  - Zahnbürste oder Prothesenzahnbürste
  - ggf. Prothesenreinigungsmittel, Prothesenschale, Haftcreme
  - Nierenschale
- Durchführung
  - Information des zu Pflegenden
  - Händedesinfektion
  - unsterile Handschuhe anziehen
  - zuerst die obere, dann die untere Prothese vorsichtig mit dem Zeigefinger am Rand der Prothese vom Kiefer lösen
  - die Einsätze sicher in der Hand halten und im Waschbecken unter fließendem Wasser über einer Nierenschale reinigen; man kann auch einen Waschlappen in das Becken legen; beides kann ein Zubruchgehen beim versehentlichen Herunterfallen verhindern
  - auf Wunsch des zu Pflegenden Prothesenreiniger anwenden
  - sind noch eigene Zähne vorhanden, werden diese vor dem Wiedereinsetzen der Teilprothese geputzt
  - je nach Wunsch und Gewohnheit des zu Pflegenden Haftcreme auftragen
  - die Prothesen der Reihe nach (zuerst die Oberkiefer, dann die Unterkieferprothese) einsetzen
  - nachts werden Prothesen häufig in Prothesenschalen mit Reinigungsmittel aufbewahrt; die Prothesen sind vor dem Einsetzen gründlich mit klarem Wasser abzuspülen; die Schale muss ebenfalls sorgfältig gereinigt werden
- Nachbereitung
  - Sitz der Prothese kontrollieren
  - Handschuhe ausziehen
  - Hände desinfizieren
  - gebrauchte Materialien sach- und fachgerecht entsorgen
  - werden die Prothesen in der Schale aufbewahrt, muss sich die Pflegende vergewissern: Ist die Prothese im richtigen Behältnis? Ist sie genügend eingeweicht?
  - dokumentieren

2 Ernährungsmanagement

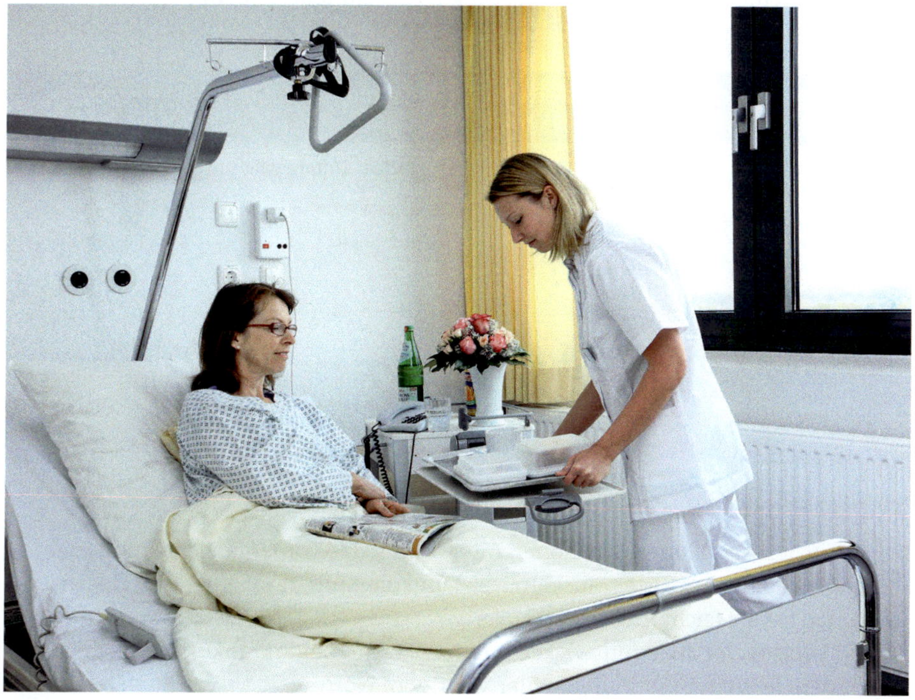

Abb. 4 Ein professionelles Ernährungsmanagement reduziert sich nicht auf das Bereitstellen von Essen und Trinken

2.1 Ernährungszustand und Flüssigkeitshaushalt erfassen

2.1.1 Der physiologische Ernährungszustand

Ernährungszustand

Der Ernährungszustand eines Menschen gibt Auskunft darüber, wie gut dieser mit energieliefernden Nährstoffen, ›essenziellen‹ Aminosäuren, Vitaminen, Mineralstoffen sowie Spurenelementen und pflanzlichen Nährstoffen versorgt ist.

essenziell
lebensnotwendig

Ein Faktor bei der Beurteilung des Ernährungszustandes ist das **Körpergewicht**. Es ergibt sich aus der Summe der Gewichte der verschiedenen Organe und Gewebe des menschlichen Körpers. Neben der individuellen Größe und Körperform eines Menschen sind der Anteil und das Verhältnis von Muskelmasse und Fettgewebe wichtig. Mittels elektrophysiologischer Messungen können diese Anteile bestimmt werden. Muskelgewebe ist schwerer als Fettgewebe, sodass bei einem trainierten Menschen ein höheres Körpergewicht nicht gleichzusetzen ist mit krankhaftem Übergewicht. Beim Fettgewebe kommt es auf die Menge und Verteilung an: Idealerweise sollte der Fettanteil bei Frauen zwischen 20 und 30 % und bei Männern zwischen 10 und 20 % des Körpergewichtes liegen. Hinsichtlich der Verteilung ist vor allem das viszerale Fett (Bauchfett) als Risikofaktor für Folgeerkrankungen ausgemacht.

Ein Kriterium zur Einschätzung des Ernährungszustandes ist neben der gezielten Beobachtung des Erscheinungsbildes (Zustand von Haut, Mund und Zähnen u.a.) der **Body-Mass-Index** (BMI). Er wird wie folgt berechnet: Körpergewicht in Kilogramm geteilt durch die Körpergröße in Meter zum Quadrat. Die von der Weltgesundheitsorganisation (WHO) festgelegten BMI-Grenzwerte definieren dabei die Adipositasgrade.

Perzentile
statistische Vergleichsgröße; Stellung eines Wertes ggü. den Werten eines Kollektives (z. B. Gleichaltrigen)

Selbstfürsorge
Wie beurteilen Sie Ihren Ernährungszustand?

Anders als bei Erwachsenen werden bei Säuglingen und Kindern statt des BMIs alters-und geschlechtsspezifische ›Perzentilkurven‹ zur Einschätzung des Ernährungszustandes hinzugezogen.

Ernährungszustand	BMI-Grenzwerte für Erwachsene (kg/m²)	Ernährungszustand	BMI-Perzentile für Kinder
Untergewicht	< 18,5 (ab dem 65. Lj. < 20)	extremes Untergewicht	< 3. Perzentile
Normalgewicht	18,5–24,9 (ab dem 65. Lj. 25–29)	Untergewicht	< 10. Perzentile
Präadipositas	25,0–29,9	Normalgewicht	10.–90. Perzentile
Adipositas Grad I	30,0–34,9	Übergewicht	> 90. Perzentile
Adipositas Grad II	35,0–39,9	Adipositas	> 97. Perzentile
Adipositas Grad III	> 40	extreme Adipositas	> 99,5. Perzentile

Tab. 1 BMI-Grenzwerte für Erwachsene und BMI-Perzentile für Kinder

Bei Menschen im höheren und hohen Alter nimmt das Körpergewicht stetig leicht zu (bei zugleich abnehmender Muskelmasse) und die Körpergröße verringert sich. Darum gelten für sie leicht modifizierte Werte.
Der BMI wurde vor allem entwickelt, um Aussagen über Erkrankungsrisiken treffen zu können. Je weiter ein individueller Wert vom Normwert abweicht, desto größer die Wahrscheinlichkeit, an Folgen von Fettleibigkeit bzw. Mangelernährung zu erkranken. Jedoch stellt der BMI kein alleiniges Kriterium zur Beurteilung des Ernährungszustandes dar.

W ZUM WEITERDENKEN

Bei einer Amputation von Körperteilen wird ebenfalls die BMI-Standardformel angewendet, allerdings muss das Körpergewicht mittels eines Korrekturwertes angepasst werden. So haben eine Hand 0,8 % des Gesamtkörpergewichtes, ein Arm 5 %, ein Unterarm 2,3 %, ein Fuß 1,5 %, Unterschenkel und Fuß 6 %, ein ganzes Bein 15 %. Die Formel lautet dann:

Körpergewicht (kg) = (Körpergewicht in kg / (100 – Korrekturwert)) × 100

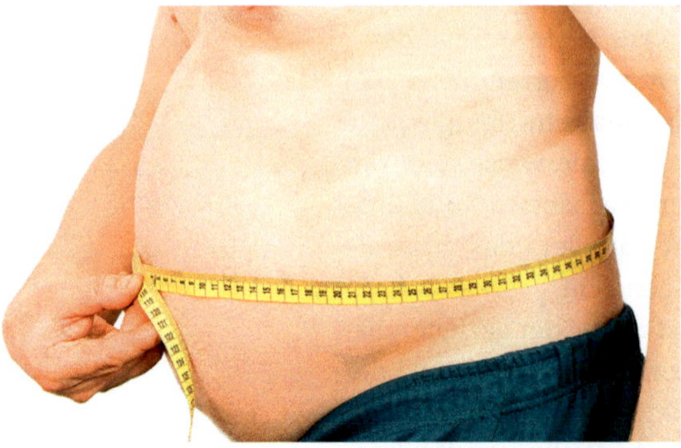

Abb. 1 Für Personen mit einem BMI > 25 ist eine Messung des Taillenumfangs immer empfohlen.

Ein weiteres Kriterium zur Einschätzung des Ernährungszustandes ist die Bestimmung des **Taillenumfanges** (Bauchumfang). Der Taillenumfang wird mittels eines einfachen Maßbandes im Stehen auf Nabelhöhe an der dicksten Stelle des Bauches gemessen. Die Messung erfolgt im Idealfall immer morgens vor dem Spiegel und vor dem Frühstück. Es sollte während des Messvorgangs leicht ausgeatmet werden. Liegt der Messwert bei Frauen über 88 cm und bei Männern über 102 cm, wird dies (Bauch-)Fettleibigkeit genannt und bedeutet ein erhöhtes Risiko für Herz-Kreislauferkrankungen.

Zu beachten ist, dass bei der Bestimmung von Körpergewicht, BMI und auch Taillenumfang nur eine *quantitative Bestimmung* erfolgt. Ein möglicher Mangel an einzelnen Nährstoffen wird hierbei nicht erfasst. Ein normales Gewicht kann bei falscher Verteilung durchaus eine Mangelernährung oder eine Adipositas verbergen, wenn z.B. eine abdominelle Adipositas mit einer Abmagerung der Extremitäten einhergeht.
Dem gegenüber kann ein zahlenmäßiges Übergewicht auf eine vermehrte Muskelmasse durch körperliches Training, durch Ödeme (Wassereinlagerungen) oder einen besonders breiten Körperbau im Schulter- und Beckenbereich zurückzuführen sein.
Deshalb ist es wichtig, zur *qualitativen Bestimmung* des Ernährungszustandes weitere Einflussfaktoren zu erheben. Mithilfe von verschiedenen ›Risikoassessmentinstrumenten‹ können so ernährungsbedingte Krankheitsrisiken erfasst werden.

Risikoassessment → S. 149

Flüssigkeitshaushalt
Der Flüssigkeitshaushalt des Menschen (auch als Wasser- und Elektrolythaushalt bezeichnet) gibt Auskunft über das Verhältnis von Wasser und Elektrolyten im menschlichen Organismus. Der Gesamtgehalt an **Wasser** ist vom Lebensalter abhängig: Im Säuglingsalter ist der Anteil höher, im Alter niedriger. Im Schnitt beträgt er zwei Drittel des Körpergewichts. Die Aufgaben des Wassers sind:
- Transportfunktion (z.B. Nährstoffe, Botenstoffe, Abbauprodukte)
- Lösungsmittel (z.B. Elektrolyte)
- Beweglichkeit (z.B. an Gelenken)
- Regulation des Wärmehaushaltes

Eng an die Verteilung des Wassers ist die Funktion der **Elektrolyte** gebunden. Diese sind v.a. für die Reizübertragung an Nerven- und Muskelzellen und die Aufrechterhaltung des pH-Wertes wichtig. Elektrolyte bzw. die in ihnen gelösten Ionen können intrazellulär (in der Zelle) oder extrazellulär (außerhalb der Zelle) vorkommen.

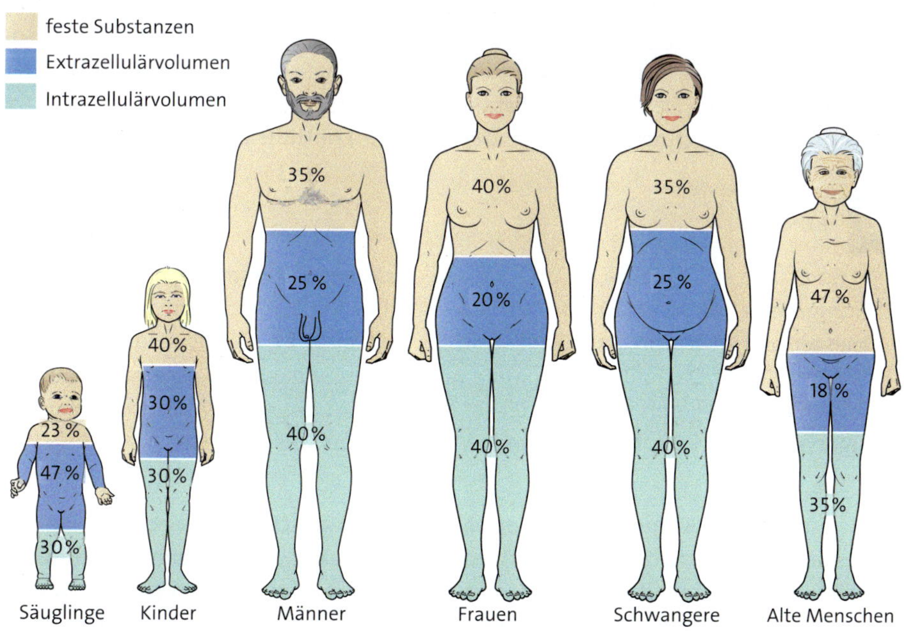

Über ›Haut‹ und ›Niere‹ werden Wasser und Elektrolyte ›ausgeschieden‹, das Verhältnis von Aufnahme und Abgabe wird ›Flüssigkeitsbilanz‹ genannt.

Haut → S. 45, 118
Niere → S. 268
Ausscheidung → S. 174
Flüssigkeitsbilanz → S. 178

ausgewogene und gesunde Ernährung → S. 282

Nährstoffversorgung

Die Versorgung des Organismus mit ›**Nährstoffen**‹ ist eine Voraussetzung für das Wachstum und die normale Funktion des Organismus. Nährstoffe werden in energieliefernde (Kohlenhydrate, Fette, Eiweiße) und nichtenergieliefernde Nährstoffe (Vitamine, sekundäre Pflanzenstoffe, Spurenelemente, Mineralstoffe) eingeteilt.

2.1.2 Körpergröße und Körpergewicht ermitteln

Da für die Berechnung des BMI die **Körpergröße** benötigt wird, ist es notwendig diese korrekt zu bestimmen. Für Menschen ohne Beeinträchtigung des Bewegungsapparates erfolgt die Messung im Stehen und ohne Schuhe mittels einer geeichten Messlatte an der Wand.

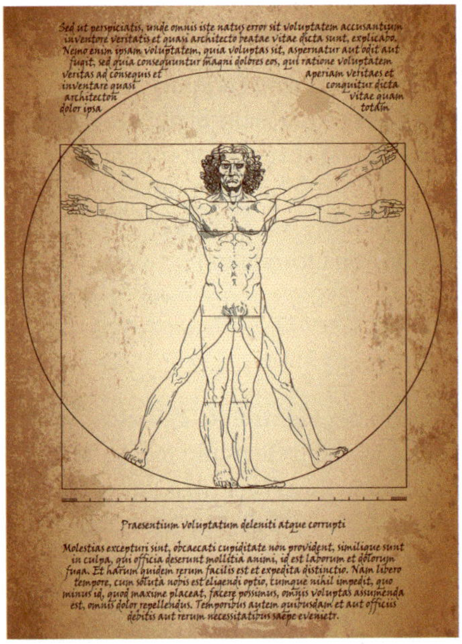

Abb. 1 Leonardo da Vincis (1452–1519) Darstellung des „vitruvianischen Menschen", benannt nach dem Architekten und Ingenieur Vitruv (1. Jh. v. Chr.), dessen Theorie des wohlgeformten Menschen auf das symmetrische Verhältnis der Körperteile zueinander aufmerksam machte

Liegen starke Verkrümmungen der Wirbelsäule vor oder ist der zu Pflegende nicht in der Lage zu stehen, kann die Körpergröße alternativ im Liegen über die Armspanne bestimmt werden. Die Berechnungsformel lautet: halbe Armspanne mal zwei. Die halbe Armspanne wird bestimmt, indem am nicht dominanten Arm (meist der linke) der Abstand vom inneren Ende des Schlüsselbeinknochens zur Spitze des Mittelfingers gemessen wird. Der Arm sollte hierfür locker und im rechten Winkel zum Thorax liegen, also in einer Linie mit der Schulter.

Weitere Messmethoden sind die Bestimmung der Fersen-Knie-Höhe mittels sogenannter Schublehre (Messgerät) oder die Berechnung des Demispans (Abstand von Brustbeinkerbe zum Zwischenraum von Mittel- und Ringfinger am ausgestreckten Arm) mithilfe einer Standardformel.

B BEISPIEL

Erika Kaiser ist 78 Jahre alt und hat aufgrund einer rheumatischen Erkrankung eine stark verkrümmte Wirbelsäule. Ihre Körpergröße, im Stehen gemessen, ergibt 1,55 m, das Körpergewicht beträgt 56 kg, daraus resultiert ein BMI von 23,33. Die halbe Armspanne misst 85 cm, sodass die Körpergröße auf 1,70 m zu korrigieren wäre. Mit dieser Korrektur ergibt sich ein deutlich niedriger BMI von 19,38, der auf Untergewicht bei Frau Kaiser hinweist.

Die Ermittlung des **Körpergewichts** erfolgt mit einer geeichten Waage. Bei Pflegebedürftigen, die eingeschränkt in ihrer Bewegung sind, kann das Gewicht auch mithilfe einer Sitzwaage, eines Lifters mit integrierter Waage oder auch durch eine Bettwaage ermittelt werden. Im Idealfall sollte immer zur gleichen Tageszeit (z.B. vor dem Frühstück), auf der gleichen Waage und mit der gleichen Kleidung gewogen werden. Mögliche Zu-und Ableitungen (z.B. Infusionen, Drainage-und Urinbeutel) sollten während des Messvorgangs von der Pflegenden gehalten und nicht mitgewogen werden.

Mitunter reicht die einmalige Ermittlung des Körpergewichts nicht aus und es sind Verlaufsmessungen notwendig:

- bei Neugeborenen, Säuglingen und Kleinkindern zur Einschätzung und Dokumentation der körperlichen Entwicklung
- bei therapeutisch gewünschter Gewichtszunahme (z.B. bei Untergewicht)
- bei therapeutisch gewünschter Gewichtsabnahme (z.B. bei starkem Übergewicht, Erkrankungen des Bewegungs- und Stützapparates)
- zur Bewertung von Krankheitsverläufen und deren Auswirkungen auf Ernährungszustand bzw. Flüssigkeitshaushalt (z.B. bei Tumorleiden)
- bei gewichtsadaptierter Medikamentengabe (z.B. Zytostatika, bei Medikation von Kindern) bzw. gewichtsbeeinflussenden Medikamentengaben (z.B. Diuretika)
- zur frühzeitigen Erkennung von Mangelernährung bei älteren Menschen

2.1.3 Veränderungen des Körpergewichts

Übergewicht und Gewichtszunahme

In Deutschland gelten ca. 53 % der Frauen und 67 % der Männer als übergewichtig. Bei Kindern im Alter von drei bis 17 Jahren sind bereits 8,7 % als übergewichtig und 6,3 % als adipös einzustufen. Ursache ist meist, dass mehr energieliefernde Nährstoffe aufgenommen werden als Energie wieder abgebaut wird. Kurz gesagt: Viele Menschen essen zu viel und bewegen sich zu wenig. Kinder übernehmen dabei nicht selten die (ungesunden) Essgewohnheiten ihrer Eltern. Besonders kritisch ist eine überwiegende Ernährung mit Fertigprodukten oder Fastfood zu sehen. Diese Lebensmittel haben einen besonders hohen Anteil von Fetten und Zucker.

Bezogen auf die Körpergewebestrukturen weisen Übergewichtige eine übergroße Menge an Fettgewebe auf. Damit steigt das Risiko für Stoffwechsel- und Herz-Kreislauf-Erkrankungen (sogenannte Zivilisationskrankheiten wie z.B. ›Diabetes mellitus‹, ›Hypertonie‹, ›Gicht‹ und ›Gelenkleiden‹).

Die Einschränkungen, die ein Pflegebedürftiger durch Symptome dieser Krankheitsbilder erfährt (z.B. Schmerzen, geringere körperliche Belastbarkeit, Luftnot), können in einen Teufelskreis führen: Je weniger sich bewegt wird, desto weniger wird die zugeführte Energie verbraucht – mit der Folge einer weiteren Gewichtszunahme.

Ethik
Woran kann man erkennen, welche Normen in einer Gesellschaft in Bezug auf das Körpergewicht gelten?

Diabetes mellitus → S. 262
Hypertonie → S. 415
Gicht → S. 293
Gelenkerkrankungen → S. 474

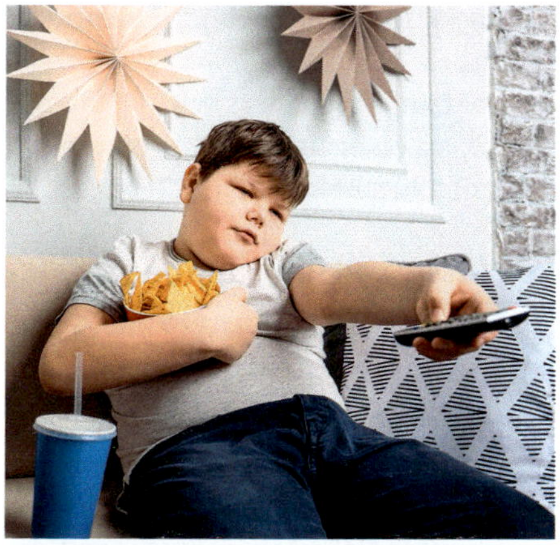

Abb. 2 Zu viel (ungesundes) Essen und zu wenig Bewegung sind die Hauptursachen für Übergewicht.

Für Kinder und Jugendliche hat Übergewicht besonders schwerwiegende Folgen, da die damit einhergehenden Erkrankungen den noch in seiner Entwicklung befindlichen Organismus nachhaltig schädigen. Diabetes vom Typ 2 galt lange Zeit als „Altersdiabetes". Inzwischen häuft sich die Diagnose bei Kindern und Jugendlichen. Problematisch dabei ist, dass eine ›Insulintoleranz‹ bei Kindern deutlich stärker ausgeprägt ist als im Erwachsenenalter und eine Behandlung erschwert.

Insulintoleranz
Anhaltende Fehlernährung führt zur verminderten Insulinaufnahme an den Zellrezeptoren, der Blutzuckerspiegel bleibt hoch; das Pankreas versucht durch Insulinüberproduktion gegenzusteuern, was auf Dauer zur „Erschöpfung" des Organs führt, Diabetes Typ II ist die Folge.

Untergewicht und Gewichtsabnahme

Äußere Anzeichen für einen reduzierten Ernährungszustand bzw. **Untergewicht** können sein:

Haut → S. 45, 118

- ungenügend ausgeprägte ›subkutane‹ Fettpolster
- verstärkt sichtbare Knochenvorsprünge
- Haarausfall und/oder trockene, juckende Haut
- Müdigkeit, Frieren und herabgesetzte Leistungsfähigkeit

Kachexie
von griech. kakos = schlecht und hexis = Zustand
hochgradige Abmagerung, Auszehrung des Körpers

Haben Menschen starkes Untergewicht wird dies als ›Kachexie‹ bezeichnet. Kachektische Menschen sind wenig belastbar, infektanfällig und können sogenannte Hungerödeme ausbilden. Bei Frauen kann die Menstruation ausbleiben. Ursachen für Kachexie können u.a. sein:

- onkologische Erkrankungen
- mangelnde Nahrungsaufnahme bei ›Demenz‹
- chronische Erkrankungen (z.B. ›AIDS‹, ›COPD‹, ›Herzinsuffizienz‹, ›Morbus Crohn‹)
- psychische Erkrankungen (z.B. ›Anorexia nervosa‹)
- Mangel an Lebensmitteln aufgrund von Umweltkatastrophen oder Krieg

Demenz → S. 655
AIDS → S. 872
COPD → S. 492
Herzinsuffizienz → S. 522
Morbus Crohn → S. 255
Anorexia nervosa → S. 297

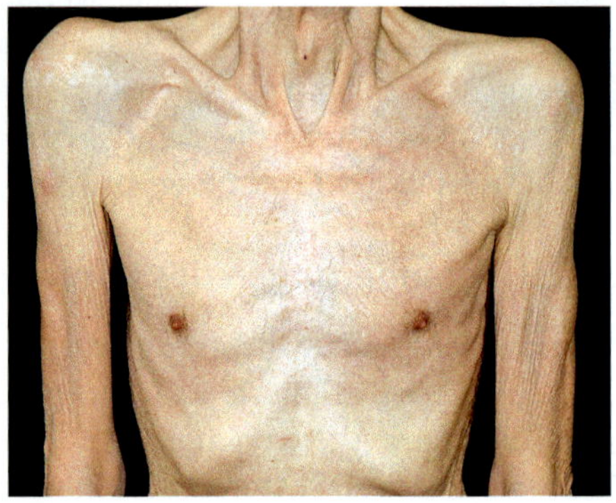

Abb. 1 Abgemagerter Oberkörper eines COPD-Erkrankten

Zu unterscheiden vom Untergewicht ist die **Gewichtsabnahme**. Diese kann, muss aber nicht zu Untergewicht führen. Es gibt viele Erkrankungen, die mit einer Gewichtsabnahme einhergehen: Infektionskrankheiten, konsumierende Erkrankungen (z.B. Tumoren), endokrine Funktionsstörungen (z.B. ›Hyperthyreose‹) wie auch angeborene ›Fehlbildungen‹.

Hyperthyreose → S. 883
Lippen-Kiefer-Gaumen-Spalte → S. 245

Ist die Nahrungsaufnahme anhaltend im Bereich von Mundhöhle, Zähnen, Speiseröhre oder Magen durch Schluckstörungen oder Schmerzen (z.B. bei Tumoren, Entzündungen, Wunden) gestört, kann dies zur Gewichtsabnahme führen. Auch eine schlecht sitzende Zahnprothese kann die Nahrungsaufnahme erheblich beeinträchtigen und über lange Zeit zu Untergewicht führen.
Bei älteren Pflegebedürftigen ist die Risikoeinschätzung besonders wichtig, da mit dem Untergewicht das Sturzrisiko und das Risiko, an einer Infektion zu erkranken, steigen bzw. bestehende Infektionen (z.B. Wunden) schlechter heilen.

2.1.4 Beobachtung der Nahrungs- und Flüssigkeitsaufnahme

Zu den Aufgaben der Pflegefachperson gehört es, zu beobachten, was und wie Pflegebedürftige essen und trinken.
Die Beobachtung der Nährstoffzufuhr kann einerseits *direkt* erfolgen, indem beobachtet und dokumentiert wird, was ein Mensch zu sich nimmt. Die *indirekte* Beobachtung ist allerdings der häufigere Fall, wenn Mangelerscheinungen erkannt werden, die den Rückschluss zulassen, dass ein bestimmter Nährstoff zu wenig mit der Nahrung aufgenommen wurde. Wichtige Beobachtungskriterien sind der Zustand der Haut, Haare und Nägel sowie veränderte Körperfunktionen. So können Muskelkrämpfe z.B. auf einen Magnesiummangel hinweisen.

Hunger, Durst und Appetit

Im Allgemeinen erfolgt die Auswahl der Nahrungsmittel nach dem Prinzip des Appetits – der Mensch isst und trinkt, worauf er Lust hat. Rein physiologisch ist es möglich, dass der Appetit sich allein nach den Bedürfnissen des Organismus richtet. Dies gilt uneingeschränkt für Säuglinge, die auf ihren Hunger und Durst durch Quengeln oder Schreien aufmerksam machen.

Im Laufe des Lebens werden Gewohnheiten entwickelt, die vom rein physiologischen Bedarf abweichen. Der Mensch gewöhnt sich an, zu bestimmten Zeiten zu essen oder bestimmte Mengen zu essen. Dies kann über oder unter dem Bedarf des Organismus liegen. Es entwickelt sich zudem ein Bedürfnis nach Genussmitteln wie Zucker (meist in Form von Süßigkeiten oder Backwaren), Kaffee und Alkohol.

Die Beobachtung des Hunger-, Durst- und Appetitverhaltens erfolgt v.a. dann, wenn sich aus den Gewohnheiten gesundheitliche Probleme ergeben oder wenn sich die Gewohnheiten aufgrund von Erkrankungen verändern (sollen). Bei Menschen, die an Demenz erkrankt sind, kann es sein, dass sie vergessen, ob sie gegessen haben. In diesem Fall ist die individuelle Regulation der Nahrungsaufnahme gestört. Ebenso nimmt im Alter das Durstgefühl ab, sodass ältere Menschen aktiv ihre Trinkmenge beobachten und sich nicht mehr allein auf ihr Durstgefühl verlassen sollten.

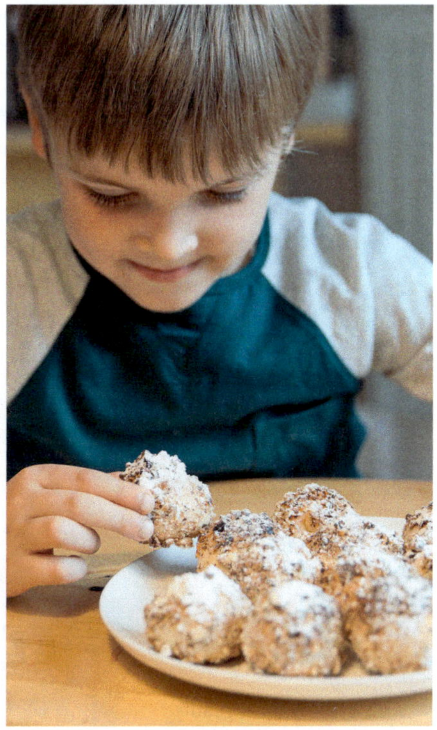

Abb. 2 Die Lust auf Süßes ist dem Menschen mitgegeben.

Kauen, Schlucken, Saugen

Die orale Nahrungsaufnahme erfolgt über die Schritte Kauen und Schlucken bzw. Saugen und Schlucken.

Das **Kauen** sollte langsam und gründlich erfolgen, um die Nahrung optimal für die Verdauung vorzubereiten. Die Beobachtung des Kauens gibt wichtige Hinweise auf Erkrankungen oder Veränderungen der Mundhöhle, ggf. auch auf Ursachen einer ›Nahrungsablehnung‹. So ließe sich bei Schmerzen auf einer Mundseite wohl ein einseitiges Kauen beobachten oder dass sich eine Zahnprothese verschiebt, weil sie nicht (mehr) gut sitzt oder dass der Pflegende nur oberflächlich kaut wegen einer schmerzhaften Entzündung, wie z.B. ›Aphthen‹ in der Mundschleimhaut.

Nahrungsablehnung → S. 161, 297

Aphthe → S. 243

Der **Schluckvorgang** lässt sich in vier Phasen unterteilen:

- orale Vorbereitungsphase; die Nahrung wird zerkaut und mit Speichel vermischt
- orale Phase; der Schluckreflex wird ausgelöst
- pharyngeale Phase; im Schluckreflex wird die Speiseröhre mit dem Kehldeckel verschlossen
- ösophageale Phase; die Nahrung wird ›peristaltisch‹ durch die Speiseröhre in den Magen transportiert

Der Schluckakt

Peristaltik
fortschreitendes ringförmiges Zusammenziehen der Muskulatur von Hohlorganen

Bei Säuglingen wird das **Saugen** beobachtet. Das Kind sollte kräftig und gleichmäßig saugen. Meist ist nach jedem Schlucken ein leises Glucksen zu hören, ähnlich einem K-Laut. Ist dies nicht der Fall und trinkt das Kind hektisch, ungeduldig oder schluckt viel Luft, kann dies ein Hinweis auf situative Probleme oder Erkrankungen sein.

Ein Säugling, der eine Erkältung hat, trinkt unruhig und unterbricht die Stillmahlzeit häufig, da die Atmung durch die Nase erschwert ist. Trinkt ein Kind ohne ersichtlichen Grund nicht so gut wie sonst, ist eine weitere Beobachtung notwendig, um die Ursache zu finden.

Mobilität bei der Nahrungsaufnahme

Immobilität, Lähmungen, Verletzungen oder Schmerzen können, je nach Ausprägungsgrad, die selbstständige Nahrungsaufnahme eines Pflegebedürftigen stark einschränken.

Wann immer möglich, sollte die Nahrungsaufnahme außerhalb des Bettes erfolgen und dem zu Pflegenden die entsprechende Unterstützung für den Transfer gegeben werden. Abhängig von materiellen und personellen Gegebenheiten eignen sich hierfür Gehhilfen, Rollstühle oder Bettlifte.

kontraindiziert
(aus medizinischen Gründen) nicht anwendbar, nicht machbar

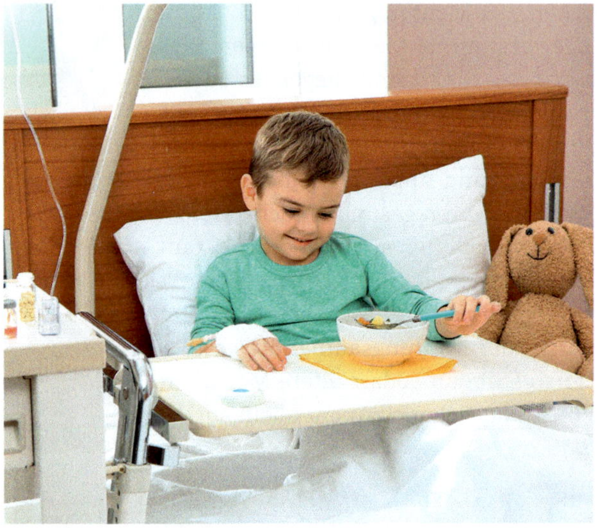

Abb. 1 Die Nahrungsaufnahme im Bett sollte in aufrechter Sitzposition erfolgen.

Ist eine Mobilisierung ›kontraindiziert‹ (z.B. nach bestimmten Operationen), wird im Pflegebett für eine angenehme und sichere Umgebung gesorgt. Der Oberkörper wird aufgerichtet, auf dem Beistelltisch oder Betttablett Platz für Essensutensilien geschaffen und (v.a. bei Kleinkindern und Jugendlichen) Ablenkungen wie Fernsehgerät oder Smartphone in Absprache pausiert. Gegebenenfalls ist der Pflegebedürftige bei der Nahrungsaufnahme zu unterstützen oder diese sogar durch Anreichen der Nahrung zu übernehmen.

Beobachtung des Flüssigkeitshaushaltes

Pflegeprozessgestaltung
Wie kann die Trinkmenge erfasst werden, wenn jemand nicht in der Lage ist, ein Trinkprotokoll zu führen?

Aussagen über den Flüssigkeitshaushalt des Menschen ermöglicht neben dem Durstgefühl die Flüssigkeitsbilanz.

Der Bedarf an Flüssigkeit wird beim Gesunden über das **Durstgefühl** reguliert. Im Alter ist dieses herabgesetzt. Aus diesem Grund wird älteren Menschen empfohlen, ihre Trinkmenge mit einem Trinkprotokoll zu erfassen und sich aktiv an das Trinken zu erinnern. Bei folgenden Erkrankungen muss zusätzlich bzw. entgegen dem Durstgefühl auf die Trinkmenge geachtet und eine Flüssigkeitsbilanz erstellt werden:

Es sollte mehr getrunken werden, als das Durstgefühl anzeigt:	Es darf nicht so viel getrunken werden, wie das Durstgefühl anzeigt:
z. B. bei Fieber, Erbrechen, Diarrhö	z. B. bei ärztlicher Trinkmengenbegrenzung bei Herzinsuffizienz, Niereninsuffizienz

Für die **Flüssigkeitsbilanzierung** werden von den aufgenommenen Flüssigkeiten innerhalb von 24 Stunden alle ausgeschiedenen Mengen abgezogen. Zu den aufgenommenen Flüssigkeiten zählen:

- die Trinkmenge in 24 Stunden (einschließlich Flüssignahrung wie z.B. Suppen)
- über feste Nahrung aufgenommene Flüssigkeit (durchschnittlich 600 ml)
- Oxidationswasser aus dem Stoffwechsel (ca. 400 ml beim Erwachsenen)

Da sich Flüssigkeitsmengen aus Stoffwechsel und fester Nahrung mit den über Stuhl und Atmung abgegebenen Mengen in etwa ausgleichen, genügt es in der Praxis, die tägliche Trinkmenge mit der täglichen Urinmenge zu verrechnen. Dies gilt nicht bei:

- Pflegebedürftigen mit Diarrhö (flüssiger Stuhl wird bilanziert)
- stark schwitzenden oder fiebrigen Pflegebedürftigen (Schätzwert wird bilanziert)

Weitere pflegerische Beobachtungskriterien auf Störungen des Wasserhaushaltes sind die Körpergewichtskontrolle sowie die Kontrolle des ›Hautturgors‹ (erhöht, erniedrigt) bzw. bei Säuglingen der Fontanellen.

Hautturgor
Spannungszustand der Haut

B BEISPIEL

Thea Schneider wurde vor fünf Wochen von ihrer gesunden Tochter Anna in der 40. Schwangerschaftswoche entbunden. Zunächst waren bei Anna alle Werte im Normbereich. Sie wog zur Entbindung 3400 g und nahm im ersten Monat kontinuierlich zu. Frau Schneider stillt ihre Tochter und ist damit sehr zufrieden. Mit einem Monat wog Anna 4100 g. Nun hat Anna seit einem Tag anhaltenden Durchfall, trinkt nur noch sehr langsam und schläft außergewöhnlich viel. Frau Schneider ist sehr beunruhigt und fährt mit ihrer Tochter in die Notaufnahme. Dort wird Anna zunächst von der Pflegefachfrau Nele Wiegand gewogen und es wird ein Gewicht von 3600 g festgestellt. Der Hautturgor ist stark herabgesetzt, die Fontanellen sind beide eingesunken. Sie gibt die Auskünfte der Mutter und ihre Beobachtungsergebnisse unmittelbar an den zuständigen Arzt weiter. Dieser veranlasst die sofortige Aufnahme des Kindes in der Kinderklinik, da Anna bereits stark ›exsikkiert‹ ist.

Exsikkose
lat. exsiccare = austrocknen
Austrocknung des Körpers bei starkem Flüssigkeitsverlust

Assessmentinstrumente

Assessmentinstrumente können in allen Bereichen und Settings der Pflege Bedingungen der Nahrungs- und Flüssigkeitsaufnahme eines Pflegebedürftigen strukturiert erfassen. Hierbei geht es nicht darum, festzustellen, ob jemand übergewichtig oder untergewichtig ist. Das größere Risiko für einen Pflegebedürftigen besteht darin, an einer ›Mangelernährung‹ zu leiden. Bevor ein Assessmentinstrument angewendet wird, sollte (z.B. im Rahmen der ›Pflegeanamnese‹) eine Befragung zu den Ernährungsgewohnheiten des zu Pflegenden erfolgen.

Pflegeanamnese → *S. 820, Band 1*

Mangelernährung (Malnutrition)
Mangel an Nährstoffen
Die quantitative Malnutrition ist der Mangel an energieliefernden Nährstoffen.
Die qualitative Malnutrition ist der Mangel an essenziellen Nährstoffen wie Aminosäuren, Vitaminen und Mineralstoffen.

Die Deutsche Gesellschaft für Ernährungsmedizin empfiehlt für die Erfassung des Ernährungszustandes verschiedene Screening-Instrumente.

- **Mini Nutritional Assessment (MNA®):** in Kurzform (MNA®-SF; sechs bis sieben Fragen) oder Langform (MNA®-LF; 18 Fragen).
  Der MNA®-SF eignet sich für das Risikoassessment sowohl im stationären als auch im ambulanten Bereich. Die Fragen beinhalten Auskünfte zu Veränderungen innerhalb der letzten drei Monate bei Appetit, Essen, Verdauung, Gewicht, Mobilität sowie zu akuten Erkrankungen oder Stress. Abschließend wird nach einer möglichen Demenz gefragt und der BMI-Wert erhoben. Sollte dieser nicht präzise bestimmbar sein, kann auch der Wadenumfang angegeben werden.
  Je Frage sind zwei bis vier Antwortmöglichkeiten vorgegeben. Die Punktezahl je Frage variiert zwischen 0 und 3. Das Screening-Ergebnis definiert dann, abhängig von der Gesamtpunktzahl, einen normalen Ernährungszustand, ein Risiko für eine Mangelernährung oder eine bereits vorliegende Mangelernährung.

- **Subjective Global Assessment (SGA):** für stationären und ambulanten Bereich geeignet; beinhaltet eine Ernährungsanamnese (Gewichtsverhalten, Nahrungszufuhr, Erkrankungen, Verdauung, Belastbarkeit) und eine kurze klinische Untersuchung (Unterhautfettgewebe, Muskelmasse, Ödeme)
- **Malnutrition Universal Screening Tool (MUST):** ursprünglich für die ambulante geriatrische Pflege entwickelt; sehr kurzes Frageschema, das BMI, Gewichtsverlust und akute Erkrankung abfragt
- **Nutritional Risk Screening (NRS):** für Risiko-Screening im Krankenhaus; berücksichtigt auch den Schweregrad einer vorliegenden Erkrankung
- **Pflegerische Erfassung von Mangelernährung und deren Ursachen in der stationären Langzeit-/Altenpflege (PEMU):** Erfassungsbogen aus der Langzeitpflege zur Erfassung des Risikos eines Nahrungs- und Flüssigkeitsmangels

Expertenstandard Ernährungsmanagement
www.dnqp.de/de/expertenstandards-und-auditinstrumente

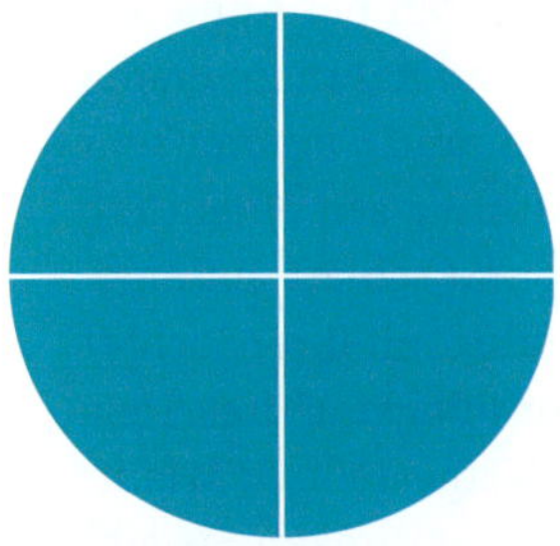

Abb. 1 Tellerdiagramm zur visuellen Veranschaulichung der gegessenen Portionsgröße: ganz, ¾ oder ½ oder ¼

Im Nationalen Expertenstandard „Ernährungsmanagement zur Sicherung und Förderung der oralen Ernährung in der Pflege" wird keines der Instrumente explizit empfohlen, deren Inhalte aber als sinnvolle Anregung aufgefasst. Ein regelmäßiges Screening auf eine vorhandene oder drohende Mangelernährung, die Suche nach den Ursachen und eine sinnvolle Maßnahmenplanung sollten in der Pflege im Vordergrund stehen. Für eine unkomplizierte wie anschauliche Verlaufsdokumentation wird die Markierung in einem sogenannten Tellerdiagramm empfohlen. So kann abgebildet werden, ob eine Essensportion ganz, halb oder nur zu einem geringen Teil gegessen wurde.

2.1.5 Veränderungen bei der Nahrungs- und Flüssigkeitsaufnahme

Verschiedene Faktoren beeinflussen in unterschiedlicher Ausprägung die Nahrungs- und Flüssigkeitsaufnahme des Menschen. Dabei kristallisieren sich drei Hauptaspekte immer wieder als entscheidende Wendepunkte heraus:
- die einzelnen Lebensalter
- (akute und chronische) Erkrankungen
- besondere Lebenslagen

Veränderungen im Lebensalter
Ein Säugling nimmt zunächst flüssige Nahrung zu sich. Bis zum Ende des ersten Lebensjahres ändert sich dann die Ernährung des Kleinkindes durch eine schrittweise Umstellung auf feste und breiige Kost.

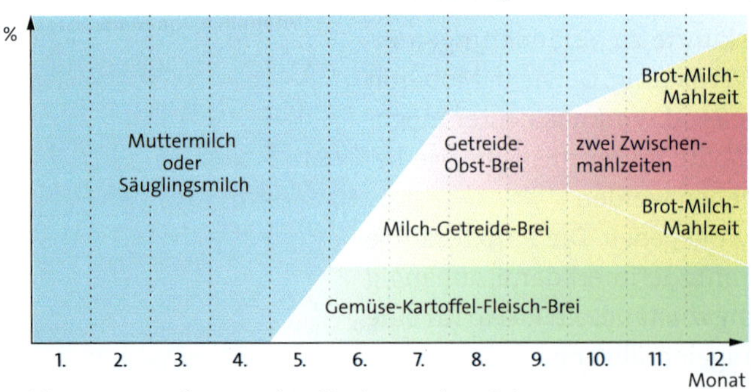

Abb. 2 Der Ernährungsplan für das 1. Lebensjahr

In der Pubertät verändern sich die Ernährungsgewohnheiten z.B. entsprechend der Peergroup. Die Jugendlichen orientieren sich an Freunden und Bezugspersonen. Wenn die Freunde sich gern im Fastfood-Restaurant treffen, ist es wahrscheinlich, dass Fastfood bevorzugt wird. Ist es aber im Freundeskreis üblich, sich vegetarisch oder vegan zu ernähren, werden Jugendliche mit hoher Wahrscheinlichkeit auf Fleisch oder sogar ganz auf tierische Produkte verzichten.

Der Energiebedarf nimmt etwa ab dem 40. Lebensjahr um 10 % je Lebensjahrzehnt ab. Dies gilt gleichwohl nicht für Situationen mit erhöhtem Energiebedarf (z.B. schwere Erkrankungen, Schwangerschaft) und Phasen mit deutlich gesteigertem Leistungsanspruch (z.B. Aufbautraining im Sport).
Neben dem sinkenden Energiebedarf im ›Alter‹ kommt es zu einer Verminderung des Durstgefühls, z.B. aufgrund alternder Sinneszellen. Auch die Zahl der Geschmacks- und Geruchsrezeptoren verringert sich, sodass viele Getränke nicht mehr schmecken oder ihr Aroma nicht mehr wahrgenommen werden kann.
Säuglinge und Kleinkinder hingegen reagieren auf alle intensiven Geschmacksstoffe ablehnend und sollten deshalb nur mild gewürzte bzw. ungewürzte Nahrungsmittel erhalten. So kann es durchaus passieren, dass ein Kind, wenn es zum ersten Mal Schokolade kostet, diese angewidert wieder ausspuckt. Im Laufe des Lebens gewöhnt sich der Mensch an schärfere und bittere Nahrungsmittel und Genussmittel wie Kaffee und Alkohol spielen eine größere Rolle.

Veränderungen im Alter
→ S. 368, Band 1

Kommunikation
Wie zeigt ein Mensch, dass ihm Geschmack oder Geruch eines Nahrungsmittels nicht gefallen?

W ZUM WEITERDENKEN

Die Beliebtheit der Alkopops bei Jugendlichen hat einen gefährlichen Beigeschmack. Alkopops sind stark gesüßte Mischgetränke, die höherprozentigen Alkohol enthalten. Die Verpackung und Aufmachung ist bunt gestaltet, ein Lifestyleprodukt. Jugendliche lehnen in der Regel pure alkoholische Getränke mit demselben Alkoholgehalt aufgrund des scharfen Geschmacks ab. Die gesüßten Mixturen aber sind sehr beliebt. Alkopops können somit zur frühzeitigen Gewöhnung an den Konsum hochprozentigen Alkohols führen.

Veränderungen bei (akuten und chronischen) Erkrankungen
Verschiedene Beeinträchtigungen im **Mund- und Rachenraum** können den Kau- und Schluckvorgang stören und damit die orale Nahrungsaufnahme stark beeinträchtigen. Mögliche Ursachen sind:

- Zahnerkrankungen bzw. Probleme mit der Zahnprothese verursachen Schmerzen. Die Betroffenen essen weniger oder nur noch breiige oder flüssige Nahrung
- Erkrankungen im Mund- und Rachenraum verursachen Schmerzen, die Nahrungsaufnahme wird eingeschränkt und bestimmte Lebensmittel werden gemieden
- Fehlbildungen wie eine ›Lippen-Kiefer-Gaumen-Spalte‹ machen eine orale Nahrungsaufnahme fast unmöglich. Um das Stillen zu ermöglichen, werden die Kinder zunächst mit einer Gaumenplattenprothese versorgt. Eine operative Korrektur erfolgt bereits meist wenige Monate nach der Geburt
- Verletzungen oder Wunden (nach Operationen) im Mund- und Rachenbereich
- ›neurogene Dysphagie‹ bei Erkrankungen des Zentralnervensystems oder infolge operativer Eingriffe (z.B. Neurochirurgie)

Lippen-Kiefer-Gaumen-Spalte → S. 245

neurogen
von den Nerven bzw. dem Nervensystem ausgehend

Dysphagie
Schluckstörung

Erkrankungen des ›Magen-Darm-Traktes‹ gehen immer mit Veränderungen bei der Nahrungs- und Flüssigkeitsaufnahme einher. Bei akuter Erkrankung eines Verdauungsorgans wird dieses z.B. durch Vermeidung säurehaltiger oder scharfer Nahrungsmittel geschont. Sogar eine ›Nahrungskarenz‹ kann angezeigt sein. Bei chronischen Erkrankungen sollten reizende Nahrungs- und Genussmittel vermieden oder eingeschränkt und ggf. fehlende Verdauungsenzyme substituiert werden.

Magen-Darm-Trakt → S. 246

Nahrungskarenz
ärztlich verordneter Verzicht auf Nahrung

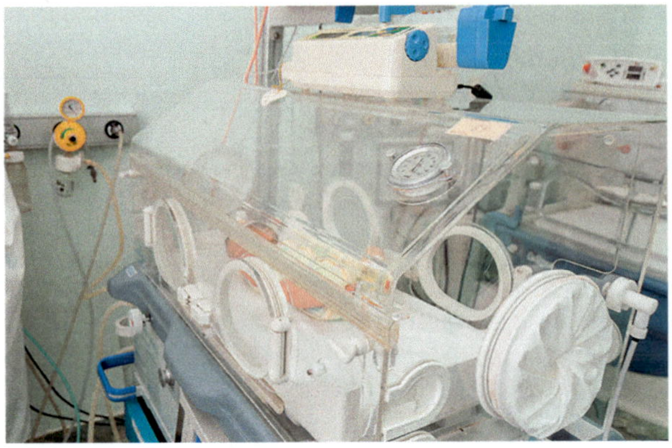

Abb. 1 Säugling auf der Frühgeborenenstation (Neonatologie)

Bei Frühgeborenen und Säuglingen, die über längere Zeit über eine ›Sonde‹ ernährt werden, die häufig oral oder auch endotracheal abgesaugt werden und andere unangenehme Sinneserfahrungen im Bereich des Mundes erleben, kann sich eine **posttraumatische Fütterungsstörung** entwickeln. Diese Kinder haben gelernt, dass Fremdkörper im Mund kalt sind und Schmerzen verursachen. Die positiven Aspekte des Stillvorgangs oder das unbefangene Kennenlernen von Spielzeug mit dem Mund kennen sie nicht. Sie lehnen orale Nahrung und andere orale Manipulationen wegen ihrer traumatisch empfundenen Erfahrungen ab. Die frühen Sorge- und Angsterfahrungen der Eltern um ihr Kind können beim Versuch, von der Sondenkost zu entwöhnen, um das Stillen und Füttern (wieder) aufzunehmen, schnell in einen Teufelskreis führen:

Ernährung mit einer Ernährungssonde → S. 161

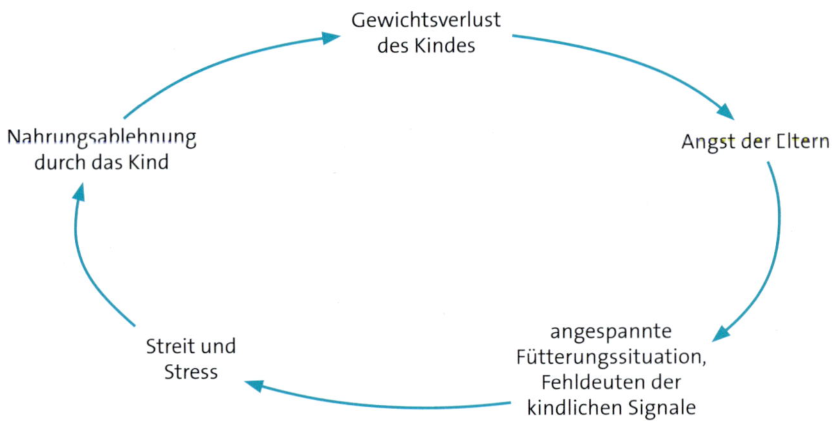

Beratung → S. 468, Band 1

Kann trotz umfassender ›Beratung‹ dieser Teufelskreis nicht durchbrochen werden, ist eine weiterführende Betreuung in speziellen Therapiezentren notwendig.

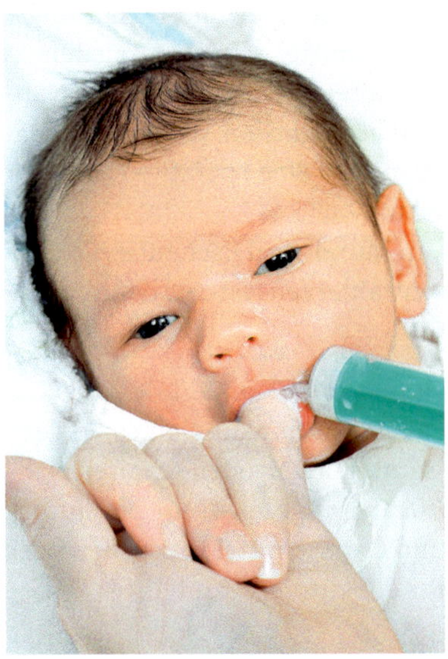

Abb. 2 Zufütterung

Bei Neugeborenen bis etwa zur sechsten Lebenswoche kann eine sogenannte **Saugverwirrung** auftreten. Ein Neugeborenes muss das Saugen und Trinken an der Brust erst erlernen. Unterstützt wird es durch den angeborenen Saugreflex, der am Gaumen durch die erigierte Brustwarze ausgelöst wird. Konnte das Neugeborene in den ersten Lebenstagen und -wochen nicht gestillt und musste mittels Sauger gefüttert werden, der Flüssigkeit bereits durch leichtes Saugen oder Schwerkraft abgibt, ist das Kind nun irritiert, saugt an der Brust eventuell nicht kräftig genug und gibt frustriert auf.

Veränderungen in besonderen Lebenslagen

Krankheit heißt für den Betroffenen in erster Linie Abweichung vom gewohnten Lebensalltag und beeinflusst immer auch die Aufnahme von Nahrung und Trinken. Wie umfänglich die Abweichungen sind, hängt von der Art und Weise der Erkrankung ab. Es können Appetit oder Durst beeinträchtigt, Nahrungseinschränkungen oder Nahrungspausen verordnet oder eine (vorübergehende) Unfähigkeit eingetreten sein, Nahrung und Trinken selbstständig und selbstbestimmt zu sich zu nehmen.

Auch der Umzug in ein Seniorenheim bringt vertraute Essgewohnheiten ziemlich durcheinander: Die Gemeinschaftsküche führt andere Gerichte auf dem Speiseplan bzw. bereitet Speisen anders zu und die Essenszeiten können erheblich von denen aus der häuslichen Gewohnheit abweichen.

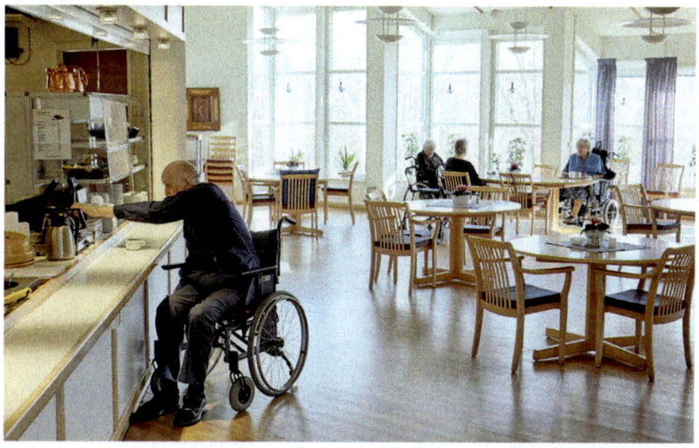

Abb. 3 Die Essensumgebung in einer Pflegeeinrichtung ist zunächst nicht nur neu, sondern auch weniger privat als zu Hause.

Um Senioren die Umstellung ein wenig zu erleichtern, gibt es in Einrichtungen die Tradition, dass sich jeder Bewohner zum Geburtstag ein Essen wünschen kann. Zudem werden, wann immer möglich, die Mahlzeiten in verschiedenen Zeiträumen angeboten.

W ZUM WEITERDENKEN

Vom Nicht-essen-Können, ist das Nicht-essen-Wollen abzugrenzen. Gründe können eine aktive Ablehnungshaltung sein oder der Verlust des Interesses an Nahrung. Die verbreitete Bezeichnung „Nahrungsverweigerung" enthält jedoch bereits eine Wertung, als verweigere der Betroffene etwas, zu dem er eigentlich verpflichtet sei. Aus Respekt vor der Autonomie und der Individualität des zu Pflegenden sollte zunächst der neutralere Ausdruck „Ablehnung" verwendet werden. Erst wenn die Nahrung dauerhaft und ohne zu ermittelnden Grund abgelehnt wird, kann von einer Nahrungsverweigerung gesprochen werden.

In der ›Schwangerschaft‹ bzw. in der Stillzeit kommt das Appetitverhalten und Hungergefühl mitunter aufgrund hormoneller Einflüsse durcheinander. Es treten Heißhungerattacken und Appetitsschwankungen auf. So kann dem plötzlichen Appetit auf Eis ein Verlangen nach sauren Gurken folgen. Die Ernährung einer werdenden oder stillenden Mutter hat direkten Einfluss auf das Kind. Zum Beispiel werden Koffein und Alkohol über die Nabelschnur direkt in den kindlichen Kreislauf transportiert und schädigen so den kindlichen Organismus.

Schwangerschaft → S. 699

In der Stillzeit führen scharfe Gewürze und Säuren in der mütterlichen Nahrung zu Hautreizungen im Windelbereich des Kindes; Koffein und Alkohol gehen gleichfalls in die Muttermilch über. Dementsprechend sollten werdende und stillende Mütter auf ihre Ernährung achten und für das Kind schädliche Lebensmittel meiden.

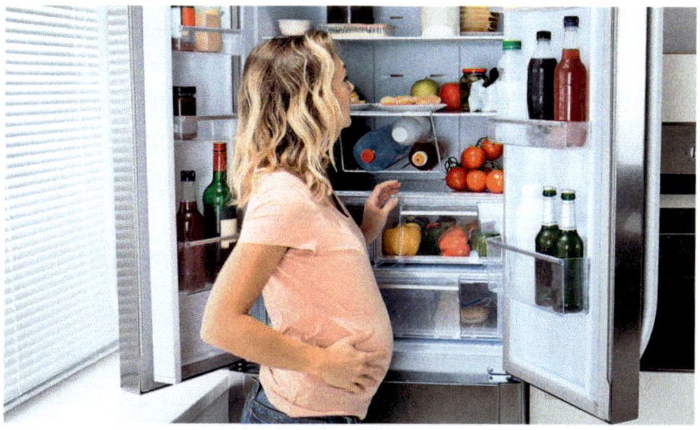

Abb. 4 Die Schwangerschaft erleben einige Frauen als ein turbulentes Auf und Ab von Hunger und Appetit.

2.2 Bei der Nahrungs- und Flüssigkeitsaufnahme unterstützen

2.2.1 Prävention und Beratung

Gesunde Ernährung

Diätetik → S. 282

Eine ›gesunde Ernährung‹ ist ausgewogen, abwechslungsreich und enthält ausreichend energieliefernde Hauptnährstoffe sowie nicht energieliefernde Nährstoffe. Sie ist ein wesentlicher Bestandteil der persönlichen Gesunderhaltung. Fast alle sogenannten Zivilisationskrankheiten (z.B. Adipositas, Herz-Kreislauf-Erkrankungen, Diabetes mellitus) sind auf Über- oder Fehlernährung zurückzuführen und durch ›Prävention‹ und Gesundheitsförderung vermeidbar. Die Weltgesundheitsorganisation (WHO) empfiehlt hierzu u.a. folgende Präventionsmaßnahmen:

Prävention
Verhütung, Vorbeugung

- bei der Herstellung von Lebensmitteln Transfettsäuren durch mehrfach ungesättigte Fettsäuren zu ersetzen
- Werbung für alkoholische Getränke (und Tabak) zu verbieten oder einzuschränken
- Baby-Stillen als beste Ernährung des Säuglings zu empfehlen
- Programme zur gesunden Ernährung und ausreichenden Bewegung für die Bevölkerung zu initiieren

Beratung → S. 468, Band 1

Einen wichtigen Baustein der Prävention stellt auch die ›Beratung‹ zur gesunden Lebensweise und zu Risikofaktoren für Erkrankungen dar. Allerdings fällt es vielen Menschen nicht leicht, einmal angenommene Verhaltensweisen (z.B. regelmäßiger Fleischkonsum, Hang zur Bequemlichkeit) abzutrainieren oder sich von Süchten (z.B. Rauchen, Alkohol) zu entwöhnen. Nach einer stationären Behandlung einer schweren Erkrankung (z.B. Schlaganfall, Herzinfarkt) oder großen ›abdominellen‹ Eingriffen erhalten Pflegebedürftige während der anschließenden ›Rehabilitationsbehandlung‹ eine ausführliche Beratung und Schulung u.a. zur Ernährungsumstellung. In Kochgruppen werden neue Rezepte erprobt; die Resonanz bei den Teilnehmenden ist zunächst meist positiv. Zurückgekehrt ins häusliche Umfeld gelingt es vielen oft nicht, die erlernten Inhalte in den Alltag (langfristig) zu integrieren.

abdominell
den Bauchraum (Abdomen) betreffend

Rehabilitation → S. 700, Band 1

W ZUM WEITERDENKEN

Analysen von WHO und Londoner Wissenschaftlern ergaben 2016, dass sich die Zahl fettleibiger Kinder und Jugendlicher (zwischen fünf und 19 Jahren) in den letzten 40 Jahren verzehnfacht habe. Besonders drastisch sei der Anstieg in China und Saudi-Arabien, wohingegen in Japan und v.a. in afrikanischen Staaten die Zahlen nur geringfügig bis mäßig anstiegen. Oder: Der Pro-Kopf-Verzehr an Fleisch in Deutschland hält sich seit Jahren stabil bei etwa 60 kg – und ist doppelt so hoch, wie von der Ernährungswissenschaft empfohlen. Allerdings gibt es vereinzelt auch positive Entwicklungen wie den leichten Rückgang des Pro-Kopf-Alkohol-Verbrauchs in Deutschland, v.a. bei erwachsenen Männern.

Informationen zur praktischen Ernährungsbildung der Sarah Wiener Stiftung: https://sw-stiftung.de

Um diesem negativen Effekt vorzubeugen, sind die Aufklärung zu Risiken von Fehlernährung und die Einübung gesunder Ernährungsprinzipien bereits im Kindes- und Jugendalter von großer Bedeutung.

Beratung bei Diabetes mellitus Typ 2

Beim ›Diabetes mellitus‹ ist die Aufnahme der Glukose in die Zellen des Körpers gestört. So ist es notwendig, die Ernährung hinsichtlich der Kohlenhydrataufnahme zu beobachten, zu bewerten und anzupassen.

Diabetes mellitus → S. 262

Da beim relativen Insulinmangel noch körpereigenes Insulin vorhanden ist, wird zunächst die Ernährung auf eine kohlenhydratsensitive, bei bereits vorliegender Adipositas auch auf eine fettreduzierte Ernährung umgestellt. Es werden langsam resorbierbare Kohlenhydrate wie Vollkorn empfohlen und auf die unterschiedliche Wirkung der verschiedenen Kohlenhydrate auf den Blutzuckerspiegel hingewiesen. Weißmehlprodukte verursachen Blutzuckerspitzen und einen ebenso raschen Abfall, der zu neuen Hungerattacken führt, und sollten darum gemieden werden. Grundsätzlich sind dem Erkrankten alle Lebensmittel erlaubt, in ausgewogener Verteilung. Die Mahlzeiten können und sollen nach individuellem Appetit gestaltet werden. So wird ein positiver Bezug zu gesunder Ernährung geschaffen. Eine strikte Diät ist nicht notwendig.

Ziel ist es, zunächst das ›Gewicht‹ zu normalisieren und über mehr körperliche Bewegung den Blutzuckerspiegel im Normbereich zu halten. Es wird im Allgemeinen eine Gewichtsreduktion von einem Kilogramm im Monat angestrebt.

Körpergewicht → S. 141

Beratung beim Diabetes mellitus Typ 1

Beim absoluten Insulinmangel ist es notwendig, dass zu jeder Mahlzeit die benötigte ›Insulinmenge‹ gespritzt wird. Berechnet wird dabei der Kohlenhydratgehalt in Broteinheiten (BE) oder Kohlenhydrateinheiten (KE). Eine BE hat zwölf Gramm Kohlenhydrate, eine KE zehn Gramm Kohlenhydrate. Der Betroffene misst vor der Mahlzeit den Blutzucker, entscheidet, wie viele BE oder KE er vermutlich essen wird, und berechnet danach die notwendige Insulinmenge. Alternativ können feste Insulinmengen zu den einzelnen Mahlzeiten bestimmt werden. Dann aber dürfen die Mahlzeiten eine entsprechend festgelegte Menge an BE oder KE nicht unter- bzw. überschreiten.

intensivierte Insulintherapie → S. 266

Für eine Ernährungsberatung bei Diabetes-Typ-1-Erkrankten sollte ein ›Lebensmittelrechner‹ genutzt werden, um die Vielzahl der möglichen Lebensmittel ausschöpfen zu können. Eine weitere Informationsquelle sind die Kennzeichnungen auf abgepackten Lebensmitteln.

Handelt es sich um ein Kind oder einen Jugendlichen, erfolgen Beratung und Schulung gemeinsam mit den Eltern. Situationen mit Über- und Unterzuckerungen zu vermeiden, sollte ein vordergründiger Beratungsschwerpunkt sein. So können (ausgeprägte) körperliche Aktivitäten unbedacht in eine Gefahrensituation der Unterzuckerung führen. Körperliche Aktivitäten sind aber nicht verboten, die Belastung muss nur richtig eingeschätzt werden.

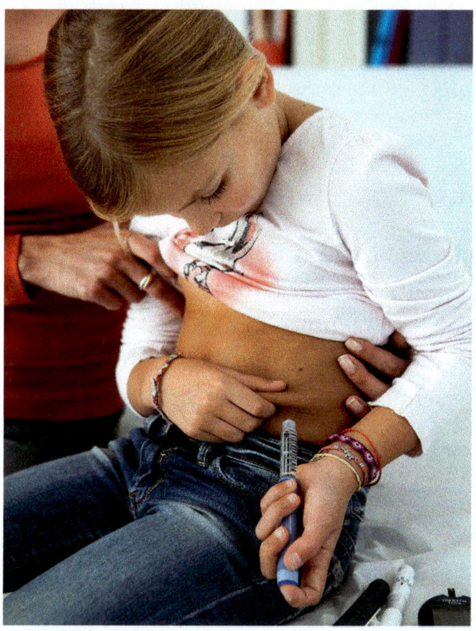

Abb. 1 Ein junges Mädchen injiziert sich mit einem Pen selbstständig Insulin.

Lebensmittelrechner

www.nutrisurvey.de/info

Das Ernährungsinformationssystems der Universität Hohenheim bietet auch einen interaktiven Lebensmittelrechner an.

Kommunikation

Mit welchen Worten kann man einem Grundschulkind erklären, was eine Unterzuckerung ist?

Hypoglykämie → S. 267
Hyperglykämie → S. 267

Der Umgang mit Situationen der ›Hypo-‹ und ›Hyperglykämie‹ und die Verabreichung von Insulin- bzw. Glukagon-Injektionen sind ebenfalls Bestandteil der Beratung.
Für Eltern ist es zunächst eine sehr bedrohliche Situation, dass ihr Kind aufgrund der Blutzuckerentgleisung bewusstlos werden kann und sie dann nicht in der Nähe sind, um zu helfen. Freunde und Lehrer sind ebenfalls zu informieren, um im Notfall helfen zu können. Hat das Kind seine Erkrankung und die Reaktionen seines Körpers besser kennengelernt, treten kritische Situationen seltener auf.

2.2.2 Hilfestellung bei eingeschränkter Nahrungsaufnahme

Je nachdem, in welchem Ausmaß Pflegebedürftige in ihrer Ess- und Trinkfähigkeit eingeschränkt sind, können sie u.a. von Pflegefachpersonen durch verschiedene Maßnahmen unterstützt werden:

Positionierung → S. 75, 333

- Bettlägerige Pflegebedürftige werden in eine ›Sitzposition‹ gebracht, die ein bequemes Essen ermöglicht. Es sei denn, sie müssen aus medizinischen Gründen flach liegen. Das Kopfteil des Bettes sollte mindestens 45° hochgestellt werden. Dadurch wird der gesamte Rücken unterstützt, die Pflegebedürftigen können in dieser Haltung besser schlucken und das Essen gut überblicken. Um ein Herabrutschen zu verhindern, kann ein Kissen unter die Knie gelegt werden.
- Dinge, die während des Essens benötigt werden, sollten leicht erreichbar sein. Dazu gehören neben dem Teller das Getränk, eine Serviette und Besteck. Einen Waschlappen zum Reinigen von Händen und Mund sowie ggf. die Utensilien für Mundpflege können anschließend angereicht werden.

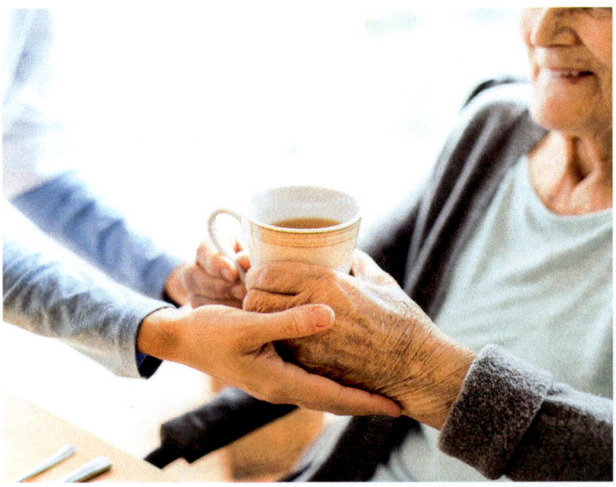

Abb. 1 Eine Hilfestellung kann es auch sein, dem Pflegebedürftigen beim Essen und Trinken die Hand zu führen.

- Die Pflegende unterstützt ggf. bei vorbereitenden Handgriffen, wie der Kontrolle der Zahnprothese auf richtigen Sitz oder dem Händewaschen.
- Alle Einzelhandlungen, die Pflegebedürftige nicht mehr ausführen können, werden von den Pflegenden durchgeführt, z.B. das Öffnen von Marmeladenpackungen, das Belegen von Brot oder das Schneiden von Fleisch.
- Nach dem Essen sind bettlägerige Pflegebedürftige wieder in die von ihnen gewünschte bzw. pflegerisch-therapeutisch erforderliche Körperposition zu bringen.

Hilfsmittel zur Nahrungsaufnahme

Bei eingeschränkter Fähigkeit zur Nahrungs- oder Flüssigkeitsaufnahme kann durch den Einsatz von Hilfsmitteln die Selbstständigkeit beim Essen und Trinken gefördert oder wiedererlangt werden.
Solche Ess- und Trinkhilfen sind besonders für Pflegebedürftige bedeutsam, die durch ein Gebrechen der Hand oder des Armes (Zittern, Störung der Feinmotorik, eingeschränkte Greif- oder Armfunktion) oder aufgrund von Blindheit oder Schwäche in ihrer Ess- und Trinkfähigkeit eingeschränkt sind. Die Hilfsmittel sind ergonomisch geformt, stabil, griffig, leicht und können mit geringem Kraftaufwand genutzt werden (s. Abb. 1, S. 157).

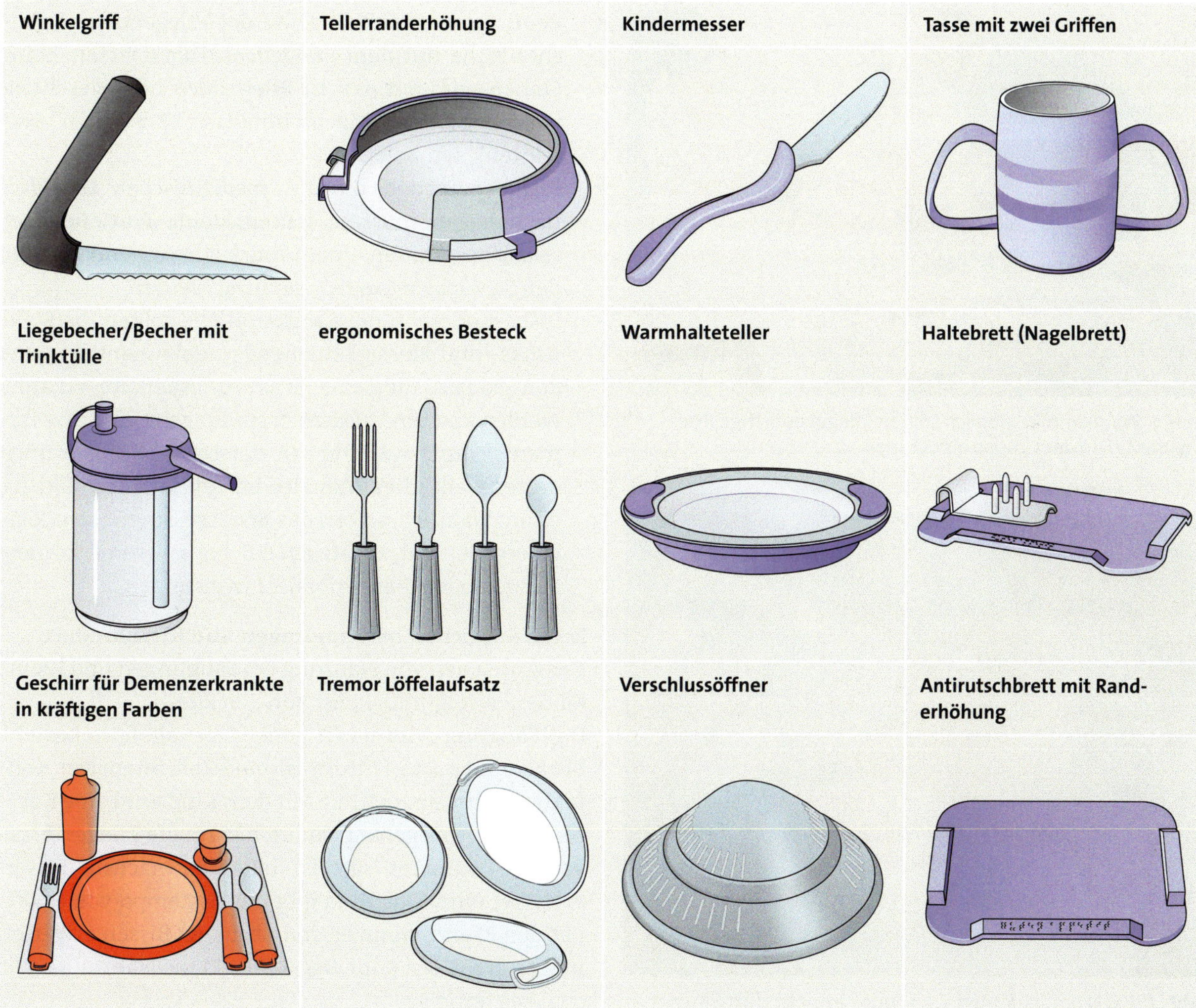

Abb. 2 Ess- und Trinkhilfen

2.2.3 Essen anreichen

Pflegepraxis: Essen anreichen

Menschen, die noch nicht oder nicht mehr in der Lage sind, selbstständig zu essen, benötigen die Hilfe von Pflegepersonal (oder Familienangehörigen). Das Vorgehen beim Essenanreichen ist nicht erlernbar, wie beispielsweise die Vorbereitung einer Infusionslösung. Essen reichen ist kein technischer Vorgang. Es bedarf viel Einfühlungsvermögen und Fingerspitzengefühl, um einem Menschen das Essen anzureichen.

Folgende allgemeine Hinweise für das Anreichen von Essen können hilfreich sein:

- Essen schmeckt in der Gemeinschaft am besten. Immer wenn es irgend möglich ist, werden Pflegebedürftige gemeinsam an einen Tisch gesetzt und wird ihnen gemeinsam das Essen angereicht.
- Insgesamt sollte ausreichend Zeit für die Mahlzeit eingeplant werden, da sich Unruhe aufseiten des Pflegenden auf den Pflegebedürftigen überträgt, diesen ggf. stresst und davon abhält, in Ruhe weiterzuessen.

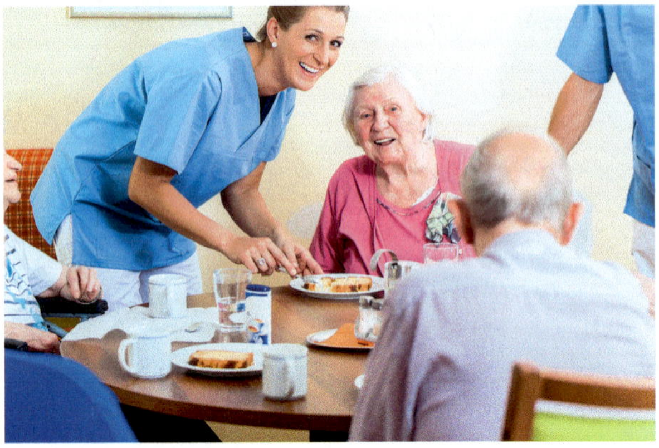

Abb. 1 Wann immer möglich sollten Pflegebedürftige ihre Mahlzeiten in der Gruppe einnehmen.

- Beim Essenanreichen sollte der Pflegende auf gleicher Höhe mit dem Pflegebedürftigen sitzen. Beim Stehen wird auf den zu Pflegenden herabgeschaut, was ein gewisses Machtverhältnis, i. S. v. „Oben" und „Unten", symbolisiert.
- Pflegebedürftige, die aus medizinischen Gründen flach liegen müssen, sollten kleine Portionen gereicht bekommen. Ihnen muss ausreichend Zeit für den Schluckvorgang eingeräumt werden.
- Insbesondere in der Langzeitpflege sollten die Nahrungs- und Flüssigkeitsmengen dokumentiert werden, sodass mögliche Ernährungsdefizite erkannt werden können. Zusätzlich sind regelmäßig ›Assessments‹ durchzuführen; in der Langzeitpflege mindestens alle drei Monate, im ambulanten Setting einmal jährlich, sofern das Erstassessment kein Risiko ergeben hat, zusätzlich z. B. bei schweren Erkrankungen oder Krankenhauseinweisungen.

Assessment → S. 149

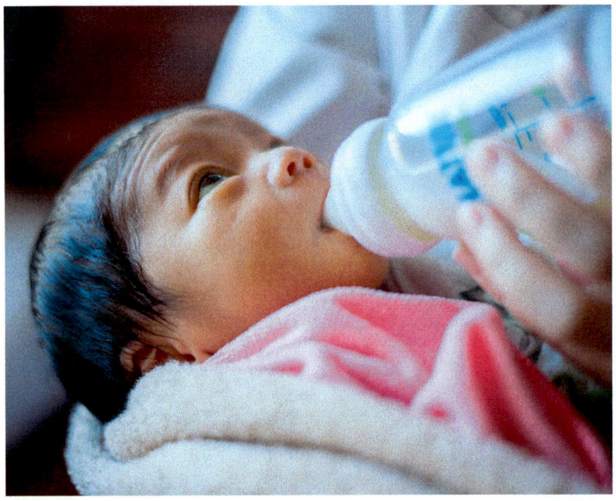

Abb. 2 Blickkontakt fördert bei Säuglingen die entspannte Nahrungsaufnahme.

Essen anreichen bei Säuglingen und Kleinkindern

Das Anreichen von Nahrung bei Säuglingen und Kleinkindern erfolgt möglichst von den Eltern.

Der **Säugling** wird leicht geneigt gehalten, es besteht Blickkontakt. Das Füttern ist eine Zeit intensiver Kontaktaufnahme zum Kind. Mit dem Kind wird eine Kommunikation aufgebaut, dadurch kann die Pflegende erkennen, wann es satt ist oder der nächste Bissen erwartet wird. Das Kind gibt das Esstempo vor, es öffnet den Mund, wenn es den nächsten Bissen erwartet, und es dreht den Kopf weg, schluckt die Nahrung nicht oder spuckt den Sauger aus, sobald es fertig ist.

Beim Füttern mit einer Flasche sollte diese etwa im Winkel von 45° gehalten werden. Die Nahrung darf dabei nicht einfach einfließen, sondern das Kind muss sie aus der Flasche saugen. Dies wird durch die Lochgröße des Saugers reguliert.

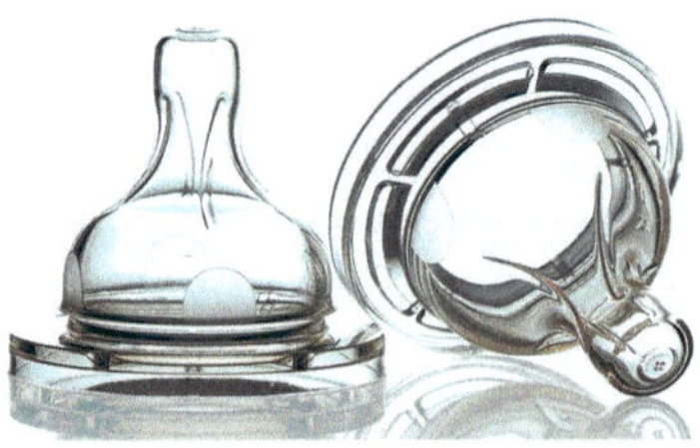

Abb. 3 Physiologischer Sauger

Der Sauger muss immer vollständig mit Milch gefüllt sein, sonst besteht die Gefahr, dass sich das Kind verschluckt und Luft aspiriert. Säuglinge, die in der frühen Stillphase kurze Zeit nicht gestillt werden können, werden mit einem kleinen Löffel gefüttert, um eine ›Saugverwirrung‹ zu vermeiden. Bei der Fütterung mit der Flasche sollte immer ein physiologischer Sauger verwendet werden, um die Entwicklung von Gaumen und Gebiss nicht zu stören. Nach Beendigung der Mahlzeit wird dem Kind ermöglicht aufzustoßen („Bäuerchen"), um mitgeschluckte Luft aus dem Magen entweichen zu lassen. Kinder, die häufig nach der Mahlzeit erbrechen oder kleine Mengen der Milchmahlzeit ausspucken, werden vor der Nahrungsaufnahme gewickelt und danach in Seitenlage gelagert. Eventuell können diese Kinder auch auf einer schiefen Ebene gelagert werden, um eine ›Aspiration‹ zu vermeiden.

Saugverwirrung → S. 742

Aspiration → S. 170

Bei der Zubereitung von Flaschennahrung ist zu beachten, dass diese gemäß den Herstellerangaben erfolgt. Abgepumpte Muttermilch oder Ersatzmilch wird im Flaschenwärmer auf 36–37 °C erwärmt. Vor der Flaschengabe wird nochmals die Temperatur der Milch überprüft. Dazu werden einige Tropfen aus dem Sauger auf die Innenseite des Unterarms der Pflegeperson getropft. Es sollte kein Temperaturunterschied gefühlt werden.

Kleinkinder sitzen am Bettrand aufrecht oder am Tisch, die Füße haben Kontakt mit dem Boden. Am besten ist es, sie sitzen mit anderen Kindern zusammen und können ihren Teller sowie die Essen anreichende Person gut sehen. Der Essplatz ist getrennt vom Schlafplatz. Kinder, die im Bett bleiben müssen, werden durch Pflegende beim Essen begleitet. Das Kind sollte aber nicht durch permanentes Reden, Musik oder andere Reize unnötig abgelenkt werden.
Bei der Gabe von Breikost sollte der Mund nicht nach jedem Löffel abgewischt werden, da dies zu Hautirritationen im Mundbereich führen kann.
Kleinkinder werden so früh wie möglich an das Trinken aus der Tasse gewöhnt. Durch ein zu langes und unbeaufsichtigtes Saugen (gesüßter Getränke) aus Säuglingsflaschen können Zahnfehlstellungen oder ›Karies‹ entstehen.
Häusliche Essensrituale sollten im Pflegesetting wenn möglich beibehalten werden. Dies kann z. B. das Händewaschen vor dem Essen oder ein Tischgebet sein.
Breikost und feste Nahrung werden kindgerecht dekoriert und angerichtet. Es sollten kindgerechtes Besteck, Geschirr oder andere Hilfsmittel zur Verfügung stehen.

Karies → S. 242

2.2.4 Hilfestellung bei Übelkeit und Dyspepsie

Übelkeit ist ein häufiges Begleitsymptom, u. a. bei:
- ›Infektionen‹, wie z. B. mit Salmonellen, Rotaviren, Noroviren oder Meningokokken
- Schädelverletzungen (z. B. ›Schädel-Hirn-Trauma‹)
- Intoxikationen (Alkohol, Drogen)
- Erkrankungen des ›Magen-Darm-Trakts‹ (z. B. Gastritis, Gallenkolik)
- neurogenen Erkrankungen (z. B. Migräne, Stimulation des ›vestibulären Systems‹)

Übelkeit kann zudem als unerwünschte Nebenwirkung bei ›Medikamenteneinnahme‹ auftreten (z. B. Zytostatika, Antibiotika). Auch im Rahmen einer Schwangerschaft sind wiederkehrende Phasen von Übelkeit (bis hin zu Erbrechen) keine Seltenheit.
Zunächst sollte bei einer neu auftretenden Übelkeit die Ursache ermittelt werden, um ggf. eine schwerwiegende Erkrankung zu erkennen und ›Komplikationen‹ zu vermeiden. Ist die Ursache erkannt und das Symptom nun nicht mehr als Warnhinweis notwendig, kann Übelkeit durch den Einsatz von ›Antiemetika‹ medikamentös unterdrückt werden. Zudem ist es ratsam, potenziell auslösende oder verstärkende Reize einzuschränken:
- Raumluft sollte frisch und evtl. leicht duftend sein; jedoch sind zu intensive Aromen zu vermeiden bzw. nach dem Wunsch des zu Pflegenden auszuwählen
- Pflegebedürftige werden zu tiefem und gleichmäßigem Atmen angeregt. Im Bereich der ›Medulla oblongata‹ (verlängertes Mark) befindet sich das Brechzentrum, in unmittelbarer Nähe des Atemzentrums. Eine ruhige und gleichmäßige Atmung beruhigt somit das Brechzentrum
- es sollten nur Nahrungsmittel gereicht werden, auf die der Pflegebedürftige Appetit hat, dabei sind medizinisch begründete Lebensmittelverbote zu beachten

Infektionskrankheiten → S. 870

Schädel-Hirn-Trauma → S. 543

Erkrankungen des Magen-Darm-Trakts → S. 248

Hörgleichgewichtsnerv → S. 631

Arzneimittel → S. 654, Band 1

Erbrechen → S. 188, 204

Antiemetika
Medikamente gegen Übelkeit und Erbrechen

Medulla oblongate → S. 642

- möglichst auf Milchprodukte und stark gesüßte, fettige oder blähende Speisen verzichten
- schnelle (Dreh-)Bewegungen gegenüber und mit dem Pflegebedürftigen vermeiden, um das Gleichgewichtsorgan zu entlasten
- Betroffene wenn möglich in halbhoher Oberkörperhochlagerung positionieren
- ggf. für leichte Ablenkung (von der unangenehmen Lage) sorgen, z.B. durch Musik oder Unterhaltung mit Angehörigen
- Essensgerüche vermeiden

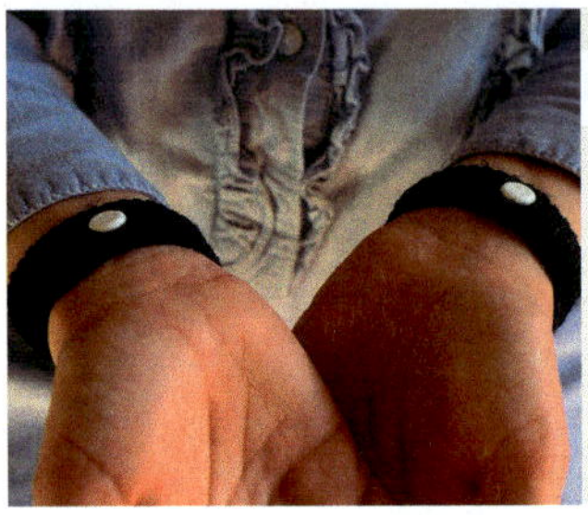

W ZUM WEITERDENKEN

In Studien konnte nachgewiesen werden, dass Akupunktur gegen Übelkeit wirksam ist. Der Betroffene stimuliert dabei durch Selbstkompression bestimmte Punkte an seinen Handgelenken, die für eine Symptomlinderung sorgen. Ergänzend können hierzu auch Akupunkturarmbänder getragen werden.

Ulcus ventriculi → S. 251
Pankreatitis → S. 261

Dyspepsie ist der medizinische Oberbegriff für eine Reihe von Verdauungsstörungen. Diese können als Symptom auftreten, u.a. bei Erkrankungen des Magen-Darm-Traktes (z.B. Gastroenteritis, Refluxkrankheit, ›Ulcus ventriculi‹, ›Pankreaserkrankung‹). Die klassischen Symptome der Dyspepsie sind Übelkeit, Erbrechen, Oberbauchschmerz, Völlegefühl nach dem Essen, schnell einsetzendes Sättigungsgefühl und das Gefühl, einen geblähten Bauch zu haben.

In der Mehrzahl der Fälle handelt es sich jedoch um eine **funktionelle Dyspepsie** („Reizmagen"), bei der keine andere Grunderkrankung die Beschwerden hervorruft. Die Störung ist lediglich funktionell erklärbar; organisch und biochemisch lassen sich keine Abweichungen nachweisen. Psychogene Faktoren wie z.B. Ängstlichkeit oder Depression gelten als Hauptursache.

Ethik

Ist „nicht bösartig" gleichbedeutend mit „nicht schlimm"?

Bei der funktionellen Dyspepsie steht die Aufklärung des Betroffenen, dass es sich um keine bösartige Erkrankung handelt, im Vordergrund. Die Betroffenen werden darüber aufgeklärt, dass in ihrem Fall der Magen an sich empfindlich reagiert und die Magenschleimhaut eine erhöhte Sensitivität aufweist. Gemeinsam mit dem Betroffenen sollten ursächliche ›Stressoren‹ in der Lebensführung identifiziert werden mit dem Ziel, diese zu minimieren und ggf. vorhandene Konflikte zu lösen.

Stressor

Stressauslöser, Stressfaktor, z. B. Lärm, Zeitdruck, Einsamkeit

Es empfiehlt sich, Ratschläge zur gesunden Ernährung (Ausgewogenheit, Abwechslung, Ambiente) zu vermitteln wie auch auf die Notwendigkeit ausreichender körperlicher Bewegung hinzuweisen. Von scharfen, sauren oder reizenden Nahrungsmitteln wie auch heißen oder eiskalten Getränken sollte abgesehen werden. Ratsam ist es, kleine Portionen anzubieten und appetitlich anzurichten.

Psychotherapie → S. 624

Zur Symptomlinderung bieten sich pflanzliche Präparate auf Fenchel-, Artischocken-, Pfefferminze- oder Kümmelbasis an. Zur Stressreduktion und -bewältigung eignen sich u.a. Entspannungsübungen und ggf. eine ›Psychotherapie‹.

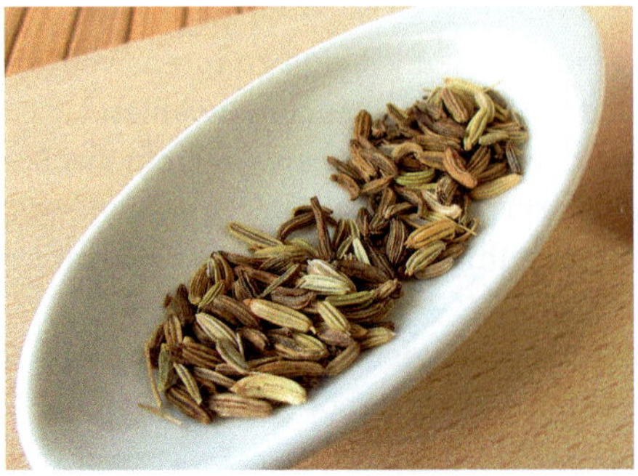

Abb. 1 Die ätherischen Öle der Fenchelfrüchte sind krampflösend und beschleunigen die Magenentleerung.

2.2.5 Umgang mit Nahrungsablehnung

Wenn eine Person Essen und Trinken wiederholt ›ablehnt‹, sollte mit ihr über die Gründe gesprochen werden. Eine Anwendung von Zwang oder psychischem Druck ist juristisch und ethisch nicht zu rechtfertigen. Kann sich die betroffene Person nicht mehr selbst äußern, sollte mit den Angehörigen gesprochen werden. Im Betreuungsteam sollte man sich auf ein einheitliches, situationsangemessenes Vorgehen verständigen und dieses dokumentieren. Dazu kann auch gehören, eine pauschale ärztliche Anordnung „tägliche Trinkmenge mindestens ein Liter" abzuändern.

Nahrungsablehnung → S. 297

Im Rahmen der ›Pflegeanamnese‹ werden die Ernährungsgewohnheiten biografisch erfragt und sind fester Bestandteil bei ›Pflegeplanung‹ und ›Biografiearbeit‹. Es werden individuelle, ›religiöse und kulturelle Besonderheiten‹ erfasst und berücksichtigt. Trotzdem kann es zur Ablehnung von Speisen kommen, da diese anders schmecken, als sie der zu Pflegende in Erinnerung hat. Ursache können altersbedingte Veränderungen der Geschmacksrezeptoren sein.

Pflegeanamnese → S. 820, Band 1
Pflegeplanung → S. 838, Band 1
Biografiearbeit → S. 403, Band 1
Kultur → S. 390, Band 1

Bei Menschen, die Essen und Trinken mehrfach abgelehnt und sich gegen Essenanreichung gewehrt haben, sollten trotzdem regelmäßig freundliche und unaufdringliche Versuche gemacht werden, Essen und Trinken anzubieten (z.B. mit Fruchtjoghurt, Nachspeisen, Suppen, besondere Getränke wie Kakao). Dadurch erfährt die Person ungebrochene Fürsorge und Zuwendung. Diese Versuche werden im Anschluss dokumentiert.

2.2.6 Ernährung mit einer Ernährungssonde

Indikationen zur enteralen Ernährung

Ist die orale Nahrungszufuhr auf absehbare Zeit nicht möglich und liegt keine ›palliative‹ Betreuungssituation vor, wird in der Regel eine (überbrückende) enterale Ernährung ärztlich verordnet. Enterale Ernährung ist die Zufuhr einer speziellen flüssigen Nahrung über einen Kunststoffschlauch (Sonde) direkt in den Magen, den Zwölffingerdarm oder Dünndarm.

Palliativpflege → S. 773, Band 1

Gründe für eine Unterbrechung der oralen Ernährung können u.a. sein:

- fortwährende Appetitlosigkeit (z.B. bei Tumoren)
- Bewusstseinsstörungen (z.B. ›Apoplex‹)
- künstliches Koma (bei schweren Krankheitsverläufen oder nach großen operativen Eingriffen)
- schwere Atmungsstörungen (z.B. bei schwerer ›COPD‹)
- neurogene Kau- und Schluckstörungen (z.B. ›Myasthenie‹)
- Frakturen im Kieferbereich (bei induzierter Ruhigstellung)
- gestörte Nahrungspassage (z.B. bei Tumoren, Stenosen, Operationen im oberen Verdauungstrakt)
- psychiatrische Erkrankungen (z.B. schwere Demenz, ›Magersucht‹)

Apoplex → S. 538
COPD → S. 492

Myasthenie
Muskelschwächeerkrankung aufgrund gestörter Reizübermittlung an die Muskelzellen

Anorexia nervosa → S. 297

Die enterale Ernährung stellt eine medizinische Behandlung dar, für die es neben einer klaren Indikation auch das Einverständnis des Betroffenen oder seiner Vertretungsberechtigten geben muss. Lässt sich eine enterale Ernährung nicht realisieren (z.B. bei akutem Abdomen, Ileus oder Darmperforation), kann die Nahrung parenteral, unter Umgehung des Magen-Darm-Traktes, verabreicht werden. Hierbei wird eine spezielle Nährlösung ›intravenös‹ appliziert.

Darreichungsform → S. 661, Band 1

Sondenarten

Es gibt zwei mögliche Zugangswege für die Anlage einer Ernährungssonde transnasal/oral und perkutan.

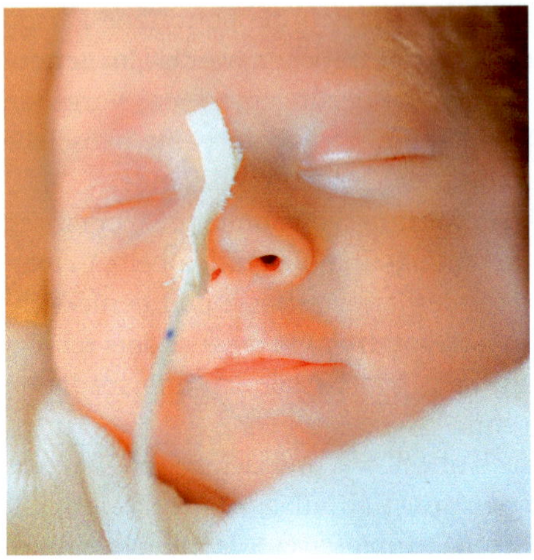

Abb. 1 Säugling mit transnasaler Ernährungssonde

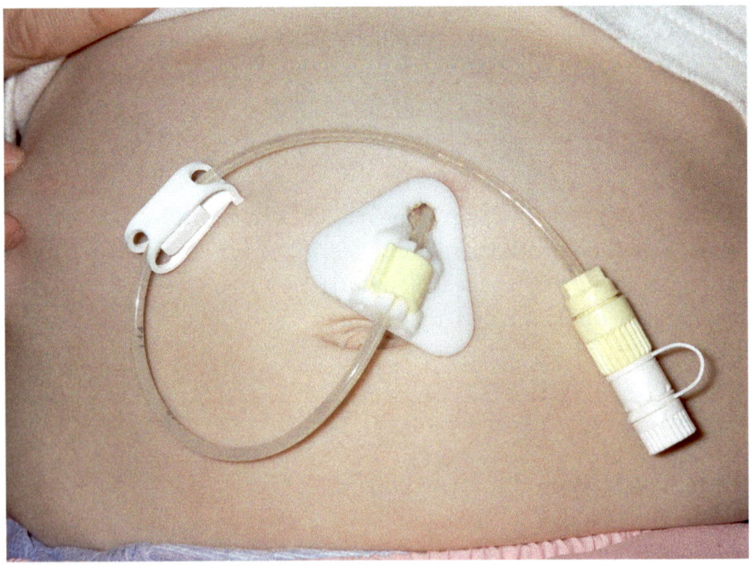

Abb. 2 PEG-Sonde mit Halteplatte

- **Transnasal/oral:** Der transnasale Weg (über die Nase) wird dem oralen (über den Mund) vorgezogen. Er ist für den Betroffenen angenehmer, da die Sonde nicht beim Sprechen stört und selbstständiges Schlucken leichter möglich ist. Die Wahl des oralen Weges kann indiziert sein, wenn es im Nasenraum Verletzungen oder Wunden gibt oder die Passage z.B. aufgrund starker Verwachsungen eingeengt ist. Die Sonde endet im Magen oder, seltener, auch im Dünndarm.
- **Perkutan:** Ist absehbar, dass die enterale Ernährung über einen längeren Zeitraum fortgeführt wird, ist die Anlage einer PEG-Sonde zu diskutieren. Bei der perkutanen endoskopisch kontrollierten Gastrostomie (PEG) wird die Sonde perkutan (über die Haut) direkt in den Magen gelegt. Bei der perkutanen endoskopisch kontrollierten Jejunostomie (PEJ) wird die Sonde im Jejunum (Leerdarm) platziert. Eine PEG wird bei einer absehbar langfristigen enteralen Ernährung durchgeführt. Von Vorteil ist für (mobile) Betroffene, dass diese nicht im Gesichts- sowie Nasen-Rachen-Raum stört und (da unter der Kleidung getragen) nicht sichtbar ist.

Legen einer Sonde

Delegationsrecht → *S. 116, Band 1*

Das Legen einer Ernährungssonde ist grundsätzlich eine ärztliche Tätigkeit. Das Legen einer transnasalen oder oralen Sonde kann jedoch an eine Pflegefachperson ›delegiert‹ werden. Eine PEG- bzw. PEJ-Sondenanlage erfolgt grundsätzlich durch einen Arzt. Der Ablauf beim Legen einer transnasalen Sonde gliedert sich in vier Schritte:

- Vorbereiten des Pflegebedürftigen
- Auswählen der Sonde und Bereitstellen weiterer Materialien
- Einführen der Sonde
- Kontrolle der Sondenlage und Fixierung mit einem Pflaster

Vorbereiten des Pflegebedürftigen

Vor der Sondenanlage werden der Blutdruck und der Puls gemessen, um mögliche Komplikationen bei der Durchführung auszuschließen (z.B. Vagusreiz). Gleichfalls wird der Pflegebedürftige so genau wie möglich über die Maßnahme informiert. Je höher die Kooperationsbereitschaft ist, desto einfacher und schneller lässt sich die Sonde legen.

Es sollte mitgeteilt werden,

- was das Ziel der Maßnahme ist und in welchen Schritten sie durchgeführt wird.
- dass er sich bei Unwohlsein äußern kann und sollte, hier kann das Verabreden eines nonverbalen Zeichens hilfreich sein.
- dass er nach Aufforderung (wenn die Sonde am Kehlkopf ist) schlucken sollte und hierfür bereitgestelltes Wasser nutzen kann. Achtung: Dies entfällt, wenn der Pflegebedürftige aus diagnostischen Gründen nüchtern sein muss.
- dass das Schlucken wichtig ist, weil sich hierbei der Kehldeckel schließt, sodass die Sonde in die Speiseröhre vorgeschoben werden kann. Ohne Schlucken besteht die Gefahr, dass sich die Sonde aufrollt und wieder zurückgezogen werden muss.

Falls möglich, sollte der Pflegebedürftige einige Stunden vor dem Legen der Sonde seine letzte Mahlzeit zu sich genommen haben. So können das Risiko des Hochwürgens von Mageninhalt und die Gefahr einer ›Aspiration‹ verringert werden. Direkt vor Anlage der Sonde wird der Pflegebedürftige aufgefordert, sich die Nase zu reinigen. Kann er dies nicht selbstständig, wird es vom Pflegenden übernommen. Ebenso sollten Zahnprothesen bzw. Teilprothesen entfernt werden, damit diese bei der Durchführung nicht durch ein mögliches Rutschen in den Rachen die Atmung gefährden.

Aspiration → S. 170

Auswählen der Sonde und Bereitstellen weiterer Materialien

Der Arzt entscheidet, welche Sonde gewählt wird, er hat die ›Anordnungsverantwortung‹. Die Durchführung der Anordnung und die gezielte Beobachtung des zu Pflegenden ist pflegerische Aufgabe, wobei das Ergebnis der Beobachtung die ärztliche Entscheidung bestärken oder infrage stellen kann. Die Pflegefachperson hat die ›Ausführungsverantwortung‹.

Anordnungsverantwortung → S. 117, Band 1

Ausführungsverantwortung → S. 119, Band 1

Nach der Auswahl der Sonde sind weitere Materialien vorzubereiten:

- Händedesinfektionsmittel
- Schleimhautanästhetikum (Spray oder Gel + Watteträger)
- Markierstift
- ein Glas Wasser, ggf. Strohhalm
- Nierenschale und Zellstoff oder Taschentücher
- ggfs. Holzspatel und Taschenlampe zur Inspektion (Nasen-/Rachenraum)
- Gleitmittel
- Schutz für Kleidung und Bett (z.B. Einmalunterlage oder Handtuch)
- Handschuhe
- Pflaster zum Fixieren der Sonde
- Stethoskop
- Spritze
- Lackmuspapier
- Notfallwagen in erreichbarer Nähe

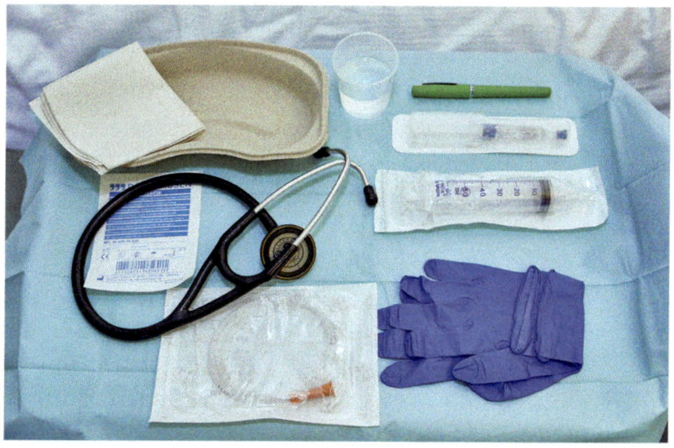

Abb. 3 Materialien zum Einführen der Magensonde und zur Kontrolle ihrer Lage

Einführen der Sonde
Der Pflegebedürftige wird in eine sitzende Position oder Oberkörperhochlagerung von 30–45° gebracht. Die Nasenöffnung, durch die die Sonde gelegt werden soll, wird bestimmt. Dazu hält sich der zu Pflegende beim Atmen durch die Nase jeweils ein Nasenloch zu. Die Nasenöffnung, durch die er leichter atmen kann, wird als Zugang gewählt, um mögliche Schleimhautverletzungen bei bestehenden Verengungen zu vermeiden.
Der gewählte Nasengang wird entweder mit Spray oder mit Gel anästhesiert. Spray wird mitunter von Pflegebedürftigen als unangenehm empfunden. Beim Gel, das auf einem Watteträger vorsichtig in die Nase eingebracht wird, ist darauf zu achten, dass es bis zum hinteren Bereich des Nasengangs aufgetragen wird.
In der Zeit, in der das Schleimhautanästhetikum einwirkt, wird die Sonde vorbereitet. Dazu gehören:

- das äußere Anhalten der Sonde am zu Pflegenden auf der Strecke Ohrläppchen-Nasenspitze-Brustbeinspitze (unten) zur Bestimmung der korrekten Sondenlänge bzw. Einführtiefe, dabei hält der Pflegebedürftige den Kopf gerade und blickt nach vorn; Markierung des Messpunktes auf der Sonde
- das Benetzen der Sondenspitze mit Gel, um das Einführen der Sonde zu erleichtern

Nun wird die Sonde eingeführt: Die Sonde wird zuerst ca. 10 cm waagerecht am Boden des Nasengangs entlanggeführt, bis als leichter Widerstand die Biegung in den Rachenraum verspürt wird. Nun wird der zu Pflegende zum Schlucken und zur Mundatmung aufgefordert (Reduzierung des Würgereflexes). Ist der erste Widerstand überwunden, kann die Sonde bis zum Kehlkopf vorgeschoben werden, der den zweiten leichten Widerstand bildet. Zu diesem Zeitpunkt wird von Pflegebedürftigen eine kurze Pause meist als angenehm empfunden.

Wird die Sonde nun über den Kehlkopf hinweg geschoben, sollte der Pflegebedürftige den Kopf möglichst weit nach vorne neigen, damit die Sonde in die Speiseröhre und nicht in die Luftröhre gelangt. Wiederholt wird der zu Pflegende zum Schlucken aufgefordert, sodass der Kehldeckel die Luftröhre verschließt. Zur Unterstützung ggf. kleine Portionen Wasser mit einem Strohhalm anreichen.
Ist der Schluckreflex ausgelöst, d.h. der Kehlkopf hebt und senkt sich sichtbar, wird die Sonde weiter vorgeschoben. Das Tempo des Vorwärtsschiebens sollte der zu Pflegende bestimmen. Für die meisten ist ein zu schnelles Vorgehen unangenehm. Durch ein Vorwärtsbewegen über jeweils kleine Strecken von etwa fünf bis zehn Zentimetern wird ein mögliches Aufrollen der Sonde vermieden. Ist die Sonde soweit vorgeschoben, dass die zuvor markierte Stelle die Nasenöffnung erreicht hat, ist das Einführen zunächst beendet. Vor Fixierung der Sonde, muss diese auf ihre korrekte Lage kontrolliert werden.

REFLEXION | **IMPULS** | LERNORTVERNETZUNG

Versetzen Sie sich in die Lage eines Menschen mit einer nasogastralen Sonde. Welche Empfindungen und Gedanken löst die Vorstellung in Ihnen aus?

Kontrolle der Sondenlage, Fixierung
Die Lage der nasogastralen Sonde muss sowohl direkt nach ihrem Einführen als auch vor jedem nachfolgenden Gebrauch kontrolliert werden. Folgende Maßnahmen sind dafür geeignet:
Auskultation. Mithilfe einer Spritze werden ca. 10–20 ml Luft in den Magen eingebracht. Liegt die Sonde im Magen, ist mittels Stethoskops, das auf den Magenbereich gelegt wird, deutlich ein blubberndes Geräusch zu hören.
pH-Bestimmung. Mit einer Spritze wird Sekret aspiriert, welches anschließend auf einen Indikatorpapierstreifen aufgebracht wird. Das benetzte Papier wird mit dem Farbindex auf der Verpackung verglichen. Bei einem gemessenen pH-Wert unter 4 kann von einer korrekten Lage ausgegangen werden. Achtung: Bei Pflegebedürftigen, die mit Säureblockern behandelt werden, ist diese Kontrollmethode nur bedingt geeignet.
Röntgenologische Überprüfung. Die meisten Ernährungssonden bieten durch eingearbeitete Röntgenkontraststreifen die Möglichkeit zur röntgenologischen Überprüfung ihrer korrekten Lage. Diese wird nach ärztlicher Anordnung durchgeführt.

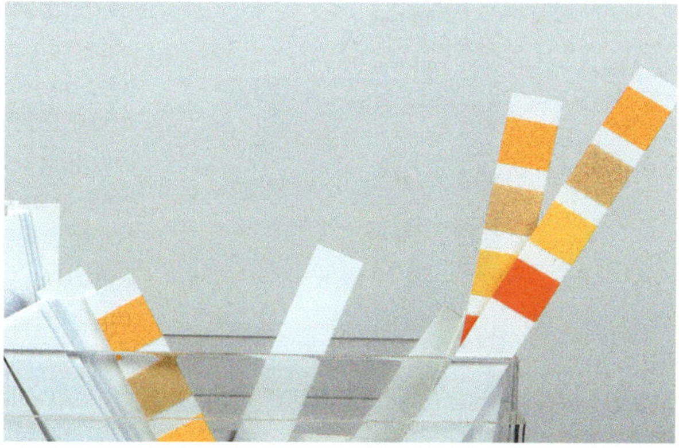
Abb. 1 Indikatorteststreifen

Die röntgenologische Kontrolle gilt als sicherste Methode, ist aber zugleich die aufwendigste und wird deshalb im Praxisalltag nur in Ausnahmefällen gewählt. Es empfiehlt sich, bei Unsicherheit über die korrekte Sondenlage eine kollegiale Zweitmeinung einzuholen.
Fällt die Kontrolle der korrekten Sondenlage negativ aus, wird die Sonde entfernt und neu gelegt.
Abschließend wird die korrekt liegende Sonde am Nasenausgang fixiert. Die Fixierung sollte mit hautfreundlichem Pflaster erfolgen. Es ist eine Fixierungstechnik zu wählen, bei der ein ständiger Druck auf die Nasenwand vermieden wird und die Sonde stattdessen möglichst mittig im Nasenloch liegt.

Mögliche Komplikationen
Blutung: Während des gesamten Vorgangs kann es zu Verletzungen der Schleimhaut kommen, die Schmerzen für den Pflegebedürftigen zur Folge haben. In diesem Fall wird die Sonde zurückgezogen und der Arzt informiert.
Fehlpositionierung: Es kann passieren, dass die Sonde in die Luftröhre eingelegt wird. Im Normalfall äußert sich das sofort durch einen starken Hustenreiz. Dieser kann bei eingetrübtem Bewusstsein jedoch ausbleiben. Es kommt zu Atmungsstörungen und ›Zyanose‹. Die Sonde muss in diesem Fall sofort entfernt und der Arzt informiert werden.
Vagusreiz: Die Kehlkopfschleimhaut enthält sehr viele sensible Nerven, die mit den Regulationsmechanismen der Atmung und des Kreislaufs in Verbindung stehen, z. B. dem Vagusnerv (N. vagus). Die Gefahr bei einem Vagusreiz ist ein möglicher Atem- bzw. Herzstillstand. Wird daraufhin das Vorgehen unterbrochen, reguliert sich der Herzrhythmus i. d. R. von allein. Diese Komplikation tritt eher selten auf, muss aber bedacht werden. Daher ist es notwendig, das einrichtungsübliche Notfallequipment in erreichbarer Nähe zu haben, um ggf. entsprechende Sofortmaßnahmen einleiten zu können.

Zyanose
bläulich rote Hautfärbung aufgrund zu geringen Sauerstoffgehaltes im Blut

Sondenkost

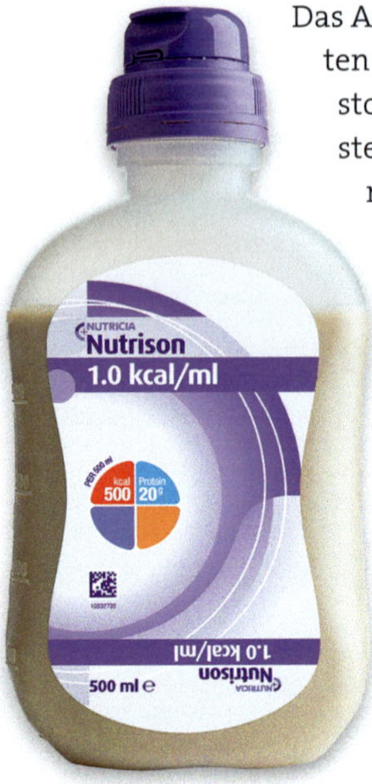

Abb. 1 Sondennahrung

Das Angebot industriell gefertigter Sondenkost ist vielfältig. Die einzelnen Sorten variieren in ihrer Zusammensetzung von z. B. Fetten, Eiweißen, Ballaststoffen, Trägerstoffen sowie der Kaloriendichte und richten sich laut Herstellerangabe nach den Empfehlungen der einzelnen Fachgesellschaften. Je nach krankheitsbedingter Stoffwechselsituation des Erkrankten kann eine passende Sondenkost ausgewählt werden.

Sondenkost selbst ist geschmacksneutral, wird aber vereinzelt auch in unterschiedlichen Geschmacksrichtungen angeboten. Dabei werden bei Sondenkostgabe die Geschmacksnerven gar nicht getroffen.

Aber: Erkrankte, die über einen längeren Zeitraum enteral ernährt werden, leiden häufiger an einer Refluxkrankheit oder einer Magenentleerungsstörung. Kommt es dann zum Aufstoßen, empfinden sie einen „echten" Geschmack angenehmer. Ebenso kann der Geruch der Nahrung wichtig für das Wohlbefinden sein. Gut riechende Nahrung regt die Sekretion der Verdauungsenzyme an, unangenehm riechende Nahrung führt ggf. eher zu Übelkeit bis hin zu Erbrechen.

Sondenkost wird immer pur verabreicht. Verdünnung mit Wasser, Tee oder Säften sollte u. a. wegen des Risikos einer bakteriellen Verunreinigung nicht erfolgen.

Für eine ergänzende orale Ernährung (bei liegender Sonde oder zur Ergänzung bei Mangelernährung) steht Trinknahrung, auch in Dessert-Form, zur Verfügung. Diese ist in verschiedenen Geschmacksrichtungen erhältlich und unterscheidet sich wie Sondenkost hinsichtlich ihrer Zusammensetzung mit Ballaststoffen, Eiweißanteil und Kalorienzahl.

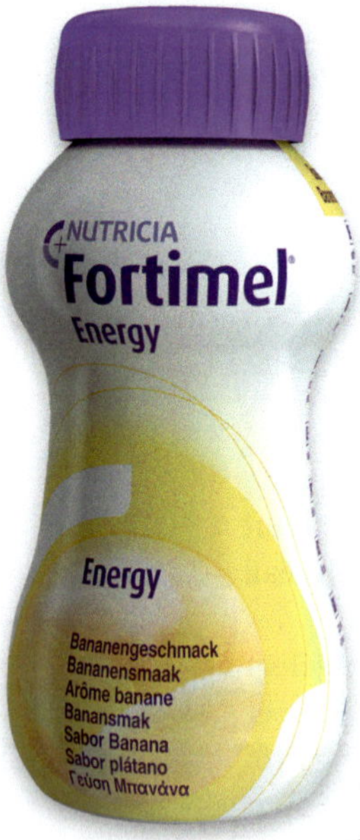

Abb. 2 Trinknahrung

W ZUM WEITERDENKEN

Seit einem Urteilsspruch des Europäischen Gerichtshofes 2014 gilt Sondenkost als Arzneimittel und nicht als Lebensmittel. Der Klärungsbedarf entzündete sich an der Frage, ob bei einem Import von Sondenkost Zollgebühren fällig sind oder nicht. Lebensmittel unterliegen einer Zollgebühr, Arzneimittel sind hingegen zollfrei.

Sondenkost sollte am besten bei Zimmertemperatur gelagert werden. Auf jeder Flasche bzw. Verpackung ist ein Haltbarkeitsdatum genannt. Ist eine Flasche oder Verpackung geöffnet, kann diese unter Beachtung allgemeiner hygienischer Regeln bis zu 24 Stunden im Kühlschrank gelagert werden. Nur so ist zu gewährleisten, dass sie nicht mit pathogenen Keimen kontaminiert wird. Auf den Flaschen sind Haltbarkeitsdaten aufgedruckt, die berücksichtigt werden müssen.

Wird die Sondenkost dem Kühlschrank entnommen, darf sie auf keinen Fall in diesem Zustand verabreicht werden. Dies könnte Schmerzen, Diarrhö und auch Erbrechen verursachen. Die Sondenkost kann in einem Wasserbad auf lauwarme Temperatur gebracht werden.

Verabreichung von Sondenkost

Sondenkost kann ›intermittierend‹ (Bolusgabe) oder kontinuierlich appliziert werden. Die Wahl der geeigneten Verabreichungsmethode hängt von der Grunderkrankung, der Funktionsfähigkeit des Magen-Darm-Trakts sowie der Art der Sonde ab. So müssen im Dünndarm platzierte Ernährungssonden immer kontinuierlich bestückt werden, gastral platzierte Sonden eignen sich für die intermittierende wie auch die kontinuierliche Applikation. Die Verabreichung erfolgt mittels Spritze, über Schwerkraft oder mit einer Ernährungspumpe.

intermittierend
mit Unterbrechungen, in Abständen

Die Verabreichung als Bolusgabe mittels einer **Spritze** kommt der physiologischen Nahrungsaufnahme sehr nahe. Diese Applikation wird häufig in der privaten Langzeitpflege angewendet. Die Person mit der Sonde kann dabei mit anderen gemeinsam am Tisch sitzen und so das Gemeinschaftsgefühl genießen. Es können auch selbst gekochte und sehr fein pürierte und gesiebte Mahlzeiten mit einer Spritze verabreicht werden. Die Anwendung in der Neonatologie ermöglicht einen physiologischen Fütterungsrhythmus mit jeweils kleinen Mengen Muttermilch oder Sondennahrung. Wichtig ist, dass der Konus der Spritze genau auf das Sondenansatzstück passt. Es werden spezielle Sondenspritzen verwendet. Eine Verwechslung mit anderen Zugängen oder Ableitungen darf nicht möglich sein!

Pflegepraxis: Sondenkost verabreichen

Für die Gabe über **Schwerkraft** wird Sondennahrung an ein Überleitsystem angeschlossen. Wie bei einem Infusionssystem kann mit einem Stellrädchen die Einlaufgeschwindigkeit reguliert werden.

Bei der Sondierung mittels **Ernährungspumpe** werden an dieser die Menge der zu verabreichenden Nahrung, die Zuflussgeschwindigkeit (in ml/h) bzw. die Dauer der Nahrungszufuhr eingegeben. Die Ernährung über eine Pumpe kann sowohl portioniert als auch kontinuierlich erfolgen. Somit ist gewährleistet, dass die Flüssigkeit entweder exakt gleichmäßig über den Tag verteilt oder zu bestimmten Zeitpunkten (z. B. alle sechs Stunden) verabreicht wird. Für mobile Pflegebedürftige mit Sondenkost bieten Hersteller spezielle Tragetaschen und Rucksäcke an.

Sondennahrung lädt bei unsachgemäßem Umgang mit den benötigten Instrumentarien rasch zur bakteriellen Besiedlung ein. Deshalb sollten alle Artikel, die bei der Applikation von Sondennahrung zum Einsatz kamen (z. B. Spritzen, Überleitsysteme), spätestens nach 24 Stunden gewechselt werden. Da es sich grundsätzlich um Einwegartikel handelt, werden diese nicht aufbereitet, sondern mit dem Restmüll entsorgt.

Verabreichungsgeschwindigkeit

Gemeinhin gilt, dass Essen mit Zeit und in Ruhe erfolgen soll. Das heißt, bei der Verabreichung von Sondennahrung muss auch dem Pflegebedürftigen Zeit gegeben werden. Hierzu gelten folgende Faustregeln:

- portionierte Zufuhr pro 100 ml zehn bis fünfzehn Minuten
- kontinuierliche Zufuhr 100 ml in ca. einer Stunde

Eine zu schnelle Nahrungsgabe schränkt nicht nur das Wohlbefinden ein, sondern kann ernsthafte Komplikationen verursachen. Neben Erbrechen und Diarrhö ist hier insbesondere auf das Dumping-Syndrom hinzuweisen, bei dem sich der Nahrungsbrei sturzartig aus dem Magen in den Dünndarm entleert. In seiner milden Form führt es lediglich zu allgemeinen Verdauungsstörungen. Im schlimmsten Fall löst die zu rasche Aufnahme von Kohlenhydraten eine überschießende Insulinausschüttung und damit eine Hypoglykämie (Unterzuckerung) aus.

Nahrungsaufbau mit Sondenernährung

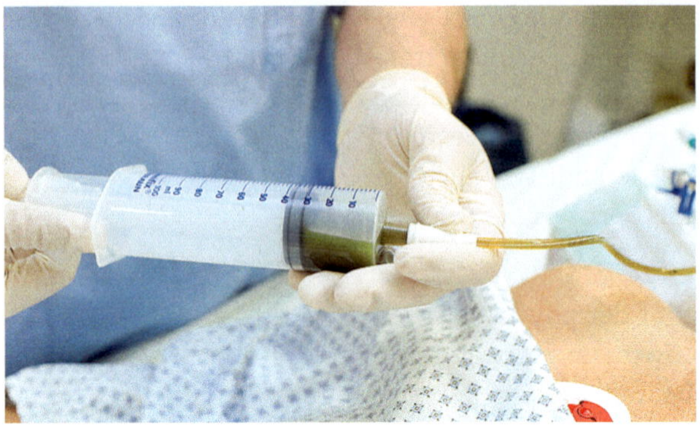

Abb. 1 Refluxkontrolle mit Spritze

Beim Kostaufbau mit enteraler Ernährung sind immer die jeweilige Grunderkrankung und ggf. spezielle Bedürfnisse zu berücksichtigen. Initial wird bei kontinuierlicher Gabe und gastral liegender Sonde mit einer niedrigen Laufrate von 10 ml/h über 24 Stunden begonnen. Zur Bewertung von Motilität und Nahrungstransport sind regelmäßig Refluxkontrollen (nach etwa halbstündiger Ernährungspause) durchzuführen. Diese erfolgen entweder über passiven Ablauf (Anbringen eines Auffangbeutels an der geöffneten Sonde) oder händisch, durch ›Aspiration‹ mit einer Spritze. Ist die Refluxmenge gering (< 500 ml/Tag bzw. < 300 ml ›Einmalaspirat‹), kann die Laufrate am zweiten Tag gesteigert werden, z. B. von 10 auf 50 ml/h. Um dem Organismus keine wichtigen Verdauungsenzyme zu entziehen, wird das Aspirat nicht verworfen, sondern zu etwa zwei Dritteln wieder über die Sonde zurück verabreicht. Als Obergrenze gelten etwa 250 ml Nahrungsgabe pro Stunde. Ist die Refluxmenge wiederholt bzw. stark erhöht, wird die Ernährung unterbrochen, der behandelnde Arzt informiert, der das weitere Vorgehen festlegt.

Aspiration
Ansaugen (von Flüssigkeit)

Aspirat
Menge der angesaugten Flüssigkeit

Bei Dünndarmsonden erfolgt die Steigerung langsam, z. B. von 10 auf 20 ml/h. Im Gegensatz zum Magen hat der Dünndarm kein Dehnungspotenzial, sodass die Höchstlaufrate mit etwa 100 ml/h nur halb so hoch ist wie bei einer gastral liegenden Sonde. Eine Refluxmenge kann bei jejunalen Sonden nicht bestimmt werden. Alternativ muss vermehrt auf allgemeine Unverträglichkeitsreaktionen wie Übelkeit, Schmerzen oder geblähtes Abdomen geachtet werden.

W ZUM WEITERDENKEN

Wichtig ist, dass ein ausschließlich enteral ernährter Pflegebedürftiger ergänzend ausreichend Flüssigkeit erhält. Laut Deutscher Gesellschaft für Ernährung ist eine tägliche Gesamtflüssigkeitszufuhr von 25–40 ml/kg Körpergewicht (KG) empfohlen. Der Bedarf Pflegebedürftiger wird wegen erhöhter Flüssigkeitsverluste (z. B. bei Fieber, Blutungen, Diarrhö) und eingeschränktem Durstempfinden an der oberen Grenze von 40 ml/kg KG veranschlagt. 100 ml Sondennahrung haben nur einen Wassergehalt von etwa 70–80 ml, sodass ein mögliches Defizit mit extra Gaben von Flüssigkeiten wie Tee oder Wasser ausgeglichen werden muss.

Menschen mit einer Ernährungssonde pflegen

Lagerung des Pflegebedürftigen

Während der Kostgabe sollte der Oberkörper des zu Pflegenden mindestens 30° hochgelagert sein. Erfolgt die Zufuhr kontinuierlich, dann ist dies über den gesamten Zeitraum hinweg empfohlen, bei intermittierender Gabe nur währenddessen und für kurze Zeit nach Abschluss der Applikation. Werden enteral ernährte Pflegebedürftige bei der Nahrungsverabreichung mit dem Oberkörper zu flach gelagert, kann es zur ›Regurgitation‹ kommen. Im schlimmsten Fall führt dies zu einer ›Aspiration‹.

Regurgitation
Rückstrom von Speisebrei in Speiseröhre und Mund

Aspiration → S. 170

Mundpflege
Ist keine orale Nahrungsaufnahme mehr möglich oder ist diese stark eingeschränkt, dürfen die ›Mundpflege‹ und die ›Soor- und Parotitisprophylaxe‹ nicht vernachlässigt werden. Durch die fehlende Kaubewegung ist die Speichelproduktion herabgesetzt und dadurch die Infektionsgefahr im Mundbereich erhöht.

Mundpflege → S. 133
Soor, Parotitis → S. 243

Pflege der transnasalen Sonde
Mehrmals täglich und vor jedem Gebrauch der Sonde wird diese auf ihre korrekte Lage kontrolliert. Die Stiftmarkierung ist ggf. nachzuziehen. Die transnasal liegende Ernährungssonde kann an Haut und Schleimhaut der Nase einen ›Dekubitus‹ (Druckgeschwür) verursachen. Folgende Maßnahmen dienen der Dekubitusprophylaxe:

Dekubitus → S. 69

- Bei Anliegen der Magensonde an der Nasenwand ist täglich die Fixierung zu lösen und an leicht veränderter Stelle neu anzulegen.
- Die Nasenschleimhaut wird täglich, am besten bei gelöster Sonde, mit Wasser und einem Watteträger gesäubert und mit Creme (z.B. auf Panthenolbasis) gepflegt.
- Ist ein (beginnendes) Druckgeschwür erkennbar und keine alternative Fixierung möglich, wird die Sonde entfernt und über das andere Nasenloch neu eingeführt.

Pflege der PEG-Sonde
Der Verband einer PEG-Sonde wird in der ersten Woche nach Anlage täglich, im Verlauf alle drei Tage gewechselt – immer unter Berücksichtigung der fünf Indikationen zur hygienischen Händedesinfektion.
Verschmutzte oder nicht intakte Verbände müssen sofort gewechselt werden. Nach dem Entfernen des alten Verbandes werden die Halteplatte der Sonde gelöst, die Eintrittsstelle desinfiziert und auf Rötung oder andere ›Entzündungszeichen‹ kontrolliert. Verkrustungen werden vorsichtig entfernt. Sollte sich die ›Wunde‹ entzündlich verändert haben, muss der Verbandwechsel auch in dieser Zeit häufiger erfolgen. Wechsel und Entfernung der Sonde sind ärztliche Aufgaben.

Entzündungszeichen → S. 114
Wundbehandlung → S. 675, Band 1

Für beide Sondenarten ist die regelmäßige Spülung des Kunststoffschlauchs wichtig, um Verstopfungen zu vermeiden. Vor und nach jeder Nahrungs- sowie Arzneimittelgabe wird mit 30–50 ml körperwarmer Flüssigkeit gespült, z.B. stilles Mineralwasser oder (abgekochtes) Trinkwasser. Tees und Fruchtsäfte sollten nicht zum Spülen verwendet werden. Kräutertees enthalten ätherische Öle, bei schwarzen, grünen und Früchtetees kann es zu Ausflockungen kommen. Obstsäfte und andere gesüßte Getränke rufen Gärungsprozesse hervor und verkleben das Lumen der Sonde. Bewährt hat sich die Spülung einer verstopften Sonde mit geringen Mengen Cola. Die Kohlensäure wie auch die im Getränk enthaltene Säure (Phosphorsäure) lösen leichte Verklebungen auf. Voraussetzung ist, dass die zu Pflegende das Getränk verträgt. Anschließend erneut mit Wasser nachspülen.

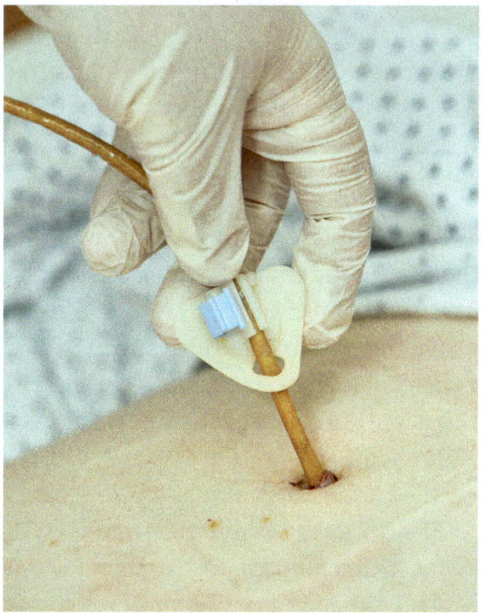

Abb. 2 Die Sonde sollte regelmäßig (ab dem dritten Tag) bei gelöster Halteplatte, leicht drehend, etwa zwei Zentimeter hin und her bewegt werden, um Verwachsungen vorzubeugen.

Pflegepraxis: Verbandwechsel PEG

2.3 Einer Aspiration vorbeugen

2.3.1 Aspiration und ihre Folgen

Entstehung einer Aspiration

Aspiration ist das Eindringen von Fremdkörpern in die Atemwege. Die harmlose Variante ist das umgangssprachlich formulierte „Verschlucken", das meist durch wiederholtes kräftiges Husten reguliert werden kann.
Geraten jedoch kleine Gegenstände (wie z.B. häufig bei Kleinkindern), Nahrung oder Flüssigkeiten in die Luftröhre und Bronchien, so „verstopfen" sie diese. Es drohen lebensbedrohliche Komplikationen wie schwere Luftnot (bis hin zum Schock) oder eine ›Aspirationspneumonie.‹
Bei Kleinkindern kann es vorkommen, dass durch das traumatische Erlebnis der positive Bezug zum Erlernen selbstständigen Essens vorübergehend gestört ist. Manifestiert sich das Trauma, drohen Störungen des Wachstums und der Entwicklung.

Pneumonie → S. 384

Im Regelfall werden beim Verschlucken der Hustenreflex und danach der Würgereflex ausgelöst, sodass die aspirierten Gegenstände bzw. Flüssigkeiten wieder ausgehustet werden. Erst wenn dies nicht ausreicht, muss (im stationären Setting) versucht werden, zunächst „blind" im Rachenraum (und tiefer) abzusaugen. Bei schwereren Verläufen muss der Fremdkörper im Rahmen einer ›Notfall-Bronchoskopie‹ entfernt werden. Stehen keine Möglichkeiten des Absaugens zur Verfügung und ist die Symptomatik anhaltend, muss unverzüglich der Notruf 112 gewählt werden.

Bronchoskopie → S. 366

2.3.2 Besonders gefährdete Personengruppen

Folgende Personengruppen gelten als besonders gefährdet für eine Aspiration:
- Pflegebedürftige mit Dysphagie (z.B. Schlaganfall, neurologische kindliche Schluckstörungen)
- bewusstseinsgestörte Pflegebedürftige (z.B. bei ›Intoxikation‹)
- Pflegebedürftige mit Stenosen im oberen Gastrointestinaltrakt (z.B. bei Ösophaguskarzinom)
- ›sedierte‹ Pflegebedürftige
- beatmete Pflegebedürftige
- enteral ernährte Pflegebedürftige (mit Magenentleerungsstörung)
- Kinder mit Fehlbildungen im orotrachealen und gastralen Bereich (z.B. Lippen-Kiefer-Gaumen-Spalte, ›Ösophagusatresie‹)
- Frühgeborene

Intoxikation/Notfall → S. 829

Sedierung
medikamentöse Beruhigung, z. B. vor, während, nach einer Operation

Ösophagusatresie → S. 248

2.3.3 Maßnahmen der Aspirationsprophylaxe

Die Maßnahmen der Aspirationsprophylaxe haben einen interdisziplinären Ansatz und umfassen u.a.:
- die orale Nahrungsgabe nur bei vollem Bewusstsein und vorhandenen Schutzreflexen (Schlucken, Husten, Würgen)
- ggf. die Kontrolle des Schluckreflexes (sichtbares oder tastbares Heben und Senken des Kehlkopfes)
- eine aufrechte Haltung beim Essen und Trinken (Oberkörperhochlagerung von 30–40°), auch bei enteral ernährten Pflegebedürftigen
- das Anreichen von Nahrung bei Säuglingen in leichter Schräglage
- das Trinken mit physiologischer Kopfhaltung, d.h. der Kopf ist nach vorn und leicht nach unten gebeugt

- das Trinken mit einem Strohhalm oder aus einer speziellen Tasse
- ggf. das Andicken von Getränken mit einem neutral schmeckenden Quellmittel
- für eine ruhige Atmosphäre zu sorgen, die ein langsames und konzentriertes Einnehmen von Nahrung unterstützt
- auf die Leerung des Mundes vor dem nächsten Bissen zu achten
- nach jedem Bissen bzw. Schluck trocken nachschlucken zu lassen
- die Lippen beim Schlucken geschlossen zu halten
- Nahrung bei besonders aspirationsgefährdeten Pflegebedürftigen nur durch Pflegefachpersonen oder geschulte Angehörige anreichen zu lassen
- Schlucktraining unter Anleitung von Logopäden durchzuführen

2.4 Pflegerische Maßnahmen bei Untersuchungen und invasiven Eingriffen an gastroenterologischen Organen durchführen

2.4.1 Pflegerisches Handeln bei gastroenterologischen Untersuchungen

Neben der Anamnese und körperlichen Untersuchung des Patienten durch den Arzt kommen auch bildgebende und endoskopische Verfahren bei der Untersuchung des Magen-Darm-Trakts bzw. von Leber, Galle, Pankreas zum Einsatz (Tab. 1). Die Untersuchungen können sowohl ambulant als auch stationär durchgeführt werden.

Untersuchungsmethode	Pflegerische Maßnahmen
Sonografie (Ultraschall)	– Hinweis an den Patienten, am Vortag auf blähende Speisen zu verzichten, um Gasbildung zu vermeiden und eine Darstellung zu ermöglichen – Unterstützung bei der Lagerung und ggf. bei der Körperpflege danach (Entfernung Ultraschallgel)
Endoskopische Untersuchungen: Ösophagoskopie (Speiseröhrenspiegelung) Gastroskopie (Magenspiegelung) Duodenoskopie (Dünndarmspiegelung) Endoskopisch retrograde Cholangiopankreatikografie (ERCP) **Endosonografie:** sonografische Darstellung im Rahmen einer Endoskopie (z. B. von Lymphknoten)	– Patienten sechs bis acht Stunden nüchtern lassen (einschließlich Rauchen), klare Flüssigkeit bis zwei Stunden vor der Untersuchung bzw. je nach Hausstandard – Zahnprothese und Piercing im Mundbereich entfernen – Beobachtung von Bewusstsein und Kreislauf nach Sedierungsende – auf Blutungsanzeichen achten (z. B. bei Erbrechen) – im ambulanten Bereich Patienten nach Untersuchungsende nochmalig auf Fahruntauglichkeit hinweisen – Nahrungskarenz für zwei Stunden nach der Anästhesie
Magnetresonanz-Cholangio-pankreatikografie (MRCP): Darstellung der Gallengänge und der Pankreasgänge mittels Magnet-resonanztomografie	– alle metallischen Gegenstände entfernen lassen (Schmuck, Piercings, Zahnprothese, Blasenkatheter mit Temperaturkabel) – auf metallische Implantate (z. B. Herzklappen oder Cochleaimplantate) und großflächige Tattoos (Verbrennungsgefahr bei metallischen Farbpigmenten) prüfen, beides sind Kontraindikationen für MRT-Untersuchung
Röntgen	– Kontrastmittelallergie (Jod) prüfen – bei oraler Kontrastmitteleinnahme Nahrungskarenz vier Stunden vor der Untersuchung (oder je nach Hausstandard)

Tab. 1 Gastroenterologische Untersuchungsverfahren und begleitende pflegerische Maßnahmen

2.4.2 Prä- und postoperative Pflege bei Eingriffen an Verdauungsorganen (außer Darm)

Darmspülung → S. 201
Schmerztherapie → S. 732, Band 1

Bei Operationen an Organen des Verdauungssystems stehen **präoperativ** der Kostabbau und die ›Reinigung des Darms‹ im Vordergrund. Postoperativ sind das ›Schmerzmanagement‹, die Mobilisation, Drainagenpflege sowie der schrittweise Kostaufbau von Bedeutung.

Bei allen minimalinvasiven Eingriffen ist der Bauchnabel einer der Zugangswege für die Instrumente. Um Infektionen vorzubeugen, wird der Bauchnabel mechanisch gründlich gereinigt und ggf. mittels eines mit Desinfektionsmittel getränkten Tupfers über Nacht desinfiziert. Die Haarentfernung im Operationsgebiet erfolgt mittels Haarschneidemaschine (Clipper) oder mit einer Enthaarungscreme (Hautirritationen bzw. allergische Reaktion sind möglich). Die Anwendung klassischer Einwegrasierer ist aus ›infektionspräventiven‹ Gründen nicht empfohlen.

nosokomiale Infektion → S. 540, Band 1

Die Patienten sollten vor der Operation (i.d.R. am Vorabend) duschen oder eine Ganzkörperwaschung durchführen bzw. von der Pflegefachperson durchführen lassen.

W ZUM WEITERDENKEN

Um das wachsende Problem nosokomialer Infektionen in den Griff zu bekommen, wurde in den letzten Jahren begonnen, im Rahmen weltweiter Studien den Effekt hautdesinfizierender Waschungen sowie ebensolcher Nasen- und Mundpflege zu untersuchen. Beobachtungsziel ist, inwieweit sich durch eine kurzfristige Reduktion der mikrobiellen Hautflora das Risiko verringern lässt, an einer postoperativen (Wund-)Infektion zu erkranken. Die eingesetzten Waschmaterialien (Waschhandschuhe, Nasengel, Mundspülung) sind auf Octenidin-Basis und wurden prä- und postoperativ angewendet. Die Ergebnisse der Studien variierten. Einerseits konnten um bis zu einem Viertel verringerte Infektionsraten nachgewiesen werden, andere Studien wiederum konnten nur marginale Effekte nachweisen. Die Wissenschaftler und Krankenhaushygieniker sehen das als Ansporn, sich auch in Zukunft dieser einen von mehreren Präventionsmöglichkeiten zu widmen.

Fieber → S. 603, Band 1
Hypotonie → S. 415
Tachykardie → S. 414

Bei allen Eingriffen ist **postoperativ** auf Anzeichen für eine Infektion zu achten, d.h. auf ›Fieber‹, anhaltend starke Schmerzen, anhaltend starke Kreislaufreaktionen (z.B. ›Hypotonie‹, ›Tachykardie‹), blasse Hautfarbe. Die Verbände sind initial engmaschig auf Intaktheit und Trockenheit zu kontrollieren.

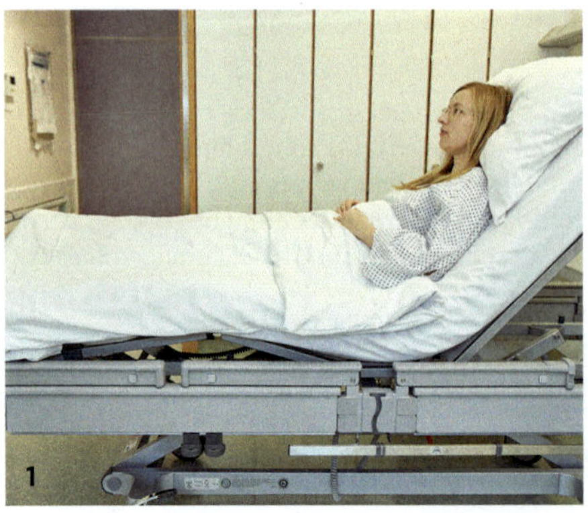

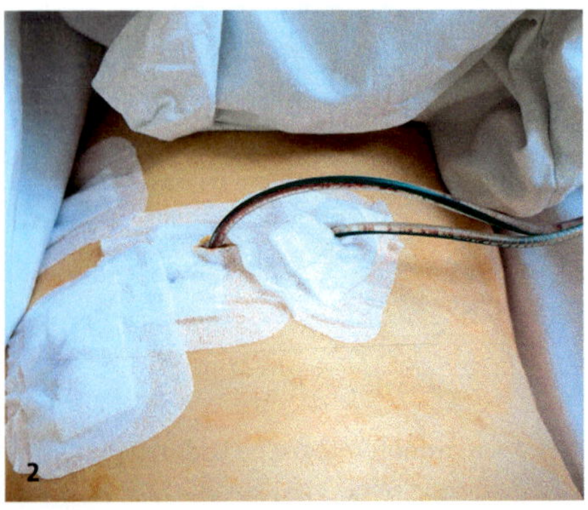

Abb. 1 In der Regel empfiehlt sich eine leichte Oberkörperhochlagerung nach dem Eingriff.

Abb. 2 Häufig sind nach einem Eingriff Beobachtung und Pflege von Drainagen durchzuführen.

Operation (Organ)	Präoperative Maßnahmen	Postoperative Maßnahmen
Ösophagus	– Nahrungskarenz sechs bis acht Stunden, klare Flüssigkeit bis zwei Stunden vor OP bzw. je nach Hausstandard	– Lagerung: halbhohe Oberkörperhochlagerung, Unterstützung bei der Mobilisation – Kostaufbau: erster post-OP-Tag schluckweise Tee, danach langsamer Kostaufbau; bei Ösophagusteilresektion oder Ösophagektomie Kostaufbau erst nach Bestätigung der Dichtigkeit der Anastomosen (meist fünfter post-OP-Tag) – Beobachtung und Pflege von Sonden und Drainagen – Pneumonie-, Soor-, Parotitisprophylaxe, Schmerzmanagement
Magen	– Kostabbau: bis Mittag des Vortages leichte Kost, ab Mittag flüssig, Nahrungskarenz sechs bis acht Stunden prä-OP (bzw. je nach Hausstandard) – Darmreinigung nach hausinternem Standard	– Lagerung: leicht erhöhte Oberkörperlagerung – Unterstützung bei Körperpflege und Mobilisation (auf Entlastung Nahtgebiet achten!) – Kostaufbau: nach Bestätigung der Dichtigkeit der Anastomosen; bei Teilresektion nach drei bis fünf Tagen, bei Gastrektomie nach sieben bis neun Tagen – am ersten Tag des Kostaufbaus schluckweise eine Tasse Tee, am zweiten Tag bis zu einem Liter Tee über den Tag verteilt, danach zusätzlich Schleimsuppe und im Verlauf, bei guter Verträglichkeit, breiige Kost, leichte Kost – Beobachtung und Pflege von Sonden und Drainagen – Pneumonie-, Soor-, Parotitisprophylaxe, Schmerzmanagement – schonende Abführmaßnahmen ab dem dritten post-OP-Tag
Leber	– Kostabbau: am Vortag mittags leichte Kost, abends flüssig, Nahrungskarenz sechs bis acht Stunden prä-OP (bzw. je nach Hausstandard) – Darmreinigung nach hausinternem Standard	– Lagerung: leicht erhöhte Oberkörperlagerung – Unterstützung bei Körperpflege und Mobilisation (auf Entlastung Nahtgebiet achten!) – Kostaufbau: bei Keilresektion ab dem zweiten bis vierten post-OP-Tag, schluckweise Tee, danach langsamer Kostaufbau; bei Leberteilresektionen Tee ab dem fünften bis siebten post-OP-Tag, danach zusätzlich Flüssigkost und im Verlauf, bei guter Verträglichkeit, breiige Kost, leichte Kost – Beobachtung und Pflege von Sonden und Drainagen – Pneumonie-, Soor-, Parotitisprophylaxe, Schmerzmanagement
Galle	– Kostabbau: am Vortag mittags leichte Kost, abends flüssig, Nahrungskarenz sechs bis acht Stunden prä-OP, klare Flüssigkeit bis zwei Stunden vor OP (bzw. je nach Hausstandard) – Darmreinigung nach hausinternem Standard	– bei minimalinvasivem Eingriff: Mobilisation der Patientin bereits am Abend des OP-Tages sowie schluckweise Tee möglich; ab erstem post-OP-Tag Tee, Kostaufbau ab zweitem post-OP-Tag mit leichter Kost – bei Laparotomie: Lagerung mit leicht erhöhtem Oberkörper – Unterstützung bei Körperpflege und Mobilisation (auf Entlastung Nahtgebiet achten!) – Kostaufbau ab dem zweiten post-OP-Tag, schluckweise Tee, danach schrittweise Steigerung mit Flüssigkost und Breikost – Beobachtung und Pflege von Sonden und Drainagen – Pneumonie-, Soor-, Parotitisprophylaxe, Schmerzmanagement – schonende Abführmaßnahmen ab dem dritten post-OP-Tag
Pankreas	– Kostabbau: bis Mittag des Vortages leichte Kost, ab Mittag flüssig, Nahrungskarenz sechs bis acht Stunden prä-OP, klare Flüssigkeit bis zwei Stunden vor OP (bzw. je nach Hausstandard) – Darmreinigung nach hausinternem Standard	– Lagerung: leicht erhöhte Oberkörperlagerung – Unterstützung bei Körperpflege und Mobilisation (auf Entlastung Nahtgebiet achten!), Schmerzmanagement – Kostaufbau: ab dem vierten bis achten post-OP-Tag (überbrückend parenterale Ernährung) – der Kostaufbau erfolgt langsam und entsprechend der individuellen Verträglichkeit von Nahrungsmitteln; zunächst erfolgt die Aufnahme von Kohlenhydraten und Eiweißen, erst in einer zweiten Stufe werden Fette aufgenommen – Beobachtung und Pflege von Sonden und Drainagen – Pneumonie-, Soor-, Parotitisprophylaxe, Schmerzmanagement – schonende Abführmaßnahmen ab dem dritten post-OP-Tag – Ernährungsberatung begleiten; die Patientin sollte bei wiedererlangter Vollernährung sechs bis acht kleine Mahlzeiten am Tag zu sich nehmen; Anleitung zur Führung eines Ernährungstagebuchs, um gut verträgliche und unverträgliche Speisen herauszufinden

Tab. 1 Prä- und postoperative Maßnahmen bei Eingriffen an Verdauungsorganen (außer Darm)

3 Ausscheidung

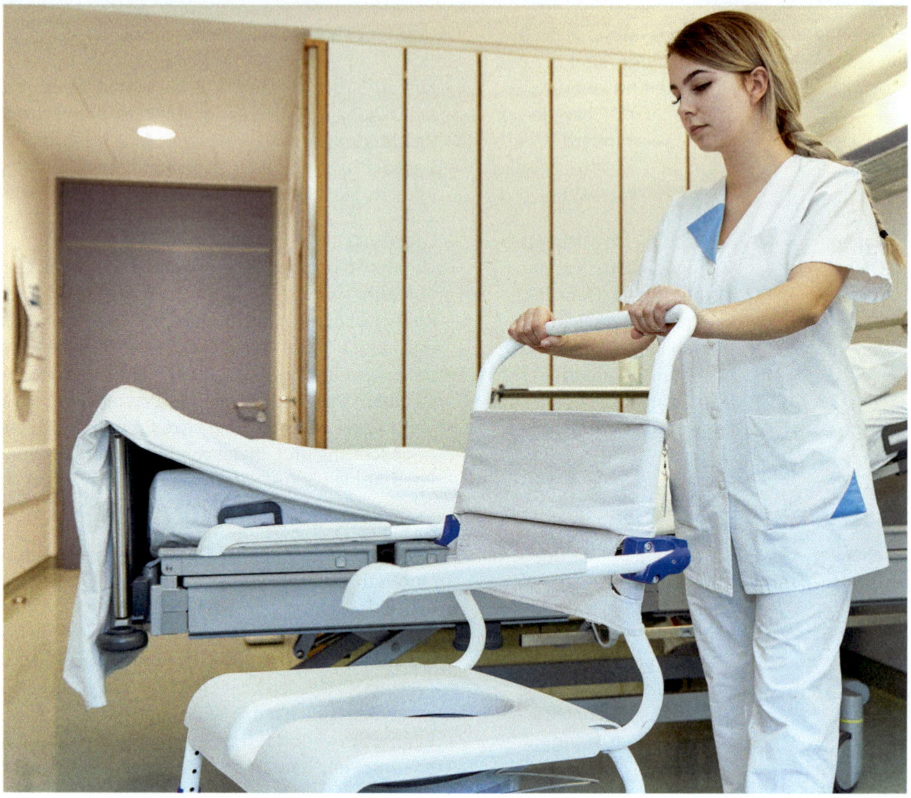

Abb. 1 Die Verwendung eines Toilettenstuhls fördert die Selbstständigkeit Pflegebedürftiger.

3.1 Ausscheidung beobachten

3.1.1 Die normale Ausscheidung

Urin und Miktion

Normaler Urin ist klar und fast geruchlos. Pflegefachpersonen beobachten Menge, Geruch, Farbe, pH-Wert und Lichtdurchlässigkeit des Urins.

Der **pH-Wert** des Urins beträgt zwischen 5 und 6. Bei überwiegender Ernährung mit tierischem Eiweiß verändert sich der Wert bis 4,8, bei vorwiegend pflanzlicher Ernährung verändert sich der pH-Wert bis 7,2. Die Beobachtung bzw. Bestimmung des pH-Wertes ist notwendig, um bei einer Neigung zu Harnsteinen diesen optimal einzustellen.

Der **Geruch** von frischem Urin ist unauffällig. Nach längerem Stehen entwickelt sich ein typischer unangenehmer, stechender Geruch, der von der Zersetzung der enthaltenen Stickstoffverbindungen an der Luft herrührt. Harmlose Geruchsveränderungen können durch Nahrungsmittel hervorgerufen werden, z. B. durch Spargel.

Bilirubin → S. 259

Die **Farbe** des Urins wird durch seine Bestandteile bestimmt. Eine bernsteingelbe Farbe entsteht durch die Abbauprodukte des ›Bilirubins‹. Je dunkler der Farbton ist, umso konzentrierter ist der Urin. Bei großen Ausscheidungsmengen ist Urin fast farblos. Farbveränderungen können durch bestimmte Nahrungsmittel entstehen, auf bestimmte Erkrankungen hinweisen oder eine Nebenwirkung von Medikamenten sein.

Die portionsweise Ausscheidung von Urin wird **Miktion** genannt. Sie variiert in Frequenz (Häufigkeit), Zeitpunkt und Menge. Für den Erwachsenen sind vier bis sechs Miktionen über den Tag verteilt, mit nächtlicher Pause normal. Neugeborene haben über 24 Stunden acht bis zehn, Säuglinge und Kleinkinder 12–16 Miktionen. Bei willkürlicher Kontrolle der Blasenfunktion verteilen sich die Miktionen in der Regel über den Tag. Bei Erwachsenen sind ein bis zwei nächtliche Toilettengänge normal.

Kommunikation
Welche Bezeichnungen für Urin und Urinausscheidung sind verschiedenen Menschen, z. B. kleinen Kindern, alten Menschen, Menschen mit kognitiven Einschränkungen, Menschen mit geringen Deutschkenntnissen, geläufig?

Die **Urinmenge** ist abhängig von der Trinkmenge, der Nierenfunktion, dem Blutdruck sowie dem Umfang der Flüssigkeitsverluste über Haut und Atmung. Um die Urinmenge zu bestimmen, muss der Urin in einem graduierten (messenden) Gefäß aufgefangen oder umgefüllt werden.

Die normale Urinmenge beträgt je Miktion 300–400 ml, das entspricht einem Volumen von 1,5–2 Liter am Tag bzw. etwa 60–80 ml pro Stunde. Die stündliche Urinmenge kann nur bei Dauerableitungen (z. B. Blasenverweilkatheter) mit speziellem Drainagesystem, bestehend aus Messkammer und Auffangbeutel bestimmt werden.

Urin besteht zu 95 % aus Wasser und des Weiteren aus Harnstoff, Harnsäure, Kreatinin, Elektrolyten (z. B. Natrium, Magnesium, Phosphat), Hormonen sowie Oxalaten (Salze).
Glukose befindet sich nur im ›Primärharn‹; wird die Nierenschwelle von Glukose im Plasma (10 mmol/l bzw. 180 mg/dl) überschritten, enthält auch der ›Sekundärharn‹ Glukose. Dies ist beim ›Diabetes mellitus‹ der Fall.

Primärharn → S. 269
Sekundärharn → S. 269
Diabetes mellitus → S. 262

W ZUM WEITERDENKEN

Im Urin sind neben den Abbauprodukten von Nahrung und Genussmitteln auch Arzneimittelwirkstoffe in nahezu unveränderter Stärke enthalten. Diese gelangen über die Kanalisation in die Klärwerke und können nach derzeitigem technischem Stand nur unvollständig herausgefiltert werden. Auf diesem Weg gelangen Medikamente bzw. ihre Abbauprodukte in Seen und Flüsse und somit zurück in den Wasserkreislauf. Auch die unsachgemäße Entsorgung nicht verwendeter Arzneimittel in Toiletten trägt zu dieser Problematik bei.

Stuhl und Defäkation

Als **Fäzes** (Stuhl, Kot) werden Stoffwechselendprodukte bezeichnet, die über den Darm ausgeschieden werden. Stuhl enthält alle unverdaulichen Nahrungsreste (Ballaststoffe), die die notwendige Lebensgrundlage für Darmbakterien bzw. die ›Darmflora‹ sind. Darmbakterien machen etwa 50 % der Stuhltrockenmasse aus. Weitere Bestandteile des Stuhls sind Wasser, Schleim, abgestoßene Zellen der Darmschleimhaut, Mineralstoffe, Verdauungssekrete des Pankreas, der Darmschleimhaut und Gallesekret mit Bilirubin, das dem Stuhl eine dunkelbraune Farbe gibt.
Stuhl enthält von Darmbakterien produzierte Faulgase. 90 % der Gase werden über die Darmschleimhaut resorbiert, 10 % als Flatulenz (Blähung, Windabgang) ausgeschieden. Der Geruch ist auf Grund der individuellen Darmflora bei jedem Menschen anders.

Darmflora
Gesamtheit aller im Darm lebenden Mikroorganismen (Bakterien, Viren, Hefepilze)

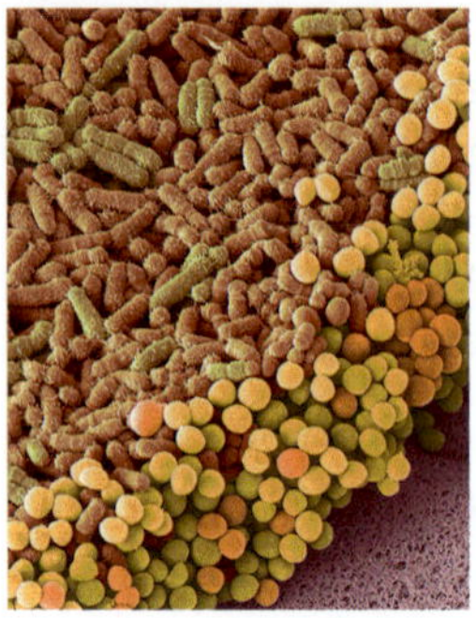

Abb. 1 Rasterelektronenmikroskopische Aufnahme von Bakterien, die aus einer Probe menschlicher Fäkalien kultiviert wurden.

Darmbakterien haben wichtige Funktionen:
- Wachstum und Entwicklung der Darmschleimhaut
- Produktion von Vitaminen (z.B. Vitamin K)
- Steuerung des darmeigenen Immunsystems
- Beeinflussung der Nährstoffaufnahme in das Blut
- Gewinnung von Nährstoffen durch Abbau von Ballaststoffen
- Schutz vor Infektionserkrankungen des Darmes
- Stabilisierung der ›Darmbarriere‹ gegen bestimmte Krankheitsrisiken (z.B. Allergien).

Darmbarriere
regulierte Durchlässigkeit der Darmwand zum Schutz vor Krankheitserregern und Schadstoffen; bestehend aus Darmflora, intakter Darmschleimhaut, darmeigenem Immunsystem

Täglich werden 100–150 g Stuhl produziert; ist die Ernährung besonders ballaststoffreich können es 500 g sein. Die Konsistenz variiert von breiig bis fest, die Stuhlform entsprechend der Anatomie von Rektum und Anus.
Bei gestillten Säuglingen variiert die Stuhlfrequenz zwischen mehreren sehr weichen Stühlen pro Tag bis zu einmaligem Stuhlgang pro Woche, Kinder, die mit Säuglingsnahrung ernährt werden, haben meist ein bis zweimal pro Tag einen festeren Stuhlgang. Im Kleinkindalter entwickelt sich ein individueller Rhythmus, der dem des Erwachsenen entspricht.

Die Häufigkeit der **Defäkation** (Stuhlausscheidung, Stuhlgang) ist unterschiedlich. Als Faustregel gilt „von dreimal täglich bis dreimal pro Woche ist alles gesund". Entscheidend ist die Regelmäßigkeit in Frequenz und Zeitpunkt.
Der Stuhldrang wird bei vielen Menschen durch bestimmte Tagesroutinen (z.B. nach dem Frühstück) oder durch bestimmte Reize (z.B. Trinken von Kaffee) ausgelöst. Ein weiterer Defäkationsreiz ist die physiologische Massenbewegung des Kolons, die ca. dreimal täglich den Stuhl in Richtung Rektum transportiert.

W ZUM WEITERDENKEN

Nicht selten ist bei Kindern ein paradoxes Defäkationsverhalten zu beobachten. Während des Pressens bei der Entleerung spannen sie den Schließmuskel an, anstatt ihn zu entspannen.

Schweiß und Transpiration

Haut → S. 45, 118

Perspiratio insensibilis
nicht wahrnehmbarer Flüssigkeitsverlust über (Schleim-)Haut und Atmung, im Ggs. zum sichtbaren und spürbaren Schwitzen (Perspiratio sensibilis)

Schweiß ist die Flüssigkeitsausscheidung über die ›Schweißdrüsen‹ der Haut. Innerhalb eines Tages verliert der Mensch ca. 0,8 l Wasser (ca. 10 ml/kg Körpergewicht) durch Verdunstung über die Schleimhäute, die Haut, und die Atmung (›Perspiratio insensibilis‹). Bei Säuglingen und Kleinkindern beträgt der Flüssigkeitsverlust über die Haut ca. 400 ml/m² Körperoberfläche pro Tag. Da ihre Körperoberfläche im Vergleich zu Erwachsenen größer ist, ist der Verlust im Verhältnis größer. Er reicht von 100 ml beim Neugeborenen bis zu ca. 500 ml bei Schulkindern.

Schweiß besteht zu 99 % aus Wasser. Darüber hinaus enthält er Salze, Harnstoff, Harnsäure und Ammoniak. Der pH-Wert des Schweißes beträgt 4,5, er ist also sauer. Im Normalfall ist Schweiß geruchlos und klar, er verteilt sich gleichmäßig auf der Haut, damit er gut verdunsten kann und kühlt dadurch. Erst die Zersetzung der im Schweiß enthaltenen Stoffe durch Bakterien der Hautflora führt zu unangenehmem Schweißgeruch.

Der Vorgang des Schwitzens wird als **Transpiration** bezeichnet. Die Schweißproduktion zur Regulation des Wärmehaushaltes kann bis zu zehn Liter in 24 Stunden betragen. Die über die normale Verdunstung abgegebene Flüssigkeitsmenge wird innerhalb des ausgeglichenen Flüssigkeitshaushaltes reguliert. Die zur Wärmeregulation produzierte Schweißmenge muss über zusätzliche Getränke ausgeglichen werden.

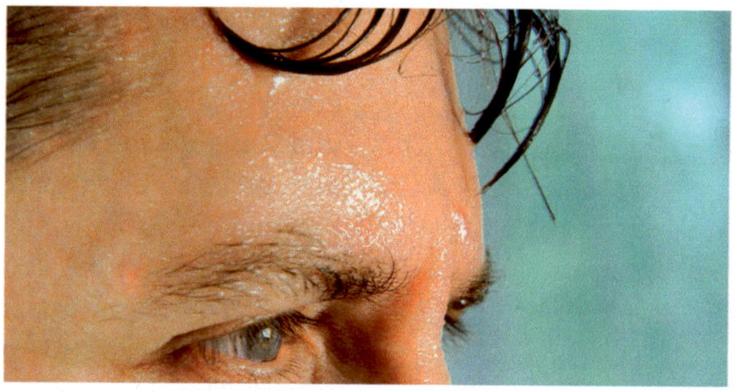

Abb. 2 schweißnasse Stirn

Physiologisch ist die Schweißproduktion bei körperlicher Anstrengung, z.B. beim Sport oder bei hohen Außentemperaturen erhöht. Psychische Stresssituationen steigern ebenfalls die Schweißproduktion. Typische Orte der Schweißbildung sind die Achselhöhlen, die Hand- und Fußflächen und die Stirn. Reichen Achselhöhlen und Stirn zur Wärmeregulation nicht aus, wird Schweiß auf der gesamten Körperoberfläche abgegeben.

Im **Alter** geht die Schweißproduktion durch die geringere Aktivität der Schweißdrüsen zurück und die Körpertemperatur ist tendenziell niedriger, da die Produktion von Wärme durch die geringere Muskelmasse abnimmt und durch das geringere Unterhautfettgewebe die Isolation geringer ist. Ältere Pflegebedürftige frieren schneller und benötigen auch an warmen Tagen ausreichend Kleidung.

Bei **Neugeborenen und Säuglingen** erfolgt die Regulation der Körpertemperatur unzuverlässig, da das vegetative Nervensystem noch nicht vollständig ausgereift ist. Die Schweißproduktion ist entweder zu gering oder zu groß. Eltern bzw. Betreuungspersonen sorgen mit Hilfe von Kleidung und Decken für eine angemessene Körpertemperatur. Die Körpertemperatur ist regelmäßig zu kontrollieren. Beim gesunden Säugling reicht oft schon eine kurze Kontrolle der Temperatur mit der Hand im Nacken des Kindes. Ist das Kind durchgeschwitzt, werden schnellstmöglich die Kleidung gewechselt und die Haut getrocknet.

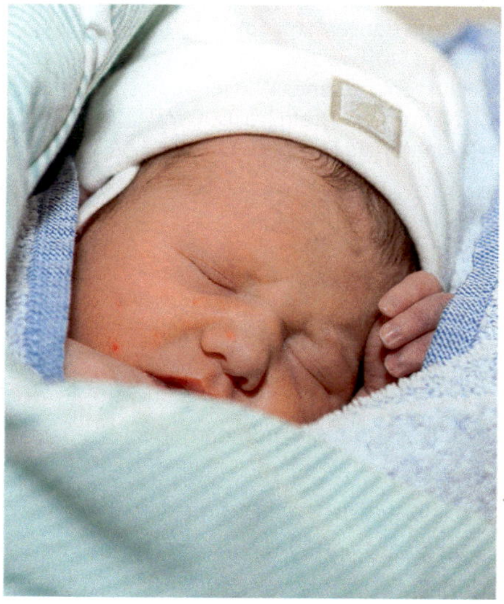

Abb. 3 Wärmeschutz bei einem Neugeborenen, z.B. mit einer Mütze

3.1.2 Ausscheidungen beobachten

Die Beobachtung der Ausscheidungen ist ein wichtiger und aufschlussreicher Teil pflegerischen Handelns. Diese Aufgabe kann als unangenehm bis ›eklig‹ empfunden werden. Das Wissen um die Wichtigkeit der gewonnenen Informationen kann dazu beitragen, diese Gefühle gut zu bewältigen.

Ekel → *S. 232*

Es können Rückschlüsse auf Funktion oder Störung von Niere, Leber, Darm oder Harnblase gezogen werden. Die Beobachtung des Erbrechens und des Erbrochenen gibt Informationen über Art und Ausmaß möglicher zu Grunde liegender Erkrankungen. Alle Beobachtungen müssen in den dafür vorgesehenen Protokollen dokumentiert und bei pathologischen Veränderungen ärztliches Personal informiert werden.

Urin gewinnen und sammeln

Dienstübergabe → S. 284, Band 1

Uringewinnung für Laboruntersuchungen → S. 213

Harnableitung → S. 195

Urinmessungen werden für bestimmte Laboruntersuchungen oder zur Erstellung einer Flüssigkeitsbilanz notwendig. Wichtig ist, dass die Pflegebedürftige über Sinn und Vorgehen der Uringewinnung informiert wird. Da sich Urinmessungen über einen längeren Zeitraum erstrecken können, ist die Weitergabe der Information im Rahmen der ›Dienstübergabe‹ verpflichtend. Es stehen folgende Möglichkeiten der ›Uringewinnung‹ zur Verfügung:

- Spontanurin: zeitunabhängige Urinprobe, die einmalig gewonnen wird
- Morgenurin: erster Urin nach der Nacht
- Mittelstrahlurin: zeitunabhängige Urinprobe der mittleren Portion
- Sammelurin: alle Urinportionen in 24 Stunden werden aufgefangen und gesammelt
- Katheterurin: einmalige Urinprobe, die mittels eines ›Blasenkatheters‹ gewonnen wird

Eine Flüssigkeitsbilanz erstellen

Pflegeprozessgestaltung
Wie und wo wird die Flüssigkeitsbilanz dokumentiert?

Flüssigkeitsbilanz

Die Flüssigkeitsbilanz (Kurzwort: Bilanz) ergibt sich aus der Differenz aufgenommenen bzw. gebildeten und wieder ausgeschiedenen Wassers innerhalb von 24 Stunden. Die Berechnung erfolgt also beispielsweise von 7.00 Uhr bis 6.59 Uhr des Folgetages. Konkret setzt sich eine Bilanz zusammen aus:

+ tägliche Trink- bzw. Infusionsmenge
+ Oxidationswasser aus dem Stoffwechsel (ca. 400 ml)
+ aufgenommenes Wasser aus Nahrungsmitteln (ca. 600 ml)
= zugeführte Flüssigkeitsmenge

– die tägliche Urinmenge
– mit Stuhl ausgeschiedenes Wasser (ca. 200 ml)
– über Atmung und Haut abgegebenes Wasser (ca. 800 ml)
= abgegebene Flüssigkeitsmenge

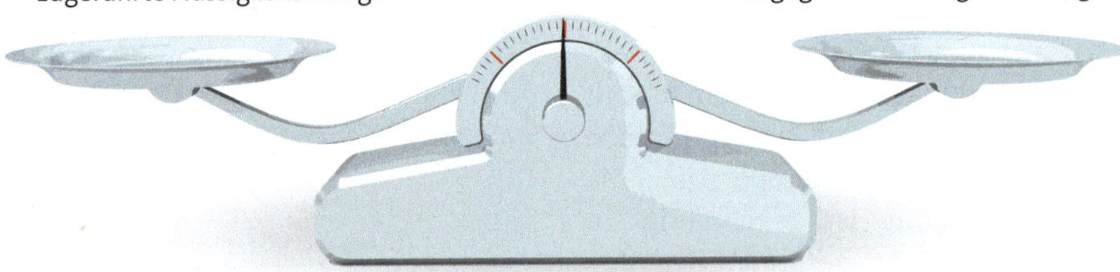

Abb. 1 Ein- und Ausfuhrkomponenten einer Flüssigkeitsbilanz

Das Oxidationswasser und das Wasser aus Nahrungsmitteln gleicht sich mit dem über Stuhl, Haut und Atmung abgegebenem Wasser weitgehend aus. Darum ist es zulässig (und in der pflegerischen Praxis üblich) nur die Trink- bzw. Infusionsmenge mit der Urinmenge zu verrechnen und daraus die Bilanz zu bilden. Eine Flüssigkeitsbilanz sollte im Idealfall ausgeglichen sein.

24-Stunden-Vorlagengewichtstest

Harninkontinenz → S. 182

Ist Urin nicht direkt sammelbar, z.B. weil die Pflegebedürftige im Rahmen einer ›Inkontinenz‹ aufsaugende Hilfsmittel verwendet, so kann die Urinmenge mit dem Vorlagengewichtstest bestimmt werden. Über diesen Test kann die Harnmenge bestimmt werden, die über aufsaugende Inkontinenzhilfen abgeleitet wird. Die Bestimmung erfolgt über die Gewichtsbestimmung von benutzten und unbenutzten Vorlagen, das Differenzgewicht ist das Gewicht des Harns. Dabei wird davon ausgegangen, dass das spezifische Gewicht des Harns nahe 1 ist und somit 1000 ml Harn etwa 1000 g wiegen.

Miktionsprotokoll

Das Miktionsprotokoll ist ein aussagekräftiges Instrument, das v.a. bei der Erstellung eines ›Kontinenzprofiles‹ angewendet wird.
Die Urinausscheidung wird protokolliert, wobei jeweils Zeitpunkt, Menge, Inkontinenzereignisse, Selbstständigkeit und Hilfe sowie verwendete Hilfsmittel dokumentiert werden. Zusätzlich wird die Trinkmenge vermerkt. Mit dem Miktionsprotokoll ist es auch möglich stündlich die Kontinenzsituation zu dokumentieren.

MIKTIONSPROTOKOLL

Name: .... Zimmer: .... Datum: ....

Zutreffendes folgendermaßen markieren:

Inkontinenz
N = kontinent (trocken)
+ = kaum (Tropfen)
++ = mittel (feucht)
+++ = stark (nass)

Harndrang (meldet sich)
J = ja
N = nein (wird aufgefordert)

Uhrzeit	Trinkverhalten		Inkontinenz	Harndrang	Gründe für ungewollten Urinverlust	Bemerkungen (z.B. Toilettenstuhl)
	Getränk	Trinkmenge (ml)				
06:00						
07:00						
08:00						
09:00						
10:00						
11:00						
12:00						
13:00						
14:00						
15:00						

Abb. 2 Beispiel für ein Miktionsprotokoll (Ausriss)

Kontinenzprofil → S. 190

Bestimmung des pH-Wertes

Zur pH-Wert-Bestimmung wird Indikatorpapier mit ›Mittelstrahlurin‹ oder Dauerkatheterurin benetzt, der Wert abgelesen und dokumentiert. Alternativ kann ein ›Urinteststreifen‹ in eine Urinprobe eingetaucht und vor Ort oder im Labor ausgewertet werden. Urinteststreifen geben neben dem pH-Wert u.a. auch Auskunft über Blutzell- und Eiweißbeimengungen.

Mittelstrahlurin → S. 214
Uringewinnung für Laboruntersuchungen → S. 213

Stuhl beobachten und Stuhlproben nehmen

Je nach diagnostischer Fragestellung wird Stuhl hinsichtlich Farbe, Konsistenz (Beschaffenheit), Beimengungen und Frequenz beobachtet und dokumentiert.
Die physiologische **Farbe** des Stuhls ist hell- bis dunkelbraun und wird durch Abbauprodukte des Bilirubins sowie von Nahrungsmitteln (Tab. 1) beeinflusst. Eine Ausnahme bildet der Neugeborenenstuhl (Kindspech, ›Mekonium‹) mit seiner typisch grünlich-schwärzlichen Farbe.

Mekonium
mekon, griech. = Mohn(saft)

Stuhlfarbe	Nahrungsmittel
braunschwarz	Blaubeeren, Rotwein, Fleisch, Blutwurst
grünbraun	Spinat, Salat, grünes Gemüse
rotbraun	Rote Beete
gelbbraun	Eier, Milch oder Stärke in großen Mengen

Tab. 1 Physiologische Veränderungen der Stuhlfarbe

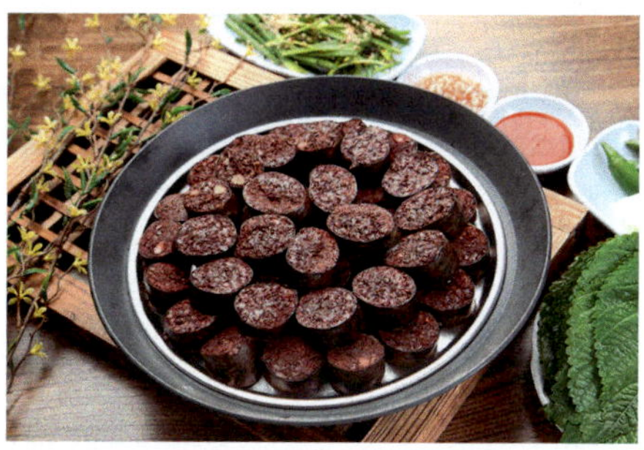

Abb. 3 Koreanisches Blutwurstgericht

Auch bestimmte Medikamente können Farbveränderungen hervorrufen, wie schwarzbraun bei Einnahme von Eisenpräparaten und medizinischer Kohle sowie weiß bei Bariumaufnahme (Kontrastmittel bei Röntgenuntersuchungen).

Die **Konsistenz** des Stuhls ist in der Regel homogen und abhängig von der Art der verspeisten Nahrungsmittel und deren Ballaststoffgehalt. Je höher der Ballaststoffgehalt, desto weicher ist der Stuhl. Man unterscheidet die Konsistenz in hart, fest, weich, breiig und dünnflüssig.

Beimengungen im Stuhl müssen keinen Krankheitswert haben, wenn es sich beispielsweise um unverdaute Nahrungsreste wie Gemüsekerne handelt.

Die **Frequenz** der Stuhlausscheidung kann durch Befragen der Pflegebedürftigen ermittelt und dokumentiert werden. Es sollte sich dabei auch erkundigt werden, ob die Ausscheidung problemlos, schmerzhaft oder unter starkem Pressen erfolgte (Hinweise auf ›Obstipation‹!).

Obstipation → S. 207

Stuhlprobengewinnung für Laboruntersuchungen

Stuhlproben werden im Labor auf Erreger (einschließlich Medikamentenresistenz), ›Parasiten‹ und okkultes (verstecktes) Blut untersucht. Die Probengewinnung für den Okkulttest erfolgt mit einem im Probenröhrchen integrierten Entnahmesystem, z.B. einer kleinen Spiralbürste. Das Probenröhrchen wird mit einem Namensaufkleber versehen ins Labor geschickt. Bei einem positiven Test wird durch weitere Untersuchungen (z.B. Darmspiegelung) abgeklärt, ob Blutungsquellen im Darm vorhanden sind. Der Test sollte nicht während der ›Menstruation‹ oder bei Durchfall durchgeführt werden.

Stuhlparasiten → S. 184

Menstruation → S. 763

Im Gegensatz zu früheren Flachspülbecken, in denen der Stuhlgang gut sichtbar in der Toilettenschüssel liegen blieb, ist bei Tiefspülern die Stuhlbeobachtung und Probengewinnung erschwert. Im privaten Bereich kommen nicht selten schaumbildende Duftsteine zum Einsatz, die den Blick gänzlich verhindern. Somit kann Stuhl durch Pflegende nur beobachtet und „geborgen" werden, wenn er mit einem Stuhlfänger oder durch Inkontinenzmaterial aufgefangen oder in ein Steckbecken ausgeschieden wird. Eine weitere Möglichkeit der Stuhlgewinnung besteht darin, sich verkehrtherum auf das Toilettenbecken zu setzen. Das Becken wird im vorderen Teil mit Toilettenpapier ausgelegt und der Darm darauf entleert. Danach kann eine Stuhlprobe entnommen werden.

Schweiß beobachten

Schweiß ist geruchsarm, klar und wässrig. Die Beobachtung des Schweißes erfolgt bei Verdacht auf Erkrankungen, z.B. bei Fieber oder ›vegetativem Stress‹ Die Beobachtung erfolgt aber auch im normalen Tagesablauf, wenn der Gesamteindruck einer Pflegebedürftigen eingeschätzt wird.

vegetativer Stress
anhaltende Übererregung des vegetativen Nervensystems, z.B. postoperativ aufgrund erhöhten Schmerzerlebens

Beobachtungsaspekt	Beschreibung
Menge	viel, mäßig, gering
Temperatur (der Haut)	warme Haut, kaltschweißig
Geruch	z.B. geruchlos; typischer, scharfer Schweißgeruch; übelriechend; nach Alkohol riechend; nach Azeton riechend
Beschaffenheit	gleichmäßig verteilt, kleinperlig, perlig, klebrig, wässrig, fließend

Tab. 1 Beobachtungskriterien von Schweiß

Häufig ist Schwitzen ein Anlass für weitere Beobachtungen, Befragung und Parameterbestimmung (z.B. Körpertemperatur, Blutzucker, Blutdruck). Die Dokumentation der Schweißbildung erfolgt im Pflegeverlaufsbericht, die der Vitalparameter an entsprechender Stelle im Dokumentationssystem.

3.1.3 Veränderungen der Ausscheidungen

Urin

Veränderungen der Urinmenge

Abweichungen von der normalem Urinmenge lassen sich dreifach unterteilen:

Bezeichnung	Menge in 24 h	Mögliche Ursachen
Anurie	< 100 ml	›Schock‹, Vergiftung, ›Niereninsuffizienz‹
Oligurie	100–400 ml	›Exsikkose‹, ›Herzinsuffizienz‹, Niereninsuffizienz
Polyurie	10–20 l	Diabetes mellitus, ›Diabetes insipidus‹

Tab. 2 Abweichungen der Urinmenge

Schock → S. 418
Niereninsuffizienz → S. 272
Exsikkose → S. 149
Herzinsuffizienz → S. 522

Bei der medizinischen Beurteilung der Ursachen wird unterschieden, wo (anatomisch) der Grund für die veränderte Ausscheidungsmenge liegt:
- **prärenal** (vor den Nieren): z.B. bei Schock, Vergiftung, Diabetes mellitus oder insipidus
- **renal** (von den Nieren ausgehend): z.B. ›Pyelonephritis‹
- **postrenal** (hinter den Nieren): z.B. Blasensteine, Prostatahyperplasie

Diabetes insipidus
Unfähigkeit der Nieren die Ausscheidungsmenge an die körperliche Situation anzupassen, aufgrund fehlender ADH-Wirkung (antidiuretisches Hormon)

Pyelonephritis → S. 270

Die Abweichungen der Urinmenge werden in Bezug zur Flüssigkeitszufuhr gesehen, es wird eine Flüssigkeitsbilanz erstellt. Abweichungen sind:
- **positive Flüssigkeitsbilanz**: es wird mehr zugeführt als ausgeschieden, die Pflegebedürftige lagert wahrscheinlich Wasser ein, es können ›Ödeme‹ entstehen.
- **negative Flüssigkeitsbilanz**: die Pflegebedürftige scheidet mehr Urin aus, als sie Flüssigkeit zu sich nimmt. Dies kann therapeutisch gewollt sein, z.B. bei der Gabe von Diuretika. Über einen längeren Zeitraum führt es zur Exsikkose.

Ödem → S. 50

Veränderungen der Urinfarbe und Lichtdurchlässigkeit

Urin sollte hellgelb und klar sein. Bei Gesunden scheiden die Nieren immer die notwendige und eine relativ konstante Menge an Mineralien und Eiweißabbauprodukten aus. Ist die Trinkmenge groß, wird Urin heller, ist sie gering, wird er dunkler und als „konzentriert" bezeichnet. Farbveränderungen können sein:
- **dunkelbraun, bierbraun**: bei Erkrankungen der Leber bzw. der Gallenwege
- **rot**: Blutbeimengungen, Rote Bete
- **rotbraun**: Einnahme von Rifampicin (Antibiotikum, Tuberkulostatikum)
- **gelbbraun, rotviolett**: Chlorochin (medikamentöse Malariaprophylaxe)

Urin ist normalerweise klar, Beimengungen wie Schleim und Zellen sind in geringem Maß tolerabel. Ursachen für Beimengungen sind meist Entzündungen.

Veränderungen des Uringeruchs

Riecht der Urin nach **Azeton** (Nagellackentferner) bzw. nach frischen Früchten, so deutet dies auf eine Ketonurie hin. Diese liegt bei einer Stoffwechselentgleisung (Azidose), z. B. bei Diabetes mellitus, oder Unterernährung bzw. Fasten vor. Hierbei reagiert der Körper mit dem Abbau körpereigener Fette und Eiweiße, das Abbauprodukt sind die Ketonkörper. Bei einer Blutalkoholkonzentration von > 2‰ riecht der Urin nach **Alkohol**. Die Konzentration des Alkohols im Urin entspricht der Konzentration des Alkohols im Blut. Urin riecht nach **Ammoniak** oder **Schwefelwasserstoff** („faulige Eier") bei Harnwegsinfekten oder malignen Prozessen (Krebserkrankungen).

Selbstfürsorge
Was können Pflegende tun, wenn sie sich vor übelriechendem Urin ekeln?

Veränderungen bei der Miktion (Blasenentleerungsstörungen)
Abweichungen bei der Urinausscheidung kann es hinsichtlich des Zeitpunktes, der Frequenz sowie der Beschwerdefreiheit geben:

Schlafapnoe → S. 450

Zystitis → S. 205

Divertikulitis
Entzündung von Ausstülpungen (Divertikel) der Darmwand

multiple Sklerose → S. 540

Bezeichnung	Symptomatik	Mögliche Ursachen
Nykturie	häufiges nächtliches Wasserlassen	– Herzinsuffizienz – ›Schlafapnoe‹ – Medikamentennebenwirkung
Pollakisurie	häufiges Wasserlassen in kleinen Mengen; die Tagesgesamtmenge kann hierbei normal sein	– Schwangerschaft – ›Zystitis‹ – ›Divertikulitis‹ – neurogene Störung – Stress
Dysurie	schmerzhaftes und erschwertes Wasserlassen	– Infektion im Urogenitalsystem (z. B. Zystitis, Prostatitis, Urethritis) – Tumoren
akuter Harnverhalt	keine Miktion über mehrere Stunden trotz gefüllter Harnblase (und trotz Harndranges)	– Spasmus des äußeren Harnröhrenschließmuskels nach Entbindung – Prostatahyperplasie – Blasensteine – psychische Ursachen (Betroffene können nicht in Gegenwart Anderer urinieren)
chronischer Harnverhalt	schmerzhafter Harndrang ohne die Möglichkeit, Urin zu lassen. Die Urinmenge in 24 Stunden beträgt weniger als 100 ml.	– Bandscheibenvorfall – ›Multiple Sklerose‹ – Infektionen – benigne Prostatahyperplasie – Tumoren
Inkontinenz	unwillkürlicher Harnverlust	– Verlegung der Harnröhre (Steine, Tumoren, Unfälle) – Verletzungen – Muskelschwäche nach Entbindung – nach Operationen im Beckenbodenbereich – neurogene Fehlregulation – Schädigung ZNS

Tab. 1 Unterteilung der Blasenentleerungsstörungen

Harninkontinenz
Harninkontinenz ist das Unvermögen die Urinausscheidung zu kontrollieren. Das ständig feuchte Milieu führt zur Reizung, Schädigung und Infektion der Haut im Intimbereich. Der psychische Leidensdruck kann bei (mobilen Pflegebedürftigen) so hoch werden, dass sie sich sozial mehr und mehr isolieren.

Harninkontinenz wird nach ihrem Entstehungszeitpunkt unterteilt:
- **primäre Inkontinenz:** physiologisch bei Kindern bis etwa zum Ende des zweiten Lebensjahres
- **sekundäre Inkontinenz:** Inkontinenz tritt auf, nachdem die Kontrolle der Ausscheidung bereits erlernt und beherrscht wurde. Die sekundäre Urininkontinenz kann passiv und aktiv sein: passiv durch Schwäche der Beckenbodenmuskulatur; aktiv bei gesteigerter, nicht unterdrückbarer Aktivität und Spastik der Harnblasenmuskulatur (z.B. bei Querschnittslähmung, multiple Sklerose).

Es lassen sich verschiedene Formen der sekundären Urininkontinenz unterscheiden:

Inkontinenzform	Beschreibung	Ursachen
Dranginkontinenz	erhöhter (plötzlicher) Harndrang und unwillkürlicher Urinabgang bei Harnblasendruckerhöhung; häufig bei Männern auftretend, Harnspeicherfunktion ist gestört	Entzündungen, Blasensteine, Prostatavergrößerung, neurologische Erkrankungen
Stressinkontinenz, Belastungsinkontinenz	unwillkürlicher Abgang bei gesteigertem abdominellem Druck, bei körperlicher Belastung wie z. B. Niesen, Lachen, Treppensteigen; vorwiegend sind Frauen betroffen, Harnspeicherfunktion ist gestört	geschwächte Beckenbodenmuskulatur; nach Prostataentfernung
Mischinkontinenz	Urinverlust bei Harndrang und körperlicher Belastung, Harnspeicherfunktion ist gestört	
Inkontinenz bei chronischer Harnretention	Blasendruck übersteigt Harnröhrenverschlussdruck aufgrund anhaltenden Harnverhalts, Entleerungsfunktion ist gestört	Abflussbehinderungen aufgrund von Tumoren, Harnsteinen, benigner Prostatahyperplasie, Harnröhrenverengung
extraurethrale Inkontinenz	ständiger Urinverlust durch nichtphysiologische Öffnungen der Harnblase (z. B. Blasen-Scheiden-Fistel), Speicher- und Entleerungsfunktion sind gestört	Fehlbildungen, chronische entzündliche Darmerkrankungen, Tumoren der Scheide, Unfälle, Operationen
neurogene Inkontinenz (Reflexinkontinenz)	Blasenentleerungsstörung aufgrund gestörter Übertragung der Nervenimpulse aus Gehirn oder Rückenmark	– spinale Reflexinkontinenz bei Rückenmarkserkrankung- bzw. verletzung (multiple Sklerose, Querschnittslähmung) – supraspinale Reflexinkontinenz bei Hirnleistungsstörungen (z. B. Demenz, Morbus Parkinon, Schlaganfall)
Enuresis	nächtliche unwillkürliche Harnblasenentleerung nach dem fünften Lebensjahr (mind. 2 x / Monat)	erblich bedingt, schwere Erweckbarkeit aus dem Schlaf, ungünstiges Trinkverhalten vor dem Schlaf, Reifeverzögerung, Stress

Tab. 2 Formen sekundärer Urininkontinenz

Therapie der Harninkontinenz

Die **Dranginkontinenz** wird mit Medikamenten, die die Blasenmuskulatur beruhigen und mit Blasentraining therapiert. Bei ca. 80 % der Betroffenen mit einer Dranginkontinenz ist diese Therapie erfolgreich, alternativ kann durch eine Elektrostimulation der Harndrang unterbunden werden.

Die **Stressinkontinenz** wird durch das Training der Beckenbodenmuskulatur zu 90 % erfolgreich therapiert, zusätzlich können Medikamente und Blasentraining eingesetzt werden. Ist eine Uterussenkung die Ursache der Inkontinenz, so besteht die Behandlung in der operativen Therapie der Uterussenkung und Beckenbodentraining. Zusätzlich können Vaginaltampons, die den Blasenhals aufrichten und den Schließmuskel wieder funktionsfähig machen oder Pessare (Abb. 1), zur Beckenbodenstimulation angewendet werden.

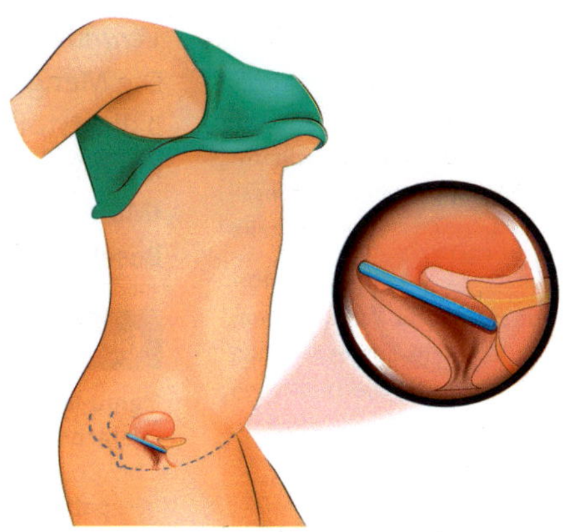

Abb. 1 Pessare sind aus Silikon gefertigt und können von der Pflegebedürftigen selbstständig eingesetzt, herausgenommen und gesäubert werden.

Bei **neurogenen Blasenentleerungsstörungen** wird durch intermittierende Selbstkatheterisierung die geplante vollständigen Entleerung der Harnblase ermöglicht.

Bei **extraurethraler Inkontinenz** besteht die Behandlung in einer operativen Therapie der Ursachen. Bei nicht möglicher oder nicht erfolgreicher Therapie der Urininkontinenz erfolgt die Versorgung der Pflegebedürftigen mit ableitenden und aufsaugenden Inkontinenzhilfen.

W ZUM WEITERDENKEN

Im Alter erhöht sich das Risiko für eine Harninkontinenz bei Umzug in eine stationäre Pflegeeinrichtung. Dort sind etwa 50–70 % der Pflegebedürftigen inkontinent. Ursächlich sind endogene Faktoren wie chronische Erkrankungen, eingeschränkte geistige und körperliche Fähigkeiten und damit einhergehend eine geringere manuelle Geschicklichkeit, z.B. beim Öffnen und Schließen von Hosenknöpfen und Reißverschlüssen. Hinzu kommen exogene Faktoren wie die ungewohnte Umgebung, Medikamente, Nikotin und das Tragen von Hüftprotektoren.

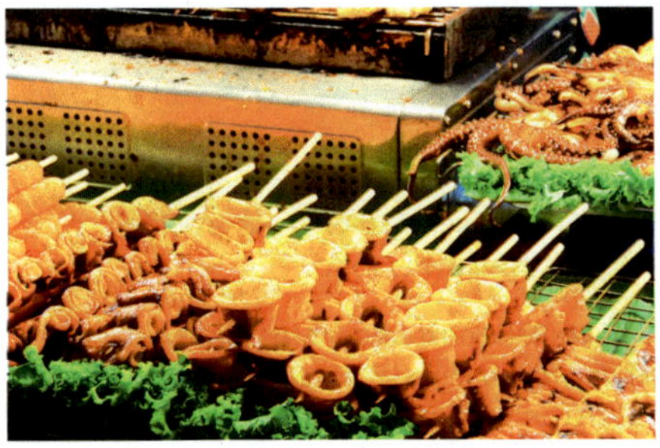

Abb. 1 Ungewohnte Speisen und ein für den Darm ungewohntes Keimspektrum können Auslöser für Reisediarrhö sein.

Ileus → *S. 254*

Stuhl

Veränderungen bei der Defäkation

Veränderungen der **Stuhlfrequenz** und des Zeitpunkts der Stuhlausscheidung treten bei ungewohnten Lebensumständen auf (z.B. Krankenhausaufenthalt, Immobilität, Urlaub, Fernreisen) oder sind Hinweis auf eine Erkrankung im Verdauungssystem (z.B. Reizdarm).

Mehr als drei Stuhlentleerungen pro 24 h mit einem übermäßig hohen Wasseranteil werden **Diarrhö** genannt. Weniger als drei wöchentliche Stuhlentleerungen werden als **Obstipation** (Verstopfung) bezeichnet. Wird kein Stuhl mehr ausgeschieden, kann ein ›Ileus‹ (Darmverschluss) vorliegen. Ursachen können mechanische oder funktionelle Störungen des Darms sein. Ein Ileus geht häufig mit Miserere (Koterbrechen) einher. Beim mechanischen Ileus kann es auch zur paradoxen Diarrhö kommen. Dabei wird der sich vor dem Hindernis anstauende Stuhl bakteriell zersetzt, dadurch verflüssigt und kann die Enge passieren.

Schmerzen oder Tenesmen (Bauchkrämpfe) bei der Defäkation treten bei Obstipation, Entzündungen, Verletzungen im Analbereich oder Infektionskrankheiten auf.

Maldigestion
aufgrund enzymatischer Störung mangelhafte Aufspaltung der Nahrungsbestandteile

Malabsorption
mangelhafte Aufnahme von bereits aufgespaltenen Nahrungsbestandteilen

Veränderungen des Stuhls

Die **Menge** des Stuhles beträgt etwa 100–500 g täglich. Sie ist geringer beim Fasten, ballaststoffarmer Ernährung und Obstipation. Bei ballaststoffreicher Ernährung kann sie pro Tag bis zu 1000 g betragen. Auch bei Verdauungsstörungen wie z.B. ›Maldigestion‹ oder ›Malabsorption‹ kann sie erhöht sein. Veränderungen der **Farbe**, **Beschaffenheit** und **Beimengungen** können auf Krankheiten hinweisen.

Farbveränderung	Stuhlbeschaffenheit	Beimengungen
grau-lehmfarben: fehlendes Bilirubin, z.B. bei Cholezystolithiasis, Hepatitis, Pankreastumor **hellbraun-gelb:** Diarrhö **rötlich:** Blutungen im Kolon oder Rektum **schwarz:** „Teerstuhl", bei Blutungen im Ösophagus, Magen, Duodenum **grün-flüssig:** Salmonellose	**erbsbreiartig:** Typhus abdominalis **schafkotartig:** Obstipation, Reizdarmsyndrom, Stenosen **reiswasserartig:** Cholera **wässrig:** Diarrhö **himbeergeleeartig:** Amöbenruhr **blutig-schleimig:** Colitis ulcerosa, Morbus Crohn **Fettstühle:** Pankreaserkrankungen **bleistiftförmig:** Stenosen im Enddarm	**frische Blutauflagerungen:** Blutungen im Rektum, Hämorrhoiden **blutig-eitriger Schleim:** Geschwüre der Dickdarmschleimhaut **Blutspritzer:** Analfissuren **Schleimauflagen:** entzündliche Erkrankungen der Dickdarmschleimhaut (Bestandteile von) **Parasiten:** Würmer, Eier, Larven

Tab. 1 Stuhlveränderungen mit Krankheitswert

Stuhlinkontinenz

Stuhlinkontinenz ist das Unvermögen, Stuhlgang willkürlich zu entleeren bzw. Stuhldrang zu unterdrücken und Stuhl zurückzuhalten. Es kann eine **Teilinkontinenz** ersten und zweiten Grades sowie **Totalinkontinenz** unterschieden werden:

- **Teilinkontinenz ersten Grades**: unwillkürlicher Abgang von Darmgasen und dünnflüssigem Stuhl bei Belastung
- **Teilinkontinenz zweiten Grades**: Abgang geringer Mengen festen Stuhls bei Belastung
- **Totalinkontinenz**: unwillkürlicher Abgang festen Stuhls

Ursachen der Stuhlinkontinenz können u.a. sein:

- Querschnittslähmung
- halbseitige Lähmung nach Schlaganfall
- Verletzung des M. sphincter ani externus, z.B. nach ›Entbindungen‹ mit Dammriss (dritten und vierten Grades)
- Demenz
- primäre Stuhlinkontinenz, wenn die Kontrolle der Stuhlausscheidung nie erlernt werden konnte (z.B. bei Spina bifida, Abb. 2)
- nach Hämorrhoidenoperation; postoperativ verspüren die Pflegebedürftigen keinen Stuhldrang, dadurch kommt es zu unerwartetem Stuhlabgang
- paradoxe Inkontinenz bei Ileus; unwillkürlicher Abgang dünnflüssigen Stuhls

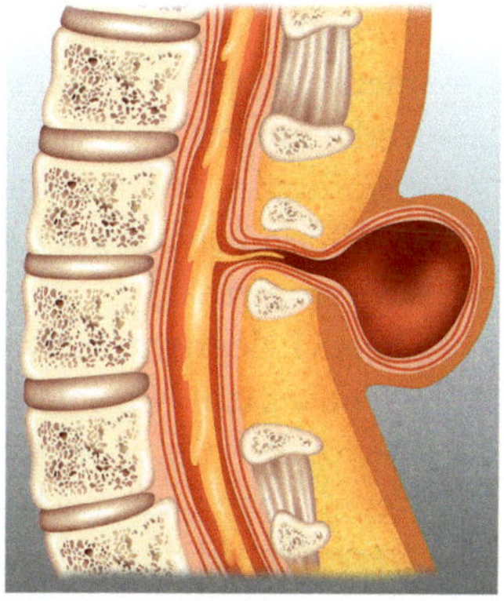

Abb. 2 Rückenmarkshaut enthaltene Ausstülpung (Meningozele) bei Spina bifida-Erkrankung. Die Mastdarmfunktion ist nerval gestört, es kommt zur Stuhlinkontinenz.

Entbindung → S. 718

Therapie der Stuhlinkontinenz

Bei der Therapie der Stuhlinkontinenz stehen die Methoden des Kontinenztrainings und deren physiotherapeutische Unterstützung im Vordergrund. Allerdings gibt es einige klare Indikationen zur operativen Therapie:

- Verlust der Sensitivität der Analschleimhaut nach radikaler Hämorrhoidenoperation
- Verlust von Teilen der Beckenbodenmuskulatur nach Geburtstraumata oder Fisteloperationen
- Rektumprolaps

Interprofessionalität
Welche Berufsgruppen können bei der Versorgung eines Menschen mit Stuhlinkontinenz einen Beitrag leisten?

Die operativen Methoden richten sich nach der Entstehungsgeschichte der Inkontinenz. So wird der Verlust der Sensitivität durch eine Transplantation sensitiven Gewebes in den Analkanal operiert. Muskuläre Schäden werden durch Rekonstruktionen behandelt, ein Rektumprolaps wird angehoben, neurogene Schädigungen können durch Plastiken oder Stimulation der Sakralnerven behandelt werden, allerdings ist hier die Erfolgschance eher gering.

Des Weiteren kann ein künstlicher Schließmuskel (›Pouch‹) oder ein ›Stoma‹ wieder zur (teilweisen) Kontrolle der Stuhlausscheidung beitragen. Begleitend wird eine ballaststoffarme Kost empfohlen und zusätzlich wasserbindende Medikamente, so dass die Stuhlkonsistenz fest wird und die Entleerungsfrequenz abnimmt, dadurch sinkt auch die Frequenz der Inkontinenzerlebnisse.

Pouch → S. 219
Stoma → S. 186

Medikamentös können Wirkstoffe zur Anwendung kommen, die die Darmbeweglichkeit senken. ›Laxanzien‹ sind kontraindiziert.

Laxanzien → S. 209

Stoma
stoma, griech. = Mund, Öffnung

Rektumkarzinom → S. 252
Ileus → S. 254
Morbus Crohn → S. 255
Colitis ulcerosa → S. 256

Anastomose
griech. anastomōsis = Öffnung; operativ geschaffene Verbindung zwischen Blutgefäßen, Nerven oder Hohlorganen

Kolon sigmoideum → S. 246

Ausscheidung über ein Stoma

Die Stuhlausscheidung und die Urinausscheidung können über künstliche, operativ angelegte Ausleitungen erfolgen (Tab. 1). Diese werden als ›Stoma‹ bezeichnet. Der künstliche Ausgang wird angelegt, wenn Teile der Ausscheidungsorgane entfernt werden müssen, z. B.

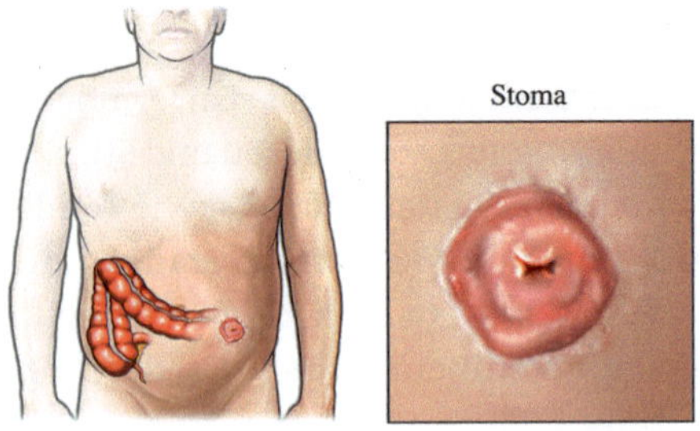

Abb. 1 Kolostoma (im linken Unterbauch)

- im Bereich des Dünn- und Dickdarms bei:
  - Tumoren (›Rektumkarzinom‹)
  - mechanischer oder paralytischer ›Ileus‹
  - Verletzungen
  - chronische Entzündungen (›Morbus Crohn‹, ›Colitis ulcerosa‹)
  - familiäre Polyposis (erbliche Neigung zu Polypenbildung, mit stark erhöhtem Karzinomrisiko)
- im Bereich der harnableitenden Organe bei:
  - Tumoren (z. B. Harnblasenkarzinom)
  - Stenosen
  - Verletzungen (z. B. nach Verkehrsunfall)
  - Nervenschädigungen (z. B. Spina bifida)

Stoma	Stomatyp	Indikation
Ileostoma (Stoma im Bereich des Dünndarmes)	– als endständiges Ileostoma (am rechten Unterbauch angelegt)	– bei umfänglicher Entfernung des Kolons
	– als doppelläufiges Ileostoma (am rechten Unterbauch; Durchzug eines Dünndarmabschnitts durch die Bauchdecke und zweifache Eröffnung, mit ableitendem und weiterführendem Lumen)	– zur vorübergehenden Entlastung von ›Anastomosen‹ im Bereich des Kolons
Kolostoma (Stoma im Bereich des Dickdarmes)	– als endständiges Kolostoma (am linken Unterbauch, im Bereich des ›Sigmas‹ angelegt)	– nach Teilentfernung des Kolons – nach Totalentfernung des Rektums und des Anus
	– als doppelläufiges Kolostoma (am rechten oder linken Unterbauch; Durchzug eines Dickdarmabschnitts durch die Bauchdecke und zweifache Eröffnung, mit ableitendem und weiterführendem Lumen)	– zur vorübergehenden Entlastung von Anastomosen im Bereich des Kolons
Urostoma	– als Ileumkonduit (Zusammenführung beider Harnleiter in ein abgetrenntes Stück Dünndarm, das nach außen geleitet wird)	– bei Entfernung der Harnblase und fehlender Möglichkeit einen Harnblasenersatz (Neoblase) zu implantieren
	– als Harnleiter-Hautfistel (Zusammenführung beider Harnleiter zu einem Endstück, das über die Bauchdecke nach außen geleitet wird)	– als Alternative zum Ileumkonduit bei kurzer Lebenserwartung, nach wiederholt abdominellen Eingriffen, bei vielen Begleiterkrankungen

Tab. 1 Stomaarten nach Indikationsstellung

Schweiß

Veränderungen des Schweißes

Eine Veränderung des Schweißes bzw. Schwitzens, die sich nicht ›physiologisch‹ erklären lässt, weist immer auf eine Erkrankung hin (Tab. 2) . Bei Fieberanstieg und auf der Fieberhöhe ist die Verdunstung über die Haut (Perspiratio insensibilis) gesteigert. Im Fieberabfall kommt die Schweißbildung (Perspiratio sensibilis) hinzu. Daraus ergibt sich ein gesteigerter Flüssigkeitsbedarf bei der Pflegebedürftigen.

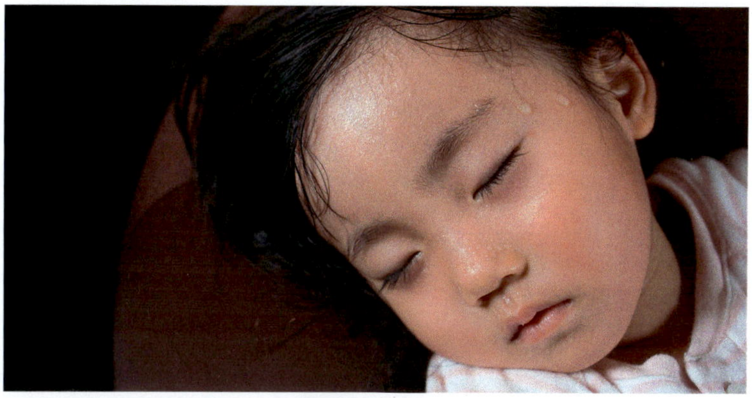

Abb. 2 Starkes Fieber kann zu sichtbarer Schweißbildung führen.

physiologische Schweißproduktion → S. 177

Schock → S. 418

Veränderung	Mögliche Ursachen
Kleinperliger Schweiß	– ›Kreislauf-Schock‹ – Unterzuckerung bzw. hypoglykämischer Schock
Kaltschweißigkeit	– psychischer Stress – Kreislauf-Schock – Unterzuckerung bzw. hypoglykämischer Schock
Nächtliches Schwitzen	– Infektionserkrankungen: Influenza, HIV, Tbc – psychogener Stress – rheumatische Erkrankungen

Tab. 2 Veränderungen des Schweißes bzw. Schwitzens und mögliche Krankheitsbilder

Vermindertes und vermehrtes Schwitzen

Pathologische Veränderungen der Schweißmenge (Tab. 3) sind dadurch gekennzeichnet, dass die abgegebene Schweißmenge der körperlichen oder psychischen Aktivität nicht angepasst ist.

Veränderung	Mögliche Ursachen
Hyperhidrose (verstärktes Schwitzen)	– ›Hyperthyreose‹ – ›Adipositas‹ – Infektionskrankheiten (z. B. ›Influenza‹) – hormonelle Schwankungen (z. B. Schwangerschaft, Menopause) – Alkohol- oder Drogenentzug; – angeborene Fehlfunktion der schweißdrüsensteuernden Nerven (primäre Hyperhidrose)
Hypohidrose (vermindertes Schwitzen)	– ›Diabetes mellitus‹ – ›multiple Sklerose‹ – Medikamentennebenwirkung (z. B. Anticholinergika, Antipsychotika) – angeborene verminderte Schweißdrüsenanzahl
Anhidrose (fehlendes Schwitzen)	– Störung ZNS – Hautschädigung (z. B. nach Verbrennung) – verstopfte Schweißdrüsen – Dehydratation (Austrocknung) – Vererbung

Tab. 3 Veränderungen der Schwitzintensität und mögliche Ursachen

Hyperthyreose → S. 883

Adipositas → S. 142

Influenza → S. 875

Diabetes mellitus → S. 262

multiple Sklerose → S. 540

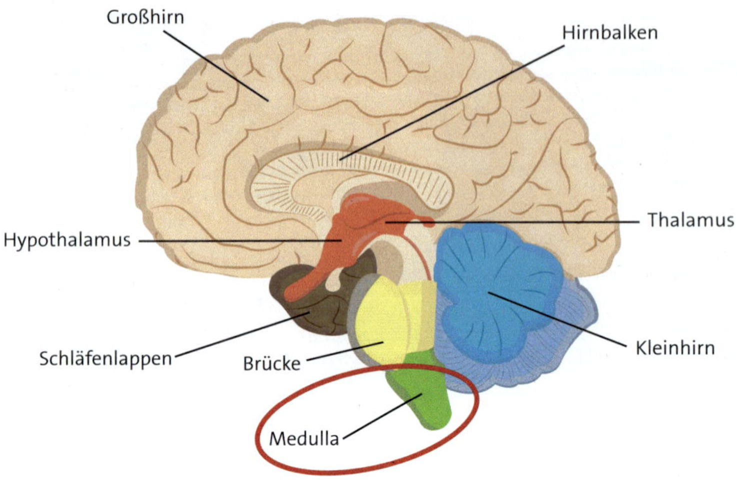

Abb. 1 Das Brechzentrum liegt in der Medulla oblongata.

Gehirn → S. 642

Unterstützung bei Übelkeit und Erbrechen → S. 204

Erbrechen

Erbrechen (Emesis, Vomitus) ist das Entleeren des Magen- und Speiseröhreninhalts entgegen der natürlichen Richtung durch die Speiseröhre und den Mund. Erbrechen ist sowohl ein Schutzreflex vor verdorbenen Nahrungsmitteln oder zu viel Alkohol als auch Symptom einer Erkrankung. Erkrankungen können den Magen-Darm-Trakt betreffen oder die Aktivierung des Brechzentrums in der ›Medulla oblongata‹ (z.B. Vergiftungen, traumatische Schäden).

Beim Erbrechen steht die Beobachtung der betroffenen Person und deren ›Unterstützung‹ sowie die Beobachtung des Erbrochenen im Vordergrund. Erbrechen kündigt sich meistens durch Übelkeit an. Pflegebedürftige wirken dann mitunter in sich gekehrt oder äußern sogar Übelkeitsempfinden, ggf. begleitet von motorischer Unruhe, Tachypnoe, Schweißausbruch und einer blassen Hautfarbe.
Bei Kindern ist Erbrechen ein allgemeines Begleitsymptom bei Erkrankung, das oft unangekündigt und überraschend auftritt. Eltern und Pflegende können das Kind ggf. auf Veränderungen der Gesichtsfarbe (Blässe), schnelle Atmung oder eine ungewöhnliche Ruhe bzw. Unruhe beobachten und entsprechende Vorkehrungen treffen.

Bei der Beobachtung und Bewertung von Erbrechen liegt das Hauptaugenmerk auf den Fragestellungen wann, wie und was.

Reizmagen → S. 160

Wann: Zeitpunkt	Wie: Art	Was: Zusammensetzung
– nüchtern (häufig im ersten Schwangerschaftsdrittel) – nach jeder Nahrungsaufnahme (bei akuter Gastritis) – nach Medikamenten oder bestimmten Nahrungsmitteln (Unverträglichkeit) – nach Strahlentherapie oder Zytostatikagabe (Therapienebenwirkung) – bei starken kolikartigen Schmerzen (Gallenkolik, Nierenkolik)	– im Schwall (Schädigung des ZNS bei Schädel-Hirn-Trauma, Vergiftungen, Medikamentennebenwirkung) – würgend (durch Betroffenen forciert, langsamer, kleinere Mengen) – atonisch (›Kardiainsuffizienz‹) – reflektorisch (durch Reizung der Rachenwand, z. B. bei ›Bulimie‹)	– unverdaute Nahrungsreste (›Reizmagen‹, Ösophagusdivertikel, Ösophagusstenosen) – angedaute Nahrungsreste, die säuerlich riechen (Pylorusstenose) – Schleimbeimengungen (Gastritis) – grün-gallig (Gallenabflussstörung) – frischblutig (Ösophagusvarizenblutung) – schwarz-blutig (Magenblutung bei Ulkus, Tumoren) – Miserere (Koterbrechen bei Ileus)

Tab. 1 Kriterien zur Beurteilung von Erbrechen

Kardiainsuffizienz
ungenügender Verschluss des Mageneingangs, z. B. durch den Ösophagusschließmuskel

Bulimie (Ess-Brech-Sucht)
Essstörung; sich abwechselnde Episoden von sehr großer Kalorienzufuhr mit selbst ausgelöstem Erbrechen (oder Laxanzienmissbrauch, exzessivem Sporttreiben)

Langanhaltendes Erbrechen führt zu Dehydratation mit Elektrolytverschiebungen und Störungen des Säure-Basen-Haushaltes, was (v. a. bei alten Menschen) unbehandelt Herzrhythmusstörungen auslöst.

3.2 Bei der Ausscheidung unterstützen

3.2.1 Prävention, Beratung und Förderung

Kontinenzprävention

Die kontrollierte Entleerung der Harnblase bei Pflegebedürftigen zu erhalten bzw. zu fördern ist die zentrale Zielsetzung des ›Expertenstandards zur Förderung der Harnkontinenz‹. Analog dazu ist Stuhlkontinenz die Fähigkeit, Stuhl kontrolliert abzugeben und die Darmausscheidung bewusst zu steuern.

Deutsches Netzwerk für Qualität in der Pflege (Hrsg.) (2014): Expertenstandard Förderung der Harnkontinenz in der Pflege. 1. Aktualisierung. DNQP, Hochschule Osnabrück

Die einfachste Möglichkeit, Kontinenz zu erhalten, besteht in der langfristigen Vermeidung beeinflussbarer **Risikofaktoren**. Besonders effektiv ist es, alle den abdominellen Druck erhöhenden Situationen zu vermeiden. Dazu gehören z.B. ein regelmäßiger, weicher Stuhlgang (Obstipationsprophylaxe) und rückengerechtes Arbeiten. Beckenbodentraining kann den Harnröhrenschließmuskel unterstützen und sich damit positiv auf die Kontinenz auswirken. Zur Effektivitätssteigerung des Beckenbodentrainings können Sonden in der Scheide oder im Rektum ein ›Biofeedback‹ über die Drucksteigerung angeben.

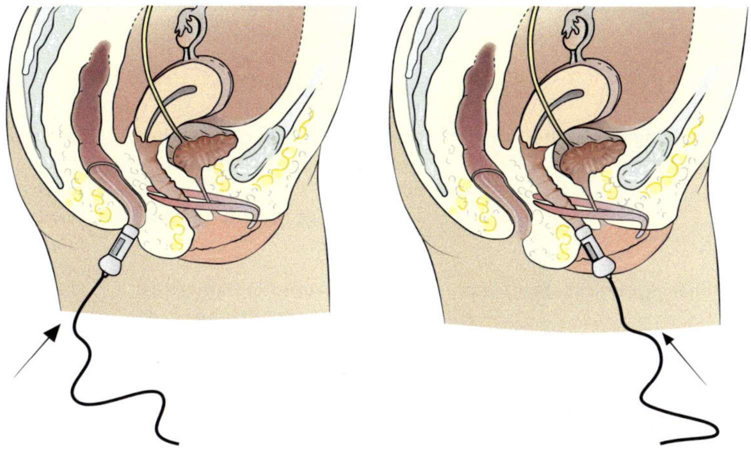

Abb. 2 Rektales und vaginales EMG-Biofeedback

Bei der Unterstützung des Beckenbodentrainings wird der Spannungszustand der Muskulatur grafisch sichtbar gemacht und der Erfolg der Übungen zur Stärkung der Beckenbodenmuskulatur kann dadurch von der Pflegebedürftigen direkt beobachtet werden. Dadurch wird der Lerneffekt positiv unterstützt.

Biofeedback
therapeutischer Ansatz in der Verhaltensmedizin; apparativ unterstützte Sichtbarmachung von Körpersignalen; dient der Anleitung auf Körperfunktionen bewusst Einfluss zu nehmen (z. B. bezogen auf Kopfschmerz, Inkontinenz, Stress, chronischer Schmerz)

Neben individuellen Risikofaktoren spielen auch **Umgebungsfaktoren** eine Rolle:
- Ist eine Toilette vorhanden?
- Ist eine Toilette benutzbar?
- Ist eine Toilette zugänglich?

In öffentlichen Einrichtungen wie auch in Pflegeeinrichtungen sind Toiletten ausgeschildert und mit eindeutigen Symbolen versehen. Es werden geschlechtsneutrale Symbole oder alle geschlechtsspezifischen Symbole angebracht, wenn die Toilette von allen Geschlechtern genutzt werden kann. Für Menschen mit Einschränkungen der Beweglichkeit und Feinmotorik ist es für den Erhalt der Kontinenz wichtig, dass sie die Toilette rechtzeitig erreichen und unproblematisch ihre Kleidung öffnen und entfernen können. Für Menschen mit demenziellen Erkrankungen ist es notwendig, den Weg zur Toilette eindeutig zu kennzeichnen und so hindernisfrei wie möglich zu halten.

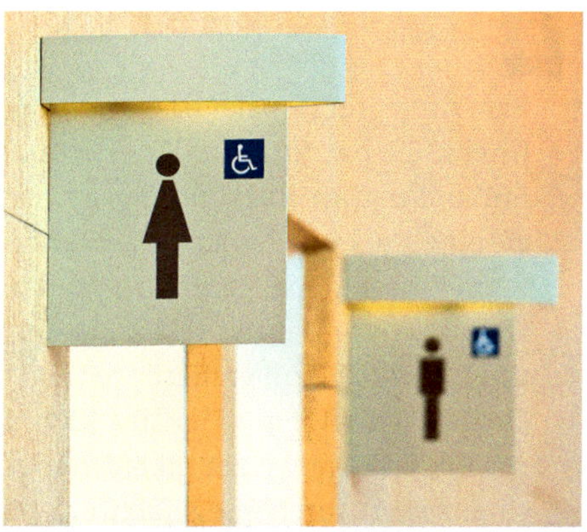

Abb. 3 Sichtbarmachung der vorhandenen Toilettenräume im öffentlichen Raum

Diversität
Welche Wünsche und Bedürfnisse haben möglicherweise trans- oder intersexuelle Menschen in Bezug auf öffentliche Toiletten?

Kontinenzberatung

Grundlage der Bestimmung des Grades der Harninkontinenz sowie der Beratung zur Förderung der Harnkontinenz ist die Erhebung eines sogenannten Kontinenzprofiles, wie im Nationalen Expertenstandard vorgestellt (Tab. 1).

Assessment → S. 820, Band 1

Mit Hilfe dieses ›Assessmentinstrumentes‹ lassen sich rasch der Bedarf der Pflegebedürftigen an materieller und personeller Unterstützung bezüglich Kontinenzförderung ermitteln.

Profil	Merkmal	Beispiel
Kontinenz	**Kein willkürlicher Harnverlust.** keine personelle Hilfe notwendig keine Hilfsmittel	
Unabhängig erreichte Kontinenz	**Kein unwillkürlicher Harnverlust.** keine personelle Unterstützung notwendig selbstständige Durchführung von Maßnahmen.	Patienten/Bewohner, die durch eigenständige Medikamenteneinnahme, eigenständigen Gebrauch von mobilen Toilettenhilfen, intermittierenden Selbstkatheterismus oder Durchführung von Trainingsmaßnahmen (z. B. Blasentraining) keinen unwillkürlichen Urinverlust haben.
Abhängig erreichte Kontinenz	**Kein unwillkürlicher Harnverlust.** personelle Unterstützung bei der Durchführung von Maßnahmen notwendig	Patienten/Bewohner mit begleiteten Toilettengängen zu individuellen/festgelegten Zeiten oder bei denen ein Fremd-Katheterismus durchgeführt wird.
Unabhängig kompensierte Inkontinenz	**Unwillkürlicher Harnverlust.** keine personelle Unterstützung bei der Versorgung mit Hilfsmitteln	Es kommt zu einem unwillkürlichen Harnverlust, aber der Umgang mit Inkontinenzhilfsmitteln (aufsaugende Hilfsmittel, Kondomurinal, Blasenverweilkatheter) erfolgt selbstständig.
Abhängig kompensierte Inkontinenz	**Unwillkürlicher Harnverlust.** personelle Unterstützung bei der Inkontinenzversorgung ist notwendig	Kompensierende Maßnahmen werden von einer anderen Person übernommen.
Nicht kompensierte Inkontinenz	**Unwillkürlicher Harnverlust.** personelle Unterstützung und therapeutische bzw. Versorgungsmaßnahmen werden nicht in Anspruch genommen	Dieses Profil trifft beispielsweise auf Betroffene zu, die nicht über ihre Inkontinenz sprechen wollen und deshalb keine personelle Hilfe oder Hilfsmittel in Anspruch nehmen bzw. aufgrund kognitiver Erkrankungen nicht akzeptieren oder die Hilfsmittel entfernen.

Tab. 1 Darstellung der Kontinenzprofile
Aus: Deutsches Netzwerk für Qualitätsentwicklung in der Pflege (Hrsg.) (2014): Expertenstandard Förderung der Harnkontinenz in der Pflege. 1. Aktualisierung. Osnabrück: Deutsches Netzwerk für Qualitätsentwicklung in der Pflege (DNQP).

B BEISPIEL

Frau Annegret Heusler ist 68 Jahre alt und leidet unter einer Belastungsinkontinenz. Sie hat fünf Kinder entbunden und fand nie so richtig Zeit nach der Entbindung an Rückbildungsgymnastikkursen teilzunehmen. Dadurch hat sie eine stark geschwächte Beckenbodenmuskulatur. Sie hat bis zur Altersrente im Einzelhandel gearbeitet und musste dort oft schwer heben und tragen. Seit mehreren Jahren leidet sie darunter, dass sie beim Niesen und Husten unwillkürlich Urin verliert. Sie trägt aus diesem Grund Einlagen, die sie in der Drogerie kauft. Frau Heusler kommt in die Beckenbodensprechstunde und möchte sich wegen der Inkontinenz behandeln lassen. Zunächst wird ihr Kontinenzprofil durch Pflegefachfrau Alina Bunthammer eingeschätzt.

Der Expertenstandard geht davon aus, dass bei jedem Pflegebedürftigen Harnkontinenz erhalten oder gefördert werden kann. Eine identifizierte Harninkontinenz wird beseitigt, reduziert bzw. kompensiert. Folgendes Vorgehen wird empfohlen:

1. **Identifikation** der Harninkontinenz und Beschreibung der Form. Erwachsene sollten im Rahmen der pflegerischen Anamnese und bei beobachteten Veränderungen der Kontinenzsituation befragt werden. Fragen könnten sein: Verlieren Sie ungewollt Urin? Verlieren Sie Urin, beim Husten, Lachen oder wenn Sie sich körperlich betätigen? Verlieren Sie Urin auf dem Weg zur Toilette? Tragen Sie Vorlagen/Einlagen, um Urin aufzufangen? Auffälliges Verhalten (z.B. häufige Toilettengänge, Verstecken verschmutzter Wäsche, Unruhe) könnte ein Hinweis auf ein Kontinenzproblem sein.
2. **Differenzierte Einschätzung** und **Erstellung eines Kontinenzprofils**. Zur differenzierten Einschätzung gehört das Miktionsprotokoll, das den Fähigkeiten und Möglichkeiten des Pflegebedürftigen angepasst sein, d.h. von ihm verstanden und möglichst selbstständig geführt werden sollte.
3. **Beratung zu den Maßnahmen** die zur Förderung der Harnkontinenz bzw. Verhinderung einer Inkontinenz beitragen. Hierbei ist zu berücksichtigen, dass das zu erreichende Kontinenzprofil beachtet wird. Nicht jeder wird zur vollständigen Kontinenz zurückfinden. Ziel ist es, die bestmögliche Lebensqualität zu erreichen.
4. **Planung der kontinenzfördernden Maßnahmen und Ziele**. Die Einzelmaßnahmen richten sich nach ›Inkontinenzform‹, pflegerischen und medizinischen Diagnosen. Sie orientieren sich am aktuellen und zu erreichenden Kontinenzprofil.
5. **Koordination und Durchführung der geplanten Maßnahmen.** Berücksichtigung der Intimsphäre, Verwendung geschlechtsspezifischer Hilfsmittel, Gestalten der Umgebung nach kontinenzfördernden Aspekten, z.B. kurze Wege zur Toilette, diskrete verbale ›Kommunikation‹ und Durchführung von Pflegehandlungen.
6. **Evaluation der Maßnahmen** anhand des angestrebten Kontinenzprofils. Dazu sind die ›Dokumentation‹ der Maßnahmen und die Führung eines ›Miktionsprotokolls‹ notwendig. Im Anschluss wird mit dem Pflegebedürftigen gemeinsam entschieden, ob die Maßnahmen fortgeführt werden oder ein anderes Kontinenzprofil anzustreben ist.

Inkontinenzform → S. 183

Kommunikation → S. 261, Band 1

Dokumentation → S. 908, Band 1

Miktionsprotokoll → S. 179

Kontinenzförderung

Mithilfe von Blasentraining, Toilettentraining sowie Beckenbodentraining kann eine (unabhängige) Kontinenz wieder erreicht werden. Alle drei sind Maßnahmen der Kontinenzförderung.

Das **Blasentraining** besteht in der geplanten regelmäßigen und dokumentierten Blasenentleerung. Die Blase wird auf feste Entleerungszeiten trainiert und entleert sich nicht mehr unwillkürlich. Der Ablauf könnte wie folgt aussehen:

- Planung der Toilettengänge im Miktionskalender
- zu Beginn alle zwei Stunden Toilettengänge einplanen (max. zehn am Tag)
- etwa eine halbe Stunde nach den Mahlzeiten
- vereinbarte Zeiten (wenn möglich) einhalten
- Dokumentation der erfolgreichen Toilettengänge im Miktionskalender
- bei erfolgreichem Verlauf, die Zeiträume zwischen den einzelnen Gängen ausdehnen

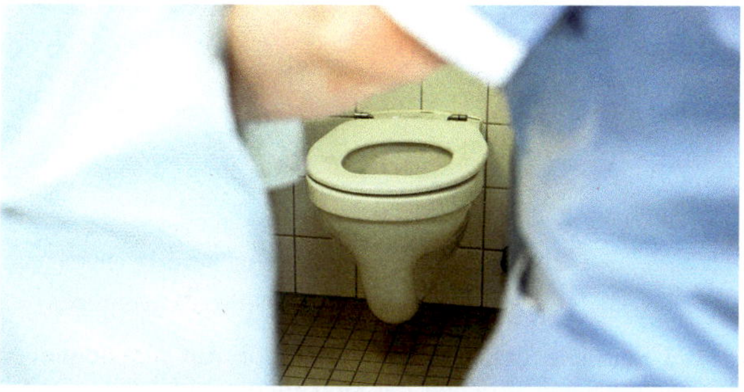

Abb. 1 Unterstützung beim geplanten Toilettengang

Beim **Toilettentraining** wird die Aufmerksamkeit der Pflegebedürftigen regelmäßig auf Harndrang bzw. mögliche Toilettengänge gelenkt. Es wird ihr die Begleitung zur Toilette angeboten. Erfolgreiche Verläufe werden durch eine entsprechende Rückmeldung positiv verstärkt. Nach Abschluss eines Toilettenganges wird bereits der nächste Gang besprochen bzw. geplant, mit dem Hinweis darauf, die Urinausscheidung bis dahin zurückzuhalten. Als Toilettentraining werden auch die Maßnahmen bezeichnet, die bei Kleinkindern zum Erlernen der Kontinenz führen.

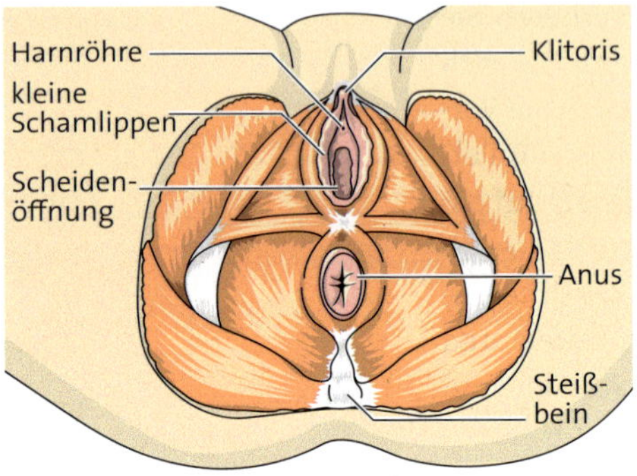

Abb. 1 Beckenboden der Frau

Das **Beckenbodentraining** besteht aus physiotherapeutischen Übungen zur Stärkung der Muskulatur des Beckenbodens. Durch die stehende Haltung des Menschen wirkt die Gewichtskraft der inneren Organe auf den Beckenboden, die Schließmuskeln von Anus und Harnröhre werden belastet und gedehnt.
Die Folgen einer zu großen Belastung des Beckenbodens können Inkontinenz, bei Frauen zudem die Senkung des ›Uterus‹ sein. Große Belastungssituationen entstehen

Uterus → S. 762

- beim Tragen schwerer Lasten
- bei fast ausschließlich stehenden Tätigkeiten
- beim starken Pressen zum Stuhlgang (Obstipation)
- bei Adipositas sowie
- nach mehreren Schwangerschaften.

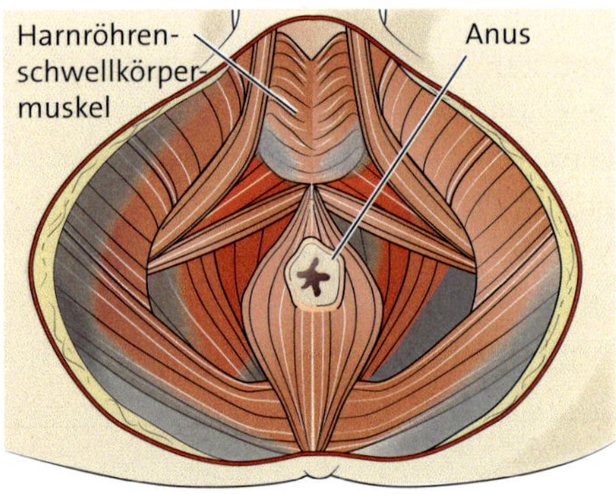

Abb. 2 Beckenboden des Mannes

Die Muskulatur verliert über Jahre hinweg an Kontraktionskraft, kann aber wie jede andere Skelettmuskulatur trainiert werden.
Beckenbodentraining wird vor allem durch Physiotherapeutinnen und geschulte Kontinenzberaterinnen angeleitet und durchgeführt.
Auch für Männer kommen Übungen zur Stärkung der Beckenbodenmuskulatur in Frage. Die häufigste Ursache für Harninkontinenz beim Mann sind Erkrankungen der Prostata bzw. deren operative Entfernung sowie neurologische Erkrankungen. Durch Stärkung des Beckenbodens erlangen Männer nach operativer Entfernung der Prostata schneller wieder ihre Harnkontinenz.

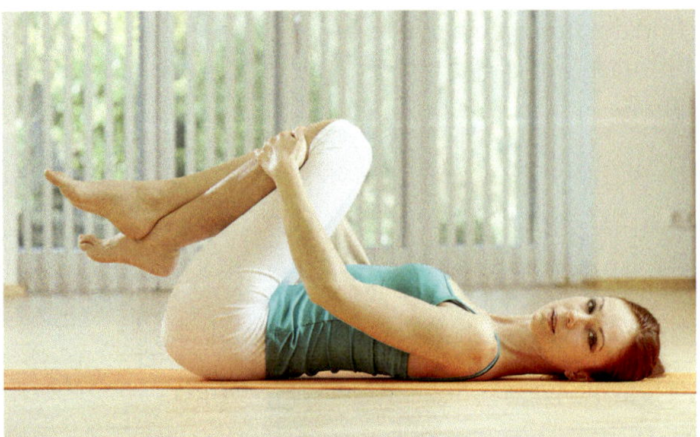

Abb. 3 Beispiele für Beckenbodengmnastik: Auf dem Boden liegend die Beine anziehen, das Kinn auf die Brust ziehen und den Beckenboden anspannen

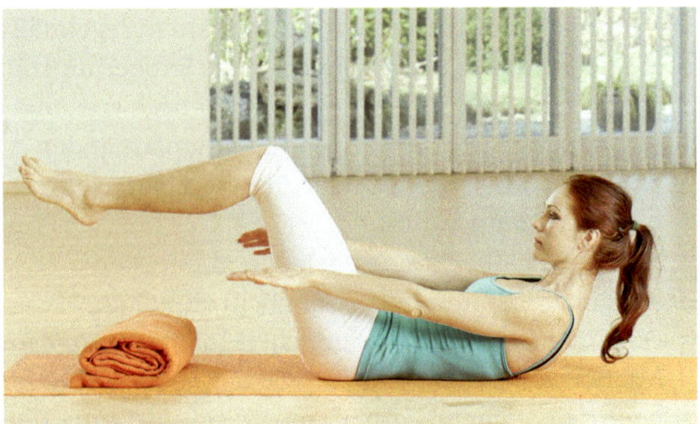

Abb. 4 Vor dem Anheben des Gesäßes den Beckenboden anspannen und die Fußsohlen auf den Boden drücken

3.2.2 Hygienischer Umgang mit Ausscheidungen

Ausscheidungen sind generell als infektiös (ansteckend) anzusehen. Sie sind mit den am und im Körper der Pflegebedürftigen vorkommenden (physiologischen) Keimen kontaminiert. Leidet die Pflegebedürftige an einer Infektionskrankheit, die auf ›fäkal-oralem‹ Weg übertragbar ist (z.B. ›Hepatitis A‹) sind die Ausscheidungen zusätzlich mit den Erregern der Erkrankung kontaminiert.

Übertragungswege Infektion → S. 528, Band 1

Hepatitis → S. 258

Um Infektionen zu vermeiden, sind im Umgang mit Ausscheidungen folgende hygienische Prinzipien zu beachten:

- immer Handschuhe tragen
- vor und nach dem Handschuhtragen die Hände desinfizieren
- insbesondere bei Infektionserkrankungen Ausscheidungen auf direktem oder kürzestem Weg entsorgen
- Entsorgung stationär: nur über die Fäkalienspüle (einschließlich Desinfektion)
- Entsorgung ambulant: Entsorgung über die Toilette, Ausspülen von Hilfsmitteln, ggf. Sprühdesinfektion
- Toiletten in stationären Bereichen täglich desinfizieren
- Fäkalienspülen sind ›unreine Arbeitsräume‹ und immer mit pathogenen Erregern kontaminiert. Nach Tätigkeiten in diesen Räumen ist eine Händedesinfektion durchzuführen.

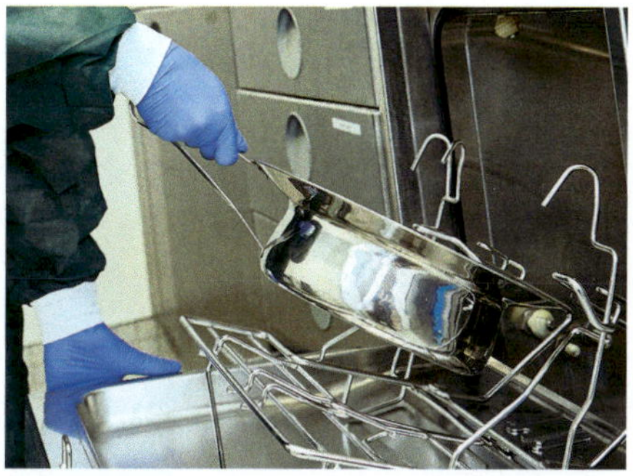

Abb. 4 Bei Infektionserkrankungen werden Ausscheidungen auf direktem Weg entsorgt (hier stationär in einer Fäkalienspüle).

unreiner Arbeitsraum → S. 548, Band 1

3.2.3 Unterstützung beim Toilettengang

Pflegende geben Unterstützung beim Toilettengang nur soweit wie notwendig, um die vorhandenen Fähigkeiten der Pflegebedürftigen zu nutzen und ihre Selbstständigkeit zu fördern. Unterstützung kann notwendig sein bei

- Säuglingen und Kleinkindern, die noch keine Selbstständigkeit erlangt haben.
- immobilen Pflegebedürftigen, die nicht allein in der Lage sind das Bett zu verlassen oder die Toilette aufzusuchen.
- Pflegebedürftigen, die auf Grund einer demenziellen Erkrankung nicht in der Lage sind, die Toilette allein aufzusuchen.
- eingeschränkter Sehfähigkeit.
- der postoperativen Versorgung von immobilen Pflegebedürftigen im Krankenhaus

In Pflegeeinrichtungen und im Krankenhaus können Pflegebedürftige über die Rufanlage Hilfe für den Gang zur Toilette anfordern. Der Rufknopf muss sich immer in Reichweite des zu Pflegenden befinden. Pflegebedürftige, die zu Hause betreut werden, können unter Umständen nur zu den Pflegezeiten des ambulanten Pflegedienstes (z.B. dreimal am Tag) zur Toilette gebracht werden. Dabei müssen individuelle Lösungen gefunden werden, um eine Inkontinenz zu vermeiden. Insofern die betroffene Person das Bett verlassen kann, sollte sie beim Toilettengang unterstützt in einem Toilettenstuhl zur Toilette gefahren werden. Wenn zusätzliche Toilettengänge notwendig sind, kann über die Rufzentrale ein zusätzlicher Einsatz gebucht werden, der allerdings extra zu bezahlen ist.

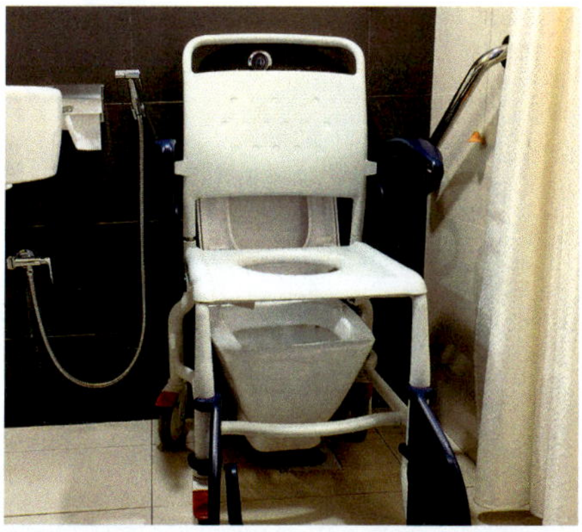

Abb. 5 Einen mobilen Toilettenstuhl zur Toilette zu fahren, stärkt das Kontinenzerleben.

Ethik
Welche unterschiedlichen Auffassungen gibt es über den Umgang mit dem Töpfchen? Welche gesellschaftlichen Normen stecken dahinter?

Kleinkinder erlernen den Toilettengang zunächst auf einem „Töpfchen". Dieses hat die entsprechende Größe und die Sitzhöhe entspricht der Körpergröße des Kindes. Eine normale Toilette ist für das Kind zu groß und vermittelt Unsicherheit, Kleinkinder fürchten, hineinzufallen. Für größere Kinder gibt es Toilettenaufsätze und Treppchen zum Hinaufsteigen. In Kindereinrichtungen werden für die Kinder in ihrer Körpergröße passende Toiletten eingebaut.
Die Kinder werden nach Bedarf, vor dem Schlafengehen und nach dem Schlafen auf das Töpfchen gesetzt.

3.2.4 Unterstützung bei der Ausscheidung im Bett

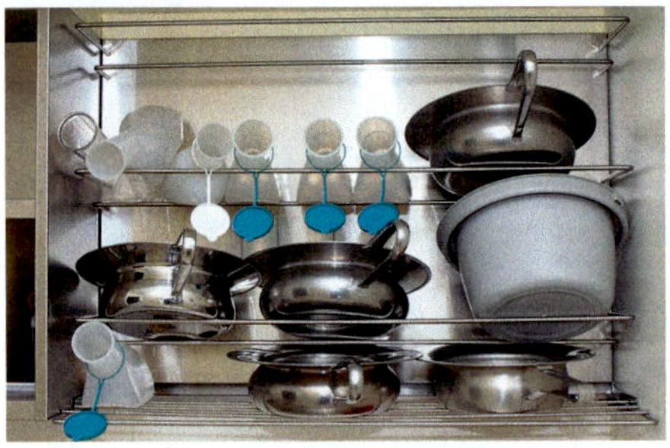

Abb. 1 Steckbecken und Urinflaschen zur Unterstützung der Urin- und Stuhlausscheidung im Bett (hier in einem stationären unreinen Arbeitsraum)

Erst wenn es nicht möglich ist, das Bett zu verlassen, sollte ein Steckbecken oder eine Urinflasche verwendet werden. Das Steckbecken wird bei Kindern und Frauen zur Urin- und Stuhlausscheidung, bei Männern vornehmlich zur Stuhlausscheidung eingesetzt.
Um Verschmutzungen des Bettes zu vermeiden, wird eine quer einzulegende Unterlage verwendet, z.B. Inkontinenzunterlage oder Stecklaken. Steckbecken und Urinflasche sollten immer Zimmertemperatur haben, um das unangenehme Fremdkörpergefühl auf der Haut zu mindern.

Das Steckbecken wird seitlich unter das Gesäß geschoben. Mobile Pflegebedürftige können dies durch Anheben des Beckens unterstützen. Immobile Pflegebedürftige werden hierzu in Seitenlage gebracht und beim Zurückdrehen vorsichtig auf das Steckbecken transferiert.
Bei adipösen Frauen empfiehlt es sich, das Steckbeckens steißwärts vorzuziehen, um ein Herausfließen des Urins zu vermeiden.

REFLEXION | **IMPULS** | LERNORTVERNETZUNG

Wie fühlt sich ein Mensch, der im Bett liegend Urin oder Stuhl ausscheiden muss? Inwieweit berücksichtigen Pflegende diese Gefühle?

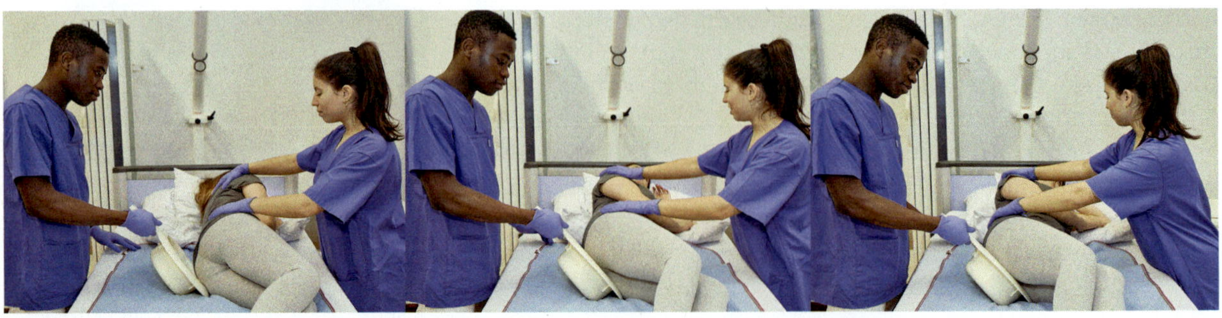

Abb. 2 Steckbecken anreichen bei immobilen Pflegebedürftigen: Ansetzen (links), vorsichtiges Zurückdrehen (Mitte, rechts)

Bei Männern empfiehlt sich zur Unterstützung der Urinausscheidung die Anwendung einer Urinflasche. Die Urinflasche kann vom Mann selbst angelegt werden; bei Bedarf unterstützt die Pflegefachperson. Urinflaschen und Steckbecken können in speziellen Halterungsvorrichtungen bettnah aufbewahrt werden.

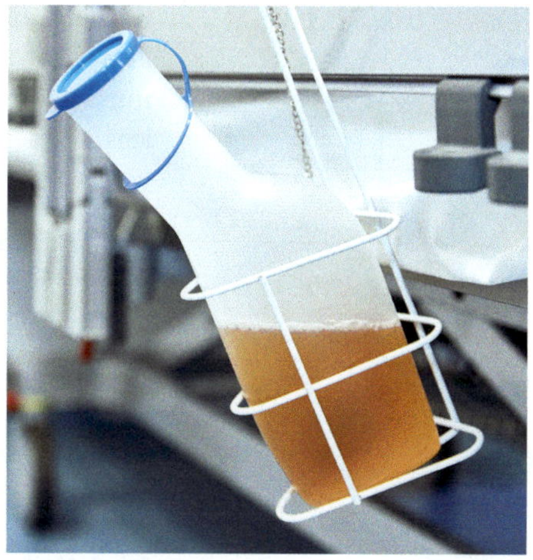

Abb. 3 Halterungsvorrichtung für Urinflasche

W ZUM WEITERDENKEN

Kindern und Menschen ohne Krankenhauserfahrung sind Begriffe wie „Steckbecken" und „Urinflasche", aber auch einrichtungsintern oft benutzte Bezeichnungen wie „Ente", „Egon" oder „Pfanne" nicht geläufig. Es empfiehlt sich dann, den Zweck dieser Hilfsmittel kurz zu benennen und bei Bedarf Unterstützung anzubieten.

Nach dem Toilettengang wird Pflegebedürftigen die Möglichkeit gegeben, sich den Intimbereich zu reinigen und die Hände zu waschen. Alternativ wird diese Tätigkeit von Pflegenden übernommen.

3.2.5 Katheterismus der Harnblase

Zur direkten Ableitung des Urins aus der Harnblase ist es möglich, diesen einmalig über einen Katheter abzulassen oder einen Blasenverweilkatheter (Dauerkatheter) zu verwenden. Blasenverweilkatheter (BVK) können transurethral (über die Harnröhre) oder suprapubisch (oberhalb des Schambeines) eingeführt bzw. eingelegt werden (Tab. 1).

Reflexinkontinenz → S. 183

Transurethraler BVK	Suprapubischer BVK
Anlage durch Pflegefachperson nach ärztlicher Anordnung	Anlage durch einen Arzt
hohes Risiko einer aufsteigenden Harnwegsinfektion (etwa ab der vierten Woche, auch bei korrekter Pflege, aufgrund der Nähe zum Anus)	geringes Infektionsrisiko
Verweildauer je nach Material zwischen fünf Tagen und vier Wochen	Verweildauer 6–12 Wochen
kein Blasentraining möglich	Blasentraining möglich
Kontraindikation: Harnröhrenstriktur (Verengung) oder Verdacht auf Harnröhrenabriss	Kontraindikationen: Schwangerschaft, Blasentumoren, Gerinnungsstörungen, Anurie, Adipositas
Risiko: mechanische Verletzung der Urethra und Prostata beim Legen des Katheters (mit der Folge von Vernarbungen und Verengung)	Risiken: ggf. Blutung bei Anlage, Wundinfektionsrisiko an der Eintrittsstelle

Tab. 1 Bedingungen für transurethrale bzw. suprapubische Blasenverweilkatheter im Vergleich

Indikationen

- **Einmalkatheter:** bei Harnverhalt (z.B. nach Entbindung), ›Reflexinkontinenz‹, intermittierende Selbstkatheterisierung, zur Diagnostik (z.B. ›Urethrogramm‹)
- **Spülkatheter:** nach urogenitalen Operationen; bei Blutungen im Harntrakt zur Vermeidung einer ›Blasentamponade‹
- **Blasenverweilkatheter:** zur Flüssigkeitsbilanzierung, z.B. postoperativ und bei Nierenversagen, Prostatahypertrophie, Förderung von Wundheilung im Genitalbereich bei Inkontinenz

Urethrogramm
Harnröhre-Röntgen mit Einbringen eines Kontrastmittels

Blasentamponade
Verstopfung der Harnblase bei starker Blutung durch Koagelbildung

Katheterarten

Blasenkatheter bestehen aus weichem, biegsamem Material, je nach Liegedauer muss es unterschiedlich haltbar gegen Harnsäure und Verkrustungen durch Harnkristalle sein und darf die Harnröhre nicht reizen. Sie unterscheiden sich in der Länge, im Außendurchmesser und der Form der Katheterspitze.

Kathetermaterial	Liegedauer	Katheterspitze
Polyvinylchlorid (PVC)	Einmalkatheterisierung	– Nelaton-Katheter: gerade mit abgerundetem Ende (Abb. 1 mi.) – Tiemann-Katheter: konisch dünn zulaufende Katheterspitze, an der Spitze leicht gebogen (Abb. 1 li.) – Mercier-Katheter: gerade mit leicht abgeknickter Katheterspitze (Abb. 1 re.)
Latex	bis zu fünf Tage	
Polyurethan (PU)	vier bis sechs Wochen	

Tab. 1 Merkmale von Blasenkathetern

Charrière
Maß für den Durchmesser des Katheters, 1 Ch = 0,33 mm; zurückgehend auf den schweizerisch-französischen Chirurgie-Mechaniker Joseph-Frédéric-Benoît Charrière (1803–1876)

Für **Frauen** eignen sich Nelaton-Katheter mit einem Lumen von 12–14 ›Charrière (Ch)‹ und einer Länge von 18 cm für die Einmalkatheterisierung bzw. einer Länge von 20 cm für den Blasenverweilkatheter.
Für **Männer** eignen sich Katheter von 14–18 Ch und einer Länge von 40 cm. Für die Einmalkatheterisierung eignen sich Nelaton- und Mercier-Katheter, für den Blasenverweilkatheter sind Nelaton- und Thiemann-Katheter geeignet.
Für **Kinder** sind Nelaton-Katheter der Größe 8 Ch geeignet. Für Frühgeborene sind Größen von 6 Ch geeignet bzw. ersatzweise Nabelvenenkatheter (ohne Blockung) in der Größenspanne von 2,5 bis 4 Ch.

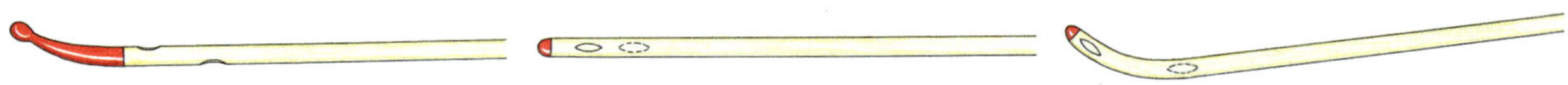

Abb. 1 Katheterspitzen: Tiemann-Katheter (links), Nelaton-Katheter (Mitte), Mercier-Katheter (rechts)

Ableitungssysteme für Blasenverweilkatheter

Ableitungssysteme sind geschlossene Systeme, mit einer Probeentnahmestelle für mikrobiologische Untersuchungen, Rückflusssperre, Luftausgleichsventil und Ablassventil. Das Auffangsystem muss nicht vom Katheter getrennt werden. Der Urin fließt über den Katheter zur Tropfkammer und tropft von dort frei in das Auffanggefäß.

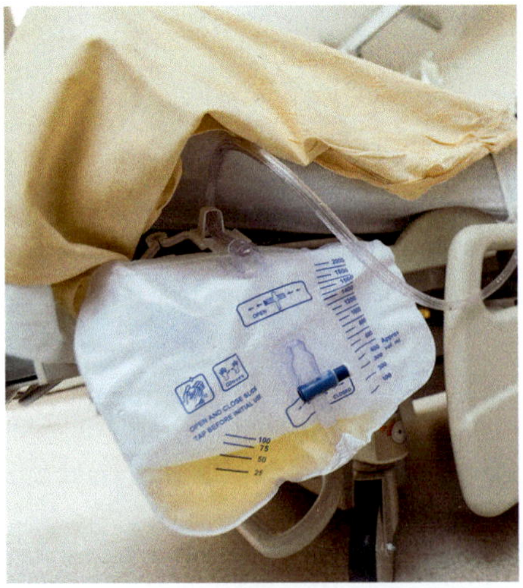

Abb. 2 Der Auffangbeutel wird unter Blasenniveau angebracht.

Der Auffangbeutel sollte sich unter Blasenniveau befinden, damit der Urin der Schwerkraft folgend abtropfen kann und es nicht zum Rückstau in Richtung Harnblase kommt. Durch ein am Boden des Auffanggefäßes befindliches Ventil wird der Urin ausgelassen; dazu werden Einmalhandschuhe getragen. Die Entleerung erfolgt mehrmals täglich, Menge, Farbe sowie Lichtdurchlässigkeit werden dokumentiert.

Legen eines transurethralen Katheters

Das Legen eines transurethralen Katheters ist ein erheblicher Eingriff in die Intimsphäre und sollte deshalb in einem separaten Raum oder mit größtmöglicher Diskretion durchgeführt werden. Es verursacht besonders bei Frauen Unsicherheit und Angst und kann zu Abwehrreaktionen führen, sofern die Pflegebedürftige nicht ausreichend informiert bzw. verwirrt ist oder traumatische Erlebnisse in der Vergangenheit hatte. Aus diesem Grund empfiehlt es sich Frauen nur von Frauen katheterisieren zu lassen. Eine zweite Pflegeperson kann ggf. die Lagerung unterstützen, die Pflegebedürftige beruhigen und einen zusätzlichen Sichtschutz bilden.

Industriell steril verpackte Kathetersets enthalten (herstellerabhängig):

- Abdecktücher, Tupfer, Kompressen, Pinzetten, Handschuhe, Abwurfgefäß sowie eine Blockungsspritze.

Zusätzlich werden benötigt:

- zweites Paar sterile Handschuhe, Schleimhautdesinfektionsmittel, Urinauffanggefäß, Gleitmittel, Schürze, Haube, Mundschutz und das Ableitungssystem für den Blasenverweilkatheter

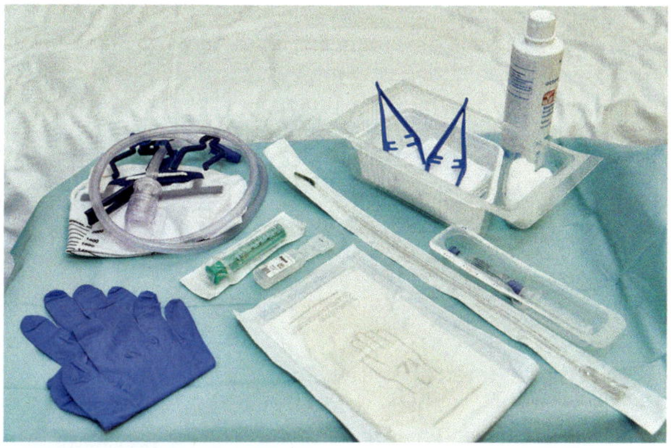

Abb. 3 Materialien für die Anlage eines transurethralen Katheters

Ablauf der Blasenkatheterisierung

Vorbereitung

1. Pflegebedürftigen informieren und alle Materialien zusammentragen
2. Arbeitsfläche desinfizieren und anschließend nach erfolgter Händedesinfektion die Materialien bereitlegen: Öffnen des Kathetersets, Entnahme und Ausbreiten des sterilen Tuches auf der Arbeitsfläche, sterile Ablage der Materialien und des Katheters, Tränken der Tupfer mit Schleimhautdesinfektionsmittel

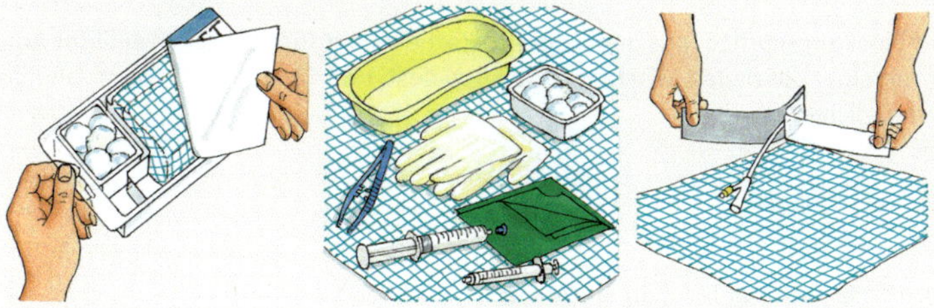

3. Pflegebedürftige auf einer Unterlage mit angestellten und leicht gespreizten Beinen lagern
4. Händedesinfektion und Anziehen der sterilen Handschuhe

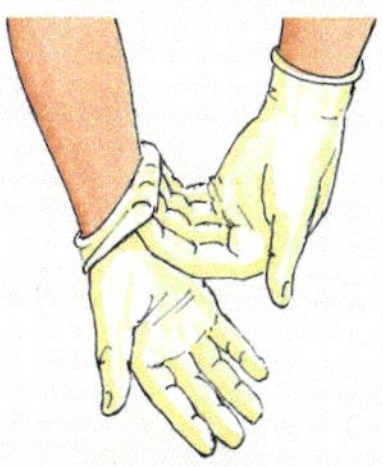

5. Schlitztuch auf dem Genitalbereich ausbreiten und Urinauffanggefäß bereitstellen

Bei Frauen	Bei Männern
– Rechtshänder spreizen mit der linken Hand die Schamlippen, die Hand bleibt liegen, bis der Katheter vollständig eingeführt ist, Linkshänder umgekehrt. 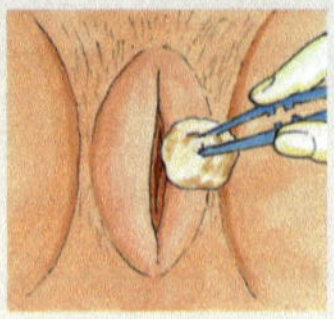 – Mit Pinzette und vier Tupfern erst die äußeren und dann die inneren Labien von der Symphyse zum Anus desinfizieren und abwerfen. Der vierte Tupfer bleibt danach auf dem Eingang zur Vagina liegen. 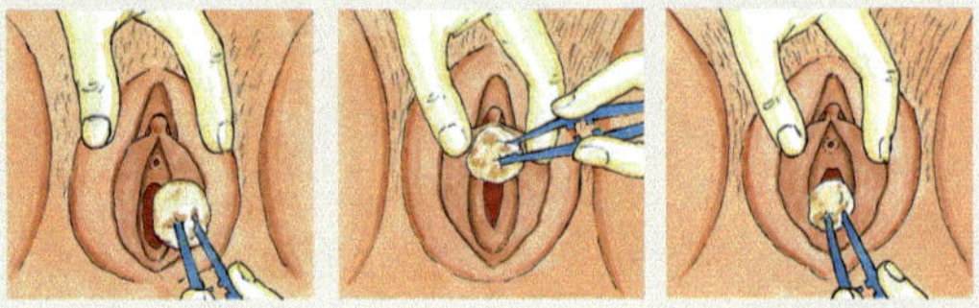 – Mit zweiter Pinzette oder sterilem Handschuh den Katheter vorsichtig in die Harnröhre einführen, durch die ggf. assistierende Pflegende, das Ableitungssystem zuvor anschließen lassen. 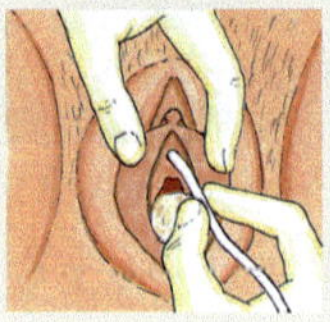	– Rechtshänder nehmen mit der linken Hand den Penis mit einer aufgeklappten Kompresse auf, Linkshänder umgekehrt. 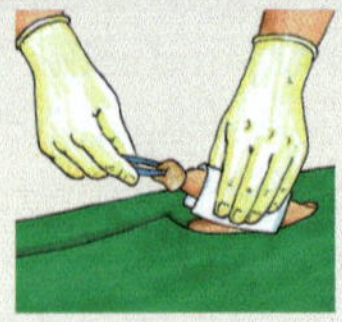 – Vorhaut zurückstreifen, mit erster Pinzette und Tupfern kreisförmig Eichel und Harnröhrenöffnung desinfizieren, je Runde ein Tupfer. – 8–10 ml Gleitmittel in die Harnröhre einbringen; dieses verbessert die Gleitfähigkeit, wirkt lokalanästhetisch und desinfizierend. 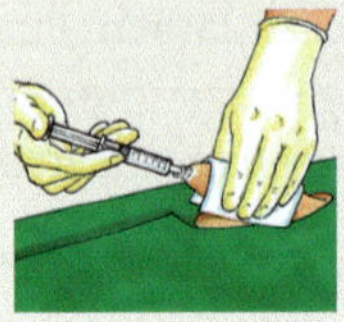 – Eichel für kurze Zeit zusammendrücken, auf zweiter Kompresse ablegen. 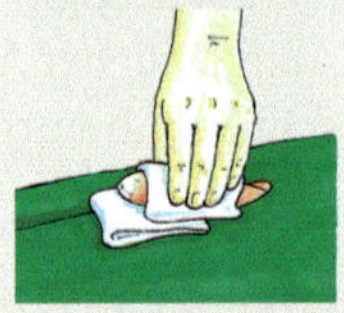 – Mit zweiter Pinzette den Katheter vorsichtig in die Harnröhre einführen, durch die ggf. assistierende Pflegende das Ableitungssystem zuvor anschließen lassen. – Um die zwei physiologischen Harnröhrenengen zu überwinden, muss der Penis erst senkrecht und dann waagerecht gestreckt werden. Diese Engen müssen ohne stärkeren Widerstand überwunden werden, da schnell Verletzungen der Harnröhre verursacht werden können. 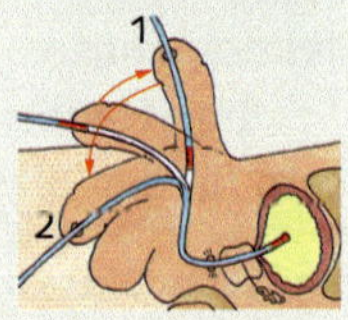 Die Lageveränderung des Penis wird beim Spüren eines sanften Widerstands vorgenommen, das Weiterschieben erfolgt ohne Widerstand, evtl. Katheter leicht drehen. Tiemann-Katheter werden nicht gedreht, sie lassen sich durch ihre gebogene Spitze leichter führen, da sie nicht in Schleimhautfalten stecken bleiben.
Bei nur einer Pflegefachperson: Urin in Auffanggefäß abfließen lassen, Katheter abklemmen und Ableitungssystem an dem Blasenverweilkatheter anschließen. Bei Männern die Vorhaut wieder vorschieben	
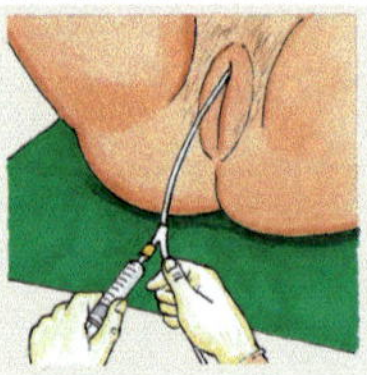 Bei Blasenverweilkatheter: mit Blockungsspritze (aus dem Legeset) Katheter mit fünf bis zehn Milliliter Aqua dest. blocken; Silikonkatheter mit einer speziellen Mischung aus Aqua dest. und Glycerin, um die problemlose Entfernung der Blockung zu ermöglichen	
Bei Einmalkatheterisierung: nach Entleerung der Harnblase Katheter langsam entfernen	
Materialien entsorgen, Arbeitsfläche und Hände desinfizieren 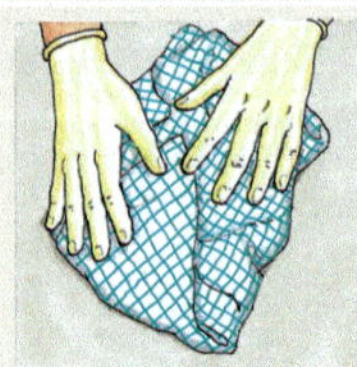	
Pflegebedürftige ankleiden (lassen), ggf. ins Zimmer zurückbringen und bequem lagern	
Auffangbeutel unter Blasenniveau aufhängen	
Dokumentation von Anlage, Katheter sowie gewonnener Urinmenge im Dokumentationssystem	

Tab. 1 Durchführung der Blasenkatheterisierung

Komplikationen
Ist bei der **Frau** die Harnröhre nicht zu lokalisieren (bei Schwellungen oder anatomischen Besonderheiten) ist zunächst die Unterstützung durch eine erfahrenere Pflegefachperson zu suchen. Ist auch diese nicht erfolgreich, wird eine urologische Ärztin hinzugezogen.
Ist beim **Mann** ein stärkerer Widerstand bereits in der Harnröhre zu spüren, ist die Katheteranlage abzubrechen und ein Urologe hinzuzuziehen. Blutungen durch Verletzungen sind unbedingt zu vermeiden.

Besonderheiten beim Kind
Da die Harnröhre bei Säuglingen und Kindern besonders empfindlich ist, es je nach Alter und Erkrankungen viele Abweichungen bzw. Unterschiede gibt und eventuelle Verletzungen die Schwierigkeiten durch Narbenbildung und Verengung nur verstärken, werden Harnblasenkatheter bei Kindern von Ärzten gelegt.

Assistenz bei der suprapubischen Blasenpunktion
Bei der suprapubischen Blasenpunktion handelt es sich um einen operativen Eingriff mit Lokalanästhesie. Dabei wird die Harnblase oberhalb des Schambeines mit einem ›Trokar‹ punktiert und ein Katheter eingeführt. Dieser wird mit einer Kunststoffplatte und subkutanen Naht (oder Ballonkatheter) fixiert, die Punktionsstelle aseptisch verbunden. Pflegerische Aufgaben beziehen sich auf die Vorbereitung der Pflegebedürftigen und des Materials, die sterile Assistenz bei der Anlage und der Nachbereitung. Die Harnblase muss zur Punktion gut gefüllt sein, Pflegebedürftige sollten zuvor genug getrunken haben oder ggf. eine Infusion erhalten.

Trokar
frz. trocart = Zusammenziehung von trois-quarts bzw. trois carres = drei Kanten; chirurgisches Punktionsinstrument

Pflege eines Pflegebedürftigen mit transurethralem Blasenverweilkatheter
Die Katheterpflege erfolgt zweimal täglich, um Krustenbildung und aufsteigende Infektionen zu vermeiden:
- **Reinigung und Pflege** des Genitales mit sauberem Waschwasser und ggf. Seifenzusatz (ohne aseptischen Zusatz) bei der täglichen Körperpflege
- **Katheterwechsel** einschließlich Ableitungssystem bei Inkrustationen (z.B. bei Kristallbildung), Obstruktion oder technischen Defekten; bei Harnwegsinfekt wird das gesamte System vor Beginn der antibiotischen Therapie gewechselt
- Das **Ableitungssystem** kann (je nach Herstellerangabe oder Einrichtungsstandard) für zwei Wochen verbleiben. Der Wechsel erfolgt unter aseptischen Bedingungen: alkoholische Desinfektion der Diskonnektionsstelle, Entfernen des alten Systems, Sprühdesinfektion des Ansatzstückes am Katheter, aseptisch neues System anschließen.
- **Zystitisprophylaxe**: Eine Trinkmenge von zwei bis drei Litern täglich (falls nicht medizinisch kontraindiziert) hat einen Spüleffekt und verringert das Risiko aufsteigender Infektionen. Auch bei suprapubischem Blasenverweilkatheter werden die ›Maßnahmen der Zystitisprophylaxe‹ durchgeführt.

Maßnahmen der Zystitisprophylaxe → S. 206

Wird ein transurethraler Blasenverweilkatheter entfernt, so wird zunächst die Blockung mit einer 10 ml-Spritze abgezogen. Die Pflegebedürftige liegt auf einer saugfähigen Unterlage und der Katheter wird sorgfältig und zügig entfernt. Danach werden ein Toilettengang und die Intimpflege angeboten. Hat die Pflegebedürftige über einen längeren Zeitraum (z.B. mehrere Wochen) einen Blasenverweilkatheter getragen, kann es vorübergehend zu einer leichten Inkontinenz kommen. Es werden ggf. ein ›Miktionsprotokoll‹ geführt und die Maßnahmen zur Förderung der Harnkontinenz durchgeführt. Dies ist besonders im Rahmen der ›Rehabilitation‹ üblich.

Miktionsprotokoll → *S. 179*
Rehabilitation → *S. 700, Band 1*

3.2.6 Unterstützung bei Inkontinenz

Harninkontinenz

Die Unterstützung Betroffener hat vor allem zum Ziel, die gestörte Urinausscheidung so normal wie möglich zu gestalten und damit die Teilnahme am gesellschaftlichen Leben zu erhalten. Für die Urininkontinenz bedeutet dies, Pflegebedürftige mit diskreten und der Situation angepassten Inkontinenzprodukten (s. Tab. 1) zu versorgen sowie die Therapie der Inkontinenz zu unterstützen. Dies beinhaltet auch die Umsetzung des ›Expertenstandard Förderung der Harnkontinenz in der Pflege‹.

Expertenstandard Förderung der Harnkontinenz in der Pflege → S. 189

Inkontinenzhilfe	Anwendung
Aufsaugende Hilfsmittel	Für die Frau: – offene Systeme: Vorlagen in verschiedenen Größen und Formen – geschlossene Systeme: Inkontinenzslip Für den Mann: – offene Systeme: Vorlagen für den Mann, Penistasche – geschlossene Systeme: Inkontinenzslip
Ableitende Versorgung	– Kondomurinal mit Ablaufbeutel – transurethraler oder suprapubischer Blasenverweilkatheter
Hilfsmittel zur kontrollierten Blasen- und Darmentleerung	– mobile Toilettenhilfen: Toilettenstuhl, Steckbecken, Urinflasche

Tab. 1 Materialien zur Inkontinenzversorgung

ambulante Pflege → S. 210, Band 1

stationäre Langzeitpflege → S. 170, Band 1

Die Versorgung mit Inkontinenzhilfen erfolgt in der ›ambulanten Pflege‹ und in Einrichtungen der ›stationären Langzeitpflege‹ über eine Verordnung des behandelnden Arztes, wenn eine medizinische Indikation vorliegt oder wenn die Hilfsmittel notwendig sind, um Grundbedürfnisse des täglichen Lebens zu erfüllen. Ist (im ambulanten Fall) die Kostenübernahme durch die Krankenkasse geklärt, wird das Rezept in einem Sanitätshaus oder einer Apotheke eingelöst. Die erhaltene Menge an Hilfsmitteln muss bis zum nächsten Rezept ausreichen, ein Mehrbedarf muss auf eigene Kosten nachgekauft werden. In stationären Einrichtungen erfolgt die Bestellung zentral, die Verordnung erfolgt als Dauerverordnung. Die Zuzahlung des Pflegebedürftigen beträgt höchstens 10 Euro pro Monat. Die Hilfsmittel, die verordnet werden können, sind im Hilfsmittelverzeichnis aufgelistet.

Hilfsmittelverzeichnis des GKV-Spitzenverbandes
https://hilfsmittel.gkv-spitzenverband.de

Das korrekte **Anlegen von Inkontinenzvorlagen** ist eine wichtige Voraussetzung für die erfolgreiche Umsetzung der Maßnahmen zur Förderung der Harnkontinenz. Dabei kann sich die Pflegebedürftige in Seitenlage befinden oder stehen, dann steht die Pflegende hinter ihr:

- Netzhose oder Unterhose bis auf Kniehöhe herunterziehen
- benutzte Inkontinenzeinlage oder geöffneten Inkontinenzslip nach hinten (Richtung Anus) herausziehen
- neue Einlage oder Slip so falten, dass sie ein Schiffchen bilden
- von vorn (Symphyse) nach hinten (Anus) einziehen
- am Bauch und über dem Gesäß auseinanderfalten
- bei stehender Pflegebedürftiger die Vorlage über dem Gesäß mit dem eigenen Körper fixieren
- Netzhose nach oben ziehen bzw. Klebeverschlüsse schließen
- Sitz kontrollieren, Oberschenkel dürfen nicht eingeschnürt werden

Stuhlinkontinenz

Bei Stuhlinkontinenz kann, je nach Indikation, auf folgende Hilfsmittel zurückgegriffen werden:

- Inkontinenzunterlage
- Analtampon
- Stuhlauffangbeutel

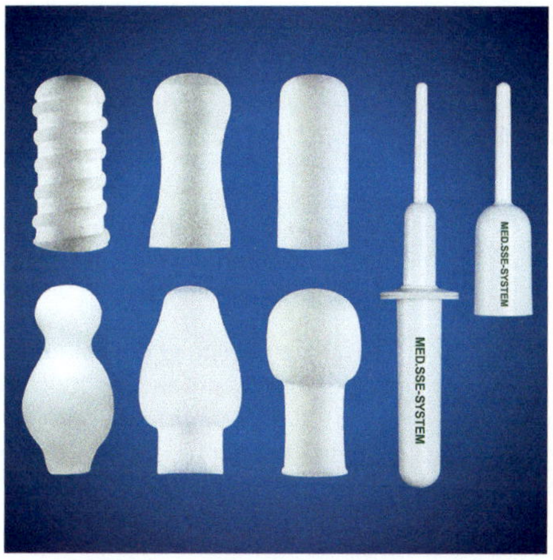

Abb. 1 Analtampons in verschiedener Form

Ein **Analtampon** ist ein Spezialschaumtampon, der kurz nach Einführung in den Enddarm weich und flexibel wird. Nach spätestens 12 Stunden ist er zu wechseln. Er hält bis zur Entfernung festen Stuhl zurück.

Der **Stuhlauffangbeutel** (Fäkalkollektor) ist ein Auffangbeutel mit Hautschutzplatte, Klebefläche und geruchs- und flüssigkeitsdichter Folie (ähnlich dem Stomabeutel).

Zusätzlich zur Versorgung mit Inkontinenzhilfen gehören zur Unterstützung bei Stuhlinkontinenz das ›Beckenbodentraining‹ und die gezielte Darmentleerung nach ›Darmmassage‹. Die Stuhlbeobachtung und Dokumentation im **Stuhlprotokoll** dienen der Einschätzung der Inkontinenzschwere, der Stuhldrangauslöser und der Stuhlbeobachtung. Das Stuhlprotokoll ist analog zum ›Miktionsprotokoll‹ aufgebaut.

Beckenbodentraining → S. 192
Darmmassage → S. 209
Miktionsprotokoll → S. 179

3.2.7 Darmspülungen

Mit einer Darmspülung (Irrigation, ugs. Einlauf) mittels ›Klistier‹ oder Irrigatorset können das Rektum und angrenzende Kolonabschnitte gespült, gereinigt und stimuliert werden. Die Eingabe der Flüssigkeit erfolgt retrograd (rückläufig), d. h. entgegengesetzt der physiologischen Richtung bei Stuhlentleerung. Durch die Füllung des Rektums entsteht ein Dehnungsreiz und der physiologische Reiz zur Darmentleerung wird ausgelöst.

Klistier
griech. klýzein = spülen, reinigen

Indikationen können sein:

- die Enddarmreinigung vor Operationen
- die Anregung des Darmes bei ›Obstipation‹
- die Kontrastmittelgabe zur Diagnostik

Obstipation → S. 207

Bei einer ›orthograden‹ Darmspülung nimmt der Pflegebedürftige oral oder über eine ›Sonde‹ (Magensonde, Dünndarmsonde) ein bis zwei Liter einer ›PEG-Lösung‹ zu sich und führt mehrfach ab. Ziel ist ein klarer wässriger Stuhl. Orthograde Darmspülungen erfolgen in Vorbereitung einer Koloskopie oder Darm-OP.

orthograd
in physiologischer Richtung verlaufend

enterale Ernährung → S. 161

PEG-Lösung
Polyethylenglykol (auch: Macrogol); Polymer mit hoher Wasserbindungsfähigkeit, die zur Stuhlvergrößerung und verstärkten Abführmechanismen führt

Kontraindikationen für Einläufe und Darmspülungen sind

- mechanischer Ileus
- akute Peritonitis
- Fistel in Darm oder Vagina
- Darmperforation
- Frühschwangerschaft
- drohende Früh- oder Fehlgeburt
- postoperative Darmatonie

Durchführung einer retrograden Darmspülung

Im Allgemeinen ist eine retrograde Darmspülung mit klarem lauwarmem Wasser ausreichend, die Wassertemperatur von 32–35 °C unterstützt den Defäkationsreiz. Klistiere enthalten Zusätze.

Klistier	als fertige Spüllösung zwischen 5 ml und 300 ml, zur Anregung des Darmes bei Obstipation, Wirkung ist auf das Rektum beschränkt; enthält Glyzerin, Sorbit und/oder Salze
Darmspülung	zur Reinigung des Rektums, Sigmoideums und des Colon descendens für Erwachsene mit 1000–2000 ml Wasser, für Kinder von 5 bis 15 Jahren 300–500 ml, Kinder von 1 bis 5 Jahren 100–300 ml, Säuglinge bis ein Jahr 30–50 ml

Tab. 1 Vergleich Klistier und Darmspülung

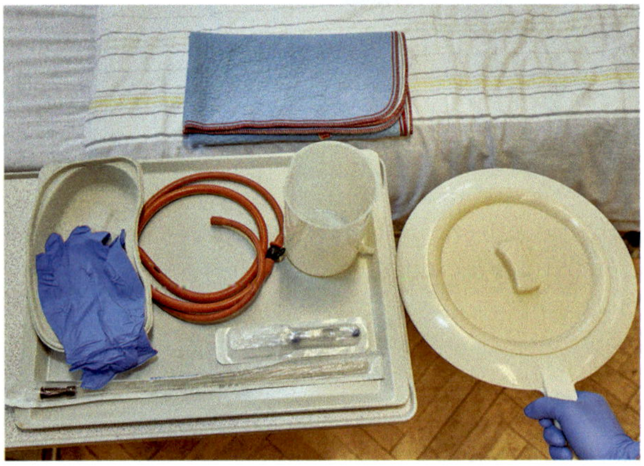

Abb. 1 Materialien für eine Darmspülung

Materialien
- Irrigator-Fertigset mit: Irrigator mit einem Fassungsvermögen von ein bis zwei Liter, Schlauch mit Darmrohr, Klemme und Gleitmittel
- Bettschutz
- Nierenschale
- unsterile Handschuhe
- Abwurf
- Steckbecken, Toilettenstuhl

Vorbereitung
- Darmspülung möglichst in einem separaten Raum oder im Bad durchführen, wenn ausreichend Platz für eine Liege vorhanden ist. (Spülung nicht im Stehen durchführen). Alternativ Mitpatienten, -bewohner oder Besucher hinausbitten, ggf. „Bitte-Nicht-Stören-Schild" an der Tür anbringen, Sichtschutz aufstellen
- Pflegebedürftigen ausführlich über Ablauf und Ziel des Einlaufes informieren; verunsicherten Pflegebedürftigen und Kindern die Materialien zeigen
- Pflegebedürftigen auf der linken Seite lagern, da sich das Colon descendens und das Sigmoideum auf der linken Bauchseite befinden und dadurch das Wasser des Einlaufes nach unten fließen kann.
- Bettschutz unterlegen, Pflegebedürftigen soweit nötig aufdecken (Gesäß, Oberschenkel)
- ggf. Spitze des Darmrohres mit Vaseline einfetten, „Augen" des Darmrohres aussparen
- Schlauch abklemmen, Spüllösung einfüllen – etwas wärmer als benötigt, damit sie nicht zu stark abgekühlt ist, Schlauch über der Nierenschale entlüften
- Handschuhe anziehen

Durchführung
- Eine Darmspülung ist kreislaufbelastend und daher ist eine sorgfältige Beobachtung des Pflegebedürftigen auf Kreislaufreaktionen erforderlich.
- Darmrohr unter leichtem Drehen ohne Druck 10–15 cm in den Anus bis ins Rektum einführen, Vorsicht bei Hämorrhoiden, diese nicht verletzen, Pflegedürftigen leicht pressen lassen, dadurch erschlafft der Schließmuskel

- bei starkem Widerstand oder starken Schmerzen abbrechen (und Arzt informieren)
- Schlauch und Darmrohr verbinden, dabei den Irrigator auf Höhe des Pflegebedürftigen halten, so dass noch keine Flüssigkeit fließt
- Irrigator bzw. Spülbeutel langsam über das Betniveau anheben, bis auf etwa 50 cm, mit dem Pflegebedürftigen reden, um festzustellen, ob er den Einlauf verträgt (Bei Schmerzen oder starker Kreislaufbelastung abbrechen!)
- Flüssigkeit langsam einlaufen lassen, falls der Pflegebedürftige eine kurze Pause wünscht, Irrigator wieder niedriger halten, dass keine Flüssigkeit fließt
- Wenn die Spülflüssigkeit aufgebraucht ist oder der Pflegebedürftige den abdominellen Druck nicht mehr aushält, Schlauch abklemmen.

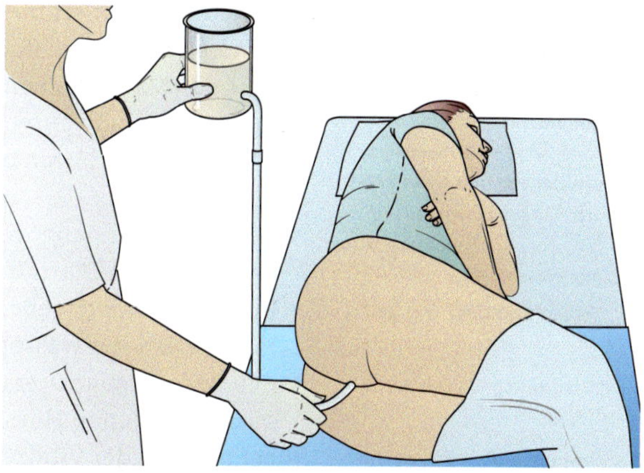

Abb. 2 Retrograde Darmspülung

- Beide vorsichtig voneinander trennen (es tropft meistens), Irrigator abstellen
- Pflegebedürftigen auffordern sein Gesäß zusammenzupressen
- vorsichtig das Darmrohr entfernen, mit Zellstoff die Spitze fassen (Restflüssigkeit tropft heraus)
- sollen höhere Darmabschnitte gereinigt werden, dreht sich der Pflegebedürftige auf die rechte Seite, so kann eingebrachte Spülflüssigkeit ins Colon transversum und evtl. Colon ascendens fließen
- den Einlauf möglichst 5 bis 20 Minuten drin halten lassen (mobile Pflegebedürftige können dabei herumlaufen, so lässt sich das Spannungsgefühl im Abdomen besser aushalten), danach zur Toilette gehen
- geschwächte Pflegebedürftige während dieser Zeit nicht allein lassen
- Intimpflege nach erfolgter Ausscheidung durchführen (lassen)

Nachbereitung
- Durchführung und Beobachtung dokumentieren
- Irrigatorsystem (Irrigator und Schlauch) entsorgen (bei Einwegsystemen) oder laut Desinfektionsplan reinigen und aufbereiten lassen
- Darmrohr entsorgen oder desinfizieren bzw. aufbereiten lassen
- Materialien wie Unterlage, Handschuhe entsorgen, Arbeitsflächen desinfizieren

Klistiere sollten, wann immer möglich, von Pflegebedürftigen selbst appliziert werden. Die Handhabung ist relativ einfach und kann auf der Toilette erfolgen. Dabei wird das Klistier nach dem Einführen in das Rektum durch Zusammendrücken vollständig entleert. Werden Klistiere durch Pflegefachmänner verabreicht, gelten die gleichen Prinzipien wie bei der retrograden Darmspülung, jedoch wird kein Darmrohr benötigt.

3.2.8 Unterstützung bei Diarrhö

Von Diarrhö (Durchfall) spricht man bei mehr als drei dünnflüssigen Stuhlgängen in 24 Stunden. Durchfall kann folgende Ursachen haben:
- Infektion im Magen-Darm-Trakt (z.B. mit Bakterien, Parasiten, Viren)
- Unverträglichkeit von Nahrungsmitteln (z.B. stark fettiges Essen, scharfes Essen)
- Nebenwirkung von Medikamenten (z.B. bei Antibiotikaeinnahme)

Diarrhö kann von schmerzhaften Tenesmen (Bauchkrämpfe) begleitet sein. Bei anhaltend starken Durchfällen können Exsikkose (Austrocknung), Elektrolytverschiebung und ›Mazerationen‹ im Intimbereich auftreten. Alte Menschen, Kleinkinder, Säuglinge und abwehrgeschwächte Pflegebedürftige sind diesbezüglich besonders gefährdet und bedürfen besonderer Beobachtung und ggf. schneller unterstützender Maßnahmen:

Mazeration
macerare, lat. = einweichen, aufweichen
Aufweichen eines Gewebes durch langes Einwirken von Feuchtigkeit

Sturzprävention → S. 349

Flüssigkeitsbilanz → S. 178

Hautturgor → S. 48, 50

Infusionstherapie → S. 669, Band 1

- beim Toilettengang diskret unterstützen; ›Sturzprävention‹ bei alten Menschen bzw. schwerer Diarrhö durchführen
- Intimpflege nach jedem Toilettengang mit klarem Wasser durchführen, wunde Hautstellen mit wasserabweisenden Cremes pflegen
- ›Flüssigkeitsbilanz‹ erstellen, dünnflüssige Stuhlausscheidungen zählen mit zur ausgeschiedenen Flüssigkeitsmenge
- beobachten der Vitalzeichen, des ›Hautturgors‹ und des Allgemeinzustandes
- für ausreichende Flüssigkeitszufuhr sorgen, geeignete Getränke sind schwarzer Tee, Pfefferminztee, ggf. nach ärztlicher Verordnung ›Infusionsgabe‹
- zur Stabilisierung des Elektrolythaushaltes für eine ausreichende Salzzufuhr sorgen, z.B. mit Salzstangen, Elektrolytpräparaten, ggf. nach ärztlicher Verordnung Infusionsgabe
- für den Kostaufbau geeignete Nahrungsmittel sind: Zwieback, gedünstete Möhren ohne Fett, Banane, Reisschleim mit Wasser zubereitet
- Milch und Milchprodukte, Fette und Fleisch meiden; Milchsäurebakterien stören das bereits instabile Bakterienmilieu im Dickdarm und verhindern die Wasserresorption. Fettiges Essen führt zur Abgabe von Pankreasenzymen, die die gereizte und irritierte Darmschleimhaut schädigen. Zudem können diese Nahrungsmittel noch nicht wieder resorbiert werden und wirken dadurch wasserbindend und abführend.

3.2.9 Hilfestellung beim Erbrechen

Aspirationsprophylaxe → S. 170

Die Hilfestellung beim Erbrechen besteht in erster Linie darin. die Betroffene zu beruhigen, zu stützen und mit einer Auffangschale zu versorgen. Die Maßnahmen zur Unterstützung sind:

- Pflegebedürftigen aufsetzen, um ›Aspiration‹ zu verhindern, oder in Seitenlage bringen, in aufrechter Stellung stützen, Kopf halten, ggf. Gegendruck auf frische Operationswunde im Bauchbereich
- beengende Kleidung entfernen, ggf. locker sitzende Zahnprothesen entfernen
- Nierenschale, Zellstoff reichen, Schutz von Kleidung und Bett
- ggf. Fenster öffnen, zum ruhigen Atmen auffordern, beruhigend einwirken
- Erbrochenes begutachten, dokumentieren (Menge, Zeitpunkt, Art und Weise, Beschaffenheit) und in der Fäkalienspüle oder dem Hausmüll entsorgen
- ggf. in Absprache mit dem behandelnden Arzt intravenöse Gabe von ›Antiemetika‹
- nach dem Erbrechen Mundspülung mit Wasser anbieten bzw. ›Mundpflege‹ durchführen
- Gesicht und Hände waschen (lassen), ggf. Bettwäsche und Kleidung erneuern

Antiemetika
anti, griech. = gegen
emesis, griech. = Erbrechen;
Arzneimittel gegen Übelkeit und Erbrechen

Mundpflege → S. 137

Nach einem Erbrechen sollten Pflegebedürftige vorübergehend nüchtern gelassen werden, bis sie entweder von selbst wieder der Nahrungsaufnahme zustimmen bzw. in ärztlicher Absprache diese wieder zugelassen ist. Bei Menschen mit Diabetes mellitus empfiehlt sich eine Blutzuckerkontrolle.

3.3 Einer Zystitis vorbeugen

3.3.1 Entstehung einer Zystitis und Folgen

Entstehung eines Harnwegsinfekt

Zystitis ist die Entzündung der Harnblase. Es handelt sich meist um eine aufsteigende Infektion über die Harnröhre bzw. über einen transurethralen Blasenverweilkatheter. Frauen erkranken häufiger als Männer, da ihre Harnröhre deutlich kürzer ist als die des Mannes. Eine Zystitis tritt mit folgenden Symptomen auf:

- Pollakisurie (häufiges Wasserlassen kleiner Mengen)
- vermehrter Harndrang
- Algurie (schmerzhaftes Wasserlassen, z.B. brennender Schmerz)
- ggf. Hämaturie (blutiger Urin)
- Pyurie (trüber, flockig bis eitriger Urin)
- stark riechender Urin
- ggf. erhöhte Körpertemperatur und erhöhte Entzündungswerte im Blut

W ZUM WEITERDENKEN

Vom Harnwegsinfekt bzw. einer Zystitis zu unterscheiden ist die asymptomatische Bakteriurie, bei der es zwar einen Erregernachweis im Urin gibt, die Betroffenen aber beschwerdefrei sind. Eine Antibiotikatherapie ist (bis auf wenige Ausnahmen, wie z.B. in der Schwangerschaft) nicht empfohlen. Im Gegenteil, diese könnte sogar durch das Abtöten eher schwächerer Keime dafür sorgen, dass eine „echte" Harnwegsinfektion bzw. Zystitis entsteht.

3.3.2 Besonders gefährdete Personengruppen

Grundsätzlich kann jeder Mensch an einem Harnwegsinfekt bzw. einer Zystitis erkranken. Frauen haben ein größeres Risiko auf Grund der anatomisch kürzeren Harnröhre und der direkten Nähe von Anus und Harnröhre.

Ursachen und Risikofaktoren für eine Zystitis können sein:

- Keimverschleppung von anal zur Harnröhrenöffnung, z.B. bei unzureichender Hygiene oder bei Geschlechtsverkehr
- anhaltend feuchtes Milieu im Intimbereich (z.B. bei unsachgemäßer Inkontinenzversorgung) oder lokale Unterkühlung (nasse Badesachen)
- eingeschränkte Abwehr und veränderte chemische Zusammensetzung des Urins, z.B. bei Stoffwechselerkrankungen wie Diabetes mellitus
- liegender transurethraler Blasenverweilkatheter, der als Keimschiene dient bzw. Keimverschleppung bei Einmalkatheterisierung
- Blasenentleerungsstörungen bei Prostatahypertrophie
- Harnwegsverlegungen, z.B. durch Tumoren, Stenosen

W ZUM WEITERDENKEN

Das Bakterium Escherichia coli gehört zur physiologischen Darmflora des Menschen. Gelangt dieser Darmkeim durch unhygienisches Vorgehen aber in die Harnröhre, verursacht er dort eine Harnwegsinfektion. Escherichia coli ist bei bis zu 3/4 aller Harnwegsinfektionen der verursachende Keim.

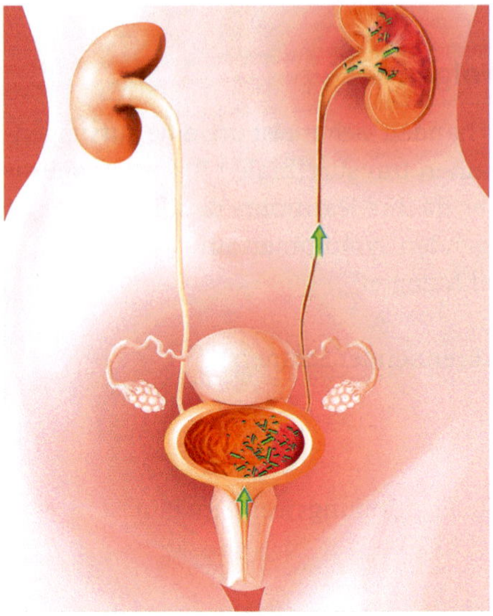

Abb. 1 Steigt die Infektion weiter auf, droht eine Nierenbeckenentzündung.

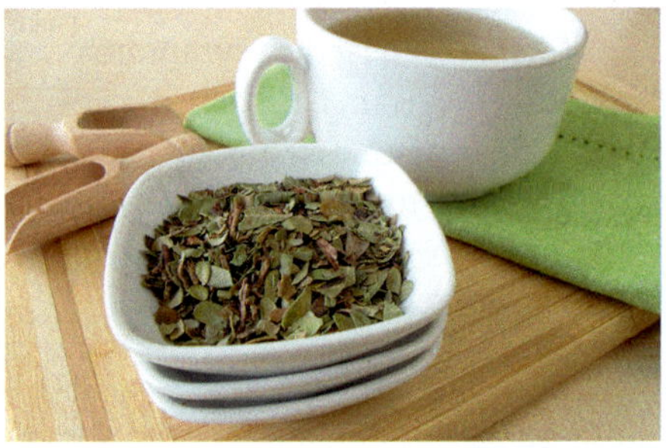

Abb. 2 Bärentraubenblättertee

Antibiotika → S. 524, Band 1

Diagnostisch wird der Erregernachweis im Urin erbracht, d.h. Urinstatus (U-Stix), quantitative Urinkultur und Sedimentbestimmung. Die ›antibiotische‹ **Therapie** richtet sich nach der Erreger- und Resistenzbestimmung. Ergänzend sind lokale Wärmeanwendungen und Schmerzmittelgabe empfohlen. Eine Zystitis heilt meist komplikationslos aus. Können die Erreger ungehindert weiter aufsteigen, droht als **Komplikation** eine Pyelonephritis (Nierenbeckenentzündung). Auch eine Chronifizierung der Zystitis ist möglich.

Die **pflegerischen Maßnahmen** bei einer Zystitis bestehen in der Begleitung einer erhöhten Flüssigkeitszufuhr (falls nicht kontraindiziert), um den Spüleffekt des Urins (in den unteren Harnwegen) zu steigern. Die Erreger werden in ihrer Vermehrung durch die gesteigerte Urinproduktion behindert. Es sollten möglichst keimreduzierende, krampflösende und harntreibende (Arznei-)Tees, wie Bärentraubenblättertee, Blasen- und Nierentee, Salbeitee) getrunken werden.
Je nach Mobilität wird die Pflegebedürftige bei den Toilettengängen unterstützt und zur Toilette begleitet. Es kann auch ein Toilettenstuhl neben das Bett gestellt werden, sollte die Toilette nicht erreicht werden können. Aufsaugende Inkontinenzmaterialien sind kontraindiziert, da sie ein feuchtes Milieu und Erregerreservoir darstellen können. Weitere pflegerische Maßnahmen sind die Beratung zur Zystitisprophylaxe wie auch eine ›Anleitung‹ zur Intimhygiene bei wiederholter Zystitis.

Anleitung → S. 476, Band 1

3.3.3 Vorbeugende Maßnahmen

Durch Maßnahmen der **Zystitisprophylaxe** soll eine Keimverschleppung vermieden und die ausreichende Entleerung bzw. Spülung der Harnblase erreicht werden:

Intimpflege → S. 64

- Waschrichtung bei der ›Intimpflege‹ beachten; von der Symphyse zum Anus
- ausreichende Trinkmenge von 1,5–2 l am Tag (wenn medizinisch nicht kontraindiziert) und regelmäßige Möglichkeit der Entleerung der Harnblase
- Frauen informieren, dass sie nach dem Geschlechtsverkehr Urin lassen sollen, um den Harnröhreneingang zu spülen
- feuchtes Milieu und Unterkühlung von Intimbereich und Füßen vermeiden, da so Durchblutung und Immunabwehr vermindert werden
- Menschen mit einer Abwehrschwäche oder mit Diabetes mellitus informieren, auf Baden in Naturgewässern zu verzichten
- beim Legen eines transurethralen Harnblasenkatheters aseptisch vorgehen; regelmäßige ›Katheterpflege‹ durchführen; unnötiges Diskonnektieren des Harnableitungssystems vermeiden

Pflege Harnableitung → S. 199

3.4 Einer Obstipation vorbeugen

3.4.1 Entstehung einer Obstipation und Folgen

Eine Obstipation (Verstopfung) liegt vor, wenn mindestens zwei der folgenden Kriterien zutreffen:

- bei mindestens jedem vierten Stuhlgang starkes Pressen
- harter Stuhl
- subjektive unvollständige Entleerung
- subjektives Gefühl der Blockade und/oder manuelle Unterstützung zur Entleerung
- weniger als drei Stuhlgänge pro Woche

Treten die Symptome seit mindestens drei Monaten auf, handelt es sich um eine chronische Obstipation. In Deutschland sind etwa 5–15 % der Bevölkerung von einer chronischen Obstipation betroffen.

Obstipation kann auf folgende **Ursachen** zurückzuführen sein:

- strukturelle Darmpassagestörungen: bei Beckenbodensenkung, ›Rektozele‹
- Medikamentennebenwirkungen: z. B. Opiate, Anticholinergika, Psychopharmaka (trizyklische Antidepressiva, ›MAO-Hemmer‹), Diuretika
- neurologische Erkrankungen: Multiple Sklerose, ›Morbus Parkinson‹, Querschnittlähmung, ›Neuropathie‹
- endokrinologische Ursachen: ›Hypothyreose‹, Überfunktion der Nebenschilddrüse, Schwangerschaft
- systemische Erkrankungen: ›systemische Sklerodermie‹

Begünstigende Faktoren sind:

- Kostumstellung (z. B. auf Reisen)
- ungewohnte Essenszeiten
- Scham oder Ekel (z. B. Verlust der Selbstständigkeit bei Ausscheidung, unangenehme Toilettensituation)

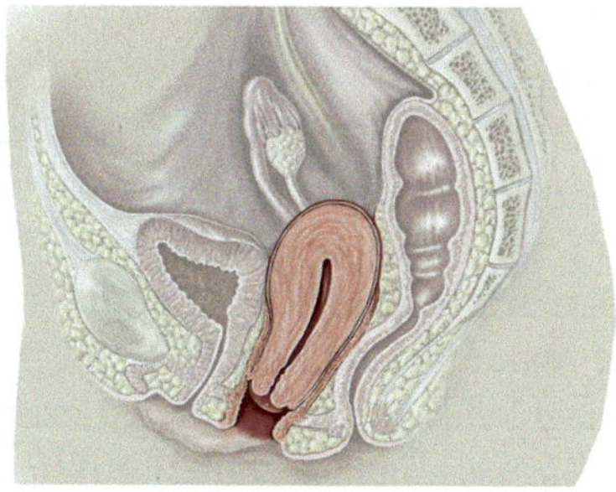

Abb. 3 Beckenbodensenkung

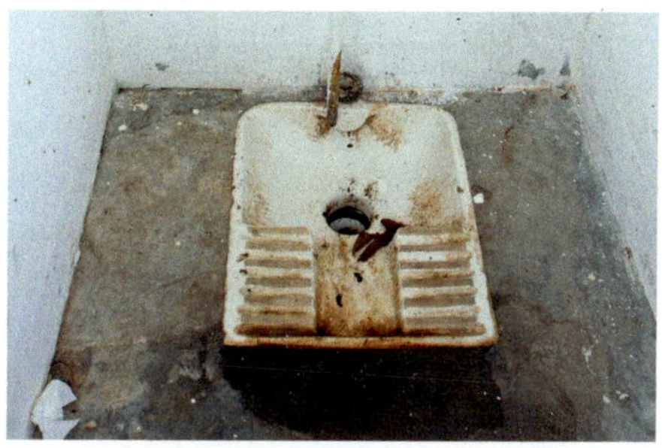

Abb. 4 Ekel kann eine Obstipation begünstigen.

Rektozele
Senkung bzw. Aussackung des Rektums in Richtung Scheide

MAO-Hemmer
Monoaminooxidase-Hemmer; Psychopharmaka zur medikamentösen Therapie bei Depression und M. Parkinson

M. Parkinson → S. 541
Neuropathie → S. 543
Hypothyreose → S. 883

systemische Sklerodermie
griech. skleros = hart,
derma = Haut
Autoimmunerkrankung des Bindegewebes, bei der es zu einer Zunahme von Bindegewebefasern kommt; dies führt zu Verdickung und Verhärtung der Haut

W ZUM WEITERDENKEN

Bis heute konnte man wissenschaftlich nicht belegen, dass eine zu geringe Trinkmenge, eine zu ballaststoffarme Kost, Bewegungsmangel oder die regelmäßige Unterdrückung des Defäkationsreizes ursächlich zu einer Obstipation beitrügen. Beziehungsweise ließ sich bei Behebung der genannten Mängel keine signifikante Besserung der Symptome feststellen. Oder Studienergebnisse waren widersprüchlich, d. h., mal war ein Effekt messbar und mal nicht. Wohl aber können die genannten Faktoren eine Auslösewirkung bei Veranlagung zu Obstipation haben.

3.4.2 Besonders gefährdete Personengruppen

Gefährdet sind prinzipiell alle Altersschichten, mit Tendenz zu **älteren Menschen** ab dem 60. Lebensjahr. **Frauen** leiden etwa doppelt so häufig an Obstipation wie Männer. Auch **Kinder** können an Obstipation leiden, im Gegensatz zu Erwachsenen auch begleitet von Stuhlinkontinenz. Wurde der kontrollierte Toilettengang bereits erlernt (bzw. das Kind ist im vierten Lebensjahr), und es ist einmal pro Woche inkontinentes Stuhlverhalten zu beobachten, so kann dies ein Hinweis auf Obstipation sein.

Fissur
fissura, lat. = Ritze, Spalt rissförmige Wunde (im Analbereich)

Zöliakie → S. 295

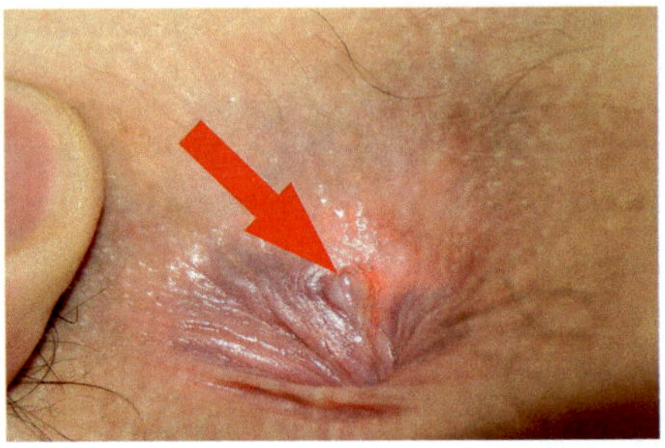

Abb. 1 Analfissur (hier bei einem Erwachsenen)

Tritt Verstopfung bereits in den ersten Lebenswochen auf, ist von organischen Ursachen auszugehen, z.B. Entzündungen, ›Fissuren‹ oder Thrombosen im Analbereich, Stoffwechselerkrankungen wie ›Zöliakie‹ und Kuhmilchallergie oder neurologische Erkrankungen wie Muskeldystrophie. Eine schwerwiegende Komplikation stellt das sogenannte Megakolon im Rahmen eines ›Morbus Hirschsprung‹ dar. Erkrankte Säuglinge fallen durch anhaltende Obstipation (schon verzögert beim Mekonium), ein stark geblähtes Abdomen und Erbrechen auf.

Morbus Hirschsprung
vom Kinderarzt Harald Hirschsprung 1888 beschriebene Fehlbildung des Enddarms; Nervenzellen, die die Peristaltik steuern sind nur rudimentär oder gar nicht ausgebildet

Meist liegt bei Kindern eine „funktionelle Obstipation" vor, die psychisch verursacht ist, z.B. nach schmerzhaften Erfahrungen bei Stuhlentleerung oder im Anusbereich. Ein Teufelskreis entsteht, wenn sich durch zurückgehaltenen Stuhl, das Darmlumen dehnt, weiterer Stuhl darin versackt und den nächsten Stuhlgang erneut erschwert.

Diagnostik

Die Diagnostik der Obstipation umfasst:

Anamnese → S. 610, Band 1
körperliche Untersuchung → S. 612, Band 1
Stuhlprotokoll → S. 201

- die ›**Anamnese**‹, um Erkrankungen und Medikamentennebenwirkungen zu erfassen; das subjektive Empfinden ist einer der wichtigsten Hinweise auf Obstipation
- die **ärztliche ›körperliche Untersuchung‹** im Anus-Rektum-Bereich, einschließlich Testung des Widerstands des Schließmuskels
- ein **Stuhltagebuch** bzw. **›Stuhlprotokoll‹** zu den Kriterien Häufigkeit, Beschaffenheit, Pressen, Schmerzen
- **bildgebende** und **endoskopische Verfahren**, um organische Ursachen (z.B. Ileus, Tumoren) zu ermitteln
- ›Defäkografie‹

Defäkografie
Analyse der Darmentleerung mittels MRT-Bildgebung

Pflegerische Maßnahmen bei Obstipation

Zusätzlich zur Durchführung von Einläufen bzw. Klistieren sind alle Maßnahmen der Obstipationsprophylaxe‹angezeigt, da sie ebenfalls dabei helfen können, die Stuhlausscheidung wieder in Gang zu bringen.

Bei Kotsteinen im Rektum kann das Rektum digital (mit den Fingern) ausgeräumt werden. Dieses ist für Pflegebedürftige, wie auch Pflegende unangenehm und sollte nur als letzte Maßnahme durchgeführt werden. Wann immer möglich, sollten Pflegebedürftige die Maßnahme selbst durchführen. Kontraindikationen sind Darmtumoren, ›unklares Abdomen‹ und rektale Blutungen.

unklares Abdomen
Sammelbegriff für alle Bauchbeschwerden, ohne erkennbarer Lebensgefahr, die diagnostisch abgeklärt werden sollten

Durchführung der digitalen Ausräumung:
- Pflegebedürftige mit dem Bett in einen separaten Raum bringen oder anderweitig Diskretion ermöglichen
- Gleitmittel (Vaseline), unsterile Handschuhe, Fingerlinge, Abwurf zurechtstellen
- Pflegebedürftige auf die linke Seite lagern (wie beim Einlauf), für eine möglichst entspannte Lage Beine anziehen lassen, Bettschutz unterlegen
- mit Handschuh, zusätzlichem Fingerling und Gleitgel mit einem oder zwei Fingern den Stuhl unter drehenden Bewegungen aus dem Rektum entfernen, dabei vorsichtig vorgehen und im verbalen Kontakt mit der Pflegebedürftigen bleiben
- abschließend Gesäß und Analregion waschen
- ›Händedesinfektion‹ durchführen
- ›Dokumentation‹

Händedesinfektion → S. 535, Band 1

Dokumentation → S. 908, Band 1

Therapie

Eine vorübergehende Obstipation kann ggf. gut durch die (nachträgliche) Anwendung der **Prophylaxemaßnahmen** und freiverkäuflichen **Laxanzien** therapiert werden. ›Laxanzien‹ sind die Stuhlentleerung stimulierende Arzneimittel, z. B.
- Quellmittel (synthetische Ballaststoffe)
- Salze (Magnesium)
- osmotisch wirksame Mittel (z. B. Lactulose)
- Mittel auf pflanzlicher Basis (Rizinusöl)

Laxans (Sg.), Laxanzien (Pl.)
lat. laxativus = lindernd

In der Schwangerschaft können ›Probiotika‹ angewendet werden. Bei chronischer Obstipation (z. B. bei Langzeiteinnahme von ›Opioide‹, Reizdarmsyndrom) werden rezeptpflichtige Laxanzien und/oder regelmäßigen Einläufe verordnet. In Einzelfällen kann eine chirurgische Behandlung notwendig sein.

Probiotika
mit Mikroorganismen (Laktobazillen, Bifidobakterien) angereicherte Nahrungsmittel, oft auf Milchbasis, wie z. B. Joghurt, die die Darmflora und damit Darmfunktion stärken sollen

Opioid → S. 735, Band 1

3.4.3 Vorbeugende Maßnahmen

Die **Obstipationsprophylaxe** umfasst alle Maßnahmen, die helfen sollen, Verstopfungen zu vermeiden. Eine Garantie für den Erfolg gibt es nicht. Studien zeigen bislang entweder uneinheitliche Aussagen zur Wirksamkeit oder können gar keinen Effekt nachweisen. Maßnahmen können im Einzelnen sein:
- Aufnahme von 1,5–2 l Flüssigkeit am Tag (falls nicht kontraindiziert):
- Frühmobilisation, ausreichend Bewegung und Sport (z. B. Radfahren, Schwimmen, Spazieren). Die Bewegung sollte den normalen Empfehlungen entsprechen, eine darüberhinausgehende Aktivität wirkt sich nicht nachweisbar auf die Obstipation aus.
- ballaststoffreiche Kost, sofern diese Ernährung vertragen wird; stopfende Nahrungsmittel in Maßen (z. B. Bananen, Schokolade, Weißbrot)
- festen Tagesrhythmus beibehalten; der Darm passt sich an, etwa 30 Minuten nach dem Frühstück ist die günstigste Zeit für die Darmentleerung
- Eine Darmmassage (segmentweise Mobilisierung des Kolons) kann die progressive ›Peristaltik‹ anregen. Pflegende oder Eltern können bei Kindern den Darm mittels einer Streichmassage im Uhrzeigersinn stimulieren oder die Analregion kreisförmig massieren und den Defäkationsreiz stimulieren.

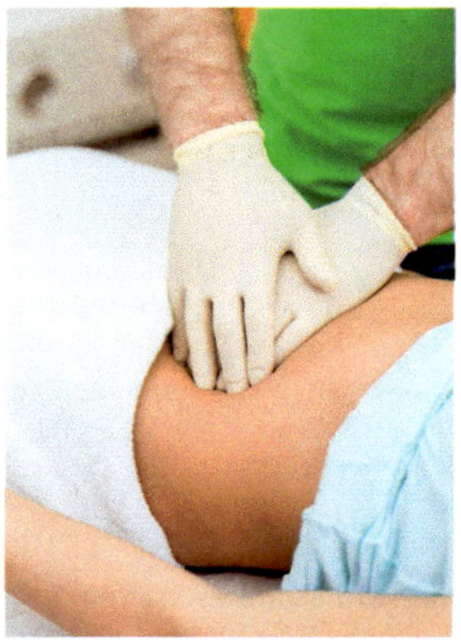

Abb. 2 Die Kolonmassage gehört zum Aufgabengebiet der Physiotherapie.

Peristaltik → S. 147

3.5 Menschen mit einem künstlichen Darmausgang unterstützen

3.5.1 Situation der Betroffenen

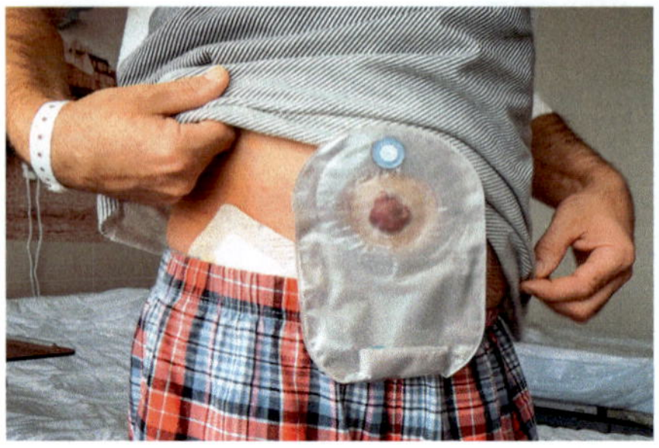

Abb. 1 Pflegebedürftiger mit neu angelegtem Stoma

Ileostomie und Kolostomie sind operative Eingriffe, die weitgreifende Veränderungen im Leben der Pflegebedürftigen mit sich bringen. Die willkürliche Stuhlausscheidung ist ein wichtiges Merkmal der Selbstständigkeit eines Menschen. Mit einem Stoma ist diese Selbstständigkeit insofern eingeschränkt, dass die pflegebedürftigen Menschen die Ausscheidung nicht mehr willkürlich steuern können. Selbstständigkeit können sie darin erlangen, das Stoma im Alltag zu versorgen.

Präoperativ wird Betroffenen die Versorgung eines Stomas erläutert, damit sie informiert sind und den postoperativen Verlauf besser nachvollziehen können. In Zusammenarbeit mit der Ärztin wird die Lage des Stomas angezeichnet. Dabei wird darauf geachtet, dass das Stoma *auf* (und nicht *in*) einer Bauchfalte sitzen wird, damit die Halteplatten gut haften können. Zu diesem Zweck wird die zukünftige Lage im Stehen und im Sitzen überprüft. Ein Ileostoma oder Kolostoma wird je nach Grunderkrankung und Therapieerfolg vorübergehend oder dauerhaft angelegt. Während der Phase der Wundheilung wird die Stomaversorgung von Pflegefachpersonen oder zertifizierten Stomapflegefachkräften durchgeführt. Anschließend lernen diese die Pflegebedürftigen an.

Informationen zum Zertifikat „Pflegeexperte Stoma, Kontinenz und Wunde" der gleichnamigen Fachgesellschaft unter: www.fgskw.org/bildung.php

Informationen zum Zertifikat „StomaCERT – Fachkraft für Stomapflege" der Firma Coloplast unter: www.coloplast.de/ueber_uns/fort-und-weiterbildung

3.5.2 Beratung und Anleitung

Menschen mit einem Stoma haben häufig Hemmungen in die Öffentlichkeit zu gehen, z.B. weil Mitmenschen der Stomabeutel oder ein Geruch nach Stuhl auffallen könnte. Um diese Sorgen zu mindern, stehen eine Vielzahl diskreter Versorgungssysteme zur Verfügung. Durch punktuelle Nahrungsumstellungen lassen sich Stuhlbeschaffenheit, Geruchsausprägungen wie auch die Neigung zu Blähungen teilweise regulieren.

Stuhlkonsistenz	Neigung zu Blähungen	Geruchsintensität
verfestigend: – gekochte Milch, Kakao, Rote Bete-Saft – Sellerie, gekochte Möhren, gekochte Kartoffeln – geriebener Apfel, Heidelbeeren, Blaubeeren, Bananen – Nüsse – Zwieback, Haferflocken, weißer Reis, Nudeln – Hartkäse	blähungssteigernd: – kohlensäurehaltige Getränke – Hülsenfrüchte, Kohl, Paprika, Zwiebeln, Knoblauch, Pilze – frisches Obst, Birnen, Rhabarber – frisches Brot – Ei und Eiprodukte	geruchsbildend: – Gemüse wie Kohl, Knoblauch, Spargel – Fleisch und Fisch, v. a. geräuchert und gebraten – scharfe Gewürze wie Chili oder schwarzer Pfeffer – Eier und Eiprodukte
verflüssigend: – rohe Milch, Kaffee, Alkohol – Kohl, Hülsenfrüchte, Bohnen, Spinat, Zwiebeln – rohes Obst, getrocknete Pflaumen – scharfe Gewürze	blähungsreduzierend: – Tee (Kümmel, Anis, Fenchel) – Heidelbeer- und Blaubeersaft – Heidelbeeren, Blaubeeren – Kümmel (Gewürz)	geruchsreduzierend: – Heidelbeeren, Blaubeeren, Preiselbeeren – grüner Salat – Petersilie

Tab. 1 Einflüsse von Nahrungsmitteln auf Stuhlbeschaffenheit, -geruch und Blähungsneigung

Der Austausch über das Leben mit einem Stoma in ›**Selbsthilfegruppen**‹ bzw. die Nutzung von **Beratungsstellen** hilft bei der Bewältigung von Ängsten und Problemen.

Selbsthilfegruppe → *S. 568*

Die **Versorgung mit Stomamaterial** zu Hause erfolgt über ein Rezept, welches im Sanitätshaus eingelöst werden kann. Stomaprodukte gehören zu ›Hilfsmitteln‹ und werden von den Krankenkassen erstattet. Die Zuzahlung beträgt monatlich maximal 10,00 Euro. Ausgenommen von der Kassenfinanzierung sind Deodoranzien, die Stuhlgerüche neutralisieren. Entsorgungsbeutel und Kompressen werden nur bei einem neu angelegten Stoma oder bei ärztlich attestierten Hautproblemen von der Kasse übernommen.

Hilfsmittel → *S. 200; 420, Band 1*

3.5.3 Versorgung des Stomas

Die **postoperative Versorgung** des Stomas setzt sich zusammen aus Wundbeobachtung, Wundversorgung der Bauchnaht, Versorgung der Drainagen, Wechsel des Stomabeutels sowie Stuhlableitung. Postoperativ wird ein transparenter Stomabeutel verwendet. Dieser ermöglicht die Wundbeobachtung, ohne den Beutel unnötig lösen zu müssen. Der Stomabeutelwechsel erfolgt bei Bedarf.
Besonders zu beachten ist, dass die Wunde nicht direkt mit Stuhl in Kontakt kommt bzw. falls doch, gründlich gereinigt und desinfiziert wird. Die Wundversorgung der Bauchnaht und der Umgang mit den Drainagen entsprechen der allgemeinen ›postoperativen Wundversorgung‹.

postoperative Wundversorgung → *S. 645, 647, Band 1*

Die Stuhlableitung erfolgt zunächst über einen transparenten Ausstreifbeutel, um Manipulationen so selten wie möglich vornehmen zu müssen. Zu beachten ist dabei, dass der Stuhl aus einem Ileostoma flüssig und sehr aggressiv gegenüber der Haut ist. Der pH-Wert ist stark alkalisch. Es besteht ein hohes Risiko von Hautschädigungen im Bereich des Stomas. Beim Kolostoma ist der Stuhl von breiiger Konsistenz und weniger aggressiv, der pH-Wert ist neutral oder leicht alkalisch.

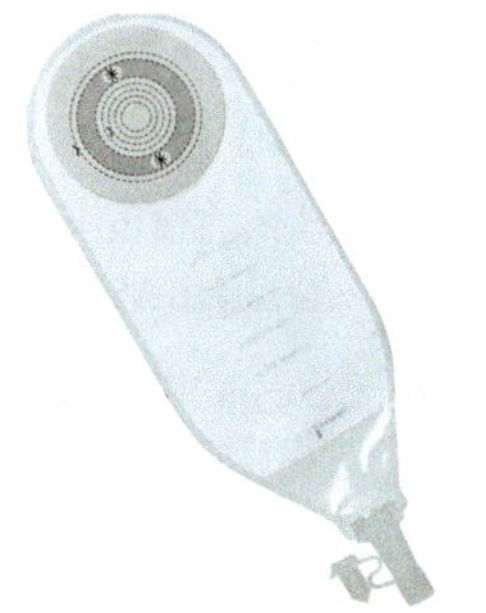

Abb. 2 Einteiliges Stomaset mit Ablassventil

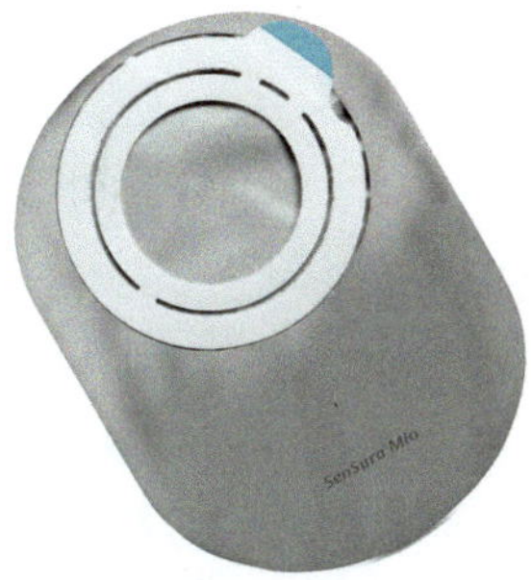

Abb. 3 Zweiteiliges Stomaset, geschlossener Beutel

Nach Abschluss der Wundheilung und Beginn der alleinigen **Stomapflege** stehen verschiedene Möglichkeiten zur Verfügung:

- **einteilige Systeme**, bei denen Basisplatte und Auffangbeutel untrennbar verbunden sind.
- **zweiteilige Systeme**, bei denen Basisplatte und Auffangbeutel getrennt sind.

Die Auffangbeutel müssen entweder als Ganzes gewechselt werden oder haben eine Ausstreiföffnung bzw. ein Ablassventil.
Die Auswahl der individuell geeigneten Stomaversorgung (i.d.R. durch Stomafachkräfte) erfolgt mit Blick auf Art des Stomas, Stuhlbeschaffenheit, die individuellen Fähigkeiten und persönlichen Vorlieben.

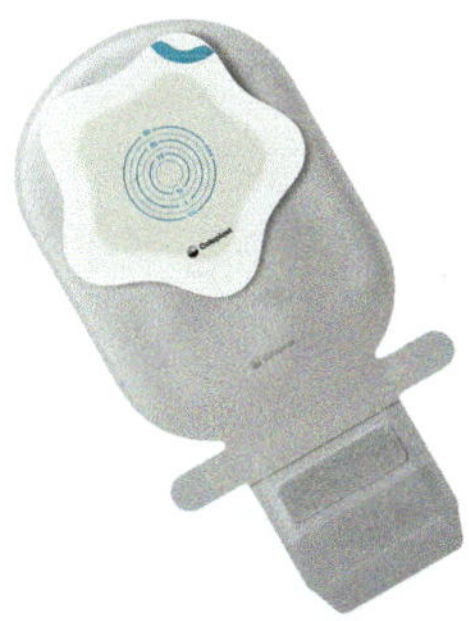

Abb. 4 Einteiliges Stomaset für Kinder, Ausstreifbeutel

REFLEXION | **IMPULS** | LERNORTVERNETZUNG

Welche Systeme zur Stomaversorgung werden an Ihrem Praxisort angewendet? Wer wählt sie aus? Nach welchen Kriterien wird dabei vorgegangen?

Die Betroffenen erlernen die Stomaversorgung schrittweise. Zunächst sehen sie vor einem Spiegel zu, um dann nach und nach die einzelnen Schritte selbst durchzuführen:

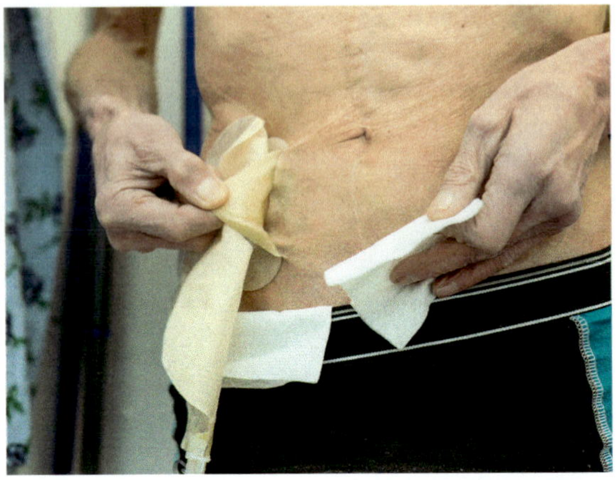

Abb. 1 Ziel der Anleitung ist es, dass Pflegebedürftige das Stoma selbst versorgen.

- Materialien und Abwurf griffbereit hinlegen: frischer Stomabeutel, ggf. Handschuhe, Kompressen zur Reinigung, Schutzcreme, Schere
- vor dem Spiegel handeln
- alten Stomabeutel oder Platte entfernen
- Stoma mit weichem Tuch oder Kompresse und klarem Wasser reinigen
- umliegende Haut mit Hautschutzfilm oder -creme versorgen
- bereits gereizte Hautareale ggf. mit Lokaltherapeutikum versorgen (z.B. Antimykotikum oder Kortison)
- Klebefläche frei von Fetten halten
- Stoma ausmessen und Platte passend ausschneiden, damit möglichst keine Haut von Stuhl gereizt werden kann
- neue Platte aufkleben, bei zweiteiligem System Platte und Beutel zuvor fest einklicken
- Materialien aufräumen

Betroffene Menschen werden lernen, dass ein Stoma nicht schmerzempfindlich ist und problemlos berührt werden kann. Frisch nach der Operation ist es noch etwas geschwollen, was aber nach etwa zwei Monaten abgeklungen sein sollte.

3.5.4 Irrigation

Die Irrigation (Spülung) eines Kolostomas ist eine gute Möglichkeit, die Darmentleerung zu steuern. Menschen mit einem Stoma können sich dadurch ein stuhlgangsfreies Intervall verschaffen, das ihre Lebensqualität deutlich steigert.

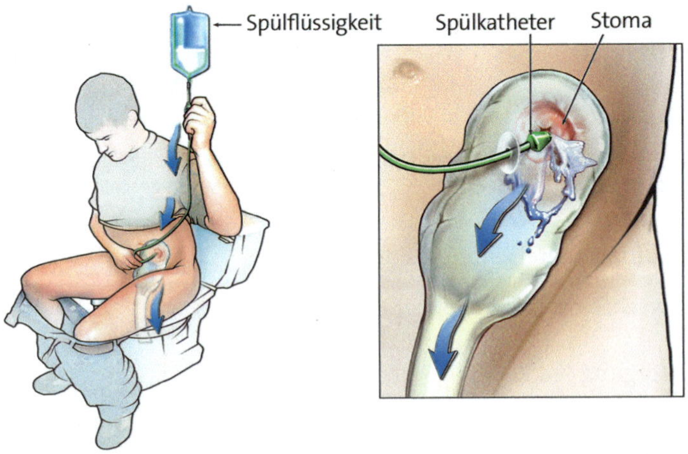

Abb. 2 Selbstständige Spülung eines Kolostomas

Durch Irrigation wird die Stuhlentleerung gezielt eingeleitet. Dadurch wird erreicht, dass die nächste Stuhlentleerung erst in ca. 48 Stunden erfolgt. Dies ermöglicht, in dieser Zeit das Stoma mit einem Kolostomieverschluss oder einer Stomakappe zu verschließen und auf das Tragen des Beutels zu verzichten.

Nach der erfolgten Anleitung und Schulung durch eine Stomafachkraft führen die Pflegebedürftigen die Irrigation selbstständig durch. Die Irrigation kann erst ab dem zweiten postoperativen Monat erfolgen. Das Kolon muss noch ausreichend groß sein und das Stoma sich im Colon descendens befinden. Kontraindikationen sind:

- entzündliche Darmerkrankungen
- Stenosen
- ein schlechter Allgemeinzustand oder Kreislaufprobleme
- aktuelle Radio- oder Chemotherapie

3.6 Pflegerische Maßnahmen bei invasiven Eingriffen durchführen

3.6.1 Pflegerisches Handeln bei Untersuchungen am Harnsystem

Uringewinnung für Laboruntersuchungen

Urinproben werden auf Bakterien, Parasiten, pathologische Zellen und „ortsfremde" Zellen getestet. Sie werden unter ›aseptischen Bedingungen‹ gewonnen. Die pflegerische Tätigkeit umfasst

- das Ausfüllen des Laborscheins,
- die Bereitstellung des Probengefäßes und Anleitung der Pflegebedürftigen,
- ggf. die Unterstützung der Pflegebedürftigen bei der Miktion sowie
- das Entnehmen der Urinprobe.

hygienisches Arbeiten → S. 521

Die Probenentnahme erfolgt direkt aus dem aufgefangenen Urin. Hierzu wird eine sterile Spritze oder ein entsprechendes Urinröhrchen mit Namensaufkleber versehen, mit Urin gefüllt und ins Labor gesendet.

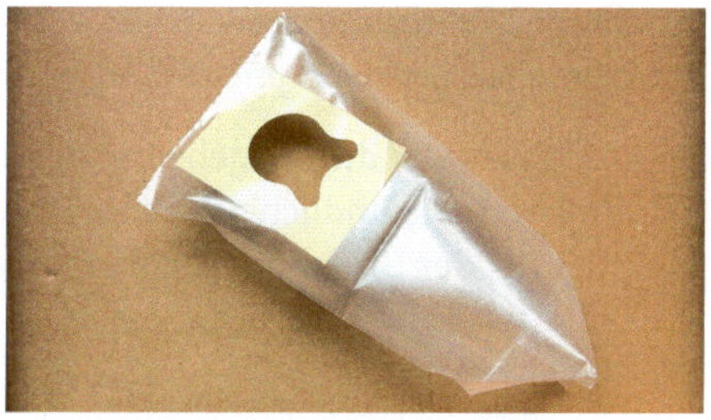

Abb. 3 klebbarer Urinauffangbeutel

Die Uringewinnung erfolgt bei Neugeborenen und Säuglingen bzw. Kindern, die noch nicht aufs Töpfchen gehen, über einen klebbaren Auffangbeutel. Notwendig ist die Uringewinnung z.B. für den Suchtest nach ›Phenylketonurie (PKU)‹.
Bei der Anwendung der Urinbeutel empfiehlt sich folgendes Vorgehen:

- Reinigung des Intimbereiches
- Aufkleben des Beutels, je nach Geschlecht unterschiedlich
- Anlegen der Windel und Ankleiden des Kindes
- das Kind reichlich trinken lassen, um die Urinproduktion anzuregen
- nach ca. 30 Minuten kann kontrolliert werden, ob bereits uriniert wurde
- nach Erfolg den Urin unter aseptischen Bedingungen für die Probe entnehmen

Phenylketonurie
erblich bedingte Störung des Aminosäurestoffwechsels; dadurch kann das hirnschädigende Enzym Phenylalanin nicht abgebaut werden

Bei einer bakteriologischen Untersuchung mithilfe von **Eintauchnährböden** (z.B. Uricult®, UrinAX, Urotube) können sich Harnwegsinfektionen nachweisen lassen. Dabei wird die Keimzahl im Urin bestimmt sowie Erreger nachgewiesen. Das Trägermedium wird kurz in den aufgefangenen Urin eingetaucht und unverzüglich zum auswertenden Labor transportiert oder ggf. in einem Brutschrank bei 36 °C für maximal 24 Stunden bebrütet. Wächst auf dem Nährboden eine Bakterienkultur, werden im Labor eine Keimidentifizierung und ›Resistenzbestimmung‹ vorgenommen.

Resistenzbestimmung
Überprüfung der Widerstandsfähigkeit von Bakterien gegenüber verschiedenen Antibiotika

Mit Hilfe von **Teststreifen** können verschiedene Untersuchungen wie Schwangerschaftsnachweis, Legionellen- und Pneumokokkennachweis, Drogenschnelltest oder ›Urinstatus‹ auch vor Ort vorgenommen werden. Hierzu wird der Urinteststreifen mit Urin benetzt, laut Herstellerangaben bzw. aufgedruckter Legende das Ergebnis abgelesen und dokumentiert. Bei pathologischen Veränderungen muss sofort ärztliches Personal informiert werden.

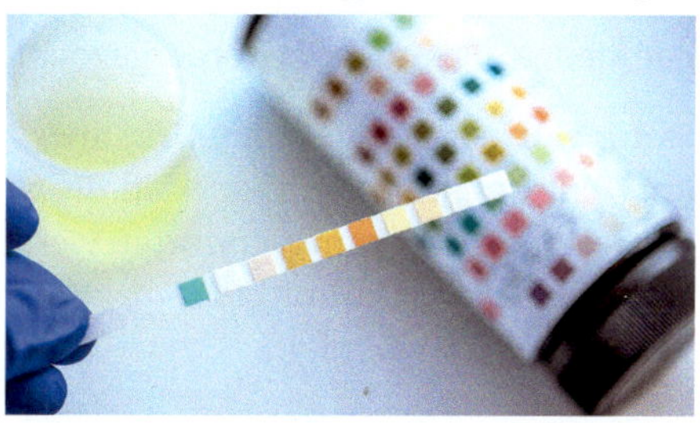

Abb. 4 Urinteststreifen

Urinstatus
unspezifisches Testverfahren zur Ermittlung von Infektionen und Blutungen im Urogenitalbereich; Parameter wie Glukose, Erythrozyten, Protein, Bilirubin, pH-Wert u.a.

Man unterscheidet bei der Urinprobengewinnung zwei Entnahmemöglichkeiten:
- **Nichtinvasive Urinprobengewinnung:** Spontanurin, Mittelstrahlurin, Morgenurin, Stundenurin, Sammelurin
- **Invasive Probengewinnung:** Katheterurin, Blasenpunktionsurin

Der unter normalen Umständen ausgeschiedene Urin wird **Spontanurin** genannt. Er kann zu jeder Tageszeit aufgefangen und für eine Untersuchung vorbereitet werden.

Bei der Untersuchung des **Mittelstrahlurins** wird bei spontaner Urinausscheidung der erste Teil des Urinstrahls verworfen, da er eine große Menge abgestorbener Hautzellen und Bakterien ausspült, die sich außerhalb der Blase befinden. Der Mittelstrahlurin enthält dann nur noch die Bestandteile des reinen Urins. Es werden folgende Materialien vorbereitet:
- Becher
- Schleimhautdesinfektionsmittel
- Materialien zur Intimpflege

Im Anschluss wird die Pflegebedürftige zu folgenden Handlungsschritten angeleitet:
- Intimbereich gründlich waschen (lassen)
- ersten Teil des Urinstrahles ablaufen lassen
- benötigte Urinmenge auffangen
- Rest ablaufen lassen
- Intimpflege ermöglichen
- Probe in Urinröhrchen abfüllen

Bei einer geplanten bakteriologischen Untersuchung wird der Intimbereich vor der Probennahme desinfiziert und ein steriles Auffanggefäß benutzt.

Der **Morgenurin** ist der erste Urin nach der Nacht und wird für Hormonkonzentrationsbestimmungen benötigt (z.B. Schwangerschaftstest). Er wird genauso wie der Mittelstrahlurin gewonnen. Durch die relative Durstphase über Nacht entsteht ein konzentrierter Urin, in dem Hormone und andere Bestandteile des Urins besser nachzuweisen sind.

Der **Stundenurin** ermöglicht eine Aussage über die Urinproduktion und den Urinabfluss innerhalb einer Stunde:
- nach schweren Operationen
- nach Organversagen (z.B. Nierenversagen, Kreislaufversagen)
- nach Entgleisungen des Hormonhaushaltes oder des Stoffwechsels

Der Stundenurin wird mittels eines Blasenverweilkatheters mit speziellem Auffangsystem (Urimeter) aufgefangen. Stündlich wird die produzierte Menge abgelesen, dokumentiert und danach in den Sammelbeutel entlassen. Als Richtwert der Stundenmenge gilt 1 ml je kg Körpergewicht.

Sammelurin ist der gesamte Urin über 24 Stunden, aus dem nach Ablauf der Sammlung eine Probe entnommen wird, die zur Untersuchung an das Labor geschickt wird. Der restliche Urin kann verworfen werden. Neben der Messung der Urintagesmenge können auch die Gesamtkonzentrationen an Harnstoff, Eiweiß, Hormonen und Kreatinin bestimmt werden.

Materialien:
- 2 l-Gefäß zum Sammeln
- Steckbecken oder Urinflasche zum Auffangen
- 20 ml Spritze zur Probenentnahme
- Röhrchen für das Labor mit Namensaufkleber
- Spatel zum Umrühren

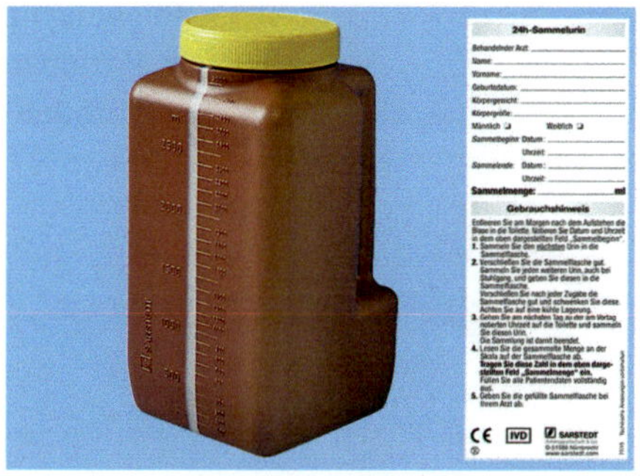

Abb. 1 Sammelbehälter für 24-Stunden-Urin mit Klebezettel zur Beschriftung

Vorgehen:
Der Urin wird über 24 h aufgefangen und in einem ausreichend großen Behältnis (2 l Volumen) mit Deckel gesammelt. Die Pflegebedürftige entleert vor Sammelbeginn die Blase, notiert sich die Uhrzeit und beginnt mit der Sammelphase. Danach wird über 24 Stunden bei jedem Toilettengang der Urin aufgefangen. Vor Ablauf der Zeit sollte die Pflegebedürftige letztmalig für die Sammlung die Blase entleeren.
Mobile Pflegebedürftige erhalten ein eigenes Sammelgefäß in der Toilette und werden entsprechend informiert. Bei immobilen Pflegebedürftigen wird im unreinen Arbeitsraum der Urin durch das Pflegepersonal gesammelt.
Ins Labor geht nur eine geringe Menge (5–20 ml). Vor Entnahme dieser Probe muss der gesamte Urin umgerührt werden, damit die Konzentration der enthaltenen Stoffe an allen Stellen des Gefäßes gleich ist und die entnommene Probe eine repräsentative Auswahl darstellt. Die Gesamturinmenge wird auf dem Laborschein vermerkt.

Restharnbestimmung
Bei der Restharnbestimmung wird ermittelt, wie viel Harn in der Harnblase nach einer willkürlichen Miktion zurückbleibt. Normal sind unter 50 ml. Werte zwischen 100 und 200 ml werden als pathologisch eingestuft. Mit tragbaren Ultraschallgeräten kann die Untersuchung mobil durchgeführt werden. Der Restharn kann auch mittels eines Harnblasenkatheters bestimmt werden. Da es sich um eine invasive Methode handelt, sollte sie nur in Ausnahmefällen angewendet werden.

Digitalisierung
Wie verbreitet sind digitale Hilfsmittel zur Urinuntersuchung?

Uroflowmetrie
Die Uroflowmetrie ist eine Harnstrahlanalyse, bei der die Harnmenge pro Zeiteinheit (ml/s) gemessen wird und gehört zur Diagnostik von ›Blasenentleerungsstörungen‹. Die Untersuchung ist nichtinvasiv und schmerzfrei. Der Pflegebedürftige uriniert in den Trichter eines Messgerätes, ein Messfühler an der Trichterspitze bestimmt die Harnmenge. Das Ergebnis wird grafisch aufgezeichnet. Wichtig ist, dass der Pflegebedürftige vor der Untersuchung eine gut gefüllte Harnblase hat; ggf. sollte er zusätzlich zusätzliche Trinken. Die Miktionsportion sollte mindestens 150 ml betragen, um aussagekräftige Werte zu erhalten.

Blasenentleerungsstörung → *S. 182*

Assistenz bei Zystoskopie und Ureteroskopie
Zystoskopie (Blasenspiegelung) und Ureteroskopie (Harnleiterspiegelung) sind endoskopische Verfahren, die unter aseptischen Bedingungen erfolgen. Pflegefachpersonen führen die Vorbereitung und Nachsorge auf der Station durch. Wird die Untersuchung ambulant durchgeführt, erfolgen die Vorbereitung und Nachsorge im jeweiligen Behandlungszentrum. Bei der Zystoskopie ist eine lokale Anästhesie der Harnröhre ausreichend. Ureteroskopie bzw. weiterführend Ureterorenoskopie (Harnleiter- und Nierenspiegelung) erfolgen in Vollnarkose oder mittels ›Spinal- bzw. Periduralanästhesie‹. Beide Verfahren können sowohl zur Therapie (z. B. bei Harnleiterverengungen, Harnleiter-/Nierensteinentfernung) als auch Diagnostik (z. B. Abklären von Hämaturie, Tumordiagnostik) eingesetzt werden.

Anästhesieverfahren → *S. 630, Band 1*

Pflegefachpersonen haben im Rahmen einer Zystoskopie folgende Aufgaben:

Dysurie → S. 182

- Prüfen der Patientenakte auf Vollständigkeit
- Vorbereitung und ggf. Durchführung der Blutentnahme (Gerinnungswerte, Nierenwerte), Bestimmung des Urinstatus
- Informieren und Beruhigen der Pflegebedürftigen. Die Untersuchung ist trotz der lokalen Anästhesie schmerzhaft und Pflegebedürftige haben häufig Angst davor. Nach der Untersuchung kann es zum Brennen beim Wasserlassen (›Dysurie‹) kommen
- der Pflegebedürftigen auf den urologischen Tisch helfen, Positionierung in Steinschnittlage (Abb. 1)
- Assistenz bei der Untersuchung, Anreichen von Material und Instrumenten
- Unterstützung bei Verlassen des Untersuchungstisches
- Dokumentation und Desinfizierung der Untersuchungsmaterialien
- nach Periduralanästhesie über Bettruhe informieren (Sturzgefahr!)
- nach der Untersuchung Maßnahmen der ›Zystitisprophylaxe‹ durchführen

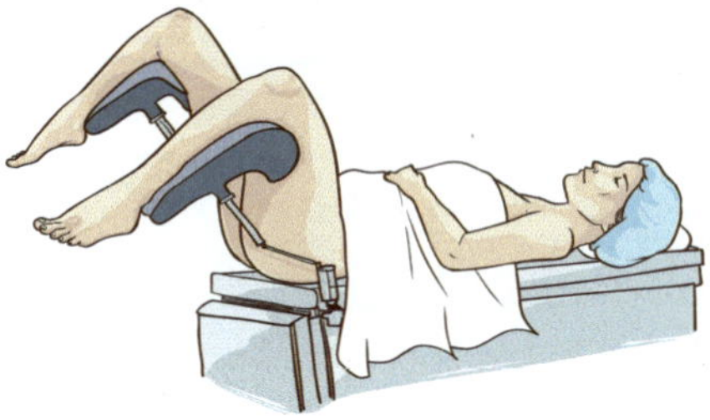

Abb. 1 Positionierung in Steinschnittlage zur Zystoskopie

Zystitisprophylaxe → S. 206

3.6.2 Pflegemaßnahmen im Zusammenhang mit Dialyse

Nierenversagen → S. 272

Dialyse ist die Nierenersatztherapie, die beim akuten und chronischen ›Nierenversagen‹ zur Anwendung kommt. Mit der „Blutwäsche“ oder „künstlichen Niere“ sollen ausscheidungspflichtige Substanzen aus dem Körper gespült werden, wenn die Nieren dies krankheitsbedingt nicht mehr können. Je nach Therapiezeitpunkt und Grunderkrankung stehen verschiedene Gefäßzugänge und Verfahren zur Verfügung.

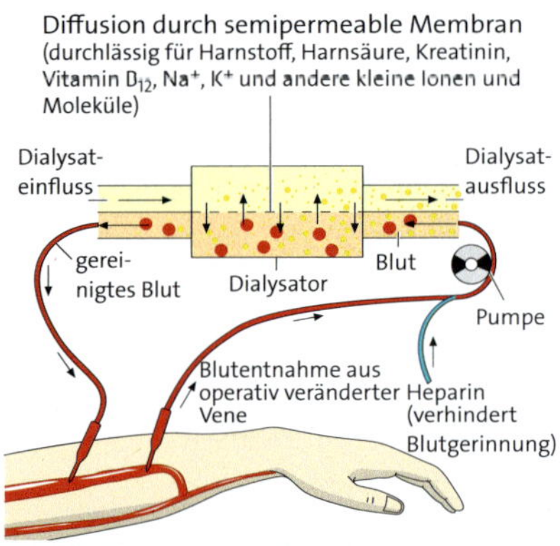

Abb. 2 Prinzip der Hämodialyse, hier an einem Shuntarm

Dialysezugang	Dialyseverfahren
Shunt operativ angelegte Verbindung zwischen Armarterie und Armvene, der für Langzeitdialysen genutzt wird; wird für den jeweiligen Dialysedurchlauf mit zwei großen Nadeln angestochen und mit dem Dialysator verbunden	**Hämodialyse (HD)** Dialyseverfahren für vier bis fünf Stunden, dreimal in der Woche
Shaldon-Katheter zentralvenös platzierter Dialysekatheter, der für kurzfristige oder überbrückende Dialysen genutzt wird; benannt nach dem schottischen Nephrologen Stanley Shaldon	**Peritonealdialyse (PD)** mittels operativ angelegten kleinen Katheters; das Bauchfell dient als filtrierende Membran; kann von Pflegebedürftigen selbstständig durchgeführt werden; geringerer Effekt als bei maschineller Dialyse
Demers-Katheter (Vorhofkatheter) über zentralvenöses Blutgefäß eingebrachter großlumiger Katheter, der mit der Spitze im rechten Herzvorhof liegt; bei langzeitdialysepflichtigen Pflegebedürftigen mit schlechtem Gefäßzustand und der fehlenden Möglichkeit einen Shunt anzulegen; benannt nach dem Darmstädter Nephrologen H.-G. Demers	**Hämofiltration** mehr Flüssigkeitsentzug als Blutreinigung, kreislaufschonend, meist im Intensivbereich über 24 h und länger im Einsatz
	Hämodiafiltration (HDF) Kombination aus Hämodialyse und Hämofiltration, als Langzeitverfahren bei chronischer Niereninsuffizienz
	Hämoperfusion (HP) Entgiftungsverfahren (keine Nierenersatztherapie), bei dem Blut durch eine „Adsorbersäule“ geschleust und mit Aktivkohle oder Austauschharzen in Kontakt gebracht wird. Bei akuter Vergiftung mit Substanzen, die HD- und HDF-Verfahren nicht genügend eliminieren können (z. B. Insektizide, Pilze, Medikamente).

Tab. 1 Gefäßzugänge und Dialyseverfahren

Pflegerische Aufgaben im Zusammenhang mit **Hämodialyse** sind:

- auf Komplikationen achten wie Blutungen (bei ›Heparingabe‹), Infektionen, Blutdruckabfall und allergische Reaktionen
- den Shunt regelmäßig auf Durchgängigkeit testen; beim Abhören mit dem Stethoskop sind typische Strömungsgeräusche zu hören; auch kann das Pulsieren des Shunts mit bloßem Auge gesehen oder mit dem Finger ertastet werden
- Shuntpflege: Der Shunt wird mit Seife und Wasser gereinigt und an dialysefreien Tagen erfolgt die Hautpflege mit Creme. Der Shuntarm muss vor Verletzungen geschützt werden, er darf auch nicht starker Sonneneinstrahlung ausgesetzt sein, damit kein Sonnenbrand entsteht. Starke Belastung durch schweres Tragen oder Verschmutzungen durch bspw. Gartenarbeit müssen ebenfalls vermieden werden. **Am Shuntarm dürfen keine Manipulationen stattfinden, wie z.B. Blutdruckmessung oder Blutentnahme.**
- Katheterpflege: Die Einstichstelle wird regelmäßig auf ›Entzündungszeichen‹ kontrolliert, der Verbandwechsel nach Katheteranlage erfolgt nach 48 h, bei Bedarf auch früher. Intakte transparente Folienverbände können anschließend bis zu sieben Tage verbleiben.
- Der elastische Schutzverband verbleibt bis zu 24 Stunden nach der Dialyse auf der Punktionsstelle.
- ggf. bei ›Ernährungsberatung‹ unterstützen

Heparin → S. 428

Entzündungszeichen → S. 114

Diätetik → S. 282

Die drei gängigsten Verfahren der **Peritonealdialyse (PD)** sind:

- die kontinuierlich ambulante Peritonealdialyse (CAPD)
  - Bei der CAPD (Abb. 3) dialysiert sich der Pflegebedürftige zu Hause selbstständig alle vier Stunden, mit einem längeren Pausenintervall in der Nacht. Die Eingabe der Spüllösung erfolgt über Schwerkraft, durch Anheben des Beutels (etwa zehn Minuten) und dem Absenken (etwa 10 bis 15 Minuten).
- die automatische Peritonealdialyse (APD)
  - Bei der APD wird der Beutelwechsel automatisch von einem Cycler vorgenommen. Die durch das behandelnde Dialysezentrum vorgegebenen Werte beziehen sich auf die Anzahl der Wechsel, die Verweilzeit sowie die Menge der Spüllösung. Die Behandlung findet nachts statt. Der Pflegebedürftige kann dadurch weitgehend störungsfrei seiner Tagesroutine nachgehen.
- die intermittierende Peritonealdialyse (IPD)
  - Im palliativen Setting wird bei fehlender Fähigkeit zur Hämodialyse oder anderen PD-Verfahren auf die intermittierende Peritonealdialyse zurückgegriffen. Diese findet meist in einem Dialysezentrum (aber auch im Wohnheim) , an drei Tagen in der Woche für sechs bis zwölf Stunden statt. Der Beutelwechsel erfolgt automatisiert über einen Cycler.

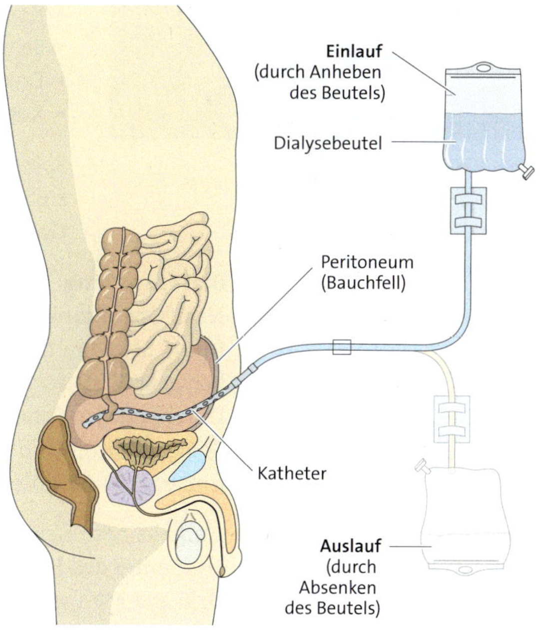

Abb. 3 Prinzip der Peritonealdialyse (hier: CAPD-Verfahren)

Bei allen PD-Verfahren steht anfänglich die Anleitung zur selbstständigen Durchführung im Vordergrund. Im Verlauf ist die Kathetereintrittsstelle regelmäßig auf Entzündungszeichen zu kontrollieren. Dialysepflichtige Menschen neigen zu trockener und rissiger Haut, die damit eine gute Angriffsfläche für Hautkeime bietet. Eine schwere bis lebensgefährliche Komplikation ist eine ›Peritonitis‹.

Peritonitis
Bauchfellentzündung

Hypospadie
griech. hypo = unten, spadon = Spalte
urogenitale Fehlbildung bei Jungen; die Harnröhre ist gespalten und mündet nicht an der Penisspitze, sondern an der Unterseite des Penis

3.6.3 Prä- und postoperative Pflege bei Eingriffen am Harnsystem

Typische urologische Eingriffe betreffen
- die (teilweise) Entfernung urologischer Organe (z. B. Niere, Prostata, Harnblase),
- die Nierentransplantation
- die Harnumleitung (z. B. Urostomaanlage) sowie
- die Korrektur urogenitaler Fehlbildungen im Kindesalter (z. B. ›Hypospadie‹, Harnleiteranomalien)

präoperative Vorbereitung → S. 632, Band 1

Neben den ›allgemeinen **präoperativen** Vorbereitungen‹ wie Blutentnahme, Dokumentenmanagement und Unterstützung der zu pflegenden Menschen beim Entkleiden und Ablegen von Schmuck, Zahnprothese u. Ä. am OP-Tag kann es Maßnahmen geben, die einrichtungsintern geregelt sind (z. B. Haarentfernung, Nahrungskarenz).

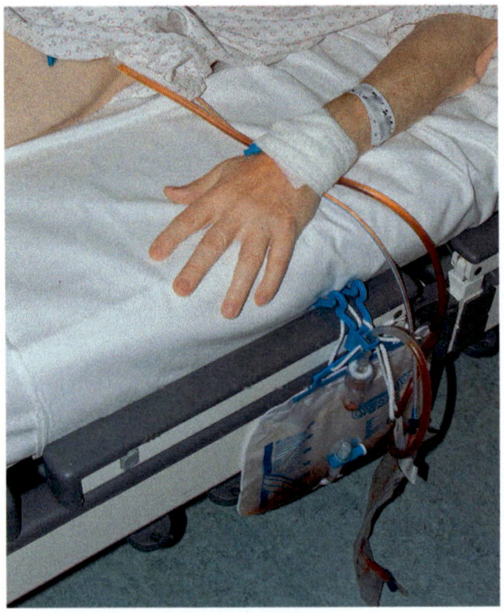

Abb. 1 Hämaturie postoperativ

Die allgemeinen **postoperativen** Maßnahmen umfassen:
- Vitalzeichenkontrolle
- Beobachtung des Urins auf Beimengungen; da das Operationsgebiet die Harnorgane betrifft, sind oft Beimengungen (z. B. Blut, Abb. 1) im Urin vorhanden
- Überwachung auf Komplikationen, v. a. Blutung und Infektion
- Pflege des Blasenverweilkatheters oder anderer Ableitungssysteme und Drainagen
- Kontrolle, Wechsel des Wundverbandes
- Schmerzmanagement
- Dokumentation
- Kostaufbau entsprechend dem Anästhesieverfahren

Spezielle postoperative Maßnahmen bei urologischen Eingriffen sind z. B. das Management der **Blasenspülung** und der Umgang mit einem **Urostoma**.

Blasenspülung

Spülkatheter → S. 195

Nach Operationen an der Harnblase und der Prostata wird über einen ›Spülkatheter‹ für 48 Stunden die Harnblase mit isotoner Kochsalzlösung (NaCl 0,9 %) kontinuierlich gespült. Direkt nach der Operation erfolgt die Spülung bei maximal geöffnetem Durchlauf (im Schuss), sobald der Urin klar ist, wird der Durchfluss verringert. Die Spülung erfolgt i. d. R. über einen dreilumigen Katheter: Einlauf, Ablauf, Blockung (mit ca. 100 ml isotoner Kochsalzlösung).

Aufgabe der Pflegenden ist es, sowohl die Spüllösung zu erneuern als auch den Ablaufbeutel des Blasenverweilkatheters zu leeren, die Mischung aus Spüllösung und Urin auf Menge, Farbe, Beimengungen zu beobachten und dies zu dokumentieren. Die ablaufende Flüssigkeit ist zunächst blutig, da die Wundfläche durch die Spülung gereinigt wird. Zum Ende der Spülung sollte die ablaufende Flüssigkeit klar und unblutig sein. Es erfolgt eine Flüssigkeitsbilanzierung und zusätzlich die Kontrolle des Bauchumfanges vor der Operation als Vergleichswert und postoperativ bei positiver Flüssigkeitsbilanz, um Komplikationen frühzeitig zu erkennen. Spülflüssigkeit könnte über intraoperative Verletzungen in die Bauchhöhle gelangen.

Umgang mit Pouch und Urostoma

Pouch und Urostoma sind künstliche Harnabflussmöglichkeiten über die Bauchwand.

Ein **Pouch** ist ein Urin-Reservoir mit einem Ventilmechanismus aus körpereignem Gewebe. Meist wird er aus dem Blinddarm gebildet, dessen ›Bauhin-Klappe‹ als Ventil dient. Häufig liegt die Öffnung aus praktischen und ästhetischen Gründen im Bauchnabel.

Darm → S. 246

Der Pouch ist ein kontinenter Ersatz für die Harnblase. Die Entleerung erfolgt regelmäßig mit Hilfe eines Einmalkatheters. Voraussetzung zur selbständigen Urinentleerung ist, dass der Pflegebedürftige in der Lage ist, sich zu katheterisieren und dass er die notwendige Sehkraft und Fingerfertigkeit dafür hat. Pouches können in ähnlicher Weise nach der operativen Versorgung bei schweren Darmerkrankungen im Anusbereich für die Wiedererlangung der Stuhlkontinenz angelegt werden.

Das **Urostoma** wird aus Dünndarmgewebe gebildet, dabei handelt es sich um ein stillgelegtes Stück Dünndarm, welches die Verbindung zwischen den Harnleitern und der Bauchwand darstellt (Abb. 2). Dieses ›Ileumkonduit‹ ist nicht in der Lage Urin zu speichern oder gezielt abzugeben. Aus diesem Grund fließt über das Urostoma kontinuierlich Urin ab. Das Urostoma wird ähnlich wie ein Stoma des Darms mit einem aufzuklebenden Ablaufbeutel versorgt. Beutel und Klebeplatte können getrennt und der Beutel kann unabhängig von der Platte gewechselt werden.

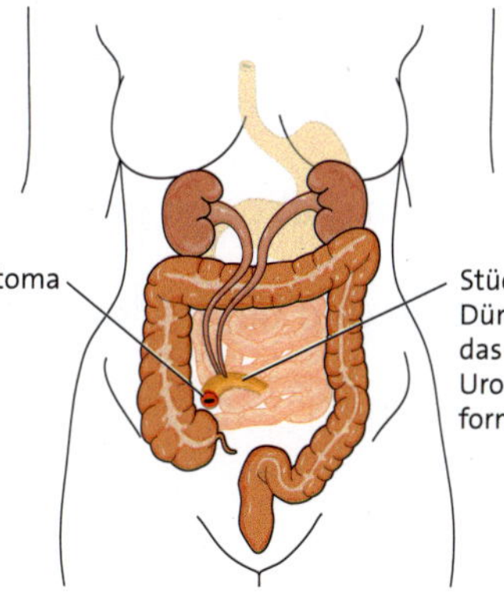

Abb. 2 Urostoma

Ileumkonduit → S. 186

Direkt nach der operativen Anlage ist es nicht möglich, die Platte dicht auf die Haut aufzubringen; die Umgebung wird mit saugfähigen Materialien abgedeckt. Nachdem das Wundgebiet abgeschwollen ist, ist das Ablaufsystem dicht aufklebbar und der Urin kann sicher im Ablaufbeutel gesammelt werden. Der Ablaufbeutel wird täglich gewechselt. Der Wechsel der Platte erfolgt alle zwei bis vier Tage.

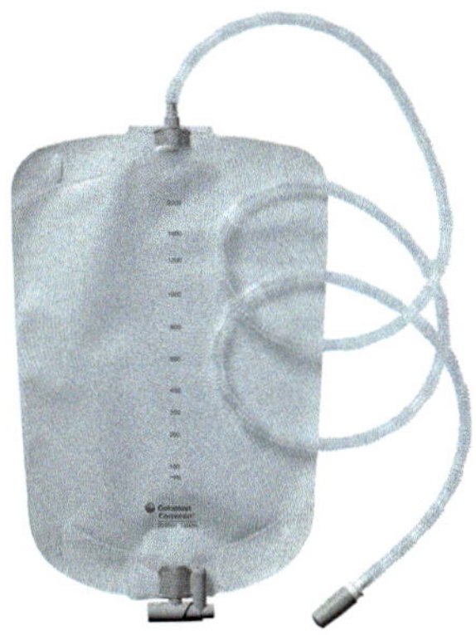

Abb. 3 Urostoma-Nachtbeutel

Es stehen verschiedene Systeme zum Auffangen des Urins zur Verfügung. Diese können durchsichtig sein, um postoperativ den Urin gut beurteilen zu können oder in diskreten Farben gehalten sein, um im späteren Verlauf unauffälliger getragen zu werden. Die Oberfläche kann textil sein, um das Traggefühl zu verbessern. Der Urostomabeutel hat ein Auslassventil, ähnlich wie beim Ableitungssystem von Blasenverweilkathetern. Zweikammerbeutel bieten mehr Sicherheit für die Nacht. Da ein Urostoma sehr exakt und dicht auf die Bauchwand aufgebracht werden muss, stehen verschiedene Varianten der Halteplatten zur Verfügung. Ein wichtiges Merkmal der Platten ist ihre Flexibilität.

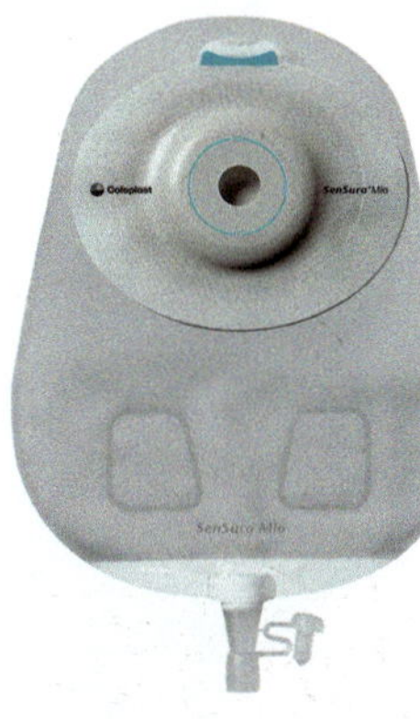

Abb. 4 Urostoma-Mehrkammer-Beutel

B Ernährung, Stoffwechsel und Ausscheidung

II Zusammenhänge verstehen

I Phänomene und pflegerische Handlungen

1 Ernährung und Kultur

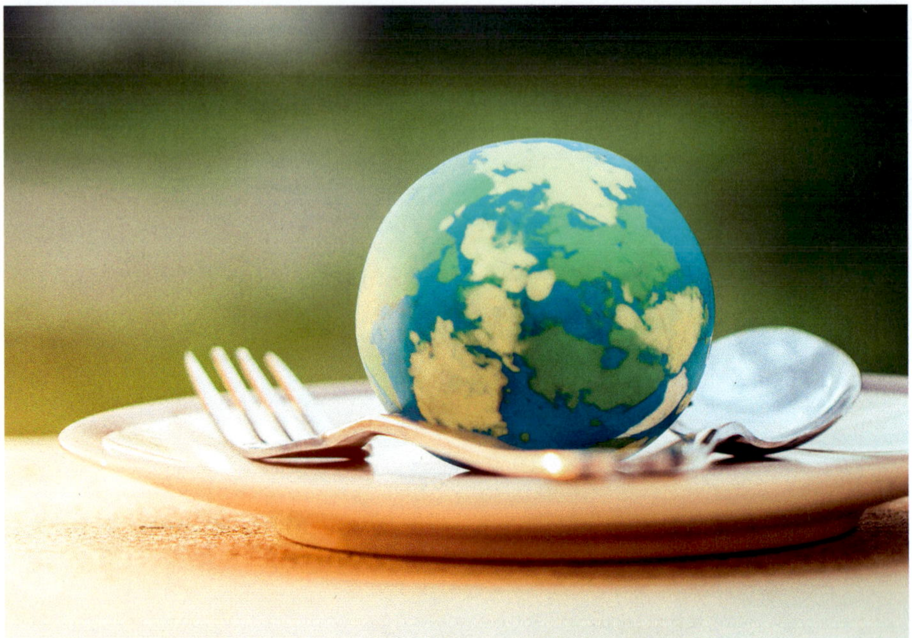

Abb. 1 Essgewohnheiten und -rituale sind kulturell und biografisch geprägt.

1.1 Kultureller Einfluss auf die Ernährung

In den letzten Jahrzehnten haben in Deutschland internationale Gerichte die heimische Küche bereichert: Pizza und Pasta stehen heute ebenso selbstverständlich auf dem Speiseplan wie Lammcurry oder Sushi. Dennoch haben sich regionale Gerichte erhalten und insbesondere ältere Menschen freuen sich über Gerichte aus der klassischen deutschen Küche, mit der sie groß geworden sind. Dies gilt natürlich auch für Menschen mit Migrationshintergrund: Auch ihre Essgewohnheiten sind sowohl regional als auch durch fremde Einflüsse geprägt.

Die Bedeutung, die dem Essen und Trinken zugemessen wird, ist auch abhängig von materiellen bzw. sozialstrukturellen Bedingungen. Sind Nahrungsmittel knapp und/oder die Menschen arm, setzt sich ihre Nahrung aus hochkalorischen Lebensmitteln zusammen, um möglichst viele Kalorien für wenig Geld zu erhalten. Je reicher eine Gesellschaft bzw. ein Haushalt ist, umso mehr Wert wird auf Genuss gelegt und Geld dafür ausgegeben. Die Auswahl der Nahrungsmittel orientiert sich dann eher am Geschmack und an der Herkunft als an ihrer Kalorienzahl, es werden vermehrt Bioprodukte gekauft und Discounterprodukte gemieden. Die Ernährung ist also auch Ausdruck eines Lebensstils.

REFLEXION **IMPULS** LERNORTVERNETZUNG

Informieren Sie sich über traditionelle Gerichte in den verschiedenen Regionen Deutschlands. Welche Gerichte würden die Bewohner eines Seniorenheims in Ihrer Region besonders erfreuen?

1.1.1 Regionale Einflüsse auf Ernährungsgewohnheiten

Je nach Region unterscheiden sich die Ernährungsgewohnheiten. Für viele Menschen sind die typischen Gerichte ihrer Heimatregion, die sie in ihrer Kindheit erlebt haben, prägend und mit positiven Erinnerungen verbunden. Für Pflegende in Einrichtungen der ›stationären Langzeitpflege‹ ist das Wissen um diese Gewohnheiten von Vorteil, um ihren Klienten einen angenehmen Aufenthalt in der Einrichtung zu ermöglichen. Im Rahmen der ›Biografiearbeit‹ werden die individuellen Ernährungsgewohnheiten erfasst.

stationäre Langzeitpflege → *S. 170, Band 1*

Biografiearbeit → *S. 403, Band 1*

Viele Regionen Deutschlands haben typische Gerichte, die besonders dort zu finden sind. Deutliche Unterschiede lassen sich zwischen der norddeutschen und süddeutschen Küche feststellen. In der norddeutschen Küche wird viel Fisch zubereitet und in der süddeutschen eher Weißmehlprodukte verwendet.

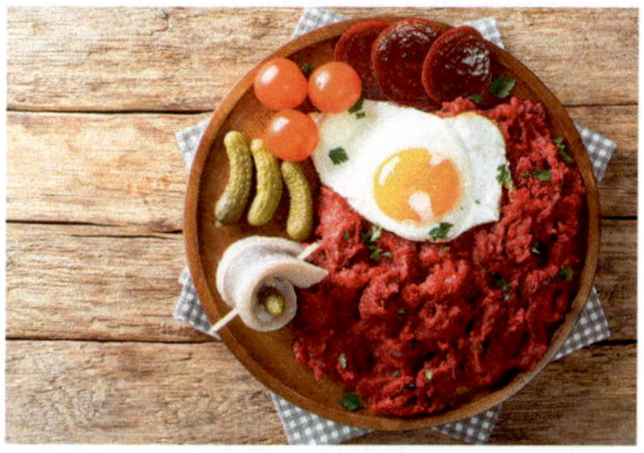

Abb. 2 Hamburg: z. B. Labskaus (besteht u. a. aus Kartoffeln, Rote Bete und Rindfleisch), wird oft zu Hering gegessen

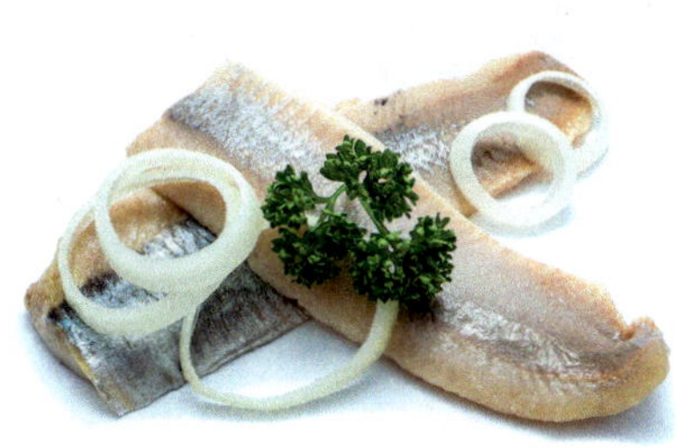

Abb. 3 Friesland / Küste: z. B. Matjes

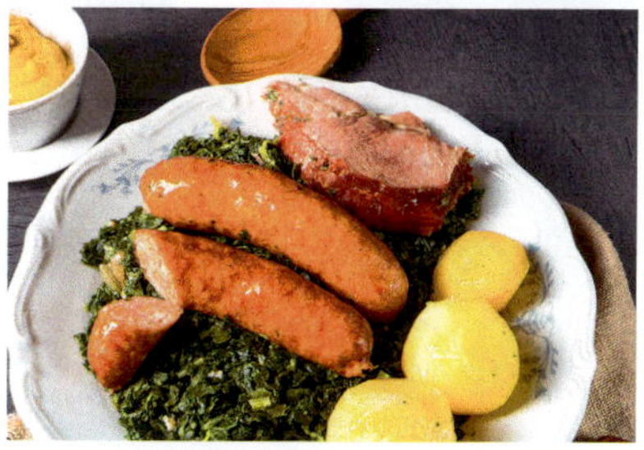

Abb. 4 Norddeutschland: z. B. Birne, Bohnen und Speck, Linseneintopf, Pinkel mit Grünkohl (Abb.)

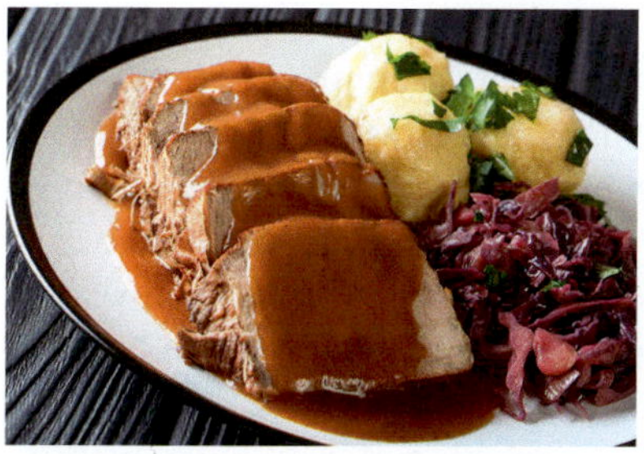

Abb. 5 Rheinland: z. B. Sauerbraten

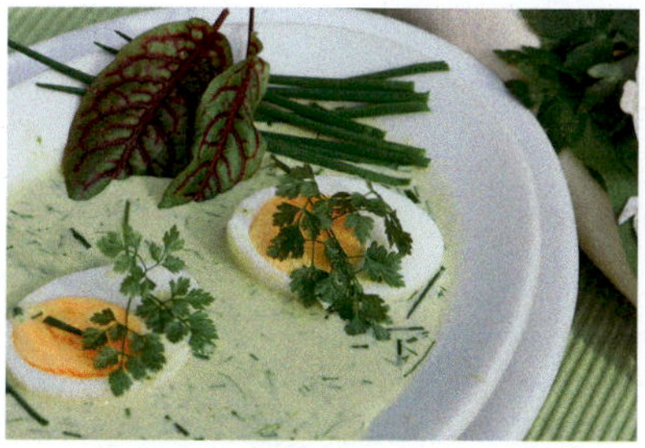

Abb. 6 Frankfurt am Main: z. B. Grüne Soße

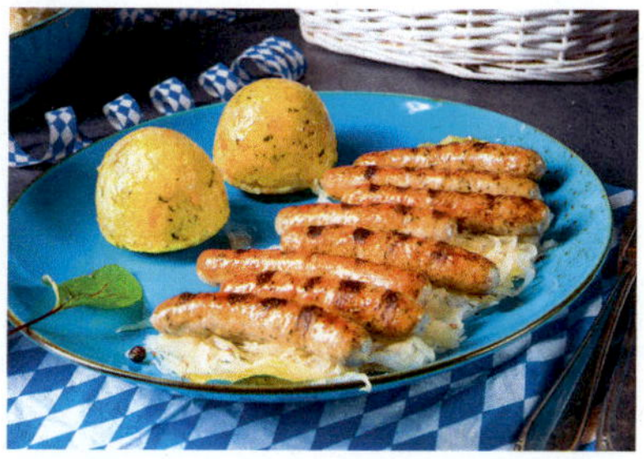

Abb. 7 Thüringen: z. B. Bratwurst, Klöße

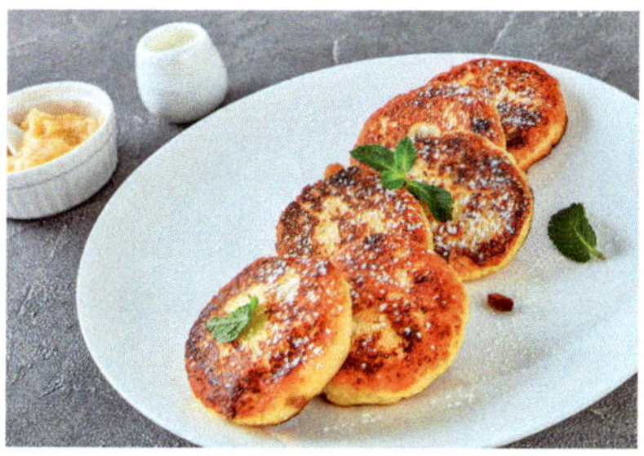

Abb. 8 Sachsen: z. B. Sächsischer Apfelkuchen, Christstollen, Quarkkeulchen (Abb.), Pellkartoffeln mit Quark

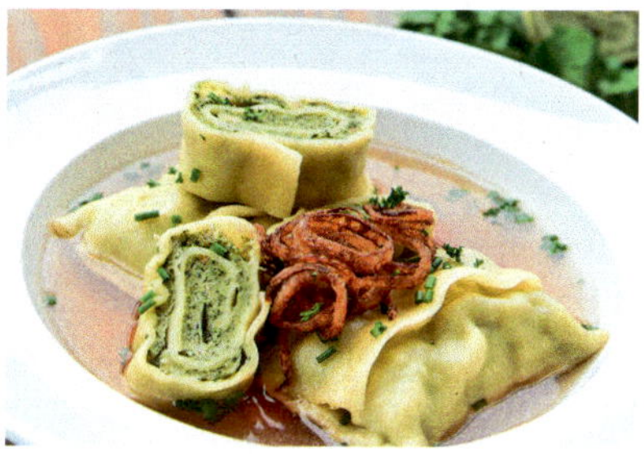

Abb. 9 Schwaben: z. B. Käsespätzle, Maultaschen (Abb.)

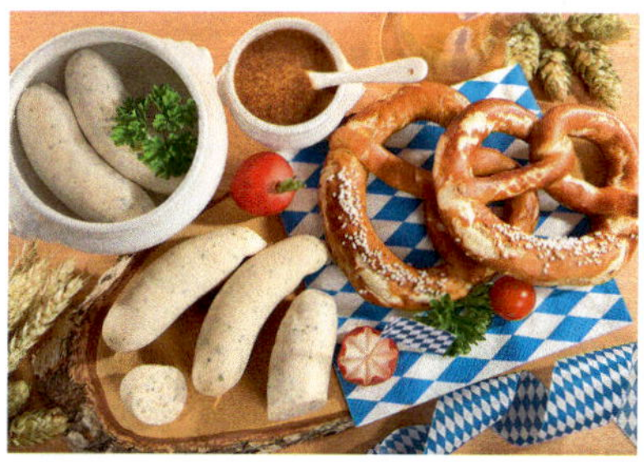

Abb. 10 Bayern: z. B. Weißwurst mit Laugenbrezel und Weizenbier (Abb.), Obatzda, Leberkäs

1.1.2 Soziale und psychische Aspekte des Essens

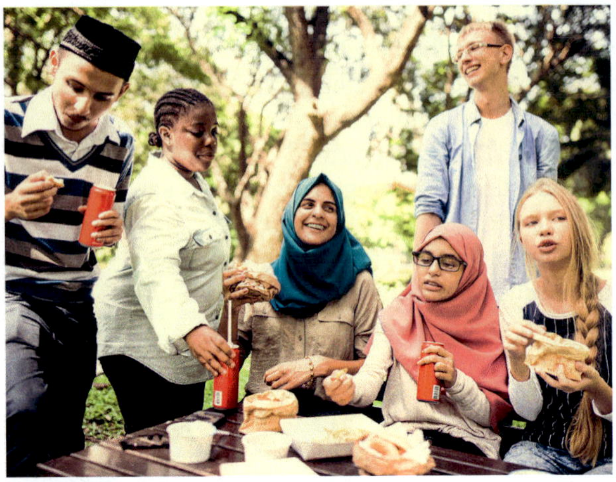

Abb. 1 Gemeinsames Essen stärkt das Gemeinschaftsgefühl.

Im Bereich sozialer Beziehungen kommt dem Essen und Trinken eine wichtige Bedeutung zu. Durch gemeinsames Essen und Trinken werden Sozialbeziehungen hergestellt und gefestigt. Dies gilt sowohl im privaten Bereich (familiäre und freundschaftliche Beziehungen) als auch im öffentlichen Leben (Geschäftsbeziehungen, Spitzentreffen von Politikern usw.).

Das gemeinsame Essen und Trinken kommt dem menschlichen Bedürfnis nach Kontakt und gegenseitigem Austausch entgegen: Es wird gemeinsam gegessen, um dabei über Alltägliches zu sprechen, um sich miteinander über eine Geburt zu freuen oder nach der Beerdigung eines nahestehenden Menschen nicht allein zu sein.

Je nach Kulturkreis und Zeitalter wird bzw. wurde das gemeinsame Mahl unterschiedlich gestaltet und erhält verschiedene rituelle Bedeutungen. Die Art und Weise, in der wir Essen und Trinken für andere Menschen zubereiten und ihnen präsentieren, kann Freundschaft, Zuwendung und Fürsorge, aber auch Abneigung und Lieblosigkeit ausdrücken. Auch die Einladung zum Essen und deren Annahme oder Ablehnung können Ausdruck unserer Beziehung zu anderen sein.

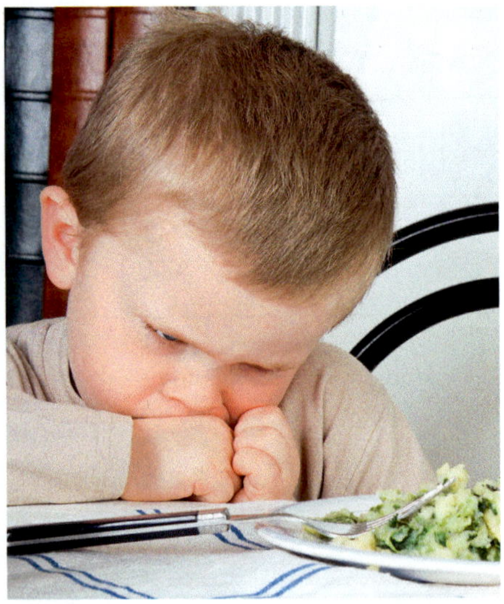

Abb. 2 Nicht immer ist Essen ein Vergnügen ...

Essen und Trinken hält Leib und Seele zusammen – schon dieses Sprichwort sagt, dass wir über Essen und Trinken unsere psychische Verfassung beeinflussen können, und umgekehrt kann sich diese auf unser Ess- und Trinkverhalten auswirken. Auf der einen Seite kann Essen Wohlbefinden hervorrufen, sodass Gefühle von Unlust oder Unwohlsein überdeckt werden. Auf der anderen Seite kann Essen auch starke Unlustgefühle auslösen, beispielsweise wenn Kinder bestimmte Speisen essen müssen, die sie nicht mögen, oder wenn sie gezwungen werden, „den Teller leerzuessen", obwohl sie schon satt sind.

Die Lust zu essen kann durch Gefühle von Einsamkeit, Heimweh, Angst und Ärger oder durch Überforderung beeinträchtigt werden: Kurz vor der Prüfung „vergeht einem der Appetit" oder „vor lauter Ärger schnürt sich der Magen zu". Fühlen sich Menschen ohnmächtig, kann in der ›Ablehnung des Essens‹ eine ihrer letzten Möglichkeiten liegen, Macht über andere Menschen auszuüben (z. B. Hungerstreik im Gefängnis, Ablehnung der Nahrung im Krankenhaus). Die Ablehnung des Essens kann auch auf Suchtverhalten (Magersucht) oder den Wunsch zu sterben zurückzuführen sein. Für Pflegende wirft die Verweigerung von Nahrung ethische Probleme auf.

Nahrungsablehnung → S. 161, 297

Kommunikation
Welche Fragen stellen Sie einem Menschen, der wiederholt das Essen ablehnt?

1.1.3 Bedeutung der Ernährung in Pflegeeinrichtungen

Im Krankenhaus beschäftigen sich Patientinnen meistens mit Lesen, Radio hören, Fernsehen und Schlafen. Sehr viel mehr wird dort nicht geboten und häufig sind kranke Menschen zu viel mehr auch nicht in der Lage. Auch Besuche beschränken sich auf einen geringen Zeitraum des Tages. Das Essen ist daher für Patientinnen im Krankenhaus oft eine willkommene Abwechslung. Werden Patienten gefragt, wie sie ihren Krankenhausaufenthalt bewerten, spielt bei ihren Antworten nahezu immer die Qualität des Essens eine Rolle. Ähnlich verhält es sich in Einrichtungen der stationären Langzeitpflege. Hier geben die Mahlzeiten zudem dem Alltag eine Struktur.

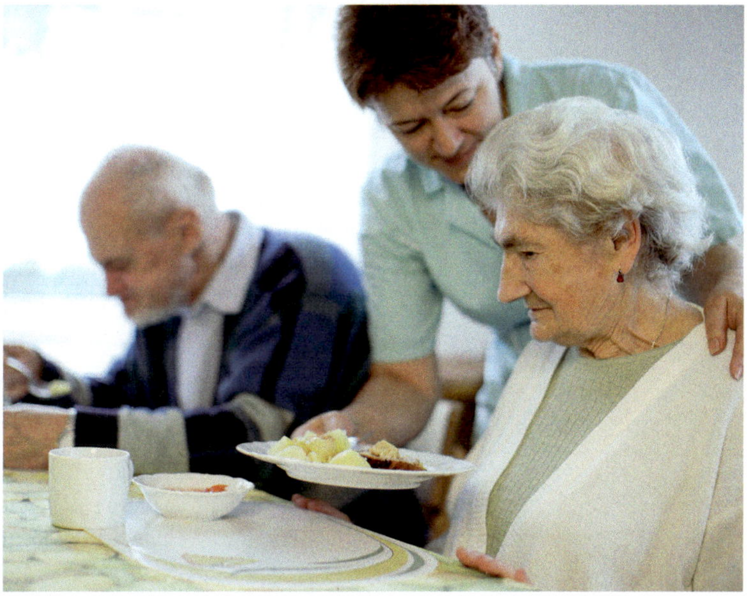

Abb. 3 Mahlzeiten strukturieren den Alltag pflegebedürftiger Menschen.

Die Qualität des Essens wird von zwei prinzipiellen Faktoren beeinflusst: von den strukturellen Gegebenheiten in einer Pflegeeinrichtung und von den individuellen Möglichkeiten der beteiligten Personen (Pflegebedürftige, Pflegende).

Diversität
Warum ist es in der pflegerischen Versorgung wichtig, kulturell geprägte Essgewohnheiten zu berücksichtigen?

Die *strukturellen Gegebenheiten* stecken den Rahmen ab, in dem sich das Pflegepersonal bewegen kann. Dazu gehören Essensanbieter, Essenszeiten, Möglichkeiten der Tischdekoration oder auch die Entscheidung z.B. für ein Tablettsystem. Innerhalb dieser Gegebenheiten können Pflegende dem hohen Stellenwert des Essens gerecht werden, indem sie die individuellen Ess- und Trinkbedürfnisse so weit wie möglich berücksichtigen und eine Atmosphäre herstellen, die ein möglichst genussvolles Essen und Trinken ermöglicht.

Voraussetzung für die *Berücksichtigung individueller Ess- und Trinkbedürfnisse* ist, dass diese den Pflegenden bekannt sind. Hier kommt der ›Pflegeanamnese‹ eine wichtige Bedeutung zu. Zunächst wird ermittelt, ob sich der zu pflegende Mensch normal, vollwertig oder rein pflanzlich ernährt, ob er religiöse Essensvorschriften berücksichtigt, wann, wie häufig und wie viel er isst und welche individuellen Vorlieben er hat. Dann stellt sich die Frage: Wie ist diesen individuellen Ess- und Trinkgewohnheiten unter Einrichtungsbedingungen gerecht zu werden? Möglichkeiten hierfür sind:

Pflegeanamnese → *S. 820, Band 1*

- Das Menüangebot der Einrichtung, das verschiedene Kostformen (diätetische, vollwertige, vegetarische, schweinefleischfreie Kost) enthält, wird dem Pflegebedürftigen zur Auswahl vorgestellt. Seine Wünsche werden ernst genommen.
- Besonders schwer kranken Menschen wird „Wunschkost“ angeboten.
- Es stehen Warmhalteschränke oder Mikrowellengeräte zur Verfügung, um flexibel auf besondere Situationen bzw. Bedürfnisse eingehen zu können.
- Pflegebedürftige Menschen mit – beispielsweise kulturell oder religiös bedingten – besonderen Essgewohnheiten und -wünschen können durch Angehörige unterstützt werden.

Im häuslichen Bereich kann eine appetitfördernde Atmosphäre geschaffen werden: Dazu können ein schön gedeckter Tisch, ein geschmackvolles Geschirr sowie nach Möglichkeit Gesellschaft beim Essen beitragen. In allen pflegerischen Settings kann mit wenigen Handgriffen eine angenehme Esssituation gestaltet werden:

- das Essen am Tisch oder in aufrecht sitzender Haltung ermöglichen
- das Zimmer vor dem Essen lüften, die Umgebung aufräumen sowie vorhandene Blumen zur Tischdekoration verwenden
- Papierservietten zur Verfügung stellen, evtl. mit bunten Servietten den Tisch schmücken
- Hilfsmittel zum Essen nur dann benutzen, wenn sie benötigt werden – z.B. benötigt nicht jeder alte Mensch eine spezielle Tasse

REFLEXION IMPULS LERNORTVERNETZUNG

Je nach Setting gibt es unterschiedliche Möglichkeiten, aber auch spezifische Schwierigkeiten, den individuellen Bedürfnissen im Zusammenhang mit dem Essen gerecht zu werden. Welche Erfahrungen machen Sie bei Ihren Praxiseinsätzen und welche Verbesserungsvorschläge können Sie einbringen?

1.2 Ernährungsgewohnheiten im Wandel

1.2.1 Veränderte Ernährungsgewohnheiten und ihre Folgen

In den letzten 200 Jahren, einem entwicklungsgeschichtlich äußerst kurzen Zeitraum, hat sich der Lebensmittelverzehr in Art und Umfang geändert wie wohl kaum zuvor. Zwei gesundheitlich besonders bedeutsame Probleme lassen sich gegenwärtig unterscheiden.

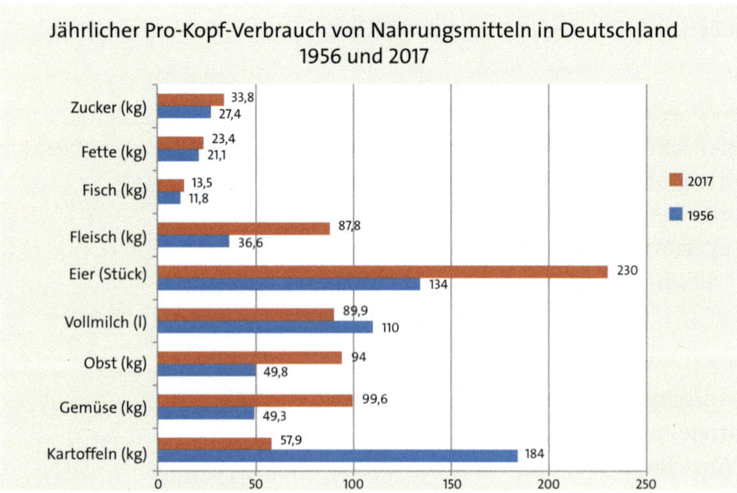

Abb. 1 Ernährungsgewohnheiten im Wandel (Daten laut Bundesamt für Ernährung und Landwirtschaft, Statistische Jahrbücher 1956 und 2017)

1. An die Stelle einer vorwiegend pflanzlichen, kohlenhydrat- und ballaststoffreichen Kost ist eine Kost mit einem hohen Anteil an tierischen Nahrungsmitteln getreten. Durch die derzeitigen Ernährungsgewohnheiten werden mehr Eiweiße und Fette verzehrt. Innerhalb der letzten 200 Jahre sank der Verzehranteil an Getreideprodukten bei uns auf ein Drittel. Und: Statt der vitamin- und ballaststoffreichen Vollkornprodukte werden heute zunehmend Weißmehlprodukte und Zuckerwaren gegessen. Über diese decken die Bundesbürgerinnen rund 25–50 % ihrer Energiezufuhr, über Alkohol rund 10 %.

2. Unsere Nahrung ist heute kaum noch naturbelassen, sondern weitgehend industriell verarbeitet. Naturbelassene Lebensmittel zeichnen sich u.a. dadurch aus, dass sie die Nährstoffe, die der Mensch braucht, in einem richtigen Verhältnis zueinander enthalten.

Hierin bzw. in dem Zusammenwirken der Nährstoffe liegt die Voraussetzung für gut funktionierende Stoffwechselvorgänge. Eine derart bedarfsgerechte Nährstoffaufnahme ist mit künstlich zusammengestellten, industriell verarbeiteten Lebensmitteln kaum zu erzielen.
Nimmt man einen Nährstoff in seinem natürlichen Verbund auf, ist dessen Wirkung völlig anders als in seiner chemisch isolierten Form. Zucker als natürlicher Bestandteil eines Apfels hat andere Auswirkungen auf den Körper als Zucker in isolierter Form.

Die Empfehlungen für die industrielle Lebensmittelherstellung sind Ausdruck des jeweiligen ernährungswissenschaftlichen Kenntnisstandes. Dieser ist vom vorherrschenden Zeitgeist sowie gesellschaftlich-kulturellen Bedingungen geprägt. So zeigt ein internationaler Vergleich, dass ernährungsphysiologische Empfehlungen von Land zu Land und je nach Zeitgeist verschieden sind. Ballaststoffe wurden etwa im 19. Jahrhundert als unnötig empfunden, da sie nicht zur Energiegewinnung genutzt werden können. Dass Ballaststoffe eine wichtige Rolle in der Verdauung und insbesondere zur Prophylaxe von Herz-Kreislauf-Erkrankungen und Krebserkrankungen spielen, ist erst seit wenigen Jahrzehnten bekannt.

Digitalisierung
Wie beeinflusst das Internet die Ernährungsgewohnheiten von Jugendlichen?

Der Einfluss der Ernährung auf die Entstehung sogenannter Zivilisationskrankheiten ist heute unbestritten. Die Entstehung folgender Krankheiten steht im Zusammenhang mit unserer Ernährung:
- ›Herz-Kreislauf-Erkrankungen‹
- ›Stoffwechselerkrankungen‹
- ›Erkrankungen der Verdauungsorgane‹
- ›Erkrankungen des Immunsystems‹

Herz-Kreislauf-Erkrankung → S. 516
Diabetes mellitus → S. 262
Erkrankungen Magen-Darm-Trakt → S. 248
Erkrankungen Immunsystem → S. 870

Dabei ist zu beachten, dass gesundheitsbeeinträchtigende Ernährungs- und Lebensgewohnheiten erst nach einer ganzen Reihe von Jahren zu sichtbaren Erkrankungen führen. Die in dieser Zeit verursachten Schäden sind in der Regel auch durch konsequente Ernährungs- und Lebensumstellung nicht zu heilen.

1.2.2 Alternative Ernährungsformen

Junge Menschen der ›„Generation Y"‹ begannen auf ihre Ernährung und ihre Gesundheit zu achten. „Gute" Lebensmittel, Gesundheit und Fitness bekamen einen hohen Stellenwert. Aus gesundheitlichen und ökologischen Gründen wurden eingefahrene Ernährungsgewohnheiten bewusst verändert. So entwickelten sich verschiedene alternative Ernährungsformen, die jedoch klar von medizinisch angeordneten ›Diäten‹ abzugrenzen sind. Allen gemeinsam ist, dass die Lebensmittel so natürlich und schadstoffarm wie möglich sowie überwiegend pflanzlich sind. Ab der „Generation Y" wird die Wahl des Lebensstils bedeutsam.

Generation Y
auch als „Millenials" oder „Generation Me" bezeichnet, umfasst die Generation derer, die zwischen 1980- und den frühen 1990er-Jahren geboren wurden

Diätetik → S. 282

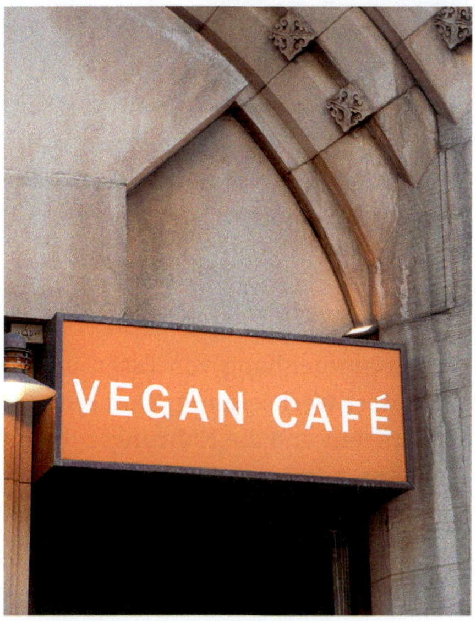

Abb. 2 Die „Generation Y" hat neue Ernährungsformen etabliert.

Vegetarische Ernährung
Die *Ovo-Lacto-Vegetarier* verzichten auf Fleisch, verzehren aber Eier (ovo) und Milch (lacto) bzw. Milchprodukte. Die *Lacto-Vegetarierinnen* essen keine Eier. Bei der Auswahl von Käse wird darauf geachtet, dass im Herstellungsprozess kein tierisches Lab verwendet wird, stattdessen steht mikrobielles Lab zur Verfügung. Die *fakultativ vegetarische Ernährung* entspricht der ovo-lacto-vegetarischen Ernährung, allerdings werden im Ausnahmefall auch Fleisch und Fleischprodukte oder Fisch gegessen. Häufig handelt es sich dann um Produkte der biologischen Landwirtschaft.

Vegane Ernährung
Bei der veganen Ernährung werden keine Lebensmittel verzehrt, die vom Tier stammen. Es ist also eine rein pflanzliche Ernährung, dabei werden auch keine Produkte verzehrt, in deren Herstellung tierische Bestandteile verwendet werden. Dazu gehört insbesondere Gelatine, die in Apfelsaft, Sahnesteif, Marmelade, Gummibärchen oder Wein enthalten sein kann bzw. bei der Herstellung verwendet wird. Bier, welches nach dem deutschen Reinheitsgebot gebraut wurde, ist vegan. Honig wird als tierisches Produkt ebenfalls abgelehnt, stattdessen steht Agavendicksaft oder Rübensirup zur Verfügung.

Stoffe, die nur als Hilfsstoffe genutzt werden und nach Ende der Herstellung nicht mehr im Produkt enthalten sind, werden normalerweise nicht auf dem Etikett angegeben. Vegane Produkte werden daher häufig durch ein entsprechendes Label gekennzeichnet, das gewährleisten soll, dass das Lebensmittel keine versteckten tierischen Produkte enthält.

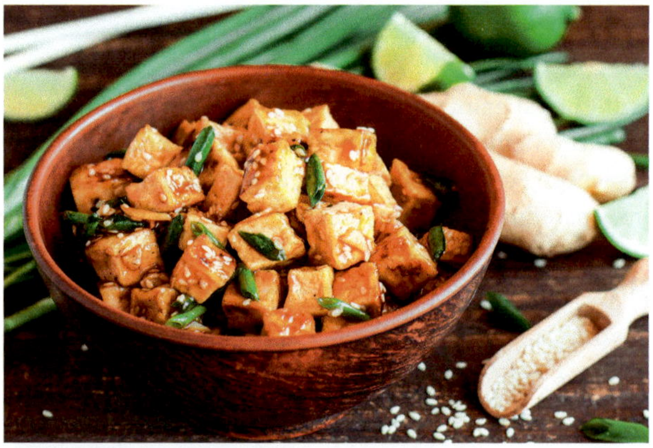

Abb. 1 In der vegetarischen Küche werden oft Sojaprodukte als „Fleischersatz“ verwendet.

Bei einer rein veganen Ernährung muss auf den Vitamin- und Mineralhaushalt geachtet werden. Meist müssen Vitamin B_2 und B_{12} sowie Vitamin D, Calcium, Eisen und Jod substituiert werden.

Um die vegetarische oder vegane Ernährung an allgemeine Ernährungsgewohnheiten anzupassen, werden z.B. Sojaschnitzel und Tofuwürstchen angeboten. Viele Menschen achten auf ihre Ernährung und wählen aus den hier beschriebenen Formen die Aspekte aus, die am ehesten zu ihnen passen.

1.3 Ernährungsvorschiften in verschiedenen Religionen

Der Zusammenhang von Essen und Trinken mit religiös-kulturellen Normen und Werten ist wechselseitig: Zum einen werden über diese Werte und Normen Essgewohnheiten und die Nahrungszubereitung geregelt, zum anderen werden über das Einhalten von Essensriten oder Fastenbräuchen religiös-kulturelle Werte in Erinnerung gerufen und weitervermittelt. Die folgenden Regeln sind traditionellen Vorschriften entnommen. Man kann in unserer Zeit jedoch nicht von der Religionszugehörigkeit pauschal auf die Ernährungsgewohnheiten schließen.

B BEISPIEL

Der 23-jährige Yazid Shawan, ein gebürtiger Marokkaner, der seit acht Jahren in Deutschland lebt, liegt mit einer Sprunggelenkverletzung auf der orthopädischen Station. Nach seinen Essgewohnheiten befragt, erklärt er, kein Schweinefleisch zu mögen und an einer Erdnussallergie zu leiden. Sonst habe er keine besonderen Wünsche.

Bei der Betreuung von Pflegebedürftigen ist es notwendig, sensibel zu sein für individuelle Ernährungsregeln. Diese können religiös oder kulturell bedingt sein, aber auch die persönliche Entscheidung, vegan zu leben, muss respektiert werden. Sollten die Ernährungswünsche einer Therapie entgegenstehen, kommt es darauf an, die Pflegebedürftigen und ihre Angehörigen zu beraten und gemeinsam eine geeignete Ernährung zu finden.

Interprofessionalität
Welche Fachkräfte sollten informiert sein, wenn ein pflegebedürftiger Mensch fasten oder sich vegan ernähren möchte?

1.3.1 Judentum

Das Judentum kennt keine Askese im Sinne einer moralisch vorgeschriebenen Entsagung. Allerdings gelten im Alltag umfangreiche Ernährungsvorschriften. Diese sind als religionsgesetzliche Vorschriften für die Zubereitung und den Genuss von Speisen zu verstehen. Sie sind sehr komplex und werden stetig weiterentwickelt, sodass die Aufzählung hier nicht umfassend ist. Es wird in erlaubte – koschere – und nicht erlaubte – treife bzw. nicht koschere – Lebensmittel unterschieden.

Koschere Speisen	Nicht koschere Speisen
Landsäugetiere, die gespaltene Hufe haben und Wiederkäuer sind	Reptilien, Würmer und Insekten
Hühner, Enten, Gänse, Puten und Tauben	generell darf kein Blut verzehrt werden, es gelten besondere Schlachtregeln (Schächten)
Koschere Wassertiere müssen Flossen und Schuppen haben	Fleisch darf generell nicht blutig sein, wenn es verarbeitet wird
Milch und Eier von koscheren Tieren sind ebenfalls koscher	

Tab. 1 Koschere und nicht koschere Speisen

Milch und Fleisch sind bei der Zubereitung und beim Verzehr strikt zu trennen. Getrenntes Geschirr, Besteck und Küchengeräte sind notwendig. Beim Verzehr von Fleisch und Milchprodukten muss eine Wartezeit zwischen den verschiedenen Gerichten eingehalten werden.

In der Pessach-Woche gelten zusätzlich zu den bisher beschriebenen noch besondere Ernährungsregeln. Es darf nur ungesäuertes Brot (Mazzen) verzehrt werden und es wird separates Geschirr und Besteck genutzt.

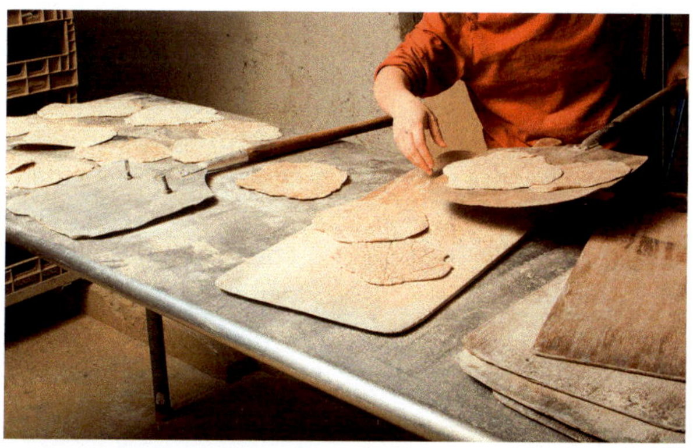

Abb. 2 Traditionelle Zubereitung von Mazzen für die Pessach-Woche

Fasten ist nur vorgeschrieben am Versöhnungstag, an nationalen Unglückstagen wie dem Jahrestag der Zerstörung des Jerusalemer Tempels, zum Purimfest und in Verbindung mit der Totenklage. Schwangere Frauen, Kinder sowie alte und kranke Menschen sollen nicht fasten. An Festtagen und am Sabbat gilt zudem die Enthaltung von allen Tätigkeiten.

1.3.2 Christentum

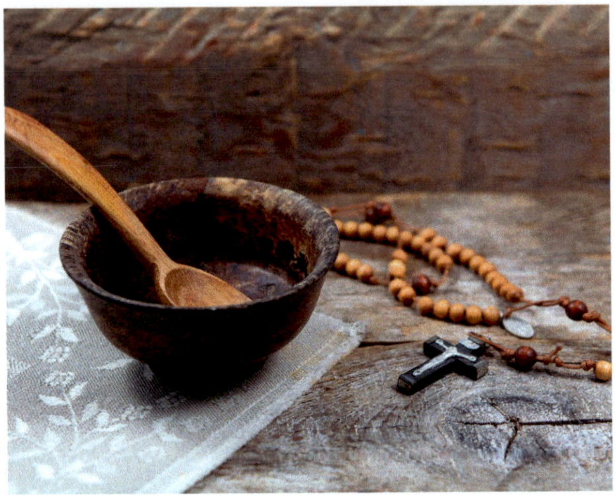

Abb. 1 Fastenzeit im Christentum: Verzicht auf Genuss und Besinnung auf die Nächstenliebe

Im Christentum gibt es keine allgemeinen Ernährungsvorschriften. Allerdings gilt in der katholischen Kirche Völlerei als eine der Todsünden und Mäßigung ist eine der Kardinaltugenden. Die Fastenzeit ist der Zeitraum der 40 Tage vor Ostern, von Aschermittwoch bis Gründonnerstag, in dieser Zeit gilt der Verzicht auf Genussmittel und die Anregung zum Teilen, es wird Selbstbeherrschung gefordert.
Das Ziel ist die Vorbereitung auf Ostern durch Verzicht auf Genuss und durch Besinnung z.B. auf das Gebot der Nächstenliebe. Das, was durch das Fasten gespart wird, soll mit anderen, Bedürftigen geteilt werden. Heute gibt es die individuelle Entscheidung für ein Fastenopfer, dies kann auch der Verzicht auf Fernsehen oder feste Nahrung über einen selbst gewählten Zeitraum hinweg sein. Typische Fastenopfer sind Süßigkeiten und Alkohol.

Im Katholizismus gibt es Fast- und Abstinenztage: Am Aschermittwoch und Karfreitag werden kein Fleisch und kein Alkohol verzehrt, Musik- und Tanzveranstaltungen sind nicht erlaubt. An jedem Freitag soll als Erinnerung an den Karfreitag kein Fleisch verzehrt werden. Fast- und Abstinenztage gelten nicht für Kranke und Alte, ebenso nicht für kleine Kinder.
Im modernen Protestantismus wird die innere Askese betont, die Evangelische Kirche gibt ein jährliches Fastenmotto heraus, welches in der Fastenzeit die Buße und Besinnung auf Gott unterstützen soll.

1.3.3 Islam

Im Islam gelten verschiedene Ernährungsvorschriften, es wird auch hier in erlaubte und verbotene Lebensmittel unterschieden.
Erlaubt *(halal)* ist alles, was nicht verboten ist. Verboten (haram) sind:

- Rauschmittel, z.B. Alkohol
- Blut und Produkte daraus
- Schweinefleisch und Lebensmittel, die aus Teilen vom Schwein hergestellt wurden oder diese enthalten (z.B. Gelatine, die häufig zur Herstellung von Lebensmitteln genutzt wird, etwa zum Klären von Apfelsaft)
- Fleisch von Fleischfressern
- Reptilien und Insekten

Für Fleisch gelten besondere Schlachtvorschriften. In Deutschland können Fleischer eine Genehmigung zum Halal-Schlachten (Schlachtung ohne Betäubung) beantragen. Für Sunniten gilt im Fastenmonat Ramadan, dass 30 Tage gefastet wird: Von Sonnenaufgang bis Sonnenuntergang sind feste Speisen und Getränke verboten, Schwangere, Kinder, Kranke und Reisende sind vom Fastengebot befreit.
Das Zuckerfest beendet den Fastenmonat, seine Bedeutung ist etwa vergleichbar mit dem christlichen Weihnachtsfest. Aleviten fasten nicht während des Ramadan, sondern 20 Tage nach dem Opferfest für zwölf Tage.

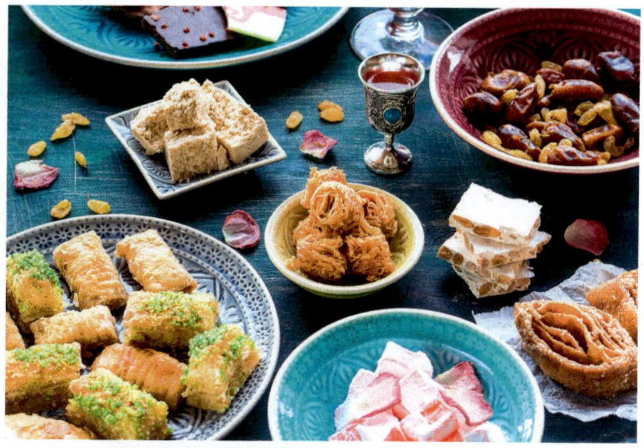

Abb. 2 Beim Zuckerfest werden traditionell erlesene Süßigkeiten serviert.

Um in einer Gemeinschaftseinrichtung den einzelnen religiösen Ernährungsvorschriften vollumfassend gerecht zu werden, kann es ratsam sein, Essen, welches halal oder koscher sein soll, von speziellen Küchen liefern oder von Angehörigen mitbringen zu lassen. Sollen ›diätetische Ernährungsvorschriften‹, z.B. aufgrund eines Nierenversagens oder Gicht, eingehalten werden, ist es wichtig, die Angehörigen hierzu zu beraten und eventuell auch zu schulen.

Diätetik → S. 282

1.3.4 Buddhismus

Generell wird vegetarische bzw. vegane Ernährung bevorzugt, da das Töten von Tieren schlecht für das ›Karma‹ ist. Es gibt jedoch kein strenges Fleischverbot. Buddhistische Nonnen und Mönche lehnen teilweise Fleisch ab. Sie dürften es aber essen, wenn sie das Töten nicht gesehen haben und das Tier nicht extra für sie getötet wurde. Im Buddhismus gibt es keine expliziten Fastenvorschriften. Meditation und Genügsamkeit sollen das Streben nach Erleuchtung unterstützen. Man kann dies auch als geistiges Fasten verstehen.

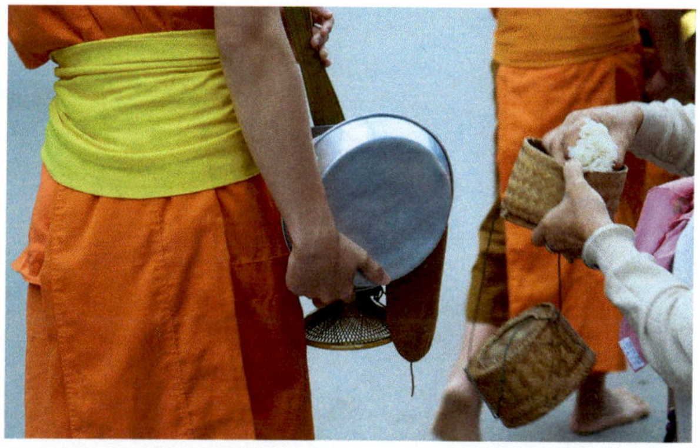

Abb. 3 Buddhistische Bettelmönche ernähren sich ausschließlich von dem, was ihnen von Gläubigen gespendet wird.

1.3.5 Hinduismus

Die Kuh ist im Hinduismus ein heiliges Tier, daher gilt ein genereller Verzicht auf Rindfleisch. Ebenfalls heilig sind der Affe und die Schlange. Diese Tiere gehören jedoch nicht zum typischen Speiseplan der Menschen. Daher erübrigt sich ein Verbot, sie zu essen.
Die Neumondnacht des März ist die heilige Nacht Shivas, die u.a. mit Fasten gefeiert wird. Askese wird von Wandermönchen gelebt. Wichtigste religiöse Praxis ist die Meditation. Fasten ist im Rahmen von Sühnezeremonien bekannt, diese werden bei besonders schweren Vergehen durchgeführt (Mord an einem Brahmanen, einer Kuh, Genuss von starkem Alkohol, z.B. Whiskey).

Karma
in verschiedenen Religionen vorhandene Überzeugung, dass jedes Handeln eine Folge hat

2 Ekel

Interview: Umgang mit Ekelgefühlen

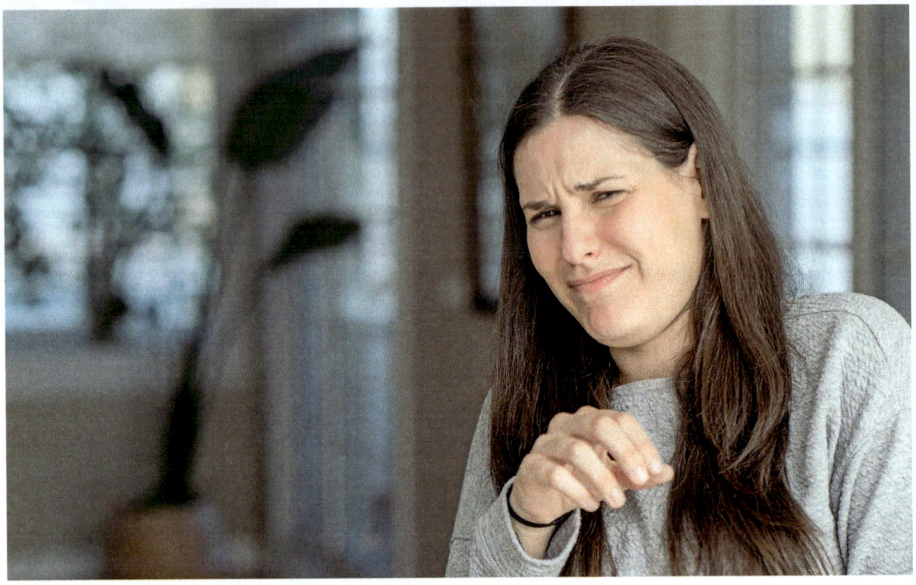

Abb. 1 Ekelgefühle lassen sich schwer verbergen.

Als Ekel wird das ausgeprägte Gefühl einer Abneigung oder eines Angewidertseins bezeichnet. Ekel ist sowohl mit emotionalen als auch körperlichen Reaktionen, wie z.B. Übelkeit, Würgereiz oder Erbrechen, und von außen wahrnehmbaren Veränderungen (Ekelmimik) verbunden.

REFLEXION | IMPULS | LERNORTVERNETZUNG

Gibt es bestimmte Dinge, die Sie abstoßend und vielleicht eklig finden? Wenn ja, überlegen Sie, warum das so ist:
- Spüren Sie nach, wie sich das Gefühl Ekel für Sie anfühlt. Wovor ekeln Sie sich genau?
- Gibt es Vorerfahrungen, die Sie hierzu gemacht haben?
- Gibt es andere Dinge und Situationen, vor denen Sie sich im privaten Kontext ekeln?

2.1 Ekel als Phänomen

2.1.1 Physiologische Aspekte

Affekte
Empfindungen großer Intensität, die sich kurzfristig und situationsgebunden einstellen

Gehirn → S. 642

Ekel ist ein starkes Gefühl der Abneigung und des Widerwillens. Es gehört zu den ›Primäraffekten‹, auch Basisemotionen genannt, die angeboren, also von Geburt an bei allen Menschen vorhanden sind. Sich zu ekeln ist ein komplexer Prozess, der im ›Gehirn‹, im limbischen System, stattfindet, in dem auch andere Emotionen verarbeitet werden. Bei der Wahrnehmung von Ekel spielen die Sinnesorgane des Menschen eine wichtige Rolle, denn Ekel wird durch Anblick (Aussehen), Geruch, Geschmack und/oder Konsistenz ausgelöst. Kommt es zu Ekelsituationen, wird das Geruchsgedächtnis aktiviert und mit bereits erlebten Ekelsituationen in Verbindung gebracht.

Der ›Hypothalamus‹ bildet die Verbindung zwischen ›Nerven- und Hormonsystem‹ und steuert die vegetativen Funktionen sowie das affektive Reaktionsverhalten. Neben Stress-, Aggressions- und Angstreaktionen werden auch Ekelgefühle gesteuert. Für die physiologischen Ekelreaktionen ist das Brechzentrum, das sich im verlängerten Rückenmark befindet, zuständig. Wird das Brechzentrum aktiviert, kann es als Teil des vegetativen Nervensystems nur schwer beeinflusst werden.

Hypothalamus →S. 643
Nervensystem →S. 536
Hormonsystem →S. 880

Beim Anblick eines bestimmten ekelauslösenden Objektes oder einer bestimmten Situation kann es durch die Überraschung bzw. den Schreckeffekt zur Senkung der Herzfrequenz und zur Auslösung einer Ohnmacht kommen. Vegetative Gegenreaktionen können eine Tachykardie, Blutdrucksteigerung und die Erhöhung des Hautwiderstandes sein. Diese typischen Stressreaktionen werden als unangenehme Gefühlsreaktionen wahrgenommen, die den Wunsch bergen, sich abzuwenden und sich von dem Ekelobjekt zu distanzieren. Die vegetativen Reaktionen erklären die Schwierigkeit, Ekel durch ›kognitive Prozesse‹ beeinflussen zu können. Schutzfunktionen sind dafür da, dass sie instinktiv, ohne lange darüber nachdenken zu müssen, schnell einsetzen.

kognitiver Prozess → S. 575

Ekel hat einen weitreichenden Sinn. Es ist eine angeborene Abwehr- und Schutzfunktion, die den Menschen instinktiv vor krank machenden Erregern (z. B. ekelauslösender Geruch von verdorbener Milch) und somit vor Infektionen schützen soll. Das Ekelgefühl kann als Krankheitsvermeidungsemotion verstanden werden.

2.1.2 Wahrnehmung und Reaktion

Ekelgefühle haben etwas mit einer aufgezwungenen Nähe zu tun, der man nicht entkommt. Die Vorstellung einer möglichen Berührung mit dem Ekelobjekt wirkt abstoßend. Alles, was mit einem ekelerregenden Gegenstand in Kontakt kommt, wird selbst als eklig wahrgenommen. Was einem ekelerregenden Objekt ähnelt, kann durch die Assoziation als ekelhaft empfunden werden. Es entsteht der Wunsch, sich von dem Ekelobjekt zu entfernen.

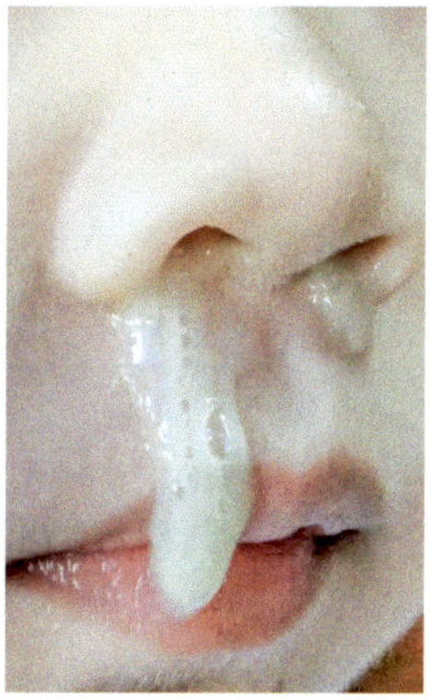

Abb. 2 Die gelblich grüne Farbe von Nasensekret wird als eklig empfunden.

Ekelgefühle können ausgelöst werden durch
- Aussehen,
- Geruch,
- Konsistenz oder
- Geräusche.

Beim **Aussehen** scheint die Farbe eine Rolle zu spielen. Beim Farbspektrum scheinen Mischfarben das Ekelgefühl zu stimulieren. Rötliche, grünliche, bräunliche oder gelbliche Farbkontraste wirken eher unsauber und schmutzig im Vergleich zu klaren Farbstrukturen.

Der gesamte Körper des Menschen scheidet durch seine Körperöffnungen Substanzen aus, wodurch **Gerüche** freigesetzt werden. Durch Maßnahmen der täglichen Körperhygiene soll eine Geruchsbelästigung verhindert werden. Durch Krankheiten können sich Körpergerüche verändern und Ekelerregungen zunehmen.

Bei der **Konsistenz** wird besonders eklig empfunden, was weich, breiig, schleimig, schwabbelig und klebrig ist und was demnach gut anhaften kann, wenn man damit in Berührung kommt. Klares, durchsichtiges Sekret wirkt weniger ekelerregend als grünliches Sekret, das einen Hinweis für eine Infektion und damit auf eine Gesundheitsgefährdung sein kann.

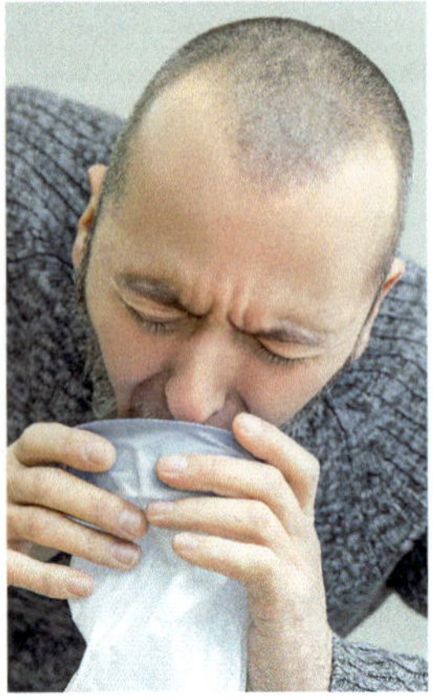

Abb. 1 Bestimmte Geräusche, Konsistenzen und Gerüche lösen Ekel aus.

Auch **Geräusche** können Ekel auslösen. Aufstoßen, Würge- oder Erbrechensgeräusche, das Abgehen von Blähungen, das Abhusten und Ausspucken von Bronchialsekret sind Beispiele hierfür.

Auf Ekelgefühle wird mit einem universellen Gesichtsausdruck, einer typischen Ekelmimik, reagiert. Die Nase wird gerümpft, die Oberlippe nach oben gezogen, während die Mundwinkel nach unten gehen und Augen und Nase verschlossen werden. Bei ausgeprägtem Ekelgefühl wird die Zunge herausgestreckt und das vegetative Nervensystem aktiviert, indem es zu einem erhöhten Speichelfluss, Würgereiz sowie zu Übelkeit und Erbrechen kommen kann.
Die veränderte Mimik und Gestik während einer Ekelerregung haben eine mitteilende Funktion und lösen auch bei anderen ein Flucht- bzw. Angriffsverhalten aus.

W ZUM WEITERDENKEN

Die Fähigkeit, Ekel zu empfinden, ist angeboren. Schon bei Neugeborenen sind bestimmte Geschmackspräferenzen und -aversionen ausgebildet. Süßes wird bevorzugt und Bitteres abgelehnt, da Verdorbenes oder Giftiges nicht selten bitter schmeckt. Im Kleinkindalter wird beim Spielen alles in den Mund gesteckt und erforscht. Der z.B. beim Spielen in den Mund gesteckte Sand wird als geschmacklich ungenießbar erlebt und, sofern das Kind motorisch bereits dazu in der Lage ist, ausgespuckt. Zusätzlich verdeutlichen die nonverbal und verbal abweisenden Reaktionen der Eltern, dass das eklig ist. Im weiteren Entwicklungsverlauf verinnerlichen die Kinder diese Regel. Somit gibt es neben dem angeborenen Instinkt auch erlernte Anteile am Ekel, die durch Erfahrungen, Denkprozesse und Sozialisationsprozesse beeinflusst werden. Nur erlernter Ekel kann auch wieder verlernt werden.

2.1.3 Einflussfaktoren auf Ekel

Ethik
Sollten sich Pflegefachkräfte ihre Ekelgefühle abtrainieren?

Das subjektive Empfinden und der Auslöser für Ekelgefühle sind individuell verschieden. Es gibt Ekelobjekte, die kulturübergreifend bei allen Menschen von Geburt an nachgewiesen werden können. Sie sind genetisch festgelegt und universell. In allen Kulturen ekeln sich die Menschen beispielsweise vor dem Geruch und Aussehen von Verwestem, Urin, Kot, Erbrochenem, offenen Wunden und Eiter. Alle Abfallprodukte aus dem Körper werden als ekelauslösend empfunden. Sie sind geruchsintensiv und können giftige oder infektiöse Substanzen absondern.

Objekte des Ekels, die kulturellen Einflüssen unterliegen, sind sehr individuell und werden im Rahmen der Sozialisation erlernt. Durch den Ausdruck des Angewidertseins können diese Gefühle von einem oder beiden Elternteilen auf die Kinder übertragen werden, sodass auch diese Ekelgefühle entwickeln. Vor allem im Bereich der Ernährung bestimmen kulturelle Einflüsse, welche Speisen von Menschen bevorzugt oder als eklig abgelehnt werden (z.B. das Essen von Insekten).

Einen Unterschied macht es auch, wie nah einem derjenige steht, durch den der Ekel ausgelöst wird. Der Windelwechsel beim eigenen Kind wird in der Regel nicht als ekelerregend empfunden. Auch die Ausscheidung des eigenen Hundes wird anders bewertet, als wenn der Hund der Nachbarn seine Häufchen auf dem Gehweg hinterlässt.

2.2 Ekel im professionellen Kontext des Pflegeberufes

2.2.1 Aufkommende Ekelgefühle im Umgang mit zu pflegenden Menschen

Aufgrund der körpernahen Tätigkeiten, die der Beruf der Pflege mit sich bringt, gibt es in der Pflegepraxis vielfältige Situationen, die Ekel hervorrufen können. Im Berufsalltag kommt es immer wieder zu Aussagen wie z.B. „Wenn eine Pflegefachperson Ekel empfindet, kann sie diesen Beruf nicht ausführen" oder „An ekelerregende Situationen muss sich eine Pflegefachkraft gewöhnen". Mit solch einem Verständnis im Umgang mit Ekel wird die Erwartung deutlich, dass Pflegende ihre ›negativen Emotionen‹ nicht zeigen sollen (Tabuisierung von Empfindungen). Gelingt einer Person die Gefühlskontrolle nicht, kann sie sich demnach nicht beherrschen. Diese Vorstellung, bei der sogar die Berufseignung infrage gestellt wird, basiert nicht selten auf der Annahme, dass Emotionen bei Pflegenden den Arbeitsablauf behindern können und deshalb nicht erwünscht sind.

emotionale Prozesse → S. 579

Ideale der Härte und der Gefühllosigkeit müssen gerade in einem Beruf, in dem ›Empathiefähigkeit‹ eine wichtige Kernkompetenz darstellt, kritisch hinterfragt werden. Sowohl positive als auch negative Gefühle haben für Menschen eine wichtige und wegweisende Funktion. Gefühle (und somit auch Affekte) werden mit körperlichen Empfindungen begleitet und beeinflussen unser Verhalten. Menschen, die ihre inneren Gefühlszustände in Verbindung mit ihren körperlichen Reaktionen sensibel bei sich wahrnehmen, nicht verleugnen oder vermeiden, können diese bewusst reflektieren. Die Frage ist: Welche Situationen lösen bei mir selbst welche Gefühle und körperlichen Empfindungen aus?

Empathie → S. 302, Band 1

Die Bildungsreferentin Marion Jettenberger hat im Jahr 2017 Auszubildende, Studenten und Pflegefachpersonen in ihren Seminaren befragt, was diese als besonders eklig im Bereich der Geruchswahrnehmung empfinden:
- Urin
- Kot
- Eiter
- Gerüche in Verbindung mit Harnwegsinfekten
- Blut
- Blut in Verbindung mit Wasser
- Erbrochenes
- kalter Schweiß
- Mundgeruch
- infizierte Wunden
- benutztes Inkontinenzmaterial
- Durchfall
- Menschen, die stark nach Alkohol und Nikotin riechen

An den Umgang mit Ausscheidungen wie Urin und Stuhlgang können sich Pflegende häufig weitgehend gewöhnen, solange diese „normal" riechen und aussehen. Bei ›Geruchsveränderungen‹ können Ausscheidungen wieder ekliger empfunden werden.

Ausscheidung, Veränderungen → S. 181

Für ekelauslösende Situationen in der Pflege gibt es weitere vielfältige Beispiele:
- Umgang mit umfangreichen eitrigen Wunden
- exulzerierende, unangenehm riechende Tumoren
- Wunden, die von Maden befallen sind
- Unterstützung von Menschen beim normalen oder beim Koterbrechen

Aber auch Verhaltensweisen von Pflegebedürftigen können Ekelgefühle auslösen. Im Laufe einer ›Demenzerkrankung‹ kann es z.B. vorkommen, dass die Betroffenen mit dem eigenen Kot spielen oder ihn sogar in den Mund stecken.

Demenz → S. 655

REFLEXION | IMPULS | LERNORTVERNETZUNG

Wenn Sie über Ihre bisherige berufliche Laufbahn nachdenken: Gab es eine pflegerische Situation, in der Sie sich besonders geekelt haben? Bitte reflektieren Sie die Situation anhand folgender Fragestellungen:
- Was war das für eine Pflegesituation?
- Was genau waren die ekelauslösenden Faktoren?
- Was haben Sie gefühlt?
- Wie erging es dem betroffenen Pflegebedürftigen mit der Situation?
- Was für eine Beziehung hatten Sie zu der Person?
- Wie ist es Ihnen gelungen, mit dem Ekel umzugehen?
- Würden Sie heute anders damit umgehen?

2.2.2 Professioneller Umgang mit Ekelgefühlen

Verdrängung
Gefühle können ins Unbewusste verlagert werden, einem Bereich der menschlichen Psyche, der von der bewussten Wahrnehmung zwar ausgeschlossen ist, trotzdem unbewusst das Handeln, Denken und Fühlen beeinflussen kann (Jettenberger, 2017, S. 45).

Aggression → S. 591, 850
Depression → S. 654

Ekel ist keine unangemessene Fehlreaktion, sondern eine gesunde Empfindsamkeit, eine angeborene Schutzreaktion. Ekel vor Ausscheidungen, Sekreten, Verwestem verlernen zu wollen ist nicht möglich.
Eine natürliche Reaktion auf Ekelobjekte ist, Distanz aufzubauen, sich abzuwenden und die Flucht zu ergreifen. Im Pflegeberuf ist dies nicht möglich. Ist der zu pflegende Mensch in seiner Selbstpflegekompetenz eingeschränkt, gehört es beispielsweise zu den pflegerischen Aufgaben, Erbrochenes oder Kot zu beseitigen. Ein bewusster Umgang mit Ekelgefühlen ist in der Pflege wichtig. Eine dauerhafte Unterdrückung und ›Verdrängung‹ der eigenen Bedürfnisse kann zu Frustration, Angst und zu ›Aggressionen‹ sich selbst und dem Pflegebedürftigen gegenüber und letztendlich zum ›Ausgebrannt sein‹ führen.

Scham → S. 100

Kommunikation
Wie gelingt es, die eigene Mimik zu kontrollieren, wenn man sich ekelt?

Professionalität im Umgang mit Ekel bezieht sich zum einen auf die eigene Grundhaltung und den sensiblen Umgang mit den eigenen Gefühlen im Rahmen des beruflichen Handelns, zum anderen auf den Umgang mit den Menschen, die aufgrund krankheitsbedingter Beeinträchtigungen ihre Körperfunktionen nicht mehr selbst steuern und kontrollieren können. Sie schämen sich dafür, dass andere ihretwegen Ekel empfinden. Insofern stehen Ekel und ›Scham‹ in engem Zusammenhang und der Fokus wird darauf gerichtet, wie Schamgefühlen vorgebeugt werden kann bzw. wie Pflegende Patienten, die Schamgefühle entwickeln, unterstützen können. Es gilt, Gefühle von betroffenen Menschen bei ekelauslösenden Situationen sensibel wahrzunehmen und ggf. anzusprechen. In aufkommenden Ekelgefühlen und der Wahrnehmung, dass der zu Pflegende sich schämt, liegt die Chance, unwürdige Situationen oder Missstände zu erkennen und Gegenmaßnahmen einzuleiten.

B BEISPIEL

Durch das Ansprechen der unangenehmen Situation kommen Pflegebedürftige und Pflegende aus der Isolation heraus und die Gemeinsamkeit kann die unangenehme Situation lindern. „Ich kann mir vorstellen, dass die Situation für Sie unangenehm ist. Es ist notwendig, diesen Verband täglich zu wechseln, damit die Entzündung abheilt und der Geruch sich normalisiert. Sie können das Zimmer gleich nach dem Verbandwechsel gut lüften."

Die Ziele im Umgang mit Ekelgefühlen, die sich auf die Pflegenden selbst beziehen, können folgendermaßen zusammengefasst werden:
- Ursachen und Auswirkungen von Ekelgefühlen reflektieren, um durch eine positive Gefühlskultur einer Tabuisierung von negativen Emotionen entgegenzuwirken
- ein persönliches Ekelmanagement entwickeln und bei besonders belastenden Ekelsituationen zur Ekelreduktion bzw. zur Entlastung untereinander gemeinsam im Team Lösungsstrategien diskutieren

2.2.3 Ekelmanagement

Laut Marion Jettenberger kann ein umfassendes Ekelmanagement nur greifen, wenn institutionelle Bedingungen, die Kooperation und der Austausch im professionellen ›Team‹ sowie individuelle Strategien der Pflegenden systematisch ineinandergreifen.

Team →S. 123, Band 1

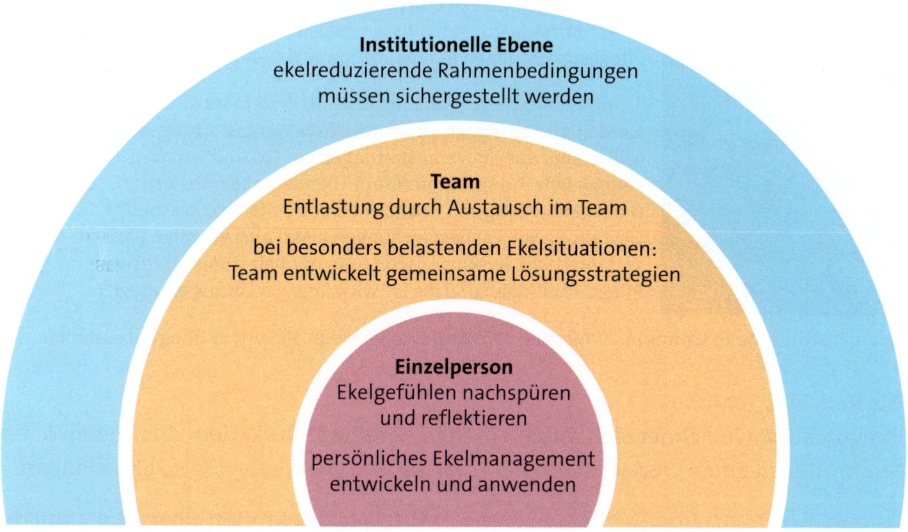
Institutionelle Ebene
ekelreduzierende Rahmenbedingungen müssen sichergestellt werden
Team
Entlastung durch Austausch im Team
bei besonders belastenden Ekelsituationen: Team entwickelt gemeinsame Lösungsstrategien
Einzelperson
Ekelgefühlen nachspüren und reflektieren
persönliches Ekelmanagement entwickeln und anwenden

Abb. 1 Prinzipien eines professionellen Umgangs mit ekelauslösenden Situationen

Außerdem gelten folgende allgemeine Aspekte zur Prävention ekelauslösender Situationen:
- Durch eine regelmäßige Einschätzung von ›Wunden‹ und gezielte prophylaktische Interventionen werden Wundinfektionen vermieden.
- Eine erhöhte Trinkmenge und ein gezieltes Toilettentraining sowie bei Bedarf eine adäquate ›Inkontinenzversorgung‹ reduzieren einen stechenden Uringeruch bei inkontinenten Menschen.
- Bei Menschen mit Übelkeit und Erbrechen werden Antiemetika rechtzeitig verabreicht und verschließbare Brechtüten anstatt offene Nierenschalen bereitgestellt.
- Alle Hilfsmittel, die ekelreduziertes Arbeiten ermöglichen, werden so platziert, dass sie schnell zugänglich sind.
- Ausscheidungen werden sofort abgedeckt (Steckbecken mit Deckel verschließen, Nierenschalen mit Papier abdecken) und der Raum wird gelüftet.

Wunden versorgen → S. 675, Band 1

Inkontinenzversorgung →S. 200

Institutionelle Rahmenbedingungen

Für ein gut funktionierendes Ekelmanagement in einer Einrichtung müssen sich Führungskräfte der möglichen Auswirkungen ekelerregender Situationen auf das Personal und auf die zu pflegenden Menschen bewusst sein und Sorge tragen, dass die Rahmenbedingungen zur Entlastung ekelerregender Situationen gegeben sind.

Sicherstellung von Schutzkleidung	Mit Schutzkleidung und Einweghandschuhen wird eine Schutzbarriere hergestellt und Distanz zum Ekelobjekt geschaffen. Deshalb müssen diese sowohl auf den Stationen in den Altenpflegeeinrichtungen und Krankenhäusern als auch in den ambulanten Pflegeeinrichtungen in ausreichender Zahl vorhanden und für die Mitarbeitenden ohne weitere Hindernisse zugänglich sein.
Duschgelegenheiten für das Personal	Nach besonders ekelerregenden Pflegehandlungen sollten die Pflegenden am Ende des Dienstes, bevor sie ihre Privatkleidung anziehen, die Möglichkeit haben, zu duschen. Sich „rein" zu waschen kann eine objektive und rituelle Entlastungsmaßnahme sein. Diese sanitären Bedingungen müssen bei allen Neu- und Umbauten in Pflegeeinrichtungen Berücksichtigung finden.
Fortbildungen und Fallbesprechungen	Tabuthemen werden nur enttabuisiert, indem sie offen angesprochen werden. Hierzu eignen sich Fortbildungsveranstaltungen zum Thema selbst, aber auch in Veranstaltungen zur Gesundheitsförderung können Belastungsfaktoren zum Thema Ekel einfließen. Die Bereitstellung von finanziellen und zeitlichen Ressourcen für die Gestaltung von Fallbesprechungen bildet eine wichtige Basis für die systematische Auseinandersetzung mit belastungsintensiven Pflegesituationen und die Entwicklung von Lösungsstrategien.

Tab. 1 Institutionelle Rahmenbedingungen zur Entlastung ekelauslösender Pflegesituationen

Die Rolle des Teams

Kommunikation →S. 261, Band 1

Ein gutes Team zeichnet sich durch eine offene ›Kommunikation‹ aus, indem jedes Teammitglied einen wertschätzenden Umgang erfährt, wenn es Gefühle offenbart.

Team-Fragenbogen

Welche persönlichen Reaktionen auf Ekel kennen Sie aus Ihrem persönlichen Alltag?

Wie sieht Ihre persönliche Ekelhierarchie aus?

Wovor ekeln Sie sich am meisten?

Welche Ekelsituation lässt Sie unmittelbar flüchten?

Welche Situationen würden Sie unmittelbar für Ihre Kolleg*innen übernehmen?

Welche Situationen würden Sie gern an einen Ihrer Kolleg*innen abtreten?

Ist es möglich, in Ihrem Team offen über Ekel zu sprechen?

Dürfen/Können Sie sich nach einer besonders ekelauslösenden Situation eine Auszeit nehmen?

Können Sie sich mit Ihren Ekelsituationen Ihren Kolleg*innen und der Stationsleitung anvertrauen?

Abb. 1 Auszug aus einem Team-Fragebogen
Quelle: Jettenberger, Marion (2017): Ekel. Professioneller Umgang mit Ekelgefühlen in Gesundheitsfachberufen. Springer, Berlin, S. 66.

Mit Gleichgesinnten über Belastungssituationen offen sprechen zu können hilft, Erlebtes besser zu verarbeiten. Eine kompetente Teamleitung ist Vorbild in der Artikulation von Tabuthemen, ermutigt zum offenen Austausch und achtet darauf, dass bei Diskussionen zum Thema Ekel Gesprächsregeln eingehalten werden und sich die Teammitglieder respektvoll begegnen. Gemeinsam können Lösungsansätze entwickelt werden, wie die Ekelsituation verbessert oder dieser vielleicht sogar vorgebeugt werden kann.

Mithilfe eines Team-Fragebogens können Ekelsituationen identifiziert und transparent gemacht werden. So können sich die Teammitglieder gegenseitig entlasten und unterstützen.

In Teambesprechungen können Strategien zur Vermeidung von Ekelsituationen durch eine gut geplante Pflege und eine gerechte Verteilung der pflegeintensiven Patienten oder Bewohner auf die Teammitglieder zum Thema gemacht werden.

Interprofessionalität
Welche Rolle spielt die Hierarchie in einer Pflegeeinrichtung in Bezug auf die Übernahme möglicherweise ekelerregender Tätigkeiten?

Strategien für das persönliche Ekelmanagement

Jede Pflegefachfrau und jeder Pflegefachmann muss für sich herausfinden, welche Bewältigungsstrategien im Hinblick auf ekelauslösende Situationen hilfreich sind und welche nicht. Vielfach werden Ekelsituationen besser ertragen, wenn sich Pflegende in Ruhe und bewusst darauf vorbereiten können. Wichtig ist, bei sich selbst nachzuspüren, ob es persönliche Einflussfaktoren gibt, die das Ekelgefühl mildern oder verstärken. So kann z.B. bei Hunger eine höhere Geruchsempfindlichkeit bestehen oder die Ekelreaktion je nach Tagesform unterschiedlich stark ausgeprägt sein.

Schutzhandschuhe, Schutzkittel und Mundschutz schaffen Distanz. Wesentlich ist, dass diese Schutzvorkehrungen zu Beginn mit dem zu Pflegenden abgesprochen und von allen Pflegenden gleichermaßen eingehalten werden. Das Auftragen von Heilpflanzenölen unter der Nase oder das vorherige Lutschen von Fruchtbonbons kann ebenfalls entlastend wirken. Erleichternd kann auch sein, die ekelauslösende Tätigkeit mit einer anderen Pflegefachperson gemeinsam zu bewältigen. Bei der Durchführung kann versucht werden, sich durch die Konzentration auf den zu pflegenden Menschen und auf die auszuführende Handlung innerlich von dem Gefühl des Ekels zu distanzieren.

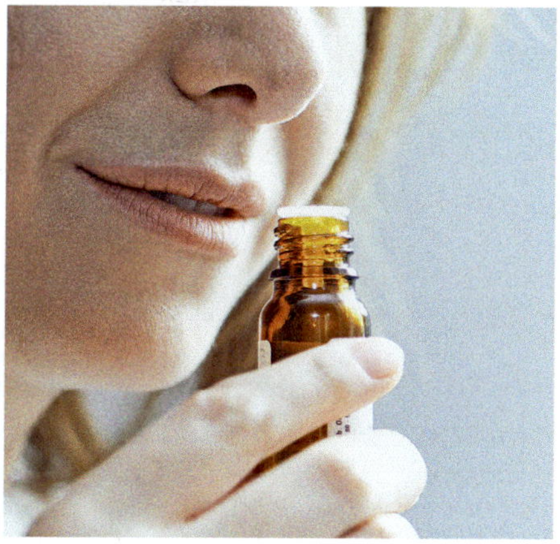

Abb. 2 Bestimmte Öle, unter der Nase aufgetragen, erleichtern das Arbeiten mit belastenden Gerüchen.

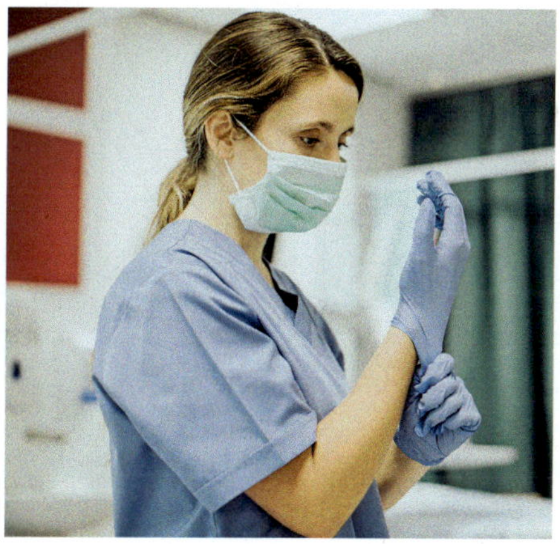

Abb. 3 Schutzhandschuhe und ein Mundschutz schaffen Distanz zur ekelauslösenden Pflegesituation.

Nach der Verrichtung und der abschließenden Händedesinfektion kann das Eincremen der Hände mit einer gut duftenden Creme ein wohltuendes Ritual darstellen. Eine kurze Pause oder die Übernahme von Tätigkeiten ohne Kontakt zu pflegebedürftigen Menschen nach der Pflegehandlung kann Abstand schaffen und ebenfalls entlastend wirken.

REFLEXION | **IMPULS** | LERNORTVERNETZUNG

Eine Kollegin bittet Sie zum zweiten Mal in einer Woche, eine ekelauslösende Pflegetätigkeit für sie zu übernehmen. Wie würden Sie darauf reagieren?

3 Mund und Zähne und ihre Erkrankungen

3.1 Aufbau und Funktion

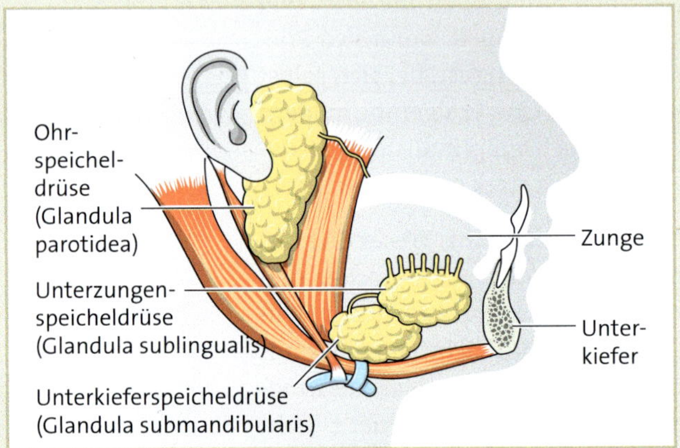

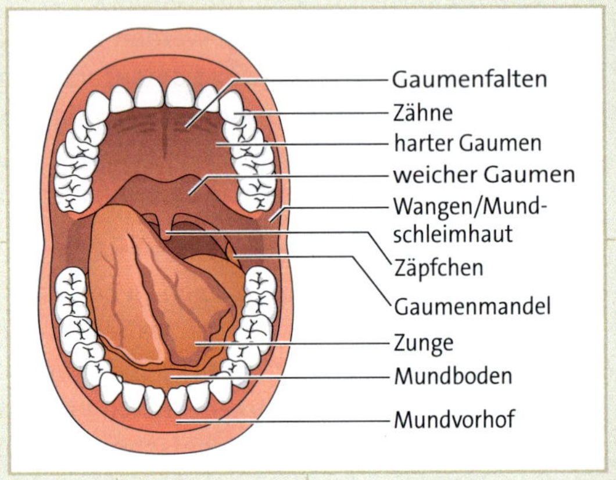

Zähne

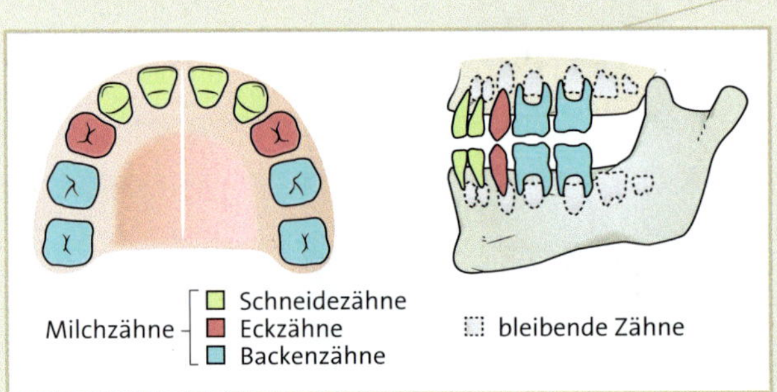

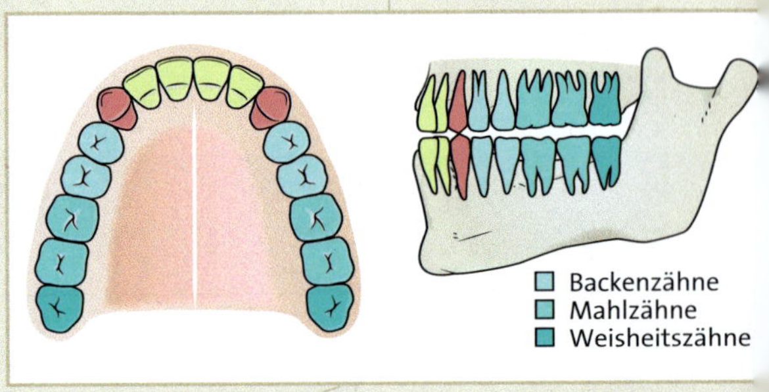

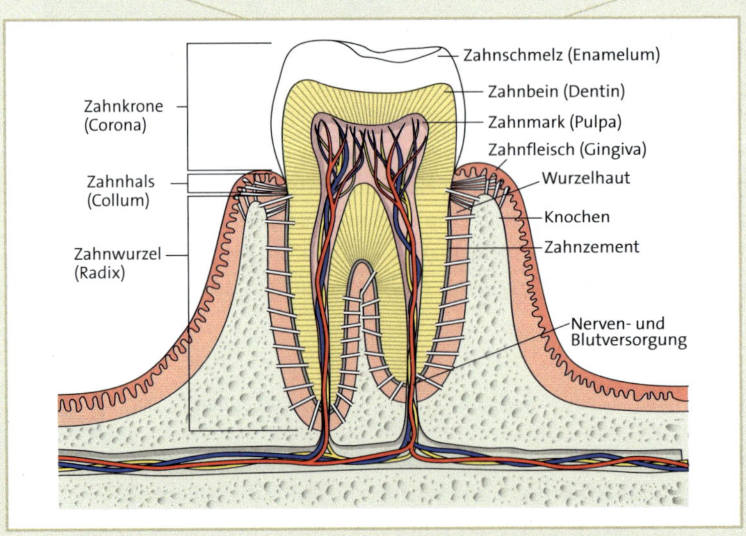

Mund und Zähne

AUFBAU

FUNKTIONEN

- Sprachbildung
- Atmung
- Nahrungsaufnahme
  - Geschmackswahrnehmung
  - Zerkleinern der Nahrung
  - - Einspeicheln der Nahrung
    - erste Verdauungsschritte durch Enzyme
    - Nahrung wird gleitfähig

3.2 Ausgewählte Erkrankungen

3.2.1 Karies

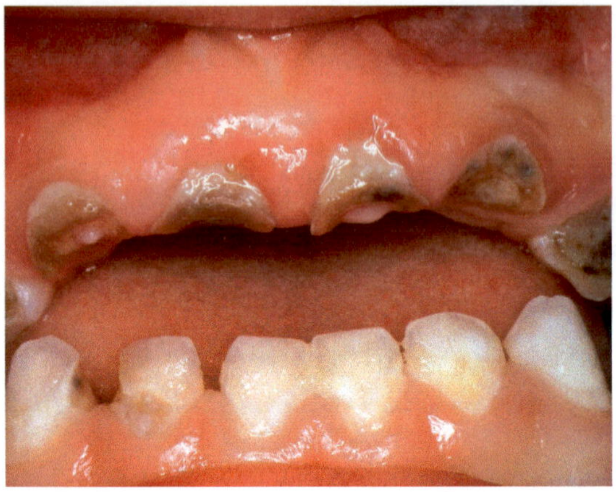

Abb. 1 Karies

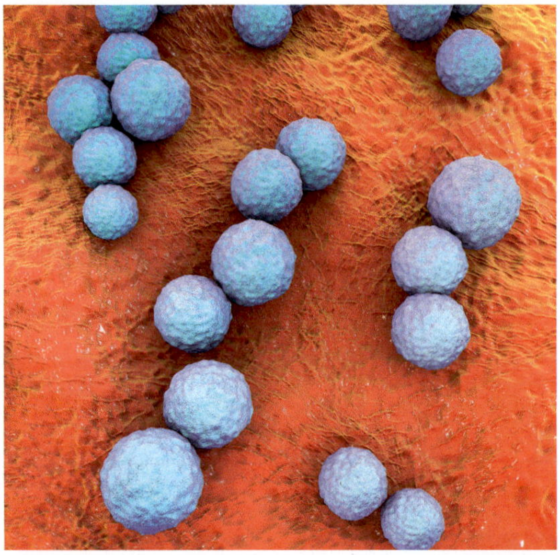

Abb. 2 Kariesbakterien

Definition

Als Karies wird die Zerstörung der Zahnhartsubstanz (Zahnschmelz und Dentin) durch Säure, die meist von Kariesbakterien produziert wird, bezeichnet. Es kommt zu einem Ungleichgewicht zwischen den säurebildenden Faktoren und den neutralisierenden Faktoren der Mundflora. Der Zahn wird dadurch entmineralisiert. Begünstigt wird dies durch einen hohen Zuckerkonsum.

Ursache

Je länger zuckerhaltige Speisereste an den Zähnen verbleiben, umso größer ist das Kariesrisiko. In Zahnplaques befinden sich besonders viele kariesbegünstigende Bakterien. Ebenso schädlich für den Zahnschmelz sind Fruchtsäfte. Sie enthalten Fruchtsäure, die den Schmelz angreift, und Zucker, der das Bakterienwachstum begünstigt.

Symptome

Durch Karies beschädigte oder zerstörte Zähne zeigen Löcher und können stark schmerzen

Diagnostik

Abhängig von der Lokalisation ist Karies direkt sichtbar oder kann mittels Sonde oder Röntgen festgestellt werden.

Therapie

Kariöse Zähne werden zunächst durch die Zahnärztin oder den Zahnarzt saniert, indem die betroffenen Bereiche ausgebohrt werden und der Zahn durch eine Füllung aufgebaut und verschlossen wird. Ist die Zerstörung sehr umfangreich, muss der Zahn entfernt werden. Die Kariesprophylaxe besteht im regelmäßigen und richtigen Putzen und ›Pflegen‹ der Zähne, in der regelmäßigen Entfernung von Plaques und Zahnstein bei der professionellen Zahnreinigung und in der Versiegelung der besonders gefährdeten Kauflächen der Prämolaren und Molaren. Zahnpasta, die Fluorid enthält, schützt ebenfalls den Zahnschmelz und beugt Karies vor. Die professionelle Prophylaxe und Versiegelung werden bis zum 18. Lebensjahr von der Krankenkasse finanziert, danach muss der Patient sie selbst bezahlen.

Zahnpflege → S. 133

Prognose und Komplikationen

Der Prophylaxe kommt eine besondere Bedeutung zu, da durch die Vermeidung von Karies sehr umfangreiche finanzielle und gesundheitliche Belastungen vermieden werden. Zum Beispiel werden Kindergarten- und Grundschulkinder spielerisch an das Zähneputzen mit dem Zahnputzkrokodil herangeführt. Karies ist im Kindes- und Jugendalter die häufigste Ursache für Zahnverlust. Auch im Erwachsenenalter kommt der Prophylaxe eine große Bedeutung zu, da sich Karies in jedem Lebensalter entwickeln kann.

3.2.2 Entzündungen

Definition
Entzündungen betreffen häufig das Zahnfleisch und die Mundschleimhaut. Sie sind an den klassischen ›Entzündungszeichen‹ zu erkennen und fallen zuerst durch Schmerzen und Probleme bei der Nahrungsaufnahme auf.

Entzündungszeichen → S. 114

Entzündung	Beschreibung
Aphthe 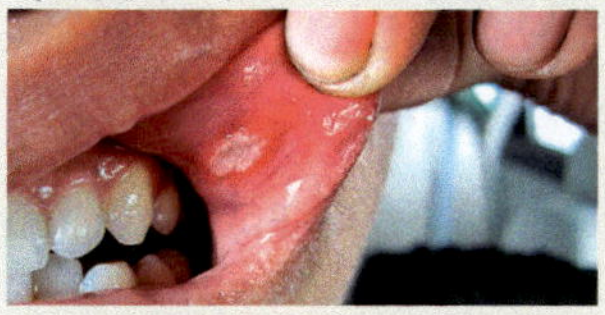	äußerst schmerzhafte, nicht infektiöse Schädigung der Mundschleimhaut mit einem entzündlichen Randsaum, die häufig wiederholt auftritt
Herpes labialis 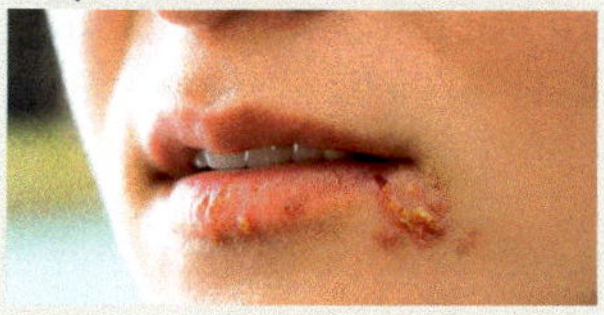	durch das Herpes-simplex-Virus verursachte bläschenförmige Entzündung im Bereich der Lippe; die Bläschen werden auch als „Fieberbläschen" bezeichnet, da sie oft im Zusammenhang mit einer fiebrigen Infektion auftreten
Rhagade	schmaler, spaltförmiger Einriss der Lippenhaut, der alle Epidermisschichten umfasst; betrifft besonders die Mundwinkel
Soor 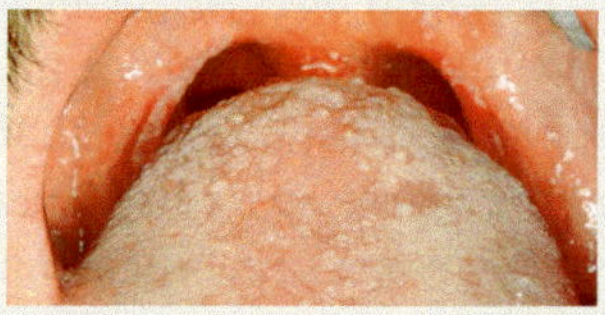	durch eine Pilzinfektion (meist mit Hefen der Gattung *Candida*) ausgelöste flächenhafte Entzündung der Mundschleimhaut mit Belag
Gingivitis	reversible Zahnfleischentzündung, meist durch Verletzung oder schlecht sitzende Prothese oder Plaque verursacht; wird sie nicht behandelt, kann sich eine Parodontitis entwickeln
Parodontitis 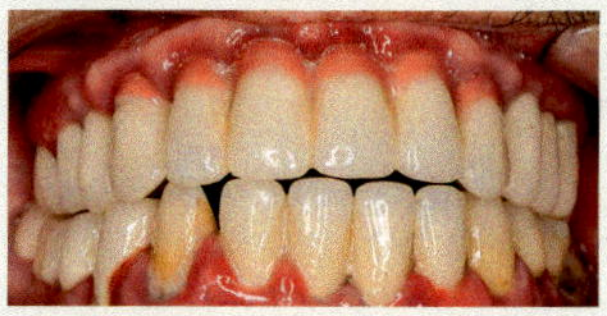	häufig irreversible Entzündung des Zahnhalteapparates, die zum Zurückweichen des Zahnfleisches mit Taschenbildung führt und den Zahnverlust zur Folge haben kann
Tonsillitis 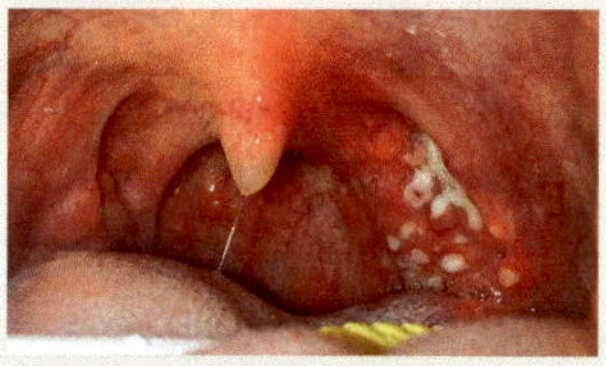	virale oder bakterielle Infektion der Rachen- oder Gaumenmandeln
Parotitis	Entzündung der Ohrspeicheldrüse; Ursachen können ein gestörter Speichelfluss (z. B. auf Speichelsteine oder verminderte Speichelproduktion zurückgehend), Bakterien oder ›Mumpsviren‹ sein

Mumps → S. 874

Tab. 1 Definition verschiedener Entzündungen der Mundschleimhaut und des Zahnfleischs

Ursache

Ursachen für Entzündungen sind Plaques, Zahnstein, Verletzungen oder ungewohnt scharfe Speisen. Die geschädigte Hautbarriere wird von Mikroorganismen – meist Bakterien oder Pilze – durchdrungen und es kommt zur Infektion. Begünstigt wird die Infektion durch ein geschwächtes oder unreifes Immunsystem. Dies ist bei Frühgeborenen, Neugeborenen sowie Menschen mit Immunschwächesyndrom oder unter Radio- oder Chemotherapie der Fall.

Im Falle des Herpes labialis ziehen sich die Viren nach der Erstinfektion in Nervenzellen zurück und können von dort aus bei einer Schwächung des Immunsystems immer wieder Entzündungen auslösen.

Symptome

Es fallen die klassischen Entzündungszeichen, wie Schmerzen oder Rötungen, auf. Ist eine Pilzinfektion die Ursache der Entzündung, sind weiße, schwer abwischbare Beläge auf der Mundschleimhaut zu sehen. Die Schleimhaut unter dem Belag ist gerötet und schmerzempfindlich. Parodontitis wird meist nur durch Zahnfleischbluten beim Zähneputzen angezeigt.

Diagnostik

Anamnese → S. 610, Band 1

Diagnose → S. 590, Band 1

Die Diagnose erfolgt in der Regel aufgrund der ›Anamnese‹ und des klinischen Erscheinungsbildes. Um die Ursache für Schmerzen in der Mundhöhle zu erkennen, ist es notwendig, die Mundhöhle gründlich z. B. mit einer Taschenlampe zu inspizieren. Entzündungsherde und Veränderungen der Mundschleimhaut können dabei erkannt werden. Für die ›Diagnose‹ kann es hilfreich sein, die betroffene Person zu ihrem Essverhalten und über ihre Nahrungsaufnahme zu befragen oder sie dabei zu beobachten. Da die Entzündung Schmerzen verursacht, werden scharfe, salzige und saure Lebensmittel wie Zitrusfrüchte vermieden, auch sehr Süßes kann schmerzhaft sein. Handelt es sich um eine Entzündung unter einer Zahnprothese, so ist das Kauen schmerzhaft und die Betroffenen werden insgesamt weniger essen und Lebensmittel bevorzugen, bei denen sie nicht kauen müssen, also Suppen und breiige, weiche Kost.

Pflegeprozessgestaltung

Wie sollten Veränderungen in der Mundhöhle dokumentiert werden, um zur Diagnosestellung herangezogen zu werden?

Therapie

Die Therapie besteht in der Spülung der Mundhöhle mit desinfizierenden und pflegenden Lösungen oder Gel: Kamillenlösung, Kamillentee, Dexpanthenol oder Kamistad®. Die Ursache muss behoben werden, da ansonsten langfristig Ernährungsprobleme die Folge sein können. Die Therapie einer Pilzinfektion wird mit Antimykotika durchgeführt, die als lokale Lösung aufgetragen werden können oder systemisch verabreicht werden. Therapie und Vorbeugung der Parodontitis ist die Bekämpfung der Infektion durch gründliches Zähneputzen zu Hause und die zahnärztliche professionelle Zahnreinigung.

Bei bakteriellen Infektionen kann eine erregergerechte Antibiotikatherapie notwendig werden. Herpes labialis wird lokal mit z. B. Aciclovir-haltiger Salbe behandelt.

Prognose und Komplikationen

Tödlich kann die Herpes-simplex-Infektion für Neugeborene sein, wenn die Mutter selbst keine oder nicht ausreichend Antikörper gebildet hat. Aus diesem Grund dürfen Personen mit einer aktuellen Herpesinfektion keinen direkten Kontakt zu Neugeborenen haben.

3.2.3 Lippen-Kiefer-Gaumen-Spalte

Definition
Die Lippen-Kiefer-Gaumen-Spalte ist eine angeborene Fehlbildung, die in verschiedenen Ausprägungen auftreten kann:
- isolierte Lippenspalte
- Kieferspalte
- Gaumenspalte
- kombinierte Lippen-Kiefer-Spalte
- Lippen-Kiefer-Gaumen-Spalte

Die Spaltbildung kann ein- oder zweiseitig sein. In Europa betrifft diese Fehlbildung etwa jede 500. Entbindung.

Ursache
Ursache ist eine unvollständige oder fehlende Verschmelzung von Knochen und/oder Gewebe in der fünften bis zwölften Schwangerschaftswoche. Es tritt eine familiäre Häufung auf. Stress, Mangelernährung und Genussmittelkonsum in der Schwangerschaft steigern das Risiko der Spaltbildung.

Symptome
Die Spaltbildung ist sichtbar und die Folgen sind Störungen beim Schlucken, Sprechen, Hören und Atmen.

Diagnostik
In der feindiagnostischen ›Ultraschalluntersuchung‹ werden die meisten Fehlbildungen bereits frühzeitig erkannt und die Therapie geplant. In seltenen Fällen wird die Spaltbildung erst später entdeckt. Wenn die Spalte durch Schleimhaut verdeckt ist, wird sie erst erkannt, wenn das Kind zu sprechen beginnt. Eine isolierte Gaumenspalte wird oft erst zur Geburt erkannt.

bildgebende Verfahren
→ *S. 614, Band 1*

Therapie
Ist der Gaumen mitbetroffen, ist normales Stillen und Schlucken für das Neugeborene nicht möglich. Aus diesem Grund erhält das Kind bereits kurz nach der Geburt eine Gaumenplatte, die die Spalte zum Stillen verschließt und so eine physiologische Ernährung ermöglicht. Im dritten bis vierten Lebensmonat wird die Lippenspalte operativ verschlossen, meist bleibt an der Lippe eine kosmetisch nur unauffällige Narbe zurück. Im zehnten bis zwölften Lebensmonat, noch vor der Sprachentwicklung, wird die Gaumenspalte operativ verschlossen. Es können also mehrere Operationen notwendig sein. Häufig ist die ›Eustachi-Röhre‹ mitbetroffen, sodass es zu gehäuften ›Mittelohrentzündungen‹ kommt.
Bei Kieferspalten ist eine kieferorthopädische Mitbehandlung notwendig, um eine möglichst normale Zahnentwicklung zu ermöglichen. Eine logopädische Therapie gehört ebenfalls zum Gesamtkonzept, um Lispeln oder Näseln zu therapieren.

Eustachi-Röhre
Ohrtrompete, verbindet die Paukenhöhle mit dem Nasen-Rachen-Raum

Mittelohrentzündung
→ *S. 638*

Prognose und Komplikationen
Ziel ist es, eine möglichst normale physische und psychische Entwicklung des Kindes zu ermöglichen. Im Erwachsenenalter können weitere kosmetische Operationen notwendig sein.

4 Magen-Darm-Trakt und gastroenterologische Erkrankungen

4.1 Aufbau und Funktion

Verdauungssystem
Aufbau und Funktion des Dünndarms
Die Aufgaben der Leber

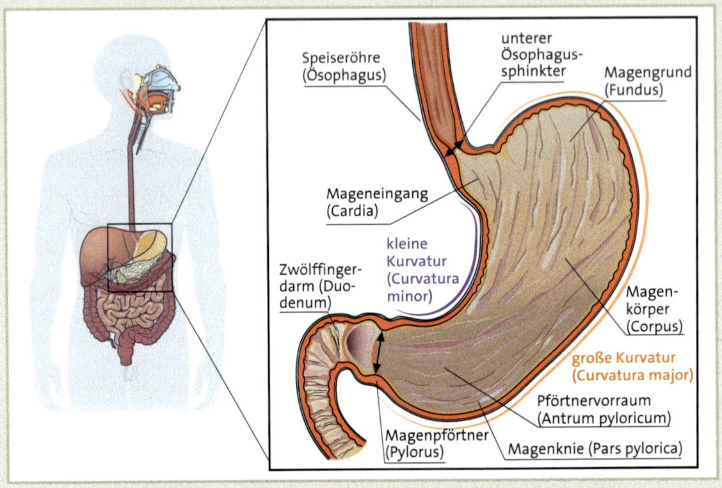

oberer Verdauungstrakt

Verdauungsdrüsen

AUFBAU

unterer Verdauungstrakt

Dickdarm

Dünndarm

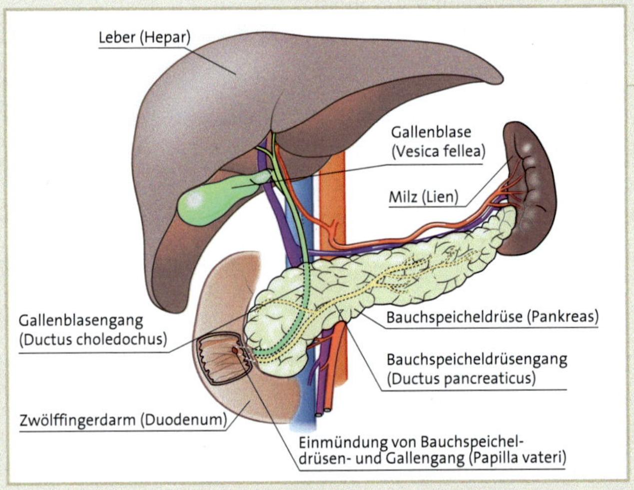

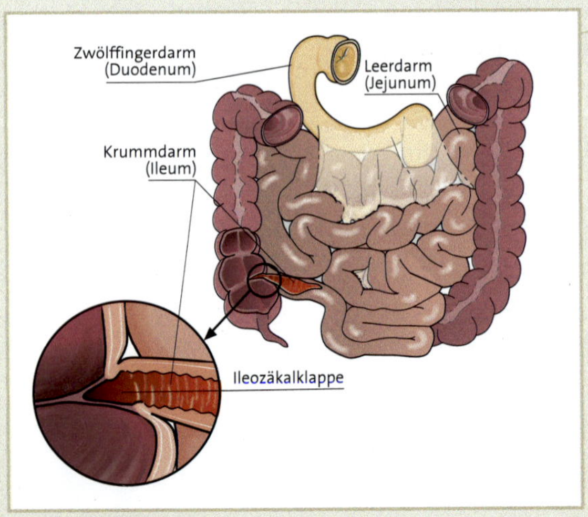

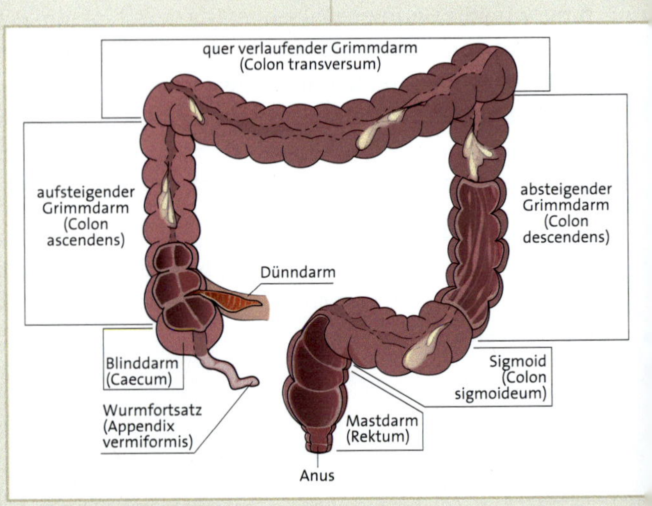

STEUERUNG

Hormonsystem

z. B. Gastrin, Leptin, Insulin, Glukagon

Nervensystem
enterisches Nervensystem
Sympathikus ▼
Parasympathikus ▲

Magen-Darm-Trakt

FUNKTIONEN

Speiseröhre	Transport der Nahrung durch propulsive Peristaltik
Magen	Vermischen der Nahrung mit Magensaft (Sekret der Magenschleimhautdrüsen), Desinfektion der Nahrung, Produktion des Intrinsic Factor in den Belegzellen der Magenschleimhaut zur Resorption von Vitamin B_{12} im Dünndarm
Dünndarm: Duodenum, Jejunum, Ileum	Duodenum: Aufspalten der Nährstoffe Jejunum, Ileum: Resorption der Nährstoffe
Leber mit Gallenblase	Produktion von Gallenflüssigkeit, die in der Gallenblase gespeichert, konzentriert und bei Bedarf abgegeben wird Entgiftungsfunktion, Abbau von Medikamenten, Produktion von Gerinnungsstoffen, Speicherung von Glykogen, Glukoneogenese
Bauchspeicheldrüse	endokrine Funktion: Produktion und Abgabe von Insulin, Glukagon und Somatostatin exokrine Funktion: Produktion und Abgabe von Enzymen zur Aufspaltung von Fetten, Eiweißen und Kohlenhydraten
Dickdarm: Zäcum, Kolon	Resorption von Wasser, Ballaststoffe werden von den Darmbakterien abgebaut
Mastdarm	Speicherung des Stuhls (Fäzes)
Anus	Ausscheidung des Stuhls

4.2 Ausgewählte Erkrankungen

4.2.1 Ösophagusatresie

Definition

Bei dieser Erkrankung handelt es sich um eine angeborene Fehlbildung der Speiseröhre. Diese ist nicht oder nur unvollständig ausgebildet, oft bestehen weitere Fehlbildungen des Herz-Kreislauf und des Verdauungssystems. Es kann zusätzlich eine Fistel (Verbindung) zur Trachea bestehen.
›Atresien‹ und ›Stenosen‹ können im gesamten Verdauungssystem auftreten.

Atresie
angeborene oder erworbene Nichtanlage oder Verschluss eines Hohlorgans

Stenose
Verengung eines Hohlorgans

Ursache

Als Ursache kommt wahrscheinlich eine Fehlbildung in der Frühschwangerschaft (3.–4. Schwangerschaftswoche) infrage. Jedes 2500. bis 4000. Kind ist davon betroffen. Es ist eine verhältnismäßig häufige Fehlbildung, die häufiger bei Jungen (60 %) vorkommt als bei Mädchen (40 %). Die genaue Ursache ist nicht bekannt. In dieser frühen Zeit der Schwangerschaft kommt es zur fehlerhaften Trennung von Speiseröhre und Luftröhre mit der Folge, dass die Speiseröhre nicht bis zum Magen reicht.

Interprofessionalität
Wer begleitet Eltern, bei deren ungeborenen Kindern in der Feindiagnostik Fehlbildungen festgestellt werden?

Symptome

Ist die Speiseröhre zwar vorhanden, aber nicht durchgängig, kommt es sofort nach der ersten Nahrungsaufnahme zum schwallartigen Erbrechen. Bei Verengungen der Speiseröhre, einer sehr milden Form der Ösophagusatresie, erbrechen die Kinder häufig nach dem Stillen bzw. Trinken.

Diagnostik

Eine präzise Diagnosestellung vor der Geburt ist nicht immer möglich. Im Ultraschall (etwa ab der 18. SSW) können eine fehlende Magenblase, eine erhöhte Fruchwassermenge und ein eher kleines Kind Hinweise für eine Ösophagusatresie sein. Nach der Geburt kann die Speiseröhre sondiert und eine Röntgenaufnahme angefertigt werden.

Therapie

Kinder mit Ösophagusatresie werden hochgelagert, um ein Überlaufen von Magensaft oder Speichel zu vermeiden und einer ›Aspirationspneumonie‹ vorzubeugen. Da ohne die Verbindung zum Magen keine Nahrungsaufnahme möglich ist, werden sie zunächst ›parenteral‹ ernährt und innerhalb der ersten Tage nach der Geburt operiert, wobei die Enden der Speiseröhre miteinander verbunden werden. Ziel ist die schnellstmögliche normale Ernährung des Kinds über das Stillen, um die Mutter-Kind-Bindung zu unterstützen und eine normale Entwicklung zu ermöglichen.

Aspiration → S. 170

(par-)enterale Ernährung → S. 161

Prognose und Komplikationen

Die Prognose ist gut, Komplikationen können aufgrund der Operation entstehen. Die häufigsten Komplikationen sind ein Reflux von Magensaft in die Speiseröhre und die Stenose der Anastomose durch Narbenzug.
Auch nach erfolgreicher Operation ist die Nahrungsaufnahme nicht unproblematisch. Die betroffenen Kinder verschlucken sich häufiger und schwerwiegender als gesunde Kinder. Die Nahrungsaufnahme muss aus diesem Grund langsam und mit viel Geduld erfolgen. Sobald das Kind von flüssiger Nahrung auf Breikost umgewöhnt wird, wird diese fein püriert und erst langsam der normalen Breikost angeglichen.

4.2.2 Gastritis und Gastroenteritis

Definition

Die Gastritis ist die akute oder chronische Entzündung der Magenschleimhaut, im Fall der Gastroenteritis breitet sich die Infektion auf den Darm aus. Die Gastritis kann nach verschiedenen Gesichtspunkten eingeteilt werden, in Deutschland ist die ABCD-Klassifikation stark verbreitet. A: autoimmune Gastritis, B: bakterielle Gastritis, AB: Mischform aus A und B, C: chemisch-reaktiv, D: Sonderformen.

Ursache

Ursache für eine Gastritis oder Gastroenteritis können Bakterien, Viren, Parasiten oder Gifte (z. B. Schwermetalle oder Pilzgifte) sein. Die häufigsten Erreger, die typischen Symptome und die häufig betroffenen Personengruppen sind in Tabelle 1 aufgeführt.

Die Durchseuchung der Bevölkerung mit *Helicobacter pylori* beträgt in Deutschland – je nach Alter und Wohnort in Ost oder West – zwischen 20 % (18- bis 29-Jährige in Westdeutschland) und 67 % (70- bis 79-Jährige in Ostdeutschland). Liegt eine solche Infektion vor, so kann es durch auslösende Faktoren, wie ›Disstress‹ oder reizende Nahrungs- bzw. Genussmittel (z. B. Koffein, Nikotin, Alkohol), zum Ausbruch einer Gastritis kommen. Die genannten Faktoren führen zu einem Ungleichgewicht der säurebildenden Faktoren gegenüber den schleimhautschützenden Faktoren (Abb. 1).

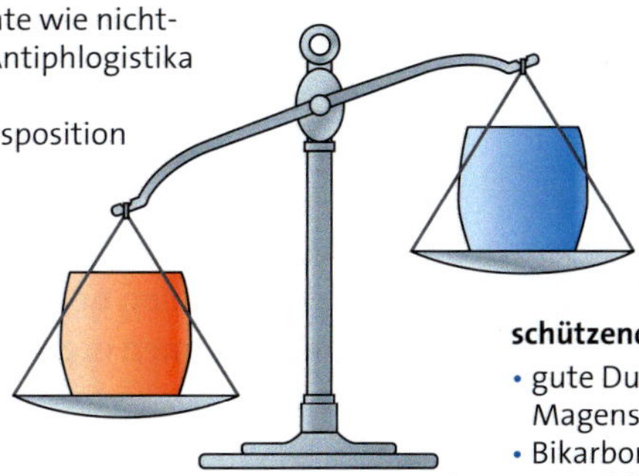

Abb. 1 Ungleichgewicht von schädigenden und schützenden Faktoren

Disstress
negativer Stress, der als belastend oder überfordernd empfunden wird

Erreger	Typische Symptome und Übertragungsweg	Häufig betroffene Personengruppen	Meldepflicht
Helicobacter pylori	oft symptomlos; Schmerz, Übelkeit, Erbrechen, Sodbrennen, Lebensmittelunverträglichkeit Übertragung: von Mensch zu Mensch	Erwachsene; mit großen Verteilungsunterschieden je nach Lebensalter, ethnischer Zugehörigkeit, sozioökonomischem Status	nein
Salmonella enterica	Übelkeit, Erbrechen, Diarrhö, Magenkrämpfe, Inkubationszeit fünf bis 72 Stunden Übertragung: Lebensmittelinfektion, fäkal-oral	alle Personengruppen	ja, wenn die Infektion in Gemeinschaftseinrichtungen auftritt
Norovirus	Übelkeit, Erbrechen, Diarrhö, Inkubationszeit sechs bis 50 Stunden Übertragung: fäkal-oral	Kinder und ihre Wohngemeinschaft, Erreger wird oft in Gemeinschaftseinrichtungen übertragen, Kinder unter fünf Jahren und Erwachsene über 70 Jahre sind besonders oft betroffen	ja
Rotaviren	Übelkeit, Erbrechen, Diarrhö, Inkubationszeit ein bis drei Tage Übertragung: fäkal-oral	Kinder zwischen sechs Monaten und zwei Jahren und ihre Wohngemeinschaft, der Erreger wird oft in Gemeinschaftseinrichtungen übertragen	ja

Tab. 1 Erreger von Gastritis und Gastroenteritis

Übelkeit → S. 159
Erbrechen → S. 204
Diarrhö → S. 203

Symptome
Die Leitsymptome sind ›Übelkeit‹, ›Erbrechen‹ und ›Diarrhö‹ sowie Schmerzen im Epigastrium. Die Schleimhaut ist gerötet, die Entzündungsherde sind im Rahmen der Gastroskopie sichtbar. Wird die Schleimhaut zerstört, treten starke Schmerzen auf. Ebenso ist die Funktion gestört, die Verdauung wird dadurch beeinträchtigt.

Gastroskopie → S. 171

Diagnostik
Die Diagnostik erfolgt in den meisten Fällen anhand der Symptomee. Der Nachweis von *Helicobacter pylori* wird durch einen Atemtest erbracht. Zusätzlich kann im Rahmen einer ›Gastroskopie‹ mit Biopsie eine histologische Untersuchung durchgeführt werden, um ggf. ein Magenkarzinom, als Spätfolge einer chronischen Gastritis, zu erkennen.

Infusionstherapie → S. 669, Band 1
Infektionsschutzgesetz → S. 530, Band 1

Therapie
Die therapeutischen Maßnahmen bestehen in erster Linie in einer Linderung der Symptome und darin, den Verlust an Wasser und Elektrolyten auszugleichen. Für Säuglinge, Kleinkinder und alte Menschen kann der Wasser- und Elektrolytverlust lebensbedrohlich werden. Sie werden bei drohenden Komplikationen ins Krankenhaus aufgenommen und erhalten eine ›Infusionstherapie‹. Zusätzlich werden hygienische Maßnahmen ergriffen, um die Übertragung und Ausbreitung der Erkrankung auf andere Personen zu vermeiden. Einige Erkrankungen sind aus diesem Grund laut ›Infektionsschutzgesetz‹ meldepflichtig (Tab. 1, S. 249). Zu den hygienischen Maßnahmen gehören alle Interventionen zur Unterbrechung der Infektionskette und ggf. Isolationsmaßnahmen. Kinder dürfen für die Zeit der Ansteckungsgefahr nicht in die Kindertagesstätte oder Schule gehen. Tritt eine solche Infektion in einer Einrichtung der stationären Altenpflege auf, müssen sich die Bewohner für die Zeit der Ansteckung in ihrem Zimmer aufhalten.

Eradikation
lat. eradicare = ausrotten, mit der Wurzel ausreißen; bezeichnet die vollständige Beseitigung eines Krankheitserregers aus dem Körper

Die Therapie einer *Helicobacter pylori*-Infektion, die sog. ›Eradikationstherapie‹, erfolgt mit Antibiotika. Es werden zwei Antibiotika mit unterschiedlichen Wirkmechanismen verabreicht und ein Magenschutz mit einem Protonenpumpenhemmer aufgebaut. Zusätzliche Maßnahmen sind:
- Nahrungskarenz im akuten Schub, evtl. Kamillentee
- Ernährung mit magenschonenden Lebensmitteln (z.B. Milchschleimsuppen)
- Minderung von Stressoren, um das Ungleichgewicht der säurebildenden Faktoren gegenüber den schleimhautschützenden Faktoren nicht noch weiter zu begünstigen

Prognose und Komplikationen
Die Prognose der Erkrankung ist gut. Allerdings wurde festgestellt, dass in besonderen genetischen Konstellationen die Infektion mit *Helicobacter pylori* die Entstehung eines Magenkarzinoms begünstigen kann.
Komplikationen einer Gastritis können Magenulzera und ein Durchbruch von Ulzera mit Blutung in das Abdomen sein.

W ZUM WEITERDENKEN

Aktuell sind in Deutschland die Ulkuserkrankungen aufgrund einer *Helicobacter*-Infektion rückläufig. Die durch nichtsteroidale Antirheumatika verursachten Ulzera nehmen hingegen wieder zu.

4.2.3 Ulcus ventriculi und Ulcus duodeni

Definition

Das Ulcus ventriculi und das Ulcus duodeni sind Geschwüre der Schleimhaut im Magen bzw. im Zwölffingerdarm. Dabei wurden eine oder mehrere Schichten der Magen- oder Darmwand zerstört.

Ursache

Die häufigste Ursache ist eine Infektion mit dem Bakterium *Helicobacter pylori* mit wiederholt auftretenden Entzündungen der Schleimhaut. Da die Durchseuchung der Bevölkerung mit diesem Bakterium wesentlich höher ist als die auftretenden Geschwüre, müssen zur Infektion noch Risikofaktoren hinzukommen. Risikofaktoren sind:

- ein Überschuss an Magensäure
- Stress
- reizende Stoffe, wie Alkohol, Nikotin, Medikamente (insbesondere nichtsteroidale Antirheumatika)
- genetische Veranlagung

Meist sind Männer im Alter zwischen 50 und 70 Jahren betroffen.

Diversität
Warum leiden -statistisch gesehen- mehr Männer als Frauen unter einem Magengeschwür?

Symptome

Die Symptome sind bohrende, brennende Schmerzen im ›epigastrischen Dreieck‹, die beim Magengeschwür besonders nach der Nahrungsaufnahme – wenn die Magensäure ausgeschüttet wird – auftreten, beim Zwölffingerdarmgeschwür treten überwiegend Nüchternschmerzen auf. Weitere Symptome sind:

- Sodbrennen und Aufstoßen
- Übelkeit und Erbrechen
- Speisenunverträglichkeit: Scharfes, Süßes, Saures
- unter Umständen wird Blut erbrochen oder als ›Teerstuhl‹ ausgeschieden

epigastrisches Dreieck
Bereich, in dem der rechte und linke Rippenbogen am Schwertfortsatz zusammentreffen

Veränderungen, Stuhl → *S. 184*

Erbrochenes Blut, welches mit Magensäure Kontakt hatte, ist geronnen und schwarz. So kann es von Blut aus der Speiseröhre, z.B. bei einer ›Ösophagusvarizenblutung‹, unterschieden werden.

Ösophagusvarizenblutung → *S. 257*

Diagnostik

Die Diagnostik erfolgt mittels Ösophagogastroduodenoskopie (ÖGD, Speiseröhren-Magen-Dünndarm-Spiegelung) und Testung auf *Helicobacter pylori*.

Therapie

Die Therapie besteht in der Regel in der medikamentösen Eradikation des *Helicobacter pylori*. In seltenen Fällen – sollte diese Therapie nicht ausreichen oder bereits ein Magendurchbruch oder Vernarbungen durch vorherige Ulzera entstanden sein – ist eine operative Therapie notwendig. Dabei wird der Teil des Magens entfernt, der typischerweise die Geschwüre enthält.

Prognose und Komplikationen

Bei Schädigung der Blutgefäße kann es zu Blutungen kommen. Betrifft das Ulkus alle Wandschichten des Magens, kommt es zum Magendurchbruch. Dies ist bei ca. 5 % der Fall.

4.2.4 Karzinome

Tumoren → S. 115

Bei ›Karzinomen‹ des Magen-Darm-Traktes handelt es sich um bösartige Tumoren der Schleimhaut der Mundhöhle, der Speiseröhre, des Magens oder des Darms. Es sind meist Plattenepithelkarzinome. Auch die angrenzenden Organe, wie Leber oder Pankreas, können betroffen sein.

Die Ursachen sind vielfältig, z.B. Kanzerogene wie Alkohol und Nikotin, genetische Veranlagung und vorangegangene lang anhaltende Infektionen. Der größte Risikofaktor für ein Kolonkarzinom ist eine ballaststoffarme Nahrung, die reich an tierischen Fetten ist.

Lokalisation	Symptome	Therapie	Prognose
Mundhöhle, Speiseröhre, Magen	Symptome treten sehr spät auf: Blutungen, Schmerzen, beim Magenkarzinom zusätzlich Völlegefühl, Übelkeit, Speisenunverträglichkeit.	Das betroffenen Organteil wird chirurgisch entfernt oder das gesamte Organ wird entfernt und ein Ersatzmagen oder ein Speiseröhrenersatz aus Dünndarmteilen geschaffen. Die weitere Therapie besteht in der Chemotherapie und der Bestrahlung, diese können auch als Radio-Chemo-Therapie erfolgen. Eine Protonenbestrahlung kann ebenfalls zum Einsatz kommen. Aktuelle Forschungsansätze beschäftigen sich mit individuell abgestimmten Chemotherapien, die speziell auf die Tumorzellen zugeschnitten sind.	Mundhöhle: Etwa die Hälfte der Betroffenen erreichen das Fünf-Jahres-Überleben. Speiseröhre: Etwa die Hälfte erreicht das Fünf-Jahres-Überleben, bei Metastasen ist die Überlebensrate gering. Magen: Wird das Karzinom früh behandelt, beträgt das Fünf-Jahres-Überleben bis zu 80 %, bei fortgeschrittenen Stadien fällt es auf 20 % oder weniger.
Darm (häufig Kolon und Rektum)	Diese Tumoren werden entweder im Rahmen einer Früherkennungs- oder Vorsorgeuntersuchung oder aufgrund von Blutungen und Stuhlunregelmäßigkeiten erkannt.	Die Therapie entspricht der der anderen Tumoren im Verdauungssystem. Infolge der Entfernung des Darmabschnittes kann ein Anus praeter gelegt werden.	Wird das Karzinom früh erkannt, ist die Krankheit operativ heilbar. Daher kommt der Früherkennungsuntersuchung eine besondere Bedeutung zu.
Leber Das Leberzellkarzinom ist eine häufige Form der Metastasenbildung, als Primärtumor wird es durch Infektionen verursacht.	Symptome treten erst spät auf und sind oft unspezifisch: Übelkeit, Erbrechen, Appetitlosigkeit, Druckschmerz im rechten Oberbauch.	Die Therapie entspricht der üblichen Tumortherapie mit Operation, Bestrahlung und Chemotherapie, ggf. Lebertransplantation.	Die Prognose beim Leberzellkarzinom ist schlecht.
Pankreas Die häufigste Form ist das Pankreaskopfkarzinom.	Symptome treten erst spät auf: Oberbauchschmerzen, Verdauungsstörungen, Rückenschmerzen, Übelkeit, Ikterus.	Die operative Therapie besteht in der großzügigen Entfernung von Pankreaskopf, Duodenum sowie betroffenen Teilen der Leber und der Gallenwege (Operationsmethode nach Whipple).	Die Krankheit wird häufig zu spät erkannt, da erst sehr spät Symptome auftreten. Die Prognose bei Pankreaskarzinomen ist schlecht, die Fünf-Jahres-Überlebensrate mit einem Pankreaskarzinom beträgt weniger als 20 %.

Tab. 1 Ausgewählte Karzinome des Magen-Darm-Traktes

4.2.5 Appendizitis

Definition

Die Appendizitis ist die Entzündung des Wurmfortsatzes am Blinddarm, dem Appendix vermiformis. Diese Erkrankung kann in allen Lebensaltern auftreten.

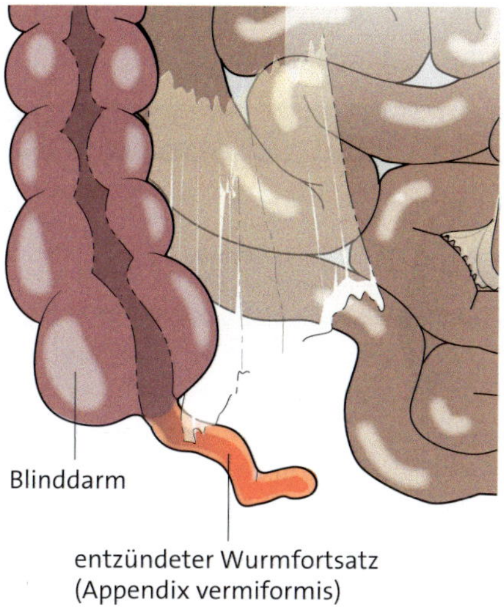

Abb. 1 Appendizitis

Ursache

Eine Appendizitis kann durch Erreger aus der Darmflora oder über das Blut eingewanderte Erreger ausgelöst werden. Eine weitere Ursache ist eine mechanische Reizung des Gewebes.

Symptome

Leitsymptom ist der kolikartige Schmerz im rechten Unterbauch. Die Betroffenen nehmen meist eine Schonhaltung mit angezogenen Beinen ein oder stehen stark vornübergebeugt. Weitere Symptome sind:

- erhöhte Temperatur mit einer Differenz zwischen der axillären und rektalen Messung von über 0,5 °C
- Übelkeit
- Erbrechen
- Appetitlosigkeit
- Obstipation oder Diarrhö
- Leukozytose und erhöhtes ›C-reaktives Protein‹ (CRP)

C-reaktives Protein
Plasmaprotein, das als Teil des Immunsystems im Rahmen einer Entzündungsreaktion gebildet wird

Diagnostik

Zur Diagnostik gehören zunächst die Palpation der Druckpunkte nach McBurney und nach Lanz sowie der Loslassschmerz nach Blumberg. Im Alter zeigen sich die Symptome oftmals nicht eindeutig, die Erkrankung verläuft schleichend und die Appendizitis wird dann sehr spät erkannt. Jede zweite Appendizitis im Alter zeigt nicht die typische Symptomatik. Bei Kleinkindern und Schwangeren ist die Diagnostik ebenfalls schwierig, Kleinkinder reagieren auf jede Berührung der Bauchdecke abwehrend und bei Schwangeren ist der Wurmfortsatz in Richtung des Oberbauchs verlagert.

Therapie

Die Therapie besteht in der operativen Entfernung des Appendix vermiformis. Die Operation wird fast immer minimalinvasiv (›laparoskopisch)‹ durchgeführt.

Laparoskopie → *S. 630, Band 1*

Prognose und Komplikationen

Eine Komplikation der Appendizitis kann die Perforation des entzündeten Wurmfortsatzes sein, diese kann eine Peritonitis zur Folge haben. Ist die Perforation gedeckt, also ergießt sich das Sekret nicht in die freie Bauchhöhle, kann es danach zu einem Abszess kommen.

4.2.6 Ileus

Als Ileus wird der Verschluss des Darms bezeichnet bzw. die Lähmung der Darmmotorik. Dadurch ist die Passage des Stuhls gestört. Der Ileus kann mechanisch als Verlegung oder paralytisch bzw. funktionell als Lähmung auftreten.

	Mechanischer Ileus	Paralytischer/funktioneller Ileus
Ursachen	Verlegung durch Tumoren (betrifft 60 % der Dickdarmverschlüsse), Gallensteine, Kotsteine, Verklebung der Darmwand (Bridenileus, betrifft 50 % der Dünndarmverschlüsse), Abklemmen z. B. durch eine Hernie mit Nekrose von Darmabschnitten, Invagination von Darmabschnitten	reflektorisch z. B. nach Operationen im Bauchraum oder an der Wirbelsäule, durch Entzündungen im Bauchraum (Appendizitis, Peritonitis, Pankreatitis, Cholezystitis), Kolik, durch Hypokaliämie, Intoxikation (z. B. mit Blei oder Alkaloiden), nach lang andauerndem mechanischem Ileus, Mesenterialinfarkt, weitere Ursachen können sein: Medikamente (Opiate, Antiparkinsonmittel, Antidepressiva), diabetische Ketoazidose, Schwangerschaft
Symptome	plötzlicher Beginn, bei einem Subileus (nicht vollständiger Verschluss) ist der Beginn schleichend, kolikartige Schmerzen, Übelkeit, Aufstoßen, Erbrechen (frühzeitiges Symptom bei einem Ileus im proximalen Dünndarm), aufgeblähter Bauch (Meteorismus), dabei kein Stuhl und keine Darmwinde (sehr ausgeprägt bei Verschluss des Rektums), bei dieser Form auch Erbrechen von Stuhl (Miserere), Abwehrspannung der Bauchdecke ist möglich	Übelkeit, Überlauferbrechen, Schluckauf, Meteorismus, harte Bauchdecke und Abwehrspannung bei Peritonitis, sonst weiche Bauchdecke
Diagnostik	Auskultation: vermehrte Darmgeräusche oberhalb des Verschlusses, Labor: Elektrolyte, Röntgen: Abdomenübersicht, hier sind „Spiegel" zu sehen, diese entstehen aus der nicht transportierten Luft, CT, bei tiefem Verschluss: Röntgen mit wasserlöslichem Kontrastmittel	Anamnese: liegt eine Opioideinnahme vor? Auskultation: fehlende Darmgeräusche („Totenstille"), Labor: Elektrolyte, Röntgenübersicht, CT
Therapie	parenterale Ernährung mit Volumenersatz, Elektrolytausgleich und Flüssigkeitsbilanzierung, Magensonde, sofortige Operation: Lösen der Verklebungen, Entfernen des Tumors, der nekrotischen Darmabschnitte bzw. der Fremdkörper (z. B. Gallensteine), Kostaufbau erst nach dem fünften postoperativen Tag und dem ersten Stuhlgang	parenterale Ernährung mit Volumenersatz, Elektrolytausgleich und Flüssigkeitsbilanzierung, Magensonde, Darmentlastungssonde, medikamentöse Anregung der Darmmotorik (z. B. mit Neostigmin), Operation, sofern ein mechanischer Ileus die Ursache ist, Antibiose bei Entzündung

Tab. 1 Mechanischer und funktioneller Ileus

Akutes Abdomen

Das akute Abdomen ist ein Krankheitsbild im Bauchraum mit verschiedenen Ursachen, bei dem sofort mit der Diagnostik und Therapie begonnen werden muss. Die Gefahr eines Schocks ist groß. Ursachen können Erkrankungen im Bauchraum, z. B. Entzündungen der Hohlorgane, Peritonitis, Ileus oder Blutungen, sein, aber auch ein Herzinfarkt. Die Symptome sind akute Bauchschmerzen mit Abwehrspannung der Bauchdecke, Übelkeit, Erbrechen, Blähbauch und Schonhaltung mit angezogenen Beinen. Die Ursachensuche ist die wichtigste Erstmaßnahme. Die Diagnostik umfasst Anamnese, klinische Untersuchung, Laboruntersuchung und bildgebende Verfahren. Die Therapie besteht in einer sofortigen Schmerztherapie mit Spasmolytika (keine Morphine, diese führen zum Spasmus der glatten Muskulatur und verschlimmern eventuell die Beschwerden) und Volumenersatz. Die Ursache wird operativ behoben.

4.2.7 Morbus Crohn

Definition

Beim Morbus Crohn – auch als Enteritis regionalis Crohn bezeichnet – handelt es sich um eine meist in Schüben verlaufende, chronisch entzündliche Erkrankung, deren Prognose sehr unterschiedlich ist. Dabei können alle Abschnitte des Verdauungstrakts betroffen sein. Ileum und Kolon sind in ca. 50 % der Fälle betroffen, nur der Dünn- und Dickdarm sind in jeweils ca. 25 %, Speiseröhre und Magen in 1–4 % der Fälle betroffen.

Die entzündlichen Veränderungen sind unterbrochen, sehen wie ›Aphten‹ aus und betreffen alle Schichten der Darmwand. Es können Fisteln und durch Ödeme ein sog. Pflastersteinrelief entstehen.

Aphthe → S. 243

Ursache

Die Ursachen des Morbus Crohn sind bisher noch unklar, es werden immunologische und genetische Ursachen vermutet, wahrscheinlich begünstigt eine hohe Aufnahme von raffiniertem Zucker die Entstehung der Erkrankung. Rauchen erhöht bei Frauen das Risiko um das Fünffache.

Symptome

Das wichtigste Symptom sind schleimige Durchfälle mit Bauchschmerzen, sehr selten sind diese Durchfälle blutig. Zu 90 % treten rechtsseitige Bauchschmerzen auf, die auch um den Nabel herum wahrgenommen werden. Weitere Symptome sind:

- Gewichtsverlust, da sich die Beschwerden bei Nahrungskarenz vermindern, und weitere ›Malabsorptionserscheinungen‹
- Fieber
- Subileus durch Schleimhautschwellung
- perianale ›Abszesse‹ und Fisteln

Malabsorption → S. 184

Abszess → S. 115

Diagnostik

In der ›Anamnese‹ finden sich oft eine Appendektomie in der Vergangenheit und eine familiäre Häufung. Bei der körperlichen Untersuchung fallen rechtsseitige Unterbauchschmerzen und eine tastbare Verdickung (Walze) auf. In Laboruntersuchungen sind die Entzündungsparameter erhöht. Als bildgebende Diagnostik werden Sonografie, Endoskopie mit Biopsie und MRT eingesetzt, um die Ausmaße und Folgen der Erkrankung festzustellen.

Anamnese → S. 610, Band 1

Therapie

Die Therapie erfolgt im akuten Schub mit Glukokortikoiden und dem Antibiotikum Metronidazol. Im Verlauf und bei geringen Entzündungszeichen erfolgt die Therapie mit den entzündungshemmenden Medikamenten Sulfasalazin, Mesalazin und mit Immunsuppressiva (Azathioprin, Methotrexat). Als chirurgische Therapie ist eine Resektion der betroffenen Abschnitte möglich, dabei handelt es sich allerdings nur um eine palliative Maßnahme. Eine Nikotinkarenz ist wichtig, da dadurch die ›Rezidive‹ deutlich verringert werden.

Rezidiv → S. 580, Band 1

Prognose und Komplikationen

Komplikationen sind Abszesse, Strikturen, Stenosen. Nach mehr als zehnjährigen Verlauf erhöht sich das Karzinomrisiko auf eine ›Inzidenz‹ von 1–6/100 000 pro Jahr.

Inzidenz
Begriff aus der Epidemiologie; steht für die Häufigkeit des Auftretens einer Krankheit innerhalb eines bestimmtem Zeitraumes

4.2.8 Colitis ulcerosa

Definition
Bei der Colitis ulcerosa handelt es sich um eine entzündliche Erkrankung, die auf die Schleimhaut (Mukosa) des Kolons beschränkt ist. Sie beginnt meist am Rektum und breitet sich dann oft auf das distale Kolon aus. In 10–20 % der Fälle ist das gesamte Kolon befallen.

Ethik
Warum fällt es Menschen mit einer Colitis ulcerosa oft besonders schwer, über ihre Erkrankung zu sprechen?

Ursache
Die Ursache der Colitis ulcerosa ist unbekannt, es wird eine genetische Disposition vermutet, die durch exogene Auslöser aktiviert werden kann. Auslöser der Erkrankung sind wahrscheinlich Bakterien, Viren oder Nahrungsantigene/Eiweiße. Durch diese wird das Darmimmunsystem aktiviert und es kommt zur autoimmunologischen Reaktion der Darmschleimhaut. Eine Appendektomie hat günstigen Einfluss auf das Erkrankungsrisiko.

Symptome
Das Leitsymptom ist blutiger Durchfall. Wenn nur das Rektum erkrankt ist, handelt es sich um normalen Stuhlgang mit blutigen Auflagen. Weitere Symptome sind häufiger Stuhldrang und nächtlicher Stuhlgang, ›Tenesmen‹, Bauchschmerzen im linken Unterbauch, Gewichtsabnahme, verminderte Leistungsfähigkeit.

Tenesmus
schmerzhafter Stuhldrang

Diagnostik
Zur Diagnostik gehören die ›Anamnese‹ und die ›körperliche Untersuchung‹, bei der besonders die Druckempfindlichkeit des Bauchraums auffällt. In der Laboruntersuchung sind die Entzündungsparameter erhöht. Bei der Endoskopie des gesamten Kolons und des terminalen Ileums wird eine Biopsie aus Kolon und Ileum durchgeführt. Die Darmschleimhaut ist entzündet, es treten Kontaktblutungen auf, ›Haustren‹ fehlen, Ulzera und ›Pseudopolypen‹ aus restlichen Schleimhautinseln sind zu sehen. Die Endoskopie ist die wichtigste diagnostische Maßnahme. Im Ultraschall erscheint die Darmwand verdickt.

Anamnese → S. 610, Band 1

körperliche Untersuchung → S. 612, Band 1

Haustren
charakteristische Ausbuchtungen des Kolons

Pseudopolyp
in das Darmlumen hineinragende entzündungsbedingte Schleimhautschwellung (keine Neoplasie, wie bei einem „echten" Polypen)

Therapie
Die Behandlung besteht in der Therapie einer Autoimmunerkrankung, sie soll möglichst lokal und entzündungsberuhigend sein. Im akuten Schub werden Glukokortikoide oral oder i.v. verabreicht, in schweren Fällen Cyclosporin i.v. Später wird mit Mesalazin als Tabletten oder ›Klistier‹, evtl. auch als Suppositorien, therapiert. Auch sind steroidhaltige Klistiere möglich. Die Therapie mit Immunmodulatoren erfolgt mit Azathioprin. Die chirurgische Therapie bietet die einzige Heilungschance; sie besteht in der radikalen Entfernung von Rektum und Kolon.

Klistier → S. 201

Prognose und Komplikationen
Der Verlauf der Erkrankung kann sehr unterschiedlich sein. Es sind schubweise wie auch chronisch-aktive Verläufe möglich. Die Prognose hängt von der Früherkennung und vom Operationsrisiko ab.
Komplikationen können ein toxisches Megakolon bei schwerster Entzündung, Paralyse und Sepsis sein. Das Risiko, ein Kolonkarzinom zu entwickeln, steigt nach zehn Jahren der Erkrankung an. Daher werden nach dieser Zeit regelmäßig Biopsien durchgeführt.

4.2.9 Leberzirrhose und Ösophagusvarizenblutung

Definition

Die Leberzirrhose ist die irreversible (unumkehrbare) Zerstörung des Leberparenchyms. Die Ösophagusvarizenblutung ist eine lebensbedrohliche Komplikation der Leberzirrhose.

Ursache

Ursache für eine Leberzirrhose können Entzündungen, Fettleber und Alkoholabusus sein. Aufgrund der Zerstörung der Leberzellen fallen nach und nach alle Funktionen der Leber aus.
Zur Bildung von Ösophagusvarizen kommt es, weil die Zerstörung des Lebergewebes zur Behinderung des Blutabflusses aus der Pfortader führt. Dadurch werden venöse Umgehungswege gesucht und die entsprechenden Venen überlastet. Umgehungsgefäße sind z.B. die Venen der Speiseröhre. Hier kann es zur Bildung von Krampfadern (Varizen) kommen. Sind die Blutgefäße derart geschädigt, können sie durch heiße oder scharfkantige Speisen, z.B. harte Brotkruste, Nüsse, Krokant oder hartes Gebäck, eröffnet werden und bluten.

Symptome

Es kommt zu den folgenden Symptomen:

- Müdigkeit
- Fettintoleranz
- Übelkeit, Obstipation, Blähungen
- Spannungsgefühl im Bereich der Leber

Weitere Symptome sind ein ›Palmarerythem‹ und Spinnennävi (Abb. 1). Bei Fortschreiten der Erkrankung kommt es zum Pfortaderstau und zum Aszites. Die Leberzirrhose wird dann als dekompensiert bezeichnet. Als Möglichkeit der Kompensation werden Kollateralen und Anastomosen gebildet, es kommt zu Ösophagusvarizen, dem ›Caput medusae‹, und äußeren Hämorrhoiden. Das Versagen der Leber führt zum Coma hepaticum und ist tödlich.
Die Symptome einer Ösophagusvarizenblutung sind heftige Schmerzen, Übelkeit und Bluterbrechen, das Blut ist dabei rot und nicht geronnen.

Palmarerythem
Rötung der Handinnenflächen

Caput medusae
auf der Hautoberfläche hervortretende Venen im Bereich des Bauchnabels, benannt nach Medusa aus der griechischen Mythologie, die Schlangen auf dem Kopf trug

Diagnostik

Die Leber ist bei der Palpation als vergrößert und verhärtet zu tasten, ebenso die Milz. Die weitere Diagnostik erfolgt mittels Ultraschall und Biopsie.

Therapie

Da sich eine Leberzirrhose nicht zurückbilden kann, ist nur eine Therapie der Grunderkrankung möglich. Ist die Leber zu stark geschädigt, besteht die Indikation für eine Lebertransplantation.
Bei einer Ösophagusvarizenblutung muss die Blutung innerhalb von Minuten gestillt werden. Dies kann durch eine endoskopische Verödung oder eine Kompressionssonde geschehen. Ist die Verödung möglich, ist sie die Therapie der Wahl, da sie die sicherere Methode darstellt.

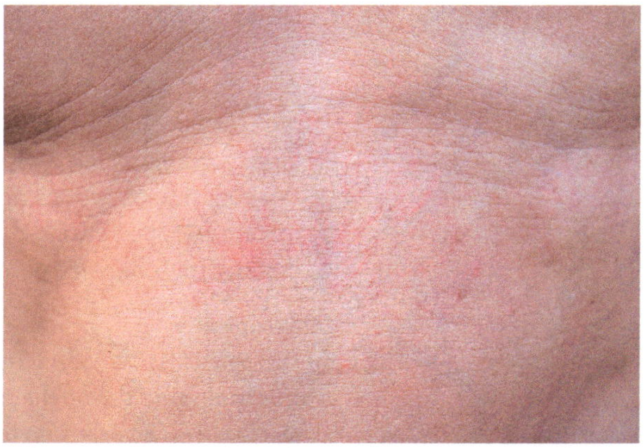

Abb. 1 Spinnennävus

4.2.10 Hepatitis

Leben mit Hepatitis

Definition

Als Hepatitis wird die akute, diffuse Entzündung des Leberparenchyms bezeichnet. Die Hepatitis kann akut oder chronisch verlaufen. Sie wird nach den Ursachen eingeteilt. Von einer chronischen Hepatitis spricht man, wenn die Entzündung länger als sechs Monate andauert.

Ursache

Mögliche Ursachen für eine Hepatitis:
- Viren: am häufigsten die Hepatitisviren A, B, C, D, E (Tab. 1)
- Alkohol
- Bakterien
- Amöben
- Pilze
- Medikamente

Als Begleiterscheinung von Kollagenosen oder chronisch-entzündliche Darmerkrankungen oder im Rahmen einer Organabstoßung treten ebenfalls entzündliche Veränderungen des Leberparenchyms auf.

Virustyp	Übertragungsweg
A	fäkal-oral
B	hämatogen: sexuell, parenteral und perinatal, mit einer sehr hohen Wahrscheinlichkeit der Infektion Risikogruppen: medizinisches Personal, Empfänger von Blutprodukten, Drogenabhängige, Personen mit engem Kontakt zu Infizierten oder häufig wechselnden Geschlechtspartnern
C	hämatogen: parenteral und sexuell, oft unklarer Infektionsweg
D	hämatogen: parenteral und sexuell, immer gemeinsam mit Hepatitis-B-Virus auftretend
E	fäkal-oral über Trinkwasser oder Nahrungsmittel

Tab. 1 Übertragungswege viraler Hepatitisformen

Die Neugeborenengelbsucht ist keine infektiöse Erkrankung der Leber, sondern stellt eine Anpassungsreaktion der Leber des Neugeborenen an die neue Situation dar, dass sie nun den Abbau und die Ausscheidung des Bilirubins übernehmen muss. Ist die Leber noch nicht vollständig dazu in der Lage, wird das Bilirubin in der Haut abgelagert und verzögert ausgeschieden.
Darüber hinaus gibt es den Begriff der neonatalen Hepatitis. Hierbei handelt es sich um eine Gruppe entzündlicher Lebererkrankungen unterschiedlicher Ursache in den ersten drei Lebensmonaten.

Symptome

Die Hepatitis hat zunächst meist einen Verlauf ohne spezifische Symptome. Ausgenommen sind davon die beiden nur akut verlaufenden Formen der Hepatitis A und E. Diese Formen verlaufen bereits nach einer Inkubationszeit von zehn bis 40 Tagen mit Ikterus und schwerem Krankheitsgefühl. Der Verlauf ist nicht chronisch. Selten verlaufen diese Formen rasch, dramatisch und letal.

Das ›Prodromalstadium‹ der anderen Formen beginnt schleichend. Nach zwei bis neun Tagen können Übelkeit, mangelnder Appetit, mäßiges Fieber, Gelenkschmerzen, ein leichter Hautausschlag und Bradykardie – begleitet von einem schweren Krankheitsgefühl – auftreten. Die Leber ist vergrößert und eventuell schmerzhaft aufgrund der entstehenden Leberkapselspannung. Unspezifische Symptome sind:

- Müdigkeit („Müdigkeit ist der Schmerz der Leber.")
- Abgeschlagenheit
- Leistungsminderung

Prodromalstadium
Phase im Krankheitsverlauf, in der frühe, meist uncharakteristische Symptome auftreten

An das Prodromalstadium schließt sich nach sechs bis zehn Wochen das Stadium der Organmanifestation an. Dieses wird in jedem dritten Fall von einem Ikterus (Gelbsucht) begleitet. In diesem Stadium ist die Leber nicht mehr in der Lage, ihre Aufgaben zu erfüllen. Das ›Bilirubin‹ wird nicht mehr abgebaut und dadurch nicht mehr über den Stuhl ausgeschieden, Urobilinogen wird dafür über den Urin abgegeben bzw. in der Haut abgelagert. Die typischen Symptome dieses Stadiums sind:

- Stuhlentfärbung
- Dunkelfärbung des Urins
- Juckreiz
- Leber und Milz können vergrößert sein

Bilirubin
gelbes Abbauprodukt des Blutfarbstoffs Hämoglobin

Es entstehen ein Pfortaderhochdruck, ›Aszites‹ und im schweren Verlauf eine Enzephalopathie.

Aszites
Bachwassersucht, Ansammlung von Flüssigkeit in der Bauchhöhle

Diagnostik

Die Diagnostik ergibt sich aus den Symptomen im Stadium der Organmanifestation, die Leberwerte im Blut (z. B. Transaminasen) sind stark erhöht, die Bilirubinwerte im Harn und im Blut steigen an, Urobilinogen ist im Harn nachweisbar. Die Serumeisenwerte sind erhöht, da das Eisen nicht mehr in der Leber verarbeitet werden kann. Nachweis von Antikörpern im Blut bzw. viraler DNA. Weitere diagnostische Maßnahmen sind: Bestimmung der ›Aminotransferasen‹, GGT (Gamma-Glutamyltransferase) und AP (alkalische Phosphatase) im Serum, Sonografie, Computertomografie, Kernspintomografie und eventuell eine Leberbiopsie.

Aminotransferasen
Enzymgruppen in den Leberzellen
ALT (Alaninaminotransferase)
AST (Aspartataminotransferase)

Therapie

Die Therapie besteht in einer antiviralen Therapie und in Maßnahmen, die die Leber entlasten. Leberschädigende Medikamente sowie Alkohol müssen gemieden und Bettruhe muss gehalten werden. Weitere Therapien stehen nicht zur Verfügung.

Prognose und Komplikationen

Als Komplikation kann die Erkrankung ›chronifizieren‹ oder es kommt zur Leberzirrhose oder zum Leberkarzinom. Sehr schwere Verlaufsformen können bereits in diesem Stadium tödlich verlaufen, dies ist möglich bei den Virustypen D und E. Eine mögliche Therapie ist die Lebertransplantation. Die Folge einer Hepatitis kann eine Leberzirrhose sein.

chronische Erkrankung
→ S. 580

REFLEXION | **IMPULS** | LERNORTVERNETZUNG

Welche Maßnahmen werden in Ihrer Einrichtung ergriffen, um zu pflegende Menschen und Mitarbeitende vor einer Infektion mit Hepatitisviren zu schützen?

4.2.11 Cholelithiasis (Gallensteinleiden)

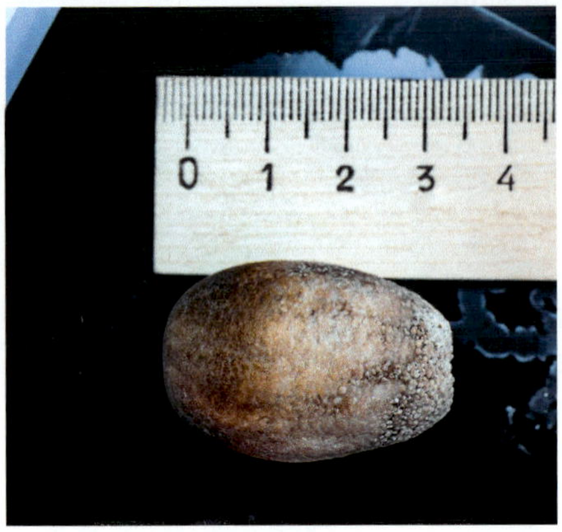

Abb. 1 Gallenstein

Definition

In der Gallenblase können sich durch Auskristallisieren mineralischer Konkremente – also Steine – bilden. Cholelithiasis bezeichnet das Gallensteinleiden, die häufigste Erkrankung der Gallengänge und der Gallenblase. Es sind etwa 12 % der Bevölkerung in Deutschland betroffen. Frauen sind doppelt so oft betroffen wie Männer und mit dem Alter steigt das Risiko der Erkrankung an.

Ursache

Die Ursache für Gallensteine ist ein Ungleichgewicht zwischen den mineralischen Anteilen und den lösenden Anteilen des Gallesekrets. Gallensteine bestehen aus Cholesterin oder Bilirubin und sind sog. Pigmentsteine.

Symptome

Symptome entstehen durch Einklemmen von Steinen in den Gallengängen, dann kommt es zur **Gallenkolik**. Diese äußert sich in heftigen ›kolikartigen‹ Schmerzen im rechten Oberbauch, die bis in die rechte Schulter ausstrahlen können. Hinzu kommt eine ›Dyspepsie‹.

Kolik
wellenförmig verlaufende Schmerzen, die durch Krämpfe der glatten Muskulatur eines Hohlorgans hervorgerufen werden

Dyspepsie → S. 159

Diagnostik

In drei Viertel der Fälle werden die Gallensteine zufällig bei einer Sonografie entdeckt. Die Diagnose wird anhand der Symptome und folgender Untersuchungen gestellt.

- Palpation: Druckschmerz im rechten Oberbauch, Anhalten der Atmung bei tiefer Einatmung (Murphy-Zeichen)
- Sonografie: Steinnachweis, bei kalkhaltigen Steinen röntgenologischer Nachweis
- ›ERCP‹: Steinnachweis und ggf. Entfernung
- Kernspintomografie
- Labor: Anstieg der Enzyme GGT und AP bei Rückstau des Gallesekrets

ERCP
endoskopische retrograde Cholangiopankreatikografie

Therapie

Zur Therapie der Cholelithiasis stehen die operative Entfernung durch eine laparoskopische Entfernung der Gallenblase oder die abdominelle Entfernung mit Gallengangrevision und T-Drainage, die ERCP, die ›Cholelithotripsie‹ und die ›Cholelitholyse‹ zur Verfügung. Die Therapie der ersten Wahl ist die Entfernung der Steine im Rahmen einer ERCP.

Cholelithotripsie
Zertrümmerung der Gallensteine mittels extrakorporaler Ultraschallstoßwellen

Cholelitholyse
medikamentöse Auflösung der Gallensteine

Prognose und Komplikationen

Die Prognose der Erkrankung ist sehr gut, nach der Entfernung der Steine sind die betroffenen Menschen wieder beschwerdefrei. Allerdings besteht das Risiko, dass sich wieder Gallensteine bilden (Rezidivrisiko), diese können sich auch in den Gallengängen bilden. Sehr fettreiche Mahlzeiten sollten vermieden werden, da nach der Entfernung der Gallenblase keine großen Mengen an Gallenflüssigkeit gesammelt werden können und die Gallenflüssigkeit unkonzentriert als Lebergalle kontinuierlich abgegeben wird. Die Ernährung soll ballaststoffreich und cholesterinarm sein, um die Ursache der Gallensteine zu beseitigen.

4.2.12 Pankreatitis

Definition

Eine Pankreatitis ist die akute oder chronische Entzündung der Bauchspeicheldrüse.

Ursache

Die häufigste Ursache ist ein Stau der Verdauungsenzyme durch Gallensteine im Bereich der Vater-Papille. Dieser Rückstau führt zu einer akuten Entzündung des Pankreasgewebes, dabei sind die exokrinen und endokrinen Funktionen des Pankreas betroffen. Weitere Ursachen sind:

- Alkoholabusus
- stumpfes Bauchtrauma
- Komplikation bei abdominellen Operationen oder einer ERCP

Symptome

Die Symptome sind hefige, gürtelförmige Oberbauchschmerzen, Speisenunverträglichkeit, Übelkeit, Erbrechen, Fettstühle und Störungen im Blutzuckerhaushalt.

Diagnostik

Zur Diagnostik gehört neben den klinischen Symptomen die Kontrolle der Pankreasenzyme im Serum, die Erhöhung der Lipase ist ein Zeichen für eine Pankreatitis. Des Weiteren sind die Leberwerte erhöht. Erhöhte Entzündungsparameter (CRP), niedriger Kalziumspiegel, Erhöhung von Kreatinin, Harnstoff, LDH und Blutglukose sind ebenfalls diagnostische Parameter für eine Pankreatitis. Ein erhöhter ›Hämatokrit‹ zu Beginn der Erkrankung oder ein Abfall über 10 % in den ersten zwei Tagen nach der Diagnosestellung sind Zeichen für eine ungünstige Prognose der Erkrankung.

Blutbild → *S. 620, Band 1*

Weitere Maßnahmen der Diagnostik sind bildgebende Verfahren (z.B. Sonografie, CT, Röntgen, Kontrastmittelaufnahmen, MRT, Magnetresonanz-Cholangiopankreatikografie) und die ERCP, bei dieser Untersuchung werden die Pankreasgänge durch Kontrastmittelgabe dargestellt.

Therapie

Die Therapie besteht sowohl bei der akuten als auch der chronischen Entzündung der Bauchspeicheldrüse in einer absoluten Nahrungskarenz mit parenteraler Ernährung und der Beseitigung der Ursache, z.B. Entfernung der Gallensteine durch eine ERCP, sowie einer Schmerztherapie. Die akute Pankreatitis kann ›fulminant‹ verlaufen, dabei kommt es zur schnellen und großflächigen Nekrotisierung des Organs. Die Prognose der betroffenen Menschen ist dann sehr schlecht, 80 % versterben daran. Bei der chronischen Pankreatitis muss der Betroffene konsequent auf Alkohol verzichten und es erfolgt – nachdem der akute Schub abgeklungen ist – eine Substitution der Pankreasenzyme durch Medikamente.

fulminant
lat. fulminare = blitzen
schnell und heftig verlaufend

Prognose und Komplikationen

Die Komplikationen können auf das Pankreas beschränkt sein oder auf den gesamten Organismus übergreifen; treten Komplikationen auf, sinkt die Wahrscheinlichkeit zu überleben. Komplikationen sind z.B. Nekrosenbildung, Blutungen, ›Schock‹.
Die Pankreatitis kann komplikationsarm verlaufen, dann beträgt die Letalität nur 1 %. Treten Nekrosen auf, steigt die Letalität auf 10–25 %.

Schock → *S. 418*

4.2.13 Diabetes mellitus

Leben mit Diabetes

MODY
Maturity-Onset Diabetes of the Young, Diabetes mellitus bei angeborener und vererbter Fehlfunktion der Beta-Zellen

Gestationsdiabetes → S. 776

Definition

Der Diabetes mellitus ist eine chronische Stoffwechselerkrankung, bei der der Blutzuckerspiegel dauerhaft erhöht ist. Es werden folgende **Haupttypen** unterschieden:

- Diabetes mellitus Typ 1 – absoluter Insulinmangel
- Diabetes mellitus Typ 2 – relativer Insulinmangel
- Diabetes mellitus Typ 3: alle nicht Typ 1 oder Typ 2 zuordenbare Sonderformen, wie z.B. medikamenteninduzierter Diabetes mellitus (z.B. nach langjähriger regelmäßiger Therapie mit Kortison), Diabetes mellitus im Rahmen einer Pankreatitis, Diabetes mellitus im Rahmen verschiedener Erkrankungen, u.a. Phäochromozytom, Trisomie 21, ›MODY‹
- ›Gestationsdiabetes‹ – in der Schwangerschaft auftretend

Ursachen

Die Typenunterscheidung ist in den verschiedenen Ursachen und der unterschiedlichen Pathophysiologie der Erkrankung begründet.

- **Typ 1:** Es besteht ein absoluter Insulinmangel. Die Beta-Zellen des Pankreas werden durch Autoimmunprozesse zerstört und es wird zu wenig Insulin produziert. Typ 1 betrifft 5–10 % aller Diabetiker.
  - Typ 1a: immunologisch verursachter Diabetes mellitus
  - Typ 1b: Ursache ist idiopathisch (d.h. die Ursache ist unbekannt)
- **Typ 2:** Es besteht ein relativer Insulinmangel. Die Körperzellen sind weniger empfindlich oder sogar resistent gegen Insulin geworden, da aufgrund jahrelangen Überangebots von Kohlenhydraten auch ein Überangebot an Insulin vorlag. Die Beta-Zellen des Pankreas sind durch langjährige Überlastung „ausgebrannt“ und produzieren zu wenig Insulin. Risikofaktoren für den Typ 2 sind Adipositas, Bewegungsarmut und eine familiäre Disposition. Typ 2 betrifft 90–95 % aller Diabetiker.
- **Gestationsdiabetes:** Beim Gestationsdiabetes, dem erstmals in der Schwangerschaft aufgetretenen Diabetes mellitus, kommt es aufgrund der vermehrten Bildung von insulinhemmenden Hormonen zur Blutzuckersteigerung, 4 % der Schwangeren in Deutschland sind davon betroffen. Es besteht die Gefahr, dass das Kind zu groß und zu schwer im Verhältnis zum Schwangerschaftsalter wird. Zur diabetischen Fetopathie gehören außerdem verzögerte Reifungsprozesse und Geburtsprobleme. Die Wahrscheinlichkeit für die Mutter, im späteren Alter einen Diabetes mellitus zu entwickeln, beträgt 35–60 %.

W ZUM WEITERDENKEN

In einer skandinavischen Studie wurde die Einteilung der Diabetestypen neu untersucht und es wurden 2018 fünf Untertypen ermittelt: milder altersbedingter Diabetes, milder adipositasbedingter Diabetes, schwerer autoimmuner Diabetes mit einem sehr frühen Ausbruch der Erkrankung, schwerer insulinresistenter Diabetes und schwerer insulindefizitärer Diabetes. Die Wahrscheinlichkeit für verschiedene Folgeerkrankungen ist bei den Typen unterschiedlich hoch. Die Ergebnisse wurden 2019 in einer deutschen Kontrollstudie bestätigt. Durch die neue, noch nicht allgemein übernommene Einteilung können die Risiken für Folgeerkrankungen besser eingeschätzt und die Therapie individueller gestaltet werden.

Symptome

Das Leitsymptom ist der erhöhte Blutzuckerspiegel, der im Plasma des venösen Blutes bestimmt wird (Tab. 1).

Messung	Normwerte	Gestörte Glukosetoleranz	Manifestierter Diabetes mellitus	Gestationsdiabetes
Nüchtern (letzte Mahlzeit vor 8–12 h)	3,5–5,5 mmol/l (80–120 mg/dl)	abnorm erhöhte Nüchternwerte: 5,6–6,9 mmol/l (100–125 mg/dl)	≥ 7 mmol/l (≥ 125 mg/dl) ›HbA1c‹ > 6,5 % Gelegenheitswert: > 11,1 mmol/l (> 200 mg/dl)	≥ 5,1 mmol/l (≥ 92 mg/dl)
Oraler ›Glukosetoleranztest‹	nach 120 min: ≤ 7,7 mmol/l (≤140 mg/dl)	nach 120 min: 7,8–11 mmol/l (140–199 mg/dl)	nach 120 min: ≥ 11,1 mmol/l (≥ 200 mg/dl)	60 min: ≥ 10,0 mmol/l (≥ 180 mg/dl) nach 120 min: ≥ 8,5 mmol/l (≥ 153 mg/dl)

Tab. 1 Blutzuckerwerte (Umrechnung: 1 mmol/l = 18 mg/dl)

HbA
Form des Blutfarbstoffs Hämoglobin, der Glukose bindet; gibt Auskunft über den Blutzuckerwert der letzten acht bis zwölf Wochen

Glukosetoleranztest
Es werden 75 g Glukose in Wasser aufgelöst und oral verabreicht. Die Blutzuckerbestimmungen erfolgen vor der Glukosegabe, nach 60 min und nach 120 min.

Weitere Symptome sind:

- Typ 1
  - ›Glukosurie‹, wenn der Blutzuckerwert die Nierenschwelle (10 mmol/l, 180 mg/dl) überschreitet (Abb. 1)
  - Polydipsie (starker Durst)
  - ›Polyurie‹
  - Gewichtsabnahme bei kataboler Stoffwechsellage (Energiegewinnung aus Fetten und Eiweißen, wenn keine Kohlenhydrate verstoffwechselt werden können)
  - diabetisches Koma mit ›Azetongeruch des Atems‹/ketoazidotisches Koma
  - Schwäche und Müdigkeit
- Typ 2
  - Wundheilungsstörungen
  - juckende Haut
  - Polyneuropathie
  - Glukosurie
  - Polyurie
  - Polydipsie
  - hyperosmolares Koma

Glukosurie
vermehrte Glukoseausscheidung über den Urin

Polyurie → S. 181

Atemgeruch → S. 371

Polyneuropathie → S. 543

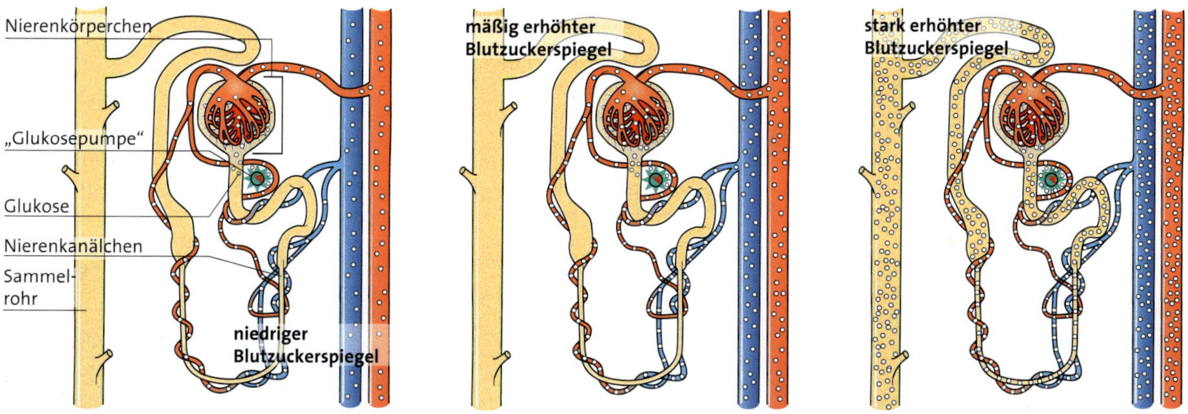

Abb. 1 Abhängigkeit der Glukoseausscheidung im Urin von der Blutzuckerkonzentration

kapillare Blutentnahme → S. 618, Band 1

Auge → S. 628

Diagnostik

Die Diagnostik besteht in der Bestimmung des Blutzuckerspiegels. Dieser wird einerseits im ›Kapillarblut‹ und anderseits im Serum des venösen Blutes bestimmt. Die Bestimmung erfolgt nüchtern, im Glukosetoleranztest und als Tagesprofil. Des Weiteren wird der HbA1c-Wert bestimmt.
Um Folgeerkrankungen rechtzeitig zu erkennen, werden Untersuchungen der ›Retina‹, der Nierenfunktion und der peripheren Reizleitung durchgeführt.

Leitlinien zum Diabetes mellitus finden Sie unter: www.awmf.org → Diabetes

Therapie

Die Therapie richtet sich wiederum nach dem Typ bzw. nach der Ursache (Tab. 1). Im höheren Lebensalter erfolgt laut der Leitline zu „Diagnostik, Therapie und Verlaufskontrolle des Diabetes mellitus im Alter" eine Abwägung zwischen einer strengen Therapie und der Lebensqualität der betroffenen Menschen. Je älter diese sind, umso eher werden kleine Folgeerkrankungen in Kauf genommen, wenn die Lebensqualität dafür weniger beeinträchtigt wird. Das Therapieziel der normalen Blutzucker- und HbA1c-Werte wird dann weniger streng gesteckt. Wichtig ist, dass akute Unterzuckerungen in jedem Fall vermieden werden.

Behandlung	Typ 1	Typ 2	Gestationsdiabetes
Bewegung	entsprechend den normalen Empfehlungen, veränderten Insulinbedarf einberechnen	ausreichend Bewegung, z. B. 10 000 Schritte am Tag, ggf. Bewegungsumfang steigern	ausreichend, entsprechend den Möglichkeiten in der Schwangerschaft
Gewicht	entsprechend den normalen Empfehlungen	Übergewicht reduzieren, Normalgewicht anstreben	keine Gewichtsreduktion, gezielte Gewichtszunahme im Rahmen der normalen Zunahme aufgrund der Schwangerschaft
Ernährung	ausgewogene gesunde Ernährung nach den Empfehlungen der DGE, langsam resorbierbare Kohlenhydrate, Menge der Kohlenhydrate soll der Insulinmenge bzw. den oralen Antidiabetika angepasst sein, starke Blutzuckerschwankungen sollten vermieden werden		
Orale Antidiabetika	nicht geeignet, da nicht wirksam	folgende Substanzgruppen stehen zur Verfügung: – Biguanide – Sulfonylharnstoffe – Glinide – Inkretinmimetika – Gliptine – Alpha-Glukosidasehemmer – Glitazone je nach Medikament erfolgt die Einnahme vor, mit oder nach der Mahlzeit	nicht geeignet, da teratogen (Fehlbildungen verursachend)
Insulin	intensivierte konventionelle Insulintherapie, Insulinpumpe	konventionelle Insulintherapie/festes Insulinschema, intensivierte konventionelle Insulintherapie, Insulinpumpe	intensivierte konventionelle Insulintherapie, Insulinpumpe, Blutzuckerselbstmanagement nach der Entbindung, bei Infektionen und Stress besteht eine erhöhte Gefahr der Unterzuckerung

Tab. 1 Diabetestherapie

Beim Gestationsdiabetes reichen oft bereits mehr Bewegung, bewusste Ernährung sowie gezielte und kontrollierte Gewichtszunahme aus, um die Blutzuckerwerte zu normalisieren. Es werden Zielwerte von 5,3 mmol/l (95 mg/dl) nüchtern und eine Stunde nach der Mahlzeit von 7,8 mmol/l (140 mg/dl) angestrebt.
Folgende **Insuline** stehen für die Therapie zur Verfügung:

- schnellwirksames Insulinanalogon (technisch hergestelltes Insulin), Wirkungseintritt nach ca. 10–20 min, Wirkmaximum nach einer Stunde, Wirkungsende nach ca. zwei bis fünf Stunden, nur s. c. zu verabreichen
- Normalinsulin (biologisch gewonnenes Insulin), Wirkungseintritt nach ca. 30 min, Wirkmaximum nach zwei Stunden, Wirkungsende nach ca. fünf bis sieben Stunden, s. c. und i. v. zu verabreichen
- Verzögerungsinsulin, NPH-Insulin, Wirkungseintritt nach ca. 60–120 min, Wirkungsmaximum nach ca. vier bis sechs Stunden, Wirkungsende nach ca. zwölf bis 16 Stunden; Insulin besteht durch den Zusatz eines Verzögerungsproteins aus einer trüben Lösung, die vor der Injektion ca. 20-mal geschwenkt werden muss, sonst drohen Konzentrationsveränderungen, die zu Über- oder Unterzuckerungen führen; nur s. c. zu verabreichen
- lang wirkende Insulinanaloga, Wirkungseintritt nach ca. ein bis zwei Stunden, Wirkungsende nach ca. 16–24 Stunden, je nach Präparat, nur s. c. zu verabreichen
- Mischinsulin, enthält einen Teil Normalinsulin oder kurz wirkendes Insulinanalogon und einen Teil Verzögerungsinsulin, das Mischungsverhältnis ist im Namen enthalten, 30/70 heißt z. B., dass 30 % kurz wirksames und 70 % lang wirksames Insulin enthalten sind; Wirkungseintritt nach ca. 10–20 min bei Insulinanalogon, 30–60 min bei Normalinsulin, Wirkungsmaximum nach ca. vier bis sechs Stunden, Wirkung hält für ca. zwölf bis 16 Stunden an; wird für die konventionelle Therapie verwendet, die Betroffene spritzt eine festgelegte Menge des Mischinsulins am Morgen und ggf. auch am Abend; Mischinsulin ist trüb und muss ca. 20-mal geschwenkt werden vor der Injektion, nur s. c. zu verabreichen

Um den Blutzucker möglichst im Normbereich zu halten, müssen die Aufnahme von Kohlenhydraten und die Gabe von Insulin aufeinander abgestimmt werden. Hierfür gibt es verschiedene **Therapieansätze**.

Digitalisierung
Welche Apps erleichtern Menschen mit Diabetes mellitus die Abstimmung von Nahrungsaufnahme und Insulingabe?

- Basalunterstützte orale Therapie: orales Antidiabetikum und zur Nacht ein Langzeitinsulin.
- Konventionelle Insulintherapie/festes Kohlenhydrat-Insulin-Schema:
  - Es werden feste Mengen an Insulin morgens, mittags und abends verabreicht; die Kohlenhydratmenge, die aufgenommen wird, sollte konstant sein. Ebenso ist der Zeitpunkt der Mahlzeiten festgelegt. Es sind Zwischenmahlzeiten notwendig, um Unterzuckerungen zu vermeiden.
  - Die Festlegung der Kohlenhydratmengen erfolgt heutzutage nicht mehr rigoros. Ziel ist ein gut eingestellter Blutzuckerwert, der den Essgewohnheiten der betroffenen Menschen entspricht. Die ›BE‹-Angaben können als Richtwert dienen.
  - Es werden in der Regel Mischinsulin und kurz wirkendes Insulin verabreicht. Auch die Kombination mit lang wirkendem Insulin und kurz wirkendem Insulin oder Insulinanaloga ist möglich.
  - Der Blutzucker wird in größeren Abständen kontrolliert, ebenso der HbA1c-Wert, um zu kontrollieren, ob die Insulinmenge ausreichend ist.
  - Der Vorteil besteht bei dieser Therapieform darin, dass die Therapie einfach durchzuführen ist.

BE (Broteinheiten) → *S. 155, 292*

  - Der Nachteil ist, dass sich die Patientinnen und Betroffenen an feste Ernährungsvorschriften halten müssen, sie können lediglich die Kohlenhydrate der Kartoffeln gegen z.B. Reis oder Nudeln tauschen. Die Lebensqualität wird dadurch deutlich beeinträchtigt und die Therapietreue wird erschwert. Im Fall eines veränderten Insulinbedarfs durch körperliche Aktivität oder eine Infektion kann nicht schnell reagiert werden und es kommt zu Über- oder Unterzuckerungen.
  - Menschen, die unter häufigen Blutzuckerschwankungen leiden, erhalten ein Insulinschema, um mithilfe eines kurz wirkenden Insulins diese Schwankungen zu korrigieren. Zusätzliche Mahlzeiten, z.B. auf Feiern, können so abgedeckt werden. Eine Blutzuckermessung ist hier die Voraussetzung.
- Supplementäre Insulintherapie: Ergänzend zur Basistherapie wird kurz wirksames Insulin zu den Hauptmahlzeiten gespritzt, evtl. zusätzlich orale Antidiabetika.
- Intensivierte konventionelle Insulintherapie/Basis-Bolus-Therapie:
  - Morgens und ggf. auch abends wird eine feste Menge Basisinsulin gespritzt, die den Grundbedarf abdeckt. Zu den Mahlzeiten wird der Blutzuckerwert bestimmt und ein kurz wirksames Insulin entsprechend dem Blutzucker und der aufgenommenen Menge an Kohlenhydraten gespritzt.
  - Die Kohlenhydratmenge kann anhand der BE-Werte berechnet werden, die Blutzuckermessung über einen implantierten Chip erfolgen (Flash-Glukose-Messung). In regelmäßigen Abständen wird über den HbA1c-Wert der Therapieerfolg kontrolliert.
- Insulinpumpentherapie: Eine außerhalb des Körpers befindliche Pumpe gibt kontinuierlich ein kurz wirkendes Insulin ab. Zu den Mahlzeiten wird eine dem Blutzuckerwert und der Mahlzeit angepasste Bolusgabe durch einen Bolusknopf an der Pumpe zusätzlich verabreicht. Die technisch fortgeschrittenste Entwicklung ist hierbei eine Kombination von kontinuierlicher Blutzuckermessung und automatisierter Insulingabe als „Closed-Loop-System“. Das als „künstlicher Pankreas“ bezeichnete Gerät wurde 2019 in Europa zugelassen und ist für Personen ab sieben Jahren geeignet. Diese Therapieform kommt der physiologischen Blutzuckerregulation am nächsten.
- Stufentherapie des Diabetes mellitus Typ 2: Die vier Stufen werden nacheinander hinzugenommen, wenn die jeweilige untere Stufe nicht zur Normalisierung des Blutzuckers führt, in vielen Fällen kommt es (innerhalb von drei Monaten) bereits unter der Basistherapie zur Normalisierung:
  1. Basistherapie, d.h. Schulung, Lebensstiländerung, Gewichtsnormalisierung durch mehr Bewegung und bewusste Ernährung
  2. zusätzlich medikamentöse Monotherapie, z.B. mit Metformin
  3. Insulin allein oder zwei orale Antidiabetika (Metformin + X)
  4. intensivierte Insulin- und Kombinationstherapie

Prognose und Komplikationen

Eine langjährige Erkrankung an Diabetes mellitus kann verschiedene **Folgeerkrankungen** nach sich ziehen. Ursache ist der erhöhte Blutzuckerspiegel, der das Endothel der kleinen und großen arteriellen Blutgefäße schädigt und zu Mikro- bzw. Makroangiopathien führt.

Daraus ergeben sich Schädigungen der Netzhaut (›diabetische Retinopathie‹), Schädigungen der Glomeruli (diabetische Nephropathie), Schädigungen der Kapillaren (diabetisches Fußsyndrom), Wundheilungsstörungen sowie Arteriosklerose mit dem erhöhten Risiko für ›pAVK‹, ›Schlaganfall‹ und ›Herzinfarkt‹. Der erhöhte Blutzuckerspiegel führt ebenfalls zu Schädigungen der peripheren Nerven (diabetische Neuropathie), dies hat eine verminderte Schmerzwahrnehmung und eine erhöhte Verletzungsgefahr zur Folge. Erektionsstörungen können ebenfalls die Folge der Nervenschädigung sein (Abb. 1). Ebenfalls führt die langjährige Blutzuckererhöhung zu Hautjucken. Die Infektanfälligkeit ist erhöht, es treten vermehrt Harnwegsinfekte auf und im Bereich der Schleimhäute besteht eine erhöhte Gefahr für Pilzerkrankungen (Abb. 1).

diabetische Retinopathie → S. 637

pAVK → S. 520
Schlaganfall → S. 538
Herzinfarkt → S. 516

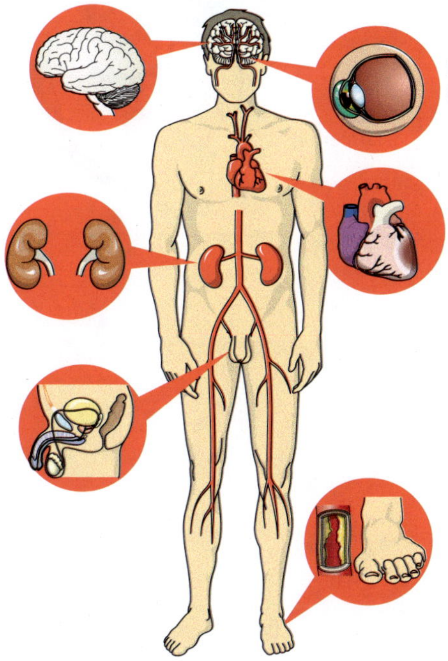

Abb. 1 Diabetes mellitus-Folgeerkrankungen durch Mikro- und Makroangiopathien

Akute Komplikationen sind das diabetische Koma und der hypoglykämische Schock, zwei lebensbedrohliche Zustände, in denen der Blutzuckerspiegel entgleist ist (Tab. 1).

	Überzuckerung bis zum diabetischen Koma (Typ 1: ketoazidotisches Koma, Typ 2: hyperosmolares Koma)	Unterzuckerung bis zum hypoglykämischen Schock, Zuckermangelschock
Symptome	Durst, Apathie, Polyurie, Bewusstlosigkeit, heiße, trockene Haut Typ 1: Übelkeit und Erbrechen, Bauchschmerzen (führen oft zur Fehldiagnose von gastrointestinalen Beschwerden), evtl. Azetongeruch des Atems und Kussmaul-Atmung, Azidose Typ 2: Dehydratation, Exsikkose	Heißhunger, Unruhe, Zittern, Sprachstörungen, Sehstörungen, Kopfschmerzen, Bewusstlosigkeit mit neurologischen Krämpfen, Kaltschweißigkeit
Maßnahmen	Insulingabe s. c. oder i. v., Blutzuckerkontrolle, Betreuung auf Intensivstation	Glukagongabe s. c. oder i. v., wenn sich die Unterzuckerung andeutet und bei klarem Bewusstsein: trinken von Glukoselösung oder Apfelsaft, Blutzuckerkontrolle

Tab. 1 Entgleisungen des Blutzuckerspiegels

5 Das Harnsystem und nephrologische Erkrankungen

5.1 Aufbau und Funktion

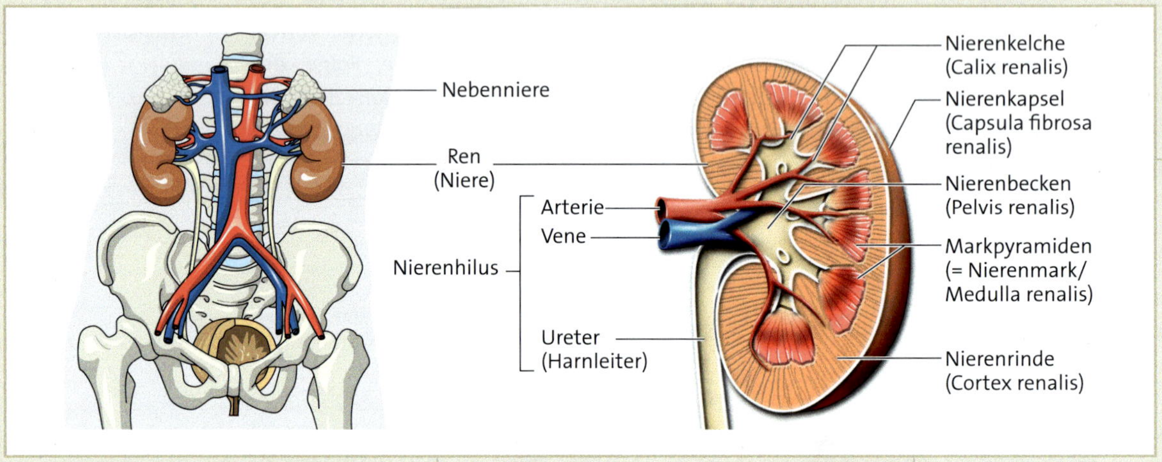

Lage und Aufbau der Nieren

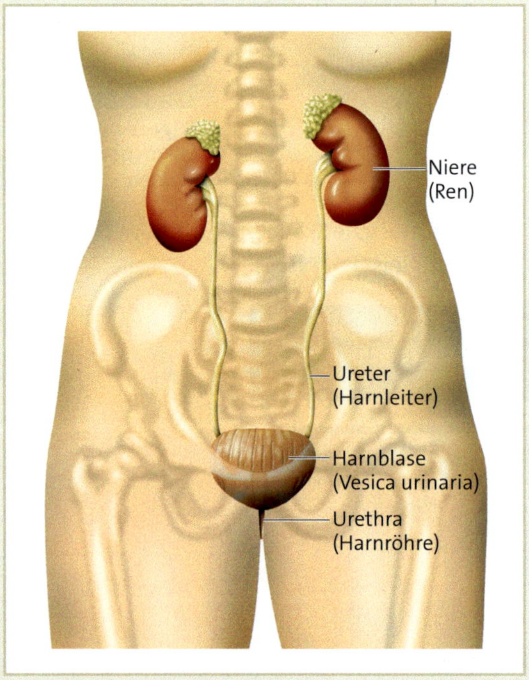

Harnableitende Organe der Frau

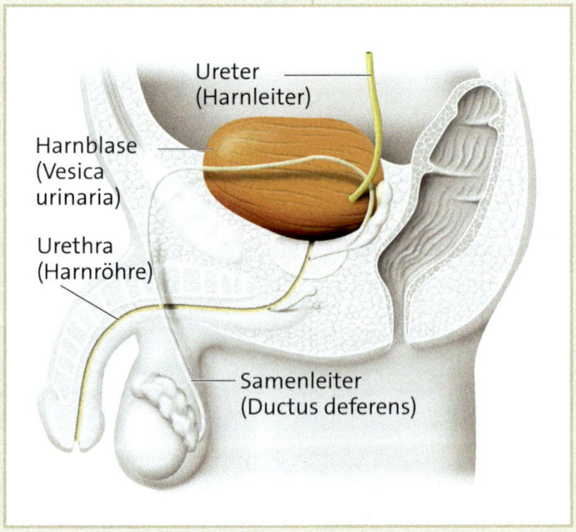

Harnableitende Organe des Mannes

Die Aufgaben der Niere

Das Harnsystem

AUFBAU

FUNKTIONEN

Aufgabe der harnableitenden Organe
- Transport von Urin (Nierenbecken, Harnleiter, Harnröhre)
- Speichern von Urin (Harnblase)
- Miktion: Ausscheidung des Urins (Harnröhrenschließmuskel)

Aufgaben der Nieren
- Produktion des Urins
- Ausscheidung der harnpflichtigen Substanzen (Harnstoff, Harnsäure, Kreatinin, Abbauprodukte von Medikamenten)
- Regulation Wasserhaushalt, Mineralhaushalt
- Produktion von Renin im Nierengewebe/Nierenparenchym zur Blutdruckregulation
- Umwandlung von inaktivem Vitamin D in das wirksame Vitamin-D-Hormon im Nierengewebe
- Produktion von Erythropoetin (EPO; Hormon zur Bildung der roten Blutkörperchen)

Aufgaben der Nierenabschnitte
- Nierenkapsel: Schutz des Organs
- Nierenrinde: enthält Nierenkörperchen, Produktion von Primärharn (ca. 180 l am Tag)
- Nierenmark: enthält Tubulussystem und Blutgefäße zur Konzentration des Primärharns, Bildung des Sekundärharns (ca. 1,5–2 l am Tag)
- Nierenkelch: Abgabe des Sekundärharns ins Nierenbecken
- Nierenbecken: Auffangen des Sekundärharns, Weiterleitung zum Harnleiter

Miktion
- Reiz durch die Füllung der Harnblase (ab ca. 300 ml Füllung)
- Impuls an das Sakralmark: Öffnung des inneren Harnröhrenschließmuskels (glatte Muskulatur)
- Kontrolle über das Bewusstsein, bei vorhandener Kontinenz, ob die Urinausscheidung möglich ist (Befinde ich mich auf der Toilette? ja/nein)
- bewusste und willentliche Öffnung des äußeren Harnröhrenschließmuskels (quergestreifte Muskulatur des Beckenbodens) oder keine Öffnung
- Urin wird ausgeschieden oder nicht

5.2 Erkrankungen der Harnorgane

5.2.1 Harnwegsinfekte

Definition

Zu den Harnwegsinfekten gehören die Harnröhrenentzündung (Urethritis), die Blasenentzündung (Zystitis) und die Nierenbeckenentzündung (Pyelonephritis).

Ursache

Ursachen sind meist eine aufsteigende bakterielle Infektion der unteren Harnwege (primäre Pyelonephritis) oder Harnsteine sowie Missbildungen, die den Harnabfluss behindern (sekundäre Pyelonephritis). Weitere Ursachen können sein: hämatogene Streuung anderer Entzündungen, Schwangerschaft, Diabetes mellitus, Gicht, Missbrauch peripher wirkender Analgetika, Immunsuppression und Querschnittslähmung. Frauen sind häufiger betroffen als Männer. Die Ursachen dafür sind die kürzere Harnröhre und deren direkte Nähe zum Anus. Hier wird die Erkrankung meist durch Darmkeime verursacht. Männer erkranken an einem Harnwegsinfekt häufig erst im höheren Lebensalter, Ursachen sind dann meist eine Vergrößerung der Prostata und ein dadurch gestörter Urinabfluss.

Symptome

Pollakisurie
gesteigerte Frequenz der Blasenentleerung bei kleiner Harnmenge

Dysurie
erschwertes und oft schmerzhaftes Harnlassen

Polyurie
erhöhte Harnausscheidung

Die Symptome der akuten Pyelonephritis sind Flankenschmerzen, Fieber, ›Pollakisurie‹, ›Dysurie‹, schlechter Allgemeinzustand, Durstgefühl, Erbrechen, Diarrhö..
Bei der chronischen Pyelonephritis treten seltener Symptome auf, die auch weniger ausgeprägt sind. Es treten Abgeschlagenheit, Appetitlosigkeit, Kopfschmerzen, subfebrile Temperaturen, Durst und ›Polyurie‹ als Zeichen der eingeschränkten Resorptionsfunktion des Tubulussystems auf.

Diagnostik

Zur Diagnostik der Pyelonephritis gehört die bakterielle Untersuchung des Urins mit Erregernachweis und Resistenzprüfung. Die sonografische und röntgenologische Untersuchung der Nieren dient dem Nachweis der Entzündungsreaktion und typischer Veränderungen im Nierenbecken. Die Blutsenkungsgeschwindigkeit (BSG) ist beschleunigt und das C-reaktive Protein (CRP) ist erhöht. Durch eine Nierenfunktionsprüfung wird das Ausmaß der Schädigung des Nierenparenchyms festgestellt.

Therapie

Die Therapie besteht in Bettruhe, Antibiotikagabe und Flüssigkeitsaufnahme. Die Trinkmenge sollte mindestens 2–3 l betragen und zum Teil aus Blasen-und-Nieren-Tee bestehen. Bei sekundärer Pyelonephritis ist die Behandlung der auslösenden Faktoren notwendig.

Prognose und Komplikationen

Die Pyelonephritis kann bei fehlender Behandlung zur eingeschränkten Nierenfunktion und Schrumpfniere sowie Niereninsuffizienz führen. Die Komplikation der Pyelonephritis ist der chronische Harnwegsinfekt. Harnwegsinfektionen werden als chronisch bezeichnet, wenn sie mindestens dreimal pro Jahr auftreten. Die Folge können eine eingeschränkte Nierenfunktion und eine Vernarbung der Schleimhaut der Harnwege sein. Der Verlust der physiologischen Eigenschaften der Mukosa hat eine erhöhte Infektionsrate zur Folge.

5.2.2 Nephrolithiasis (Harnsteinleiden)

Definition

Harnsteine entstehen durch auskristallisierte mineralische Bestandteile des Urins. Sie bilden sich bei einem Überschuss an Kalziumsalzen (75–85 % aller Steine), Harnsäure (5–10 %), Magnesiumammoniumphosphat (10–15 %) und Cystin (1 %). Harnsteine bilden sich in den Nierentubuli (Nierensteine), den Nierenbecken (Uretersteine) und den ableitenden Harnwegen (Blasensteine) (Abb. 1). Sie können unterschiedliche Formen und Größen haben: zwischen Reiskorngröße und Nierenbeckenausgusssteinen, die einen Großteil des Nierenbeckens ausfüllen.

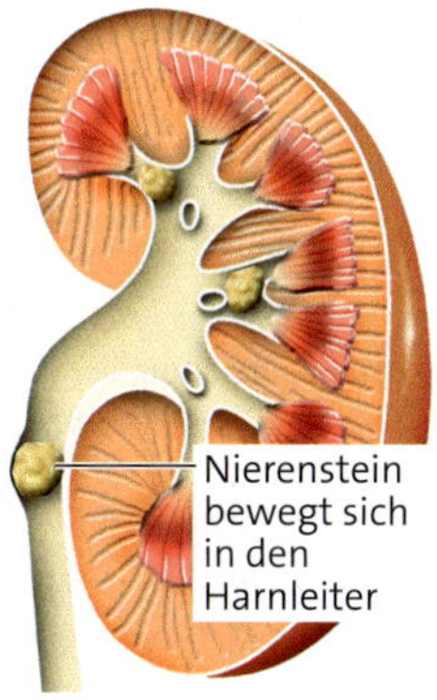

Abb. 1 Harnsteine in der Niere und im Harnleiter

Ursache

Die Ursachen für die Bildung von Harnsteinen hängen mit der Zusammensetzung des Urins zusammen, der durch unterschiedliche Ernährungsgewohnheiten beeinflusst wird. Tierische Fette und Eiweiße und eine zu geringe Trinkmenge begünstigen die Harnsteinbildung. Direkte Ursachen für die Bildung von Harnsteinen sind Störungen des Kalziumstoffwechsels und des Harnsäurestoffwechsels.

Symptome

Harnsteine sind meist symptomlos, solange sie den Urinfluss nicht behindern. Sobald sie die Harnwege verlegen, führen sie zur Nierenkolik:

- anfallsweise (Minuten bis Stunden), krampfartige Schmerzen, die als stärkste bisher bekannte Schmerzen beschrieben werden (10 auf der ›Schmerzskala‹)
- je nach Lokalisation strahlen die Schmerzen in Rücken, Lendengegend, Symphyse, Oberschenkelinnenseite, Hoden oder Schamlippen aus
- Übelkeit und Erbrechen
- Bauchdeckenspannung, reflektorischer ›Ileus‹ und Anurie
- Harndrang mit verminderter Harnmenge, Hämaturie
- Schüttelfrost mit geringer Temperatursteigerung
- häufig mit Steinabgang und danach Besserung der Beschwerden

Schmerzskala → *S. 729, Band 1*

Ileus → *S. 254*

Chronische Harnsteine führen selten zur Kolik, da sie sich in einer Position befinden, in der sie den Urinfluss nicht behindern, aber auch nicht abgehen können. Sie verursachen dumpfe Schmerzen bzw. Druck im Bereich der Nieren und der Ureteren und führen zu bakteriellen Infektionen mit den Folgen Pyelonephritis, Urosepsis und Schrumpfniere.

Pflegeprozessgestaltung
Wie können Pflegende einen Menschen unterstützen, der über Stunden äußerst starke Schmerzen hat?

Diagnostik

Die Diagnostik der Harnsteine umfasst die röntgenologische Darstellung (Kontrastmitteldarstellung und Abdomenleeraufnahme), die Sonografie und das CT. Zu beachten ist, dass sich Harnsäuresteine nicht röntgenologisch darstellen lassen.

Therapie

Die Therapie besteht in der Entfernung oder Zerstörung der Steine.

- Entfernung: endoskopische Extraktion mit Schlinge, operative Entfernung
- Zerstörung: ESWL (extrakorporale Stoßwellenlithotripsie), Urolitholyse mit auflösenden Medikamenten; der ESWL kommt heute die größte Bedeutung zu, da sie eine hohe Erfolgsrate hat und eine nichtinvasive Behandlung darstellt

5.2.3 Nierenversagen

Definition

Das Versagen der Nieren führt zum lebensbedrohlichen Zustand der Urämie, der Organismus wird durch die harnpflichtigen Substanzen geschädigt.

Ursache

Noxe
lat. Noxa = Schaden
Umstand oder Stoff, der den Organismus schädigt

Schock → S. 418
Mikroangiopathie → S. 267

Die Schädigung der Nieren kann durch ›Noxen‹ wie Schwermetalle, langjährigen Missbrauch von peripher wirkenden Analgetika oder durch Minderdurchblutung im Rahmen eines akuten Blutdruckabfalls im ›Schock‹ oder durch Mikroangiopathie, z. B. beim Diabetes mellitus, verursacht werden. Beim **akuten Nierenversagen** (ANV) fällt die glomeruläre Filtration innerhalb von Stunden bis Tagen aus. Die Ursachen werden eingeteilt in:

Prärenal	Renal	Postrenal
Durch eine Minderdurchblutung der Niere kommt es zu einem akuten Abfall der glomerulären Filtrationsrate (z. B. bei einem septischen, hypovolämischen, hämorrhagischen oder anaphylaktischen Schock).	Die Ursache liegt in Erkrankungen der großen und kleinen Nierengefäße, der Glomeruli, der Tubuli oder des Interstitiums (z. B. direkte Schädigung durch nephrotoxische Substanzen wie Medikamente/Gifte oder Glomerulonephritiden).	Ursache ist eine Abflussbehinderung der ableitenden Harnwege (z. B. Nieren-, Harn- oder Blasensteine, Tumoren, Prostatahyperplasie).
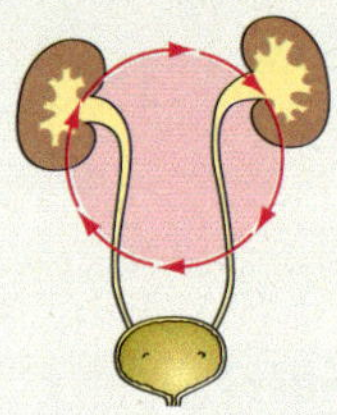	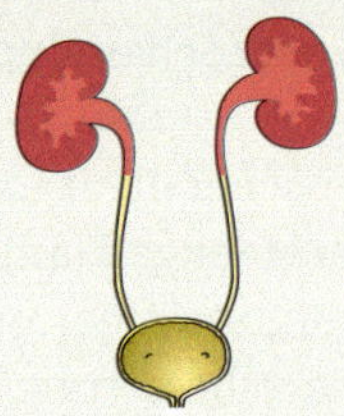	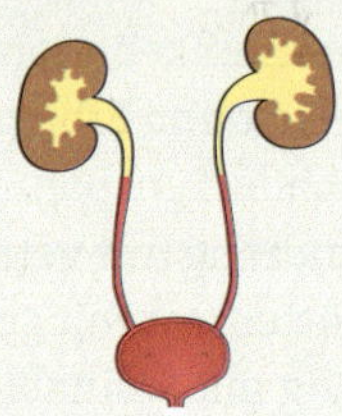

Arteriosklerose → S. 516
Hypertonie → S. 415

Ursachen des **chronischen Nierenversagens** (CNV) sind: Diabetes mellitus, ›Arteriosklerose‹, ›Hypertonie‹, chronische Entzündung in der Niere (Glomerulonephritis und Pyelonephritis). Das CNV wird in folgende Stadien unterteilt:

- CNV I: erhöhte oder normale glomeruläre Filtrationsrate (GFR; >90 ml/min)
- CNV II: gering verminderte GFR (60–89 ml/min)
- CNV III: moderat verminderte GFR (30–59 ml/min)
- CNV IV: schwer eingeschränkte GFR (15–29 ml/min)
- CNV V, terminales Nierenversagen: GFR <15 ml/min

Symptome

Urämie
Vergiftung des Blutes mit harnpflichtigen Substanzen

Proteinurie
Ausscheidung von Eiweiß über den Urin

Beim ANV kommt es zur Erhöhung der harnpflichtigen Substanzen im Blut, Oligurie oder Anurie und ›Urämiesymptomen‹.
Beim CNV kommt es zu folgenden Symptomen:

- CNV I: symptomlos, ›Proteinurie‹
- CNV II: symptomlos, erhöhte Kreatininwerte, ggf. Hypertonie
- CNV III: Müdigkeit, Abgeschlagenheit, verminderte Leistungsfähigkeit, Hypertonie
- CNV IV und V: Urämiesymptome

Diagnostik

In der Anamnese werden Risikofaktoren, wie Diabetes mellitus, Hypertonie und die eingenommenen Medikamente, erfragt.

Die Diagnostik des Nierenversagens erfolgt über die Bestimmung der Clearancefunktion der Niere. Dazu werden die folgenden Parameter ermittelt:

- Bestimmung der GFR (die GFR wird aus dem Serumkreatininwert errechnet)
- Kreatininwert im Blut, Kreatininclearance; es werden die Kreatininwerte im Blut und im Urin gemessen und daraus die Ausscheidungsfunktion der Niere bestimmt
- Harnstoff im Blut
- klinische Symptome, insbesondere die ›Urinproduktion‹
- Urinuntersuchung auf Eiweiß

Urin und Miktion → S. 174

Um Folgeerkrankungen zu erkennen, kommen die Bestimmung des ›Blutbilds‹ und die Sonografie der Nieren hinzu.

Blutbild → S. 620, Band 1

Therapie

Beim akuten Nierenversagen ist eine unterstützende Dialyse (Abb. 1 und 2) notwendig.

Die Therapie des chronischen Nierenversagens unterscheidet sich je nach Stadium.

- CNV I–III: Ernährung eiweißarm, phosphatarm, kaliumarm, Diuretika, Trinkmengenbegrenzung, unterstützende Dialyse
- CNV IV: Ernährung, gezielte, bilanzierte Eiweißzufuhr, phosphatarm, kaliumarm; ggf. TM-Begrenzung, Dialyse oder Nierentransplantation
- CNV V: Dialyse oder Nierentransplantation

Ethik
Nach welchen Kriterien wird entschieden, ob ein Mensch mit CNV V für eine Nierentransplantation infrage kommt?

Ziel der Therapie ist es, dass der Patient eine hochkalorische Kost erhält, da es aufgrund der Ernährungseinschränkung und der oftmals vorliegenden Appetitlosigkeit zur ›Mangelernährung‹ kommt.

Mangelernährung → S. 149

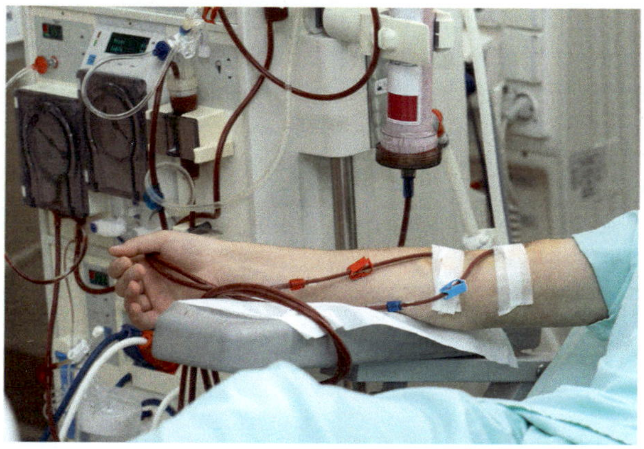

Abb. 1 Dialysegerät

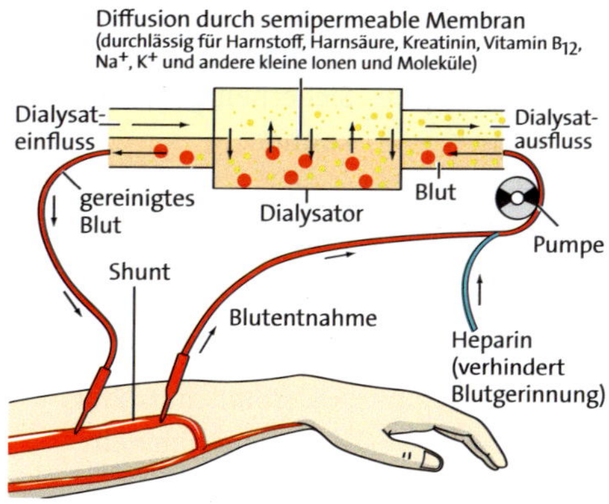

Abb. 2 Prinzip der Maschinendialyse

Prognose und Komplikationen

Das akute Nierenversagen ist in 50 % der Fälle reversibel. Ein chronisches Nierenversagen ist irreversibel. Je länger die Erkrankung besteht, umso höher ist die Mortalität. Die Mortalität wird ebenfalls durch Erkrankungen des Herz-Kreislauf-Systems und durch das steigende Lebensalter erhöht. Eine hohe Therapietreue des Patienten steigert die Lebenserwartung. In Deutschland erkranken jährlich 3–4 % der Bevölkerung neu an Nierenversagen, ca. 2500 Menschen werden jährlich neu dialysepflichtig.

6 Lebensmittelrecht

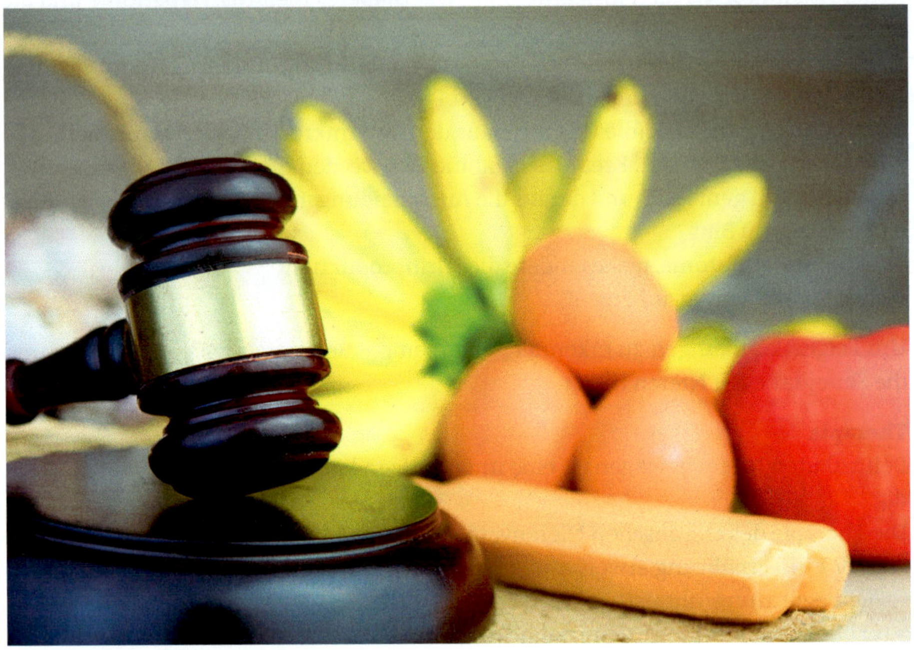

Abb. 1 Zahlreiche europäische und nationale Verordnungen sollen die Sicherheit unserer Lebensmittel gewährleisten.

6.1 Einführung

Das Ziel des deutschen Lebensmittelrechts ist es, die Produktion von Lebensmitteln im gesamten Prozess von der Herstellung bis zum Verbraucher zu regeln und die Einhaltung der rechtlichen Vorgaben zu überwachen. Damit soll dem Verbraucher die Sicherheit gegeben werden, erworbene Nahrungsmittel unbedenklich verzehren zu können.

Das Lebensmittelrecht regelt die Produktion, die Behandlung und den Vertrieb von Lebensmitteln. Generell gilt, dass europäische Rechtsverordnungen über deutschen Rechtsverordnungen stehen. Europäische Normen müssen also immer umgesetzt werden. Das Lebensmittelrecht beinhaltet folgende Aspekte:

- Verbraucherschutz
- Gefahrenabwehr
- Gewerberecht

Im Lebensmittelrecht wird z.B. geregelt, welche Zusatzstoffe in Lebensmitteln zulässig und welche Inhaltstoffe auf der Verpackung anzugeben sind, wer unter welchen Bedingungen mit Lebensmitteln umgehen darf und wie Lebensmittel zu lagern sind. Regelungen zum Lebensmittelrecht finden sich in den verschiedensten Gesetzen und Verordnungen:

- Die EG-Verordnungen zur Lebensmittelhygiene sind im sogenannten EU-Hygienepaket zusammengefasst. Es enthält EU-weite Regelungen zur Lebensmittelhygiene.
- Die ›Lebensmittel-Kennzeichnungsverordnung‹ regelt die Angabe der Inhaltsstoffe auf der Verpackung.
- Die Lebensmittelkontrolleur-Verordnung regelt die Kontrolle der Gesetze und Verordnungen des Lebensmittelrechts.
- Die ›Diätverordnung‹ regelt, welche Lebensmittel als Diätprodukte verkauft werden können und welche Anforderungen an diese gestellt werden.

Lebensmittel-Kennzeichnungsverordnung → *S. 276*

Diätverordnung → *S. 281*

Die Einhaltung der lebensmittelrechtlichen Vorschriften erfolgt über Kontrolleure der einzelnen Bundesländer.

In der EU-Basisverordnung zum Lebensmittelrecht wird EU-einheitlich geregelt, was ein **Lebensmittel** ist:

» *[Lebensmittel sind] alle Stoffe oder Erzeugnisse, die dazu bestimmt sind oder von denen nach vernünftigem Ermessen erwartet werden kann, dass sie in verarbeitetem, teilweise verarbeitetem oder unverarbeitetem Zustand von Menschen aufgenommen werden. Zu Lebensmitteln zählen auch Getränke, Kaugummi sowie alle Stoffe – einschließlich Wasser –, die dem Lebensmittel bei seiner Herstellung oder Ver- oder Bearbeitung absichtlich zugesetzt werden.* «

Quelle: Artikel 2 der Verordnung (EG) Nr. 178/2002 des Europäischen Parlaments und des Rates vom 28.01.2002

Verordnung (EG) Nr. 178/2002
https://eur-lex.europa.eu/eli/reg/2002/178/oj

Eine weitere EU-Verordnung definiert den Begriff der **Lebensmittelzusatzstoffe**:

» *Lebensmittelzusatzstoffe sind Stoffe, die in der Regel nicht selbst als Lebensmittel verzehrt, sondern Lebensmitteln aus in dieser Verordnung dargelegten technologischen Gründen, wie etwa zu deren Konservierung, zugesetzt werden.* «

Quelle: Abs. 5 der Verordnung (EG) Nr. 1333/2008 des Europäischen Parlaments und des Rates vom 16.12.2008

Verordnung (EG) Nr. 1333/2008
https://eur-lex.europa.eu/eli/reg/2008/1333/2014-04-14

Im Anhang II Teil B der Verordnung sind alle zugelassenen Zusatzstoffe aufgeführt. Ein Stoff, der dort nicht aufgelistet wird, ist nicht zugelassen.
Die Zusatzstoffe werden in folgende Kategorien eingeteilt:

- Süßstoffe
- Farbstoffe
- Konservierungsstoffe
- weitere Hilfsmittel (Backtriebmittel, Festigungsmittel, Geschmacksverstärker)

Eine genauere Festlegung zu den erlaubten Zusatzstoffen findet sich in der Verordnung (EU) Nr. 231/2012 vom 09.03.2012. Zusatzstoffe erhalten eine E-Nummer und müssen auf der Verpackung laut der Kennzeichnungsverordnung angegeben werden.

Verordnung (EU) Nr. 231/2012
https://eur-lex.europa.eu/eli/reg/2012/231/oj

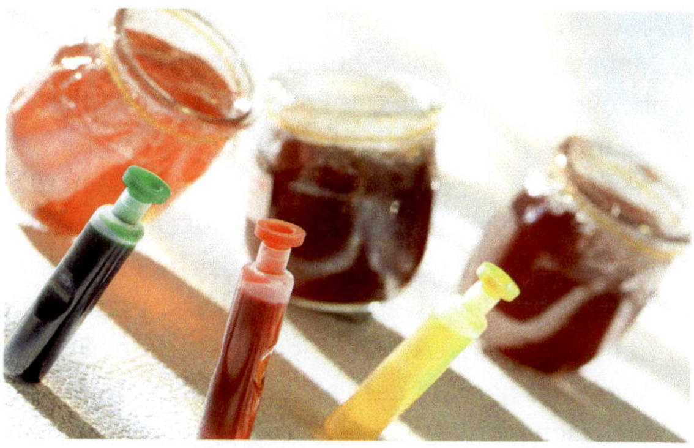

Abb. 2 Farbstoffe sind in zahlreichen Fertigzubereitungen enthalten.

6.2 Lebensmittel-Kennzeichnungsverordnung

Verordnung (EU) Nr. 1169/2011
https://eur-lex.europa.eu/eli/reg/2011/1169/oj

Allergie → S. 831, 877

In der EU-Lebensmittelinformationsverordnung – Verordnung (EU) Nr. 1169/2011 vom 25.10.2011 – ist die Kennzeichnung von Lebensmitteln festgelegt. Danach müssen in einer Schriftgröße mit einer Buchstabenhöhe von mindestens 1,2 mm auf verpackten Lebensmitteln unter anderem Angaben zum Nährwert und zu ›Hauptallergenen‹ angegeben sein. Ausgenommen sind Lebensmittelzutaten, deren allergenes Potenzial nicht mehr nachweisbar ist. Sogenannte Hauptallergene sind auf der Verpackung gut sichtbar anzugeben, sie werden in der Angabe der Inhaltsstoffe fett gedruckt. Darunter fallen:

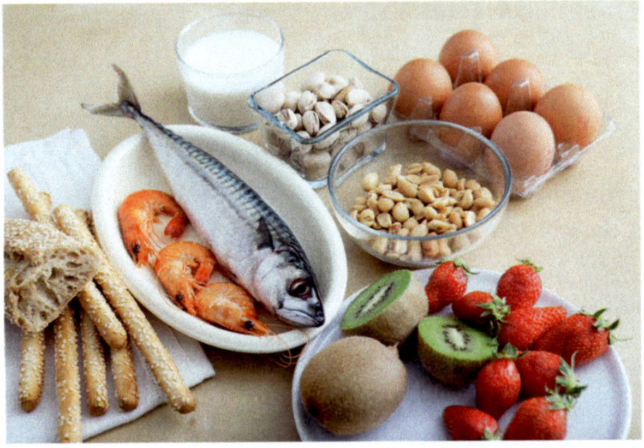

Abb. 1 Häufige Auslöser von Allergien

- glutenhaltige Stoffe
- Krebstiere und Fisch
- Eier, Milch
- Erdnüsse und andere Nussarten
- Soja
- Sellerie, Senf und Senfsamen
- Schwefeldioxid

Bei unverpackten Lebensmitteln müssen diese Informationen auf andere Weise bereitgestellt werden, z. B. auf einem Schild neben der Ware. Auch auf den Speiseplänen für Pflegeeinrichtungen müssen laut Lebensmittelinformations-Durchführungsverordnung die in den Gerichten enthaltenen Allergene gut sichtbar aufgeführt werden. Hierzu werden oft Nummern oder Buchstaben verwendet.
Häufig findet man auf Vollkornprodukten Hinweise wie: „Kann Spuren von Erdnüssen enthalten". In diesem Fall hat das Produkt im Laufe der Herstellung Kontakt zu Produktionsstrecken, die auch Erdnüsse verarbeiten. Der Hersteller kann dann nicht zweifelsfrei angeben, dass keine Spuren der Erdnüsse enthalten sind. Für Menschen mit einer Erdnussallergie ist dieser Hinweis entscheidend, da unter Umständen eine lebensgefährliche allergische Reaktion auf die Erdnussspuren ausgelöst werden könnte.

Weiterhin ist vorgeschrieben, dass alle verpackten Lebensmittel, die direkt an den Verbraucher abgegeben werden, eine einheitliche Grundkennzeichnung tragen. Folgende Angaben sind laut Verordnung zur Kennzeichnung des verpackten Lebensmittels erforderlich:

- **Verkehrsbezeichnung.** Fantasienamen dürfen nur zusätzlich angegeben werden. Das heißt, eine Bezeichnung wie z. B. „Suhrbiers Bester" reicht nicht aus, das Produkt muss beim Namen genannt werden (Fruchtjoghurt mild – Banane).
- **Mengenangabe.** Diese bezieht sich auf das Gewicht bzw. auf das Volumen, die Füllmenge oder die Stückzahl des verpackten Lebensmittels. Sie bezieht sich nicht auf die im Produkt enthaltenen Zutaten.
- **Verzeichnis der Zutaten.** Die Zutaten müssen in der Reihenfolge genannt werden, die ihrem Gewichtsanteil am Produkt entspricht. Um den Herstellern eine gewisse Beweglichkeit in der Rezeptur zu ermöglichen, wurden eine Reihe von ähnlichen Zutaten zu Klassen zusammengefasst und diese mit Sammelnamen versehen. So ist es beispielsweise zulässig, verschiedene Fischarten als Zutat „Fisch" anzugeben. Allerdings darf auf der Packung dann auch nicht auf eine bestimmte Fischart hingewiesen werden.

- **Mindesthaltbarkeitsdatum.** Diese Angabe muss unverschlüsselt sein. Das Herstellungsdatum muss nicht angegeben werden.
- **Name und Wohnsitz des Herstellers.** Diese Angabe soll Beanstandungen ermöglichen.

Bei Fleisch sind der Ursprung und der Hersteller anzugeben, bei eingefrorenem Fleisch das Einfrierdatum. Lebensmittelimitate sind ebenfalls zu kennzeichnen. So ist Formfleisch mit dem Zusatz „aus Fleischstücken zusammengefügt" zu kennzeichnen und bei Käseersatz müssen die Zutaten und Zusatzstoffe angegeben werden. Diese Hinweise müssen deutlich und schnell auffindbar auf der Verpackung stehen.

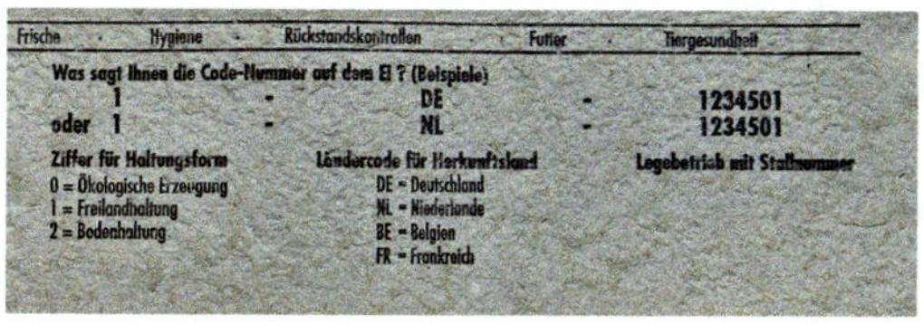

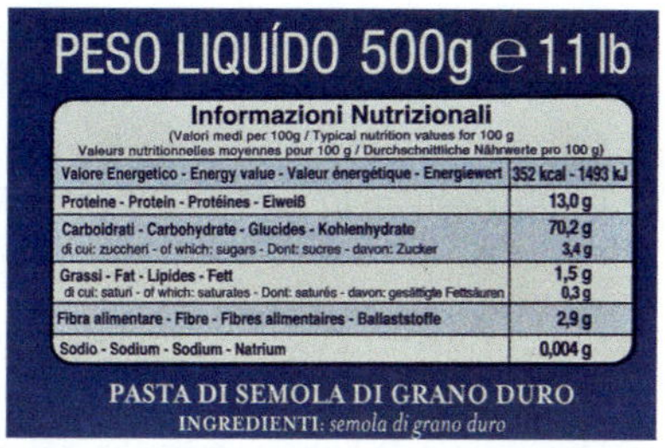

Abb. 2 Verbraucherinformationen auf Lebensmittelverpackungen. Links: Herkunftsangaben zu Hühnereiern; rechts: Nährstofffangaben

W ZUM WEITERDENKEN

Fertigprodukte enthalten häufig versteckten Zucker und versteckte Fette. Diese sollen das Produkt geschmacklich aufwerten. Aromen sind oft fettlöslich; damit sind Fette zugleich Geschmacksträger, Zucker schmeckt süß und gibt dadurch einem Produkt einen angenehmen Geschmack. Über die enthaltenen Fette und Zucker gibt die Verpackung eines Produkts Auskunft. Würde man dasselbe Produkt aus frischen Zutaten selbst zubereiten, würde man weniger Zucker und Fett benötigen, da die frischen Zutaten einen kräftigeren Geschmack haben.

Eine „Ampelregelung" für verpackte Lebensmittel zum schnellen Erkennen, ob es ein „gesundes" Lebensmittel ist oder nicht, wird in Deutschland in Form des sogenannten Nutri-Scores 2020 eingeführt. Allerdings ist es eine freiwillige Kennzeichnung. Kritiker wenden zudem ein, dass Nährstoffanteile nicht einzeln und Inhaltsstoffe wie Vitamine oder Mineralien gar nicht angegeben sind. Es wird lediglich auf einer Skala von A bis E angegeben, ob die Nährwerte des entsprechenden Lebensmittels eher günstig oder ungünstig sind.

In Großbritannien wurde bereits 2007 eine solche Ampelkennzeichnung eingeführt. Bei dieser werden zusätzlich zu den Mengenangaben der Nährstoffe, Mineralien und Vitamine die Angaben zum prozentualen Anteil am Tagesbedarf dargestellt. Die Fette, die ungesättigten Fettsäuren und die Salzmenge werden zusätzlich angegeben und mit einem grünen, gelben bzw. orangefarbenen und einem roten Halbkreis gekennzeichnet. Zusätzlich werden manchmal Hinweise zum Protein- oder Vitamingehalt gesondert angegeben, wie z. B. der Hinweis „proteinreich".

Selbstfürsorge
Auf welche Angaben auf der Verpackung achten Sie persönlich beim Lebensmitteleinkauf?

6.3 Verordnungen zur Lebensmittelhygiene

Selbstfürsorge
Welche Hygienemaßnahmen treffen Sie in Ihrem eigenen Haushalt im Umgang mit Lebensmitteln?

Die Verordnungen zur Lebensmittelhygiene regeln den Umgang mit Lebensmitteln sowie die Zubereitung und die Ausgabe von Speisen. Diese Verordnungen gelten auch in Küchen von Pflegeeinrichtungen. Wird also in der Küche eines Seniorenheimes für 40 Personen gekocht, müssen dort die gleichen Richtlinien beachtet werden wie z.B. in einer Krankenhausküche, in der täglich 600 Essensportionen ausgegeben werden.

Für die Lebensmittelhygiene gelten folgende Prinzipien:
- Die hygienischen Prinzipien müssen bei jedem Schritt des Umgangs mit Lebensmitteln eingehalten werden.
- Jeder, der Lebensmittel herstellt, verarbeitet oder abgibt, ist für seinen Bereich selbst verantwortlich.
- Es muss zurückzuverfolgen sein, wer das Lebensmittel produziert oder verarbeitet hat.

Hygiene → S. 521, Band 1

Die wichtigsten Regelungen betreffen:
- persönliche ›Hygiene‹
- Umgang mit Lebensmitteln bei der Zubereitung, insbesondere Eier, Geflügel und alle weiteren Lebensmittel, die mit Salmonellen belastet sein können
- Lagerung von zubereiteten Lebensmitteln
- Umverpackung und Materialien, mit denen die Lebensmittel Kontakt haben, dies sind neben Geschirr und Besteck auch Aufbewahrungsdosen
- Abgabe von Lebensmitteln; dabei muss unterschieden werden, ob in der Einrichtung selbst gekocht und sofort serviert und verspeist wird oder ob in einer Zentralküche gekocht wird und das Essen transportiert werden muss; die Warmhaltung darf aus hygienischer Sicht nicht länger als drei Stunden nach Abschluss des Garvorgangs dauern

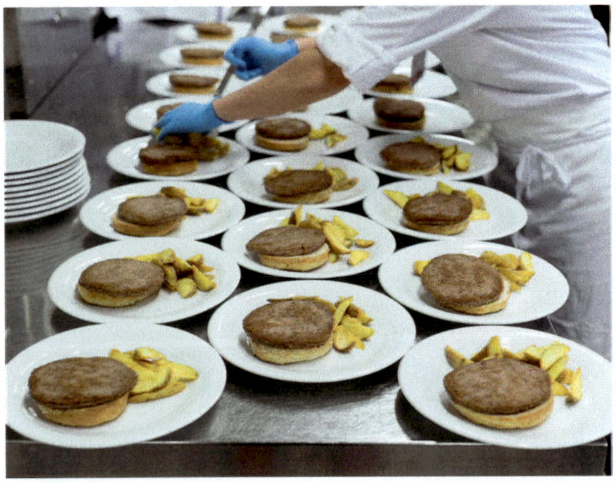

Abb. 1 In Großküchen werden die Speisen portioniert und in Wärmewagen zur Verteilung auf Station bereitgestellt.

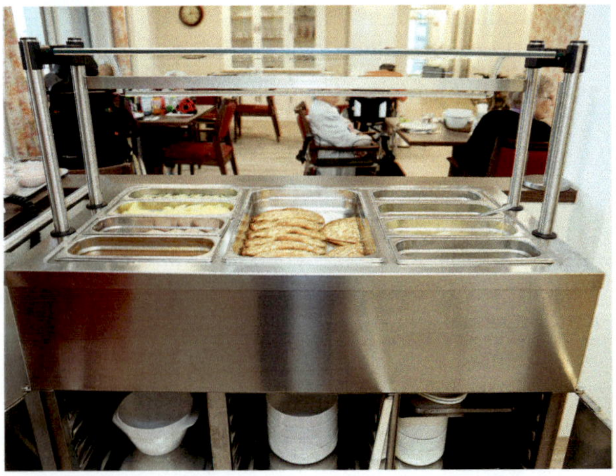

Abb. 2 In kleineren Häusern kommt ein Wärmewagen zum Einsatz und es wird vor Ort portioniert.

Im Bereich der Pflege gelten unterschiedlich strenge Hygienevorschriften für Krankenhäuser und große Pflegeeinrichtungen auf der einen Seite und therapeutische Wohngemeinschaften sowie Tagesstätten auf der anderen Seite.

6.3.1 Lebensmittelhygiene in Krankenhäusern und großen Pflegeeinrichtungen

Bezüglich der Abgabe von Speisen in Krankenhäusern und Pflegeeinrichtungen gibt es je nach Versorgungskonzept unterschiedliche hygienische Herausforderungen.

B BEISPIEL

Mögliche Versorgungskonzepte sind Cook & Serve, Cook & Hold, Cook & Chill und Cook & Freeze. Bei *Cook & Serve*, einem System der Frischverpflegung, wird in der hauseigenen Küche das Essen gekocht und sofort verteilt. Die Küche muss sich also in unmittelbarer Nähe der Essensausgabe befinden. Bei *Cook & Hold* erfolgt die Warmhaltung in einem Essenswagen oder im Wasserbad und die Verteilung erfolgt dann auf dem Pflegebereich. Dabei werden die Speisen aus dem Wärmewagen verteilt. Bei *Cook & Chill* werden die Speisen in einer Zentralküche gekocht, innerhalb von 90 Minuten auf 2–4 °C heruntergekühlt und verpackt und direkt vor der Verteilung innerhalb von 30 Minuten wieder auf 70 °C erwärmt. Diese Speisen sind bei 2–3 °C gekühlt drei bis fünf Tage haltbar. Bei *Cook & Freeze* werden einzelne Komponenten gekocht und tiefgefroren. Bei *Cook & Hold* dürfen die Speisen nicht länger als drei Stunden nach Ende des Garvorgangs warmgehalten werden. Dabei ist die Zeit der Verteilung einberechnet. Bei allen Systemen muss die Versorgung mit frischem Obst und Salat zusätzlich erfolgen.

REFLEXION **IMPULS** LERNORTVERNETZUNG

In Rahmen Ihrer Ausbildung werden Sie die verschiedenen pflegerischen Versorgungsbereiche kennenlernen. Welche Versorgungskonzepte kommen jeweils im Krankenhaus, im Seniorenheim und in Tagespflegeeinrichtungen zum Einsatz? Sind typische Versorgungskonzepte für die einzelnen Einrichtungsarten erkennbar?

Ziel der Verordnungen ist es, zu verhindern, dass durch die Abgabe von Lebensmitteln über Gemeinschaftsküchen ›pathogene Erreger‹ verbreitet werden und somit eine ganze Gruppe von Personen infiziert wird. Alle Mitarbeiter, die mit der Herstellung, Zubereitung und Verteilung von Lebensmitteln beschäftigt sind, müssen nach § 43 des ›Infektionsschutzgesetzes‹ durch das Gesundheitsamt belehrt werden und erhalten hierüber eine Bescheinigung. Diese Belehrung wird alle zwei Jahre aktualisiert. Personen mit bestimmten ansteckenden Erkrankungen (z.B. Hepatitis A, Salmonellose) oder infizierten Wunden dürfen nicht in der Küche arbeiten.

Krankheitserreger → *S. 522, Band 1*

Infektionsschutzgesetz → *S. 530, Band 1*

6.3.2 Lebensmittelhygiene in ambulant betreuten Einrichtungen

Die Einhaltung der Hygienevorschriften ist in großen Pflegeeinrichtungen gut zu gewährleisten, da die Herstellung der Speisen in der Gemeinschaftsküche erfolgt oder das Essen von einem externen Anbieter geliefert wird. Probleme können in betreuten Wohngemeinschaften oder Tagesstätten entstehen, in denen in einer direkt an den Pflegebereich angeschlossenen Küche frisch gekocht wird.

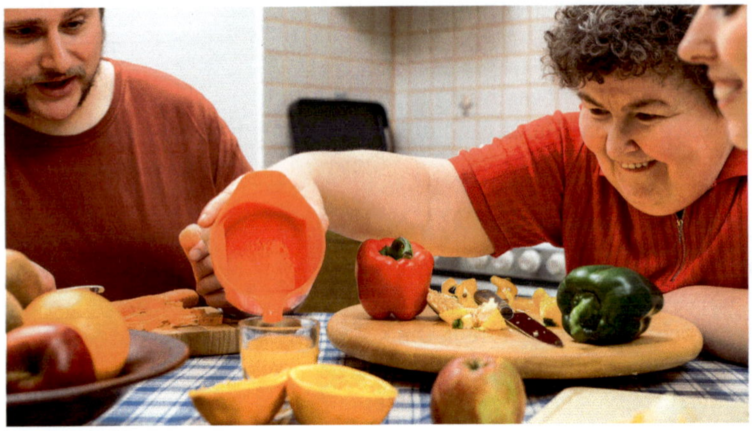

Abb. 1 Für Wohngruppen und Therapieküchen gelten weniger strenge Vorschriften.

Hier gelten ebenfalls hygienische Prinzipien wie die Händehygiene, das Tragen einer Schürze und das Zusammenbinden langer Haare. Utensilien, die zum Schneiden von Fleisch benötigt werden, sind von denen zu trennen, mit denen Obst und Gemüse verarbeitet werden. Die Patienten bzw. Klientinnen dürfen nur Obst und Gemüse bearbeiten. Auch in Therapieküchen in der Psychiatrie müssen diese Hygienevorschriften eingehalten werden. Hier gelten weniger strenge Regelungen als in Großküchen, da die hier zubereiteten Lebensmittel sofort nach der Herstellung und nur von den Personen des Wohn- oder Therapiebereichs verzehrt werden.

REFLEXION | IMPULS | LERNORTVERNETZUNG

In Wohngemeinschaften und Tagesstätten für Menschen mit Demenz wird häufig der Milieuansatz angewendet. Hierzu gehört auch das gemeinsame Kochen und Backen. Recherchieren Sie im Internet, welche räumlichen, personellen und sonstigen Voraussetzungen hierbei erfüllt sein sollen.

6.3.3 Lebensmittelhygiene in der ambulanten Pflege

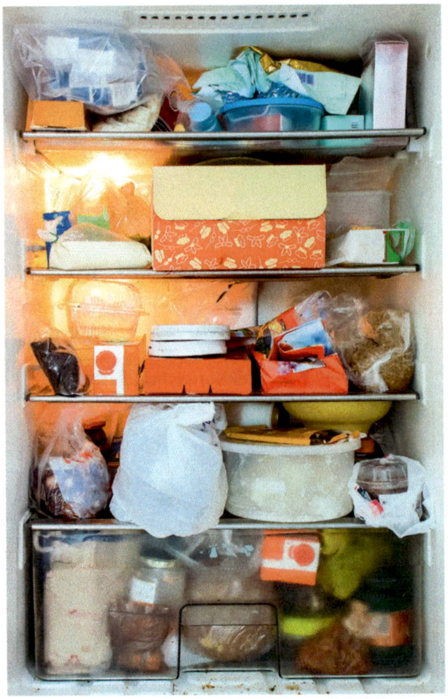

Abb. 2 In Privathaushalten werden Lebensmittel nicht immer korrekt gelagert.

In der ambulanten Pflege sind die Klientinnen selbst für die Hygiene in ihrem Haushalt verantwortlich, sie unterliegen nicht den Regeln der Lebensmittelhygiene. Wenn Pflegende Mahlzeiten im ambulanten Bereich zubereiten, müssen sie die Regeln der Händehygiene einhalten und sich von der Genusstauglichkeit der Speisen optisch und geruchlich überzeugen. Der Arbeitsplatz muss sauber sein.

Beratung Pflegebedürftiger und ihrer Angehörigen zum Umgang mit Lebensmitteln

- das Mindesthaltbarkeitsdatum beachten
- Lebensmittel aus angebrochenen Verpackungen in gut verschließbare Behälter umfüllen und diese mit dem Inhalt und dem Mindesthaltbarkeitsdatum beschriften
- regelmäßige Kontrollen auf Schädlingsbefall – z.B. Lebensmittelmotten – durchführen
- ältere Lebensmittel bzw. diejenigen mit dem kürzesten Haltbarkeitsdatum zuerst verbrauchen
- Vorratsschrank und Kühlschrank regelmäßig reinigen
- im Kühlschrank im unteren Fach Wurst, Fleisch und Fisch lagern, im mittleren Fach Milch und Milchprodukte und im oberen Fach z.B. Marmelade. In der Tür können Butter und Eier gut gelagert werden. Im Gemüsefach nur Gemüse lagern, das gekühlt werden muss, wie z.B. Spargel oder Pflücksalat. Obst und Gemüse ansonsten bei Zimmertemperatur lagern.

Tipps zur Vermeidung einer Infektion mit Salmonellen

- Eier, Geflügel- und Schweinefleisch vollständig durchgaren
- keine Verarbeitung von Räucherlachs
- Messer und Brett nach dem Schneiden von Fleisch gründlich abwaschen
- getrennte Schneidebretter für Gemüse/Obst und Fleisch
- nach dem Kontakt mit Eiern, rohem Fleisch, Mülleimern oder Tieren Hände waschen
- rohes Fleisch, Eier, Seetiere, Mayonnaise, Salatcreme, Eis nach dem Einkauf sofort in den Kühlschrank (< 7 °C) bzw. das Tiefkühlfach legen, Unterbrechung der Kühlkette vermeiden
- angetaute oder aufgetaute Tiefkühlprodukte nicht wieder einfrieren
- warme Speisen nicht länger als zwei Stunden warmhalten, möglichst sofort verbrauchen
- Hackfleisch am Tag der Herstellung verbrauchen
- Auftauwasser von Fleisch sofort entsorgen, Hände und benutzte Gegenstände (Teller, Brett) danach gründlich waschen
- Handtücher und Putzlappen in der Küche täglich wechseln und bei 60 °C waschen
- zur Zubereitung von Säuglingsnahrung das Wasser mindestens auf 70 °C erhitzen

Kommunikation
Wie können Sie in der häuslichen Pflege Hygienemängel ansprechen, ohne die Betroffenen in Verlegenheit zu bringen?

6.4 Diätverordnung

Die Verordnung über diätetische Lebensmittel regelt die Bezeichnung und die möglichen Inhalte diätetischer Lebensmittel, das sind z. B. Lebensmittel für Menschen mit Stoffwechselerkrankungen (Gicht, Maldigestion, Zöliakie), Adipöse, gesunde Säuglinge und Kleinkinder. Diese Lebensmittel müssen sich deutlich von der allgemeinen Kost unterscheiden. Dies gilt auch für Lebensmittel, die der Gewichtsreduktion dienen. Nur Lebensmittel, die unter dieses Gesetz fallen, dürfen als diätetisch beworben werden. Eine Regelung für spezielle Produkte für Diabetiker gibt es nicht mehr, da für sie aus aktueller medizinischer Sicht keine diätetischen Produkte notwendig sind.

§ 14 regelt die Anforderungen an diätetische Lebensmittel für Säuglinge und Kleinkinder, einige Auszüge daraus werden im Folgenden genannt:

- Pflanzenschutz-, Schädlingsbekämpfungs- oder Vorratsschutzmittel dürfen höchstens in einer Konzentration von 0,1 mg/kg enthalten sein, für bestimmte Schädlingsbekämpfungsmittel gelten noch geringere Rückstandsmengen.
- Die Lebensmittel dürfen keine Schleif- und Poliermittelrückstände und groben Getreidespelzen enthalten.
- Sie dürfen keine Kolibakterien oder koliformen Bakterien enthalten.
- 1 ml gebrauchsfertiger Nahrung darf nicht mehr als 10 000 Keime enthalten, 1 g Trockennahrung darf nicht mehr als 50 000 Keime enthalten.
- Für die Zusammensetzung von Säuglingsanfangsnahrung gelten festgesetzte Verhältnisse der Aminosäuren und Muttermilchproteine.
- Folgenahrung hat ein definiertes Verhältnis von Muttermilch und Kuhmilchproteinen.
- Bei den Nahrungen darf zur Fertigstellung durch den Verbraucher höchstens noch Wasser zugesetzt werden. Die konkrete Zusammensetzung ist in den Anlagen 10–14 der Verordnung geregelt.

Verordnung über diätetische Lebensmittel
www.gesetze-im-internet.de/di_tv/DiätV.pdf

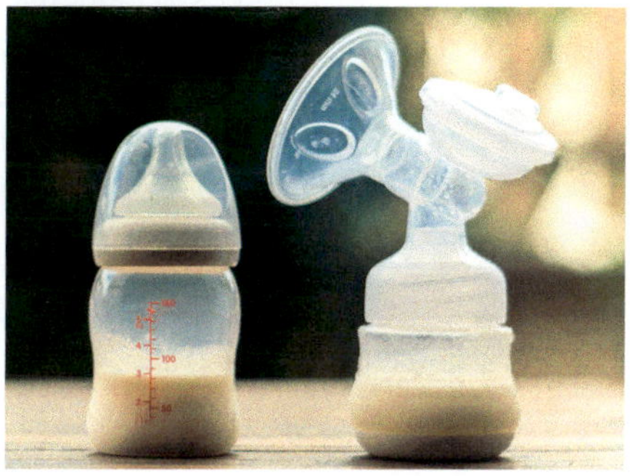

Abb. 3 Für diätetische Säuglingsnahrungen gelten besondere Vorschriften.

7 Diätetik

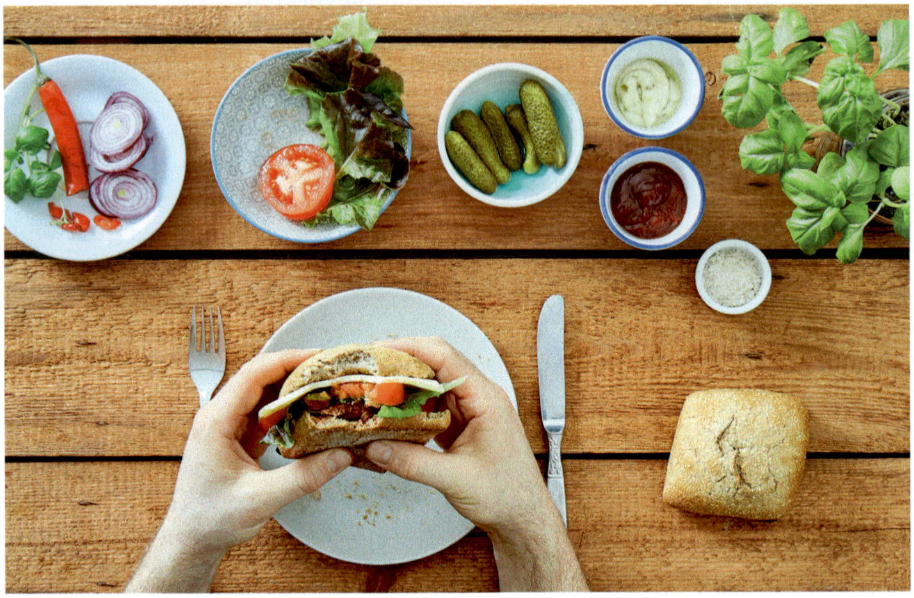

Abb. 1 Burger ist nicht gleich Fastfood: Gesunde und ausgewogene Ernährung basiert auch auf frischen und vollwertigen Zutaten.

Interprofessionalität
Welche Berufsgruppen arbeiten zusammen, wenn es darum geht, Menschen in Pflegeeinrichtungen gesund zu ernähren?

Den Begriff Diät (griech. diaita für „Lebensweise") kennt jeder; meist wird darunter eine (zeitlich begrenzte) Ernährungsform verstanden, die durchgeführt wird, um ein Wunschgewicht zu erreichen. Diäten im Sinne der Gesundheitswissenschaften bezeichnen jedoch bestimmte Ernährungsgrundsätze und -regeln, um gesundheitliche Störungen zu vermeiden und Therapien zu unterstützen. Statt von Diät spricht man daher besser von Ernährungsgrundsätzen.
In jedem Fall muss die Ernährung ausgewogen sein und den täglichen Bedarf an Nährstoffen, Vitaminen, Mineralien und Flüssigkeit decken.

7.1 Ausgewogene und gesunde Ernährung

7.1.1 Nährstoffe

Energieliefernde Nährstoffe
Zu den energieliefernden Nährstoffen gehören Kohlenhydrate, Eiweiße und Fette.
Kohlenhydrate sind vor allem in pflanzlichen Lebensmitteln enthalten. Sie kommen als Einfach-, Zweifach-„ Mehrfachzucker und in komplexen Strukturen als Stärke vor. Einfachfachzucker (Glukose [Traubenzucker], Fructose [Fruchtzucker]) und Zweifachzucker (Haushalts-, Milch-, Malzzuckerzucker) sind bloße Energieträger, die den Blutzucker schnell ansteigen lassen. Dagegen müssen Mehrfachzucker und Stärke, z.B. in (Vollkorn-)Brot, -Nudeln, -Reis und Kartoffeln, erst im Körper aufgespalten werden, bevor sie in die Blutbahn gelangen, und bewirken somit einen langsameren Blutzuckeranstieg und sorgen für ein längeres Sättigungsgefühl.
Eiweiße sind in tierischen Produkten wie Fleisch und Milch enthalten. Auch Hülsenfrüchte haben einen hohen Gehalt an Eiweißen. Eiweiße sind aus Aminosäuren aufgebaut. Einige Aminosäuren kann der Körper nicht selbst bilden, sie müssen mit der Nahrung aufgenommen werden (›essenzielle‹ Aminosäuren).

essenziell
wesentlich, lebensnotwendig

Fette sind in pflanzlichen und tierischen Lebensmitteln enthalten. Fettsäuren unterscheiden sich in ihrem chemischen Aufbau. Sind die Kohlenstoffatome der Fettsäure nur mit Einfachbindungen verbunden, so spricht man von einer gesättigten Fettsäure. Bestehen jedoch zwischen zwei Kohlenstoffatomen Mehrfachbindungen, so handelt es sich um eine einfach ungesättigte Fettsäure. Fettsäuren mit mehreren Doppelbindungen werden als mehrfach ungesättigt bezeichnet. Da einige ungesättigte Fettsäuren nicht vom menschlichen Organismus synthetisiert werden können, müssen sie mit der Nahrung aufgenommen werden. Von großer Bedeutung sind daher die mehrfach ungesättigten Fettsäuren in pflanzlichen Ölen.

Nährstoff	Molekülstrukturen	Energiegehalt
Kohlenhydrate wichtigste Energielieferanten, bestehen aus einem oder mehreren Grundbausteinen	›Monosaccharide‹ (Einfachzucker), Disaccharide (Zweifachzucker), Polysaccharide (Mehrfachzucker)	4 kcal/g
Eiweiße (Proteine) Energielieferanten, notwendig zum Aufbau von körpereigenen Eiweißen, Enzymen, Hormonen	›Dipeptide‹, Tripeptide ... Polypeptide	4 kcal/g
Fette Energielieferanten, notwendig zur Resorption einiger Vitamine, notwendig zum Aufbau von Hormonen	›Triglyceride‹	9 kcal/g

Tab. 1 Energieliefernde Nährstoffe

Saccharid
Kohlenhydrat

mono-/di-/tri-/poly-
griech. einzel-/zwei-/drei-/viel-

Peptid
Verbindung von Aminosäuren

Triglycerid
Verbindung aus Alkohol und drei Fettsäuren

Ballaststoffe/sekundäre Pflanzenstoffe

Ballaststoffe sind Bestandteile pflanzlicher Lebensmittel. Faserreiche Lebensmittel wie Spargel oder Rhabarber enthalten besonders viele Ballaststoffe. Ihre tägliche Aufnahme soll ca. 30 g betragen. Ballaststoffe haben eine positive Wirkung auf die Gesundheit: Sie beugen ›Obstipation‹ und Darmkrebs vor und senken den Blutzucker- und Cholesterinspiegel sowie das ›Herzinfarktrisiko‹.

Obstipation → S. 207
Herzinfarkt → S. 516

Pflanzliche Lebensmittel enthalten auch **sekundäre Pflanzenstoffe,** die den Lebensmitteln u. a. ihre Farbe geben. Sekundäre Pflanzenstoffe zählen nicht zu den essenziellen Nährstoffen, wirken sich aber positiv auf die Gesundheit aus. Eine ausgewogene Ernährung mit Obst und Gemüse stellt die Zufuhr von sekundären Pflanzenstoffen aus natürlichen Quellen sicher. Positive Effekte auf die Gesundheit haben diese z.B. bei Herz-Kreislauf- und Krebserkrankungen.

Vitamine

Vitamine sind organische Stoffe, die bis auf wenige Ausnahmen nicht vom menschlichen oder tierischen Organismus gebildet werden können. Das macht sie zu essenziellen Nahrungsbestandteilen, die dem Körper regelmäßig über die Nahrung zugeführt werden müssen. Einige Vitamine werden auch in ihren Vorstufen (Provitamine) vom Organismus aufgenommen und von ihm in ihre Endstufe umgewandelt, so bildet der Körper z. B. aus dem Provitamin Carotin Vitamin A.
Vitamine werden in zwei große Gruppen eingeteilt:

- **Fettlösliche Vitamine:** Vitamine A, D, E und K; u. a. in Nüssen, Samen, Milch
- **Wasserlösliche Vitamine:** Vitamine der B-Gruppe, Vitamin C; u. a.. in Obst, Gemüse, Vollkornprodukten

Vitamine	Wirkung	Gehäuftes Vorkommen	Täglicher Bedarf	Folgen von Mangel oder Überangebot
Vitamin C (Ascorbinsäure)	Bildung von Antikörpern, Schutz vor Infektionskrankheiten, Kollagensynthese	frisches Obst und Gemüse; ein Apfel enthält ca. 30–40 mg	< 1 Jahr: 20 mg 1–14 Jahre: 20–85 mg 15–19 Jahre: ♀ 90 mg, ♂ 105 mg Frauen: 95 mg Männer: 110 mg Schwangere ab 4. Monat: 105 mg Stillende: 125 mg	Mangel: Skorbut, Zahnfleischerkrankungen, Blutungen Überangebot: Vitamin wird im ausgeschieden, im Extremfall Bildung von Harnsteinen
Folsäure	Aminosäurestoffwechsel, Zellteilung, Blutbildung (Antibiotika können Folsäuresynthese im Darm hemmen)	Gemüse, Obst; 200 g Brokkoli oder Banane enthalten ca. 300 µg	0–12 Jahre: 60–240 µg ab 13 Jahren, Erwachsene: 300 µg Schwangere: 550 µg Stillende: 450 µg.	Mangel: Blutbildungsstörungen, in der Frühschwangerschaft führt der Mangel zu Fehlbildungen des Neuralrohrs Überangebot: Vitamin wird mit dem Urin ausgeschieden
Vitamin A (Retinol)	Sehprozess (Dämmerungssehen)	Karotin (Vorstufe) in Möhren, Aprikosen, Vitamin in tierischen Lebensmitteln; 100 g Möhren enthalten ca. 0,9 mg	0–13 Jahre: 0,5–0,9 mg 13–15 Jahre: ♀ 1,0 mg, ♂ 1,1 mg Erwachsene: ♀ 0,9 mg, ♂ 1,0 mg Schwangere ab 4. Monat: 1,1 mg Stillende: 1,5 mg	Mangel: Nachtblindheit, Veränderungen von Haut und Schleimhaut Überangebot: Ikterus, kein Krankheitswert
Vitamin D (Calciferol)	Beeinflussung der Resorption/Ausscheidung von Calcium und Phosphat, Verknöcherung des Skeletts	Fischöle (Lebertran), Eigelb, Butter; ein Hühnerei enthält ca. 10 µg Vitamin D	< 1 Jahr: 10 µg Kinder, Erwachsene, Schwangere, Stillende: 20 µg	Mangel: Rachitis, Knochenerweichung, unzureichende Knochenverkalkung Überangebot: Störungen der Kalzitoninwirkung
Vitamin E (Tocopherol)	Schutz gegen Muskelschwund und Leberschäden (im Lebensmittel selbst verhindert Vitamin E die Oxidation von ungesättigten Fettsäuren	Vollkornprodukte, Weizenkeime, pflanzliche Öle, Ei 250 g Vollkornbrot oder 15 ml Sonnenblumenöl enthalten 12 mg Vitamin E	0–13 Jahre: 3–14 mg 14–25 Jahre: ♀ 12 mg, ♂ 15 mg 25–51 Jahre: ♀ 12 mg, ♂ 14 mg 51–65 Jahre: ♀ 12 mg, ♂ 13 mg > 65 Jahre: ♀ 11 mg, ♂ 12 mg Schwangere: 13 mg Stillende: 17 mg	Mangel: Muskelschwund Überangebot: verzögerte Blutgerinnung
Vitamin K (Phyllochinon)	Beteiligung an der Blutgerinnung (Antibiotika können Vitamin-K-Synthese im Darm hemmen)	Gemüse, Salat, Kartoffeln, Fleisch, mageres Fleisch; 200 g Spinat oder 100 g Fleisch enthalten 60 µg Vitamin K	0–15 Jahre: 4–50 µg 16–50 Jahre: ♀ 60 µg, ♂ 70 µg > 51 Jahre: ♀ 65 µg, ♂ 80 µg Schwangere, Stillende: 60 µg	Mangel- und Überangebot: Blutgerinnungsstörungen, auch Antikoagulanzien werden in ihrer Wirkung beeinträchtigt

Tab. 1 Vitamine: Wirkung, Vorkommen, altersgemäßer Bedarf und Mangelerscheinungen

Der Vitaminbedarf kann durch eine abwechslungsreiche Kost, die sich an den Regeln der Deutschen Gesellschaft für Ernährung (DGE) orientiert, gedeckt werden. Bei Säuglingen und Kleinkindern steigt der ›Bedarf‹ kontinuierlich an, die angegebenen Werte stellen den jeweiligen Anfangsbedarf zur Geburt und den Wert des Bedarfs im Alter von 13 bzw. 14 Jahren dar. Insbesondere bei den fettlöslichen Vitaminen darf der tägliche Bedarf nicht deutlich überschritten werden, weil sich die Vitamine im Körper anreichern und negative Auswirkungen haben können. Ein lang anhaltendes Überangebot von Vitamin A kann z. B. zu Osteoporose bzw. Leberzirrhose führen. Vitamine können durch Hitze, Sauerstoff, Säuren und Licht zerstört werden. Deshalb ist eine sachgerechte ›Lagerung‹ und Zubereitung von vitaminreichen Lebensmitteln sehr wichtig. In stationären Pflegeeinrichtungen wird das Essen meist in einer Großküche zubereitet. Um Vitamine zu erhalten, werden verschiedene Systeme des schonenden Garens und des Warmhaltens angewendet, diese Systeme werden z.B. als Cook & Hold oder Cook & Serve bezeichnet. In der ambulanten Pflege beraten Pflegende ihre Klienten bei der Auswahl, Lagerung und Zubereitung von Lebensmitteln.

Bedarf → S. 447, Band 1

Detaillierte Bedarfsmengen
www.dge.de/wissenschaft/referenzwerte

Lebensmittelhygiene → S. 278

B BEISPIEL

Um beim Kochen von Salzkartoffeln das Vitamin C zu erhalten, werden sie mit Deckel und nur in so viel Wasser gekocht, dass sie gerade bedeckt sind. Der Topfdeckel wird nicht angehoben, damit kein Sauerstoff in den Topf gelangt, der zur ›Oxidation‹ von Vitamin C führt.

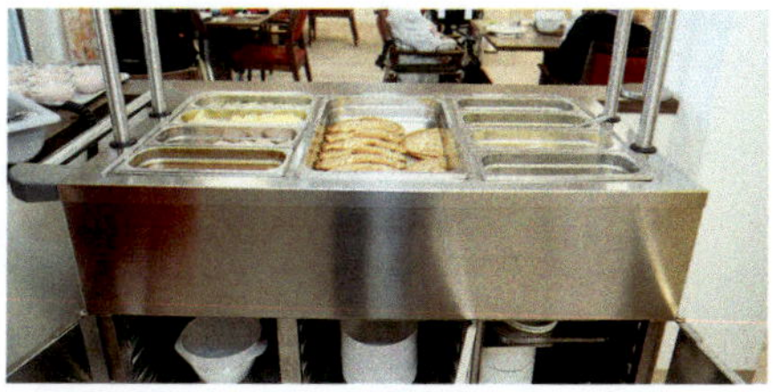

Abb. 1 Vitaminschonend werden Speisen in Cook-&-Serve-Vorrichtungen warm gehalten

Mineralstoffe

Mineralstoffe sind im Gegensatz zu den anderen Nährstoffen ›anorganische‹ Substanzen und sind in unterschiedlichen Mengen in allen Lebensmitteln enthalten. Im Körper haben sie verschiedene Aufgaben:

- Sie sind Bausteine von Zähnen und Knochen.
- Sie sind wichtige Bausteine biologischer Verbindungen, z.B. ist Eisen Bestandteil von ›Hämoglobin‹ und Jod Bestandteil von ›Schilddrüsenhormonen‹.
- Sie beeinflussen in gelöster Form (Elektrolyte, z.B. Na^+, Cl^-) den osmotischen Druck, erhalten die Elektronenneutralität und bilden Puffersysteme.

Oxidation
chemische Reaktion unter Sauerstoffzufuhr

anorganisch
nicht zur belebten Natur gehörend

Blutbild → S. 620, Band 1
Hormonsystem → S. 880

Abhängig von ihrer Konzentration in den Körperflüssigkeiten unterscheidet man Mengen- und Spurenelemente.

Mengenelemente sind Natrium, Kalium, Chlorid, Calcium, Phosphor und Magnesium. **Natrium, Kalium** und **Chlorid** haben die Aufgabe den osmotischen Druck der Zellen aufrechtzuerhalten und für die Regulierung des Wasserhaushalts zu sorgen. **Calcium, Phosphor** und **Magnesium** bilden gemeinsam das Baumaterial für Knochen und Zähne. Calcium und Phosphor sind aber auch Gegenspieler: Ein hoher Phosphorgehalt in der Nahrung lässt den Blutcalciumspiegel sinken, was z.B. die Entstehung von Osteoporose begünstigt. Große Mengen Phosphor werden u.a. aufgenommen, wenn viel Wurst gegessen wird. Calcium und Phosphor haben noch andere Aufgaben: So ist Calcium u.a. an der Blutgerinnung beteiligt, Phosphor an der Energiegewinnung in der Zelle. Magnesium hat ebenfalls nicht nur Bau-, sondern auch Stoffwechselfunktionen, indem es zahlreiche Enzyme aktiviert. Ein Magnesiummangel führt zu Krämpfen und Nervosität.

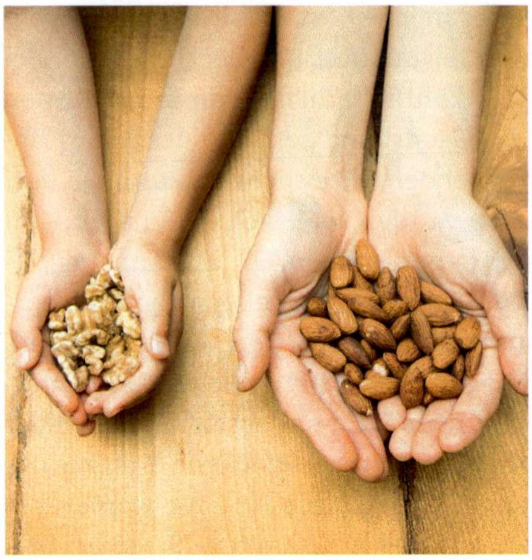

Abb. 1 Besonders viel Magnesium ist in Nüssen wie Walnüssen (links) und Mandeln enthalten

Die wichtigsten Magnesiumlieferanten sind die pflanzlichen Lebensmittel, einen besonders hohen Magnesiumgehalt haben Nüsse und Hülsenfrüchte. Hoher Alkoholkonsum und die regelmäßige Einnahme von Abführ- und Entwässerungsmitteln können zu Magnesiummangel führen. Der tägliche Magnesiumbedarf liegt bei 300 mg. Einen erhöhten Bedarf haben Schwangere, Stillende, Leistungssportlerinnen und Stressgeplagte. Normalerweise ist die Magnesiumversorgung gesichert, da die tägliche Bedarfsmenge schon durch den Verzehr von drei Scheiben Vollkornbrot und 200 g Spinat oder Fenchel erreicht wird.

Enzyme
Eiweißmoleküle, die in Zellen chemische Reaktionen auslösen oder beeinflussen (z. B. Insulinsekretion des Pankreas)

Zu den **Spurenelementen** zählen Eisen, Kupfer, Zink, Nickel, Silizium, Jod, Fluorid, Kobalt, Selen, Zinn, Mangan, Molybdän, Chrom und Vanadium. Spurenelemente liegen in ganz geringen Konzentrationen im menschlichen Organismus vor. Ein Mangel führt zu Störungen ›enzymgesteuerter‹ Reaktionen.

Digitalisierung
Welche Apps helfen dabei herauszufinden, welche Nährstoffe in welchem Nahrungsmittel enthalten sind?

Eisen wird zur Blutbildung benötigt. Es ist Bestandteil von Hämoglobin, das den Sauerstoff im Blut transportiert. Der Bedarf ist bei Frauen (15 mg/Tag) aufgrund der Menstruationsblutung höher als bei Männern (10 mg/Tag). Geeignete Lebensmittel zur Deckung des Eisenbedarfs sind Vollkornprodukte, Fleisch, Hülsenfrüchte, Gemüse und Obst. Der tägliche Bedarf einer Frau kann über zwei Scheiben Vollkornbrot und eine Portion Bohnen (200 g) gedeckt werden.

Anämie → *S. 878*

Kupfer ermöglicht die Hämoglobinsynthese und ist an der Pigmentierung von Haut und Haaren beteiligt. Der Tagesbedarf von 3 mg wird durch regelmäßigen Verzehr von Vollkornprodukten gedeckt. Auch Hülsenfrüchte und Nüsse sind kupferreich. Ernährungsbedingte Mangelerscheinungen, die sich in ›Anämie‹ und verminderter Pigmentbildung der Haut äußern, werden häufig bei Kindern beobachtet.

Zink aktiviert das Immunsystem und wirkt bei der Insulinspeicherung mit. Der Tagesbedarf von ca. 15 mg kann relativ leicht durch den Verzehr von Vollkornprodukten, Gemüse, Fleisch und Fisch gedeckt werden. Zinkmangel wirkt sich negativ auf den Hormonhaushalt und die Enzymaktivität aus. Symptome sind verzögerte Wundheilung, Appetitlosigkeit und erhöhte Infektionsgefahr.

Schilddrüsenhormone können nur gebildet werden, wenn genügend **Jod** in der Nahrung enthalten ist. Vom Meer abgelegene Gebiete sind in der Regel Jodmangelgebiete, da Meerwasser die ursprüngliche Jodquelle ist. Meeresfische haben daher den höchsten Jodgehalt. Um den täglichen Bedarf an Jod zu sichern (Soll-Wert: 200 µg; Ist-Wert: 30–80 µg), wird häufig jodiertes Speisesalz verwendet, auch in der Lebensmittelherstellung (z. B. Brot) und in der Gemeinschaftsverpflegung.

Glukosetoleranz
Fähigkeit des Körpers den Blutzuckerspiegel zu normalisieren

Fluor festigt den Zahnschmelz, das in Vollkornprodukten enthaltene **Chrom** steigert die ›Glukosetoleranz‹. **Kobalt** ist Bestandteil von Vitamin B_{12} und aktiviert Enzyme. Der Bedarf wird über tierische Lebensmittel gedeckt.

Mangan, Selen und **Nickel** sind für den Enzymaufbau wichtig. Der Bedarf ist relativ leicht über Vollkornprodukte, Hülsenfrüchte und Gemüse zu decken.

7.1.2 Der Energiebedarf

Der tägliche Energiebedarf des Menschen ist von Alter, Geschlecht, Körpergewicht und Körpergröße sowie der körperlichen Aktivität abhängig. Er setzt sich aus Grundumsatz und Leistungsumsatz zusammen. Entspricht die Energiezufuhr nicht dem Bedarf, kommt es zu Über- oder Untergewicht. Ob ein solches vorliegt, wird häufig anhand des ›Body-Mass-Index (BMI)‹ ermittelt.

Body-Mass-Index → S. 142

Berechnung

Alter, Geschlecht, Körpergröße und Körpergewicht bestimmen den **Grundumsatz** (Basisenergieverbrauch). Dieser wird über die **Harris-Benedict-Formel** berechnet:
Männer: Grundumsatz [kcal/24 h] = 66,47 + 13,7 × Körpergewicht [kg] + 5 × Körpergröße [cm] – 6,8 × Alter [Jahre]
Frauen: Grundumsatz [kcal/24 h] = 655,1 + 9,6 × Körpergewicht [kg] + 1,8 × Körpergröße [cm] – 4,7 × Alter [Jahre] In der Praxis werden Übersichtstabellen als Referenzwerte für den Grundumsatz genutzt.

Der **Leistungsumsatz** hängt von der durchschnittlichen körperlichen Aktivität ab, die sich aus der beruflichen Tätigkeit und dem Freizeitverhalten ergibt. Die einzelnen Tätigkeiten werden nach ihrem Verbrauch und ihrem Anteil an der täglichen Arbeitszeit und Freizeit gewichtet und addiert. Da dieses Vorgehen sehr aufwendig ist, wird für die ungefähre Einschätzung des Leistungsumsatzes in der Regel auf Tabellen mit ›PAL-Werten‹ zurückgegriffen. Die ›PAL-Werte‹ liegen z. B. für berufstätige Erwachsene mit überwiegend sitzender Tätigkeit durchschnittlich bei 1,55–1,65. Für sportliche Aktivitäten oder anstrengende Freizeitaktivitäten über 30–60 Minuten an 4–5 Tagen pro Woche können 0,3 PAL zusätzlich angerechnet werden.

Weitere Informationen
www.dge.de/wissenschaft/referenzwerte/energie

PAL-Wert
engl. *physical activity level*: täglicher Aktivitätslevel eines Menschen

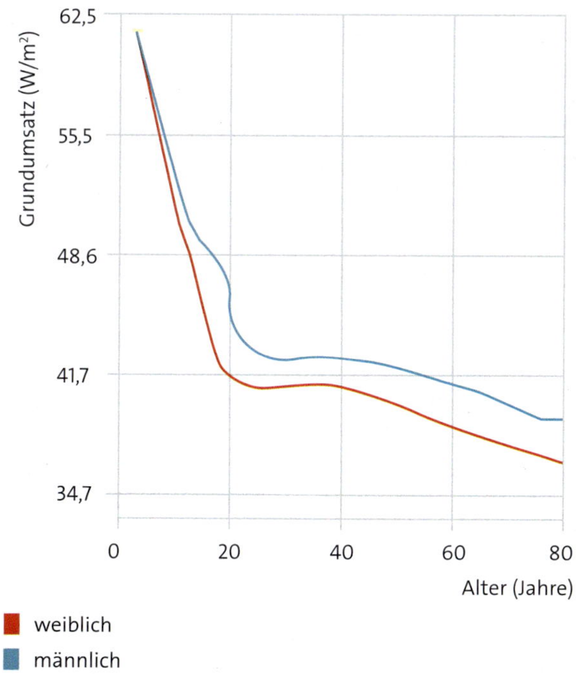

Abb. 2 Übersichtstabelle Grundumsatz

Alter (Jahre) m	Pal-Wert 1,4		Pal-Wert 1,6		Pal-Wert 1,8	
	m	w	m	w	m	w
1–4	1200	1100	1300	1200	–	–
5–7	1400	1300	1600	1500	1800	1700
8–10	1700	1500	1900	1800	2100	2000
11–13	1900	1700	2200	2000	2400	2200
14–15	2300	1900	2600	2200	2900	2500
16–19	2600	2000	3000	2300	3400	2600
19–25	2400	1900	2800	2200	3100	2500
25–51	2300	1800	2700	2100	3000	2400
51–65	2200	1700	2500	2000	2800	2200
> 65	2100	1700	2500	1900	2800	2100

Tab. 1 PAL-Werte mit Richtwerten für die Gesamtenergiezufuhr pro Tag

Der persönliche Gesamtenergiebedarf beträgt ein Vielfaches des Grundumsatzes, d.h., der Grundumsatz muss mit dem ermittelten Leistungsumsatz multipliziert werden. Eine Möglichkeit zur Berechnung des **Gesamtenergiebedarfs** besteht darin, den Basisenergiebedarf mit dem PAL-Wert zu multiplizieren. Damit wird die körperliche Aktivität mit einberechnet. Das heißt, der persönliche Energiebedarf stellt ein Vielfaches des Grundumsatzes.

Die Berechnung des persönlichen Bedarfs wird auf vielen Websites angeboten, spezielle Programme beziehen die einzelnen Faktoren korrekt ein und in der Auswertung werden Hinweise zur Ernährung und zur Risikoeinschätzung gegeben.

Energiebedarfsrechner
www.tk.de/service/app/2004134/kalorienrechner/kalorienrechner.app

Der Energiebedarf hängt sehr eng mit dem Ausmaß der täglichen Bewegung zusammen. Bei allen Maßnahmen zur Gewichtsreduktion steht daher die Steigerung der täglichen Bewegungszeit an erster Stelle.

B BEISPIEL

Meret Zuban ist 27 Jahre alt und wiegt 59 kg. Von Beruf ist sie Pflegefachfrau, und in ihrer Freizeit geht sie jeden Tag eine halbe Stunde joggen. Ihr Grundumsatz beträgt laut Tabelle 1340 kcal. Ihr PAL-Wert liegt bei 1,8 + 0,3 = 2,1. Damit ergibt sich ein täglicher Energiebedarf von 1340 kcal x 2,1 = 2814 kcal.

Deckung des Energiebedarfs

Die Nährstoffaufnahme zur Deckung des täglichen Energiebedarfs sollte idealerweise so verteilt werden, dass dem Körper zur richtigen Zeit Energie zur Verfügung gestellt und damit Tiefpunkten entgegengewirkt wird. Daher ist es sinnvoll, über den Tag verteilt fünf Mahlzeiten einzunehmen. Untersuchungen haben gezeigt, dass bei lediglich drei Mahlzeiten der Blutzuckerspiegel erheblich schwankt, während er bei fünf Mahlzeiten relativ konstant gehalten werden kann.

Mahlzeit	Gesamtenergiebedarf in Prozent
Erstes Frühstück	ca. 25
Zweites Frühstück	ca. 10
Mittagessen	ca. 30
Nachmittagssnack	ca. 10
Abendessen	ca. 25

Tab. 1 Verteilung des Gesamtenergiebedarfs auf idealerweise fünf Mahlzeiten pro Tag

Mit dem ersten und zweiten Frühstück sollte etwa ein Drittel des Energiebedarfs gedeckt werden. Insbesondere das erste Frühstück ist wichtig, da der Körper nachts Energie verbraucht (z.B. durch Kreislauf- und Atemarbeit, Konstanthaltung der Temperatur), die ihm nun wieder zugeführt werden muss. Das zweite Frühstück, das im Idealfall zum physiologischen Leistungshöhepunkt, der individuell verschieden ist, aber meist am Vormittag liegt, verzehrt wird, sollte vitamin- und mineralstoffreich sein (z.B. Obst, Joghurt, Milch, Müsli). Decken das **erste** und **zweite Frühstück** zusammen ein gutes Drittel des täglichen Energiebedarfs, genügt es, mit dem **Mittagessen** ein knappes Drittel der täglich notwendigen Energie aufzunehmen. Die **Zwischenmahlzeit am Nachmittag** sollte wie das zweite Frühstück vitamin- und mineralstoffreich sein, das **Abendessen** lediglich ein Viertel der täglichen Energiezufuhr ausmachen. Es sollte leicht verdaulich bzw. fettarm sein, sodass die Belastung von Magen, Leber und Bauchspeicheldrüse gering gehalten wird. Wenn es mindestens 2 Stunden vor dem Schlafen eingenommen wird, fördert es eine unbeschwerte Nachtruhe.

Für ältere Menschen ist es oftmals schwierig, große Portionen zu sich zu nehmen. Um nicht in den Zustand der ›Unterernährung‹ oder ›Mangelernährung‹ zu geraten, ist es für sie besonders wichtig, mehrere kleine Mahlzeiten zu essen. Mindestens **eine warme Mahlzeit am Tag** sorgt für eine abwechslungsreiche Ernährung. Durch ihren festen Platz im Tagesablauf strukturiert die warme Mahlzeit den Tag und wird nicht so leicht vergessen wie ein Brot oder ein Snack. Zudem können gekochte Lebensmittel meist leichter gegessen werden und sind leichter verdaulich, da die Nährstoffe so für das Verdauungssystem leichter aufzuschließen sind.

Unterernährung → S. 146
Mangelernährung → S. 149
Ernährung im Alter → S. 150

Wenn das Kochen zu mühsam ist, kann die warme Mahlzeit von einem Lieferdienst, oder bei einem Restaurant oder auch einem Fleischer- oder Bäckerimbiss bezogen werden. Dabei ist jedoch auf Abwechslung und Vitamingehalt zu achten.

Besteht das Risiko einer Unterernährung, kann man die warmen Mahlzeiten mit Sahne und Butter zubereiten. Weiterhin können kleine Snacks, wie Nüsse, Obst, Trockenfrüchte zwischendurch gegessen werden, um eine ausreichende Energie- und Nährstoffaufnahme zu ermöglichen. Reichen diese Maßnahmen nicht aus, stehen hochkalorische und bilanzierte Trinknahrungen von verschiedenen Anbietern zur Verfügung. Achtung: Von Fertignahrung für Kleinkinder ist unbedingt abzuraten, da diese auf den Energiebedarf von Kleinkindern abgestimmt sind und somit eine zu geringe Energie- und Nährstoffdichte aufweisen.

7.1.3 Elemente einer ausgewogenen Ernährung

Die tägliche Ernährung sollte Bestandteile aus allen sieben Lebensmittelgruppen enthalten, wobei deren Anteile allerdings unterschiedlich gewichtet werden.

Lebensmittelgruppe	Anteil
Getreideprodukte, vorzugsweise Vollkornprodukte	30 Prozent
Gemüse, regional und saisonal	26 Prozent
Obst, regional und saisonal	17 Prozent
Fettarme Milchprodukte	18 Prozent
Fleisch und Fisch	7 Prozent
Pflanzliche Fette und Öle	2 Prozent
Flüssigkeit	2,5 l, davon 1,5 l über Getränke

Tab. 2 Anteile der verschiedenen Lebensmittelgruppen an der täglichen Ernährung

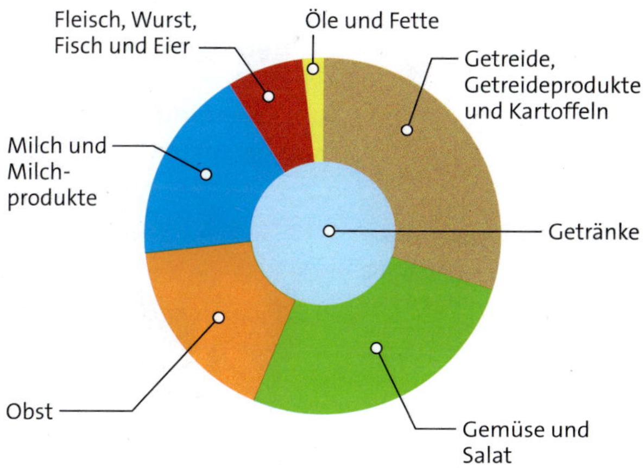

Abb. 1 Anteile der Lebensmittelgruppen entsprechend DGE-Ernährungskreis

Im DGE-Ernährungskreis sind diese Lebensmittelgruppen im Mengenverhältnis dargestellt. Genussmittel wie Süßwaren, Kaffee, Alkohol sind nicht enthalten, da sie nicht zu einer ausgewogenen Ernährung beitragen und nur eine sehr geringe Nährstoffdichte besitzen. Insgesamt kann durch eine so orientierte Ernährung die bedarfsgerechte Zufuhr an Nähr-, Ballast- und sekundären Pflanzenstoffen sichergestellt werden. Der Anteil an Kohlenhydraten an der Energiezufuhr liegt bei 52–53 Prozent, der Fettanteil bei 28–31 Prozent und der Eiweißanteil bei 16–17 Prozent. Man spricht in diesem Zusammenhang auch von **Energieprozent**.

Eine besondere Bedeutung kommt Hülsenfrüchten zu. Sie enthalten 50 Prozent Kohlenhydrate und einen großen Anteil Proteine. Eine höhere Wertigkeit erhalten diese Proteine, wenn die Aufnahme in Kombination mit Getreide erfolgt. Hülsenfrüchte haben einen geringen Fettgehalt (außer Soja und Erdnüsse) und einen hohen Mineralstoffgehalt und Vitamingehalt, ebenso einen hohen Ballaststoffanteil. Hülsenfrüchte allein stellen also einen großen Teil der notwendigen Nährstoffe sicher und sind damit als Ernährungsgrundlage sehr gut geeignet.

Die Zubereitung der Mahlzeiten sollte schonend sein. Dünsten ist z.B. besser als Garen, Schmoren besser als Braten, und die Verwendung eines Schnellkochtopfs verkürzt die Garzeiten und schont dadurch die Lebensmittel.
Als Richtwert können die **zehn Regeln für gesunde Ernährung** der DGE genutzt werden:

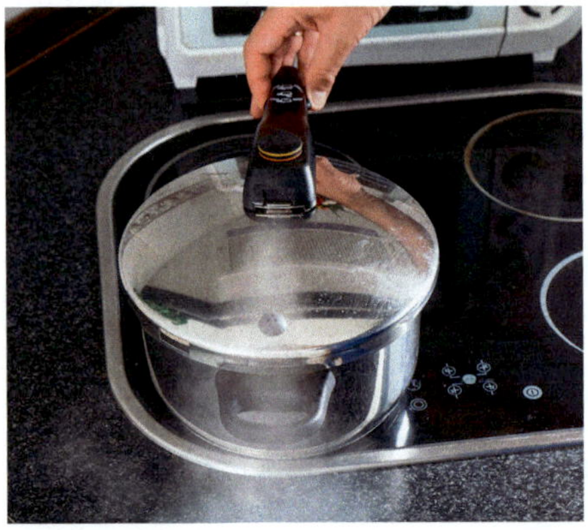

Abb. 1 Im Schnellkochtopf wird ein Überdruck aufgebaut, wodurch Lebensmittel bei höheren Temperaturen schneller und somit schonender gegart werden

1. Lebensmittelvielfalt genießen
2. Gemüse und Obst: „Nimm 5 am Tag“
3. Vollkorn wählen
4. Mit tierischen Lebensmitteln die Auswahl ergänzen
5. Gesundheitsfördernde Fette nutzen
6. Zucker und Salz einsparen
7. Am besten Wasser trinken
8. Schonend zubereiten
9. Achtsam essen und genießen
10. Auf das Gewicht achten und in Bewegung bleiben

REFLEXION | **IMPULS** | LERNORTVERNETZUNG

Überprüfen Sie Ihre Ernährung in den letzten drei Tagen gemäß den Gesichtspunkten der DGE zur gesunden Ernährung.

Pflegeprozessgestaltung
Wer bestimmt, was ein Kind essen soll, das im Krankenhaus liegt?

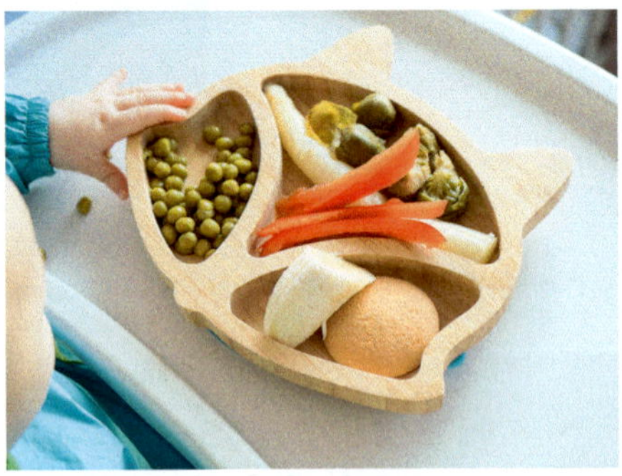

Abb. 2 Ausgewogenes, kindgerechtes Fingerfood: rohes und gedünstetes Gemüse, etwas Obst und ein Keks

Die gesunde Ernährung im **Kindesalter** sollte den Regeln der gesunden Ernährung entsprechen, spezielle Lebensmittel sind nicht nötig. Wichtig ist, dass besonders die Aufnahme von Zucker und zuckerhaltigen Lebensmitteln nicht zu groß ist. Nüsse, Mandeln und harte, grobkörnige Lebensmittel sind für Kleinkinder nicht geeignet. Auch rohe tierische Lebensmittel wie Rohwurst oder Rohmilchkäse sollten gemieden werden. Honig darf Säuglingen bis zum ersten Lebensjahr nicht verabreicht werden.

Lebensmittelhygiene → S. 278

Auf ›Hygiene‹ ist bei der Nahrungszubereitung insbesondere für Säuglinge, Kleinkinder wie auch alte Menschen zu achten, um Infektionen z.B. mit Salmonellen zu vermeiden.

7.2 Ernährung bei ausgewählten Erkrankungen und Problemlagen

7.2.1 Ernährung bei Adipositas

Die ›Reduktionskost‹ ist eine der Ernährungsformen, die zur Unterstützung von Therapien dient. Sie wird eingesetzt bei Menschen mit Übergewicht und ›Adipositas‹, die langfristig ihr Gewicht reduzieren müssen, um gesundheitliche Folgeschäden zu vermeiden, aber z.B. auch abnehmen müssen, bevor orthopädische Operationen vorgenommen werden können. Die Reduktionskost wird auch bei übergewichtigen Menschen mit ›Diabetes Typ 2‹ angewendet und in diesem Fall mit den Grundsätzen der diabetesgerechten Ernährung kombiniert.

Reduktion
Zurückführung, Verminderung

Adipositas → S. 142

Diabetes mellitus → S. 262

Bei einer Reduktionskost ist die tägliche Energiezufuhr eingeschränkt. Sie beträgt nur ca. 1500 kcal, wobei Energieträger bevorzugt werden, die langsam resorbiert werden. Dafür eignen sich ballaststoffreiche Gemüse und Getreideprodukte sowie fettarme tierische Produkte. Vollkornprodukte sind besser als Weißmehlprodukte. Die Gewichtsabnahme muss langsam erfolgen, da so am ehesten ein dauerhafter Erfolg zu erwarten ist. Realistisch ist eine Gewichtsreduktion um 3–4 kg pro Woche. Die Ernährung sollte nach den persönlichen Vorlieben zusammengestellt werden, die individuelle Berechnung am besten computergestützt erfolgen. Die größte Fehlerquelle bei der Durchführung besteht in der falschen Abschätzung von Mengen, daher sollten die Nahrungsmittel mithilfe einer elektronischen Küchenwaage abgewogen werden. Um eine dauerhafte Gewichtsreduktion zu erreichen, ist eine Umstellung der Ernährungs- und Lebensgewohnheiten notwendig. Zur Ernährungsumstellung kommt die Steigerung der Bewegung hinzu.

7.2.2 Ernährung bei Diabetes mellitus

Bei Diabetes mellitus handelt es sich um eine Störung des Kohlenhydratstoffwechsels, daher wird bei der Ernährung besonders auf die Aufnahme der Kohlenhydrate geachtet. Eine spezielle „Diabetesdiät" gibt es aber nicht. Die Ernährung soll den ›Grundsätzen einer gesunden Ernährung‹ entsprechen. Tierische Fette sollen in geringerer Menge aufgenommen werden als pflanzliche Fette, Süßigkeiten sind in geringem Maß erlaubt (pro Tag eine kleine Portion). Wichtig ist generell eine gesunde Lebensweise, zu der auch ausreichend Bewegung gehört.

ausgewogene und gesunde Ernährung → S. 282

Die Betroffenen stimmen die Aufnahme der Kohlenhydratmenge auf ihren Stoffwechsel bzw. auf die zu spritzende Insulinmenge ab.

Festgelegte Anzahl an BE pro Tag ohne medikamentöse Therapie (konservative Therapie, Diabetes mellitus Typ II)	Festgelegte Anzahl an BE pro Tag plus medikamentöse Therapie (konservative Therapie, Diabetes mellitus Typ II)	Variable Aufnahme der Kohlenhydrate und BZ-abhängige Insulingabe (intensivierte Therapie, Diabetes mellitus Typ I und II)
Abhängig davon, ob zusätzlich Gewicht reduziert werden soll, wird die BE-Menge entsprechend dem Bedarf oder als Reduktionsdiät festgelegt. Der Erfolg der Ernährungsumstellung wird durch regelmäßige Blutzuckermessungen kontrolliert	Eine bestimmte BE-Menge und die notwendige Menge an oralen Antidiabetika und ggf. Insulin wird festgelegt. Der Bedarf an Medikamenten wird durch regelmäßige Blutzuckermessungen kontrolliert. Es ist auch möglich, die BE-Menge und die Medikamentenmenge heraufzusetzen	Vor jeder Mahlzeit wird der Blutzuckerwert bestimmt und entsprechend dem Wert plus der Menge an Kohlenhydraten, die aufgenommen werden sollen, Insulin gespritzt

Tab. 1 Verschiedene Therapieschemata, die auf der Berechnung der Broteinheiten basieren

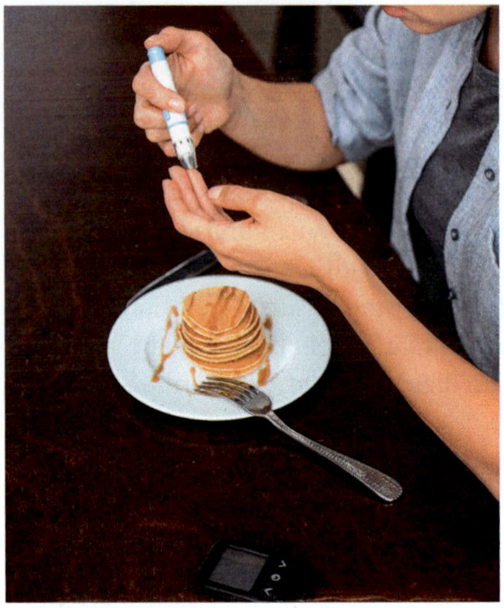

Abb. 1 Intensivierte Therapie bei Diabetes: Vor jeder Mahlzeit wird der Blutzucker bestimmt und Insulin gespritzt. Die Dosis ist abhängig von Blutzucker und der Kohlenhydrataufnahme

Die Kohlenhydrate werden in Broteinheiten (BE) bemessen. 1 BE entspricht 12 g Kohlenhydraten. Die Berechnung der BE ist nicht zwingend notwendig. Sie wird von Klienten durchgeführt, die mit einer konservativen Insulintherapie behandelt werden und nach einem festen BE-Tagesplan leben. Die BE-Berechnung kann auch bei der intensivierten Insulintherapie genutzt werden, wenn die Klientin die notwendige Insulinmenge anhand des Blutzuckers und der aufgenommenen Kohlenhydrate berechnet.

Werden die BE nicht berechnet, gelten die Grundsätze der gesunden Ernährung. Entscheidend ist die Reduktion der Aufnahme schnell resorbierbarer Kohlenhydrate. Sie enthalten wenige Ballaststoffe und sind z. B. in Produkten wie Nudeln, Weißmehlprodukten und Kristallzucker enthalten. Sie sollten nicht mehr als 10 Prozent der Gesamtkohlenhydrate ausmachen.

Erfolgt die Berechnung der BE, stehen folgende Möglichkeiten zur Verfügung:

Um die Mahlzeiten zusammenstellen zu können, benötigen die Betroffenen die Information, wie viel Gramm Kohlenhydrate pro 100 g Lebensmittel enthalten sind.

Lebensmittel	Gramm Kohlenhydrate/ 100 g/100 ml ca.	Lebensmittel	Gramm Kohlenhydrate/ 100 g/100 ml ca.
Weizenbrötchen	56	Spargel, gekocht	1,2
Eierteigwaren	70	Tomaten	2,6
Roggenbrot	46	Ananas	12,4
Vollkornbrot	39	Apfel	11,4
Doppelrahmfrischkäse	3	Banane	21,4
Butterkäse, Gouda	Spuren	Honigmelone	12,4
Milch, Joghurt, Sahne	4	Wassermelone	5,3
H-Milch 1,5 %	4,9	Pflaumen	10,2
Erdnüsse, geröstet	9,4	Bienenhonig	81
Haselnüsse	11,4	Bier, Pils	3,1
Blumenkohl, gekocht	2	Rotwein	2,6
Grüne Bohnen, gekocht	4,4	Weißwein	2,5
Feldsalat	0,7	Sekt	5
Kartoffeln mit Schale, gekocht	14,8	Apfelsaft	11,7
Pommes frites	35,7	Wurst, Fleisch	vernachlässigbar

Tab. 1 Kohlenhydratgehalt ausgewählter Nahrungsmittel

Weitere Nährwerttabellen: www.kohlenhydrate-tabellen.com

7.2.3 Ernährung bei Gicht

Gicht ist die Folge einer Störung des Purinstoffwechsels. Purin ist ein Eiweiß, das insbesondere in tierischen Produkten enthalten ist. Der Abbau erfolgt in der Leber, die Ausscheidung als Harnsäure über die Niere. Bei Gicht ist der Harnsäurespiegel im Blut zu hoch, und Harnsäurekristalle lagern sich im Gelenkspalt und im Gewebe ab. Gicht wird auch als Wohlstandskrankheit bezeichnet, denn die überwiegende Ernährung mit tierischen Produkten und der Genuss von Alkohol begünstigen die Erkrankung. Demzufolge ist die Ernährung bei Gicht purinarm, auf Alkohol muss verzichtet werden. Purin ist insbesondere in Fleisch, Innereien, Fisch und Meeresfrüchten enthalten. Häufig tritt Gicht zusammen mit Überernährung auf. Um die Ernährung sinnvoll umstellen zu können, soll auf eine überwiegend pflanzliche Ernährung geachtet werden. Pflanzliche Lebensmittel, die Purine enthalten, wie Hülsenfrüchte, Steinpilze und Spinat müssen nicht ganz so strikt vermieden werden wie Fleisch und Wurst. Hefe und Fructose begünstigen ebenfalls die Harnsäurenproduktion und sollen gemieden werden. In Milch und Milchprodukten ist dagegen wenig Purin enthalten.

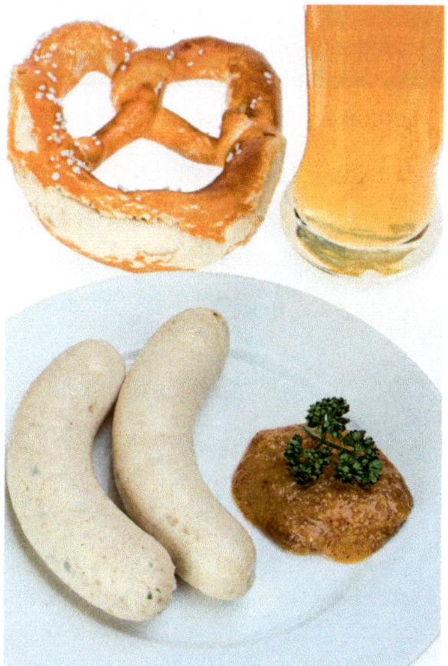

Abb. 2 Wegen des hohen Puringehalts sollte bei Gicht auf Wurst und Bier verzichtet werden

B BEISPIEL

Eine purinarme Mahlzeit könnte so gestaltet sein: griechischer Salat aus Tomaten, Gurke, Oliven und Fetakäse mit Brot. Dazu Tee oder Wasser, als Dessert Erdbeeren oder andere Beeren.

Wichtig ist, dass das Gewicht langsam normalisiert wird und die Betroffenen nicht fasten, da dabei besonders viel Harnsäure im Stoffwechselprozess entsteht.

7.2.4 Ernährung bei chronischem Nierenversagen

Bei ›chronischen Nierenerkrankungen‹ unterscheiden sich die Ernährungsprinzipien je nach Stadium und Therapie der Erkrankung. Folgende Ernährungsaspekte sind dabei zu beachten:

nephrologische Erkrankungen → S. 270

- Flüssigkeitszufuhr/Trinkmenge – meist begrenzt
- Eiweißzufuhr – meist eiweißarm
- Kaliumaufnahme – begrenzt
- Phosphataufnahme – begrenzt
- Kochsalzaufnahme – begrenzt

Wichtig ist in jedem Stadium, dass ausreichend Energie aufgenommen wird, da insgesamt eher eine Inappetenz besteht und die Betroffenen schnell an Gewicht verlieren. Besonders wichtig ist hier die Zusammenstellung der Mahlzeiten in drei Schritten: Auswahl geeigneter Lebensmittel, Bestimmung der Portionsgröße und der richtigen Zubereitung bestehen.

Auswahl der Lebensmittel

Lebensmittelgruppe	Geeignete Lebensmittel (Auswahl)	Nicht geeignete Lebensmittel (Auswahl)
Getränke	Wasser, Tee, Kaffee ohne Milch	Alkohol, Cola, Obst- und Gemüsesäfte
Getreide	Weißbrot, Graubrot, Nudeln, Kartoffeln (müssen vorher gewässert werden)	Vollkornprodukte, Pommes frites, Pellkartoffeln
Gemüse	Chicorée, Chinakohl, Eisbergsalat, Gurke, Zwiebeln, Konserven ohne Flüssigkeit In geringen Mengen: Paprika, Tomaten, Spargel, Weißkohl	Kaliumreiches Gemüse: Brokkoli, Erbsen, Kohlrabi, Rosenkohl
Obst	Konserven ohne Flüssigkeit Frisches Obst: Äpfel, Birnen, Erdbeeren, Heidelbeeren, Orangen, Grapefruits	Aprikosen, Bananen, Johannisbeeren, Pfirsiche, Pflaume, Feigen, Trockenfrüchte
Milch, Milchprodukte	Wasser-Sahne-Gemisch, Hafer- oder Reisdrink, Kaffeesahne, Frischkäse, Weichkäse, Quark	Milch, Kondensmilch, Kefir, Joghurt, Hartkäse, Schmelzkäse, Schafskäse,
Fleisch, Wurstwaren, Eier	Eier in allen Varianten, Fleisch, Wurst	Stark gepökelte, salzige Wurstsorten, Innereien, Räucherfisch, Fischkonserven, Brathering
Fette, Süßigkeiten	Olivenöl, Rapsöl, Maiskeimöl, Butter, Honig, Marmelade, Popcorn, Reiswaffeln, Gummibärchen	Nüsse und alles, was aus Nüssen hergestellt wird, z. B. Nussaufstriche Kartoffelchips, Salzstangen, Schokolade, Marzipan

Tab. 1 Geeignete und ungeeignete Nahrungsmittel bei chronischen Nierenerkrankungen

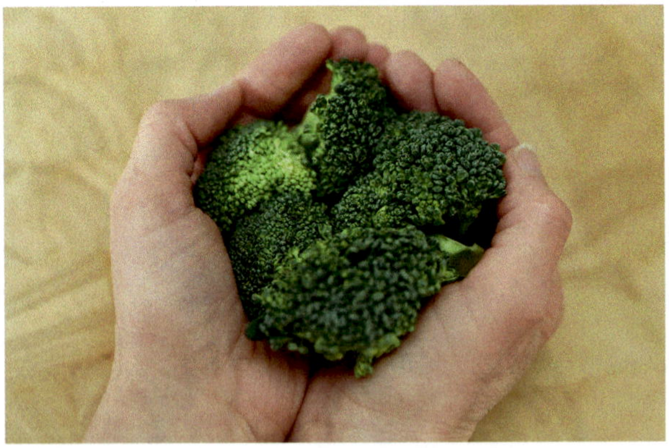

Abb. 1 Abmessen der Portionsgröße

Bestimmung der Portionsgröße

Eine Portion entspricht bei Brot, Fleisch, Milchprodukten, Obst im Ganzen und Süßigkeiten wie bei der gesunden Ernährung dem, was die Handflächen der jeweiligen Person füllt. Bei Kartoffeln, Beeren und geschnittenem Gemüse bilden zwei Hände voll eine Portion. Von Gemüse sind im Vergleich zur normalen Ernährung jedoch kleinere Portionen zu wählen, von Fleisch und Wurstprodukten lediglich halbe Portionen. Die Zufuhr von Fetten kann dagegen reichlich ausfallen, da darüber die Energiezufuhr gesichert werden kann.

Richtige Zubereitung

Bei der Zubereitung sollten Kalium und Phosphat eingespart und Kochsalz vermieden werden. Dazu gehört auch, dass Kartoffeln und Gemüse vor der Zubereitung gewässert und in reichlich Wasser gekocht werden, das mit dem ausgeschwemmten Kalium abgegossen wird. In (Obst-)Konserven ist das Kalium in der Flüssigkeit gelöst, die daher nicht verzehrt werden darf. Bei Fleisch wird Kalium in die Koch oder Bratenflüssigkeit ausgeschwemmt, sodass auch auf Bratensoße verzichtet werden muss. Konservengemüse sollte vor dem Erwärmen abgespült werden, um zugesetztes Salz abzuspülen. Diätsalz ist generell nicht geeignet, da es Kaliumchlorid statt Natriumchlorid enthält.

Da in Eigelb viel Phosphat enthalten ist, wirkt sich es positiv auf den Phosphatgehalt aus, wenn für Rührei mehr Eiklar verwendet wird.

REFLEXION IMPULS LERNORTVERNETZUNG

Eine häufige Komplikation bei Diabetes mellitus ist die chronische Niereninsuffizienz. Betrachten Sie die Ernährungsvorschriften für beide Erkrankungen und finden Sie mögliche Lebensmittel, die für eine Klientin mit Diabetes mellitus und chronischer Niereninsuffizienz geeignet sind.

7.2.5 Ernährung bei Zöliakie

Zöliakie ist die Bezeichnung für eine chronische, autoimmunologisch bedingte Unverträglichkeit des Eiweißes Gluten und seiner Unterart Gliadin. Gluten ist als sog. Klebereiweiß in Weizen, Dinkel, Roggen, Gerste, Grünkern und Hafer enthalten. Auch alte Weizensorten wie Einkorn, Emmer und Khorasan-Weizen (Kamut) enthalten Gluten. Die Zöliakie bricht typischerweise zwischen dem ersten und achten oder dem 20. und 50. Lebensjahr aus, dabei kann das Ausmaß der Glutenunverträglichkeit unterschiedlich groß sein. Die Aufnahme von Gluten führt zu Entzündungen der Dünndarmschleimhaut und damit zu Resorptionsstörungen und Mangelernährung. Die glutenfreie Ernährung ist die einzige zur Verfügung stehende Therapie und muss ein Leben lang konsequent erfolgen. Geeignete Fertiglebensmittel sind mit dem Zusatz „glutenfrei“ und/oder einer durchgestrichenen Weizenähre gekennzeichnet. Darauf muss bei allen Lebensmitteln geachtet werden, da in der Herstellung häufig Gluten als Bindemittel verwendet wird, z. B. bei der Herstellung von Wurst und Schinken. Folgende Lebensmittel enthalten Gluten:

- die meisten Brot-, Brötchen- und Gebäcksorten
- Teigwaren
- Cerealien (z. B. Cornflakes, Müsli)
- Bier
- die meisten Light-Produkte und verarbeiteten Lebensmittel

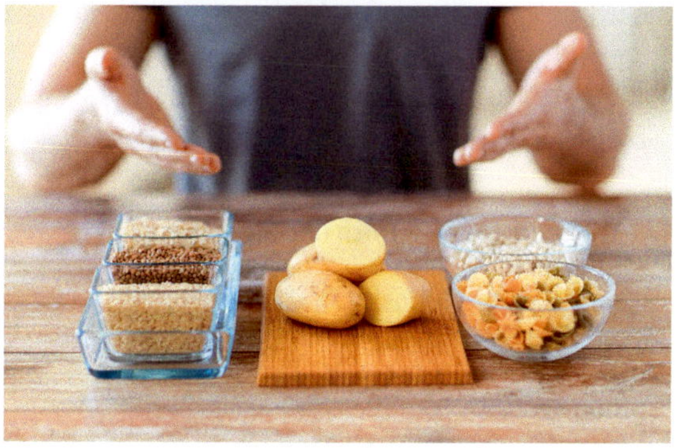

Abb. 2 Bei Zöliakie geeignete Beilagen sind z. B. Reis, Buchweizen, Quinoa, Kartoffeln, Bohnen und glutenfreie Nudeln (von links unten im Uhrzeigersinn)

Glutenfreie Nahrungsmittel sind z. B. Mais, Hirse, Buchweizen, Amaranth, Reis, Kichererbsen, Hülsenfrüchte, Kartoffeln, frisches Obst und Gemüse. Ebenso naturbelassene Milchprodukte und naturbelassener Käse. Fisch und Fleisch sind glutenfrei, sofern nicht bei der Verarbeitung Gluten zugesetzt wurde. Auch Zucker und Marmelade enthalten üblicherweise kein Gluten, aber handelsübliche Süßigkeiten wie Schokolade. Sobald ein Lebensmittel bei der Herstellung mit Gluten kontaminiert wird, ist es für den Verzehr bei Glutenunverträglichkeit nicht mehr geeignet.

7.2.6 Besondere Kostformen

In der folgenden Tabelle sind noch weitere in stationären Pflegeeinrichtungen übliche Kostformen kurz dargestellt. Die Tabelle ist nicht vollständig, je nach Behandlungsspektrum einer Einrichtung können noch weitere spezielle Kostformen angeboten werden.

Kommunikation
Wie verständlich sind die Bezeichnungen der Kostformen für pflegebedürftige Menschen und ihre Angehörigen?

Bezeichnung	Merkmale	Anwendungsbereich
Vollkost	Enthält alle Lebensmittel. Abwechslungsreiche Kost, die den Energie- und Nährstoffbedarf abdeckt. Varianten: schweinefleischfrei, vegetarisch	Für alle, die keine Einschränkungen im Bereich der Ernährung haben
Leichte Vollkost	Leicht verdauliche Lebensmittel, nicht blähende Lebensmittel. Auf scharf Gewürztes/Gebratenes wird verzichtet	Für alle mit nicht näher definierten Speisenunverträglichkeiten, mit Erkrankungen des Magen-Darm-Trakts (z. B. Gastritis) und als Übergang von der Aufbaukost zur Vollkost
Aufbaukost	Stufenweiser Aufbau der Nahrung von der Nahrungskarenz bis zur leichten Vollkost. Die Ernährung ist fettfrei bis fettarm, eiweißarm, ballaststoffarm sowie leicht verdaulich und enthält keine rohen Lebensmittel	Für Pflegebedürftige nach Operationen und mit akuten Erkrankungen am Gastrointestinaltrakt. Nicht für die Daueranwendung geeignet, da der Nährstoffbedarf nicht gedeckt wird
Hochkalorische Kost	Enthält alle Lebensmittel. Abwechslungsreiche Kost, die den Energie- und Nährstoffbedarf deckt. Zur Energieanreicherung werden Sahne und kalorienreiche Zwischenmahlzeiten, evtl. auch Fertigzusatznahrung gereicht. Es muss auf die Verträglichkeit geachtet werden, da der erhöhte Fettgehalt zu Übelkeit, Erbrechen und Diarrhö führen kann	Für Menschen, die ein Risiko für Unterernährung haben bzw. untergewichtig sind, und bei Mukoviszidose
Pürierte Kost	Nahrung mit breiiger Konsistenz, die leicht geschluckt werden kann und den Energie- und Nährstoffbedarf deckt	Für Menschen mit Einschränkungen beim Kauen und Schlucken
Kost bei ›Dysphagie‹	Pürierte, homogene Kost ohne harte oder faserige Nahrungsmittel, die den Energie- und Nährstoffbedarf deckt	Für Menschen mit Dysphagie

Dysphagie → S. 151

Tab. 1 Besondere Kostformen und ihre Anwendungsbereiche

REFLEXION | **IMPULS** | LERNORTVERNETZUNG

Wie geht es Ihnen, wenn Sie eine bestimmte Diät oder Kostform einhalten müssen und nicht alles essen dürfen, was Sie möchten? Wie reagieren Sie?

8 Nahrungsablehnung

Interview: Nahrungsablehnung

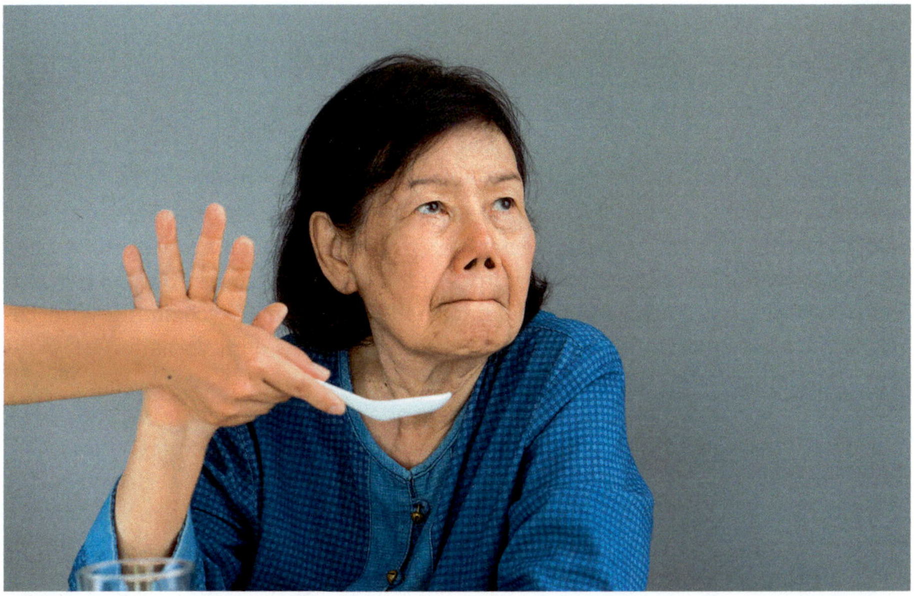

Abb. 1 Das Ablehnen von Nahrung hat viele mögliche Ursachen, die zu klären eine pflegerische Aufgabe ist.

8.1 Nahrungsablehnung und mögliche Ursachen

8.1.1 Zum Begriff der Nahrungsablehnung

In ausgewogener Form Nahrung und Flüssigkeit zu sich zu nehmen, ist ein Grundbedürfnis des Menschen und spielt für die Aufrecht- und Gesunderhaltung des Organismus eine bedeutende Rolle. Solange der Mensch durch Essen und Trinken seinen Ernährungsbedarf stillen kann, besteht aus ernährungsphysiologischer Perspektive in der Regel kein Handlungsbedarf. Die Ausgewogenheit der Nahrungsaufnahme bezieht sich sowohl auf die Menge als auch die Qualität der eingenommenen Getränke und Speisen.
Maßgebliche Veränderungen können zu Über- oder Unterernährung führen. Möchte ein Mensch (scheinbar) nicht mehr essen und trinken, kann dies zur pflegerischen Herausforderung werden, da sich hieraus sowohl gesundheitliche Probleme für den Betroffenen als auch ethische und rechtliche Problemstellungen im Pflege- und Behandlungsprozess ergeben können.

B BEISPIEL

Eine Mutter macht sich Sorgen um ihre 15-jährige Tochter. Diese hat in der letzten Zeit deutlich an Gewicht verloren. Bei den Mahlzeiten zu Hause sagt sie grundsätzlich, dass sie schon in der Schule oder bei Freunden gegessen hat, oder isst betont wenig, weil sie eben auf ihre Figur achten möchte. Ihr täglicher Gang auf die Waage und das lange Mustern vor dem Spiegel verstärken den Verdacht der Mutter, dass ihre Tochter vielleicht ›magersüchtig‹ sein könnte.

Magersucht (Anorexia nervosa)
Essstörung, bei der durch bewusste und extreme Nahrungsreduzierung/Hungern ein Gewichtsverlust herbeigeführt wird. Betroffene haben meist keine Krankheitseinsicht und eine gestörte Körperbildwahrnehmung.

REFLEXION | IMPULS | LERNORTVERNETZUNG

Haben Sie selbst einen Menschen mit Pflegebedarf erlebt, der die Nahrung abgelehnt oder verweigert hat? Wie hat er dies zum Ausdruck gebracht? Welche Emotionen hat die Situation bei Ihnen ausgelöst?

synonym
griech. synonymos = vom gleichen Namen gleich bedeutend

Autonomie → S. 429, Band 1

pflegediagnostischer Prozess → S. 819, Band 1

Die beiden Begriffe „Nahrungsablehnung“ und „Nahrungsverweigerung“ werden vielfach ›synonym‹ verwendet. Doch die Bezeichnung „Nahrungsverweigerung“ enthält eine Wertung, so als verweigere der Betroffene etwas, zu dem er verpflichtet sei. Bei dem Begriff „Nahrungsverweigerung“ wird davon ausgegangen, dass es sich eindeutig um eine willentliche Entscheidung handelt. Dieser Entscheidung wird zugleich mehr Vehemenz und Nachdruck zugeschrieben, als dem Verhalten bei Nahrungsablehnung.
Aus Respekt vor der ›Autonomie‹ des zu Pflegenden sollte zunächst immer der wertneutralere Ausdruck „Ablehnung“ verwendet werden. Im Rahmen des ›pflegediagnostischen‹ Prozesses wird dann ermittelt, aus welchen Gründen der Pflegebedürftige nicht in der Lage ist zu essen; oder ob er nicht essen will, also eine aktive Ablehnungshaltung vorliegt. Erst wenn die Nahrung dauerhaft und ohne zu ermittelnden Grund abgelehnt wird, kann von einer Nahrungsverweigerung gesprochen werden.

Nahrungsablehnung lässt sich in unterschiedliche Formen einteilen, die im Rahmen des pflegediagnostischen Prozesses genau wahrgenommen und eingeschätzt werden.

Form der Nahrungsablehnung	Beschreibung
Akut oder chronisch	akut: die Nahrung wird plötzlich und unerwartet abgelehnt z. B. aufgrund eines Protestverhaltens
	chronisch: das Essverhalten kann wechselhaft sein, in dem zeitweise nicht gegessen und getrunken wird und dann wieder sehr geringe bis größere Mengen zu sich genommen werden
Aktiv oder passiv	aktiv: es zeigen sich deutliche Abwehrbewegungen in dem z. B. die Lippen fest zusammengepresst werden oder das Essen ausgespuckt wird
	passiv: es wird nicht alleine oder zu wenig alleine gegessen
Nichtessenwollen oder Nichtessenkönnen	Nichtessenwollen als Ausdruck einer aktiven Ablehnung
	Nichtessenkönnen als Ausdruck einer passiven Ablehnung
Bewusste oder unbewusste Ablehnung	bewusst: mit der Ablehnung soll ein Ziel erreicht werden, z. B. in dem sich mehr Aufmerksamkeit erhofft oder der Wunsch zu sterben signalisiert wird
	unbewusst: als Folge kognitiv-körperlicher Einschränkungen, als Ausdruck des Nicht-essen-Könnens oder Unverständnis darüber, was mit Nahrungsaufnahme eigentlich gemeint ist
Verbal oder nonverbal	verbale Ablehnung durch (eindeutige) Absagen, Schreien o. Ä.
	nonverbal durch Kopf wegdrehen, Lippen zusammenpressen o. Ä.

Tab. 1 Formen der Nahrungsablehnung

8.1.2 Mögliche Ursachen für eine Nahrungsablehnung

Besonders gefährdet sind Menschen, bei denen eine ›Multimorbidität‹ vorliegt, deren Pflegebedarf zugenommen hat, deren Bewegungs- und Kommunikationsfähigkeit abnimmt und die erhebliche Einschränkungen in ihrer Lebensqualität hinnehmen müssen. Unter Umständen kann eine Nahrungsablehnung, bewusst oder unbewusst, die einzig noch verbleibende Möglichkeit des Pflegebedürftigen darstellen, Emotionen, Widerstand oder Autonomie auszudrücken. Nicht selten gibt es ein Ereignis (z.B. ein Umzug in eine Langzeitpflegeeinrichtung, ein durchlebtes Beinahe-Erstickungsereignis), welches das nahrungsablehnende Verhalten auslöst.

Multimorbidität
gleichzeitiges Bestehen mehrerer Krankheiten

B BEISPIEL

Herr Petermann, ein 91-jähriger Bewohner, bekommt aufgrund einer demenzbedingten Dysphagie sein Abendbrot in mundgerechte Stücke geschnitten. Er isst sehr langsam, doch es scheint ihm zu schmecken. Als er sein Brot aufgegessen hat, vernimmt Pflegefachmann Carlos Priato, der gerade einem anderen Bewohner das Essen anreicht, große Aufregung und ein lautes Giemen (›Atemgeräusch‹). Mit Blick auf Herrn Petermann stellt er fest, dass dieser eine ›Zyanose‹ entwickelt und mit dem Ersticken kämpft. Carlos ruft nach seiner Kollegin und mit vereinten Kräften leisten sie Herrn Petermann Erste Hilfe. Nach einiger Zeit gelingt es ihm, den Fremdkörper auszuhusten. Zum Vorschein kommt ein zerknülltes Aluminiumkügelchen, mit dem eine kleine Butterportion eingewickelt war. Er hatte sie vom Tischnachbarn vom Teller in den Mund genommen, geschluckt und aspiriert. Herr Petermann wirkt seit diesem Vorfall wie traumatisiert und ist nur noch schwer zum Essen zu motivieren.

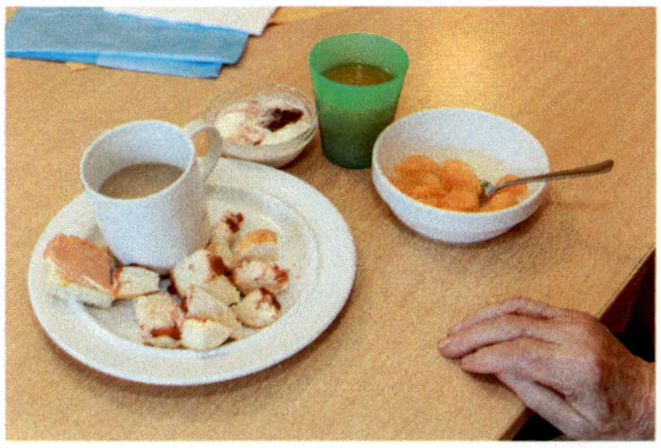

Abb. 1 Ein negatives Erlebnis (Verschlucken) kann in der Folge zur Nahrungsablehnung führen.

Atemgeräusch → *S. 370*
Zyanose → *S. 49*

Auch bei Säuglingen, Kindern und Jugendlichen kann eine Nahrungsablehnung vorkommen, die bis zur Mangelernährung führt. Dies kann Eltern verunsichern und das Gefühl auslösen, mit ihrem Kind etwas falsch zu machen.

B BEISPIEL

Die drei Monate alte Mara erhält seit der Geburt eine Ersatzmilch (PRE-Nahrung), da ihre Mutter sich aufgrund wunder Brustwarzen frühzeitig gegen das Stillen entschieden hat. Nun trinkt sie statt zunehmender Mengen, wie es normal wäre, immer weniger Milch pro Mahlzeit. Besorgt stellt die Mutter fest, dass Mara die letzten Mahlzeiten sogar ganz verweigert und kein Interesse mehr an dem Fläschchen zeigt. Sie wendet sich hochbesorgt an ihre Kinderärztin, die ihr zunächst rät, eine andere PRE-Nahrung auszuprobieren.

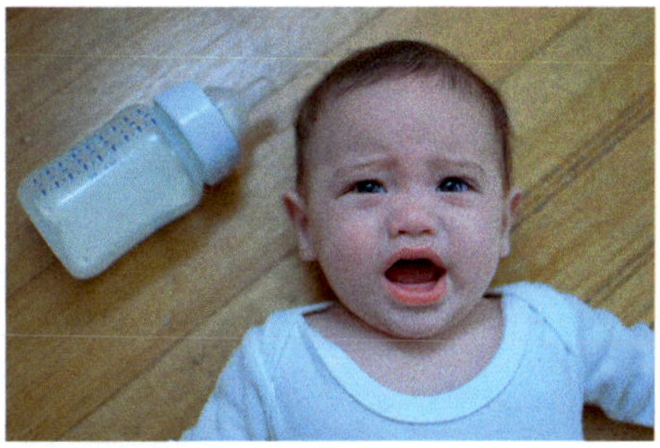

Abb. 2 Bei Flaschenmilch kann es zu einer Ablehnung kommen.

Eine einmalige Nahrungsablehnung und eine abweisende Haltung können manchmal Ausdruck einer momentanen Missbefindlichkeit sein und sollten nicht überbewertet werden. Tritt eine Nahrungsablehnung häufiger auf, werden zunächst folgende Fragestellungen geklärt:

- Ist der Mensch kognitiv und verbal in der Lage, sich adäquat zu äußern und seine Gründe darzulegen? Wenn nicht, wie wird die Nahrungsablehnung nonverbal zum Ausdruck gebracht? Sind es eindeutige Kennzeichen?
- Um welche Zielgruppe handelt es sich, z. B. um ein Kind, einen Jugendlichen, einen Erwachsenen oder hochbetagten Menschen? Können altersspezifische Ursachen in Betracht gezogen werden (z. B. Essstörungen in der Pubertät, Erlöschen des Lebenswillens bei hochbetagten Menschen)?
- Liegt eine schwerwiegende, in absehbarer Zeit zum Tode führende Grunderkrankung vor? Wenn ja, in welcher Krankheitsphase befindet sich der Betreffende?
- Welche verborgenen Wünsche könnten mit der Nahrungsablehnung zum Ausdruck gebracht werden?
- Wie erleben die Angehörigen die Situation und wie gehen sie damit um?

Zunächst sollten immer ein „Nichtkönnen" in Betracht gezogen und mögliche Ursachen systematisch analysiert werden. Die unterschiedlichen Ebenen können nicht immer voneinander klar abgegrenzt werden, sondern ineinander übergehen bzw. sich gegenseitig beeinflussen.

Körperliche Ursachen

Mund-Rachen-Erkrankung → S. 242

- Erkrankungen und degenerative Prozesse im ›Mund-Rachen-Bereich‹, z. B. Entzündungen (orale Mukositis), Zahnschmerzen, Tumoren, herabgesetztes Geschmacksempfinden durch Rückbildung der Sinneszellen
- Dysphagie (Schluckstörungen), z. B. aufgrund neurologischer Ausfälle

Übelkeit, Erbrechen → S. 159, 204

- Appetitlosigkeit, ›Übelkeit, Erbrechen‹, Geschmacksbeeinträchtigungen, z. B. als Nebenwirkungen von Medikamenten (wie z. B. bei der Einnahme von einigen Antidepressiva, Sedativa oder Zytostatika)

Schmerzbeobachtung → S. 728, Band 1

- akute und chronische ›Schmerzen‹

Erkrankungen, Magen-Darm-Trakt → S. 248
Obstipation → S. 207

- Passagestörungen im Magen-Darm-Trakt, z. B. ›Magen- und Zwölffingerdarmentzündung‹, Tumoren, ›Obstipation‹
- physische Schwäche, schnelle Ermüdbarkeit, eingeschränkte Aufmerksamkeit

Psychisch-kognitive Ursachen

- mangelndes Verständnis für die Essenssituation, nicht mehr wissen, warum und wie gegessen oder getrunken wird

psychische Erkrankung → S. 644

- Wahnvorstellungen im Rahmen ›psychische Erkrankungen‹, Verkennung von Essen und seiner Beschaffenheit (Vergiftungswahn, Ungezieferwahn)
- allgemeine Stressfaktoren z. B. Unruhe im Raum, zu hohe Lautstärke
- Ängste, z. B. nach erlebtem Essenstrauma mit starkem Verschlucken und anhaltend schmerzhafter Hustenreaktion
- Appetitminderung und Verlust der Freude am Essen, z. B. bei Depression oder strikten Diätvorgaben

Soziale Ursachen

- Veränderungen der gewohnten häuslichen Umgebung, z.B. häufige Krankenhausaufenthalte, Umzug in ein Pflegeheim mit Verlust der Privatsphäre und zunehmendem Autonomieverlust
- Verlust enger Bezugspersonen, Nahrungsablehnung als ›Trauerreaktion‹
- gestörte ›Pflegebeziehung‹, aufgrund zu geringer wertschätzender und empathischer Haltung der Pflegenden
- erschwerte Rahmenbedingungen, z.B. Zeitdruck und Arbeitsverdichtung seitens der Nahrung darreichenden Pflegenden bei (akutem oder anhaltendem) Personalausfall
- als unappetitlich empfundene Verhaltensweisen anderer Bewohner bei den Mahlzeiten

Trauerphasen → S. 806, Band 1
Pflegebeziehung → S. 297, Band 1

Kulturelle Ursachen

- sprachliche Barrieren, z.B. nicht muttersprachliche Pflegende bzw. Pflegebedürftige
- unappetitlich angerichtetes Essen, Servieren in unästhetischem Geschirr
- Nichtberücksichtigung individueller Essensgewohnheiten und Nahrungsvorlieben
- ungewohnte und strikte Vorgaben hinsichtlich der Essenszeiten

Religiöse Ursachen

- Angebot von religiös nicht akzeptierten Speisen
- Essensangebot während der Fastenzeit

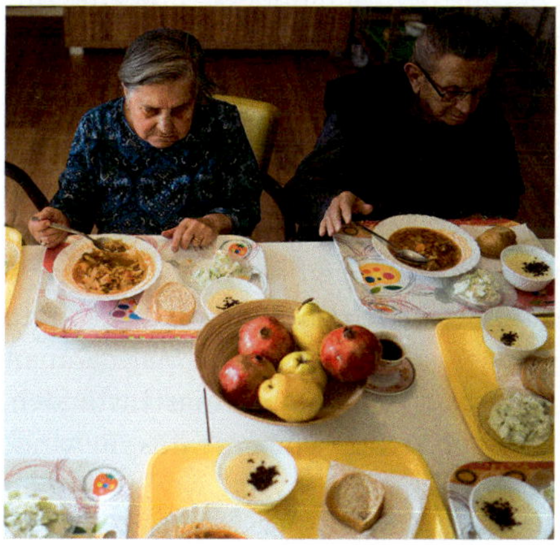

Abb. 1 Die Rahmenbedingungen spielen beim Essen eine Rolle.

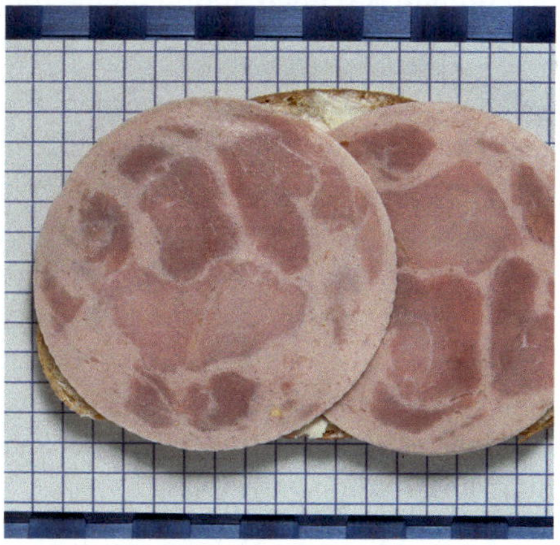

Abb. 2 Wurst aus Schweinefleisch kann aus religiösen Gründen abgelehnt werden.

REFLEXION | **IMPULS** | LERNORTVERNETZUNG

Beobachten Sie in Ihrer Einrichtung Pflegebedürftige, die bei der Nahrungsaufnahme auf Unterstützung angewiesen sind und das Essen von ihren Angehörigen oder von Pflegenden gereicht bekommen. Wie wirkt der zu Pflegende auf Sie und welches Verhalten zeigt er bei der Essensdarreichung? Wie wirkt die helfende Person und welches Verhalten zeigt sie? Gibt es Essensituationen, die Sie unangenehm berühren? Reflektieren Sie die Gründe hierfür.

8.2 Interventionen bei Nahrungsablehnung

8.2.1 Den Interventionsbedarf ermitteln

Um Menschen mit Ernährungsproblemen situationsangemessen zu begleiten, bedarf es eines abgestimmten Versorgungskonzeptes, in dem die Prozessbeschreibung ausgewiesen ist, wie bei unterschiedlichen Ernährungsproblemen systematisch vorgegangen wird. Um alle möglichen oralen Maßnahmen auszuschöpfen, werden Ernährungsexperten frühzeitig einbezogen, um im ›interdisziplinären Team‹ die Ernährungsziele und -interventionen gemeinsam zu diskutieren und zu planen. Hierfür sollten folgende Aspekte systematisch erhoben werden:

interdisziplinäre Zusammenarbeit → S. 129, Band 1

Ernährungszustand → S. 141

Energie- und Flüssigkeitsbedarf → S. 278

- ›aktueller Ernährungszustand‹ und individueller ›Energie- und Flüssigkeitsbedarf‹
- Ernährungsprobleme und interdisziplinäre Ursachensuche
- Ernährungsbiografie
- Ressourcen und Defizite bei der Nahrungsaufnahme

Bei der Erhebung dieser Daten sollte auch geprüft werden, inwieweit der Betroffene selbst noch adäquat Auskunft geben kann, und darauf geachtet werden, dass enge Bezugspersonen bei der Ernährungsanalyse einbezogen werden.

Ernährungsprobleme und interdisziplinäre Ursachensuche
Im Verlauf sollte ermittelt werden, ob eine Nahrungsablehnung durch ein „Nicht-können" verursacht wird, die der Pflegebedürftige nicht zum Ausdruck bringen kann. Wird z. B. festgestellt, dass der Pflegebedürftige Entzündungen im Mund-Rachen-Bereich oder Zahnschmerzen hat, wird eine Behandlung eingeleitet. Bei einer bestehenden Mundtrockenheit könnten eine Intensivierung der ›Mundpflege‹ und eine Anpassung der Speisenkonsistenz die Essenseinnahme erleichtern.

Mundpflege → S. 137

Mögliche Schluckstörungen werden durch Logopäden diagnostiziert und durch ein gezieltes Ess- und Schlucktraining mit einer der Störung angepassten Nahrungskonsistenz zu beheben versucht. Bei einer ausgeprägten Dysphagie mit ›Aspirationsgefahr‹ kann zur Sicherstellung einer bedarfsgerechten Ernährung eine ›enterale Ernährung‹ zeitweise oder dauerhaft notwendig werden. Erhält der Pflegebedürftige Medikamente, die Inappetenz, Nausea und Emesis hervorrufen, kann durch die Ärzte eine Medikamentenumstellung in Betracht gezogen oder durch andere Maßnahmen eine Symptomkontrolle erwirkt werden. Leidet der Betroffen unter Angstzuständen, depressiver Verstimmung oder unter Schmerzen, kann eine medikamentöse Behandlung die Situation verbessern.

Aspiration → S. 170

enterale Ernährung → S. 161

Die Beobachtung der Nahrungsaufnahme von zu Pflegenden, die sich aufgrund kognitiver Beeinträchtigungen verbal nicht ausdrücken können, gehört zu den anspruchsvollen Aufgaben von Pflegenden im Rahmen des ›pflegediagnostischen Prozesses‹, mit dem die Ursachen identifiziert werden. Nur so können spezifische Lösungsstrategien zum Erhalt der ›Lebensqualität‹ und zur Vorbeugung einer ›Malnutrition‹ und ›Dehydratation‹ entwickelt werden. Ziel ist es, die Bedingungen der Nahrungsaufnahme so zu gestalten, dass die Genusskultur, die mit dem Essen und Trinken verbunden sind, erhalten bleibt und einer Nahrungsablehnung vorgebeugt wird.

pflegediagnostischer Prozess → S. 819, Band 1

Lebensqualität → S. 760

Malnutrition → S. 149

Dehydratation
Flüssigkeitsdefizit (im extrazellulären Raum)

Bei Menschen mit Demenz kann sich eine Nahrungsablehnung schleichend entwickeln, bei der nur manchmal nicht gegessen wird. Hier ist es sinnvoll, über mehrere Tage ein Trink- und Essprotokoll (Abb. 1) zu führen, um die tägliche Trinkmenge sowie Kalorienzahl der Verzehrmenge zu erfassen und mit dem errechneten Energiebedarf abzugleichen.

Tag/Datum	Morgens	Mittags	Abends	Sonstige	Bemerkungen
1	Angebot 500 (kcal) Aufnahme 375 (kcal)	Angebot 800 (kcal) Aufnahme 400 (kcal)	Angebot 500 (kcal) Aufnahme 125 (kcal)	Angebot 100 (kcal) Aufnahme 75 (kcal)	
2	Angebot 0 (kcal) Aufnahme 0 (kcal)	Angebot 0 (kcal) Aufnahme 0 (kcal)	Angebot 0 (kcal) Aufnahme 0 (kcal)	Angebot 0 (kcal) Aufnahme 0 (kcal)	
3	Angebot 0 (kcal) Aufnahme 0 (kcal)	Angebot 0 (kcal) Aufnahme 0 (kcal)	Angebot 0 (kcal) Aufnahme 0 (kcal)	Angebot 0 (kcal) Aufnahme 0 (kcal)	

Abb. 1 Auszug eines Tellerprotokolls

Ernährungsbiografie

Die Ernährungsbiografie gibt Auskunft darüber, welche Bedeutung die Nahrungsaufnahme für den Betroffenen hat, und ist Bestandteil seiner kulturellen und sozialen Identität. Deshalb sollte zusammen mit den Angehörigen eine Essbiografie erhoben werden, in der Ess- und Trinkgewohnheiten, Mahlzeitenrhythmus, besondere Vorlieben und Abneigungen bzw. Unverträglichkeiten erfasst werden.

In der Broschüre „Demenz und Ernährung" finden Sie ein Beispiel für einen ernährungsbiografischen Fragebogen. Online unter: www.fresenius-kabi.com/de (Suche: Demenz und Ernährung)

B BEISPIEL

Für Frau Rosemarie Hiltner (64 J.) ist es wichtig, dass pünktlich gegessen wird. Sie liebt es, dafür den Tisch schön einzudecken, alles frisch zuzubereiten und dann gemeinsam mit der Familie die Mahlzeit zu genießen. Sie findet es schade, dass in der Familie ihres Sohnes mit ihren Enkeln Max (10 J.) und Lotta (16 J.) dies nicht mehr so gelebt wird. Dort isst jeder für sich und wann er eben Hunger hat. Gern wird auch einfach was bestellt oder unterwegs gegessen.

Ressourcen und Defizite bei der Nahrungsaufnahme

Bei einer Nahrungsablehnung sollte das Essverhalten genau beobachtet und identifiziert werden, an welcher Stelle des Prozesses der Essenaufnahme der Betroffene durch kognitive oder körperliche Einschränkungen nicht essen oder trinken kann und an welchen Stellen er genau pflegerische Unterstützung benötigt. Zur Erfassung der Probleme des Essverhaltens gibt es standardisierte Fragebögen, wie beispielsweise:

- Aversive Feeding Behaviour Inventory (AFBI oder Blandford Scale)
- Edinburgh Feeding Evaluation in Dementia Questionnaire (EdFED-Q)
- Eating Behavior Scale (EBS)

Ebenso sollte hinterfragt werden, ob Einflussfaktoren identifiziert werden können, die eine Nahrungsablehnung begünstigen. Gibt es z.B. Tageszeiten, an denen eine Nahrungsablehnung bevorzugt auftritt, oder hat es einen Einfluss auf das Essverhalten, wenn der Lärmpegel zu hoch ist? Gibt es Pflegende oder Angehörige, bei denen die Nahrungsdarreichung und Nahrungsaufnahme besser gelingen, und gibt es Personen, bei denen die Nahrungsablehnung ausgeprägter erscheint? Kann eine Nahrungsablehnung mit der Art der Speisen und Getränke in Verbindung gebracht werden? Werden kalte Getränke vielleicht eher bevorzugt als warme oder umgekehrt? Kann eine Vorliebe für Süßspeisen oder eher für herzhaftere Mahlzeiten identifiziert werden?

Bei der Beobachtung der körperlichen und kognitiven Einschränkungen in Bezug auf das Essverhalten kann überlegt werden, mit welchem Hilfsmittel die Einschränkung kompensiert werden könnte. Kann besser mit einem Löffel oder einer Gabel gegessen werden? Können Trinkhilfen genutzt werden oder verschlechtert sich damit die Nahrungsaufnahme, weil der gewohnte Schluckvorgang z.B. mit einem Pflegebecher mit Schnabelaufsatz verändert wird und ein Verschlucken provoziert wird?

8.2.2 Ernährungsziele festlegen und Interventionen einleiten

enterale Ernährung → S. 161
Trinknahrung → S. 166

Sind die anamnestischen Daten erfasst, können die Ziele und Maßnahmen der pflegerischen Unterstützung festgelegt werden.

Ernährungsziele	Mögliche Maßnahmen
Genussfähigkeit erhalten und Lebensqualität fördern	– Ernährungsbiografie bei der Menüplanung und Speiseauswahl berücksichtigen – Lieblingsspeisen anbieten oder von ‚Angehörigen zubereiten oder mitbringen lassen – Lüften vor den Mahlzeiten – Einsatz von Gewürzen und Kräutern – Vielfalt hinsichtlich Geschmacksrichtung und Konsistenzen von Speisen und Getränken anbieten
Gewicht stabilisieren bzw. Gewichtszunahme fördern	– Auswahl und Absprache der Speisen unter Berücksichtigung der erforderlichen Kalorienzufuhr – Wunschkost veranlassen – evtl. Einsatz hochkalorischer ›Trinknahrung‹, ggf. Erwägung ›enteraler Ernährung‹
Essfreundliche und appetitanregende Atmosphäre schaffen	– Verzichten auf Ablenkung (z. B. Ausschalten von Radio und Fernsehen) – Lieblingsgeschirr mitbringen lassen – Tischrituale pflegen (z. B. Hände waschen vor dem Essen, Blumen auf dem Tisch, Servietten, Tischspruch, gemeinsames Essen mit Angehörigen, Mitbewohnern bzw. Mitpatienten) – appetitliches Anrichten der Speisen (z. B. bei Kindern kreative Anordnung der Speisen zu einem Gesicht) – unruhige Pflegebedürftige ggf. in eigener, ruhiger Umgebung essen lassen
Selbstständigkeit bei der Nahrungsaufnahme erhalten bzw. fördern	– bedürfnis- und bedarfsgerechte Unterstützung bei der Essensdarreichung – taktile Impulse setzen wie Stützen von Arm und Hand bei der Nahrungs- oder Flüssigkeitsaufnahme – eigenes Portionieren von Speisen und Getränken – Speisen separat auf dem Teller anordnen und nicht vermengen, um Möglichkeit der Auswahl zu lassen (z. B. Kartoffeln, Gemüse, Fleisch und separat die Soße) – Hilfsmittel alters- und bedürfnisentsprechend auswählen (Trinkbecher mit Haltegriffen, Besteck mit Griffpolstern zum besseren Greifen, Becher mit Nasenkerbe, kontrastreiches farbiges Geschirr, Schneidebrett mit Haltevorrichtung u. a.)

Tab. 1 Ernährungsziele mit möglichen Interventionen

REFLEXION | IMPULS | LERNORTVERNETZUNG

Wenn Sie einen Menschen bei der Nahrungsaufnahme unterstützen, sind Sie mit Ihren Gedanken bei der zu pflegenden Person oder schweifen Sie ab? Was tun Sie, um dem Betreffenden die Essenssituation so angenehm wie möglich zu machen, wie motivieren Sie ihn? Gibt es Situationen, in denen Sie schnell Ungeduld und Aggression empfinden?

8.3 Ethische Aspekte

Befindet sich der zu pflegende Mensch in der Phase seines Lebensendes, in der eine Nahrungsablehnung zu dem natürlichen ›Sterbeprozess‹ gehören kann, wird in der Regel auf weitere Maßnahmen der Ernährungstherapie verzichtet. Bleibt die Ablehnung, beispielsweise bei Menschen im fortgeschrittenen Lebensalter, bei Menschen mit Depressionen oder Demenz, trotz fürsorglicher Nahrungsdarreichung und Zusprache bestehen, sodass das Leben des zu Pflegenden bedroht ist, stellt sich die Frage, ob eine künstliche Nahrungs- und Flüssigkeitsgabe auch gegen den Willen des Menschen im Sinne einer Zwangsernährung erfolgen soll.

Sterbeprozess → *S. 767, Band 1*

Eine ›Zwangsernährung bei einem einwilligungsunfähigen Menschen‹ bedarf einer medizinischen Indikation und die Einhaltung gesetzlicher Bedingungen. Bei der medizinischen Indikation muss die Frage gestellt werden, ob die Gefahr besteht, dass der Betroffene ohne diese Zwangsmaßnahme in einen nicht mehr umkehrbaren Mangelzustand mit bleibenden gesundheitlichen Folgen gerät. Im Rahmen der Indikation einer Zwangsernährung sollte auch Folgendes bedacht werden:

Zwangsernährung → *S. 307*

- Ist eine Verlängerung der Lebenserwartung oder eine Verbesserung der Lebensqualität zu erwarten?
- Welche Folgen können sich durch eine enterale Ernährung ergeben? Wird zusätzliches Leid hervorgerufen, z.B. durch die Zunahme von Unruhezuständen, durch gastrointestinale Beschwerden wie Übelkeit, Erbrechen oder Diarrhö?
- Würde eine künstliche Ernährung Fixierungsmaßnahmen erfordern und dadurch z.B. weitere Ängste, Unruhezustände und Schmerzen hervorrufen und das Wohlbefinden beeinträchtigen?

Unter ethischen Gesichtspunkten erfolgt eine Abwägung nach ›medizinethischen Prinzipien‹. Dabei ist zunächst das **Prinzip der Autonomie** zu berücksichtigen, das sich auf das Selbstbestimmungsrecht des Menschen bezieht. Ist der Pflegebedürftige einwilligungsfähig, kann er die Nahrungsaufnahme und alle erforderlichen medizinischen und pflegerischen Maßnahmen wie eine künstliche Ernährung unter der Wahrung seines Selbstbestimmungsrechtes ablehnen. Eine vermeintlich wohlwollende Bevormundung durch Aufzwingen von Essen und Getränken entspricht nicht dem Selbstbestimmungsrecht und ist zu unterlassen. Auch anscheinend unvernünftige Entscheidungen sind zu respektieren.

medizinethische Prinzipien → *S. 81, Band 1*

Gleichzeitig sind Pflegende unter dem ethischen Prinzip des Wohltuns verpflichtet, alles zu tun, um das Wohlbefinden des Pflegebedürftigen zu fördern und Schaden zu vermeiden (**Prinzip des Nichtschadens**). Dabei sind diese ethischen Prinzipien hierarchisch gleichrangig gegeneinander abzuwägen. Ausgerichtet nach den aktuellen pflegewissenschaftlichen und erfahrungsbezogenen Erkenntnissen sind Pflegebedürftigen die bestmöglichen Versorgungsangebote zu machen – unter Wahrung der Freiheit und Selbstbestimmung des Einzelnen.

Die Prinzipien dienen der Identifizierung der ethischen Problemstellung. Denn es gibt Situationen, in denen z.B. die Sicherstellung der Autonomie mit dem Prinzip des Wohltuns bzw. des Prinzips des Nichtschadens in Konkurrenz zueinander stehen und gegeneinander abgewogen werden müssen. Wenn z.B. im Falle einer demenziellen Erkrankung eine vehemente Nahrungsablehnung als Ausdruck des aktuellen Willens des Pflegebedürftigen interpretiert wird, kann das Prinzip der Fürsorge (Prinzip des Wohltuns) eine weniger gewichtige Rolle spielen und eine künstliche Ernährung wird nicht durchgeführt.

ethische Fallbesprechung
→ *S. 87, Band 1*

In einem anderen Fall muss vielleicht das Prinzip des Wohltuns bzw. des Nichtschadens stärker gewichtet werden, weil es Anzeichen gibt, dass der mutmaßliche Wille eher diesem ethischen Prinzip entsprochen hätte. Da dies nicht immer einfach zu entscheiden ist, kann eine ›ethische Fallbesprechung‹ initiiert werden. In Besprechungen dieser Art werden zunächst die ethische Problemstellung definiert und die Situation des Pflegeempfängers multiperspektivisch analysiert, um dann im interdisziplinären Team zu einer nachvollziehbaren Entscheidungsfindung zu kommen.

B BEISPIEL

BMI → *S. 141*
PEG → *S. 162*

Bei Isolde Biermann, 73 Jahre alt, war vor zwei Jahren aufgrund eines Leberzellkarzinoms eine Leberteilresektion durchgeführt worden. Trotz adjuvanter Chemotherapie konnte das Tumorwachstum jedoch nicht aufgehalten werden. Aktuell wurden Metastasen in der Lunge, in den Knochen und im Gehirn festgestellt. Aufgrund der Verschlechterung ihres Allgemeinzustandes wurde sie stationär aufgenommen und schmerztherapeutisch behandelt. Seit wenigen Tagen gibt es Phasen, in denen Frau Biermann zu Situation, Zeit und Ort nicht mehr orientiert ist. Zunehmend lehnt sie die ihr angebotene Nahrung ab und zeigt energievolle Abwehrbewegungen. Getränke nimmt sie manchmal an, manchmal verwehrt sie auch diese. Da sie in den letzten drei Monaten 12 kg abgenommen hat und nur noch einen ›BMI‹ von 19 aufweist, drängen die Angehörigen darauf, dass sie eine ›PEG‹ gelegt bekommt. Da die Meinungen über die Weiterbehandlung von Frau Biermann bezüglich der Nahrungsablehnung auch im Pflegeteam kontrovers diskutiert werden, schlägt der Pflegefachmann Robin Braun bei der Pflegevisite vor, eine ethische Fallbesprechung mit allen am Pflege- und Behandlungsprozess von Frau Biermann Beteiligten einzuberufen.

8.4 Rechtliche Aspekte

Aus rechtlichen Gründen ist eine Zwangsernährung bei anhaltender Nahrungsablehnung nur zulässig, wenn eine medizinische Indikation vorliegt, z. B. drohende oder bereits bestehende Mangelernährung mit einem BMI von unter 18,5, extremer Kachexie oder die Ablehnung von Flüssigkeit bei ausgeprägter Exsikkose.
Im Rahmen gesetzlicher Voraussetzungen sind drei Fallkonstellationen zu unterscheiden. Der zu Pflegende

- ist einwilligungsfähig und lehnt die Maßnahme ab.
- ist einwilligungsunfähig, es liegt eine ›Patientenverfügung‹ vor.
- ist einwilligungsunfähig und hat keine Patientenverfügung, er zeigt Abwehrbewegungen bei der Nahrungsdarreichung.

Patientenverfügung → *S. 781, Band 1*

Eine Einwilligungsfähigkeit liegt vor

Einwilligungsfähigkeit bedeutet, der zu Pflegende besitzt die Fähigkeit, die Bedeutung und die Tragweite (mögliche Risiken) ärztlicher Maßnahmen zu begreifen und kann die Folgen eines Unterlassens erfassen. Würde eine künstliche Ernährung gegen den Willen des Betroffenen durchgesetzt werden, würde eine strafbare Körperverletzung nach § 223 StGB vorliegen. Zugleich würde gegen § 630d des BGB verstoßen, der festlegt, dass die Einwilligung in eine Behandlung eingeholt werden muss. Ein Pflegebedürftiger hat das Recht, sich ohne Zwang für oder gegen eine medizinische Behandlung auszusprechen. Die Entscheidung eines einwilligungsfähigen Pflegebedürftigen ist aus juristischen und ethischen Gründen zu respektieren, auch unabhängig davon, was die Angehörigen möchten.

Es besteht eine Einwilligungsunfähigkeit, es liegt eine Patientenverfügung vor

Eine Einwilligungsunfähigkeit gilt für nicht ansprechbare und bewusstlose Pflegebedürftige sowie für ansprechbare kognitiv beeinträchtigte Pflegebedürftige. Das Selbstbestimmungsrecht über den eigenen Körper ermöglicht, mithilfe einer Patientenverfügung (§ 1901a BGB) den Willen für einen Zeitpunkt zu erklären, an dem die eigene Entscheidungsfähigkeit nicht (wirksam) erklärt werden kann. Entscheidend für die Einleitung einer parenteralen oder enteralen Ernährung ist das, was hierzu in der Patientenverfügung formuliert wurde.

Es besteht eine Einwilligungsunfähigkeit, es liegt keine Patientenverfügung vor

Gibt es für den einwilligungsunfähigen Pflegebedürftigen keine Patientenverfügung in schriftlicher Form oder passt der Inhalt der Patientenverfügung nicht auf die aktuelle Situation, muss der ›mutmaßliche Wille‹ des Betroffenen in einem Miteinander mit den Angehörigen eruiert werden. Zeigt ein nichtartikulierungsfähiger Pflegebedürftiger Abwehrbewegungen bei der Nahrungsdarreichung, stellt sich die Frage, ob diese Abwehrbewegungen als Ausdruck seines Selbstbestimmungsrechtes als zielgerichtet oder eher als ungezielte Reflexhandlungen zu interpretieren sind. Entfernt sich ein Pflegebedürftiger (wiederholt) die Magensonde oder wendet sich deutlich beim Versuch, Nahrung anzureichen, vom Pflegenden ab, ist dies eine ablehnende Willensäußerung. Allerdings kann sich diese situativ auch auf andere Umstände beziehen als den der Nahrungsaufnahme. Gelingt es dann nicht mit Geduld, fürsorglicher Zuwendung und Empathie, den Pflegebedürftigen zum Essen oder Trinken zu bewegen, müssen für oder gegen die Entscheidung einer künstlichen Ernährung der Vorsorgebevollmächtigte oder ein gerichtlich bestellter Betreuer einbezogen werden. Die Einwilligung des Betreuers in eine ›Zwangsbehandlung‹ ist nach § 1906a Abs. 1 BGB nur unter bestimmten Voraussetzungen möglich.

mußmaßlicher Wille → *S. 779, Band 1*

Zwangsbehandlung → *S. 665*

C Aktivität, Mobilität und Ruhe

I Phänomene und pflegerische Handlungen

II Zusammenhänge verstehen

1 Mobilität, Immobilität und Selbstversorgung

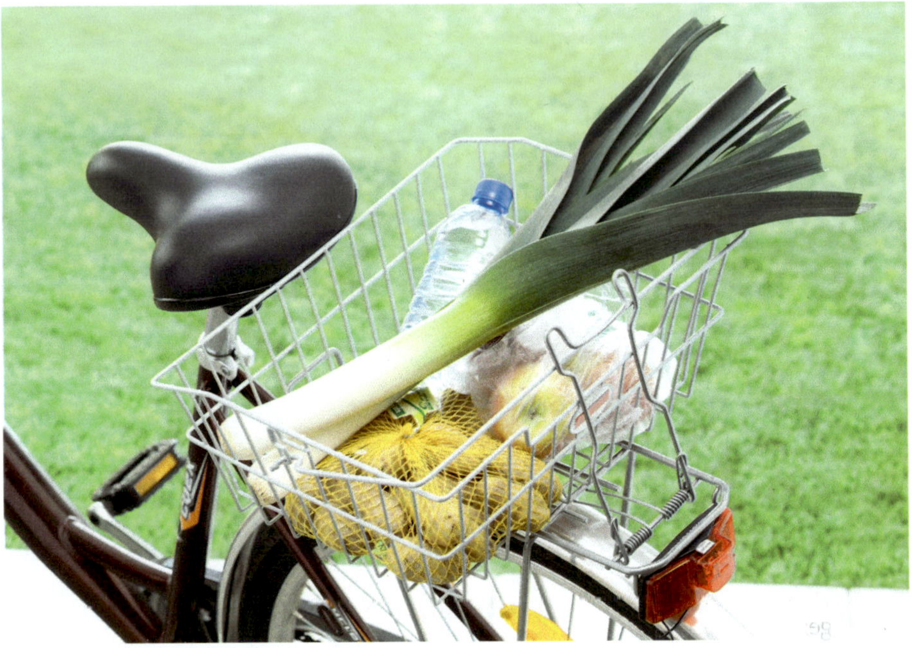

Abb. 1 Mobilität ist Voraussetzung für die Selbstversorgung.

Bereits nach der Geburt bewegt das Neugeborene die Hände, Arme, Beine, den Mund und die Augen. Der Säugling wird größer und die Bewegungen verändern sich. Von der Rückenlage rollt sich das Kind auf den Bauch, versucht sich mit den Händen abzudrücken oder die Arme zu strecken, um an das Spielzeug heranzukommen. Im weiteren Entwicklungsverlauf erweitert das Kind beständig seine Bewegungsmöglichkeiten und seinen Aktionsradius.

Zwischen Mobilität und Selbstversorgungsfähigkeit besteht ein unmittelbarer Zusammenhang. Mobil zu sein bedeutet z.B. auch, mit dem Bus, der Bahn, dem Auto oder dem Fahrrad von einem Ort zum anderen zu gelangen. Schon ein Bahnausfall sorgt für Einschränkungen im Tagesablauf. Die Schule kann nicht erreicht, der Arzttermin nicht eingehalten werden. So ist es auch, wenn der Mensch sein Bein aufgrund einer Fraktur nicht belasten kann. Ebenso kann das hohe Alter Veränderungen mit sich bringen, die physiologische Bewegungsabläufe nicht mehr zulassen. Der Gang ist verändert, die Haltung ist eine andere, die Beweglichkeit der Gelenke ist eingeschränkt.

Mobilität hat viele Aspekte und entsprechend vielfältig sind die notwendigen Maßnahmen zur Förderung und zum Erhalt der Mobilität. Im pflegerischen Alltag kommt der Ermittlung des Mobilitätsstatus, dem Erhalt der Beweglichkeit und der Unterstützung von Menschen mit Bewegungseinschränkungen besondere Bedeutung zu.

1.1 Mobilität beobachten und Selbstversorgung einschätzen

1.1.1 Die uneingeschränkte Mobilität und Selbstversorgung

Bedeutung von Mobilität

Mobilität ist in fast allen Lebensbereichen wichtig und umfasst mehr als körperliche Fertigkeiten und Fähigkeiten. Auch psychische Faktoren, kognitive Möglichkeiten sowie die soziale und räumliche Umgebung beeinflussen die Mobilität und die ›Teilhabemöglichkeiten‹ des Menschen. Beispielsweise ist durch fehlende Sozialkontakte der Anreiz, die Wohnung für einen Besuch zu verlassen, geringer. Ebenfalls schränkt eine fehlende Infrastruktur die Mobilität der Menschen ein. Sie gehen z.B. seltener zum Hausarzt, wenn die Praxis schwer erreichbar ist; Veränderungen werden dann möglicherweise erst spät erkannt und behandelt.

Mobilität und Teilhabe
→ S. 466

Mobilität und körperliche Beweglichkeit werden oft gleichgesetzt. Das hat zur Folge, dass das Verständnis von Mobilität und Mobilitätserhalt ausschließlich auf motorische Bewegung reduziert wird. Im Kontext der Pflege ist es wichtig, dass Mobilität nicht nur unter dem Aspekt der körperlichen Bewegung gesehen wird. Die Mobilität kann nur dann gefördert werden, wenn alle Faktoren, die darauf Einfluss nehmen, erkannt und optimiert werden.

Die gesundheitliche Relevanz von Bewegung wurde in vielen Studien untersucht. Es wurde gezeigt, dass regelmäßige körperliche Aktivität das Krankheitsrisiko senkt und zu einer Verbesserung der Lebensqualität führt. Für die Gesundheitsversorgung, Gesundheitsförderung und Prävention hat die Mobilisation demnach eine Schlüsselrolle. Bewegungsförderung wirkt sich positiv auf den Körper aus. Sie verringert z.B. das Risiko einer ischämischen Herzkrankheit, von Diabetes, Depressionen, Darmkrebs, Brustkrebs, Bluthochdruck und Schlaganfall. Bewegung verbessert die Leistungsfähigkeit sowie die Schlafqualität und führt zu einer höheren Knochendichte. Das Risiko, an einer Demenz zu erkranken, wird gesenkt, Stress und Angstsymptome werden verringert.

W ZUM WEITERDENKEN

Im Bereich der Langzeitpflege hat sich gezeigt, dass die Möglichkeiten des Mobilitätserhalts sehr begrenzt sind. Einer Studie von Wingenfeld zufolge sind ungefähr drei Viertel der Heimbewohner in ihrer Mobilisation so beeinträchtigt, dass ein Lagewechsel in liegender Position oder Fortbewegung nur begrenzt möglich sind. Innerhalb eines halben Jahres zeigten 30 bis 40 % der Heimbewohner einen schleichenden Verlust ihrer Mobilität und stetige Bettlägerigkeit. Dieser Prozess war der Studie zufolge nicht auf ein besonderes Ereignis wie z.B. eine Pneumonie zurückzuführen. Bei Bewohnern mit schweren kognitiven Einbußen lagen die Mobilitätseinbußen sogar noch höher. Hier wird deutlich, dass Mobilität von vielen Faktoren beeinflusst wird.

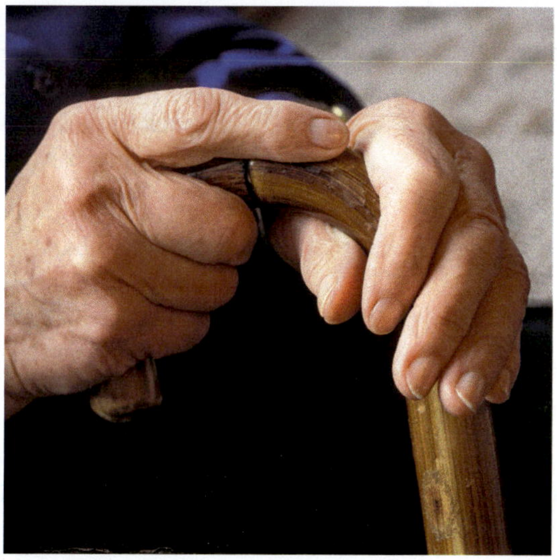

Abb. 2 Der Verlust von Mobilität ist vor allem im höheren Alter ein großes Problem.

Lebensqualität
Grad der selbst wahrgenommenen Zufriedenheit (subjektives Wohlbefinden) eines Menschen

Definition von Selbstversorgung
Selbstversorgung bedeutet autonome Lebensführung, die meist mit einer positiven ›Lebensqualität‹ zusammenhängt. Im Kontext von Mobilität steht die Selbstversorgung für eigenständige Bewegung von einem Ort zum anderen, um ohne fremde Hilfe etwa Besorgungen zu erledigen oder Kontakte zu Bekannten und Freunden außerhalb der eigenen Häuslichkeit zu pflegen.

Definition von Mobilität
Die Weite des Begriffs Mobilität zeigt sich in der Vielfalt der Definitionen. Laut Duden bedeutet Mobilität bildungssprachlich gesehen (geistige) Beweglichkeit und meint u.a. Vitalität, Wendigkeit, Anpassungsfähigkeit und Flexibilität. Soziologisch wird der Begriff auf den Beruf, die soziale Stellung und den Wohnsitz bezogen. Beispielsweise wird von sozialer Mobilität im beruflichen Kontext gesprochen, wenn die Position gewechselt wird, etwa wenn eine Pflegefachperson nach einer Fachweiterbildung in die Position der Stationsleitung wechselt.

Deutsches Netzwerk für Qualitätsentwicklung in der Pflege (Hrsg) (2014): Expertenstandard nach § 113a SGB XI: Erhaltung und Förderung der Mobilität in der Pflege. Hochschule Osnabrück

Der Expertenstandard *Erhaltung und Förderung der Mobilität* des Deutschen Netzwerks für Qualitätsentwicklung in der Pflege (DNQP) definiert Mobilität als körperliche Fähigkeit des Menschen, sich fortzubewegen oder eine Lageveränderung des Körpers vorzunehmen. Ähnlich lautet die Definition der North American Nursing Diagnosis Association (NANDA), die Mobilität als unabhängige, zielgerichtete Bewegung des Körpers oder von einer oder mehreren Extremität(en) beschreibt.

Mobilität im pflegerischen Kontext meint die Fähigkeit des Menschen, sich fortzubewegen (auch mit z.B. einem Rollator oder Gehstützen) oder einen Lagewechsel des Körpers vorzunehmen. Der mobile Mensch ist auf keine fremde Hilfe angewiesen und kann seine Position im Raum eigenständig halten. Von Mobilität leitet sich der Begriff Mobilisation ab. Darunter wird eine aktivierende Maßnahme verstanden, die das Ziel hat, die Eigenbewegung des Menschen zu fördern und zu erhalten.

Beweglichkeit
Beweglichkeit ist das Vermögen, körperliche Bewegung mit einer gewissen Schwingungsweite ausführen zu können. Wie beweglich ein Mensch ist, hängt ab von der Gelenkigkeit und Dehnbarkeit seines Körpers. Wirken Muskeln, Sehen und Bänder gut zusammen, ist man beweglich. Limitiert wird die Beweglichkeit durch verschiedene Faktoren, wie z.B. den vorgegebenen Spielraum der Knochen und Gelenke, den Muskeltonus, die Elastizität von Sehnen, Bändern, Haut und Unterhaut oder durch den Trainingszustand der Muskulatur.

Neben der Mimik und Gestik wird am **Gang** die körperliche und psychische Verfassung erkennbar. So können sich Schmerzen im Fuß beim Gehen einerseits im verzerrten Gesichtsausdruck zeigen und andererseits am veränderten Gangbild durch den Versuch, Druck auf den Fuß zu vermeiden. Unter einem normalen Gangbild werden wiederholte, gleichmäßig wechselnde rhythmische Bewegungen von Extremitäten und Rumpf verstanden. Der Körperschwerpunkt wird nach vorn verlagert und die Körperhälfte, die sich fortbewegt, wird entlastet. Während des Gehens werden die Füße periodisch wechselnd aufgesetzt. Ein gesunder Gang ist harmonisch, leicht, rhythmisch und beschwerdefrei.

Körperhaltung
Die Körperhaltung wird durch das Zusammenwirken von Muskeln, Bändern und Knochen bestimmt. Zu den Körperhaltungen zählen Stehen, Sitzen oder Liegen.

Im Stehen wird bei der physiologisch optimalen Haltung die Wirbelsäule aufrecht in ihrer natürlichen Doppel-S-Schwingung gehalten. Das Brustbein ist nach vorne oben angehoben, der Kopf ist aufrecht und das Kinn etwas herangezogen. Um ein Hohlkreuz zu vermeiden, sind die Bauch- und Gesäßmuskeln etwas angespannt. Die Knie sind leicht gebeugt, die Füße stehen hüftbreit auseinander. Eine kräftige Rumpfmuskulatur ist zum rückengerechten Stehen wichtig, da es sonst zu Verspannungen und Schmerzen kommen kann. Bei statischem Stehen ermüdet die Muskulatur schnell, deshalb ist es ratsam, die Körperhaltung immer wieder zu wechseln.

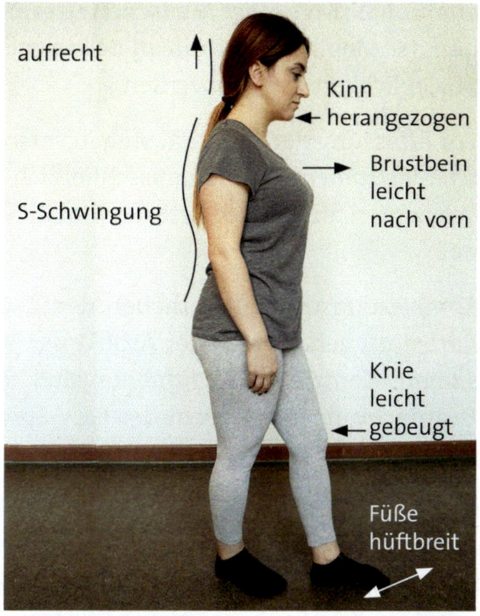

Abb. 1 Physiologische Körperhaltung im Stehen

REFLEXION | **IMPULS** | LERNORTVERNETZUNG

Stellen Sie sich in aufrechter Haltung auf und versuchen Sie, in der in Abbildung 1 gezeigten Haltung ein paar Minuten zu verweilen. Spüren Sie Ihre Muskeln und beobachten Sie, was Sie tun, um Verspannungen in dieser Position zu vermeiden.

Sitzen kann auf Dauer zu Schmerzen im Rücken führen. Die Wirbelsäule und das Becken werden weniger bewegt und die Bandscheiben werden durch die entstehende Kompression nicht ausreichend mit Nährstoffen versorgt. Für die ergonomische Sitzposition sollte die Sitzhöhe so gewählt werden, dass Ober- und Unterschenkel einen rechten Winkel bilden und der Rücken gerade gehalten wird. Die Schultern sind nicht hochgezogen und die Füße stehen am Boden. Eine dynamische, wechselnde Sitzposition beugt Verspannungen vor.

Liegen ist vor allem als Schlafposition von Bedeutung. Jeder bevorzugt eine andere Schlafposition, sei es auf dem Bauch, auf der Seite oder auf dem Rücken. Es gibt mehr als zehn verschiedene Schlafpositionen. Wichtig ist, dass die Wirbelsäule und die Muskulatur entlastet werden und eine gute Durchblutung der Bandscheiben gewährleistet ist. Dabei ist es nicht unerheblich, worauf wir liegen: Eine zu harte, zu weiche oder ungeeignete Matratze wirkt sich negativ auf die Gesundheit aus.

Selbstpflege
Wie sorgen Sie für Ihre eigene Rückengesundheit?

Gleichgewicht ist ein stabiler Körperzustand. Eine ausgeglichene Gewichtsverteilung kann ein Mensch sowohl im Ruhezustand als auch in der Bewegung erreichen. Dies geschieht in der Regel durch muskuläre Koordination. Der Gleichgewichtssinn erkennt, ob sich ein Körperzustand auch tatsächlich im Gleichgewicht befindet. Wichtig für ein gutes Gleichgewicht ist eine stabile Tiefenmuskulatur von Rücken und Rumpf.

1.1.2 Beweglichkeit und Selbstversorgung beobachten

Die Einschätzung der Beweglichkeit und Selbstversorgung ist ein tragendes Element der Pflege. Sie hilft, neben den motorischen Fähigkeiten auch das Befinden und die emotionale Lage eines Menschen zu ermitteln. Durch eine gezielte Beobachtung können die Mobilitätsressourcen bestimmt und zum Erhalt oder zur Verbesserung der Beweglichkeit genutzt werden.

Pflegeprozessgestaltung
Aus der Einschätzung der Mobilität ergeben sich Aufgaben, die ausschließlich von ausgebildeten Pflegefachkräften durchgeführt werden dürfen. Welche sind das?

Zur Erfassung der Mobilität stehen verschiedene Instrumente zur Verfügung. *Spezifische Instrumente* dienen ausschließlich zur Einschätzung des Mobilitätsstatus und betrachten nur Ausschnitte der Mobilität. Sie sind daher für die Pflege eher ungeeignet.

Komplexe Instrumente erheben den allgemeinen pflegerischen Unterstützungsbedarf, dazu gehört auch der Aspekt der Mobilität in ihren unterschiedlichen Dimensionen. Komplexe Instrumente sind z.B. die Pflegeabhängigkeitsskala und das Begutachtungsinstrument des GKV-Spitzenverbands zur Feststellung der Pflegebedürftigkeit.

Anhand der **Pflegeabhängigkeitsskala (PAS)** werden die Einschränkung der Selbstpflegefähigkeit und der Grad der daraus resultierenden Abhängigkeit in 15 Bereichen beschrieben. Hierbei gibt es fünf Abstufungen. Die deutsche Version der PAS wurde in Krankenhäusern und Pflegeeinrichtungen erprobt. Sie ist für den Einsatz in der Praxis empfohlen.

Bereiche	1	2	3	4	5
Essen und Trinken	☐	☐	☐	☐	☐
Kontinenz	☐	☐	☐	☐	☐
Körperhaltung	☐	☐	☐	☐	☐
Tag- und Nachtrhythmus	☐	☐	☐	☐	☐
An- und Auskleiden	☐	☐	☐	☐	☐
Körpertemperatur	☐	☐	☐	☐	☐
Körperpflege	☐	☐	☐	☐	☐
Vermeiden von Gefahr	☐	☐	☐	☐	☐
Kommunikation	☐	☐	☐	☐	☐
Kontakte mit anderen	☐	☐	☐	☐	☐
Sinn für Normen und Werte	☐	☐	☐	☐	☐
Alltagsaktivitäten	☐	☐	☐	☐	☐
Freizeitaktivitäten	☐	☐	☐	☐	☐
Lernfähigkeit	☐	☐	☐	☐	☐

Tab. 1 Pflegeabhängigkeitsskala. 1 = völlig abhängig, 2 = überwiegend abhängig, 3 = teilweise abhängig, 4 = überwiegend unabhängig, 5 = völlig unabhängig.

Das ›**Neue Begutachtungsassessment (NBA)**‹ wurde für die Beurteilung der Pflegebedürftigkeit entwickelt und umfasst sechs Lebensbereiche (›Module‹). Im Modul 1 wird standardisiert der Grad der Selbstständigkeit im Bereich der Mobilität ermittelt.

Neues Begutachtungs-assessment (NBA) → *S. 177, Band 1*

Module → *S. 424, Band 1*

1. Mobilität

0 = selbstständig
1 = überwiegend selbstständig
2 = überwiegend unselbstständig
3 = unselbstständig

1.1	**Positionswechsel im Bett**	0	1	2	3
1.2	**Stabile Sitzposition halten**	0	1	2	3
1.3	**Aufstehen aus sitzender Position/Umsetzen**	0	1	2	3
1.4	**Fortbewegen innerhalb des Wohnbereichs**	0	1	2	3
1.5	**Treppensteigen**	0	1	2	3

1.6 Veränderungen der Mobilität innerhalb der letzten Wochen/Monate

- ☐ Verbesserung
- ☐ Verschlechterung
- ☐ Keine Veränderung
- ☐ Nicht zu beurteilen

1.7 Bestehen realistische Möglichkeiten der Verbesserung? (Mehrfachangaben möglich)

- ☐ Nein
- ☐ Ja, durch Durchführung/Optimierung therapeutischer Maßnahmen
- ☐ Ja, durch Optimierung der räumlichen Umgebung (z. B. Anbringen von Griffen und Halterungen)
- ☐ Ja, durch Hilfsmitteleinsatz bzw. dessen Optimierung
- ☐ Ja, durch andere Maßnahmen, und zwar:
- ☐ Ja, auch ohne Maßnahmen (Rekonvaleszenz, natürlicher Verlauf)

Abb. 1 Modul Mobilität aus dem Neuen Begutachtungsinstrument
Quelle: Wingenfeld, Klaus/Büscher, Andres/Gansweid, Barbara; GKV-Spitzenverband (Hrsg) (2011): Das neue Begutachtungsinstrument zur Feststellung der Pflegebedürftigkeit. GKV-Spitzenverband, Berlin

Neben den bestehenden Assessmentinstrumenten gibt es Beobachtungskriterien, die – ausgehend von den in Abschnitt 1.1.1 beschriebenen physiologischen Bewegungsmustern – Hinweise auf die Mobilität eines Menschen geben:

- Die **Beweglichkeit** kann über die sechs Hauptbewegungen beurteilt werden: Beugung (Flexion), Streckung (Extension), Abspreizung (Abduktion), Anziehen (Adduktion), Außendrehung (Außenrotation), Innendrehung (Innenrotation). Dabei kennzeichnet eine gesunde Beweglichkeit die beschwerdefreie, reibungslose Bewegung.
- **Koordination und Zielgerichtetheit** werden anhand einer willkürlichen und zielgerichteten Bewegung beurteilt.
- Das **Körperschema** gibt an, wie der Mensch seine Lage im Raum und die Grenzen seines Körpers wahrnimmt.

1.1.3 Veränderungen der Mobilität

Ethik
Welche ethischen Fragestellungen ergeben sich im Zusammenhang mit der Vermeidung von Immobilität?

Ein Unfall, eine Krankheit oder Behinderung kann zu mehr oder weniger starken Einschränkungen der Mobilität führen. Im Extremfall kommt es zur **Immobilität:** Der Mensch kann sich nicht mehr allein fortbewegen und schlimmstenfalls auch keinen Lagewechsel mehr selbstständig durchführen. Eine Sonderform der Immobilität stellt die **Bettlägerigkeit** dar. Dabei verbringt der Pflegebedürftige die meiste Zeit im Bett.

Bettlägerigkeit, Ortsfixierung und Bettruhe
Bettlägerigkeit wird von Zegelin (2010) als längerfristiger Daseinszustand beschrieben, bei dem sich Pflegebedürftige die überwiegende Zeit des Tages und der Nacht im Bett aufhalten. Dabei spielt die Position des Pflegebedürftigen (liegend, halbsitzend oder sitzend) keine Rolle. Es wird zwischen einer leichten, mittleren und schweren Form unterschieden:

Form der Bettlägerigkeit	Erklärung
Leichte Bettlägerigkeit	Pflegebedürftiger kann ca. 4 bis 5 Stunden außerhalb des Bettes sein, z. B. in einem Rollstuhl oder Sessel
Mittelschwere Bettlägerigkeit	Pflegebedürftiger verlässt für wenige Handlungen kurze Zeit das Bett, z. B. zum Einnehmen der Mahlzeit, zur Körperpflege
Schwere Bettlägerigkeit	Pflegebedürftiger steht überhaupt nicht mehr auf, er verbringt 24 Stunden pro Tag im Bett

Tab. 1 Formen der Bettlägerigkeit

Transfer
Fortbewegung von einem zu einem anderen Ort

Von der Bettlägerigkeit abzugrenzen ist der Begriff **Ortsfixierung.** Ein zu pflegender Mensch ist dann ortsfixiert, wenn er sich nicht mehr allein von einem Ort, z. B. dem Sessel oder dem Bett, fortbewegen kann. Er ist unfähig, den ›Transfer‹ selbstständig durchzuführen. Es werden drei Schweregrade unterschieden:

Schweregrad der Ortsfixieurng	Erklärung
Leichte Ortsfixierung	Pflegebedürftiger bewegt sich in weiten Teilen selbstständig und bestimmt seinen Bewegungsradius selbstständig, benötigt Hilfe beim Transfer
Mittelschwere Ortsfixierung	Pflegebedürftiger fährt mit dem Rollstuhl kurze Strecken noch selbstständig, Bewegungsradius ist eingeschränkt
Schwere Ortsfixierung	Pflegebedürftiger verbringt den überwiegenden Teil des Tages im Rollstuhl/Stuhl, ohne sich fortzubewegen, bewegt den Rollstuhl nicht mehr selbstständig

Tab. 2 Schweregrade der Ortsfixierung

Bettruhe ist eine Maßnahme, für die eine medizinische Indikation besteht. Man differenziert zwischen strikter Bettruhe, bei welcher der Pflegebedürftige das Bett überhaupt nicht verlassen darf, und eingeschränkter Bettruhe, bei der er für bestimmte Tätigkeiten aufstehen darf.

Bettruhe bedarf einer ärztlichen Anordnung und sollte von den behandelnden Berufsgruppen genauestens überdacht werden. Schon nach 24 Stunden Bettruhe kommt es zu körperlichen Umstellungen und Erhöhung diverser Risiken, z. B. Komplikationen durch ›Thrombose‹, ›Kontraktur‹, ›Dekubitus‹ oder ›Pneumonie‹, oder auch zur Abnahme von Muskelkraft und zu Kreislaufproblemen. Bei vielen Erkrankungen wird daher heute die frühzeitige Mobilisation anstelle der Bettruhe empfohlen.

Thrombose → S. 426
Kontraktur → S. 346
Dekubitus → S. 69
Pneumonie → S. 384

Veränderungen der Haltung

Schonhaltung bezeichnet eine unnatürliche Haltung, die meist eingenommen wird, um Schmerzen zu vermeiden. Sie geht mit Bewegungseinbußen und Ausweichbewegungen einher. Eine Schonhaltung entspricht keiner ausgeglichenen Körperhaltung. Paradoxerweise führen die Mehrbeanspruchung anderer Muskelgruppen und die einseitige Belastung zu Verspannungen, die wiederum zu Schmerzen in diesem Bereich führen können.

Eine Schonhaltung über einen längeren Zeitraum kann zu Überlastung und Veränderungen (z. B. Arthrosen) führen und beeinträchtigt dementsprechend die Bewegungsfähigkeit des Menschen. Schonhaltungen können auch zu weiteren Komplikation wie z. B. Pneumonien oder Thrombosen führen. Ein Beispiel ist die Schonhaltung nach einer Operation am Thorax. Die Betroffenen versuchen, durch eine flache Atmung die Bewegung des Thorax so gering wie möglich zu halten, um die Schmerzen zu reduzieren. Die Folge dieser Haltung ist ein erhöhtes Pneumonierisiko durch die Minderbelüftung der einzelnen Lungenabschnitte.

Fehlhaltungen sind relativ dauerhafte Veränderungen des menschlichen Körpers. Die Haltung ist permanent in eine Richtung geändert und kann nicht willentlich korrigiert werden. Dies kann angeboren oder erworben sein. Fehlhaltungen betreffen meist die Wirbelsäule oder die Gelenke. Beispiele für Fehlhaltungen sind der Rundrücken, ein Hohlkreuz oder die ›Skoliose‹. Fehlhaltung wirkt sich auf andere Körperteile aus und beansprucht Muskeln mehr als normalerweise. Das führt oft zu Schmerzen dieser Muskelgruppen.

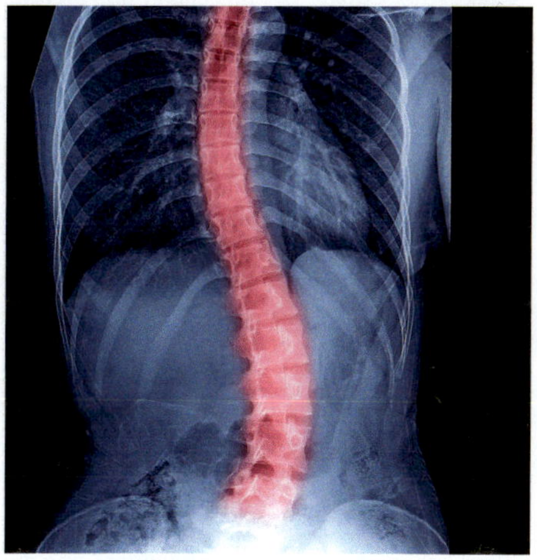

Skoliose
Wirbelsäule ist zur Seite gekrümmt mit Verdrehung der Wirbelkörper

Abb. 1 Skoliose

Veränderungen des Gangbildes

Abweichungen vom physiologischen Gang werden Dysbasien genannt. Sie geben Hinweise auf bestimmte Erkrankungen, Behinderungen oder über die Stimmung eines Menschen. Veränderungen des Gangbildes können auf Nachlässigkeit, schlechte Angewohnheit oder Müdigkeit hinweisen. Ebenso wird das Gangbild durch psychische Beeinträchtigungen verändert, z. B. Depression oder eine Schizophrenie, durch physische Erkrankungen wie z. B. angeborene oder erworbene Skelettsystemerkrankungen, Muskelerkrankungen, Erkrankungen von Nerven oder des Zentralnervensystems sowie Durchblutungsstörungen. Die folgende Tabelle gibt einen Überblick über die unterschiedlichen Dysbasien.

pAVK → S. 520

Myopathie
Muskelerkrankung, ohne neuronale Ursachen

Neuropathie
Erkrankung des peripheren Nervensystems

Morbus Parkinson → S. 541

Veränderung des Gangbildes	Merkmale	Beispiele
Spastischer Gang	– betroffenes Bein nach außen rotiert, wird halbkreisförmig über den Boden geschleift (schlurfendes Geräusch hörbar) – betroffener Arm schwach, etwas steif, gebeugt, schwingt unnatürlich mit – gewisse Verkrampfung der Muskulatur	– einseitig: Hirnschäden bei einem Apoplex mit Halbseitenlähmung – beidseitig: Verletzungen des Rückenmarks, Multiple Sklerose, spinale Tumoren
Hinken	– ein- oder beidseitige Gangstörung mit unregelmäßigem Schrittmaß und/oder Schrittrhythmus – kann vorübergehend, zeitweise oder dauerhaft auftreten – Unterscheidung von Verkürzungs-, Versteifungs-, Lähmungs- und Schmerzhinken	arterielle Verschlusskrankheit (z. B. ›pAVK‹), ›Myopathien‹
Steppergang	– nach vorn geführter Fuß schleift mit der Zehenspitze auf dem Boden; beim Aufsetzen klapperndes Geräusch (daher die Bezeichnung Steppergang)	Spitzfuß aufgrund von Nervenlähmungen, ›Neuropathien‹
Watschelgang	– Becken kann nicht zusammen mit dem Bein gehoben werden	Schwäche der Glutealmuskeln oder Hüftgelenksverrenkungen
Ataktischer Gang oder Ataxie	– unsicherer und breitbeiniger Gang zum Ausgleich der Instabilität, ausfahrende Beinbewegungen – abrupte Bewegungen, nach vorn gebeugter Oberkörper	Störungen der Sensibilität in den Füßen, chronischer Alkoholkonsum, Endstadium der Lues (Syphilis), Erkrankungen des Kleinhirns (Zerebellum)
Brachybasie	– kleinschrittiger, steifer und schlurfender Gang – nach vorn gebeugter Oberkörper, Arme schwingen nicht mit, Beine können kaum vom Boden gelöst werden – Vorwärtsbewegung vom Stand aus erschwert, Beschleunigung der Ganggeschwindigkeit und Stoppen der Bewegung fallen sehr schwer	›Morbus Parkinson‹, sehr hohes Lebensalter
Paretischer Gang	– schleppender Gang durch schwach ausgeprägte schlaffe Lähmung der Beinmuskulatur	Parese
Zerebraler Gang	– taumelnd, unsicherer Gang	übermäßiger Alkoholkonsum, Kreislaufregulationsstörung, gestörte Kleinhirnfunktion
Apraktischer Gang (Apraxie)	– Beeinträchtigung bei der Gangkoordination – Beginn der Bewegung erschwert	Hydrozephalus, Morbus Parkinson
Abasie	– Gangunfähigkeit	psychisch oder physisch bedingt, z. B. bei Erkrankung des Kleinhirns

Tab. 1 Veränderungen des Gangbildes

Veränderungen des Gleichgewichts

Das Gleichgewichtsorgan befindet sich im ›Ohr‹. Veränderungen des Gleichgewichts beruhen auf Störungen der Wahrnehmung. Ältere Menschen sind öfter betroffen als jüngere, weil sich im Alter die Zahl der Haarzellen des Gleichgewichtsorgans verringert. Weitere mögliche Ursachen sind z.B. Entzündungen des Gleichgewichtsnervs, Störungen im Bereich des Innenohrs oder ›Augenerkrankungen‹. Weiterhin können eine Schädigung des Hirnstamms, Kleinhirns oder Großhirns, bedingt durch Entzündungen, sowie ›Arteriosklerose‹, ›Hypotonie‹, ›Migräne‹ oder Schlaganfall für Störungen des Gleichgewichtssinns verantwortlich sein.

Aufbau Ohr → S. 630
Augenerkrankungen → S. 632
Arteriosklerose → S. 516
Hypotonie → S. 415
Migräne → S. 543

Der Gleichgewichtssinn hat Auswirkungen auf die Körper- und Bewegungswahrnehmung. Sie bedingen sich gegenseitig. Folgen einer Veränderung des Gleichgewichtsorgans reichen von Bewegungseinschränkungen bis hin zum Verlust der Bewegungskoordination. Bewegungseinschränkungen wie z.B. eine Querschnittslähmung führen wiederum ihrerseits zu Gleichgewichtsstörungen. Als Symptom zeigen sich **Schwindelgefühle,** die zu Unsicherheiten beim Gehen und Stehen führen und mit einer erhöhten Sturzgefahr verbunden sind. Man unterscheidet folgende Schwindelgefühle:

- Drehschwindel: Die Umgebung scheint sich zu drehen.
- Schwankschwindel: Der Boden, auf dem man steht, scheint sich abwechselnd nach rechts und links zu neigen.
- Liftschwindel: Die Umgebung bewegt sich scheinbar nach oben und unten.
- Fallschwindel: Man hat das Gefühl zu stürzen.
- Benommenheitsschwindel: Taumelgefühl.
- Dauerschwindel/chronischer Schwindel: Gleichgewichtssinn ist für längere Zeit gestört.

Lähmungen

Lähmungen sind Einschränkungen der Beweglichkeit bzw. völlige Bewegungsunfähigkeit, bedingt durch Schädigungen der (motorischen oder sensiblen) Nerven bzw. Muskeln. Sie können zeitweilig oder dauerhaft auftreten. Zu unterscheiden sind zentrale (spastische), periphere (schlaffe) und myogene (muskelbedingte) Lähmungen. Dabei bezeichnet man eine inkomplette motorische Lähmung als **Parese** und eine vollständige motorische Lähmung als **Paralyse** oder **Plegie**. Mögliche Ursachen sind:

- Entzündungen oder mechanische Schädigungen der Nerven und Muskeln, z.B. ›Kinderlähmung‹, Rückenmarksverletzung
- ›Vergiftungen‹
- Infekte
- angeborene Erkrankungen der Muskeln, z.B. Muskeldystrophie
- neurologische Erkrankungen, z.B. ›Schlaganfall‹

Kinderlähmung → S. 875
Vergiftung → S. 829
Schlaganfall → S. 538

Bei der **peripheren Lähmung** ist der Nerv entweder in seinem Verlauf nach dem Austritt aus dem Rückenmark geschädigt oder er ist erkrankt. Es werden nur wenige Impulse zu den Muskeln weitergeleitet. Kennzeichnend ist die schlaffe, herunterhängende Extremität, die nicht mehr bewegt werden kann. Mangelnde Reizübertragung und Bewegungsmangel führen zum Rückgang von Muskelmasse (Atrophie). Diese wird durch Bindegewebe und Fett ersetzt. Nach einigen Wochen kann die neuromuskuläre Erregung durch das Rückenmark wieder einsetzen, dann kann sich die schlaffe Lähmung in eine spastische Lähmung wandeln.

Tetraparese
vollständige Lähmung aller vier Extremitäten

kontralateral
die gegenüberliegende Seite betreffend

Der Läsionsort **zentraler Lähmungen** liegt im Gehirn selbst (zerebrale Lähmung) oder in den langen Nervenbahnen, den sogenannten Pyramidenbahnen des Rückenmarks (spinale Lähmung). Jegliche Impulsübertragung durch die Nerven fehlt. Je nach Ort der Läsion zeigen sich unterschiedliche Symptome. Liegt z. B. eine vollständige Schädigung im Halsmarkbereich vor, ist die Folge eine ›Tetraparese‹ oder -plegie.

Kommt es zu einer Schädigung der Pyramidenbahn durch eine Blutung in der inneren Kapsel, führt dies zu einer Hemiparese auf der ›kontralateralen‹ Seite. Charakteristisch für die zentrale Lähmung ist die dauerhaft erhöhte Muskelspannung, die sogenannte Spastik. Diese kann kleinere Bewegungseinschränkungen hervorrufen oder zum völligen Funktionsverlust einer Extremität führen.

Die **myogene Lähmung** beschreibt eine Muskelschwäche bei intakten Nerven. Der Läsionsort ist direkt am Muskel.

Läsionsart	Ursachen	Symptome
Zentrale Lähmungen	– Trauma – epi- und subdurale Blutungen – Tumoren (Meningeome u. a.) – Massenblutung – perinatale Schädigung – Ischämie – Basilaristhrombose (Blutgerinnsel der A. basilaris) – Myelitis (Rücken-/Knochenmarksentzündung) – spastische Spinalparese – ALS (amyotrophe Lateralsklerose; nicht heilbare degenerative Erkrankung des motorischen Nervensystems)	– Muskelgrundspannung ist erhöht – Spastik entsteht nach einigen Wochen – Muskeleigenreflexe sind gesteigert – Muskelfremdreflexe sind abgeschwächt – pathologische Reflexe sind auslösbar, z. B. Babinski-Reflex – Feinmotorik stark beeinträchtigt
Periphere Lähmungen	– Poliomyelitis – spinale Muskelatrophie – Abszesse – Diskusprolaps – Tumoren – Kaudasyndrom – Kompression – ›Polyneuropathie‹	– schlaffe Lähmung – Muskeltonus herabgesetzt – Muskelatrophie – verminderte/ausgefallene Muskeleigenreflexe – keine pathologischen Reflexe

Polyneuropathie → S. 543

Tab. 1 Ursachen und Symptome von Lähmungen.
Angelehnt an: Pöss, J. (2008): Neurologische Störungen. In: Schaps, Klaus-Peter/Kessler, Oliver/Fetzner, Ulrich. Gesundheitsstörungen. Springer Medizin Verlag, Heidelberg, S. 500 ff.

Bei der **Plegie** ist neben dem Verlust der Muskelkraft auch die Sensibilität betroffen. **Paralyse** wird dem Begriff Plegie oft gleichgesetzt. Auch die Paralyse bedeutet einen Verlust der Muskelkraft durch eine Erkrankung oder Verletzung der motorischen Nervenbahnen. Allerdings ist dieser Begriff weiter gefasst und bezieht sich nicht ausschließlich auf das Skelettsystem. Ein Beispiel ist der paralytische Ileus, der die glatte Darmmuskulatur betrifft.

Formen der Plegie	Erklärung
Hemiplegie	Halbseitenlähmung; Lähmung der rechten oder linken Körperseite (Arm und Bein) die sensorischen Funktionen der gelähmten Körperhälfte sind erloschen
Monoplegie	Lähmung einer Gliedmaße oder eines Gliedmaßenabschnitts
Paraplegie	Lähmung beider Arme oder beider Beine
Tetraplegie	Lähmung aller vier Gliedmaßen durch Ausfall der versorgenden Nerven der Arme und Beine Verlust der Muskelkontrolle und Sensibilität unterhalb der Rückenmarksschädigung inkl. Mastdarm- und Blasenfunktion

Tab. 2 Formen der Plegie

Parese hingegen bezeichnet die unvollständige Lähmung oder Schwächung eines Muskels. Die Bewegung ist dadurch gemindert oder die Kraft zur Bewegung ist herabgesetzt. Es können z.B. noch Empfindungen vorhanden sein, aber die Beweglichkeit ist eingeschränkt.

Veränderte Beweglichkeit der Gelenke

Gelenke bilden die Verbindung zwischen zwei stabilen Strukturen, den Knochen. Sie sind demnach für Bewegungen verantwortlich. Ist die Beweglichkeit dieser Knochenverbindung eingeschränkt, wird dies ›Kontraktur‹ genannt. Hierbei kommt es zu Bewegungseinbußen durch Verkürzungen von gelenknahen Muskeln, durch Gelenkkapselschrumpfungen oder Verwachsungen innerhalb eines Gelenks.

einer Kontraktur vorbeugen → S. 346

Weitere Ursachen für eine veränderte Beweglichkeit der Gelenke sind angeborene oder traumatisch bedingte Fehlstellungen, ein Übermaß an Belastungen auf die Gelenke (z.B. durch Übergewicht) oder Entzündungen der Gelenke (z.B. Arthritis).

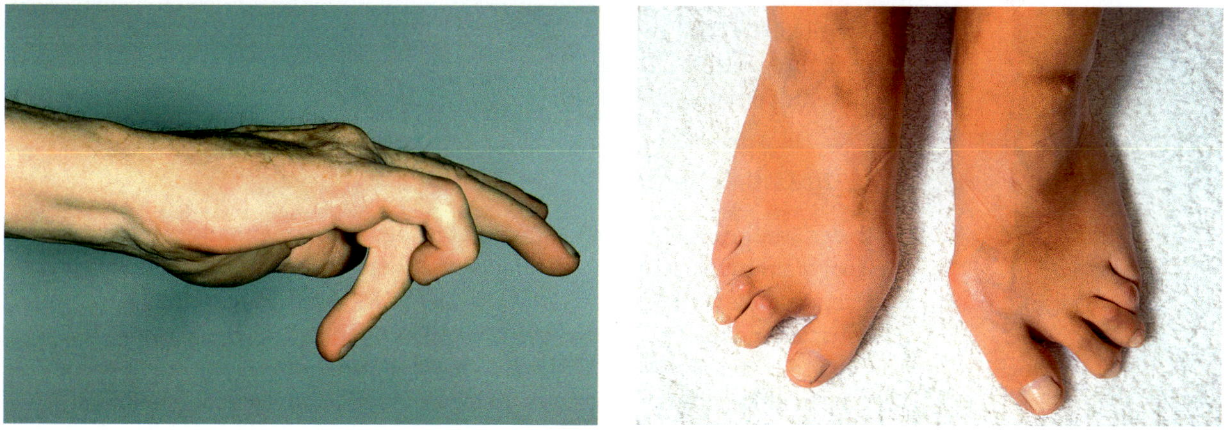

Abb. 1 Beeinträchtigungen der Gelenkbeweglichkeit. Links: Kontraktur der Fingergelenke bei Morbus Dupuytren, einer Bindegewebserkrankung; rechts: Deformation der Zehengelenke bei Arthrose.

1.2 Mobilität erhalten und fördern

1.2.1 Prävention, Gesundheitsförderung und Beratung

Gesundheitsförderung und Prävention → *S. 553, Band 1*

›Gesundheitsförderung‹ und ›Prävention‹ sind zentrale Aspekte der Pflege. Der Mensch soll einerseits dazu befähigt werden, die Kontrolle und Bewältigung von Gesundheitsproblemen selbst zu meistern und seine Gesundheit zu verbessern. Ebenso soll er gezielt Krankheiten vorbeugen, die eine Mobilisationseinschränkung bewirken. Zur Vorbeugung ist es wichtig, die Risikofaktoren zu kennen, die mit Mobilitätseinschränkungen verbunden sind. Mit zunehmendem Alter kommt es bei nahezu jedem Menschen zum Rückgang der Beweglichkeit und Mobilität. Unabhängig vom Alter finden sich weitere Faktoren, wie physische, psychische und umgebungsbedingte Faktoren, die Einfluss auf die Mobilität nehmen. Folgende Risikofaktoren stehen im Zusammenhang mit Mobilitätseinschränkungen:

- körperliche Inaktivität
- beeinträchtigte Sehfunktion
- Übergewicht
- kognitive Beeinträchtigungen, Depressionen
- Müdigkeit und Erschöpfung
- Einnahme von Benzodiazepinen, Anticholinergika, Antidepressiva
- Nicht-Einnahme von Medikamenten zur Leistungssteigerung bei Menschen mit Demenz
- Schmerzen
- niedriger sozioökonomischer Status
- geringe soziale Teilhabe
- häufige Niedergeschlagenheit, Aggression
- Angst vor Stürzen

Die Kenntnis solcher Risikofaktoren verhindert nicht die Einschränkungen in der Mobilität, kann aber den Pflegebedürftigen darin unterstützen, sich im eigenen Alltag vermeidbare Risiken bewusst zu machen. In Form von Information, Beratung oder Schulung wird der Pflegebedürftige dazu befähigt, selbstbestimmt sein Verhalten zu verändern und so seine Mobilität zu fördern.

W ZUM WEITERDENKEN

In der Studie des Robert Koch-Instituts ist der Zusammenhang zwischen sozioökonomischem Status (SES) und Gesundheit untersucht worden. Es zeigte sich, dass Menschen mit einem niedrigen SES ihren allgemeinen Gesundheitszustand niedriger einschätzen und häufiger an Diabetes erkranken. Sie haben ein höheres Risiko für depressive Symptomatik, Adipositas und körperliche Inaktivität. Es sind Interventionen erforderlich, welche die gesundheitliche Ungleichheit verringern, um die Folgen zu reduzieren.

Grundsätze mobilitätsfördernder Lebensführung

DKV-Report 2018
www.ergo.com/de/DKV-Report

Der Report der Deutschen Krankenversicherung (DKV 2018) macht deutlich, dass sich in den Bereichen Arbeit, Transport und Freizeit das Bewegungsverhalten verändert hat. Ursachen dafür sind u. a. vermehrt sitzende Tätigkeiten bei der Arbeit, am Computer und anderen elektronischen Medien, Freizeitbeschäftigungen wie Lesen, Fernsehen oder Kinobesuch, die Fahrt mit dem Auto zur Arbeit oder zum Einkauf.

Im Durchschnitt sitzt in Deutschland der Bundesbürger 7,5 Stunden pro Tag. Zumeist wird bei der Arbeit am Computer oder vor dem Fernseher die sitzende Position eingenommen und für längere Zeit beibehalten. Die Auswirkungen dieser Lebensführung zeigen sich im Vorkommen zivilisationsbedingter Erkrankungen wie Übergewicht, Rückenschmerzen, Bluthochdruck, Diabetes mellitus usw. Umso wichtiger ist eine bewusste mobilitätsfördernde Lebensführung. Hier einige Möglichkeiten der Förderung des eigenen Bewegungsverhaltens:

- Chancen nutzen, sich im Alltag zu bewegen: Die Treppe statt den Fahrstuhl benutzen, das Fahrrad statt das Auto nehmen, das Stehpult statt den Schreibtisch, flexible Sitzmöbel wie einen Gymnastikball nutzen.
- Bewegung in den Tagesablauf einplanen: Empfohlen werden von der WHO 150 Minuten moderate oder 75 Minuten intensive körperliche Aktivität pro Woche. Das erreicht man mit Sport (z.B. Joggen) oder längeren Spaziergängen. Sportvereine bieten eine Vielzahl von Aktivitäten an. Zur Unterstützung und Motivierung können Systeme wie Bewegungstagebuch, Schrittzähler oder Erinnerungs-Apps genutzt werden.
- Hilfsmittel begründet einsetzen: Durch die stetige Weiterentwicklung der Technik stehen viele Unterstützungssysteme zur Verfügung. Sie sollen den Tagesablauf erleichtern, stellen aber gleichzeitig eine Verringerung der Mobilität dar. Ein Beispiel sind Sprachassistenten zur Bedienung von Haushaltsgeräten oder Fernbedienungen.
- 3-Schritte-Programm für bewegungseingeschränkte Menschen: Das 3-Schritte-Programm soll helfen, die eigene Mobilität zu fördern und gleichzeitig Bewegungsabläufe zu üben. Dazu sollen, anfangs mit Hilfestellung, zwei bis drei Schritte zum Rollstuhl, zum Rollator oder zum Stuhl gelaufen werden.

Diversität
Wie können Sie pflegebedürftige Menschen unterschiedlicher Altersgruppen zu mehr Bewegung im Alltag motivieren?

intrinsisch
von innen her, aus eigenem Antrieb

Grundsätze der Bewegungsunterstützung

Für eine ›intrinsisch‹ motivierte Bewegung ist ein Ziel ausschlaggebend. Wertvoll sind biografieorientierte und sinnstiftende Beschäftigungen, die mit Bewegung verbunden sind. Basis für eine Bewegungsunterstützung stellt die verbale und nonverbale Kommunikation dar. Eindeutige verrichtungsbezogene Kommunikation schafft Orientierung und Sicherheit, z.B.:

- statt „Heben Sie Ihr Bein bitte an" besser „Winkeln Sie Ihr Bein bitte an"
- statt „Wir ziehen Sie jetzt hoch" besser „Wir unterstützen Sie dabei, sich in Richtung Kopfende zu bewegen"

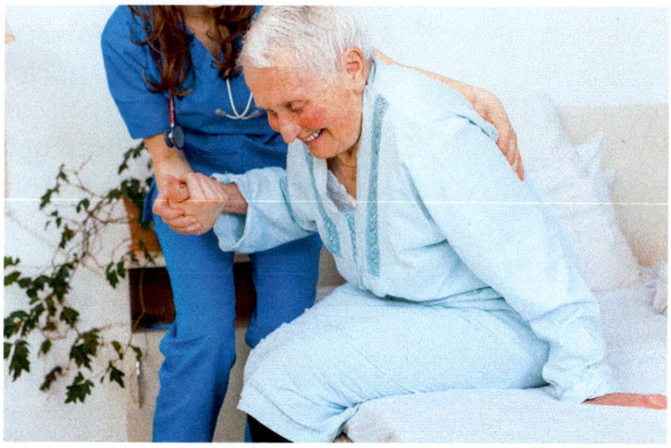

Abb. 1 Bewegungsunterstützung bedeutet immer auch Kommunikation.

Unterstützender Körperkontakt richtet sich nach der Aktivität. Soll eine Bewegung von einem zum anderen Ort unterstützt werden, sind aufeinander bezogene Bewegungen der Hände einzusetzen. Diese kommunizieren die Fortbewegung eindeutig. Den pflegebedürftigen Menschen festzuhalten schränkt dessen Bewegung ein. Flächige, mit etwas Druck ausgeführte ›Berührungen‹ auf Kontaktzonen lassen den Körper spüren (›Affolter-Bewegungskonzept‹).

Berühren → S. 290, Band 1
Affolter-Modell → S. 342

Normale und gewohnte Bewegungsabläufe unterstützen. Zum Aufstehen aus dem Bett sollte die gewohnte Seite genutzt werden. Dabei helfen Fragen an den zu pflegenden Menschen wie: „Auf welcher Seite des Ehebetts haben Sie geschlafen?"

Kinästhetik → S. 339

›**Kinästhetische Grundsätze**‹ **beachten.** Hierzu gehören:
- Massen fassen
- Zwischenräume spielen lassen
- viele kleine Bewegungen statt einer großen initiieren
- einzelne Körperteile von unten fassen und mit Zug und Druck Bewegungen unterstützen

B BEISPIEL

Frau Spannaus möchte sich auf die rechte Seite im Bett legen. Die Pflegefachfrau Tina Milke leitet sie an, zuerst die Beine anzustellen und diese zur Seite zu bewegen. Mit Handkontakt auf dem Beckenkamm unterstützt sie das Becken, das sie mit einer rollenden Bewegung zu sich zieht. Es folgen der Brustkorb und der Kopf.

Die **Grundposition der Pflegefachperson** orientiert sich an der Diagonalen des Pflegebedürftigen (d.h. an seinen Bewegungsachsen für Spiralbewegungen), nicht am Mobiliar (d.h. nicht am 90°-Winkel zum Pflegebedürftigen). Dadurch kann die Körperhaltung der Bewegung aktiv angepasst werden. Die Betthöhe sollte so gewählt werden, dass die Pflegefachperson Bewegungsspielräume hat und sich an den Bedürfnissen des Pflegebedürftigen orientieren kann. Ein Bett auf Hüftgelenkshöhe kann die Bewegung beim Aufsetzen behindern, aber bei der Körperpflege den aufrechten Stand der Pflegefachperson unterstützen.

Rückengerechtes Arbeiten bedeutet, die Hebelwirkungen zu nutzen und den Rücken gerade zu halten. Die Schrittstellung ermöglicht der Pflegefachperson Bewegung und reduziert die eigene Muskelspannung. Die Umgebung sollte bewegungsförderlich gestaltet sein. Kissen und Bettseitenteile können die Bewegung fördern, aber auch hemmen. Möbel und Hilfsmittel sollten als Unterstützung dienen und nicht durch ihre Anordnung im Raum hinderlich sein.

Dos	Don'ts
eindeutige verrichtungsbezogene Kommunikation in Form von Berührung und Worten flächige Berührungen auf Kontaktzonen	kommentarloser einseitiger „Transferakt", ausgehend von der Pflegefachperson
ziel- und biografieorientierte Bewegung	ziellose, gewohnheitsmäßige Bewegung
bewegungsförderliche Umgebung schaffen (große Auflagefläche, hinderliche Kissen entfernen), Hilfsmittel reflektiert einsetzen	Umgebung hinderlich (Stuhl zu weit vom Bett entfernt, Kissen und Decken im Bett)
Betthöhe der Bewegungsaktivität anpassen (für Pflegefachperson und Pflegebedürftigen)	Bett immer niedrig oder immer in Hüfthöhe belassen
Orientierung an der Körperdiagonalen, Schrittstellung, Rücken gerade lassen	Position im 90°-Winkel zum Mobiliar

Tab. 1 Dos und Don'ts der Bewegungsunterstützung

Hilfsmittel
Hilfsmittel sind Gegenstände, die erforderlich sind, um den Erfolg einer Krankenbehandlung zu sichern, einer drohenden Behinderung vorzubeugen oder eine Behinderung auszugleichen (§ 33 SGB V). Es stehen unterschiedliche Hilfsmittel zur Verfügung, die Mobilität unterstützen oder auch eine Einschränkung ausgleichen können. Sie haben zum Ziel, dem Pflegebedürftigen Sicherheit zu geben und die Fortbewegung zu unterstützen. Sie sollten daher leicht im Umgang und in der Bedienung sein.

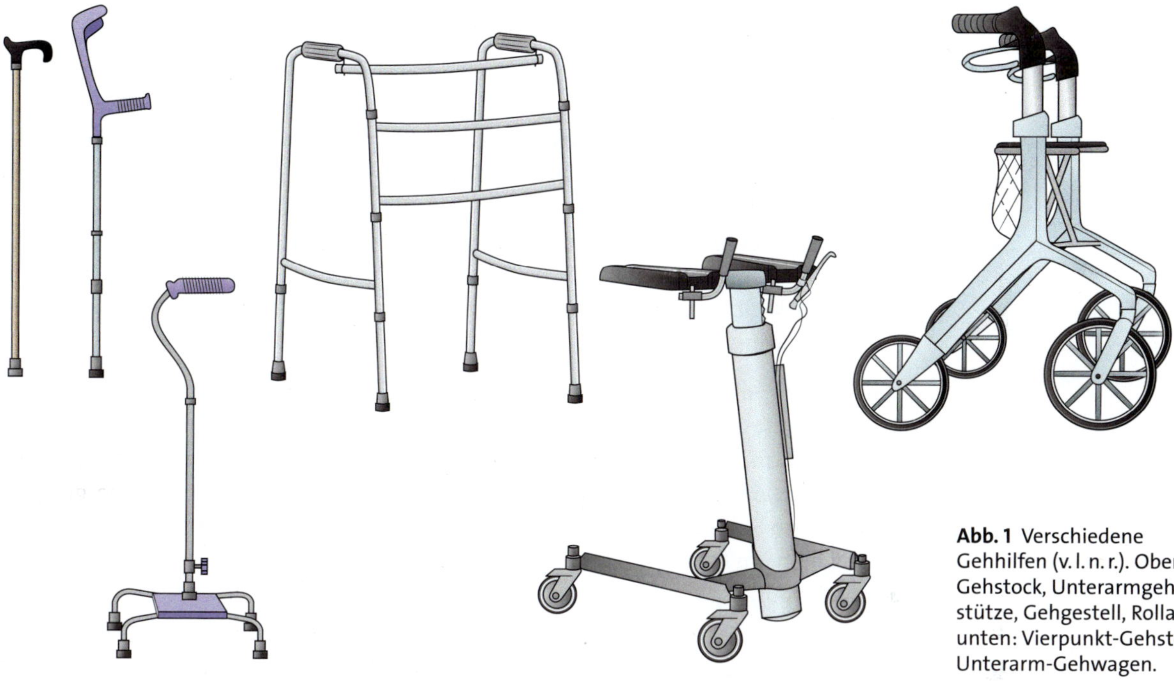

Abb. 1 Verschiedene Gehhilfen (v. l. n. r.). Oben: Gehstock, Unterarmgehstütze, Gehgestell, Rollator; unten: Vierpunkt-Gehstock, Unterarm-Gehwagen.

Pflegepraxis: Aufstehen und gehen

Der **Gehstock** dient zur Sicherheit beim Gehen und bietet Entlastung der Beine und Gelenke. Eine größere Auflagefläche bietet der **Vierpunkt-Gehstock.** Nach Operationen im Bereich des Hüftgelenks oder der Beine benötigen die Betroffenen meist **Unterarmgehstützen.** Voraussetzungen für ihre Nutzung sind genug Muskelkraft in den Armen, Koordinationsvermögen und Gleichgewicht. Unterarmgehstützen sind höhenverstellbar. Der Handgriff sollte sich auf Höhe des Oberschenkelknochens befinden. Die Ellenbogen sollten leicht gebeugt sein und die Hände den Handgriff so halten können, dass die Schultern nicht hochgezogen werden.

Der **Gehbock** (Gehgestell) gibt mehr Stabilität und Sicherheit, ist allerdings auch schwerer handhabbar, da er beim Gehen im Ganzen angehoben werden muss. Alternativ wird der **Unterarmgehwagen** eingesetzt. Hierbei können die Unterarme komplett abgelegt und dadurch ein Großteil des Körpergewichts auf dem Gehwagen verlagert werden, sodass weniger Kraftaufwand benötigt wird.

Eine weitere Gehhilfe, besonders für den Alltag in der Häuslichkeit oder in der Altenpflege hilfreich, ist der **Rollator.** Da er vier Räder hat, muss er nicht vom Boden abgehoben werden. Meist enthalten Rollatoren eine Sitzfläche zum Ausruhen zwischendurch und einen Korb zum Transport von kleinen Gegenständen. Die Handgriffe sind ebenfalls individuell höhenverstellbar. Bremsen an den Handgriffen sorgen für sicheren Stand, z. B. beim Aufstehen.

Der **Rollstuhl** ermöglicht schwer- bis schwerstbehinderten Menschen die Mobilität innerhalb und außerhalb der Wohnung. Im Klinikbereich werden Rollstühle zur Mobilisation körperlich schwacher Patienten außerhalb des Bettes genutzt. Für einen optimalen Einsatz dieses Hilfsmittels muss der richtige Rollstuhltyp gewählt und individuell angepasst werden.

Der **Standardrollstuhl** bietet wenig Komfort für den Benutzer. Er ist sehr kraftaufwendig beim selbstständigen Fortbewegen und wird daher meist nur als Transporthilfsmittel in der Klinik/Einrichtung bzw. als kurzfristige Hilfsmittelversorgung verwendet. Neben den Standardrollstühlen gibt es **Leichtgewichtrollstühle**, die durch ihr leichtes Gewicht und die Anpassungsmöglichkeit der Sitzhöhe gut handhabbar sind. Dennoch wird auch hierbei ein großer Kraftaufwand für die selbstständige Fortbewegung benötigt. Der **Elektrorollstuhl** hingegen wird durch einen Elektromotor angetrieben und ist für Pflegebedürftige mit geringer Armkraft bzw. Armbeweglichkeit vorteilhaft. Die Bedienung geht vom Pflegebedürftigen selbst aus, somit besteht keine Abhängigkeit von einem Begleiter. Für eine dauerhafte Versorgung mit einem Rollstuhl ist eine individuelle Anpassung Voraussetzung. Je nach Verwendungszweck gibt es z.B. spezielle Sportrollstühle, Strandrollstühle, Duschrollstühle, Positionierungsrollstühle oder Kinderrollstühle.

Umgang mit Rollstühlen: Vor dem Gebrauch muss der Rollstuhl auf Funktionsfähigkeit überprüft werden. Ist genug Luft in den Reifen, sind die Bremsen funktionsfähig? Vor dem Transfer auf den bzw. aus dem Rollstuhl müssen die Bremsen betätigt werden. Grundsätzlich ist auf den korrekten stabilen Sitz des Pflegebedürftigen zu achten. Vor dem Schieben sollten die Füße auf den Fußstützen platziert werden, um Verletzungen beim Fahren vorzubeugen. Zum Aufstehen werden die Fußstützen wieder hochgeklappt.

Beim Überwinden von Stufen und Bordsteinkanten ist eine besondere Technik erforderlich: Beim Hinunterfahren wird das Gewicht des Rollstuhls mithilfe der Fußhebel auf die großen Hinterräder gebracht. Die Begleitperson tritt auf den Fußhebel, hebt die Vorderräder an und lässt den Rollstuhl auf den Hinterrädern die Stufe/Bordsteinkante herunterfahren. Beim Herauffahren fährt man mit den Vorderrädern so weit wie möglich an die Stufe heran, hebt wieder mithilfe der Fußhebel die vorderen Räder an, stellt diese auf die Stufe und schiebt den Rollstuhl auf den Hinterrädern die Stufe hoch.

Das **Pflegebett** ist für den Pflegebedürftigen mehr als nur Ruhe- und Schlafstätte. Je nachdem, wie hoch die Einschränkungen für den Pflegebedürftigen sind, ist das Pflegebett der Ort der Nahrungsaufnahme, der Ersatz von Badezimmer und Toilette sowie der Bereich zum Bewegen und Spielen. Demnach muss ein Pflegebett

- die physiologischen Bewegungsmuster des Pflegebedürftigen unterstützen.
- für die pflegerischen Tätigkeiten höhenverstellbar sein.
- für die Einhaltung ›hygienischer Richtlinien‹ abwaschbar und desinfizierbar sein.
- für unterschiedliche ›Matratzen‹ kompatibel sein, z.B. Wechseldruckmatratzen, Bettverlängerungen, Superweichlagerungsmatratzen.
- für den Patiententransport innerhalb der Klinik mit Rädern ausgestattet sein.
- mit Zubehör ausstattbar sein, z.B. Patientenaufrichter, Seitengitter.
- abnehmbare Kopf- und Fußteile sowie Auflagefläche am Bettende haben.

Hygienerichtlinie → *S. 530, Band 1*

Spezialmatratze → *S. 76*

Es gibt mechanisch (mittels einer Fußpumpe) und elektrisch (mittels Fernbedienung) verstellbare Pflegebetten, Inkubatoren, die in der Neonatologie eingesetzt werden, Wiegebetten, Säuglings-/Pädiatriebetten und Spezialbetten wie Rotationsbetten oder Bodenpflegebetten.

Pflegebettart	Einsatzbereich	Vorteile
Krankenhausbett	Klinik	– an Bedürfnisse und Bedarf des Pflegebedürftigen angepasst, z. B. dreiteilige Liegefläche, Bettverlängerung möglich, insgesamt kippbar – rückengerechtes Arbeiten der Pflegefachperson möglich, z. B. Höhenverstellbarkeit, Ablagefläche am Bettende, von beiden Bettseiten zugänglich – für den Transport in der Klinik geeignet – kann mit Namen versehen werden
Pflegebett	Langzeitversorgung/Häuslichkeit	– an Bedürfnisse des Pflegebedürftigen angepasst, z. B. mit Halbseitengitter, mit Fernbedienung verstellbar – rückengerechtes Arbeiten der Pflegefachperson möglich, z. B. höhenverstellbar, von beiden Bettseiten zugänglich – Aussehen zum Raum passend, z. B. aus Holz
Inkubator	Klinik, speziell Neonatologie	– an die Bedürfnisse des Neugeborenen angepasst, z. B. Wärmeregulation, Luftfeuchtigkeit, Sauerstoffversorgung – rückengerechtes Arbeiten der Pflegefachperson möglich, z. B. höhenverstellbar, von beiden Bettseiten zugänglich, Öffnungen für das Handling – für geschützten Transport geeignet
Wiegebett	Klinik, Pädiatrie, Mutter-Kind-Station	– an die Bedürfnisse des Kindes angepasst, z. B. Größe entsprechend für Neugeborene – Förderung der Mutter-Kind-Beziehung, da Bett in der Nähe des Bettes der Mutter positioniert werden kann, Sicht zum Kind durch Plexiglas gewährleistet – fahrbar
Säuglingsbett bzw. Pädiatriebett	Klinik, speziell Pädiatrie	– an die Bedürfnisse des Kindes angepasst, z. B. Größe entsprechend für Kleinkinder – rückengerechtes Arbeiten der Pflegefachperson möglich, z. B. höhenverstellbar, von beiden Bettseiten zugänglich – Sicherheit des Kindes ist gewährleistet durch Seitenschienen – farblich kindgerecht gestaltet
Spezialbett, z. B. Rotationsbett	Klinik, speziell Intensivstation	– an den Bedarf des Pflegebedürftigen angepasst, z. B. für bessere Belüftung der Lungenareale – rückengerechtes Arbeiten der Pflegefachperson möglich, z. B. höhenverstellbar, von beiden Bettseiten zugänglich
Bodenpflegebett	Häuslichkeit/Langzeitversorgung	– an Bedarf und Bedürfnis des Pflegebedürftigen angepasst, z. B. Reduzierung der Sturzgefahr durch Bodenmatte, Sicherheit, Wohlbefinden

Tab. 1 Arten von Pflegebetten

Positionierungshilfsmittel

Positionierungshilfsmittel sind Gegenstände, die den Positionswechsel oder einen Transfer erleichtern sollen bzw. eine stabile Positionierung ermöglichen. Zur Transferunterstützung kann eine Vielzahl von Gegenständen genutzt werden. Sie haben zum Ziel, die Reibungs- und Scherkräfte beim Pflegebedürftigen zu reduzieren, die Fähigkeit des Pflegebedürftigen zum Ortswechsel zu unterstützen und rückengerechtes Arbeiten zu ermöglichen. Beispiele für Transferhilfen:

Pflegeprozessgestaltung
Wer entscheidet, wann welches Hilfsmittel eingesetzt wird?

- Transfertuch/-tunnel
- Rutschbrett bzw. Glideboard
- Lifter
- Antirutschmatte
- Haltegürtel
- Bettleiter
- Patientenaufrichter

Zur Stabilisierung bei bestimmten Positionierungen können z.B. Positionierungskissen oder -rollen in unterschiedlichen Größen verwendet werden. Es stehen verschiedene Füllungen zur Verfügung. Schaumstoffflocken haben z.B. den Vorteil, dass sie sich gut der Körperform anpassen und Stabilität in der Position geben.

Positionierungshilfen können auch zur Druckentlastung eingesetzt werden, wie z.B. Fersenkissen. Sie finden Anwendung in der therapeutischen bzw. funktionalen Positionsunterstützung. Wundgebiete können nach Verletzungen oder Operationen mit einer Funktionsschiene oder Beinhochlagerungsschiene entlastet werden. Positionierungshilfen können auch für die atemtherapeutische Unterstützung sowie kontrakturprophylaktisch eingesetzt werden.

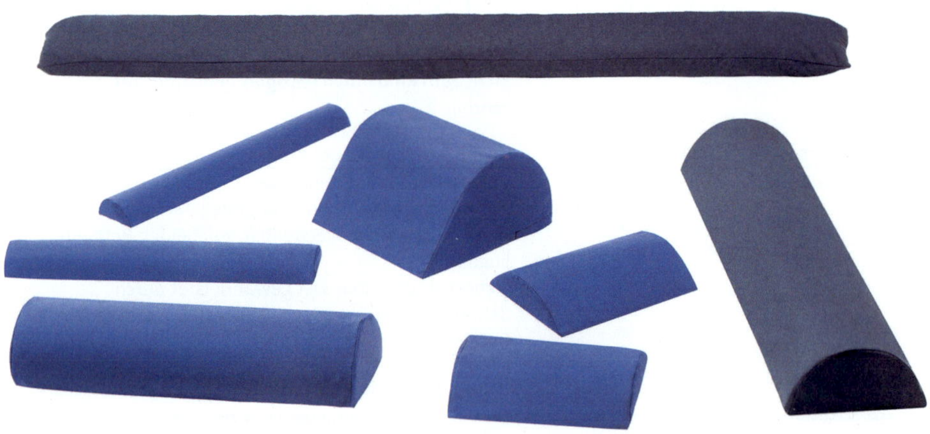

Abb. 1 Verschiedene Mikrolagerungskissen zur Positionsunterstützung und Druckentlastung

Alltägliche Gegenstände wie ein Handtuch können ebenfalls die Mobilität fördern. Je nachdem, welche Ressourcen der Pflegebedürftige hat, kann er sich mit einem am Kopfende des Betts befestigten Handtuch kopfwärts bewegen. Dagegen ist ein Patientenaufrichter weniger hilfreich, da die Bewegungsrichtung deckenwärts vorgegeben und eine gewisse Armkraft für das Anheben des Oberkörpers notwendig ist.

1.2.2 Bei der Mobilisation unterstützen

Einschränkungen in der Mobilität haben viele Ursachen. Je nach Ressourcen sowie Unterstützungsbedarf des Pflegebedürftigen kann eine geeignete Unterstützung gewählt werden. Folgende Aspekte dienen zur Einschätzung der Mobilität und zur Auswahl möglicher Unterstützungsangebote:

- Wie ist die momentane gesundheitliche Situation des Pflegebedürftigen?
  - aktuell vorliegende Bewegungseinschränkungen
  - aktuell vorliegende Bewusstseinseinschränkungen
  - Schmerzen
  - reduzierte oder erhöhte Muskel- und Körperspannung
- Welche potenziellen Probleme lassen sich aus der aktuellen Situation ableiten?
- Welche Bedürfnisse und Fähigkeiten hat der Pflegebedürftige?
  - Körperhaltung, Schritt- und Gangbild
  - Umgang mit und Einsatz von Hilfsmitteln
- Inwieweit sind förderliche/hinderliche Umgebungsfaktoren vorhanden?
  - aktuelle Situation im Wohnumfeld
  - notwendige Veränderungen im Wohnumfeld

Beim Transfer unterstützen

Transfer umfasst Lageveränderungen im und außerhalb des Bettes. Hilfreich hierbei sind die Konzepte der ›Kinästhetik‹ und das ›Bobath-Konzept‹. Grundlegend sind der Unterstützungsbedarf zu eruieren und die Bewegung vom Pflegebedürftigen aus zu sehen. Die Pflegefachperson überlegt sich also im Vorfeld, wie sie die physiologische Bewegung unterstützen kann. Die folgenden Transferunterstützungen stellen Möglichkeiten der Unterstützung dar.

Kinästhetik → S. 339
Bobath-Konzept → S. 485

Kopfwärts bewegen im Bett: Besitzt die bewegungseingeschränkte Person genug Ressourcen, kann sie in Rückenlage zum Kopfende des Bettes „gehen".
Dazu wird das Körpergewicht jeweils auf eine Körperseite verlagert. Die gewichtfreie Seite kann dann durch eine Dreh-Beuge-Bewegung einen Schritt zum Kopfende machen.
Die Pflegefachperson unterstützt diese Bewegung am Brustkorb und am Becken. Die Dreh-Beuge-Bewegung wird so lange fortgesetzt, bis die Körperseite wieder auf der Oberfläche des Bettes aufliegt. Die Pflegefachperson unterstützt den Pflegebedürftigen, sich leicht auf die gegenüberliegende Seite zu drehen, und wiederholt die Gehbewegung auf der nun frei liegenden Seite durch Drücken am Brustkorb und Nachziehen des Beckens.
Diese Bewegungsschritte werden so lange wiederholt, bis der Pflegebedürftige in der gewünschten Position angekommen ist.

Pflegepraxis:
Kopfwärts bewegen im Bett (aktiv)
Kopfwärts bewegen im Bett (passiv)

Sind die Ressourcen des Pflegebedürftigen reduziert, kann die Bewegung zum Kopfende durch zwei Pflegefachpersonen unterstützt werden.
Hierfür stellt sich jeweils eine Pflegefachperson auf eine Bettseite. Der Pflegebedürftige wird mit dem Oberkörper auf die Seite gedreht, damit die eine Pflegefachperson ihre Hände unter den Kopf und Brustkorb legen kann.
Nun dreht sich der Pflegebedürftige mithilfe der Pflegefachpersonen auf die gegenüberliegende Seite, damit die zweite Pflegefachperson ihre Hände unter das Becken und die Beine (Kniekehlen) legen kann.
Der Pflegebedürftige wird abwechselnd von einer zur anderen Seite gerollt. Die Person auf der gewichtfreien Seite zieht die Arme jeweils ein Stück in Richtung Kopfende.
Diese abwechselnd aufeinander bezogenen Bewegungen werden so lange fortgeführt, bis die pflegebedürftige Person in der gewünschten Position ist.

Eine weitere Variante ist die Bewegung kopfwärts im Bett mit Abstoßen der Beine. Das Bett wird so tief wie möglich gestellt. Die Pflegefachperson stellt sich hinter den Kopf des Pflegebedürftigen und greift mit beiden Händen unter dessen Schulterblätter. Der Pflegebedürftige stützt sich mit beiden Beinen ab. Das Körpergewicht der Pflegefachperson verlagert sich mit einem Schritt nach hinten. Die Bewegungen von Pflegefachperson und Pflegebedürftigem müssen gut aufeinander abgestimmt sein.

Pflegepraxis: Mobilisation an die Bettkante

Vom Liegen zum Sitzen auf der Bettkante
Zum Sitzen auf der Bettkante ist es wichtig, dass ungefähr eine Oberschenkellänge Abstand zur Bettkante vorliegt. Der Pflegebedürftige wird in der Einnahme der Seitenlage unterstützt. Die Hüftgelenke müssen gut gebeugt sein, dies dient einer günstigeren Dreh-Dehn-Bewegung in die Sitzposition.
Die Beine werden nacheinander über die Bettkante hinausbewegt. Der Oberkörper des Pflegebedürftigen wird leicht in Rückenlage gebracht, sodass die Pflegefachperson ihre Hand unter den Brustkorb legen kann.
Danach wird der Oberkörper wieder in die Seitenlage gebracht. Der Oberkörper liegt jetzt auf dem Arm der Pflegefachperson.
Es ist darauf zu achten, dass der in Seitenlage unten liegende Arm des Pflegebedürftigen im rechten Winkel auf der Matratze liegt. Der andere Arm stützt sich auf der Matratze ab oder hält sich am Oberkörper der Pflegefachperson fest.
Die Pflegefachperson unterstützt den Oberkörper mit der anderen Hand auf dem oberen Brustkorb. Sie geht in Bewegungsrichtung nach vorne unten, über die unterstützende Hand und Ellenbogen des Pflegebedürftigen in die aufrechte Position. Sie unterstützt in der Bewegung mit der Hand die Beugung in der Hüfte durch leichten Druck auf diese.
Die Bewegung vom Sitzen in die Rückenlage erfolgt in umgekehrter Reihenfolge.
Hinweis: Sobald der Pflegebedürftige an der Bettkante sitzt, muss der Fußkontakt zum Boden hergestellt werden. Die Oberschenkel sollen im Ganzen auf der Bettoberseite aufliegen, sodass ein stabiler Sitz gewährleistet ist.

Aufsetzen en bloc

Unter Umständen ist das hier beschriebene Aufsetzen so nicht durchführbar. Menschen mit weit fortgeschrittenen Parkinson- oder Alzheimer-Erkrankungen bzw. Menschen mit tetraspastischen Zuständen können die Körperteile nicht ausreichend einzeln bewegen. Hierbei ist das Aufsitzen ›en bloc‹ empfehlenswert. Auch bei Bauchoperationen und Bandscheibenvorfällen ist das En-bloc-Aufstehen anzuwenden.

en bloc
eine Bewegung im Ganzen, auf einmal ausführen

Der Arm der Pflegefachperson ist unter dem Brustkorb der zu bewegenden Person platziert. Die Beine sind angestellt und werden auf Knieebene sicher umfasst. Die Pflegefachperson rollt den Pflegebedürftigen auf die Seite, bis die Beine über die Bettkante hinausragen. Die Beine werden jetzt bewusst nach unten bewegt und der Oberkörper mithilfe der Schwerkraft aufgesetzt.

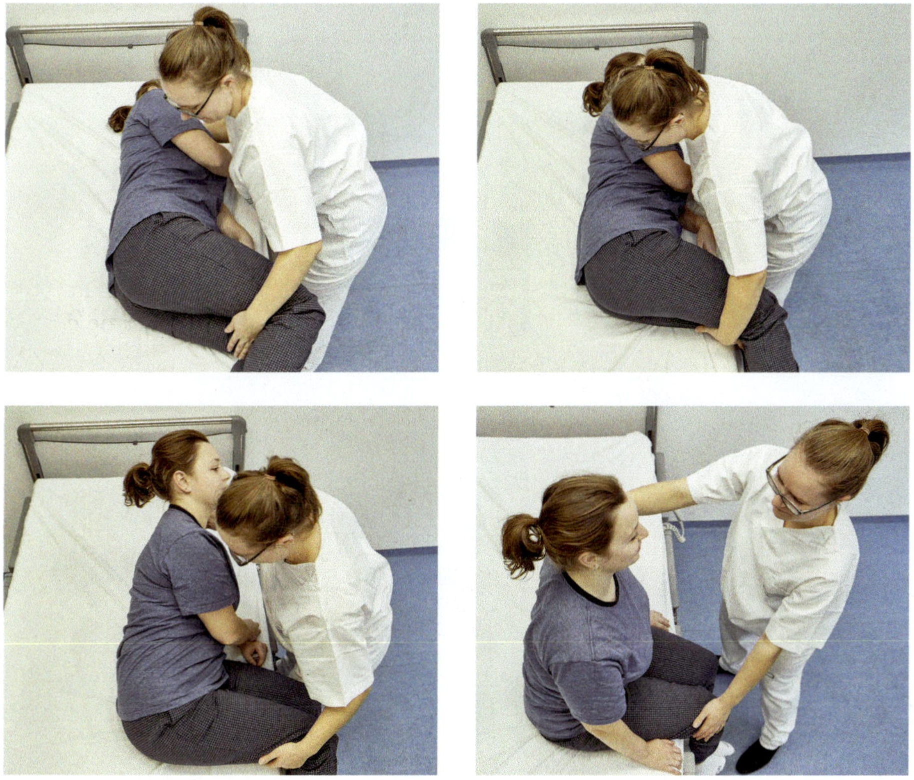

Abb. 1 Aufsetzen en bloc

Aufstehen und Umsetzen vom Bett auf den Stuhl

Für die Gewichtsverlagerung beim Aufstehen aus dem Sitz ist es wichtig, dass die zu bewegende Person weiter nach vorne auf die Bettkante rutscht. Die sitzende Person wird durch Gehen auf den Sitzbeinhöckern nach vorne bewegt. Umgangssprachlich spricht man hierbei auch vom **„Schinkengang"**. Dazu muss das Gewicht von einer Körperseite auf die andere gebracht werden, um die entlastete Seite nach vorne zu bewegen. Weiterhin ist für das Aufstehen wichtig, dass die Füße nicht im rechten Winkel, sondern etwas zurückgestellt sind. Ebenfalls muss die Blickrichtung in die Bewegungsrichtung gehen.

Pflegepraxis: Transfer in den Rollstuhl

Die Pflegefachperson steht in Bewegungsrichtung zur neuen Sitzposition des Pflegebedürftigen. Sie stellt den linken Fuß zwischen die Beine des Pflegebedürftigen. Dieser legt den linken Arm über die linke Schulter der Pflegefachperson. Die Pflegefachperson nimmt mit der linken Hand Kontakt zum Brustkorb und mit der rechten Hand zum linken Bein des Pflegebedürftigen auf. Mit der Rück-Aufricht-Bewegung mit Zug am Brustkorb und Druck am linken Bein kommt der Pflegebedürftige zum Stehen.

Mit kleinen Schritten, die mit Gewichtsverlagerung erst zur einen, dann zur anderen Körperseite einhergehen, wird die Position vor dem Stuhl erreicht. Das Absetzen auf den Stuhl erfolgt durch leichten Druck auf das Hüftgelenk. Die Pflegefachperson macht die Beugebewegung gleichzeitig mit dem Pflegebedürftigen. Dann erfolgt die Gehbewegung im Sitzen, bis die endgültige Position auf dem Stuhl erreicht ist.

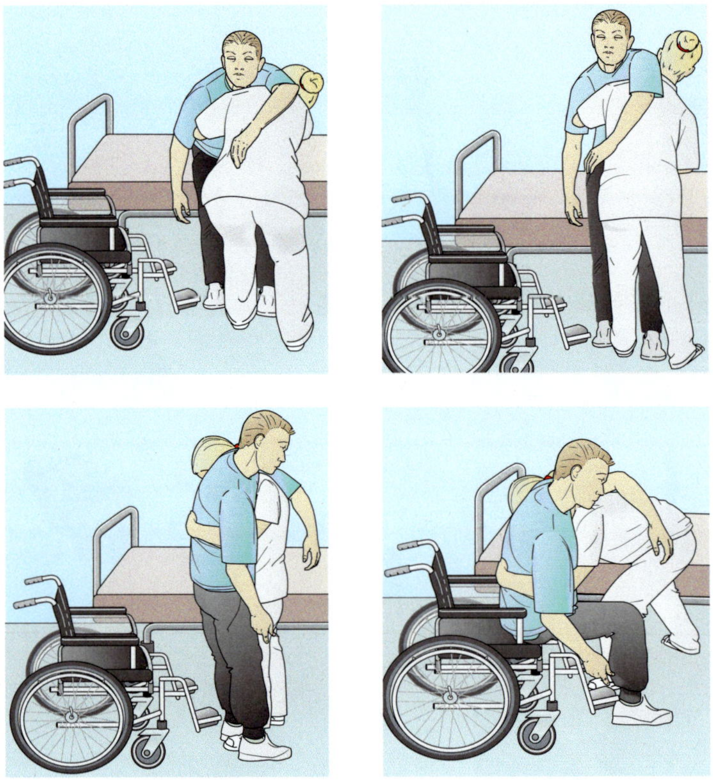

Abb. 1 Aufstehen und Umsetzen

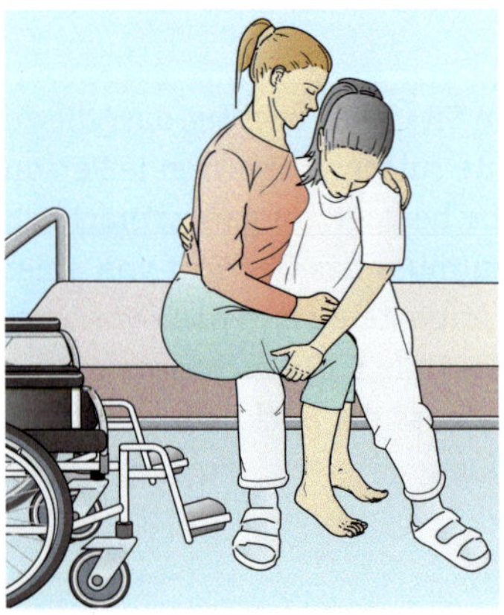

Abb. 2 Oberschenkeltransfer

Oberschenkeltransfer

Bei Pflegebedürftigen, die nicht in den Stand kommen können, findet der sogenannte Oberschenkeltransfer Anwendung. Die Pflegefachperson sitzt neben der Pflegebedürftigen in Bewegungsrichtung. Die Beine der Pflegebedürftigen werden über das körpernahe Bein der Pflegefachperson gelegt. Wichtig ist der sichere Haltekontakt am Brustkorb.

Die Pflegebedürftige hält sich aktiv am Brustkorb der Pflegefachperson und gibt dadurch etwas Gewicht ab, die zweite Hand liegt auf den Beinen. Die Pflegefachperson nimmt durch eine Drehbewegung das Gewicht der Pflegebedürftigen auf das stützende Bein und hält dieses im Gleichgewicht. Durch kleine Bewegungen auf den Sitzbeinhöckern bringt sie die Pflegebedürftige in Richtung Stuhl und setzt sie dort ab.

Tragen

Zum Tragen eines Kindes wird das Konzept des ›Kinaesthetics Infant Handling‹ eingesetzt. Dadurch wird das Kind optimal in seiner Entwicklung zur Selbstständigkeit gefördert. Zum Hochnehmen hält die Pflegefachperson das Kind am Brustkorb und unterstützt es an den Schultern. Das Kind wird langsam über die Unterlage zur Seite gedreht und spiralförmig hochgenommen. Dabei kann es auf einen Unterarm gedreht werden. Das Zurücklegen erfolgt zuerst über den Fuß- und Gesäßkontakt zur Unterlage, dann über die Seite in die Rückenlage. Beim **Tragen vor dem Bauch** sitzt das Kind angelehnt im Arm, die Hand der Pflegefachperson greift um den Brustkorb des Kindes unter sein Gesäß oder an den Oberschenkel. Die andere Hand umgreift von hinten den Oberschenkel. Das Bein wird dadurch in Beugestellung gehalten. Beide Arme sind vor dem Körper des Kindes frei beweglich und der Kopf ist unterstützt.

Kinaesthetics Infant Handling → S. 737

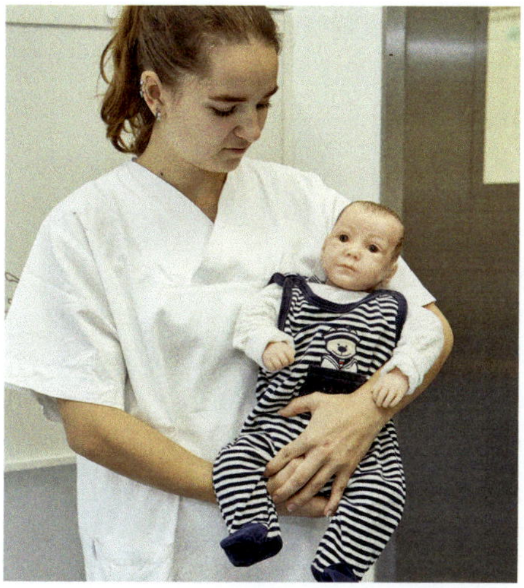

Abb. 3 Tragen des Säuglings vor dem Bauch

Zum Tragen in Seitenlage umfasst der Arm der Pflegefachperson den Brustkorb des Kindes, eine Hand hält das gegenüberliegende Bein am Oberschenkel. Die zweite Hand kann das Gesäß des Kindes und das zweite Bein unterstützen. Beide Arme des Kindes sind vor seinem Brustkorb frei beweglich. Eine weitere Möglichkeit ist das **Tragen in Bauchlage**. Das Kind liegt mit seinem Bauch auf einem Unterarm der Pflegefachperson, mit dem zweiten Arm hält diese das Kind unter dem Brustkorb. Sie umgreift die Achselhöhle des ihr fernen Arms. Die Arme des Kindes kommen nach vorne.

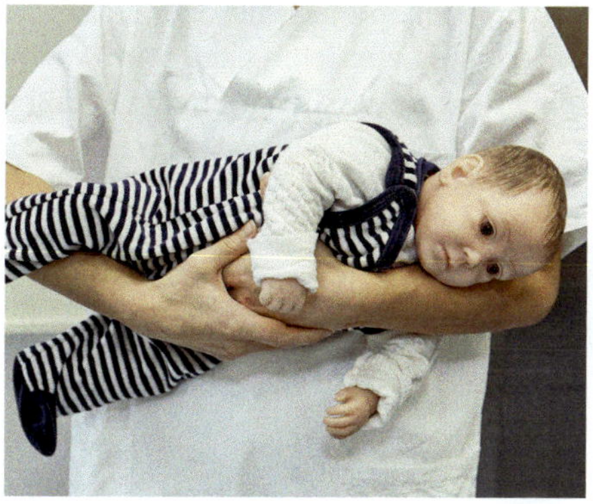

Abb. 4 Tragen des Säugling in Bauchlage

Bei der Positionierung unterstützen

Oft wird in der Pflege von *Lagerung* gesprochen. Hierdurch wird eine gewisse Unbeweglichkeit ausgedrückt. Lagert man etwas, bleibt es für eine gewisse Zeit an diesem Ort. *Positionierung* bzw. Positionsunterstützung ist dagegen ein aktiver, dynamischer Vorgang. Im Vordergrund sollte immer das Ziel der Förderung und Erhaltung der Mobilität stehen. Zu beachten ist das Wohlbefinden des Pflegebedürftigen. Fühlt er sich in einer Position unwohl oder hat er Angst, aus dem Bett zu fallen, kann sich das nachteilig auf die Bewegung auswirken.

Kommunikation

Wie sprechen Sie Menschen an, bei denen regelmäßige Positionswechsel durchgeführt werden müssen?

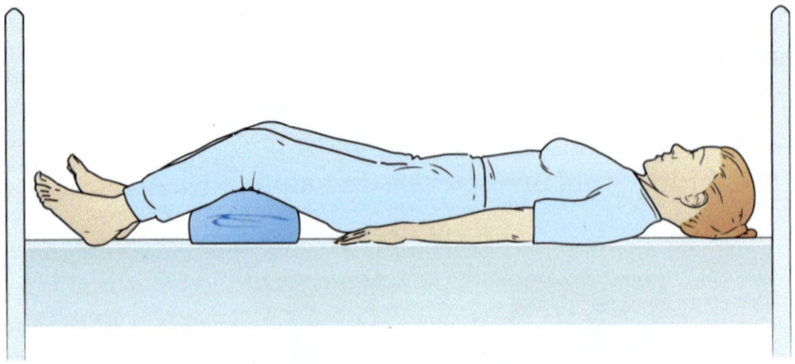

Abb. 1 Position Rückenlage

Position Rückenlage: Bei dieser Position liegt der Pflegebedürftige flach auf dem Rücken. Je nachdem, welche Position als angenehm erfahren wird, kann der Oberkörper mithilfe der Bettfunktion in eine erhöhte Position gebracht werden. Zur Entlastung der Bauchdecke ist eine Knierolle bzw. ein Kissen in den Kniekehlen zu empfehlen. Auch sollte auf die Fersenentlastung sowie die Spitzfußprophylaxe geachtet werden.

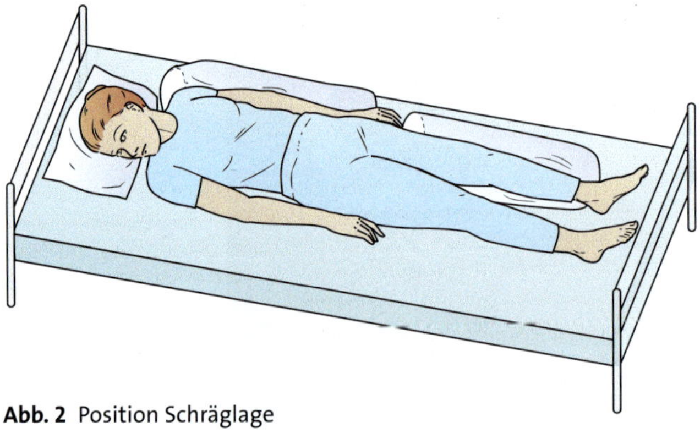

Abb. 2 Position Schräglage

Position Schräglage: Ziel dieser Position ist, dass eine Körperseite entlastet ist und der Druck von der Wirbelsäule, vor allem vom Steißbein, genommen wird. Der Pflegebedürftige liegt in der Mitte des Bettes und dreht sich mithilfe eines aufgestellten Beines auf die Seite. Die Pflegefachperson platziert eine Positionierungsschlange vom Oberschenkel bis zur Schulter. Der Pflegebedürftige legt sich zurück auf die Positionierungshilfe. Der Kopf erhält zur Unterstützung ein Kissen.

Pflegepraxis: 30° Lagerung

Position schiefe Ebene: Ziele sind die Druckentlastung des Rückens, besonders einer Körperseite, und die Pneumonieprophylaxe bei Neugeborenen und Säuglingen. Im Unterschied zur Schräglage wird Positionierungsmaterial (z.B. eine zusammengerollte Decke) zwischen Matratze und Bettgestell gebracht.

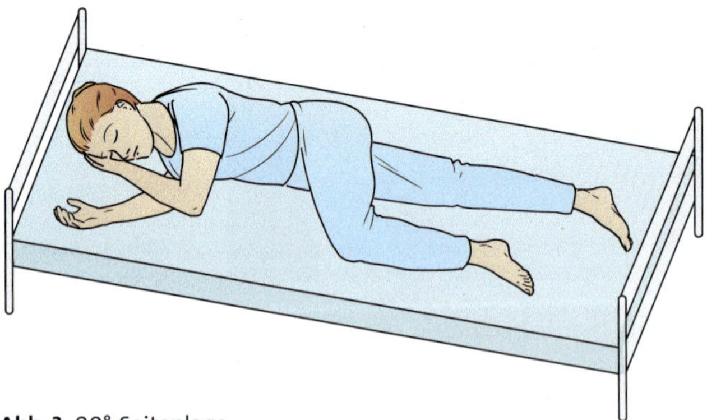

Abb. 3 90°-Seitenlage

Position 90°-Seitenlage: Ziele dieser Position sind vor allem die Belüftung eines Lungenflügels und die Verbesserung der Sekretmobilisation. Der Auflagedruck ist gänzlich von der entlasteten Seite genommen, allerdings ist der Druck auf der Seite, auf der der Pflegebedürftige liegt, dann sehr hoch. Daher muss besonders auf Auflagepunkte in dieser Position geachtet werden, wie z.B. den großen Rollhügel oder den Darmbeinkamm. Für diese Position legt sich der Pflegebedürftige etwas zu einer Seite des Bettes und dann mithilfe des aufgestellten Beins auf die Seite. Das untere Bein wird in Neutral-Null-Stellung gebracht, das obere Bein angewinkelt und mit einem Kissen erhöht positioniert. Der untere Arm kann den Kopf in der Seitenposition unterstützen, der obere Arm kann ebenfalls auf ein Kissen abgelegt werden.

Position 135°-Bauchlage: Ziele dieser Position sind, dass Rücken und Schultern, Hinterkopf, Gesäß und Fersen entlastet sind, die Vorderseite des Körpers wahrgenommen wird und die hinteren Lungenabschnitte belüftet werden bzw. ein Sekretabfluss begünstigt ist.

Zur Vorbereitung dieser Position muss der Pflegebedürftige ganz zu einer Seite des Bettes gebracht werden. Der Pflegedürftige muss am linken Bettrand liegen, um nach rechts in die 135°-Position gebracht zu werden. Der Arm, der nun in der Mitte des Bettes liegt, muss mit der Handinnenfläche nach oben, so dicht wie möglich an bzw. unter die Hüfte geschoben werden. Das Kissen auf der Bettseite so hinlegen, dass der Pflegebedürftige mit Oberkörper und Becken darauf liegen kann. Das am Bettrand liegende Bein so anstellen, dass durch Gewichtsverlagerung die Seitwärtsdrehung unterstützt wird. Liegt der Pflegebedürftige dann mit dem Oberkörper auf dem Kissen, sollte das Bein durch ein weiteres Kissen unterstützt werden, damit kein Zug auf dem Körper besteht. Der Kopf kann mit einem kleinen Kissen seitlich positioniert werden.

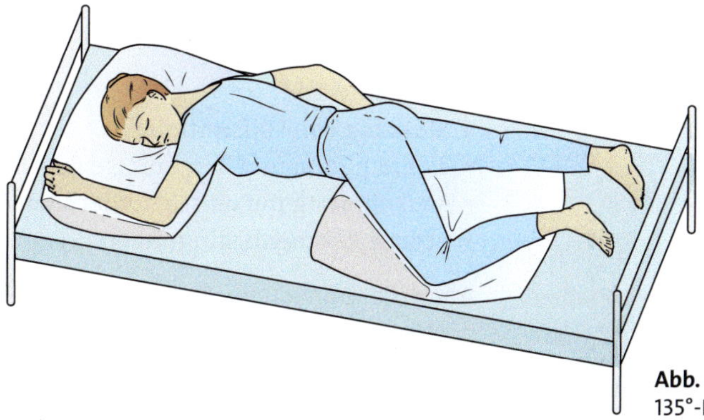

Abb. 4
135°-Bauchlage

3-Stufen-Positionierung: Ziel dieser Position ist die Unterstützung der Atmung bei Frühgeborenen. Das Bett ist in waagerechter Position. Ein Handtuch oder eine Baumwollwindel wird so gefaltet, dass drei Stufen sichtbar werden. Das Handtuch zuerst auf zwei Stufen falten, dann auf drei und dann umdrehen. Liegt das Kind auf, sollen die Stufen bei den jeweiligen Zwischenräumen Hals, Ende der Rippenbögen und Becken ausgerichtet sein.

Neben den genannten Positionierungen gibt es weitere Möglichkeiten, wie die ›VAT-Positionierungen‹. Diese zielen vorranging auf die verbesserte Belüftung der Lungenareale ab, bewirken aber auch eine Druckentlastung.

VAT-Positionierungen → S. 377

Frühmobilisation

Als Frühmobilisation wird das erste Aufstehen nach einer OP bezeichnet. Liegen keine Kontraindikationen vor, erfolgt sie noch am OP-Tag oder am folgenden Tag. Vor der Frühmobilisation sind eine Kreislaufkontrolle und evtl. eine Schmerzmittelgabe laut Arztanordnung notwendig. Für eine stabile Kreislaufsituation sind vorab Bewegungsübungen im Bett und Flüssigkeitszufuhr hilfreich.

Zuerst setzt sich der Pflegebedürftige an die Bettkante. Die OP-Wunde wird etwas durch die Hand komprimiert, um Schmerzen an der Naht zu minimieren. Sobald der Pflegebedürftige an der Bettkante sitzt, wird er zum tiefen Einatmen aufgefordert. Die Pflegefachperson fragt nach dem Befinden und beobachtet Atmung, Haut und Bewusstseinszustand des Pflegebedürftigen. Je nachdem, wie der Zustand es zulässt, kann der Pflegebedürftige einmal vor dem Bett aufstehen, mit Unterstützung durch das Zimmer laufen oder zum WC gehen. Die Frühmobilisation dient zur Kreislaufstabilisierung, zur Vorbeugung von ›Thrombosen‹, ›Dekubitus‹, ›Kontrakturen‹, ›Pneumonien‹ und ›Stürzen‹.

Thrombose → S. 426
Dekubitus → S. 69
Kontraktur → S. 346
Pneumonie → S. 384
Sturz → S. 349

Bewegungsübungen

Bewegungsübungen dienen dem Erhalt bzw. der Förderung von Aktivität und Mobilität sowie von Ausdauer und Kraft. Studien zufolge haben Bewegungsübungen einen positiven Einfluss auf die Mobilität. Im Rahmen der Erstellung des Expertenstandards *Erhaltung und Förderung der Mobilität in der Pflege* wurden unterschiedliche Formen von Bewegungs- und Fitnessübungen ermittelt, die in der stationären und ambulanten Pflege Anwendung finden. Dabei fällt auf, dass verschiedene Faktoren das Ergebnis beeinflussen:

- Vielfalt der Übungen
- Übungshäufigkeit
- zeitlicher Abstand
- zeitliche Intensität
- Kraftaufwand
- Nutzung von Hilfsmitteln
- Kombination und Reihenfolge der Übungen
- Verknüpfung mit geistig fordernden Maßnahmen
- soziale Rahmenbedingungen

Kommunikation
Wie gehen Sie damit um, wenn ein zu pflegender Mensch sich ablehnend gegenüber Bewegungsübungen verhält?

Auch die individuelle Zielsetzung der Pflegebedürftigen hat Einfluss auf den Effekt der Bewegung. Wenn sich eine Person ein Ziel gesetzt hat, kann die Bewegung besser ausgeführt werden. Beispielsweise führt ein zielloser Spaziergang durch die Pflegeeinrichtung zu weniger Motivation und Kraftaufwand, als wenn sich ein Bewohner eine Zeitung aus dem Kiosk im Foyer holen möchte. Bewegungsübungen können unterschiedlich ausgestaltet sein. Man unterteilt sie grob in passive, assistive, aktive und resistive Bewegungsübungen.

Passive Bewegungsübungen: Die Bewegung wird ohne aktive Mitarbeit der betreffenden Person durchgeführt. Dabei ist es wichtig, dass physiologische Bewegungsmuster beibehalten werden. Bei passiven Bewegungsübungen dürfen die Gelenke nicht überdehnt werden, da dies zu Mikrotraumata und Schmerzen für den Pflegebedürftigen führen kann. Es ist wichtig, den Bewegungsradius des Pflegebedürftigen zu kennen und niemals über diese Bewegungsgrenze zu gehen. Die Haut- und Muskeldurchblutung sowie die Atem- und Kreislauffunktion werden angeregt. Auch passiv durchgeführte Bewegungen regen die natürlichen Bewegungsmuster an und verbessern die Körperwahrnehmung.

Assistive Bewegungsübungen: Die Pflegefachperson unterstützt die aktive Mitwirkung des Pflegebedürftigen und übernimmt das Gewicht des Körperteils. Indiziert sind assistive Bewegungsübungen bei Pflegebedürftigen mit eingeschränkter Belastbarkeit.

Aktive Bewegungsübungen gehen ganz vom Pflegebedürftigen selbst aus, die Bewegungen können selbstständig ohne fremde Hilfe ausgeführt werden. Anleitungen zu Bewegungen gehören ebenfalls dazu, da der Pflegebedürftige dabei die Extremitäten selbst aktiv bewegen soll.

Resistive Bewegungen sind gegen einen Widerstand gerichtet, zusätzlich zum Eigengewicht des Körperteils. Dieser Widerstand kann durch einen Druck gegen die Bewegungsrichtung oder durch eine aktive Fußstütze erzeugt werden.

1.2.3 Betten richten

Im stationären Bereich erhält jeder zu pflegende Mensch bei Neuaufnahme ein aufbereitetes Bett. Die Aufbereitung kann durch die Mitarbeiter des Bereichs oder über eine zentrale Bettenaufbereitung erfolgen. Das Richten des Bettes bedeutet, das Bett neu zu beziehen. Gründe können sichtbare Verschmutzungen sein, die Förderung des Wohlbefindens, der Wunsch des Pflegebedürftigen oder individuelle Probleme wie starkes Schwitzen oder Inkontinenz. Das Richten des Bettes kann bei der ›Körperpflege‹ integriert werden, kann mit dem Pflegebedürftigen im Bett oder ohne ihn, von einer oder zwei Pflegefachpersonen durchgeführt werden. Vor dem eigentlichen Beziehen müssen alle Materialien vorbereitet werden. Wichtig sind die Beachtung der ›hygienischen Richtlinien‹ und die Vermeidung unnötiger Wege.

Haut und Körper pflegen → *S. 53*

Hygienerichtlinie → *S. 530, Band 1*

Materialien
- saubere Wäsche (ein Bettlaken, ein Kopfkissenbezug, ein Deckenbezug, ggf. ein Stecklaken, zusätzliche Bezüge, falls Positionierungsmaterialen ebenfalls bezogen werden)
- Hände- sowie Flächendesinfektionsmittel
- Abwurf für die Schmutzwäsche
- ggf. eine Schutzschürze

Richten des Bettes ohne Pflegebedürftigen im Bett

Vor dem Richten erfolgt immer eine ›hygienische Händedesinfektion‹. Das Bett wird auf Arbeitshöhe und in die waagerechte Position gebracht. Die Bettwäsche wird gelöst und in den Wäscheabwurf gegeben. Die abgezogene Decke sowie das Kissen können auf der herausziehbaren Ablagefläche am Bettende oder auf einem Stuhl abgelegt werden. Ist das Bett vollständig abgezogen, erfolgt eine hygienische Händedesinfektion. Das saubere Laken wird mittig über die Matratze gelegt und am Kopfende eingeschlagen. Danach das Laken zum Fußende der Matratze straffziehen und um die Ecken spannen. Die Seitenteile unter die Matratze einschlagen und glattstreichen. Um ein gut gespanntes Laken zu erzielen, wird das Kopfende zu Beginn leicht hochgestellt und nach dem Einspannen wieder heruntergelassen. Dadurch wird das Laken gestrafft.

hygienische Händedesinfektion → *S. 535, Band 1*

Das Stecklaken wird quer über der Matratzenmitte ausgebreitet und die gleich langen Enden werden unter die Matratze gespannt. Der Bettdeckenbezug wird über die Decke gezogen, dabei sollen die Ecken den Bezug gut ausfüllen. Um Staubaufwirbelungen zu vermeiden, wird die bezogene Decke nicht im Ganzen ausgeschüttelt. Die Decke anschließend am Fußende einschlagen, dritteln und ablegen, sodass die Außenseite außen bleibt. Den Kopfkissenbezug über das Kopfkissen ziehen und dieses an das Kopfende legen. Am Schluss das Bett auf Patientenniveau herablassen. Abschließend erfolgt eine hygienische Händedesinfektion.

Richten des Bettes mit Pflegebedürftigen im Bett

Für eine rückenschonende Arbeitsweise sowie zur Förderung des Sicherheitsgefühls des Pflegebedürftigen sind zwei Pflegepersonen zum Bettenrichten zu empfehlen. Am Anfang führen beide Pflegefachpersonen eine hygienische Händedesinfektion durch. Der Pflegebedürftige wird informiert und jede Handlung wird ihm mitgeteilt. Das Kopfteil flach stellen. Der Pflegebedürftige dreht sich auf eine Seite. Hierbei die Richtlinien der ›Kinästhetik‹ beachten und die Ressourcen nutzen.

Kinästhetik → *S. 339*

Der Pflegebedürftige ist durch die Pflegefachperson, die jetzt Blickkontakt hält, an Schulter und Hüfte gesichert. Die Pflegefachperson auf der anderen Seite löst das Laken und rollt dieses zum Pflegebedürftigen hin. Das frische Laken am Kopfende einschlagen und an den Seiten einspannen.

Das halbe Laken einrollen und in der Bettmitte vor dem gebrauchten Laken ablegen. Darauf achten, dass genug Laken für die zweite Hälfte der Matratze zur Verfügung steht. Falls ein Stecklaken oder Inkontinenzmaterial gebraucht wird, dieses ebenfalls bis zur Mitte aufrollen und auf der Hälfte der Matratze einspannen.

Nun wird der Pflegebedürftige unterstützt, sich auf den Rücken und dann über den Wäschewulst auf die andere Seite zu drehen. Die Pflegefachperson, die jetzt im Rücken des Pflegebedürftigen steht, nimmt das gebrauchte Laken heraus und gibt es in den Wäscheabwurf. Das frische Laken von der Bettmitte her aufrollen, oben einspannen und zum Fußende glattziehen sowie die Seitenteile unter die Matratze stecken. Stecklagen und Inkontinenzmaterial ebenso entrollen und glatt streichen.

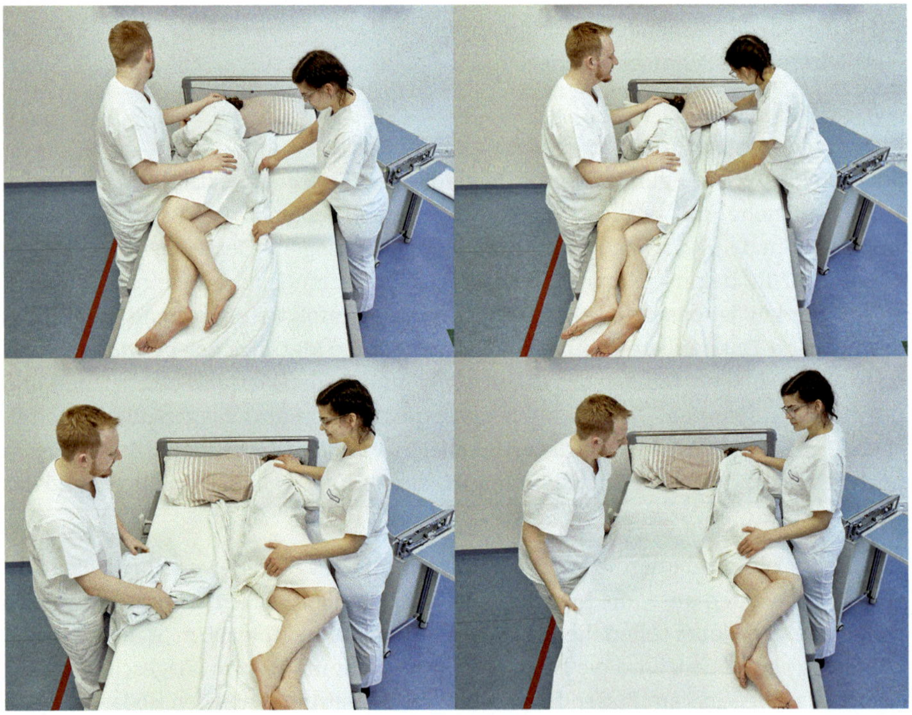

Abb. 1 Schritte beim Bettenmachen mit liegendem Menschen

Dem pflegebedürftigen Menschen in eine für ihn angenehme Position helfen, Kopfteil etwas erhöht einstellen und das Bett auf Patientenniveau stellen. Kopfkissen dem Pflegebedürftigen reichen und ihn zudecken. Nach der Tätigkeit erfolgt eine hygienische Händedesinfektion.

Das Bettlaken kann bei Kontraindikation der Seitwärtsbewegung ebenso von oben nach unten bezogen werden. Dazu wird der Pflegebedürftige aufgesetzt, das Laken gelöst und soweit wie möglich zur Bettmitte gerollt. Das frische Laken wird am Kopfende eingespannt, bis zur Mitte aufgerollt und an das gebrauchte Laken gelegt. Der Pflegebedürftige legt sich wieder hin und versucht das Gesäß anzuheben. Die Pflegefachpersonen rollen die Laken zum Fußende aus. Das gebrauchte Laken wird in den Abwurf gelegt und das frische Laken am Fußende festgesteckt.

1.2.4 Besondere Konzepte der Bewegungsförderung

Kinästhetik

Die ›Kinästhetik‹ wurde von Frank Hatch und Lenny Maietta in den 1970er-Jahren begründet. Seit dieser Zeit wurden die Grundlagen aus der Kybernetik weiterentwickelt und für die Arbeit mit pflegebedürftigen Menschen genutzt. Unter anderem etablierte Christel Bienstein das Konzept in der deutschen Pflegelandschaft. Heute ist es ein anerkanntes Bewegungskonzept in Deutschland und in der Schweiz. Zwei Ausgangspunkte liegen der Kinästhetik zugrunde. Die erste Grundlage ist die **Verhaltenskybernetik**. Zentrales Element der Kybernetik ist die Selbststeuerung der Bewegung durch Feedback. Damit werden Lebensprozesse von innen reguliert und gesteuert. Bezogen auf die Bewegung bedeutet das, dass gespeicherte Bewegungsabläufe unsere Bewegungskompetenz wesentlich beeinflussen. Die zweite Grundlage ist das **Verständnis der eigenen Bewegung**.

Kinästhetik
Lehre vom Bewegungsempfinden (Kinesis = Bewegung, Aesthetics= Empfinden)

B BEISPIEL

Frau Kondo ist seit 15 Jahren verheiratet und schläft im gemeinsamen Bett auf der rechten Seite. Sie ist es daher gewohnt, über die rechte Seite aufzustehen. Nach einem Sturz liegt sie im Krankenhaus und wird bei der Mobilisation aus dem Bett unterstützt. Durch ihre erlernte Bewegungskompetenz fällt ihr das Aufstehen auf der rechten Seite des Bettes viel leichter.

Die Ziele der Kinästhetik in der Pflege können aus diesen Grundlagen abgeleitet werden:

- Eigene Bewegungen werden reflektiert und bewusst eingesetzt. Dadurch können Pflegefachpersonen gesundheitsbewusst und rückengerecht arbeiten.
- Sie beobachten, analysieren, unterstützen und erweitern die Bewegungskompetenz des Pflegebedürftigen und erhöhen dadurch seine Selbstständigkeit.
- Die Interaktion zwischen Pflegenden und Pflegebedürftigem ist verbessert.

Selbstpflege
Wie gut gelingt es Ihnen im Pflegealltag, auf eine rückengerechte Arbeitsweise zu achten?

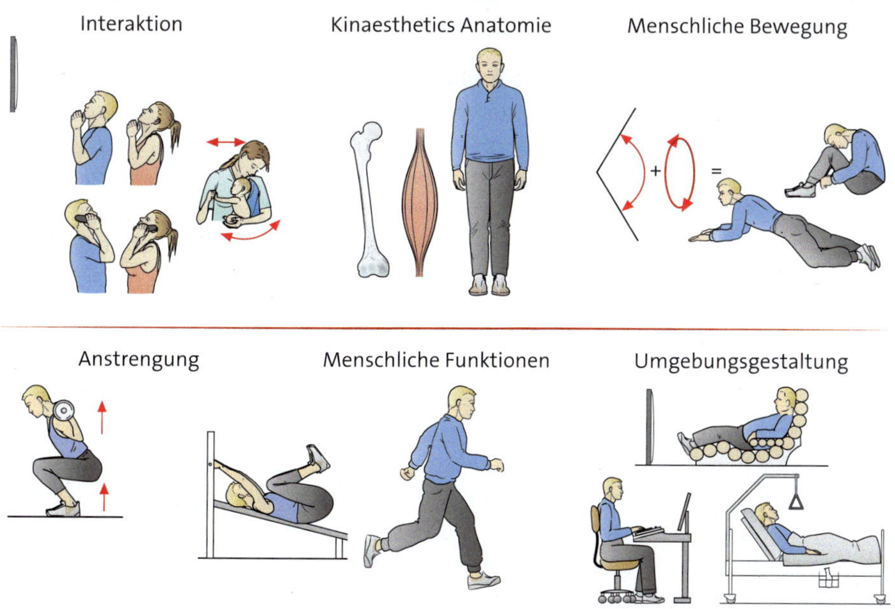

Abb. 2 Die sechs Konzepte der Kinästhetik

Im Mittelpunkt der Kinästhetik stehen alle menschlichen Aktivitäten, die aus verschiedenen Blickwinkeln, den sechs Konzepten, erfahren und analysiert werden können.

Das erste Konzept – Interaktion: Interaktionen dienen zum wechselseitigen Austausch zwischen Menschen bzw. zwischen Mensch und Umwelt. Durch unsere Sinne nehmen wir Kontakt mit unserer Umgebung auf. Bewegung kann daher über ein Sinnessystem vom zu unterstützenden Menschen selbst eingeleitet werden oder die Pflegefachperson kann durch Berührung und Druck den Bewegungsablauf unterstützen. Für die Interaktion sind auch die Bewegungselemente ***Raum, Zeit und Anstrengung*** von Bedeutung. Der Pflegefachperson muss bewusst werden, dass der Pflegebedürftige seine eigenen Bewegungserfahrungen gemacht hat. Ziel ist es, gemeinsam herauszufinden, in welchem Verhältnis der Pflegebedürftige diese drei Elemente in seinem Körper effektiv nutzen kann.

B BEISPIEL

Nach einem Schlaganfall braucht der Betroffene mehr Raum für Bewegungen durch die veränderten Verhältnisse der Gelenke und die veränderte Anspannung der Muskeln. Er benötigt mehr Zeit und erhöhte Anstrengung, um aufzustehen.

Bei der **einseitigen Interaktion** geht die Bewegung von dem Pflegebedürftigen bzw. der Pflegefachperson allein aus. Ziel ist es, dass der Pflegebedürftige die Bewegung selbstständig durchführen kann. In diesem Sinne ist eine einseitige Interaktion erwünscht. Führt die Pflegefachperson die Bewegung durch, ohne auf die Reaktion des Pflegebedürftigen zu warten, handelt es sich um eine Manipulation, was nicht dem Konzept der Kinästhetik entspricht. Bei der **schrittweisen Interaktion** findet Bewegung durch Anleitung in kleineren Schritten statt. Auf eine Aktion erfolgt eine Reaktion. Die **gleichzeitig-gemeinsame** Interaktion entsteht durch Berührung, Warten und Bewegen. Die Pflegefachperson gibt einen Impuls, wartet auf die Reaktion des Pflegebedürftigen und beginnt gleichzeitig mit ihm die Bewegung.

Das zweite Konzept – Funktionelle Anatomie: Die Anatomie des Körpers wird aus funktionaler Sicht betrachtet. Dies sind Massen und Zwischenräume, Knochen und Muskeln sowie Orientierung. Der Körper ist in sieben ***Massen*** (Kopf, Thorax, Becken, zwei Beine und zwei Arme) unterteilt. Diese sind durch sechs ***Zwischenräume*** (Hals, Taille, je zwei Schulter- und Hüftgelenksebenen) miteinander verbunden. Massen geben das Gewicht an eine Unterstützungsfläche ab, Zwischenräume leiten die Bewegung von einer Masse zur anderen. Die Bewegung einzelner Massen nacheinander erleichtert das Bewegen; Zwischenräume müssen für die Bewegung frei sein. Es gilt: ***Massen fassen, Zwischenräume gleiten lassen.***

Knochen und Muskeln unterstützen die Bewegung. Bei der Bewegung müssen die Muskeln frei beweglich sein, um das Gewicht über die stabilen Knochen an Unterstützungsflächen (z. B. die Bettauflage) abzugeben. Die ***Orientierung*** am menschlichen Körper hilft, die Bewegung zu steuern. Beispielsweise ist der Brustkorb im Bereich des Rückens durch die Streckmuskeln hart und stabil, im Bereich des Beugemuskels an der Vorderseite weich und flexibel. Die Orientierung im Raum, z. B. kopfwärts oder fußwärts, bietet zusätzliche Unterstützung bei der Bewegung.

Das dritte Konzept – Menschliche Bewegung: Man unterscheidet zwischen ***stabilen Haltungs- und instabilen Transportbewegungsebenen.*** Stehen diese in einem physiolgischen Verhältnis zueinander, ist eine stabile Bewegung möglich. Ist dieses Verhältnis durch eine Krankheit oder Schwäche gestört, kann die Pflegefachperson das Unterstützungsangebot dem anpassen. Pflegebedürftige mit Morbus Parkinson haben z.B. eine Verschiebung in Richtung Haltungsbewegungsebene. Das bedeutet eine gewisse Stabilität, aber gleichzeitig auch eine Steifigkeit. Das Unterstützungsangebot sollte demnach mehr auf die Bewegungsrichtung und die Transportbewegungsebene ausgerichtet werden.

In diesem Zusammenhang können ***spiralige und parallele Bewegungsmuster*** unterschieden werden. Spiralige Bewegungsmuster ermöglichen durch die Veränderung der Beziehung der Massen zueinander, dass Gewicht auf Unterstützungsflächen abgegeben werden kann. Das ermöglicht eine Bewegung mit weniger Anstrengung. Bei parallelen Bewegungsmustern wird die Beziehung der Massen zueinander kaum verändert. Das Gewicht wird durch die Muskeln getragen, daher wird für die Bewegung mehr Anstrengung benötigt.

REFLEXION | **IMPULS** | LERNORTVERNETZUNG

Legen Sie sich auf den Boden und kommen Sie von der Rückenlage zum Sitzen auf direktem Weg. Danach legen Sie sich wieder in Rückenlage. Diesmal bewegen Sie sich von der Rückenlage zum Sitzen, indem Sie Ihr Gewicht über eine Körperseite fließen lassen. Dabei nutzen Sie den Arm als Stütze. Beschreiben Sie die Unterschiede.

Das vierte Konzept – Anstrengung: Um sich fortzubewegen, muss man sich anstrengen. Dies geschieht durch ***Ziehen und Drücken***. Je nachdem, wie das Ziehen und Drücken organisiert sind, kann die Bewegung mit mehr oder weniger Anstrengung durchgeführt werden.

B BEISPIEL

Frau Niemeck benötigt Unterstützung, um im Bett kopfwärts zu gehen. Dazu wird die Variante „Gehen im Bett" gewählt. Die Pflegefachperson kann dabei durch Ziehen am Brustkorb und Drücken am Becken unterstützen, somit benötigt Frau Niemeck weniger Anstrengung.

Das fünfte Konzept – Menschliche Funktionen: Es gibt sieben ***Grundpositionen,*** die Ausgangspunkt für jede menschliche Bewegung darstellen. Dabei wird an verschiedenen Stellen des Körpers das Gewicht über die Masse an eine Unterstützungsfläche abgegeben, wodurch andere Massen für die Bewegung frei sind. Bei der Entwicklung der kindlichen Bewegungskompetenz sind die Grundpositionen gut zu beobachten.

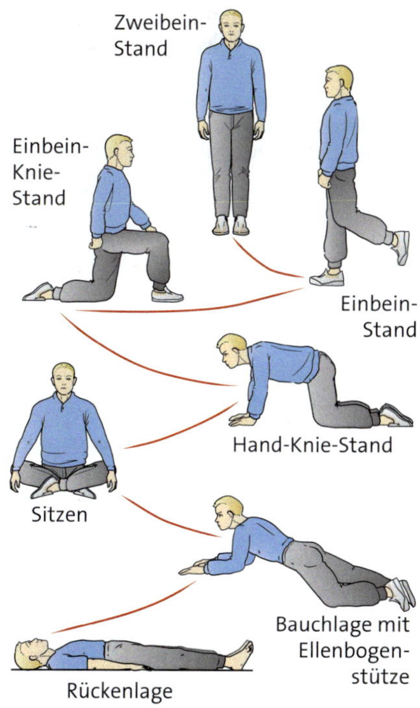

Abb. 1 Die sieben Grundpositionen

Das Kind lernt, sich von der ***Rückenlage*** in die ***Bauchlage,*** von der Bauchlage in den ***Schneidersitz,*** vom Schneidersitz zum ***Vierfüßlerstand*** (Krabbeln) zu bewegen. Aus dem Krabbeln zieht sich das Kind an einem Gegenstand hoch und kommt zum ***Einbeinstand*** und dann zum ***Zweibeinstand***. Die Grundpositionen sind die Basis für ***komplexe Bewegungen***. Hierbei unterscheidet man Bewegungen am Ort (z.B. Nahrung zu sich nehmen, atmen, ausscheiden) sowie Bewegungen zur Fortbewegung (z.B. gehen, sich rückwärts bewegen).

Das sechste Konzept – Umgebungsgestaltung: Die Umgebung kann Bewegung unterstützen oder behindern. Daher sind Hilfsmittel stets so einzusetzen, dass sie vorhandene Fähigkeiten zur Fortbewegung unterstützen bzw. stabilisierend für die Bewegung am Ort wirken.

Muesse, André/Vehma, Stefanie/Brutscher, Petra/Eppler, Sonja (2017): Kinästhetik Infant Handling – Aus der Rücken- in die Seitenlage. Der Beitrag in der Zeitschrift JuKiP (Nr. 06, S. 184–189) beschreibt ausführlich das Vorgehen.

B BEISPIEL

Herrn Franz fällt es schwer, sich in der Oberkörperhochpositionierung selbstständig seine Brille oder sein Rätsel vom Nachttisch zu nehmen. Er benötigt Unterstützung bei der Fortbewegung von Arm und Brustkorb. Die Pflegefachperson rollt ein Handtuch auf und legt dieses an die Wirbelsäule von Herrn Franz. Diese Rolle dient als Drehachse für den Brustkorb und erleichtert das Mitbewegen des Brustkorbs während des Greifens nach der Brille.

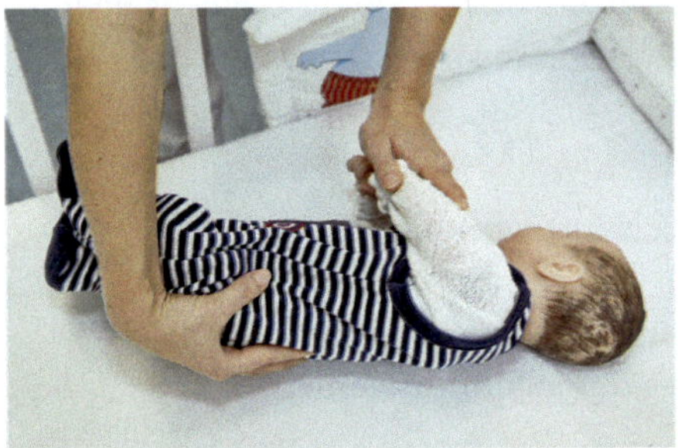

Abb. 1 Das Kind wird in seiner Eigenbeweglichkeit unterstützt, indem es beim Drehen in die Bauchlage an der Hüfte unterstützt wird (spiralige Bewegung).

Für Früh- und Neugeborene wurde das **Kinaesthetics Infant Handling** entwickelt. Es kann dem Neugeborenen helfen, sich besser außerhalb des Mutterleibs zurechtzufinden und seine Bewegungskompetenz zu entwickeln. Oft wird das ganze Kind oder es werden mehrere Körperteile zugleich angehoben. Das Kind kann dieser Bewegung nicht folgen, Bewegungssteuerung und Orientierung im eigenen Körper gehen verloren. Voraussetzung für die optimale Bewegung ist hier die gleichzeitig-gemeinsame Interaktion. Die Pflegefachperson muss sich an den Voraussetzungen des Kindes orientieren (Alter, Entwicklungsstand und Ressourcen).

Das Affolter- Modell

Affolter-Modell www.affolter.info

Das Affolter-Modell, benannt nach Dr. Félice Affolter, hilft Pflegefachpersonen, Pflegebedürftige mit erworbenen Hirnschädigungen zu verstehen und ihnen zu helfen, ihre eigene Umwelt wieder wahrzunehmen. Das Modell wird angewandt in Rehabilitationseinrichtungen und in der Langzeitversorgung von Menschen mit Hirnschädigungen und Entwicklungsstörungen in jedem Lebensalter. Es wird auch als *gespürte Interaktionstherapie* bezeichnet. Das „Was" und das „Wo" sind Informationen, die der Mensch benötigt, um sich zu orientieren:

- „Was" bedeutet für den Menschen: Was geschieht gerade? Was ist zu tun? Was ist in der direkten Umwelt verändert und wie wirkt sich das aus?
- „Wo" bedeutet für den Menschen: Wo befinde ich mich im Raum, in welcher Körperposition befinde ich mich, wo spüre ich meine Unterlage oder Seitenbegrenzung?

Menschen mit Wahrnehmungsstörungen aufgrund einer Hirnschädigung können diese Informationen nur schwer erfahren. Sie reagieren mit erhöhter Körperspannung, Unruhe oder Abwehr. Dies muss bei der ›Bewegungsunterstützung‹ berücksichtigt werden.

Grundsätze der Bewegungsunterstützung → S. 323

Der Gestaltung der Umwelt kommt bei dem Affolter-Modell große Bedeutung zu. Durch räumliche Begrenzung können Sicherheit und Orientierung geschaffen werden. Die Umwelt des Pflegebedürftigen ist daher so gestaltet, dass er seine Körpergrenzen immer wieder selbst oder mithilfe der Pflegefachperson spüren kann. Beispielsweise gelingt das durch eine feste Matratze beim liegenden Menschen. Weitere Möglichkeiten sind in der folgenden Tabelle aufgezeigt. Auch die Seitenbegrenzung ist ein wichtiger Orientierungspunkt, sowohl im Liegen als auch in sitzender Position. Optimal ist eine Nische, in die der Pflegebedürftige positioniert ist. Er kann damit sein Wo und Wie erfahrbar machen.

Ziel	Möglichkeiten der Umsetzung
Sicherheit und räumliche Orientierung	– feste Matratze – Liegen auf der Therapieliege – Bett mit einer Seite an die Wand stellen – Pflegebedürftigen direkt an der Bettseite an einer festen Decke oder einem Schaumstoffpack positionieren – beim Sitzen: feste Sitzunterlage, Füße stehen auf dem Boden, Begrenzung durch eine Wand
Verständnis schaffen durch „Pflegerisches Führen"	– vor einer Handlung Aufmerksamkeit auf diese richten, z. B. beim Sitzen Gesäß leicht bewegen, um ein aufrechtes Sitzen zu initialisieren – Pflegehandlungen mit festem Druck und klarer Bewegungsrichtung ausführen – kleine Positionsveränderungen während einer Handlung durch leichtes Schaukeln
Handeln neu erlernen durch „Elementares Führen"	– Gegenstände, mit denen gearbeitet wird, in die Hand des Pflegebedürftigen legen – Fingerdeckung durch Pflegefachperson, sodass der Pflegebedürftige die Handlung fühlen und ausführen kann – während des Führens nicht mit dem Pflegebedürftigen sprechen – unter Einbezug der stabilen Umgebung wird geführt

Tab. 1 Ziele und Maßnahmen des Affolter-Modells

Hirngeschädigte Pflegebedürftige können Sinnesreize nicht mehr adäquat verarbeiten. Durch „Pflegerisches Führen" soll ein Verständnis für die Handlung wiedererlangt werden. Ziel ist es, dass der Pflegebedürftige immer wieder spüren kann, was mit ihm geschieht, dass er dem Ablauf der Versorgung folgen kann und weiß, wo er sich im Raum befindet.

Es ist wichtig, dass die Körperposition während der Pflegetätigkeit immer wieder verändert wird, denn das Gehirn kann Informationen, die sich verändern, besser verarbeiten. Daraus ergibt sich ein Wechsel der Mitteilungen während einer Tätigkeit wie z. B. bei der Körperpflege. Die Pflegefachperson wechselt zwischen Waschen und Abtrocknen (Was passiert?) und leichten Positionsveränderungen durch Schaukeln oder kleine Bewegungen (Wo bin ich?).

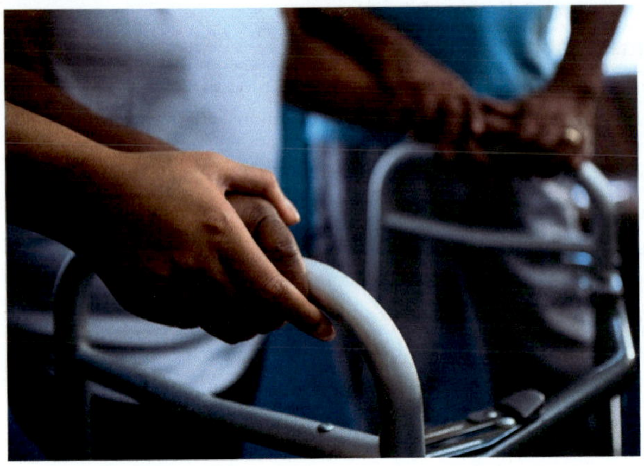

Abb. 1 Durch behutsames Führen der Hand wird die Pflegebedürftige unterstützt, eine Handlung selbstständig auszuführen.

Kann der Pflegebedürftige den Handlungen mit Verständnis folgen, wendet man das „Elementare Führen" an: Dabei führt der Pflegebedürftige mithilfe einer „Fingerdeckung" seitens der Pflegefachperson Handlungen selbst aus. Dabei darf er nicht überfordert werden. So können das Führen der Hand beim Zähneputzen und gleichzeitiges Erklären den Pflegebedürftigen überanstrengen. Deshalb ist auf die verbale Erklärung während der Handlung zu verzichten. Zu Beginn gibt die Pflegefachperson dem Pflegebedürftigen z.B. die Zahnbürste oder Zahncreme in die Hand. Dieser direkt gespürte Reiz wird besser im Gehirn verarbeitet als der gesehene. Die Pflegefachperson steht während der gemeinsamen Handlung hinter oder neben dem Pflegebedürftigen. Damit nicht nur Informationen des „Was" vermittelt werden, muss immer wieder eine leichte Positionsveränderung beachtet werden.

Das Bobath-Konzept

Ein weiteres Bewegungs- und Therapiekonzept ist das von Berta und Karel Bobath entwickelte Bobath-Konzept. Es beruht auf der Fähigkeit des Gehirns, lebenslang motorisch zu lernen und sich anzupassen (›Plastizität‹ des Gehirns). Angewendet wird es bei Kindern, Jugendlichen und Erwachsenen mit angeborenen oder erworbenen Störungen oder Erkrankungen des ›zentralen Nervensystems‹.

Plastizitat
Formbarkeit

neurologische Erkrankungen → S. 538

Interprofessionalität
Wie kann das Bobath-Konzept innerhalb des interprofessionellen Teams individuell für den Pflegebedürftigen umgesetzt werden?

Das Konzept sieht keine Übungen oder Abläufe vor, vielmehr sollen die individuellen Grenzen und Möglichkeiten des Menschen berücksichtigt werden. Er soll sich entwickeln können und natürliche Bewegungsabläufe wieder erlernen. Hierfür ist eine interdisziplinär abgestimmte Zusammenarbeit notwendig. Grundlagen des Konzepts sind:

- Anbahnung normaler Bewegungsabläufe
- Haltungstonus, Normalisierung des Muskeltonus
- verbesserte Körperwahrnehmung

Zur **Anbahnung normaler Bewegungsabläufe** ist es entscheidend, den Pflegebedürftigen in seinem individuellen Bewegungsbedarf und seinen Bewegungsmöglichkeiten zu unterstützen. Durch ›Fazilitation‹ werden physiologische Bewegungsmuster angebahnt.

Fazilitation
Bahnung, Erleichterung

Fazilitation ist eine Technik, die neuromuskuläre Funktionen erleichtern bzw. ermöglichen soll. Dabei kündigt die Pflegefachperson eine Bewegung taktil an und wartet auf die Reaktion des Pflegebedürftigen. Wird die Bewegung durch diesen initialisiert, kann die Unterstützung erfolgen. Erst dann ist der Pflegebedürftige in die Aktivität einbezogen. Voraussetzung für normale Bewegungsabläufe ist die Aufgabe, die dahintersteckt. Einzelne Bewegungen werden nicht separat, sondern automatisch in einem ganzen zielorientierten Ablauf ausgeführt.

Ein weiterer Aspekt des Bobath-Konzepts ist die **Haltungskontrolle** (auch posturale Kontrolle oder Kernstabilität genannt). Ausreichend Stabilität im Becken ermöglicht Bewegungen des Rumpfes und/oder der Extremitäten. Mangelnde Stabilität wird meist durch Muskelanspannung in den Extremitäten ausgeglichen.

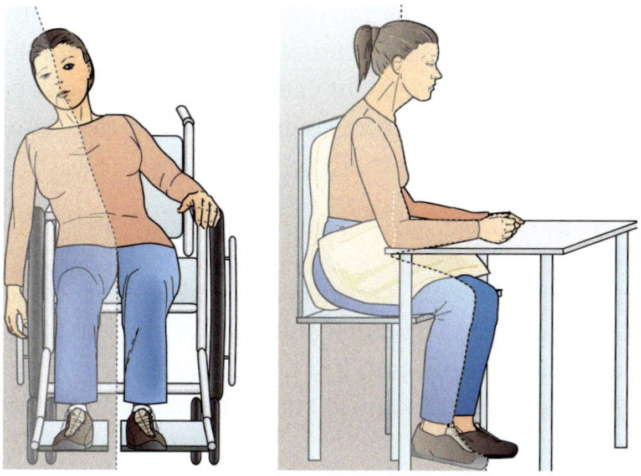

Abb. 2 Haltungskontrolle: Bei einer Halbseitenlähmung hat der Betroffene einen starken Hang, seine Position auf die mehr betroffene Seite zu verlagern. Durch Unterstützung des Rumpfs und der Arme und einen festen Bodenkontakt der Füße kann eine stabile Haltung erreicht werden.

Verbesserte Körperwahrnehmung stellt eine weitere Grundlage dar. Um Tonusverhältnisse im Körper zu verändern, nimmt der Körper Informationen wahr, verarbeitet sie und reagiert darauf. Rezeptoren der Sinnesorgane leiten die Impulse weiter und geben die Information, wo sich der Körper im Raum befindet. Der Spannungszustand der Muskulatur wird den aktuellen Gegebenheiten sofort angepasst. Der Muskeltonus kann durch verschiedene Faktoren beeinflusst werden. Er ist u.a. abhängig von der ›Unterstützungsfläche‹.

Unterstützungsfläche
Auflagefläche des Körpers in der aktuellen Position

B BEISPIEL

Liegt der Pflegebedürftige auf einem Bett und kann diese Fläche auch annehmen, kann der Körper abgelegt werden und der Tonus sinkt. Beim Sitzen auf einem Stuhl ist die Unterstützungsfläche kleiner und der Mensch muss einen größeren Tonus aufbringen, um diese Position zu halten.

Ein weiterer Faktor ist die **Schwerkraft**. Das Anziehen eines Pullovers in liegender Position braucht einen größeren Kraftaufwand als in sitzender Position.
Die **Kernstabilität** trägt ebenso zum Muskeltonus bei. Mobilität und Stabilität bedingen sich gegenseitig. Der Mensch braucht beim Laufen die Stabilität auf einer Körperhälfte, diese übernimmt das Gewicht und die gegenüberliegende Körperseite kann bewegt werden.

Das Bobath-Konzept beschreibt sogenannte **Schlüsselpunkte**. Das sind bestimmte Körperregionen, die reich an Rezeptoren sind. Die Stellung dieser Schlüsselpunkte zueinander gibt Aufschluss über den Tonus. Über sie können Bewegungen eingeleitet und verändert werden. Liegt der zentrale Schlüsselpunkt, der Rumpf, hinter dem des proximalen der Schulter, so ist die Streckung der Rückenmuskulatur vorgeschaltet. Versucht die Pflegefachkraft, den Pflegebedürftigen mit geradem Rücken aufzusetzen, braucht es viel Kraft und Hilfestellung. Um dies zu vermeiden, sind die Schlüsselpunkte so zueinander in Beziehung zu setzen, dass der Pflegebedürftige aktiv die Bewegung mitgestalten kann.

1.3 Einer Kontraktur vorbeugen

Prävalenz
Krankheitshäufigkeit

Institut für Qualitätssicherung in der Pflege (IQP) (Hrsg) (2011): Kontrakturprävention in der Langzeitpflege Älterer. Stand der Forschung und Bedeutung für die Praxis. IQP, München.

Die Angaben zur Häufigkeit von Kontrakturen schwanken in der Literatur erheblich. In nationalen Studien zeigt sich eine ›Prävalenz‹ zwischen 15 und über 70 % bei älteren Patienten im Krankenhaus. Bei immobilen Altenheimbewohnern beträgt sie bis zu 71 %. Diese großen Unterschiede ergeben sich aus den unterschiedlichen Definitionen, Erhebungsverfahren und Settings der jeweiligen Studien. Sackley et al. (2008) haben empirisch belegt, dass Kontrakturen im ersten Jahr nach einem akuten Schlaganfall die häufigste Komplikation noch vor dem Sturz sind. Meist zeigte sich eine Kontraktur im Schulter- und Kniegelenk.

1.3.1 Die Entstehung einer Kontraktur und Folgen

Kontraktur
von lat. contrahere = zusammenziehen, versteifen

Nach der Definition von Seel bezeichnet man als ›Kontraktur‹ eine Funktions- und Bewegungseinschränkung von Gelenken. Diese ist durch eine Verkürzung von Muskeln, Sehnen und Bändern und/oder eine Schrumpfung der Gelenkkapsel und/oder Verwachsung der Gelenkflächen bedingt. Folglich kann es zu einer rückbildungsfähigen oder dauerhaften Gelenksteife kommen. Kontrakturen liegen verschiedene Ursachen zugrunde.

Entstehung einer Kontraktur

- **Myogene Kontrakturen** (auch Immobilitäts- und inaktivitätsbedingte Kontraktur genannt): Die vom Muskel ausgehende Kontraktur ist bedingt durch Immobilität, lange Ruhigstellung durch Gipsverbände oder unphysiologische Positionierung. Muskelkontraktionen führen dazu, dass automatisch der Gegenspieler gedehnt wird. Bei fehlender Bewegung werden Muskeln und Sehnen nicht mehr gedehnt und verkürzen sich.
- **Neurogene Kontrakturen:** Ursache hierfür sind Erkrankungen des Nervensystems durch Verletzung oder Ausfall von Nerven. Vor allem spastische Lähmungen, beispielsweise bei Gehirn- oder Rückenmarksverletzungen oder zerebralen Durchblutungsstörungen, führen zu neurologischen Kontrakturen.
- **Dermatogene Kontrakturen:** Sie entstehen als Folge flächiger Narben bei großflächigen schweren Verbrennungen, Verätzungen oder Operationswunden in Gelenknähe. Schrumpfen die Narben, entsteht ein Narbenzug, der Bewegungen behindert.

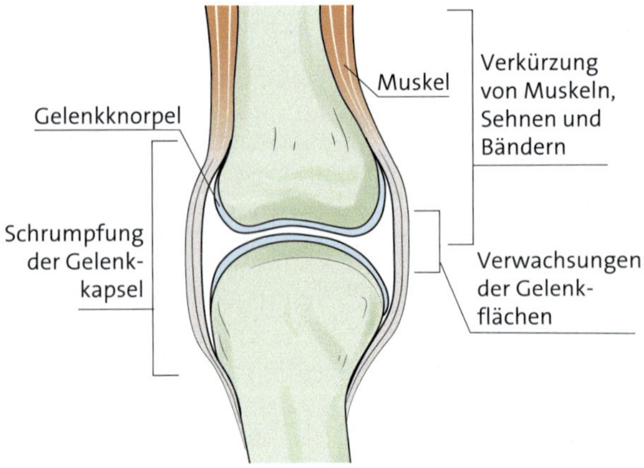

Abb. 1 Merkmale einer Kontraktur

- **Faszinogene Kontrakturen:** Schädigung von Sehnen und Bändern durch Entzündungen, Verletzung oder Ruhigstellung, z. B. Dupuytren-Kontraktur.
- **Arthrogene Kontrakturen:** Die Ursache liegt hier im Gelenk selbst, z. B. bei Gelenkentzündungen oder degenerativen Gelenksveränderungen.
- **Psychogene Kontrakturen:** Diese sind ausgelöst z. B. durch ein psychisches Trauma, wobei der Pflegebedürftige das Gelenk bewusst oder unbewusst nicht bewegt.
- **Schmerzbedingte Kontrakturen:** Zur Schmerzvermeidung werden Bewegungen vermieden oder eine unphysiologische Haltung eingenommen.

Die Folgen von Kontrakturen nehmen großen Einfluss auf die Beweglichkeit. Es entsteht eine Zwangshaltung, sodass das betroffene Gelenk in einer bestimmten Position fixiert ist und nicht mehr bzw. nur unter Schmerzen aktiv oder passiv durchbewegt werden kann. Der Bewegungsablauf im Ganzen erscheint unharmonisch, es ist teilweise eine sichtbare Muskelatrophie zu erkennen. Bewegungseinschränkungen gehen mit einer verminderten Lebensqualität einher und erhöhen den Grad der Abhängigkeit, somit auch den Abbau von sozialen Kontakten und eine zunehmende ›Isolation‹.

soziale Isolation → S. 374, Band 1

1.3.2 Besonders gefährdete Personengruppen

Aus den eben genannten Ursachen lassen sich die gefährdeten Personengruppen ableiten. Der wichtigste und am besten wissenschaftlich nachgewiesene Risikofaktor ist Immobilität. Alle Personen, die Immobilität ausgesetzt sind, haben eine erhöhte Kontrakturgefahr. Mögliche Risikofaktoren zur Begünstigung einer Kontraktur in der Langzeitpflege sind in folgender Tabelle dargestellt:

Einflussfaktor	Risikofaktor
Demografie	– ethnische Zugehörigkeit – sozial benachteiligte Gruppen – Aufenthaltsdauer über 3,5 Jahren in der Pflegeeinrichtung
Physischer Zustand	– (hohes) Alter – schlechter physischer Allgemeinzustand – wenig Mobilität in der Pflegeeinrichtung – Bewegungseinschränkung/Immobilität – Schmerz – niedriger ›Barthel-Index-Wert‹, geringe Selbstständigkeit bzgl. ›Lebensaktivitäten‹ – verringerte Muskelmasse und Muskelstärke
Kognitiver/ emotionaler Zustand	– kognitive Einschränkungen, z. B. Bewusstseinsstörungen – Verhaltensauffälligkeiten
Behandlung	– freiheitsentziehende Maßnahmen – lange Ruhigstellung aus therapeutischen Gründen wie z. B. Gips- oder Schienenlagerung
Komorbidität	– Schlaganfall (Verletzungen oder Ausfall peripherer oder zentraler Nerven wie z. B. Hemiplegie) – Trauma – lang dauernde oder ›chronische Erkrankung‹ – Ödeme – ›Demenz‹ – Koma – ›Morbus Parkinson‹ – entzündliche oder degenerative Gelenkerkrankungen (z. B. Arthritis, Arthrose) – Verletzungen an Sehnen, Bändern, Muskeln oder Kapseln – Verletzungen und Verbrennungen der Haut in Gelenknähe

Tab. 1 Einfluss- und Risikofaktoren für Kontrakturen. Modifiziert nach: Institut für Qualitätssicherung in der Pflege (IQP) (Hrsg) (2011): Kontrakturprävention in der Langzeitpflege Älterer. Stand der Forschung und Bedeutung für die Praxis. IQP, München, S. 34

Barthel-Index → S. 613, Band 1

Lebensaktivitäten → S. 870, Band 1

chronische Erkrankung → S. 580, Band 1

Demenz → S. 655

Morbus Parkinson → S. 541

1.3.3 Vorbeugende Maßnahmen

IQP – Institut für Qualität in der Pflege
www.iqp-ev.de

Laut IQP gibt es noch kein zuverlässiges, standardisiertes Verfahren zur Bestimmung des Kontrakturrisikos. Es gilt, das individuelle Risiko gefährdeter Personengruppen, deren Risikofaktoren und Ressourcen zu erkennen und geeignete Maßnahmen einzuleiten. Einer Kontraktur liegt immer ein tage- oder wochenlanger Bewegungsmangel zugrunde. Bewegung und Mobilisation bilden daher die Basis der Kontrakturenprophylaxe.

Bedürfnistheorien → S. 870, Band 1

Die Förderung der selbstständigen Mobilität erfolgt im Rahmen der Assistenz bei den ›Aktivitäten des täglichen Lebens (ADL)‹. Bewegungsübungen, die in Alltagssituationen integriert sind, werden nicht als losgelöste Übungen verstanden, sondern als sinnvolle Aktivität. Dadurch wird die Lebensqualität positiv beeinflusst. Schmerzen beeinträchtigen die Bewegungsfähigkeit und führen zu Schonhaltungen. Daher ist es notwendig, vor der Mobilisation ein Schmerzassessment durchzuführen und ggf. eine ›Schmerztherapie‹ zu initiieren.

Schmerztherapie → S. 732, Band 1

Empfohlen werden regelmäßige Dehnungsübungen sowie körperliches Training im Sinne einer aktivierenden rehabilitativen Pflege. Beispiele für körperliches Training:

- Flexibilität; auf einem Stuhl sitzend Beine, Rumpf und Arme zu Musik bewegen
- Muskelkraft; aufstehen aus einem Stuhl, Zehenspitzenstand, Knie heben
- Gleichgewicht; Einbeinstand mit Stuhllehne als Unterstützung, Sitzen auf Gymnastikball
- Ausdauer; drei bis sechs Minuten gehen

Aktive Dehnungen sind den passiven vorzuziehen. Die Wirksamkeit passiver Dehnungsübungen zur Kontrakturprophylaxe konnte in Studien bisher nicht belegt werden. Jedoch sind diese Übungen nach den Prinzipien des Bobath-Konzepts und der Kinästhetik nach wie vor relevante Interventionen mit dem Ziel der verbesserten Sinneswahrnehmung und Mobilitätsförderung. Bei Pflegebedürftigen mit Bewegungseinschränkungen und Immobilität ist darauf zu achten, dass sich die Gelenke in physiologischer Mittelstellung zwischen extremer Beugung und Streckung befinden. Man spricht hierbei von Funktionsstellung. Bei Personen mit z.B. halbseitiger Lähmung sollte die mehr betroffene Seite mit einem Kissen unter dem Oberarm unterstützt werden. Die Gelenke der Finger sind halbrund zu positionieren, in die aufliegende Hand kann eine mittelgroße zusammengerollte Binde gelegt werden.

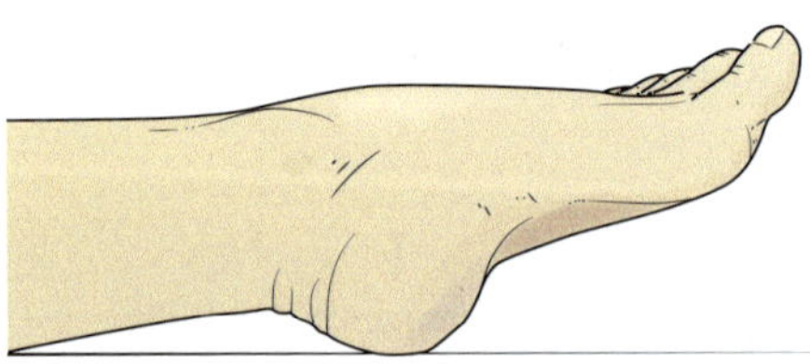

Abb. 1 Spitzfuß

Eine besondere Form der Kontraktur ist der sogenannte Spitzfuß. Drei Faktoren begünstigen die Entstehung des Spitzfußes:

- Eigengewicht des Fußes
- Inaktivität des Fußgelenks
- Gewicht der aufliegenden Bettdecke

Es ist darauf zu achten, dass die Bettdecke nicht auf dem Fuß aufliegt. Der Fuß ist senkrecht zu positionieren, indem zwischen Fußsohle und untere Bettkante ein fester Gegenstand gelegt wird. Auch das Tragen von Schuhen mit fester Sohle ist zu empfehlen.

1.4 Einem Sturz vorbeugen

Das Risiko zu stürzen hat jeder Mensch je nach Lebensphase aus unterschiedlichen Gründen. Einige Menschen verlieren z.B. krankheitsbedingt das Gleichgewicht, das nötig ist, um den Körper in Balance zu halten. Das DNQP hat 2013 den Expertenstandard Sturzprophylaxe in der Pflege aktualisiert. Dieser nutzt als Grundlage die Definition der Weltgesundheitsorganisation (WHO). Demnach sind Stürze – unabhängig von ihrer Ursache – Ereignisse, bei denen eine Person unbeabsichtigt auf dem Boden oder einer anderen niedrigeren Fläche aufkommt.

1.4.1 Sturzentstehung und Folgen

Das Sturzrisiko ist am höchsten in der frühen Kindheit und im Alter. Bei Kindern und Jugendlichen gehört das Sturzrisiko zur Entwicklung der motorischen Fähigkeiten. Während Kleinkinder Stehen und Laufen lernen, sind Stürze bei größeren Kindern und Jugendlichen bedingt durch den erweiterten Aktionsradius und die Risikobereitschaft, neue Tätigkeiten auszuprobieren. Nach den Daten des KiGGS (Kinder- und Jugendgesundheitssurvey) erleiden in Deutschland ca. 15 % der Kinder im Alter bis zu 17 Jahren jährlich mindestens eine behandlungsbedürftige sturzbedingte Verletzung. Das Risiko der Jungen steigt mit dem Schulalter auf bis zu 19 %.

KiGGS
Langzeitstudie des Robert Koch-Instituts zur gesundheitlichen Lage der Kinder und Jugendlichen in Deutschland
www.kiggs-studie.de

W ZUM WEITERDENKEN

Stürze sind ein großes Problem bei älteren Menschen. In der Studie von Becker et al. zeigt sich, dass sich in Deutschland jährlich etwa vier bis fünf Millionen Stürze ereignen. Schätzungsweise liegt das Sturzrisiko bei Menschen über 65 Jahren bei ca. 30 % oder höher. Je höher das Alter, desto größer wird auch die Gefahr zu stürzen. Im Bereich der stationären Langzeitversorgung erleidet mehr als jeder zweite Heimbewohner einen Sturz pro Jahr.

Sturzfolgen sind vor allem Verletzungen wie Oberschenkelhalsbruch, Einschränkungen der Beweglichkeit und damit verbundene Pflegebedürftigkeit. Stürze sind bei Pflegeheimbewohnern in Deutschland die häufigste Ursache für eine Krankenhauseinweisung. Neben den körperlichen Sturzfolgen sind die psychischen Folgen für alte Menschen von großer Bedeutung. Die Angst, erneut zu stürzen, bringt Unsicherheit, Isolation und Rückgang der Mobilität. Es beginnt ein Teufelskreis.

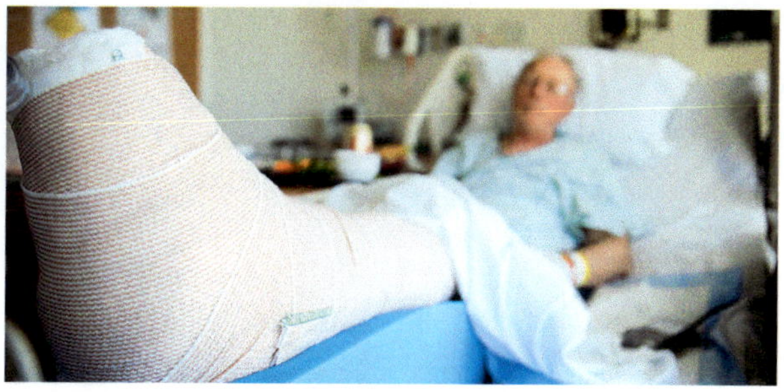

Abb. 2 Ein Sturz kann weitreichende Folgen haben.

1.4.2 Besonders gefährdete Personengruppen

Ein Sturz entsteht durch ein Missverhältnis zwischen einwirkenden Reizen und der Fähigkeit der Person, darauf adäquat zu reagieren. Die Ursachen dafür liegen einerseits in der Umgebung wie z.B. Bodenunebenheiten, andererseits aber auch in Fähigkeiten der Signalerkennung, -weiterleitung, -verarbeitung und -umsetzung. Daraus ergeben sich Risikofaktoren, die eine Sturzgefährdung begünstigen, sowie Personengruppen, die besonders gefährdet sind.

Digitalisierung
Inwiefern kann die Nutzung von Smartphones das Sturzrisiko erhöhen?

In der folgenden Tabelle sind die Sturzrisikofaktoren beschrieben, die das DNQP im Expertenstandard Sturzprophylaxe aus der Literatur erschlossen hat. Unterschieden werden:

- personenbezogene Risiken, wie z. B. motorische oder kognitive Einschränkungen
- Risiken durch Einnahme von Medikamenten, wie z. B. Psychopharmaka
- umgebungsbezogene Gefahrenquellen, wie z. B. nicht geeignetes Schuhwerk

Lebensaktivitäten → S. 870, Band 1

Depression → S. 654

Kontinenzprofil → S. 190, Band 1

Augenerkrankungen → S. 632

Antihypertensiva → S. 416

Polypharmazie
gleichzeitiger und regelmäßiger Gebrauch von vier oder mehr Arzneimitteln

freiheitsentziehende Maßnahme → S. 675

Risikobereich	Risikofaktoren
Personenbezogene Risikofaktoren	– Beeinträchtigung funktioneller Fähigkeiten, z. B.: • Einschränkungen in den ›ADL‹ • Einschränkung der Gehfähigkeit • Balancestörungen (u. a. auch Schwindel) – ›Depression‹ – erhöhte Belastungen durch Erkrankungen/Gesundheitsstörungen – Geschlecht – höheres Alter – kognitive Beeinträchtigungen (akut und/oder chronisch) – ›Kontinenzprobleme‹ – ›Sehbeeinträchtigungen‹ – Sturzangst – Stürze in der Vorgeschichte
Medikamentenbezogene Sturzrisikofaktoren	– ›Antihypertensiva‹ – psychotrope Medikamente – ›Polypharmazie‹
Umgebungsbezogene Sturzrisikofaktoren	– ›freiheitsentziehende Maßnahmen‹ – Gefahren in der Umgebung – ungeeignete Schuhe

Tab. 1 Sturzrisikofaktoren gemäß DNQP-Expertenstandard

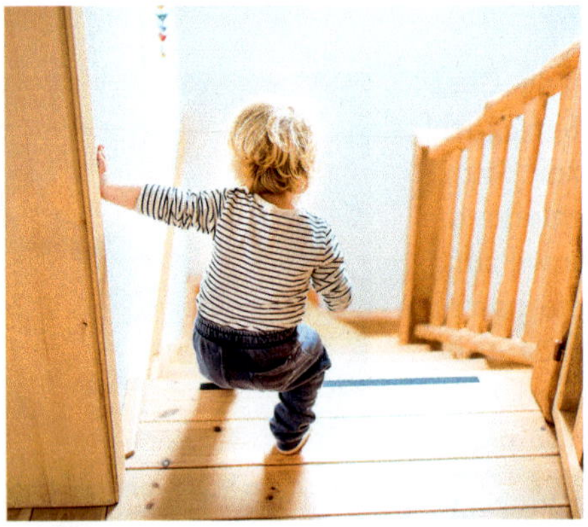

Abb. 1 Kleine Kinder können Gefahren noch nicht abschätzen.

Die Sturzrisikofaktoren von Kindern für das Krankenhaussetting sind im Wesentlichen gleich denen Erwachsener. Ältere Kinder sind aufgrund ihres erhöhten Aktionsradius mehr von Stürzen betroffen. Bei Neugeborenen passieren Stürze meist, wenn Eltern zusammen mit dem Kind im Liegen oder Sitzen einschlafen. Risikofaktoren in der Häuslichkeit sind unterschiedliche Bodenbeschaffenheit, erhöhte Flächen (z. B. Treppenabsätze) und Laufstühle.

REFLEXION | IMPULS | LERNORTVERNETZUNG

Identifizieren Sie in Ihrem aktuellen Praxiseinsatzort diejenigen Personen, die ein erhöhtes Sturzrisiko haben, und begründen Sie Ihre Einschätzung.

1.4.3 Vorbeugende Maßnahmen

Das Erkennen gefährdeter Personen kann anhand der oben genannten Risikofaktoren erfolgen. Die Sturzrisiken werden gleich zu Beginn der stationären Aufnahme bzw. des pflegerischen Auftrags eingeschätzt. Standardisierte Assessmentinstrumente werden derzeit nicht empfohlen, da Sturzursachen komplex und multifaktoriell sind. Je akuter das Setting, desto häufiger ist eine Einschätzung notwendig. Eine Evaluation erfolgt, sobald einer der folgenden Faktoren vorliegt:

- akute Veränderung des Gesundheitszustandes
- Veränderung der Medikation
- Veränderung der Umgebung (Ortswechsel, Zimmerwechsel)
- Erhöhung des Pflegebedarfs
- nach einem Sturz
- Veränderung der Sturzrisikofaktoren (Tab. 1)

Interventionen zur Sturzprophylaxe beinhalten drei Säulen: Information, Schulung und Beratung, Einzelinterventionen und Hilfsmittel sowie multimodale (= kombinierte) Interventionsprogramme. Die Maßnahmen müssen individuell an den Pflegebedürftigen, dessen körperliche und kognitive Kompetenzen angepasst sein. Eine enge Zusammenarbeit im pflegerisch-therapeutischen Team ist notwendig, da die beschriebenen Interventionen nicht ausschließlich in den Kompetenzbereich der Pflegefachperson gehören.

Interprofessionalität
Mit welchen Berufsgruppen bestehen Überschneidungen bei der Durchführung der Maßnahmen zur Sturzprophylaxe?

Bereich	Interventionen
Information, Schulung und Beratung	– Pflegebedürftigen, Angehörige und Bezugspersonen über mögliche oder bereits festgestellte Sturzrisiken informieren; Ziele und Maßnahmen zur Reduktion vereinbaren
Einzelinterventionen und Hilfsmittel	– körperliches Training, z. B. Kraft-, Balance-, Ausdauer- oder Koordinationsübungen – Anpassung der Wohnumgebung, z. B. Anpassung der Lichtverhältnisse, der Sitzmöbel, des Bettes, der Toilette, des Fußbodens, Anbringen von Haltegriffen, rutschfeste Unterlagen im Nassbereich – Anpassung der Medikation: Wirkung und Nebenwirkung von Medikamenten beobachten, dokumentieren und ggf. mit behandelndem Arzt in Verbindung setzten – Umgang mit Beeinträchtigungen der Sehfunktion: bei Verschlechterung/ Neuauftreten von Beeinträchtigungen mit Augenarzt Kontakt aufnehmen – Niedrigbetten – Identifikationsarmbänder (Sturzrisiko wird für Pflegefachperson und Pflegebedürftigen visualisiert) – Bettalarmsysteme zur Signalisierung von Positionsveränderungen – Hüftprotektoren zur Vermeidung hüftgelenksnaher Frakturen – Gefahrenquellen, die vom Schuhwerk ausgehen, vermeiden – allgemeine pflegerische Interventionen, z. B. Bremsen von Rollstuhl oder Nachttisch feststellen, adäquate Betthöhe, Nachtlicht einschalten, Klingel in Reichweite legen
Mulitmodale Interventionsprogramme	– Kombination verschiedener Einzelinterventionen, individuell angepasst, z. B. Maßnahmen aus den Bereichen Information und Beratung, Umgebungsanpassung, Hilfsmittelanpassung, körperliches Training und Angebot von Hüftprotektoren

Tab. 2 Maßnahmen zur Sturzprävention

Die Pflegefachperson erstellt einen **individuellen Maßnahmeplan** unter Berücksichtigung der Ressourcen und Interessen des Pflegebedürftigen. Dieser wird mit dem Pflegebedürftigen selbst und allen beteiligten Berufsgruppen abgesprochen sowie überprüft und dokumentiert. Die Interventionen unterscheiden sich nach dem Setting:

- Im Bereich der Langzeitversorgung sind u.a. multimodale Interventionsprogramme wie Übungsprogramme durch einen geschulten Trainer, für die Bewohner gut denkbar.
- Durch die kurze Verweildauer in Krankenhäusern beziehen sich die Interventionen hier mehr auf Einzelmaßnahmen. Beispielsweise kann das Sturzrisiko aufgrund der Narkosemittel nach einer Operation für kurze Zeit bestehen. Dann ist die Begleitung zur Toilette am Operationstag als Sturzprophylaxe ausreichend.
- Bei der Entlassung von Patienten ist es erforderlich, bei andauerndem Sturzrisiko Informationen an die weiterbetreuenden Personen zu geben.
- Im häuslichen Bereich nehmen u.a. die Wohnraumanpassung und die Koordination verschiedener Anbieter (Pflegedienst, Angehörige, Hausarzt, Therapeuten) einen größeren Stellenwert ein.

Die Erfassung eines Sturzes ist ebenfalls als prophylaktische Maßnahme zu verstehen. Einerseits wird nach den Ursachen des Sturzes gesucht und andererseits werden daraus Maßnahmen abgeleitet, inwieweit weitere Stürze verhindert werden können.

Die Pflegefachperson kann dazu spezielle Sturzereignisprotokolle oder sogenannte „Zwischenfallmeldebögen“ nutzen. Darin sollten folgende Daten dokumentiert sein:

- Alter und Geschlecht der gestürzten Person
- Einrichtung, Datum, Zeit und Ort des Sturzes
- gesundheitliches Befinden vor dem Sturz
- Aktivitäten unmittelbar vor dem Sturz
- Sturzhergang
- Hilfsmittelbedarf und -benutzung zum Zeitpunkt des Sturzes
- Schuhwerk, Boden- und Lichtverhältnisse zum Zeitpunkt des Sturzes
- Bremsen bei Rollstuhl, Bett, Toilettenstuhl
- Benutzung von Bettgittern
- Einnahme von Medikamenten (z.B. Psychopharmaka)
- Folgen (physisch, psychisch) des Sturzes, z.B. Schmerzen, Angst
- unmittelbar eingeleitete Maßnahmen, z.B. Arztbesuch, Operation, Kühlung

Nach jedem Sturz muss der Maßnahmeplan überprüft und ggf. angepasst werden.

REFLEXION | **IMPULS** | LERNORTVERNETZUNG

Jedes Setting hat ein eigenes Sturzprotokoll oder Kriterien für die Risikoerfassung. Schauen Sie in Ihrer Einrichtung, welche Materialien Ihnen zur Verfügung stehen. Prüfen Sie diese kritisch und schreiben die Vor- und Nachteile dieser Materialen auf. Ergänzen Sie Ihre Gedanken und gehen Sie mit Ihren Kollegen ins Gespräch.

1.5 Pflegerische Maßnahmen bei invasiven Eingriffen am Bewegungsapparat durchführen

1.5.1 Pflegerische Maßnahmen bei Menschen mit Gips, Schiene, Fixateur oder Orthese

Gipsverbände dienen zur konservativen Behandlung einer unkomplizierten und stabilen ›Fraktur‹, zur Ruhigstellung oder Schmerzlinderung nach einer Operation an Bändern und Sehnen, bei Zerrung oder Prellungen.

Fraktur
Knochenbruch, der durch direkte oder indirekte Gewalteinwirkung auf das Knochengerüst entsteht

Die beiden der Fraktur benachbarten Gelenke werden in den Gips mit eingeschlossen, um eine komplette Ruhigstellung zu gewährleisten. Ausnahmen sind z.B. eine Radiusfraktur oder Knöchelfraktur. Die Extremität wird in Funktionsstellung bzw. Neutral-Null-Stellung eingegipst, um Folgen einer Kontraktur mit Funktionsverlust gering zu halten.

Frische Frakturen, die noch anschwellen können, erhalten eine Gipsschiene, keinen zirkulären Gips sowie keinen zirkulären Verband unter der Gipsschiene. Zur Wundkontrolle oder bei ›Redon-Drainagen‹ kann es notwendig sein, ein Gipsfenster auszusägen.

Redon-Drainage → *S. 648, Band 1*

Arten von Gipsverbänden

Zirkulärer Gips ist ein geschlossener Gips, der die gesamte Extremität umschließt. Es gibt unterschiedliche Formen eines zirkulären Gipses:

- Ein Tutor ist eine Gipshülse, die vom Knöchel bis zur Leiste anliegt, das Kniegelenk ist ruhiggestellt, der Fuß ist weiterhin beweglich und voll belastungsfähig.
- Ein Gehgips ist möglich bei Teilbelastung der Extremität. Die Sohle wird verstärkt mit z.B. einer eingegipsten Gehrolle oder einem zusätzlichen Gehschuh.
- Der Liegegips dient zur vollständigen Entlastung der Extremität.
- Hängegips ist ein Oberarmgipsverband, der an einer um den Hals geführten, in Handgelenkhöhe fixierten Schlinge befestigt ist. Mithilfe eines Gewichts ist eine Extension der Oberarmschaftfraktur (Humerusfraktur) möglich.

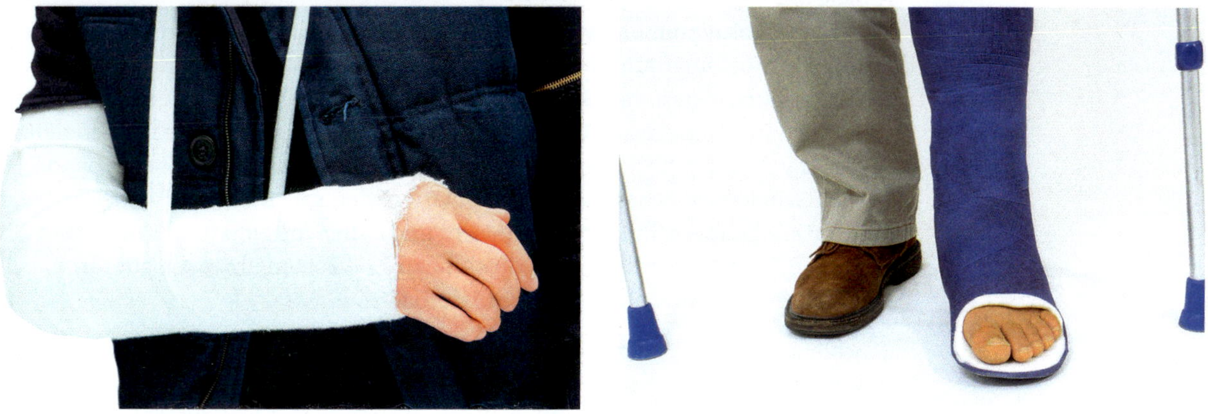

Abb. 1 Links: Bei einer Fraktur des Unterarms werden Ellenbogen- und Handgelenk in den zirkulären Gips eingeschlossen; rechts: Gehgips mit verstärkter Sohle.

palmar
zur Handfläche gehörend

dorsal
an der Rückseite liegend

Gipsschienen umschließen die Extremität ›palmar‹ oder ›dorsal‹, nicht zirkulär. Sie werden meist eingesetzt, wenn eine Weichteilverletzung oder frische Verletzung mit Schwellung vorliegt.

- L-Schienen sind L-förmige Gipsstreifen. Die Extremität ist nicht belastbar.
- Tutorschienen dienen zur Ruhigstellung des Kniegelenks mit Belastung der Extremität.

Gespaltener Gips ist anfangs ein zirkulärer Gips, der nach Härtung komplett längs aufgeschnitten wird; ggf. wird ein Gipsstreifen entfernt.

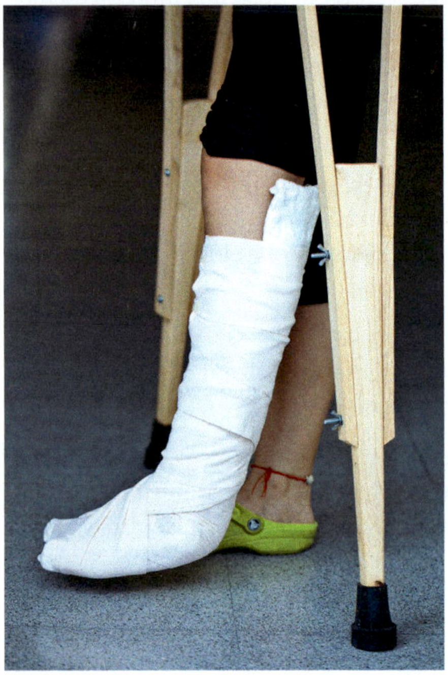
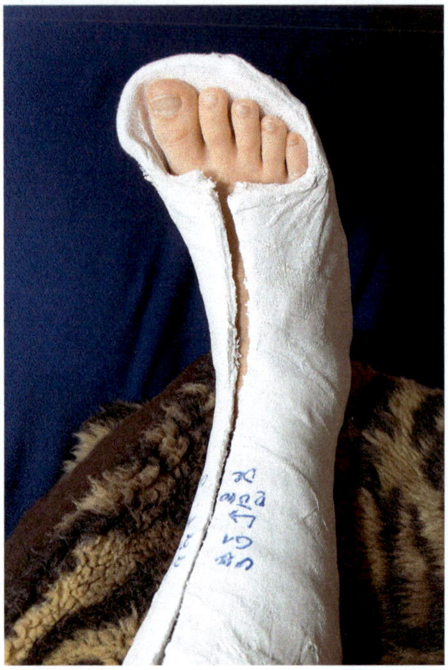

Abb. 1 Links: Die Gipsschiene umschließt lediglich die Rückseite des Unterschenkels und die Fußsohle; rechts: Spaltgips, aus dem zur Druckentlastung ein Gipsstreifen entfernt wurde.

Anlage des Gipsverbandes
Patienten informieren und vorbereiten. Die Haut reinigen, gut abtrocknen und eine Hautinspektion durchführen, ggf. die Haut eincremen. Schmuck wird entfernt. Extremität so positionieren, dass Schmerzen minimiert und aktive Bewegungen reduziert werden. Materialen für die Gipsanlage vorbereiten. Es stehen zwei Materialen zur Verfügung: herkömmliche Gipsbinden und Kunststoff- oder Glasfaserverbände. Der Arzt entscheidet, welches Material benutzt werden soll. Kunststoffverbände haben den Vorteil, dass sie sehr leicht im Gewicht und daher vorteilhaft für Kinder und ältere Menschen sind. Herkömmliche Gipsbinden sind kostengünstiger, gut formbar, allerdings gewichtsintensiver. Weitere Materialen:

- Schlauchmull als Hautschutz, Synthetikwatte zur Polsterung gefährdeter Körperstellen
- Krepppapier bei Gipsverbänden, Schaumstoffbinden bei Kunststoffverbänden zum Feuchtigkeitsschutz
- etwa fünf bis acht Gipsbinden, Gipslonguette für die Sohlenverstärkung oder für die Gipsschale
- Schere, Wasserschale mit kaltem Wasser (18–25 °C)
- Einmalhandschuhe, Einmalschürzen, ggf. Bettschutz

Durchführung:
- den Schlauchmull über die gesamte Extremität ziehen, danach zirkulär abpolstern
- Knochenvorsprünge zusätzlich mit Watte abpolstern
- mit Krepppapier bzw. Schaumstoffbinde zirkulär anwickeln
- die Gipsbinde in kühles Wasser eintauchen und leicht ausdrücken
- die feuchte Gipsbinde von distal nach proximal zirkulär anwickeln, dabei auf die Stellung der Gelenke (Neutral-Null-Stellung oder Funktionsstellung) achten
- den Gips anmodellieren und Falten glatt streichen; diesen Vorgang wiederholen
- für die Verstärkung der Sohle die Gipslonguette in Wasser tauchen, anlegen und mit einer gewässerten Gipsbinde anwickeln
- an den Enden überstehenden Gipsverband umschlagen und mit einer Gipsbinde fixieren
- Gipsverband im Ganzen mit feuchten Händen glatt streichen und trocknen lassen; dazu soll der Gips frei auf einem Bettschutz liegen

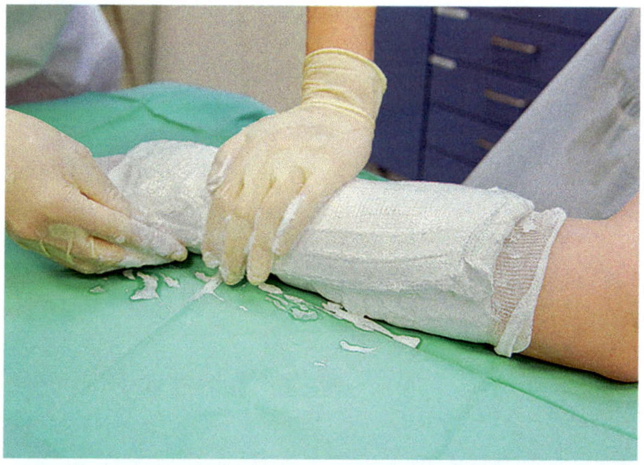

Abb. 2 Gipslonguette

Der Gips benötigt ca. 24 Stunden zum Aushärten. Nach der Gipsverbandanlage sind folgende Maßnahmen erforderlich:

- Anlage des Gipsverbands dokumentieren und Materialien wegräumen
- Extremität hochlagern
- Arm mit Fraktur in einer Schlinge positionieren
- lokal kühlen
- Haut auf Schwellung, Farbveränderungen beobachten
- Schmerz beobachten
- nach Aushärtung ggf. isometrische Übungen zur Aktivierung der Muskelpumpe und Verminderung des Muskelabbaus durchführen

Mögliche Komplikationen sind lokale Schmerzen, Schwellungen, Durchblutungsstörungen oder Sensibilitätsstörungen, Bewegungsstörungen der Finger oder Zehen. Diese müssen unverzüglich dem Arzt mitgeteilt werden und ggf. muss ein neuer Gipsverband angelegt werden.

Nach Gipsanlage erfolgt eine Röntgenkontrolle sowie 24 Stunden nach Anlage eine ärztliche Kontrolle. Weitere langfristigere Komplikationen können Thrombose, Dekubitus oder Kontrakturen sein. Diese Risiken gilt es durch frühzeitige Mobilisation zu vermindern.

Orthesen

Orthesen sind Hilfsmittel zur Stabilisierung, Ruhigstellung oder Korrektur von Gliedmaßen. Sie sind meist mittels Klettverschluss anpassbar. Die Pflegefachperson muss auf den korrekten Sitz und Druckstellen achten. Spreizhosen oder Hüftbeugeschienen werden bei Kindern mit einer ›Hüftdysplasie‹ eingesetzt.

Hüftdysplasie
angeborene Fehlstellung des Hüftkopfes in der Hüftpfanne

Die Tübinger Hüftbeugeschiene besteht aus zwei Kunststoffschienen für die Beine, die mit einem Spreizsteg verbunden und am Oberkörper durch einen Kordelzug fixiert. Mit diesem Hilfsmittel ist das Hüftgelenk bis zu 90° abgespreizt und gebeugt, sodass sich der Hüftkopf tief in der Hüftpfanne einstellt. Diese Art von Orthesen werden über der Kleidung getragen. Die Pflegefachperson muss auf korrekten Sitz und mögliche Druckstellen achten.

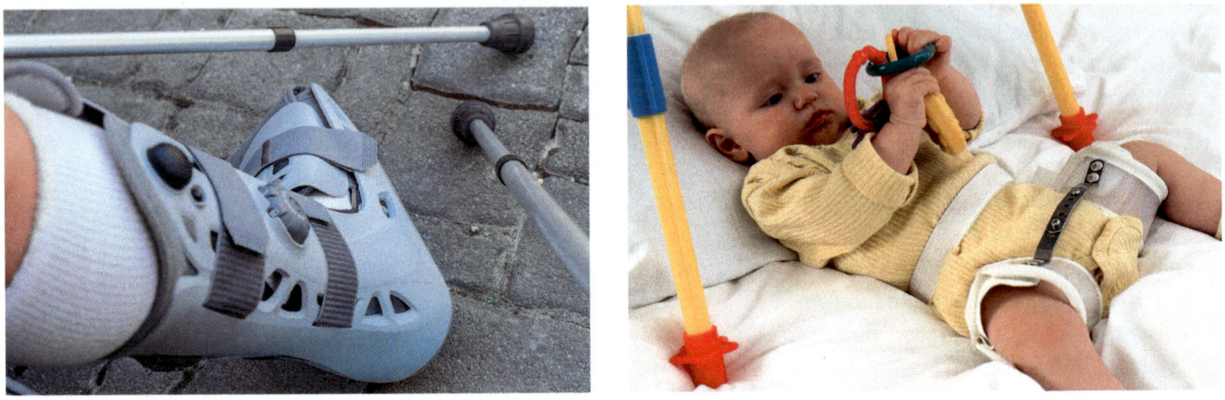

Abb. 1 Links: Orthese zur Ruhigstellung des Sprunggelenks; rechts: Hüftgelenksbeugeschiene.

Extensionsbehandlung

Hierbei handelt es sich um eine Streckung einer Extremität durch andauernden Zug. Dadurch werden die Knochenbruchstücke in der richtigen Stellung gehalten. Anwendung findet die Extensionsbehandlung bei Brüchen der großen Röhrenknochen, Luxation oder Frakturen der Halswirbelsäule oder Oberschenkelschaftfrakturen bei Kindern. Meist dient sie als vorübergehende Maßnahme bis zur geplanten Operation.

Eine Besonderheit stellt eine Extensionsbehandlung bei Kindern dar, die sogenannte Overhead-Extension. Sie wird bei Kindern bis zum dritten Lebensjahr angewandt. Dabei werden mit einem Heftpflasterverband beide Beine bis zum Oberschenkel verbunden und an Gewichte angeschlossen. Die Beine werden in senkrechter Position nach oben gezogen. Das Gesäß hängt frei und bildet das Gegengewicht.

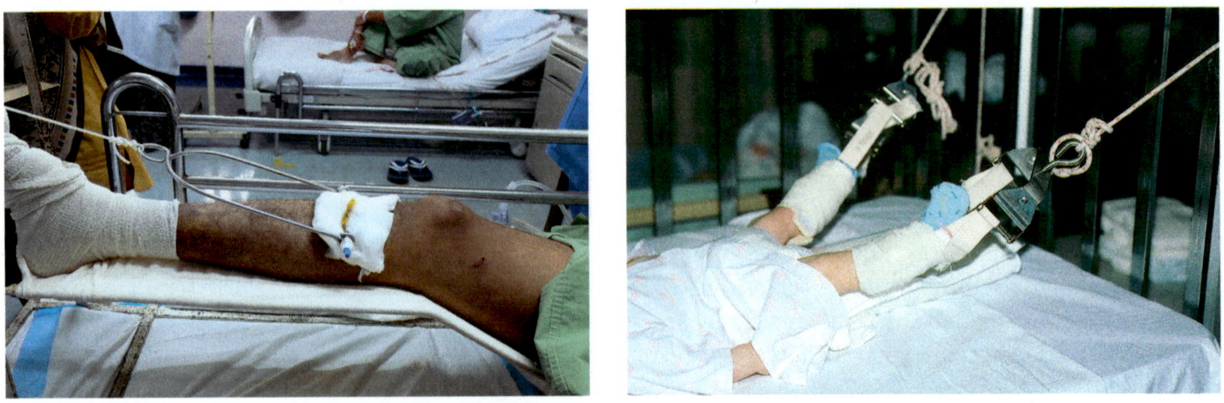

Abb. 2 Extensionsbehandlung beim Erwachsenen (links) und beim Kind (rechts)

Eine Extension ist mit Immobilität und Bewegungseinschränkung verbunden. Daher wird sie unter strengen ›Indikationen‹ angewandt. Möglichen Komplikationen, wie ›Kontrakturen‹, ›Dekubitus‹ oder ›Thrombosen‹, ist durch prophylaktische Maßnahmen entgegenzuwirken. Weiterhin ist auf Folgendes zu achten:

Indikation → S. 354, Band 1
Kontraktur → S. 346
Dekubitus → S. 69
Thrombose → S. 426

- Infektionsprophylaxe an den Eintrittsstellen der Drähte durch tägliche Wundinspektion und Wundversorgung
- achsengerechte Positionierung der Extremität
- Spitzfußprophylaxe bei Extension des Beins
- Zuggewicht kontrollieren nach Angaben des Arztes (z.B. 10–15 % des Körpergewichtes)
- Zugschnüre sollen frei liegen
- Extremität hochlagern und Druckstellen abpolstern

Fixateur externe

Der Fixateur externe ist eine außerhalb des Körpers liegende Metallkonstruktion zur Stabilisierung von Knochenfragmenten. Metallpins werden durch die Haut im Knochen verankert und nach der Reposition des Knochens an den äußeren Enden mit Metallstäben verbunden.

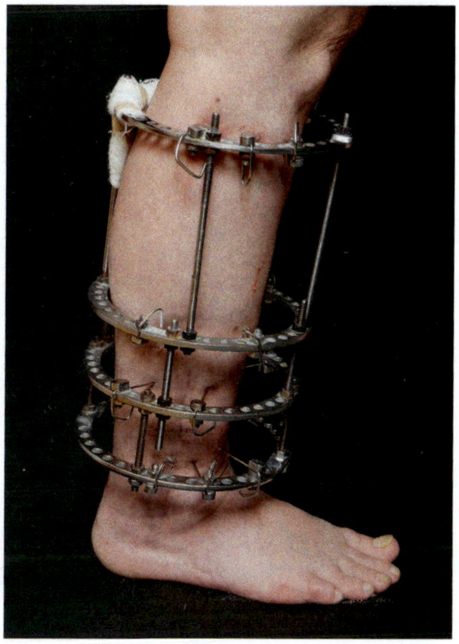

Abb. 3 Fixateur externe

Der Fixateur externe gehört zu den Osteosyntheseverfahren. Indikation für den Fixateur externe sind offene Frakturen zweiten und dritten Grades mit Weichteilverletzung. Durch die äußere Spannvorrichtung gelingt eine schonende Reposition der Fraktur.

Bewegungseinschränkungen der Extremität führen zu einem Thrombose-, Kontraktur- sowie Dekubitusrisiko. Eine Extremität mit einem Fixateur externe ist nicht belastbar, aber übungsstabil. Bewegungen der nicht fixierten Gelenke und Mobilisation des Patienten werden durch das physiotherapeutische Team angeleitet und erlernt. Dies kann ab dem zweiten bis dritten postoperativen Tag begonnen werden.

Zur lokalen Kühlung können Kühlkissen angeboten werden. Die Pflegefachperson achtet auf eine angemessene Dauer und Temperatur der Kühlung, um Kälteschäden vorzubeugen.

Die Extremität wird auf einer Schaumstoffschiene positioniert, um den Ödemabfluss zu fördern. Bei der Positionierung des Beins muss das Wadenbeinköpfchen gut abgepolstert werden, um Nervenschäden vorzubeugen. Weitere prophylaktische Maßnahmen sind mit dem Patienten abzusprechen und umzusetzen. Zudem besteht ein erhöhtes Infektionsrisiko durch die Nägel und Schrauben.

Unter ›aseptischen‹ Bedingungen wird täglich eine offene oder geschlossene ›Wundversorgung‹ vorgenommen. Bei der offenen Wundversorgung erfolgt eine Sprühdesinfektion des Fixateurs mit einem Hautantiseptikum. Die Eintrittsstellen werden mit einem geeigneten Wundantiseptikum bzw. mit steriler Ringerlösung desinfiziert. Anschließend wird der Bereich mit sterilen Kompressen trocken getupft. Bei der geschlossenen Wundversorgung werden die Eintrittsstellen mit Schlitzkompressen abgedeckt.

Asepsis → S. 529, Band 1
Wunden versorgen → S. 675, Band 1

1.5.2 Prä- und postoperative Pflege bei Eingriffen am Bewegungsapparat

Operationsvorbereitung → S. 633, Band 1

Präoperative Pflege

Präoperative Maßnahmen entsprechen denen der allgemeinen ›Operationsvorbereitung‹. Bei geplanten Operationen am Bewegungssystem sind folgende Maßnahmen erforderlich:

- Nahrungskarenz sicherstellen
- Operationsgebietes mit einer Rasur vorbereiten
- Patienten bitten, Blase und Darm vor der Operation zu leeren

Postoperative Pflege

Sinnvoll ist die Versorgung mit Hilfsmitteln wie Unterarmgehstützen o. Ä. bereits vor der Operation. Der Patient kann dann die Handhabung im Vorfeld üben und fühlt sich nach der Operation sicherer im Umgang damit. Postoperative Pflege bei Eingriffen am Bewegungsapparat fokussiert sich auf folgende Schwerpunkte:

- Mobilisation
- Positionierung
- Schmerzmanagement
- Wundversorgung
- Unterstützung des Patienten in den ›Lebensaktivitäten‹

Lebensaktivitäten → S. 402, Band 1

Mobilisation: Ab wann und in welchem Umfang die Mobilisation des Patienten nach einem Eingriff des Bewegungsapparates erfolgen soll, entscheidet der Operateur bzw. der behandelnde Arzt. Nach erfolgter Röntgenkontrolle wird dies mit dem Team besprochen und angeordnet. Bei Eingriffen der oberen Extremitäten kann der Patient schon am Operationstag mobilisiert werden (›Frühmobilisation‹). Bei Eingriffen an der unteren Extremität sind die Besonderheiten zu beachten, die in der nebenstehenden Tabelle beschrieben werden.

Frühmobilisation → S. 335

Positionierung: Der Patient bekommt Unterstützung zur Positionsveränderung im Bett. Sobald er außerhalb des Bettes mobilisiert werden darf, können in Zusammenarbeit mit dem physiotherapeutischen Team Hilfsmittel angepasst werden, sofern nicht schon präoperativ geschehen. Hierzu zählen Unterarmgehstützen, Rollstuhl oder Rollator. Zur passiven Bewegungsübung bei einem eingeschränkten Beugewinkel des Kniegelenks kann die Motorschiene eingesetzt werden. Die Positionierung der Extremität richtet sich nach dem Ort der Operation. Bei Eingriffen an der oberen Extremität wird diese mithilfe von Kissen hochgelagert. Der Ellenbogen ist in Mittelstellung (90°) und leicht in Abduktion von der Mittellinie entfernt. Zur Positionierung der unteren Extremität dienen Schaumstoffschienen.

Schmerzmanagement: Um Bewegung möglich zu machen, bedarf es eines ausgeglichenen Schmerzmanagements. Dazu entscheidet der Arzt, welches Arzneimittel dem Patienten mit welcher Applikationsform verabreicht werden darf. Die Pflegefachperson führt mithilfe der Patientenbeobachtung und eines Assessmentverfahrens die ›Schmerzerfassung‹ durch. Das Assessmentverfahren richtet sich nach dem Patienten. Zu Verfügung stehen u. a. die Nummerische Rangskala (NRS), die Visuelle Analogskala (VAS) oder die Smiley-Skala. Der Patient erhält Schmerzmittel bei akuten Schmerzen sowie vor der Mobilisation.

Schmerzbeobachtung → S. 728, Band 1

Wundversorgung: Diese richtet sich nach Art und Ausmaß der Operation. Es können eine bis drei ›Wunddrainagen‹ im Wundgebiet liegen. Die Pflegefachperson achtet auf die Fördermenge sowie den Sog und dokumentiert diese. Postoperativ erfolgt nach Arztanordnung der Verbandwechsel. Dieser ist unter aseptischen Bedingungen durchzuführen. Eine tägliche Wundkontrolle auf Infektionszeichen ist durchzuführen.

Umgang mit Drainagen
→ *S. 647, Band 1*

Unterstützung bei den Aktivitäten des täglichen Lebens (ADL): Die Hilfestellung richtet sich nach den individuellen Möglichkeiten und Einschränkungen des Patienten.

Schwerpunkt	Besonderheiten bei der Pflege
Mobilisation	– Mobilisierung und Bewegung erst nach Röntgenkontrolle und Arztabsprache – ist die Extremität übungsstabil, darf keine Belastung vorgenommen werden – ist die Extremität belastungsstabil, mit Arzt besprechen, wie viel Gewicht auf Extremität gebracht werden darf – über die operierte Seite drehen oder aufstehen lassen – Kreislaufsituation kontrollieren – optimale Sitzposition: 90° Hüftbeugung, ggf. Sitzerhöhung oder Toilettenerhöhung anbieten – mit dem physiotherapeutischen Team zusammenarbeiten
Positionierung	– Ödemprophylaxe mit Hochlagerung der Extremität, z. B. Schaumstoffschiene – Spitzfußprophylaxe (90°-Stellung) – Weich-/Hohllagerung der Ferse – Knie leicht gebeugt – bei Hüft-TEP: Abduktion vermeiden, kleines Keilkissen zwischen die Beine legen
Schmerzmanagement	– bei jedem Patientenkontakt Schmerzerfassung mit Schmerzskala – vor der Mobilisation Schmerzmittel verabreichen – Applikationsform mit Patient und Arzt besprechen
Wundversorgung	– Wunddrainagen auf Sog und Fördermenge beobachten und dokumentieren – Wundverband nach Arztanordnung wechseln – auf Infektionszeichen achten
Unterstützung bei den ADLs	– Hilfestellung beim Zubereiten der Nahrung oder Nahrungsaufnahme – Hilfestellung beim An- und Auskleiden (operierte Extremität zuerst anziehen und zuletzt ausziehen) – Hilfestellung bei der Ausscheidung (ggf. Steckbecken oder Urinflasche reichen)

Tab. 1 Pflegeschwerpunkte nach Operationen am Bewegungsapparat

REFLEXION IMPULS LERNORTVERNETZUNG

Befragen Sie Ihre Praxisanleiterin, welcher Pflegeschwerpunkt für sie die größte Herausforderung darstellt. Warum ist das so? Welche Konsequenzen hat das?

2 Atmung

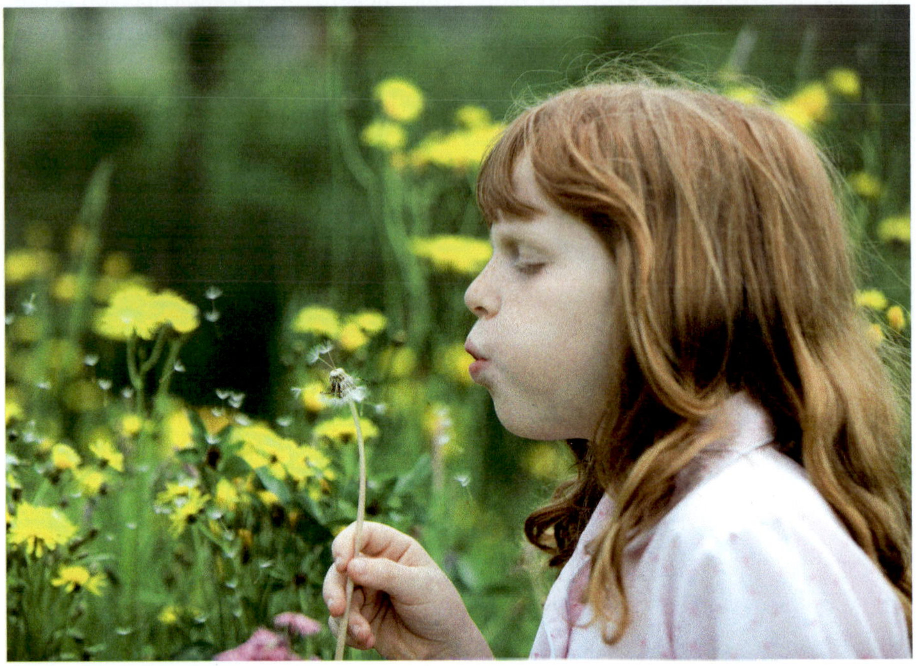

Abb. 1 Atmen bedeutet Leben.

2.1 Die Atmung beobachten

2.1.1 Die gesunde Atmung

Wohl nichts wird so sehr mit Leben assoziiert wie das „Luft holen". Der in der Luft enthaltene Sauerstoff ist der Treibstoff für unseren Organismus. Er wird in nahezu allen Körperzellen für die Umwandlung von Nährstoffen in Energie benötigt. Atmung ist das intakte Zusammenspiel der drei Vorgänge: Ventilation (Belüftung), Perfusion (Durchblutung) und Gasaustausch.

Diffusion → S. 505

Das Atemsystem transportiert den Sauerstoff aus unserer Umgebungsluft in die Alveolen (Lungenbläschen) und ermöglicht dort die Übertragung durch ›Diffusion‹ ins Blut. Gleichzeitig wird das bei der Verbrennung der Nährstoffe in allen Geweben entstandene „Abfallprodukt" Kohlendioxid aus dem Blut in die Alveolen abgegeben (Gasaustausch) und mit der Ausatmung (Ventilation) abtransportiert. Nur ein gutes Zusammenspiel von Atmung und Blutkreislauf (Perfusion) ermöglicht eine optimale Sauerstoffversorgung von Organen und Geweben.

Bereits eine kurze Unterbrechung der Atmung von wenigen Minuten führt zu einem lebensbedrohlichen Sauerstoffmangel, vor allem im Gehirn. Schutzmechanismen garantieren eine regelmäßige Atmung und freie Atemwege.

Autonome (vegetative) Steuerung

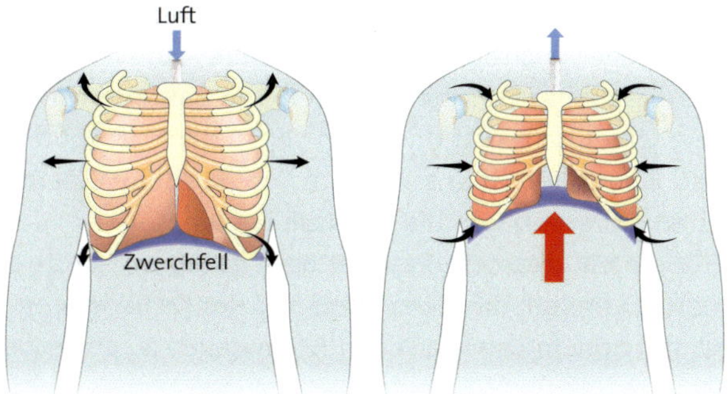

Abb. 2 Zwerchfell und Zwischenrippenmuskulatur im Zusammenspiel bei Ein- und Ausatmung

Die Steuerung der Atmung erfolgt ›autonom‹ im Atemzentrum. Das Atemzentrum ist Teil des ›vegetativen Nervensystems‹. Sehr empfindliche ›Chemorezeptoren‹ überwachen den Kohlendioxid- und Sauerstoffgehalt im Blut. Das Atemzentrum gibt bereits bei geringfügigen Abweichungen von den Normwerten einen Impuls an die Zwischenrippenmuskulatur und das Zwerchfell. Die Atemmuskeln ziehen sich zusammen, der Brustkorb erweitert sich. Es entsteht ein Unterdruck in der Lunge und Luft strömt ein. Dehnungsempfindliche Sensoren melden dem Atemzentrum, wie stark die Lunge aufgebläht ist, um eine Überdehnung zu vermeiden. Die Entspannung der Muskulatur lässt die Luft wieder ausströmen. Dieser Vorgang wird Ventilation (Belüftung) genannt.

Der gesunde Mensch befindet sich in ständigem Wechsel von Aktivität und Ruhe. In Ruhephasen ist der Sauerstoffbedarf geringer, die Atmung ist flach und variiert nur geringfügig. Hierbei wird nicht die gesamte ›Kapazität‹ der Lunge genutzt. In aktiven Phasen ändern sich Bewegungsintensität und Sauerstoffbedarf ständig und mitunter sehr schnell: Aus langsamem Gehen wird ein kurzer Sprint, um den Bus noch zu erreichen; beim Volleyballspiel wechseln ein abwartendes Auf-der-Stelle-Treten mit abrupten raumgreifenden Bewegungen, um den Ball zu treffen; plötzlicher Gegenwind beim Radfahren erfordert mehr Kraft in der Bewegung. Die Anpassung an diese schnellen Wechsel stellt hohe Ansprüche an die Feinsteuerung der Atmung. Atemtiefe und Atemfrequenz variieren ständig, kein Atemzug ist gleich. Nicht immer gelingt und wir geraten „außer Atem".

Unser Atemsystem reagiert jedoch nicht nur auf den Bedarf, es benötigt auch die Abwechslung, um gesund zu bleiben und gut zu funktionieren. Bei der eher flachen Atmung in Ruhe bleiben viele Bereiche der Lunge unbelüftet. Variierend tiefe Atemzüge bei Aktivität stellen sicher, dass alle Lungenabschnitte wiederholt erreicht und ausreichend belüftet werden und die Atemmuskulatur trainiert wird. In langen Ruhephasen sorgt der Organismus durch „Seufzer" für eine punktuelle Belüftung tieferer Lungenabschnitte.

Eine gute Belüftung hat zahlreiche positive Effekte:
- Das Gewebe der Alveolen wird gedehnt und bleibt elastisch.
- Der Gasaustausch ist in elastischen Alveolen effektiver, da der Diffusionsweg zwischen Alveole und Blut für O_2 und CO_2 kürzer wird.
- Gut belüftete Bereiche sind stärker durchblutet als wenig belüftete Bereiche und ein höherer Anteil des eingeatmeten Sauerstoffs gelangt ins Blut.
- Die bessere Durchblutung bringt mehr Immunzellen an die Alveolen, eingedrungene Erreger können schneller beseitigt werden.
- Der Luftstrom verhindert die Ansammlung von Sekret in den Alveolen und entzieht damit Erregern den Nährboden.

Autonomie
vom Bewusstsein unabhängige Steuerung, kann nicht willentlich beeinflusst werden

vegetatives Nervensystem
→ S. 537

Chemorezeptoren
Sensoren, die den Gehalt an chemische Verbindungen oder das Milieu im Blut messen, z. B. O_2, CO_2, pH-Wert

Lungenkapazität
Fassungsvermögen der Lunge. Die Totalkapazität der Lunge beträgt ca. sechs Liter Luft.

mukoziliäre Clearance
mucus, lat. = Schleim
cilia, lat. = Wimper
Clearance, engl. = Reinigung, Beseitigung
Selbstreinigungsmechanismus der Atemwege

Mukoziliäre Clearance und Hustenreflex

Für eine effiziente Atmung ist das möglichst reibungslose Strömen der Luft durch die Atemwege wichtig. Die eingeatmete Luft wird vom Flimmerepithel gefiltert. (Fein-)Staubpartikel, die u.a. Viren und Bakterien enthalten, bleiben dabei am Atemwegssekret haften und werden gegen den Luftstrom aus den Atemwegen transportiert. Bewusst wird uns dieser als ›mukoziliäre Clearance‹ bezeichnete Vorgang eher selten, z.B. wenn wir uns die Nase putzen.
Größere eingeatmete Partikel oder gar Fremdstoffe lösen einen Hustenreflex aus. Hierbei arbeiten das Zwerchfell und der Kehlkopf eng zusammen, um die Fremdkörper mit hohem Druck aus den Atemwegen zu entfernen.

Einflüsse auf die Atmung

Die Haut wird häufig als „Spiegel der Seele" bezeichnet. Zur Atmung würde diese Bezeichnung auch gut passen: Sie reagiert sehr sensibel und schnell auf äußere Einflüsse und innere Befindlichkeiten und gibt (im Zusammenspiel mit anderen nonverbalen Signalen) oft ungewollt Auskunft über unseren Zustand. Schmerz und Anspannung verändern die Atmung ebenso wie Freude oder Erstaunen. In Schreckmomenten halten Menschen kurz die Luft an. Gerüche, die mit positiven Erinnerungen verbunden sind, führen zu tiefen Atemzügen.
Im Gegensatz zu anderen autonom gesteuerten Funktionen des Körpers kann der Mensch die Atmung auch bewusst verändern. Dadurch ist er z.B. in der Lage, die Atmung als Ausdrucksmittel zu nutzen und Atemtechniken unter Anleitung positiv für sich und seine Gesundheit einzusetzen. Beim Yoga beispielsweise wird die bewusste Atmung trainiert, für mehr Körperwahrnehmung und Entspannung. Daher sind ›Atemübungen‹ ein wichtiger Baustein der Gesundheitsförderung und Prävention.

Gesundheitsförderung und bewusste Atmung → *S. 373*

2.1.2 Atmung beobachten

Eine genaue Beobachtung der Atmung gibt Aufschluss über das Aktivitätslevel des Organismus, über die Funktionsfähigkeit des Atemsystems und über die Befindlichkeit des Pflegebedürftigen. Durch Beobachtung und Messung verschiedener Indikatoren werden quantitative und qualitative Einschätzungen getroffen. Bei der Bewertung von Messwerten oder Beobachtungen müssen immer die vielfältigen Einflüsse auf die Atmung berücksichtigt werden.

Kommunikation
Wie gelingt es Pflegenden, mit einem Menschen zu reden und gleichzeitig seine Atmung zu beobachten?

Nicht-apparative Beobachtung der Atmung

Es ist einem Menschen beinahe unmöglich, die Atmung unter erkennbarer Beobachtung nicht zu verändern. Die Pflegefachperson muss daher sicherstellen, dass der pflegebedürftige Mensch nicht bemerkt, dass seine Atmung beobachtet wird.

Atemfrequenz (AF)
Die Atemfrequenz wird in Atemzügen pro Minute ermittelt und angegeben. Sie ist ein quantitatives Kriterium. Ein Atemzug umfasst eine Einatmung (Inspiration) und eine Ausatmung (Exspiration), wobei die Ausatmung geringfügig länger dauert als die Einatmung. Abhängig vom Lebensalter variiert die normale (Ruhe-)Atemfrequenz.

Altersstufe	Atemfrequenz/Min.
Neugeborene	30–40
Kleinkinder	20–25
Schulkinder	18–20
Jugendliche	16–18
Erwachsene	10–15

Tab. 1 Atemfrequenzbereiche in unterschiedlichen Altersstufen

Die Pflegefachperson zählt die Atemzüge eine Minute lang anhand der sichtbaren Thoraxbewegungen oder der sichtbaren Bewegung der Nasenflügel des zu Pflegenden, ohne ihn darauf aufmerksam zu machen. Dies ist parallel zu anderen Pflegehandlungen kaum korrekt zu leisten. Es ist daher legitim, gegenüber dem Pflegebedürftigen vorzutäuschen, den Puls zu zählen. Da die Finger den Puls tatsächlich fühlen, erfordert die Zählung der deutlich langsameren Atemfrequenz viel Konzentration. Der zu Pflegende sollte dabei nicht sprechen.
Bei schlafenden oder bewusstlosen Pflegebedürftigen kann die Hand flach auf den Brustkorb des zu Pflegenden gelegt werden, um die Thoraxbewegungen über eine Minute auszuzählen.
Wird kein exakter Wert pro Minute benötigt, sondern nur eine rasche Einschätzung, kann die erfahrene Pflegefachperson während der Versorgung des Pflegebedürftigen die Atmung beobachten, um die Atemfrequenz zu erfassen.

Atemtiefe

Die Atemtiefe ist abhängig von der Muskelarbeit bei der Inspiration und der Dehnbarkeit der Lunge. Der wichtigste Atemmuskel der Inspiration ist das Zwerchfell. Bei einer Kontraktion flacht das Zwerchfell ab und erweitert so den Thoraxraum nach unten. Gleichzeitig werden die Bauchorgane nach unten gedrückt und wölben die Bauchdecke nach außen. Die Kontraktion der äußeren Zwischenrippenmuskulatur zieht die Rippen nach vorn und nach oben, der Brustkorb hebt sich und erweitert den Thoraxraum entsprechend. Aufgrund des Unterdrucks im ›Pleuraspalt‹ wird das gesunde Lungengewebe den Thoraxbewegungen folgen, es entsteht ein Unterdruck in der Lunge und die Luft strömt ein.

Aufbau der Lunge → S. 488

Ohne Hilfsmittel lässt sich die Atemtiefe nur anhand der sichtbaren Atembewegungen abschätzen. Dabei beobachtet die Pflegefachperson Thorax und Bauchdecke des Pflegebedürftigen. Deutlich sichtbare Hebungen des Brustkorbs sind Indikator einer Brustatmung: Die oberen Abschnitte der Lunge werden belüftet. Wölbt die Bauchdecke sich regelmäßig nach außen, ist dies ein Indiz für eine Zwerchfellatmung: Die unteren Abschnitte der Lunge werden belüftet. Bei Frauen ist häufiger eine ausgeprägte Brustatmung zu beobachten, während Männer eher eine Bauchatmung aufweisen.

W ZUM WEITERDENKEN

Das vorherrschende Schönheitsideal unterschiedlicher Epochen und die gesellschaftlichen Sozialisationen trugen zu den unterschiedlichen Atemtypen bei. Die Zwerchfellatmung wurde beispielsweise beim Tragen eines Korsetts verhindert. Es galt, eine schmale Taille und einen flachen Bauch zu präsentieren, die resultierende reine Brustatmung betonte zudem den Busen vorteilhaft. Der Gesundheit war dies eher abträglich, häufige Ohnmachtsanfälle waren bei Korsettträgerinnen die Folge dieser ineffizienten Atmung.

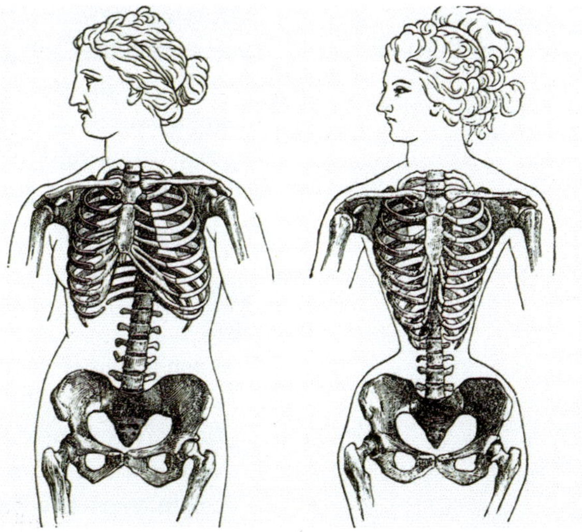

Atemzugvolumen
Menge an Luft, die mit jedem Atemzug in die Lunge gelangt; beträgt in Ruhe ca. 500 ml

Atemqualität
Für die Atemqualität ist von Bedeutung, ob das ›Atemzugvolumen‹ durch schnelle flache Atemzüge oder eher tiefe langsame Atemzüge erreicht wird. Eine langsame und dafür tiefere Atmung ist immer günstiger für die Belüftung der ganzen Lunge. Hält eine schnelle flache Atmung länger an, ist dies häufig ein Hinweis auf Einschränkungen der Atemfunktion, z.B. bei Schmerzen oder Stress.

Weitere Beobachtungskriterien
Für eine ganzheitliche Erfassung des Zustandes des Pflegebedürftigen ist es notwendig, die Beobachtung auszuweiten. Folgende Parameter, die bei einem gesunden Menschen unauffällig sind, können bei Pflegebedürftigen wichtige Hinweise zu Einschränkungen der Atemfunktion oder Stoffwechselvorgängen liefern:
- Atemgeräusche
- Atemgeruch
- Symmetrie der Thoraxbewegungen
- Mimik, die die Atmung begleitet
- Hautfarbe

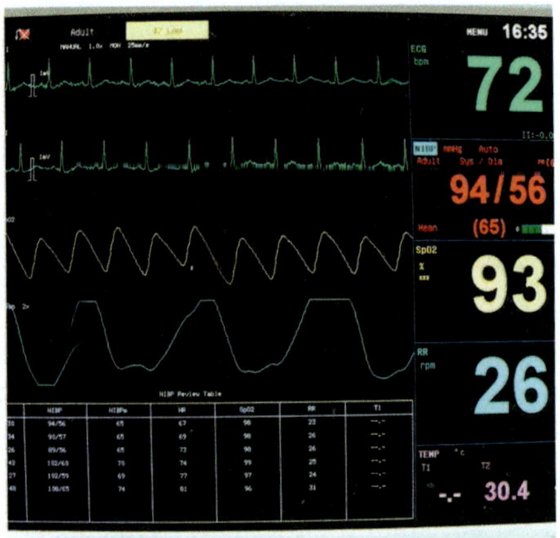

Abb. 1 Atemfrequenzkurve am Monitor (hier türkis), mit einer gemessenen Atemfrequenz von 26/min

Apparative Beobachtung der Atmung

Atemfrequenz
Ist ein Pflegebedürftiger zur Überwachung an einen Monitor angeschlossen (z.B. bei Lungenfunktionsdiagnostik, intensivmedizinischer Überwachung, maschineller Beatmung), so wird häufig die Atemfrequenz mit angezeigt. Über die Elektroden des EKG werden die Thoraxbewegungen bei der Atmung erfasst und als Atemfrequenz je Minute interpretiert. Der angezeigte Wert sollte immer auf Plausibilität überprüft werden, da auch alle sonstigen Thoraxbewegungen bei der Zählung erfasst werden und z.B. bei Bewegungen des Pflegebedürftigen ein falsch hoher Wert angezeigt wird.

Erythrozyten → S. 868

Pulsoxymetrie/Sauerstoffsättigung
Sauerstoff bindet sich im Blut an Hämoglobin, den Farbstoff der ›Erythrozyten‹. Über einen Fingerclip oder Einwegpflaster mit Infrarotsensor wird gemessen, in welchem Ausmaß Sauerstoff an Hämoglobin gebunden ist. Diese nichtinvasive Messung eignet sich zur Langzeitüberwachung und gibt (z.B. bei einem vermuteten Notfall) schnell einen Hinweis zur Sauerstoffversorgung des Organismus. Der gesunde Richtwert beträgt bei Raumluft etwa 98 %.

W ZUM WEITERDENKEN

Auch bei einer Kohlenmonoxidvergiftung wird eine periphere Sättigung von bis zu 100 % angezeigt, trotzdem aber besteht ein kritischer Sauerstoffmangel. Der Infrarotsensor kann das mit Kohlendioxid gebundene Hämoglobin nicht von dem mit Sauerstoff gebundenen unterscheiden. Darum sollte der angezeigte Wert (v.a. bei bewusstseinsgetrübten Menschen) kritisch bewertet werden.

Lungenfunktionsdiagnostik

Bei der apparativen Lungendiagnostik stehen folgende Fragen im Mittelpunkt:

- Wie gut ist die Lunge belüftet? (Aussagen zur Ventilation)
- Wie gut ist die Lunge durchblutet? (Aussagen zur Perfusion)
- Wieviel Sauerstoff (O_2) gelangt ins Blut? Wie viel Kohlendioxid (CO_2) wird eliminiert? (Aussagen zum Gasaustausch)
- Wie gesund ist das Gewebe der Lunge?

Die Untersuchungen werden in der Regel in einer Arztpraxis oder in der funktionsdiagnostischen Abteilung eines Krankenhauses durchgeführt.

Interprofessionalität
Welche Spezialisten wirken bei der Diagnostik und Therapie von Atemwegserkrankungen mit?

Spirometrie

Bei einer ›Spirometrie‹ werden die Ventilation der Lunge und der funktionelle Zustand der Atemwege untersucht. Es wird exakt ermittelt, welche Menge an Luft (Volumen in ml) der Pflegbedürftige unter verschiedenen Bedingungen ein- und ausatmen kann. Ziel einer Spirometrie sind Aussagen

- zur Compliance (Dehnbarkeit) der Lungen (Tab. 1) sowie
- zum Strömungswiderstand in den Atemwegen.

Spirometrie
lat. spirara = atmen
griech. metreīn = messen

Für exakte Ergebnisse atmet der Pflegebedürftige entspannt im Sitzen über ein Mundstück. Das Mundstück wird zwischen den Zähnen gehalten und von den Lippen dicht umschlossen. Die Zunge liegt dabei unter dem Mundstück. Die Nase wird mit einer Klemme fest verschlossen (Abb. 2). Sensoren im Mundstück messen Luftströmung und Volumen bei den Atemzügen.

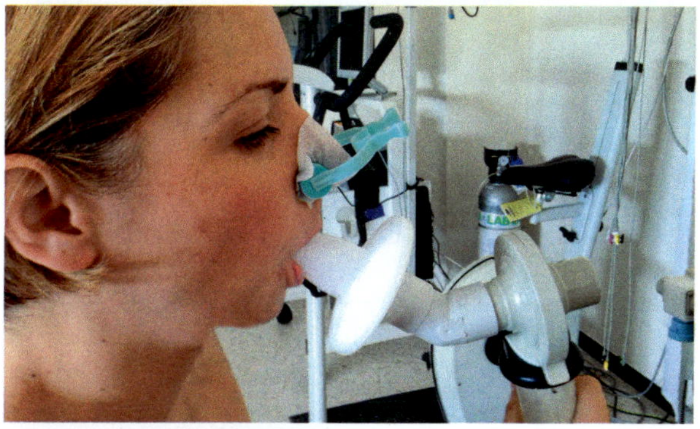

Abb. 2 Untersuchungsaufbau im Spirometrieverfahren

Messbare Atemvolumina	Definition	Orientierungswerte für Erwachsene
Atemzugvolumen (AZV)	Menge an Luft, die bei einem normalen Atemzug ein- und ausgeatmet wird	ca. 500 ml
Inspiratorisches Reservevolumen (IRV)	Menge an Luft, die nach einem normalen Atemzug zusätzlich eingeatmet werden kann	ca. 2000–3000 ml
Exspiratorisches Reservevolumen (ERV)	Menge an Luft, die nach einem normalen Atemzug zusätzlich ausgeatmet werden kann (verbleibt bei normalen Atemzügen in der Lunge)	ca. 1000–1200 ml
Atemminutenvolumen (AMV)	Atemfrequenz x Atemzugvolumen pro Minute	sehr variabel ca. 5000–10 000 ml / min
Werden Volumina addiert, spricht man von Kapazitäten. Die **Vitalkapazität** (VK) der Lunge ist das Volumen, das bei der Atmung insgesamt bewegt werden kann: VK = ERV + IRV + AZV.		

Tab. 1 Verschiedene Atemgrößen und Orientierungswerte. Für Säuglinge und Kinder gelten 5–8 ml je kg Körpergewicht als Richtwert für das Atemzugvolumen. Die anderen Volumina errechnen sich (wie beim Erwachsenen) entsprechend prozentual.

Normwerte sowie Interpretationen der Befunde finden Sie in der zugehörigen Leitlinie der Fachgesellschaften:
http://pneumologie.de
→ Publikationen
→ Leitlinien
→ Spirometrie

Zunächst werden Untersuchungen zu den Volumina durchgeführt. Da die Lungenvolumina je nach Statur und Körpergröße des Pflegebedürftigen variieren, sollte vor der Untersuchung dessen Körpergröße ermittelt werden. An die Volumenmessungen schließen sich die Messungen zum Atemwiderstand an, durch Bestimmung des Ausatemvolumens unter verschiedenen Bedingungen. Die Ergebnisausgabe erfolgt auch grafisch und weist bei den verschiedenen Atemwegserkrankungen wie z. B. ›Lungenemphysem‹ oder ›COPD‹ jeweils typische Veränderungen auf.

Lungenemphysem → S. 492
COPD → S. 492

Bodyplethysmographie

Das Spirometrieverfahren ist stark abhängig von der Mitarbeit des Pflegebedürftigen und für jene mit Störungen der Atemfunktion anstrengend. Die ›Bodyplethysmographie‹ ist zwar aufwendiger, aber dafür aussagekräftiger und weniger anstrengend.

Bodyplethysmographie
body, engl. = Körper
plethysmo, griech. = anschwellen, steigern, füllen
graphos, griech. = schreiben, aufzeichnen

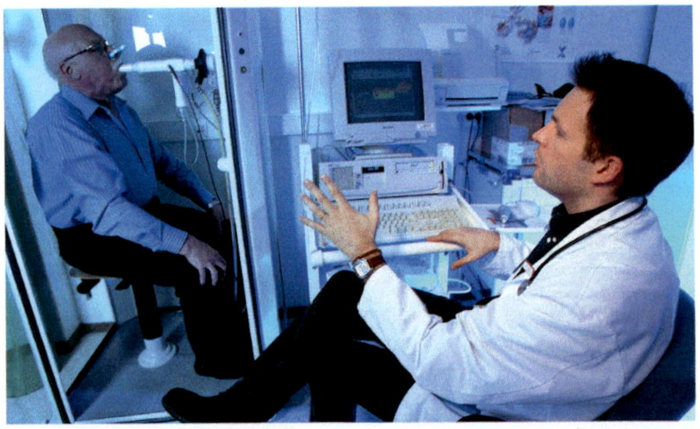

Abb. 1 Durchführung einer Bodyplethysmographie

Bei dieser Untersuchung sitzt der Pflegebedürftige in einer luftdichten Kabine (mit definiertem Volumen) und atmet über ein Mundstück mit separater Luftzufuhr von außen. Es besteht jederzeit Sichtkontakt (durchsichtige Wände) zum Untersuchenden. Durch die Atmung des Pflegebedürftigen verändern sich die Druckverhältnisse in der Kabine, entsprechend entgegengesetzt zu den Druckveränderungen im Brustkorb bzw. den Alveolen. Der Untersucher kann zusätzlich Luftstrom, Atemwegswiderstand und Lungenvolumen einschließlich ›Residualvolumen‹ bestimmen.

Blutgasanalyse (BGA)

Um den Gasaustausch zu beurteilen, können mittels Blutgasanalyse die ›Partialdrücke‹ der Atemgase Sauerstoff und Kohlendioxid im Blut bestimmt werden. In der Regel erfolgt die Blutentnahme über eine arterielle Verweilkanüle, alternativ ist auch eine ›kapilläre Blutentnahme‹ möglich. Zugleich können Parameter wie Säuren, Basen, Blutzucker und Elektrolyte bestimmt werden.

Residualvolumen
Menge an Luft, die nach einer maximalen Ausatmung in der Lunge verbleibt. Diese Luft kann nicht abgeatmet werden (ca.1200 ml)

Partialdruck
Teildruck in einem Gasgemisch; Sauerstoff = paO_2, Kohlendioxid = $paCO_2$. Das ‚a' steht für arteriell, die Werte werden in mmHg angegeben.

Blutentnahme → S. 615, Band 1

Bildgebende Verfahren (I): Bronchoskopie

Eine ›Bronchoskopie‹ (Lungenspiegelung) ermöglicht durch Einführung eines dünnen flexiblen optischen Schlauches eine direkte Sicht auf die Schleimhäute der Atemwege. Es gibt therapeutische und diagnostische Indikationen, z. B.:

- Fremdkörperentfernung (therapeutisch)
- Bronchiallavage (Bronchienspülung; therapeutisch)
- Abstrich- und Gewebeprobeentnahme (diagnostisch)
- Beurteilung von Atemwegsverengungen (diagnostisch)

Bronchoskopie
griech. bronchus = Luftröhre
griech. skopein = anschauen

Für eine Bronchoskopie ist eine unterschriebene Einverständniserklärung notwendig. Der Pflegebedürftige bleibt am Untersuchungstag nüchtern, eine ggf. bewegliche Zahnprothese muss entfernt werden. Da es in den Atemwegsarealen keine Schmerzrezeptoren gibt, ist die Bronchoskopie als solche schmerzlos. Um den natürlichen Würge- und Hustenreiz bei Einführung eines Fremdkörpers in die Atemwege zu unterdrücken, wird ein Lokalanästhetikum im Rachen aufgesprüht. Abhängig von der erwarteten Dauer und der Schwere der Untersuchung sowie der Kooperationsbereitschaft des Pflegbedürftigen kann die Narkose vertieft werden.

Bildgebende Verfahren (II): Röntgenuntersuchungen

Im **Thorax-Röntgenbild** kann die Belüftung der Lungen sehr gut dargestellt werden. Die Aufnahme eines Röntgenthorax erfolgt in Einatemstellung. Gut belüftete Abschnitte erscheinen dunkel im Bild, helle Schatten sind schlecht oder nicht belüftete Bereiche. Zudem lassen sich Aussagen über mögliche Gründe für eine eingeschränkte Belüftung ablesen, z.B. Ergussbildung, ›Raumforderungen‹, Lungenödem.

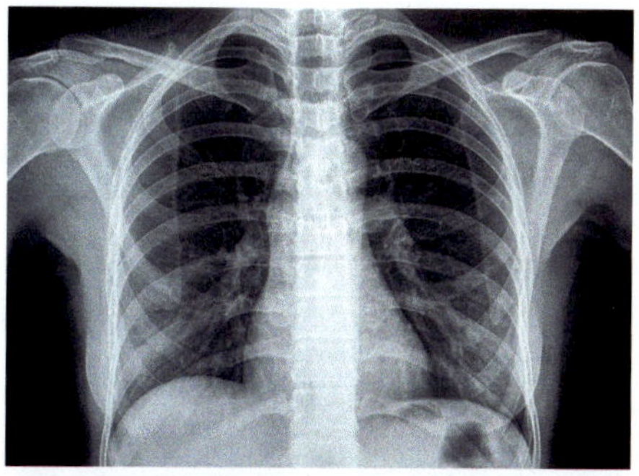

Abb. 2 Röntgenthoraxaufnahme; die zwei schwarzen zentralen Felder rechts und links sind die (belüftete) Lunge, die helle, birnenförmige Fläche in der Mitte das Herz.

Raumforderung
medizinisch für jede unphysiologische Strukturzunahme, z. B. Zyste, Tumor

Aufgrund der feinen Abbildung in Schichten ist die Lunge in der ›**Computertomografie**‹ (gegenüber dem Röntgen) besser darstellbar. Aussagen zu Größe, Lokalisation und Umfang eines Tumors, zu Verletzungen oder pneumonischen Infiltraten können getroffen werden. Allerdings ist die Strahlenbelastung für den Betroffenen 100 bis 500-mal höher als bei einer Röntgenaufnahme. Deshalb sollte jeweils eine strenge Indikationsstellung erfolgen. Computertomografische Lungendiagnostik kann je nach Erfordernis spezifiziert erfolgen:

- hochauflösend (bei ›Bronchiektasen‹)
- mit Kontrastmittel (bei ›Lungenembolie‹)
- Low-Dose (niedrigdosierte Strahlung; bei Rauchern, nach Lungenkarzinom)

Computertomografie → *S. 614, Band 1*

Bronchiektasen
nicht heilbare Aussackungen der Bronchien, die mit Sekret oder Eiter gefüllt sein können und zu wiederholten Infekten führen; Bronchiektasen sind angeboren oder Folge chronischer Lungenerkrankungen

Lungenembolie → *S. 502*

Eine **Kernspintomografie** (auch als Magnetresonanztomografie, MRT, bezeichnet) liefert differenziertere Bilder, v.a. werden Gewebeveränderungen besser dargestellt. Es ist zum Auffinden von Hirnmetastasen (bei Lungenkarzinom) die erste Wahl der Bildgebung. Zudem kann sie besser als ein CT darüber Auskunft geben, ob eine Struktur operabel ist. Für den Betroffenen kann ein MRT sehr belastend sein aufgrund der sehr engen Raumverhältnisse und der lauten Geräusche des Gerätes während der Untersuchung. Da mit starken Magneten gearbeitet wird, ist es wichtig, dass der Betroffenen keinerlei Metall am oder im Körper trägt. Implantate und großflächige Tattoos können je nach verwendetem Material eine Kontraindikation für ein MRT sein.

Bei einer ›**Lungenszintigrafie**‹, die als Perfusionsszintigrafie oder Ventilationsszintigrafie durchgeführt werden kann, wird ein Szintigramm erstellt; v.a. bei Verdacht auf Lungenembolie und zur Beurteilung der postoperativen Lungenfunktion wird das Verfahren angewandt.

Zu untersuchende Menschen erhalten schwach radioaktive Substanzen intravenös injiziert (Perfusion) oder inhalativ verabreicht (Ventilation), deren Verlauf im Körper mit einer speziellen Kamera verfolgt wird. Die aufgenommene Menge des radioaktiven Stoffes ist bei beiden Methoden gering (vergleichbar einer Röntgenaufnahme) und die Halbwertszeit kurz. So ist die Strahlenbelastung für den Pflegebedürftigen selbst gering und für Menschen in seiner Umgebung ungefährlich. Lediglich schwangere oder stillende Frauen sollten den Kontakt direkt nach der Untersuchung meiden. Nach stattgefundener Lungenperfusion wird der zu Pflegende von der Pflegefachperson aufgefordert, ausreichend zu trinken, um die Nierenfunktion anzuregen und so den radioaktiven Stoff schneller auszuscheiden.

Szintigrafie
lat. scintilla = der Funke
grich. graphos = schreiben, aufzeichnen

2.1.3 Veränderungen der Atmung

Dyspnoe
griech. dys. = schwierig
griech. pnoe = Atem, Hauch

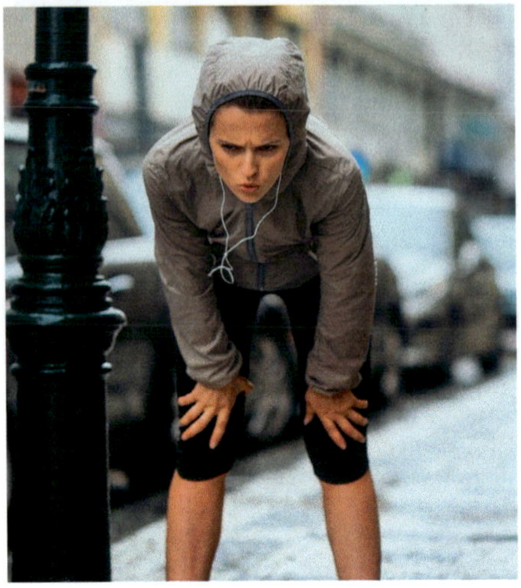

Abb. 1 Vornübergebeugtes Aufstützen der Arme aktiviert die Atemhilfsmuskulatur

Dyspnoe

Veränderungen der Atemfunktion fallen Betroffenen zunächst als erschwertes Atmen oder Atemnot (›Dyspnoe‹) auf. Zu Grunde liegende Ursachen müssen nicht immer Krankheitswert haben. Im Alltag erleben wir bei körperlicher Anstrengung kurzzeitige Atemnot. Das Atemsystem passt sich jedoch schnell an und die Atmung normalisiert sich.

Zur Unterstützung nimmt der Gesunde in der Erholungsphase oft unbewusst eine Haltung ein, welche die Atemhilfsmuskulatur aktiviert: Durch Aufstützen der Arme werden die Muskeln, die Hals oder Schultern bewegen, durch Umkehrung der Bewegungsrichtung zum Weiten des Thorax genutzt (= Auxiliaratmung).

Hält die Dyspnoe jedoch länger an oder tritt in Phasen relativer Ruhe auf, ist eine Ursachensuche ratsam. Eine Dyspnoe kann als unspezifisches Leitsymptom auf Atemwegserkrankungen hinweisen. Der Betroffene empfindet (subjektiv) Atemnot, er ringt sichtbar nach Luft, wirkt sehr angestrengt und nutzt sichtbar die Atemhilfsmuskulatur. Zusätzlich ist oft ein Hochziehen der Schultern zu beobachten.

Es gibt verschiedene medizinische Klassifikationen der Dyspnoe. In der klinischen Praxis wird zunächst nur eine grobe Unterteilung in drei Schweregrade angewandt:

Bezeichnung	Beschreibung
Belastungsdyspnoe	Der Betroffene verspürt Luftnot bei einer Belastung, die normalerweise nicht zu Atemnot führt, z.B. beim Treppensteigen.
Ruhedyspnoe	Der Betroffene verspürt bereits in Ruhe Atemnot.
Orthopnoe	Der Betroffene reagiert bei Lageveränderungen mit Atemnot. Er bekommt nur aufrecht sitzend genug Luft.

Tab. 1 Schweregrade einer Dyspnoe

Für eine differenzierte Klassifikation bietet sich beispielsweise jene des *British Medical Research Council* an:

Schweregrad	Beschreibung
0	Atemnot nur bei stärkster Anstrengung
I	Atemnot bei schnellem Gehen oder bei Anstieg
II	langsameres Gehen oder Einlegen einer Pause wegen Atemnot, im Vergleich zu Personen gleichen Alters
III	Einlegen einer Pause nach 100 m Gehen
IV	zu kurzatmig, um das Haus zu verlassen, Atemnot beim An- und Ausziehen

Tab. 2 Modified Medical Research Council-Dyspnoe-Skala (mMRC)

Eine erschwerte Atmung kann differenziert beobachtet werden:

Veränderungen der Atemfrequenz
Veränderungen der Atemfrequenz sind gut sicht- und hörbar, fallen daher im Rahmen einer insgesamt veränderten Atemfunktion häufig als Erstes auf. Zu Grunde liegende Ursachen müssen nicht immer einen Krankheitswert haben.

Veränderung	Physiologische Ursachen	Pathologische Ursachen
Tachypnoe: beschleunigte Atmung > 20 Atemzüge/min	z. B. Anstrengung, Aufregung	z. B. COPD, ›Herzinsuffizienz‹, Fieber
Bradypnoe: verminderte Atmung < 12 Atemzüge/min	z. B. Tiefschlaf	z. B. Medikamenteneinfluss auf das Atemzentrum, Schädel-Hirn-Trauma
Apnoe: fehlende Atmung bzw. Atemstillstand	keine	Verlegung der Atemwege, Schädigung des Atemzentrums, Herz-Kreislauf-Stillstand **Ein Atemstillstand ist immer ein Notfall!**

Tab. 3 Physiologische und pathologische Ursachen für Veränderungen der Atemfrequenz

Herzinsuffizienz → S. 522

Opiat
Opium enthaltendes Arzneimittel; als stark wirksames Schmerzmittel eingesetzt

Säure-Basen-Haushalt → S. 108

Synkopen → S. 417

Tetanie
neuromuskuläre Übererregung

Veränderungen von Atemintensität und Atemmuster
Veränderungen der Atemintensität sind immer im Kontext der aktuellen Situation des zu Pflegenden zu interpretieren.

Atemintensität	Atemmuster	Erläuterung
Physiologisch	flache, langsame Atmung in Ruhe (Minderbelüftung)	– bedarfsentsprechend in Ruhe (aber auf Dauer ungünstig für die Ventilation tieferer Lungenabschnitte)
	tiefe, schnelle Atmung	– bedarfsentsprechend bei/nach körperlicher Aktivität
Hypoventilation (verminderte Atemintensität)	flache, „abgebrochene" Atmung, schnellere Frequenz (Schonatmung)	– nicht bedarfsentsprechend – Hinweis auf Einschränkungen der *Atemmechanik* – oft schmerzbedingt, z. B. nach OP im Bauchraum, bei Pleuritis (Rippenfellentzündungen)
	Bradypnoe + flache Atmung	– nicht bedarfsentsprechend – Hinweis auf Störung der Atemregulation – z. B. als Nebenwirkung von Medikamenten wie ›Opiaten‹
	vereinzelte, kurze Atemzüge (Schnappatmung)	– nicht bedarfsentsprechend – Hinweis auf (drohenden) Atemstillstand – z. B. bei zerebraler Durchblutungsstörung, bei Frühgeborenen
	Tachypnoe + flache Atmung	– nicht bedarfsentsprechend – Erschöpfung oder Behinderung der Atemmuskulatur – z. B. bei starker Adipositas, bei Frühgeborenen
Hyperventilation (erhöhte Atemintensität)	schnelle, tiefe Atmung in Ruhe oder Aufregung	– nicht bedarfsentsprechend – physiologische Gegenreaktion bei ›metabolischer Azidose‹ – pathologisch bei psychischer Belastung (z. B. Panikattacke) oder als **Hyperventilationssyndrom** mit ›Synkopen‹, Brustschmerz, Muskelkrämpfen als Pfötchenstellung/›Tetanie‹); während das Sauerstoffangebot unproblematisch ist, wird jedoch zu viel CO_2 abgeatmet; dadurch gerät das Säure-Basen-Verhältnis ins Ungleichgewicht.

Tab. 4 Physiologische und pathologische Veränderungen von Atemintensität und Atemmuster

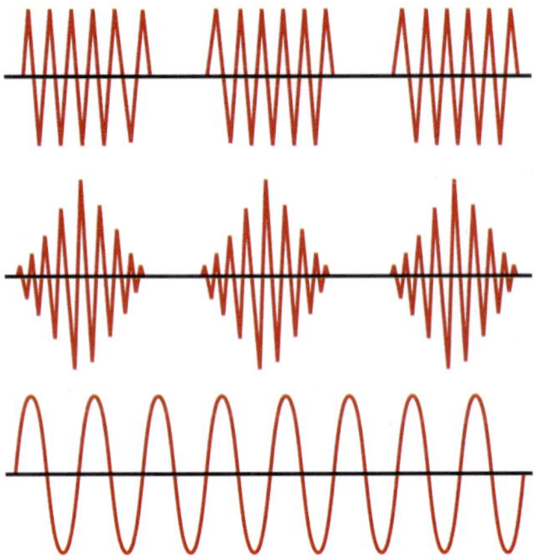

Spezielle Atemmuster

- **Biotatmung**: Atempausen treten unregelmäßig auf, die Atemtiefe ist variabel, z.B. bei Schädigung des Atemzentrums mit erhöhtem Hirndruck, bei Frühgeborenen oder im Rahmen einer ›Meningitis‹
- **Cheyne-Stokes-Atmung:** Hinweis auf Störung des Atemzentrums durch Sauerstoffmangel, z.B. bei schwerer Herzinsuffizienz, bei metabolischen Erkrankungen, im Sterbeprozeß; die Atemzüge werden flacher und steigen nach einer Atempause wieder an
- **Kussmaul-Atmung:** Sonderform der Hyperventilation, regelmäßige vertiefte Atmung, z.B. bei Vergiftungen, metabolischer Azidose und Hyperkapnie; es wird überschüssiges CO_2 abgeatmet, um den Säure-Basen-Haushalt auszugleichen

- **Paradoxe Atmung (Schaukelatmung):** gegensätzliche Atembewegungen des Thorax oder asymmetrische Thoraxhebungen bei einem Pneumothorax oder durch Verletzungen, z. B. Rippenbrüchen.

Meningitis → S. 543

Atemgeräusche

Auskultation → S. 612, Band 1

Neben dem ›auskultatorisch‹ hörbaren gesunden Atemgeräusch der ein- und ausströmenden Luft gibt es auch pathologische Nebengeräusche, die auf verschiedene Krankheitsbilder hinweisen können.

- **Brodeln:** feuchtes Atemgeräusch, ähnlich sprudelnd kochendem Wasser, weist auf eine größere Flüssigkeitsansammlung in der Lunge hin, die mit der Atemluft aufgewirbelt wird, z.B. bei Lungenödem
- **Rasseln:**
  - als feuchtes Rasseln grobblasig oder feinblasig (z.B. bei ›Hämoptoe‹)
  - als trockenes Rasseln bei schwingenden Schleimfäden
  - als Knisterrasseln bei Lungenfibrose
- **Giemen, Brummen:** trockenes, pfeifendes Atemgeräusch, Hinweis auf verengte Bronchien mit zähem Sekret, z.B. bei ›Asthma bronchiale‹
- **Stridor:** pfeifendes Atemgeräusch, bei Verengung der oberen Atemwege
  - inspiratorischer Stridor bei Verengung oder Verlegung der Atemwege durch Fremdkörper oder Einengung von außen (z.B. Pseudo-Krupp bei Kindern oder Kehlkopfödem bei Erwachsenen)
  - exspiratorischer Stridor bei einer obstruktiven Verengung der Bronchien, z.B. bei COPD oder Asthma bronchiale
- **Schnarchen:** Atemgeräusche im Schlaf; Ursache kann eine entspannte Rachen- und Zungenmuskulatur sein, die dazu führt, dass die Gaumensegel durch den Luftstrom bewegt werden oder die Zunge zurückfällt; eine Verengung der oberen Atemwege, v.a. der Nase bei Schnupfen, kann ebenfalls ein Schnarchen auslösen; bedeutsam ist das Schnarchen als Leitsymptom für eine ›Schlafapnoe‹.

Hämoptoe
Bluthusten

Asthma bronchiale → S. 494

Schlafapnoe
Atemaussetzer im Schlaf durch erschlaffte, in sich zusammenfallende Rachenmuskulatur

Die atemsynchrone Vibration des Thorax bei Atemgeräuschen wie dem Brodeln, Rasseln und Giemen lässt sich auch gut durch Auflegen der Hand auf dem Brustkorb spüren. Oft sind die Geräusche auch mit bloßem Ohr hörbar, eine (ärztliche) Überprüfung mit einem Stethoskop ist immer angebracht (bzw. fester Bestandteil der ärztlichen körperlichen Untersuchung).

Atemgeruch (Fötor)

Über die Atmung werden Stoffwechselendprodukte ausgeschieden. Am bekanntesten sind ernährungsbezogene Gerüche, z.B. nach dem Verzehr von Knoblauch. Eine mangelnde Zahn- und Mundhygiene oder Erkrankungen im Mundraum können ebenfalls Mundgeruch (Fötor ex ore) hervorrufen. Davon abzugrenzen sind pathologische Atemgerüche, die Hinweis auf eine Erkrankung sein können.

Selbstfürsorge
Wie gehen Pflegende damit um, wenn sie sich vor Atemgeruch oder Auswurf ekeln?

Geruch nach ...	Krankheitsgeschehen
Azeton (fauliges Obst, süßlich)	– Energiegewinnung durch Fettabbau → Freisetzung von Ketoazeton → Abatmung – bei diabetischem Koma oder langer Hungerphase
Ammoniak (stechend, beißend)	– Anreicherung von Ammoniak im Blut und Abatmung bei Lebererkrankungen
Fäulnisgeruch (jauchig)	– Gewebezerfall in den Atemwegen – bei Tumoren, ›Gangrän‹ (Nekrose)
Foetor hepaticus (erdig, frische Leber)	– Gewebezerfall in der Leber – bei Tumoren
Foetor uraemicus (Uringeruch)	– Urämie – bei Nierenversagen

Tab. 1 Atemgerüche und mögliche Ursachen

Gangrän
griech. gángrena = fressendes Geschwür, Gewebenekrose; im Lungenbereich als Folge einer Aspirationspneumonie oder Abszessbildung

Beobachtung von Husten und Sputum

Husten ist ein Schutzreflex, um die Atemwege frei zu halten. Aspirierte (eingeatmete) Fremdstoffe, z.B. Nahrungsmittel oder kleinteiliges Spielzeug, lösen reflexartig Husten aus. Ebenso können Sekretansammlungen im Rahmen von Atemwegserkrankungen oder Reizungen der Schleimhäute durch chemische Substanzen zu Husten führen.

Auswurf (Sputum/Sekret)	Hustendauer
Trockener Husten (unproduktiv): – Reizung der Schleimhäute durch Staub und Rauchgase, Entzündung der Rachenschleimhaut – tiefes Einatmen löst (schmerzhafte) Hustenstöße aus (bis hin zu Würgereiz) Ein länger als vier Wochen anhaltender trockener Reizhusten kann auch Hinweis auf ein Tumorgeschehen in der Lunge sein und sollte immer ärztlich abgeklärt werden.	**produktiver Husten (feucht):** – Abhusten von in den Atemwegen angesammelten Sekrets – erhöhte Sekretbildung bei Atemwegserkrankungen (z. B. Bronchitis) oder chronischem Kontakt mit Gasen (z. B. Tabakrauch) – Schmerzentwicklung v. a. in der Atemmuskulatur (Zwerchfell, Bauchmuskulatur) bis hin zur Erschöpfung
Akuter Husten: – Reaktion auf eingeatmete Fremdkörper (Schutzreflex) – Symptom bei Atemwegsinfektionen – reduziert sich im Heilungsverlauf und verschwindet bei Abklingen der Erkrankung	**chronischer Husten:** – besteht länger als acht Wochen – als Symptom bei chronischen Atemwegserkrankungen (z. B. bei Rauchern) – bei Linksherzinsuffizienz (durch Rückstau des Blutes in die Lunge) – als Arzneimittelnebenwirkung (z. B. ACE-Hemmer) Länger andauernder Husten ohne bekannte Grunderkrankung kann ein Hinweis auf ein Bronchialkarzinom oder eine Tuberkulose sein.

Tab. 2 Differenzierung von Husten nach Auswurfsituation und Dauer

Das aus den Atemwegen ausgehustete Sekret wird als **Sputum** oder Auswurf bezeichnet. Es stellt ein wichtiges Untersuchungsmedium dar und gibt Aufschluss über den Zustand der Atemwege und der Lunge.

Beobachtungskriterium	Beobachtung bzw. Untersuchung
Bestandteile	zelluläre Bestandteile, z. B. Leukozyten, Krebszellen (histologische Untersuchung, nur im Labor möglich)
	Erreger, z. B. Bakterien, Viren, Pilze (mikrobiologische Untersuchung, nur im Labor möglich)
	Erythrozyten, sichtbar als bräunliche Verfärbung, im Labor sicher nachweisbar
Konsistenz	z. B. zäh, Fäden ziehend, wässrig, schaumig, dünnflüssig
Menge	z. B. wenig, viel, sehr viel
Farbe	– gläsern/durchsichtig (bei viraler Infektion) – weißlich (z. B. bei Raucherhusten) – gelb-grün (bei bakterieller Infektion) – braun (Hinweis auf Blutbeimengungen) – hellrot (Hinweis auf akute Blutung in den Atemwegen)

Tab. 1 Beobachtungskriterien bzw. Analysemöglichkeiten für Sputumproben

Vom Pflegebedürftigen abgehustetes Sputum wird von Pflegefachpersonen im Rahmen der pflegerischen Versorgung sorgfältig beobachtet. Sie leiten den zu pflegenden Menschen auch dazu an, zum Schutz von Personen im direkten Umfeld immer in ein Taschentuch abzuhusten und die benutzten Tücher direkt nach dem Abhusten in einen bettnahen Abwurf zu entsorgen. Der Betroffene wird von den Pflegefachpersonen dazu aufgefordert, sich vermehrt die Hände zu waschen, mindestens jedoch vor Verlassen des Zimmers.

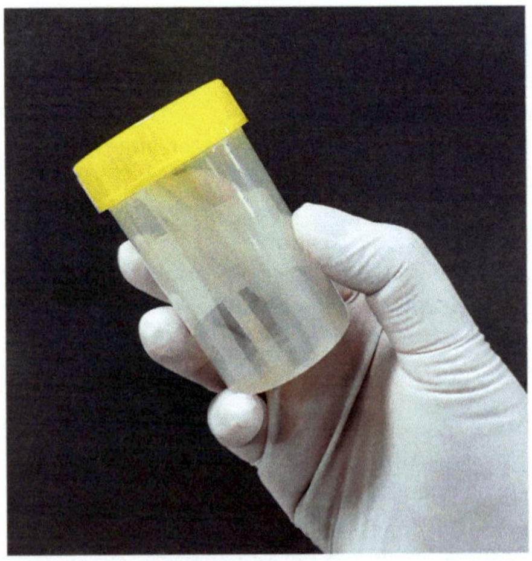

Abb. 1 Bei Sputum handelt es sich um eine Ausscheidung, sodass Pflegefachpersonen bei Kontakt mit diesem Handschuhe tragen.

Bei der Sputumgewinnung für eine Laboruntersuchung ist darauf zu achten, dass der Pflegebedürftige sich zuvor den Mund mit klarem Wasser ausspült und das Sputum vor dem Zähneputzen oder Essen gewonnen wird. Die Pflegefachperson ermöglicht dem zu Pflegenden eine aufrechte Sitzposition und fordert ihn auf, tief durchzuatmen und Sekret aus den tiefen Atemwegen in ein steriles verschließbares Gefäß abzuhusten. Beim Husten kann der Pflegebedürftige unterstützt werden, z.B. durch ein leichtes Komprimieren des Brustkorbs mit beiden Handflächen. Die gewonne Probe darf möglichst keinen Speichel enthalten. Bei zähem Sekret kann der zu Pflegende vor der Sputumabgabe inhalieren, um das Abhusten zu erleichtern. Dies ist mit dem betreuenden Arzt abzusprechen und auf dem Anforderungsschein für das Labor zu dokumentieren.

2.2 Die Atmung unterstützen

2.2.1 Prävention und Beratung

Gesundheitsförderung und bewusste Atmung

Im Alltag wird das Potenzial, durch bewusstes Atmen positiv auf Wohlbefinden und Gesundheit einwirken zu können, von den meisten Menschen nur selten genutzt. Es bedarf zwar der Einübung und Entwicklung von Routine, um im Bedarfsfall auf bewährte Atemtechniken zurückgreifen zu können. Doch sind diese dann immer und überall einsetzbar. Die wesentlichen Aspekte aller Atemübungen sind

- zur Ruhe zu kommen und den eigenen Atem wahrzunehmen,
- den Thorax zu weiten und den Atem zu vertiefen
- die Ausatmung zu verlängern

Bei allen Übungen ist es wichtig, sich Zeit dafür zu nehmen und Kleidung zu tragen, die Brustkorb und Bauch nicht einengt. Viele Atemübungen können im aufrechten Sitzen durchgeführt werden. In Rückenlage oder im Stehen ist die Zwerchfellatmung jedoch gezielter möglich. Um besser wahrzunehmen, kann es hilfreich sein, die Augen zu schließen und den Fokus nach innen zu richten. Ein gutes Raumklima ist von Vorteil, offene Fenster (ohne Zugluft) erhöhen das Sauerstoffangebot.

Übungsbeispiele zur Wahrnehmung der Atmung

- Zur Wahrnehmung des Atems werden die Hände flach auf Brustkorb und Bauch gelegt und zunächst erspürt, welcher ›Atemtyp‹ vorliegt. Im nächsten Schritt kann gezielt in den Bauch oder in den Brustkorb geatmet werden. Abschließend wird mehrmals langsam die Vollatmung durchgeführt: Bauchatmung → Brustatmung → Ausatmung.

Atemtypen → S. 363

- In der bequemen Rückenlage kann bewusst der Bodenkontakt an den Auflageflächen wahrgenommen und dann in einzelne Körperbereiche geatmet werden: Die Übende lässt z. B. den Atem gezielt in die Fußspitzen, in die Schultern oder die Hände fließen. Der Luftstrom erreicht so tatsächlich alle Lungenabschnitte, die Atmung wird tiefer und langsamer.

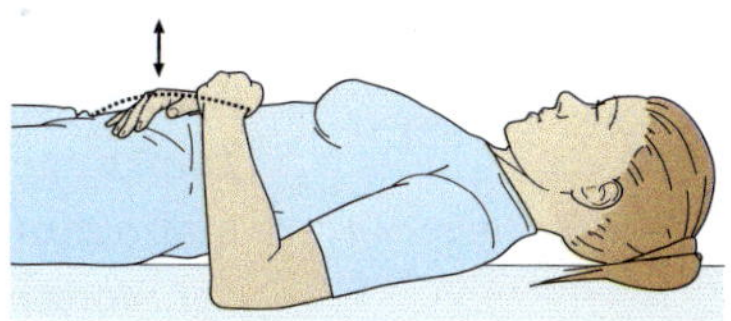

Übungsbeispiele zur Weitung des Thorax und Atemvertiefung

- Wenn der Bewegungsradius es zulässt, können die Arme zur Unterstützung der Atmung eingesetzt werden: Im lockeren aufrechten Stand werden die Arme bei der Einatmung seitlich nach oben und über den Kopf geführt, bei der Ausatmung zurück an die Seite. Ebenso können die Arme auf Schulterhöhe vor dem Oberkörper gestreckt und dann bei Einatmung zur Seite und bei Ausatmung wieder nach vorn geführt werden. Durch die Armbewegungen wird der Thorax geweitet, langsame Bewegungen unterstützen die Beruhigung und Vertiefung der Atmung.
- Im Stand oder aufrechten Sitz werden die Arme nach oben geführt und die Finger locker verschränkt oder ein Arm geht nach oben und ein Arm seitlich nach unten. Dann wird der Oberkörper mit gestreckten Armen zur Seite geneigt, ohne das Becken zu bewegen: In die so gedehnte Seite wird hineingeatmet. Beide Seiten gleich oft dehnen.

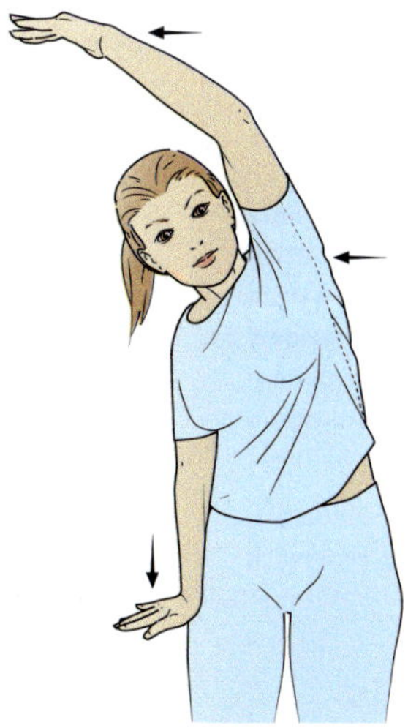

Übungsbeispiele zur Verlängerung der Ausatmung
Physiologisch dauert die Ausatmung etwas länger als die Einatmung. Um die Ausatmung zu verlängern, atmet die Übende automatisch tiefer ein. Daher sind Übungen zur Verlängerung der Ausatmung doppelt gut.

- Die einfachste Möglichkeit, die Ausatmung zu verlängern, ist das Mitzählen: Bei der Einatmung bis Drei zählen und bei der Ausatmung zunächst ebenso, dann mit jedem Atemzug die Ausatmung um eine Zahl verlängern. Diese Übung lässt sich gut beim Gehen umsetzen, dann können die Schritte entsprechend angepasst werden: drei Schritte einatmen, vier Schritte ausatmen.
- Bei der Ausatmung einen geringen Atemwiderstand aufrechtzuerhalten, verlängert die Ausatmung und verbessert die Druckverhältnisse in den Atemwegen: Einatmen und beim Ausatmen möglichst lange summen, wie eine Biene, oder beim Ausatmen einen (imaginären) Luftballon aufpusten oder ein Windrad antreiben. Oder beim Ausatmen durch einen kurzen Strohhalm möglichst lange Wasser sprudeln lassen.

Abhängig von der körperlichen wie seelischen Lage des Einzelnen können Pflegefachmänner (z. B. im Rahmen ihrer pflegerischen Maßnahmen) auf Elemente dieser Übungen zurückgreifen, um das Atembewusstsein des Pflegebedürftigen zu schärfen oder zu stärken. Im Krankenhaus werden Pflegefachmänner hierbei von Physiotherapeuten unterstützt. Aber auch mit Blick auf die eigene gesundheitliche Fürsorge sollten Pflegende Atemtechniken kennen und anwenden.

Prävention von Atemwegserkrankungen
Die Verminderung von Risikofaktoren ist das Ziel der Prävention von Atemwegserkrankungen. Präventionsmaßnahmen können dabei auf das Verhalten des Einzelnen (**Verhaltensprävention**) oder die Lebensbedingungen der Bevölkerung insgesamt (**Verhältnisprävention**) ausgerichtet sein. Risikofaktor Nummer 1 für Atemwegserkrankungen sind ›Luftschadstoffe‹.
Maßnahmen der Verhältnis- und Verhaltensprävention greifen bestenfalls ineinander. Vorschriften des Arbeitsschutzes sorgen beispielsweise für eine Minimierung der Schadstoffbelastung in Berufen, bei denen ein Kontakt mit Luftschadstoffen (z. B. Aerosole, Stäube, Dämpfe) nicht zu vermeiden ist. Sie schützen jedoch nur bei entsprechender Umsetzung durch die Beschäftigten selbst. Insbesondere das Tragen von Atemschutzmasken (mit entsprechenden Filtern) ist konsequent zu handhaben.

Positionspapier der Deutschen Atemwegsliga zu Luftschadstoffen
www.atemwegsliga.de
→ Positionspapier

In der Technischen Regel für Gefahrstoffe 900 (TRGS 900) sind Arbeitsplatzgrenzwerte festgelegt
www.baua.de
→ TRGS 900

Verhältnisprävention
Der Staat ist in der Verantwortung, durch Gesetze, Verordnungen und Empfehlungen die Lebensbedingungen für die Gesamtbevölkerung dort zu verbessern und Risikofaktoren zu minimieren, wo der Einzelne sich nicht ausreichend zu schützen vermag. Dazu zählen auch Maßnahmen zum Schutz von ›vulnerablen‹ Gruppen wie Kinder oder Nichtraucher.

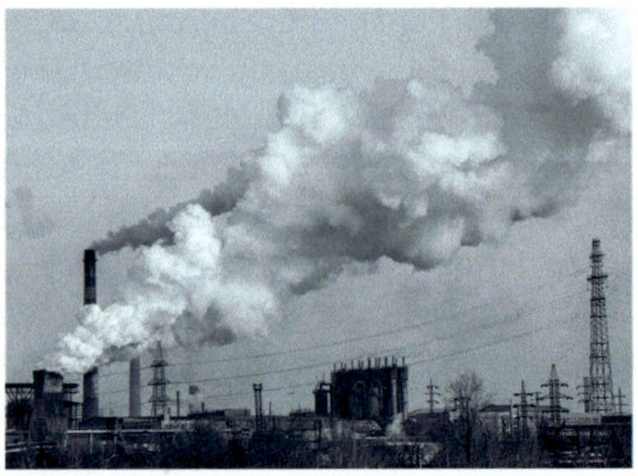
Abb. 1 Schadstoffemissionen in der Industrie

Luftschadstoffe
Luftinhaltsstoffe, die ab einer gewissen Konzentration gesundheitsschädlich wirken können, z. B. Stickstoffoxiden, Schwefeldioxid, Kohlenmonoxid, Feinstaub

vulnerabel
verwundbar, verletzlich

Beispiele für eine Verhältnisprävention sind:
- die Verringerung der Feinstaubbelastung in Wohngebieten oder im Umfeld von Schulen und Kinderbetreuungseinrichtungen, z.B. durch Fahrverbote in Innenstädten, Verringerung von Schadstoffemissionen in der Industrie
- das Rauchverbot in öffentlichen Gebäuden, Büros oder Restaurants
- Arbeitsschutzmaßnahmen (Atemschutz) in Bereichen mit Feinstaubbelastung

Verhaltensprävention

Die Verhaltensprävention zielt darauf ab, dass Betroffene befähigt werden, ihr Verhalten zu verändern, um gesünder zu leben und Erkrankungen vorzubeugen.
Die wichtigsten Verhaltensweisen zur Prävention von Erkrankungen der Atemwege sind:
- Meidung bzw. Verzicht inhalativer ›Noxen‹
- Aktivität bzw. Bewegung in sauberer, frischer Luft, z.B. bei Waldspaziergang, Rad fahren, Wandern
- Schaffung eines guten Innenraumklimas durch regelmäßiges Lüften

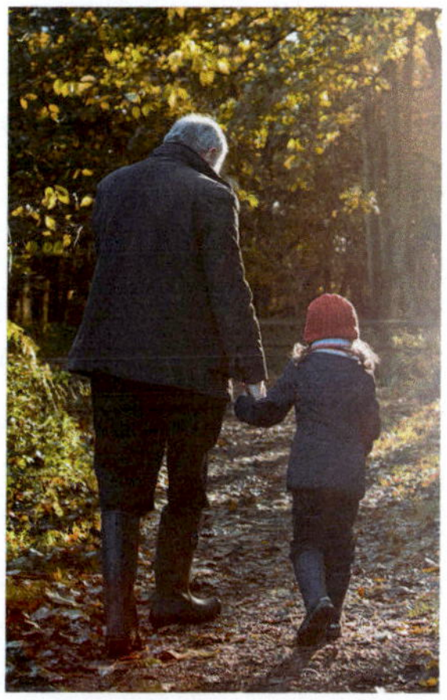

Abb. 2 Ein Waldspaziergang ist einer gesunden Atmung förderlich.

Noxe
lat. noxa = Schaden
Stoff, der einen schädigenden Einfluss auf den Organismus hat

Selbstfürsorge
Welche Arbeitsschutzvorschriften gelten in Ihrer Einrichtung zum Schutz vor inhalativen Noxen?

Nur ein kompletter Rauchverzicht ist ein wirksamer Schutz (nicht nur) vor Atemwegserkrankungen. Die über 4000 größtenteils giftigen Inhaltsstoffe des Tabakrauches gelangen über die Atemwege in den Blutkreislauf und weiter in alle Zellen des Körpers. Viele Krebsarten werden mit dem Rauchen in Verbindung gebracht, z.B. neben Lungenkrebs auch Pankreaskrebs, Nierenkrebs, Magenkrebs.
Der Beratungsschwerpunkt sollte auf den subjektiven positiven Auswirkungen liegen, die durch Rauchen erlebt werden und daran hindern, aufzuhören, wie z.B.:
- Gewohnheiten (z.B. ein den Tag strukturierendes Ritual, das Unterbrechen einer als stresshaft empfundenen Tätigkeit)
- Belohnungsgefühle (z.B. Geselligkeit, Ablenkung, Entspannung)
- psychoaktive Stimulation (Nikotin führt durch diesen schnellen, aber nur kurz wirksamen Effekt auf lange Sicht in eine pharmakologische Abhängigkeit)

B BEISPIEL

Die Physiotherapeutin Frau Lisa Gold motiviert den Pflegebedürftigen Herrn Georg Limmler nach einer Lungenteilresektion mehrmals täglich zu Atemgymnastik und Mobilisation. Herr Limmler lehnt dies öfter ab, mit dem Hinweis, er sei zu erschöpft, um aufzustehen. Die Pflegefachfrau Monique Courtais beobachtet ihn am Abend dabei, wie er sich von seinem Bettnachbarn mit dem Rollstuhl zum Raucherpavillon der Klinik bringen lässt.

In der Beratung unterstützt die Pflegefachperson zunächst dabei, Bedeutung und Auslöser für den Griff zur Zigarette herauszufinden, um dann gemeinsam umsetzbare Alternativen zu entwickeln. Für eine langfristige ›Adhärenz‹ zur vereinbarten Rauchfrei-Strategie sind lohnenswerte und schrittweise erreichbare Ziele wichtig. Ehrliche Information zu ggf. auftretenden Entzugsbeschwerden und Tipps zum Durchhalten unterstützen den Aufbau einer vertrauensvollen Pflegebeziehung ebenso wie eine wertschätzende und empathische Kommunikation.

Adhärenz → S. 452, Band 1

Die Bundeszentrale für gesundheitliche Aufklärung (BZgA) informiert umfassend zu Gefahren des Rauchens und Programmen zur Raucherentwöhnung
www.rauchfrei-info.de

2.2.2 Eine tiefe Atmung fördern und unterstützen

Bewegung

Jede Bewegung oder körperliche Aktivität wirkt sich positiv auf die Atemfunktion aus, da der Sauerstoffbedarf steigt und die Atmung in Folge gesteigert wird. Frühmobilisation bei Patienten nach Operationen oder die Motivation von Bewohnern, täglich im Garten der Einrichtung spazieren zu gehen, sind hilfreich für die Vertiefung der Atmung. Ist dies nicht möglich, helfen bereits Bewegungsübungen im Bett, z. B. Armbewegungen zur Seite, die den Thorax weiten, oder ein vorübergehendes Sitzen an der Bettkante. Neben dem positiven Effekt auf die Atmung ist Bewegung eine sehr wirkungsvolle Maßnahme zur ›Thrombose-‹, ›Dekubitus-‹ oder ›Kontrakturenprophylaxe‹.

Thromboseprophylaxe → S. 426
Dekubitusprophylaxe → S. 69
Kontrakturenprophylaxe → S. 346

Atemübungen

Voraussetzung für eine effektive Verbesserung der Atemtiefe durch Atemübungen ist die Mitarbeit des zu Pflegenden. Die Atemmechanik einschränkende Schmerzen sollten (in Rücksprache mit dem behandelnden Arzt) medikamentös soweit möglich gemindert werden.

Die Pflegefachfrau unterstützt den zu Pflegenden bei der bequemen und für Atemübungen optimalen Position je nach Belastbarkeit. Die Pflegefachperson ist gefordert, sich auf den zu Pflegenden einzulassen und gegebenenfalls mit ihm gemeinsam zu atmen, um eine Atemberuhigung und Atemvertiefung zu erzielen. Kinder oder Bewohner in Langzeitpflegeeinrichtungen lassen sich sicher gern zum gemeinsamen Singen auffordern. Singen weitet den Thorax und vertieft so die Atmung. Bei zu Pflegenden mit chronischen Atemwegserkrankungen oder bevorstehender Operation ist es wichtig, dass Maßnahmen, die der Betroffene bei Atembeschwerden oder zur Atemvertiefung selbstständig anwenden soll, vorher mit ihm in einem beschwerdefreien Intervall eingeübt werden. Dies gilt im Besonderen für das ›Atemtraining mit Geräten‹.

Atemtraining mit Geräten → S. 379

W ZUM WEITERDENKEN

Die Musikerinnen Hedwig Andersen und Clara Schlaffhorst beschrieben bereits 1928 in ihrem Buch „Atmung und Stimme“, welchen Einfluss Atemübungen auf den Organismus haben können. Die von ihnen entwickelten Atemübungen wirkten sich positiv auf Gesundheit und Wohlbefinden, Konzentrations- und Gedächtnisfähigkeit sowie Selbstvertrauen und Lebensmut aus.

REFLEXION — IMPULS — LERNORTVERNETZUNG

Lassen Sie sich von einer Physiotherapeutin oder einer Pflegefachperson einige Atemübungen zeigen. Führen Sie diese gemeinsam mit zu pflegenden Menschen durch. Besprechen Sie Ihre Erfahrungen mit Ihrer Praxisanleiterin.

Atemerleichternde und atemvertiefende Positionen einnehmen

Gezielte Positionierungen zur Atemunterstützung sind sinnvoll – wenn sie die zu Pflegende toleriert. Sie sind empfehlenswert für Pflegebedürftige, die sich aus eigenem Antrieb wenig bis gar nicht bewegen (können) und sollten regelmäßig entsprechend einem Positionierungsplan verändert werden. Für alle anderen (mobilen) Pflegebedürftigen gilt: Je mehr Eigenbewegung, umso besser.

Bei den **VAT-Positionierungen** werden mittels Kissen in Rückenlage verschiedene Thoraxbereiche geweitet und die Atmung in die entsprechenden Lungenabschnitte unterstützt.

V-Position	A-Position	T-Position
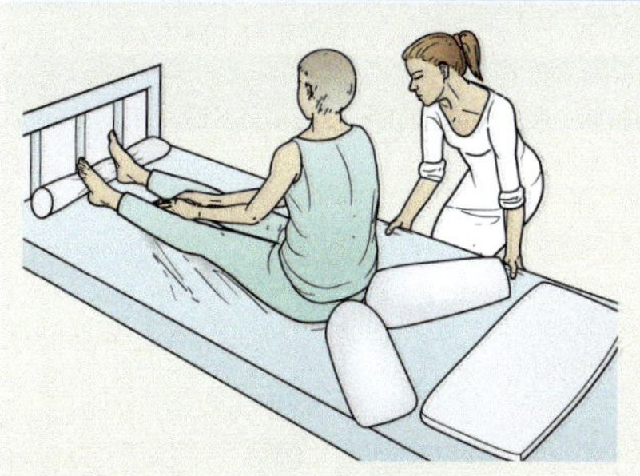	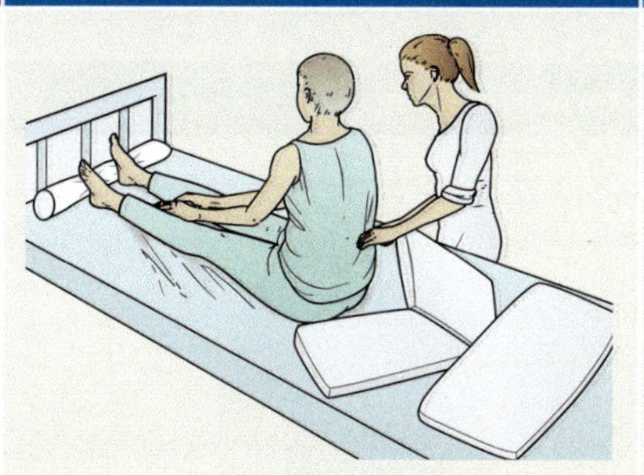	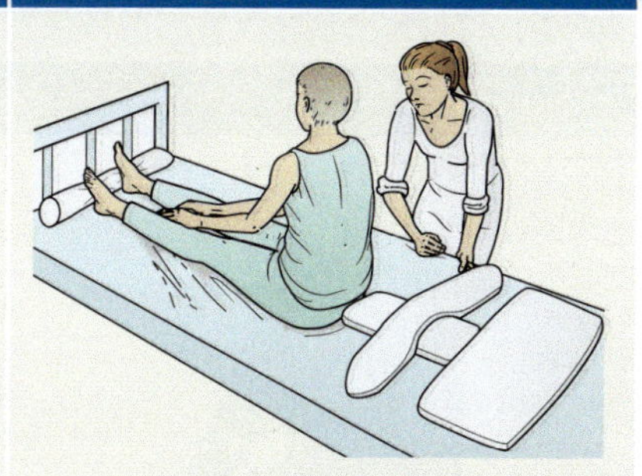
bessere Belüftung durch Dehnung im Bereich der Lungenbasis und der Flanken	bessere Belüftung durch Dehnung im Bereich der Lungenspitzen und der Flanken	bessere Belüftung durch Dehnung im Bereich der Lungenspitzen und der medialen Lungensegmente

Tab. 1 Ventilationsfördernde Positionierungen

Bei **Dehnpositionierungen** ist die Erweiterung des Thoraxraumes intensiver. Sie setzen eine höhere Beweglichkeit voraus und werden durch die Muskeldehnung unterschiedlich gut toleriert.

Halbmondlage	Drehdehnlage
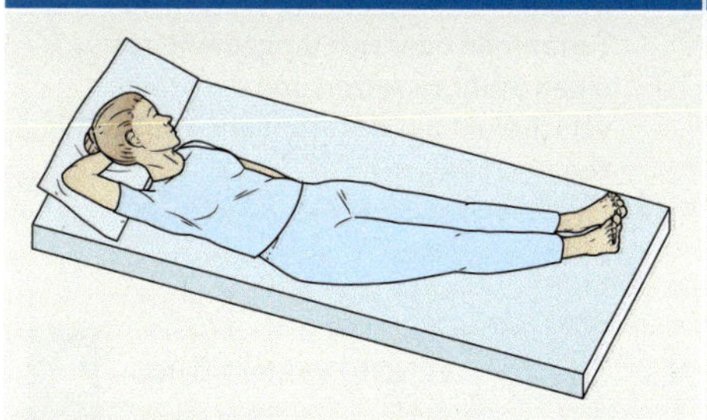	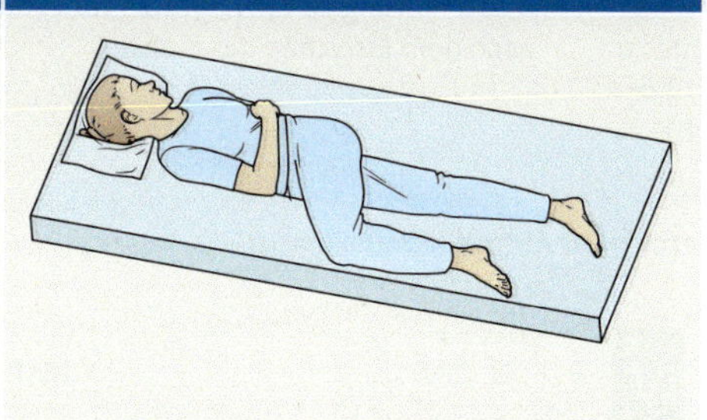
In Rückenlage wird der Arm der gedehnten Seite über den Kopf gestreckt; dann werden Beine und gegenüberliegender Arm flach liegend auf eine Seite bewegt, bis der Körper einen Halbkreis beschreibt; Die zu Pflegende wird aufgefordert, in die gestreckte Seite (Dehnung) zu atmen; anschließend Seitenwechsel.	Aus einer entspannten Seitenlage heraus wird das obere Bein gebeugt vor dem Körper abgelegt, der obere Arm gestreckt und nach hinten geführt und abgelegt; die Hüftposition bzw. die Beine werden dabei nicht verändert; Die zu Pflegende wird aufgefordert, in die gestreckte Seite (Dehnung) zu atmen; anschließend Seitenwechsel.

Tab. 2 Dehnpositionierungen zur Vergrößerung der Atemfläche

In der Regel werden aktive Positionierungen max. zehn Minuten als angenehm empfunden. Es bietet sich an, diese einmal selbst auszuprobieren, um Wirkung auf Atmung und Wohlbefinden besser einschätzen zu können. Eignet sich keine dieser Positionierungen für den zu Pflegenden, ist zumindest eine **Oberkörperhochlagerung** zur Atemunterstützung angebracht. Zusätzlich kann mit einer Knierolle die Bauchdecke entlastet werden, für eine bessere Zwerchfellatmung.

Dyspnoe → S. 368

Wird mittels Unterpolsterung eine Auflagefläche für die Arme geschaffen, kann der Pflegebedürftige die **Atemhilfsmuskulatur** besser nutzen. Haltungen mit aufgestützten Armen erleichtern gleichfalls den Einsatz der Atemhilfsmuskulatur und verbessern die Atmung bei akuten Beschwerden wie ›Dyspnoe‹, COPD und bei einem Asthmaanfall.

Kutschersitz	Torwarthaltung	Abstützen der Arme
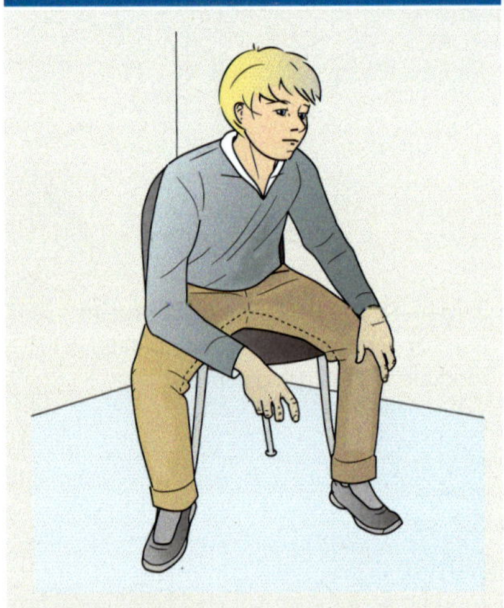	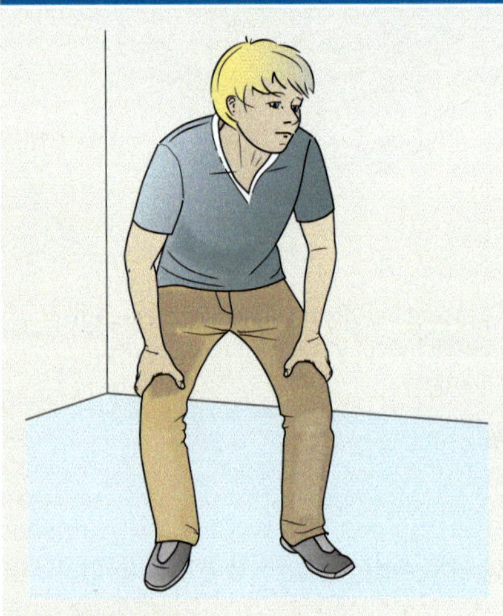	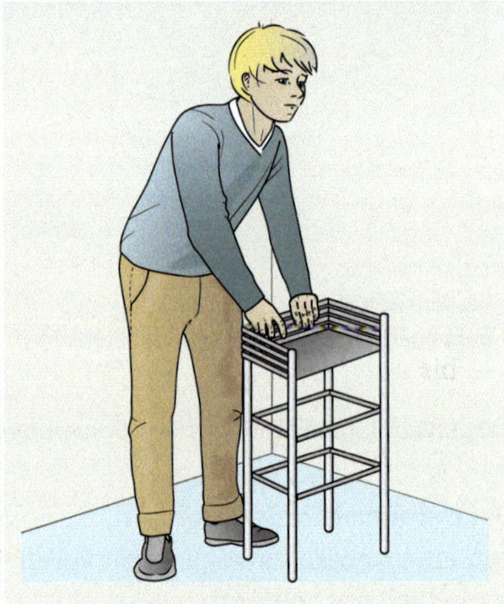
Durch Aufstützen der Ellenbogen kann der Schultergürtel zur Aufdehnung des Thorax genutzt werden. Möglich wäre auch, an der Bettkante zu sitzen und die Arme verschränkt auf dem Nachtschrank abzulegen oder nach hinten auf das Bett abzustützen.	Die Arme werden im Stehen auf den Knien abgestützt. Diese Haltung ist auch typisch für Läufer nach dem Erreichen des Ziels.	Jedes Aufstützen der Arme ist hilfreich, hier auf einem kleinen Tisch. Denkbar ist auch das Aufstützen im Türrahmen oder sich umgedreht auf einen Stuhl zu setzen und die Arme verschränkt auf der Stuhllehne aufzustützen.

Tab. 1 Positionierungen mit Aktivierung der Atemhilfsmuskulatur

REFLEXION **IMPULS** LERNORTVERNETZUNG

Nehmen Sie selbst verschiedene atemunterstützende Haltungen ein. Beschreiben Sie möglichst genau die Position, die Ihre Körperteile dabei einnehmen. Leiten Sie dann einen anderen Menschen an, diese Haltung einzunehmen. Werten Sie hinterher gemeinsam aus, welche Beschreibungen und Demonstrationen hilfreich waren und welche nicht.

Anwendung von Atemtrainern

Atemtrainer unterstützen eine Vertiefung der Atmung und ermöglichen eine Zielsetzung und die Visualisierung von Erfolgen. Richtig eingesetzt, können sie eine Motivationshilfe zum Atemtraining sein.

Einatmung vertiefen mit SMI-Trainer (Sustained Maximal Inspiration)

SMI-Trainer ermöglichen die Einstellung eines Zielwertes für das Atemzugvolumen (Angaben in ml) und zeigen an, wie stark der Zug bei der Einatmung ist. Die Übende wird aufgefordert, das eingestellte Zielvolumen einzuatmen und dabei den gelben Ball im Bereich des lachenden Gesichtes zu halten. So wird die Lunge langsam und gleichmäßig aufgedehnt. Bei der Anleitung sollte die Pflegefachfrau beachten, dass

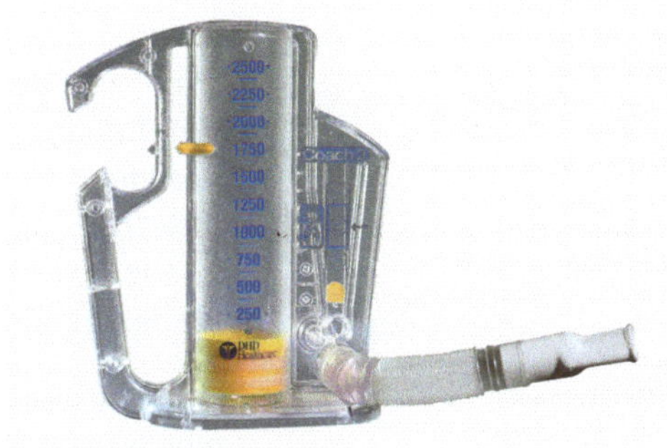

Abb. 1 SMI-Trainer

- das individuelle Leistungsvermögen der Übenden als Ausgangspunkt genommen und ein realistischer Zielwert eingestellt wird,
- alle Erfolge gewürdigt werden und der Zielwert in kleinen Schritten erhöht wird,
- die Übende nicht zu lange hintereinander trainiert (Gefahr der ›Hyperventilation‹),
- regelmäßiges Üben in kleinen Schritten besser ist als einmalige Extremwerte.

Hyperventilation → S. 801

Günstig sind einige normale Atemzüge zwischen den Einatmungen am Gerät, etwa fünf bis sechs tiefe Einatmungen pro Sequenz und eine Pause von mind. 30 Minuten vor der nächsten Sequenz.

Ausatmung verbessern mit PEP-Geräten (Positive Expiratory Pressure)

Bei den PEP-Geräten baut sich bei der Ausatmung ein Atemwegswiderstand auf, der die Bronchien bei obstruktiven Atemwegserkrankungen offen hält und eine effektive Ausatmung unterstützt (z. B. Mediflo duo Atemtrainer). Schleim wird mobilisiert und die Atemwege werden so gereinigt. Ferner gibt es oszillierende PEP-Geräte wie RC-Cornet® oder RC-Cornet® PLUS, die mit Feuchtinhalatoren kombiniert werden können, sodass neben Schleimlösung und Reduktion von Atemnot und Husten die Therapiezeit verkürzt wird, sich die Reinigungsfunktion reaktiviert sowie der Gasaustausch und die Verteilung von Medikamenten in der Lunge verbessern.

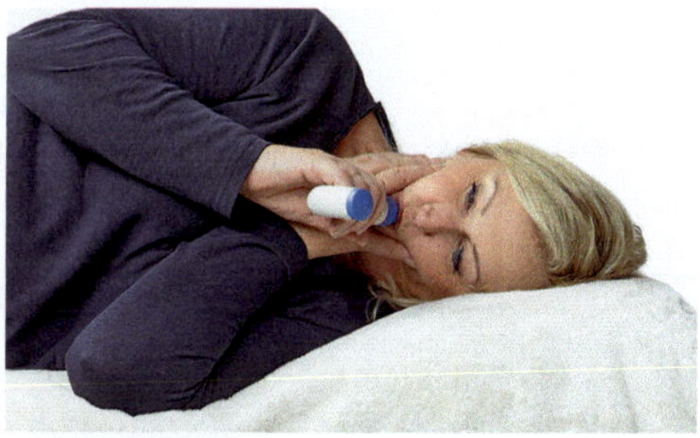

Abb. 2 RC-Cornet

Atemarbeit vermindern

Eine bewusste Atmung und der Einsatz von Atemtechniken und Atemtrainern helfen grundsätzlich, die Ventilation (Belüftung) der Lunge zu verbessern und somit Sauerstoff in die Alveolen zu transportieren. Bei stark erhöhtem Sauerstoffbedarf oder (Vor-)Erkrankungen, die die Dehnbarkeit des Lungengewebes einschränken bzw. die Diffusion der Atemgase ins Blut erschweren, genügt eine tiefe Atmung oft nicht, um den Sauerstoffbedarf des Organismus zu decken. Die Pflegebedürftige erlebt dann eine Atemnot und die Atemarbeit strengt sie sehr an, bis hin zur Erschöpfung.

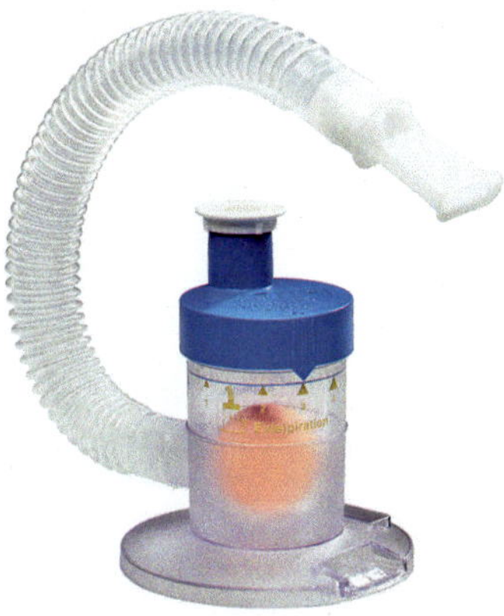

Abb. 3 Mediflo duo

Sauerstoffgabe

Durch die Verabreichung von Sauerstoff ist es möglich, die Bedingungen für eine gute Diffusion zu beeinflussen. Durch Diffusion erfolgt ein Konzentrationsausgleich von Stoffen innerhalb einer Lösung oder durch eine durchlässige Membran. Sie findet nur statt, wenn ein Konzentrationsunterschied besteht. Je höher der Konzentrationsunterschied, umso leichter erfolgt die Diffusion.

Beim gesunden Menschen ist der Konzentrationsunterschied von Sauerstoff in der Atemluft (hoch) und im venösen Blut (niedrig) ausreichend, um an der Alveolarmembran die Diffusion von Sauerstoff ins Blut in Gang zu setzen. Ist die Diffusion erschwert, z.B. durch verdickte Membranen oder Sekretansammlungen kann es helfen, die Sauerstoffkonzentration zu erhöhen um die Diffusion zu verbessern. Der Atemluft der Erkrankten wird Sauerstoff zugesetzt.

Medikament → *S. 654, Band 1*

Therapeutisch angewandter Sauerstoff ist ein ›Medikament‹ und muss als solches gehandhabt werden. Neben der angestrebten Wirkung können Nebenwirkungen auftreten, z.B. Schleimhautreizung.

Sauerstoff fördert die Verbrennung und Entzündbarkeit von anderen Stoffen, daher sind folgende Regeln im Umgang zu beachten:

Umgang mit Sauerstoff

- Sauerstoffflaschen gesichert (vor dem Umfallen geschützt) aufbewahren
- Armaturen nur mit fettfreien, sauberen Händen bedienen
- nur zugelassene Druckminderer nutzen
- niemals Werkzeuge zum Verschließen oder Öffnen von Ventilen benutzen (Handkraft genügt)
- Ventile langsam bedienen
- Restdruck in der Flasche belassen
- Sauerstoff nicht unnötig in die Raumluft entweichen lassen
- in der Nähe von Sauerstoffflaschen wie auch bei Sauerstoffgabe nicht rauchen
- vor dem Flaschenwechsel Hände waschen (öl- und fettfreier Umgang)
- keine Wärmequellen in der Nähe halten

Tab. 1 Sicherheitshinweise für den Umgang mit medizinischem Sauerstoff

Interprofessionalität
Wer ist in Ihrer Einrichtung zuständig für die Unterweisung in medizinische Geräte und in die Arbeitsschutzvorschriften?

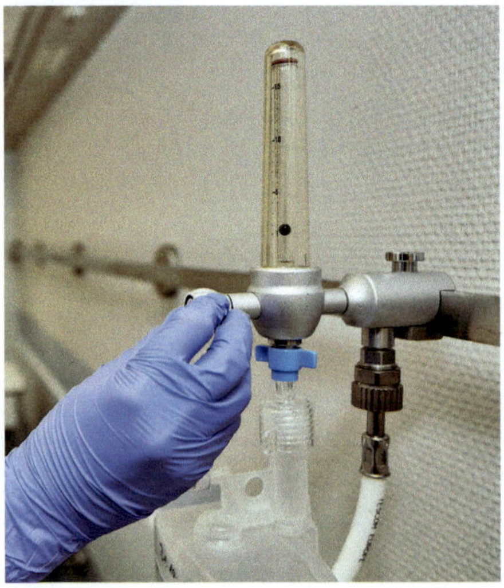

Abb. 1 Sauerstoffwandanschluss in der Klinik

Sauerstoffflaschen werden im klinischen Kontext oder im Rettungsdienst beim Transport von Menschen, die Sauerstoff benötigen benutzt und kommen auch im häuslichen Umfeld oder in der Langzeitpflege zum EInsatz. Pflegefachpersonen stellen sicher, dass die Nutzer in der Lage sind, mit den Geräten umzugehen und die Sicherheitshinweise erhalten haben und beachten.

In der Klinik wird Sauerstoff in der Regel über ein zentrales Verteilersystem mit einem Wandanschluss an jedem Bettplatz kontinuierlich zur Verfügung gestellt.

Betreuung des zu Pflegenden bei Sauerstoffgabe

Die Sauerstoffgabe erfolgt nur auf Anordnung des behandelnden Arztes. Die Anordnung sollte die Dosis bzw. Konzentration des Sauerstoffes (l/min oder %), die Applikationsform und die Dauer der Verabreichung enthalten.

Die Applikation von Sauerstoff erfolgt bevorzugt über eine Nasenbrille oder eine Nasensonde. Beides schränkt den Pflegebedürftigen nur wenig ein. Bei höheren Sauerstoffkonzentrationen (über 5 l/min) und ausgeprägter Mundatmung kann eine Sauerstoffmaske zum Einsatz kommen. Da Sauerstoff die Schleimhäute austrocknet, kann die Atemluft angefeuchtet werden, z.B. durch einen am Wandanschluss angebrachten Wasserbehälter.

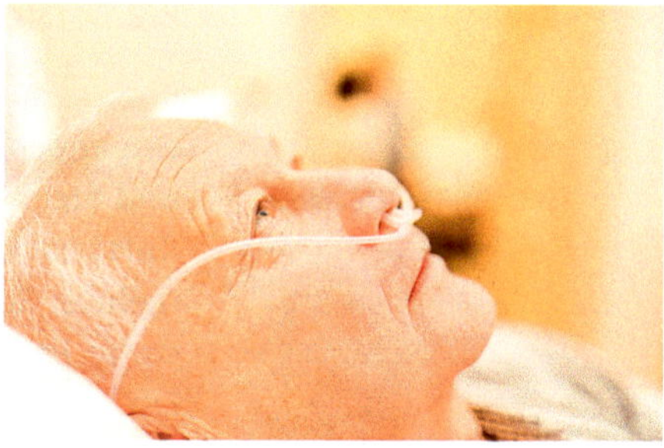

Abb. 2 Sauerstoffnasenbrille

Pflegefachfrauen beobachten bei Sauerstoffgabe ob eine Verbesserung des Zustandes des Pflegebedürftigen eintritt, erkennbar an

- einer rosigeren Gesichtsfarbe (Lippen),
- einer verminderten Atemanstrengung mit Normalisierung der Atemfrequenz (Rückgang der Dyspnoe),
- einem Rückgang der subjektiven Atemnot und Beruhigung des Pflegebedürftigen,
- einer Verbesserung der Sauerstoffsättigung in der ›Peripherie (Pulsoxymetrie)‹

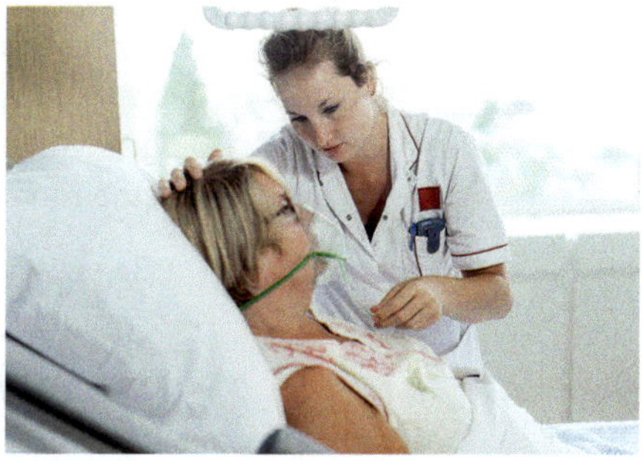

Abb. 3 Sauerstoffgabe über Maske

Pulsoxymetrie → S. 364

Pflegefachpersonen achten zudem auf einen hygienischen Umgang mit den Schlauchsystemen, Zuleitungen und Wasserbehältern. Dabei sind die Wechselintervalle den Herstellerangaben bzw. den hausinternen Standards entsprechend zu beachten. Zuleitungen sollten so lang gewählt werden, dass die Bewegungsfreiheit des zu Pflegenden nicht unnötig eingeschränkt wird, die Leitung aber nicht den Boden berührt und zur Stolperfalle wird. Leitungen sollten frei liegen und folgende Kontaktstellen regelmäßig auf Druckstellen kontrolliert werden:

- der Bereich hinter den Ohren und an den Wangen bei Nasenbrillen
- die Nasenschleimhäute generell
- die Auflageflächen an den Wangen bei Masken

Eine freie Luftzufuhr und intakte Schleimhäute werden durch regelmäßige ›Nasenpflege‹ gewährleistet.

Nasenpflege → S. 66

W ZUM WEITERDENKEN

Eine Überversorgung mit Sauerstoff (Hyperoxämie), z.B. bei falscher Einstellung der Zufuhr oder fehlender Überprüfung der Notwendigkeit, kann schwerwiegende Folgen haben. Neu- und Frühgeborenen drohen Sehbeeinträchtigungen bis hin zur Erblindung durch Netzhautveränderungen und Einblutungen. COPD-Erkrankte, die an niedrigere Sauerstoffpartialdrücke gewöhnt sind, kann die plötzliche Überversorgung den Atemreiz mindern, bis hin zum Atemstillstand. Führen sich Taucher zu viel O_2 mit zu viel Druck zu, kann dies die Alveolarmembranen soweit schädigen, dass es zu Blutungen und schließlich zum Lungenödem kommt.

2.2.3 Die Sekretlösung unterstützen

mukoziliäre Clearance → S. 362

Entzündungszeichen → S. 114

Beim gesunden Menschen ist die Sekretproduktion in den Atemwegen den Aufgaben angepasst: Die Atemluft wird auf dem Weg durch die Atemwege angefeuchtet und die ›mukoziliäre Clearance‹ ermöglicht. Auf Reizungen der Schleimhäute oder ›Infektionen‹ reagiert das Atemsystem häufig mit Schleimhautschwellung und vermehrter Sekretproduktion. Dies dient in erster Linie dazu, die Störfaktoren (Fremdstoffe, Erreger) zu beseitigen.
Ein Sekretverhalt (Verbleiben des Sekretes in den Atemwegen) führt jedoch zu einer Einschränkung des Gasaustausches und bildet einen guten Nährboden für die Vermehrung von Erregern und sollte vermieden werden.
Ziel aller pflegerischen Maßnahmen ist es, dem zu Pflegenden ein effektives Abhusten des Sekretes zu ermöglichen, um die Atemwege freizuhalten und den Erregern den Nährboden zu entziehen.
Dies wird erreicht durch **Verflüssigung** des Sekrets und **Lösung des Sekretes** von den Schleimhäuten (Mobilisierung).

Pflegerische Maßnahmen zur Verflüssigung des Sekretes

- Auf eine ausreichende **Flüssigkeitszufuhr** ist zu achten (medizinische Kontraindikationen berücksichtigen).
- Anwendung von feuchter **Wärme** in Form von Wickeln oder Auflagen (fördert die Durchblutung in Haut und Lungengewebe).
- **Anfeuchten der Atemluft** durch Erhöhung der Luftfeuchtigkeit in Aufenthalts- und Schlafräumen (insbesondere bei trockener Heizungsluft) oder kurzzeitige Vernebelung von Wasser oder NaCl 0,9 %-Lösung in direkter Umgebung der Pflegebedürftigen.
- **Inhalation** durch gezieltes Einatmen von Wasserdampf oder NaCl-Lösung (0,9 % oder höher), mit oder ohne zugesetzte Wirkstoffe. Für Zusätze ist eine Arztanordnung notwendig. Die Aerosolgröße ist ausschlaggebend dafür, wie tief die Aerosole in die Atemwege eindringen. Wasserdampf erreicht nur den Rachenraum und die großen Bronchien. Ultraschallvernebelte Aerosole sind bis zu 3 µm klein und erreichen auch die tieferen Atemwege. Inhalationen können mehrmals täglich für ca. zehn Minuten durchgeführt werden, allerdings möglichst nicht direkt vor oder nach dem Essen. Die Gebrauchsanleitungen der jeweiligen Geräte sind zu beachten.

Kommunikation
Wie erklären Sie einem pflegebedürftigen Menschen den Umgang mit einem Inhalator?

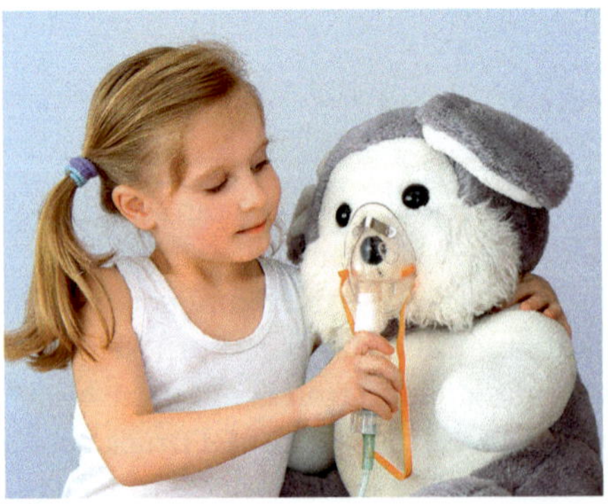

Abb. 1 Der Lieblingskuschelhase kann die Scheu oder Abneigung des Kindes vor der Inhalation mindern.

Kleinere Kinder empfinden das Inhalieren häufig als unangenehm. Sie können spielerisch an das Inhalieren herangeführt werden und es z.B. an einem Kuscheltier ausprobieren. Sofern möglich leitet die Pflegefachperson Eltern und weitere Vertrauenspersonen des Kindes an, die Inhalation mit dem Kind durchzuführen. Nach einer Inhalation mittels Maske ist eine Hautpflege der Gesichtshaut angebracht.

Pflegerische Maßnahmen zur Mobilisierung des Sekretes

- Jede **Aktivität** des zu Pflegenden und die damit einhergehende Veränderung der Atmung begünstigen eine Sekretlockerung und das Abhusten. Dies ist besonders gut am Morgen zu beobachten, wenn zu Pflegende wach werden und sich im Bett aufsetzen oder aufstehen.
- Einige **Ausatemtrainer** (›PEP-Geräte‹) lassen die Ausatemluft vibrieren (Oszillation). Diese Vibrationen setzen sich in die Atemwege fort und bewirken ein Lösen des festsitzenden Sekrets von den Schleimhäuten.
- Eine **Vibration** an den Schleimhäuten lässt sich auch erreichen, indem die Pflegefachfrau die Hand flach auf Thorax oder Rücken des zu Pflegenden auflegt und leichte „Rüttelbewegungen" ausführt. Physiotherapeuten nutzen dazu auch Vibraxgeräte.

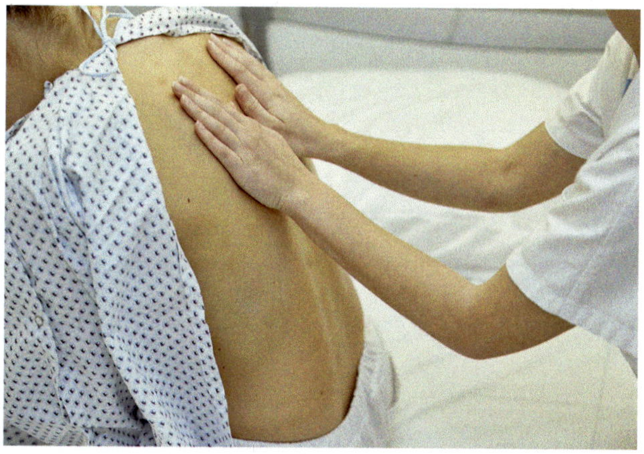

Abb. 2 Vibration mit den Händen

Anwendung von Atemtrainern → S. 379

Bei der Lockerung von Sekret ist die Wirkung der Schwerkraft zu bedenken. Gelockertes Sekret wird in der Regel „nach unten" fallen, je nach Position des zu Pflegenden bedeutet dies unter Umständen „tiefer in die Atemwege". Ist der zu Pflegende in der Lage, gut abzuhusten, ist es unproblematisch. Ist das Abhusten jedoch erschwert kann eine Drainagepositionierung angebracht sein. Hierbei nimmt der zu Pflegende unterschiedliche Positionen ein mit dem Ziel, den Sekretfluss aus den einzelnen Lungenabschnitten in Richtung Lungenhilus und Hauptbronchien anzuregen. Mittels Vibration kann die Sekretlösung und -lockerung im jeweils drainierten Lungenbereich unterstützt werden.

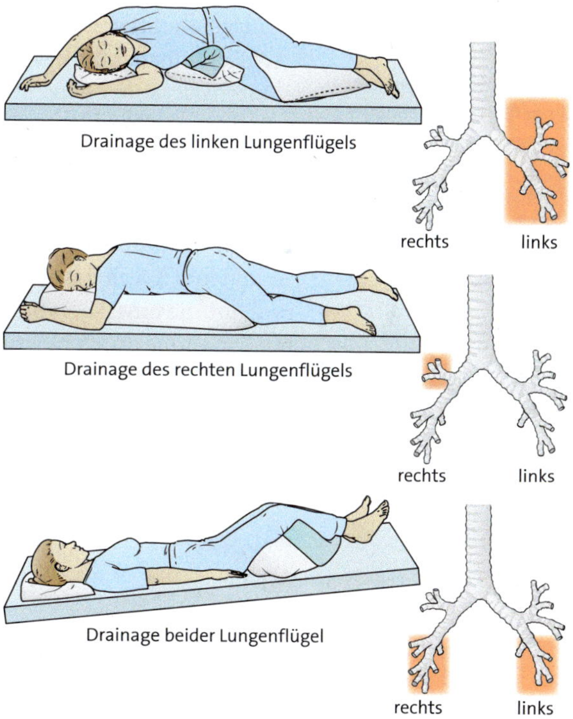

Abb. 3 Drainagepositionierungen

Bei allen Maßnahmen zur Verflüssigung oder Lockerung des Sekrets sollte die zu Pflegende gut beobachtet und ihr ausreichend Zeit gegeben werden, das Sekret abzuhusten. Techniken wie z.B. das ›Huffing‹ mindern die Anstrengung beim Husten. Dabei atmet die Betroffene tief ein und atmet „hauchend" aus, als wolle sie einen Spiegel anhauchen.

Da beim Husten die Bauchmuskulatur angespannt wird, kann der Husten schmerzhaft sein, gerade nach Operationen im Bauchraum. Hier hilft ein Gegendruck mittels der geballten Faust oder einer Handtuchrolle. Nach Rücksprache mit der behandelnden Ärztin können auf Anordnung auch Schmerzmedikamente verabreicht werden.

Anleitung zum Huffing im Video:
www.gelomuc.de/chronische-atemwegserkrankungen/behandlung#video-richtig-abhusten

2.3 Einer Pneumonie vorbeugen

2.3.1 Entstehung einer Pneumonie und Folgen

Entstehung einer Pneumonie

Parenchym
Funktionsgewebe eines Organs

Aspiration → S. 170

Eine Pneumonie ist eine Entzündung des ›Parenchyms‹ der Lunge (Alveolen). Die Ursachen einer Pneumonie sind vielfältig.

- **Ambulant erworbene Pneumonie** (CAP = community-acquired pneumonia; d.h. im häuslichen Umfeld, im Alltag erkrankt durch
  - bakterielle oder virale Erreger,
  - Entzündung der Schleimhäute und Alveolen durch ›Aspiration‹ (Nahrung, Magensaft, Fremdkörper),
  - Rauchgase.

  Betroffene werden in der Regel beim Hausarzt vorstellig oder in der Notaufnahme versorgt.

Nosokomialinfektion → S. 540, Band 1

- **›Nosokomial‹ erworbene Pneumonie** (HAP = hospital-acquired pneumonia; d.h. eine im Krankenhaus erworbene Pneumonie):
  Die nosokomiale Pneumonie ist eine der häufigsten Komplikationen von Krankenhausaufenthalten in Deutschland, sie steht mittlerweile an erster Stelle der nosokomialen Infektionen. Das Auftreten ist assoziiert mit einer längeren Krankenhausverweildauer, der ›Invasivität‹ von Maßnahmen und einem bereits reduzierten Allgemeinzustand. Die höchsten Raten an nosokomialen Pneumonien werden auf Intensivstationen (ca. 30 % der nosokomialen Pneumonien sind beatmungsassoziiert) und in geriatrischen Bereichen ermittelt.

Invasivität
Grad des Eingreifens (Eindringens) in ein Organ, z. B. Blutgefäß, Luftröhre, Lunge

Krankenhaushygiene → S. 530, Band 1

Das Erregerspektrum einer HA-Pneumonie unterscheidet sich von dem einer ambulant erworbenen Pneumonie. Während die bakteriellen Erreger der CAP in aller Regel gut mit Antibiotika zu behandeln sind, weisen die Erreger der HAP (an erster Stelle stehen hier Staphylokokkus aureus und Escherichia coli) zunehmend ›Multiresistenzen‹ auf, die eine Therapie äußerst schwierig oder gar erfolglos machen.
Die Todesfälle durch nicht therapierbare Erreger nehmen zu. Selbst wenn Erreger auf die Medikamente reagieren und die Pneumonie gut behandelbar ist, haben sich die Erkrankten mit zusätzlichen Therapien, einem längeren Krankenhausaufenthalt, Schmerzen und weitere Einschränkungen auseinanderzusetzen.

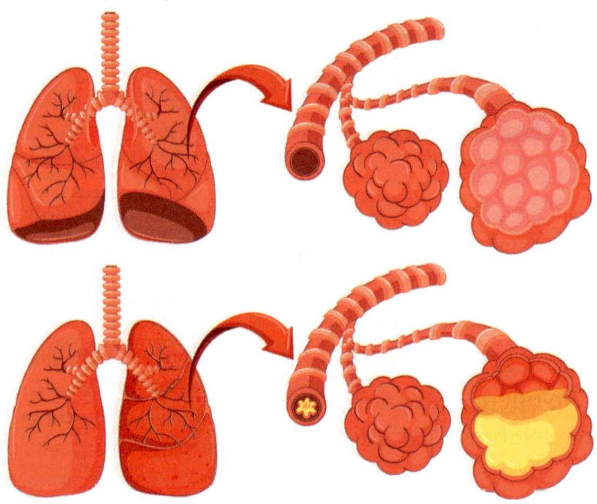

Abb. 1 Schematischer Vergleich eines gesunden Bronchialzweiges mit Alveole (oben) mit einem pneumonisch infiltrierten (unten)

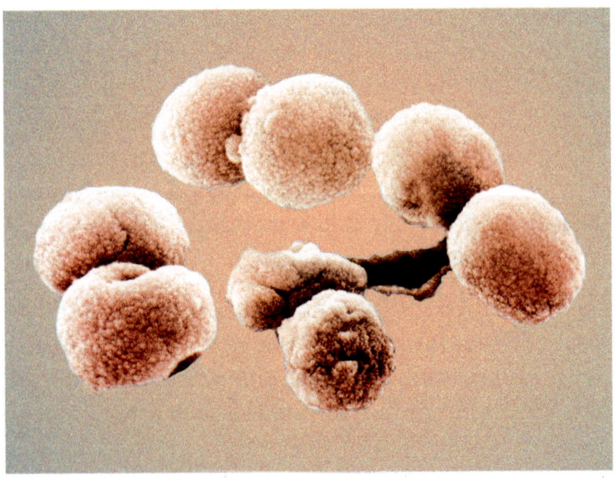

Abb. 2 Streptococcus pneomniae als einer der häufigsten Pneumonie-Erreger

2.3.2 Besonders gefährdete Personengruppen

Zur Ermittlung von potenziellen Gefährdungen für Pflegebedürftige sind Assessmentinstrumente generell hilfreich. Die ›Atemskala nach Christel Bienstein‹ identifiziert mögliche Risikofaktoren für eine nosokomiale Pneumonie.
Für eine aussagekräftige Einschätzung des individuellen Risikos und die Auswahl von geeigneten Maßnahmen sind eine gute Beobachtung des zu Pflegenden und die Ableitung seines spezifischen Risikoprofils jedoch unabdingbar. Die Tabelle belegt beispielhaft für vier Gruppen von Menschen ein erhöhtes Pneumonierisiko:

Bienstein, Christel (2000): Gestaltung der Pflege von Menschen mit Atembeeinträchtigungen. In: Bienstein, Christel, Klein, Gerd/Schröder, Gerhard (Hrsg.): Atmen. Die Kunst der pflegerischen Unterstützung der Atmung. Thieme: Stuttgart, S. 393–405

Risikogruppe	Einschränkungen	Beispiele
Menschen mit flacher Atmung, Minderbelüftung, Schonatmung	Schmerzen in Thorax oder Bauchraum	– Rippenfellentzündung – postoperativ bei abdominal- oder thoraxchirurgischen Eingriffen
	Bewegungsarmut oder Immobilität	– Bettruhe, postoperative Immobilisierung – funktionale Bewegungseinschränkung
	Medikamenteneinfluss	– z. B. Opiate, Antipsychotika
Menschen mit vermehrter Sekretproduktion, zähem Sekret oder Sekretverhalt	beatmete Menschen (Reizung der Atemwege durch Intubation)	– lange intraoperative Beatmung – Intubationsanästhesie – Langzeitbeatmungen
	Raucher	– inhalative Noxen fördern Sekretproduktion
	ineffektiver Husten	– Schmerzen, Erschöpfung – Beatmung
	Exsikkose	– Vergesslichkeit, vermindertes Durstgefühl im Alter – Trinkmengeneinschränkung (z. B. bei Lungenödem) – Erbrechen, Durchfall, Fieber
Menschen mit Immunschwäche, Infektionsgefahr	Vorerkrankungen	– HIV – Diabetiker – Tracheostoma, Beatmung (Tubus als Leitschiene für Erreger)
	Medikamente	– Kortisongabe – Immunsuppressiva
	Alter	– Frühgeborene – sehr hohes Alter
Menschen mit Aspirationsgefahr	Magensonde/PEG-Sonde	– nach großen operativen Eingriffen – Sondenernährung bei (krankheitsbedingter) Mangelernährung
	Dysphagie (Schluckstörung)	– Delir – Apoplex
	Bewusstseinseinschränkung	– sedierte Menschen – zerebrale Blutungen

Tab. 1 Beispiele für pneumoniegefährdete Personengruppen

2.3.3 Vorbeugende Maßnahmen

Interprofessionalität
Wer ist in Ihrer Einrichtung für die Information, Anleitung und Erstellung eines Planes zum Atemtraining mit Atemtrainern zuständig?

Folgendes sollte bei der Auswahl der prophylaktischen Maßnahmen berücksichtigt werden:

- Die ausgewählten Maßnahmen wirken den individuellen Risiken entgegen.
- Geeignete Maßnahmen wurden soweit möglich mit dem zu Pflegenden besprochen und gemeinsam ausgewählt.
- Bei Nutzung von Atemtraining-Geräten: Der zu Pflegende wurde in einem beschwerde-freien Intervall in die Handhabung seines Atemtrainers eingewiesen.
- Der zu Pflegende ist in der Lage und motiviert, die ausgewählten Maßnahmen selbstständig zuverlässig durchzuführen bzw. toleriert die von der Pflegefachperson durchgeführten Maßnahmen.
- Die Maßnahmen können bei Bedarf auch langfristig durch den Betroffenen selbst oder Angehörige weitergeführt werden.

Eine gute Schmerzlinderung und eine übungsfreundliche Atmosphäre z.B. bezüglich Zeit, Raumklima, Positionierung, fördern die Umsetzung der vereinbarten Maßnahmen. Je nach Zustand des zu Pflegenden ist eine zusätzliche Belastung oder Erschöpfung zu vermeiden und die Atemarbeit nicht unnötig zu erschweren. Atemübungen können gut in andere Pflegemaßnahmen integriert werden.

VAT- Positionierung → S. 377
Dehnpositionierung → S. 377
Drainagepositionierung → S. 383

Risikogruppe	Ziel und Maßnahmen
Menschen mit flacher Atmung, Minderbelüftung, Schonatmung	**Verbesserung der Belüftung** – Mobilisierung/Bewegung soweit und so oft wie möglich – aufrechte Positionierungen zur Unterstützung der Zwerchfellatmung – Atemübungen mit und ohne Atemtrainern für eine vertiefte Einatmung oder verlängerte Ausatmung – Übungen zur Aufdehnung des Thorax (›VAT- Positionierung‹, ›Dehnpositionierung‹, Atemgymnastik) – atemstimulierende Einreibung
Menschen mit vermehrter Sekretproduktion, zähem Sekret oder Sekretverhalt	**Sekretverflüssigung und Mobilisierung** – angemessene Flüssigkeitszufuhr – Inhalation mit NaCl ohne Zusätze – Hustenunterstützung – ›Drainagepositionierungen‹ – evtl. Absaugen von Sekret
Menschen mit Immunschwäche, erhöhter Infektionsgefahr	**Infektionsvermeidung** – Einhaltung der Hygienevorschriften, insbesondere bei invasiven Maßnahmen und an Atemwegszugängen (z.B. Tracheostoma) – Selbstschutz des zu Pflegenden (Mundschutz, Händehygiene), Vermeidung von Exposition – Stärkung des Immunsystems (z.B. vitamin- und mineralstoffreiche Ernährung, Bewegung)
Menschen mit Aspirationsgefahr	**Aspirationsvermeidung** – Schlucktest und Schlucktraining mit Logopädin – Sitzposition bei Anreichen von Nahrung – Andicken von Nahrung – Mundpflege nach jeder Nahrungsaufnahme

Tab. 1 Übersicht pneumonieprophylaktischer Ziele und Maßnahmen. Im pflegerischen Alltag werden diese i.d.R. kombiniert angewandt.

2.4 Beatmete Menschen pflegen und unterstützen

2.4.1 Die Situation betroffener Menschen und ihrer Angehörigen

Maschinelle Beatmung als intensivtherapeutische Maßnahme zum Erhalt der Atemfunktion ist z. B. notwendig, wenn die Spontanatmung den betroffenen Menschen erschöpft oder er medikamentös sediert werden muss. Maschinelle Beatmung kann langfristig bis dauerhaft notwendig werden, bei fortschreitender Erkrankung der Atemwege oder der Atemmuskulatur. Dann kann sie als ›außerklinische Beatmung‹ (Heimbeatmung) im häuslichen Umfeld weitergeführt werden.

außerklinische Beatmung → S. 392

Beatmung als Bestandteil einer intensivtherapeutischen Behandlung

Wird eine Beatmung als Teil einer Intensivtherapie notwendig, kommen andere Beatmungseinstellungen zur Anwendung als in der dauerhaften (Heim-)Beatmung. In der Regel kann der Patient die Belüftung seiner Lungen wenig bis gar nicht beeinflussen. Seine Lunge ähnelt bei der Beatmung einem Luftballon, der vom Gerät druckvoll mit Luft gefüllt und wieder entlüftet wird. Dieser Vorgang ist der gesunden Spontanatmung entgegengesetzt, wo im Zuge der Einatmung die Luft eingesogen wird. Der Patient fühlt sich der Maschine unter Umständen ausgeliefert und kämpft vielleicht sogar dagegen an.

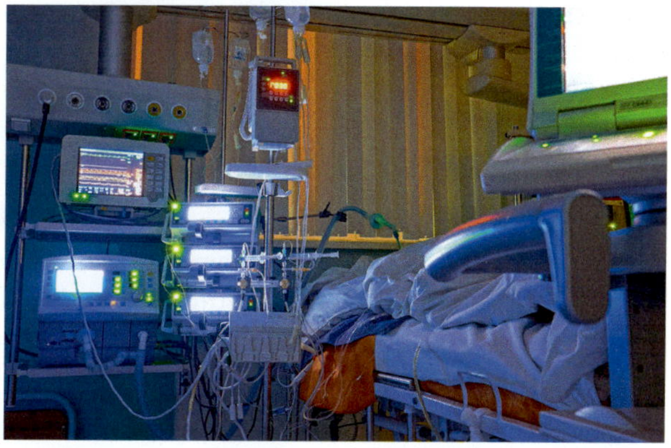

Abb. 1 Intensivmedizinischer Bettplatz

Aufgrund einer insgesamt kritischen Situation ist der zu Pflegende in seiner Bewegung eingeschränkt, er ist (leicht) sediert und nimmt seine Umwelt nur gering oder gar nicht wahr. Die Geräuschkulisse einer Intensivstation ist ihm unbekannt und kann ohne Deutungsmöglichkeit angsteinflößend sein. Das Sichtfeld des Patienten ist bei flacher Rückenlage stark eingeschränkt und auf Geräte gerichtet, z.B. ›Perfusoren‹, Monitore oder auch Dialysator. Personen werden erst wahrgenommen, wenn sie sich direkt ins Sichtfeld des Patienten beugen und Augenkontakt herstellen.
Das rhythmische Geräusch des Ventilators beim Strömen der Luft wirkt dann ggf. beruhigend auf den Patienten und gibt ihm Sicherheit. Jede Manipulation am System durch Ärzte oder Pflegefachpersonen kann schnell Panik auslösen.

Perfusor
Spritzenpumpe zur (kontinuierlichen) intravenösen Verabreichung von Arzneimitteln

W ZUM WEITERDENKEN

Auf immer mehr Intensivstationen führen Pflegefachpersonen gemeinsam mit Angehörigen ein Intensivtagebuch für ihre Patienten. Es trägt nachweislich dazu bei, dass diese ihr Erleben besser aufarbeiten können und anschließend weniger unter Belastungsstörungen leiden, die als Folge eines längeren ITS-Aufenthaltes noch Wochen und Monate später auftreten können. Dabei werden von den Pflegefachpersonen täglich kurze Eindrücke in Verbindung mit Pflegehandlungen geschildert oder Reaktionen des sedierten Patienten aufgeschrieben, z. B.: „Sie hatten letzte Nacht einen starken Hustenanfall und wir mussten Sie ein-, zweimal in der Lunge absaugen. Danach beruhigte sich allmählich die Situation und Sie sind wieder eingeschlafen. Am Morgen wurde es noch einmal etwas lauter im Zimmer, als ein Notfall aufgenommen werden musste. Es gab viele Monitoralarme und viel Gerede. Wir haben Ihnen die Umstände geschildert und Sie haben verständig genickt."

Tipps zum Führen eines Intensivtagebuchs
www.angehoerige-pflegen.de
→ Entlastung
→ Intensivtagebuch

Bei Beatmung über einen **Trachealtubus** wird das Gefühl der Abhängigkeit verstärkt durch die Unfähigkeit zu sprechen: Der Tubus liegt zwischen den Stimmbändern, sodass diese nicht bewegt werden können. Der zu Pflegende verliert eine wichtige Möglichkeit sich auszudrücken und auf Bedürfnisse aufmerksam zu machen.

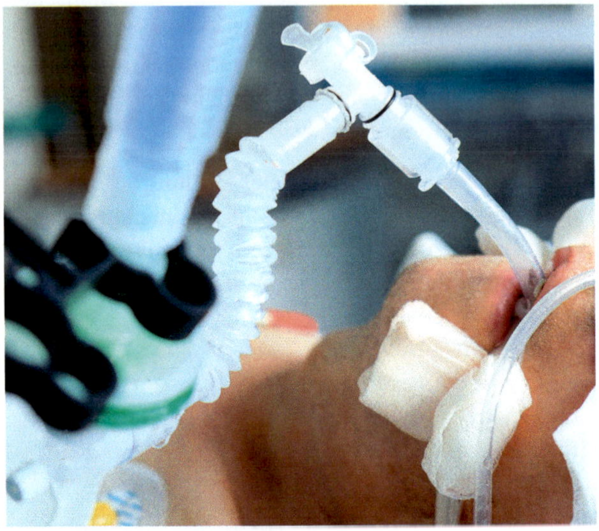

Abb. 1 endotrachealer Tubus

endotracheales Absaugen → S. 390

Der Tubus reizt die Schleimhaut der Atemwege und verstärkt die Sekretproduktion, verhindert aber das effektive Abhusten. Der Betroffene verspürt zwar einen Hustenreiz, kann aber nicht wie gewohnt abhusten. Das Sekret muss abgesaugt werden. ›Endotracheales Absaugen‹ bedeutet einen massiven Eingriff in die Atemfunktion und löst Panikgefühle aus, selbst dann, wenn eine Atemerleichterung durch die Sekretentfernung erzielt wird.

enterale Ernährung → S. 161

Die Beatmung über den Tubus macht eine normale Nahrungsaufnahme unmöglich. Der Pflegebedürftige erhält seine Nahrung über eine ›gastrointestinale Sonde‹ oder wird parenteral ernährt.

Bei nichtinvasiver Beatmung über **Mund- oder Nasenmaske** können Reizungen und Entzündungen der Haut und Schleimhäute auftreten. Eine intensivierte Gesichts- bzw. Mund- und Nasenpflege sind notwendig. Zudem kann es zu Beschwerden durch Aerophagie (Luftschlucken) kommen. Die über die Maske mit Druck zugeführte Luft führt zu unangenehmen Nebenwirkungen wie starkes Aufstoßen und (schmerzhafte) Blähungen. Hier können die Reduzierung des Beatmungsdruckes oder die Anpassung der Schlafposition (Oberkörper erhöht, Keilkissen) Abhilfe schaffen.

Angehörige im Krankenhaus → S. 162, Band 1

Angehörige benötigen eine geduldige und sensible Erläuterung des Zustandes des zu Pflegenden und der Geräte. Dabei muss die Pflegfachperson sehr genau darauf achten, nicht die Grenze zwischen hilfreicher Information und medizinischer Aufklärung (= Arztaufgabe) zu überschreiten. Befindet sich der Pflegebedürftige in einem sehr kritischen Zustand, werden die ›Angehörigen‹ idealerweise vor dem ersten Besuch vom Arzt ausführlich informiert und auf den Anblick vorbereitet.

Pflegeprozessgestaltung
Woran erkennen Pflegende, welche Berührungen einem beatmeten Menschen gut tun und welche nicht? Wie geben sie diese Informationen weiter?

Vielfach sind die Ansprache und Berührung des beatmeten (und sedierten) Pflegebedürftigen durch die Angehörigen zögerlich und unsicher. Sie benötigen Zuspruch und Aufforderung, mit dem Pflegedürftigen zu sprechen. Dabei ist die Ansprache des Pflegebedürftigen durch die Pflegefachperson vielfach der Maßstab für Angehörige in ihrer eigenen Kontaktaufnahme. Dies gilt ebenso für angemessene Berührungen, um Nähe zu vermitteln. Angehörige können zudem dazu ermuntert werden, mit dem Betroffenen zusammen Musik zu hören oder aus dem Alltag zu berichten.

2.4.2 Überwachungsschwerpunkte bei Beatmung

Beobachtungskriterien

Je nach Art und Schwere der Erkrankung und abhängig von der gewählten Beatmungsform sind verschiedene Parameter (Werte) am Beatmungsgerät einzustellen (= Soll-Werte). Am Display des Gerätes können dann die tatsächlichen Werte (= Ist-Werte), die der beatmete Pflegebedürftige erhält bzw. erzeugt, abgelesen, interpretiert und ggf. dokumentiert werden. Sowohl für die Bezeichnung der Beatmungsformen als auch die jeweiligen Parameter gibt es keine vorgeschriebene, einheitliche Namensgebung, sodass die Bezeichnungen je nach Gerätehersteller variieren.

Soll-Werte (Beispiele)	Ist-Werte (Beispiele)
– Atemfrequenz (AF) – Atemzugvolumen (AZV) – Sauerstoffkonzentration (in %) – Zeitverhältnis Einatmung zu Ausatmung (I:E) – Flow (Fließgeschwindigkeit der Luft in l/min) – Beatmungsdruck (P_{insp}) – endexspiratorischer Druck (PEEP, hält die Alveolen nach Ausatmung geringfügig aufgebläht)	– Beatmungsdruck und Spitzendruck in der Lunge bei Inspiration – AZV und Atemminutenvolumen (AMV) – Atemfrequenzen (selbstständige und maschinell gegebene) – CO_2 in der Ausatemluft

Tab. 1 Überwachung der Atemfunktion am Gerät

Die maschinelle Beatmung ergänzende Überwachungskriterien sind (je nach Krankheitsbild):

- der Bewusstseinszustand
- die Sauerstoffsättigung (SpO_2) mit Pulsoxymetrie
- die Blutgaswerte (pO_2, pCO_2, pH-Wert)
- die Herzfrequenz (EKG) und der arterielle Blutdruck
- die Durchblutung, Motorik und Sensorik in der Peripherie (DMS)
- die Körpertemperatur
- die Urinausscheidung

2.4.3 Intensivpflegerische Schwerpunkte bei Beatmung

Beatmete Menschen benötigen spezifische pflegerische Unterstützung insbesondere aufgrund

- medikamentöser Sedierung und daraus folgender potenzieller Gefährdungen,
- eingeschränkter Kommunikationsfähigkeit,
- eingeschränkter Selbstreinigung der Atemwege bei Tubus bzw. Trachealkanüle.

Sedierung

- Durch die Sedierung ist der zu Pflegende in seiner eigenständigen Bewegungsfähigkeit stark eingeschränkt. Dies führt zu den im Zusammenhang mit Immobilität bekannten Gefährdungen ›Thrombose‹, ›Dekubitus‹, ›Kontraktur‹. Die Dekubitusgefahr wird erhöht durch zahlreiche Zu- und Ableitungen, die zu Druckstellen führen können.
- Der zu Pflegende ist in seiner Selbstpflegfähigkeit nahezu komplett eingeschränkt und eine Übernahme der Körper- und Hautpflege ist notwendig.
- Unter Sedierung weisen nicht alle Pflegebedürftigen einen kompletten Lidschluss auf. In diesem Falle bedarf es einer sorgfältigen Augenpflege und evtl. einer Abdeckung der geschlossenen Augen.

Thromboseprophylaxe → S. 426

Dekubitusprophylaxe → S. 69

Kontrakturenprophylaxe → S. 346

Kommunikation

Sind zu Pflegende unter der Beatmung nur leicht oder gar nicht sediert (z.B. bei Beatmungsmustern, die eine eigene Atemaktivität zulassen), ist die durch Tubus oder Trachealkanüle verursachte Unfähigkeit zu sprechen zu kompensieren. Dies geschieht durch

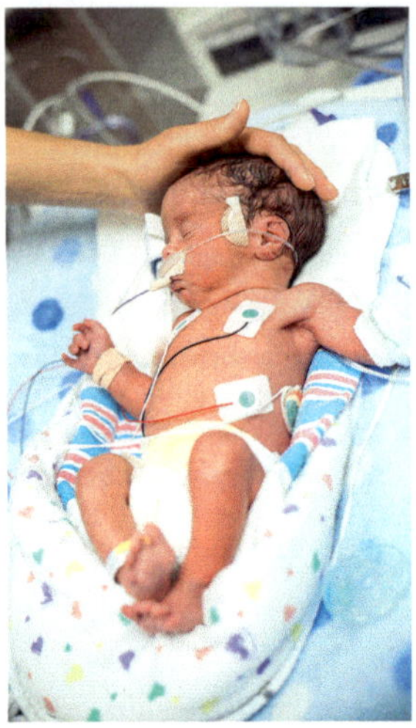

Abb. 1 Beim Herantreten an das Bett signalisiert eine vorsichtige Initialberührung an Schulter oder Arm, bei Säuglingen und Kleinkindern am Kopf, dem (sedierten) Pflegebedürftigen die Anwesenheit der Pflegefachperson.

eine sensible Wahrnehmung der nonverbalen Signale des zu Pflegenden.
die regelmäßige Zuwendung innerhalb des (eingeschränkten) Sichtfeldes.
feinfühlige, ruhige und knappe Erläuterung aller Pflegehandlungen.
Absprachen über nonverbale Signale für Zustimmung oder Ablehnung von Maßnahmen.
das Nutzen von Piktogrammen mit denen der zu Pflegende auf Bedürfnisse aufmerksam machen kann.
das Ermöglichen von schriftlicher Kommunikation (Schlagworte) je nach Fähigkeit.
das Einbeziehen der Angehörigen zur Deutung von Mimik und Gestik.

In der Regel sind das Hören und Verstehen nur geringfügig bis gar nicht verändert, sodass in normaler Lautstärke mit dem Pflegedürftigen gesprochen werden kann.

Eingeschränkte Selbstreinigungsfunktion

Tubus und Trachealkanüle sind Fremdkörper in den Atemwegen, die zu einer Reizung der Schleimhäute führen. Infolgedessen wird vermehrt Atemwegssekret gebildet, das über Tubus oder Kanüle nicht oder nur unzureichend abgehustet werden kann. Es kommt zu einer Sekretansammlung, die zur Erhöhung des Atemwegswiderstandes und in der Folge zu erhöhten Beatmungsdrücken führen kann. Der Gasaustausch wird behindert, die Gefahr einer ›nosokomialen Pneumonie‹ nimmt zu, da die Sekrete einen guten Nährboden für eingedrungene Keime darstellen.

nosokomiale Pneumonie → S. 384

Um Sekret aus den Atemwegen zu entfernen wird, der intubierte Pflegebedürftige endotracheal abgesaugt. Der Absaugvorgang ist äußerst unangenehm und kann Erstickungsgefühle auslösen. Daher wird nur so oft wie nötig abgesaugt. Zur Lockerung des Sekretes kann der Pflegebedürftige bei Bedarf vorher über das Beatmungssystem inhalieren.

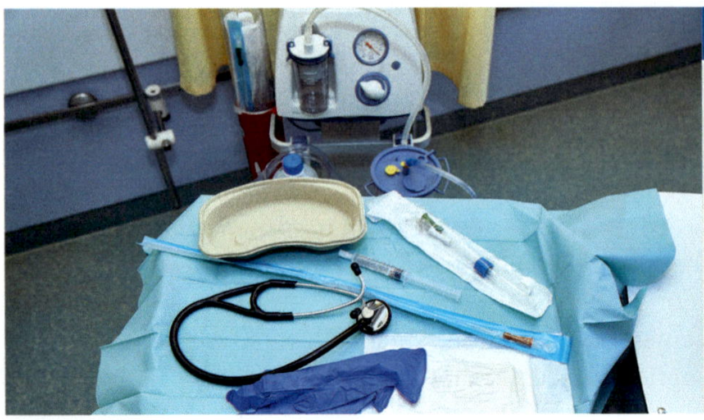

Benötigt werden:

- Absauggerät oder -vorrichtung (vor dem Absaugen auf Funktionsfähigkeit prüfen, Fingertip prüfen)
- sterile Absaugkatheter (Größe abhängig vom Innenlumen des Tubus bzw. der Trachealkanüle)
- sterile und unsterile Handschuhe
- ggf. sterile Spülflüssigkeit (wird vor Beginn des Absaugens entsprechend vorbereitet)
- evtl. Sekretauffangbehälter für Laboruntersuchung
- Abwurf
- Beatmungsbeutel
- Stethoskop

Abb. 2 Materialien für endotracheales Absaugen

Beim Absaugen wird die Beatmung und damit die Sauerstoffzufuhr unterbrochen. Der Vorgang sollte daher zügig und optimalerweise durch zwei Pflegefachpersonen durchgeführt werden (max. 15 Sekunden). Alle Materialien müssen griffbereit vorliegen. Der beatmete Mensch erhält zur Kompensation kurzzeitig eine höhere Sauerstoffzufuhr (Präoxygenierung). Die meisten Beatmungsgeräte haben dazu eine voreingestellte Funktion, die eine Minute lang 100 % O_2 zuführt.

W ZUM WEITERDENKEN

Bei Säuglingen und Kleinkindern ist die Sauerstoffvorhaltezeit im Körper geringer und sie können bereits nach wenigen Sekunden in eine Sauerstoffunterversorgung geraten. Bei hoher Sekretlast und erwartbar längerem Absaugvorgang, ist dieser zu unterbrechen und zwischenzeitlich eine manuelle Beatmung mit Beatmungsbeutel und Sauerstoffzufuhr durchzuführen.

Vor Trennen des Systems bzw. vor Beginn des Saugvorganges bei geschlossenen Absaugvorrichtungen werden die Alarme des Beatmungsgerätes stumm gestellt, um unnötige Aufregung zu vermeiden. Da beim endotrachealen Absaugen die unteren Atemwege erreicht werden, ist unbedingt auf steriles Arbeiten zu achten.

Absaugende Pflegefachperson	Assistierende Pflegefachperson
– legen unsterile Handschuhe und je nach Erfordernis und Standard der Einrichtung einen Mundschutz an.	
– öffnet die Verpackung des Absaugkatheters und schließt den Ansatz des Katheters an die Sogvorrichtung an.	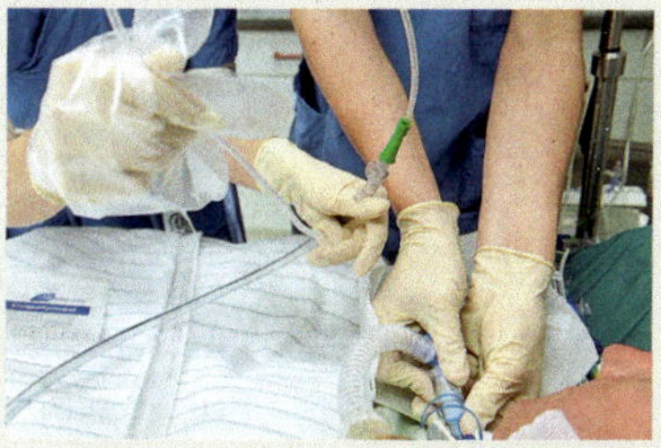
– zieht über die vorgesehene katheterführende Hand einen sterilen Handschuh und entnimmt den Katheter steril aus der Packung.	... diskonnektiert das Beatmungssystem und stabilisiert den Tubus bzw. die Kanüle
– führt den Absaugkatheter zügig (mit oder ohne Sog, je nach Kathetertyp) in den Tubus bzw. die Kanüle ein, bis ein Widerstand spürbar wird (Abb. rechts)	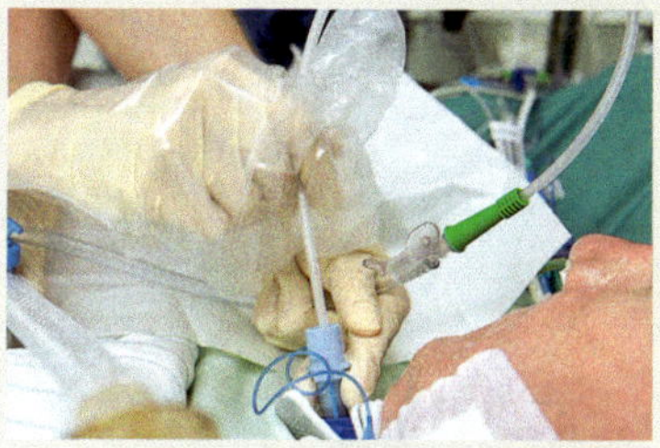
– zieht den Absaugkatheter minimal zurück und erzeugt durch Verschließen des Fingertips einen Sog.	
– zieht den Absaugkatheter unter Sog und mit drehenden Bewegungen aus den Atemwegen bzw. dem Tubus zurück.	
– erleichtert bei festsitzendem zähem Sekret durch die Gabe weniger Tropfen steriler Spülflüssigkeit (NaCl oder Aqua dest.) die Sekretgewinnung.	– schließt das Beatmungssystem wieder an den Tubus bzw. die Kanüle an und aktiviert die Alarme.
– stülpt den sterilen Handschuh zur Entsorgung über den genutzten Absaugkatheter (Vermeidung von Kontakt des keimhaltigen Sekrets mit Flächen oder Gegenständen) und entsorgt beides in den Abwurf. Der zuführende Absaugschlauch wird abschließend mit sterilem Wasser sauber gespült und wieder in der Vorrichtung angebracht.	– prüft mit dem Stethoskop die beidseits gleichmäßige Belüftung der Lungen (Lagekontrolle des Tubus / der Kanüle).

Tab. 1 Vorgehen beim endotrachealen Absaugen zu zweit

Im Anschluss kann eine (desinfizierende) Mundpflege und evtl. ein Absaugen des Nasen- und Rachenraumes mit einem neuen sterilen Absaugkatheter durchgeführt werden. Die Durchführung des Absaugens wird dokumentiert, wie auch Menge und Beschaffenheit des abgesaugten Sekrets. Mit gewachsener Routine in der Handhabung der einzelnen Schritte kann das endotracheale Absaugen auch ohne Assistenz durchgeführt werden.

Entwöhnung (Weaning)

Eine herausfordernde Situation für Patienten und Angehörige stellt die Phase der Entwöhnung von der Beatmung dar, fachsprachlich kurz Weaning genannt. Betroffene haben sich daran gewöhnt, dass die Maschine die Atemarbeit übernimmt.

Da durch die Unterstützung des Ventilators die Atemmuskulatur kaum beansprucht wird, muss sie je nach Beatmungsdauer langsam wieder trainiert werden. Dies erfolgt durch Reduzierung der maschinellen Unterstützung bis hin zur Abkopplung vom Gerät und der Spontanatmung mithilfe von ›feuchter Nase‹ oder Sprechaufsatz. Der zu Pflegende wird während des Weanings hinsichtlich seiner Atemwerte und psychischen Belastbarkeit intensiv beobachtet. Zur Reduzierung der Belastung wird ein Weaning tagsüber und möglichst mit immer der gleichen Pflegefachperson empfohlen.

feuchte Nase
auf Trachealkanüle aufsetzbares Kunststoffgehäuse mit Schwamm- oder Papiereinlage zur Feuchthaltung der Atemluft und zum Schutz vor Eindringen von Fremdstoffen in die Trachea

W ZUM WEITERDENKEN

In den letzten Jahren hat das Berufsbild des Atmungstherapeuten (nicht zu verwechseln mit Atemtherapeuten) an Bedeutung gewonnen. Die von der Deutschen Gesellschaft für Pneumologie und Beatmungsmedizin entwickelte und zertifizierte zweijährige berufsbegleitende Weiterbildung für Pflegefachpersonen wird (Stand 2020) an acht Standorten in Deutschland angeboten. Im klinischen Setting steuern Atmungstherapeuten mit speziellen diagnostischen und therapeutischen Methoden u.a. die Weaningprozesse langzeitbeatmeter Pflegebedürftiger – im interdisziplinären Austausch mit Pflegefachpersonen, Ärztinnen und anderen Berufsgruppen.

Außerklinische Beatmung

amyotrophe Lateralsklerose (ALS) → S. 320

Außerklinisch beatmete Menschen leiden meist schon länger an einer sich stetig verschlechternden chronischen Atemwegserkrankung (COPD) oder neuromuskulären Erkrankung (z.B. ›ALS‹) und konnten sich darauf einstellen, dass eine Beatmung im häuslichen Umfeld nötig wird.

Je nach Grunderkrankung wird die Beatmung invasiv (über Trachealkanüle) oder mit Maske (z.B. zur Entlastung der Atemmuskulatur bei COPD) durchgeführt. Die Geräte sind in der Regel einfach zu bedienen, gut zu transportieren und ermöglichen so ggf. auch Aktivitäten außer Haus. Bei vollständiger Abhängigkeit von der Beatmung ist eine ambulante Intensivpflege unumgänglich. Angehörige haben dann ständig Pflegepersonen im privaten Umfeld, was beruhigend wie auch belastend sein kann.

Eine Alternative stellen Wohngruppen für ambulant beatmete Pflegebedürftige dar. Sie können sowohl zur Entlastung von Angehörigen vorübergehend genutzt werden als auch dauerhaft, wenn eine Versorgung zu Hause nicht (mehr) möglich ist.

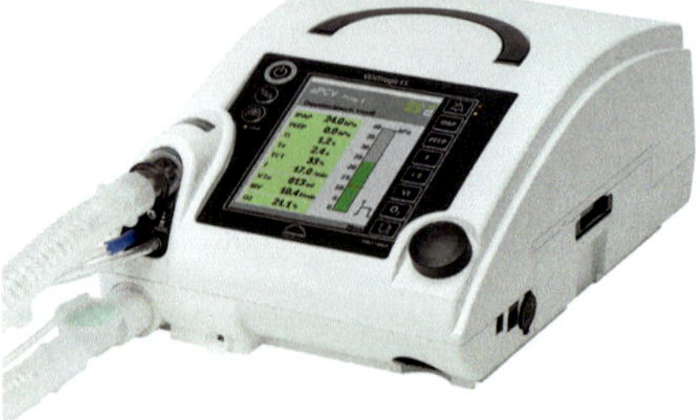

Abb. 1 Heimbeatmungsgerät

2.5 Menschen mit einem Tracheostoma unterstützen

2.5.1 Die Situation der betroffenen Menschen

Ein Tracheostoma wird angelegt, um die Atemwege offen zu halten. Es können zwei Indikationen unterschieden werden:

- Schaffung eines Atemwegszugangs bei Langzeitbeatmung (reversibel)
- zur Sicherung des Atemwegszuganges nach Laryngektomie (Kehlkopfentfernung, irreversibel)

Mit Tracheostoma ist im Gegensatz zur endotrachealen Intubation bei intaktem Schluckvorgang Essen und Trinken möglich. Bei Kehlkopfentfernung können sogenannte ›Ersatzstimmen‹ eingeübt werden. Fand keine Kehlkopfentfernung statt, ist das Sprechen mit Sprechkanülen bzw. nach möglicher Entfernung der Trachealkanüle auf normalem Weg möglich.

Ersatzstimmen → S. 573

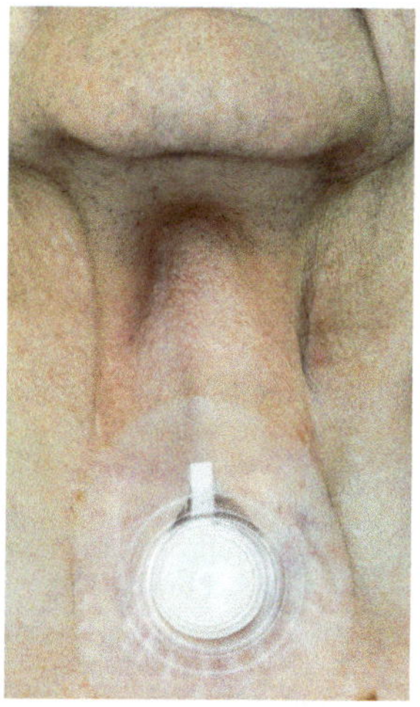

Abb. 2 Tracheostoma

Ein Tracheostoma verletzt die Integrität des Körpers. Es wird meist für längere Zeit angelegt. Wird die Kanüle doch eines Tages entfernt, verschließt sich das Tracheostoma allmählich von selbst und hinterlässt eine Narbe. Das Tracheostoma befindet sich gut sichtbar am Übergang vom Hals zum Brustkorb, in einem Bereich wo sonst eher Schmuck getragen wird.

Kommunikation
Wie reagieren Menschen im Umfeld einer Person, die mit einer Ersatzstimme spricht?

Neben den für eine Beatmung genannten Herausforderungen bedeutet ein Tracheostoma für die Betroffenen auch eine Auseinandersetzung mit ihrem ›Körperbild‹. Nach einer Tumoroperation überwiegt sicher zunächst die Erleichterung, dass der Tumor entfernt werden konnte. Allerdings bringen das Leben mit Tracheostoma und das Erlernen einer Ersatzsprache ganz eigene Herausforderungen und Belastungen mit sich.

Körperbild → S. 748, Band 1

2.5.2 Beratung und Anleitung

Tracheostomapflege und Trachealkanülenwechsel
Ein Tracheostoma ist ein direkter Zugang zu den unteren Atemwegen (unterhalb des Kehlkopfes), die nicht mitnormalerweise vorkommenden Organismen (Normalflora) besiedelt sind. Barrieren, die im Luftstrom enthaltene Keime aufhalten und ein Eindringen in die tiefen Atemwege verhindern, wie der lymphatische Rachenring (Tonsillen), das Flimmerepithel und der Kehlkopf werden umgangen.

Da das Tracheostoma unterhalb des Kehlkopfes sitzt, ist das Vermögen zu husten eingeschränkt. Ein hygienischer Umgang mit dem Tracheostoma und die Nutzung von sterilen Materialien beim Verbandwechsel, beim Absaugen und beim Kanülenwechsel sind auch im häuslichen Umfeld wichtig.

Pflegebedürftige, welche die nötige Fingerfertigkeit besitzen und dies auch möchten, können von Pflegefachpersonen zur selbstständigen Versorgung des Tracheostomas angeleitet werden. Eine besondere Herausforderung bedeutet dabei das Arbeiten mit einem Spiegel.

Filmischer Einblick in das Leben mit einem Tracheostoma
www.insel.ch/de/aktuell/aktuelles/leben-lernen-mit-einem-tracheostoma

Leben mit Tracheostoma

Nach Kehlkopfentfernung und Anlage eines irreversiblen Tracheostomas zur Sicherung der Atemwege besteht nach der Genesungsphase in der Regel keine Notwendigkeit zur Beatmung. Eine Beratung dient in diesem Fall vor allem dem Ziel, die Atemwege infektionsfrei zu halten, das Tracheostoma in den Alltag zu integrieren und zu lernen damit zu leben.

HME-Filter
Heat and moisture exchanger, Wärme- und Feuchtigkeitstauscher

Tracheostomaschutz	Alltagsintegration	Möglichkeiten der Stimmrehabilitation
Abdeckungen: – um Austrocknen und Auskühlen der Schleimhäute zu reduzieren – um bei Husten Sekret zurückzuhalten (Taschentuchfunktion)	Möglichkeiten der kosmetischen Abdeckung	Ösophagusersatzstimme: Lautbildung durch Luftansaugen und Einpumpen in die Speiseröhre, ähnlich dem Rülpsen; erfordert langes Training
›HME-Filter‹/„feuchte Nase“: – imitieren die Nase, werden auf eine Kanüle oder die Haut aufgesetzt – halten die Feuchtigkeit der Ausatemluft zurück, filtern und befeuchten die Einatemluft – bauen einen Atemwegswiderstand auf, ähnlich der normalen Atmung	Handhabung bei Aktivitäten, z. B. beim Baden und Schwimmen	Elektronische Sprechhilfe: Die Lauterzeugung erfolgt über eine schwingende Membran des Gerätes, die stumm gesprochenen Worte werden so intoniert
– Inhalieren zum Anfeuchten der Einatemluft – Hautpflege des Stomas – Handling beim Kanülenwechsel	Hinweise zu Rasur und Körperpflege	Stimmprothese: Bildung eines Durchgangs und Einsatz einer Stimmventilprothese zwischen Rückwand der Luftröhre und Vorderwand der Speiseröhre

Tab. 1 Beratungsschwerpunkte für Tracheostomaträger

Digitalisierung
Welche technischen Hilfsmittel unterstützen Menschen mit einem Tracheostoma im Alltag?

2.5.3 Pflegerische Schwerpunkte

Aufgaben von Pflegefachpersonen sind die Tracheostomapflege, der Trachealkanülenwechsel und die Anleitung der zu Pflegenden zu beidem, sofern sie dazu in der Lage sind. Die Häufigkeit und die zu verwendenden Materialien bei der Tracheostomapflege hängen vom gegebenen Versorgungsbereich ab:

- im Krankenhaus (im akuten, geschwächten Zustand, mit umgebender ungewohnt hoher ›Keimlast‹)
- in der Langzeitpflege
- im häuslichen Umfeld

Keimlast
Anzahl bzw. Ausmaß von Krankheitserregern (in einer bestimmten Umgebung)

Handlungsleitend für Pflegefachfrauen sind die einrichtungsinternen Standards zur Tracheostomaversorgung und zum Kanülenwechsel. Die Pflegfachfrau entscheidet zudem, wann eine Versorgung individuell zusätzlich nötig wird, z.B. bei starker Sekretproduktion. Ziel aller Maßnahmen ist:

- eine intakte gesunde Haut rund um das Stoma
- Vermeidung von Infektionen der Haut und der Atemwege
- eine sichere Fixierung der Trachealkanüle
- das Wohlbefinden des zu Pflegenden

Tracheostomapflege im Krankenhaus

Auch wenn kein Kanülenwechsel geplant ist, informiert sich die Pflegefachfrau zunächst, welchen Kanülentyp, in welcher Größe der zu Pflegende trägt.

Direkt nach Anlage des Stomas oder bei Langzeitbeatmung ist dies in der Regel eine Kanüle mit ›Cuff‹. Der Cuff ermöglicht eine Blockung also Abdichtung des Atemwegs, um ein Vorbeiströmen von Luft zu verhindern und zugleich einer ›Aspiration‹ vorzubeugen.

Cuff → S. 817
Aspirationsprophylaxe → S. 170

Nicht beatmungspflichtige Stomaträger, bei denen die Haut am Stoma gut verheilt ist, tragen eher eine Kanüle ohne Cuff (Platzhalter). Trachealkanülen können mit oder ohne Innenkanüle („Seele") ausgestattet sein (Abb. 1).

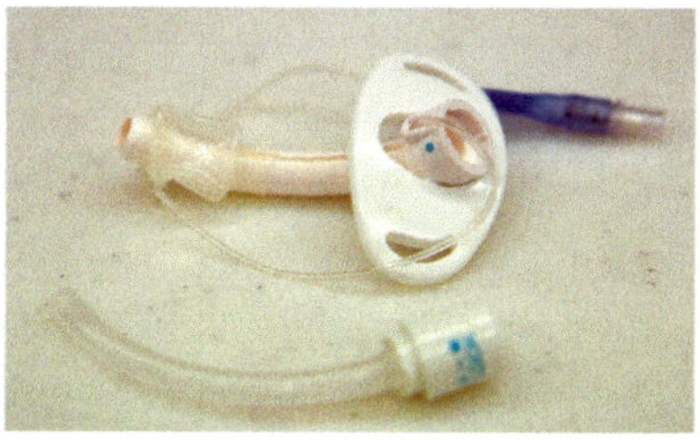

Abb. 1 Außen- und Innenkanüle einer Trachealkanüle

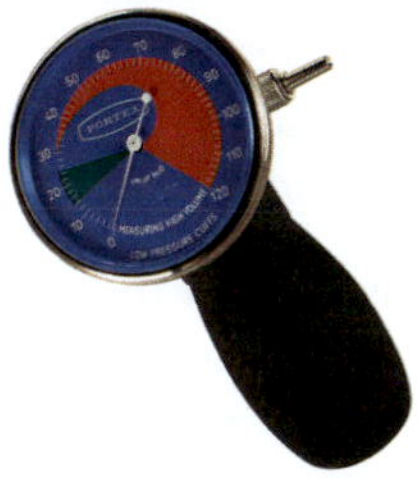

Abb. 2 Cuffdruckmesser

Folgende Materialien werden für die Tracheostomapflege benötigt:

- Trachealkompressen mit Schlitz und Öffnung (Abb. 3; bei Infektionsgefahr oder infizierter Wunde mit Silberbeschichtung)
- Halteband zum Fixieren der Kanüle oder
- selbsthaftende Basisplatte (Abb. 4; bei intakter Haut direkt auf die Haut zu kleben, am Konnektionsring werden Filter oder Kanülen befestigt)
- sterile Tupfer oder sterile Watteträger
- Hautdesinfektionsmittel, Händedesinfektionsmittel
- evtl. sterile Kompressen
- unsterile Handschuhe
- Unterlage bzw. Abdeckung für Kleidung
- Abwurf

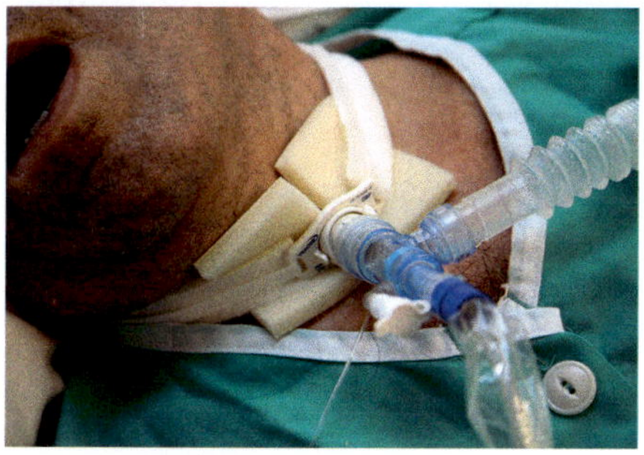

Abb. 3 Trachealkompresse

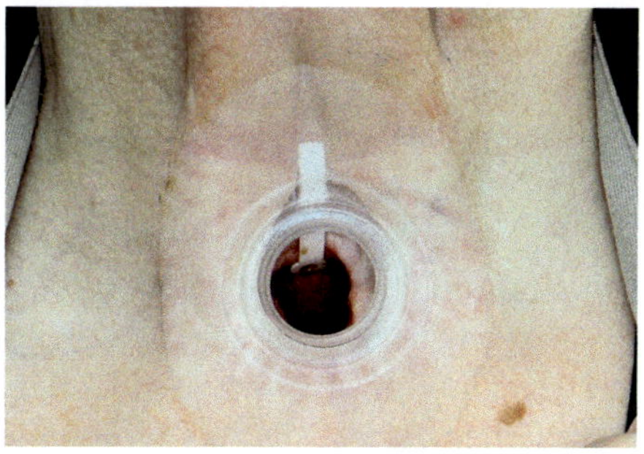

Abb. 4 Basisplatte

Der jeweilige Kanülentyp in der richtigen Größe sollte ersatzweise bei jeder Tracheostomapflege in Reichweite sein für den Fall einer unbeabsichtigten Entfernung der Kanüle. Bei Kanülen mit Cuff wird ein Cuffdruckmesser (Abb. 2) benötigt, um abschließend den Cuff kontrolliert aufzupumpen. Ein Absauggerät und die Materialien zum endotrachealen Absaugen sollten bereitstehen.

Wundversorgung → S. 675, Band 1

Die Versorgung des Tracheostomas erfolgt in den ersten zwei bis vier Wochen nach den Richtlinien und Schritten eines ›aseptischen Verbandwechsels‹, nach einrichtungsinternem Standard:

- bei starker Sekretproduktion: vor Verbandwechsel über die noch gesicherte Kanüle endotracheal absaugen
- Entfernung des alten Verbandes (Kompresse), ggf. auch Haltebandes und Einschätzung von Blutung bzw. Wundexsudation
- Wundreinigung/Desinfektion (mit sterilen Watteträgern)
- Einschätzung des Wundzustandes und der Wundumgebung (Anzeichen einer Entzündung oder Infektion? Druckstellen?)
- bei Sekretaustritt neben der Trachealkanüle dieses absaugen
- Aufbringen einer neuen sterilen Kompresse
- Sicherung der Kanüle durch das (neue) Halteband
- abschließende Dokumentation

Weaning → S. 392

Während des Verbandwechsels wird die Trachealkanüle möglichst wenig bewegt. Die Beatmung muss nicht unterbrochen werden. Sofern möglich sollten aber beatmungsfreie Intervalle genutzt werden, z.B. im Rahmen des ›Weanings‹. Achtung: Nicht mit Cuff geblockte Kanülen können beim Husten herausrutschen!

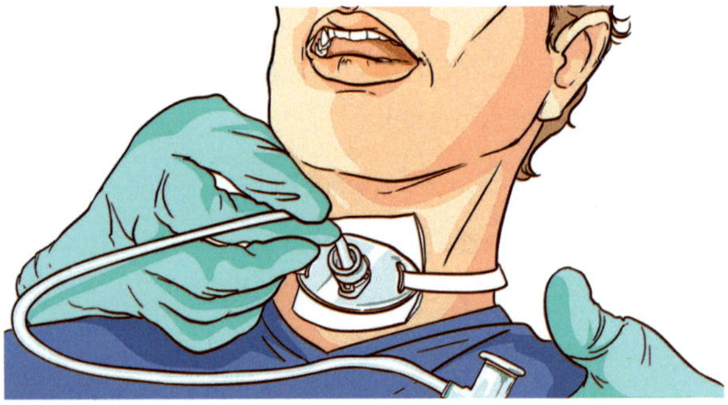

Abb. 1 Endotracheales Absaugen bei gesicherter Kanüle

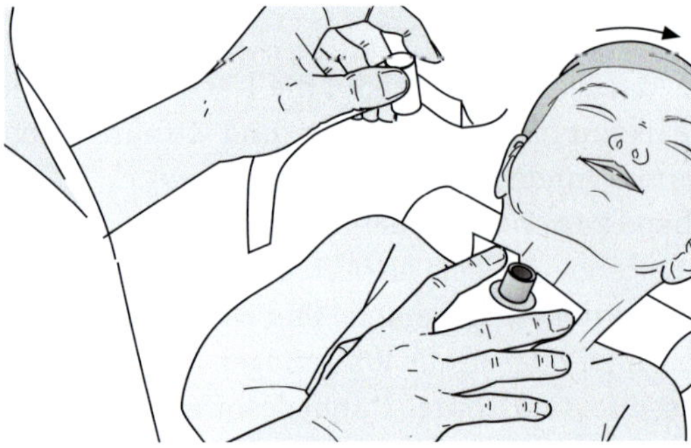

Abb. 2 Anbringen des neuen Haltebandes, eine Hand sichert dabei die Kanüle

Tracheostomapflege bei Tracheostomaträgern ohne Beatmung

Betroffene, die nicht beatmungspflichtig sind und deren Stoma intakte Hautverhältnisse aufweist, tragen in der Regel keine Schlitzkompressen und Haltebänder mehr, sondern nutzen eine selbsthaftende Basisplatte direkt auf der Haut, die den Stomaeingang stabilisiert. Es können eine Kanüle und ein Filter oder nur ein Filter („feuchte Nase") mit der Basisplatte kombiniert werden. Ist die Trachea stabil, ist eine Trachealkanüle zum Offenhalten des Atemwegs nicht zwingend notwendig.

Durchführung:

- Reinigung der Hände, Bereitstellen einer guten Lichtquelle und eines Spiegels
- Pflegefachperson: Händedesinfektion
- Entfernen der Basisplatte (Häufigkeit nach Herstellerangaben und Hautzustand)
- Reinigung der Haut rund um das Stoma mit Reinigungstüchern oder milder Waschlotion (eine Desinfektion ist nicht notwendig)
- Hautinspektion des Stomas mit einer Taschenlampe
- Hautpflege in der weiteren Umgebung des Stomas
- Aufbringen einer neuen Basisplatte
- Aufsetzen eines Filters oder Einbringen einer Kanüle

Trachealkanülenpflege/Wechsel der Trachealkanüle

Bei **Systemen mit Innenkanüle** erfolgen der Wechsel und die Reinigung der Innenkanüle (sofern es sich nicht um Einwegmaterial handelt) nach einrichtungsspezifischem Standard mindestens einmal pro Schicht oder (z.B. bei starker oder zäher Sekretbildung) nach Bedarf. Zur Reinigung können „Pfeifenputzer" genutzt werden sowie sterile NaCl-Lösung oder gefiltertes Leitungswasser.

Der **Wechsel der Trachealkanüle** richtet sich nach dem Zustand des Tracheostomas, der Kanülenart und der Atemsituation des zu Pflegenden. Nach Stomaanlage erfolgen die ersten Kanülenwechsel durch den Arzt. Unter Beatmung ist es wichtig, die Zeit der Unterbrechung möglichst gering zu halten. Alle Materialien müssen vorbereitet sein und griffbereit liegen.
Der Cuff der neuen Kanüle wird auf Funktionsfähigkeit geprüft, indem er einmal mittels Spritze mit Luft geblockt und wieder entblockt wird. Dabei muss die Kanüle im Bereich, der in die Atemwege gelangt, steril bleiben. Anschließend wird ein Gleitmittel aufgebracht. Die Absaugvorrichtung wird auf korrekte Funktion überprüft.

Der Kanülenwechsel wird möglichst durch zwei Pflegefachpersonen durchgeführt:
- Information des Pflegebedürftigen über Art und Umfang der Maßnahme
- Oberkörperhochlagerung des Pflegebedürftigen
- Entfernung des alten Verbandes und Inspektion des Stomas bzw. des Verbandes auf Exsudation oder Entzündungszeichen
- Wundreinigung und Desinfektion (mit sterilen Watteträgern)
- Alarmunterdrückung am Beatmungsgerät
- nach Bedarf Absaugen des Stomaeinganges außerhalb der Kanüle mit sterilem Absaugkatheter und sterilem Handschuh
- Entblocken des Cuffs
- Diskonnektieren der Beatmung
- endotracheales Absaugen über die Trachealkanüle mit einem neuen sterilen Absaugkatheter, beim Zurückziehen des Absaugkatheters die Kanüle mit entfernen
- zügige Inspektion des tieferen Stomas (Anzeichen für Entzündung oder Druckstellen?)
- Einführen der neuen Kanüle durch die zweite Pflegefachperson, ggf. Cuff-Druck-Einstellung, Anschluss an das Beatmungssystem, Alarmaktivierung
- Pflege der Wundumgebung
- Aufbringen einer neuen sterilen Kompresse
- Sicherung der Kanüle durch Haltebänder
- Überprüfung der korrekten Kanülenlage durch Auskultation der Lungenbelüftung mit Stethoskop (Beatmungsgeräusche auf rechter und linker Seite hörbar?)
- abschließende Dokumentation

Ist der zu Pflegende nicht beatmet, ist der Zeitdruck geringer. Es sollte jedoch trotzdem zügig gearbeitet werden, da der Wechsel für den zu Pflegenden sehr unangenehm sein kann.
Tracheostomaträger nach Laryngektomie nehmen nach Anleitung den Kanülenwechsel bei Bedarf selbstständig vor.

Detaillierte Fotodokumentation zum Kanülenwechsel ohne Beatmung
www.fahl-medizintechnik.de
→ Informationen für Betroffene und Angehörige
→ Download
→ Leitfaden/Anleitungen
→ Anleitung zur Tracheostomapflege

Video zum Kanülenwechsel unter Beatmungsbedingungen
www.bgu-murnau.de/de/pflege/fachbereiche/rueckenmark-und-wirbelsaeulenverletzte
→ Videos Atmung / Beatmung
→ #4. Trachealkanülenwechsel

2.6 Pflegerische Maßnahmen bei invasiven Eingriffen

2.6.1 Maßnahmen bei Pleurapunktion und Thoraxdrainage

Pleurapunktion

Bei entsprechenden Auffälligkeiten bei bildgebenden Untersuchungen (z.B. Röntgenbild vom Thorax) wird der Pleuraspalt zur **Diagnostik** punktiert und das Punktat mikrobiologisch, histologisch und laborchemisch untersucht.

Bei Ergussbildung, Einblutung oder Lufteinschluss wird die Punktion **therapeutisch** zur Entlastung und Ableitung des Sekrets bzw. der Luft aus dem Pleuraspalt (Kontaktstelle zwischen Pleura parietalis und Pleura visceralis) punktiert. Die Punktion kann zur einmaligen Ableitung mit anschließender Entfernung der Drainage erfolgen. Oder zur kontinuierlichen Entlastung, bei der die Drainage mit einem bestimmten Ableitungssystem verbunden wird.

Pflegeschwerpunkt Pleurapunktion

Aufgabe der Pflegfachperson bei einer Pleurapunktion ist die Assistenz des Arztes und die Betreuung des Patienten. Um eine sichere Punktion zu ermöglichen erhält der Patient vorab auf ärztliche Anordnung ein Analgetikum.

Die Punktion wird in sitzender oder liegender Position durchgeführt, wobei die Pflegfachfrau vor dem Patienten steht und die Position stabilisiert. Der Rücken soll gebeugt sein, um den Zugang zu den Zwischenrippenräumen zu erleichtern. Die Arme können in sitzender Position vor dem Oberkörper abgelegt werden.

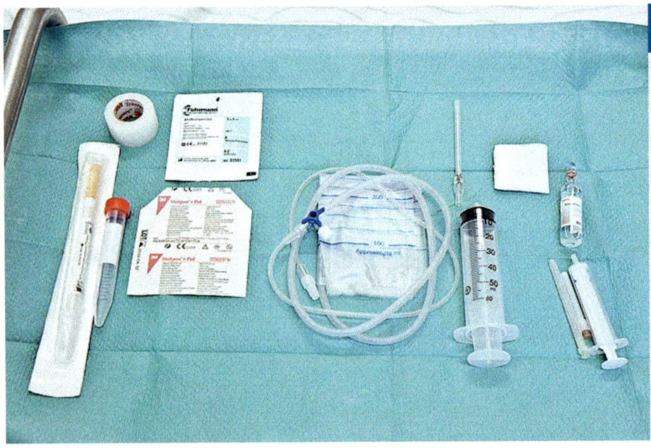

Abb. 1 Pleurapunktionsset

Material zur Pleurapunktion

- unsterile Handschuhe für die Pflegefachfrau
- Händedesinfektion
- Hautdesinfektionsmittel
- sterile Handschuhe für die Ärztin
- Lokalanästhetikum (vorbereitet aufgezogen)
- Skalpell
- Pleurapunktionsset (enthält i.d.R. Punktionskanüle, Auffangbeutel mit Dreiwegehahn, Perfusorspritze zum Abziehen der Flüssigkeit, sterile Abdecktücher)
- Entnahme- und Transportsystem für anschließende Untersuchungen des Punktats
- Drainagesystem, falls notwendig bzw. vorgesehen
- Verbandmaterial

Hat die Ärztin den Pleuraspalt punktiert, wird der Ableitungsschlauch an die Punktionskanüle angeschlossen. Über den Dreiwegehahn kann dann zunächst mittels der Perfusorspritze die Flüssigkeit abgesaugt und anschließend in den Auffangbeutel überführt werden. Dieser Vorgang kann mehrmals hintereinander erfolgen, wobei der Sog nicht zu stark sein sollte.

Während der Punktion darf keine Luft in den Pleuraspalt eindringen, um einen Pneumothorax und das Kollabieren des betreffenden Lungenflügels zu verhindern. Der Dreiwegehahn ermöglicht das mehrfache Abziehen und Auffangen von Exsudat ohne Diskonnektierung des Systems. Zum Abschluss wird die Punktionsnadel entfernt, die Punktionsstelle komprimiert und mit einem Verband versorgt.

Pleura- bzw. Thoraxdrainage

Thoraxdrainagen bzw. Pleuradrainagen (beide Begriffe werden häufig synonym verwendet, der Unterschied liegt darin, dass eine Thoraxdrainage, anders als eine Pleuradrainage, auch mediastinal eingesetzt wird) lassen sich nach verschiedenen Gesichtspunkten unterteilen, z. B.

- Indikation:
  - Pneumothorax (Ableiten von Luft)
  - Ergussbildung (Ableiten von z. B. Blut, Lymphe, Eiter)
  - postoperativ bei thoraxchirurgischen Eingriffen (Wundsekretableitung)
- Sogerzeugung
  - mit angeschlossenem Sog (aktiv)
  - ohne Sog (passiv)
- Ableitungssystem
  - Ablaufbeutel
  - ›Heimlich-Ventil‹
  - Flaschensystem bzw. Mehrkammersystem mit Wasserschloss (›Bülau-Drainage‹)
  - digitales Pump-/Sogsystem bzw. digitales Drainagesystem

Heimlich-Ventil
Rückschlagventil, das Luft- und Sekretbewegung nur in eine Richtung zulässt; benannt nach dem amerikanischen Thoraxchirurgen Henry Heimlich (1920–2016)

Bülau-Drainage
Drainierungsprinzip unter Dauersog; benannt nach dem Lungenarzt Gotthard Bülau (1835–1900)

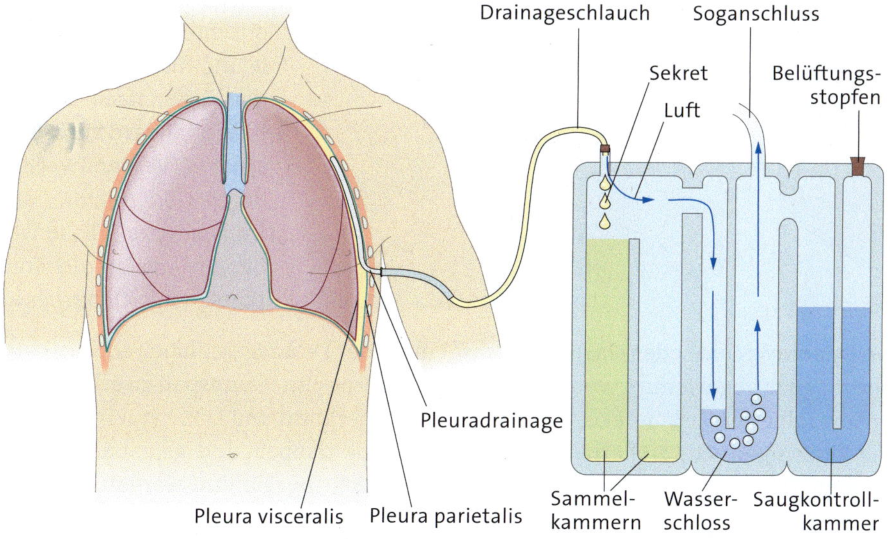

Abb. 2 Prinzip der Thoraxdrainage (Mehrkammersystem) nach Bülau mit Wasserschloss. Das Wasserreservoir verhindert das Zurückströmen abgeleiteter Luft in den Pleuraspalt.

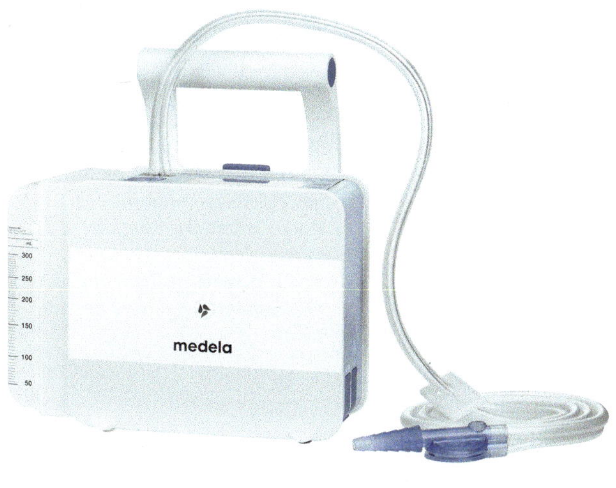

Abb. 3 Digitale Drainagesysteme sind deutlich kleiner und schränken den Pflegebedürftigen in seiner Mobilität nur wenig ein. Sie haben zudem den Vorteil, dass sie kontinuierlich und in Echtzeit Daten zu Drücken, Flüssigkeitsraten und Umfang der Luftleckage im Display anzeigen und diese aufzeichnen.

Pflegeschwerpunkt Thoraxdrainage

Durch die Ansammlung von Flüssigkeit oder Luft im Pleuraspalt bzw. Pneumothorax kann sich die Lunge bei Einatmung nicht vollständig aufdehnen, die Gasaustauschfläche ist eingeschränkt. Unter der Drainage sollte sich die Situation schnell verbessern. Ein **moderates Atemtraining** zu Vertiefung der Atmung und Belüftung der zunächst eingeschränkten Bereiche der Lunge ist in Absprache mit der Ärztin und abhängig vom Gesamtzustand wichtig.

Eine aufrechte, leicht sitzende Positionierung unterstützt die tiefe Atmung, Schmerzen sollten angemessen behandelt werden um eine Schonatmung zu vermeiden und eine Mobilisierung nicht einzuschränken.

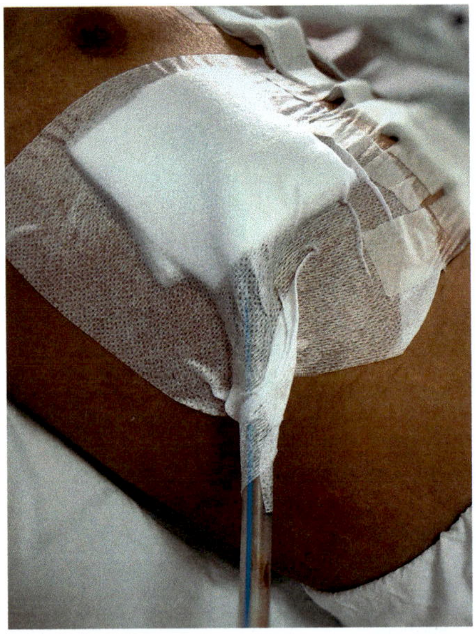

Je nach Allgemeinzustand (z.B. Mobilität, Belastbarkeit) und dem verwendeten Drainagesystem benötigt der zu Pflegende **Unterstützung in seiner Selbstpflege**. Menschen mit Drainage können frühmobilisiert werden und sollten zu Bewegung mindestens im Zimmer motiviert werden. Mobile Patienten **sturzgefährdet,** das System ist entsprechend gut zu sichern, auf „mitrollende" Transportsysteme (wie z.B. Infusionsständer) ist möglichst zu verzichten.

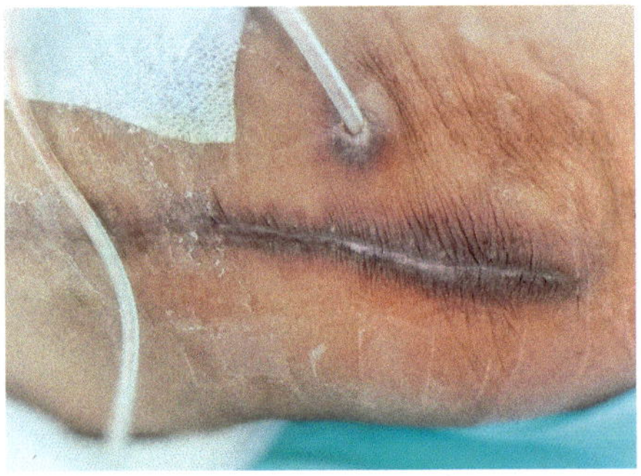

Pflegefachpersonen beobachten die Einstichstelle und führen und bei Bedarf bzw. nach Einrichtungsstandard ein aseptischer **Verbandwechsel** durch. Es bieten sich transparente Folienverbände oder sterile Kompressen mit Klebevlies an.

Abb. 1 transparenter Folienverband (rechts); Kompressenverband mit Klebevlies (links)

Bei **Systemwechsel oder Flaschenwechsel** muss der Drainageschlauch so körpernah wie möglich abgeklemmt werden, um den Unterdruck im Pleuraspalt zu erhalten. Bei unkontrollierter Diskonnektierung geht der Sog verloren und Luft kann in den Thorax eindringen. Zur Sicherheit wird die Drainage doppelt und gegenläufig abgeklemmt. Die Drainage sollte nur so kurz wie möglich abgeklemmt werden.

Kontrolle von Sog und Dichtigkeit des Systems	Hygienischer Umgang / Infektionsvermeidung	Dokumentation/ Sekretbeobachtung
– Sogkontrolle mittels Manometer oder Höhe der Wassersäule in der Sogkontrollkammer – Drainagebehälter immer unter Thoraxniveau halten (v.a. bei Ablauf ohne Sog – bei der Behandlung eines Pneumothorax sind Luftblasen im Wasserschloss normal und verschwinden bei Abheilung Bei Sekretdrainagen ist hierüber der Arzt zu informieren und die Drainage auf korrekten Sitz und Dichtigkeit zu überprüfen	– vor jeder Manipulation am System ist eine Händedesinfektion notwendig – ein Durchhängen von Schläuchen ist zu verhindern, da sich sonst Sekret in den unteren Schlaufen ansammeln kann. Die Folgen sind ein verminderter Sog, ein möglicher Rückfluss bei Lageveränderung der Schläuche und eine Infektionsgefahr, da Sekret einen guten Nährboden darstellt. – Schläuche sollten nicht den Boden berühren	– Sogeinstellung (passiver Ablauf oder in cm H_2O, sprich: Zentimeter Wassersäule) – Menge und Beschaffenheit des Sekrets (z. B. serös, blutig, trüb) – besondere Vorkommnisse, z. B. starke Sekretableitung bei Mobilisation – Status Luftleckage (Umfang ist nur bei digitalem System zu bestimmen)

Tab. 1 Überwachungskriterien für Drainagesysteme

2.6.2 Pflegerische Maßnahmen bei Operationen der Lunge

OP-Indikationen und Vorgehen

Indikationen für Operationen an der Lunge sind:
- bösartige Tumoren
- Traumata der Lunge (Lungenverletzungen)
- Zerstörung von Lungengewebe durch Infektionen, Entzündungen oder ›Fibrose‹

Lungenfibrose → S. 498

Bei einer Lungenresektion können verschieden große Anteile des Lungengewebes entfernt werden. Wenn möglich wird dabei den anatomischen Strukturen gefolgt.

- **Segmentresektion:** Lungensegmente sind die kleinste, mit bloßem Auge als Einheit wahrnehmbare Aufteilung der Lunge
- **Lobektomie:** Mehrere Lungensegmente bilden einen Lungenlappen. Bei einer Lobektomie werden ein oder mehrere Lungenlappen entfernt.
- **Pneumektomie:** Mehrere Lungenlappen bilden einen Lungenflügel. Bei einer Pneumektomie (Abb. 2) wird ein Lungenflügel entfernt. Wenn das nicht geschädigte Gewebe der Lunge insgesamt gesund ist, kann der Verlust eines Lungenflügels durch eine Operation gut kompensiert werden.
- **Keilresektion:** Nicht immer ist jedoch eine Geweberesektion entlang anatomischer Grenzen möglich. Überschreitet der Gewebeschaden die Grenzen von Segmenten oder Lappen, kann der betroffene Bereich auch als Keil entfernt werden.

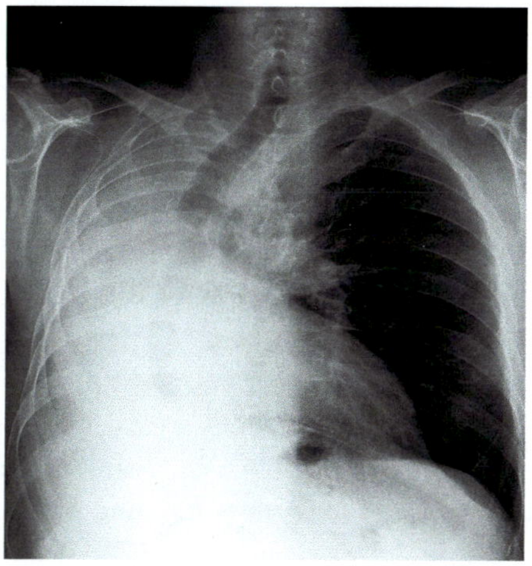

Abb. 2 Röntgenaufnahme der Lunge nach rechtsseitiger Pneumektomie.

Die OP-Methode hängt von der erwarteten Größe des OP-Gebietes ab bzw. davon wieviel Gewebe entfernt werden soll. Der Patient wird zur OP auf die gesunde Seite gelagert und der Chirurg wählt einen anterolateralen (von seitlich-vorn) oder posterolateralen (von seitlich-hinten) Zugriff am Brustkorb.
Ist das geschädigte Gewebe gut begrenzt und im Umfang gering, wird bevorzugt minimalinvasiv vorgegangen. Die Methode der Wahl ist dann eine videoassistierte Thorakoskopie (VATS). Hierbei wird über einen drei bis vier Zentimeter großen Schnitt ein Zugang zum Brustkorb für eine Kamera und bis zu drei Operationsinstrumenten geschaffen. Vorteile dieser Methode sind ein deutlich reduziertes postoperatives Schmerzerleben gegenüber der herkömmlichen Thoraxeröffnung, dadurch eine deutlich verbesserte Mobilität. Zudem kann das kosmetische Ergebnis einer deutlich kleineren Narbe erwünscht sein.
Ergeben sich während des minmalinvasiven Eingriffs Komplikationen, wird auf das Thorakotomie-Verfahren umgestellt.

W ZUM WEITERDENKEN

In den letzten Jahren wurde die VATS-Methode erfolgreich weiterentwickelt. So ist es nun möglich, eine videoassistierte Thoraxchirurgie unter Spontanatmung durchzuführen. Für den Patienten entfallen somit u.a. die Risiken der bis dato obligatorischen Vollnarkose. Studienzahlen belegen eine bessere postoperative Heilung und ein früheres Verlassen des Krankenhauses, einschließlich dadurch reduzierter Behandlungskosten.

Präoperative Maßnahmen

Vor der Entscheidung zur Operation werden verschiedene, vor allem bildgebende diagnostische Verfahren angeordnet, um das Ausmaß und die Art der Gewebeveränderung zu bestimmen:

- Röntgenthorax
- CT und/oder MRT
- ggf. Bronchoskopie

Die Bronchoskopie ist die einzige Möglichkeit, Gewebeveränderungen direkt zu betrachten und eine Gewebeprobe zu entnehmen.

Ethik
Wie gelingt es im Klinikalltag, mit den Sorgen und Ängsten von Menschen umzugehen, die an der Lunge operiert werden müssen?

Besteht der Verdacht auf eine Tumorerkrankung, durchläuft der Patient den Diagnoseprozess oft sehr schnell und unvorbereitet. Sorgen und Ängste nehmen rasch zu, der Betroffene ist verunsichert, er möchte Antworten und hofft auf eine schnelle Entlastung. Unter Umständen sind seine Konzentration und sein Aufnahmevermögen vermindert. Pflegefachpersonen müssen diese Situation in der Interaktion mit dem Betroffenen berücksichtigen, zugewandt kommunizieren, Informationen klar und präzise formulieren und Geduld aufbringen.
Gute interdisziplinäre Rücksprachen mit den behandelnden Ärzten zum aktuellen Stand der Aufklärung des Betroffenen sind notwendig.

präoperative Maßnahmen → S. 633, Band 1

Auch bei operativen Eingriffen an der Lunge kommen die allgemeinen ›präoperativen Maßnahmen‹ nach einrichtungsinternem Standard wie z.B. Haarentfernung und Nahrungskarenz zum Tragen.

Atemtechniken → S. 373
Atemtrainer → S. 379

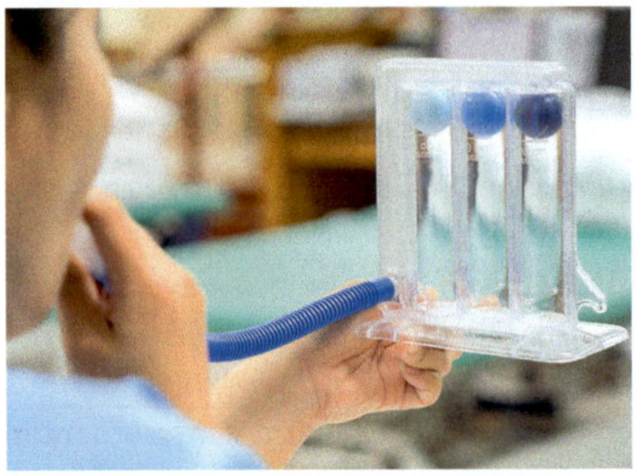

Abb. 1 Anwendung eines Atemtrainers

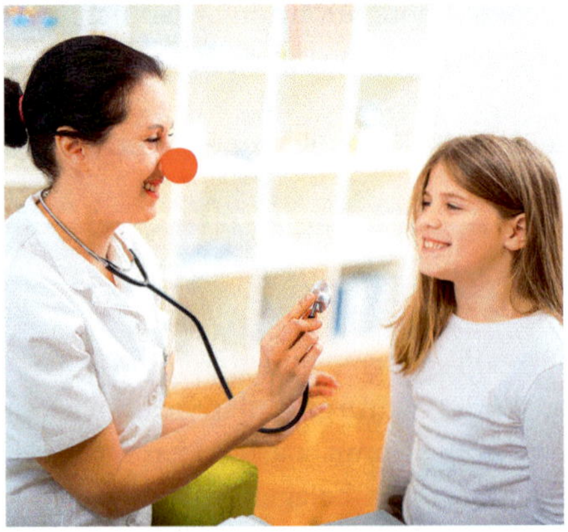

Abb. 2 Das Einüben von Atemtechniken sollte bereits präoperativ erfolgen. Bei jungen Patienten können unkoventionelle Vermittlungsmethoden angstlösend wirken.

Besondere Bedeutung kommt dem Einüben von ›Atemtechniken‹ und dem ›Atemtraining‹ zu.
Während der OP am offenen Thorax gelangt Luft in den Pleuraspalt und die Lunge kollabiert. Sie muss sich nach der OP wieder entfalten. Eine Thoraxdrainage unterstützt zwar diesen Prozess, aber das Atemtraining ist ebenso wichtig und unverzichtbar. Ziel ist es, dass der zu Pflegende postoperativ auf Maßnahmen zurückgreifen kann, die er bereits kennt und geübt hat. Bei der Auswahl sind auf die Präferenzen des Betroffenen und evtl. sonstige postoperative Einschränkungen zu achten.
Ebenso kann mit der Physiotherapeutin das schmerzarme Aufstehen bereits präoperativ eingeübt werden. Das postoperative Schmerzmanagement und die Funktion der Thoraxdrainage, die intraoperativ angelegt wird, sollte der behandelnde Arzt dem Patienten erläutern.

Postoperative Maßnahmen

Im Allgemeinen werden Patienten postoperativ zunächst kurzzeitig auf einer Wachstation oder Intensivstation betreut. Es kann sich die Notwendigkeit einer vorübergehenden postoperativen ›Beatmung‹ ergeben.

Beatmung → S. 504

Schwerpunkte der postoperativen Überwachung	
Engmaschige Beobachtung der **Vitalzeichen** mit besonderem Fokus auf die Atemfunktion	**Ventilation**: – Atemfrequenz – Atemtiefe – Thoraxbewegungen – Anzeichen für Schmerzen beim Atmen – ›Dyspnoe‹ **Sekretbildung:** – Atemgeräusche – Anzeichen für vermehrte Sekretproduktion – Hustenreiz – Fähigkeit abzuhusten **Sauerstoffversorgung:** – O_2-Sättigung – Hautfarbe (Zyanose) – ggf. Blutgasanalysen
Beobachtung der **Thoraxdrainage**	– Sekretfluss/ Blutungen – Dichtigkeit des Systems – Zustand der Einstichstelle
Schmerzmanagement	– Schmerzmedikation nach ärztlicher Anordnung – schmerzarme Positionierung bzw. Positionierung
Atemübungen unter Anleitung der Pflegefachfrau (Physiotherapeutin, Atmungstherapeutin) zur Anwendung der richtigen Atemtechnik. Je nach aus der Beobachtung abgeleitetem Problem kommen atemunterstützende Maßnahmen hinzu, z. B. Inhalation.	
Positionierung je nach Art des Eingriffs	– Positionierung auf die **nicht operierte Seite** bei Lobektomie oder Segmentresektion; der verbliebene Lungenanteil der operierten Seite wird so unterstützt und besser belüftet.
	– Positionierung auf die **operierte Seite** bei Pneumektomie (Entfernung eines Lungenflügels), sodass sich die noch vorhandene Lunge gut aufdehnt und optimal belüftet
Frühmobilisation: Die Belastung muss dabei der Lungensituation angepasst werden und darf nur langsam gesteigert werden.	
Nahrungsaufbau: nach einrichtungsinternem Standard	

Dyspnoe → S. 368

Nach der akuten Erholungsphase von der Operation ist es besonders wichtig, den zu pflegenden Menschen zu beraten, wie er seine verbliebene Lunge gesund erhalten kann, besonders wichtig. Besondere Bedeutung kommt dabei der Vermeidung von inhalativen Schadstoffen zu (z. B. Nikotin) und, soweit körperlich möglich, die Integration ausdauerfördernder Bewegungsformen wie Schwimmen, Wandern, Radfahren oder Laufen.

3 Durchblutung und kardiovaskuläre Funktion

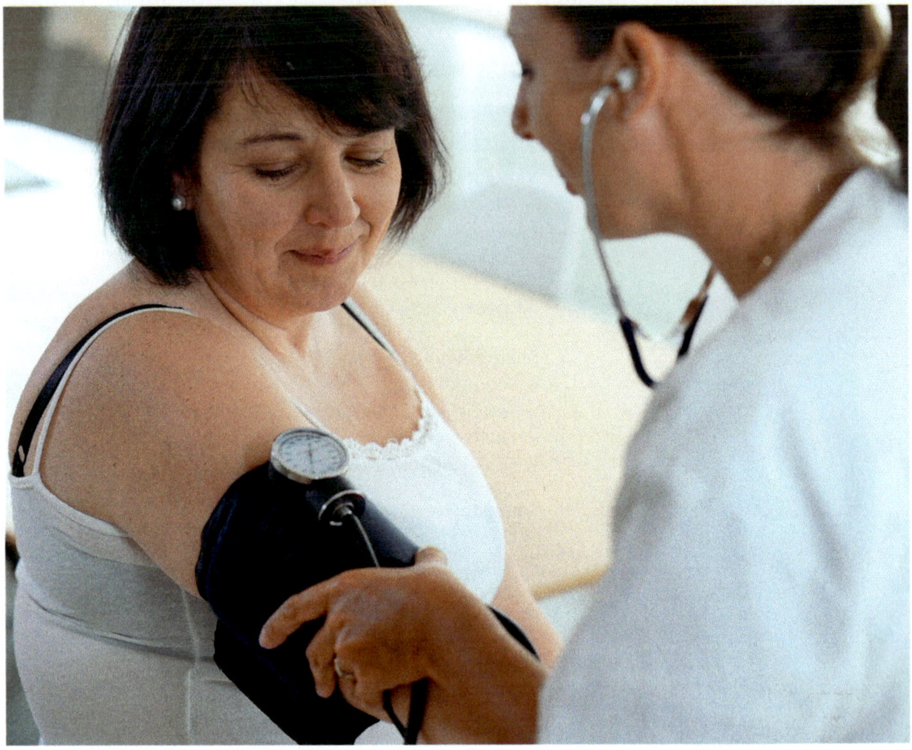

Abb. 1 Das Beobachten der Herz-Kreislauf-Funktion gehört zu den pflegerischen Aufgaben.

3.1 Durchblutung und kardiovaskuläre Funktion erfassen

3.1.1 Die gesunde Herz-Kreislauf-Funktion

anabol
den Stoffwechsel hinsichtlich des **Aufbaus** von Stoffen betreffend

katabol
den Stoffwechsel hinsichtlich des **Abbaus** von Stoffen betreffend

Ein gesundes Herz wird mit Lebenskraft und Leistungsfähigkeit assoziiert. Es stellt sicher, dass Muskeln und Organe ausreichend durchblutet werden. Durch den Herzschlag und die Pulswelle wird das Blut in den Gefäßen stets in Bewegung gehalten, Arterien und Venen dienen als Transportwege. Das Blut enthält den Sauerstoff und die Nährstoffe für die ›anabolen‹ Stoffwechselreaktionen in den Geweben. Gleichzeitig werden mit ihm ›katabole‹ Stoffwechselprodukte und Kohlendioxid abtransportiert, damit diese über den Harn oder Stuhl ausgeschieden bzw. über die Lunge abgeatmet werden können.

kardioprotektiv
kardio = Herz
protektiv = schützend

Eine gesunde Lebensführung mit ausgewogener Ernährung und reichlich Bewegung trägt zur Herzgesundheit bei. Pflegefachfrauen und Pflegefachmänner unterstützen durch Anleitung und Beratung pflegebedürftige Menschen (mit und ohne Herzerkrankungen) dabei, einen ›kardioprotektiven‹ Lebensstil zu entwickeln.

Vitalparameter
Messwerte aus der Kontrolle lebenswichtiger Körperfunktionen, darunter Herzfrequenz, Blutdruck, Atemfrequenz und Körpertemperatur

In den westlichen Industrieländern sind Herz-Kreislauf-Erkrankungen unverändert die Haupttodesursache. Um das Auftreten schwerwiegender Herzerkrankungen zu verringern, ist es wichtig, Veränderungen der Herz-Kreislauf-Funktion, wie etwa einen erhöhten Blutdruck, frühzeitig zu erkennen. Am besten gelingt dies durch die regelmäßige Kontrolle relevanter ›Vitalparameter‹.

Puls

Als Puls wird der messbare Effekt der mechanischen Herzaktivität in den Blutgefäßen bezeichnet. Im Grunde genommen handelt es sich um die auf die Gefäßwand drückende Blutwelle, die sich vom Herz fortbewegt. Der Herzzyklus mit seinen Phasen ›Systole‹ und ›Diastole‹ lässt die Stärke der Blutwelle variieren. Mit jedem ausgeworfenen Schlagvolumen wird sie weiter vorangetrieben und ist an oberflächlichen Arterien als Pulswelle tastbar. Die Pulsqualität ist durch folgende Faktoren bestimmt:

- die Beschaffenheit der Gefäßwände
- die Druckverhältnisse in den Gefäßen
- den Füllungszustand der Gefäße
- die Kraft und den Rhythmus des Herzschlages
- die Fähigkeit der herznahen Arterien, v.a. der Aorta, zum Druckausgleich (Windkesselfunktion)

Systole
Phase des Zusammenziehens des Herzmuskels und Auswurf des Blutes aus den Herzkammern

Diastole
Phase des Erschlaffens des Herzmuskels und der Füllung der Herzkammern mit Blut

Es ist bis zu einem gewissen Grad physiologisch, dass die Windkesselfunktion im Alter abnimmt und arteriosklerotische Gefäßveränderungen zunehmen. Mit den daraus resultierenden Elastizitätseinbußen der Gefäßwände kommt es auch zu ›Veränderungen der Pulsqualität‹.
Ein gesundes Herz schlägt überwiegend rhythmisch und mit einer alterstypischen Durchschnittsfrequenz.

Lebensalter	Durchschnittliche Herzfrequenz
Säuglingsalter	140 Schläge/Minute
Kindergartenalter	100 Schläge/Minute
Jugendalter	85 Schläge/Minute
Erwachsenenalter	70 Schläge/Minute
Seniorenalter	80 Schläge/Minute

Tab. 1 Durchschnittliche Herzfrequenz in den verschiedenen Lebensaltern.

Veränderungen der Pulsqualität → S. 407

Blutdruck

Der Blutdruck entspricht dem Druck des Blutes auf die Gefäßwände. Diesen Druck gibt es in jedem Blutgefäß. Er nimmt mit zunehmender Entfernung vom Herzen ab, ist also nicht in jedem Blutgefäß gleich hoch. Arterielle Blutgefäße sind Hochdruckgefäße, Venen gehören zum Niederdrucksystem. Gewöhnlich ist mit dem Begriff „Blutdruck" der arterielle Blutdruck gemeint, also der Druck in herznahen und größeren Arterien. Er passt sich den unterschiedlichen Situationsanforderungen des Körpers an und kann sich (z.B. krankheitsbedingt) in kürzester Zeit verändern.
In Ruhe ist der Blutdruck relativ niedrig. Bei sportlicher Aktivität oder psychischer Anspannung steigt der Blutdruck, damit die Muskeln besser durchblutet und ausreichend mit Sauerstoff versorgt werden. Zudem unterliegt der Blutdruck tageszeitlichen Schwankungen. In der Regel ist er morgens nach dem Aufstehen am höchsten und sinkt im Tagesverlauf etwas ab. Der Körper greift bei der Regulierung des Blutdrucks auf **nervale**, **hormonelle** und **lokale** Mechanismen zurück.

Nervale Blutdruckregulation

Der ›Sympathikus‹ fördert u.a. die kardiovaskuläre Aktivität. Der Puls schlägt schneller, der Blutdruck steigt an. Entgegengesetzt ist die Wirkung des ›Parasympathikus‹. Registrieren die Druckrezeptoren im Aortenbogen oder im Karotissinus (Anfangsstück der Arteria carotis interna) erhöhte Blutdrücke, wird der Erregungsgrad des Parasympathikus bzw. seines größten Nervs (Nervus vagus) gesteigert und der Blutdruck sinkt. Neben den Druckrezeptoren gibt es Chemo- und Volumenrezeptoren. Sie registrieren Blutgaspartialdrücke, Stoffkonzentrationen und das intravasale Volumen. Bei Natrium- und Volumenveränderungen passt die ›Niere‹ die Urinausscheidung an und beeinflusst über die Regulation des Wasserhaushaltes den Blutdruck.

Sympathikus
Teil des vegetativen Nervensystems; Gegenspieler des Parasympathikus

Parasympathikus
Teil des vegetativen Nervensystems; Gegenspieler des Sympathikus

Nierenfunktion → S. 269

Hormonelle Blutdruckregulation
Die den Blutdruck beeinflussenden Hormone werden an verschiedenen Orten gebildet. Das in den Nieren gebildete, hormonähnliche Enzym Renin bewirkt über verschiedene Schritte im Renin-Angiotensin-Aldosteron-System (RAAS), dass der Blutdruck steigt. Es wird ausgeschüttet, wenn im Körper ein Blutdruckabfall oder Volumenmangel festgestellt wird.
Renin ist verantwortlich für die Aktivierung des in der Leber gebildeten und im Blut verfügbaren Angiotensinogens. Das aktivierte ›Prohormon‹ heißt Angiotensin I. Es wird unter Einfluss des Angiotensin-Converting-Enzyms (ACE) zu Angiotensin II umgewandelt. Angiotensin II ist ein Gewebshormon und löst eine starke Vasokonstriktion aus. Gleichzeitig veranlasst es die Ausschüttung von Aldosteron aus der Nebennierenrinde sowie des antidiuretischen Hormons (ADH) aus dem Hypothalamus. Beide hemmen die Ausscheidung, allerdings auf unterschiedliche Weise. Aldosteron vermindert die Natriumausscheidung und hält so Wasser im Körper, während das ADH die Rückresorption von Wasser aus dem Primärharn in den Tubulusapparaten der Nephrone steigert – beide Effekte erhalten dem Kreislauf Volumen und lassen den Blutdruck steigen bzw. nicht sinken.
Die Nebennieren produzieren außerdem im Nebennierenmark die ›Katecholamine‹ Adrenalin und Noradrenalin. Adrenalin bewirkt über Vasokonstriktion (Gefäßverengung) kleiner Blutgefäße und Herzfrequenzsteigerung einen Blutdruckanstieg. Noradrenalin wirkt als Neurotransmitter aktivierend auf den Sympathikus.

Prohormon
Vorstufe eines Hormons

Katecholamine
Gruppe körpereigener Stoffe, die als Hormon oder Neurotransmitter wirksam werden. Sie können auch künstlich hergestellt und als Medikament verabreicht werden.

Bayliss-Effekt
Phänomen der Autoregulation von Blutgefäßen, benannt nach dessen Entdecker, dem britischen Physiologen William Bayliss

Hormoneller Gegenspieler der blutdrucksteigernden Mechanismen ist das ANP (atriales natriuretisches Peptid). Es wird bei Volumenbelastung in den Herzohren beider Vorhöfe gebildet. Es hemmt die RAAS-Aktivierung und kurbelt die Ausscheidung von Natrium an, Wasser folgt passiv und der Blutdruck sinkt.

Lokale Blutdruckregulation
Der Körper hat außerdem lokal die Möglichkeit, die Durchblutung nachgeschalteter Organe durch Vasokonstriktion (Gefäßengstellung) und Vasodilatation (Gefäßweitung) zu steuern. Durch diesen ›Bayliss-Effekt‹ wird die Organdurchblutung konstant gehalten bzw. an den aktuellen Bedarf angepasst.

3.1.2 Herz-Kreislauf-Funktion beobachten

Puls messen
Die Messung des Pulses erfolgt palpatorisch, also mit den Fingern ertastend. Mit der Palpation ist ein Gesamteindruck von der Pulswelle zu gewinnen, die von der Aorta bis in die peripheren Arterien strömt. Beim Palpieren werden geeignete Pulstaststellen verwendet (Abb. 1). Zu unterscheiden sind dabei zentrale Pulse (z.B. A. carotis, A. femoralis) und periphere Pulse (z.B. A. radialis, A. poplitea, A. dorsalis pedis). Zentrale Pulse sind mit niedriger Fehlertoleranz an allen großen Gefäßen messbar. Peripher werden kleinere Gefäße palpiert. Das zugänglichste und am häufigsten palpierte Gefäß ist die Arteria radialis am Handgelenk.

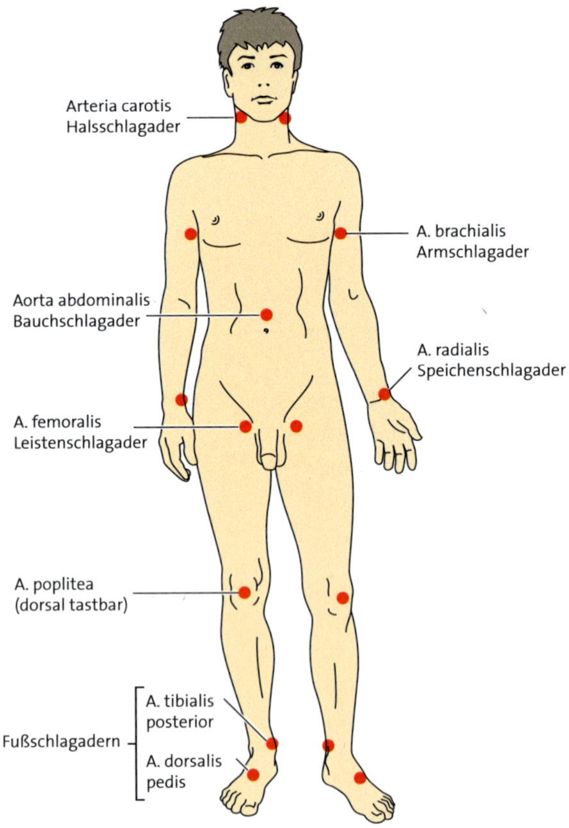

Abb. 1 Pulsmessstellen

Die Daumen sind für die Pulsmessung ungeeignet, weil diese einen Eigenpuls besitzen, der das Ergebnis verfälschen kann. Pflegende wenden die Fingerspitzen des Zeige-, Mittel- sowie Ringfingers an, mit denen sie das zu ertastende Blutgefäß erspüren. Dabei üben sie sanften Druck auf die palpierte Stelle aus, um auch eine ggf. schwache Pulswelle (z.B. bei niedrigem Blutdruck, Herzrhythmusstörungen) wahrnehmen zu können.

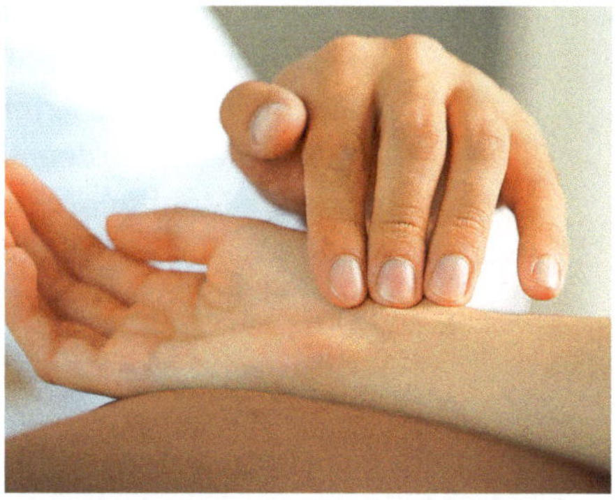

Abb. 2 Mit Zeige-, Mittel- und Ringfinger lässt sich der Puls der Radialisarterie gut ertasten.

Einmal gefunden, werden die wahrgenommenen Pulsschläge 15 Sekunden lang gezählt, wobei mit „0“ begonnen wird. Anschließend wird die Anzahl der Schläge mit vier multipliziert und der Minutenwert errechnet. Ist spürbar, dass der Pulsschlag unregelmäßig ist, wird eine ganze Minute ausgezählt.
Der gemessene Wert wird anschließend dokumentiert. Die Kennzeichnung unregelmäßiger Pulse erfolgt je nach Dokumentationssystem und Einrichtungsstandard unterschiedlich. Häufig wird die Abkürzung „arr.“ für „arrhythmisch“ hinzugefügt. Bei der grafischen Dokumentation werden rhythmische Werte mit durchgehenden und arrhythmische Werte mit gestrichelten roten Verbindungslinien zum letzten Messwert dargestellt.

In einigen Versorgungsbereichen kann sich die Pulsmessung mit einem Gerät als praktisch und notwendig erweisen. Die Pulsqualität wird bei apparativen Messungen allerdings nicht berücksichtigt. Apparative Pulsmessungen werden z.B. vorgenommen bei:
- kontinuierlicher EKG-Ableitung,
- Pulsoximetern mit Infrarotlicht sowie
- Einsatz automatischer Blutdruckmessgeräte

Die Verwendung elektronischer Hilfsmittel erfordert eine entsprechende Geräteeinweisung und Dokumentation derselben.

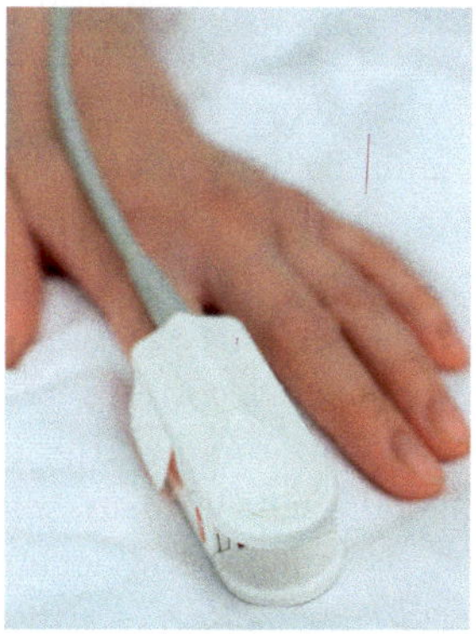

Abb. 3 Pulsoximeter

Blutdruck messen

Der Messwert des arteriellen Blutdrucks wird in Millimeter Quecksilbersäule (mmHg) angegeben und besteht aus zwei Werten. Der höhere erste Wert entspricht dem systolischen Blutdruck (Austreibungsphase des Herzens), der zweite, niedrigere Wert entspricht dem diastolischen Blutdruck (Entspannungsphase des Herzens). Die Druckdifferenz (meist etwa 40 mmHg) wird als Blutdruckamplitude bezeichnet. Der Mittelwert von systolischem und diastolischem Wert wird als mittlerer arterieller Blutdruck bezeichnet.
Pflegefachpersonen informieren pflegebedürftige Menschen über den Messwert, indem sie die Werte in Beziehung zueinander setzen, sprachlich ausgedrückt z.B. mit „120 zu 80“. Die Messwerte werden durch einen Schrägstrich getrennt und unter Angabe der Maßeinheit dokumentiert (z.B. 120/80 mmHg). In Kurvenblättern sind meist Zeilen, Spalten und Maßeinheit für den Blutdruck vorgegeben. Deshalb reicht es aus, die Messwerte ohne Maßeinheit einzutragen.

Pflegeprozessgestaltung
Wer trägt die ermittelten Werte ein?

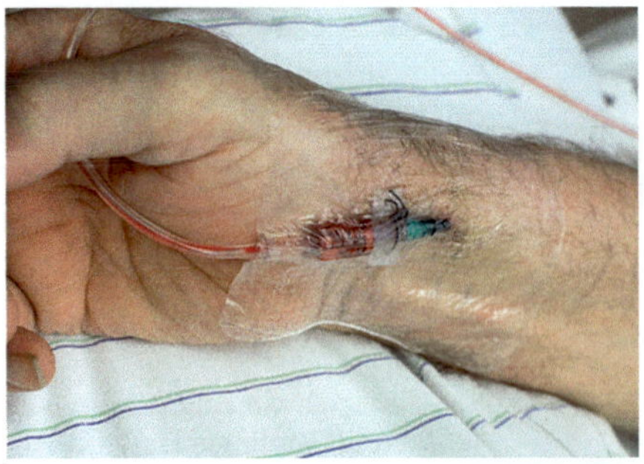

Abb. 1 Invasive Blutdruckmessung mit arterieller Verweilkanüle

Die Blutdruckmessung kann invasiv oder nichtinvasiv erfolgen. Bei der invasiven Methode wird ein Druckfühler in eine Arterie eingebracht, meistens die Arteria radialis oder die Arteria femoralis. Er erfasst kontinuierlich den Blutdruck und sendet die Daten an einen verbundenen Monitor, wo die Messwerte als Blutdruckkurve dargestellt werden. Die invasive Blutdruckmessung kommt nur im intensivmedizinischen und operativen Bereich zum Einsatz.

Nichtinvasive Methoden umfassen die Standardmethode der **auskultatorischen** Blutdruckmessung und die **palpatorische** Methode. Daneben kommt für die Blutdruckmessung mittels automatischer Messgeräte die **oszillometrische** Methode zum Einsatz. Nichtinvasive Verfahren sind weniger genau, aber kostengünstig und einfach durchzuführen.

Auskultatorische Methode
Die Blutdruckmessung wird unter Verwendung einer pneumatischen Blutdruckmanschette durchgeführt. Die Methode geht auf den italienischen Arzt Scipione Riva-Rocci zurück. Deshalb wird der Blutdruck auch mit „RR" abgekürzt. Eine Weiterentwicklung der Methode durch den russischen Arzt Nikolai S. Korotkow bestand darin, zusätzlich ein Stethoskop zur ›Auskultation‹ der Arteria brachialis zu verwenden. Die hörbaren Strömungsgeräusche während der auskultatorischen Blutdruckmessung heißen deshalb Korotkow-Töne.

Auskultation
das Abhören, das Abhorchen (eines Organs)

Nach der Auswahl und dem Anlegen einer passenden Blutdruckmanschette am Oberarm (die Größenmodelle reichen von Kindergröße bis XXL) wird diese mit dem verbundenen Gebläseball aufgepumpt. Beim Anlegen der Blutdruckmanschette ist darauf zu achten, dass sie sich zwei Finger breit über dem Ellbogen befindet. Viele Manschettenmodelle besitzen eine Markierung, die bedeutet, dass sie auf der Arterie liegen soll. Fehlt diese Markierung, können sich Pflegende an den Luftschläuchen der Manschette orientieren, damit diese richtig sitzt. Die Schläuche sollten mittig an der Innenseite des Armes und parallel zur Arterie in Richtung Hand verlaufen. So bleibt noch Platz, um die Arteria brachialis mit dem Stethoskop zu erreichen. Während des Aufpumpens wird am selben Arm der Puls palpiert, bis dieser nicht mehr zu spüren ist. Dann pumpen Pflegende noch etwa 30 mmHg weiter.

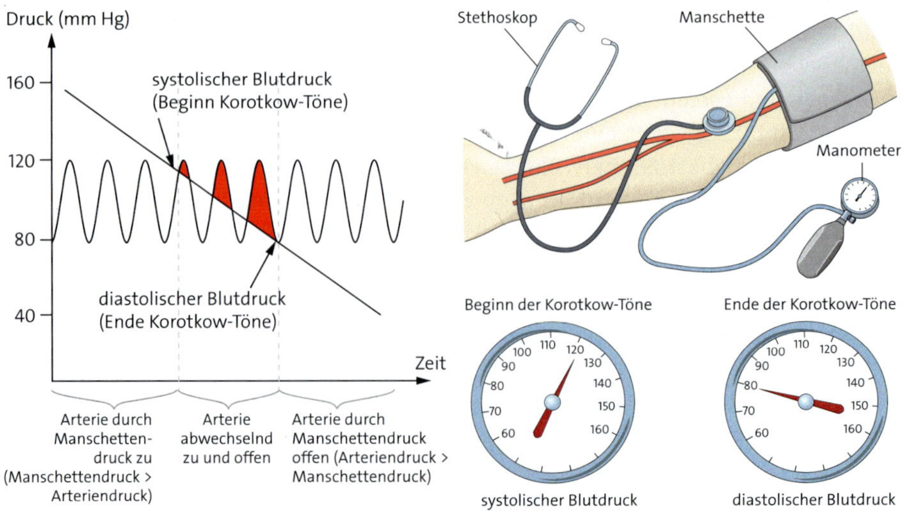

Abb. 2 Prinzip der Vorgänge bei der auskultatorischen Blutdruckmessung

Durch die manuelle Pulskontrolle wird die ›auskultatorische Lücke‹ umgangen, die gelegentlich auftritt und zu Messfehlern (Tab. 1, S. 410) führen kann. Häufig empfinden Pflegebedürftige das Aufpumpen der Blutdruckmanschette als unangenehm oder sogar schmerzhaft, weshalb ein unkontrolliertes und übermäßiges Aufpumpen zu vermeiden ist.

Nach dem Aufpumpen wird das Stethoskop aufgelegt und mit dem Zeigefinger leicht angedrückt. Der Daumen ist wegen seines Eigenpulses ungeeignet. Der Messpunkt muss sich in Herzhöhe befinden, da das Messergebnis sonst vom tatsächlichen Blutdruck abweicht. Der Manschettendruck wird nun langsam und kontinuierlich verringert. Pflegende öffnen dazu vorsichtig das Ablassventil und lassen die Luft mit einer Geschwindigkeit von etwa 2 bis 3 mmHg pro Sekunde entweichen. Das erste hörbare Geräusch markiert den systolischen Wert. Er ist zeitgleich auf dem Manometer abzulesen. Wenn die Korotkow-Geräusche bei weiterem Luftablassen wieder verschwinden oder sich stark abschwächen, wird der diastolische Druck abgelesen.

auskultatorische Lücke
Bei der Auskultation der Arteria brachialis kommt es mitunter dazu, dass die Korotkow-Geräusche für kurze Zeit verschwinden. Dies kann unterschiedliche Ursachen haben. Am ehesten liegt das Stethoskop nicht richtig an.

Die Blutdruckmanschette, das Stethoskop und der standardisierte Messvorgang machen Kindern häufig Angst. Durch spielerischen Umgang kann das Kind an das Material herangeführt und die Angst genommen werden. Eine Geschichte über aufblasbare Muskeln kann dabei helfen. Man kann das Kind auch dazu auffordern, den Klettverschluss der Manschette zu verschließen, zu öffnen oder sie einmal ganz alleine aufzupumpen. Ebenso kann man dem Kind die Funktion des Stethoskops demonstrieren, indem man es z.B. Darmgeräusche auskultieren lässt.

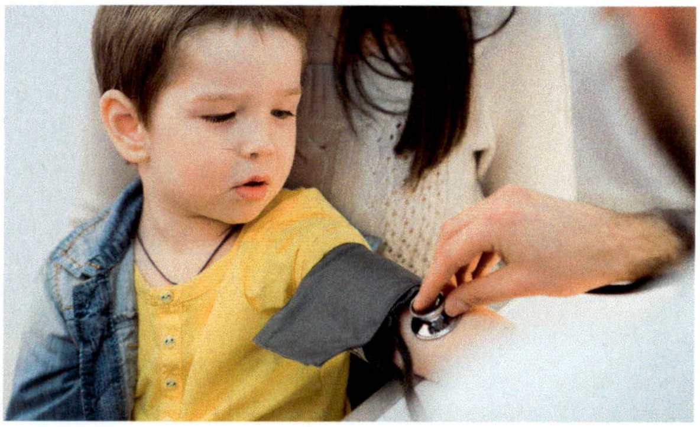

Abb. 3 Kindern kann z. B. durch einen spielerischen Umgang mit den Materialien die Angst vor der Blutdruckmessung genommen werden.

Für die Blutdruckmessung sollten bestimmte Bedingungen geschaffen werden, insbesondere eine ruhige Umgebung bietet sich an. Der pflegebedürftige Mensch sollte sitzen, sich zuvor nicht körperlich angestrengt haben und während der Messung nicht sprechen. Es kommt häufiger vor, dass zwischen beiden Armen Druckdifferenzen von bis zu 20 mmHg bestehen. Beim erstmaligen Messen ist deshalb festzustellen, an welchem Arm höhere Werte auftreten. Es empfiehlt sich, den Blutdruck zukünftig an diesem Arm zu messen. Bestehen unerwartete Werte, kann der Blutdruck zweimal in Folge ermittelt werden. Zwischen den Messungen muss eine Pause von mindestens einer Minute liegen.

W ZUM WEITERDENKEN

Blutdruckmanschetten bestehen aus einem aufblasbaren Gummibeutel und einem textilen Bezug. Insofern stellen sie insbesondere im klinischen und langzeitstationären Kontext eine hygienische Herausforderung dar. Es ist empfohlen, Stethoskope und Blutdruckmanschetten bei Bedarf mit einem Desinfektionsmittel abzuwischen. Bestehen konkrete Übertragungsrisiken, muss vor der nächsten Anwendung desinfiziert werden. Dazu reicht auch das Einsprühen mit alkoholischem Desinfektionsmittel.

Palpatorische Methode
Bei der palpatorischen Methode gehen Pflegende grundsätzlich genauso vor wie bei der auskultatorischen Methode. Nur verwenden sie in diesem Fall kein Stethoskop. Der Manschettendruck wird durch Aufpumpen erhöht, bis an der Arteria radialis kein Puls mehr tastbar ist. Sobald der Puls beim Ablassen der Luft aus der Manschette wiederkehrt, wird der systolische Wert auf dem Manometer abgelesen und notiert. Der diastolische Blutdruck ist mit dieser Methode nicht zu ermitteln.

Oszillometrie
lat. oscillare = schwingen, griech. métron = das Maß Messung physikalischer Vorgänge; hier die vom Puls ausgelösten Schwingungen

Geprüfte Blutdruckmessgeräte finden Sie unter:
www.hochdruckliga.de → Patienten → Blutdruckmessgeräte

Oszillometrische Methode
Bei der ›oszillometrischen‹ Methode werden die Schwingungen des Pulses erfasst, die während des Durchflusses der Blutwelle an der Gefäßwand entstehen. Sie werden von Blutdruckmessgeräten vom ersten bis zum letzten Auftreten registriert. Ausgehend vom höchsten Wert in der Mitte einer automatischen Blutdruckmessung errechnet ein Blutdruckmessgerät den systolischen und diastolischen Blutdruckwert. Moderne und geprüfte ›Blutdruckmessgeräte‹ sind in der Regel sehr präzise. Vor allem im ambulanten Bereich sind sie (neben der regelmäßigen Kontrolle durch das Pflegefachpersonal) als geeignete Instrumente für die arzt- und pflegeunabhängige Selbstüberwachung des Blutdrucks anzusehen. Grundsätzlich gelten für die Selbstmessung dieselben Verhaltensempfehlungen wie bei der palpatorischen und der auskultatorischen Methode.

Ganz gleich, welche der drei Messmethoden gewählt wird, es gibt immer eine Vielzahl potenzieller Störfaktoren, die einen Blutdruckwert beeinflussen bzw. erklären können.

Mögliche Fehlerquellen beim Messen des Blutdrucks

- Die Messung findet zu früh nach vorheriger körperlicher Aktivität statt.
- Der Messpunkt befindet sich nicht auf Herzniveau.
- Die zu pflegenden Menschen empfinden Schmerzen oder sind emotional belastet (z. B. Angst, Wut, Aufregung).
- Es tritt der sog. ›Weißkitteleffekt‹ auf.
- Die pflegebedürftigen Menschen sprechen, bewegen sich oder frieren.
- Das Messgerät ist defekt oder nicht kalibriert.
- Die Manschette wurde zu breit/zu schmal gewählt oder zu locker/zu fest angelegt.
- Vor der Messung wurden koffein- oder alkoholhaltige Getränke zu sich genommen oder geraucht.
- Der Messung ging die Einnahme von Medikamenten voraus.
- Der Manschettendruck wird zu schnell abgelassen.
- Es treten Probleme beim Hören der Korotkow-Geräusche (z. B. bei Umgebungslärm) auf.

Tab. 1 Messfehler können sowohl auf technischen Fehlern als auch auf situations- oder materialabhängigen Faktoren beruhen.

Weißkitteleffekt
Spontanes Ansteigen des Blutdrucks in Erwartung oder beim Antreffen eines Arztes. Die Pflegebedürftige möchte eigentlich die „Flucht" ergreifen. Der Körper reagiert auf diesen Stress u. a. mit Blutdruckanstieg.

Der Pulmonalarteriendruck (PAP)

Der Blutdruck in der A. pulmonalis (Lungenarterie) gibt Auskunft über das Herzzeitvolumen, ein Maß für die Herzleistung. Er wird über einen Einschwemmkatheter (Swan-Ganz-Katheter, Pulmonaliskatheter) gemessen.

Der zentrale Venendruck (ZVD)

Der zentrale Venendruck ist der Blutdruck in der oberen Hohlvene am Eintritt in den rechten Vorhof. Er gibt Auskunft über den Füllungszustand der Blutgefäße, den Spannungszustand venöser Gefäße und die Funktion des rechten Herzens. Die Messung des ZVD erfolgt mittels eines zentralvenösen Katheters (›ZVK‹).

ZVK
großlumiger Venenkatheter, der nach Punktion einer größeren Vene (z. B. Vena jugularis interna, Vena subclavia, Vena femoralis) eingebracht und bis vor den rechten Vorhof vorgeschoben wird

Elektrokardiogramm (EKG)

Das EKG ist die Aufzeichnung der elektrischen Herzaktivität, die mittels angebrachter Elektroden von der Körperoberfläche abgeleitet werden kann. Am Körper unterschiedlich positionierte Elektroden erlauben eine Beurteilung der Reizbildung und Reizweiterleitung aus verschiedenen Blickwinkeln.

Das „EKG-Schreiben" ist einfach durchzuführen, aussagekräftig und kostengünstig. Deshalb findet es als diagnostische Maßnahme breite Anwendung, entweder temporär oder dauerhaft. Ein dauerhaftes EKG wird beispielsweise im Rahmen der ›telemetrischen Überwachung‹ auf einer kardiologischen Station aufgezeichnet und gespeichert. Dies hat den Vorteil, dass sich die Patienten, die mit einem Aufzeichnungsgerät und einem Sender ausgestattet sind, auf der Station frei bewegen können. Die Stromflusskurve wird auf einen zentralen Monitor projiziert. Entsprechend voreingestellter Grenzwerte wird bei Auffälligkeiten automatisch Alarm geschlagen. Zu Dokumentationszwecken kann das EKG auf langen Streifen ausgedruckt werden.

Wesentlich häufiger wird ein temporäres EKG aufgezeichnet. Pflegefachpersonen erstellen ein solches im Rahmen der ›ärztlichen Delegation‹. Im Notfall müssen sie aber nicht die Anordnung abwarten, weil es sich um eine risikoarme und nichtinvasive Methode handelt. Die Befundung (Auswertung) des EKG ist Arztaufgabe und sollte immer zeitnah erfolgen.

Telemetrie
altgriech. tele = fern, metron = Maß; Fernmessung, hier: Fernüberwachung

Delegationsrecht → S. 116, Band 1

Indikationen für die Aufzeichnung eines Elektrokardiogramms sind:

- Verdachtsdiagnosen aufgrund klinischer Symptome, wie Thoraxschmerzen oder ›Synkopen‹ (z. B. bei ›akutem Myokardinfarkt‹ oder Herzrhythmusstörungen)
- Differenzialdiagnostik und Verlaufskontrolle bei kardiologischen Erkrankungen
- Herzschrittmacherdiagnostik
- Therapiekontrolle bei Verabreichung bestimmter Medikamente (z. B. Digitoxin)
- Verlaufskontrolle nach (herz-)chirurgischen Eingriffen in Anästhesie oder nach kardiologischen Interventionen (z. B. Kardioversion, Herzkatheter), im Rahmen von Vorsorgeuntersuchungen.

Synkope → S. 417
Myokardinfarkt → S. 516

Ein Elektrokardiogramm enthält wichtige Aussagen

- zum ›Lagetyp‹ (z. B. Linkstyp, Rechtstyp, Intermediärtyp) des Herzens,
- zu Rhythmus und Frequenz (z. B. ›Bradykardie‹ mit nur 40 Schlägen/Minute),
- zu pathologischen Veränderungen des Rhythmus (z. B. ›Vorhofflimmern‹, ›Bigeminus‹),
- zu pathologischen Veränderungen des Herzmuskels (z. B. Myokardinfarkt).

Herz → S. 512
Bradykardie → S. 414
Vorhofflimmern → S. 526

Bigeminus
sog. Zwillingspuls, bei dem nach jedem Herzschlag eine Extrasysole zu hören ist

Die Kurve eines Elektrokardiogramms bildet die Herzerregung durch verschiedene Wellen und Zacken ab. Die P-Welle entspricht der Erregung in der Vorhofmuskulatur. Die Q-Zacke zeigt die Erregung der Herzscheidewand an, der scharf gezackte QRS-Komplex die Kammererregung. Die T-Welle steht für die Rückbildung der Kammererregung.

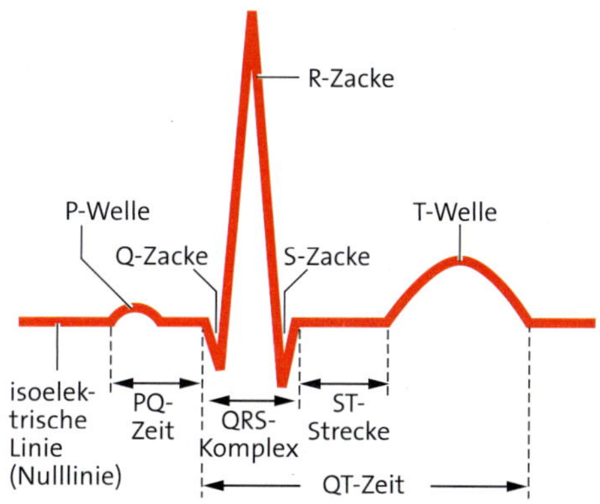

Abb. 1 Schematische Darstellung einer EKG-Kurve

Moderne EKG-Geräte besitzen meist zehn Elektroden, die mit einer elektrisch regulierbaren Saugvorrichtung ausgestattet sind. Die Elektroden können leicht auf der Körperoberfläche der Pflegebedürftigen angebracht und der Sog an den individuellen Hautzustand angepasst werden. Beim Anbringen der Elektroden muss ein ausreichend enger Kontakt zwischen Haut und Elektroden zustande kommen, um die an die Körperoberfläche geleiteten Herzströme korrekt messen zu können. Bei stark behaarten Pflegebedürftigen ist unter Umständen eine Rasur erforderlich. Bei der Verwendung von EKG-Geräten mit Klebeelektroden muss die Haut nicht nur haarfrei, sondern auch trocken sein, damit die Klebeflächen haften.

B BEISPIEL

Die Pflegefachfrau Belgin Kaya hat nach ihrem Urlaub Spätdienst auf der kardiologischen Station. Der Stationsarzt hat für 18:00 Uhr ein Kontroll-EKG bei der Patientin Frau Kühne angeordnet, die am Morgen über Engegefühl und Schmerzen in der Brust berichtete. Als sich Belgin Kaya um die Anordnung kümmern will, stellt sie fest, dass das EKG-Gerät durch ein neues ersetzt wurde, mit dem sie nicht vertraut ist. Sie informiert sich bei ihrer geschulten Kollegin Vanessa Rohrbeck, die das neue Gerät demonstriert.

Interprofessionalität
Wer ist in Ihrer Einrichtung für die Einweisung in die Verwendung medizintechnischer Geräte zuständig? Gibt es verantwortliche Pflegefachpersonen?

Interkostalraum (ICR)
Raum zwischen zwei Rippen

Medioklavikularlinie
lat. medius = mittig, clavis lat. = Schlüssel; gedachte senkrechte Linie durch die Mitte des Schlüsselbeins

Axillarlinie
gedachte senkrechte Linie durch Bezugspunkte in der Achselhöhle

Durchführung

Es gibt vier Elektroden für die Erfassung der **Extremitätenableitungen** (Abb. 2) und sechs Elektroden für die Erfassung der **Brustwandableitungen** (Abb. 1).

Art der Ableitung	Bezeichnung	Einzelne Ableitungen
Brustwandableitungen	nach Wilson	$V_1 - V_6$
Extremitätenableitungen	Schaltschema nach Einthoven (bipolar)	I–III
	Schaltschema nach Goldberger (unipolar)	aVL, aVR, aVF

Tab. 1 Ableitungen eines Standard-EKGs im Überblick.

Die Elektroden für die **Brustwand** tragen den Namen der jeweiligen Ableitung V_1–V_6 und unterscheiden sich zusätzlich oft farblich. Das V steht für ‚voltage' (engl.), also ‚Spannung'.

Die V-Ableitungen werden wie folgt angebracht:

- V_1 – rechts parasternal im vierten ›ICR‹
- V_2 – links parasternal im vierten ICR
- V_3 – zwischen V_2 und V_4,
- V_4 – links auf der ›Medioklavikularlinie‹ des fünften ICR
- V_5 – links auf der vorderen ›Axillarlinie‹ in Höhe V_4
- V_6 – links auf der mittleren Axillarlinie in Höhe V_4

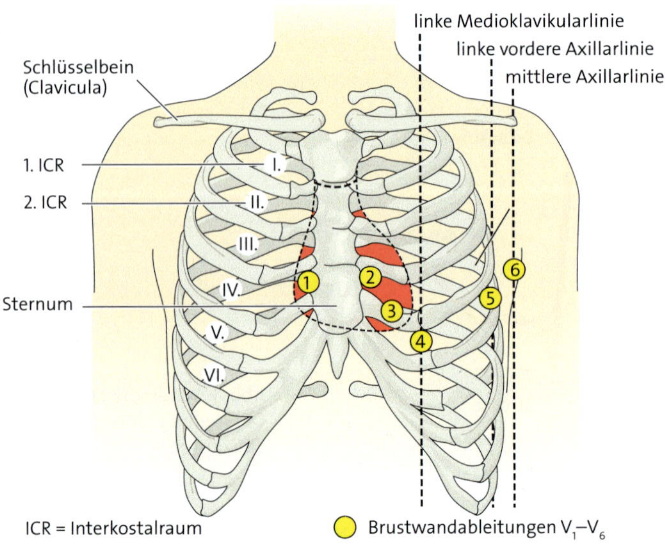

Abb. 1 Lage der Brustwandableitungen (nach Wilson)

Für die sechs **Extremitätenableitungen** bringen Pflegende vier farblich gekennzeichnete Elektroden im Uhrzeigersinn an. Die schwarze Elektrode dient ausschließlich der Erdung und hat keinen Einfluss auf die EKG-Kurve. Es entstehen sechs Extremitätenableitungen, weil die drei verbleibenden Elektroden auf zwei unterschiedliche Arten (unipolar, bipolar) verschaltet werden. Das Ampelschema bietet eine hilfreiche Orientierung beim Anbringen der Elektroden:

- rote Elektrode – rechter Arm
- gelbe Elektrode – linker Arm
- grüne Elektrode – linkes Bein
- schwarze Elektrode – rechtes Bein

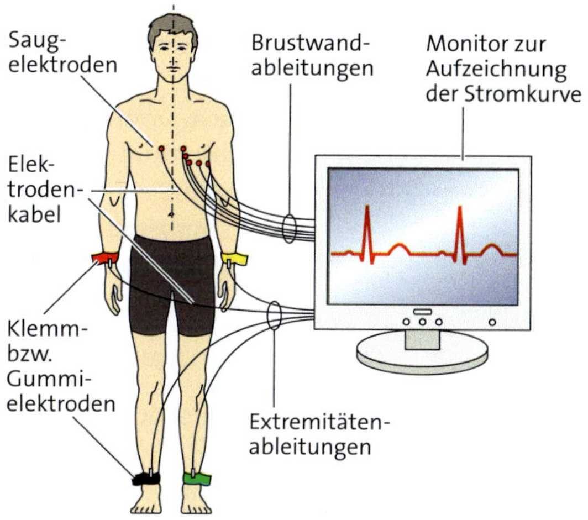

Abb. 2 Lage der Extremitätenableitungen (nach Einthoven)

Mit einem **Belastungs-EKG** (Ergometrie) sollen kardiale Ereignisse provoziert werden, die betroffenen Menschen in Ruhe nicht haben. Sie müssen sich dazu unter ärztlicher Kontrolle in sitzender oder halb liegender Position auf einem Fahrradergometer und unter ansteigendem Belastungsniveau ›ausbelasten‹.

Für die Aufzeichnung eines **Langzeit-EKGs**, meist über 24 Stunden, reichen weniger Kanäle aus, um gelegentlich auftretende Herzrhythmusstörungen zu erfassen. Außerdem ist es den Trägern eines Holter-EKGs (so der Name nach dem Erfinder des tragbaren Geräts) nicht zuzumuten, über einen längeren Zeitraum vollständig verkabelt zu sein.

Die Durchführung von Ergometrie und Langzeit-EKG wird von Pflegefachpersonen in Funktionsabteilungen übernommen oder assistiert.

Ausbelastungsgrenze
Die Belastungsgrenze der Pflegebedürftigen bei der Ergometrie wird durch ihre Herzfrequenz festgelegt. Als Faustregel gilt: 220 minus Lebensalter.

Interprofessionalität
Welche zusätzlichen Qualifikationen besitzen Pflegefachpersonen in den Funktionsbereichen Ihrer Einrichtung?

Um bei der EKG-Aufzeichnung ›Artefakten‹ zu vermeiden, sollten Pflegefachfrauen und Pflegefachmänner sicherstellen, dass

- eine ungestörte, ruhige Umgebung gegeben ist.
- die pflegebedürftige Person nicht friert.
- die pflegebedürftige Person sich nicht bewegt und nicht spricht.
- sich keine störenden elektrischen Geräte in der Umgebung befinden.

Artefakt
Störsignal

Es gibt aber auch Dinge, die nicht beeinflussbar sind. Dazu zählen individuelle Faktoren der pflegebedürftigen Menschen, wie z.B. Adipositas, Hyperhidrosis (krankhaft vermehrtes Schwitzen) oder eine große Oberweite bei Frauen. Außergewöhnliche Bedingungen während der Aufzeichnung müssen dem befundenden Arzt mitgeteilt und dokumentiert werden. Zur Dokumentation gehören immer auch die Angabe des Namens und des Geburtsdatums der pflegebedürftigen Person zur eindeutigen Identifikation sowie des Zeitpunkts der EKG-Aufzeichnung.

EKG-Wissen online einschließlich Übungen und Quizaufgaben
www.grundkurs-ekg.de

3.1.3 Veränderungen der Herz-Kreislauf-Funktion

Veränderungen des Pulses (Frequenz und Rhythmus)

Veränderte Pulseigenschaften müssen nicht immer krankheitsbedingt sein. Im Schlaf sinkt die Herzfrequenz beispielsweise deutlich herab. Leistungssportler entwickeln Trainingseffekte und kommen meist mit einer langsameren Herzfrequenz aus. Körperliche Anstrengung, psychischer Stress oder Alkoholgenuss lassen den Puls schneller schlagen. Ohne Krankheitswert sind auch ›ventrikuläre Extrasystolen‹, wenn sie vereinzelt auftreten.

ventrikuläre Extrasystole
im Myokard ausgelöster Extraschlag der Herzkammern, die zum Teil als Herzstolpern wahrgenommen werden.

Pulsveränderungen in Bezug auf Herzfrequenz und -rhythmus:
- **Bradykardie:** < 60 Schläge/Min., z.B. bei „Sportlerherz", Überdosierung mit Betablockern
- **Tachykardie:** > 100 Schläge/Min., z.B. bei hohem Fieber, Aufregung, Stress
- **Arrhythmie:** unregelmäßige Schlagabfolge, z.B. bei ›paroxysmalem‹ Vorhofflimmern, Elektrolytverschiebung
- **Extrasystole:** einzelner Schlag außerhalb der normalen Schlagabfolge, z.B. gehäuft bei Alkoholabusus, aber auch physiologisch auftretend

paroxysmal
griech. = anfallsartig

W ZUM WEITERDENKEN

Laut der Deutschen Gesellschaft für Kardiologie waren im Jahr 2016 rund 555 von 100 000 Einwohnern in Deutschland zur stationären Behandlung gezwungen, weil sie eine Herzrhythmusstörung hatten. Das sind über 20 % mehr als noch im Vergleichsjahr 2008. Eine verbesserte Diagnostik und Therapie (auch bei schwerer Herzinsuffizienz) sowie die gestiegene höhere Lebenserwartung sorgen für anhaltend hohe Behandlungszahlen.

Den aktuellen Herzbericht sowie andere Mitteilungen der Deutschen Gesellschaft für Kardiologie – Herz- und Kreislaufforschung e.V. finden Sie unter: https://dgk.org/presse

Veränderungen der Pulsqualität
Die Beurteilung der Pulsqualität braucht etwas Übung und Erfahrung. Bei Auffälligkeiten sollte immer der Blutdruck mitermittelt und die Ärztin informiert werden:
- Ein harter Puls kann auf erhöhten Blutdruck hindeuten, während weicher Puls ein Zeichen für niedrigen Blutdruck sein kann.
- Ein schwach palpierbarer Puls kann altersbedingt sein, bei Fieber oder an heißen Tagen auftreten, weil es dann zu hitzebedingten Flüssigkeitsverlusten kommt.
- Die Kombination aus schnellem, schwachem, fadenförmigem Puls ist mit weiteren Symptomen wie Hautblässe und Atemnot charakteristisch für einen ›Schock‹.
- Schwirrender Puls kann bei Gefäßverengungen auftreten.

Schock → S. 801

Veränderungen des Blutdrucks
Blutdruckveränderungen sind Abweichungen von einem normalen Blutdruck. Zu niedriger Blutdruck wird als **Hypotonie** bezeichnet. Ist der Blutdruck erhöht, spricht man von (verschiedenen Graden) der **Hypertonie**.

Kategorie	Systolischer Wert		Diastolischer Wert
Optimaler Blutdruck	< 120 mmHg	und	< 80 mmHg
Normaler Blutdruck	120–129 mmHg	und/oder	80–84 mmHg
Hoch normaler Blutdruck	130–139 mmHg	und/oder	85–89 mmHg
Hypertonie, Grad 1	140–159 mmHg	und/oder	90–99 mmHg
Hypertonie, Grad 2	160–179 mmHg	und/oder	100–109 mmHg
Hypertonie, Grad 3	≥ 180 mmHg	und/oder	≥ 110 mmHg
Isolierte systolische Hypertonie	≥ 140 mmHg	und	< 90 mmHg

Tab. 1 Klassifikation des Blutdrucks und Definition der Hypertonie-Grade gemäß den Leitlinien der Deutschen Hochdruckliga (2018)

Hypotonie

Um einen niedrigen Blutdruck im Sinne einer Hypotonie handelt es sich bei Werten unter 100/60 mmHg. Hypotonie ist nicht immer symptomatisch, kann aber Beschwerden verursachen (Tab. 2). Hypotonie kann primär oder sekundär auftreten. Primäre Hypotonie hat meist keine erkennbaren Gründe, tritt aber häufiger bei schlanken Menschen auf. Die sekundäre Hypotonie basiert auf Vorerkrankungen oder anderen Bedingungen:

- endokrine Erkrankungen (z.B. ›Schilddrüsenunterfunktion‹)
- kardiovaskuläre Erkrankungen (z.B. ›Karotissinussyndrom‹)
- Infektionen
- Flüssigkeitsmangel, ›Dehydratation‹
- Hitze, z.B. auf einer Urlaubsreise
- Einnahme blutdrucksenkender Medikamente (z.B. Betablocker)

Hypothyreose → S. 883

Karotissinussyndrom
Überempfindlichkeit der Blutdruckrezeptoren im Sinus der Arteria carotis communis, die durch mechanische Reize am Hals ausgelöst wird

Dehydratation → S. 302

Symptome der Hypotonie
– Müdigkeit und Konzentrationsschwäche – Kopfschmerzen und Ohrensausen – Schwindel und Neigung zu Synkopen – minderdurchblutete, kalte Extremitäten – blasse Hautfarbe – Tachykardie („Herzrasen“)

Tab. 2 Anzeichen einer Hypotonie

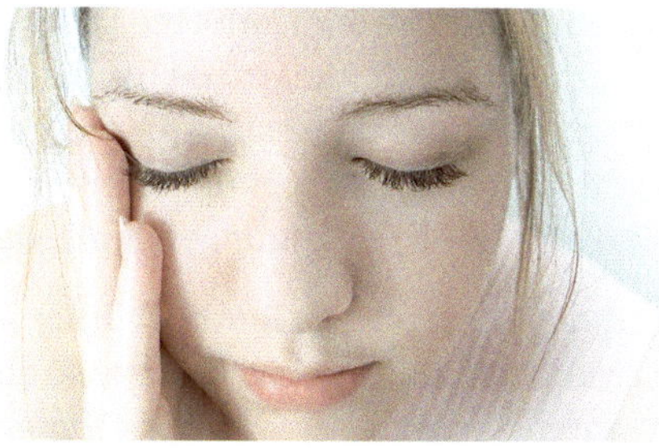

Abb. 1 Blässe kann ein Zeichen für niedrigen Blutdruck sein.

Eine wiederholte Blutdruckmessung oder eine Langzeit-Blutdruckmessung reichen in der Regel aus, um einen niedrigen Blutdruck zu diagnostizieren. Beim Verdacht auf zugrunde liegende Erkrankungen wird die Diagnostik entsprechend erweitert.

Hypertonie

Anhaltender Bluthochdruck ist der größte (beeinflussbare) Risikofaktor für das Auftreten von Herz-Kreislauf-Erkrankungen. In Europa leiden Studien zufolge 44 % der Bevölkerung im Alter über 35 Jahre an einer Hypertonie. Erhöhter Blutdruck bleibt häufig unbemerkt, weil er keine Beschwerden macht. Es ist sicher, dass die Dunkelziffer deutlich höher liegt.

Etwa 85 % der Hypertonien im Erwachsenalter haben keine erkennbare Ursache und werden als primäre bzw. essenzielle Hypertonie bezeichnet. Demgegenüber geht die sekundäre Hypertonie auf auslösende Grunderkrankungen zurück. Kinder sind häufiger von sekundärer Hypertonie betroffen. Die Bluthochdruck auslösenden und begünstigenden Faktoren sind vielfältig.

Auslösende Faktoren	Begünstigende Faktoren
– unerwünschte Arzneimittelwirkung – Nierenerkrankungen – hormonelle Erkrankungen (z.B. Hyperthyreose) – Gefäßerkrankungen (z.B. Nierenarterienstenose) – Tumoren (z.B. in der Niere) – chronischer Schmerz – psychische Erkrankungen (z.B. Angststörung) – Schwangerschaft	– genetische Disposition – Bewegungsmangel – Adipositas – Tabak-, Alkohol- und Drogenkonsum – chronischer Stress – salzreiche Ernährung

Tab. 3 Hypertonie auslösende und begünstigende Faktoren

B BEISPIEL

Im ambulanten Dienst versorgt die Pflegefachfrau Christin Wirth den allein lebenden 54-jährigen Blechmetallschlosser Herr Devran Batic, dem bei einem Arbeitsunfall mit einer Stanzmaschine die Hand zertrümmert wurde. Seitdem ist er berufsunfähig und kann sich nicht mehr selbstständig den Blutzucker messen und das Insulin verabreichen. Das wird schnell gehen, denkt sich die Pflegefachfrau. Doch heute klagt Herr Batic über starke Kopfschmerzen und Sehstörungen. Christin Wirth misst seinen Blutdruck und ermittelt einen Wert von 180/110 mmHg.

Die **Diagnosestellung** der Hypertonie erfolgt durch drei Blutdruckmessungen an verschiedenen Tagen, zu verschiedenen Tageszeiten. Die Messungen sollten korrekt durchgeführt werden, um eine falsche Diagnose zu vermeiden, z. B. durch Beachtung einer vorherigen Ruhepause des zu pflegenden Menschen. Zusätzlich bietet sich die Langzeitblutdruckmessung an. Die gesicherte Diagnose einer arteriellen Hypertonie zieht weitere Untersuchungen nach sich, um zu klären, welche Ursachen bestehen und ob bereits Schädigungen durch den erhöhten Blutdruck vorliegen.

Kommunikation
Empfinden Sie Gespräche über Fettleibigkeit mit Betroffenen als unangenehm?

Mit der **Therapie** des Bluthochdrucks wird die weitgehende Senkung und Normalisierung der Blutdruckwerte angestrebt. Nur so lassen sich Folgeschäden vermeiden. Während bei einer essenziellen Hypertonie lediglich symptomatisch behandelt werden kann, richten sich therapeutische Maßnahmen bei der sekundären Hypertonie auch auf die auslösenden Grunderkrankungen, z. B. die Beseitigung einer Nierenarterienstenose. Für den Therapieerfolg sind die regelmäßige Medikamenteneinnahme und die Minderung begünstigender Faktoren (z. B. Rauchen, Übergewicht, regelmäßiger Alkoholkonsum) maßgeblich.

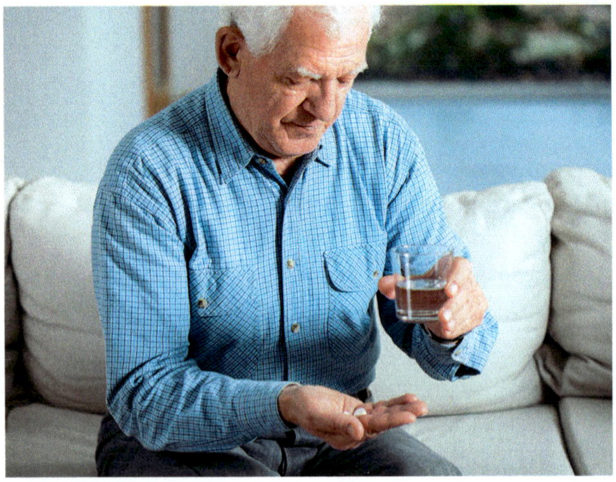

Abb. 1 Auch wenn es zu Beginn der medikamentösen Blutdruckeinstellung zu ungewohnten Symptomen kommen kann, ist die regelmäßige Einnahme der Medikation wichtig.

Besonderes Augenmerk verdient die Phase der medikamentösen Blutdruckeinstellung, weil die Pflegebedürftigen plötzlich und ungewohnt Symptome wie bei Hypotonie verspüren können, z. B. Müdigkeit, Kopfschmerzen, Schwindel oder Leistungsminderung. Es kann manchmal mehrere Monate dauern, bis diese Symptome abklingen. Daher kann es Pflegebedürftigen mitunter schwerfallen, die regelmäßige Einnahme der Medikamente einzuhalten. Darüber hinaus kommt es anfänglich häufiger zu Dosisanpassungen, bis eine optimale Einstellung erreicht wurde. Dies kann die Motivation zusätzlich schmälern. Pflegende informieren und ermutigen die zu pflegenden Menschen immer wieder.

Es stehen eine Reihe Antihypertensiva (blutdrucksenkende Medikamente) zur Verfügung:
- ACE-Hemmer (z. B. Ramipril, Enalapril)
- Angiotensinrezeptorblocker (z. B. Valsartan, Candesartan)
- Kalziumkanalblocker (z. B. Nifedipin, Verapamil)
- Betablocker (z. B. Metoprolol, Carvedilol)
- Diuretika (z. B. Torasemid)

Auch Blutdruckmedikamente haben spezifische Nebenwirkungen, die unter Umständen zur Umstellung der vorherigen Medikation führen und wiederum mit Einstellungsphasen verbunden sind. ACE-Hemmer verursachen nicht selten einen trockenen Reizhusten, Betablocker wirken sich auch auf die Herzfrequenz aus, so dass es zu einer bedrohlichen Bradykardie kommen kann. Die Einnahme von ›Diuretika‹ kann durch Flüssigkeitsverschiebung und Elektrolytentgleisung zur Dehydratation führen. Pflegefachpersonen erkennen diese Symptome und informieren im Falle des Auftretens die behandelnden Ärztinnen.

Diuretika → S. 524

Im ambulanten Bereich stellt die interprofessionelle Zusammenarbeit mit den Hausärzten eine besondere Herausforderung dar, weil diese nicht direkt ansprechbar bzw. nicht immer vor Ort sind. Beim Auftreten schwerwiegender Nebenwirkungen muss im häuslichen Umfeld ein ärztlicher Notruf abgesetzt werden.

Minderdurchblutung

Synkope

Bei Auftreten eines kurzzeitigen Bewusstseinsverlustes aufgrund mangelnder Hirndurchblutung spricht man von einer ›Synkope‹ (umgangssprachlich Kreislaufkollaps). Im Rahmen von Herzerkrankungen wie ›Herzinsuffizienz‹, ›Myokarditis‹ oder ›Herzklappenfehler‹ schafft es das Herz nicht, ausreichend Blut in den Kreislauf zu pumpen. So kommt es zur Unterversorgung des Gehirns mit sauerstoffreichem Blut (**kardiale Synkope**).

Synkope
griech. sygkóptein = zusammenschlagen

Herzinsuffizienz → S. 522
Myokarditis → S. 531
Herzklappenfehler → S. 529

Synkopen können auch im Zuge einer ›orthostatischen‹ Fehlregulation (**orthostatische Synkope**) auftreten, einer Sonderform der Hypotonie. Hierbei kommt es nach längerem Sitzen und bei einem zu schnellen Aufstehen zum Absacken des Blutstromes in die Beine. Grund dafür ist ein reduzierter Spannungszustand in den Beinvenen. Der venöse Rückfluss zum Herzen (und Gehirn) kommt so kurzzeitig zum Erliegen, bis die Regulationsmechanismen des Körpers wieder greifen.

Orthostase
griech. orthos = richtig, gerade; stasis = Stehen, Stellung
die aufrechte Körperhaltung

Eine dritte Form der Synkope ist die **Reflex-Synkope**, der eine Übererregung des ›Parasympathikus‹ bei gleichzeitiger Unteraktivität des ›Sympathikus‹ zugrunde liegt. Dadurch kommt es zu Blutdruckabfall und Verlangsamung des Herzschlags. Typische Auslösesituationen können sein:

Parasympathikus und Sympathikus → S. 405

- langes Stehen (z.B. Soldaten während eines Appells, Besucher bei einem Musikfestival)
- Schreckmomente
- heftige Schmerzereignisse
- Einsatz der Bauchpresse bei ›Miktion‹ und ›Defäkation‹
- während des Schluckvorgangs

Miktion und Defäkation → S. 175

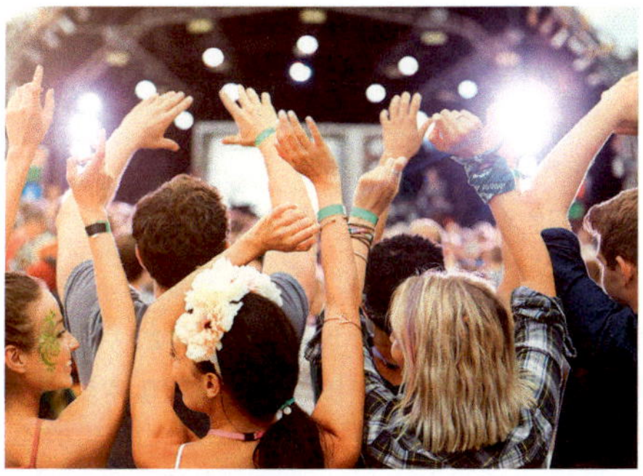

Abb. 2 Junge Festivalbesucher, die nach langem Stehen kollabieren, erleiden eine Reflex-Synkope.

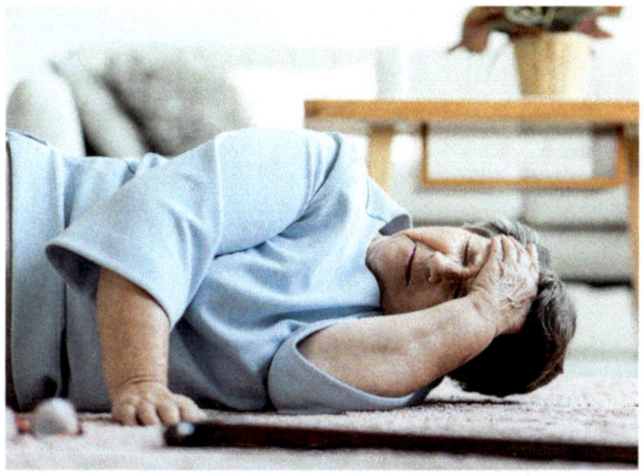

Abb. 3 Eine (kurze) Ohnmacht aufgrund orthostatischer Fehlregulation kann einen Sturz zur Folge haben.

Hypoxie
Unterversorgung von Geweben mit Sauerstoff

Schock

Bei einem Schock ist das Verhältnis von Sauerstoffangebot und Sauerstoffbedarf in allen lebenswichtigen Organen gestört. Die ›Hypoxie‹ führt in den Geweben zu Funktionsstörungen der Zellen und schließlich zu deren Untergang.

Schockform		Geschehen	Mögliche Ursachen
Hypovolämischer Schock	hämorrhagischer Schock	akute Blutung (ohne Gewebeschädigung)	Gefäßverletzungen, Verletzung gut durchbluteter Organe, z. B. Milz, Ruptur eines Aneurysmas, Blutungen im Magen-Darm-Trakt
	traumatisch-hämorrhagischer Schock	akute Blutung (mit Gewebeschädigung; Trauma)	z. B. polytraumatische Verletzungen bei Verkehrsunfällen
	hypovolämischer Schock im engeren Sinne	Flüssigkeitsverluste bei ungenügender Flüssigkeitszufuhr (ohne Gewebeschädigung)	Erbrechen und Durchfall, ›Diabetes insipidus‹
	traumatisch-hypovolämischer Schock	Flüssigkeitsverluste bei ungenügender Flüssigkeitszufuhr (mit Gewebeschädigung)	Verbrennungen, Verätzungen
Obstruktiver Schock		›Obstruktion‹ großer Gefäße oder des Herzens	z. B. bei Spannungspneumothorax, Perikardtamponade
›Distributiver‹ Schock		Verteilungsstörung des intravasalen Volumens	z. B. bei Sepsis, allergischer Reaktion, nervale Störung
Kardiogener Schock		gestörte Pumpleistung des Herzens	z. B. bei akutem Koronarsyndrom, Herzklappenfehlern, Herzrhythmusstörungen

Tab. 1 Schockformen und ihre Ursachen

Diabetes insipidus → S. 181

Obstruktion
Verlegung, Verengung

distributiv, Distribution
die Verteilung (betreffend)

W ZUM WEITERDENKEN

Eine schwere Über- bzw. Unterzuckerung wird mitunter auch als hyper- bzw. hypoglykämischer Schock (umgangssprachlich „Zuckerschock") bezeichnet. Genau genommen handelt es sich dabei aber nicht um einen Schock; denn nicht eine Hypoxie, sondern ein Glukosemangel bzw. -überangebot sind Ursache für die entsprechenden Symptome.

irreversibel
unumkehrbar

Oligurie → S. 181

Ein Schock ist immer ein lebensbedrohlicher Zustand, der unbehandelt zum ›irreversiblen‹ Funktionsausfall lebenswichtiger Organe (insbesondere Nieren, Lunge, Leber, Darm, Gehirn) und zum Tod führt. Anzeichen für einen Schock können sein:

- Kaltschweißigkeit (infolge Sympathikusaktivität und gestörter Mikrozirkulation)
- Blässe und Zyanose (infolge der Zentralisation des Blutvolumens)
- Tachypnoe (infolge der Hypoxie)
- ›Oligurie‹ (infolge eines akuten Nierenversagens)
- Bewusstseinsveränderung, Unruhe, Angst sowie Vigilanzstörung (infolge zerebraler Minderperfusion)

Bei Beobachtung entsprechender Symptome ist umgehend der Notruf 112 zu wählen oder ein Arzt zu verständigen. Die Erkrankten sollten nicht allein gelassen werden. Falls möglich, sollten bis zum Eintreffen der (Not-)Ärztin die Vitalparameter engmaschig gemessen werden. Im Krankenhaussetting erfolgt meist eine Verlegung der Patientinnen auf die Wach- oder Intensivstation.

3.2 Herz-Kreislauf-Funktion unterstützen

3.2.1 Prävention und Beratung

Risikofaktoren für die Entstehung von Herz-Kreislauf-Erkrankungen

Das Erkennen und die Verringerung individueller Risikofaktoren ist eine Hauptaufgabe von Prävention und Beratung. Die Risikofaktoren für Herz-Kreislauf-Erkrankungen lassen sich fünf Kategorien zuordnen. Damit Patienten und deren Angehörige verstehen, warum es besser ist, auf etwas zu verzichten bzw. etwas zu verändern, sollten Pflegefachfrauen und Pflegefachmänner erklären können, was die Risiken im Einzelnen bedeuten (Tab. 2).

Adhärenz
Therapietreue

endotheliale Dysfunktion
→ S. 517

Kategorie	Risikofaktor	Begründung (Beispiele)
Risikoverhalten	Rauchen	Mit dem Rauch werden Nikotin und viele krebserregende Stoffe in den Körper aufgenommen. Gleichzeitig steigt der Sauerstoffbedarf in den Geweben. Dies führt u. a. zu einem Blutdruckanstieg.
	eingeschränkte ›Adhärenz‹	Wenn Menschen sich nicht an die regelmäßige Einnahme der blutdruckregulierenden Medikamente halten, kann der Therapieerfolg gefährdet sein.
	Bewegungsmangel	In Ruhe sinkt der Energieverbrauch, überschüssige Energie wird in Fettpolstern gespeichert, der Körper wird weniger gut durchblutet.
Biomedizinische Faktoren	Hypertonie	Hypertonie ruft durch dauerhaften Druck auf die Gefäßwände Schädigungen an der Intima hervor. Im Zusammenspiel mit einer ›endothelialen Dysfunktion‹ sind diese Schädigungen Ausgangspunkt arteriosklerotischer Veränderungen.
	Übergewicht	Das Herz von adipösen Menschen muss mehr leisten. Durch die Körpermasse ist der Sauerstoffbedarf erhöht. Gleichzeitig übt das Fett einen komprimierenden Druck auf die Gefäße aus und der Blutdruck steigt.
	Diabetes mellitus	Diabetes führt langfristig zu einer ›diabetischen Angiopathie‹.
	Hypercholesterinämie	Fette (z. B. LDL-Cholesterin) lagern sich im geschädigten Endothel der Gefäßwände ab und verursachen eine Entzündungsreaktion sowie die Bildung von Plaques, welche nach und nach verkalken. Die Plaques verschlechtern die Durchblutung durch Einengung und Elastizitätsverlust in den betroffenen Gefäßen.
Soziale und Umwelteinflüsse	psychischer Stress	Bei anhaltend psychischem Stress reagiert der Körper mit einer Dauerausschüttung des Stresshormons Kortisol, das Vasokonstriktion und Hypertonie bewirkt.
Genetische Faktoren	familiäre Disposition	Ein genetischer Einfluss wird angenommen. Möglicherweise werden aber gesundheitsgefährdende Verhaltensweisen auch durch Erziehung weitergegeben.
Demografische Faktoren	Geschlecht und Menopause	Grundsätzlich haben Männer ein erhöhtes Risiko durch den Einfluss der ›Androgene‹. Frauen erleben aber in der Menopause die Auswirkungen einer sich verändernden Hormonlage, die sich negativ auswirken kann.
	Alter	Im Alter sinkt die Gewebeelastizität, es kommt zu degenerativen Prozessen und Funktionseinbußen an allen Organen und Muskeln.

Tab. 2 Risikofaktoren für die Entstehung von Herz-Kreislauf-Erkrankungen

REFLEXION — **IMPULS** — LERNORTVERNETZUNG

Paradoxerweise ist es nicht selten zu beobachten, dass ausgerechnet Angehörige der Gesundheitsfachberufe ein riskantes Gesundheitsverhalten besitzen. Wie erklären Sie sich das? Wie gesund leben Sie?

diabetische Angiopathie
→ S. 267

Geschlechtshormone → S. 763

Grundsätze gesunder Lebensweise

Der häufigste und wichtigste Risikofaktor für die Entstehung von Herzerkrankungen ist die Hypertonie. Für Menschen, die unter Bluthochdruck leiden, ist es von großer Bedeutung, über die umfangreichen Begleitrisiken ihrer Erkrankung aufgeklärt zu sein, auch wenn sie akut noch keinen Leidensdruck verspüren. Es ist ratsam, dass Pflegefachfrauen im Beratungsgespräch keine Angstszenarien, sondern die nötige Wissensbasis, für eine informierte Entscheidung bei der aktiven Mitwirkung an blutdrucksenkenden Maßnahmen schaffen. Die medikamentöse Therapie sollte durch Maßnahmen zur Lebensstiländerung unterstützt werden, wie z.B. durch

- die Normalisierung des Körpergewichts,
- eine vollwertige, ausgewogene Kost und mäßigen Kochsalzgebrauch,
- Alkoholverzicht bzw. Reduktion auf ein Minimum und Rauchentwöhnung,
- Ausdauertraining bzw. regelmäßige körperliche Bewegung sowie
- Stressminderung.

Gewichtsreduktion → S. 291

Selbstfürsorge
Entspricht Ihre Ernährung den Regeln der DGE?

ausgewogene Ernährung → S. 289

Zehn Regeln der DGE:
www.dge.de
→ Ernährungspraxis
→ vollwertige Ernährung

Eine ›**Gewichtsreduktion**‹ sollte immer auf den langfristigen Effekt ausgerichtet sein und auf der Kombination aus Ernährungsumstellung und gesteigertem Energieverbrauch durch Bewegung beruhen.

Unter Beachtung individueller Vorlieben, Verträglichkeit und Bedarfe eignet sich eine ›**ausgewogene und vollwertige Ernährung** nach den ›„Zehn Regeln der Deutschen Gesellschaft für Ernährung"‹ (DGE), um Gesundheit und Vitalität zu erhalten. Insbesondere der Verzehr von Vollkornprodukten, Gemüse und Obst (nach der Regel „5 am Tag"), fettem Fisch (Lachs, Makrele, Hering, Forelle, Karpfen) und ungesättigten Fettsäuren (Walnuss-, Lein-, Soja- und Olivenöl, Nüsse) wirkt kardioprotektiv.

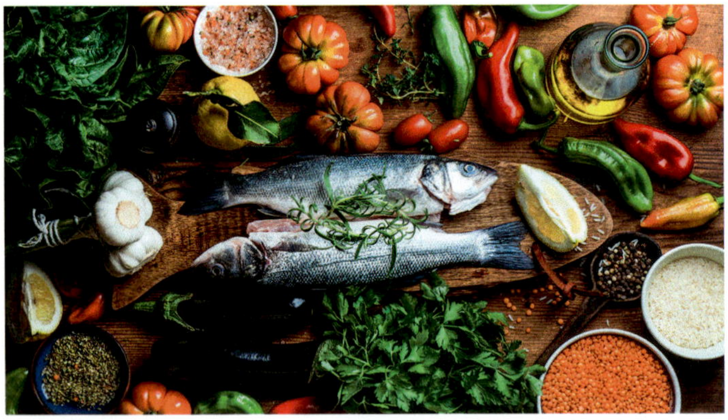

Abb. 1 Der Anteil pflanzlicher Produkte an der Nahrung sollte den Anteil tierischer Produkte übersteigen, z. B. im Rahmen mediterraner Kost.

Zu viel Zucker schädigt die Blutgefäße und den Herzmuskel und ist zu meiden. Gleiches gilt für die übermäßige Zufuhr von Kochsalz, das Wasser im Körper bindet und so für einen Blutdruckanstieg sorgt. Salz ist (oft versteckt und als Geschmacksverstärker) in vielen verarbeiteten Lebensmitteln enthalten und sollte sparsam aufgenommen bzw. verwendet werden. Gesättigte Fettsäuren (in tierischen Lebensmitteln und Kokosfett) wirken sich ungünstig auf die Blutfette aus. Weniger ist hier mehr.

B BEISPIEL

Arne Mahler ist 48 Jahre alt und Geschäftsführer einer mittelständischem Firma. Seit einiger Zeit leidet er unter einem Bluthochdruck. Er ist beruflich stark eingespannt und bewegt sich zu wenig. Sein größtes Problem aber ist sein Gewicht. In der Vergangenheit hat er immer wieder versucht, mithilfe verschiedener Diäten abzunehmen. Da er aber sehr gern kocht und isst, nahm er auch immer wieder schnell zu. Die Ernährungsberaterin empfiehlt Herrn Mahler einen speziellen Kochkurs für Männer. Hier lernt er, gesund zu kochen. Er macht die Erfahrung, dass eine fleischarme und gemüsereiche Ernährung ihn gut sättigt und sogar schmeckt.

Alkohol als Genussmittel ist aus modernen Gesellschaften nicht mehr wegzudenken, abgesehen von wenigen, z.B. religiös begründeten, Ausnahmen. Deutschland gehört laut Angaben der ›OECD‹ mit einem jährlichen Pro-Kopf-Verbrauch von zehn Litern reinen Alkohols ins obere Drittel der Länder mit dem höchsten Alkoholkonsum. Bier und Wein sind hierzulande die beliebtesten Alkoholsorten und werden bei vielen Gelegenheiten getrunken. Alkoholgenuss ist an feierliche Rituale und die Wertschätzung besonderer Momente gekoppelt und besitzt somit auch eine soziale Funktion.

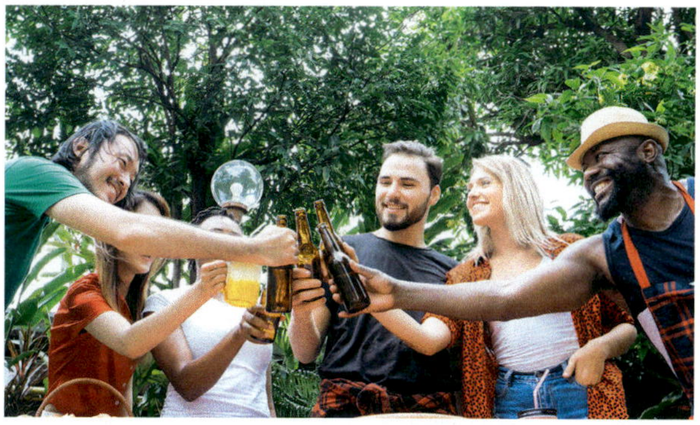

Abb. 2 Alkohol hat auch eine soziale Funktion, sollte jedoch auch in geselliger Runde in Maßen genossen werden.

Die schädlichen Wirkungen des Alkohols sind nicht unerheblich, selbst bei geringer Menge. Dies gilt vor allem für die Kombination aus Trinken und Rauchen. Bei einem regelmäßigen Konsum von über 20 g bei Frauen und über 30 g bei Männern (dies entspricht 0,5 l Bier oder zwei Gläsern Wein) drohen neben der Entwicklung eines Bluthochdrucks Herzmuskelentzündungen, Herzschwäche oder Herzrhythmusstörungen.

Der Bluthochdruck geht auf die Beeinflussung des sympathischen Nervensystems durch den ›Thalamus‹ (Zwischenhirn) zurück, die der alkoholbedingten Vasodilatation entgegenwirkt und schließlich den (verengten) Gefäßzustand dominiert. Herzmuskelentzündungen oder eine Herzschwäche werden durch die direkte zelltoxische Wirkung des Ethanols auf die Herzmuskelzellen hervorgerufen. Wenn auch Zellen des Reizleitungssystems betroffen sind, können zusätzlich Herzrhythmusstörungen auftreten.
Die Tatsache, dass Alkohol das ›zentrale Nervensystem‹ dämpft und dadurch zur scheinbaren Stressreduktion beiträgt, erklärt, warum Menschen in eine ›Sucht‹ geraten können. Die vermeintliche Problembewältigung durch Trinken führt zur körperlichen Abhängigkeit und damit in einen Teufelskreis immer größerer Probleme.

Menschen mit Hypertonie und/oder Herzerkrankungen ist ein strenger Verzicht auf Alkohol zu empfehlen. Es muss dabei deutlich werden, dass Alkohol den Stress nicht abzubauen vermag, sondern lediglich verdeckt – solange der Alkohol wirkt.

OECD
Organisation für wirtschaftliche Zusammenarbeit und Entwicklung (engl. Organisation for Economic Cooperation and Development)

Thalamus → S. 642
ZNS → S. 642
Sucht → S. 651

W ZUM WEITERDENKEN

Immer wieder werden Studien zitiert, die gesundheitsförderliche Eigenschaften des Alkohols belegen sollen, um einen regelmäßigen Alkoholkonsum zu rechtfertigen. Mäßiger Alkoholkonsum wirke antientzündlich, stärke das gute Cholesterin HDL, schütze die Herzkranzgefäße, verbessere den Leberstoffwechsel und reduziere das Diabetes-2-Risiko und könne sogar vor demenziellen Erkrankungen schützen. Diese Effekte konnten in seriösen Studien nachgewiesen werden. Jedoch betonen Wissenschaftler, dass sich aus diesen beobachteten Phänomenen keine allgemeine Empfehlung für einen regelmäßigen maßvollen Alkoholkonsum ergeben darf. Denn kritische Begleiterscheinungen wie das erhöhte Brustkrebs- sowie Unfallrisiko (z.B. bei Sturz, Verkehrsunfall, Gewalt, Ertrinken) sind gleichfalls nicht widerlegbar.

Kampagne der Bundeszentrale für gesundheitliche Aufklärung (BZgA) zum Thema Alkohol:
www.kenn-dein-limit.info.de

Arteriosklerose → S. 516

Viskosität
Grad, Maß der Zähflüssigkeit eines flüssigen Stoffes

Thrombose → S. 426

Rauchen ist einer der wichtigsten Risikofaktoren für die Entstehung von Herz-Kreislauf-Erkrankungen (und Lungenkrebs). Die toxischen Inhaltsstoffe (Kohlenmonoxid, Benzpyren) des inhalierten Rauchs haben einen zerstörerischen Effekt auf die Innenwand der Blutgefäße. Zudem kommt es durch das Rauchen zu einem Anstieg des LDL-Cholesterins, das ›Arteriosklerose‹ begünstigt. Tabakrauch verändert auch die Blutzusammensetzung. Viele seiner Inhaltsstoffe sammeln sich im Blut an, die ›Viskosität‹ des Blutes steigt und mit ihr das Risiko für ›thromboembolische Ereignisse‹. Wie bei allen Süchten, sind die Betroffenen nur schwer von ihrem gesundheitsschädlichen Verhalten abzubringen. Menschen, denen es gelungen ist, mit dem Rauchen aufzuhören, berichten häufig über das Zusammentreffen eines äußeren Anlasses (z.B. schwere Lungenerkrankung im Familien- oder Freundeskreis) und einer inneren Motivation (z.B. Vorsatz zum neuen Jahr), welches den entscheidenden Kick zum Aufhören gab.

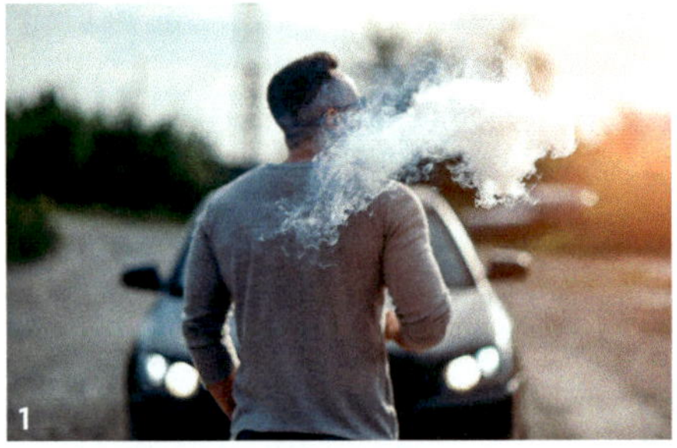

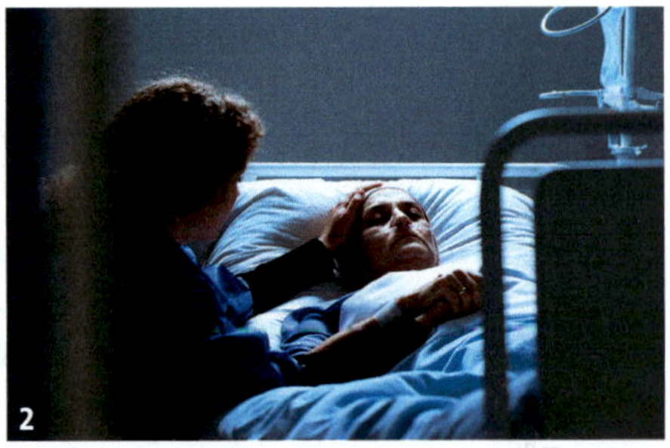

Abb. 1 Rauchen ist bei jungen Leuten oft Ausdruck von Lifestyle.
Abb. 2 Die schwere Erkrankung eines Angehörigen kann ein äußerer Anlass für einen Rauchverzicht sein.

Ziel einer pflegerischen Beratung zur Rauchentwöhnung ist deshalb, die beiden Perspektiven zusammenzubringen. Dafür ist zum einen die Information über den Zusammenhang zwischen Rauchen und gesundheitlichen Folgen erforderlich, damit das bisherige Risikoverhalten überdacht werden kann. Zum anderen bedarf es gezielter Informationen zu Strategien und Hilfsmitteln, die bei einem Rauchstopp unterstützen, um geeignete Handlungsalternativen bereitzustellen.

Ethik
Dürfen Pflegende Schreckensszenarien über die Folgen des Rauchens entwerfen, um zur Entwöhnung zu motivieren?

Ob eine Beratung über Rauchentwöhnung zur Verhaltensänderung führt, hängt von individuellen motivationalen Bedingungen der betroffenen Menschen und deren Lebensumfeld ab, welches sie entweder unterstützt oder nicht. Das können Pflegende nicht beeinflussen. Es wäre jedoch ethisch bedenklich, eine Beratung in Erwartung einer ausbleibenden Verhaltensänderung vorzuenthalten. Den Betroffenen könnte in diesem Fall das notwendige Wissen für eine begründete Entscheidung fehlen.

B BEISPIEL

Die Pflegefachfrau Maria Rehmer hat Spätdienst auf der kardiologischen Station des städtischen Krankenhauses. In einem Patientenzimmer trifft sie auf die Angehörigen von Frau Ebel, die vor zwei Tagen mit pektanginösen Beschwerden und einer hypertensiven Krise aufgenommen wurde. Die Tochter fragt, ob es okay sei, wenn sie mit ihrer Mutter zum Rauchen nach unten ginge. ‚Wissen die denn nicht, dass Frau Ebels Erkrankung in direktem Zusammenhang mit dem Rauchen steht?' fragt sich Maria Rehmer. Dann aber holt sie tief Luft und erklärt, dass sie es Frau Ebel zwar nicht verbieten kann zu rauchen, aber ein Verzicht auf Nikotin dringend zu empfehlen sei. Sie bietet an, Frau Ebel dabei mit weiteren Informationen zu unterstützen.

Es gibt zahlreiche Programme zur Rauchentwöhnung, die auch von den gesetzlichen Krankenkassen mitfinanziert werden. Kampagnen wie die ›Rauchfrei-Aktion der Bundeszentrale für gesundheitliche Aufklärung‹ (BZgA), stellen umfassende Informationen im Internet zur Verfügung. Es gibt Ratgeber und Apps mit einschlägigen Tipps und verschiedenen Methoden. Darüber hinaus stehen Hilfsmittel zur Verfügung, wie z.B. Nikotinpflaster oder Nikotinkaugummis, die die Entwöhnung erleichtern sollen.

BZgA-Kampagne zur Raucherprävention:
www.rauchfrei-info.de

Auch alternative Heilmethoden werden zur Rauchentwöhnung angewandt. So hat sich in vielen Fällen eine Akupunktur bewährt. Der Umstieg auf alternative Rauchformen ist prinzipiell nicht zu empfehlen, da die Risiken von E-Zigaretten noch nicht hinreichend erforscht sind. Außerdem werden auch bei Rauchformen wie dem Shisha-Rauchen große Mengen giftiger Stoffe (z.B. Kohlenmonoxid) aufgenommen.

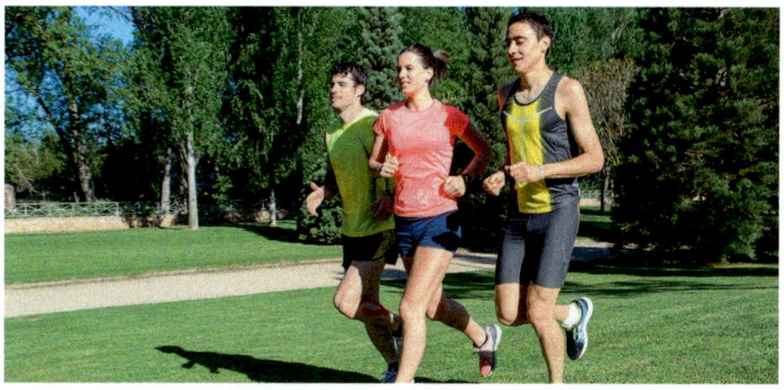

Abb. 3 Ausdauersport, der das Herz stärken kann, wie Joggen ...

Regelmäßige **Bewegung** unterstützt die Stress- und Gewichtsreduktion. Auch im Rahmen der Rauchentwöhnung kann Bewegung gezielt als Ablenkungsstrategie eingesetzt werden. Geeignete Sportarten für ein moderates Ausdauertraining sind z.B. Schwimmen, Joggen, Fahrrad fahren, Wandern und Nordic Walking. Empfohlen wird vier- bis fünfmal pro Woche eine halbe Stunde schweißtreibende Bewegung, die trotzdem noch eine Unterhaltung zulässt.

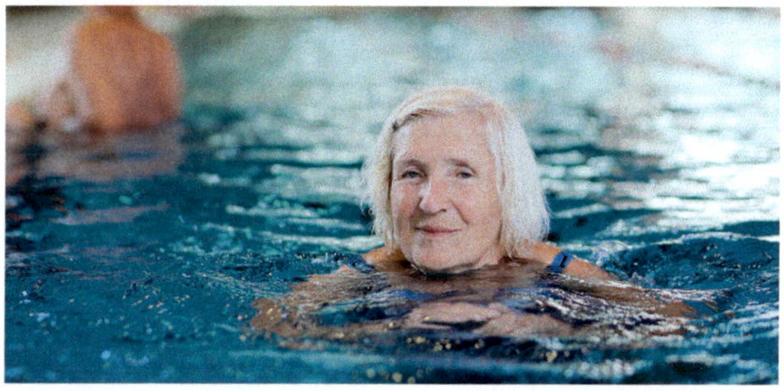

Abb. 4 ... Schwimmen ...

Menschen, die bisher kein Ausdauertraining absolviert haben, beginnen besser langsam und steigern die Belastung von Training zu Training. Das schont das Herz-Kreislauf-System und die Gelenke. Es bedarf keiner Sportausrüstung, um mit dem Sport zu beginnen. Pflegende weisen aber auf die Vorteile geeigneter Kleidung hin, die den Körper unterstützt (z.B. stabiles Schuhwerk) und dabei hilft, Unterkühlung oder Überhitzung (z.B. durch atmungsaktive Materialien) abzuwenden.

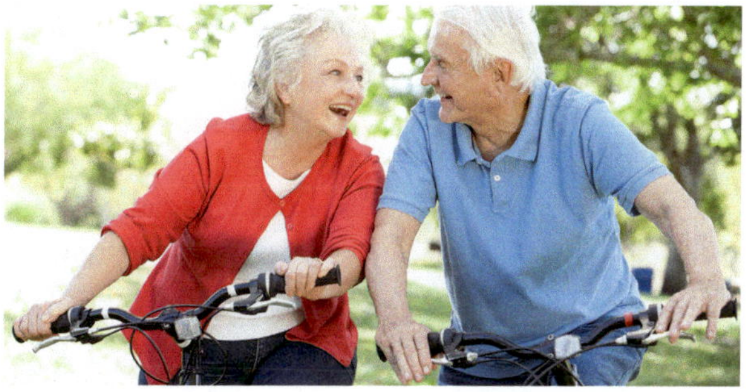

Abb. 5 ... Fahrrad fahren ...

Wenn bereits Herzerkrankungen bestehen, muss die individuelle Belastungsgrenze mit der behandelnden Ärztin besprochen werden. Bei akuten Infekten ist immer eine Trainingspause angezeigt, um dem Körper Zeit zur Erholung zu geben. Eine Trainingspartnerin oder das Trainieren in einer Gruppe (z.B. einer Herzsportgruppe) kann die Motivation fördern. Wie beim Essen auch, sorgt Abwechslung für frische Momente und hilft beim Durchhalten.

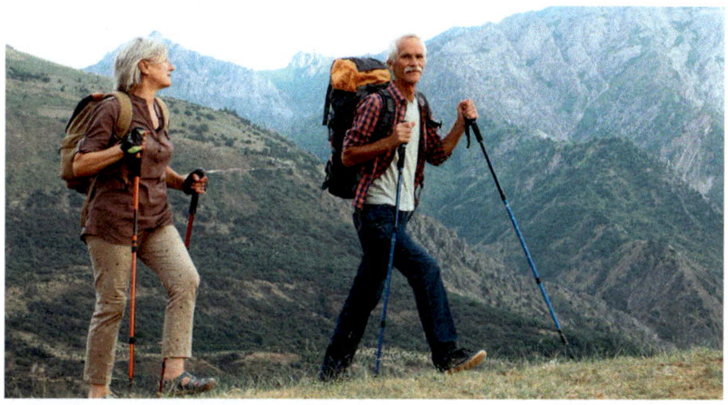

Abb. 6 ... Wandern.

Stress → S. 415, Band 1

Die krank machenden Auswirkungen von anhaltendem ›**Stress**‹ auf das kardiovaskuläre System sind durch Studien gut belegt. Dabei zeigt sich, dass nicht nur die direkten physischen Vorgänge eine Stressbelastung definieren. Gestresste Menschen neigen auch häufiger zu riskantem Gesundheitsverhalten wie Rauchen, schlechter Ernährung und Bewegungsmangel. Hier kann Beratung ansetzen: Die Reduktion von Stress zahlt sich gleich mehrfach aus.

Diversität
Leiden Rentner weniger unter Stress als berufstätige Menschen?

Meist reicht es schon, im Beruf einige Aufgaben abzugeben, wenn dies machbar ist. Oft scheuen sich die Menschen aber vor solch einem Schritt, weil sie eine Bewertung ihrer Leistungsfähigkeit fürchten. Sich bewusst Zeit zu nehmen für die Dinge, die einem lieb und teuer sind, kann für Ausgleich sorgen, z.B. Wandern, Stricken, Musik hören. Das Erlernen mentaler Strategien (z.B. durch Yoga, Atemtechniken, Progressive Muskelentspannung) kann helfen, schwierige Situationen aus einer anderen Perspektive zu betrachten und somit neu zu bewerten.
In sehr belastenden Situationen mit anhaltender Unruhe, kreisenden Gedanken, negativen Emotionen und gefühlter Ausweglosigkeit sollte eine Psychotherapie in Erwägung gezogen werden.

3.2.2 Das Herz entlasten

Herzentlastende Positionierung

Positionierung → S. 333

Eine herzentlastende ›Positionierung‹ ist vor allem dann erforderlich, wenn sich Menschen aufgrund ihrer Herzerkrankung nicht selbst mobilisieren können, z.B. bei fortgeschrittener kardialer ›Dekompensation‹. Die „Herzbettlagerung“ dient sowohl der ausreichenden Lungenbelüftung als auch dem Erhalt der kardialen Pumpfunktion. Die Oberkörperhochlagerung (ab 30°) mit auf Kissen gelagerten Armen erleichtert die Atmung. Durch ein Anwinkeln des Beinteils und leichter Bettschrägstellung fußwärts wird der venöse Rückstrom des Blutes verlangsamt und so das Herz entlastet.

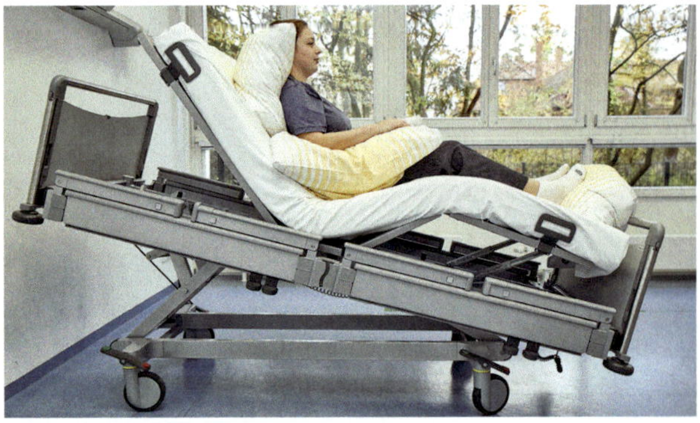

Abb. 1 Herzentlastende Positionierung

Dekompensation
lat. decompensatio = Unausgeglichenheit; Zustand fehlenden Ausgleichs (einer Organfehlfunktion)

Aktivitätseinschränkung und Immobilisierung

Menschen mit Herzerkrankungen klagen oft über einen geschwächten Allgemeinzustand und Schmerzen. Sie sind vermindert leistungsfähig, haben schnell Atemnot oder können das Bett nicht verlassen. Ob und wie sich die zu Pflegenden belasten dürfen, hängt von der Art und dem Schweregrad der Herzerkrankung ab.

Mobilisation → S. 335
Physiotherapie → S. 482

Überlastungen, z.B. im Rahmen der ›Mobilisation‹, sollten grundsätzlich vermieden werden. Pflegefachpersonen unterstützen in Zusammenarbeit mit ›Physiotherapeuten‹ oder Angehörigen die Pflegebedürftigen entlang ihrer individuellen Ressourcen und reagieren auf Veränderungen des Allgemeinzustands mit Entlastungspausen und erweitern die Beobachtung ggf. durch Kontrolle der Vitalzeichen.

Die Ärztin ordnet den jeweiligen Mobilisationsradius an. Dabei kann es vorkommen, dass die Betroffenen meinen, mehr zu können, als sie dürfen. In diesem Fall ist es wichtig, überzeugend zu informieren, damit sie die Einschränkungen mittragen. Besonders nach einem Herzinfarkt ist es wichtig, die Pflegebedürftigen nicht zu überfordern und die körperliche Belastung schrittweise zu steigern.

Mobilisationsschritt	Erklärung
Bettruhe	– je nach Schweregrad und Versorgungsplan mind. ein Tag – pflegerische Versorgung in allen Bedürfnisebenen (einschl. ›Thrombose‹- und ›Pneumonieprophylaxe‹, ggf. auch ›Dekubitusprophylaxe‹)
Bettkante bis Mobilisationsstuhl	– nach Aufhebung der Bettruhe, z. B. im Rahmen der aktivierenden Körperpflege oder zum Einnehmen der Mahlzeit
Waschbecken, WC	– als kurze Gehstrecke vom Bett zum Bad (im Zimmer) bzw. WC – ermöglicht selbstständige Körperpflege
Flurmobilisation	– verlängerte Gehstrecke auf dem Stationsflur mit physiotherapeutischer Begleitung – dient der Vorbereitung für die Anschlussheilbehandlung
Selbstständige Mobilisation	– bei guter körperlicher Tolerierung der Flurmobilisation eigenständiges Bewegen im Zimmer und auf dem Flur
Treppensteigen	– als erster Belastungstest

Tab. 1 Beispiel für ein Mobilisationsschema im Krankenhaus nach Myokardinfarkt. Bei einem komplikationslosen Krankheitsverlauf dauert es etwa eine Woche, alle Stadien der Mobilisation zu durchlaufen.

Thromboseprophylaxe → S. 426
Pneumonieprophylaxe → S. 384
Dekubitusprophylaxe → S. 69

Trinkmengenbegrenzung

Der Therapieansatz einer dekompensierten Herzinsuffizienz ist in der Regel mit einer Trinkmengenbegrenzung verbunden, z. B. 1,5 Liter am Tag. Dadurch soll eine Abnahme der Ödeme erreicht und das Herz von zusätzlichem Flüssigkeitsvolumen entlastet werden. Pflegefachpersonen unterstützen bei der Einhaltung der ›restriktiven‹ Maßnahme und informieren die zu Pflegenden hierüber.

restriktiv
einschränkend

Diese brauchen Informationen darüber, wie viel sie trinken dürfen und wie sie mit dem aufkommenden Durstgefühl umgehen sollen. Manchmal reicht es schon, den Mund in regelmäßigen Abständen auszuspülen und die Schleimhaut zu befeuchten, um das Durstgefühl zu minimieren. Es ist auch sinnvoll, die erlaubte Trinkmenge durch die Verwendung kleiner Gläser und Tassen über den Tag zu strecken und gleichmäßig zu verteilen. Menschen mit einer Trinkmengenbegrenzung können darüber hinaus einen Eiswürfel lutschen, sollten in diesem Zusammenhang aber wissen, dass das Flüssigkeitsvolumen der Eiswürfel in die Trinkmenge eingerechnet werden muss.

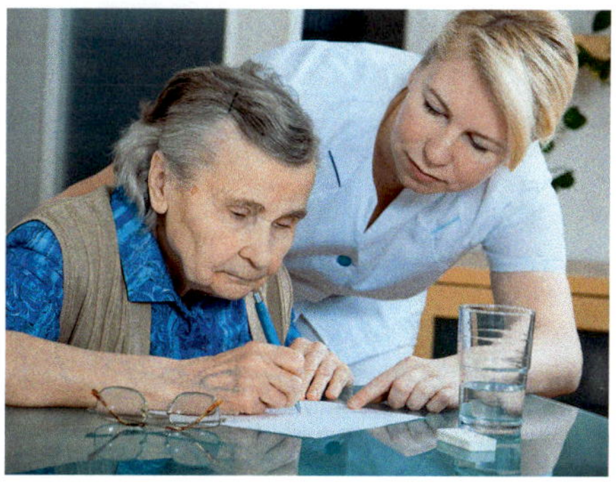

Abb. 2 Die aktive Einbeziehung der Pflegebedürftigen bei der Ein- und Ausfuhrdokumentation kann für das Verständnis hilfreich sein.

Werden Ein- und Ausfuhrmenge dokumentiert, gehört dies zum Prozess der ›Flüssigkeitsbilanzierung‹.

Bilanzierung → S. 178

3.3 Einer Thrombose vorbeugen

3.3.1 Die Entstehung einer Thrombose und Folgen

Entstehung einer Thrombose

Thrombozyten → S. 868

Arteriosklerose → S. 516

Krankheitsentstehung

Haften sich ›Thrombozyten‹ aneinander und bilden in der Blutstrombahn Gerinnsel, führt dies zum Krankheitsbild Thrombose. Die sog. Thromben lagern sich insbesondere an geschädigten Innenwänden von Blutgefäßen an, wie sie z. B. bei ›Arteriosklerose‹ zu beobachen sind. Ein Thrombus kann zum partiellen (teilweisen) oder vollständigen Verschluss von Blutgefäßen führen. Besonders gefährlich wird es, wenn sich Thromben vom Entstehungsort loslösen und in anderen Körperregionen Gefäßverschlüsse verursachen.

Prinzipiell können sich Thrombosen in allen Blutgefäßen entwickeln. Einige Formen der Thrombose sind:
- die Phlebothrombose (tiefe Beinvenen, Beckenvenen)
- die Sinusvenenthrombose (im Gehirn)
- die Pfortaderthrombose (vor der Leber)
- die Analvenenthrombose (am After)

Embolus
griech. embolein = hineinschleudern, hineinwerfen

Lungenembolie → S. 502

postthrombotisches Syndrom → S. 428

Die tiefe Beinvenenthrombose kommt am häufigsten vor. Löst sich hier ein Thrombus, wird er mit dem Blutstrom direkt ins rechte Herz und von dort in die Lunge transportiert, wo er als ›Embolus‹ eine ›Lungenembolie‹ auslösen kann – die schwerwiegendste Komplikation einer Thrombose. Eine längerfristige Komplikation stellt die Ausbildung eines ›postthrombotischen Syndroms‹ dar, das meist zu einer chronischen venösen Insuffizienz führt.

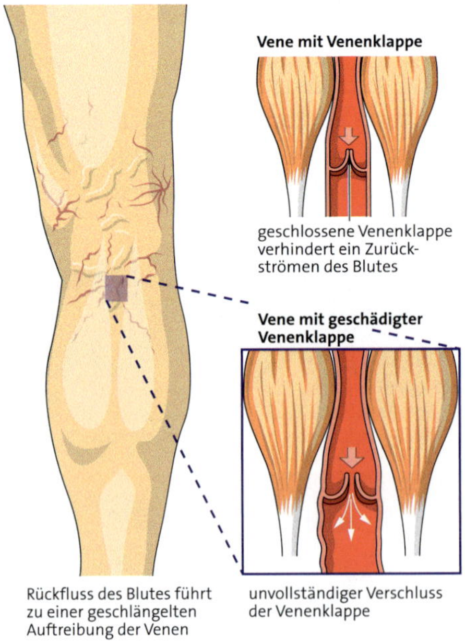

Abb. 1 Insuffizienz der Venenklappen und Ausbildung von Varizen

Intakte Venenklappen sorgen durch ihren Verschlussmechanismus dafür, dass venöses Blut nur in Herzrichtung fließt. Körperliche Bewegung unterstützt den venösen Rücktransport, indem die tiefen Beinvenen bei jedem Schritt durch die Kontraktion umliegender Muskeln komprimiert werden (Muskelpumpe).

Diese Venenkompression wird auch durch die ›arteriovenöse Kopplung‹ sichergestellt.
Bei Funktionsstörungen der Venen erweitert sich der Gefäßdurchmesser, die Venenklappen schließen nicht mehr richtig und Blut strömt zurück. Die betroffenen Venen nennt man umgangssprachlich auch Krampfadern. Bei Veränderungen der Blutzusammensetzung oder des Blutflusses kann es zur Gerinnselbildung kommen.

Blutgefäße → S. 514

Der Berliner Pathologe Rudolf Virchow beschrieb die drei Hauptursachen für die Entstehung einer Thrombose in der später nach ihm benannten Virchow-Trias:

Die Virchow-Trias umfasst drei Entstehungsfaktoren:

(1) Endothelläsionen (Gefäßwandschädigungen), z. B. nach mechanischen Einwirkungen eines Traumas, als Altersphänomen oder bei Varikose (Krampfaderleiden)

(2) Hypozirkulation (verlangsamte Blutströmungsgeschwindigkeit), z. B. durch Immobilität bei Krankheit; infolge langen Sitzens (z. B. bei Langstreckenflügen)

(3) Hyperkoagulabilität (erhöhte Gerinnungsneigung), z. B. während und nach Operationen, weil es aufgrund von Blutverlusten zu einem Anstieg der Thrombozytenzahl kommen kann oder bei der Einnahme oraler Kontrazeptiva durch eine veränderte hormonelle Situation

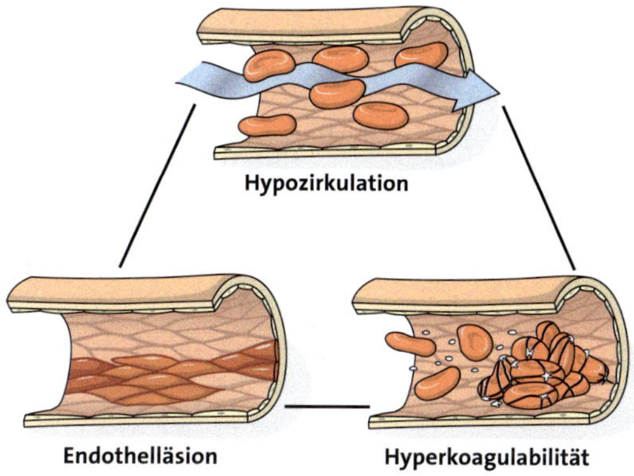

Abb. 2 Virchow-Trias

Symptome

Leitsymptome sind eine mit ziehenden Schmerzen einhergehende Schwellung und Überwärmung der betroffenen Extremität. Erkrankte Menschen beschreiben auch ein Spannungs- oder Schweregefühl (infolge der Schwellung) sowie gelegentlich einen Waden- und Fußsohlenschmerz. Die Haut kann sich rot-bläulich verfärben und glänzen.

Diagnostik

Nach Anamneseerhebung und körperlicher Untersuchung, in der die Ärztin Umfang und Beschaffenheit der Beine vergleicht, kann eine Sonografie (Ultraschall) Auskunft über den venösen Blutfluss geben. Außerdem lässt sich auf diese Weise ein Thrombus lokalisieren. Andere bildgebende Verfahren wie MRT und CT können Thromben in Becken- und Hohlvene oder in Organen darstellen, die mit einer Sonografie nicht erreichbar sind. Kontrastmitteluntersuchungen im Rahmen einer ›Phlebografie‹ liefern detaillierte röntgenologische Darstellungen der Venen, v. a. der Beinvenen und ggf. vom Ausmaß des Thrombus.
Pflegefachpersonen unterstützen die ärztlichen Maßnahmen u. a. durch das (vergleichende) Messen der Beinumfänge.

Phlebografie
röntgenologische Darstellung der (Bein-)Venen mittels Kontrastmittel

Komplikation

Eine Thrombose kann lange Zeit unentdeckt oder symptomarm verlaufen; aber jederzeit eine lebensbedrohliche Lungenembolie hervorrufen. Der embolische Verschluss einer Lungen- oder Bronchialarterie, der durch Druckanstieg und Sauerstoffminderversorgung das rechte Herz belasten und (unbehandelt) zum Rechsherzversagen bzw. Tod führen kann.

Klinische Zeichen einer Lungenembolie:

- Angina Pectoris ähnliche thorakale Beschwerden (stechender Brustschmerz)
- veränderte Atmung mit Tachypnoe, Dyspnoe und trockenem Husten
- Lippenzyanose (Hypoxie)
- schockähnliche Symptome wie Hypotonie, Tachykardie und Schweißausbruch
- Unruhe und Angst

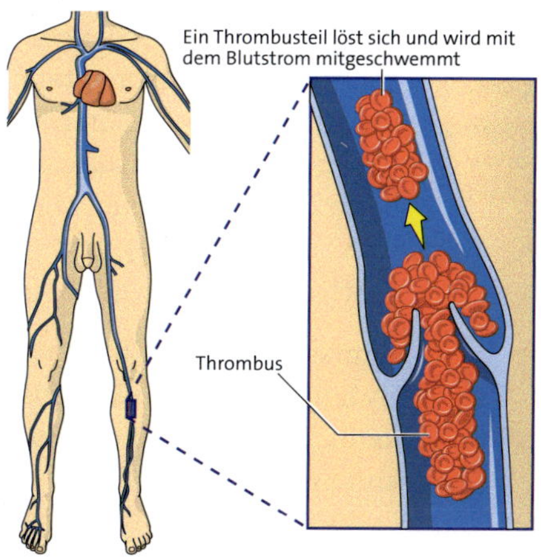

Abb.3 Embolus in einer Beinvene

postthrombotisches Syndrom
Spätfolgen einer Thrombose mit Insuffizienz der Venenklappen, Neigung zur Varikose, Hautveränderungen, Wundheilungsstörungen, Missempfindungen und Schmerzen

Therapie

Die Therapie einer Thrombose konzentriert sich in erster Linie auf die Abwehr von Komplikationen (Embolie) und Spätfolgen (›postthrombotisches Syndrom‹, chronisch venöse Insuffizienz, CVI). Abhängig von Lokalisation und Ausmaß der Thrombose sowie individuellen Faktoren gibt es folgende Behandlungsoptionen:

- Antikoagulationstherapie (akut, fortgesetzt)
- Kompressionstherapie
- rekanalisierende Maßnahmen

Akute Antikoagulationstherapie

Ist die Diagnosestellung „Thrombose" gesichert oder klinisch sehr wahrscheinlich, muss unverzüglich mit einer Antikoagulationstherapie (Gabe gerinnungshemmender Medikamente) begonnen werden, um den thrombotischen Vorgang zu stoppen. Die Dauer der akuten Gabe hängt vom gewählten Medikament ab und kann zwischen fünf und 21 Tagen betragen. Die Antikoagulanzien werden subkutan injiziert.

Erhaltungstherapie

An die Initialtherapie schließt sich für einen Zeitraum von drei bis sechs Monaten eine orale Erhaltungstherapie an, um der Entstehung neuer Thromben und Embolien vorzubeugen. Hierfür kommen zwei Medikamentengruppen zum Einsatz:

Vitamin-K-Antagonisten (Cumarine)	Direkte orale Antikoagulanzien (DOAK)
– Phenprocoumon, z. B. Falithrom®, Marcumar® – Warfarin, z. B. Coumadin®	– Apixaban, z. B. Eliquis® – Dabigatran, z. B. Pradaxa® – Edoxaban, z. B. Lixiana® – Rivaroxaban, z. B. Xarelto®

Digitalisierung
Welche Apps unterstützen die Dokumentation der Medikamenteneinnahme und der INR-Werte?

Betroffene Menschen werden über ein damit verbundenes erhöhtes Blutungsrisiko und geeignete Verhaltensweisen beim Auftreten von Komplikationen zu informieren. Die Medikamente müssen pausiert werden, wenn operative oder zahnärztliche Eingriffe bevorstehen. Es kann infolge alltäglicher mechanischer Einwirkung (z. B. beim Stoßen an der Tischkante) zu Einblutungen unter die Haut kommen. Bei unklaren flächigen Hämatomen, Schwellungen und Schmerzen sollte deshalb umgehend eine Ärztin aufgesucht werden.

INR-Wert
(= International Normalized Ratio)
ein standardisierter Blutwert, der Auskunft über die Veränderungen der Gerinnungszeit gibt und zuverlässiger gemessen wird als der „abgelöste" Quick-Wert

Es ist darüber hinaus sinnvoll, mobile und selbstständige Personen, die **Vitamin-K-Antagonisten** einnehmen, zur Messung des ›INR-Wertes‹ anzuleiten, wenn sie über die entsprechenden Lernvoraussetzungen verfügen. Bei der INR-Selbstmessung kontrollieren diese Menschen bestimmte Gerinnungswerte mit einem kleinen Messgerät ähnlich dem bei der selbstständigen Blutzuckermessung. So haben sie die Möglichkeit, die Medikamentendosis anzupassen, sind unabhängiger von Arztbesuchen und fühlen sich sicherer, weil Überdosierungen aktiv zu vermeiden sind. Studien haben gezeigt, dass durch die INR-Selbstmessung nicht nur die Lebensqualität der betroffenen Menschen steigt, sondern die Komplikationsrate auch leicht sinkt. Ist eine Selbstmessung nicht möglich, muss eine regelmäßige Blutgerinnungskontrolle durch den behandelnden Arzt erfolgen.

Inkompatibilität
Unvereinbarkeit, Unverträglichkeit

Cumarin-Präparate haben auch Nachteile: Die Halbwertszeit der Wirkstoffe ist relativ lang, sodass eine kurzfristige Dosisänderung nicht immer vorgenommen werden kann. Zudem bestehen viele ›Inkompatibilitäten‹ mit anderen Wirkstoffen, was bei chronisch Kranken, die oft mehrere Arzneien einnehmen, von Bedeutung ist.

In diesem Fall wird auf eine neue Gruppe gerinnungshemmender Arzneimittel zurückgegriffen, die **direkten oralen Antikoagulanzien** (DOAK). Diese haben den Vorteil einer kürzeren Halbwertszeit, einer größeren ›therapeutischen Breite‹, sodass weniger Gerinnungskontrollen notwendig sind, und eines statistisch nachgewiesenen geringeren Blutungsrisikos.

therapeutische Breite
Dosierungsabstand zwischen wirksamer und giftiger Wirkung eines Arzneistoffs

Im Anschluss an die Erhaltungstherapie prüft die Ärztin, ob ggf. eine Verlängerung, also Langzeitantikoagulation, erforderlich ist. Entscheidungskriterien hierfür sind u. a. die Frage, ob individuelle Risikofaktoren fortbestehen, wie hoch das Blutungsrisiko unter der gerinnungshemmenden Behandlung war sowie die Lage und Ausdehnung des behandelten Thrombus.

Kompressionstherapie
Ein wesentlicher Ansatz zur Behandlung der Thrombose ist die Kompressionstherapie am betroffenen Bein durch das Anlegen eines speziellen **Kompressionsverbandes**. Ein therapeutischer Nutzen für die Anwendung bei Armvenenthrombose oder vorbeugend an den Beinen bei stattgefundener Lungenembolie konnte bislang nicht nachgewiesen werden.
Ziel der Kompressionstherapie ist, die ungenügende Venenfunktion auszugleichen und dadurch ein postthrombotisches Syndrom zu vermeiden. Durch einen genau definierten Druck auf die Extremität verringert sich das Lumen der Venen, wodurch die Venenklappen wieder richtig schließen. Infolgedessen wird der venöse Rückstrom zum Herzen unterstützt, stauungsbedingte Ödeme werden reduziert, Schmerzen und Spannungsgefühle lassen nach.
Voraussetzung für die Wirksamkeit der Kompressionstherapie ist Bewegung. Ohne Aktivierung der Muskelpumpe gibt es keinen Kompressionseffekt. Deshalb kann der Verband über Nacht auch abgelegt werden, was allerdings einen gewissen Aufwand bedeutet und letztlich situativ und in Absprache mit dem Betroffenen entschieden wird.
Die Anwendung der Kompressionstherapie erfolgt über Monate, manchmal über Jahre.
Beim Anlegen eines Kompressionsverbandes sind insbesondere Einschnürungen und eine zu starke Komprimierung zu vermeiden. Andernfalls kann es zu druckbedingten Läsionen der Haut und einer Verlangsamung bis hin zum Stillstand des venösen Rückstroms an der Engstelle kommen.

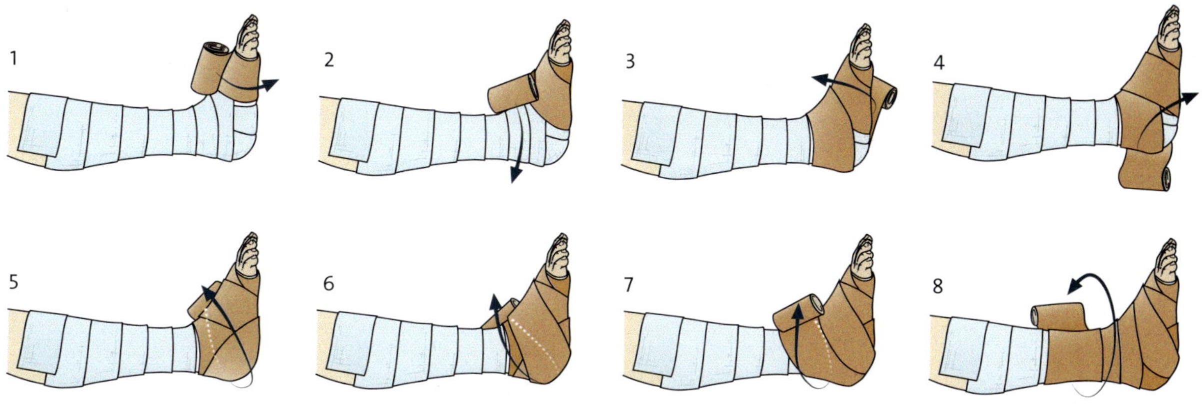

Abb. 1 Kompressionsverband anlegen: Nach Polsterung zwei bis drei zirkuläre Touren am Vorderfuß (1), über den Fußrücken in Richtung Achillessehne (2), von der Achillessehne im 45°-Winkel über das Fußgewölbe (3), über den Fußrücken zur Achillessehne (4), am Außenknöchel über das Fußgewölbe zum Fußrücken (5), am Außenknöchel über das Fußgewölbe zum Fußrücken (6), um das Sprunggelenk herum zum Achillessehnenansatz (7), in sich halb überlappenden spiralförmigen Touren nach oben wickeln

Kurzzugbinde
Im Gegensatz zu Langzugbinden sind Kurzzugbinden weniger elastisch, d. h., sie bewirken einen geringeren Druck auf das ruhende Bein (= Ruhedruck), während sie bei körperlicher Aktivität infolge der Muskelkontraktionen hohen Druck ausüben (= Arbeitsdruck). Kurzzugbinden sind deshalb besser zur Kompressionstherapie bei einer Thrombose geeignet.

Anlegen eines Kompressionsverbands

- Material bereitstellen (Anzahl und Breite der ›Kurzzugbinden‹ je nach Beinlänge und Beinumfang, Befestigungsmaterial),
- für eine 90°-Stellung des Sprunggelenks die Zehen zum Kopf ziehen lassen
- Zehen bleiben bis zum Grundgelenk freistehend für die Überprüfung von Durchblutung, Motorik und Sensorik
- am Vorfuß beginnen und die Kurzzugbinden mit gleichbleibend leichtem Zug nach oben hin anmodellieren, Anschlussbinden unter dem Endstück der letzten Binde einfassen
- Fersen mit einbinden,
- zweite Lage wieder am Vorfuß beginnen und in entgegengesetzter Richtung, mit gleicher Technik, anlegen
- Enden der Kurzzugbinden mit Verbandsklammern fixieren

Dem Erstverband in der Klinik folgt nach etwa zwei bis vier Wochen das Tragen eines individuell angepassten medizinischen **Kompressionsstrumpfes**. Die Anpassung erfolgt durch Sanitätsfachhändler. Kompressionsstrümpfe sind aus speziellen elastischen Fasern gewebt und üben (in vier Kompressionsklassen, mit definiertem Druckverlauf) Druck auf die Venen aus. Sie sind nicht mit Thromboseprophylaxestrümpfen oder Stützstrümpfen zu verwechseln, die deutlich weniger Druck ausüben. Durch die Verfügbarkeit von vier Kompressionsklassen kann eine individuell passende Druckintensität gewählt werden. Am häufigsten wird die Kompressionsklasse 2 mit einem Kompressionsniveau von 23–32 mmHg verordnet.

Menschen mit einer medizinischen Indikation, (z.B. Thrombose), bekommen die Strumpfkosten von der Krankenkasse erstattet. Das Anziehen von Kompressionsstrümpfen geht mit einem hohen Kraftaufwand einher. Deshalb gibt es Anziehhilfen, die das Anziehen erleichtern. Es ist auf einen falten- und reibungsfreien Sitz der Strümpfe zu achten. Wie beim Kompressionsverband auch kann der Strumpf über Nacht abgelegt werden, da es ohne Bewegung keinen Effekt gibt. Zudem lassen sich so etwaige Druckschäden vermeiden.

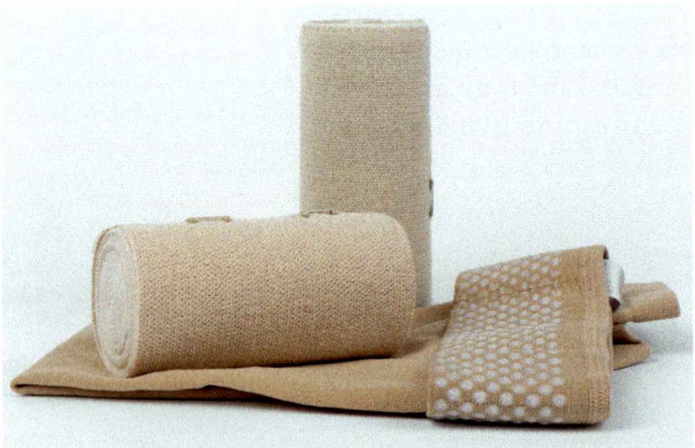

Abb. 1 Kurzzugbinden und Kompressionsstrümpfe

Leidet jemand infolge ihrer Venenleiden unter chronischen Wunden, sind Kompressionsstrümpfe kontraindiziert und die Kompressionstherapie muss durch das Anlegen von Kompressionsverbänden erfolgen. Während ein Kompressionsstrumpf den immer gleichen Druck am Wundbereich ausüben würde, kann der Druck beim Kompressionsverband individuell an die Wundverhältnisse angepasst werden.

Bei allen Vorteilen der Kompressionstherapie gibt es aber auch Kontraindikationsstellungen, die vom Arzt genau zu prüfen sind und bei denen der Therapieeinsatz abzuwägen ist, z.B.:

pAVK → S. 520

- ›periphere arterielle Verschlusskrankheit‹ (pAVK) bzw. arterielle Verschlusskrankheit (AVK)
- dekompensierte Herzinsuffizienz
- starke Ödeme an dem betroffenen Bein
- nässende Wunden
- ›Polyneuropathie‹

Polyneuropathie → S. 543

Rekanalisierende Maßnahmen
Bei ausgedehnten Befunden kann eine operative Thrombektomie mittels ›Fogarty-Katheters‹ durchgeführt werden. Dieser wird in das betroffene Blutgefäß eingebracht, am Thrombus vorbeigeführt und mit dem mit physiologischer Kochsalzlösung befüllten Ballon langsam zurückgeholt, wobei der Embolus aus dem Blutgefäß gezogen wird.
Eine Alternative besteht in der Kombinationstherapie aus lokaler ›Thrombolyse‹ und Thrombektomie. Dabei sollen mithilfe intravenös verabreichter Medikamente (›Fibrinolytika‹) kleinere und vor allem frische Thromben aufgelöst und geborgen werden.

Fogarty-Katheter
dünner Katheter mit befüllbarer Ballonspitze, benannt nach dem amerikanischen Chirurgen Thomas J. Fogarty
Thrombolyse
medikamentöse Auflösung eines Thrombus
Fibrinolytika
Arzneimittel, welche die Auflösung von Blutgerinnseln fördern

3.3.2 Besonders gefährdete Personengruppen

Personen mit kardiovaskulären Veränderungen
Menschen mit Gefäßveränderungen sind besonders gefährdet, eine Thrombose zu entwickeln, Dabei spielt es eine Rolle, ob die Schädigungen alters- oder krankheitsbedingt sind. Deutlicher als ein fortgeschrittenes Alter erhöhen bereits durchgemachte Thrombosen, ›Varikose‹ oder arterielle Verschlusskrankheit das Thromboserisiko. Herzrhythmusstörungen (v.a. Vorhofflimmern) können die Bildung von Thromben begünstigen. Pflegebedürftige mit Tumorerkrankungen haben ebenfalls ein erhöhtes Thromboserisiko. Es wird vermutet, dass bestimmte Tumoren im Rahmen eines ›paraneoplastischen Syndroms‹ Substanzen absondern, die die Blutgerinnung anregen. Eine Thrombose, die bei einem jungen, vermeintlich gesunden Menschen auftritt, kann in einem von fünf Fällen auch Anzeichen für eine Krebserkrankung sein.

Varikose
lat. varix = Krampfader; Plural = Varizen; Venenleiden, das durch erweiterte oberflächliche Venen gekennzeichnet ist

paraneoplastisches Syndrom
Begriff für alle Begleitsymptome einer Tumorerkrankung, die nicht primär vom Tumor abhängen

Immobilisierte Personen
Immobilität über einen längeren Zeitraum ist ein Risikofaktor für die Ausbildung einer Thrombose. So kann bereits längeres Sitzen mit angewinkelten Beinen bei einem Langstreckenflug thromboseauslösend sein. In der Regel ist das Risiko aber besonders bei krankheits- oder therapiebedingter Immobilität erhöht.

Gründe für Immobilisierung
– Frakturen der Beine, insbesondere des Oberschenkels – Ruhigstellung der Beine, z. B. mit Cast- oder Gipsverband – Lähmungen (Querschnittslähmung, Hemiplegie) – Herzinsuffizienz (verringerte Belastbarkeit; verlangsamter Blutstrom wegen Pumpschwäche des Herzens) – Erkrankungen, die mit Bettlägerigkeit einhergehen (z. B. Myokardinfarkt) – zeitintensive Operationen

Tab. 1 Krankheits- und therapiebedingte Gründe für Immobilität

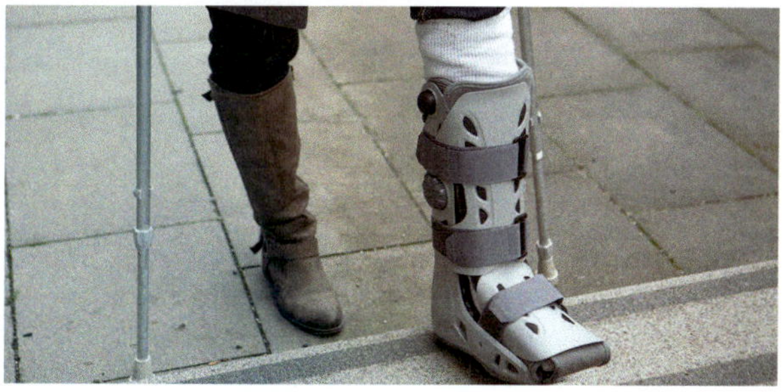

Abb. 2 Ein angelegter Castverband erhöht das Thromboserisiko.

Schwangere Frauen und Frauen nach der Geburt
Werdende Mütter haben eine veränderte Hormonlage, die sich u. a. hemmend auf die Blutgerinnung auswirkt. Bereits im ersten Drittel der Schwangerschaft steigt das Risiko. Der weibliche Körper schützt sich damit vor einem zu großen Blutverlust während der Geburt. Der wachsende Fetus drückt außerdem auf die Beckenvenen der Mutter, in denen sich das Blut kompressionsbedingt staut. Auch ›postpartal‹ haben Frauen ein erhöhtes Thromboserisiko, weil sie durch die kräfteraubende Entbindung für mehrere Tage immobil sein können.

postpartal
lat. post = nach, parere = gebären
Zeitraum nach der Geburt

Personen mit Adipositas

Studien konnten belegen, dass das Thromboserisiko mit zunehmender Fettleibigkeit deutlich steigt, v.a. bei Menschen ab dem 40. Lebensjahr. Unklar ist, worin genau der Zusammenhang von Adipositas und Thrombose besteht. Es wird angenommen, dass Faktoren, die sich auf Blutzusammensetzung oder Blutfluss auswirken können (z.B. Insulinspiegel, erhöhte Cholesterinwerte, Hypertonie), bei adipösen Menschen zahlreicher und ausgeprägter anzutreffen sind.

Weitere Risikogruppen und -faktoren

Kontrazeptiva
lat. contra = gegen, conceptio = Empfängnis
hormonell wirksames Verhütungsmittel für die Frau

Klimakterium → S. 688

Sepsis → S. 598, Band 1

Frauen tragen ein höheres Thromboserisiko bei der **Einnahme oraler ›Kontrazeptiva‹**. Die „Pille" beeinflusst über den Hormonhaushalt die Blutgerinnung. Besonders Kombipräparate aus Gestagenen und Östrogenen sind risikobehaftet. Je länger die Pille eingenommen wird, ohne eine Thrombose zu verursachen, desto unwahrscheinlicher wird ihr Auftreten. Hormonelle Behandlungen zur Abmilderung von Beschwerden im ›im Klimakterium‹ bergen ein ähnlich ausgeprägtes Risiko.

Schwere Verletzungen führen zu einem Anstieg von Thrombozyten im Blut. Der Körper will damit sicherstellen, dass die Wunden verschlossen werden. Ähnlich verhält es sich bei Operationen mit großen Blutverlusten. Der Körper steuert mit der Bildung von Thrombozyten dem Volumenmangel entgegen, indem die Blutungsquelle durch Thrombozytenaggregation beseitigt werden soll.

Generalisierte Entzündungen (z.B. bei ›Sepsis‹), Fieber und Flüssigkeitsverlust verändern die Blutviskosität entweder durch ein Mehr an gelösten Molekülen im Blut oder ein Weniger an Blutplasma. Blutbestandteile können dann leichter verklumpen und die Entstehung einer Thrombose begünstigen.

Das **Rauchen** ist auch für die Entstehung von Thrombosen verantwortlich.

B BEISPIEL

Die 66-jährige Anna Levin hat eine Hüftprothese erhalten. Sie ist zudem etwas übergewichtig. Da sie somit gleich mehrere Risikofaktoren für die Entstehung einer Thrombose aufweist, werden vorbeugende Maßnahmen eingeleitet. Zudem wird Frau Levin gut beobachtet.

Kompressionstherapie → S. 429

3.3.3 Vorbeugende Maßnahmen

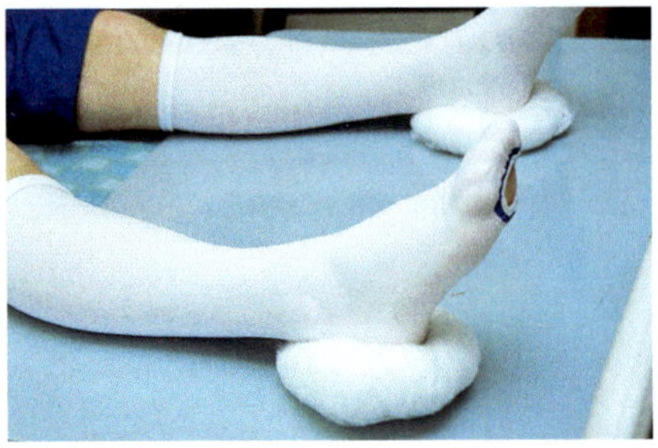

Abb. 1 Die angezogenen Thromboseprophylaxestrümpfe sollten passgenau und faltenfrei sein.

Thromboseprophylaxestrümpfe

Längere Krankenhausaufenthalte und Operationen sind Indikationen für das Tragen von Thromboseprophylaxe- bzw. Anti-Thrombose-Strümpfen. Diese sollen der Entstehung einer Thrombose vorbeugen. Sie wirken nach dem Prinzip der ›Kompressionstherapie‹, unterscheiden sich aber von medizinischen Kompressionsstrümpfen im Gewebe und dem geringeren Druck. Im Gegensatz zu Kompressionsstrümpfen werden sie auch nachts getragen.

Pflegende passen die Strümpfe individuell an, indem sie die für den Beinumfang und die Beinlänge zugehörige Strumpfgröße ermitteln. Zuvor sollten die Pflegebedürftigen einige Zeit gelegen haben, damit die Beine beim Messen nicht übermäßig gestaut sind.

Pflegende unterstützen die pflegebedürftigen Menschen auch beim Anziehen der Thromboseprophylaxestrümpfe. Wie beim Anziehen von Kompressionsstrümpfen unterstützt eine Anziehhilfe das kräfteschonende und fachgerechte Arbeiten. Der Beobachtungsaufwand ist für Pflegende recht hoch. Sie müssen regelmäßig überprüfen, ob die Thromboseprophylaxestrümpfe komplett ausgerollt sind und faltenfrei sitzen, damit diese ihre Wirkung entfalten. Beinschmerzen können auf Einschnürungen oder übermäßigen Druck hindeuten. Die Strümpfe verfügen über eine verstärkte Ferse und eine Kontrollöffnung an den Zehen. Letztere dient u.a. dem Erkennen von Durchblutungsstörungen. Das abschließende Gummiband am Oberschenkel ist so beschaffen, dass die Strümpfe auf der Haut haften. Allerdings sitzen die Strümpfe wegen anatomischer Unterschiede vor allem in diesem Bereich schlecht.

Abgerollte, schlecht sitzende oder beengende Strümpfe, vor allem in Hautfalten wie in der Kniekehle, besitzen keine prophylaktische Wirkung, sondern Gefährdungspotenziale für die Pflegebedürftigen. Auch deshalb werden Thromboseprophylaxe- bzw. Anti-Thrombose-Strümpfe nicht routinemäßig angewendet. Sie kommen nur nach sorgfältiger Abwägung von Nutzen und Risiken zum Einsatz, z.B. bei abdominellen Eingriffen oder Umständen, die eine medikamentöse Thromboseprophylaxe unmöglich machen. Pflegende tauschen die Thromboseprophylaxestrümpfe im zweitägigen Intervall gegen neue oder gereinigte Exemplare aus.

Pflegeprozessgestaltung
Kann das Anziehen der Thromboseprophylaxestrümpfe an Pflegeassistenzkräfte delegiert werden?

Medikamentöse Thromboseprophylaxe

Im Zusammenhang mit ›elektiven‹ wie auch akuten chirurgischen Eingriffen, bei längerer Bettlägerigkeit oder therapeutischen Maßnahmen, wie z.B. der ›Hämodialyse‹, kommen Antikoagulanzien auch prophylaktisch (vorbeugend) zum Einsatz.

Meistens werden niedermolekulare (= ›fraktionierte‹) Heparine wie Enoxaparin (z.B. Clexane®) oder Dalteparin (z.B. Fragmin®) parenteral als Subkutaninjektion verabreicht.

elektiv
lat. eligere = auswählen; ausgewählt, nicht gezwungenermaßen

Dialyse → S. 216

fraktioniert
lat. fractum = zerbrechen; getrennt, unterbrochen

unfraktioniert
ununterbrochen, kontinuierlich

Heparin kann aber auch ›unfraktioniert‹ gegeben werden, v.a. bei Menschen mit Niereninsuffizienz. Therapeutisch wird unfraktioniertes Heparin kontinuierlich mittels Perfusor intravenös verabreicht, prophylaktisch wird es mehrmals täglich subkutan injiziert. Engmaschige Kontrollen der Gerinnungswerte (z.B. ›aPTT-Wert‹), verhindern eine Überdosierung mit hochmolekularem Heparin.

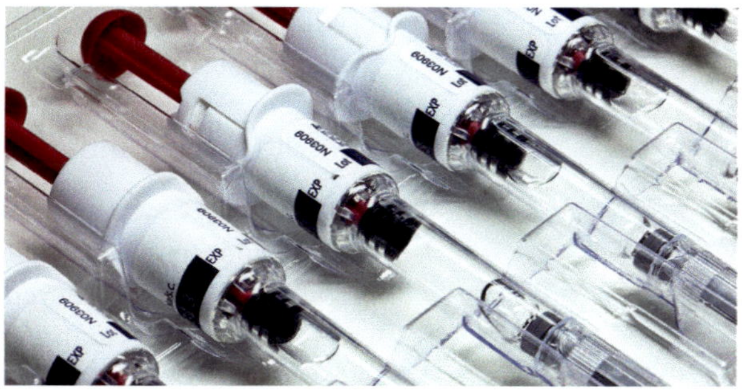
Abb. 2 Fertigspritzen für die subkutane Injektion

Thromboseprophylaktische Bewegungsübungen

Die beste Thromboseprophylaxe besteht darin, Pflegebedürftige zu mobilisieren. In diesem Zusammenhang reicht es nicht aus, die Pflegebedürftigen kurz vor dem Bett stehen oder stundenlang im Stuhl sitzen zu lassen. Beide Körperpositionen sind passiv und aktivieren die Muskelpumpe nicht. Es ist daher besser, wenn die Menschen, abhängig von ihrem Allgemeinzustand, mehrmals täglich kurze Strecken gehen.

Bewegungsübungen eignen sich hervorragend, um immer wieder zu aktivieren. Eine kleine Erinnerung an selbstständiges Üben kann ohne große Mühe in andere Pflegeverrichtungen integriert werden. Es signalisiert zudem ein empathisches Interesse der betreuenden Pflegefachperson. So wird nicht nur der venöse Rückstrom, sondern auch der ›Beziehungsaufbau‹ gefördert.

aPTT
aktivierte partielle Thromboplastinzeit; Blutgerinnungsparameter

Pflegebeziehung → S. 296, Band 1

Wenn keine Kontraindikation zur aktiven Bewegung im oder vor dem Bett besteht, können verschiedene Bewegungsübungen durchgeführt werden. Dabei sollen pflegebedürftige Menschen nicht überfordert werden. Besser als eine (zu) große Anstrengung sind regelmäßige Wiederholungen. Ziel ist jeweils die Aktivierung der Muskelpumpe. Vor der selbstständigen Durchführung steht die Anleitung durch physiotherapeutisches Personal oder ggf. auch durch Pflegefachpersonen .

Bewegungsübungen zur Thromboseprophylaxe

- mehrmaliges Spreizen, Anziehen und Dehnen der Zehen
- Füße für 30 Sekunden gegeneinander und im Wechsel strecken und kopfwärts ziehen
- Kreisen der Füße, erst nach innen, dann nach außen oder umgekehrt
- mehrmaliges Anspannen der Wadenmuskulatur, kurz halten, dann entspannen; Gleiches mit der Oberschenkelmuskulatur wiederholen
- Fahrrad fahren in der Luft, ggf. mit Bettfahrrad
- am Fußende des Bettes stehend auf Zehenspitzen stellen und halten, zurück in normalen Stand, mehrmals wiederholen, dabei am Bett festhalten
- Fußsohlendruck ausüben: der Übende drückt mit den Füßen gegen die Handfläche des Anleitenden bzw. ein Hilfsmittel am Fußende des Bettes (dabei wird der Fußsohlendruck nachgeahmt, der auch beim Gehen durch das Eigengewicht ausgelöst wird)

Intermittierende pneumatische Kompression (IPK)

Eine zweite physikalische Maßnahme zur Thromboseprophylaxe (neben den Anti-Thrombose-Strümpfen) ist die intermittierende pneumatische Kompression. Hierbei werden dem Pflegebedürftigen an beiden Beinen oder Füßen Mehrkammermanschetten angelegt, die wechselnd mit Luftdruck (etwa 45 mmHg) befüllt und wieder entlüftet werden. So werden Mikro- und Makrozirkulation und v.a. der venöse Rückfluss zum Herzen gefördert. In Studien konnte der IPK gegenüber den medizinischen Anti-Thrombose-Strümpfen eine größere Wirksamkeit nachgewiesen werden. Doch wird dieses materiell etwas aufwendigere Verfahren (ein Kompressorgerät, zwei Manschetten) in Deutschland bislang nur sporadisch angewendet. Als Kontraindikationen gelten u.a. offene Wunden, ›paVK‹, Phlebitis sowie die dekompensierte (Rechts-)Herzinsuffizienz.

paVK → S. 520

Bewegung, Gewichtsreduktion, Rauchverzicht

Inaktivität und Übergewicht erhöhen das Thromboserisiko. Menschen sollten insbesondere langes Sitzen oder Stehen vermeiden, beim Sitzen auf das Übereinanderschlagen und permanentes Anwinkeln der Beine verzichten, um den venösen Rückfluss nicht zu behindern. Wenn möglich sollten die Beine zwischendurch auch mal ausgestreckt oder hochgelagert werden. Prinzipiell eignen sich darüber hinaus Ausdauersportarten mit konstanter Belastung der Wadenmuskulatur zur Thromboseprophylaxe, z.B. Schwimmen, Wandern und Radfahren.

Die regelmäßige sportliche Aktivität sollte durch eine ausgewogene Ernährung ergänzt und Übergewicht reduziert werden. Wichtig ist auch das Erreichen einer ausreichenden Trinkmenge, falls nicht kontraindiziert mindestens 1,5 Liter am Tag. Die gefäßschädigenden Eigenschaften des Zigarettenrauchs können am besten durch ›Abstinenz‹ gemieden werden. Zum Rauchstopp gibt es zahlreiche Ansätze. Ein Klassiker der Ratgeberliteratur ist z.B. das Buch „Endlich Nichtraucher!" von Allen Carr (1992).

Abstinenz
lat. abstinere = sich enthalten; Enthaltsamkeit, Verzicht

3.4 Pflegerische Maßnahmen bei invasiven Eingriffen am Herz-Kreislauf-System durchführen

3.4.1 Maßnahmen bei kardiovaskulären Untersuchungen

Herzkatheteruntersuchung

Die bildgebende invasive Untersuchung mittels Herzkatheter ist eine kardiologische Standardprozedur. Die Patientinnen sind dabei in der Regel wach und können das Geschehen um sich herum verfolgen. Gelegentlich bekommen sie im Vorfeld beruhigende Medikamente verabreicht, insbesondere dann, wenn Ängste vor der Untersuchung angegeben werden oder Probleme mit ruhigem Liegen über längere Zeit erwartbar sind. Das ärztliche Aufklärungsgespräch erfolgt, um die Patienten über Ziele und Risiken der Untersuchung aufzuklären.

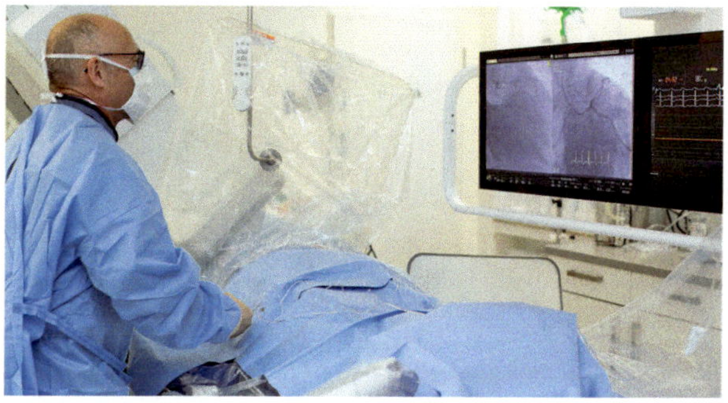

Abb. 1 Herzkatheteruntersuchung

Bei der Herzkatheteruntersuchung werden über einen dünnen Kunststoffschlauch verschiedene kardiale Strukturen dargestellt sowie Druckverhältnisse in unterschiedlichen Herzbereichen und angrenzenden Gefäßen bestimmt. Darüber hinaus bietet der Herzkatheter therapeutische Anwendungsmöglichkeiten.

Im **Linksherzkatheter** werden die Koronararterien durch Einspritzen von Kontrastmittel röntgenologisch sichtbar gemacht. Die Untersuchung wird deshalb auch als Koronarangiografie bezeichnet. Relevante Stenosen werden mittels Ballondilatation revaskularisiert oder durch Einbringen eines (medikamentenbeschichteten) Stents (= Gefäßstütze) beseitigt (Abb. 2). Des Weiteren können Herzklappenerkrankungen mittels ›TAVI‹ oder ›MitraClip‹ therapiert werden.
Für den Linksherzkatheter wird eine größere Arterie nach Lokalanästhesie punktiert (z. B. Arteria femoralis/Arteria radialis), um den Katheter entgegen der Flussrichtung des Blutes bis zum Herz vorzuschieben.

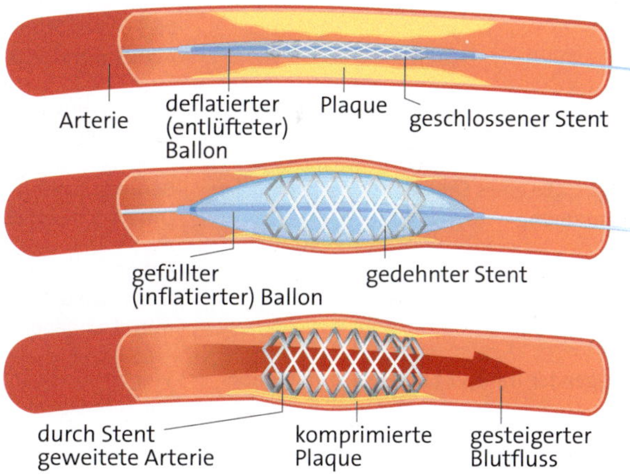

Abb. 2 Prinzip des Einbringen eines Stents

Im **Rechtsherzkatheter** können der Pulmonalarteriendruck und der Druck in der rechten Herzhälfte gemessen werden, bei Bedarf auch kontinuierlich im Rahmen einer intensivmedizinischen Therapie. Für den Rechtsherzkatheter ist die Punktion einer großen Vene nötig (z. B. Vena jugularis interna), über die der Katheter mit der Blutflussrichtung bis zum rechten Herzen bzw. in den Stamm der Lungenarterien eingeschwemmt wird. Deshalb wird der Rechtsherzkatheter auch als **Einschwemmkatheter** bezeichnet.

TAVI → S. 438
MitraClip → S. 438

Die Nachblutungsgefahr ist beim Linksherzkatheter größer als beim Rechtsherzkatheter.

Für eine Herzkatheteruntersuchung sind ärztlich und pflegerisch Vorbereitungen zu treffen, die idealerweise „Hand in Hand" gehen.

Vorbereitende Maßnahme	Begründung
Absetzen bestimmter Medikamente nach ärztlicher Anordnung (z. B. Marcumar®, Metformin)	– Aufgrund der hohen Blutungsgefahr sind invasive Untersuchungen unter Marcumar®-Gabe hochriskant. – Bei gleichzeitiger Anwendung von jodhaltigen Kontrastmitteln kann es zu potenziell schädlichen Interaktionen mit dem Metformin kommen.
Patienten nüchtern lassen	Das Auslassen von Mahlzeiten dient der Aspirationsprophylaxe. Bei Diabetikern muss der Blutzucker kontrolliert werden, sie sollen am Untersuchungstag kein Insulin spritzen und keine oralen Antidiabetika einnehmen.
Prüfung der Unterlagen auf Vollständigkeit: → relevante Laborbefunde (BB, Elektrolyte, Gerinnungsparameter, Kreatinin, TSH, ggf. weitere Werte nach ärztlicher Anordnung) → relevante EKG- und Echo-Befunde auf Vollständigkeit prüfen → Patienteneinwilligung	– Erkennen von erhöhter Blutungsgefahr, Nierenschädigungen und weiteren Risiken. Eine normale Schilddrüsenfunktion ist wichtig, weil das eingebrachte Kontrastmittel Jod enthält, welches von der Schilddrüse aufgenommen wird. Kommt es zu einem Jod-Überangebot, kann das eine krankhaft veränderte Schilddrüse überlasten. – Pflegefachpersonen bereiten die Blutentnahme vor. – Im Falle kardialer Komplikationen während einer Herzkatheteruntersuchung geben (der Ärztin) Vorbefunde Orientierung und Vergleichswerte.
Kontrolle der Fußpulse, ggf. Kennzeichnung der Palpationsstelle mit einem Filzstift	Insbesondere Fußpulse sind mitunter schwer zu ertasten. Ein Vergleich der peripheren Pulse vor und nach der Intervention hilft bei der Beurteilung. Markierungen helfen, den schwach ertasteten Puls wieder aufzuspüren.
Erfragen von Kontrastmittelallergien	Herzkatheteruntersuchungen werden mittels jodhaltiger Kontrastmittel durchgeführt. Ggf. muss bei Vorliegen einer Kontrastmittelallergie, nach ärztlicher Anordnung, bis zu zwei Stunden vor dem Eingriff oral oder intravenös ein allergiehemmendes Arzneimittel (z. B. Kortison oder Ranitidin) verabreicht werden.
Material für die Anlage eines peripheren venösen Zugangs richten	Ein peripherer venöser Zugang wird u. a. im Rahmen unerwünschter Ereignisse gebraucht, um Medikamente rasch zu verabreichen.
Ggf. Gabe eines Sedativums nach ärztlicher Anordnung	Beruhigungsmittel sind bei aufgeregten Patienten notwendig, damit diese die Untersuchung, einschließlich des langen (regungslosen) Liegens, tolerieren.
Begleitung zum WC	Patienten verspüren vor Aufregung häufig noch einmal Harndrang, bevor sie ins Herzkatheterlabor gebracht werden. Insbesondere wenn sie schon ein Beruhigungsmittel eingenommen haben, erhöht sich die Sturzgefahr.
Liegender Transport ins Herzkatheterlabor	Wegen invasiver Maßnahmen, Sedierung und anschließender Bettruhe werden die Patienten liegend, in OP-Hemd und Einwegslip, transportiert.

Tab. 1 Vorbereitende Maßnahmen zur Herzkatheteruntersuchung (abweichende Einrichtungsstandards beachten)

Nachbereitung

Die Entfernung eines Rechtsherzkatheters verläuft in der Regel komplikationslos, es genügen eine kurze Kompression der punktierten Vene und das Anlegen eines Schutzverbandes. Nach Entfernung des Linksherzkatheters muss die arterielle Punktionsstelle jedoch mindestens vier Stunden durch einen **Druckverband** komprimiert werden, damit sich das punktierte Gefäß gut verschließt. Patientinnen, die in der Leiste punktiert wurden, haben in dieser Zeit Bettruhe und sollten sich wenig bewegen, um den korrekten Sitz des Verbandes zu gewährleisten. Die Liegezeit für den Druckverband richtet sich nach der Größe des verwendeten Katheters, dem jeweiligen Punktionsort und der Art des Verschlusssystems und wird vom Arzt bekannt gegeben.

Für das Handgelenk existieren aufblasbare **TR-Bänder**, die eine optimale Druckverteilung versprechen. Sie bestehen aus durchsichtigem Kunststoff, um die Punktionsstelle ohne Entfernen des Bandes beurteilen zu können. Die Punktion der Arteria radialis erfordert nicht zwingend Bettruhe.

Beobachtungskriterien

- **Vitalzeichen:** Blutdruck und Puls werden bei komplikationslosem Verlauf zunächst halbstündlich, bei Auffälligkeiten häufiger gemessen.
- **Puls:** Bei einem Druckverband bzw. TR-Band wird regelmäßig überprüft, ob die Fußpulse bzw. der Radialispuls hinter dem komprimierten Gefäß tastbar sind und das periphere Gewebe durchblutet wird. Hautfarbe und -temperatur sind geeignete Beobachtungsparameter.
- **Druckverband:** Regelmäßige Überprüfung auf korrekten Sitz; ggf. Lockerung an den Rändern, wenn er einschneidet. Bei Sensibilitätsstörungen oder Schmerzen in der betroffenen Extremität und Anzeichen für eine Nach- oder Einblutung muss die Ärztin hinzugezogen und ggf. ein neuer Druckverband angelegt werden. Nach Verbandentfernung wird die Einstichstelle regelmäßig auf Nachblutungen oder Entzündungszeichen inspiziert.
- **Flüssigkeitsbilanz:** Das eingebrachte Kontrastmittel wird über die ›Nieren‹ ausgeschieden. Es wirkt toxisch auf die Tubuluszellen der Nephrone und kann ein ›Nierenversagen‹ auslösen. Besteht keine Kontraindikation, werden Patientinnen angehalten, nach einem Herzkatheter viel zu trinken, um das Kontrastmittel rasch aus dem Körper zu spülen. Eine geringe Ausscheidungsmenge sollte als Warnsignal für eine zu geringe Trinkmenge oder eine Komplikation angesehen werden.

Nieren → S. 268
Nierenversagen → S. 272

3.4.2 Maßnahmen bei kardiovaskulären Operationen

Kardiovaskuläre Operationen

Kliniken, die Herzoperationen durchführen, müssen neben der notwendigen Erfahrung über ausreichend Fachpersonal (z.B. Kardiotechniker) und die entsprechende technische Ausstattung (z.B. Herz-Lungen-Maschine) verfügen. In Deutschland erfüllen ›Herzzentren‹ diese Voraussetzungen. OP-Verfahren sind:

- **konventionelle Operationen** am schlagenden oder am stillstehenden Herzen (mit teilweiser oder ganzer Thoraxeröffnung)
- **›minimalinvasive‹ Operationen**
- **Hybridoperationen** (minimalinvasive Operation, kombiniert mit Herzkatheterverfahren)

Herzzentrum
auf Thorax-, Herz- und Gefäßchirurgie und invasive Kardiologie spezialisierte Klinik, z. B. als Teil eines Universitätsklinikums

minimalinvasiv
Durchführung operativer Eingriffe unter Reduktion der traumatischen Folgen.

Konventionelle Operationen

Die häufigste Operation am offenen Herzen ist die chirurgische Anlage eines ›Koronararterienbypasses‹. Weitere Indikationen sind die Rekonstruktion bzw. der Ersatz von Herzklappen, die Transplantation von Herz oder Lunge, eine Korrektur von angeborenen Herzfehlern und die Kunstherzimplantation.

Für Operationen am Herzen wird der Brustkorb durch eine ›Sternotomie‹ teilweise oder ganz eröffnet. Damit die Operateure optimalen Zugang zum blutleeren Herzen erhalten und bei präzise auszuführenden, komplizierten Handgriffen nicht durch den Herzschlag behindert werden, legt man dieses vorübergehend still und verwendet als Ersatz eine Herz-Lungen-Maschine. Diese übernimmt auch die Funktion der Lungen.

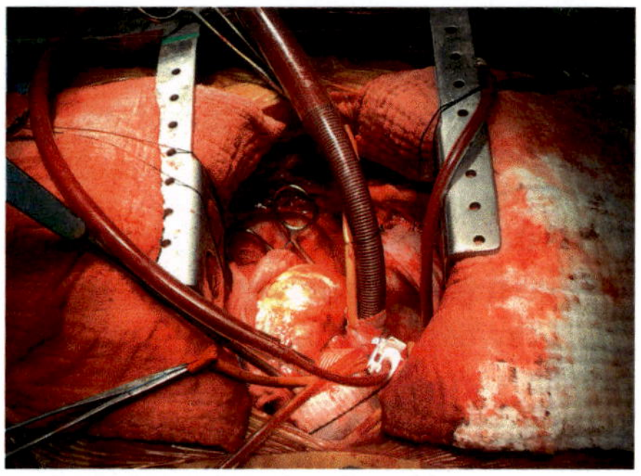

Abb. 1 Eröffnetes Sternum, von zwei metallenen Spreizern offen gehalten, mit Blick auf das Herz

Bypass → S. 521

Sternotomie
Meist längs mediane Durchtrennung des Brustbeins (Sternums). Durch Spreizung des geteilten Sternums wird der Zugang zum OP-Gebiet hergestellt. Der OP-Zugang kann auch anterolateral mit Spreizung der Rippen erfolgen.

Ob eine Bypass-Operation am stillstehenden oder am schlagenden Herz stattfindet, hängt vom Ausmaß und von der Lokalisation der koronaren Engstellen ab. Während des Eingriffs wird zudem die Körpertemperatur gesenkt, um den Sauerstoffbedarf im Gewebe zu verringern.

Nach erfolgreicher Operation wird der Brustkorb verschlossen. Das Sternum wird mit Draht umwickelt (Cerclage). Durch die Fixierung gewinnt das Brustbein an Stabilität, wodurch Komplikationen durch einwirkende Scherkräfte, z.B. bei Mobilisation der Pflegebedürftigen, verringert werden. Postoperativ verbleiben mehrere Wunddränagen im Brustkorb für das Abfließen von Blut und Wundsekret. Außerdem treten die Schrittmacherelektroden eines temporären Schrittmachers aus dem Brustkorb. Darüber kann der Herzrhythmus im Falle einer Bradykardie resynchronisiert werden.

Minimalinvasive Operationen am Herzen

Minimalinvasive Verfahren, die bei weniger komplizierten Operationen angewendet werden (z.B. Mitralklappenrekonstruktion), sind schonender für die Operierten und liefern ein besseres kosmetisches Ergebnis. Die Herz-Lungen-Maschine wird hierbei über die großen Gefäße in der Leiste angeschlossen. Der Eingriff selbst erfolgt über einen kleinen Hautschnitt (ca. fünf Zentimeter) unterhalb der rechten oder linken Brust. Der Zugang zum OP-Gebiet wird über den gespreizten Interkostalraum zwischen der 4. und 5. Rippe ermöglicht. An der nach Unterbrechung der Luftzufuhr kollabierten Lunge vorbei wird die Aorta abgeklemmt und die kaliumreiche ›kardioplegische‹ Lösung eingebracht, die zum Stillstand des Herzens führt. Um die begrenzten Sichtverhältnisse zu verbessern, kommt auch ein Endoskop zum Einsatz. Vorteile minimalinvasiver Methoden sind u.a., dass die körperlichen Beschwerden nach der Operation geringer ausfallen und das Sternum nicht zusammenwachsen muss. Die Pflegebedürftigen erhalten so schneller ihre Selbstständigkeit zurück.

Kardioplegie
griech. kardio = Herz, plege = Schlag, Lähmung
künstlich herbeigeführter Herzstillstand

Hybridoperationen

Kombinationsverfahren vereinen die Vorteile minimalinvasiver und herzkathetergestützter Verfahren. Sie werden in einem entsprechend ausgestatteten Hybrid-Operationssaal gemeinsam von Kardiologinnen und Herzchirurginnen durchgeführt. Die Anzahl der Eingriffe wächst mit den therapeutischen Möglichkeiten. Beispiele für Hybridoperationen sind:

- Einbringen eines ›MitraClips‹ bei Undichtigkeiten der Mitralklappe
- transapikaler und transfemoraler Aortenklappenersatz (›TAVI‹) bei Aortenklappendefekt
- Implantation eines Aortenstents bei Aortenaneurysma

MitraClip
kathetergestütztes Zusammenheften des vorderen Mitralklappensegels mit dem hinteren zur Behebung der Klappeninsuffizienz

TAVI
(Transcatheter Aortic Valve Implantation; Transkatheter Aortenklappenersatz)
kathetergestützte Platzierung einer neuen biologischen Aortenklappe

Präoperative Maßnahmen

Die stationäre Aufnahme erfolgt in der Regel am Tag vor der Operation. Pflegefachpersonen sind sich der bestehenden Ängste der Pflegebedürftigen und ihrer Angehörigen bewusst. Sie nutzen das Anamnesegespräch zum Vertrauens- und Beziehungsaufbau, bieten sich als kompetente Gesprächspartner an, reagieren empathisch und akzeptieren die geäußerten Emotionen.

Im Verlauf informieren sie über Sinn und Zweck ärztlicher und pflegerischer Maßnahmen und unterstützen einen reibungslosen Ablauf. Die Herzchirurgin legt die erforderliche Diagnostik fest und führt das ärztliche Aufklärungsgespräch, in welchem die Risiken der Operation, offene Fragen oder medizinische Bedenken besprochen werden. Die Betroffenen dokumentieren ihr Einverständnis schriftlich.

Zur **Basisdiagnostik** gehören die kardiologischen Befunde. Sie werden durch die Befunde anderer Disziplinen ergänzt (Tab. 1). Die kardiologischen Untersuchungen sichern die Aufnahmediagnose. Die fachfremden Untersuchungen dienen dem Ausschluss von Infektionsherden, deren Erreger postoperativ eine ›Sepsis‹ hervorrufen könnten. Dies gilt insbesondere für Operationen an den Herzklappen.

Sepsis → *S. 598, Band 1*

Präoperative Diagnostik
– Anamnese
– körperliche Untersuchung
– EKG in Ruhe (Abb. 1) und Belastung
– Echokardiografie, ggf. ›TEE‹
– Blutgruppenbestimmung
– Blutentnahme (Blutbild, Schilddrüsen-, Leber- und Nierenwerte, Gerinnungsstatus)
– Röntgen-Thorax
– ggf. Herzkatheterbefund
– aktueller Zahnstatus
– ggf. HNO-Konsil
– ggf. gynäkologisches Konsil
– ggf. urologischer Befund

Tab. 1 Diagnostische Maßnahmen vor einer Herzoperation.

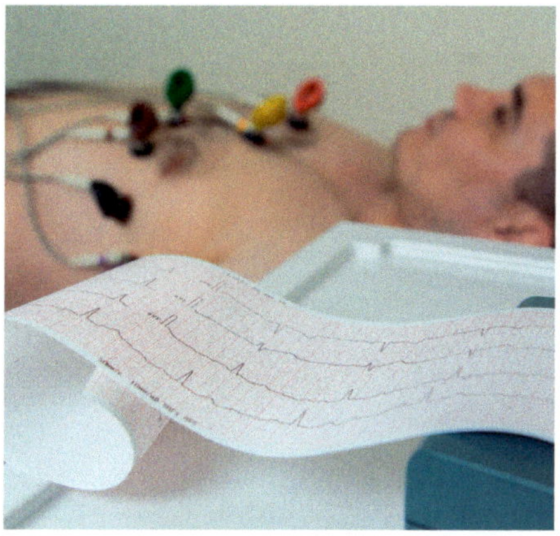

Abb. 1 Ruhe-EKG

TEE
engl. Transesophageal Echocardiography, transösophageale Echokardiografie, auch „Schluckecho" genannt; Einbringen eines Endoskops in die Speiseröhre zur Darstellung des schlagenden Herzens

Die Anästhesistin führt ein Aufklärungsgespräch zur geplanten Vollnarkose. Dabei werden die Patienten über mögliche Komplikationen aufgeklärt und in ein individuelles Risikoprofil (›ASA-Klassifikation‹) eingestuft. Auf dem Dokument wird die **Prämedikation** notiert, die am Vorabend und direkt vor der Operation verabreicht werden soll. Die Patienten müssen ihr Einverständnis zur Durchführung der Narkose schriftlich dokumentieren.

ASA-Klassifikation
Score zur Einschätzung des Narkose- und Operationsrisikos, entwickelt von der American Association of Anaesthesiologists (ASA)

Pflegende unterstützen zur Infektionsprophylaxe bei der **Rasur** des Operationsgebiets. Rasiert werden z.B. Brust, Arme, Leiste und Beine. Zur Vermeidung von Verletzungen sind, wann immer möglich, Trimmer anstelle von Rasierern zu benutzen, da hier das Risiko von Mikroläsionen geringer ist. Das konkrete Rasurfeld sowie verwendetes Material richten sich jedoch nach den einrichtungsspezifischen Vorgaben und Standards.

Eine weitere Maßnahme zum Infektionsschutz ist die Körperpflege mit (keimreduzierender) **Waschlotion** sowie unter Umständen die Verabreichung einer **Nasensalbe**. Grundsätzlich dürfen die Pflegebedürftigen am Morgen des OP-Tages duschen. Sind sie zu geschwächt, führen Pflegefachfrauen eine gründliche, aber beruhigende Körperwaschung im Bett durch.

Schon vor der Operation können die Betroffenen zu bestimmten **Atem- und Mobilisationstechniken** angeleitet werden. Die Anleitung kann von Pflegefachpersonen und/oder Physiotherapeuten durchgeführt werden. Für eine optimale Lungenbelüftung sollte mehrmals täglich mit einem Atemtrainer (z.B. Tri-Ball®, CliniFLO®) geübt werden. Die Bälle des Trainingsgeräts werden durch Inspiration angehoben. Durch regelmäßiges Üben verbessert sich das Atemvolumen, sodass alle drei Bälle gleichzeitig angehoben werden.

Für die Patienten gilt ab dem Abend des Aufnahmetages eine **Nahrungskarenz**. Zur Nacht nehmen sie die Vorabend-Prämedikation ein und gehen danach ins Bett.

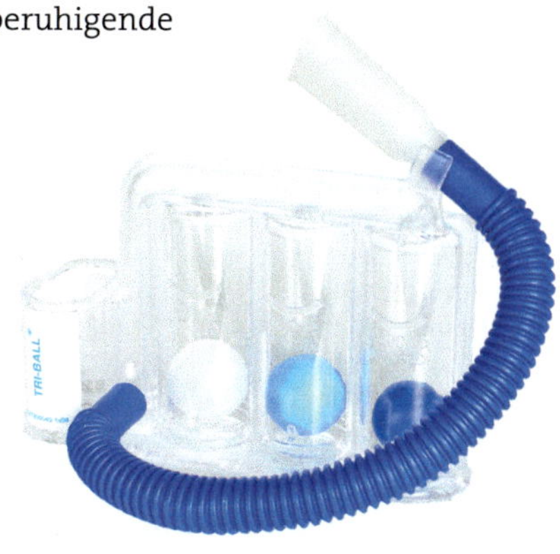

Abb. 2 Atemtrainer Tri-Ball®

Pflegfachpersonen überprüfen die Unterlagen (z. B. Akte, Tageskurve, aktuelle Befunde, OP-Aufklärung, Anästhesieaufklärung) auf Vollständigkeit, bevor die Patienten liegend und im Flügelhemd in den OP-Bereich transportiert werden.
Vor dem **Transport** sollte ein Toilettengang ermöglicht werden, wobei zu beachten ist, dass die Sturzgefahr durch die eingenommenen Medikamente und die besondere psychische Anspannung der Betroffenen erhöht sein kann.

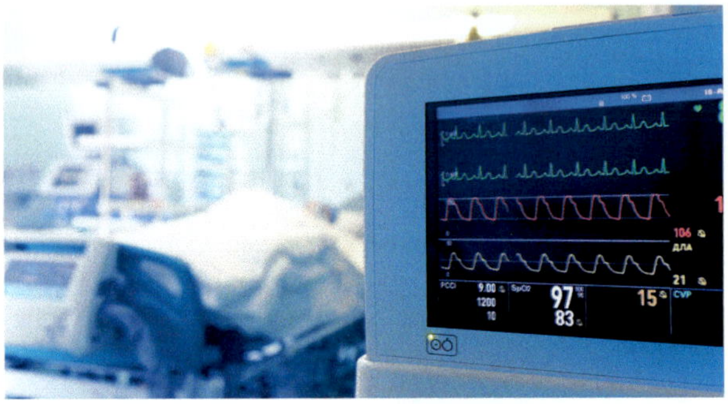

Abb. 1 Kreislaufüberwachung am Monitor

Postoperative Maßnahmen
Die Patienten werden aus dem OP noch schlafend und ggf. beatmet auf die Wach- oder Intensivstation verlegt, wo sie langsam aus der Narkose ausgeleitet werden. Bei der postoperativen pflegerischen Betreuung sind neben der Kreislaufüberwachung v. a. die Bereiche Schmerztherapie, Atemtraining, Ein- und Ausfuhr, Bewusstseinskontrolle, Mobilisation, Kostaufbau sowie Drainagen- und Wundmanagement relevant.

Überwachung
Der engmaschigen Kreislaufüberwachung der Operierten kommt in den ersten Stunden bis Tagen nach der Operation große Bedeutung zu, weil sich infolge des Eingriffs Komplikationen wie Herzrhythmusstörungen, ›Herzbeuteltamponade‹ oder sogar Herz-Kreislauf-Versagen herausbilden können. Pflegefachpersonen achten neben den allgemeinen Vitalparametern auf folgende Beobachtungsschwerpunkte:
- Atmung (z. B. Dyspnoe, Tachypnoe, Apnoe)
- Hautkolorit (z. B. Blässe) und Hautzustand (z. B. kaltschweißig)
- Stauungszeichen (z. B. pralle Halsvenen, ggf. ZVD-Anstieg, Tachykardie, RR-Abfall)
- Schocksymptome (z. B. Tachykardie, RR-Abfall)

Herzbeuteltamponade Ausfüllende Einblutung (= Tampon) in den Zwischenraum zwischen Epikard und Perikard. Der wachsende Bluterguss drückt in dem wenig dehnbaren Herzbeutel auf das Myokard. In der Folge droht ein Herzstillstand.

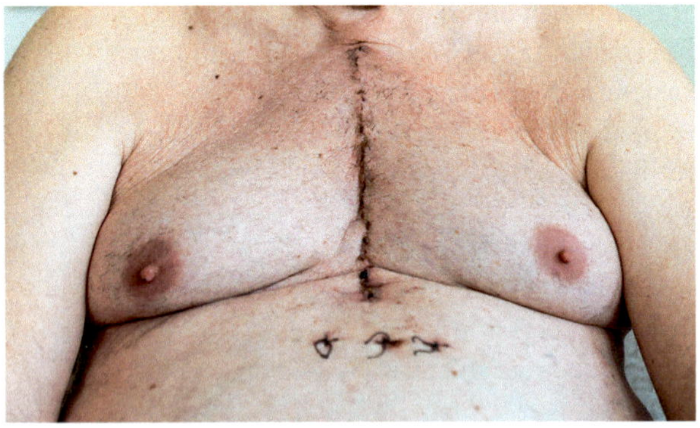

Abb. 2 Die Sternumwunde bei konventioneller Herz-OP ist groß und kann insbesondere an den ersten postoperativen Tagen Schmerzen verursachen. (Die drei kleinen Wunden darunter sind die ehemaligen Austrittsstellen der Drainagen.)

Schmerztherapie
Die operierten Menschen verspüren neben Wundschmerzen häufig auch Rückenschmerzen, die eine muskuläre Folge der Operationstechnik sind. Intraoperativ kann es auch zu positionierungsbedingten Druckschädigungen von Nervenbahnen kommen, die postoperativ zu Beschwerden führen. Mit einer Basismedikation werden die Schmerzen gering gehalten. Reicht diese nicht aus, müssen zusätzliche Analgetika (Schmerzmittel) als Bedarfsmedikation verordnet werden.

Atemtraining
Für die Entfernung des Beatmungstubus gibt es Kriterien, die erfüllt sein müssen:
- Der Patient ist kreislaufstabil, wach oder erweckbar, spontanatmend und normotherm.
- Der Patient reagiert adäquat auf Ansprache und die Schutzreflexe Husten und Schlucken lassen sich auslösen.

Bei längerer Nachbeatmung, Schmerzmittelüberhang oder bei unzureichender Lungenbelüftung während der extrakorporalen Zirkulation kann sich eine Ateminsuffizienz entwickeln. Die Atemluft wird deshalb (nach der Entfernung des Tubus) über eine Sauerstoffbrille weiter mit Sauerstoff angereichert.

Die Sauerstoffsättigung sollte mindestens 90 % betragen und eine regelmäßige ›Atelektasen- und Pneumonieprophylaxe‹ durchgeführt werden. Die Pflegebedürftigen sollten das Bronchialsekret gut mobilisieren und abhusten können.

Atelektasen- und Pneumonieprophylaxe → S. 384

Durch flaches Atmen steigt die Pneumoniegefahr, denn das Sekret wird nicht aus den Lungen abtransportiert – eine ideale Brutstätte für pathogene Keime. Regelmäßiges Abhusten unterstützt die Funktion des Flimmerepithels, beansprucht aber sehr stark das Brustbein und die Operationsnarbe. Deshalb können Schmerzen auftreten und der Husten ineffektiv sein.

Gute **Hustentechniken** nutzen Hilfsmittel wie eine **Hustenrolle** (z.B. ein zusammengerolltes Handtuch), um die auftretenden Kräfte abzumildern. Diese wird während des Abhustens leicht gegen das Sternum gedrückt. Durch den eingeschränkten Aktionsradius werden die Wundnaht und das drahtfixierte Sternum geschützt. Eine ähnliche Schutzwirkung wird mit dem sog. **Zangengriff** erreicht, wenn die Pflegebedürftigen die Arme verschränken und dabei den Oberkörper beim Abhusten mit den Händen festhalten. Beim **Huffing** wird das Sekret schonend und schubweise abgehustet. Die Betroffenen können sich dabei vorstellen, eine Scheibe mit schwachen Atemstößen aus dem Bauch heraus anzuhauchen.

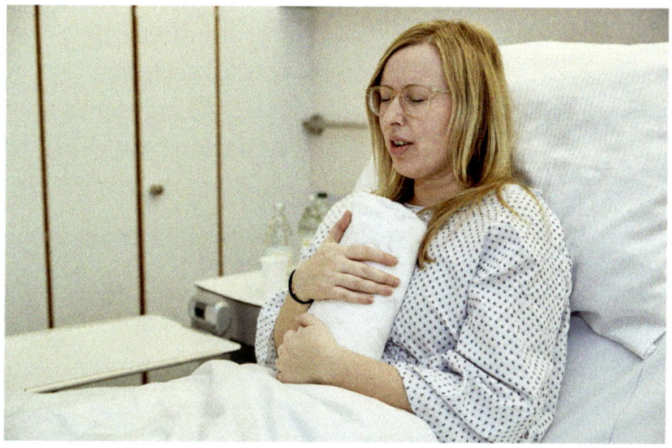

Abb. 3 Hustenrolle

Ein- und Ausfuhr

Die Schleimhäute des Respirationstraktes trocknen während der Operation aus. Die operierten Menschen haben deshalb meist großen Durst. Direkt nach der Operation dürfen noch keine Getränke gereicht werden und die Trinkmenge wird erst schrittweise erhöht. Mundpflegestäbchen lindern das Durstgefühl und feuchten die Mundschleimhaut an.

Der Grund für die Trinkmengenbeschränkung besteht im Einsatz der Herz-Lungen-Maschine, der mit veränderten Perfusionseigenschaften und erhöhter Durchlässigkeit der Zellmembranen einhergeht. Auf diese Weise gelangt viel Wasser in den Körper, welches sich im Gewebe einlagert. Damit die Ödeme zurückgehen, werden Diuretika verabreicht und die Trinkmenge wird an die Ausscheidungsmenge angepasst. Ein- und Ausfuhr müssen deshalb bilanziert werden.

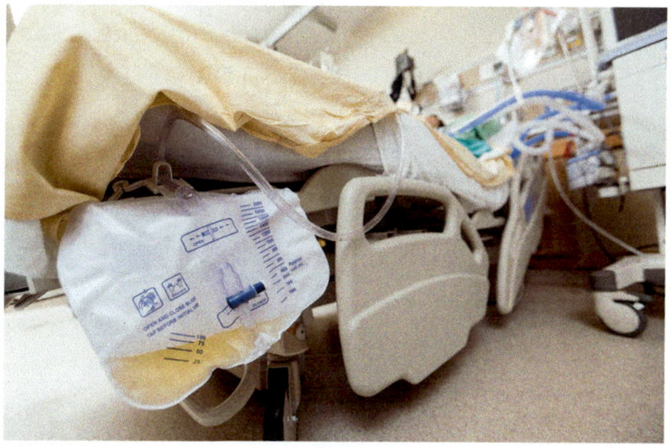

Abb. 4 Der intraoperativ angelegte Blasenverweilkatheter verbleibt in der Regel bis zur Verlegung des Patienten auf die Normalstation.

Die Darmperistaltik kann bis hin zur Ausbildung eines ›paralytischen Ileus‹ gestört sein. Neben dem veränderten Flüssigkeitshaushalt sind Immobilität sowie verabreichte Narkotika und Analgetika die Gründe. Schon ab dem dritten postoperativen Tage wird damit begonnen, durch ›Laxanzien-Gabe‹ (z.B. als Trinklösung oder in Zäpfchenform) die Defäkation zu unterstützen.

Ileus → S. 254

Laxanzien-Gabe → S. 209

Bewusstseinskontrolle

Delir → *S. 592*

Postoperativ kann es bei den Operierten zu psychotischen Verwirrtheitszuständen kommen, die als ›Delir‹ bezeichnet werden. Ein Delir kann viele Ursachen haben (z.B. Stoffwechselstörungen, Exsikkose, Infektionen). Grundsätzlich kann jeder Begleitfaktor der Operation auslösend sein, z.B. die Nebenwirkungen der Narkotika. Ein Delir kann wenige Tage bis viele Wochen andauern und äußert sich im Verlauf unterschiedlich stark, u.a. durch:

Selbstfürsorge
Wie können sich Pflegende vor Übergriffen durch Menschen mit Bewusstseinsstörungen schützen?

- Konzentrationsschwäche
- Denkstörungen, insbesondere auf das Gedächtnis bezogen
- Desorientierung
- Halluzinationen
- gleichgültiges und apathisches Verhalten (= hypodynamisches Delir)
- Agitation bzw. Agitiertheit (= hyperdynamisches Delir)
- unkooperatives bis hin zu aggressivem Verhalten

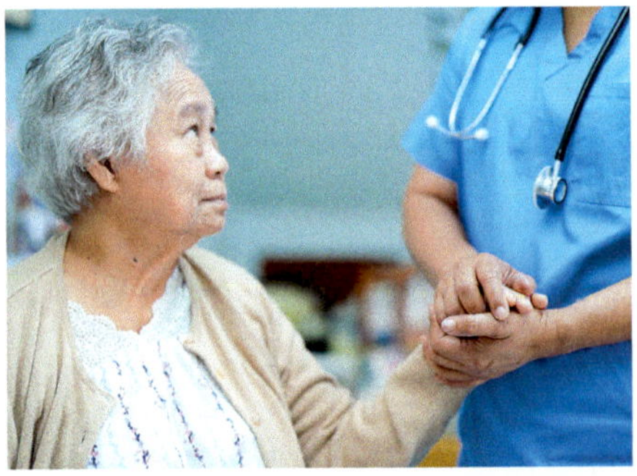

Abb. 1 Pflegende können durch beruhigendes und besonnenes Auftreten gegenüber verwirrten Patienten zur Deeskalation beitragen.

Pflegefachpersonen unterstützen die Pflegebedürftigen durch eine angemessene Kommunikation. Sie bewerten das Verhalten der Pflegebedürftigen nicht und nehmen es nicht persönlich, sie geben wiederholt Orientierung und erklären alle Pflegehandlungen, sie reagieren deeskalierend und sorgen für eine beruhigende Umgebung. Insbesondere stellen sie sicher, dass die zu pflegenden Menschen infolge des unkoordinierten Bewegungsdrangs keine Zugänge oder Drainagen entfernen.

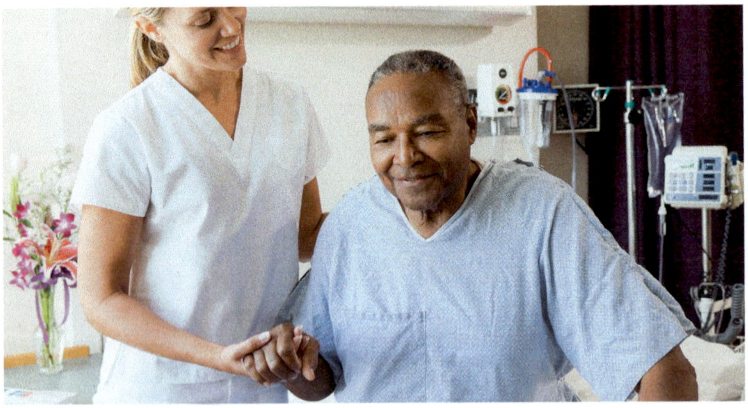

Abb. 2 Frühmobilisation trägt auf vielen Ebenen entscheidend zum Gesundungsprozess bei.

Mobilisation und Körperpflege

Auch im Rahmen der Delir- und Pneumonieprophylaxe ist Frühmobilisation bei stabilen Herz-Kreislauf-Verhältnissen und nach ärztlicher Anordnung unerlässlich.

Am ersten postoperativen Tag werden die operierten Menschen von Physiotherapeutinnen mit Atemtherapie und Bewegungsübungen bis hin zum Sitzen am Bettrand mobilisiert. Die Bettbügel dürfen bei erfolgter Sternotomie nicht benutzt werden, um auf die Wunde keinen zu starken Druck oder Zug auszuüben. Das Aufstehen und die Bewegung en bloc („im Stück") entlastet den Thorax. Meistens muss der Sitz an der Bettkante korrigiert werden, weil das Gesäß zu weit vom Bettrand entfernt ist. Die Betroffenen legen die Hände dazu auf die Knie und bewegen sich durch abwechselnde Gewichtsverlagerung von einer auf die andere Gesäßhälfte Stück für Stück in die gewünschte Position. Das Aufstehen ohne Abstützen mit den Händen ist auch mit einer Bettleiter möglich. Während des weiteren Klinikaufenthalts wird die Belastbarkeit innerhalb eines wachsenden Aktionsradius schrittweise gesteigert. Bereits am zweiten postoperativen Tag sind in Begleitung kurze Strecken zu Fuß im Zimmer zu absolvieren.

Langfristiges Ziel der Mobilisation ist es, dass die operierten Menschen am Ende des Klinikaufenthaltes wieder Treppen steigen können, um sie auf Belastungen in der Häuslichkeit vorzubereiten. Vor der Entlassung nach Hause folgt jedoch (im Idealfall direkt an die Krankenhausbehandlung) eine ›Anschlussheilbehandlung (AHB)‹ in einer Rehabilitationsklinik mit einer regulären Dauer von drei Wochen.

Rehabilitation → S. 700, Band 1

Kostaufbau

Vier Stunden nach der Entfernung des Tubus auf der Intensivstation dürfen die Operierten Getränke zu sich nehmen. Werden diese gut vertragen, reduziert sich die Infusions- um die steigende Trinkmenge und der allmähliche Kostaufbau beginnt. Es kann postoperativ zu ›Übelkeit‹ und Appetitlosigkeit kommen. Der Kostaufbau wird immer am aktuellen Befinden ausgerichtet. Eventuell treten postoperativ Geschmacksstörungen auf. Diese gehen nach kurzer Zeit wieder zurück.

Pflege bei Übelkeit → S. 159

Die Berücksichtigung individueller Bedürfnisse durch das Angebot einer Wunschkost oder die Einbeziehung der Angehörigen kann das pflegerische Ziel, mit der Nahrung ausreichend Nährstoffe, Vitamine und Kalorien zuzuführen, unterstützen. Der Genesungsprozess und die Wundheilung werden so günstig beeinflusst. Bis zu einer vollständigen Genesung dauert es abhängig von Alter und zusätzlichen Erkrankungen zwei bis drei Monate.

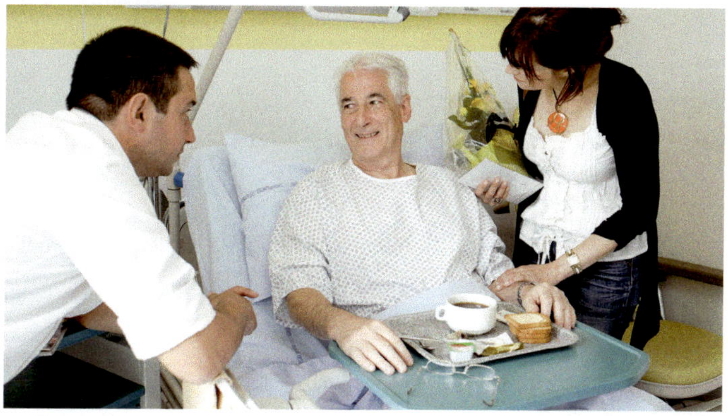

Abb. 3 Angehörige können den Kostaufbau aktiv und aufmunternd begleiten und ggf. im Krankenhaus nicht verfügbare Lieblingsspeisen des Pflegebedürftigen mitbringen.

Drainagen- und Wundmanagement

Während der Operation eingelegte Drainagen, die das Wundsekret fördern, liegen i.d.R. retrosternal (hinter dem Sternum) und/oder intrapleural (im Pleuraspalt). Der kontinuierliche Drainagefluss wird mittels Sogs aufrechterhalten. Pflegefachpersonen kontrollieren den Sekretfluss, die Sekretmenge und die Sekretzusammensetzung, insbesondere zum Erkennen von Nachblutungen oder Wundinfektionen. Die Sekretmenge wird ›bilanziert‹, die Drainageaustrittsstellen auf ›Entzündungszeichen‹ beobachtet. Die Drainagen werden je nach Fördermenge nach zwei bis vier Tagen entfernt. Die mit Fäden fixierten Schrittmacherelektroden werden nach zehn Tagen entfernt.

Flüssigkeitsbilanz → S. 178
Entzündungszeichen → S. 114

Obwohl das Brustbein mit Draht verbunden wurde, kann es im Verlauf instabil werden. Die Sternumhälften sind dann beweglich oder verursachen Geräusche durch Knochenreibung. Bis zum vollständigen Zusammenwachsen des Brustbeins vergehen bis zu drei Monate. Die Wunde selbst soll primär heilen. Die zweitägigen Verbandwechsel erfolgen deshalb unter dem Aspekt der Wundinspektion und trocken, bei gereizter oder sezernierender Wunde häufiger. Eine gerötete, sonst intakte Umgebungshaut ist normal. Die Pflegebedürftigen klagen häufiger über Sensibilitätsstörungen (z.B. Taubheitsgefühle, Berührungsempfindlichkeit) und lage- sowie wetterabhängige Beschwerden.

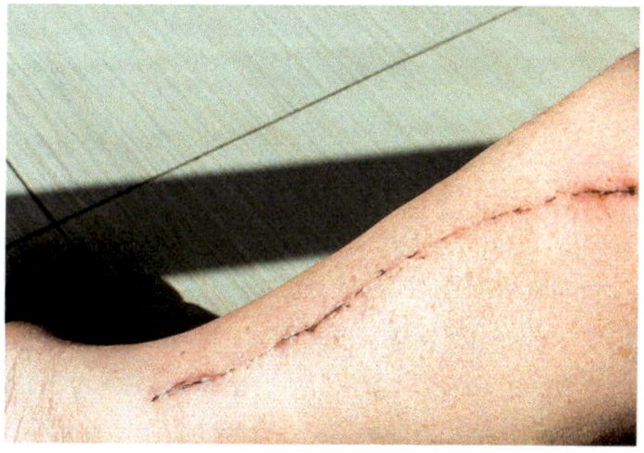

Abb. 4 Neben der Sternumwunde ist die Venenentnahmestelle am Unterschenkel für die koronare Bypassversorgung eine zweite typische Wunde in der Herzchirurgie. Hier im Bild etwa eine Woche nach OP, mit gutem Heilungsverlauf.

4 Schlaf und Wachheit

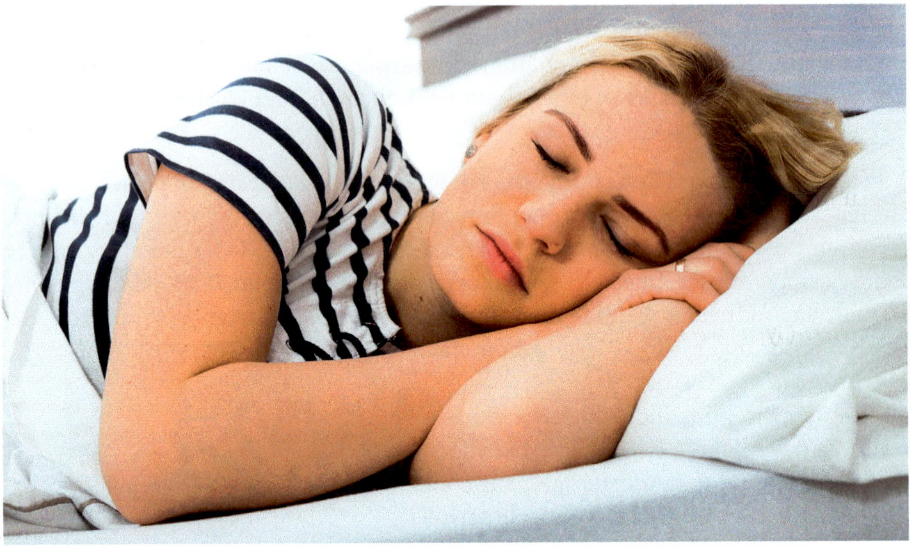

Abb. 1 Nicht nur die Schlafdauer, sondern auch die Schlafqualität sind für die Regeneration des Körpers entscheidend.

4.1 Schlaf und Wachheit erfassen

4.1.1 Gesunder Schlaf und Schlafrhythmus

Von den 8760 Stunden eines Jahres verschläft der Mensch im Durchschnitt ca. 3000 Stunden. Schlaf ist die physische Passivität zum Ausgleich der Aktivität (Wachsein). Er regeneriert die physischen und psychischen Kräfte. Um die Anforderungen des Alltags leistungsfähig und aktiv bewältigen zu können, muss der Mensch ausgeschlafen und ausgeruht sein. Wichtige Körperfunktionen wie Gedächtnis und Wachstum stehen mit dem Schlaf in engem Zusammenhang. Daher variiert der Schlafbedarf im Lauf des Lebens stark. Der Wechsel von Schlafen und Wachsein innerhalb von 24 Stunden wird auch **Schlaf-wach-Rhythmus**, Tag-Nacht-Rhythmus oder zirkadianer Rhythmus genannt.

REFLEXION › IMPULS › LERNORTVERNETZUNG

Falls Sie schon mal eine Fernreise per Flugzeug gemacht haben, erinnern Sie sich sicher daran, dass nach der Ankunft Ihre „innere Uhr" falsch ging und es einige Zeit dauerte, bis sie sich an die örtliche Uhrzeit angepasst hatte. Welche Anzeichen haben Sie in dieser Zeit an sich wahrgenommen?

Jetlag
engl. jet = Düsenflugzeug, lag = Zeitdifferenz nach einem Langstreckenflug über mehrere Zeitzonen auftretende Störung des zirkadianen Rhythmus

Beim Wechsel der Zeitzonen passt sich der zirkadiane Rhythmus erst nach einer Umgewöhnungszeit an. Nach einer Flugreise kann es daher zu ›Jetlag‹ mit Kraftlosigkeit und Müdigkeit kommen.

Bei Kleinkindern ist der zirkadiane Rhythmus noch nicht so ausgeprägt und bei älteren Menschen nicht mehr so stark vorhanden. Bei Babys wechseln sich kurze aktive Zeiten mit kurzen Schlafphasen ab und auch im hohen Alter verliert der zirkadiane Rhythmus an Einfluss.

Physiologische Vorgänge

Im Wachzustand überwiegt der Einfluss des ›Sympathikus‹ auf die Organtätigkeit, der Körper befindet sich im „Anspannungsmodus". Der erhöhte Muskeltonus sorgt für eine im Vergleich zum Schlafzustand erhöhte Herz- und Atemfrequenz sowie einen höheren Blutdruck, was den Körper leistungsfähig macht. Im Schlaf werden Herz- und Atemfrequenz dagegen vom ›Parasympathikus‹ dominiert und sind daher reduziert. Der Muskeltonus ist vermindert, die Atmung flacher und langsamer, die Leistungsfähigkeit gedrosselt. Die Produktion einiger Hormone, z.B. des stoffwechselsteuernden Kortisols, ist im Schlaf vermindert, während Hormone wie ›Leptin‹, ›STH‹ und ›ADH‹ vermehrt ausgeschüttet werden.

Im Gehirn bilden sich während des Schlafens neue Verbindungen zwischen den Nervenzellen (Synapsen). Das erklärt, weshalb ein Text, der direkt vor dem Schlafen durchgelesen wird, am folgenden Tag besser verstanden und gelernt werden kann. Besonders ausgeprägt ist die Synapsenbildung bei Neugeborenen: Sie haben einen so großen Schlafbedarf, weil ihr Gehirn während des Schlafens reift.

Sympathikus und Parasympathikus → S. 405

Leptin
appetithemmendes Hormon

STH (somatotropes Hormon)
Wachstumshormon

ADH (antidiuretisches Hormon)
die Urinproduktion hemmendes Hormon

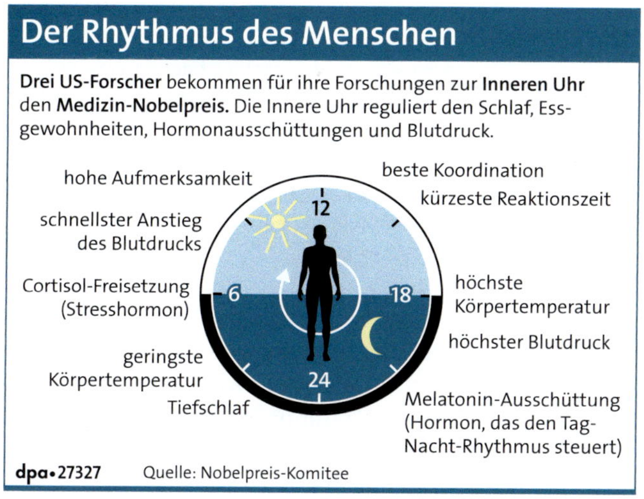

Abb. 2 Der zirkadiane Rhythmus des Menschen

Müdigkeit

Reduzierter Antrieb und verminderte Kraft sowie eine abnehmende Konzentrations-, Leistungs- und Wahrnehmungsfähigkeit sind typische Zeichen von Müdigkeit. Grund dafür ist die physische und psychische Erschöpfung des Menschen. Sie tritt in der Regel vor der nächtlichen Schlafenszeit auf, kann aber auch bei Erschöpfungszuständen am Tag (Tagesmüdigkeit) vorkommen. Gähnen ist das Hauptkennzeichen, oft brennen auch die Augen und die Lider schließen sich häufiger und deutlich langsamer. Müdigkeit kann von Frieren, Juckreiz und nach langem Schlafentzug auch von Halluzinationen begleitet sein.

Gähnen ist „hochansteckend". Es genügt bereits ein Foto oder allein die Vorstellung eines gähnenden Menschen oder Tieres, um den Mechanismus in Gang zu setzen. Verantwortlich dafür sind ›Spiegelneuronen‹ im Gehirn. Sie bilden die Basis von Lernprozessen und animieren zum Nachahmen.

Spiegelneuronen
Nervenzellen im Gehirn, die beim Beobachten einer Handlung oder Vorgangs die gleichen Potenziale auslösen, als wenn der Körper diese Handlung selbst ausführen würde

REFLEXION | IMPULS | LERNORTVERNETZUNG

Wie empfinden Sie es, wenn jemand in Ihrer Gegenwart gähnt?

Diversität
Wie verändert sich der Schlafrhythmus im Verlauf des Lebens?

Schlafrhythmus und -phasen
Der biologische Schlafrhythmus wird im Weckzentrum der Formatio reticularis im Hirnstamm geregelt. Es steuert den Schlaf, der in unterschiedlichen Schlaftiefen, -zeiten und -phasen stattfinden kann. Pro Nacht werden mehrere **Schlafzyklen** durchlaufen. Jeder Schlafzyklus kann in fünf **Schlafphasen** unterteilt werden.

Phase		Dauer und Ablauf
1. Phase: Einschlafphase	Non-REM-Schlaf (orthodoxer Schlaf)	ca. 30 min; Dämmerzustand, sehr leicht erweckbar
2. Phase: Entspannungsphase		ca. 3 min; sehr kurz, die Atmung wird tiefer, der Blutdruck sinkt
3. Phase: Leichtschlafphase		ca. 3 min; weiterhin reduzierter Blutdruck, schwacher Muskeltonus, gemäßigte Reizwahrnehmung (ein fahrendes Auto wird z. B. kaum wahrgenommen), der Schlafende ist weniger leicht weckbar
4. Phase: Tiefschlafphase		Beginn ca. 30 min nach dem Einschlafen, Dauer ca. 30–60 min; entspannter, traumloser Schlaf, maximale Schlaftiefe, Blutdruck und Atemtiefe sind reduziert, der Schlafende ist auch durch laute Geräusche kaum weckbar
5. Phase: Traumphase	REM-Schlaf (rapid eye movement, paradoxer Schlaf)	ca. 15 min; kaum entspannend, ähnlich wie die Leichtschlafphase, jedoch mit schnellen Augenbewegungen

Tab. 1 Schlafphasen

Der Schlafende durchläuft zunächst die ersten drei Phasen. Anschließend verbleibt er etwa 20–40 min in der vierten Phase. Danach durchläuft er wieder die dritte, dann die zweite Phase, um letztlich in die fünfte Phase (Traumphase) zu gelangen. Schläft eine Person ungestört, so durchläuft sie pro Nacht bis zu fünf Schlafzyklen. Die REM-Phasen verlängern sich im Lauf der Nacht, während die Non-REM-Phasen stetig kürzer werden.

Träumen
Träume entstehen bei der Umwandlung von vor allem optischen und akustischen Erinnerungspartikeln und Wahrnehmungen. Im Schlaf blitzen diese bruchstückhaft als Bewusstseinsinhalte auf und werden als psychische Aktivität wahrgenommen. Weckt der Traum negative Emotionen, Ängste oder Sorgen (Albtraum), kann es zum Erwachen kommen. Träume gelten als Schlüssel zum Unterbewusstsein, können verdrängte, unbewusste Wünsche aufdecken sowie die Verarbeitung von belastenden Ereignissen unterstützen. Unmittelbar nach dem Aufwachen ist die Erinnerung an sie noch deutlich, im Lauf des Tages verblasst sie. Kinder träumen mehr als Erwachsene, da sie viele Erlebnisse erstmals verarbeiten müssen und nicht auf viele Erfahrungen und Erinnerungsspuren zurückgreifen können.

REFLEXION IMPULS LERNORTVERNETZUNG

Können Sie sich an Ihren letzten Albtraum und daran, wie es Ihnen nach dem Aufwachen erging, erinnern?

Schnarchen (Rhonchopathie)

Im Schlaf entspannen sich die Rachenmuskeln, die zudem mit zunehmendem Alter erschlaffen. Vor allem in Rückenlage fällt die Zunge des Schlafenden zurück, die so entstehende Verengung des Atemwegs kann eine Vibration im Rachen verursachen. Doch Schnarchen tritt auch bei Kindern auf, z. B. bei ›Polypen‹ in der Nase.
Beim **primären Schnarchen** bleiben Atmung und Schlaf weitgehend unbeeinflusst, allenfalls der Schlaf von anderen Personen im Raum kann gestört werden. **Obstruktives (einengendes) Schnarchen** kann dagegen die oberen Atemwege so verengen, dass nicht mehr ausreichend Luft in die Lunge gelangt (›Schlafapnoe-Syndrom‹).

Polyp
gutartige Geschwulst der Schleimhaut

Schlafapnoe-Syndrom
→ S. 450

Schlafmuster und -bedarf

Das Schlafmuster (der Verlauf der einzelnen Schlafzyklen und dessen Schlafphasen) verändert sich im Lauf des Lebens. Es werden verschiedene Schlaftypen (Chronotypen) unterschieden.

- Monophasischer Schlaftyp (Lerchentyp): „Lerchen" werden früh am Abend müde, sind aber entsprechend früh wieder wach. Sie finden meist in der ersten Nachthälfte in den Tiefschlaf und sind morgens am leistungsfähigsten. Kleine Kinder und ältere Menschen sind häufig unter den „Lerchen" zu finden.
- Biphasischer Schlaftyp (Eulentyp): „Eulen" weisen verzögerte Schlafphasen auf, der Tiefschlaf setzt bei ihnen meist in der zweiten Nachthälfte ein. Dementsprechend schlafen sie gerne lang und sind morgens schwerer zu wecken; ihren höchsten Aktivitätslevel erreichen sie am Abend. Jugendliche tendieren in der Regel zu diesem Schlaftyp.
- Polyphasischer Schlaftyp: Dieser Typ kommt vor allem bei Neugeborenen vor. Die Schlafepisoden treten mehrmals sowohl nachts als auch tagsüber auf.

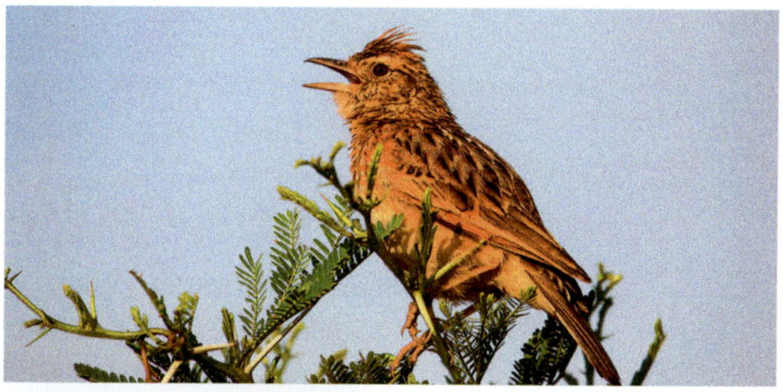

▲ **Abb. 1** Die Lerche ist tagaktiv ...

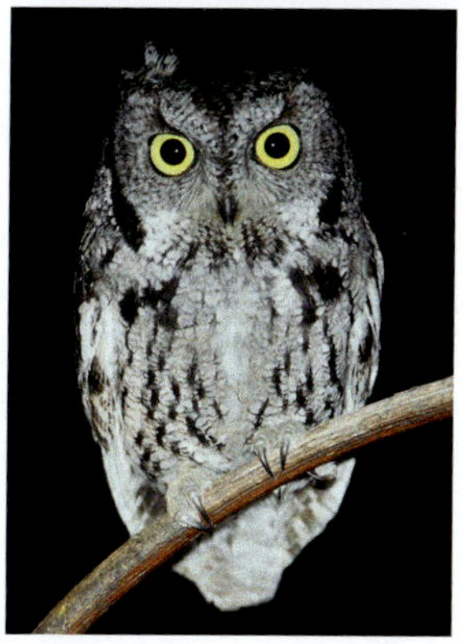

◄ **Abb. 2** ... während die Eule ein Nachtvogel ist

Es gibt kein einheitliches Schlafmuster und auch kein einheitliches Schlafmaß. Die optimale Schlafdauer für einen erholsamen Schlaf ist individuell verschieden und wird auch von äußeren Bedingungen, z. B. Tageslichtdauer, beeinflusst. Wichtige Funktionen wie Gedächtnis und Wachstum stehen mit dem Schlaf in engem Zusammenhang. Daher variiert der Schlafbedarf im Lauf des Lebens und nimmt mit zunehmendem Alter ab. Neugeborene können zunächst Tag und Nacht noch nicht unterscheiden, passen sich aber schon nach wenigen Tagen an und schlafen nachts mehrere Stunden hintereinander durch, während die Schlafzeiten tagsüber häufiger von Wachphasen unterbrochen sind. Der Alltag und der Schlaf-wach-Rhythmus sind geprägt von Essens- und Schlafenszeiten. Der Schlafbedarf verteilt sich auf etwa fünf Schlafperioden. Nach dem Säuglingsalter entwickelt sich allmählich eine zusammenhängende Schlafperiode von etwa sechs Stunden. Bei Säuglingen und Kleinkindern ist eine nächtliche Schlafunterbrechung also normal, bis sie mit zunehmendem Alter schließlich durchschlafen.

Physiologischer Schlafbedarf	
Säugling	ca. 18–20 Stunden
Kleinkind	ca. 12–14 Stunden
Schulkind	ca. 10–12 Stunden
Jugendlicher	ca. 8–9 Stunden
Erwachsener	ca. 6–8 Stunden
Älterer Mensch	ca. 6–7 Stunden (ohne Schlafphasen tagsüber)

Tab. 2 Altersbedingter physiologischer Schlafbedarf

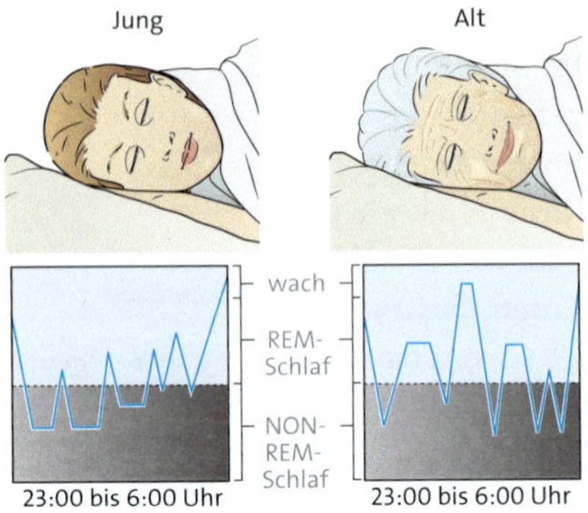

Abb. 1 Veränderungen des Schlafbedarfs im Alter

Nykturie → S.128
Dekubitus → S. 69

Mit zunehmendem Alter verändern sich die Schlafzyklen, außerdem nimmt der Schlafbedarf im Alter ab. Die Traumphasen sind im Alter deutlich reduziert. Bei Hochaltrigen (> 85 Jahre) vermindert sich der durchschnittliche Schlafbedarf von ca. sechs bis sieben Stunden auf ca. fünf bis sechs Stunden. Außerdem nimmt im Alter die Dauer der einzelnen Tiefschlafphasen ab, während die Zahl der nächtlichen Wachperioden steigt. Der Schlaf ist flacher und die Erweckbarkeit höher, z.B. durch Störgeräusche oder infolge von ›Nykturie‹. Es wird mehr Schlafenszeit in den Phasen 1–3 verbracht, und die Körperbewegungen während des Schlafens werden im Alter weniger. Hieraus resultiert bei entsprechend gefährdeten Menschen auch eine höhere ›Dekubitusgefahr‹.

4.1.2 Schlaf, Wachheit und Erweckbarkeit beobachten

Beobachtungsaspekte

Schlaf wird nach folgenden Kriterien beobachtet:

- Schlafdauer, Art des Schlafs, Schlaf-wach-Phasen (Einschlaf- und Aufwachzeiten)
- Schlafhaltung, z.B. Rückenlage, Seitenlage, Bauchlage, Schonhaltung
- Schlafgewohnheiten, z.B. spezielle Kissen, Schlafrituale, Einnahme von schlaffördernden Medikamenten, bei Kindern Lieblingsstofftier etc.
- physiologische Phänomene, z.B. Zähneknirschen, Schnarchen, Weh- oder Stöhnlaute, Sprechen oder Bewegungen im Traum
- pathologische Phänomene, z.B. Bettnässen, nächtliches Wasserlassen (Nykturie), Urin- und/oder Stuhlinkontinenz, Schlafstörungen
- Befinden nach dem Schlaf, z.B. Traumerinnerung, Wachheit, Aktivität, Entspannung oder Angespanntheit

Pflegeanamnese → S. 820, Band 1

In der ›Pflegeanamnese‹ werden Schlafgewohnheiten und bestehende Schlafstörungen erfasst.

Überprüfung der Schlafdauer und -tiefe

In einem **Schlafprotokoll** (Schlaftagebuch), das der Betroffene selbst oder die Angehörigen führen, werden die Häufigkeit des Aufwachens in der Nacht, die Schlafphasen am Tag, verzögertes Einschlafen, frühzeitiges Aufwachen sowie die Aktivitäten am Tag dokumentiert. Oft stellt sich dabei heraus, dass die Bettliegezeit um einiges länger ist als die tatsächliche Schlafzeit.

Schlaflabor
Einrichtung zur Untersuchung des Schlafs mit Monitoring und Aufzeichnungsgeräten

Elektroenzephalogramm (EEG)
Ableiten und Aufzeichnen der elektrischen Hirnströme

Elektrookulogramm (EOG)
Ableiten und Aufzeichnen elektrischer Ströme, die durch Augenbewegungen entstehen

Elektromyogramm (EMG)
Ableiten und Aufzeichnen der Muskelaktivitäten

Ein **Schlafprofil**, auch **Somnogramm** oder Schlafkurve genannt, ist die grafisch dargestellte Abfolge der Phasen und Zyklen während des Schlafens. Deren jeweilige Dauer kann in einem speziellen ›Schlaflabor‹ mittels ›Elektroenzephalogramm (EEG)‹, ›Elektrookulogramm (EOG)‹ und ›Elektromyogramm (EMG)‹ bestimmt werden. Dazu werden Elektroden an Stirn und Schläfen der betreffenden Person geklebt. Weitere Elektroden werden an deren Oberkörper sowie im Thoraxbereich und an den Extremitäten angebracht, um mittels EKG Herzströme aufzeichnen zu können. Mithilfe eines Pulsoxymeters wird die Sauerstoffsättigung gemessen. Bei einer **Polysomnografie** werden zudem die Luftströmung in Mund und Nase, thorakale und abdominelle Atembewegungen sowie Schnarchgeräusche registriert.
Die Veränderungen der elektrischen Hirnströme werden auf dem EEG-Bild mittels verschiedener Wellen dargestellt.

Die **Schlafeffizienz** ergibt sich aus der tatsächlichen Schlafenszeit abzüglich der reinen Liegedauer. Die Art des Schlafs **(Schlafqualität)** gibt Aufschluss darüber, ob der Schlaf ruhig oder unruhig, oberflächlich oder tief war. Auch das Befinden nach dem Aufwachen (fühlt sich der Mensch erholt oder müde, gereizt oder entspannt) sowie Reaktionen auf eingenommene Schlafmittel (bestehende Müdigkeit am Tag) werden erfasst.

Selbstfürsorge
Wie gut schlafen Sie?

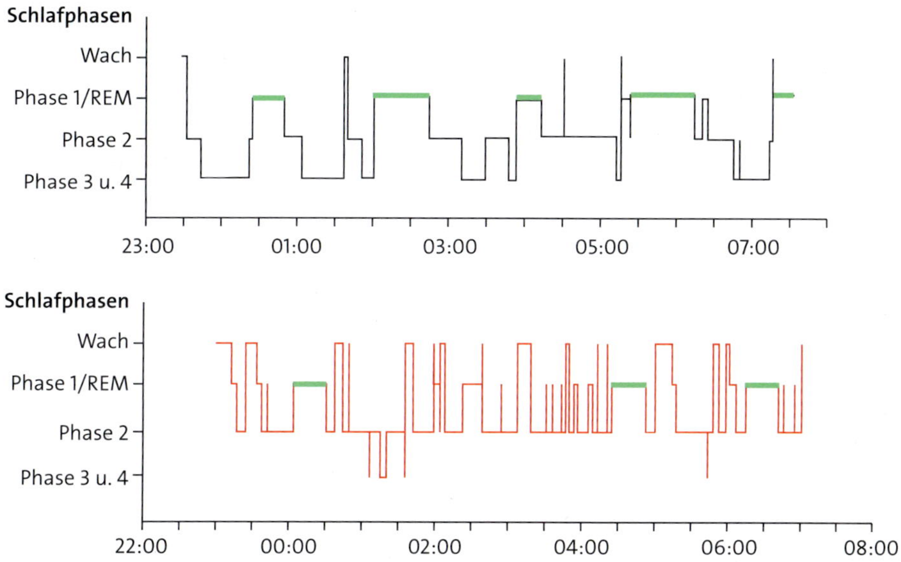

Abb. 2 Schlafprofile eines erholsamen (oben) und gestörten Schlafs (unten). Während sich beim erholsamen Schlaf die verschiedenen Schlafphasen in einer physiologischen Reihenfolge abwechseln, weist der gestörte Schlafzyklus nur kurze Tiefschlafphasen auf, die mitunter ganz ausbleiben.

W ZUM WEITERDENKEN

Ist Lernen auch im Schlaf möglich? In einer aktuellen Studie widerlegen drei Neuropsychologen der Universität Bern, dass der Schlaf ein komplett abgeschirmter Bewusstseinszustand ist. Sie erklären in der Studie, dass unser Gehirn auch im Tiefschlaf neue Informationen aufnimmt, und überlegen, ob Fachwörter vielleicht im Tiefschlaf gelernt werden könnten. Was im Wachzustand kurz vor dem Schlafengehen gelernt wurde, wird im Schlaf rekapituliert, indem es im Gehirn immer wieder „abgespult" wird. So wird z. B. gerade neu erlernter Wortschatz gefestigt.

4.1.3 Veränderungen von Schlaf und Wachheit

Schlafmangel

Schlafmangel führt zu einer zunehmenden Müdigkeit am Tag, zu Konzentrationsproblemen und zu Veränderungen der Persönlichkeit sowie zur Überbeanspruchung des Herz-Kreislauf-Systems. Es kann zum **Mikroschlaf** (Sekundenschlaf) kommen. Dieses unbeabsichtigte Einnicken ist insbesondere im monotonen Straßenverkehr gefährlich. Bei Tempo 100 legt ein Autofahrer so in einer Sekunde 28 m im „Blindflug" zurück. Ursachen des Schlafmangels sind in erster Linie die Vernachlässigung von Ruhezeiten, große Essensmengen sowie starker Nikotin-, Koffein- und/oder Alkoholkonsum.

Schlafstörungen

Schlafstörungen (Dyssomnien) werden in akute und chronische Schlafstörungen unterteilt. Akute Schlafstörungen dauern maximal drei Wochen und haben einen diagnostizierbaren Grund wie z.B. eine akute Erkrankung mit Schmerzen. Chronische Schlafstörungen dauern länger und haben keine erkennbare Ursache. Eine **Hyposomnie** kann eine Einschlaf- oder Durchschlafstörung sowie frühes Erwachen sein, während eine **Hypersomnie** die Schlafneigung am Tag bezeichnet. Das Empfinden eines unzureichenden oder nicht erholsamen Schlafs wird **Insomnie** genannt. Schlafstörungen sind weitbverbreitet, Frauen sind häufiger betroffen als Männer. Unterschieden werden

- Einschlafstörungen: langes Wachliegen vor dem Einschlafen
- Durchschlafstörungen: häufiges Aufwachen während des Schlafens
- Tagesschläfrigkeit: starke Tagesmüdigkeit bis hin zu häufigem Einnicken
- Störungen des Schlaf-wach-Rhythmus: nachts wach, tagsüber müde, z.B. Tag-Nacht-Umkehr bei Demenz und Schlafmittelabusus

Ursachen:

- körperliche Ursachen; 80 % der Ein- und Durchschlafstörungen haben eine körperliche Ursache.; dazu zählen organische Veränderungen wie Schmerzen, Inkontinenz, Atemnot, Inaktivität (fehlende Auslastung) oder Bewegungsstörungen (z.B. Morbus Parkinson), Essen und Trinken, Genussmittel wie Kaffee oder Alkohol, aufregende Erlebnisse oder Gespräche sowie demenzielle Erkrankungen
- ›exogene‹ Ursachen; äußere Bedingungen wie Lärm, Licht, hohe oder niedrige Raumtemperatur, zu trockene oder zu feuchte Raumluft, schlecht gelüftete Räume, Schnarchgeräusche
- psychische Ursachen; Depressionen, Angst, Stress, Sorgen, ungelöste Probleme, Stimmungen wie Euphorie, extreme Erwartungshaltungen, Mobbing oder andere belastende Ereignisse, Veränderungen, z.B. Aufnahme ins Krankenhaus
- medikamentöse Ursachen; manche Medikamente verursachen aufgrund ihrer Neben- und Wechselwirkungen Schlafstörungen, z.B. Parkinsonmedikamente, Diuretika (wegen des nächtlichen Wasserlassens) oder Asthmapräparate (Theophyllin)
- soziokulturelle Ursachen, z.B. wenige soziale Kontakte, Probleme am Arbeitsplatz, Schichtarbeit, Konflikte in der Partnerschaft

exogen
von außen auf den Körper einwirkend

Erhöhte Müdigkeit und Erschöpfbarkeit infolge einer chronischen Krankheit werden als **chronisches Erschöpfungssyndrom** oder ›Fatigue‹ bezeichnet. Ein chronisches Erschöpfungssyndrom kommt besonders bei onkologischen Patienten häufig und bereits in einem sehr frühen Krankheitsstadium vor.

Fatigue → S. 751, Band 1

Schlafapnoe-Syndrom

Eine Sonderform der körperlich verursachten Schlafstörung ist das Schlafapnoe-Syndrom, das insbesondere bei übergewichtigen Menschen auftritt. Typische Symptome sind lautes Schnarchen, lange Atemaussetzer mit einer periodischen Apnoe (Atemstillstand) und eine erheblich geminderte Schlafqualität, die sich in Tagesmüdigkeit und Konzentrationsschwäche äußert. Durch die wiederholten Atemstillstände kommt es zu einem Sauerstoffdefizit, das den gesamten Organismus belastet.

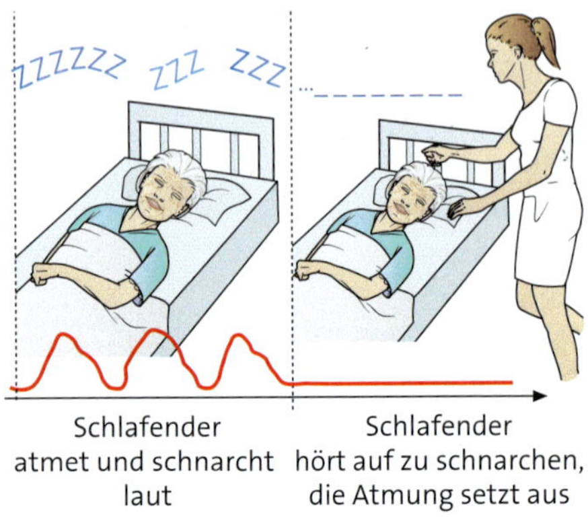

Abb. 1 Periodische Apnoe

Schlafstörungen bei Kindern und Jugendlichen

Die Ursachen für anhaltendes nächtliches Schreien bei Säuglingen sind multipel und sollten von einem Kinderarzt untersucht werden, um ernste organische Gründe auszuschließen.

Parasomnien sind während des Schlafs auftretende unerwünschte und unangemessene Verhaltensauffälligkeiten wie Schlafwandeln (Somnambulismus), Angstschreie, Albträume und Bettnässen (Enuresis nocturna) und kommen besonders häufig bei Kindern vor. Beim Schlafwandeln wandern die Betroffenen mit zum Teil geordneten Verhaltensweisen umher, sind schwer erweckbar und können sich anschließend nicht daran erinnern. Das Phänomen dauert meist nur wenige Minuten, kommt sporadisch vor und verschwindet im Jugendalter häufig wieder. Der Grund dafür könnte im noch unreifen zentralen Nervensystem liegen. Haben (Klein-)Kinder Albträume, aus denen sie abrupt mit einem Aufschrei hochschrecken, spricht man von **Pavor nocturnus** (Nachtschreck). Wie beim Schlafwandeln kann sich das Kind am nächsten Tag nicht daran erinnern. **Bettnässen** ist meist darauf zurückzuführen, dass der willkürliche Schließmuskel sowie die Beckenbodenmuskulatur noch untrainiert sind, es kann aber auch durch einen Mangel an ›ADH‹ oder psychisch bedingt sein.

ADH (antidiuretisches Hormon)
die Urinproduktion hemmendes Hormon

Jugendliche als ›Eulen‹ klagen häufig über das **verzögerte Schlafphasensyndrom**. Sie können vor 3:00 oder 4:00 Uhr morgens schlecht einschlafen und entsprechend schwer fällt es ihnen, am Morgen aufzustehen, um rechtzeitig zur Schule oder zur Arbeit zu kommen.

Eulentyp → *S. 447*

Schlafstörungen bei älteren Menschen

Obwohl ältere Menschen einen geringeren Schlafbedarf haben, klagen sie oftmals über Schlafstörungen. Dies liegt zum einen am im Alter veränderten ›Schlafzyklus‹ sowie der Tatsache, dass ihre Tagesaktivitäten (sozialer Rückzug) meist reduziert sind und sie häufig auch tagsüber kleine Schlafeinheiten (Nickerchen) einlegen. Zum anderen liegt es an der Angewohnheit, bereits in den frühen Abendstunden zu Bett zu gehen. Dies führt zu ausgedehnten Wachphasen in den Morgenstunden, wodurch das subjektive Wohlbefinden negativ beeinflusst wird. Der alte Mensch klagt über schlechten Schlaf und ist noch weniger zu Tagesaktivitäten bereit. Die Nickerchen am Tag nehmen zu, der Nachtschlaf verkürzt sich weiter, was am nächsten Tag erneut zu Befindlichkeitsstörungen führt. So befinden sich viele alte Menschen in einem Teufelskreis (Circulus vitiosus).

Schlafzyklus → *S.446*

Ursachen dieser altersbedingten Bedürfnisveränderungen sind zum Teil veränderte Hirnströme, die im Alter an Flexibilität einbüßen. Den meisten Menschen ist nicht bekannt, inwieweit sich der Schlaf-wach-Rhythmus mit zunehmendem Alter verändert. ›Maßnahmen zur gesunden Schlafhygiene‹ und das Wissen über die natürliche Abnahme des ›Schlafbedarfs‹ im Alter haben zur Folge, dass den Betroffenen der für das Einschlafen so hinderliche Spannungsdruck genommen wird und ein erholsamer Schlaf erfolgen kann.

Schlafhygiene → *S. 452*
Schlafbedarf → *S. 445*

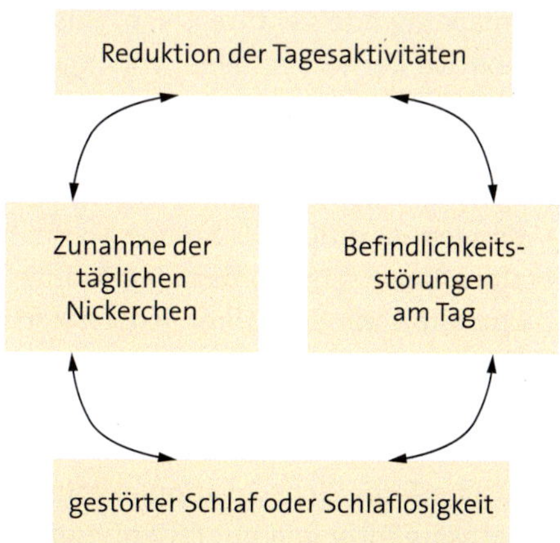

Abb. 2 Teufelskreis, der oft Schlafstörungen im Alter zugrunde liegt

B BEISPIEL

Seit Käthe Schraffer, 79 Jahre, eine Haushaltshilfe hat und das Mittagessen von einem Mahlzeitendienst bezieht, sind zwar ihre Schmerzen in Rücken und Beinen besser geworden, aber die Tage werden ihr nun oft lang. Schon am Vormittag läuft der Fernseher und es passiert regelmäßig, dass Frau Schraffer aus einem Schläfchen aufschreckt, wenn der Mahlzeitendienst klingelt. Auch wenn sie nachmittags im Sessel sitzt, fallen ihr oft die Augen zu. Kein Wunder, denn nachts findet Frau Schraffer lange keinen Schlaf und wälzt sich meist bis in die Morgenstunden im Bett hin und her. Die Pflegefachfrau, die wöchentlich zu ihr kommt, um sie beim Baden zu unterstützen, empfiehlt ihr, täglich einen kleinen Spaziergang zu machen, leichte Arbeiten im Haushalt wieder selbst zu erledigen und zweimal wöchentlich das Angebot des Seniorenzentrums wahrzunehmen. Käthe Schraffer nimmt den Rat an und genießt, dass ihre Tage nun wieder strukturierter und ausgefüllt sind. Bereits nach zwei Wochen merkt sie, dass sie tagsüber nur noch einen kurzen Mittagsschlaf macht, abends schneller einschläft und nachts weniger häufig aufwacht.

4.2 Schlaf und gesunden Schlafrhythmus fördern

4.2.1 Prävention und Beratung

Die Deutsche Gesellschaft für Schlafforschung und Schlafmedizin (DGSM) gibt mehrere Patientenratgeber heraus, u. a. „Schlafstörungen bei Säuglingen, Kleinkindern, Kindern und Jugendlichen" und „Schlaf im Alter". Download unter: www.dgsm.de

Schlaftyp → S. 447

Schlafrituale (Schlafgewohnheiten) fördern bei Menschen jeden Alters den Schlaf. Dazu gehören insbesondere der Mittagsschlaf, verbunden mit spätem Zubettgehen, oder frühes Zubettgehen und frühes Aufstehen, je nach ›Schlaftyp‹. Jeder Mensch pflegt bewusst oder unbewusst sein eigenes, mehr oder weniger gefestigtes Schlafritual (**Schlafhygiene**), seine persönlichen Schlafgewohnheiten. Schlaffördernde Bedingungen können u. a. mit folgenden Maßnahmen geschaffen werden:

- festen Schlaf-wach-Rhythmus anstreben und einhalten; Kinder immer zur gleichen Zeit und nie zur Strafe für ein Fehlverhalten ins Bett schicken
- Zimmer gut durchlüften, nicht zu hohe Raumtemperatur (ca. 18 °C)
- moderate Bewegung in den Abendstunden (z. B. Spaziergang)
- bewusster Umgang mit Genussmitteln (abends kein Koffein, keinen Alkohol)
- entspannende Lektüre lesen, Bildbände betrachten oder Meditation zu einem Text; Kindern Schlaflieder vorsingen, Geschichten erzählen/vorlesen
- Verzicht auf Fernsehen, Computernutzung und aufregende Aktivitäten vor dem Schlafengehen
- Entspannungsmusik hören, Entspannungsübungen praktizieren
- problemlos durchzuführende Maßnahmen zum Ritual werden lassen, z. B. Trinken einer Tasse schlaffördernden Kräutertees, Einschlafen mit Kuscheltier (ab Kleinkindalter); Kinder sollten jedoch lernen, ohne aufwendige Hilfsmittel und elterliche Anwesenheit einzuschlafen, um keine Rituale zu etablieren, denen man nicht immer gerecht werden kann
- Abendtoilette nach den Wünschen des Pflegebedürftigen ausrichten
- nicht erforderliche Positionierungshilfsmittel entfernen
- Bett sorgfältig und mit faltenfreier Unterlage herrichten
- Bettlägerigen Gelegenheit zum Ausscheiden geben (Hilfsmittel wie Urinflasche, Steckbecken bzw. Toilettenstuhl in Bettnähe bereithalten)
- Klingelvorrichtung und Lichtschalter in Griffnähe platzieren

- ist eine Neigung zum Schlafwandeln bekannt, Umgebung entsprechend sichern
- Angehörige können z. B. mittels eines kurzen Gesprächs, auch in Form eines Anrufs oder einer Kurznachricht, ein tagesreflektierendes Schlafritual unterstützen; wichtig ist dabei, beruhigend und entschleunigend zu wirken

REFLEXION IMPULS LERNORTVERNETZUNG

Inwieweit wird in Ihrer Einrichtung auf die individuelle Schlafhygiene Rücksicht genommen? Was kann verbessert werden? Bei welchen schlaffördernden Maßnahmen können Sie pflegebedürftige Menschen unterstützen?

Verändertes Schlafverhalten kann, muss aber nicht krankheitsbedingt sein, sondern ist besonders im höheren Alter normal. Bei andauernden Schlafstörungen, die sich nicht physiologisch begründen lassen, kann eine ›Schlaftherapie‹ erfolgen.
Das **verzögerte Schlafphasensyndrom**, das bei Jugendlichen auftritt, lässt sich mit einer „radikalen", aber einfachen Maßnahme beheben: Wenn die Jugendliche regelmäßig in der Nacht von Freitag auf Samstag wach bleibt, auch am Samstag tagsüber nicht schläft und erst gegen Mitternacht ins Bett geht, wird sie sofort einschlafen können. Wenn sie dann am Sonntag zur gleichen Zeit wie an Schultagen aufsteht, ist ihr Schlaf-wach-Rhythmus weniger verzögert und das Aufstehen wochentags wird ihr bedeutend leichter fallen.

Schlaftherapie
Erlangen eines geregelten Schlaf-Wach-Rhythmus mittels individuell abgestimmter Maßnahmen, z. B. Ernährungsmaßnahmen, Medikamenten.

Medizinische Leitlinie „Nicht erholsamer Schlaf / Schlafstörungen"
www. dgsm.de
→ Fachinformationen

Sudden Infant Death Syndrome (SIDS) vorbeugen
›SIDS‹ ist in den Industrienationen die häufigste Todesursache von Säuglingen, meist zwischen dem zweiten und vierten Lebensmonat. Der Tod tritt in der Regel während des Schlafens ein. Die Todesursache ist nicht auszumachen, aber bislang wurden folgende Aspekte ermittelt, die dazu beitragen, SIDS zu vermeiden:

Sudden Infant Death Syndrome (SIDS) → *S. 332, Band 1*

- Säugling ausschließlich in Rückenlage in einem Schlafsack zum Schlafen hinlegen, auf Seiten-/Bauchlage sowie auf Kopfkissen, Bettdecke, Kuscheltiere und Felle verzichten
- einen Schlafsack statt einer Decke benutzen
- Säugling im elterlichen Schlafzimmer im eigenen Bett schlafen lassen
- relativ kühle Raumtemperatur (ca. 18 °C)
- rauchfreie Umgebung
- Säugling stillen

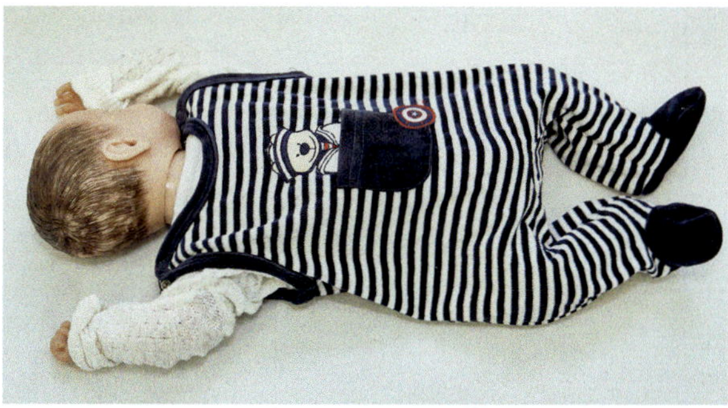

Abb. 1 Rückenlage und der Verzicht auf Kissen, Kuscheltier und Fell reduzieren das SIDS-Risiko.

4.2.2 Schlaffördernde Maßnahmen

Entspannungstechniken
Meditation, autogenes Training oder die Progressive Muskelrelaxation nach Jacobson sind wie Entspannungstechniken aus der Psychotherapie geeignete Maßnahmen, um den Anspannungen des Tages entgegenzuwirken und den Betroffenen zur Ruhe kommen zu lassen. Bei der **Meditation**, einem traditionellen asiatischen Verfahren zur Selbstsuggestion, versetzt man sich durch Atemsteuerung und das Einnehmen bestimmter Körperhaltungen in einen Zustand der Selbstversunkenheit. Dabei werden die Sinne sensibilisiert und die Selbstheilung von Krankheiten wird gefördert.

Das **autogene Training** ist eine konzentrative Selbstentspannung, bei der das „Versinken in sich selbst" angestrebt wird, indem Empfindungen von Schwere, Kühle, Wärme, Luftströmung usw. bewusst wahrgenommen werden. Das Training lindert Schmerzen und Angstvorstellungen sowie Schlaf- und psychogene Störungen, indem es unwillkürliche Körperfunktionen wie Atmung, Herz und Kreislauftätigkeit vermindert und damit die geistige Leistungsfähigkeit steigert. Bei der **Progressiven Muskelrelaxation nach Jacobson** (Tiefenmuskelentspannung/TME) handelt es sich um eine Entspannungsmethode, bei der einzelne Muskelgruppen bewusst an- und entspannt werden. So kann innerhalb von ca. 30 bis 60 Sekunden in wenigen Schritten der gesamte Körper entspannt werden. Die Methode wird unter Anleitung trainiert. Ziel ist die Lösung von Verkrampfungen und Anspannungen; die wohltuende Entspannung durch das Loslassen der Anspannung soll die körperliche und psychische Entspannung fördern.

Digitalisierung
Wie sinnvoll ist der Einsatz einer sogenannten Schnarch-App?

Vermeiden von Schnarchen

Maßnahmen gegen das Schnarchen sind Gewichtsreduktion, Nutzung eines Seitenschläferkissens, Oberkörperhochpositionierung und Verzicht auf Alkoholkonsum vor dem Schlafen, weil Alkohol die Atemtätigkeit vermindert und damit das Schnarchen fördert. Außerdem kann das Musizieren auf Blasinstrumenten die Rachen- und Gaumenmuskulatur trainieren und damit die Schnarchgeräusche etwas reduzieren.

Basale Stimulation®
→ S. 293, Band 1

Beruhigende Waschung

Eine beruhigende Waschung nach den Prinzipien der ›Basalen Stimulation®‹ ist bei Menschen mit Einschlafstörungen, Hyperaktivität, Unruhezuständen und Schmerzen indiziert. Die Durchführung erfolgt mit ätherischen Ölen wie Kamille, Benzoe, Sandelholz oder Weihrauch. Damit sich das zugesetzte Öl mit dem Wasser mischt, werden pro 5 l Wasser ca. 0,25 l Milch hinzugegeben. Gewaschen wird mit einem weichen Waschlappen oder mit den bloßen Händen. Es gilt, möglichst langsam und bewusst in Haarwuchsrichtung zu waschen. Anschließend wird die Haut sanft trocken getupft, nicht gerubbelt. Beim Einsatz von ätherischen Ölen ist grundsätzlich auf Allergiezeichen zu achten.

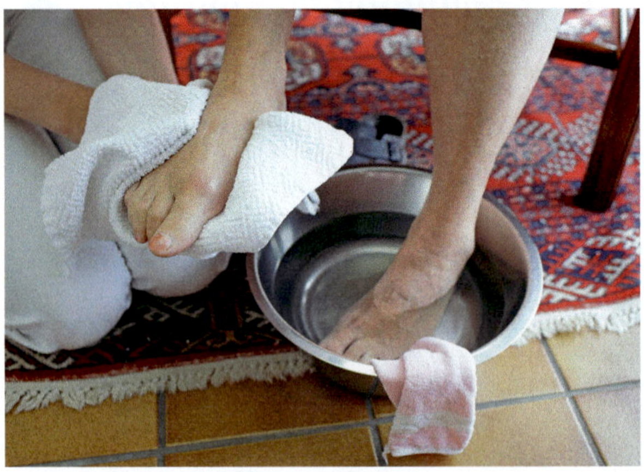

Abb. 1 Ein kurzes Fußbad mit kaltem Wasser wirkt schlaffördernd.

Fußbad

Einschlaffördernd und entspannend – insbesondere nach körperlicher Anstrengung – ist ein Fußbad. Dazu werden eine Fußbadewanne, eine große Schüssel oder das Duschbecken mit kaltem Wasser (etwa 15 °C) gefüllt, in das beide Füße für kurze Zeit (ca. 1 min) gestellt werden. Kalte Füße werden zuvor mit warmem Wasser in einer separaten Schüssel erwärmt. Nach dem Fußbad werden die Füße nicht abgetrocknet, das Wasser wird lediglich abgestreift. Nur die Zehenzwischenräume werden gründlich abgetrocknet (Fußpilzinfektionsgefahr). Anschließend werden Wollstrümpfe angezogen.

Bei Kälteempfindlichkeit (z. B. bei akutem Harnwegsinfekt) und bei arteriellen Durchblutungsstörungen sollten ausschließlich warme Fußbäder angewandt werden, auch wenn dabei auf den wohligen Effekt der reflektorischen Hyperämie verzichtet werden muss.

Auflagen und Wickel

Eine **Kamillenbauchauflage** lindert Schlafstörungen und Unruhezustände. Kontraindiziert ist sie allerdings bei starken Menstruationsbeschwerden, Verdacht auf eine Magen-Darm-Blutung und unklarem Abdomen. Benötigt werden ein Aufguss aus einem Esslöffel Kamillenblüten auf 500 ml Wasser, ein Waschlappen, ein Frottiertuch und ein kleines Baumwoll- oder Leinentuch. Der Waschlappen wird mit dem (nicht zu heißen) Aufguss getränkt und mit dem trockenen Tuch umhüllt. Diese Auflage wird auf den Bauch gelegt, darüber das Frottiertuch als Bettschutz. Die Auflage wird etwa 30 min belassen.

Einschlaffördernd wirken auch **Fußwickel**. Dazu sind zwei viereckige Baumwoll- oder Leinentücher (ca. 80 x 80 cm) sowie zwei Zwischentücher, zwei Wolltücher und eine Schüssel mit kaltem Wasser (ca. 30–35 °C) erforderlich. Die Füße der Pflegebedürftigen dürfen nicht ausgekühlt sein (bei Bedarf vorher in einem warmen Fußbad leicht erwärmen). Für den Fußwickel wird ein Tuch in kaltes Wasser gelegt, leicht ausgewrungen und auf einer Unterlage ausgebreitet. Der Fuß wird in die Mitte des Tuchs gestellt, die Tuchenden über den Fußrücken geschlagen und unter die Fußsohle gesteckt. Die seitlichen Tuchspitzen werden ebenso einschlagen und untergesteckt. Anschließend werden das Zwischen- und auch das Wolltuch in gleicher Weise angebracht. Die Wickel werden nach eineinhalb bis zwei Stunden wieder abgenommen, können aber auch über Nacht belassen werden.

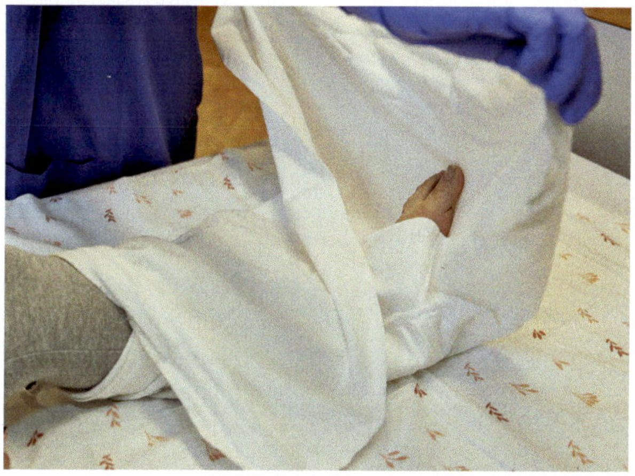

Abb. 2 Einschlagen des Tuches beim Anlegen von schlaffördernden Fußwickeln

Ernährungsmaßnahmen

Zur Schlafförderung können gezielt Lebensmittel mit einem erhöhten Tryptophangehalt wie Milch und Milchprodukte (Käse, Buttermilch), Eier, Schweine-, Rind- und Hühnerfleisch verzehrt werden. Tryptophan ist die Vorstufe des Neurotransmitters Serotonin und wird in Kombination mit Fett resorbiert. Serotonin ist an der biochemischen Regulation des Schlafs beteiligt und steuert u. a. den Schlafrhythmus.

Hypnotika

Hypnotika (Schlafmittel) werden palliativ (lindernd) eingesetzt. Sie wirken je nach Halbwertszeit schlafanstoßend oder durchschlaffördernd und unterliegen einer strengen Indikation. Bevor sie zum Einsatz kommen, müssen nach Möglichkeit alle potenziellen Ursachen der Schlafstörung erforscht und beseitigt worden sein. Nach 22:00 Uhr dürfen grundsätzlich keine Schlafmittel mehr verabreicht werden (Hangover-Effekt).

Kontraindikationen für Hypnotika sind eine unklare Ursache der Schlafstörung sowie eine nicht geklärte Symptomatik (Ein- oder Durchschlafprobleme). Auch das Alter des Betroffenen sowie die Dauer und bisherige medikamentöse Therapie der Schlafstörung spielen eine Rolle. Außerdem dürfen bestimmte schlaffördernde Arzneimittel angesichts der vielen Neben- und Wechselwirkungen bei Herz-Kreislauf-, Leber- und Nierenerkrankungen, Augenerkrankungen (z. B. Glaukom), bestehenden Suchterkrankungen sowie in der Schwangerschaft und während der Stillzeit nicht verordnet werden.

Die wichtigsten Wirkstoffgruppen medikamentöser Schlafmittel sind Benzodiazepine, Nichtbenzodiazepine, Antidepressiva, Antihistaminika, Chloralhydrat (Chloraldurat), Clomethiazol (Distraneurin), Melatonin, L-Tryptophan, Serotonin und Barbiturate. Letztere werden jedoch angesichts des hohen Suchtpotenzials für eine Langzeitanwendung kaum verordnet und unterliegen der ›Betäubungsmittel‹-Verschreibungsverordnung (BtMVV).

Betäubungsmittel → S. 737

Benzodiazepine sind bei Schlafstörungen nur in Ausnahmesituationen (z. B. bei akuter Überlastung) und zum kurzfristigen Einsatz geeignet. Typische Nebenwirkungen sind auftretende Restmüdigkeit am nächsten Tag, starke Konzentrationsstörungen, Hang-over-Effekt und Sturzgefahr aufgrund der muskelerschlaffenden Wirkung. Kontraindiziert sind Benzodiazepine bei ›Schlafapnoe‹ (dämpfen die Atemfunktion) und ›erhöhtem Augeninnendruck‹.

Schlafapnoe → S. 450
erhöhter Augeninnendruck → S. 634

Antidepressiva werden bei Schlafstörungen aufgrund einer depressiven Erkrankung eingesetzt. Sie wirken stimmungsaufhellend und antriebssteigernd und wirken nächtlichem Grübeln entgegen. Antidepressiva haben häufig Mundtrockenheit, Tachykardie, Hypotonie, Harnverhalten, Obstipation und Akkommodationsstörungen als Nebenwirkungen.

Antipsychotika (Neuroleptika) sind bei einer Schlafstörung aufgrund nächtlicher Verwirrtheit indiziert. Mögliche Nebenwirkungen sind Frühdyskinesie (die Muskulatur von Hals, Kiefer und/oder Augen kontrahiert sich nach einigen Tagen), Parkinson-Syndrom (Akinese, Rigor und Tremor nach 2–3 Wochen) sowie Spätdyskinesie (nach langfristiger Einnahme auftretende, sich wiederholende Kaubewegungen, an denen Lippen, Zunge und Wangen beteiligt sein können), eine ›pharmakogene‹ Depression und vegetative Symptome (Kreislaufstörungen).

pharmakogen
durch Arzneimittel verursacht

Obwohl Schlafmittel zu den meistgebrauchten Arzneimitteln zählen, ist ihr Einsatz kritisch zu sehen, denn mit Schlafmitteln ist kein erholsamer Tiefschlaf zu erzielen, sodass tagsüber Nervosität und Reizbarkeit auftreten können. Die Betroffenen sind dann müde und benommen, Reaktions- und Konzentrationsvermögen sind beeinträchtigt. Schlafmittel sollten wegen ihres Suchtpotenzials auch nicht routinemäßig eingenommen werden; Alkoholkonsum verstärkt ihre Wirkung. Außerdem sind Wechselwirkungen mit der weiteren Medikation zu berücksichtigen. Nach Einnahme von Schlafmitteln (insbesondere von Benzodiazepinen) kommt es zum Blutdruckabfall, sodass bei nächtlichem Aufstehen insbesondere für ältere Personen äußerste Sturzgefahr besteht. Als ›paradoxe Reaktion‹ auf Schlafmittel können starke Erregung, Verwirrung, Panik, Angst, Unruhe, Bewegungsdrang, Nervosität oder Reizbarkeit auftreten.

paradoxe Reaktion
Wirkungsumkehr

Menschen mit Pflegebedarf, denen ein Hypnotikum verabreicht wurde, sind über folgende Neben- und Wechselwirkungen zu informieren und ggf. zu beobachten:

- Blutdruckabfall nach der Einnahme
- herabgesetzte Fahrtüchtigkeit
- Veränderungen des Schlaf-wach-Rhythmus, insbesondere Hang-over-Effekt
- Atemsuppression
- Muskelrelaxation (Sturzgefahr beim nächtlichen Aufstehen)
- Gefahr der Abhängigkeit, Entzugserscheinungen
- paradoxe Reaktion

Phytopharmaka

Auch verschiedene Phytopharmaka (pflanzliche Heilmittel) helfen bei Schlaflosigkeit, zumeist wirken sie schlafanstoßend. Im Gegensatz zu vielen synthetischen Medikamenten führt ihre Wirkung selten zur Abhängigkeit. Hauptvertreter der schlaffördernden Phytopharmaka sind Baldrian, Hopfen, Melisse, Johanniskraut, Lavendel und Passionsblume. Zur Zubereitung können Blüten, Blätter, Rinde, Wurzel oder Samen der Pflanzen als einzelne Komponenten separat oder als Gemisch verwendet werden. Sie werden äußerlich (z.B. Badeöle, Wickelessenzen, Massageöle, Duft-/Aromaöle) oder innerlich (z.B. Tee, Dragees, Tropfen) angewendet.

Interprofessionalität
Welche Phytopharmaka sind verschreibungs- oder apothekenpflichtig?

B BEISPIEL

Die Pflegeheimbewohnerin Elsa Fohrer (85 Jahre) klagt gegen Mitternacht über Schlaflosigkeit und verlangt nach einer Schlaftablette. Die für sie zuständige Pflegefachfrau Dana Waskowicz erklärt ihr jedoch, dass es für die Einnahme eines Schlafmittels jetzt schon zu spät sei, da das Medikament auch noch während des nächsten Vormittags wirken und Frau Fohrer vor Müdigkeit nicht aus dem Bett kommen würde. Nach einem Blick auf die individuellen Schlafrituale in der Pflegeanamnese bietet sie Frau Fohrer jedoch einen Melissentee an, den sie ihr kurz danach ins Zimmer bringt. Während Frau Fohrer den Tee trinkt, setzt sich die Pflegefachfrau kurz zu ihr, spricht mit ihr über die Ereignisse des vergangenen Tages – insbesondere über den Besuch von Frau Fohrers Sohn und dessen Umzugspläne, die die Bewohnerin ängstigen – und verspricht ihr, später noch einmal nach ihr zu sehen. Als Dana Waskowicz eine knappe Stunde später die Tür zu Frau Fohrers Zimmer öffnet, schläft die Seniorin tief und fest.

CPAP-Therapie

Eine **Dauerbehandlung mit positivem Luftdruck** (continuous positive airway pressure, CPAP) auf ärztliche Anordnung kann bei einer Schlafapnoe die Atmung verbessern. Um zu vermeiden, dass Zunge oder Fettgewebe die Atemwege verlegen, tragen die Personen nachts eine Maske, durch die unter Druck Luft einströmt und über einen Generator durch die Maske gepumpt wird. Der Druck ist mithilfe eines Ventils regulierbar. Auch wenn damit die Schlafapnoe erfolgreich behandelt wurde, muss das Gerät weiterhin jede Nacht eingesetzt werden, um Rückschläge zu vermeiden. Pflegende kümmern sich um die regelmäßige Reinigung bzw. Erneuerung der Sauerstoffmaske, untersuchen das Gerät auf undichte Stellen und Knicke im Schlauchsystem und halten eine Ersatzmaske bereit. Wichtig ist außerdem, die Telefonnummern des behandelnden Arztes und des Fachhändlers griffbereit zu haben. Bei Ohrenschmerzen, Schnupfen oder Schmerzen in den Nasennebenhöhlen ist sofort der Arzt zu informieren, bei Problemen am Gerät ist Kontakt zum Fachhändler aufzunehmen.

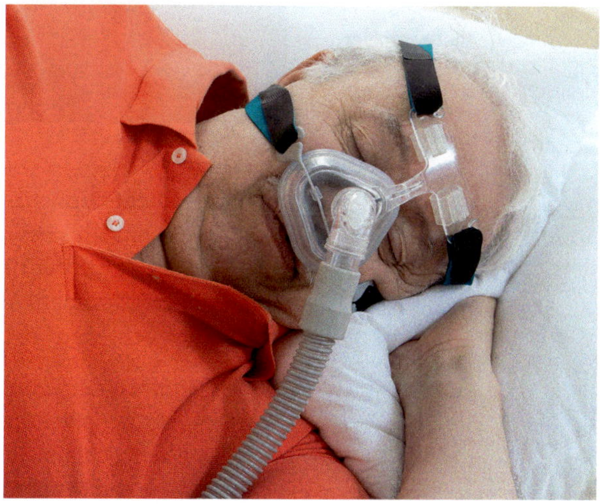

Abb. 1 Atemmaske eines CPAP-Geräts

Schlafrestriktion

Die Schlafrestriktion (Schlafentzug) wird z.B. angewendet, wenn die Betroffene nachts von der Angst wachgehalten wird, nicht schlafen zu können. Dabei wird die gewohnte Schlafzeit von Nacht zu Nacht allmählich auf ca. vier bis fünf Stunden reduziert und über mehrere Wochen beibehalten. In der Regel erfolgt die Durchführung dieser Therapie im Schlaflabor. Der Schlafentzug kann die ganze Nacht hindurch oder fraktioniert, d.h. nur einige Stunden pro Nacht, erfolgen. Die Betroffene darf dann bis Mitternacht schlafen, wird aber nach Mitternacht und auch am Tag wachgehalten. Außerhalb der Schlafenszeit sollten abwechslungsreiche Beschäftigungen stattfinden, die die Betroffene wachhalten. Falls der Schlaf tagsüber nachgeholt wird, bleibt die Therapie wirkungslos. Ein reduzierter Schlaf führt zu einem erhöhten Schlafbedürfnis. Die Betroffene kann so wieder erleben, wie es ist, sich hinzulegen und einfach einzuschlafen. Das kann die Stimmung deutlich verbessern, weshalb die Schlafrestriktion auch bei der Behandlung von depressiven Menschen angewandt wird.

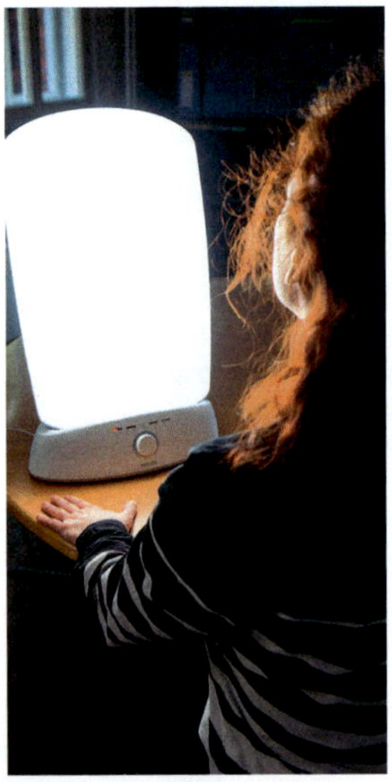

Abb. 1 Regelmäßig angewendet kann eine Tageslichtlampe den gesunden Schlaf-wach-Rhythmus fördern.

Lichttherapie

Licht zur Behandlung von Depressionen und dadurch bedingten Schlafstörungen wirkt, indem die Melatoninausschüttung unterdrückt wird. Insbesondere Antriebsarmut und Schläfrigkeit können durch Licht bekämpft werden. Bei einem verzögerten Schlaf-wach-Rhythmus stellen sich die Betroffenen den Wecker auf die gewünschte Aufwachzeit und unterziehen sich sofort nach dem Wachwerden der Lichtbehandlung, indem sie sich für eine bestimmte Zeit (1/2 bis 2 Stunden, je nach Lichtquellenstärke) vor eine Tageslichtlampe setzen. Wichtig dabei ist, dass das Licht auf die Netzhaut fällt, die Betroffenen also keine Brille tragen und die Augen offen halten, sie sollen jedoch nicht direkt in die Lichtquelle blicken. Pflegende unterstützen diese Behandlung mit der Kontrolle der Weckzeit und Assistenz bei der Lichtbehandlung.

Nachtcafé

Entspannungstechniken → S. 453

Eine **Tag-Nacht-Umkehr**, z.B. bei von Demenz betroffenen Menschen, hat sich in Form des Nachtcafés bewährt, das sich an abend- und nachtaktive Bewohner richtet. Sie kommen – mitunter bereits in Schlafkleidung und Bademantel – zu gemeinsamen (schlaffördernden) Aktivitäten wie Musikhören oder dem Praktizieren von ›Entspannungstechniken‹ zusammen.

Es gibt Grenzen der Schlafförderung und nicht jede Schlafstörung muss umgehend beseitigt werden. Nächtliches Grübeln dient oft der Verarbeitung von Problemen und sollte von der Schlafsuchenden und auch von den Pflegenden akzeptiert werden. Schlaflose Nachtstunden können notwendig sein zur Verarbeitung der Gewissheit über eine bösartige Erkrankung, zur Trauerarbeit (z.B. bei Verlust eines Angehörigen), zur Vorbereitung auf den eigenen Tod oder auch nur zur Beschäftigung mit alltäglichen Sorgen. Nächtliches Wachliegen wird leichter akzeptiert, wenn Pflegende ein Gespräch anbieten oder Stift und Papier bereitlegen, sodass die Betroffenen gegebenenfalls Gedanken notieren können.

4.3 Menschen mit quantitativen Bewusstseinsstörungen unterstützen

Als Bewusstseinsstörung gilt jegliche Beeinträchtigung des Bewusstseins. Als quantitativ werden Bewusstseinsstörungen bezeichnet, die eine Störung der **Wachheit** (Vigilanz) betreffen, während Veränderungen des Bewusstseins als ›qualitative Bewusstseinsstörungen‹ bezeichnet werden.

qualitative Bewusstseinsstörung → S. 588

Quantitative Bewusstseinsstörungen sind ernst zu nehmende Warnsignale. Auch ein nur kurzzeitiges Auftreten erfordert zeitnahe Interventionen. Bemerken Betroffene, ihre Angehörigen oder Pflegende die folgenden Symptome, sollte zur Abklärung des Bewusstseinszustands ein Arzt aufgesucht werden:

- plötzliche Verschlechterung des Gesundheitszustands
- auftretende Beeinträchtigungen des Bewusstseinszustands wie lang anhaltende Unaufmerksamkeit, Apathie und Benommenheit, ohne dass eine ärztlich diagnostizierte Erkrankung vorliegt
- körperlich bislang nicht erklärbare Harn- und/oder Stuhlinkontinenz

Quantitative Bewusstseinsstörungen werden unterteilt in:

- **Benommenheit:** erweckbar, verlangsamte Orientierungs- und Reaktionsfähigkeit
- **Schläfrigkeit (Somnolenz):** nur durch stärkere äußere Reize (z.B. Rütteln am Arm) erweckbar
- **tiefer Schlaf (Sopor):** nur durch stärkste, schmerzhafte Reize erweckbar
- **Koma (Bewusstlosigkeit):** auch durch stärkste Reize nicht erweckbar
- **Hypervigilität:** Überwachheit, subjektive Aufmerksamkeitssteigerung, z.B. nach Amphetaminkonsum

Das **Koma** wird noch einmal in vier Schweregrade eingeteilt:

Schweregrad	Einteilung	Symptome
I	leichtes Koma	Bewusstlosigkeit ohne weitere neurologische Störungen, gezielte Abwehr bei Schmerzreiz
II	leichtes Koma	Bewusstlosigkeit mit Paresen (Lähmungserscheinungen), Pupillenstörungen möglich, ungezielte Abwehr auf Schmerzreiz
III	schweres Koma	wie II, zusätzlich Streck- und Beugekrämpfe, inkonstante und ungezielte Abwehr auf Schmerzreize
IV	schweres Koma	wie III, zusätzlich weite, lichtstarre Pupillen, keine Schmerzreaktion

Tab. 1 Koma-Klassifikation

Ethik
Wie werden Menschen mit einem apallischen Syndrom in den Medien dargestellt?

Das ›**apallische**‹ **Syndrom**, auch Wachkoma (Coma vigile) oder Syndrom reaktionsloser Wachheit (SRW) genannt, ist eine schwere Gehirnschädigung, z.B. nach einem Schädel-Hirn-Trauma, infolge von Hypoxien, nach Reanimation oder aufgrund von Intoxikationen, die zu einem schlafähnlichen Zustand führt. Die betroffene Person ist wach, ihre Sinneswahrnehmung ist ganz oder teilweise intakt, die Sinnesverarbeitung jedoch gestört. Eine vollständige Remission des apallischen Syndroms ist in seltenen Fällen möglich, abhängig von Ursache und Dauer sowie dem Alter der betroffenen Person.

apallisch
lat. a- = ohne, pallium = Mantel. Zustand ohne (Hirn-) Mantel (= Hirnrinde)

Sind Teile des Bewusstseins noch erhalten, spricht man vom **Minimally Conscious State** (MCS). Dieser Zustand ist sehr schwer vom SRW zu unterscheiden. Das MCS verläuft oft als Durchgangsstadium, aus dem die Betroffenen im Verlauf des ersten Folgejahrs auch dank früh einsetzender Therapien (Stimulationsreize) wieder erwachen.

locked in
engl. = eingeschlossen sein

Im Unterschied zum apallischen Syndrom ist beim ›Locked-in-Syndrom‹ die betroffene Person noch in der Lage, mit ihrer Umgebung bewusst in Kontakt zu treten. Es handelt sich um einen Zustand, in dem ein Mensch bei erhaltenem Bewusstsein und Wachheit völlig gelähmt ist, oft bleibt jedoch die Augenbeweglichkeit erhalten.

4.3.1 Überprüfung des quantitativen Bewusstseinszustands

Der Grad der Wachheit (Vigilanz) wird als quantitativer Bewusstseinszustand bezeichnet. Akute quantitative Bewusstseinsstörungen können mithilfe der Glasgow-Koma-Skala erfasst werden. Damit werden die jeweils besten Reaktionen auf die Reize Ansprache und Schmerz mit Punkten bewertet.

Beobachtungskriterium	Prägnante Erscheinungsform			Punkte
Augen öffnen		**> 1 Jahr**	**< 1 Jahr**	
		spontan	spontan	4
		auf Ansprache	auf Schreien	3
		auf Schmerzreiz	auf Schmerzreiz	2
		keine Reaktion	keine Reaktion	1
Verbale Reaktion	**> 5 Jahre**	**1–5 Jahre**	**< 1 Jahr**	
	orientiert	verständliche Worte	Plappern, Brabbeln	5
	verwirrt	Weinen oder ggf. verständliche Worte	Weinen, Kind lässt sich trösten	4
	zusammenhanglos	Weinen bei Schmerzreiz	Weinen bei Schmerzreiz	3
	unverständlich	Stöhnen bei Schmerzreiz	Stöhnen bei Schmerzreiz	2
	keine	keine	keine	1
Motorische Reaktion		**> 1 Jahr**	**< 1 Jahr**	
		führt Anweisungen aus	spontane Bewegungen	6
		gut orientierte Reaktion	gut orientierte Reaktion	5
		Zurückziehen auf Schmerzreiz	Zurückziehen auf Schmerzreiz	4
		Beugebewegung auf Schmerzreiz	Beugebewegung auf Schmerzreiz	3
		Streckbewegung auf Schmerzreiz	Streckbewegung auf Schmerzreiz	2
		keine Reaktion	keine Reaktion	1

Tab. 1 Glasgow-Koma-Skala für Kinder

Beobachtungs-kriterien	Reaktion	Punk-te
Augen öffnen	spontan	4
	auf Anruf	3
	auf Schmerzreiz	2
	nicht	1
Verbale Reaktion	orientiert, klar	5
	inadäquate verbale Reaktion	4
	einzelne Wörter	3
	einzelne Laute	2
	keine	1
Motorische Reaktion	nach Aufforderung	6
	gezielte Abwehrbewegungen	5
	ungezielte Abwehrbewegungen	4
	Beugen auf Scherzreiz	3
	Strecken auf Schmerzreiz	2
	keine	1

Tab. 2 Glasgow-Koma-Skala für Erwachsene

Die Summe der erzielten Punkte (mindestens 3 bis maximal 15) gibt Aufschluss über den Wachheitsgrad. Dabei gilt: je niedriger die Zahl, desto schwerer die Bewusstseinsstörung. Ab einer Punktzahl von 8 oder niedriger sind die Schutzreflexe des Betroffenen stark eingeschränkt und eine Schutzintubation zur Sicherung der Atemwege ist indiziert. Im ambulanten Setting ist umgehend ein Notarzt zu alarmieren.

Das Überprüfen des ›qualitativen Bewusstseinszustands‹ dagegen umfasst den Grad der Orientierung hinsichtlich der Bereiche Zeit, Ort, Situation und Person. Bei Menschen mit Demenz z. B. ist die Wachheit (quantitatives Bewusstsein) intakt, aber die Inhalte des Bewusstseins (qualitatives Bewusstsein) sind defizitär.

qualitativer Bewusstseinszustand → S. 588

4.3.2 Situation der betroffenen Menschen und ihrer Angehörigen

Quantitative Bewusstseinsstörungen stellen nicht nur für die Betroffenen, sondern auch für ihr soziales Umfeld Extremsituationen dar. Insbesondere die fehlende Wachheit und Konzentrationsfähigkeit erschweren die Aktivitäten in sämtlichen Lebensbereichen.

Je nach Schwere und Dauer der quantitativen Bewusstseinsstörung sind auch die Angehörigen in hohem Maße betroffen und wie Pflegende, Ärzte, Therapeuten usw. Teil des ›interprofessionellen Teams‹. Wenn sich der Betroffene nicht mehr mitteilen kann, unterstützen sie als „Sprachrohr" die verbale Kommunikation und teilen den Pflegenden und Behandelnden z. B. Vorlieben, prägende und insbesondere krankheitsgeschichtliche Ereignisse mit. Ihre Informationen sind besonders bei der Anamnese und auch der Pflegeprozessplanung von Bedeutung. Ebenso wichtig ist umgekehrt die ›Begleitung der Angehörigen‹ hinsichtlich der Bewältigung und des Umgangs mit der plötzlichen Veränderung der ›familiären Lebensumstände‹. Zu ethischen Fragestellungen, z. B. was Beatmungsmaßnahmen oder die Ernährung über eine Sonde angeht, müssen sie intensiv beraten und begleitet werden. Bei häuslicher Pflege sind die Angehörigen in den pflegerischen Tätigkeiten, die sie übernehmen, z. B. Durchführung von Prophylaxen, Assistenz bei der Heimbeatmung, entsprechend zu schulen.

interprofessionelles Team → S. 129, Band 1

Angehörigim häuslichen Umfeld → S. 237

familiäre Lebensumstände → S. 712

4.3.3 Besondere pflegerische Maßnahmen

Die Unterstützung bei quantitativen Bewusstseinsstörungen richtet sich nach den Einschränkungen und Ressourcen des betroffenenMenschen. Die Therapie ist dagegen nicht nur symptomatisch ausgerichtet, sondern abhängig von der Ursache, z. B. Apoplex, Schädelverletzung, Vergiftung durch Arzneimittel, Alkohol oder Lebensmittel, psychische Erkrankung und findet unter Umständen in einer spezialisierten Versorgungseinheit (z. B. ›Stroke-Unit‹) oder Fachklinik statt.

Stroke-Unit → S. 539

Stimulationsreize durch Ansprechen, Berührungen und Körperkontakt
Trotz der Regungs- und Teilnahmslosigkeit des Betroffenen ist eine gleichbleibende Zuwendung durch alle an der Pflege und Betreuung beteiligten Personen, insbesondere auch der Angehörigen, erforderlich. Wie Menschen berichten, die aus dem Koma erwacht sind, wirkt regelmäßiges Ansprechen vertrauensbildend und entlastend, auch wenn der Pflegebedürftige nicht oder kaum kommuniziert. Bei psychisch bedingtem Stupor ist jedoch eher eine ruhige, reizarme Atmosphäre wichtig.
Die **Anregung** (›Stimulation‹) der Haut über **Berührungen** vermittelt Gefühle wie Wärme, Geborgenheit und Sicherheit und reduziert Stresshormone.

Basale Stimulation® → S. 293, Band 1

Unterstützung der Therapie nach ›Affolter‹
Die Therapie nach Affolter, entwickelt von der Psychotherapeutin Félicie Affolter, ist ein neurologisch-pädiatrisches Therapiekonzept zur Behandlung von neurologisch betroffenen Pflegebedürftigen mit Wahrnehmungsstörungen. Sie orientiert sich an der ›Entwicklungstheorie von Jean Piaget‹ und ist ein wichtiger Ansatz in der Therapie sowie in der Pflege und Betreuung schwer wahrnehmungsgestörter Pflegebedürftiger und basiert auf Spüren und Bewegen. Es handelt sich um eine **geführte Interaktionstherapie**, die Betroffene dabei unterstützt, das Ausführen von Tätigkeiten des täglichen Lebens praktisch und alltagsbezogen (wieder) zu erlernen. Konkret bedeutet das: Die Therapeutin führt die Hände und den gesamten Körper des Pflegebedürftigen gezielt in Alltagssituationen, um dessen Handlungskompetenz zu erhalten und seine Wahrnehmung zu fördern. Durch die unmittelbare Einbindung des Pflegebedürftigen in die Handlungsausführung tritt er mit seiner Umwelt in Beziehung. Doch bis sich Erfolge einstellen und der Betroffene einen Handlungsablauf eigenständig durchführen kann, sind viel Zeit und das Meistern zahlreicher kleiner Teilschritte erforderlich. Darum sind die Einbeziehung der Angehörigen und das stetige Wiederholen der Handlungsabläufe gerade bei dieser Therapie sehr wichtig.

Affolter → S. 342

Entwicklungstheorie nach Piaget → S. 312, Band 1

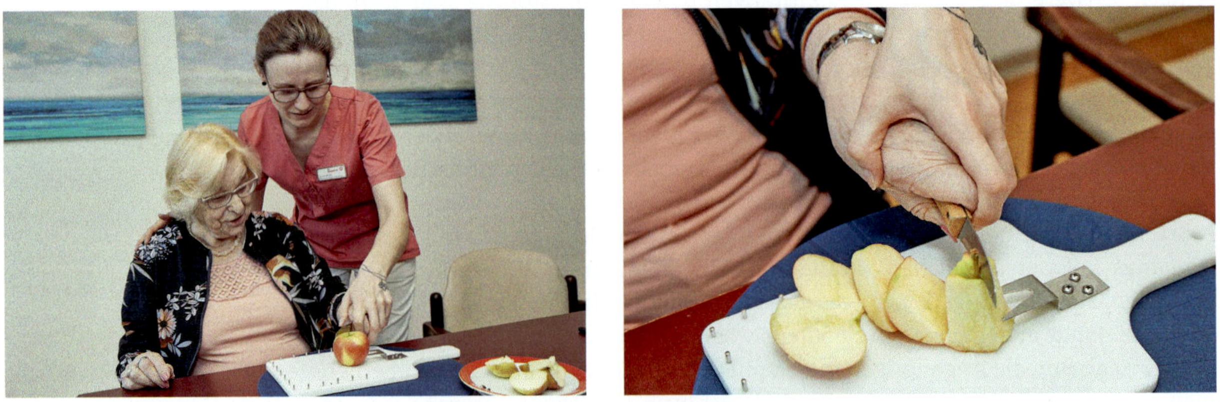

Abb. 1 Durch stetiges unterstütztes Wiederholen können Alltagstätigkeiten wieder erlernt werden.

Unterstützung der Therapie des Facio-Oralen Trakts

Auch der Erfolg der **Facio-Oralen Trakt Therapie (F.O.T.T.)** ist stark von der interdisziplinären Umsetzung und Anwendung abhängig. F.O.T.T. wurde von der Logopädin Kay Coombes unter Berücksichtigung des ›Bobath-Konzepts‹ und integriert in das Affolter-Konzept entwickelt, um Schluckstörungen zu behandeln. Sie wird bei neurologischen Patienten z.B. mit Syndrom der reaktionslosen Wachheit eingesetzt, die ausgeprägte Dysphagien aufweisen. Bewegungen, wie das Öffnen und Schließen des Munds, Zungen- und Kaubewegungen und Abhusten werden bewusst trainiert. Wichtig dabei ist, dass kleinschrittig vorgegangen wird. Bevor die Betroffene z.B. eine Flüssigkeit zu sich nehmen kann, muss sie ihren Speichel schlucken können. Für einen funktionierenden Schluckvorgang ist allein schon das aufrechte Sitzen wichtig. Hier müssen Pflegende Unterstützung bzw. sorgfältige Beaufsichtigung leisten.

Bobath-Konzept → *S. 344*

Belebende Waschung

Eine belebende Waschung nach den Prinzipien der ›Basalen Stimulation®‹ regt Kreislauf und Vigilanz bewusstseinsgestörter Pflegebedürftiger an. Die Durchführung erfolgt mit ätherischen Ölen wie Basilikum und Rosmarin (auf 5 l Wasser ca. 0,25 l Milch hinzugeben). Es wird ein rauer Waschlappen benutzt und gegen die Haarwuchsrichtung gewaschen. Die Wassertemperatur sollte niedriger als die Körpertemperatur sein (etwa 30 °C).

Basale Stimulation®
→ *S. 293, Band 1*

Bewussstseinsanregende Effekte der Aromatherapie

Stärker als jede andere Sinnesstimulation wecken Gerüche Assoziationen und Emotionen. Geruchserinnerungen bleiben das ganze Leben erhalten und können das Bewusstsein anregen. Die Wirkungsweise von ätherischen Ölen, die in Form von Ganz- und Teilbädern, als Kompressen und Wickel, zum Inhalieren oder als Massageöl und in Duftlampen eingesetzt werden, ist wissenschaftlich noch nicht ausreichend erforscht. Extrakte aus Lavendel und Melisse wirken auf die meisten Menschen z.B. beruhigend, pflanzliche Auszüge aus Pfefferminz, Wacholder und Zitrone werden dagegen als anregend, erfrischend und belebend empfunden. Entscheidend bei der Anwendung ist neben der Wahl des Öls die Dosis. Sehr stark konzentrierte Aromaöle können auf empfindlicher Haut zu Verätzungen führen. Zudem besteht insbesondere bei Anwendung mehrerer Extrakte gleichzeitig sowie bei Neigung zu allergischen Reaktionen auf ätherische Öle die Gefahr eines ›anaphylaktischen Schocks‹.

Pflegeprozessgestaltung
Inwieweit führen Pflegende aromatherapeutische Maßnahmen durch?

anaphylaktischer Schock
→ *S. 801*

B BEISPIEL

Nach einem Autounfall liegt der 55-jährige Marco Schubert seit vier Wochen im Koma und wird nun in einer Spezialklinik behandelt. Seit seiner Verlegung versuchen seine Frau und seine beiden erwachsenen Söhne, so viel Zeit wie möglich mit ihm zu verbringen. Von Anfang an wurden sie vom Pflegepersonal in die Behandlung ihres Vaters einbezogen und gaben nicht nur Auskunft zu dessen Biografie, Vorlieben und Gewohnheiten, sondern werden stets über anstehende Maßnahmen und Fortschritte informiert. Auch einzelne Tätigkeiten wurden auf sie übertragen, so auch die regelmäßige Massage der Hände und Füße von Herrn Schubert mit Mandelöl, dem einige Tropfen Wacholderöl zugefügt wurden, dessen Duft Herr Schubert immer mochte.

C Aktivität, Mobilität und Ruhe

II Zusammenhänge verstehen

I Phänomene und pflegerische Handlungen

1 Mobilität und Teilhabe

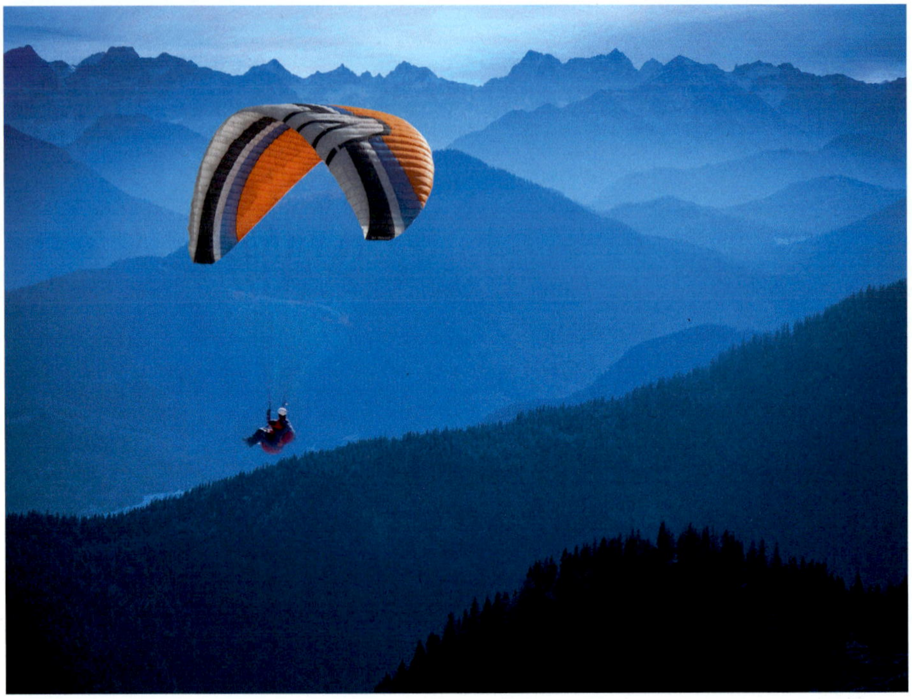

Abb. 1 Mobilität hat viele Dimensionen.

1.1 Der Mobilitätsbegriff

Ein Begriff mit vielen Bedeutungen

Mobilität beschreibt in mehrfacher Hinsicht die Beweglichkeit. Das lateinische Verb „movere" wird in Wörterbüchern übersetzt mit bewegen, erregen, veranlassen, anregen, antreiben, beeinflussen, entfernen und herbeischaffen, aber auch mit verjagen. Das Adjektiv „mobilis" bedeutet beweglich, aber auch gesund und munter, flink oder einsatzbereit. Menschen können sich selbst aktiv bewegen oder auch, wie etwa bei Maßnahmen der Vorbeugung einer ›Kontraktur‹, passiv bewegt werden.

Kontraktur → S. 346

Das Automobil ist ein Fortbewegungsmittel. Ein Säugling beobachtet die bunten Figuren des Mobiles über seinem Bett. Wir können nach einem Konzert, nach einem Film oder einem intensiven Gespräch sehr bewegt sein. Im Austausch mit anderen bewegen wir Gedanken und bringen Projekte in Bewegung. Jugendliche verbringen viele Stunden täglich mit ihren Mobiltelefonen. Der Begriff „Mobilität" begegnet uns täglich in verschiedenen Zusammenhängen. Im Wesentlichen beinhaltet der Begriff drei verschiedene Dimensionen:

Kommunikation
Hat jemand, der mobil ist, die gleichen Eigenschaften, wie jemand, der beweglich ist?

- körperlich-räumliche Dimension
- soziale Dimension
- geistige Dimension

Die körperlich-räumliche Dimension

Die körperlich-räumliche Mobilität bezeichnet die Bewegung von Menschen und Dingen in einem geografischen Raum, genauer gesagt zwischen zwei Standorten. Mit dieser Dimension von Mobilität ist nicht nur gemeint, dass Menschen bewegt werden oder sich selbst bewegen, sondern auch, dass Waren transportiert und Nachrichten auf den Weg gebracht werden. Dabei bedient sich die Menschheit seit jeher verschiedener Hilfsmittel. Vom einfachen Floß oder Lastentier über die Eisenbahn, das Schiff, das Auto oder das Flugzeug – um Güter zu befördern, Botschaften zu übermitteln oder lange Strecken in kürzerer Zeit zurückzulegen, haben die Menschen im Laufe der Zeit immer effektivere Verkehrsmittel entwickelt.

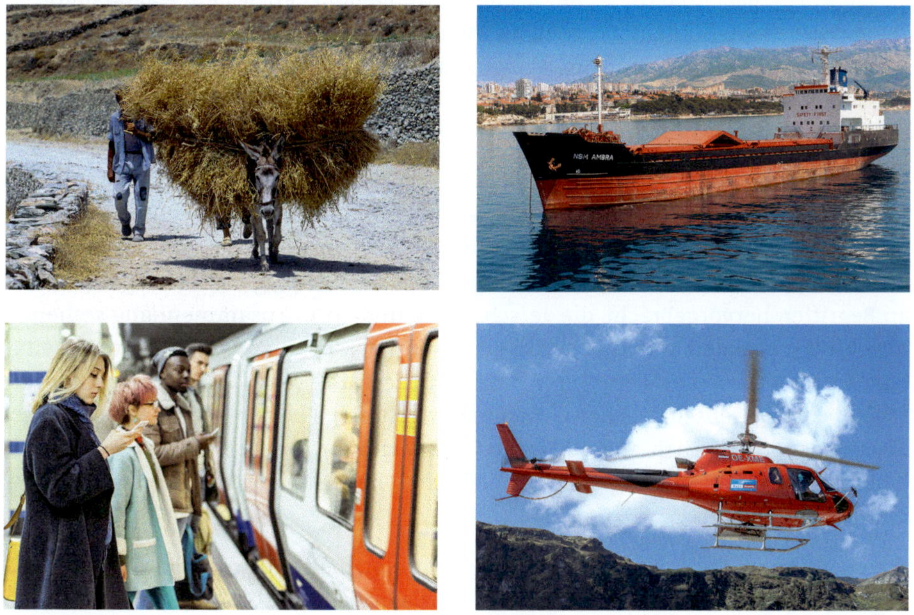

Abb. 2 Die Verfügbarkeit von Transportmitteln erhöht die Mobilität einer Gesellschaft.

Bereits das erste Lebensjahr eines Menschen ist gekennzeichnet durch Meilensteine in der Entwicklung der körperlich-räumlichen Mobilität. Das Kind lernt, zu greifen, zu sitzen und zu krabbeln. Bald folgen die ersten Schritte und später weitere Bewegungsarten.

Kleinere Kinder folgen ihrem natürlichen Bewegungsdrang, indem sie hüpfen, balancieren, klettern oder rennen. Dabei übt das passive werden auf sie einen weniger starken Reiz aus. Anstatt im Buggy zu sitzen, möchten viele Kinder lieber selbst laufen und die Welt erkunden. Anstatt im Kindersitz mitzufahren, wollen die Kleinen am liebsten selbst Bobbycar, Laufrad oder Roller fahren.

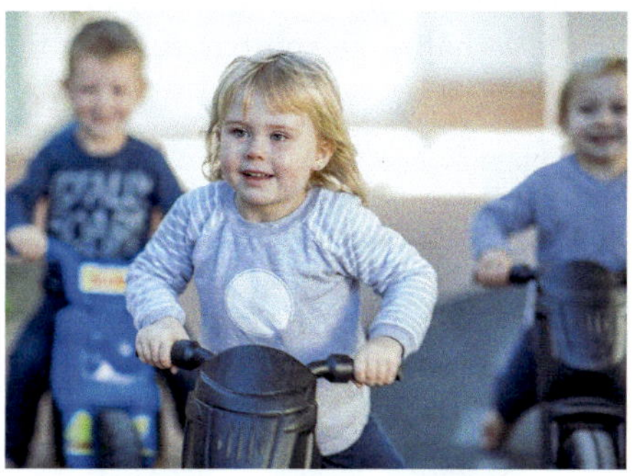

Abb. 3 Kinder haben einen natürlichen Bewegungsdrang.

Apps für mehr Bewegung im Alltag
www.runtastic.com/de/apps
Die Apps rund um verschiedene Aktivitäten sprechen vor allem Jugendliche und junge Erwachsene an.

Froböse, Ingo/Riedl, Matthias/Cavelius, Anna/Pantel, Johannes (2017): Fit im Alter. Gräfe und Unzer, München
Dieser Ratgeber regt ältere Menschen an, ihre körperliche und geistige Beweglichkeit bis ins hohe Alter zu erhalten und zu verbessern.

W ZUM WEITERDENKEN

Die Motorik-Modul-Studie (2019) untersuchte im Auftrag des Bundesministeriums für Bildung und Forschung die körperliche Fitness der Kinder und Jugendlichen in Deutschland. Sie zeigt ein Bewegungsparadoxon auf: Noch nie waren so viele Kinder im Sportverein wie heute bei gleichzeitigem Bewegungsmangel im Alltag. Folgende Ergebnisse sind zentral:
Nur 27,7 % der Sechs- bis 17-Jährigen erfüllen die Empfehlungen der WHO, sich mindestens 60 Minuten am Tag moderat zu bewegen. Ein gesundheitsrelevanter Bewegungsmangel besteht bei 72,3 % der Kinder und Jugendlichen. Die körperliche Inaktivität der Kinder und Jugendlichen besteht unabhängig von der Mediennutzung. Vor allem Mädchen aus Familien mit einem niedrigen sozialen Status sind von Bewegungsmangel betroffen.

Die soziale Dimension

Abstraktere Bewegungsformen als die körperlich-räumliche umfasst die soziale Dimension des Mobilitätsbegriffs. Soziale Mobilität bedeutet die Bewegung von Personen aus einer sozialen Position in die andere. Hier ist vor allem der Wechsel zwischen Berufsgruppen oder sozialen Schichten gemeint. Die Soziologie hat eine ganze Reihe an Begriffen hervorgebracht, die verschiedene und oft in Zusammenhang stehende Aspekte der sozialen Mobilität betonen. So steht etwa das „Auf bzw. Abwärtsheiraten" für eine Bewegung im Bereich der Partnerwahl, wenn beide Partner unterschiedlichen gesellschaftlichen Schichten angehören. Phänomene wie Flüchtlingsbewegungen, aber auch andere Formen der Migration, wie z. B. die Bewegung von ländlichen in städtische Regionen („Landflucht"), liegen an der Grenze zur körperlich-räumlichen Mobilität.

Eine Bewegung, die auf der gleichen Ebene erfolgt, heißt **horizontale Mobilität**, z. B. ein Arbeitsplatzwechsel ohne Wechsel der sozialen Schicht. Die Bewegung von unten nach oben bzw. von oben nach unten wird als **vertikale Mobilität** bezeichnet. Diese hat bedeutsame Auswirkungen auf die Lebensverhältnisse einer Person.

sozialer Status
Der **soziale Status** einer Person wird bestimmt durch soziale Merkmale wie Beruf, Einkommen, Vermögen, Macht oder Privilegien. Er beschreibt die Wertschätzung, die einer Person aufgrund dieser Merkmale in der Gesellschaft zuteilwird.
Der **sozioökonomische Status** definiert sich durch die Gesamtheit der Merkmale Beruf, Einkommen und Bildung.

Der ›soziale Status‹ eines Menschen kann sich dabei z. B. durch Einkommenserhöhung verbessern oder z. B. durch Arbeitslosigkeit verschlechtern. Wenn Menschen in einer Gesellschaft die Möglichkeit haben, die eigene Position und damit die eigenen Lebensverhältnisse spürbar zu beeinflussen, besteht ein hoher Grad an vertikaler Mobilität.

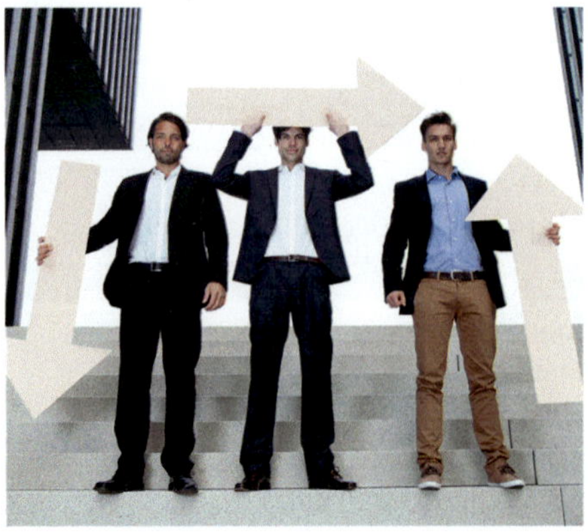

Abb. 1 Soziale Mobilität kann horizontal oder vertikal verlaufen.

Soziale Mobilität kann auch im zeitlichen Ablauf betrachtet werden. Als Inter-Generationen-Mobilität bezeichnet man Auf- oder Abstiege der Kinder im Vergleich zur (früheren) Stellung der Eltern, z. B. Vater war Arbeiter, Sohn wird Anwalt. Intra-Generationen-Mobilität, auch Karriere-Mobilität genannt, meint den Auf- oder Abstieg eines Menschen im Laufe seines Lebenswegs, z. B. Sohn ist Pflegefachmann und studiert später Pflegewissenschaften.

W ZUM WEITERDENKEN

Die Autoren einer Mehrgenerationenstudie kommen zu dem Schluss, dass der soziale Status einer Person maßgeblich vom sozialen Status der Vorfahren abhängt. Damit wird soziale Ungleichheit quasi vererbt bzw. baut sich langsamer ab, als bislang vermutet wurde. Die Forscher verglichen bis zu vier Generationen miteinander und stellten fest, dass der Bildungsgrad oder Berufsstand der Urgroßeltern noch auf den ihrer Nachfahren heute in der vierten Generation schließen lässt.

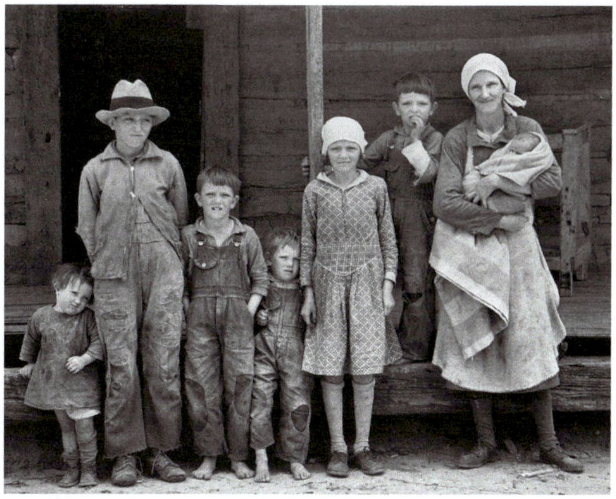

Abb. 2 Armut wird „vererbt".

REFLEXION > **IMPULS** LERNORTVERNETZUNG

Welchen sozialen Status hatten Ihre Vorfahren? Was bedeutet das für Sie?

Die geistige Dimension

Flexibilität in einem nicht-körperlichen Verständnis wird als geistige Mobilität bezeichnet. Geistige Freiheit und die Bereitschaft zur Perspektivübernahme und zu Veränderung sind damit gemeint. Sehnsuchtsorte konstruieren, mit Fantasie neue Vorstellungswelten erschaffen, gedanklich aus der gegebenen Welt flüchten oder durch Rausch und Ekstase in andere Bewusstseinszustände wechseln – all das kann geistige Mobilität bedeuten. Auch Techniken der Selbstregulation, also die Kontrolle eigener Gedanken und Gefühle, fallen unter diesen Begriff, denn der Wechsel von etwa einem angespannt-ängstlichen in einen entspannten Zustand stellt ebenso eine Bewegung dar.

B BEISPIEL

Die achtjährige Asifa Mohammad hat auf der Flucht aus ihrem Heimatland viele schlimme Dinge erlebt. Mit Unterstützung ihrer Psychotherapeutin hat sich Asifa einen sicheren Ort erschaffen: ein gemütliches Baumhaus in den stabilen Ästen einer alten Eiche. Es gibt Kissen, Decken und Kerzenlicht. Diesen Ort sucht Asifa in Gedanken immer dann auf, wenn die schrecklichen Erinnerungen kommen. Dort spürt sie Sicherheit und Schutz.

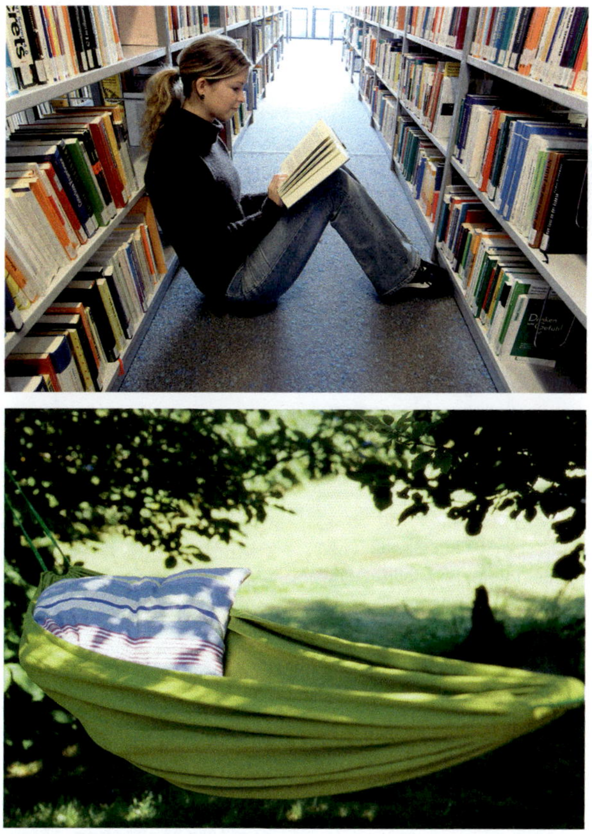

Abb. 3 Bildungshunger oder die Fähigkeit, sich „fortzuträumen" – beides ist geistige Mobilität.

1.2 Mobilität und Teilhabe

Was Mobilität bedeutet

Mobilität ist nicht nur Selbstzweck. Sie dient vor allem der Befriedigung von Bedürfnissen, z.B. nach Nahrung, indem wir einkaufen gehen, nach Sicherheit, indem wir Schutz vor einem Unwetter suchen, oder nach sozialen Beziehungen, indem wir Freunde treffen.

Die Teilhabe am gesellschaftlichen Leben setzt in vielen Bereichen Mobilität voraus. Wer mobil ist, erreicht leicht die Kita, die Schule oder den Arbeitsplatz. Wer mobil ist, hat Zugang zu einem großen Warenangebot, zu Dienstleistungen, zu Bildungsangeboten und zum Tourismus. Wer mobil ist, kann leichter soziale Kontakte pflegen, vielfältige kulturelle oder sportliche Angebote nutzen und bleibt länger fit und gesund.

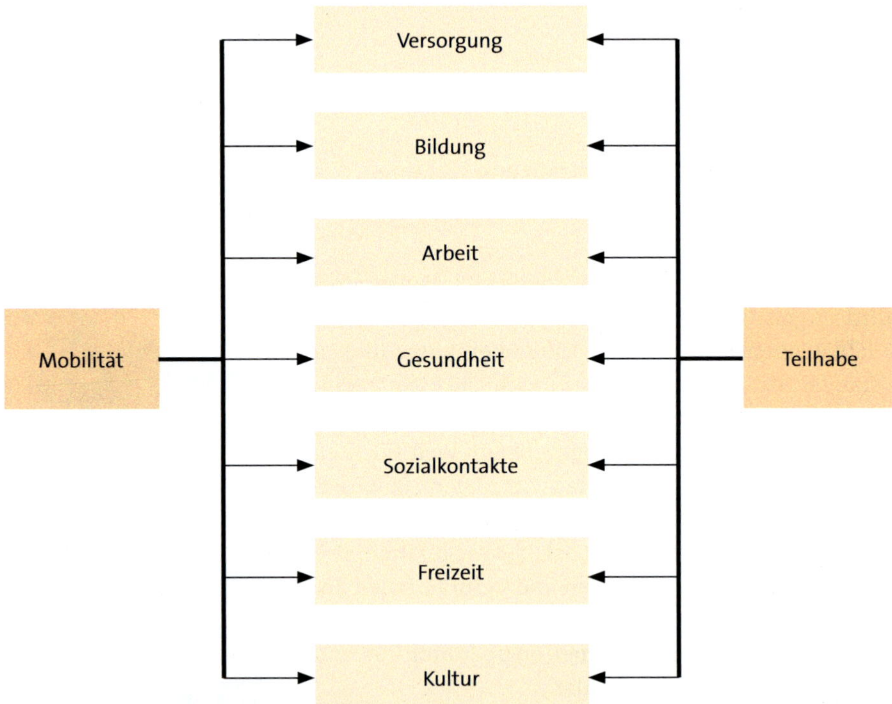

Abb. 1 Mobilität ist eine Bedingung für Teilhabe in den verschiedensten Lebensbereichen.

Digitalisierung
Inwieweit kann die Nutzung des Internets Mobilität und Teilhabe fördern oder auch reduzieren?

Eingeschränkte Teilhabe durch eingeschränkte Mobilität

Mit Fieber im Bett liegen, während die Freunde zum Zelten fahren, mit einem verstauchten Fuß darauf angewiesen sein, dass jemand den Einkauf erledigt: Wenn die sonst selbstverständliche körperlich-räumliche Beweglichkeit eingeschränkt ist, werden die Auswirkungen sofort spürbar.

Behinderung → S. 706, Band 1

Wir sind froh, wenn unsere Beweglichkeit wiederhergestellt ist, denn Mobilität wird auf der individuellen Ebene eng verknüpft mit Selbstbestimmung. Wer unbeweglich ist, kommt in mehrfacher Hinsicht nicht voran. Mobilität ist kennzeichnend für die moderne Gesellschaft und ein zentraler Aspekt von Freiheit, denn nicht grundlos stellen Reisefreiheit und Freizügigkeit bei der Wahl des Aufenthaltsorts Grundrechte dar. Alte Menschen, Menschen mit chronischen Erkrankungen oder ›Behinderungen‹ sind oft dauerhaft in ihrer Beweglichkeit und ihren Teilhabemöglichkeiten eingeschränkt. Sozial schlechter gestellte Menschen können ebenfalls nicht an allen Bereichen der Gesellschaft partizipieren.

Der querschnittsgelähmte Student, der auf rollstuhlgerechte Verkehrsmittel angewiesen ist, um zur Uni zu gelangen; die an Demenz erkrankte alleinstehende Rentnerin, die kaum noch das Haus verlässt und manchmal tagelang mit niemandem spricht; die alleinerziehende Küchenkraft, die trotz schwerer Schichtarbeit kaum über die Runden kommt und mit ihren Söhnen noch nie im Urlaub war: Eingeschränkte Mobilität hat ebenso viele Gesichter wie die eingeschränkte Teilhabe, die daraus erwachsen kann.

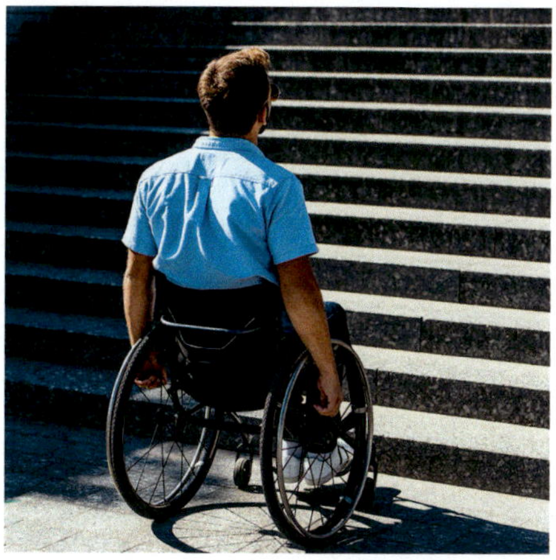

Abb. 2 Die Mobilität der Menschen wird oft auch durch die Umwelt eingeschränkt.

Mobilität steigern bedeutet Teilhabe steigern

Die körperlich-räumliche Mobilität wird durch zahlreiche Faktoren beeinflusst. Eine hohe Siedlungsdichte, eine gute Verfügbarkeit und Ausstattung im öffentlichen Personennahverkehr (ÖPNV) sowie alternative Verkehrsangebote wie z. B. Car-Sharing erhöhen die Mobilitätsmöglichkeiten. Faktoren wie geringes Einkommen, mangelnde Information oder gesundheitliche Beeinträchtigungen können sich hemmend auf das Mobilitätsverhalten eines Menschen auswirken. Hier ist vor allem die Politik gefragt, den barrierefreien ÖPNV vor allem in ländlichen Regionen stärker auszubauen und Mobilität für Menschen mit eingeschränkten Teilhabemöglichkeiten zu subventionieren.

REFLEXION | **IMPULS** | LERNORTVERNETZUNG

Wie werden Teilhabemöglichkeiten für Menschen mit Behinderung in Ihrem Wohnumfeld gefördert?

E-Health-Initiative des Bundesgesundheitsministeriums
www.bundesgesundheitsministerium.de/e-health-initiative.html

Mobilität und Digitalisierung

Im digitalen Zeitalter bedeutet Mobilität nicht mehr unbedingt die Bewältigung einer Strecke von A nach B. Das Internet ermöglicht einen globalen Datenaustausch in Sekunden. Einkaufen, sich informieren, Reisen buchen oder sich mit anderen austauschen – all das ist möglich, ohne einen Fuß vor die Tür setzen zu müssen. Derzeit arbeitet das Bundesministerium für Gesundheit an der Verbesserung der Einsatz- und Nutzungsmöglichkeiten digitaler Technologien im Gesundheitswesen (E-Health-Initiative). Digitale Technologien können Menschen mit eingeschränkter Teilhabe dabei unterstützen, Barrieren zu überwinden. Allerdings setzt dies eine bestimmte technische Ausstattung und Medienkompetenz voraus. Gerade alte Menschen oder Menschen mit kognitiven Einschränkungen profitieren noch zu wenig von digitalen Angeboten.

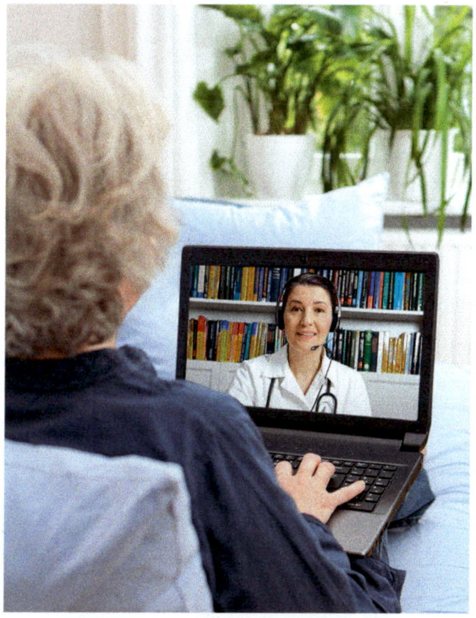

Abb. 3 E-Health als Zukunftsperspektive im Gesundheitswesen

2 Bewegungsapparat und Erkrankungen des Bewegungsapparates

Muskelkontraktion

2.1 Aufbau und Funktion

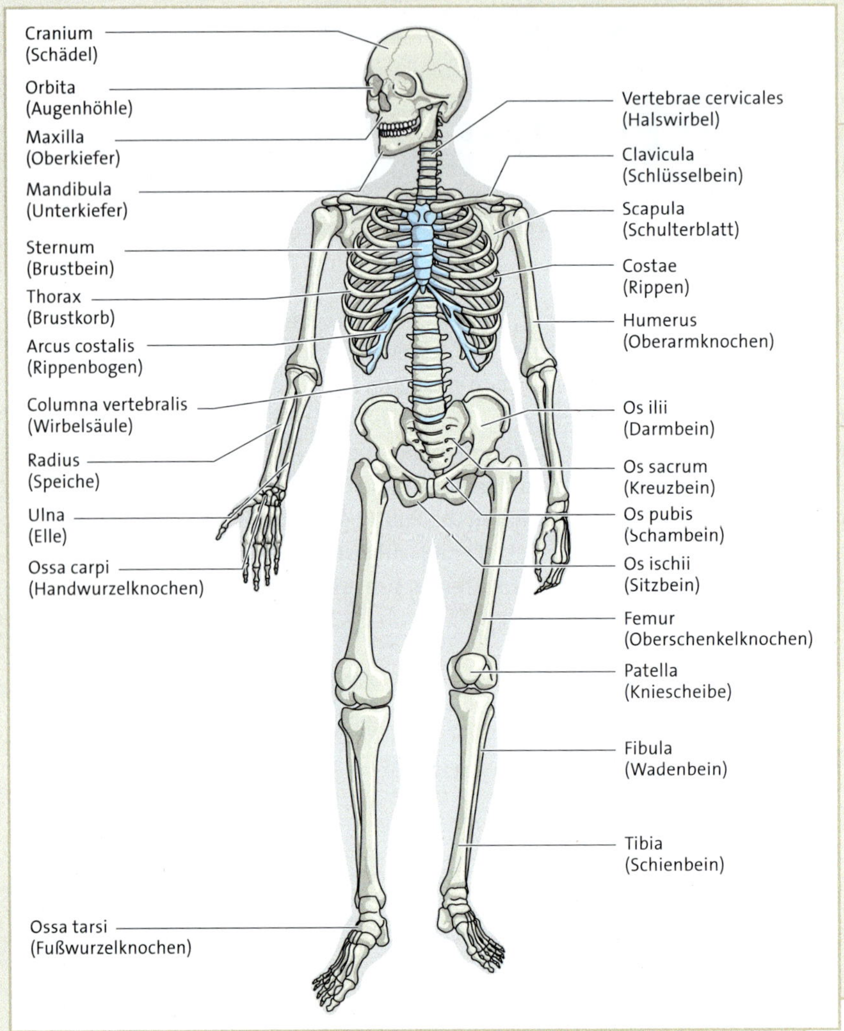

passives Bewegungssystem

- Knochen
- Knorpel
- Gelenke
- Sehnen
- Bänder

Knochenformen

- Röhrenknochen
- platte Knochen
- pneumatische Knochen
- unregelmäßige Knochen
- kurze Knochen

aktives Bewegungssystem

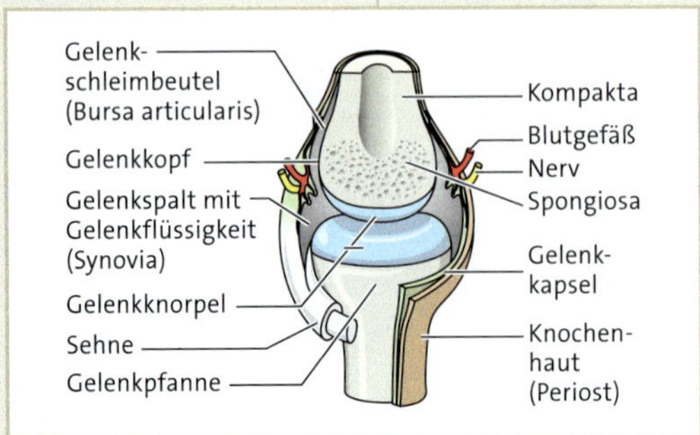

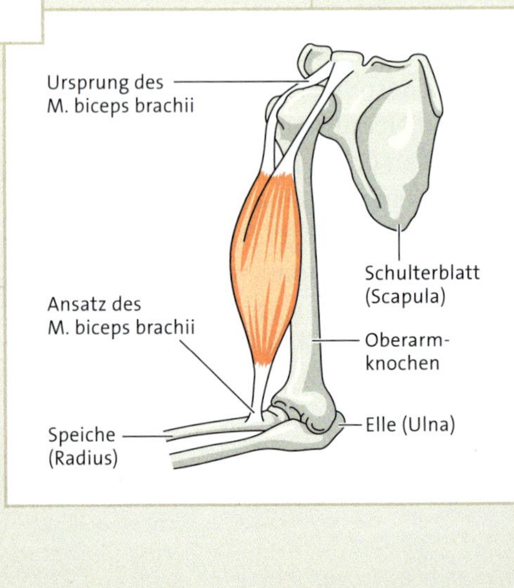

Bewegungs-system

FUNKTIONEN

Knochen

- Stützfunktion
- Schutz
- Kalziumspeicher
- Blutbildung

Muskeln

- aktive Bewegung (isotonische Kontraktion)
- Haltefunktion (isometrische Kontraktion)
- Wärmeproduktion
- Muskelpumpe

AUFBAU

REGULATION

Knochen

Wachstum

- Wachstumshormon
- Glukokortikoide
- Schilddrüsenhormone
- Östrogen

Mineralisation

- Kalzitonin
- Parathormon

Muskeln

Steuerung

- Motoneurone
- Propriozeptoren

2.2 Ausgewählte Erkrankungen

2.2.1 Frakturen

Definition

Eine Fraktur ist der Bruch eines Knochens aufgrund eines Traumas, einer Überbelastung (Ermüdungsfraktur) sowie sehr schwerwiegender ›Osteoporose‹ oder eines Tumors bzw. einer Metastase (pathologische Fraktur).

Osteoporose → S. 479

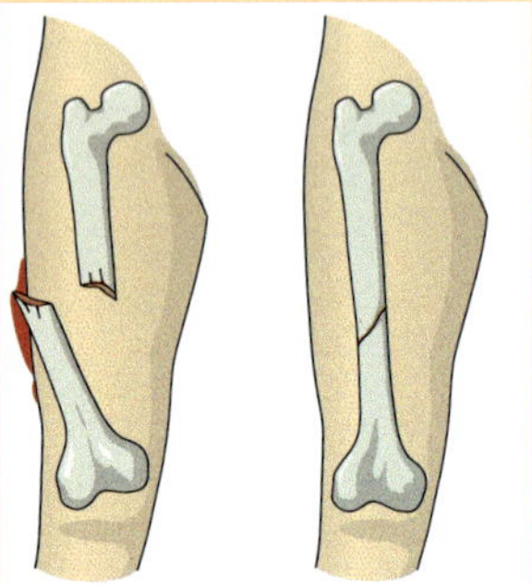

Abb. 1 Offene und geschlossene Frakturen

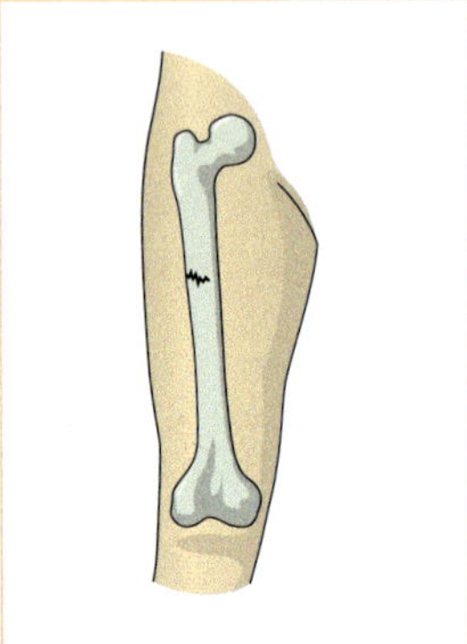

Abb. 2 Grünholzfraktur

Frakturen können offen oder geschlossen sein (Abb. 1). Bei einer geschlossenen Fraktur ist das den Knochen umgebende Gewebe zwar mehr oder weniger mit verletzt, aber die Verletzung ist nicht nach außen hin offen. Die offene Fraktur kann durch ein Frakturende entstehen oder durch Verletzungen von außen. Frakturen können außerdem nach ihrer Bruchform eingeteilt werden.

- Querfraktur: Frakturlinie 90° zur Knochenlängsachse
- Schrägfraktur: Frakturlinie > 30° zur Knochenlängsachse
- Spiralfraktur: Frakturlinie spiralförmig zur Knochenlängsachse
- Stückfraktur: ein Stück aus dem Knochenschaft wurde herausgetrennt
- Biegungsfraktur: durch Biegung verursacht, ein Keil wurde herausgebrochen
- Trümmerfraktur: mehr als sechs Fragmente sind entstanden
- Mehrfragmentfraktur: vier bis sechs Fragmente befinden sich im Frakturgebiet
- Abrissfraktur: ein Knochenvorsprung wurde abgerissen, z.B. der Trochanter major
- Kompressionsfraktur: durch Stauchung verursacht
- Grünholzfraktur: Fraktur, bei der das Periost erhalten geblieben ist; kommt nur im Kindesalter vor (Abb. 2)

disloziert
von der normalen Lage abweichend

Die Frakturteile können direkt aufeinanderstehen oder ›disloziert‹ sein.
Die Verschiebung ist der häufigere Fall. Die Enden können abgeknickt, seitlich verschoben oder verdreht sein oder nebeneinanderstehen und so zu einer Verkürzung des Knochens führen. Sie könne auch auseinandergezogen sein.

Ursache

Frakturen können in jedem Lebensalter auftreten, die häufigste Ursache ist ein Trauma durch einen Unfall oder Sturz. Die Wahrscheinlichkeit einer Fraktur nach einem Trauma steigt mit dem Alter.

Symptome

Die Symptome einer Fraktur lassen sich in sichere und unsichere Frakturzeichen einteilen.

Diversität
Wie gehen Kinder damit um, wenn sie eine Fraktur erleiden?

Sichere Frakturzeichen	Unsichere Frakturzeichen
Sichtbare Knochenenden Unnatürliche Beweglichkeit Unnatürliche Fehlstellung Knochenreiben (Krepitation) wird nicht extra geprüft, da es sehr starke Schmerzen verursacht.	Schmerz Druckschmerz Schwellung Hämatom eingeschränkte Funktion

Tab. 1 Frakturzeichen

Diagnostik

Zur Diagnostik gehören:

- Anamnese mit körperlicher Untersuchung
- Frakturzeichen, sichere und unsichere
- Kontrolle auf Durchblutung, Motorik und Sensibilität (DMS)
- Röntgen in zwei Ebenen oder CT zum Frakturnachweis und um die Dislokation zu erkennen

Therapie

Die Therapie besteht aus den Schritten Reposition, Fixation und Ruhigstellung. Die Ruhigstellung kann konservativ oder operativ erfolgen.

Die **konservative** Ruhigstellung erfolgt mittels ›Gips‹- oder Kunststoffverband (Cast-Verband). Dabei muss regelmäßig eine Kontrolle der Durchblutung, der Motorik und der Sensibilität erfolgen. Die konservative Methode führt zu einer sekundären Knochenheilung mit ›Kallusbildung‹. Eine weitere konservative Behandlung ist die Extensionsbehandlung. Diese Behandlung wird zur Überbrückung bis zur Operation z.B. bei einer Schenkelhalsfraktur angewendet, wenn das Operationsgebiet erst abschwellen muss, bevor eine Operation möglich ist.

Gipsverband → S. 353

Kallus
Knochenvorgewebe, das später in Knochengewebe umgebaut wird

Wird eine **operative** Osteosynthese durchgeführt, erfolgt die Reposition unter Narkose, da diese Maßnahme sehr schmerzhaft ist. Ziel ist eine minimalinvasive Osteosynthese, um weitere Verletzungen der umliegenden Gewebe so gering wie möglich zu halten. Ein operatives Verfahren ermöglicht eine primäre Knochenheilung. Diese extrem schonenden Verfahren werden unter dem Begriff der „biologischen Osteosynthese" zusammengefasst. Die wichtigsten operativen Methoden sind:

- Endoprothesen
- Platten
- Schrauben
- Spickdraht
- Marknagel
- Knochentransplantation
- Fixateur externe

Die Knochenheilung wird durch die folgenden Faktoren beeinflusst:

- exakte Ruhigstellung
- Asepsis
- Blutversorgung
- Stabilität der Synthese
- Umfang der Weichteilverletzung
- Medikamente (Kortikoide, Chemotherapeutika wirken sich negativ aus)

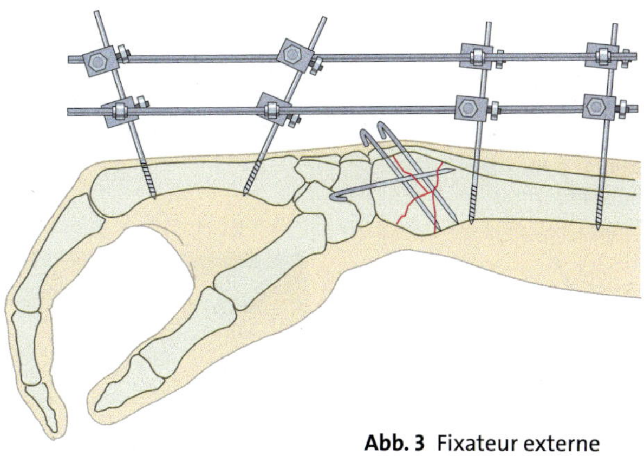

Abb. 3 Fixateur externe

Prognose

Das verwendete Fremdmaterial sollte nach Abschluss der Knochenheilung und nach Erreichen der bestmöglichen Stabilität wieder entfernt werden. Die Materialentfernung findet in der Regel nach anderthalb bis zwei Jahren statt. Das Material kann auch im Körper verbleiben, wenn eine zweite Operation z.B. ein sehr großes Risiko darstellen würde und das Material nicht in der Beweglichkeit stört oder schmerzt. Hat sich das Material gelockert oder liegt eine Entzündung vor, wird es entfernt.

2.2.2 Arthritis

Leben mit Rheuma

Definition

Unter dem Begriff Arthritis werden die entzündlichen Erkrankungen der Gelenke zusammengefasst (Abb. 1).

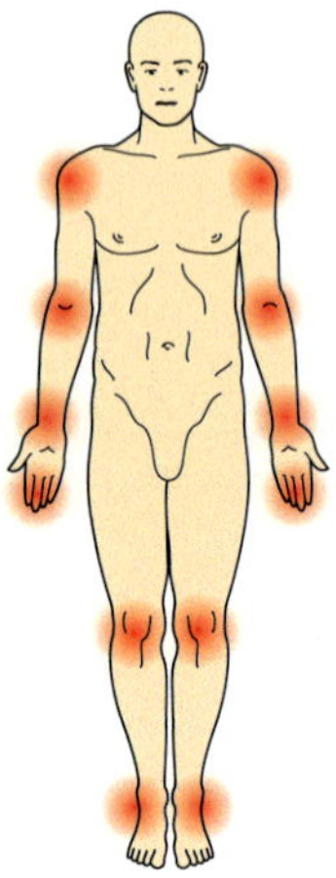

Abb. 1 Rheumatoide Arthritis mit symmetrischem Befall mehrerer Gelenke

Ursache

Ursache können sein: Autoimmunerkrankungen (rheumatoide Arthritis), Infektionen und die Stoffwechselerkrankung Gicht. Etwa 0,1 % der unter 18-Jährigen leiden unter einer entzündlichen rheumatischen Erkrankung, der sog. juvenilen idiopathischen Arthritis.

Symptome

Bei einer Arthritis kommt es zu einer Entzündung im Gelenk. Die klassischen Entzündungszeichen sind auch hier als Symptome zu sehen: Das Gelenk ist verdickt, gerötet und kann heiß sein. Es schmerzt und ist in seiner Funktion eingeschränkt. Die betroffenen Personen klagen über Bewegungseinschränkungen bei Belastung, die im Fall der rheumatoiden Arthritis morgens am schlimmsten sind und sich im Lauf des Tages bessern, man spricht hier von der Morgensteifigkeit. Bei dieser Form treten die Symptome symmetrisch auf und der Verlauf der Erkrankung ist schubförmig.

Bei der rheumatoiden Arthritis kommen im Schub Abgeschlagenheit, Schwitzen und Muskelschmerzen hinzu. Im Spätstadium können Beuge- und Streckfehlstellungen wie Schwanenhalsdeformität (Abb. 2) und Knopflochdeformität entstehen. In Deutschland sollten diese Symptome nicht mehr auftreten, da sie aufgrund einer frühzeitigen und zielgerichteten Therapie vermieden werden können.

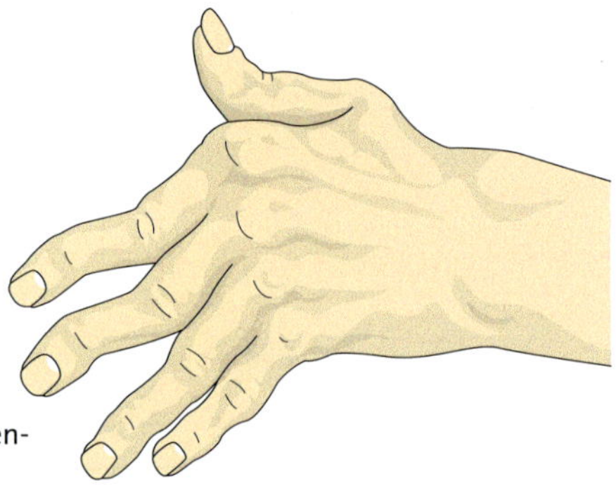

Abb. 2 Schwanenhalsdeformität

Diagnostik

Die Diagnostik erfolgt mittels Anamnese, bildgebender Untersuchung (Röntgen, MRT, CT), Arthroskopie und Punktion, Laboruntersuchung (Rheumastatus, Entzündungsparameter) und orthopädischer Funktionsprüfung. Dabei wird der Grad der Bewegungseinschränkung festgestellt.

Therapie

Die Therapie erfolgt zunächst als Therapie der Grunderkrankung. Handelt es sich um eine bakterielle Entzündung, so wird das Gelenk punktiert und mit Druck gespült (Arthroskopie mit Jet-Lavage). Zusätzlich erfolgt eine orale Antibiotikatherapie. Die rheumatoide Arthritis wird medikamentös mit nichtsteroidalen Antirheumatika, Kortisonpräparaten, Immunsuppressiva und Biologika behandelt.

Zur physikalischen Therapie gehören Kryotherapie in der Kältekammer und ›Physiotherapie‹ (Bewegungsübungen und Massagen). Bei der Kryotherapie laufen die Patienten und Patientinnen für wenige Minuten durch eine Kältekammer mit einer Temperatur von −110 °C. Dieser Kälteschock reduziert die Beschwerden sehr gut und lindert die Entzündungszeichen.

Physiotherapie → S. 482

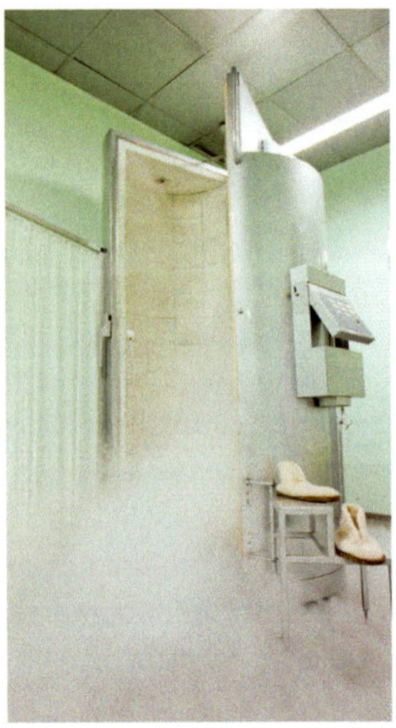

Abb. 3 Kryotherapie in einer Kältekammer

Ist die Entzündung soweit fortgeschritten, dass der Gelenkknorpel zu großen Teilen zerstört ist, ist der Gelenkersatz die Therapie der Wahl. Zunächst erfolgt eine Knorpelglättung im Rahmen der Arthroskopie. Die Möglichkeiten des Gelenkersatzes sind die Totalendoprothese (Abb. 4) und die Teilendoprothese. Beide Prothesen können zementiert oder nichtzementiert eingesetzt werden (Tab. 1). Im Fall einer Teilendoprothese wird entweder die Gelenkpfanne oder der Gelenkkopf ersetzt. Das jeweils andere Gelenkteil bleibt als körpereigener Anteil erhalten. Bei einer Totalendoprothese wird das gesamte Gelenk ersetzt. Die Endoprothesen bestehen aus Materialien, die keine Abstoßungsreaktion hervorrufen, lange haltbar sind und stabil und sicher die Funktion des Gelenks übernehmen können. Diese Anforderungen erfüllen z.B. Metall, Kunststoff und Keramik.

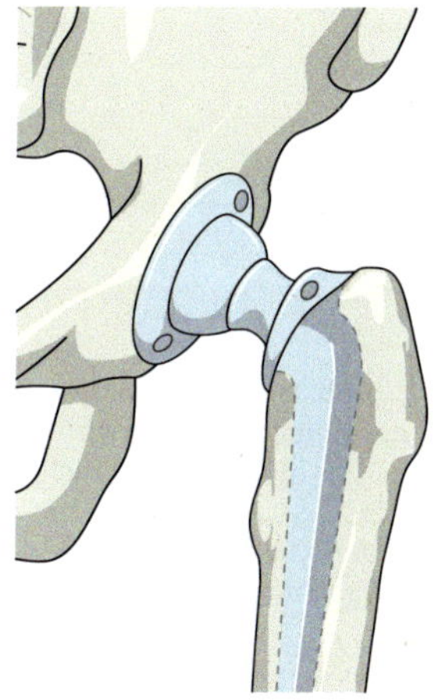

Abb. 4 Totalendoprothese des Hüftgelenks

	Zementierte Endoprothese	Nichtzementierte Endoprothese
Prinzip	Die Endoprothese wird mit einem organischen Kleber/Kunstharz in den Knochen eingeklebt.	Die Endoprothese wird ohne Klebstoff eingesetzt, die Oberfläche ist rau, sodass die Osteoblasten zum Wachstum angeregt werden und sie in den Knochen einwächst.
Vorteile	Die Prothese ist sofort belastungsstabil.	Die Prothese ist länger stabil und kann dadurch länger im Organismus verbleiben. In der Regel die Methode der Wahl.
Nachteile	Da es sich um einen Fremdstoff handelt, zieht sich das Knochengewebe an der Grenzzone langfristig zurück. Die Zementschicht kann ermüden. Die Folge ist eine Lockerung der Prothese, dann muss erneut operiert und die Prothese ausgetauscht werden. Dabei erschwert der Zement den Wechsel der Prothese.	Die Prothese kann nicht sofort belastet werden. Es erfolgt ein langsamer Belastungsaufbau mit zunächst Teilbelastung und späterer Vollbelastung.
Zielgruppe	Zielgruppe sind alle Menschen, die durch eine längere Immobilisierung unabwendbare Folgeerkrankungen erleiden würden, z. B. Hochbetagte und ›multimorbide‹ Personen, Personen, die den Mobilisationsaufbau kognitiv nicht umsetzen können, z. B. an schwerer ›Demenz‹ Erkrankte. Bei Osteoporose geeignet.	Zielgruppe sind alle Menschen, die den Belastungsaufbau umsetzen können, sowie Kinder, da so die Gesamtzahl der Prothesenwechsel verringert wird. Bei Kindern kann z. B. nach einem schweren Unfall mit Fraktur des Femurkopfes eine Endoprothese notwendig werden.

Tab. 1 Verfahren der Prothesenimplantation

Multimorbidität → *S. 580, Band 1*

Demenz → *S. 655*

Prognose und Komplikationen

Die rheumatoide Arthritis verläuft sehr unterschiedlich. Wird sie nicht behandelt, führt sie zur Zerstörung der Gelenke. Die Gelenke versteifen und die Patienten leiden unter sehr starken Bewegungseinschränkungen und Schmerzen. Die Lebenserwartung sinkt bei unbehandelter Erkrankung, da innere Organe wie das Herz-Kreislauf-System mitbetroffen sind. Wird die Erkrankung optimal behandelt, ist die Lebenserwartung nicht beeinträchtigt und die Beweglichkeit der Gelenke wird deutlich verbessert. Je früher die Therapie einsetzt, umso geringer ist die Gelenkschädigung.

Kommunikation

Wie erklärt man einem Menschen mit fortgeschrittener Arthritis mit welchen Komplikationen er rechnen muss?

2.2.3 Arthrose

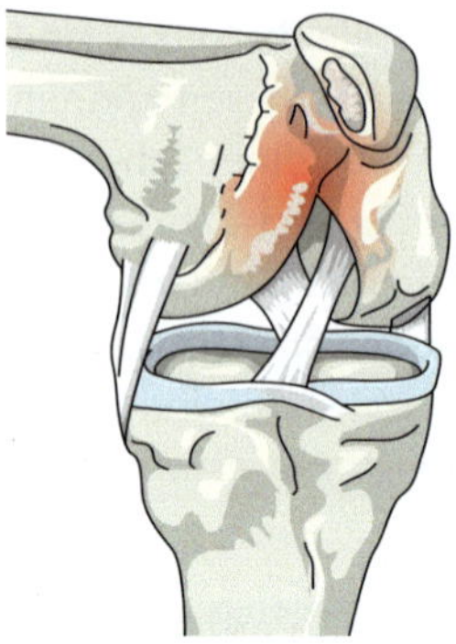

Abb. 1 Schwere Arthrose des Kniegelenks mit Abbau der Knorpelschicht, Zerstörung der angrenzenden Knochenflächen und randständigen Knochenanbauten

Definition
Arthrose ist eine chronische degenerative Gelenkerkrankung.

Ursache
Die Arthrose ist die Folge von Überbelastung, Entzündungen und des ›Alterungsprozesses‹. Folgende Risikofaktoren können zur Arthrose führen: Adipositas, gleichförmige Bewegungsabläufe und Überbelastung, z.B. schwere körperliche Arbeit oder einseitige Belastung durch Sport.
Der Gelenkknorpel wird aus hyalinem Knorpel gebildet und kann nur durch Diffusion ernährt werden. Er enthält kaum Blutgefäße und seine Regenerationsfähigkeit ist gering. Einmal zerstörter Gelenkknorpel ist also verloren und die Schutzfunktion für das Periost von Gelenkkopf und Gelenkpfanne besteht dann nicht mehr. Im Fall der fortgeschrittenen Arthrose reibt bei Bewegung das Periost der Gelenkenden direkt aufeinander (Abb. 1). Da im Periost viele sensible Nervenendigungen verlaufen, verursacht diese Reibung starke Bewegungsschmerzen.

Veränderungen im Alter → S. 368, Band 1

Symptome
Leitsymptom ist der Schmerz unter Belastung, der sich nicht im Lauf des Tages verbessert.

Diagnostik
Zur Diagnostik gehören Anamnese, bildgebende Verfahren (Röntgen und MRT) und die Arthroskopie.

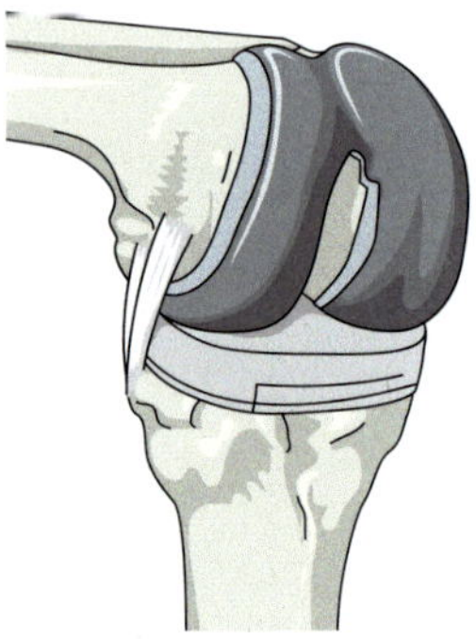

Abb. 2 Operativer Kniegelenkersatz (Endoprothese) bei Arthrose

Therapie
Für die Therapie stehen folgende Möglichkeiten zur Verfügung:
- medikamentöse Therapie mit Analgetika, nichtsteroidalen Antirheumatika und Kortison
- Minimierung der Risikofaktoren wie Übergewicht und Überbelastung
- ›physiotherapeutische Übungen‹ zur Gelenkentlastung, Wärmeanwendung, Kälteanwendung bei akuten Entzündungen
- Einsatz von orthopädischen Hilfsmitteln
- operativer Gelenkersatz (Abb. 2)

Physiotherapie → S. 482

REFLEXION | **IMPULS** | LERNORTVERNETZUNG

Informieren Sie sich über mögliche Hilfsmittel zur Alltagsbewältigung für Menschen mit Arthritis bzw. Arthrose.

Prognose und Komplikationen
Die Arthrose ist eine chronische degenerative Erkrankung, die nicht heilbar ist. Der Verlauf kann durch die nichtoperativen Therapiemaßnahmen positiv beeinflusst werden, insbesondere die Gewichtsreduktion wirkt sich positiv aus. Ist der Gelenkknorpel soweit zerstört, dass keine schmerzfreie Bewegung mehr möglich ist, ist der operative Gelenkersatz die letzte Therapiemöglichkeit.

2.2.4 Osteoporose

Definition

Unter Osteoporose oder Knochenschwund versteht man die Veränderung der Knochenstruktur, die zu einer erhöhten Brüchigkeit des Knochens führt. Diese Veränderungen sind an allen Stellen des Skeletts zu finden und durch sie steigt das Frakturrisiko.

Ursache

Vorwiegend bei Frauen kommt es nach dem Klimakterium zur Abnahme des Kalziumsalzgehaltes der Knochen und damit der Knochendichte. Ab dem 30. Lebensjahr ist eine langsame Abnahme der Knochendichte normal. Erst wenn der Knochenabbau mehr als 2,5 Standardabweichungen unter dem Normalwert beträgt, spricht man von Osteoporose. Der Knochenabbau wird laut WHO über den ›T-Score‹ definiert. Folgende Risikofaktoren begünstigen die Osteoporose:

- höheres Lebensalter (Männer ab dem 50. Lebensjahr)
- weibliches Geschlecht
- Zeit nach dem Klimakterium (Östrogen unterstützt den Knochenstoffwechsel)
- Osteoporose in der Familie
- Rauchen, hoher Alkoholkonsum
- Kalzium- und Vitamin-D-Mangel
- Frakturen
- geringer ›BMI‹
- Bewegungsmangel
- Langzeittherapie mit Kortison

T-Score
Maß für den Knochenum- und -abbau im Vergleich zu Personen des gleichen Geschlechts im Alter von 30 Jahren (von −1 bis −2,5 Osteopenie/verringerte Knochendichte, <−2,5 Osteoporose). Der T-Score berücksichtigt den alterstypischen Knochenabbau.

Body-Mass-Index → *S. 141*

Symptome

Häufig ist die Osteoporose ein Zufallsbefund oder wird durch Spontanfrakturen bzw. Frakturen nach geringer Krafteinwirkung diagnostiziert. Oft kommt es zu Rückenschmerzen, zur Ausbildung eines Rundrückens oder zum „Tannenbaumphänomen“ (Abb. 3).

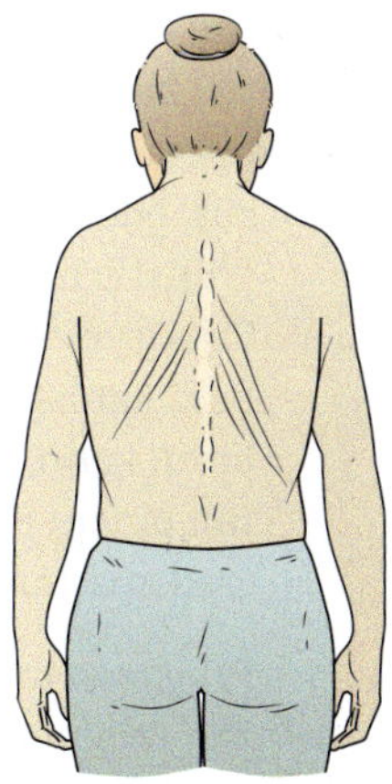

Abb. 3 Tannenbaumphänomen, schräge Hautfalten auf dem Rücken als Folge der osteoporotischen Höhenminderung der Wirbelkörper

Diagnostik

Die Diagnostik erfolgt durch eine Röntgenuntersuchung und die Messung der Knochendichte.

Therapie

Zur Vorbeugung und Therapie sind die folgenden Maßnahmen sinnvoll:

- ausreichend Bewegung an der frischen Luft
- viel Kalzium über die Nahrung aufnehmen
- nicht rauchen
- bei diagnostizierter Osteoporose ›Sturzprophylaxe‹ und Maßnahmen, die den Kalziumeinbau in den Knochen fördern
  - Substitution von Vitamin D
  - Therapie mit Bisphosphonaten, um den Kalziumeinbau in den Knochen zu unterstützen
  - Östrogen- und Gestagensubstitution nach dem Klimakterium (das Risiko von Herz-Kreislauf-Erkrankungen und Brustkrebs muss dabei abgewogen werden)

Sturzprophylaxe → *S. 349*

Leben mit Bandscheibenvorfall

2.2.5 Bandscheibenvorfall

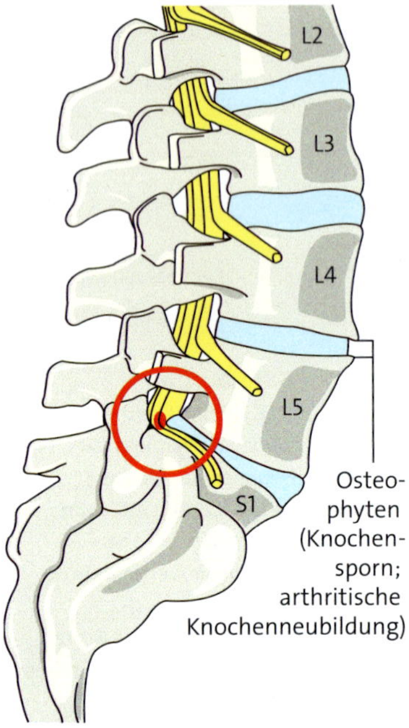

Abb. 1 Bandscheibenvorfall zwischen Lendenwirbel 5 und Sakralwirbel 1

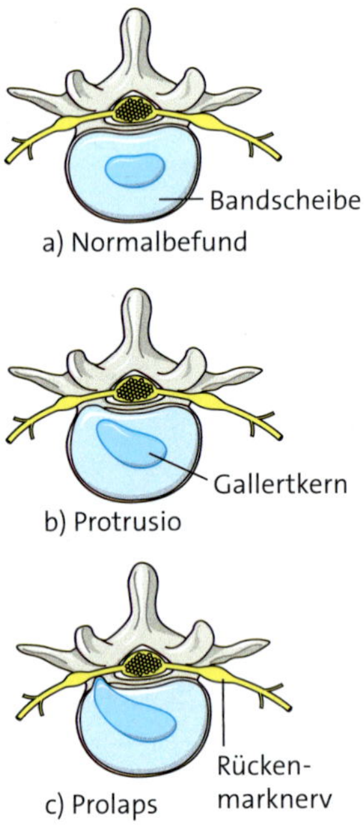

Abb. 2 Stadien des Bandscheibenvorfalls

rückengerechtes Arbeiten → *S. 324*

Definition

Bei einem Bandscheibenvorfall handelt es sich um die Vorwölbung des Bandscheibenkerns (Nucleus pulposus), der auf die abgehenden Nervenwurzeln im Bereich der Wirbelsäule Druck ausübt (Abb. 1).

Ursache

Ursache ist eine degenerative Veränderung des Faserrings der Bandscheibe (Anulus fibrosus). Am häufigsten findet sich ein Bandscheibenvorfall im Bereich der Lendenwirbelsäule. Es werden verschiedene Grade unterschieden (Abb. 2).

- Protrusion: Vorwölbung der gesamten Bandscheibe
- Prolaps: der Kern tritt aus dem Faserring aus
- Sequestration: Teile des Kerns werden abgetrennt und verbleiben im Wirbelkanal

Symptome

Die Symptome sind Rückenschmerzen mit oder ohne Ausstrahlung in die Beine und Bewegungseinschränkungen, in schweren Fällen kommen Lähmungen und Sensibilitätsstörungen hinzu. Allerdings verlaufen viele Bandscheibenvorfälle symptomlos.

Diagnostik

Zur Diagnostik gehören die Anamnese, eine ärztliche neurologische Untersuchung und bildgebende Verfahren (MRT, CT).

Therapie

Die Therapie besteht in physiotherapeutischer Behandlung und angepasster Bewegung, Analgetikagabe sowie in schweren Fällen ggf. einer operativen Entfernung eines Teils der Bandscheibe (des Nucleus pulposus) oder selten der gesamten Bandscheibe mit Ersatz durch eine Prothese (künstliche Bandscheibe).

Eine große Bedeutung hat die **Prophylaxe** eines Bandscheibenvorfalls. Da bekannt ist, dass unsachgemäßes Heben einen Bandscheibenvorfall auslösen kann, ist das ›rückengerechte Arbeiten‹ die wichtigste Maßnahme, um einem Bandscheibenvorfall vorzubeugen. Ebenfalls vorbeugend sind Rückenschule und Training der Rückenmuskulatur.

Prognose und Komplikationen

Die Prognose des Bandscheibenvorfalls ist sehr stark von der Mitarbeit des betroffenen Menschen abhängig. Das konsequente rückengerechte Arbeiten ist dabei der wichtigste Faktor. Die Belastung des betroffenen Bereichs der Wirbelsäule muss auch durch andere Faktoren, wie Gewichtsreduktion und Rückenschule, gesenkt werden. Die Rezidivrate ist unterschiedlich, Rezidive sind in jedem Fall möglich. Je jünger ein Patient ist, umso besser ist die Prognose, dass Schmerzfreiheit erreicht wird. Allerdings besteht immer die Gefahr, dass es erneut zu einem Vorfall kommt. Bei älteren Menschen gehen die Schmerzen oft nicht vollständig zurück, d.h. der Vorfall geht nicht vollständig zurück, es kommt zu chronischen Schmerzen, die medikamentös behandelt werden. Neurologische Ausfälle im betroffenen Bereich sind möglich.

2.2.6 Fehlhaltungen und Fehlstellungen der Wirbelsäule

Definition

Unter Fehlhaltungen und Fehlstellungen versteht man in der Orthopädie die Veränderungen des Skeletts, die zu Funktionsbeeinträchtigungen führen. Zunächst handelt es sich um eine falsche Körperhaltung, die Fehlhaltung. Wird diese nicht aktiv korrigiert, verfestigt sie sich und es kommt zu Veränderungen am Skelett, man spricht dann von der Fehlstellung.

- **Skoliose:** angeborene oder erworbene laterale Verkrümmung der Wirbelsäule und Verdrehung der Wirbelkörper aufgrund von Osteoporose, Unfällen, Frakturen und einseitiger Belastung oder zu schwacher Muskulatur (Abb. 3)
- **Rundrücken** (Hyperkyphose): Verstärkung der Brustkyphose z.B. durch krumme Körperhaltung, langes Sitzen, Bewegungsmangel, Adipositas; bei Schulkindern und Jugendlichen, kann bestehen bleiben; im Alter tritt diese Erkrankung häufig als Folge von Osteoporose und Wirbeleinbrüchen auf
- **Hohlkreuz** (Hyperlordose): Verstärkung der Lendenlordose, meist aufgrund von z.B. Bewegungsmangel, Adipositas, schwacher Bauch- und Rückenmuskulatur und Haltungsfehlern, infolge eines Unfalles; bei Kindern und Jugendlichen

Selbstfürsorge
Was können Pflegende tun, um Fehlhaltungen vorzubeugen?

Ursachen

Ursachen können sein: falsche Belastung, falsche Einübung und Gewöhnung von Haltungen oder Bewegungen. Auch eine zu schwach ausgebildete Muskulatur und Veränderungen der Knochen aufgrund eines Traumas können ursächlich sein.

Symptome

Die Veränderungen sind einerseits sichtbar beim Stehen und Laufen und andererseits verursachen sie Schmerzen, führen zu Bewegungseinschränkungen und zu degenerativen Veränderungen durch einseitige Belastung oder Schonhaltung.

Diagnostik

Der erste Schritt ist die Anamnese und die körperliche Untersuchung. Bildgebende Verfahren, z.B. Röntgen, zeigen das Ausmaß der degenerativen Veränderungen.

Anamnese → *S. 610, Band 1*
körperliche Untersuchung → *S. 612, Band 1*
bildgebende Verfahren → *S. 614, Band 1*

Therapie

Fehlhaltungen können durch physiotherapeutische Übungen und Training (z.B. Rückenschule, Schwimmen) der unterstützenden Muskulatur korrigiert werden. Reichen Übungen und Training nicht aus, können orthopädische Hilfsmittel (z.B. Korsett) zur Haltungskorrektur angewendet werden. Bei Fehlstellungen kann eine chirurgische Korrektur notwendig sein (Abb. 3).

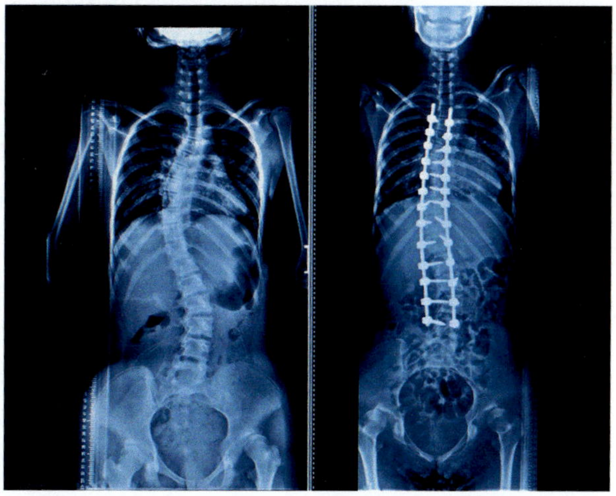

Abb. 3 Skoliose vor und nach chirurgischer Korrektur

Prognose und Komplikationen

Fehlhaltungen können bei Kindern und Jugendlichen gut über Übungen und Training korrigiert werden. Sind die Gewohnheiten verfestigt und die Fehlhaltungen zu Fehlstellungen fixiert, kommt es zu einseitiger Belastung und degenerativen Erscheinungen. Chronische Schmerzen sind die Folge. Fehlstellungen können sich auf den gesamten Körper auswirken. Kopfschmerzen können z.B. durch Fehlstellungen der Wirbelsäule verursacht werden.

3 Physiotherapeutische Grundlagen

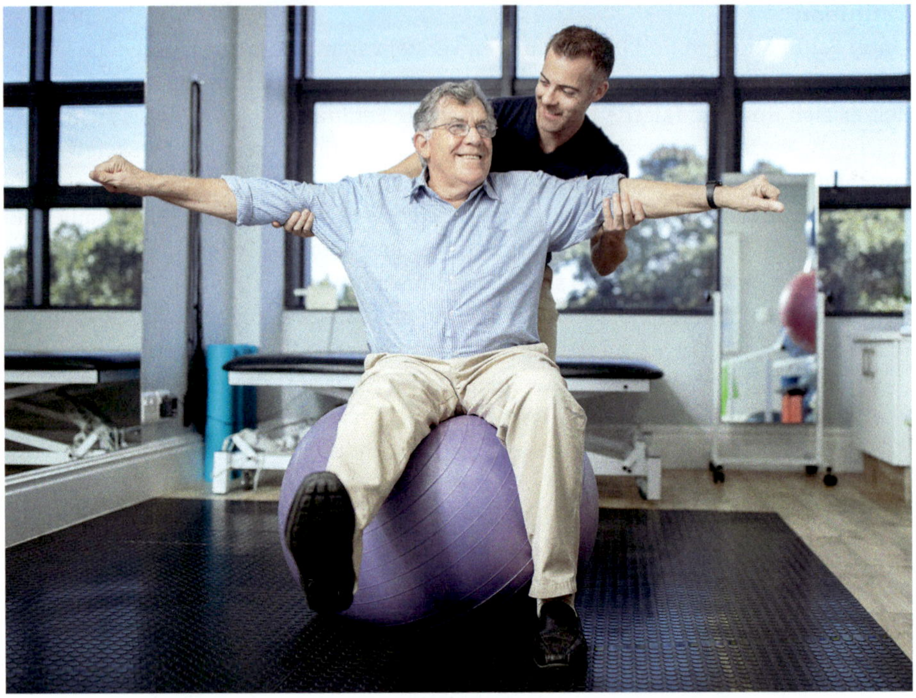

Abb. 1 Wichtigstes Ziel der Physiotherapie ist die Förderung der Beweglichkeit.

Im Zuge der Entwicklung der medizinischen Versorgung der Bevölkerung vor dem Hintergrund des demografischen Wandels stellt sich für die Angehörigen der Gesundheitsberufe die Frage nach der Verteilung der wachsenden Aufgaben in diesem Bereich. Um dieser Herausforderung gerecht zu werden, ist die Förderung der Zusammenarbeit der einzelnen Gesundheitsberufe erforderlich, damit die Aufgaben der medizinischen Versorgung gemeinsam gemeistert werden können.

Professionell Pflegende benötigen Kenntnisse über die Tätigkeiten der jeweils anderen Gesundheitsberufe, um einerseits einzelne Tätigkeitsbereiche voneinander abgrenzen und andererseits therapeutische Maßnahmen unterstützen zu können.

3.1 Was ist Physiotherapie?

Physiotherapie bezeichnet die Förderung der Bewegung des Menschen entweder mit passiven oder mit aktiven Maßnahmen zur Verbesserung der Beweglichkeit unter der Zielstellung der Prävention, Therapie und Rehabilitation. Einsatzbereiche der Physiotherapie sind sowohl der stationäre als auch der ambulante Bereich der medizinischen Versorgung.
Physiotherapeutinnen erstellen mit Hilfe einer ausführlichen Anamnese (Patientenbefragung) und einer körperlichen Untersuchung des Patienten einen individuellen Behandlungsplan. Die Therapieziele des Behandlungsplanes werden vom Patienten und Therapierenden gleichermaßen festgelegt. Der Therapierende wählt dann entsprechend den Therapiezielen die physiotherapeitischen Maßnahmen aus und erstellt so den jeweiligen Behandlungsplan des Patienten.

Die Behandlungen der Physiotherapie beschränken sich nicht nur auf ambulante und stationäre Bereiche der Gesundheitseinrichtungen, sondern erstrecken sich erstrecken sich über ein weites Spektrum. Im Sportbereich dienen sie der Förderung der Gesundheit, der Verbesserung der Leistungsfähigkeit und der Vermeidung von Verletzungen. Im Rahmen der betrieblichen Gesundheitsförderung führen Physiotherapeutinnen Maßnahmen zur Förderung körperlicher Aktivität und Entspannungsfähigkeit der Mitarbeitenden durch.

Ohne ärztliche Verordnung darf die Physiotherapie nur im Bereich der ›Prävention‹, also zur Vermeidung von Krankheiten, angewendet werden. Physiotherapie im präventiven Bereich beschränkt sich im Allgemeinen auf Bewegungstherapie in Bezug auf die Kräftigung von Körperregionen und u.a. auf die Anwendung von Massagen im Wohlfühlbereich.

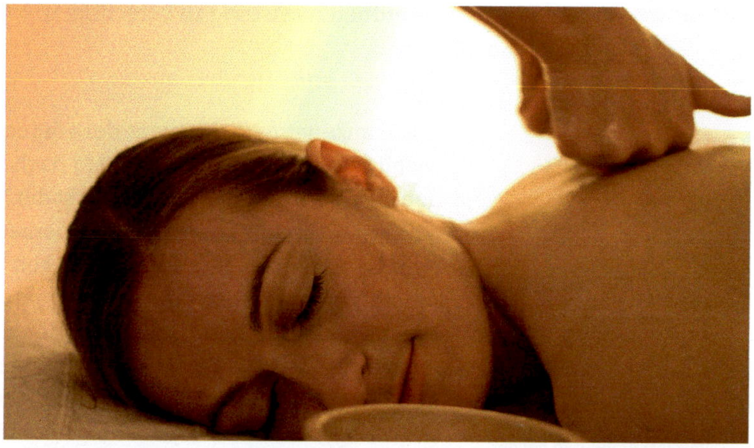

Abb. 2 Wellness-Massagen sind keine therapeutischen Maßnahmen.

Wenn Physiotherapie in der Versorgung von Kranken oder in der ›medizinischen Rehabilitation‹ zum Einsatz kommen soll, muss zwingend eine entsprechende Verordnung von einem behandelnden Arzt vorliegen. Aufgrund dieser Voraussetzung einer ärztlichen Verordnung für physiotherapeutische Interventionen ist der Beruf der Physiotherapeutin ein Heilberuf. Die Berufsausübung ist im Masseur- und Physiotherapeutengesetz (MPhG) geregelt. Sie erfordert eine dreijährige Ausbildung mit theoretischem und praktischem Unterricht sowie der praktischen Ausbildung in einer medizinischen Versorgungseinrichtung. Das MPhG formuliert in § 8 die Ausbildungsziele:

Prävention → S. 553, Band 1
medizinische Rehabilitation → S. 700, Band 1

» *Die Ausbildung soll entsprechend der Aufgabenstellung des Berufs insbesondere dazu befähigen, durch Anwenden geeigneter Verfahren der Physiotherapie in Prävention, kurativer Medizin, Rehabilitation und im Kurwesen Hilfen zur Entwicklung, zum Erhalt oder zur Wiederherstellung aller Funktionen im somatischen und psychischen Bereich zu geben und bei nicht rückbildungsfähigen Körperbehinderungen Ersatzfunktionen zu schulen.* «

Der **Heilmittelkatalog (HMK)** ist das „Werkzeug" der Ärzte, wenn es um die Verschreibung von Heilmitteln im Gesundheitsbereich geht. In diesem Katalog sind alle Heilmittel aufgelistet, für welche die gesetzlichen Krankenkassen die Kosten übernehmen. Sie werden jeweils mit Art, Indikation und Anzahl/Dauer der Anwendungen aufgeführt. Zu den Heilmitteln zählen auch unterschiedliche Formen der Physiotherapie.

Wenn von Physiotherapie die Rede ist, dann handelt es sich zunächst nur um eine allgemeine Berufsbezeichnung. Die Physiotherapie verfügt aber, wie auch die Pflege, über eine Reihe berufsspezifischer Zusatzqualifikationen. Im Allgemeinen sind diese Weiterbildungen mit Zertifizierung die Voraussetzung dafür, ärztlich verordnete physiotherapeutische Leistungen anbieten und mit den Krankenkassen abrechnen zu können. Nachfolgend werden die Behandlungen erklärt, die am häufigsten von Ärztinnen und Ärzten verordnet werden und entsprechende Qualifikationen erfordern.

3.2 Behandlungskonzepte in der Physiotherapie

Die wesentlichen Grundlagen der physiotherapeutischen Behandlung werden bereits während der physiotherapeutischen Ausbildung vermittelt. Wie auch in der Pflegeausbildung werden Vertiefungen und Zusatzqualifikationen dann im Rahmen von Weiterbildungen nach der Vergabe des Staatsexamens gelehrt. Hierbei handelt es sich sowohl um freiwillige Zusatzqualifikationen als auch um solche, die von den Kostenträgern gefordert werden, um zur Erbringung und Abrechnung der ärztlich verordneten Leistung zu berechtigen.

3.2.1 Krankengymnastik

Die Krankengymnastik dient der Förderung bzw. dem Erhalt der Beweglichkeit und Mobilität. Sie wird unter anderem nach Unfällen oder bei Bewegungseinschränkungen durchgeführt. Der Schwerpunkt der Krankengymnastik liegt auf der aktiven oder passiven Bewegung einzelner Körperbereiche des Menschen. Zum Beispiel können einzelne Gelenke, deren Beweglichkeit durch eine ›Kontraktur‹ eingeschränkt ist, passiv bewegt werden, um die Kontraktur positiv zu beeinflussen, sodass die Beweglichkeit im kontrakten Gelenk wieder zunehmen kann. Ein anderes Beispiel ist die Anleitung zu aktiven Bewegungsübungen etwa nach einer Operation. Die staatliche Zulassung zur Physiotherapie berechtigt gleichzeitig auch zur Durchführung von Krankengymnastik entsprechend der ärztlichen Verordnung.

Kontraktur → S. 346

Interprofessionalität
Wie gestaltet sich die Zusammenarbeit zwischen Pflegefachpersonen und Physiotherapeuten bei der Anleitung von Patienten zur Durchführung von Bewegungsübungen?

Ödem
Flüssigkeitsansammlung im Gewebe

3.2.2 Manuelle Lymphdrainage (MLD)

Manuelle Lymphdrainage ist eine Zusatzausbildung in der Physiotherapie, die nach dem Berufsabschluss absolviert werden kann. Bei dieser Therapie werden Techniken zur Förderung des Lymphabflusses angewandt. MLD findet bei Menschen mit ›ödematösen‹ Schwellungen Anwendung. Die Verschreibung der MLD obliegt dem Arzt.

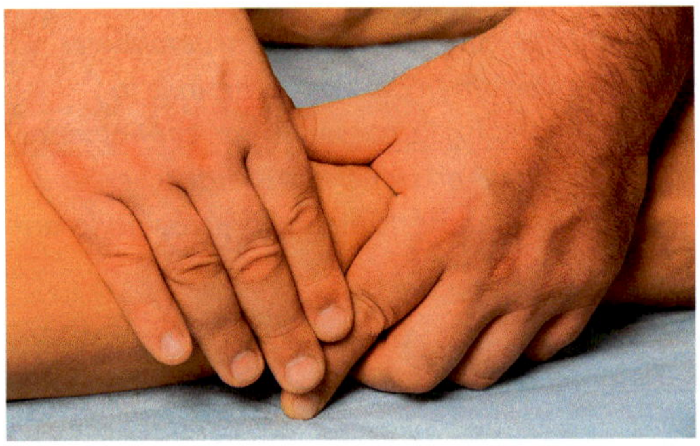

Abb. 1 Manuelle Lymphdrainage

Durch MLD können nicht alle ödematösen Schwellungen behandelt werden. Ist Ursache der Schwellung im Gewebe eine Herzerkrankung des Menschen, könnte der zusätzliche Abtransport der Flüssigkeit im Gewebe durch die Behandlung das Herz zusätzlich belasten und zu einer Verschlimmerung der Grunderkrankung führen. In diesem Fall ist die Kenntnis der Grunderkrankungen und Nebenerkrankungen der Patienten von großer Wichtigkeit.

3.2.3 Manuelle Therapie

Manuelle Therapie befasst sich mit der Mobilisation von Gelenken und damit verbunden auch mit der Wiederherstellung des physiologischen Bewegungsausmaßes bzw. mit der Förderung von Bewegung durch die Beeinflussung der Gelenkbeweglichkeit. Hier arbeitet die Physiotherapeutin direkt an den zu mobilisierenden Gelenken, z.B. am Knie- oder Hüftgelenk, aber auch an der Wirbelsäule.

3.2.4 Therapie nach Bobath

Die Therapie nach Bobath befasst sich mit der Anbahnung von Bewegungen. Dabei ist es wichtig, entsprechende Maßnahmen in den Alltag zu integrieren. Das Bobath-Konzept wird deshalb von Therapierenden und von Pflegenden gleichermaßen angewandt. Die Bobath-Therapie zielt auf die Nutzung der ›Ressourcen‹ der Menschen. Es wird bei der Bewegung begonnen, die noch gut ausführbar ist. Hat eine Pflegebedürftige z.B. eine gute Rumpfkontrolle, wird bei der Positionierung an diese Ressource angeknüpft. So wird sie bei der Anreichung des Essens im Bett sitzend statt liegend durch Lagerungsmaterial unterstützt.

Ressourcen → S. 412, Band 1

3.3 Transfer

Pflegende stehen häufig vor der Aufgabe, mit Menschen umzugehen, welche die Fähigkeit zur selbstständigen Fortbewegung teilweise oder vollständig verloren haben oder noch nie hatten. Wenn die Übergänge zu den Ausgangsstellungen wie Sitz oder Stand nicht mehr möglich sind, muss der Transfer in diesen Ausgangsstellungen erfolgen. Hier kann unterstützt werden oder der Transfer wird selbstständig von den Betroffenen durchgeführt.

3.3.1 Was muss beim Transfer beachtet werden?

Die Durchführung des ›Transfers‹ wird, wie die Positionierung oder die Behandlung nach dem Bobath-Konzept, ressourcenorientiert ermöglicht. Bewegungen oder Ausgangsstellungen, zu denen der Betroffene selbst in der Lage ist, werden so weit unterstützt, wie Hilfe notwendig ist. Die Handfassung am Menschen erfolgt vorrangig an knöchernen Strukturen wie den Schulterblättern und dem Becken. Hierbei ist es wichtig, darauf zu achten, dass eine gute Handfassung ermöglicht werden kann und auf der Haut nicht „gezogen" oder „geziept" wird. Je sicherer die Handfassung der Transferierenden ist, desto sicherer fühlt sich auch der pflegebedürftige Mensch beim Übergang von einer Ausgangsstellung in die andere.

beim Transfer unterstützen → S. 329

3.3.2 Das Bewegungsausmaß der Gelenke beim Transfer

Aufbauend auf den Ressourcen der zu pflegenden Menschen gilt es beim Transfer die ›Beweglichkeit‹, d.h. den möglichen Bewegungsspielraum der einzelnen Gelenke, zu beachten. Wenn Menschen mit normaler Beweglichkeit in den Gelenken ihren Arm heben oder ihr Bein beugen, geht diese Bewegung oftmals viel weiter als bei Menschen mit ›Erkrankungen am Bewegungsapparat‹ oder bei Menschen in fortgeschrittenem Lebensalter. Die Kenntnis der Grunderkrankungen ist wichtig, um darauf bei der Durchführung des Transfers einzugehen. Handelt es sich um eine ›neurologische Grunderkrankung‹ mit einer Atrophie der Muskulatur oder der Unfähigkeit, die Muskulatur adäquat anzuspannen, muss der Transfer sehr viel achtsamer durchgeführt werden, als wenn die Muskulatur normal anspannt und gegen die Bewegung halten kann.

Beweglichkeit → S. 315

Erkrankungen des Bewegungsapparates → S. 474

neurologische Erkrankungen → S. 538

Gelenke werden durch Muskulatur stabilisiert. Ist die Fähigkeit zur Kontraktion der Muskulatur eingeschränkt, können die entsprechenden Gelenke nicht mehr ausreichend stabilisiert werden und es kann zu Überdehnungen oder Bänderrissen kommen, wenn die Gelenke über das normale Bewegungsausmaß hinaus bewegt werden.

Werden Menschen im fortgeschrittenen Lebensalter mit reduzierter Beweglichkeit in den Gelenken transferiert, muss ebenfalls auf das Bewegungsausmaß in den Gelenken geachtet werden. Hier werden die Gelenke noch muskulär gesichert, das Bewegungsausmaß im gesamten Gelenk oder in bestimmte Bewegungsrichtungen (Kapselmuster) ist jedoch eingeschränkt. Dadurch kann es zum knöchernen Bewegungsstopp im Gelenk kommen mit der Folge von knöchernen Verletzungen oder Schmerzen beim Transfer. Dieses Risiko besteht insbesondere, wenn eine osteoporotische Grunderkrankung vorliegt.

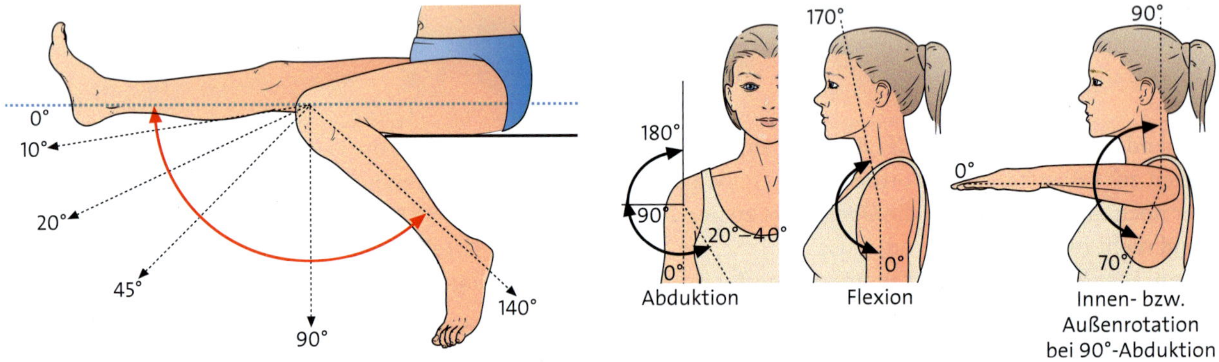

Abb. 1 Normales Bewegungsausmaß der Gelenke; links: Kniegelenk, rechts: Schultergelenk

3.3.3 Was muss ich beim Transfer bei mir selbst beachten?

Die eigene Körperhaltung ist beim Durchführen des Transfers von sehr großer Bedeutung. Wenn die Körperspannung aufrechterhalten werden kann, reduziert sich die Gefahr der Überlastung der eigenen Wirbelsäule erheblich. Auf diese Weise können Rückenbeschwerden, die im Zusammenhang mit pflegerischen Tätigkeiten stehen, vermieden werden. Das wichtigste Prinzip der eigenen Körperhaltung beim Durchführen des Transfers ist die Aufrechterhaltung der Stabilität in der Körpermitte, die sog. Bauchspannung. Durch eine vertiefte Einatmung und in der Folge eine tiefe Ausatmung kann die Bauchmuskulatur aktiviert werden.

Ein weiteres Grundprinzip der Körperhaltung beim Transfer ist das Ausatmen bei der Anspannung, also beim Heben der Last: In dem Moment, in dem ein Mensch während des Transfers angehoben wird, sollte die Person, die den Transfer durchführt, ausatmen. Nur so kann die Zusammenarbeit der Bauchmuskulatur mit der Beckenbodenmuskulatur zur Aufrechterhaltung der Körperspannung genutzt werden. Ein Einatmen während der Lastenhebung führt dagegen zu einer hohen Belastung des Beckenbodens und zur Druckzunahme auf die Lendenwirbelsäule. Ein mögliches Beschwerdebild, das sich aus der gewohnheitsmäßigen Einatmung bei Belastung ergibt, sind Beschwerden im unteren Rücken.

REFLEXION | **IMPULS** | LERNORTVERNETZUNG

Beobachten Sie Ihre Atmung und Ihre Bauchspannung beim Transfer von Patienten oder beim Heben schwerer Lasten. Gelingt es Ihnen im Alltag, auf die richtige Atemtechnik zu achten? Bemerken Sie einen Unterschied, je nachdem, ob Sie beim Heben ein- oder ausatmen?

3.4 Die Gesunderhaltung des eigenen Bewegungssystems

Die Berufswahl wird meist durch eine Neigung zu einer bestimmten Tätigkeit beeinflusst. Selten denkt man dabei an berufsspezifische Belastungen und Beanspruchungen. Der Pflegeberuf ist mit körperlichen Belastungen verbunden, die häufig zu Beschwerden im unteren Rücken führen. Aus physiotherapeutischer Sicht ist es wichtig, den Körper angemessen zu belasten, allerdings nicht einseitig. Einer ›rückengerechten Arbeitsweise‹ kommt daher hohe Bedeutung zu.

rückengerechtes Arbeiten → S. 324

Höhere Belastungen im Arbeitsalltag sind insbesondere das Tragen oder Heben schwerer Lasten, das Zurücklegen langer Wege und ein erhöhtes Level an negativem Stress, der oft durch Zeitdruck und den Anspruch, „allen gerecht zu werden", entsteht. Dies kann zu Beschwerden im unteren Rücken führen. Sie können sich im Laufe des Tages einstellen und zeigen sich oft als ein „Durchbrechgefühl" kurz oberhalb des Kreuzbeins. Dieses Beschwerdebild ist häufig auf eine weniger stabile Bauchmuskulatur zurückzuführen. Steht der Mensch den ganzen Tag aufrecht unter Einwirkung der Schwerkraft, werden die Kniegelenke durchgedrückt und das Becken gekippt. In der Folge entsteht ein „Hohlkreuz" im unteren Rücken und die Belastung des gesamten Oberkörpers liegt auf den Lendenwirbeln anstatt auf den Hüftgelenken. Folglich entwickelt sich ein Schmerz in der unteren Lendenwirbelsäule. Abhilfe bei diesen Beschwerden schafft eine Stärkung der Bauchmuskulatur. Hierzu kann eine ›**vertiefte Atmung**‹ empfohlen werden.

Selbstpflege
Was können Sie tun, um beruflichen Stress zu vermindern?

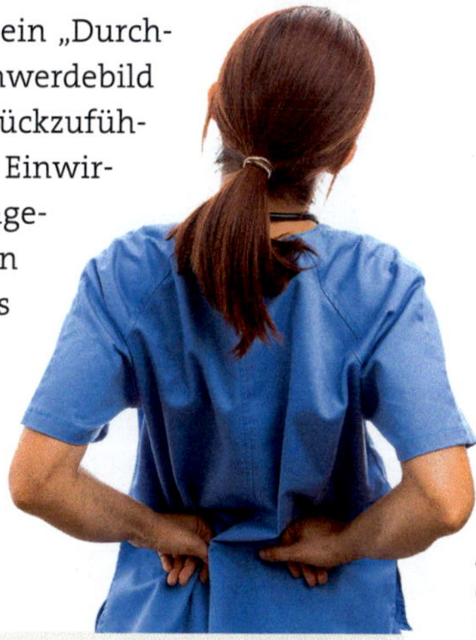

Abb. 2 Viele Tätigkeiten in der Pflege belasten den Rücken.

bewusste Atmung → S. 373

B BEISPIEL

Stellt sich in der Hektik des Arbeitsalltags eine flache Atmung ein, wird die Bauchmuskulatur weniger aktiviert und es kommt zu Beschwerden im unteren Rücken. Dann hilft eine kurze „Atempause":
- als Ausgangsstellung aufrechte Sitzhaltung einnehmen
- zehnmal tief durch die Nase ein- und ausatmen
- es wird jeweils so lange ausgeatmet, bis der Bauch sich zusammenzieht und eine leichte Anspannung im unteren Bauch zu spüren ist

Das Gefühl der Anspannung im Unterbauch zeigt an, dass die tiefe Bauchmuskulatur aktiv ist. Das ist jene Muskulatur, die den unteren Rücken stabilisiert und dadurch zu einer Linderung der Beschwerden im unteren Rücken führt. Durch die Atmung wird das Zwerchfell aktiviert. Infolge der Ausatmung spannt sich der Beckenboden an, welcher mit der Bauchmuskulatur zusammen für Stabilität in der Körpermitte sorgt. Eine stabile Körpermitte, die „Core Stability", ist die Voraussetzung für einen gesunden Rücken.

Beschwerden im unteren Rücken, die sich im Sitzen verstärken, sind ein klinischer Hinweis auf eine Bandscheibenproblematik. Selbstverständlich müssen länger andauernde Beschwerden, die mit starken Schmerzen oder sogar mit motorischen Ausfällen einhergehen, ärztlich untersucht und behandelt werden.

4 Atemwege und Atemwegserkrankungen

4.1 Aufbau und Funktion

Gasaustausch in den Lungen

AUFBAU

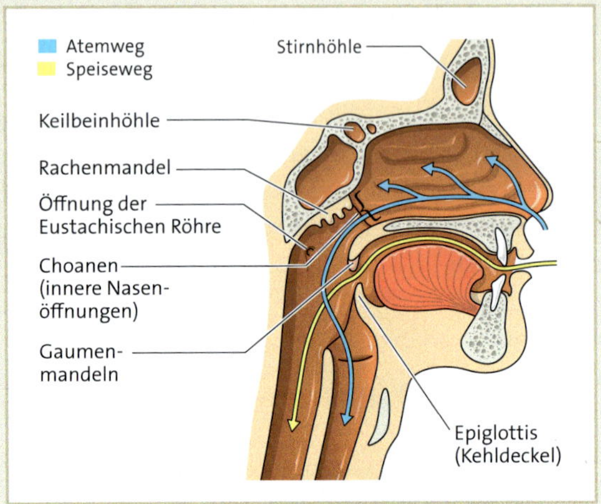

Obere Atemwege mit Überkreuzung von Nahrungs- und Atemweg

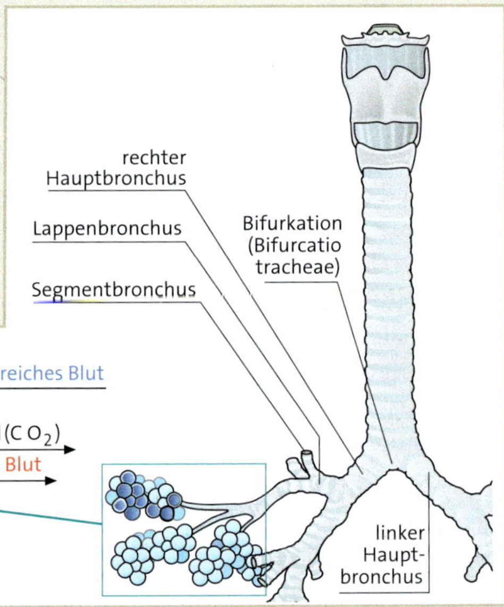

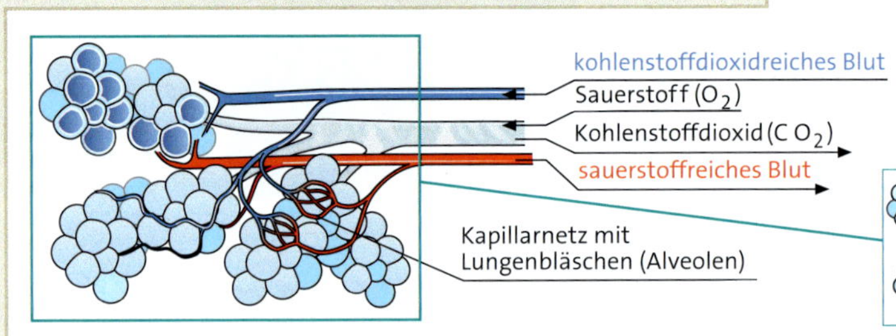

Trachea mit Bronchialbaum und Alveolen

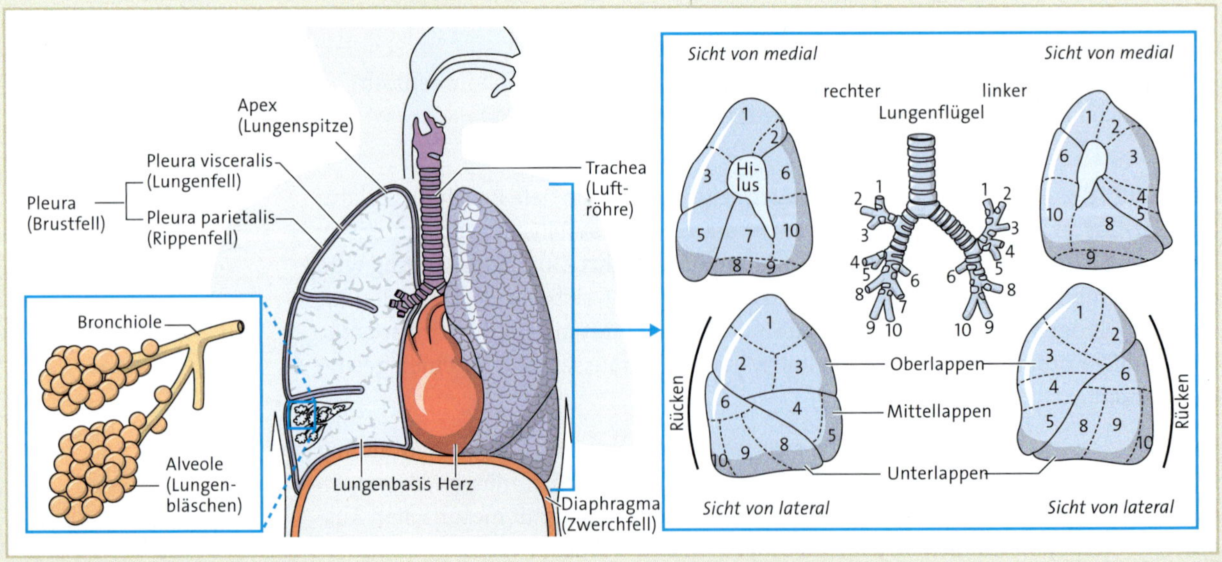

Lage der Lungensegmente

Atemwege

FUNKTION

luftleitende Organe
- Reinigung (Nase, Bronchien)
- Anfeuchten (Nase, Luftröhre, Bronchien)
- Transport (Nase, Luftröhre, Bronchien)
- Immunabwehr (Tonsillen)
- Stimmbildung (Mund, Kehlkopf)
- Riechen (Nase)

Gasaustausch
- Aufnahme von Sauerstoff
- Abgabe von Kohlenstoffdioxid
- Regulation des Blut-pH-Wertes

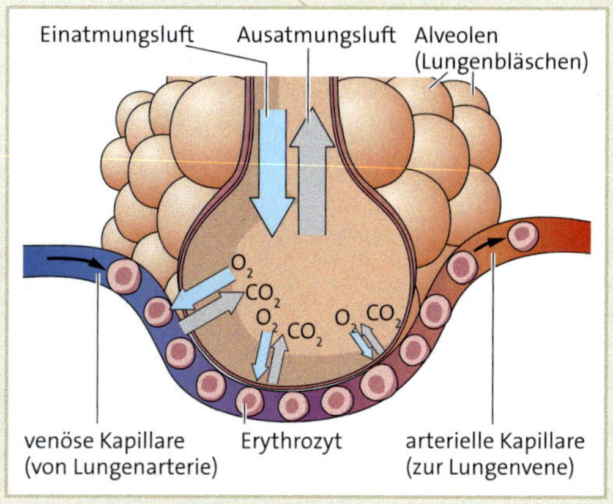

Gasaustausch in den Alveolen

Regulation
- Atemzentrum im ZNS
- Rezeptoren für Sauerstoff, Kohlenstoffdioxid und pH-Wert im Hirnstamm
- Dehnungsrezeptoren im Lungengewebe und in der Atemmuskulatur
- Riechen (Nase)

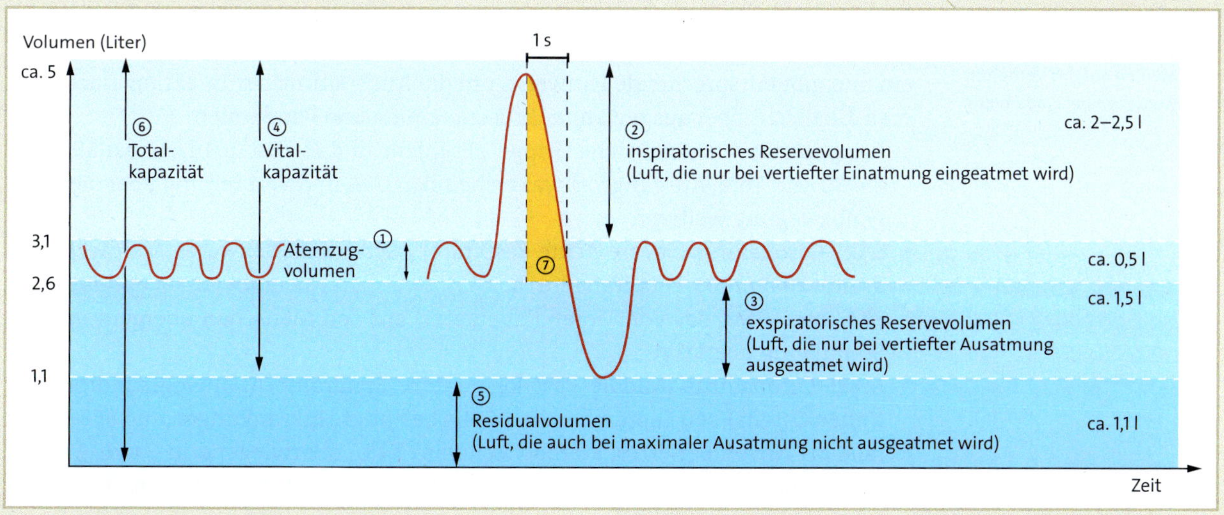

Lungenvolumina: Atemzugvolumen ①, Volumen, welches bei Ruheatmung pro Atemzug aus- und eingeatmet wird; inspiratorisches Reservevolumen ②, Volumen, das nach normaler Ruheinspiration noch eingeatmet werden kann; exspiratorisches Reservevolumen ③, Volumen, das nach normaler Ruheexspiration noch ausgeatmet werden kann; Vitalkapazität ④, Volumen, das nach tiefster Inspiration maximal ausgeatmet werden kann; Residualvolumen ⑤, Volumen, welches nach tiefster Exspiration in der Lunge zurückbleibt; Totalkapazität ⑥, Lungenvolumen nach maximaler Inspiration; Ein-Sekunden-Kapazität ⑦, Volumen, das innerhalb einer Sekunde nach maximaler Inspiration ausgeatmet werden kann

4.2 Ausgewählte Erkrankungen

4.2.1 Akute Erkrankungen der Atemwege

Definition

Bei den akuten Erkrankungen der Atemwege handelt es sich um akute, also nicht regelmäßig wiederkehrende oder dauerhaft bestehende Erkrankungen. Häufig sind die oberen Atemwege betroffen. Neben dem allgemeinen Infekt der oberen Atemwege gehören dazu die Angina tonsillaris, die akute Laryngitis, die akute Bronchitis und die Pneumonie.

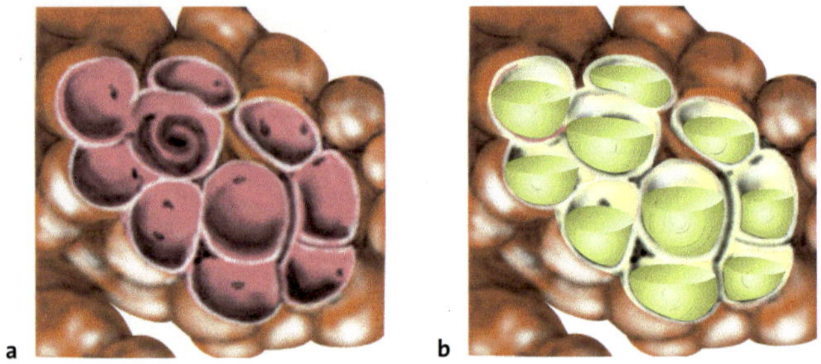

Abb. 1 **a** Normale Alveolen und **b** Pneumonie mit Entzündung der Alveolen, in denen sich, je nach Erreger, ein klares oder eitriges Sekret bildet

Ursachen

Akute Erkrankungen der Atemwege werden überwiegend durch Mikroorganismen verursacht. In den meisten Fällen handelt es sich um eine Virusinfektion, die oft durch eine bakterielle Erkrankung ergänzt wird. Streptokokken verursachen z.B. die Angina tonsillaris und Pneumokokken sind im Kindesalter und im höheren Lebensalter gefährliche Verursacher der ›Pneumonie‹. Im Fall der Influenza, der echten Grippe, handelt es sich bei den Erregern um die Influenzaviren Typ A, Typ B und Typ C. Immer wieder kommt es zu Mutationen von Viren, die von Tieren auf den Menschen übertragen werden, z.B. Coronaviren wie SARS, MERS und das neuartige Coronavirus. Diese führen zu Epidemien, die sich aufgrund der starken globalen Vernetzung und Reiseaktivitäten schnell ausbreiten. Die WHO schätzt das Risiko für eine Pandemie ein und gibt entsprechende Hinweise, um die Ausbreitung der Infektion einzudämmen. Übersicht über ausgewählte Virusepidemien und Pandemien:

Pneumonie → S. 384

Digitalisierung
Welchen Einfluss haben digitale Medien auf das Verhalten der Menschen bei Epidemien?

- Grippepandemie „Spanische Grippe“; Frühjahr und Herbst 1918/Herbst 1919, ca. 25–50 Mio. Tote; Ausgangsort wahrscheinlich USA und Verbreitung über die Truppenbewegung weltweit
- SARS-Coronavirus (Severe Acute Respiratory Syndrome/Schweres Atemwegssyndrom); 2002/2003, Letalitätsrate ca. 9,6 %, zwischen November 2002 und Juli 2003 774 Tote; Virus, das von Tieren (Zibetkatze) auf den Menschen übergeht und die Erkrankung überträgt
- MERS-Coronavirus (Middle East Respiratory Syndrome/Atemwegssyndrom des Nahen Ostens); seit September 2012 2994 bestätigte Erkrankungen und 858 Todesfälle bis November 2019, Sterblichkeitsrate 34 %; überwiegend in Saudi-Arabien auftretend; Virus, das von Tieren (Dromedare) auf den Menschen übergeht und die Erkrankung überträgt
- SARS-CoV-2-Virus (Coronavirus Disease/ Corona Viruserkrankung, COVID-19); seit Dezember 2019 in Ausbreitung begriffen, neuartiges Coronavirus, erstmals in Wuhan (China) aufgetreten

Symptome
Die Symptome ergeben sich aus der Entzündung der Schleimhaut der oberen Atemwege:
- Schnupfen
- Schwellung der Atemwege und dadurch erschwerte Atmung bis Atemnot
- Husten, wenn die unteren Atemwege beteiligt sind
- Leistungsminderung
- erhöhte Temperatur bis Fieber
- geschwächter ›Allgemeinzustand‹
- Halsschmerzen und eitrige Beläge auf den Rachenmandeln bei Tonsillitis
- eventuell wird der Infekt von einer ›Mittelohrentzündung‹ begleitet
- wird die Erkrankung durch Influenzaviren verursacht, sind ein schwacher Allgemeinzustand mit Gliederschmerzen die wichtigsten Symptome, die Erkrankung verläuft dann insgesamt deutlich schwerer und kann tödlich enden

Allgemeinzustand → S. 612, Band 1
Mittelohrentzündung → S. 638

Im Fall der Pneumonie kann man einen schnellen Verlauf beobachten, innerhalb von Stunden verschlechtert sich der Allgemeinzustand deutlich. Die Betroffenen klagen über plötzlich auftretende Symptome, sie sind sehr schwach und haben hohes Fieber mit Schüttelfrost.

Diagnostik
Zu den diagnostischen Maßnahmen gehören die ›Anamnese‹ des akuten Geschehens, die Inspektion der oberen Atemwege sowie die Auskultation der Bronchien und der Lunge. Dabei werden die Symptome beschrieben, die Entzündungszeichen sind im Rachenraum zu sehen. Es treten brodelnde ›Atemgeräusche‹ über den Bronchien und der Lunge auf, wenn die Entzündung in diesen Bereichen auftritt.

Anamnese → S. 610, Band 1
Atemgeräusch → S. 370

Therapie
Die Therapie besteht in Ruhe und Schonung. Die betroffenen Menschen sollen viel trinken, mindestens 2 l/Tag. Trinkmengenbegrenzungen, z. B. bei ›Herzinsuffizienz‹, müssen dabei beachtet werden. Fiebersenkende Maßnahmen und sekretlösende Medikamente unterstützen die Therapie. Je nach Gesamtzustand der Betroffenen werden pflegerische Prophylaxen durchgeführt. Bei bakteriellen Erkrankungen der unteren Atemwege und schlechtem Allgemeinzustand werden Antibiotika eingesetzt. In Studien zu den verschiedenen Therapien z. B. mit Zink oder Vitamin C konnte eine eindeutige Wirkung nicht nachgewiesen werden.

Herzinsuffizienz → S. 522

Prognose und Komplikationen
Erkrankungen der oberen Atemwege heilen in der Regel komplikationslos aus. Eine Pneumonie kann bei geschwächten Personen allerdings tödlich verlaufen. Die Pneumonie ist die häufigste bakterielle Todesursache in den Industrieländern. Zur Vorbeugung einer Pneumokokken-Pneumonie steht eine ›Schutzimpfung‹ zur Verfügung.
Ebenso ist die Influenza eine schwere Erkrankung, die vor allem bei älteren Menschen und Immungeschwächten tödlich verlaufen kann. Die jährliche Grippeschutzimpfung stellt eine wirksame Vorbeugungsmaßnahme dar. Empfohlen wird die Grippeschutzimpfung für alle Personen über 60 Jahre, für Menschen mit chronischen Erkrankungen, für Schwangere und für Menschen mit einer medikamentösen Immunsuppression.

Schutzimpfung → S. 876

4.2.2 Obstruktive Erkrankungen: Chronische Bronchitis

Leben mit COPD

Obstruktion
Verstopfung, Verlegung

Definition

Obstruktive Lungenerkrankungen sind alle Erkrankungen, die mit einer Behinderung des Lufteinstroms in die Lungen einhergehen. Die ›obstruktiven‹ Lungenerkrankungen werden auch unter der Abkürzung COPD (Chronic Obstructive Pulmonary Disease) zusammengefasst. Dazu gehören:

- chronische Bronchitis und chronisch-obstruktive Bronchitis
- Asthma bronchiale
- Lungenemphysem
- Bronchiektasen

Dyspnoe → S. 368

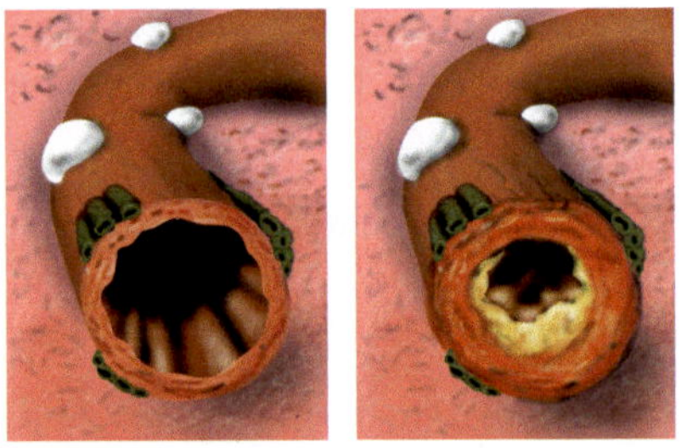

a normaler Bronchus
b entzündeter Bronchus

Abb. 1 Bronchus, normal und mit Wandverdickung und Bildung von Sekret im Lumen

Die ›Dyspnoe‹ ist das Leitsymptom der obstruktiven Atemwegserkrankungen, sie verursacht Angst und führt zur beschleunigten Atmung. Dabei findet kein ausreichender Gasaustausch in den Alveolen statt und die Sauerstoffversorgung verschlechtert sich weiter. Daraus entsteht ein Teufelskreis: Die Dyspnoe führt zur Angst und zur ineffektiven Atmung und diese verstärkt die Dyspnoe und damit wiederum die Angst.

Die **chronische Bronchitis** ist die Entzündung der Bronchialschleimhaut (Abb. 1), die in zwei aufeinanderfolgenden Jahren jeweils länger als drei Monate mit Husten und Auswurf bestanden hat (WHO-Definition). Jeder zweite Raucher, der älter als 40 Jahre ist, leidet an chronischer Bronchitis.

Die Steigerung der Erkrankung besteht in der **chronisch-obstruktiven Bronchitis**. Dann kommt zur Entzündung der Bronchospasmus hinzu. In den Industrieländern sind ca. 10–15 % der Bevölkerung von einer chronischen obstruktiven Bronchitis betroffen. Männer erkranken häufiger als Frauen, wobei die Zahl der Neuerkrankungen und der Sterbefälle bei Männern zurückgeht und bei Frauen ansteigt. Im Jahr 2015 starben jedoch noch immer mehr Männer als Frauen an chronischen Lungenerkrankungen.

Die **chronische Bronchitis im Kindesalter** ist definiert als eine länger als drei Monate anhaltende Bronchitis. Bei Kindern kann eine isoliert obstruktive Bronchitis auftreten, sie tritt gehäuft in Winter und Herbst auf.

Ethik
Sind Menschen mit einer nikotinbedingten COPD selbst schuld an ihrer Erkrankung?

Ursachen

Die häufigsten Ursachen der chronischen Bronchitis sind:

- Rauchen (90 %)
- Luftverschmutzung, z. B. Kohlestaub, Industrieabgase
- sich wiederholende Infekte
- bei Kindern Viren

Die Bronchialschleimhaut kann aufgrund ihrer Vorschädigung durch Rauchen oder verschmutzte Luft der Belastung durch Atemwegsinfekte nicht mehr standhalten und wird dauerhaft geschädigt. Im Laufe der Erkrankung kommt bei Erwachsenen eine Obstruktion der Atemwege hinzu.

Symptome

Die Symptome sind:

- Husten mit Auswurf, dieser ist weiß, bei zusätzlicher Infektion gelb bis grün
- Belastungsdyspnoe
- wiederkehrende Infekte
- Einschränkung der Leistungsfähigkeit

Diagnostik

Die Diagnostik umfasst:

- Anamnese („Raucherbiografie")
- Auskultation, es sind ein ›Giemen‹ und Brummen sowie trockene und feuchte Rasselgeräusche zu hören
- Perkussion, es ist der normale Befund zu hören
- ›Lungenfunktionsprüfung‹, der Strömungswiderstand ist erhöht und die Ein-Sekunden-Kapazität (FEV1) ist bei der obstruktiven Form verringert

Giemen
trockenes, pfeifendes Atemgeräusch

Lungenfunktionsdiagnostik → S. 365

Zur weiteren Diagnostik gehört die Röntgenaufnahme des Thorax, um Komplikationen zu erkennen und eine Pneumonie oder einen Tumor auszuschließen. Die Untersuchung des Sputums auf Erreger und die Laboruntersuchung des Blutes, um die Sauerstoffsättigung zu bestimmen, die Folgen der Erkrankung abzuschätzen und seltene Ursachen zu erkennen, sind ebenfalls diagnostische Maßnahmen.

Therapie

Die Therapie besteht in erster Linie darin, die Auslöser der Erkrankung zu vermeiden. Also z.B. nicht mehr zu rauchen, weder aktiv noch passiv. Für Kinder ist konsequent ein tabakrauchfreies Umfeld zu gewährleisten. Luftverschmutzung ist ebenfalls zu vermeiden, ein Kuraufenthalt am Meer oder im Gebirge unterstützt die Heilung.
Das zweite Standbein der Therapie ist die Atemtherapie mit Atemgymnastik, Totraumvergrößerung und ›sekretlösenden Maßnahmen‹. Infekte müssen vermieden werden oder frühzeitig gezielt therapiert werden. Die ›Verabreichung von Sauerstoff‹ erfolgt bei Dyspnoe. Die Sauerstoffgabe darf nicht ununterbrochen sein, um den Atemreiz, der hier durch die Sauerstoffkonzentration bestimmt wird, nicht zu unterdrücken. Die medikamentöse Therapie wird durchgeführt mit:

- Sekretolytika und Expektoranzien
- Inhalation von Betasympathomimetika
- Anticholinergika und Theophyllin
- Inhalation von Glukokortikoiden
- oraler Gabe von Glukokortikoiden
- Antibiotika bei bakterieller Infektion

Sekretlösung → S. 382
Sauerstoffgabe → S. 380

Prognose und Komplikationen

Die Erkrankung ist chronisch und kann nicht geheilt werden. Es können lediglich die Folgen und Komplikationen hinausgezögert werden. Folge kann eine respiratorische Insuffizienz mit Lungenemphysem und ›Blue Bloater‹ sein. Bei Kindern verläuft die obstruktive Bronchitis nicht immer chronisch, allerdings ist oft ein Asthma bronchiale die Ursache.
Die Komplikationen der chronisch-obstruktiven Bronchitis sind ein Lungenemphysem und das ›Cor pulmonale‹. Die Lebenserwartung der Betroffenen ist durch die Komplikationen deutlich verringert.

Blue Bloater
Patiententyp mit chronischer Atemwegserkrankung, der durch eine Blaufärbung der Haut und Schleimhäute aufgrund eines Sauerstoffmangels (Zyanose) auffällt

Cor pulmonale
„Lungenherz", ein vergrößertes Herz mit einem erweiterten rechten Ventrikel

4.2.3 Obstruktive Erkrankungen: Asthma bronchiale

Definition

Das Asthma bronchiale ist eine chronische Erkrankung der Bronchien, bei der die folgende ›Trias‹ zur anfallsartigen Verengung der Atemwege und damit zur Dyspnoe führt:

- Schwellung der Bronchialschleimhaut
- zähes Sekret
- Spasmus der Bronchialmuskulatur (Abb. 1, 2)

Trias
gemeinsames Auftreten dreier verschiedener Symptome

Etwa 10 % der Kinder sind an Asthma erkrankt, es sind mehr Jungen als Mädchen betroffen. Von den Erwachsenen sind 4–5 % an Asthma bronchiale erkrankt. In den Industrieländern steigt die Anzahl der Neuerkrankungen zurzeit nicht mehr an, in den Schwellen- und Entwicklungsländern steigen die Neuerkrankungen hingegen jährlich an. Asthma bronchiale ist die zweithäufigste ›chronische Erkrankung‹ im Kindesalter.

chronische Erkrankung → S. 580, Band 1

Das Asthma bronchiale wird nach seiner Entstehung in allergisches Asthma, nichtallergisches und gemischtförmiges Asthma eingeteilt, weitere Einteilungen ergeben sich aus den verschiedenen Ursachen, z. B. das berufsbedingte Asthma. Weitere Kriterien zur Einteilung des Asthmas werden zurzeit wissenschaftlich diskutiert, Parameter sind z. B. das Vorliegen einer eosinophilen Atemwegsentzündung oder das Vorhandensein bestimmter Zytokine. Diese Einteilungen werden dahingehend erforscht, ob sie einen Einfluss auf die Wirksamkeit der Therapie haben könnten.

Diversität
Warum sind – eines Berichts des RKI von 2017 zufolge – in Deutschland mehr Menschen in unteren Bildungsgruppen von Asthma bronchiale betroffen als Menschen in mittleren und oberen Bildungsgruppen?

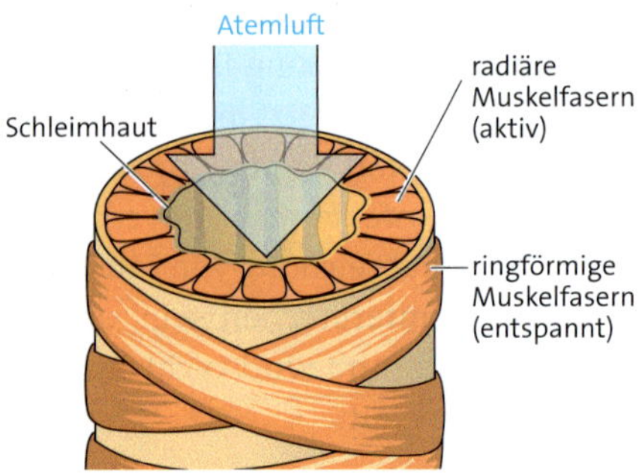

Abb. 1 Querschnitt eines gesunden Bronchus

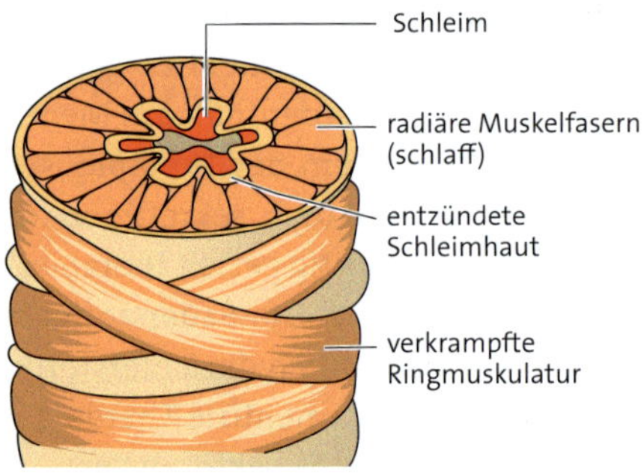

Abb. 2 Querschnitt eines Bronchus bei Asthma

Ursachen

In der Vorgeschichte des Asthma bronchiale finden sich häufige akute Bronchitiden, die durch Mikroorganismen oder chemische Stoffe ausgelöst werden. Die Bronchialschleimhaut befindet sich in einem dauerhaft hyperreaktiven Zustand. Beim Asthma bronchiale sind die Auslöser des Anfalls:

- Stress, Angst
- körperliche Belastung
- psychische Belastung
- Kälte
- Infektion der oberen Atemwege
- Schadstoffe aus der Umgebungsluft, z. B. Ozon, Staub, Stickstoffdioxid
- aktives und passives Rauchen
- Medikamente: Nichtsteroidale Antirheumatika bzw. Antiphlogistika (z. B. Acetylsalicylsäure, Ibuprofen), ›Betablocker‹

Betablocker → S. 528

Beim allergischen Asthma können ›Allergene‹, die eingeatmet werden, ursächlich sein, z. B.:

Allergie → S. 831, 877

- Pollen
- Kot von Haustaubmilben
- Bettfedern
- Schimmelpilzsporen
- Mehlstaub (berufsbedingtes Asthma, „Bäckerasthma")
- Tierhaare, Tierschuppen
- selten sind andere Allergene Auslöser, z. B. Medikamente, Nahrungsmittel

Symptome

Das Leitsymptom ist die Dyspnoe. Dabei treten pfeifende und brummende/giemende Atemgeräusche auf. Das Ausatmen ist deutlich erschwert und verlängert, die Patienten sitzen aufrecht oder nehmen eine Haltung ein, bei der die Atemhilfsmuskulatur aktiviert wird (Abb. 3). Weitere Symptome sind Husten und zäher Schleim.

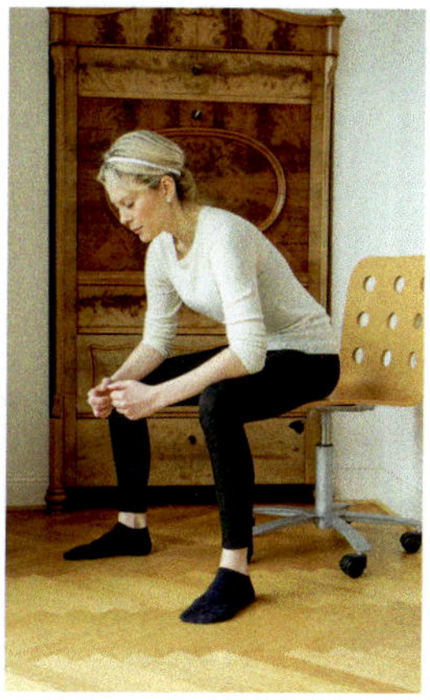

Abb. 3 Kutschersitz zur Unterstützung der Atemhilfsmuskulatur

Diagnostik

Zur Diagnostik gehören die Anamnese und die Abklärung der Ursache; handelt es sich um das allergische Asthma bronchiale, werden die Allergene identifiziert. Bessert sich die Atemnot unter Bronchodilatatoren, so handelt es sich um ein Asthma bronchiale. Des Weiteren erfolgt eine Lungenfunktionsdiagnostik, die die Einschränkung des Lungenvolumens bestimmt, die FEV1 ist dabei ein wichtiger Verlaufswert, der Information über die aktuelle Lungenfunktion gibt.

Therapie

Die wichtigste therapeutische Maßnahme ist es, die Auslöser eines Asthmaanfalls zu vermeiden. Zur medikamentösen Therapie gehören die Therapie des Anfalls (Reliever) und die der Anfallvermeidung (Controller). Die Medikamente werden als Spray inhaliert, als Tabletten oder i. v. verabreicht.

- Reliever: Beta-2-Sympathomimetika, wirken bronchienerweiternd, es gibt kurz wirksame (Wirkungseintritt 3–10 min, Wirkungsmaximum drei bis fünf Stunden) und lang wirkende Beta-2-Sympathomimetika (Wirkungseintritt 3–10 min, Wirkungsmaximum zwölf Stunden); diese Medikamente können auch zur Anfallsprophylaxe angewendet werden, um bei zu erwartender körperlicher Anstrengung, wie Sportunterricht, die Bronchien zu entspannen
- Controller: Glukokortikoide, die die Entzündungsreaktion vermindern, als Dauertherapie und im Anfall möglich

Weitere Therapie

- Theophyllin, als Langzeitbehandlung, mit verzögerter Wirkstofffreisetzung (Retardpräparate), nur bei Erwachsenen
- Anticholinergika, wirken bronchienerweiternd und werden in Kombination mit Beta-2-Sympathomimetika angewendet (z. B. Triotropium)
- Sekretolytika, unterstützend zur Reinigung der Bronchien
- Sauerstoffgabe im Anfall
- gezielte antiallergische Therapie (z. B. Cromone in Spray- oder Tropfenform bei allergischem Schnupfen)

Die medikamentöse Therapie erfolgt als Stufentherapie. Menschen mit Asthma wechseln im Laufe ihrer Erkrankung mehrfach zwischen den verschiedenen Stufen.

- Stufe 1 (gelegentliches leichtes Asthma): kurz wirkendes Beta-2-Sympathomimetika als Spray, bei Bedarf oder prophylaktisch
- Stufe 2 (mäßiges Dauerasthma): tägliche Einnahme eines Glukokortikoids in niedriger Dosis als Spray, bei Bedarf kurz wirkendes Beta-2-Sympathomimetika als Spray, maximal dreimal täglich
- Stufe 3 (mittelschweres Dauerasthma): tägliche Einnahme eines Glukokortikoids in niedriger bis mittlerer Dosis als Spray, tägliche Einnahme eines lang wirkenden Beta-2-Sympathomimetikums oder eines alternativen Medikaments (z.B. Tiotropium bei Erwachsenen) als Spray, bei Bedarf kurz wirkendes Beta-2-Sympathomimetikum als Spray, maximal dreimal täglich
- Stufe 4 (schweres Dauerasthma): tägliche Einnahme eines Glukokortikoids in hoher Dosis als Spray, tägliche Einnahme eines lang wirkenden Beta-2-Sympathomimetikums oder eines alternativen Medikaments als Spray, Theophyllin bei Erwachsenen (Retardpräparate), bei Bedarf kurz wirkendes Beta-2-Sympathomimetikum als Spray, maximal dreimal täglich
- Stufe 5 (schweres, nicht einstellbares Asthma trotz Therapietreue): zusätzlich täglich orales Glukokortikoid plus Behandlung mit ›Anti-IgE‹ bei Kindern und Jugendlichen und Tiotropium bei Erwachsenen, Behandlung durch erfahrenen Pneumologen; bei Kindern und Jugendlichen Einstellung der Medikamente in einem speziellen Therapiezentrum

IgE → S. 877

Die ›Atemgymnastik‹ sind Übungen, die regelmäßig durchgeführt werden und das Lungenvolumen verbessern. Andererseits gehört zur Therapie die ›Schulung‹ des Betroffenen, damit er Situationen vermeidet, die einen Anfall auslösen können und er sich im Anfall soweit zu helfen weiß, dass es nicht zu einer lebensbedrohlichen Situation, wie dem ›Status asthmaticus‹, kommt. Besonders bei Kindern ist die Schulung ein wichtiger Bestandteil, da sie in der Schule und mit Freunden in Situationen geraten können, in denen kein Erwachsener schnell Hilfe leisten kann.

bewusstes Atmen → S. 373
Schulung Pflegebedürftiger → S. 476, Band 1

Status asthmaticus therapeutisch nicht ausreichend zu durchbrechende schwere Verlaufsform des Asthma bronchiale die über 24 h andauert

Maßnahmen im Asthmaanfall:

- Ruhe bewahren
- langsam ein- und ausatmen
- ›Lippenbremse‹ anwenden, um die Ausatmung zu erleichtern
- Kutschersitz, Torwartstellung zur Verbesserung der Einatmung
- Anfallsmedikamente einnehmen

Lippenbremse Abbremsen der Ausatemluft durch leichtes Aufeinanderlegen der Lippen; der so erzeugte Widerstand setzt sich fort bis in die Bronchiolen und verhindert deren Kollabieren

Prognose und Komplikationen

Der Status asthmaticus ist eine gefürchtete Komplikation und macht eine Krankenhauseinweisung unumgänglich, ggf. mit intensivmedizinsicher Behandlung. Eine weitere Komplikation ist die COPD bzw. das Lungenemphysem; bei dieser Erkrankung verschmelzen Alveolen miteinander aufgrund der dauerhaften Überblähung der Lunge durch die Behinderung der Ausatmung. Die Folge ist, dass die Oberfläche der Lunge verringert und damit der Gasaustausch vermindert wird. Die Menschen werden dadurch in ihrer Leistungsfähigkeit eingeschränkt. Bei einem langjährigen Lungenemphysem kommt es in der Folge zu einem ›Pink Puffer‹ und einem Fassthorax.

Bei Kindern und Jugendlichen kann es bis zur Pubertät zu einer Rückbildung der Erkrankung kommen.

Pink Puffer Patiententyp mit chronischer Atemwegserkrankung und einem kachektischen (abgemagerten) Erscheinungsbild

4.2.4 Obstruktive Erkrankungen: Bronchiektasen

Definition
Bronchiektasen sind die irreversible Zerstörung des Knorpelskeletts der Bronchien, der Bronchialmuskulatur und der Bronchialwand.

Ursachen
Bronchiektasen (Abb. 1) sind in Mitteleuropa meist die Folge chronisch-obstruktiver Lungenerkrankungen, bei denen die Lunge chronisch überbläht wird. Hinzu kommt, dass das Bronchialepithel durch die Entzündung geschädigt wird. Diese Überblähung entsteht durch den Ausatemwiderstand, der durch den Bronchospasmus ausgelöst wird. Eine weitere Ursache ist die zystische Fibrose. Bronchiektasen können auch nach Keuchhusten, ›Masern‹ oder einer ›Influenza‹ entstehen.

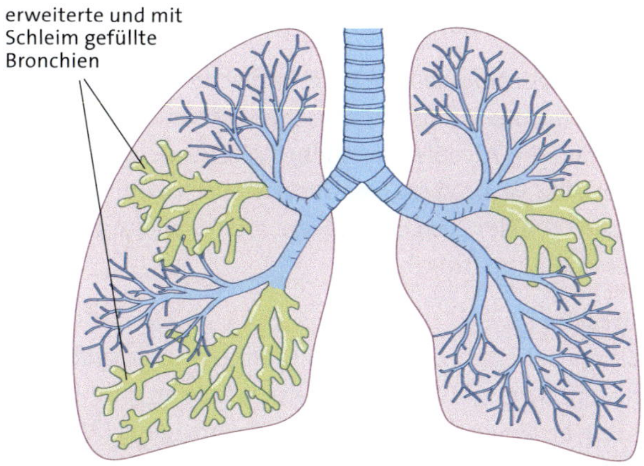

Abb. 1 Bronchiektasen

Masern → S. 874
Influenza → S. 875

Symptome
Menschen mit Bronchiektasen leiden unter anhaltendem ›Husten und Auswurf‹, da in den Bronchiektasen ein Erregerreservoir ist und eine chronische Entzündung vorliegt.

Beobachtung von Husten und Sputum → S. 371

Diagnostik
Untersuchung des Sputums, ein dreischichtiges Sputum kommt nur bei Bronchiektasen vor. Es setzt sich aus folgenden Schichten zusammen:
- obere Schicht – Schaum
- mittlere Schicht – Schleim
- untere Schicht – Eiter

In einem hochauflösenden CT zeigen sich die Erweiterungen der Bronchien und die Zerstörung der Bronchialwand.

Therapie
Die Therapie besteht in der Behandlung der Grunderkrankung, der Gabe von sekretlösenden und antiinfektiven Medikamenten sowie aus Atemgymnastik. Treten die Bronchiektasen einseitig auf und sind sie gut zu lokalisieren, werden sie operativ entfernt. Auch kann eine Lungentransplantation durchgeführt werden.

Prognose und Komplikationen
Menschen mit Bronchiektasen leiden häufiger an Infektionen der Atemwege und sind in ihrer Leistungsfähigkeit eingeschränkt.
Die Erkrankung ist chronisch und nicht heilbar; die wichtigste Maßnahme der Prävention ist der Verzicht auf das aktive und passive Rauchen.

4.2.5 Restriktive Erkrankungen: Lungenfibrose

Definition

Bei restriktiven Lungenerkrankungen kommt es zu einer diffusen Schädigung der Alveolen und damit zu einer Einschränkung der Atemfläche. Dazu gehören:

- Lungenfibrose
- akutes Lungenversagen (Acute Respiratory Distress Syndrome, ARDS)
- Atemnotsyndrom des Neugeborenen

Diffusion → S. 505

Die Lungenfibrose ist eine chronische Erkrankung des Lungengewebes (Lungenparenchym), die infolge chronischer Entzündungen zu Vernarbungen führt. In der Folge werden die Alveolen vermehrt von Bindegewebe umgeben und die ›Diffusionsstrecke‹ wird vergrößert. Der Gasaustausch wird dadurch behindert.
Rund 50 % der Lungenfibrosen entstehen aufgrund einer individuellen Veranlagung, sie sind idiopathisch.

Ursache

Einige bekannte Ursachen sind Infektionen, systemische Erkrankungen (z. B. Kollagenosen), Atemluftbelastung durch Stäube (Staublunge, z. B. Silikose) und die Entstehung als Folge des akuten Lungenversagens (ARDS). Die Silikose ist eine anerkannte Berufskrankheit im Bergbau und in steinbearbeitenden Berufen. Sie ist bereits seit dem Altertum bekannt.

Symptome

Dyspnoe → S. 368

Beobachtung von Husten → S. 371

Nagelveränderungen → S. 51

Die wichtigsten Symptome sind ›Dyspnoe‹ und ›trockener Husten‹. Aufgrund der eingeschränkten Lungenfunktion kommt es bei einer fortgeschrittenen Lungenfibrose durch das geringere Sauerstoffangebot zu Abgeschlagenheit, Gewichtsverlust und später zu Zyanose, Trommelschlegelfingern und ›Uhrglasnägeln‹.

Diagnostik

Zur Diagnostik gehören:

- Auskultation, beim Einatmen ist ein Knistern zu hören
- Perkussion, die Ausdehnung der Lunge ist geringer
- Lungenfunktionsprüfung, die Vitalkapazität ist herabgesetzt
- ›Sauerstoffpartialdruck‹ ist verringert
- Bronchoskopie, um ein Bronchialkarzinom auszuschließen

Partialdruck → S. 366

Pflegeprozessgestaltung

Welche besonderen Aufgaben haben Pflegefachfrauen und -männer in der Begegnung mit zu pflegenden Menschen, die erfahren, dass sie vermutlich nicht mehr lange leben werden?

Therapie

Die Therapie der Lungenfibrose erfolgt soweit möglich ursächlich. Allerdings kann eine Silikose trotz Beendigung des Berufes fortschreiten. Medikamentös wird die Lungenfibrose mit Kortikosteroiden und, wenn diese die Bindegewebsbildung nicht unterbinden, mit Immunsuppressiva behandelt. Die Betroffenen erhalten meist eine Sauerstofftherapie.

Prognose und Komplikationen

Die Prognose der Erkrankung ist schlecht, sie schreitet sehr schnell fort und endet meist innerhalb von vier bis fünf Jahren tödlich. Aus diesem Grund ist eine Lungentransplantation in Betracht zu ziehen. Arbeitsschutz und ›Prävention‹ haben eine große Bedeutung, um die Erkrankung zu verhindern.

Prävention → S. 553, Band 1

4.2.6 Restriktive Erkrankungen: Akutes Atemnotsyndrom

Definition

Infolge massiver Entzündungsreaktionen an der Alveolarmembran in beiden Lungenflügeln kommt es nach einem akuten Auslöser innerhalb einer Woche zur Zerstörung der Alveolarmembran und des ›Surfactant‹.

Die Alveolen kollabieren und es kommt zum Ausfall der Atemfunktion der Lunge. Im Lungengewebe bilden sich beidseits Infiltrate, diese sind zunächst interstitiell und später alveolär. Ein wichtiger Bestandteil der Definition ist, dass die Infiltrate nicht durch ein Linksherzversagen verursacht werden. 10 % aller Patienten, die auf einer intensivtherapeutischen Station betreut werden, leiden an einem akuten Atemnotsyndrom, auch Acute Respiratory Distress Syndrome (ARDS) oder Schocklunge genannt. Das ARDS wird in drei Schweregrade eingeteilt, diese Einteilung orientiert sich am Grad der Hypoxie/des arteriellen Sauerstoffmangels.

Surfactant
schützender Oberflächenfilm der Alveolen, der deren Oberflächenspannung herabsetzt und die Entfaltung der Lungen ermöglicht; Surfactant besteht aus Lipiden und Proteinen

Ursachen

Die Ursachen werden eingeteilt in direkte Lungenschädigung und indirekte Lungenschädigung.

Ursachen, die eine direkte Lungenschädigung zur Folge haben, sind z. B. ›Inhalationstrauma‹, Pneumonie, ›Aspiration‹ von Mageninhalt oder Wasser (Beinaheertrinken), Lungenkontusion z. B. im Rahmen eines stumpfen Thoraxtraumas. Ursachen, die die Lunge indirekt schädigen, sind z. B. Polytrauma, Verbrennungen, ›Schock‹, Beatmung mit hohen Sauerstoffkonzentrationen, schwer verlaufende Allgemeinerkrankungen z. B. ›nekrotisierende Pankreatitis‹, ›Nierenversagen‹, Leberversagen, ›diabetische Ketoazidose‹, Sepsis oder chronische Lungenerkrankungen.

Inhalationstrauma
Einatmung giftiger, heißer, ätzender oder tiefkalter Stoffe, die zu einer Verletzung der oberen und unteren Atemwege führt

Aspiration → S. 170
Schockformen → S. 418
Pankreatitis → S. 261
Nierenversagen → S. 272
diabetische Ketoazidose → S. 267

Symptome

Typische Symptome sind akute schwere Dyspnoe, ›Tachypnoe‹ und ›Zyanose‹ der Finger und Lippen, Unruhe und Verwirrtheit.

Tachypnoe → S. 369
Zyanose → S. 49

Diagnostik

Das ARDS ist ein Notfall; im Rahmen der Diagnostik werden die ›Vitalzeichen‹ und die Blutgase – besonders der Sauerstoffpartialdruck – bestimmt. Durch Echokardiografie, die Auskultation der Lunge und ein Röntgenthorax bzw. CT werden die Infiltrate diagnostiziert und kardiale Ursachen ausgeschlossen. Beim ARDS sind im Röntgenbild beidseitig diffuse, wie Milchglas aussehende Verschattungen zu sehen. Im schweren Fall sind die Lungen so stark verkleinert, dass man von einer weißen Lunge spricht.

Herz-Kreislauf-Funktion beobachten → S. 406

Therapie

Die betroffenen Menschen werden intensivmedizinisch betreut, die Maßnahmen umfassen die lungenschonende Beatmung und täglich mindestens 16 Stunden Lagerung in Bauchlage sowie alle Maßnahmen zur Behandlung der Grunderkrankung. Zur Vorbeugung einer Lungenfibrose wird niedrigdosiert Kortison verabreicht. Der Patient wird parenteral und ggf. ›enteral‹ über eine Sonde ernährt.

enterale Ernährung → S. 161

Prognose und Komplikationen

Das ARDS verläuft in ca. 40 % der Fälle tödlich. Die Prognose ist abhängig vom Schweregrad. Als Folge tritt häufig eine Lungenfibrose auf.

4.2.7 Restriktive Erkrankungen: Atemnotsyndrom des Neugeborenen

Definition

Lungenfunktionsstörung beim Neugeborenen aufgrund eines Surfactantmangels.

Ursachen

Das Atemnotsyndrom tritt bei 30 % aller Frühgeborenen auf. Die unreife Lunge und das fehlende Surfactant sind ursächlich für die Störung der Lungenfunktion. Bei 5 % der reifen Neugeborenen tritt ebenfalls das Atemnotsyndrom auf.
Häufigkeit in Abhängigkeit vom Schwangerschaftsalter:

- Geburt vor der 28. Schwangerschaftswoche (SSW) 60–80 %
- Geburt vor der 32. SSW 50 %
- Geburt ab der 37. SSW 5 %

Gestationsdiabetes → S. 776

Hydrops fetalis
generalisierte Flüssigkeitsansammlung beim Fetus, ein lebensbedrohlicher Zustand

Risikofaktoren sind neben der Frühgeburt ›Diabetes mellitus‹ der Mutter, Entbindung durch Kaiserschnitt und ›Hydrops fetalis‹.

Symptome

Das Kind zeigt die Symptome der starken Atemarbeit:

- Dyspnoe
- Tachypnoe
- Nasenflügeln
- Einzichung der Haut unter den Rippen und zwischen den Rippen sowie unter den Schlüsselbeinen
- knorksende Atemgeräusche
- Verfärbung der Haut: blass, grau, marmoriert oder zyanotisch

Diagnostik

Partialdruck → S. 366

Zur Diagnostik werden die Lungen auskultiert, im Röntgenbild des Thorax sind milchige diffuse Verschattungen zu sehen und die Blutgase werden bestimmt. Der ›Sauerstoffpartialdruck‹ ist vermindert. Vor der Entbindung wird der Surfactantgehalt im Fruchtwasser (Surfactant-Albumin-Quotient) bestimmt, um das Risiko des Atemnotsyndroms abzuschätzen.

Therapie

nichtinvasive Beatmung → S. 507

Die wichtigste Therapiemaßnahme ist, die Geburt soweit wie möglich hinauszuzögern. Bei einer drohenden Frühgeburt werden die Lungenreifung und Surfactantbildung durch Gabe von Betamethason oder Kortison angeregt. Die Mutter erhält 48 und 24 Stunden vor der Geburt Betamethason i. m. injiziert. Ist ein Atemnotsyndrom aufgetreten, wird das Neugeborene schonend mittels nasalem ›CPAP-Verfahren‹ beatmet. Dabei ist zu beachten, dass die Sauerstoffsättigung nur 90 % betragen darf, da 100 % Sauerstoffsättigung beim Neugeborenen toxisch ist. Gegebenenfalls kann Surfactant endotracheal verabreicht werden. Ist diese Beatmung nicht ausreichend, wird intubiert und künstlich beatmet.

Prognose und Komplikationen

Das Atemnotsyndrom ist die häufigste Todesursache bei Neugeborenen, die Letalität beträgt 30 %. Komplikationen können Pneumothorax, Beatmungslunge und das Bestehenbleiben des Ductus arteriosus Botalli sein.

4.2.8 Bronchialkarzinom (Lungenkarzinom)

Definition

Das Bronchialkarzinom wird in das kleinzellige Bronchialkarzinom (20 % der Fälle) und das nicht kleinzellige Bronchialkarzinom eingeteilt. Letzteres wird unterteilt in das Plattenepithelkarzinom (40 %) und das Adenokarzinom (40 %) (Abb. 1).

Das Bronchialkarzinom ist der bösartige Tumor des Bronchialsystems (Abb. 2). Unter den Tumorerkrankungen beim Mann führt es am häufigsten zum Tod. Männer erkranken dreimal häufiger an dieser Tumorart als Frauen. Die Häufigkeit dieses Tumors ist bei Frauen ansteigend.

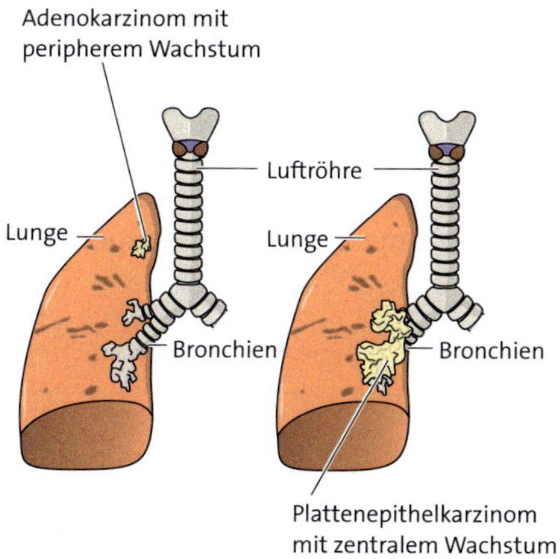

Abb. 1 Formen des Bronchialkarzinoms

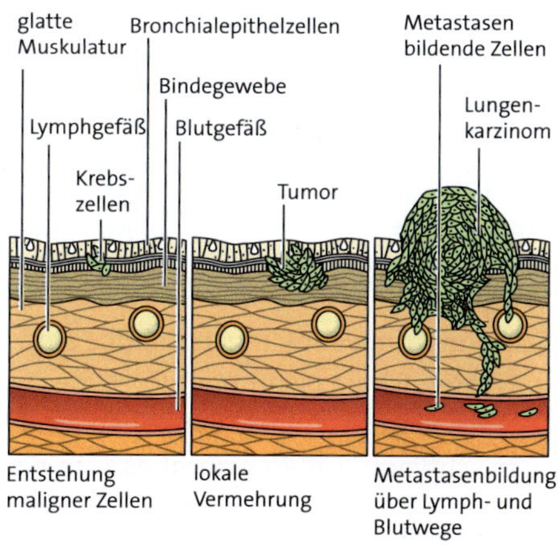

Abb. 2 Entwicklung eines Bronchialkarzinoms

Ursache

In 90 % der Erkrankungen ist Rauchen die Ursache. Eine Ausnahme stellt wiederum das Adenokarzinom dar. Weitere Ursachen sind karzinogene Stoffe wie Radon, Quarzstaub, Asbest und Arsenverbindungen.

Symptome

Das Bronchialkarzinom bildet keine Frühsymptome. Hinweise auf die Erkrankung sind ein nicht zu therapierender Husten mit leicht blutigem Auswurf, Dyspnoe, rezidivierende Infekte und Gewichtsverlust, Leistungsminderung und nächtliches Schwitzen.

Jeder Husten, der länger als vier Wochen anhält, ist auf ein Karzinom hin abzuklären.

Diagnostik

Die Diagnostik umfasst die bildgebenden Verfahren (Röntgen, CT, PET), Bronchoskopie mit Histologie und ›Lungenfunktionsprüfung‹ sowie die Untersuchung des Sputums auf Tumorzellen.

Lungenfunktionsdiagnostik → *S. 365*

Therapie

Die konservative Therapie ist häufig ›palliativ‹ und besteht in der Chemotherapie und der Bestrahlung. Sie ist abhängig vom Tumorstadium.

palliative Therapie → *S. 590, Band 1*

Prognose und Komplikationen

Die Prognose des Bronchialkarzinoms ist schlecht, die Fünf-Jahres-Überlebensrate liegt bei 15 % bei Männern und bei 18 % bei Frauen.

4.2.9 Lungenembolie

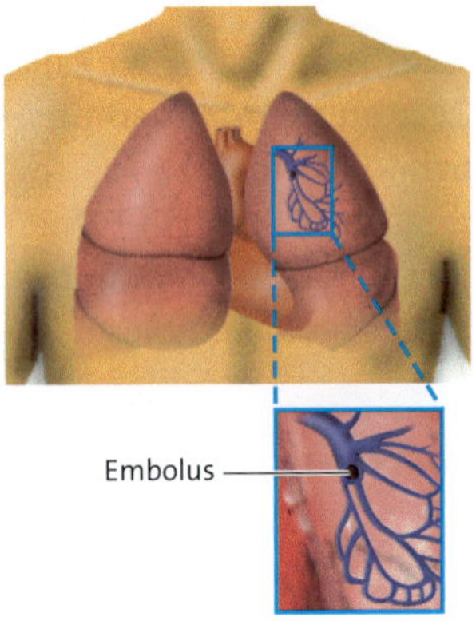

Abb. 1 Embolus in der linken Lungenarterie

Definition

Die Lungenembolie ist der akute Verschluss einer Lungenarterie.

Ursache

Verursacht wird die Lungenembolie durch ein Blutgerinnsel aus dem venösen Körperkreislauf (Abb. 1). Das nachfolgende Lungengebiet kann dadurch nicht mehr am Gasaustausch teilnehmen. Die Lungenembolie ist häufig und wird nur in einem Drittel der Fälle erkannt. Die Ursachen der Lungenembolie decken sich mit den Risikofaktoren der ›Thrombose‹. Selten handelt es sich um einen Fett-, Fruchtwasser oder Luftembolus. Eine Lungenembolie ist die häufigste Todesursache im Zusammenhang mit Operationen.

Thrombose → S. 426

Symptome

Die Symptome der Lungenembolie sind:
- Husten, Thoraxschmerz, plötzliche Dyspnoe mit Zyanose
- ›Tachykardie‹, Angst, ›Synkopen‹ und ›Hypotonie‹
- in schweren Fällen kommt es zum ›Cor pulmonale‹

Tachykardie → S. 414
Synkope → S. 417
Hypotonie → S. 415
Cor pulmonale → S. 493

Diagnostik

Die Diagnostik umfasst:
- ›Anamnese‹, um die Risikofaktoren zu erkennen
- Sonografie zur Suche der Thrombusquelle
- ›EKG‹, es treten häufig typische Veränderungen auf
- Röntgenthorax, sichtbare Veränderungen durch den unterbrochenen Blutstrom
- Echokardiografie zum Thrombusnachweis
- Laboruntersuchung des Blutes auf Blutgase und spezielle Spaltprodukte des Gerinnungssystems
- ›Rechtsherzkatheteruntersuchung‹, ggf. gleichzeitige lokale Fibrinolyse
- CT-Angiografie zum Thrombusnachweis

Anamnese → S. 610, Band 1
EKG → S. 411
Herzkatheteruntersuchung → S. 435

Therapie

Die Therapie besteht im Notfall in ›Sauerstoffgabe‹, Sedierung und ›Schmerztherapie‹, um den Sauerstoffbedarf des Organismus zu decken. Gleichzeitig beginnt man mit einer Heparintherapie. Die weitere Therapie besteht in der High-Dose-Heparintherapie und der Gabe von ›Phenprocoumon‹, der lokalen Fibrinolyse sowie der verhältnismäßig riskanten Thrombektomie in speziellen Therapiezentren, wenn die anderen Therapien versagen.

Sauerstoffgabe → S. 380
Schmerztherapie → S. 732, Band 1
akute Antikoagulationstherapie → S. 428

Prognose und Komplikationen

Die Prognose der Lungenembolie ist schlecht, die Letalität liegt bei ca. 10 %. Kommen weitere Herz-Kreislauf-Erkrankungen hinzu, steigt die Letalität innerhalb der ersten beiden Stunden bis auf 90 %.

4.2.10 Mukoviszidose

Definition

Mukoviszidose wird auch zystische Fibrose genannt. Es handelt sich um eine angeborene Stoffwechselerkrankung, bei der alle exokrinen Drüsen in ihrer Funktion eingeschränkt sind. In Deutschland gibt es zurzeit ca. 8000 Menschen, die an Mukoviszidose leiden.

Informationsseite von Mukoviszidose e. V.
www.muko.info

Ursache

Ursächlich ist ein genetischer Defekt des ›CTFR-Gens‹. Dieses Gen ist verantwortlich für die Bildung der Chloridkanäle auf der Membran der Epithelzellen. Die Fehlbildungen dieser Kanäle können sehr verschiedenartig sein. Die Folge ist eine Störung im Chlorid- und Wasseraustausch. Die Produktion von Sekreten ist dadurch gestört und es werden im gesamten Organismus nur sehr zähflüssige Sekrete abgegeben.

CTFR
Cystic Fibrosis Transmembrane Conductance Regulator

Symptome

Von der Bildung des zähen Sekretes sind etliche Organe betroffen.

- Lunge: Husten, Atemnot, rezidivierende Entzündungen
- Pankreas: ›Diabetes mellitus Typ 3‹, Unterernährung, Gedeihstörungen, Fettstühle
- Galle: Verschluss der Gallenwege
- Darm: ›Obstipation‹, Mekoniumileus, Bauchkrämpfe
- Störungen im ›Elektrolythaushalt‹, Muskelkrämpfe, Kopfschmerzen, Schwindel
- Männliche Sterilität durch Aplasie der Samenleiter

Diabetes mellitus Typ 3 → S. 262
Obstipation → S. 207
Flüssigkeitshaushalt → S. 143

Diagnostik

Im Rahmen des Neugeborenenscreenings oder ggf. im späteren Lebensalter (durch Kapillarblut) wird auf Mukoviszidose getestet. Ist das Screening auffällig, erfolgt zur Diagnosesicherung ein Schweißtest, die erhöhte Chloridkonzentration über 60 mmol/l im Schweiß ist der Nachweis für die Erkrankung. Weitere Maßnahmen sind: CTFR-Funktionstest, Gentest, elektrophysiologische Untersuchung, Untersuchung der Albuminkonzentration im Mekonium, Trypsinkonzentration im Blut, Pankreaselastase im Stuhl und Untersuchung des Speichels.

Therapie

Die Therapie besteht in der medikamentösen Behandlung der Symptome sowie in der physiotherapeutischen Vorbeugung vor Komplikationen. Die Therapie der Atemwege erfolgt mit Mukolytika, Bronchodilatation, Schutz vor Infektionen bzw. Antibiotikagabe. Atemgymnastik und Atemtherapie mit Inhalation dienen der Prophylaxe. Zur Therapie des Verdauungssystems gehört die Gabe von Verdauungsenzymen und eine entsprechende ›hochkalorische Ernährung‹, da aufgrund der Erkrankung der Energiebedarf gesteigert ist. Tritt ein ›Diabetes mellitus‹ auf, wird er entsprechend therapiert. Die orale Gabe von CTFR-Modulatoren im Fall einer bestimmten Mutation verbessert die Funktion der CTFR-Kanäle und damit auch die Lungenfunktion.

Interprofessionalität
Welche Berufsgruppen sind an der Versorgung und Unterstützung von Menschen mit Mukoviszidose beteiligt?

Energiebedarf → S. 287
Diabetes mellitus → S. 262

Prognose und Komplikationen

Die Lebenserwartung von Neugeborenen mit Mukoviszidose ist geringer als die gesunder Neugeborener. Sie lag 2018 bei 53 Jahren. Mit fortschreitender Forschung und optimaler Therapie steigt die Lebenserwartung kontinuierlich an. Je länger ein Mensch mit Mukoviszidose lebt, umso mehr steigt seine Lebenserwartung.

5 Beatmung

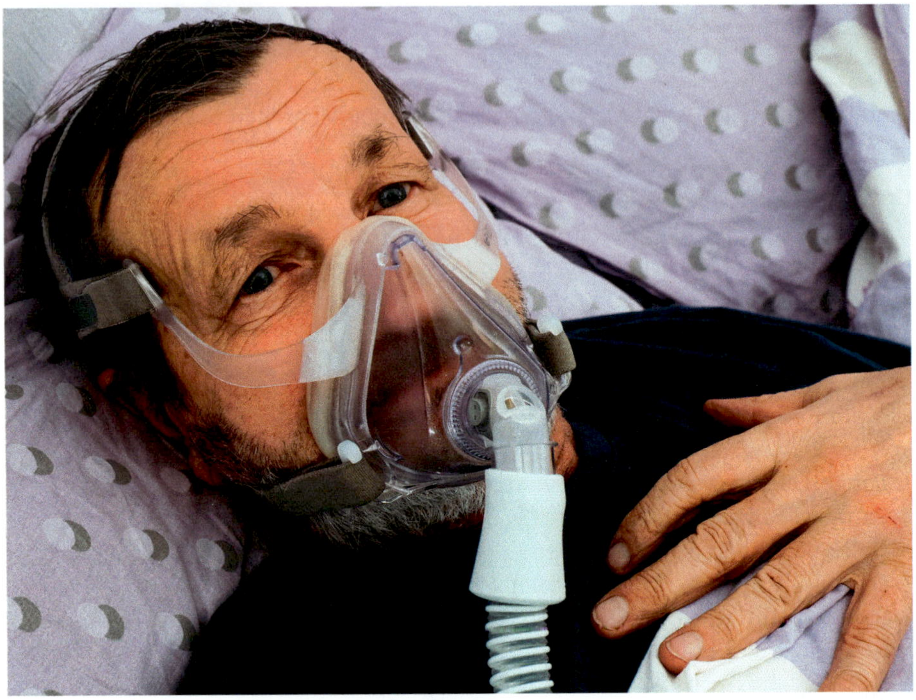

Abb. 1 Nichtinvasive Maskenbeatmung im häuslichen Bereich

5.1 Beatmung verstehen

5.1.1 Indikationen zur maschinellen Beatmung

Ethik
Was bedeutet es für einen Menschen, maschinell beatmet zu werden?

Die führende Indikation zur maschinellen Beatmung ist die **respiratorische Insuffizienz**, das Versagen der Atemfunktion, das vielfältige Ursachen haben kann. Mit Blick auf die drei funktionellen Einheiten des Atemsystems (Ventilation, Perfusion, Gasaustausch) sind hier vor allem die Einschränkung von Ventilation und Gasaustausch von Bedeutung (Tab. 1).

Welche Erkrankungen oder Veränderungen letztendlich z.B. zu einer verminderten Muskelkraft, zu einer eingeschränkten Weiterleitung der Impulse oder zu einer eingeschränkten Gasaustauschfläche geführt haben, ist für das Verständnis der maschinellen Beatmung zunächst nachrangig. Sie bestimmen aber maßgeblich die weiteren therapeutischen und pflegerischen Maßnahmen wie auch die Prognose für eine Wiederherstellung der Spontanatmung des Pflegebedürftigen.

Ziel jeder maschinellen Atmungsunterstützung sind die Wiederherstellung und Aufrechterhaltung der physiologischen O_2- und CO_2-Konzentration im Blut sowie eines physiologischen pH-Wertes. Hierbei kann eine maschinelle Beatmung die Ventilation der Lunge unterstützen oder auch komplett übernehmen. Durch die kontrollierte Ventilation in Verbindung mit der Zufuhr von Sauerstoff können durch Beatmung auch die Bedingungen für die Diffusion an der ›Alveolarmembran‹ optimiert und dadurch der Gasaustausch unterstützt werden. Den Gasaustausch an sich kann die maschinelle Beatmung nicht ersetzen.

Aufbau der Lunge → S. 488

	Ventilation	Gasaustausch
Physiologie	Durch die Mechanismen der Atemsteuerung und Atemmechanik wird die Lunge belüftet, es gelangt Luft in die Alveolen (Belüftung = Ventilation). – Vom **Atemzentrum** kommen die Impulse für die Inspiration und den Atemrhythmus. – Diese Impulse werden über **Nervenbahnen** an die Atemmuskulatur (Zwerchfell, Zwischenrippenmuskulatur) weitergeleitet. – Durch Kontraktur der **Atemmuskulatur** werden der Thoraxraum geweitet und der Einstrom von Luft in die Alveolen ermöglicht.	Der Gasaustausch folgt an der Alveolarmembran den physikalischen Gesetzen der Diffusion. Die Diffusion ist effektiver, – je höher der **Konzentrationsunterschied** an der Membran ist. – je kürzer der **Diffusionsweg** durch die Membran ist. – je größer die **Diffusionsfläche** (Gesamtheit der belüfteten Alveolen) insgesamt ist.
Ursachen einer Einschränkung	Die Belüftung ist eingeschränkt, wenn: – die **Impulsgebung** (Atemzentrum) oder die **Weiterleitung** des Impulses (Nerven) beeinträchtigt ist – die **Atemmuskulatur** geschwächt bzw. erschöpft ist und die Impulse nicht ausreichend umsetzen kann – die **Atemwege** verlegt sind, z. B. durch geschwollene Schleimhaut, Fremdkörper	Der Gasaustausch ist eingeschränkt, wenn: – die **Diffusionsfläche** reduziert ist, z. B. bei ›Atelektasen‹, Sekretansammlungen, Gewebeveränderungen (Fibrose), Entzündungen (Pneumonie), Traumata – der **Diffusionsweg** (durch die Membran) aufgrund von Gewebeveränderungen oder nicht gut aufgedehnter Alveolarmembran verlängert ist
Indikation für Beatmung	Die Folge ist eine Insuffizienz der Ventilation mit resultierender – **Hyperkapnie** (erhöhte pCO_2-Werte), da die Abatmung nicht ausreichend erfolgt, – **Azidose** (Übersäuerung des Blutes), – **Hypoxie** (niedrige pO_2-Werte).	Die Folge ist eine Insuffizienz des Gasaustausches mit resultierender – **Hypoxie** (niedrige pO_2- Werte; Sauerstoffmangel).

Tab. 1 Beatmungsindikationen und ihre Ursachen (im Vergleich zum physiologischen Zustand)

5.1.2 Grundlegende Mechanismen der Beatmung

Optimal wäre eine Beatmung, die die Druckverhältnisse der physiologischen Atmung nachahmt:
- Sog im Thorax bei Inspiration (Einatmung)
- Überdruck im Thorax bei Exspiration (Ausatmung)

Die ersten Beatmungsmaschinen („eiserne Lungen") funktionierten nach diesem Prinzip. Um einen Sog im Thorax zu erzeugen, wurde zuerst der ganze Körper, später nur noch der Oberkörper, von einer Kammer luftdicht umschlossen. Dann wurde ein Sog in der Kammer erzeugt, der zu einer Weitung des Brustkorbes führte. Dadurch konnte durch Mund und Nase Luft in die Lunge einströmen. Diese ersten Beatmungsgeräte retteten während der großen Epidemien von Kinderlähmung (Polio) zahlreichen Menschen das Leben, bedeuteten aber auch immense Einschränkungen bei Bewegung und Körperpflege.

Sobald es medizinisch-technisch möglich war, einen Menschen zu ›intubieren‹, wurde die direkte Luftzufuhr in die Lunge zum Standard. Moderne Beatmungsgeräte pressen die Luft mit Druck in den Thorax und lassen sie passiv wieder ausströmen. Dadurch kehren sich die Druckverhältnisse im Thorax um:
- Überdruck im Thorax bei Inspiration (Einatmung)
- Druckentlastung bei Exspiration (Ausatmung)

Atelektase
griech. ateles = unvollständig, ektasis = Ausdehnung
schlecht oder gar nicht belüfteter Lungenabschnitt; kollabierter Lungenabschnitt

Erfahrungsbericht einer mit eiserner Lunge behandelten Frau
www.deutsches-museum.de/blog/blog-post/2011/06/29/eiserne-lunge

intubieren
lat. in = hinein, tubus = Rohr
Legen eines Beatmungszugangs durch Mund (oder Nase) und Kehlkopf

Im Vergleich zur gesunden Spontanatmung ergeben sich bei maschineller Beatmung viele Abweichungen, aber auch Komplikationen oder Folgeprobleme, z.B. durch die Art des Atemwegszugangs und der Druckverhältnisse im Thorax.

Physiologische Atmung	Maschinelle Beatmung	Auswirkungen
Atemwege und Atemwegszugang		
– dienen der Zuleitung von Luft sind relativ weit (Mundraum, Nasenhöhle, Trachea) – wärmen, befeuchten und reinigen die Atemluft – der Kehlkopf ermöglicht Sprechen und Husten	– Endotrachealtubus bzw. Trachealkanüle verengen die Atemwege, der Atemwiderstand steigt – Schleimhautschutzfunktionen (Wärmen, Befeuchten, Reinigen) sind aufgehoben – durch den Tubus ist der Kehlkopf in seiner Funktion behindert: Sprechen und effektives Husten sind nicht möglich	– Ausgleich des Atemwiderstandes durch Druckunterstützung vom Gerät notwendig – Anwärmen und Anfeuchten der Atemluft, in den Zuleitungen nötig oder Einsatz von HME-Filtern (Wärme- und Feuchtigkeitstauscher) – Kommunikation über nonverbale Signale des Pflegebedürftigen – endotracheales Absaugen von Atemwegssekret
Atemmechanik und Druckverhältnisse		
Inspiration Die Kontraktion der Atemmuskulatur weitet den Thoraxraum, bei intakter Pleura entsteht ein **Sog (Unterdruck)** und Luft strömt in die Lunge ein. **Exspiration** Durch Entspannung der Atemmuskulatur verkleinert sich der Thoraxraum, der Druck steigt an **(Überdruck)** und die Luft strömt passiv wieder aus den Lungen aus, bis ein Ausgleich mit der Umgebung erreicht ist. **Druckverhältnisse** Sie ändern sich ständig: Unterdruck – Ausgleich – Überdruck – Ausgleich – Unterdruck ...	**Inspiration** Bei ausgeglichenen Druckverhältnissen wird mit Druck Luft in die Lunge gepresst (vergleichbar dem Aufblasen eines Luftballons), es entsteht ein Überdruck (inspiratorischer Druck). **Exspiration** Der Druck, mit dem Luft in die Lunge gepresst wurde, wird fast komplett zurückgenommen, die Luft strömt aus der Lunge aus. Ein „Restdruck" wird in den Atemwegen aufrechterhalten, um die Alveolen leicht aufgebläht zu halten = **positiver endexspiratorischer Druck, PEEP**. **Druckverhältnisse** Es besteht dauerhaft ein wechselnd hoher Überdruck im Thorax: inspiratorischer Druck und PEEP wechseln sich ab.	Der dauerhaft hohe Druck im Thorax hat folgende Auswirkungen: **Kreislauffunktion** – Rückstau des venösen Blutes unterhalb des Zwerchfells, Ödembildung – verminderte Füllung und verminderter Auswurf im rechten und linken Herzen, niedriger Blutdruck Der verminderte Blutdruck wirkt sich wiederum auf die **Nierenfunktion** aus: – erhöhte Rückresorption mit → sinkender Urinausscheidung → möglicher Ödembildung Ebenso beeinträchtigt der verminderte Blutdruck die **Darmfunktion**: – die Darmdurchblutung ist vermindert (Ischämie) → Darmperistaltik ist herabgesetzt → Gefahr eines paralytischen Ileus
Die Exspiration dauert etwa 1,5-mal so lange wie die Inspiration, es wird auch vom I:E-Verhältnis (sprich: *I zu E*) gesprochen: Inspiration I:E Exspiration 1:1,5	Das I:E-Verhältnis kann angepasst werden an den Bedarf: – Eine **verlängerte Inspiration** ermöglicht ein schonendes Aufblähen, z. B. bei entzündlichen Prozessen (Pneumonie). – Eine **verlängerte Exspiration** verbessert die Abatmung, z. B. bei chronisch obstruktiven Verhältnissen (COPD).	**Zentrales Nervensystem** Der dauerhaft erhöhte intrathorakale Druck erhöht auch den zentralen Venendruck, dadurch – verminderter venöser Abfluss aus den Hirnvenen, Erhöhung des Hirndrucks. Der verminderte Blutdruck verringert zudem auch den Perfusionsdruck im Gehirn.

Tab. 1 Auswirkungen maschineller Beatmung (im Vergleich zum physiologischen Zustand)

5.1.3 Beatmungsmöglichkeiten

Je nachdem, wie die Luft die Lunge erreicht und in welchem Ausmaß das Gerät die Atemfunktion übernimmt, wird zwischen den folgenden Varianten unterschieden:

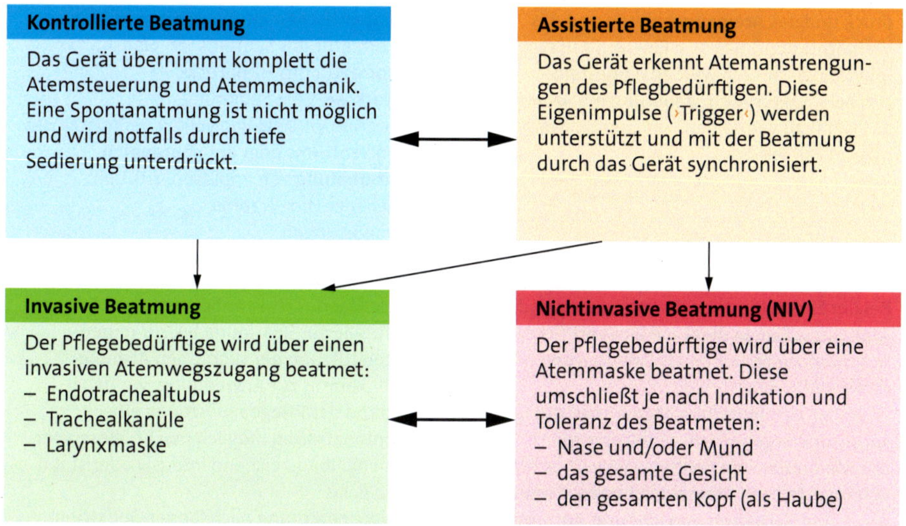

Abb. 1 Allgemeine Beatmungsmöglichkeiten

Trigger
niederl. trekker = Abzug, Drücker
medizinisch: auslösender Reiz

Lippenbremse → *S. 496*

Möglichkeiten der nichtinvasiven Beatmung (NIV)

Modus	Wirkung	Anwendung
CPAP (Continuous Positive Airway Pressure, kontinuierlicher positiver Atemwegsdruck) – der Pflegebedürftige atmet spontan – es wird ein gleichbleibend höherer Druck aufgebaut und ein festgelegtes PEEP-Niveau bleibt erhalten **= assistierte Spontanatmung**	– die Einatmung wird durch den Druck unterstützt und damit effizienter – der Beatmete atmet gegen einen Druck aus (entspricht dem eingestellten PEEP), dies verhindert die Verengung der Atemwege (ähnlich der „›Lippenbremse‹"), die Ausatmung ist verbessert	Einsatz im Rahmen eines **Atemtrainings** (z. B. bei postoperativ eingeschränkter Atemfunktion), schützt bei **Schlafapnoe** vor Atemaussetzern (Apnoephasen)
BiPAP (Bilevel Positive Airway Pressure, biphasischer positiver Atemwegsdruck) – der Pflegebedürftige atmet spontan – es wird mit zwei unterschiedlichen Druckniveaus beatmet (Einatemdruck und PEEP) **= assistierte Spontanatmung**	– wie bei CPAP, der Druck wechselt aber zwischen zwei Druckwerten – der Wechsel ermöglicht eine Belüftung der Lunge ähnlich einer Ein- und Ausatmung, wenn der Beatmete nicht atmet (Schutz bei Apnoegefahr)	Einsatz bei Menschen mit dauerhaftem Unterstützungsbedarf und phasenweise instabiler Spontanatmung
NIV im engeren Sinne – jeder Atemzug wird gezielt unterstützt **= assistierte Spontanatmung**	– das Gerät reagiert auf die einzelnen Inspirationsbemühungen des Pflegebedürftigen (= Trigger) und unterstützt diese gezielt mit Druck und Gasfluss (Flow) – nach der Ausatmung hält das Gerät einen voreingestellten PEEP aufrecht – bei Atempausen (Apnoe) springt das Gerät in einen Sicherheitsmodus, z. B. P-CMV (Pressure Controlled and Mandatory Ventilation; druckkontrollierte mandatorische Beatmung)	Einsatz bei Menschen mit dauerhaftem höherem Unterstützungsbedarf und phasenweise instabiler Spontanatmung

Tab. 2 Nichtinvasive Beatmungsformen. Bei einer nichtinvasiven Beatmung können keine komplett kontrollierten Beatmungsmuster zur Anwendung kommen.

Möglichkeiten der invasiven Beatmung

Modus	Wirkung	Anwendung
CMV (Continuous Mandatory Ventilation, kontinuierliche ›mandatorische‹ Beatmung) – das Beatmungsgerät übernimmt die komplette Atemsteuerung und Atemmechanik **= kontrollierte Beatmung**	– Die gewünschte **Atemfrequenz**, der **Atemwegsdruck** und das **Atemzugvolumen** und das **Verhältnis** der Dauer von **Ein- und Ausatmung** (physiologisch 1:1,5) werden eingestellt. – Um bei intakter Atemsteuerung ein Atmen gegen das Gerät zu vermeiden, wird der Beatmete in diesem Fall sediert.	Die kontrollierte Beatmung kommt bei **therapeutischen Interventionen** in Betracht: – Korrektur des Säure-Basen-Haushalts – Korrektur des Hirndrucks – Narkose, tiefe Sedierung Weiterhin wird sie notwendig bei **Ausfall des Atemzentrums** oder der **neuronalen Weiterleitung** von Impulsen, z. B. bei: – Schädel-Hirn-Trauma – Vergiftungen – Erkrankungen des Nervensystems
SIMV (Synchronized Intermittent Mandatory Ventilation, synchronisierte intermittierende mandatorische Beatmung) – das Gerät lässt Atemeigenaktivität des Pflegebedürftigen zu **= assistierte Beatmung**	– Bei der Einstellung von **Atemfrequenz** und **Atemzugvolumen** dient ein Zielwert für das Atemminutenvolumen als Orientierung (AMV = AF x AZV). – Zwischen den einzelnen Atemhüben des Gerätes kann der Pflegebedürftige selbst atmen. – Die Atemhübe vom Beatmungsgerät erfolgen mit voreingestelltem **Atemzugvolumen, Atemwegsdruck** und **Verhältnis** von **Ein- und Ausatmung**. – Die Eigenimpulse des Beatmeten (= Trigger) werden erkannt und mit der Beatmung durch das Gerät synchronisiert. – Je aktiver die Eigenatmung wird, umso weniger Atemzüge werden vom Gerät (nach Einstellung) gegeben.	Dieser Modus ist variabel: von komplett kontrollierter Beatmung bis zur reinen Unterstützung der spontanen Atmung. SIMV kommt zur Anwendung, wenn der Zustand des Pflegebedürftigen eine Spontanatmung möglich macht, diese aber noch nicht ausreichend intensiv oder stabil ist, z. B. bei: – Nachbeatmung nach langer Operation – ›Weaning‹ (Entwöhnung) von der Beatmung Durch Anpassung an die Leistungsfähigkeit des Beatmeten wird eine Erschöpfung der Atemmuskulatur vermieden und sie langsam trainiert.
BiPAP und CPAP (siehe nichtinvasiv) – der Pflegebedürftige atmet spontan am Beatmungsgerät über den Atemwegszugang (Tubus, Trachealkanüle) **= assistierte Spontanatmung**	– Die Einatmung wird durch Druck unterstützt und damit effizienter. – Der Pflegebedürftige atmet gegen den Druck aus, dies verhindert die Verengung der Atemwege (ähnlich der Ausatemtechnik „Lippenbremse"), die Ausatmung ist ebenfalls verbessert. – Der Atemwegswiderstand durch den Tubus wird über eine Druckunterstützung ausgeglichen. – Bei Absinken der Atemfrequenz unter einen festgelegten Wert oder zu langen Atempausen wechselt das Gerät automatisch in eine voreingestellte kontrollierte Sicherheitsbeatmung (Apnoe-Modus).	Einsatz bei Beatmeten, die bei stabiler Spontanatmung auf die Extubation vorbereitet werden.

Tab. 1 Invasive Beatmungsformen

mandatorisch
erforderlich, vorgegeben

Weaning → S. 392

Es gibt eine Vielzahl an Beatmungsmodi, deren Bezeichnungen je nach Gerätehersteller variieren. Es gibt keine vereinheitlichte Terminologie. Jeder Gerätehersteller ist bestrebt, „sein" etabliertes oder neuestes Gerät mit „seinen" Bezeichnungen auf dem Markt zu platzieren. Alle Beatmungsmodi verbindend ist jedoch der Anspruch, dem Beatmeten entsprechend seiner Krankheitslage eine bestmögliche individuelle Anpassung zu ermöglichen.

Benötigt ein Pflegebedürftiger maschinelle Unterstützung seiner Atmung, sind seine Ressourcen und Fähigkeiten dabei weitestgehend zu nutzen und zu erhalten. Daher – und auch, um Komplikationen so gering wie möglich zu halten – gilt der Grundsatz: Die Beatmung gibt so viel Unterstützung wie nötig und ist dabei so wenig invasiv wie möglich.

5.2 Überwachung bei maschineller Beatmung

5.2.1 Das Beatmungsgerät

Das Beatmungsgerät setzt sich aus drei Komponenten zusammen.

- **Versorgungssystem:** Zuleitungen von Strom, Sauerstoff und Druckluft sowie die Gasmischeinheit, die aus Druckluft und Sauerstoff die gewünschte Sauerstoffkonzentration herstellt.
- **Steuer- und Überwachungssystem:** Vereinfacht gesagt umfasst dieses System den Monitor des Beatmungsgerätes. Hinter diesem verbirgt sich die Steuereinheit, in welcher die **Soll-Werte** der Beatmung eingegeben werden, wie z.B. Atemfrequenz, Inspirationsdruck, PEEP, Sauerstoffkonzentration (FiO_2), Flow oder auch das I:E-Verhältnis.
  Die Überwachungseinheit enthält zahlreiche Sensoren, die die **Ist-Werte** erfassen. Diese weichen teilweise von den Soll-Werten ab, z.B. erhöhen eigene Atemzüge des Pflegebedürftigen die Atemfrequenz oder lassen Hustenstöße den eingestellten Inspirationsdruck überschreiten.
  Die Anzeige der gemessenen Ist-Werte am Display bzw. Monitor kann auch grafisch (z.B. in Kurvenform) erfolgen. Im hinterlegten **Alarmsystem** werden Soll- und Ist-Werte ständig miteinander verglichen. Bei Über- oder Unterschreiten der voreingestellten Grenzwerte wird ein akustisch-optischer Alarm ausgelöst, z.B. „Minutenvolumen zu gering".
- **Das Schlauchsystem** umfasst alle Zuleitungen der Luft zum Beatmeten, z.B.:
  - Inspirations- und Exspirationsschlauch (je nach Gerätetyp voneinander getrennt oder integriert)
  - bei getrennten Schläuchen das verbindende Y-Stück
  - CO_2-Messzelle
  - Flowsensor (je nach Gerätetyp)
  - Vorrichtungen zum Anwärmen und/oder Anfeuchten der Atemluft, z.B. Befeuchtungskammer mit Wasserreservoir oder Anfeuchtungsfilter
  - ggf. Zwischenstücke zum Inhalieren

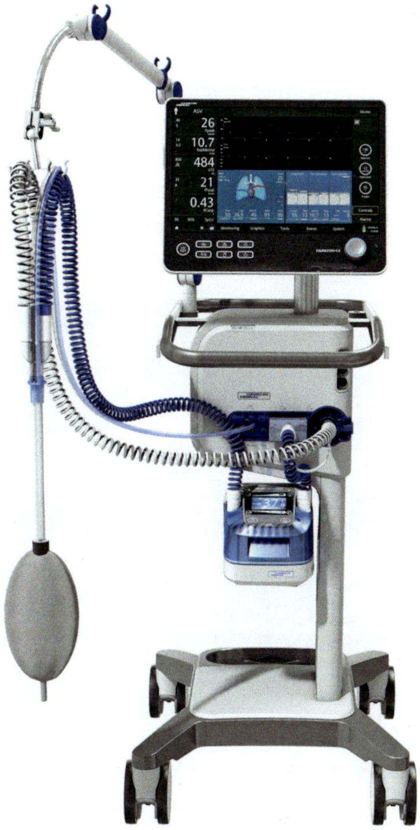

Abb. 1 Respirator (Beatmungsgerät) mit Befeuchtungskammer und angeschlossener „Testlunge"

Alle Anteile, die auswechselbar sind, sind sterile Einmalmaterialien.

Je nach Standard der Klinik gehört es zu den Aufgaben der Pflegefachperson, das Beatmungsgerät fachgerecht auf- und abzubauen und vor dem Einsatz auf Funktionsfähigkeit zu testen. Zudem sind je nach Herstellerangaben bzw. Einrichtungsstandards in regelmäßigen Intervallen die Bestandteile des Schlauchsystems einzeln oder im Ganzen zu wechseln. Vor jedem Handling am Schlauchsystem wie z.B. dem Wechsel von Einzelteilen ist eine ›Händedesinfektion‹ durchzuführen.

Händedesinfektion → *S. 535, Band 1*

5.2.2 Überwachung und Dokumentation der Beatmung

Während der Beatmung überwacht die Pflegefachperson die beatmungstechnische Seite einschließlich der Beatmungsparameter und führt eine erweiterte Beobachtung des Beatmeten durch.

Beatmungstechnisch ist auf die angemessene Sicherung des Atemwegszugangs (z.B. Blockung mit Cuff, Tubus- und Trachealkanülenfixierung) zu achten. Die Geräteschläuche sollten locker hängen und mit Klammern gut fixiert sein, aber nicht auf Spannung, um ein Diskonnektieren zu vermeiden. Bei nichtinvasiven Beatmungsformen mit Maske ist auf deren luftdichten Sitz zu achten, um das Beatmungsverfahren adäquat durchführen zu können.

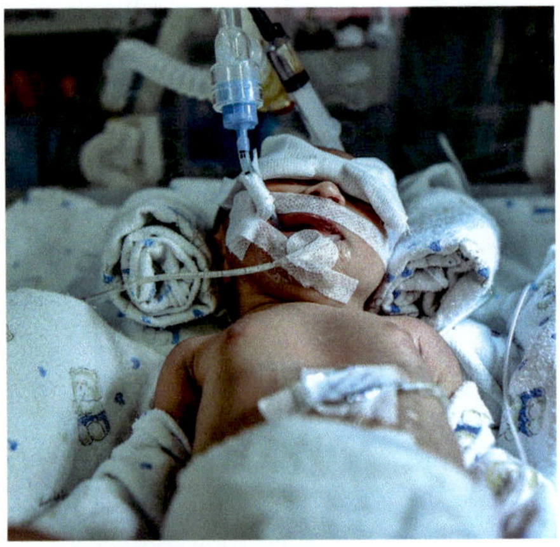

Abb. 1 Eine gute Fixierung des Atemwegzugangs ist wichtig.

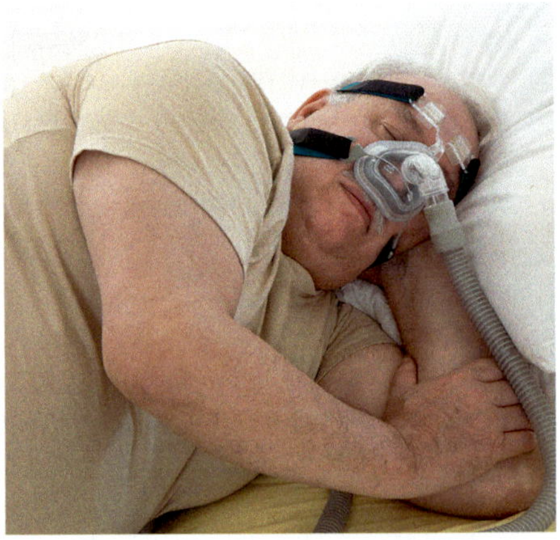

Abb. 2 Die Maskenbänder bei nichtinvasiver Beatmung sollten nicht zu fest, aber auch nicht zu locker sitzen.

Atmungstherapeut → S. 392

Die **Beatmungsparameter** werden in einem spezifischen Kurvenblatt dokumentiert. Die Soll-Werte werden ärztlich oder vom ›Atmungstherapeuten‹ festgelegt und dokumentiert. Die Pflegefachperson prüft und dokumentiert mindestens stündlich Soll- und Ist-Werte.

Digitalisierung
Welche Vor- und Nachteile haben digitale Beatmungsprotokolle?

Je nach Dokumentationssystem enthält das Beatmungskurvenblatt noch weitere Informationen, z.B.:

- Informationen zum Atemwegszugang (Typ, Größe, Lage, Blockung, Maßnahmen)
- atmungsrelevante Medikamente (Analgetika, Sedierung, Inhalativa)
- Dokumentation der Durchführung von medizinischen wie pflegerischen Maßnahmen, z.B. Inhalationen, ›endotracheales Absaugen‹, Tubuslagewechsel, ›Trachealkanülenpflege‹
- Ergebnisse der Blutgasanalysen

endotracheales Absaugen → S. 390
Trachealkanülenpflege → S. 397

Neben der Überwachung der Beatmung kommt der **Beobachtung des Pflegebedürftigen** eine große Bedeutung zu. Ist die Beatmung Teil einer aufwendigen intensivmedizinischen Therapie, ist sie mitunter (erkennbar oder nicht) für Pflegebedürftige wie auch deren Angehörige mit einem lebensgefährlichen Zustand verbunden. Sie fühlen sich ggf. hilflos und ausgeliefert.

Der beatmete Mensch ist in vielen Lebensbereichen in seiner Eigenaktivität eingeschränkt und auf ›Unterstützung‹ angewiesen. Vielfach ist die komplette Übernahme der Pflege – ressourcenorientiert – notwendig.

beatmete Menschen pflegen und unterstützen → S. 387

Pflegebedarfe ergeben sich aus folgenden Beatmungsaspekten:

- **Bei sedierten Menschen:** Beobachtung der Sedierungstiefe, Beobachtung auf nonverbal geäußertes Unwohlsein, Bewegungsdrang, Agitiertheit, Tubusabwehr, Pupillenbewegungen, Ansprache bei Pflegehandlungen, Augenpflege
- **Bei wachen bzw. erweckbaren Menschen:** Beobachtung auf Orientierung und Akzeptanz der Situation; angepasste ›Kommunikation‹, d.h. Initialberührung, kurze Sätze, Augenkontakt beim Sprechen, Ja-Nein-Fragen (nonverbal zu beantworten), Erläuterung aller Handlungen
- **Beobachtung von**
  - **Atmung:** Sekretansammlung, Hustenreiz, eigene Atemanstrengungen, Dyspnoezeichen (bei assistierter Spontanatmung)
  - **Haut:** Durchblutung in den Extremitäten (Hautfarbe, Temperatur), Druckstellen (von Zuleitungen, Tubus), Mund- und Nasenpflege
  - **Vitalparameter:** Blutdruck, Puls, Sauerstoffsättigung, Körpertemperatur
  - **Ausscheidung:** Darmperistaltik (vorhanden?), Stuhlausscheidung (regelmäßig?), Urinausscheidung (Menge)

Kommunikation bei Beatmung → S. 390

5.3 Heimbeatmung

Im Rahmen der außerklinischen Beatmung (Heimbeatmung) von pflegebedürftigen Menschen einschließlich Kindern ist vor allem die Überleitungsphase von der Klinik in den häuslichen Bereich für alle Beteiligten eine große Herausforderung. Dies betrifft u.a.:

- den Wechsel auf ein geeignetes Heimbeatmungsgerät
- die Anleitung Angehöriger, je nach Bereitschaft und Fähigkeiten, in Bedienung und Überwachung der Beatmung sowie in pflegerischen Versorgungsabläufen
- die Rekrutierung eines Intensivpflegedienstes
- die Abstimmung der interdisziplinären Weiterbetreuung bei Physiotherapie, psychologischer Beratung, ›Rehabilitation‹, ›gesellschaftlicher Teilhabe‹, ggf. Familienhilfe

Rehabilitation → S. 700, Band 1

Teilhabe → S. 710, Band 1

Für Eltern, die ihre beatmungspflichtigen Kinder nicht zu Hause betreuen können, gibt es (wenige) Kurzzeit- oder Langpflegeplätze in Kinderintensivpflegeeinrichtungen. Dabei werden nicht alle Kosten von den Krankenkassen übernommen. Spezialangebote zur individuellen Förderung wie Musik- oder Tiertherapie müssen oft privat (oder durch Spenden) getragen werden.

Behandlungsleitlinie zur außerklinischen Beatmung (2017)
https://digab.de/leitlinien

W ZUM WEITERDENKEN

Im Sommer 2019 sorgte ein Gesetzesentwurf aus dem Gesundheitsministerium für Wirbel, nach dem die häusliche Beatmung (gegenüber einer stationären Langzeitbetreuung) nur noch in Ausnahmefällen zugelassen wäre. Impuls für die neue Regelung war die Aufdeckung mangelhafter Pflegequalität sowie zahlreicher Betrugsfälle durch Pflegedienste bei der Abrechnung ambulanter Intensivleistungen. Nach Protest von Betroffenen und deren Interessensvertretern wurde der Entwurf überarbeitet und die häusliche Pflege (nach individueller Fallprüfung) für alle garantiert, die trotz Beatmung ihr Leben selbstbestimmt gestalten können. Einheitliche Vorgaben und stärkere Kontrollen sollen die Qualität außerklinischer Beatmungspflege verbessern. Zudem sollen Klinken für erfolgreiches Weaning besser vergütet werden.

6 Herz-Kreislauf-System und Herz-Kreislauf-Erkrankungen

6.1 Aufbau und Funktion

Herzaktion
Erregungsleitung des Herzens

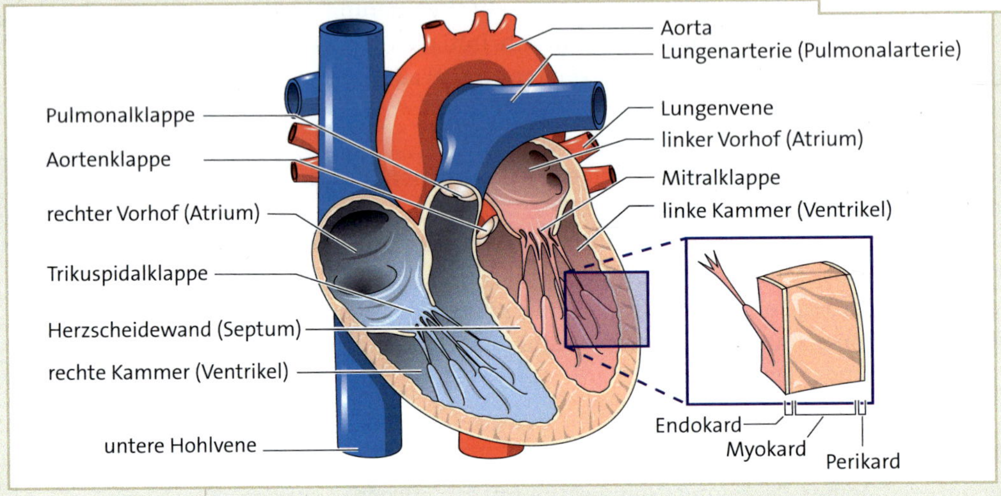

Aufbau (Mikro)

Aufbau (Makro)

AUFBAU

äußerer Aufbau

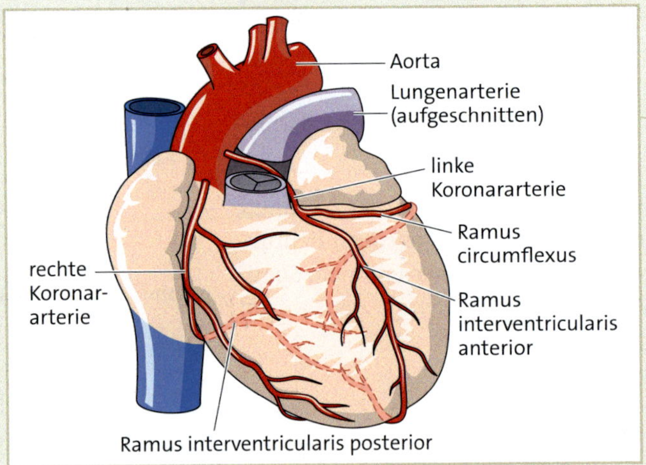

Koronararterien

Blutversorgung

A. coronaria dextra

A. coronaria sinistra

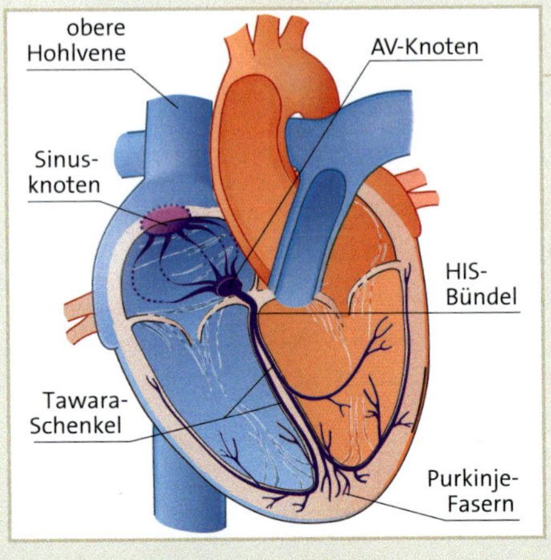

Reizleitungssystem

Innervation

vegetatives Nervensystem

Sympathikus ↑

Parasympathikus ↓

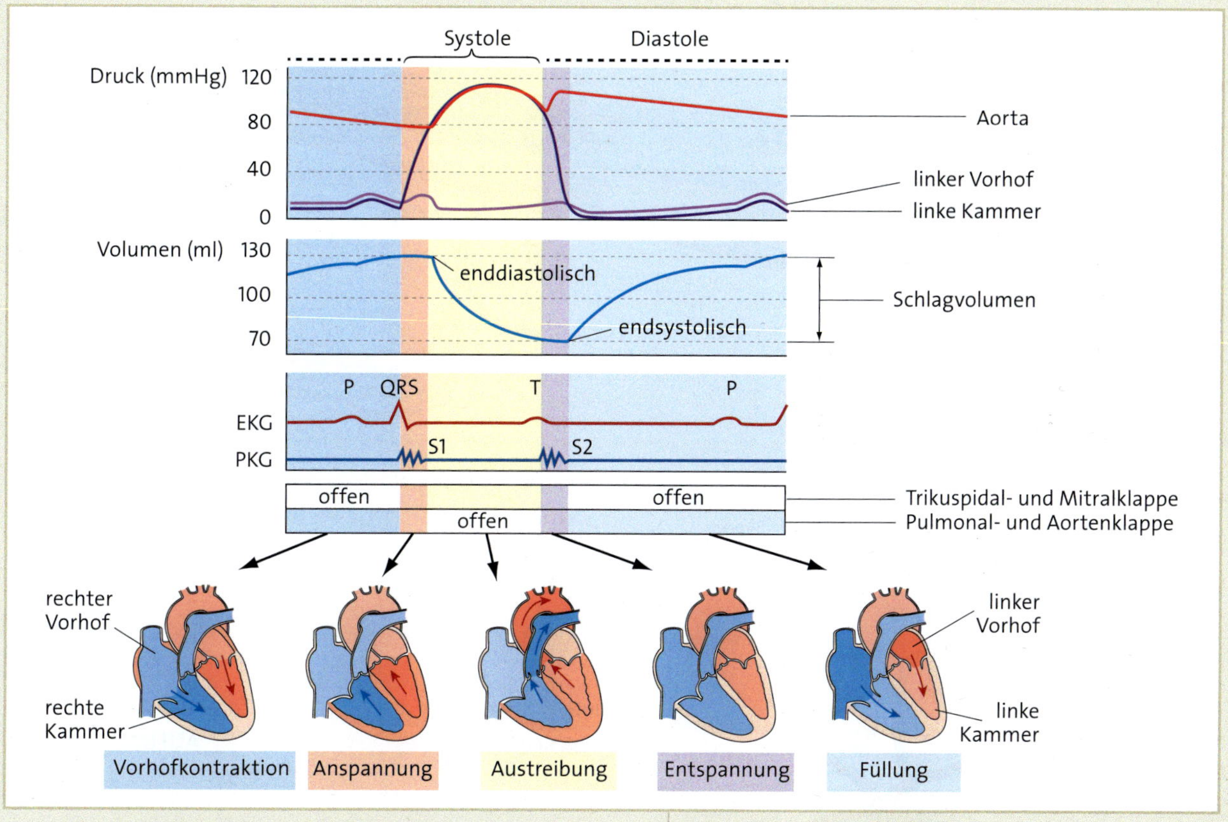

Diastole/Systole, kombiniert mit Herztönen und EKG

Das Herz

FUNKTION

Herzzyklus

Herzvolumen (ca. 70 ml/Schlag)

Herzfrequenz (ca. 60–80 Schläge/min)

Herzzeitvolumen (ca. 5 l/min)

Regulation

unspezifische Faktoren (z. B. körperliche Belastung, Fieber, Schmerz, Emotionen, Hormone)

vegetatives Nervensystem

Frank-Starling-Mechanismus

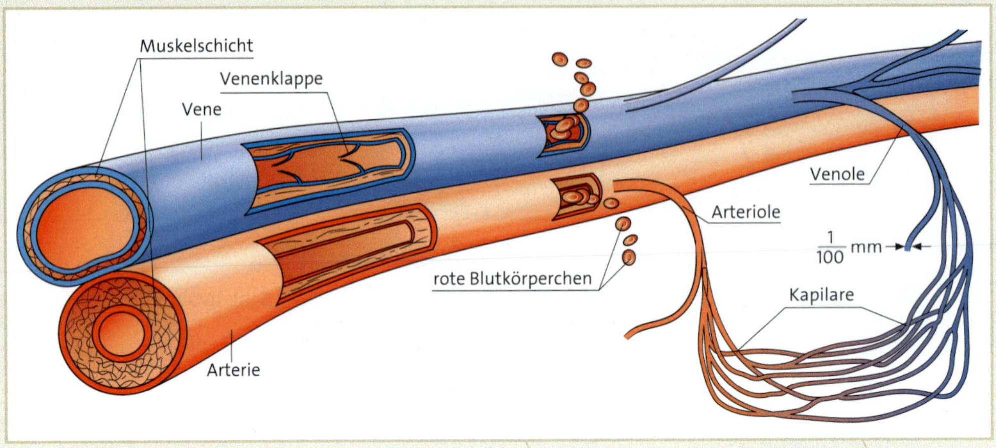

Arterien, Kapillaren und Venen

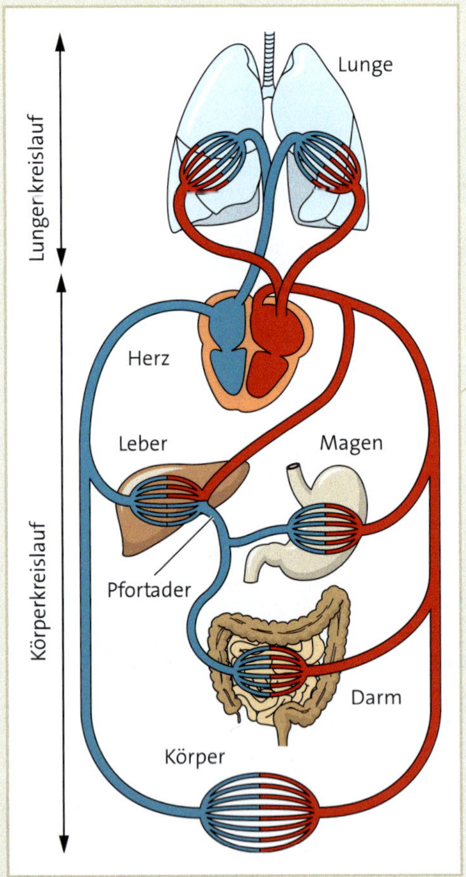

Strömungskreisläufe

- Blutgefäßsystem
- Lungenkreislauf
- Körperkreislauf

AUFBAU

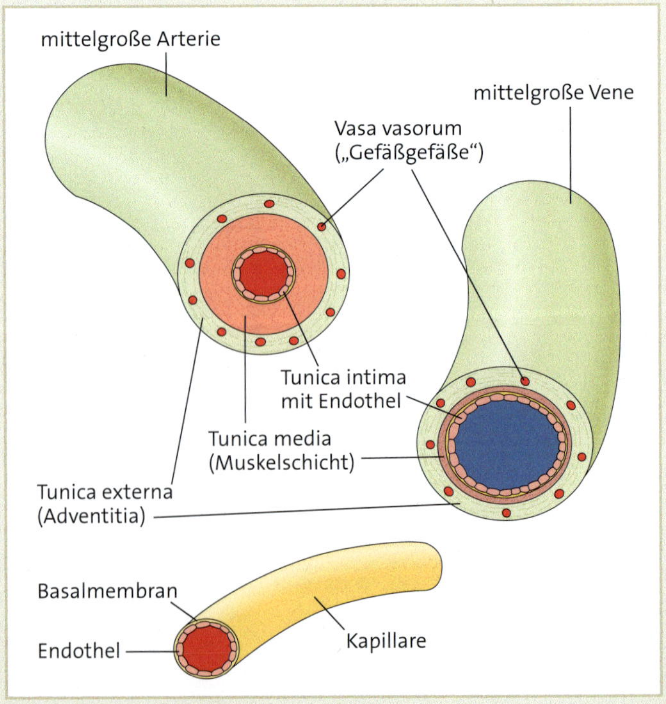

Wandaufbau der Blutgefäße

Der Blutkreislauf

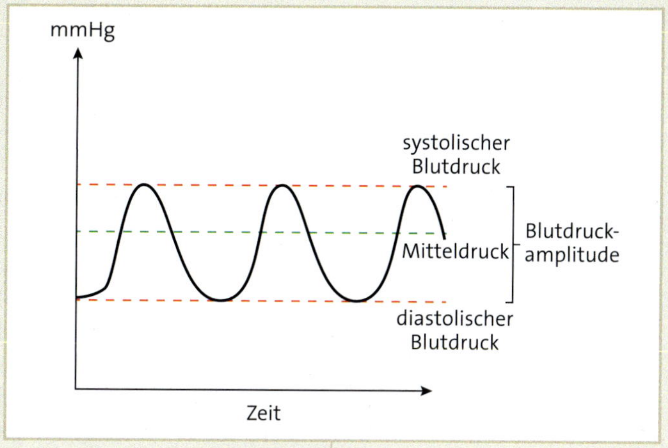

- Organdurchblutung
- Antransport Nährstoffe und Sauerstoff
- Abtransport Stoffwechselprodukte und Kohlenstoffdioxid

Blutdruckregulation

Der Blutkreislauf

FUNKTION

Steuerung

- Vasomotorik der Gefäße
- vegetatives Nervensystem
- lokale Faktoren

- Blutdruck
- Pressorezeptoren
- verschiedene Hormone

6.2 Ausgewählte Erkrankungen

6.2.1 Koronare Herzkrankheit, akutes Koronarsyndrom und Myokardinfarkt

Leben nach Herzinfarkt

Definition

Bei der koronaren Herzerkrankung (KHK) sind die Herzkranzgefäße meist von arteriosklerotischen Veränderungen betroffen, umgangssprachlich „Arterienverkalkung“ genannt. In Wirklichkeit ist das Krankheitsgeschehen viel komplexer. Die Erkrankung ist im fortgeschrittenen Stadium aber immer mit einem ›Lumenverlust‹ der Herzkranzgefäße verbunden. Es kommt infolgedessen zu einem Missverhältnis zwischen Sauerstoffbedarf und Sauerstoffangebot im zu versorgenden Gebiet des Herzmuskels mit typischen Symptomen. Je nachdem, ob ein, zwei oder drei Hauptäste arteriosklerotisch verengt sind, werden Eingefäß-, Zweigefäß- oder Dreigefäßerkrankungen unterschieden. Ist die linke Koronararterie vor der Aufzweigung in ›RIVA‹ und ›RCX‹ betroffen, handelt es sich um eine sog. **Hauptstammstenose**, die mit einem erhöhten Sterberisiko in Verbindung gebracht wird.

Lumen
innerer Hohlraum eines Hohlorgans oder Gefäßes

RIVA und RCX
Ramus circumflexus bzw. Ramus interventricularis anterior, Äste der Koronararterie

Die **Arteriosklerose** (Erkrankungsgruppe) bzw. Atherosklerose (die häufigste Erkrankung aus dieser Gruppe) ist eine schleichende Erkrankung der arteriellen Blutgefäße. Ihre Entstehung ist bisher noch nicht hinreichend geklärt. Im Ergebnis führt sie zu Ablagerungen aus Fett und Kalziumsalzen in die Intima der Blutgefäße (Abb. 1). Über einen langen Zeitraum hinweg wachsen diese Ablagerungen (Plaques) und verengen das Lumen des betroffenen Blutgefäßes, ohne durch Beschwerden auf sich aufmerksam zu machen. Stenosen (Verengungen) können bis zu einem Lumenverlust von 75 % kompensiert werden. Lösen sich die Plaques beispielsweise im Rahmen einer Plaqueruptur aus der Gefäßwand, können sie das Gefäß als ›Thrombus‹ verschließen. Das zu versorgende Gewebe hinter der verschlossenen Stelle erhält dann weder Sauerstoff noch die lebensnotwendigen Nährstoffe und geht zugrunde.

Thrombose → S. 426

Das zugrunde gegangene Gewebe wird als Nekrose bezeichnet. Das bedeutet jedoch nicht, dass jede Minderperfusion und Unterversorgung des Herzmuskelgewebes mit Sauerstoff sofort eine Nekrose nach sich zieht. Zwar können die Beschwerden, die durch einen solchen Sauerstoffmangel entstehen, für die Betroffenen beachtlich sein, trotzdem ist es möglich und geboten, durch eine rechtzeitig eingeleitete Therapie bleibende Gewebeschädigungen zu vermeiden.

Stadien der Arteriosklerose

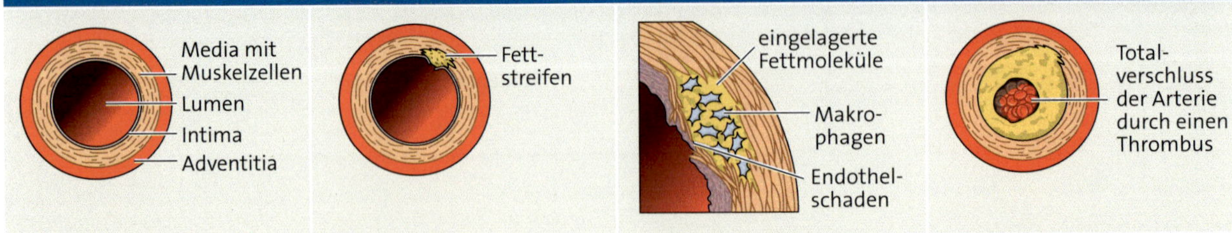

1. Normale Arterie.

2. Erste Fettplaques bilden sich.

3. Makrophagen phagozytieren Fett und bleiben anschließend liegen. Bindegewebe bildende Zellen „glätten“ die Plaques und machen sie noch dicker.

4. Bricht eine dicke Plaque auf oder lagern sich Thombozyten an die raue Stelle an, kann sich das Gefäßlumen akut oder chronisch verschließen.

Abb. 1 Entstehung von Arteriosklerose

Ursache

Es wird angenommen, dass LDL (Low Density Lipoprotein) eine wichtige Rolle bei der Entstehung einer Atherosklerose spielt. Es kommt zunächst zu Störungen (Dysfunktion) des Endothels, die u.a. mit einer erhöhten Permeabilität (Durchlässigkeit) einhergehen. Die ›endotheliale Dysfunktion‹ der Intima wird durch Risikofaktoren, wie Hypertonie, Hypercholesterinämie, Diabetes mellitus oder Nikotinabusus, begünstigt. Infolge dieser Störungen kommt es zu kleinsten Schäden, z.B. kleinen Rissen, in der Gefäßwand. Plasmabestandteile wie LDL dringen nun in die Gefäßwand ein. Es lagert sich dort ab und ›oxidiert‹. Anschließend wird es massenhaft von Makrophagen aufgenommen und intrazellulär als Lipidtropfen gespeichert. Die ›Makrophagen‹ transformieren in diesem Prozess zu sog. Schaumzellen. Wenn die Schaumzellen absterben, gelangen die Lipidtropfen in den Extrazellularraum.
Zytokine und Wachstumsfaktoren, die von den Makrophagen und von migrierten Thrombozyten sezerniert werden, vermitteln die Einwanderung glatter Muskelzellen aus der Media, um das Gewebe zu stabilisieren. Sie bilden zusammen mit selbsthergestellten Kollagenen, elastischen Fasern und Molekülen aus Kohlenhydraten und Proteinen eine Kappe über dem Lipidkern, dem **Atherom**, daher der Name Atherosklerose. Das auf diese Weise entstandene Gebilde heißt Plaque.
Die atherosklerotische **Plaque** schädigt im weiteren Verlauf selbst auf mechanische Weise die Intima und das Endothel. Daraufhin kann es zur Adhäsion (Anlagerung) von Thrombozyten und zur Entstehung von Fibrinthromben kommen. Das Gefäßlumen schrumpft so noch schneller. In späteren Krankheitsstadien lagert sich freigesetztes Kalzium in der Plaque ab und führt zur Verkalkung der Gefäßwand. Je ausgedehnter die Plaque, desto größer ihre Instabilität. Zusätzliche Belastungen auf oder Einblutungen in die Plaque können ihre Ruptur verursachen und embolische Gefäßverschlüsse zur Folge haben.

endotheliale Dysfunktion
Störungen des Endothels bei der Regulation der Gefäßweite, der Permeabilität der Gefäßwand und der Hemmung der Thrombozytenaggregation

Oxidation
chemische Reaktion eines Stoffes mit Sauerstoff, Entzug von Wasserstoffatomen oder Abgabe von Elektronen

Makrophagen → S. 516

Symptome

Stenosen der Herzkranzgefäße äußern sich erst in späteren Krankheitsstadien. Die Gefäßverengung hat nicht selten einen 70%igen Lumenverlust erreicht, bevor erste Symptome hinzukommen. Typische Symptome treten einzeln oder kombiniert als pektanginöse Beschwerden in Erscheinung. Zur ›Angina-pectoris‹-Symptomatik zählen insbesondere:

- Brustenge
- ein Druckgefühl auf der Brust
- retrosternale, in verschiedene Körperpartien ausstrahlende Schmerzen
- Dyspnoe

Ausgelöst werden die Symptome meist durch einen bestimmten Grad an körperlicher Belastung, aber auch Kältereize (z.B. durch sehr kalte Getränke), üppige Mahlzeiten und emotionaler Stress kommen als auslösende Faktoren in Betracht. Ausstrahlende Schmerzen erstrecken sich v.a. in den linken Arm, den Rücken oder sogar den Unterkiefer. Weniger typisch und deshalb schwieriger identifizierbar sind Manifestationen im Bauchraum. Frauen sind davon häufiger betroffen. Plötzlich auftretende abdominelle Beschwerden und Übelkeit zählen daher zu den kardiologischen Alarmsymptomen weiblicher Risikopatientinnen.
Die **stabile Angina pectoris** ist stets durch den gleichbleibenden Schmerzcharakter und die gleiche Intensität der Symptome sowie durch eine ›Nitrosensibilität‹ gekennzeichnet. Nicht jeder Brustschmerz ist jedoch auf Herzschäden zurückzuführen.

Angina pectoris
(lat. angina = Enge, pectus = Brust)
Ein ernstzunehmender Symptomkomplex, der auf kardiale Ursachen hindeutet. Die Symptome werden auch als pektanginöse Beschwerden oder Stenokardien bezeichnet. Im Englischen spricht man von chest pain, wovon der Name der Spezialstation abgeleitet ist: Chest Pain Unit (CPU).

Nitrosensibilität
prompte körperliche Anpassungsreaktion infolge der Verabreichung von nitrathaltigen Medikamenten mit Linderung der Angina pectoris

Die stabile ist von der **instabilen Angina pectoris** zu unterscheiden. Letztere ist dadurch charakterisiert, dass die Pflegebedürftigen über veränderte Symptome berichten, die in Häufigkeit, Dauer und Intensität zunehmen (Crescendo-Angina) bzw. neu oder in Situationen auftreten, die nicht mit körperlichen Belastungen verbunden sind, also in Ruhe, z.B. nachts im Liegen. Die schnelle Wirkung von Nitratsprays versagt meist ebenfalls. Das Auftreten einer instabilen Angina pectoris ist ein kardiologischer ›Notfall‹. Sie verweist auf eine akute Bedrohung, etwa eine plötzliche Zunahme der myokardialen Minderperfusion durch eine Plaqueruptur.

medizinischer Notfall → S. 792

Die instabile Angina pectoris stellt die leichtere Form des **akuten Koronarsyndroms** dar. Diese Diagnose hat Symbolcharakter. Sie verdeutlicht das hohe Risiko eines plötzlichen Herztodes. Es besteht außerdem ein Risiko von 1:5, dass sich im weiteren Verlauf aus der instabilen Angina pectoris die schwere Form des akuten Koronarsyndroms, ein Myokardinfarkt (Herzanfall), entwickelt.

Führt ein Embolus in einer (stenosierten) Herzkranzarterie zur akuten ›Ischämie‹ des zu versorgenden Herzmuskelbezirks, kommt es zur Hypoxie im Gewebe und zu einem fortschreitenden Untergang der Herzmuskelzellen. Von diesem Zeitpunkt an verbleiben etwa sechs Stunden, bis die Schädigung des Myokards irreversibel wird. Geht das Ereignis mit einer dauerhaften Nekrose des Herzmuskels einher, hat ein **Myokardinfarkt** stattgefunden. Je nachdem, wie ausgedehnt (›transmural‹, ›intramural‹, ›subendokardial‹) und welcher Herzmuskelbezirk (Vorderwand, Hinterwand, Seitenwand) betroffen ist, zeigen Betroffene mehr oder weniger starke Angina-pectoris-Symptome. Es gibt auch „stumme Infarkte", die durch ihren symptomlosen Verlauf ein hohes Risiko für tödliche Komplikationen oder kardiale Folgeschäden aufweisen. Meistens verspüren Menschen mit einem Herzinfarkt aber ausgeprägte Symptome, die mit einem starken Vernichtungsgefühl verbunden sind und mit der panischen Angst, an dem Ereignis zu versterben. Nicht selten verschlimmern sich die Beschwerden sogar unter dem Einfluss des psychischen Stresses, weil sie zu einem höheren Sauerstoffbedarf führen.

Ischämie
eine oft mit Schmerzen verbundene Minderdurchblutung eines Gewebes

transmural
die durchgehende Herzwand betreffend

intramural
in der Herzwand gelegen

subendokardial
unterhalb der Herzinnenhaut liegend

Diagnostik

Es bedarf der engmaschigen Kontrolle und Ursachenabklärung im ›Elektrokardiogramm (EKG)‹ und einer Bestimmung der Herzenzyme, wie Troponin I, um einen Myokardinfarkt auszuschließen (Abb. 1). Zu den erweiterten diagnostischen Maßnahmen gehören die Echokardiografie und die Herzkatheteruntersuchung. Mit dem EKG ist u.a. das Ausmaß eingeschränkter Herzmuskelbewegungen abzuschätzen (Abb. 2, Abb. 3).

Interprofessionalität
Welche Berufsgruppen arbeiten in einem Herzkatheterlabor zusammen?

EKG → S. 411

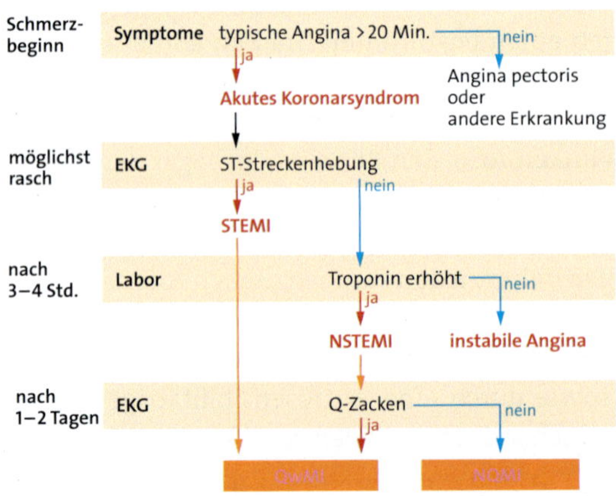

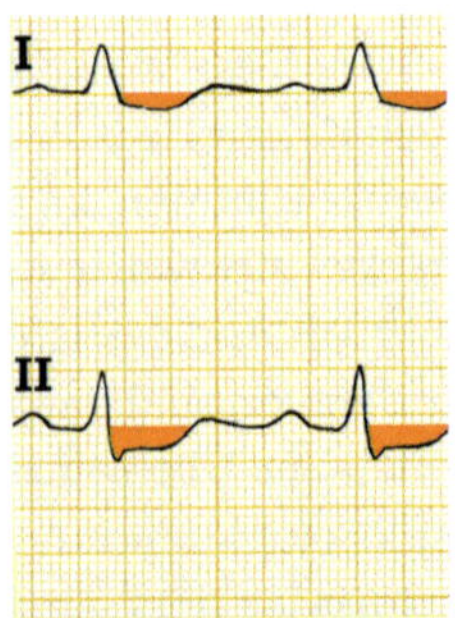

Die ST-Strecke verläuft nicht waagerecht, sondern „wannenförmig"; dies wird als Erregungsrückbildungsstörung bezeichnet und kommt bei KHK vor.

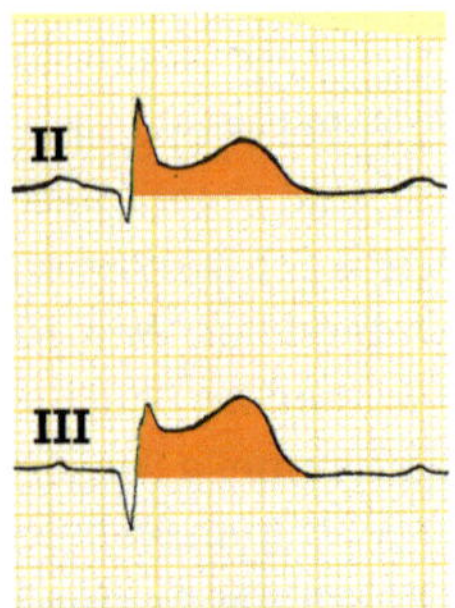

ST-Streckenhebungen beim frischen Herzinfarkt

Abb. 1 Diagnoseweg bei Verdacht auf Myokardinfarkt (QwMI: transmuraler Infarkt, NQMI: nicht-transmuraler Infarkt)
Abb. 2 Frischer Herzinfarkt
Abb. 3 ST-Streckenhebungen

Bei knapp 40 % der Betroffenen gibt es typische Veränderungen im EKG (Abb. 1). Ist darin eine ST-Streckenhebung zu erkennen, wird dies als **STEMI** (engl.: ST-segment elevation myocardial infarction) bezeichnet. Die restlichen 60 % der Herzinfarktpatienten erleiden demzufolge einen **NSTEMI** (engl.: non-ST-segment elevation myocardial infarction) ohne die Besonderheit einer ST-Streckenhebung. Die Diagnose eines Herzinfarktes ist bei diesen Menschen schwieriger. Orientierung bieten die im Blut nachweisbaren Herzenzyme. Es dauert einige Zeit, bis diese nach einem Infarkt messbar sind. Für eine sichere Herzinfarktdiagnose muss sich der (am schnellsten nachweisbare) Troponinwert deshalb in einer Zeitspanne von mehreren Stunden verdoppeln oder später wieder halbieren.

Therapie

Bei einem NSTEMI wird zügig die medikamentöse Therapie mit einem Thrombozytenaggregationshemmer begonnen und nach zwei Tagen eine Herzkatheteruntersuchung durchgeführt. Bei einem STEMI werden Patienten mittels Herzkatheter untersucht und mittels **perkutaner transluminaler koronarer** ›**Angioplastie**‹ (PTCA) sowie eventuell durch Einbringen eines Stents behandelt. Es besteht auch die Möglichkeit, verursachende Blutgerinnsel durch medikamentöse Lyse (Auflösung) zu beseitigen.

Durch schnelles therapeutisches Handeln innerhalb des begrenzten Zeitfensters bis zum Eintritt der Irreversibilität können verschlossene Herzkranzgefäße mit großem Erfolg mechanisch mithilfe eines **Herzkatheters** ›revaskularisiert‹ werden. Beim Herzkatheter handelt es sich um ein invasives bildgebendes Verfahren unter Verwendung von Kontrastmittel und Röntgenstrahlung. Grundsätzlich werden zwei Verfahren unterschieden. Beim **Linksherzkatheter** wird eine größere Arterie am Arm oder am Bein punktiert und ein Katheter unter Röntgenkontrolle entgegen dem Blutstrom bis zum linken Herz und in die Koronararterien vorgeschoben. Durch Einspritzen von Kontrastmittel über den Katheter werden im Röntgenbild die Gefäße und auch die Engstellen sichtbar. Das Verfahren der Darstellung von Herzkranzgefäßen wird auch als **Koronarangiografie** bezeichnet. Der Vorteil eines Herzkatheters liegt aber in der Verbindung von diagnostischen und therapeutischen Einsatzmöglichkeiten. So können während nur einer Intervention sowohl die Engstellen bildlich dargestellt und mit einem an der Spitze des Herzkatheters sitzenden, aufpumpbaren Ballon aufgeweitet werden (Ballondilatation). Wenn dies nicht ausreicht, kann ein beschichteter Stent eingesetzt werden, der das Gefäß dauerhaft offenhält.

Beim **Rechtsherzkatheter** wird eine größere Vene punktiert, um den Katheter einzubringen. Hier gelangt der Katheter mit dem Blutstrom je nach Punktionsort über die obere oder untere Hohlvene bis zum rechten Herz. Im Gegensatz zum Linksherzkatheter werden über den Rechtsherzkatheter keine Gefäße revaskularisiert. Der Rechtsherzkatheter wird verwendet, um genaue Druckmessungen im rechten Herz und in den Pulmonalarterien (›Pulmonaliskatheter‹) durchzuführen.

Prognose und Komplikationen

Die Gabe von Kontrastmittel ist immer mit der Gefahr einer ›allergischen Reaktion‹ verbunden. Mit dem Katheter können unbeabsichtigt Gefäße perforiert werden. Es kann zu Blutungen kommen. Darüber hinaus besteht das Risiko für einen Gefäßverschluss oder das Provozieren kardialer Ereignisse, wie z. B. ›Herzrhythmusstörungen‹, Infarkt oder Herzstillstand. Etwaige Nervenverletzungen können zu Sensibilitätsstörungen führen. Auch nach dem Herzkatheter kann es noch zu Blutungen aus der Punktionsstelle oder Einblutungen ins Gewebe mit Hämatombildung kommen.

Angioplastie
Verfahren zur Erweiterung verschlossener oder verengter Blutgefäße

Revaskularisation
Wiederherstellung der Durchblutung

Pulmonalarteriendruck → S. 410

Allergie → S. 831, 877

Herzrhythmusstörung → S. 525

6.2.2 Periphere arterielle Verschlusskrankheit

Definition

Die arterielle Verschlusskrankheit (AVK) bezeichnet eine symptomatische Arteriosklerose und kann neben der Manifestation als KHK am Herzen auch die hirnversorgenden Arterien und die Viszeralarterien betreffen. Bei der peripheren arteriellen Verschlusskrankheit (**pAVK**) sind die Arterien der unteren Gliedmaßen arteriosklerotisch verändert.

Ursache

Diversität
Können auch Kinder eine pAVK bekommen?

Die häufigste Ursache für einen akuten Verschluss ist eine Embolie im Bereich der A. femoralis. Akuten peripheren Arterienverschlüssen liegen in 80 % der Fälle arteriosklerotische Plaques zugrunde, die sich an anderer Stelle im Gefäß gelöst und dann zum Embolus entwickelt haben. Kardial bedingte Embolien spielen eine untergeordnete Rolle, kommen aber ebenso in Betracht. Sie gehen sehr häufig auf ein Vorhofflimmern zurück. Die anderen 20 % der Arterienverschlüsse entstehen im Rahmen lokaler ›Thrombosen‹, z. B. durch:

Thrombose → S. 426

- Gefäßkompression von extern und katheterinduzierte Gefäßschäden
- bestehende Aneurysmen
- entzündliche Prozesse in den Arterien
- Einnahme bestimmter Medikamente

Symptome

Entsprechend der Lokalisation treten typische Beschwerden auf, die als **Claudicatio intermittens** (intermittierendes Hinken) bzw. Schaufensterkrankheit bezeichnet werden. Beim Gehen kommt es zu Schmerzen in den Beinen, die nachlassen, wenn die Betroffenen stehenbleiben. Die Stadien der pAVK werden nach Fontaine anhand der Gehstrecke eingeteilt (Tab. 1). Ab einer Stenose von 50 % ist auch die Ruhedurchblutung gestört. Im Gegensatz zu den Koronararterien können sich aus den Arterien der Extremitäten ›Kollateralen‹ bilden, die dabei helfen, die zunehmende Lumeneinengung bis zu einem gewissen Grad zu kompensieren. Allerdings handelt es sich bei der pAVK um eine fortschreitende Erkrankung, sodass immer der Verlust der Extremität droht, entweder infolge ›trophischer‹ Störungen in späteren Stadien, z. B. Gangrän oder Nekrosen (Abb. 1), oder infolge eines akuten Verschlusses. Letzterer geht mit starken Schmerzen einher, die plötzlich auftreten und kombiniert sind mit Blässe, Sensibilitätsstörungen und Pulsverlust.

Kollaterale
Umgehungs- bzw. Nebengefäße, die dasselbe Gebiet wie das Hauptgefäß versorgen

trophisch
griech. troph = Nahrung, Versorgung

Stadium	Beschwerdebild
I	keine Schmerzen
II	Schmerzen bei Belastung
IIa	Gehstrecke ohne Schmerzen > 200 m
IIb	Gehstrecke ohne Schmerzen < 200 m
III	Schmerzen in Ruhe
IV	trophische Störungen, z. B. Ulzera, Gangrän, Nekrose

Tab. 1 Stadien der pAVK nach Fontaine

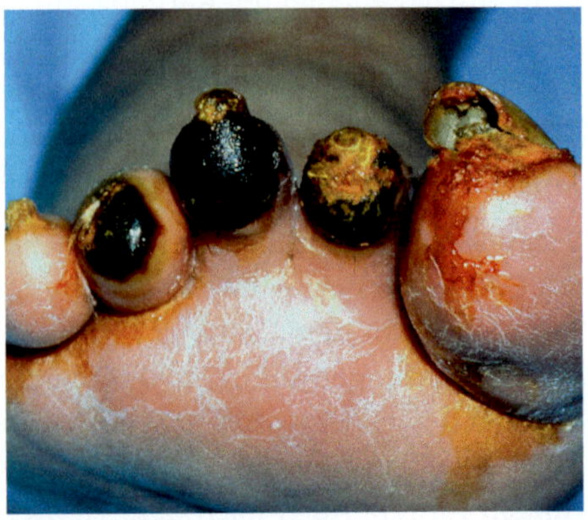

Abb. 1 Trophische Störung

Diagnostik

Für die Diagnostik der pAVK sind die körperliche Untersuchung und ein Test der freien Gehstrecke wegweisend. Dabei achten Ärztinnen und Ärzte auf verschiedene Parameter. Darüber hinaus kommen eine Doppler-Sonografie und andere ›bildgebende Verfahren‹ infrage, um die arterielle Durchblutung zu beurteilen.

bildgebende Verfahren → S. 614, Band 1

Parameter	Beschreibung
Hautfarbe und -temperatur	bei distal vorhandenen Stenosen erscheint die Haut blass und kalt
Trophische Störungen	bei fortgeschrittenen Stenosen führt die Unterversorgung des nachfolgenden Gewebes zu Ulzera, Gangrän und Nekrosen
Beurteilung des Pulses	in betroffenen Extremitäten kommt es zu Pulsdefiziten, Pulsabschwächung oder Pulslosigkeit
Schmerzen	bei starker Stenosierung sind die Beine berührungsempfindlich oder es treten spontan krampfartige Schmerzen auf
Funktionsprüfung	Gehstreckentest, ›Lagerungsprobe nach Ratschow‹

Tab. 2 Diagnoseparameter bei der körperlichen Untersuchung

Lagerungsprobe nach Ratschow
Senkrechtes Anheben der Beine im Liegen und Kreisen der Sprunggelenke für zwei Minuten, bei Gesunden bleibt dies schmerzfrei. Nach dem Aufsitzen röten sich die Beine innerhalb von fünf Sekunden und innerhalb der nächsten fünf Sekunden füllen sich die Venen.

Therapie

Die konservative Behandlung der pAVK besteht in:

- Gehtraining zur Förderung der Entstehung von Kollateralgefäßen
- Einnahme von Medikamenten zur Hemmung der Thrombozytenaggregation, z.B. Acetylsalicylsäure (ASS), zur Vasodilatation, z.B. Pentoxifyllin, und mit antiinflammatorischer Wirkung, z.B. Prostaglandine
- Minimierung der kardiovaskulären Risikofaktoren

In späteren Stadien können relevante Stenosen im Rahmen einer perkutanen Angioplastie (PTA) analog zum Herzkatheter dilatiert oder mit Stents versorgt werden. Chirurgisch kann ein Bypass, z.B. zur Überbrückung der A. femoralis, angelegt oder eine ›Thrombendarteriektomie‹ durchgeführt werden.
Mögliche medikamentöse Nebenwirkungen sind Blutungen, gastrointestinale Beschwerden, z.B. Übelkeit, Erbrechen, Völlegefühl oder Diarrhö.

Thrombendarteriektomie
chirurgische Entfernung des Thrombus mit dem umgebenden Endothel zur Rekanalisierung des betroffenen Gefäßes

Prognose und Komplikationen

Da die periphere arterielle Verschlusskrankheit häufig mit anderen vaskulären Begleiterkrankungen einhergeht, haben die betroffenen Menschen meist eine geringere Lebenserwartung. Die Prognose ist v.a. von raschen therapeutischen Maßnahmen bei akuten Arterienverschlüssen abhängig. Können die verschlossenen Gefäße innerhalb kurzer Zeit nach dem Eintreten des Ereignisses revaskularisiert werden, erhöhen sich die Chancen auf eine Behandlung ohne Amputationen. Amputationen betreffen rund 4 % der Betroffenen, die innerhalb von sechs Stunden behandelt werden. Bei zwölf Stunden sind bereits zehnmal so viele Personen, also 40 %, von einer Amputation betroffen. Darüber hinaus hängt der Krankheitsverlauf davon ab, ob es medikamentös gelingt, Folgeverschlüsse zu verhindern.
Erheblichen risikomildernden Einfluss haben auch verschiedene ›Lebensstilfaktoren‹ und deren Auswirkungen, z.B. Ernährung, Rauchen, Bewegung und das Körpergewicht.

Grundsätze gesunder Lebensweise → S. 420

6.2.3 Herzinsuffizienz

Definition
Bei der Herzinsuffizienz kommt es aus verschiedenen Gründen zur Ausbildung einer Herzschwäche. Dabei ist – mit Ausnahme der diastolischen Herzinsuffizienz – die Pumpfunktion der betroffenen Ventrikel eingeschränkt. Das hat zwei Folgen:
- Das Herz schafft es im Rahmen des **Vorwärtsversagens** nicht mehr, den Körper mit ausreichend sauerstoffreichem Blut zu versorgen. Das kann zu Dyspnoe und verminderter Belastbarkeit führen.
- Gleichzeitig entsteht aufgrund des **Rückwärtsversagens** ein Rückstau des Blutes aus dem Lungen- und dem Körperkreislauf. Durch den Rückstau steigt der Druck in den betroffenen Blutgefäßen, was dazu führt, dass intravasale Flüssigkeit vermehrt in umliegende Gewebe gepresst wird. Die Pflegebedürftigen leiden dann unter Ödemen in den betroffenen Körperregionen.

Die Herzinsuffizienz lässt sich nach verschiedenen Kriterien einteilen.

Kriterium	Form	Erklärung
Lokalisation	Rechtsherzinsuffizienz	Bei der Rechtsherzinsuffizienz wird nicht ausreichend sauerstoffarmes Blut in die Lungen gepumpt.
	Linksherzinsuffizienz	Bei der Linksherzinsuffizienz bleiben Organe wie Nieren oder Gehirn unterversorgt mit sauerstoffreichem Blut.
	globale Herzinsuffizienz	Bei der Globalinsuffizienz sind beide Ventrikel betroffen. Links- und Rechtsherzinsuffizienz treten kombiniert auf.
Funktionalität der linken Herzkammer	systolische Herzinsuffizienz	Die Auswurfleistung (Ejektionsfraktion) des linken Ventrikels ist zu gering, weil er nicht stark genug kontrahiert.
	diastolische Herzinsuffizienz	Die Wand des linken Ventrikels kann sich bei erhaltener Ejektionsfraktion nicht ausreichend dehnen. Weil das Blut aus dem linken Atrium gegen einen erhöhten Widerstand in den Ventrikel einfließen muss, ist die Menge pro Herzschlag vermindert.
Gleichgewicht der Herzfunktion	kompensierte Herzinsuffizienz	Bei der kompensierten Form helfen Mechanismen wie Puls- und Blutdrucksteigerung, Hypertrophie und Dilatation des Myokards, die eingeschränkte Pumpfunktion des Herzens auszugleichen.
	dekompensierte Herzinsuffizienz	Dekompensiert ist die Herzinsuffizienz, wenn die Ausgleichsmechanismen nicht mehr greifen und es vermehrt zu Symptomen kommt.
Zeitlicher Verlauf	akute Herzinsuffizienz	Bei einer akuten Herzinsuffizienz kommt es innerhalb von Stunden und Tagen zu Auswirkungen.
	chronische Herzinsuffizienz	Die chronische Herzinsuffizienz entwickelt sich über Monate oder Jahre.

Tab. 1 Formen der Herzinsuffizienz

NYHA
New York Heart Association

Die Herzinsuffizienz lässt sich außerdem nach dem Schweregrad in vier ›NYHA-Stadien‹ einteilen. Diese Einteilung orientiert sich an der Ausprägung der Symptome.
- Stadium I: keine Beschwerden
- Stadium II: schwere Belastung führt zu leichten Beschwerden
- Stadium III: leichte Belastung führt zu starken Beschwerden
- Stadium IV: Beschwerden auch in Ruhe

Ursache

Die Ursachen einer Herzinsuffizienz sind häufig andere Erkrankungen, insbesondere des Herz-Kreislauf-Systems, z. B.:

- koronare Herzerkrankung und Myokardinfarkt
- Herzrhythmusstörungen
- Herzklappenerkrankungen
- Bluthochdruck
- angeborene Herzfehler
- Myokarditis
- Alkoholmissbrauch
- Hyperthyreose

Das Herz kann eine Pumpschwäche durch verschiedene Kompensationsmechanismen ausgleichen, dazu zählen verschiedene neurologische und hormonelle Vorgänge, die das Herz-Kreislauf-System aktivieren. Daran beteiligt sind der ›Sympathikus‹, die ›Katecholamine‹, das ›Renin-Angiotensin-Aldosteron-System‹ und das ›ADH‹. Das Remodelling bezeichnet die adaptiven Vorgänge im Herzmuskel, durch die es zu einem bindegewebigen Umbau des Myokards kommt. Eine Herzinsuffizienz führt infolge der Remodellingprozesse sowie erhöhter Druck- und-/oder Volumenbelastung zur ›Hypertrophie‹ und/oder ›Dilatation‹ des Herzens (Abb. 1). Ab einem gewissen Punkt versagen die Kompensationsmechanismen und bewirken, dass sich der Gesundheitszustand der Pflegebedürftigen drastisch verschlechtert.

Sympathikus → S. 405
Katecholamine → S. 882, 406
Renin-Angiotensin-Aldosteron-System → S. 406
ADH → S. 406

Hypertrophie
hier: Verdickung des Herzmuskels, insbesondere der linken Herzwand

Dilatation
hier: Aufweitung der Herzhöhlen, insbesondere des linken Ventrikels

Symptome

Das Spektrum der Symptome ist in Abhängigkeit von der Form und dem Schweregrad der Erkrankung sowie der körperlichen Belastung vielfältig. Ein Leistungsknick, Dyspnoe, Ödembildung in der Lunge (bei Linksherzinsuffizienz) oder in den unteren Extremitäten (bei Rechtsherzinsuffizienz), Schwindel und andere zerebrale Symptome, ›Synkopen‹, Palpitationen, ›Nykturie‹ sowie erhöhtes Ruhebedürfnis, Völlegefühl und Inappetenz sind mögliche Anzeichen einer Herzinsuffizienz. Eine fortgeschrittene Herzinsuffizienz kann darüber hinaus zu Komplikationen führen, wie etwa Herzrhythmusstörungen.

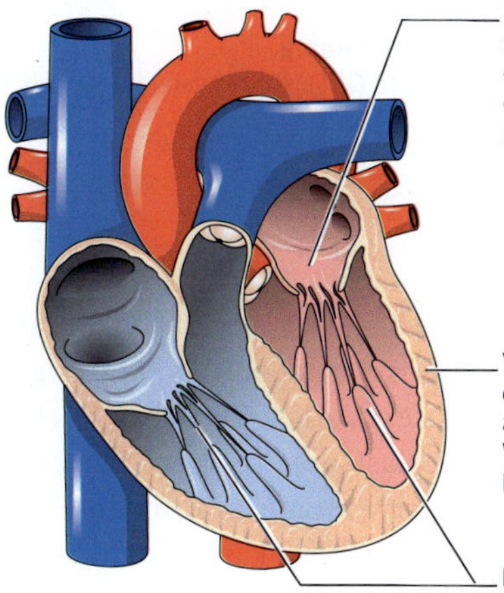

Abb. 1 Folgen der Herzinsuffizienz

Synkope → S. 417

Nykturie
vermehrter nächtlicher Harndrang

Diagnostik

Die Herzinsuffizienz ist ein fortschreitender Prozess, dessen ›Progredienz‹ durch eine zeitige Behandlung aufgehalten werden kann. Dazu bedarf es eingehender diagnostischer Maßnahmen, mit denen Ursachen und Komplikationen erkannt werden.

Progredienz
zunehmende Verschlimmerung einer Krankheit

Diagnostische Maßnahme	Fragestellung
Anamnese	Klärung von relevanten Vorerkrankungen, Risikofaktoren und Beschwerdebild, v. a.: – verminderte Leistungsfähigkeit – Dyspnoe und Ödeme – Nykturie
Körperliche Untersuchung	Beurteilung klinischer Zeichen mittels Palpation und Auskultation: – gestaute Halsvenen – vergrößerte Leber – veränderter ›Herzspitzenstoß‹ (Hypertrophie) – Herzfrequenz (Tachykardie) – Rasselgeräusche in der Lunge – Ödeme, Aszites, Anasarka
EKG, Ergometrie	Ursachensuche, z. B. Vorhandensein einer KHK oder von Herzrhythmusstörungen
Echokardiografie, Stress-Echo	Ursachensuche, z. B. Herzklappenfehler oder Kardiomyopathie, außerdem Beurteilung des Myokards (Hypertrophie, Kardiomyopathie) und der Pumpleistung (Ejektionsfraktion)
Röntgen-Thorax	Stauungszeichen in der Lunge, Lungenödem, Herzform und -größe
Herzkatheter	Beurteilung einer koronaren Herzerkrankung, Lokalisation relevanter koronarer Engstellen
Herzmuskelbiopsie	Differenzialdiagnostik bei Kardiomyopathie oder Verdacht auf Myokarditis
Labordiagnostik	– Blutbild: Anämie – Blutzuckerspiegel: Diabetes mellitus – Elektrolyte: Hyponatriämie, Hypokaliämie – Blutgasanalyse: Sauerstoffmangel – Nierenretentionsparameter Kreatinin und Harnstoff: Niereninsuffizienz – TSH: Hypothyreose, Hyperthyreose – Albumin, Gesamteiweiß: Leberstauung – Leberenzyme (Gamma-GT, GOT, GPT): stauungsbedingte Leberschädigung
Kardio-MRT	spezielle Fragestellungen der Differenzialdiagnostik

Tab. 1 Diagnostische Fragestellungen und Maßnahmen bei Herzinsuffizienz

Therapie

Die Therapie der Herzinsuffizienz zielt auf die Entlastung des Herzens ab. Darüber hinaus soll die Kontraktionskraft des Herzmuskels gestärkt werden. Das Herz kann durch eine Verringerung der ›Vorlast‹ und der ›Nachlast‹ entlastet werden. Die einfachste Maßnahme zur Vorlastsenkung besteht in einer Trinkmengenbeschränkung. Durch die Reduktion der Kochsalzzufuhr kann der Flüssigkeitshaushalt ebenso günstig beeinflusst werden. Die Nachlast kann durch Gewichtsreduktion, Nikotinverzicht und angepasste körperliche Aktivität gesenkt werden, weil dadurch der Sauerstoff- und Nährstoffbedarf des Körpers sinkt. Das Herz muss in der Folge weniger leisten.

Zur **medikamentösen Senkung** der Vorlast stehen Diuretika, z. B. Torasemid, zur Verfügung, um Wassereinlagerungen auszuschwemmen. Aldosteronantagonisten, z. B. Spironolacton, verringern die reninvermittelte Natrium- und Wasserretention. Der erhöhten Nachlast kann mit dem Einsatz von Betablockern, ›ACE-Hemmern‹ und Phosphodiesterasehemmern begegnet werden. Die Betablocker, z. B. Metoprolol, hemmen die Sympathikusaktivität, wodurch ein kompensatorischer Anstieg von Herzfrequenz und Blutdruck infolge eines verminderten Herzzeitvolumens verhindert werden. ACE-Hemmer, z. B. Ramipril, bzw. bei Unverträglichkeit Angiotensinrezeptorenblocker, z. B. Candesartan, wirken dem aktivierten RAA-System entgegen und sind somit blutdrucksenkend.

Herzspitzenstoß
während der Systole ausgelöste Schwingung, die sich normalerweise von der Herzspitze auf die Medioklavikularlinie im 5. Interkostalraum überträgt

Vorlast
kardiale Belastungen, die vor dem Herz liegen, z. B. Flüssigkeitsansammlungen in Form von Ödemen

Nachlast
kardiale Belastungen, die hinter dem Herz liegen, z. B. erhöhter Blutdruck

ACE
Angiotensin-konvertierendes Enzym (Angiotensin Converting Enzyme)

Phosphodiesterasehemmer, z.B. Enoximon, haben vasodilatatorische Eigenschaften und wirken deshalb blutdrucksenkend. Ihre ›positiv inotrope‹ Wirkung kräftigt darüber hinaus den Herzmuskel. Sie werden eingesetzt, wenn Menschen nicht auf die Behandlung mit Katecholaminen, z.B. Dobutamin, ansprechen (Abb. 1).

positive Inotropie
Erhöhung der Kontraktionskraft des Herzmuskels

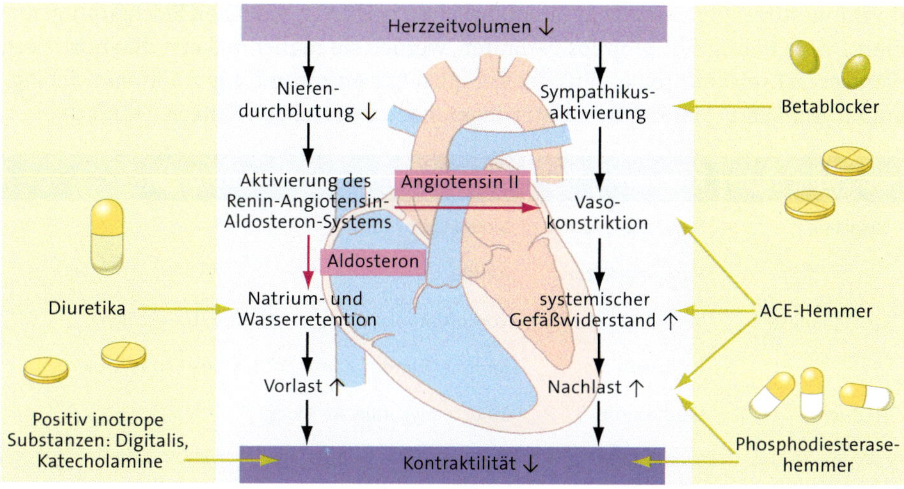

Abb. 1 Wirkungsmechanismen verschiedener Medikamentengruppen bei Herzinsuffizienz

Zur Stärkung der Kontraktionskraft werden außerdem Herzglykoside, z.B. Digitoxin, angewendet. Herzglykoside wirken positiv inotrop, ›negativ chronotrop‹, ›negativ dromotrop‹ und ›positiv bathmotrop‹. Herzglykoside haben eine geringe therapeutische Breite und können deshalb schnell überdosiert werden.
Bei schweren Herzrhythmusstörungen kann auf **chirurgische Maßnahmen** zurückgegriffen werden, z.B. durch Einpflanzen eines implantierbaren Kardioverter-Defibrillators (ICD). Unter bestimmten Bedingungen kommt die Implantation eines Herzschrittmachers auch bei erhaltenem Sinusrhythmus infrage.
Bei starker Dilatation des Herzmuskels kann der betroffene Ventrikel chirurgisch verkleinert werden. Bei fortschreitender Herzinsuffizienz werden mechanische Unterstützungssysteme eingesetzt, bis ein geeignetes Spenderorgan für eine Herztransplantation zur Verfügung steht. Ein Kunstherz kann auch temporär bis zur Erholung der Herzfunktion oder permanent implantiert werden, wenn die Betroffenen für eine Transplantation nicht infrage kommen.

negative Chronotropie
Verringerung der Herzfrequenz

negative Dromotropie
verminderte Reizleitung

positive Bathmotropie
vereinfachte Reizbildung

Informationen zur Organspende:
www.organspende-info.de/start.html

REFLEXION | IMPULS | LERNORTVERNETZUNG

Die Zahl der Organempfänger übersteigt die Zahl der Organspender deutlich. Darüber hinaus ist die Organspendebereitschaft in Deutschland stark zurückgegangen. Was könnte der Grund dafür sein?

Ethik
Welche Menschenbilder stecken möglicherweise hinter der Befürwortung oder der Ablehnung einer Organspende?

Prognose und Komplikationen

Im Rahmen einer Herzinsuffizienz kommt es häufiger zu krisenhaften Schwankungen im Krankheitsbild. Es wird dann versucht, die Erkrankten durch eine intensivierte medikamentöse Therapie zu stabilisieren. Je ausgeprägter die Symptome, desto wahrscheinlicher ist es, an ihren Folgen, z.B. Herzrhythmusstörungen, zu versterben.

6.2.4 Herzrhythmusstörungen

Definition

Als Herzrhythmusstörungen oder Arrhythmien werden alle Abweichungen von einer regelmäßigen Schlagabfolge des Herzens bezeichnet. Das Spektrum der Herzrhythmusstörungen reicht von ungefährlichen bis hin zu tödlichen Erscheinungsformen. Da sie häufig symptomlos verlaufen, werden sie manchmal erst diagnostiziert, wenn es zu Kreislaufproblemen oder Komplikationen kommt, wie z.B. einem ›Schlaganfall‹. Man kann Herzrhythmusstörungen nach verschieden Kriterien einordnen.

Apoplex → S. 538

Einteilung nach	Kriterien	Beispiele für Herzrhythmusstörungen
Ursachen	Erregungsbildung	Sick-Sinus-Syndrom
	Erregungsleitung	AV-Block
Entstehungsort	Vorhöfe	Vorhofflimmern, Vorhofflattern, Extrasystolen
	Kammern	Kammerflattern, Kammerflimmern, Extrasystolen
Frequenz	Bradykardie	Sinusbradykardie, AV-Block
	Tachykardie	Tachyarrhythmia absoluta

Tab. 1 Einteilung von Herzrhythmusstörungen

Ursache

Grundsätzlich können alle anderen Herzerkrankungen Ursprung einer Herzrhythmusstörung sein. Dazu zählen die koronare Herzerkrankung, Kardiomyopathien, strukturelle Störungen (Herz- und Herzklappenfehler) sowie Defekte des Reizleitungssystems. Bei einem Myokardinfarkt oder Entzündungen des Myokards kann es beispielsweise im Bereich der erregungsleitenden Zellen zu heilungsbedingten Vernarbungen kommen, welche die Reizleitung empfindlich stören oder sogar verhindern. Sind die Herzhöhlen infolge einer Herzinsuffizienz erweitert, werden Leitungsbahnen strukturell verändert und möglicherweise bindegewebig umgebaut. Es kann in der Folge zu Überleitungsstörungen oder Blockierungen kommen.
Weitere begünstigende Faktoren sind:

- exogene Faktoren: vermehrtes Trinken koffein- und alkoholhaltiger Getränke, Einnahme bestimmter Medikamente, Drogenkonsum oder Kompression der A. carotis.
- endogene Faktoren: Bluthochdruck, Störungen des Elektrolythaushaltes, Störungen der Schilddrüsenfunktion, vegetative Störungen, Blähungen oder Infektionen.
- psychische Faktoren: Angst oder starke emotionale Erregung.

Symptome

Herzrhythmusstörungen verlaufen häufig asymptomatisch. Sie werden meist zufällig im Rahmen einer Routineuntersuchung oder während der Operationsvorbereitung diagnostiziert. Wenn im Rahmen von Herzrhythmusstörungen Symptome auftreten, werden diese von den Betroffenen meist als Palpitationen (Herzstolpern) oder Herzrasen (Tachykardie) erlebt und nicht selten als unangenehm beschrieben. Darüber hinaus kann es in der Folge eines beschleunigten oder verlangsamten Herzschlags zu einem vorübergehenden Sauerstoffmangel im Gehirn kommen.

Dies erklärt zerebrale Symptome, z.B. Müdigkeit, Schwindel oder rezidivierende ›Stürze‹ infolge kurzer Bewusstlosigkeit (›Synkope‹). Auch Verwirrtheitszustände sind möglich. Eine zerebrale Minderperfusion tritt vorwiegend bei Herzfrequenzen < 40 und > 160 Schläge/Minute auf. Menschen, die von Herzrhythmusstörungen betroffen sind, klagen mitunter auch über ›Angina-pectoris‹-Beschwerden. Manchmal werden Herzrhythmusstörungen erst aufgrund von Folgeerkrankungen entdeckt, z.B. nach einem Herz- oder Schlaganfall oder anderen embolischen Ereignissen. Unentdeckt und unbehandelt können Herzrhythmusstörungen zum plötzlichen Herztod führen.

Sturz → S. 349

Synkope
Ohnmacht, kurzzeitiger Bewusstseinverlust; als Präsynkope wird das Gefühl bezeichnet, in Ohnmacht zu fallen

Angina pectoris → S. 517

Diagnostik

Die Rhythmusstörung wird infolge eines Anfangsverdachts nach ›Palpation oder Auskultation‹ mit dem Stethoskop mittels EKG diagnostiziert (Abb. 1). Es gibt viele verschiedene Herzrhythmusstörungen, von denen einzelne nicht ununterbrochen, sondern ›intermittierend‹ auftreten, z.B. ›paroxysmales‹ Vorhofflimmern. Dann kann es nötig sein, ein Belastungs-EKG und/oder ein Langzeit-EKG aufzuzeichnen. Heute können bereits kleine Event-Recorder subkutan implantiert werden, um die Herzfrequenz und den Herzrhythmus langfristig über Jahre zu überwachen und aufzuzeichnen. Dies erfolgt vor allem bei Menschen, die in unbestimmten Abständen immer wieder Synkopen zeigen. Darüber hinaus können bildgebende Verfahren, wie eine Herz-MRT oder eine Herzkatheteruntersuchung (einschließlich der Herzkranzgefäße), durchgeführt werden. Bei der ›EPU‹ können EKG-Ableitungen direkt am Herzen vorgenommen werden. So lässt sich der Ort bzw. die Ursache einer Herzrhythmusstörung noch genauer lokalisieren. Für die Betroffenen ist diese Prozedur allerdings belastend, weil durch die Manipulation am Reizleitungssystem alle unangenehmen Symptome der Herzrhythmusstörung hervorgerufen werden können.

körperliche Untersuchung → S. 612, Band 1

intermittierend
vorübergehend, in unregelmäßigen Abständen

paroxysmal
anfallsweise auftretend, sich in der Art eines Anfalls steigernd

EPU
= elektrophysiologische Untersuchung des Reizleitungssystems im Herzkatheter

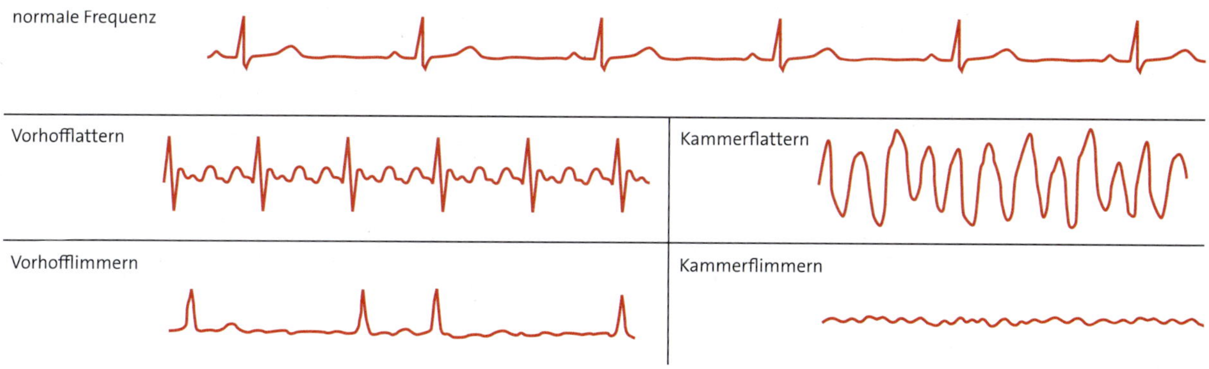

Abb. 1 Elektrokardiografische Darstellung häufiger Herzrhythmusstörungen

Therapie

Für die Therapie von Herzrhythmusstörungen bestehen, je nach Ausprägungsgrad, verschiedene Möglichkeiten.

Zur Behandlung (tachykarder) Herzrhythmusstörungen sind Antiarrhythmika angezeigt, um Beschwerdefreiheit zu erzielen und das Risiko für den plötzlichen Herztod zu verringern. Nach Vaughan Williams werden vier Klassen unterschieden, die auf verschiedenen Wirkmechanismen beruhen (Tab. 2, S. 528). Im Ergebnis beeinflussen sie die Häufigkeit der Erregungsbildung und die Geschwindigkeit der Erregungsleitung.

Kommunikation
Wie ist die interdisziplinäre Zusammenarbeit der Mediziner organisiert? An wen wenden sich die Pflegefachfrauen und Pflegemachmänner einer unfallchirurgischen Station, wenn ein EKG zu befunden ist?

Therapieform	Beschreibung
Medikamentöse Therapie	Antiarrhythmikagabe (Tab. 2)
Herzschrittmacher	Implantation – von Elektroden (Erkennung und Stimulation der Herzfrequenz), (meist) über die rechte Schlüsselbeinvene zum rechten Herzen (Vorhof und/oder Kammer) – des Aggregats (Schrittmachergerät), in Höhe des rechten oder linken Brustmuskels, mit den Elektroden verbunden zur Behandlung von ›Bradykardien‹
Defibrillator	Gerätimplantation transvenös (vergleichbar mit Herzschrittmacher) oder subkutan, für Stromstoßtherapie bei wiederkehrenden ›Tachykardien‹ oder Kammerflimmern und damit Verhinderung des plötzlichen Herztodes
Elektrische Kardioversion	Stromstoßtherapie (in Narkose)
›Katheterablation‹	Verödung von Herzrhythmusstörungen auslösendem Herzmuskelgewebe mittels Herzkatheter

Bradykardie → S. 414

Tachykardie → S. 414

Ablation
lat. ablātiō = Wegnahme

Tab. 1 Therapieoptionen bei Herzrhythmusstörungen

Klasse	Bezeichnung	Wirkung
I	Natriumkanalblocker	Die Blockade der Natriumkanäle hemmt den Natriumeinstrom und verschlechtert so die zelluläre Erregbarkeit, Beispiele: Lidocain, Propafenon.
II	Betablocker	Durch Blockade der Betarezeptoren wird die Erregbarkeit des Herzens durch Adrenalin gehemmt, Beispiele: Atenolol, Metoprolol.
III	Kaliumkanalblocker	Aktionspotenziale werden länger aufrechterhalten, indem der Kaliumausstrom durch Blockade der Kaliumkanäle gehemmt wird, Beispiele: Amiodaron, Sotalol.
IV	Kalziumantagonisten	Durch verminderten Kalziumeinstrom werden weniger häufig Aktionspotenziale gebildet und weitergeleitet, Beispiele: Verapamil, Diltiazem.

Tab. 2 Antiarrhythmika-Klassen nach Vaughan Williams

Bei der Gabe von Antiarrhythmika ist zu beachten, dass reihenweise Wechsel- und Nebenwirkungen auftreten können. Zu den wichtigsten unerwünschten Wirkungen gehören:

- Herz-Kreislauf-Symptome, z. B. Herzrhythmusstörungen, Hypotonie
- zerebrale Symptome, z. B. Kopfschmerzen, Müdigkeit, Schwindel, Krampfanfälle
- Sehstörungen, z. B. Doppelsehen, Hornhauttrübung, Lichtempfindlichkeit
- Magen-Darm-Beschwerden, Cholestase
- Bronchokonstriktion, ›Lungenfibrose‹
- ›Schilddrüsenfunktionsstörungen‹
- ›Depression‹
- Geschmacksstörungen
- Potenzstörungen

Lungenfibrose → S. 498
Schilddrüsenerkrankungen → S. 883
Depression → S. 654

Je mehr interventionelle Möglichkeiten zur Therapie der Rhythmusstörungen bereitstehen, desto häufiger wird wegen der vielen Nebenwirkungen auf die Gabe von Medikamenten verzichtet. Sie werden nur noch eingesetzt, wenn unbedingt nötig.

6.2.5 Herzklappenerkrankungen

Definition

Man unterscheidet Herzklappenstenosen und Herzklappeninsuffizienzen. Bei der Stenose liegt eine Verengung der betroffenen Herzklappe vor, bei der Insuffizienz kommt es zu einem unzureichenden Verschluss der Herzklappe. Es gibt **erworbene** und **angeborene** Herzklappenfehler.

Ursache

Die bindegewebigen Herzklappen sind mit Endokard überzogen. Entzündliche Prozesse am Endokard führen daher häufig zu Erkrankungen der Herzklappen, weil die beweglichen Strukturen, z.B. durch Vernarbungen oder Verkalkung, in ihrer Funktion behindert werden. Nicht selten stenosiert die Klappe daraufhin. Es gibt aber auch andere Ursachen, z.B. kann sich die Ventilebene infolge einer Herzinsuffizienz, einer dilatativen Kardiomyopathie oder einfach altersbedingt erweitern, wodurch die Segelklappen (Trikuspidalklappe, Mitralklappe) nicht mehr richtig schließen. Eine Herzklappeninsuffizienz ist die Folge.
Ein Abriss der Sehnenfäden der Segelklappen kann ein Durchschlagen des Segels vom Ventrikel in den Vorhof ermöglichen, sodass auch dies zu einer Klappeninsuffizienz führt. Prinzipiell können alle Herzklappen betroffen sein. Defekte Herzklappen behindern den Blutfluss im Herz und müssen abhängig vom Schweregrad behandelt werden.

Symptome

Herzklappenerkrankungen werden vom Körper lange Zeit kompensiert, z.B. durch Erhöhung der Schlagfrequenz, sodass sie in dieser Zeit keine Beschwerden verursachen. Insofern wird die Diagnose einer Herzklappenerkrankung häufig zufällig gestellt. Wenn die Kompensationsmechanismen versagen, kann es beispielsweise bei allen Formen zur Bildung einer Herzinsuffizienz kommen. Oder es treten Herzrhythmusstörungen auf. Darüber hinaus gibt es eine Reihe spezifischer Symptome, wenn die Herzklappenerkrankung unbehandelt bleibt (Tab. 3).

Pflegeprozessgestaltung
Welche Pflegephänomene treten im Zusammenhang mit diesen Symptomen häufig auf?

Herzklappenerkrankung	Beschreibung
Aortenklappenstenose	Trias aus ›Synkopen‹, ›Dyspnoe‹, ›Angina pectoris‹
Aortenklappeninsuffizienz	Leistungsabfall, Palpitationen (Herzstolpern), Angina pectoris
Pulmonalklappenstenose	Dyspnoe, Leistungsabfall, Angina pectoris, Präsynkopen, periphere ›Zyanose‹
Pulmonalklappen-insuffizienz	primär: asymptomatisch, sekundär: Belastungsdyspnoe, Zyanose, Leistungsabfall
Mitralklappenstenose	Dyspnoe, evtl. Hämoptysen (Bluthusten), periphere Zyanose, Mitralisbäckchen (typische rote Wangen), fast immer Komplikation einer Tachyarrhythmia absoluta
Mitralklappeninsuffizienz	Leistungsabfall, Belastungsdyspnoe, ›Herzhusten‹
Trikuspidalklappenstenose	Appetitlosigkeit und Magen-Darm-Symptome, Stauungsleber, Aszites, Ödeme, Dyspnoe, Zyanose, Komplikation des Vorhofflimmerns
Trikuspidalklappen-insuffizienz	Ödeme, Dyspnoe, Zyanose, Stauungsleber, Aszites, Komplikation des Vorhofflimmerns

Synkope → S. 417
Dyspnoe → S. 159
Angina pectoris → S. 517
Zyanose → S. 49

Herzhusten
anhaltend trockener Husten bei Linksherzinsuffizienz

Tab. 3 Symptome unterschiedlicher Herzklappenerkrankungen

farbkodierte Doppler-Sonografie
Form der Ultraschalluntersuchung, bei der die Richtung des Blutflusses in unterschiedlichen Farben dargestellt wird

Diagnostik

Bei der Auskultation können pathologische Herzgeräusche auftreten. In bildgebenden Verfahren werden die Herzklappen beurteilt, z.B. in der Echokardiografie. Durch Zuschalten des ›Farbdopplers‹ lässt sich ein unregelmäßiger Blutfluss darstellen. Im Herzkatheter kann das konkrete Ausmaß von Herzklappenerkrankungen durch die röntgenologische Untersuchung mit Kontrastmittel bestimmt werden. Zusätzliche diagnostische Maßnahmen geben Auskunft über mögliche Folgeerkrankungen.

Therapie

Die Therapie von Herzklappenerkrankungen besteht in der Regel in der Rekonstruktion oder dem Ersatz der betroffenen Herzklappe. Nur, wenn eine Operation nicht mehr infrage kommt, konzentrieren sich Ärztinnen und Ärzte ausschließlich auf die konservative Behandlung der Herzinsuffizienz, begleitender Herzrhythmusstörungen und beugen Komplikationen vor, z.B. durch Antikoagulation und Endokarditisprophylaxe bei chirurgischen bzw. zahnmedizinischen Eingriffen.

kardiovaskuläre Operationen → S. 437

Bei **rekonstruktiven Operationsverfahren** werden die geschädigten Strukturen wiederhergestellt und die betroffene Herzklappe bleibt erhalten, z.B. durch Fixierung ausgerissener Sehnenfäden, Entfernung prolabierter (herausgetretener) Klappensegel oder Einbringen künstlicher Klappenringe in die Ventilebene. Für den **Ersatz der Herzklappe** stehen biologische und mechanische Prothesen zur Verfügung (Abb. 1, Abb. 2). ›Operationen‹ an den Herzklappen können unter Einsatz der Herz-Lungen-Maschine am stillgelegten Herzen oder minimalinvasiv erfolgen. Ohne Einsatz der Herz-Lungen-Maschine können Klappenoperationen in kathetergestützten Hybridverfahren durchgeführt werden. Die Art der Prothese und des Operationsverfahrens wird individuell und in Abhängigkeit vom körperlichen Zustand der Pflegebedürftigen gewählt.

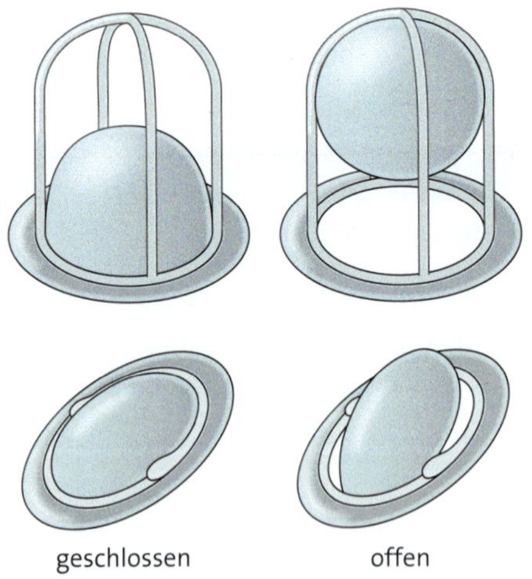

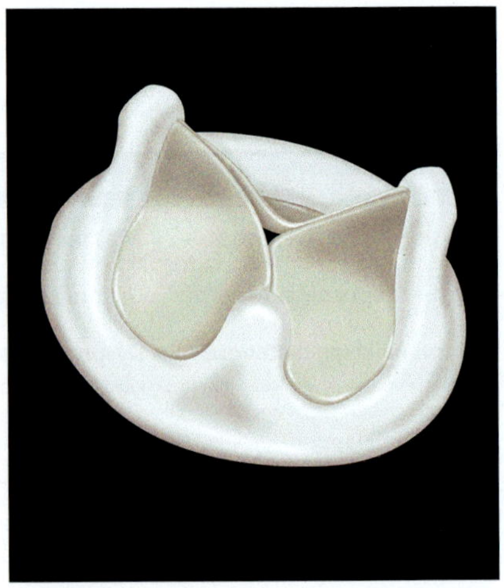

Abb. 1 Modellhafte Darstellung des Funktionsprinzips von Klappenersatz
Abb. 2 Herzklappe

Prognose und Komplikationen

Antikoagulation, Erhaltungstherapie → S. 428

Ein mechanischer Klappenersatz hält lebenslang und arbeitet fast geräuschlos, erfordert aber eine dauerhafte ›Antikoagulation‹, weil die Prothese aus körperfremdem Material das Risiko für thromboembolische Ereignisse erhöht. Biologischer Klappenersatz aus Rinder- oder Schweinegewebe erfordert nur eine vorübergehende Antikoagulation, verschleißt aber schneller und muss nach einigen Jahren ausgetauscht werden.

6.2.6 Entzündungen am Herzen

Von Entzündungen kann jede Schicht der Herzwand betroffen sein. Demzufolge werden Endokarditis, Myokarditis und Perikarditis unterschieden. Sind alle Herzwandschichten betroffen, wie beim ›rheumatischen Fieber‹, heißt die Entzündung Pankarditis.

rheumatisches Fieber
infektbedingte systemische Autoimmunreaktion mit Beteiligung von Herz, Gelenken, ZNS und Haut, Erkrankungsgipfel zwischen dem fünften und 15. Lebensjahr

	Endokarditis	Myokarditis	Perikarditis
Ursachen	– **nicht-infektiöse Endokarditis** als Komplikation des ›rheumatischen Fiebers‹, im Rahmen schwerer chronischer Erkrankungen, z. B. metastasierende Karzinome, oder bei systemischen Erkrankungen, z. B. Lupus erythematodes – **Infektionen** mit α-hämolysierenden Streptokokken, Staphylokokken, Enterokokken, Pilzen – Risiko erhöht bei defekten oder künstlichen Herzklappen, bei zentralem Verweilkatheter, bei i.v.-Drogenabusus, nach Zahnextraktion, nach Tonsillitis	– **Infektionen** mit Viren (z. B. Adenoviren), Bakterien, Pilzen (bei Abwehrschwäche), Protozoen oder Parasiten – Chronifizierung durch Autoimmunprozesse – **nicht-infektiöse Myokarditis** z. B. infolge rheumatoider Arthritis, Kollagenosen, Entzündungen der Blutgefäße (Vaskulitiden), Bestrahlung des Thorax, Überreaktion auf Medikamente	– **Infektionen** mit Viren, seltener Bakterien, z. B. Mykobakterien (Tbc) – **immunologische Perikarditis** im Rahmen einer Pankarditis bei rheumatischem Fieber, im Rahmen einer allergischen Reaktion, z. B. Medikamente, Perikarditis nach Infarkten, bei Urämie, nach Strahlentherapie oder als Tumorperikarditis, z. B. bei infiltrierendem Bronchialkarzinom
Symptome	je nach Ursache: – Fieber und allgemeine Infektsymptome, z. B. Schwäche, Inappetenz, Gewichtsverlust, Schwitzen – kardiale Symptome, z. B. Zeichen einer Herzinsuffizienz, pathologische Herzgeräusche, Extrasystolen – rheumatische Beschwerden, z. B. geschwollene, überwärmte und schmerzhafte Gelenke – Hauterscheinungen, z. B. subkutane Knötchen, Erytheme, Petechien – bakterielle Mikroembolien – Nieren- und Milzbeteiligung	häufig unspezifisch und symptomarm: – grippale Symptome, z. B. Müdigkeit, Leistungsschwäche, Fieber – kardiale Symptome, z. B. Dyspnoe, Angina pectoris, Herzrhythmusstörungen	– **trockene Perikarditis:** (meist am Beginn und am Ende einer akuten Perikarditis): stechende retrosternale Schmerzen, im Liegen, beim tiefen Einatmen und Husten zunehmend, verschiedene Reibegeräusche bei Auskultation – **feuchte Perikarditis:** leiser werdende Herztöne, häufig keine Reibegeräusche und Schmerzen mehr

Tab. 1 Übersicht über Entzündungen am Herzen (Fortsetzung auf Seite 532)

	Endokarditis	Myokarditis	Perikarditis
Therapie	– Antibiotikagabe zur Behandlung auslösender Streptokokken-Infektionen, antientzündliche Therapie für 4–6 Wochen mit ASS und Kortikosteroiden – ggf. Tonsillektomie im infektfreien Intervall, dauerhafte antibiotische Rezidivprophylaxe bis zum 25. Lebensjahr, danach Endokarditisprophylaxe vor chirurgischen und zahnmedizinischen Eingriffen – bei infektiöser Endokarditis ungerichtete antibiotische Initialtherapie, später Antibiotikagabe nach Antibiogramm	– körperliche Schonung, immunsuppressive, immunmodulierende, antiphlogistische und antivirale Medikation, erregerspezifische Antibiotikagabe und Behandlung der Herzinsuffizienz – bei schwerem Verlauf Herztransplantation	– bei bakterieller Ursache Erregerelimination durch Antibiotikagabe – bei Tbc antituberkulotische Therapie – bei rheumatischem Fieber wie bei Endokarditis – antientzündliche Therapie und Kortikosteroide – bei urämischer Perikarditis Dialyse – Entlastungspunktion einer Herzbeuteltamponade – Dekortikation des Herzens (operative Entfernung des Perikards) bei Chronifizierung mit konstriktiven (einengenden) Eigenschaften
Komplikationen und Prognose	›Chorea minor‹, Herzklappenbeteiligung, unbehandelt infaust, mit Behandlung Überlebensrate bei 70 %	Prognose abhängig von Erreger und Komplikationen, z. B. ›dilatative Kardiomyopathie‹	›Perikardtamponade‹, chronisch konstriktive Perikarditis (Einengung des Herzens durch perikardiale Narben)

Tab. 1 Übersicht über Entzündungen am Herzen (Fortsetzung von Seite 531)

Chorea minor
rheumatische Spätfolge mit unkontrollierten Handbewegungen und Ungeschicklichkeit bei Kindern

dilatative Kardiomyopathie
Erkrankung des Herzmuskels unterschiedlicher Genese, die mit einer Erweiterung der Ventrikel und systolischer Pumpstörung einhergeht. Davon abzugrenzen ist die hypertrophe Kardiomyopathie, bei der sich der Herzmuskel verdickt und in der Diastole weniger dehnen kann.

Perikardtamponade
Ansammlung großer Exsudatmengen zwischen Epikard und Perikard mit Behinderung der diastolischen Ventrikelfüllung, Gefahr des kardiogenen Schocks

Bei Verdacht auf Entzündungen am Herzen kommt das gesamte Spektrum diagnostischer Möglichkeiten zum Tragen. Dabei werden z. T. sehr spezielle Parameter untersucht, um die Ursachen genau bestimmen zu können. Dazu gehören:

- klinische Untersuchung mit Auskultation der Herztöne
- Labor, z. B. Entzündungsparameter, Herzenzyme, Antikörper
- bakteriologische und virologische Diagnostik, z. B. nach Rachenabstrich
- Elektrokardiografie und Echokardiografie
- Röntgen-Thorax und Sonografie
- weitere bildgebende Verfahren, z. B. Kardio-MRT, CT
- Linksherzkatheter
- Biopsie von Myokard und Perikard
- zytologische, histologische und bakteriologische Untersuchung von Herzgeweben

Da Entzündungen am Herzen, v. a. Myokarditiden, mit unspezifischen Symptomen einhergehen, muss auch bei scheinbar harmlosen Beschwerden daran gedacht werden. Insbesondere grippale und fieberhafte Infekte stellen ein ausreichendes Verdachtsmoment dar, wenn sie mit Dyspnoe, retrosternalen Beschwerden und Herzrhythmusstörungen kombiniert auftreten. Die atypische Symptomatik führt häufig dazu, dass Entzündungen am Herzen übersehen oder zu spät erkannt werden. Eine nicht diagnostizierte Myokarditis stellt z. B. eine erhebliche Gefahr dar, weil die lebensbedrohlichen Komplikationen zum plötzlichen Herztod führen können. Vor allem starke körperliche Anstrengung erhöht das Risiko für Komplikationen. Es kommt immer wieder vor, dass junge, aktive Leistungssportler in Ausübung ihres Sports unerwartet versterben, obwohl sie im Vorfeld gesund wirkten.

6.2.7 Varikosis

Definition

Als Varikosis wird das Vorhandensein von Varizen („Krampfadern") in den unteren Extremitäten bezeichnet. Varizen sind krankhafte Erweiterungen der oberflächlichen Venen und der ›Perforansvenen‹ durch Venenwandschwäche, insuffiziente Venenklappen oder erhöhten Venendruck. Unterschieden werden die primäre und die sekundäre Varikosis.

Perforansvenen
Venen, welche die Hautvenen mit den tiefen Venen verbinden

Ursache

In 95 % der Fälle tritt die **primäre Varikosis** auf. Sie ist gekennzeichnet durch degenerative Veränderungen der Venenwand (Abb. 1). Dabei verringert sich die Anzahl der muskulären und elastischen Fasern, sodass sich Varizen bilden. Diese treten vor allem im Bereich der Stammvenen (Stammvarikosis), der Seitenäste, der Perforansvenen oder der kleinen Hautäste (Besenreiser) auf. Die primäre Varikosis beruht z. B. auf folgenden Faktoren:

- Alter
- familiäre Disposition
- Adipositas
- angeborene Fehlbildung (Fehlen der Venenklappen)
- hormoneller Zustand, z. B. in der Schwangerschaft
- langes Stehen
- Bewegungsmangel
- Alkoholabusus
- Obstipation

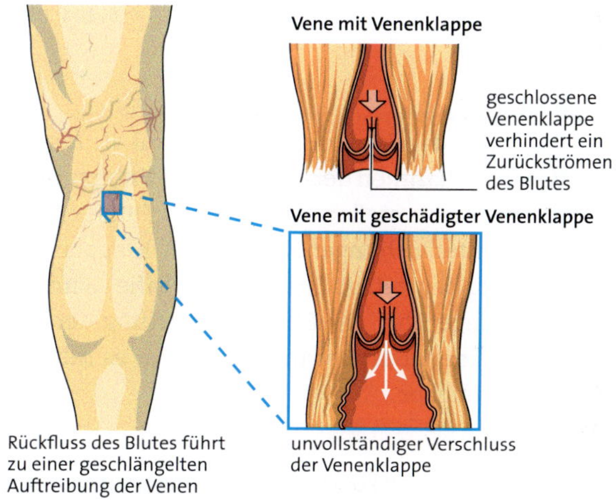

Abb. 1 Bildung von Varizen durch Insuffizienz der Venenwand

Selbstfürsorge
Inwieweit ist das Risiko für Pflegekräfte erhöht, an einer Varikosis zu erkranken?

Eine **sekundäre Varikosis** kann infolge einer tiefen ›Beinvenenthrombose‹, von Verletzung oder – selten – von externer Druckeinwirkung entstehen. Durch den Rückstau venösen Blutes in die oberflächlichen Venen und die Perforansvenen kommt es im Verlauf zu Veränderungen der Venen, indem sie sich verlängern, knicken oder schlängeln.

Thrombose → S. 426

Symptome

Selbst stark erweiterte Venen können lange Zeit bestehen, ohne Symptome zu verursachen. Sie werden von Betroffenen aber häufig als kosmetisch störend empfunden. Bei fortgeschrittener Varikosis und im Rahmen einer chronisch venösen Insuffizienz, die infolge versagender Kompensationsmechanismen entsteht, treten Beschwerden hinzu. Typische Beschwerden sind:

- Schweregefühl
- müde Beine
- Schmerzen
- Krämpfe, v. a. nachts
- Schwellungen
- Verschlimmerung bei längerem Stehen (und Wärme)

chronisch venöse Insuffizienz
stauungsbedingte Mikrozirkulationsstörungen und Gewebeumbau an Füßen und Beinen, die durch die Trias Varikosis, Ödem und Hautveränderung gekennzeichnet sind

Bei der ›chronisch venösen Insuffizienz‹ werden die Kapillaren nachhaltig geschädigt. Es bilden sich Ödeme und Gewebeschäden. Man unterscheidet drei Stadien (Tab. 1).

Stadium	Beschreibung
I	Corona phlebectatica paraplantaris (dunkelblaue bis lila Hautveränderungen an den Fußrändern)
II	Ödem, Stauungsdermatitis, Atrophie blanche (weiße Narbenherde), (braune) Verfärbungen der Haut, stauungsbedingte Induration (Verhärtungen der Haut)
III	›Ulcus cruris venosum‹ (Abb. 1)

Tab. 1 Stadien der chronisch venösen Insuffizienz (CVI)

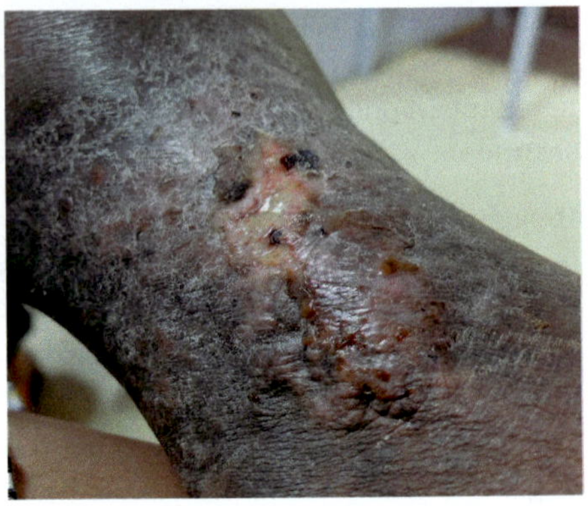

Abb. 1 CVI-Stadium III: Ulcus cruris venosum

Ulcus cruris venosum
ugs. offenes Bein; Unterschenkelgeschwür als Komplikation der CVI

Diagnostik

Die Diagnostik der Varikosis stützt sich auf die Inspektion und Palpation oberflächlicher Venen im Rahmen der körperlichen Untersuchung durch die Ärztinnen und Ärzte. Darüber hinaus stellen Doppler- und Duplex-Sonografie die bedeutendsten bildgebenden Untersuchungen dar, um z.B. Klappeninsuffizienzen selbst in den tiefen Beinvenen zu beurteilen. Eine ›Phlebografie‹ wird nur noch bei speziellen Fragestellungen durchgeführt. Die Strahlenbelastung der Pflegebedürftigen kann so gering gehalten werden. Darüber hinaus kommt es seltener zu Komplikationen durch die Kontrastmittelgabe.

Phlebografie
röntgenologische Untersuchung der Venen mittels Kontrastmittel

Therapie

Die Therapie der Varikosis setzt auf konservative und chirurgische Verfahren (Tab. 2). Darüber hinaus geht es um das Management von Komplikationen, z.B. die langwierige und schwierige Behandlung eines Ulcus cruris venosum. Bei sekundärer Varikosis ist die Therapie der Grunderkrankung von Bedeutung, z.B. bei bestehender Phlebothrombose.

Kompressionstherapie → S. 429

Therapieform	Beschreibung
Allgemeine Maßnahmen	Gewichtsreduktion, sportliche Aktivität (z.B. Schwimmen, Wandern), Vermeiden längeren Sitzens oder Stehens (besser Liegen oder Gehen) zur Verbesserung des venösen Rückflusses
›Kompression‹	durch die Kompression mit elastischen Binden oder Kompressionsstrumpf verbessert sich die Funktion der insuffizienten Venenklappen, weil diese durch das komprimierte Lumen wieder schließen
Medikamentöse Therapie	Diuretika zum Ausschwemmen von Ödemen und zur Verringerung der Volumenbelastung, Venentherapeutika, z.B. Rosskastanie
Sklerosierung	Injektion einer gefäßverödenden Substanz, die behandelten Venen wandeln sich in fibröse Stränge um
Venenstripping	operative Entfernung ausgeprägter Varizen, z.B. V. saphena magna und V. saphena parva, die betroffenen Venen werden über kleine Hautschnitte mittels einer speziellen Sonde herausgezogen („gestrippt")

Tab. 2 Therapieverfahren bei Varikosis

6.2.8 Aneurysma

Definition

Eine pathologisch geschwächte Gefäßwand kann lokal begrenzte Aufweitungen in grundsätzlich jedem Blutgefäß hervorrufen. Diese Aufweitungen werden als Aneurysma bezeichnet und sind irreversibel.

Ursache

In über 80 % der Fälle sind ›arteriosklerotische‹ Veränderungen auslösend. Neben erworbenen gibt es auch angeborene Faktoren, die eine Krankheitsentstehung begünstigen, z.B. Störungen der ›Kollagensynthese‹. Darüber hinaus gibt es entzündliche und traumatische Ursachen. Aber auch Infektionen sind mögliche Gründe für die Bildung eines Aneurysmas. Unterschieden werden echte Aneurysmen von Einblutungen in die Gefäßwand (Dissektion) oder ins umliegende Gewebe.

Arterioskleorse → S. 516

Kollagensynthese
körpereigene Bildung der stabilen Gewebefaser Kollagen

Symptome

Der Krankheitsverlauf ist meist asymptomatisch. Aneurysmen machen in der Regel nur durch Komplikationen auf sich aufmerksam. Diese Komplikationen beruhen entweder auf hämodynamischen Störungen oder auf der Kompression umliegenden Gewebes. Eine gestörte Hämodynamik kann die Entstehung von Embolien fördern. Komprimierte anatomische Strukturen können Lähmungen oder eine funktionelle Behinderung angrenzender Organe hervorrufen. Bei einer Aortendissektion treten sehr starke, zerreißende Thoraxschmerzen auf.

Diagnostik

Die Diagnose eines Aneurysmas erfolgt durch bildgebende Verfahren. Da mit einer Sonografie nicht alle Gefäße dargestellt werden können, z.B. Teile der Aorta, ist häufig eine Computertomografie mit Kontrastmittel induziert. Bei Verdacht auf ein Aneurysma am Herzen sichern Echokardiografie und Herzkatheter die Diagnose.

Therapie

Die Therapie kleinerer Aneurysmen, die keine Beschwerden machen, besteht darin, das Wachstum einzudämmen. Dazu wird der Blutdruck eingestellt. Weitere, begünstigende Erkrankungen werden behandelt, z.B. Diabetes mellitus, und individuelle Risikofaktoren werden nach Möglichkeit minimiert, z.B. Rauchen. Ab einem bestimmten Durchmesser werden Aneurysmen operativ versorgt. Dabei wird der erkrankte Abschnitt eröffnet bzw. entfernt und mit einer Gefäßendoprothese versorgt. Alternativ kann auch ein Stent mittels Katheter eingebracht werden, der das Lumen des Aneurysmas von der Blutversorgung trennt. In Hirnarterien werden mittels spezieller Katheter sog. Coils eingesetzt, kleine Platinspiralen, um die herum sich ein Blutgerinnsel bildet. Das Aneurysma wird auf diese Weise ausgeschaltet. Ein Aneurysma der Herzkammer wird beseitigt, indem der erweiterte Teil der Herzwand ausgeschnitten wird.

Kommunikation
Wie kann man einem zu pflegenden Menschen einfach und anschaulich erklären, was ein Stent oder ein Coil ist?

Prognose und Komplikationen

Die Gefahr einer Ruptur und anschließenden Blutung aufgrund der stark verdünnten Gefäßwand macht Aneurysmen in Aorta und Hirnarterien potenziell lebensgefährlich.

7 Nervensystem und neurologische Erkrankungen

7.1 Aufbau und Funktion

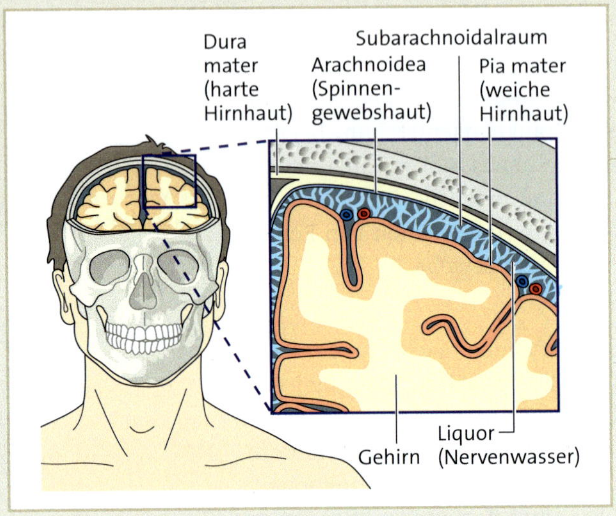

Hirnhäute

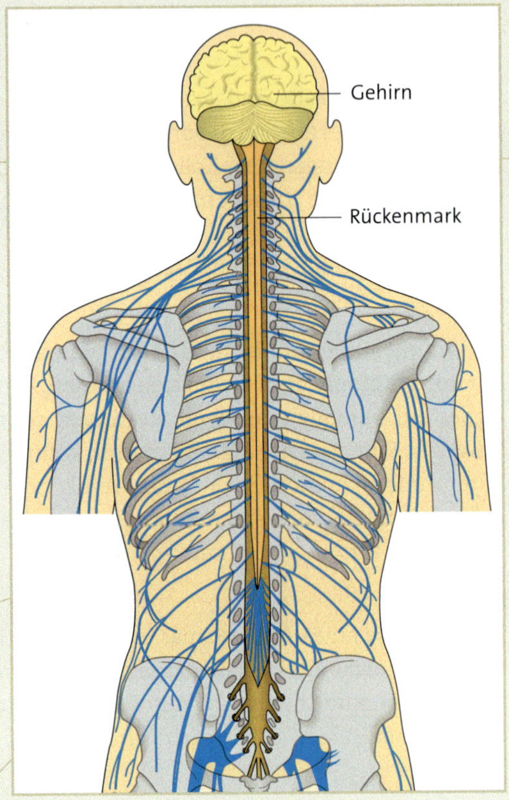

Organisation von zentralem Nervensystem (gelb, orange) und peripherem Nervensystem (blau)

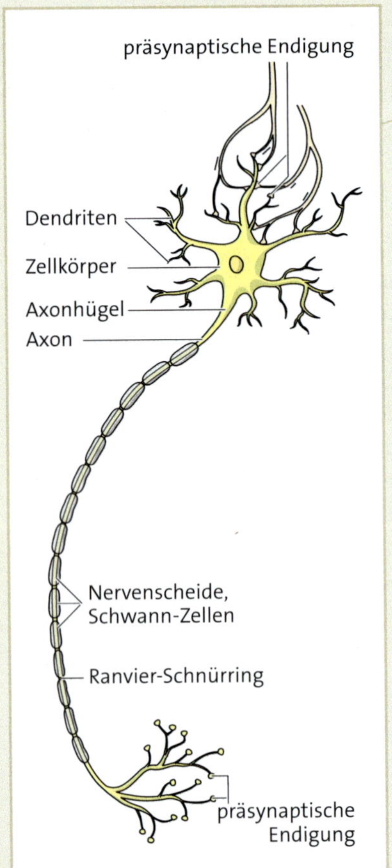

Schema eines Neurons

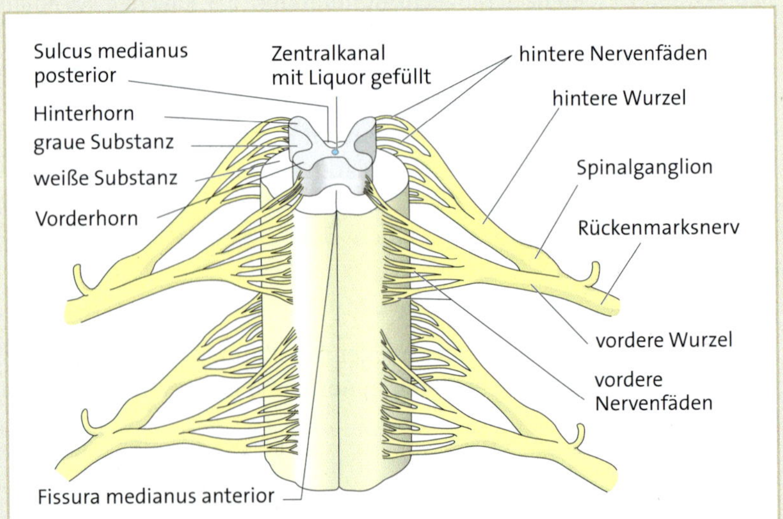

Aufbau des Rückenmarks

Ruhe- und Membranpotential
Reizweiterleitung am Axon
Vorgänge an der Synapse

Das Nervensystem

AUFBAU

FUNKTIONEN

Hirnhäute (Meningen)
- Schutz des ZNS
- Produktion und Resorption des Liquors

peripheres Nervensystem (PNS)
- Aufnahme und Weiterleitung sensorischer Signale
- Weiterleitung motorischer Signale

Zentralnervensystem (ZNS)

Gehirn
- Steuerung der Organfunktionen (vegetatives Nervensystem mit Sympathikus und Parasympathikus)
- Bewegungssteuerung (somatisches Nervensystem)
- Bewusstsein
- Kognition
- Sprache
- Verarbeitung optischer, akustischer und anderer sensorischer Reize
- Persönlichkeit

Rückenmark
- Verbindung zwischen Gehirn und PNS
- Reflexe

7.2 Ausgewählte Erkrankungen

7.2.1 Hirninfarkt und Hirnblutung

Leben nach dem Schlaganfall

Definition

Schlaganfall ist die dritthäufigste Todesursache in Deutschland. Der Begriff Schlaganfall umfasst die beiden Ursachen, den Hirninfarkt, auch Apoplex genannt, und die Hirnblutung. Bei 80 % der Schlaganfälle handelt es sich um einen Hirninfarkt mit einer ischämischen Ursache, also einer Mangeldurchblutung. Die zuführenden Blutgefäße sind meist durch ›Arteriosklerose‹ verengt, dadurch erreicht weniger sauerstoffreiches Blut das Hirngewebe.

Arteriosklerose → S. 516

Die intrazerebralen Blutungen (hämorrhagischer Schlaganfall) stellen 20 % der Schlaganfälle dar. Im Fall der intrazerebralen Blutung werden Blutgefäße durch das sich ansammelnde Blut komprimiert und es kommt zur Mangelversorgung des Hirngewebes.

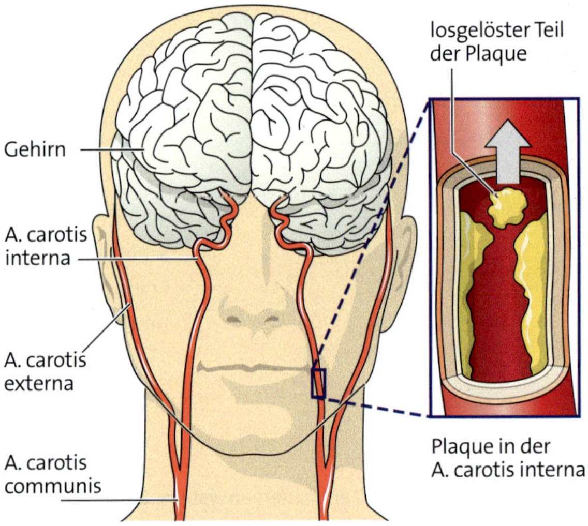

Abb. 1 Arteriosklerose in der Halsschlagader. Aus der thrombotischen Plaque können sich kleine Teile lösen, vom Blutstrom mitgeschwemmt werden und kleine Hirnarterien verschließen.

Ursache

Aufgrund einer plötzlich einsetzenden Mangeldurchblutung im Gehirn kommt es zu neurologischen Ausfällen.

Ursache des ischämischen Infarktes sind Veränderungen der Blutgefäße durch Arteriosklerose (Abb. 1). Ursache einer Hirnblutung kann auch ein Trauma oder ein Hirnaneurysma sein. Bei sehr unreifen Frühgeborenen steigt das Risiko einer intrazerebralen Blutung.

Blutungen können intrazerebral, subarachnoidal oder sub- bzw. epidural auftreten (Abb. 2). Es handelt sich um plötzliche Ereignisse (z.B. bei Sturz), die zu neurologischen Ausfällen und zur Zerstörung von Nervengewebe durch die Drucksteigerung führen.

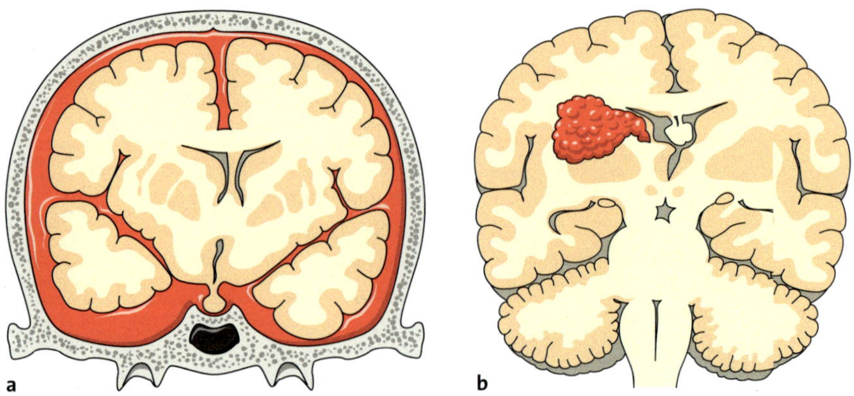

Abb. 2 Eine Blutung in den Subarachnoidalraum (a) oder eine intrazerebrale Blutung (b) können zum hämorrhagischen Schlaganfall führen.

Symptome

Die Symptome eines Schlaganfalls sind:

- ›Hemiparese/-plegie‹
- ›Aphasie‹ bzw. ›Sprach- und Sprechstörungen‹
- ›Sehstörungen‹
- ›Schluckstörungen‹ bei Schädigung des IX. Hirnnerven

Liegt das Infarktgebiet im Bereich des motorischen Rindenfeldes der rechten Hemisphäre, so werden motorische Ausfallerscheinungen auf der linken Körperhälfte zu den Symptomen gehören. Liegt das Infarktgebiet im Bereich des Hinterhauptlappens – also im Bereich der Sehrinde – so sind Gesichtsfeldausfälle die Folge.
Die Symptome sind bei intrazerebralen Blutungen die des Schlaganfalls. Bei Blutungen im Bereich der Hirnhäute kommt es zu neurologischen Symptomen durch die Drucksteigerung; Störungen der Vigilanz und Bewusstseinsverlust sind typisch.

Pflegeprozessgestaltung
Wie wird der Pflegebedarf eines Menschen mit einem Schlaganfall festgestellt?

Lähmungen → S. 319
Aphasie → S. 572
Sprach- und Sprechstörungen → S. 570
Sehstörungen → S. 549
Dysphagie → S. 151, 463

Diagnostik

Die Diagnostik erfolgt über die Symptome und durch bildgebende Verfahren wie das kraniale CT (selten MRT, da die Untersuchungszeit zu lang ist). Die neurologische Untersuchung zeigt das Ausmaß der Schäden des Hirngewebes.

Therapie

Zur Therapie werden die verschlossenen Blutgefäße möglichst durch Thrombolyse wiedereröffnet. Die Thrombolyse wird medikamentös mit Fibrinolytika durchgeführt. Da die Therapie risikoreich ist, wird sie unter intensivmedizinischer Überwachung durchgeführt. Kontraindikationen sind z. B.:

- Operationen im Bereich des Schädelinneren oder des Spinalkanals in den letzten drei Monaten, es könnte zu unstillbaren Blutungen im Operationsgebiet kommen
- vorausgegangene Hirnblutungen oder akute Blutungen
- ›Ösophagusvarizen‹, ›Ulzera im Gastrointestinaltrakt‹
- Gerinnungsstörungen
- Symptombeginn länger als 4,5 Stunden her – dann ist der Thrombus bereits soweit organisiert, dass eine Lyse nicht mehr möglichist. (In einem Zeitfenster bis zu neun Stunden nach Symptombeginn kann die Therapie unter Umständen noch wirksam sein, als sog. späte Lyse. Derzeit laufen Studien, die sich dem Für und Wider des unverändert risikoreichen Eingriffs widmen.)
- Blutdruck über 185/110 mmHg, der nicht zu senken ist
- Entbindung in den letzten zehn Tagen

Ösophagusvarizen → S. 257
Ulcus ventriculi, Ulcus duodeni → S. 251

Zusätzlich wird zu Beginn der Therapie die Prophylaxe mit Acetylsalicylsäure (ASS) 100 mg pro Tag durchgeführt. Die mechanische Thrombektomie ist ebenfalls eine Möglichkeit der Therapie. Je schneller die Therapie erfolgt, umso besser sind die Rehabilitationschancen. Die Behandlung erfolgt im interdisziplinären Team auf ›Stroke-Units‹. Das ›Bobath-Konzept‹ ist ein wesentlicher Bestandteil der Therapie. Die Therapie intrazerebraler Blutungen besteht in der operativen Stillung der Blutung.

Stroke Unit
für die Betreuung Schlaganfall-Erkrankter spezialisierte (und zertifizierte) Klinikabteilung

Bobath-Therapie → S. 485

Prognose und Komplikationen

Das schnelle Erkennen und die interdisziplinäre Behandlung eines Schlaganfalls verbessern die Chancen der Regeneration erheblich. Subdurale Blutungen können v. a. bei älteren Menschen als chronisches subdurales Hämatom auftreten, das nach einer Bagatellverletzung zu einer schleichenden venösen Blutung führt.

7.2.2 Multiple Sklerose

Definition

Meist schubförmige Autoimmunerkrankung, bei der die myelinhaltigen Nervenscheiden der Nervenfasern zerstört werden. Die Reizweiterleitung wird deutlich eingeschränkt und verlangsamt. Selten ist der chronisch progrediente Verlauf. Typisch ist der schubförmige Verlauf, bei dem nach und nach Einschränkungen bestehen bleiben. Der Verlauf ist sehr individuell, multiple Sklerose wird auch die Erkrankung mit den 1000 Gesichtern genannt. Es handelt sich um die häufigste chronische Erkrankung des ZNS bei jungen Menschen und stellt die häufigste Ursache für bleibende Behinderungen junger Erwachsener dar.

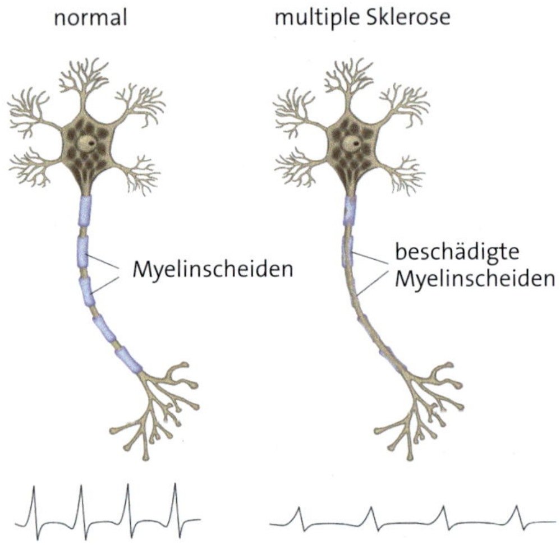

Abb. 1 Beschädigte Myelinscheiden, wodurch Nervenimpulse verlangsamt weitergeleitet werden

Ursachen

Es handelt sich um eine Autoimmunerkrankung, deren konkrete Ursache noch nicht geklärt ist. Auslöser sind Viren, die zu einer Autoimmunreaktion führen, die die Zerstörung der Myelinscheide zur Folge hat (Abb. 1). Weitere Auslöser sind Umweltgifte und genetische Faktoren. Die multiple Sklerose tritt häufiger in Regionen auf, die weiter vom Äquator entfernt liegen.

Symptome

Die Symptome ergeben sich aus der Störung der Reizleitungsfähigkeit der sensiblen und motorischen Nervenfasern, z. B.:

- Sensibilitäts- und Sehstörungen
- spastische Lähmungen
- Ataxie und motorische Sprachstörungen
- Inkontinenz
- Schluckstörungen
- Depression

Diagnostik

Anamnese → S. 610, Band 1

Zur Diagnostik gehören die ›Anamnese‹, die neurologische Untersuchung, das MRT und die Liquoruntersuchung. Im Liquor können die spezifischen Antikörper nachgewiesen werden. In der neurophysiologischen Untersuchung werden durch visuell und akustisch evozierte Potenziale Veränderungen der Reizleitung nachgewiesen.

Therapie

Die Therapie erfolgt im ersten Schritt medikamentös mit Glukokortikoiden. Diese Therapie erfolgt im akuten Schub. Um die Schubfrequenz positiv zu beeinflussen, stehen eine Reihe weiterer Medikamente zur Verfügung, u. a. Immunmodulatoren, Interferone, Immunglobuline, Immunsuppressiva und monoklonale Antikörper.

Prognose und Komplikationen

Die Prognose ist für 30 % der Erkrankten gut, sie haben auch nach längerem Bestehen der Erkrankung keine deutlichen motorischen Einschränkungen. Etwa 60 % der Betroffenen erleben eine kontinuierliche Zunahme der Bewegungseinschränkungen, benötigen einen Rollstuhl und werden immobil. Nur in 5–10 % der Fälle verläuft die Erkrankung schnell fortschreitend und führt innerhalb weniger Jahre zum Tod.

7.2.3 Morbus Parkinson

Definition
Morbus Parkinson gehört zu den neurodegenerativen Erkrankungen. 100–200 von 100 000 Menschen in Deutschland leiden an einem idiopathischen Morbus Parkinson, d.h. es kann keine Ursache für die Erkrankung gefunden werden. Es ist damit eine der häufigsten neurologischen Erkrankungen, 1% der über 60-Jährigen in Deutschland leiden darunter.

Ursache
Ursache für die Parkinson-Erkrankung ist die Degeneration der dopaminbildenden Zellen in der Substantia nigra. Es kommt dadurch zu einem Ungleichgewicht der ›Neurotransmitter‹ Dopamin und Acetylcholin.

Neurotransmitter → S. 623

Symptome
Durch Störungen in der Produktion des Neurotransmitters Dopamin kommt es zu:
- ›Rigor‹
- ›Akinese‹
- einseitigem ›Tremor‹ in Ruhe
- Dyskniesien (Störungen von Bewegungsabläufen)

Diese Symptome können auch durch Medikamente (Antipsychotika, Antiemetika) ausgelöst werden.

Rigor
Muskelstarre

Akinesie
hochgradige Bewegungsarmut bis Bewegungslosigkeit

Tremor
Muskelzittern

Diagnostik
Die Diagnose Morbus Parkinson wird nach den klinischen Symptomen gestellt. Zusätzlich wird eine Kernspintomografie des Kopfes durchgeführt, um andere Ursachen für die Symptome auszuschließen. Bei der diagnostischen Gabe von L-Dopamin bzw. einem Dopaminagonisten ergibt sich die Diagnose dann, wenn durch das Dopamin die Symptome zurückgehen.

Therapie
Therapieansätze sind:
- Substitution von Dopamin
- Hemmung von Acetylcholin
- Verlängerung der Wirkung von Dopamin

Bei Antiparkinsonmedikamenten wird das On-Off-Phänomen beobachtet. Ohne Medikament ist keine Bewegung möglich, mit Medikament sind Bewegungen möglich. Ziel der Therapie ist es, die Off-Phase zu vermeiden. Da die Symptome unter der medikamentösen Therapie sehr gut gelindert werden, ist die regelmäßige Gabe der Medikamente die Voraussetzung für die Mobilisation und Bewegungsfähigkeit.

Digitalisierung
Welche digitalen Hilfsmittel gibt es für Menschen mit einer Parkinson-Erkrankung?

Prognose und Komplikationen
Die Parkinson-Erkrankung ist eine ›chronische Erkrankung‹, die Patienten sind dauerhaft auf die Substitution des Dopamins angewiesen bzw. auf eine medikamentöse Therapie mit Dopaminagonisten oder Anticholinergika. In wenigen Fällen sind die Symptome trotz medikamentöser Therapie nicht einzudämmen. Es handelt sich dann um einen therapieresistenten Morbus Parkinson. Etwa ein Drittel der Patienten leidet im Verlauf der Erkrankung zusätzlich unter ›Parkinson-Demenz‹.

chronische Erkrankung → S. 580, Band 1

sekundäre Demenz → S. 656

7.2.4 Epilepsie

Definition

Bewusstseinsstörung → S. 459, 588

Von Epilepsie spricht man, wenn mindestens zwei epileptische Anfälle unprovoziert aufgetreten sind. Im Rahmen eines epileptischen Anfalls kommt es zur ungezielten Reizauslösung und Reizübertragung mit der Folge von Krämpfen und ›Bewusstseinsstörungen‹. Es ist eine häufige neurologische Erkrankung, ca. 5 % der Bevölkerung erleiden mindestens einmal im Leben einen epileptischen Anfall, 0,5–1 % der Bevölkerung in Deutschland sind an Epilepsie erkrankt.

Ursache

Die Ursachen der Epilepsie sind:

- genetische Veranlagung
- Hirnschädigungen (angeboren oder erworben)
- Nebenwirkung von Medikamenten
- Drogen
- ›Hirntumoren‹
- Schlaganfall
- ›Meningitis‹ und Enzephalitis
- ›Schädel-Hirn-Trauma‹

Hirntumoren → S. 543
Meningitis → S. 543
Schädel-Hirn-Trauma → S. 543

Symptome

Es werden generalisierte und fokale Anfälle unterschieden. Des Weiteren kann nach dem klinischen Erscheinungsbild differenziert werden: mit oder ohne Bewusstseinsverlust, mit motorischer Symptomatik, mit sensibler, somatosensorischer oder vegetativer Symptomatik.

Diagnostik

Anamnese → S. 610, Band 1

Zur Diagnostik gehören die ›Anamnese‹, die neurologische Untersuchung und das EEG. Treten die Anfälle erstmals auf, sind die Beobachtung und Dokumentation wichtig, um die Art des Anfalls zu diagnostizieren. Zur Anamnese gehört neben der Anfallsgeschichte und der Familienanamnese auch die Übersicht über die eingenommenen Medikamenten, um ausschließen zu können, dass die Anfälle aufgrund von Nebenwirkungen auftreten. Im MRT werden gegebenenfalls organische Veränderungen sichtbar.

Therapie

Die Therapie erfolgt mit Antiepileptika, die die Reizschwelle der Neuronen erhöhen und damit die Reizübertragung stabilisieren. Es werden zwei Wirkmechanismen unterschieden:

- Blockierung epileptischer Impulse
- Hemmung der Ausbreitung der epileptischen Impulse

Prognose und Komplikationen

Die Epilepsie des Kindesalters ist gut einstellbar und die Wahrscheinlichkeit, dass die Medikamente später wieder abgesetzt werden können, ist hoch. Bei jedem zweiten Kind können die Medikamente wieder abgesetzt werden. Bei 70 % der Erkrankungen kommt es zur Rückbildung der Symptome. Die Schullaufbahn muss nicht beeinträchtigt sein, allerdings werden nicht alle Kinder mit Epilepsie entsprechend gefördert.

7.2.5 Weitere neurologische Erkrankungen

Erkrankung	Ursachen, Symptome und Diagnostik	Therapie und Komplikationen
Schädel-Hirn-Trauma (SHT) Das SHT ist eine traumatische Verletzung des Gehirns mit der möglichen Folge eines Bewusstseinsverlustes. Das SHT wird in drei Schweregrade eingeteilt, die sich aus den Punktwertungen der Glasgow-Koma-Skala ergeben: leichtes, mittelgradiges und schweres Schädel-Hirn-Trauma.	Die häufigste Ursache eines SHT sind Stürze. Die Symptome reichen von Kopfschmerzen bis zur Bewusstlosigkeit und werden in der Glasgow-Koma-Skala abgefragt. Zur Diagnostik gehört neben den klinischen Symptomen sowie der Erhebung des neurologischen Status auch das kraniale CT bzw. MRT.	Die Therapie besteht in der Sicherung der Vitalfunktionen, der Hirndrucksenkung und der chirurgischen Versorgung der Wunden. Ein schweres SHT kann tödlich verlaufen.
Polyneuropathie Erkrankung des peripheren Nervensystems, bei der es zu Missempfindungen und fehlerhafter Reizübertragung kommt. Häufigste Erkrankung des peripheren Nervensystems, 6–8 % der erwachsenen Bevölkerung in Deutschland leiden unter Polyneuropathie.	Polyneuropathie ist die Folge von z. B. Diabetes mellitus, langjährigem Alkoholmissbrauch, Vitamin-B_{12}-Mangel, Infektionen, Vergiftungen. Die Symptome bestehen in Missempfindungen und Störungen der Reizleitung. Zur Diagnostik wird die periphere Reizleitungsgeschwindigkeit bestimmt.	Es steht keine Therapie zur Verfügung, wichtig ist die Prophylaxe durch eine konsequente Behandlung der Grunderkrankung und die Vitamin-B_{12}-Substitution.
Hirntumoren Neubildung und Wachstum von Hirngewebe. Es kann sich um bösartige oder gutartige Tumoren handeln. Auf 10 000 Personen kommt eine Person mit einem Hirntumor. Es handelt sich um seltenere Tumorerkrankungen. Im Kindesalter sind Hirntumoren die häufigsten Tumorerkrankungen. Die häufigsten Tumoren sind Gliome.	Ursachen sind nicht bekannt, es bestehen genetische Dispositionen und Risikofaktoren für bösartige Tumoren wie Strahlentherapie und häufige diagnostische Strahlenbelastung durch CT im Kindesalter. Die Symptome ergeben sich aus der Verdrängung von Hirngewebe: zunächst Kopfschmerzen und später motorische und sensorische Ausfallerscheinungen, zudem epileptische Anfälle und Hirndruckzeichen.	Die Therapie erfolgt operativ, sofern dies möglich ist. Im Fall bösartiger Tumoren werden auch Chemotherapie und Bestrahlung durchgeführt.
Meningitis Es handelt sich um eine bakterielle oder virale Entzündung der Hirnhäute, die auf das Gehirn übergreifen kann.	Symptome sind Nackensteifigkeit mit überstreckter Wirbelsäule (Meningismus), Lichtempfindlichkeit, starke Kopfschmerzen und Fieber. Die Diagnostik wird mittels einer Liquoruntersuchung gesichert.	Die Therapie der bakteriellen Meningitis erfolgt beim Erwachsenen mit Dexamethason und Antibiotika. Die weitere Therapie erfolgt intensivmedizinisch; behandelt wird vor allem der ggf. steigende Hirndruck. In bis zu 20 % der Fälle verläuft die bakterielle Meningitis tödlich.
Kopfschmerzen In Deutschland treten verschiedene Kopfschmerzen auf: gelegentlicher Kopfschmerz 70 %, Migräne 10–12 %, chronischer Kopfschmerz 4 %.	Ursachen und Symptome sind unterschiedlich. Migräne z. B. ist gekennzeichnet durch einseitige und pochende Kopfschmerzen, Lichtempfindlichkeit, Übelkeit, Erbrechen und in einigen Fällen durch eine Aura. Auslöser sind Stress, Hormonschwankungen und bestimmte Nahrungsmittel.	Die allgemeine Therapie besteht in einer medikamentösen Schmerztherapie, bei Migräne werden mit speziellen Migränemedikamenten, Ruhe und Reizabschirmung therapiert. Weitere Möglichkeiten sind z. B. Akupunktur und Biofeedback. Handelt es sich um Migräne, so ist die Erkrankung nicht heilbar und verläuft chronisch.
Querschnittslähmung Jährlich treten in Deutschland ca. 1100 neue Querschnittslähmungen auf.	Die meisten Querschnittslähmungen entstehen durch einen Unfall. Danach folgen andere Ursachen wie Tumoren oder Bandscheibenvorfall. Zunächst kommt es zur schlaffen Lähmung in den Versorgungsgebieten distal der Unterbrechung, später bildet sich eine spastische Lähmung aus.	Ziel der Rehabilitation ist das möglichst selbstständige Leben mit der Querschnittslähmung. Es gibt keine kausale Therapie.

D Kognition und Wahrnehmung

I Phänomene und pflegerische Handlungen

II Zusammenhänge verstehen

1 Sehen

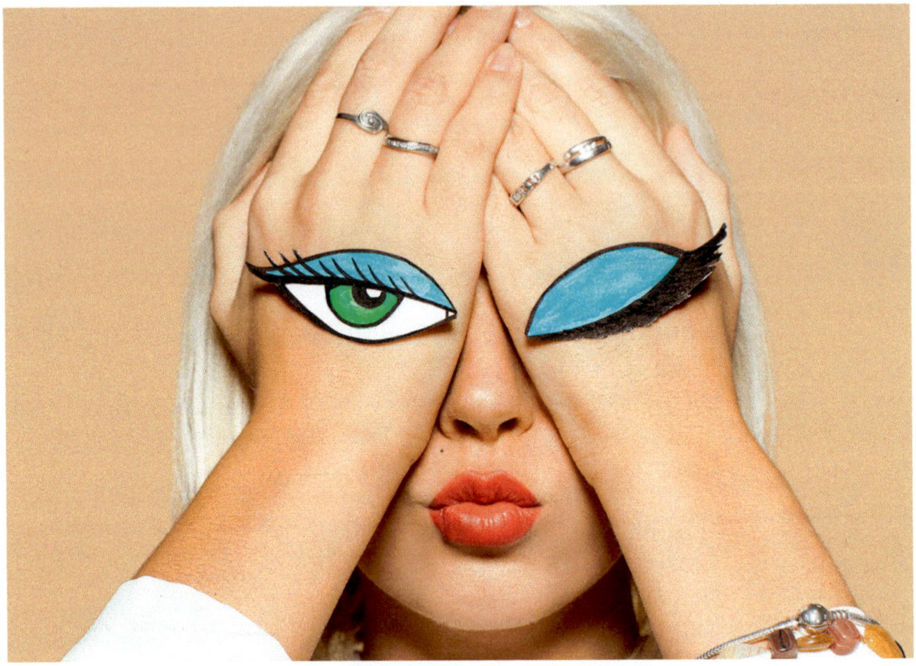

Abb. 1 Das Sehen ermöglicht die Orientierung im Raum und nonverbale Kommunikation.

1.1 Sehfähigkeit erfassen

1.1.1 Normales Sehen

Wir können Dinge nur sehen, wenn sie Licht reflektieren, d.h., wenn sie beleuchtet sind. Die Lehre vom Licht heißt Optik und ist ein Teilgebiet der Physik. Optik beschäftigt sich mit der Entstehung, Ausbreitung und Wahrnehmung von Licht und seiner Wechselwirkungen mit Materie.
Das **elektromagnetische Spektrum** ist der Oberbegriff für alle elektromagnetischen Strahlen (Wellen). Die Strahlen- bzw. Wellenarten unterscheiden sich in ihrer Länge voneinander. Radiowellen haben die längsten und Gammastrahlen die kürzesten Wellen. Je kürzer die Welle, desto höher ihre Frequenz.

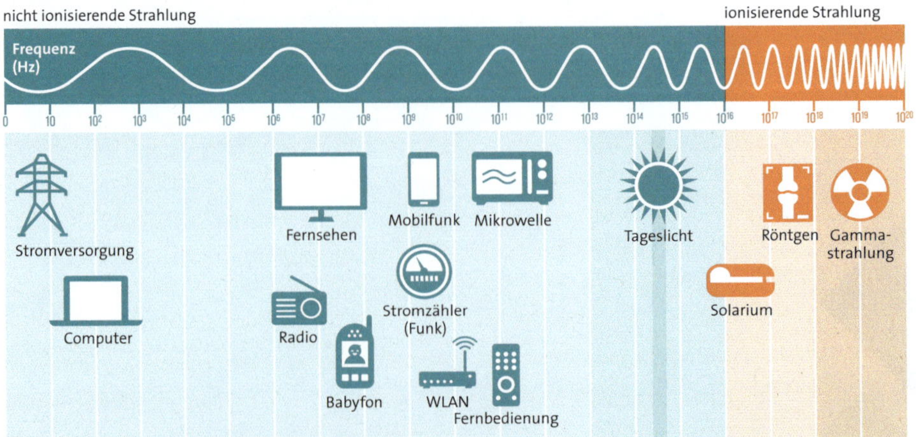

Abb. 2 Das elektromagnetische Spektrum mit Beispielen für einzelne Wellenbereiche

Als **Licht** bezeichnet man elektromagnetische Strahlung (Wellen), die vom menschlichen Auge wahrgenommen werden kann. Alle anderen Strahlungsarten (z.B. Röntgenstrahlung, UV-Strahlung, Mobilfunk, radioaktive Strahlung) sind für uns unsichtbar.
Im von uns wahrgenommenen weißen Licht (der Sonne) sind alle **Farben** enthalten. Am eindrücklichsten zeigt sich dies, wenn wir einen Regenbogen sehen. Und jede dieser Farben hat ihre eigene Wellenlänge. Ist kein Licht vorhanden, sehen wir schwarz. Die Farbe Schwarz als solche gibt es im Grunde also gar nicht.

Im pflegerischen Kontext ist es notwendig,= die **Sehfähigkeit** zu erfassen, um Risiken abzuschätzen, die aus einer eingeschränkten Sehfähigkeit entstehen können. Denn das uneingeschränkte (normale) Sehen ermöglicht die Orientierung im Raum und ist wichtiger Bestandteil der Kommunikation (Erkennen von Mimik und Gestik). Es ist Voraussetzung für eine normale ›Entwicklung‹ von Kindern.
Die Sehfähigkeit entwickelt sich innerhalb der ersten Lebensjahre. Nach der Geburt können Kinder bereits auf Farbe, Licht und Bewegung reagieren. Das ›Fokussieren‹ auf Gegenstände entwickelt sich innerhalb der ersten drei bis sechs Lebensmonate. Ab dem dritten Lebensmonat sind Kinder in der Lage, Gesichter zu erkennen, zunächst das Gesicht naher Bezugspersonen, wie das der Mutter, und nach und nach weitere Gesichter. Mit etwa sieben Monaten werden Gegenstände außerhalb der eigenen Reichweite erkannt und das Kind versucht danach zu greifen. Das räumliche Sehen ist erst mit ca. neun Jahren vollständig ausgeprägt. Diese Fähigkeit ist u.a. dafür notwendig, dass sich ein Kind selbstständig sicher im Straßenverkehr fortbewegen kann.
Zum normalen Sehen gehört, dass der Mensch nahe liegende wie auch weit entfernte Gegenstände fokussieren und erkennen kann. Der Wechsel wird ›Akkommodation‹ genannt und erfolgt unwillkürlich, innerhalb von Zehntelsekunden. Ebenso passt sich das gesunde Auge an eine helle oder dunkle Umgebung relativ schnell an. Dieser Vorgang wird als ›Adaptation‹ bezeichnet. Die Helladaptation verläuft innerhalb weniger Sekunden und damit wesentlich schneller als die Dunkeladaptation (mehrere Minuten). Ist der Übergang von dunkel auf hell zu schnell, wird das Auge geblendet und es ist für einen kurzen Augenblick nichts zu erkennen.
Um die ›Sturzgefahr› zu mindern, darf Beleuchtung in Pflegeeinrichtungen nicht blenden, müssen Flure nachts beleuchtet sein und im Zimmer ein Nachtlicht leuchten.

Funktion des Auges → *S. 629*

Fokus
lat. *focus = Feuerstätte* wurde im physikalischen Kontext wortwörtlich übertragen auf den „Brennpunkt" (des Lichts) und meint, das Schauen mit den Augen auf einen konkreten Punkt zu lenken

Akkommodation
lat. accommodare = anpassen, anlegen, anfügen

Adaptation
lat. adaptare = anpassen

Sturzprophylaxe → *S. 349*

1.1.2 Sehfähigkeit einschätzen

Die Sehfähigkeit von Kindern wird im Rahmen der Früherkennungsuntersuchungen bzw. vor Schuleintritt im Rahmen der Schuleingangsuntersuchung getestet. Dabei wird die Sehschärfe bei der ›Visusprüfung‹ überprüft. In einem definierten räumlichen Abstand wird jedes Auge einzeln geprüft, ob es die standardisierten Abbildungen erkennen kann. Neben der Sehschärfe werden auch das räumliche Sehen und die Farberkennung untersucht.

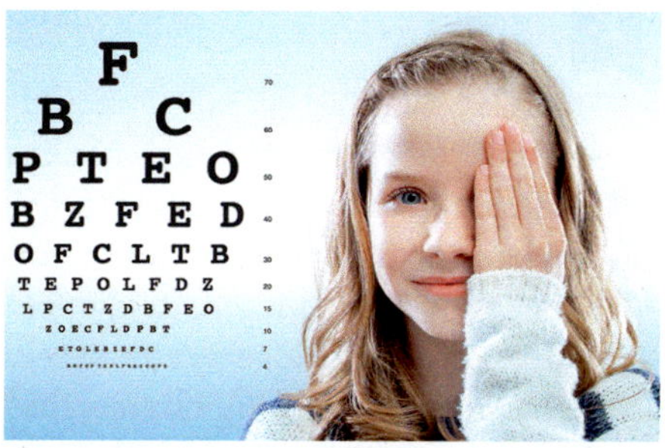

Abb. 3 Bei der Visusprüfung wird jedes Auge einzeln beurteilt.

Visus
Sehstärke, Sehschärfe

Da sich die Sehschärfe auch nach dem Schuleintritt verändern kann, sollten Lehrer und Eltern Hinweise, die auf eine Sehschwäche deuten, ernst nehmen. Anzeichen für Störungen des Sehvermögens:

- Wenn Kinder nicht an Ballspielen oder Bewegungsspielen teilnehmen wollen, haben sie eventuell ein eingeschränktes räumliches Sehen. Sie können dann die Ballgeschwindigkeit nicht gut einschätzen und haben Angst, dass sie schmerzhaft getroffen werden oder stolpern.
- Sehr langsames oder fehlerhaftes Abschreiben von der Schultafel; der Text wird nicht scharf gesehen und es dauert länger, ihn zu übertragen.

Generelle Anzeichen für Störungen des Sehvermögens können sein:

- Zusammenkneifen der Augen, um entfernte Gegenstände zu erkennen; die Augen werden unwillkürlich zusammengekniffen, um in der Ferne besser zu sehen.
- Kopfschmerzen, aufgrund mangelnder Sehkraft oder einer nicht mehr ausreichenden Sehhilfe

Katarakt → S. 635
Glaukom → S. 634
Makuladegeneration → S. 637

Im (höheren) Alter können verschiedene Verhaltensweisen auf eine möglicherweise noch nicht diagnostizierte Augenerkrankung wie ›Katarakt‹, ›Glaukom‹ oder ›Makuladegeneration‹ hinweisen:

- die wiederholte Bitte, etwas vorzulesen, z. B. auf einer Verpackung
- Unsicherheiten beim Laufen bzw. Stürze
- zunehmendes Selbstpflegedefizit bzw. abnehmende Reinlichkeit in der häuslichen Umgebung

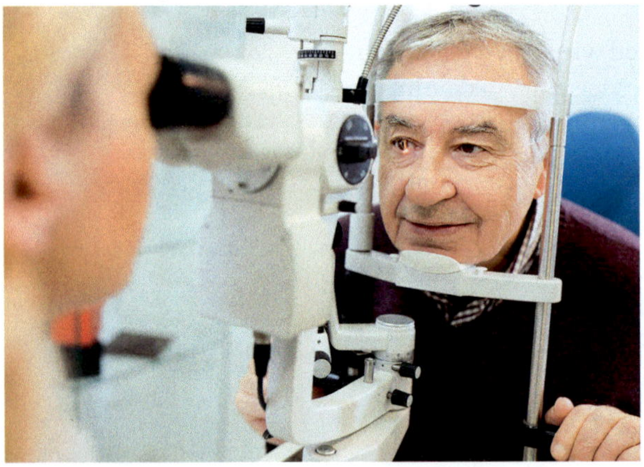

Abb. 1 Gibt es Hinweise darauf, dass sich das Sehvermögen verschlechtert hat, sollten eine ärztliche Überprüfung veranlasst oder die verwendeten Hilfsmittel überprüft werden.

Pflegebedürftige Menschen sollten, z. B. im Rahmen der Pflegeanamnese, zu ihrem Sehvermögen (einschließlich wahrgenommener Veränderungen) befragt werden und welche Hilfsmittel sie benutzen. Hilfreich ist hierbei zu erfahren, ob eine vorhandene Brille vom Augenarzt verordnet, beim Optiker (ohne Verordnung) erworben oder eigenständig im Supermarkt gekauft wurde. Sehhilfen sollten immer beim Optiker angefertigt werden. Eine Verordnung vom Augenarzt ermöglicht darüber hinaus ein Screening auf weitere Augenerkrankungen.

B BEISPIEL

Frau Elsa Kluge ist 45 Jahre alt und benötigte bisher keine Brille. Sie konnte sowohl weit entfernte Gegenstände sehr gut sehen als auch problemlos lesen. In letzter Zeit stellt Frau Kluge fest, dass sie die Aufdrucke auf den Verpackungen beim Einkaufen nicht mehr gut erkennen kann. Auch fällt es ihr schwer, abends im Bett zu lesen, da die Buchstaben oft verschwimmen. Frau Kluge kauft sich in der Drogerie eine Lesebrille, weil sie keine Zeit hat, einen Termin beim Augenarzt zu vereinbaren. Ihre Freundin, die ähnliche Probleme hat, rät Frau Kluge, zum Optiker zu gehen. Die Sehhilfen dort seien zwar teurer, meint sie, aber dafür auch optimal auf das individuelle Sehvermögen abgestimmt.

1.1.3 Veränderungen der Sehfähigkeit

Akute Veränderungen des Sehvermögens können ein Hinweis auf Erkrankungen im ›ZNS‹, z. B. ›Schlaganfall‹, ›Schädel-Hirn-Trauma‹, oder Intoxikation (Vergiftung) sein. In der folgenden Tabelle sind Veränderungen des Sehens und mögliche Ursachen aufgeführt. Nicht selten treten mehrere Phänomene gleichzeitig auf und lassen damit die (vermutliche) Ursache besser eingrenzen.

ZNS → S. 642
Schlaganfall → S. 638
Schädel-Hirn-Trauma → S. 543

Phänomen	Mögliche Ursache
Akut verschlechterte Sehkraft	Netzhautablösung, trockenes Auge, Bindehautentzündung
Starke Schmerzen	Glaukomanfall
Ruß sehen	Netzhautablösung
Lichtblitze	Netzhautablösung
Blendeffekte	Katarakt
Schmerzen, Lichtempfindlichkeit, Sekretfluss	Hornhautentzündung, Hornhautulkus
Verschwommene Linien im Zentrum des Bildes	Makuladegeneration
Doppelbilder	Schlaganfall, Schädel-Hirn-Trauma
Halluzinationen	Erkrankungen des ZNS, Intoxikation
Gesichtsfeldausfälle	Glaukom, Makuladegeneration, Netzhautablösung, diabetische Retinopathie, Migräne
Gerötetes Auge	Infektion, Reizung, trockenes Auge
Juckendes Auge	Infektion, allergische Reaktion
Schleier sehen	Katarakt, Glaukom, Glaukomanfall, Makuladegeneration, Netzhautablösung
Tunnelblick	Netzhautveränderung, Erkrankungen des ZNS
Nachlassende Sehkraft/Erblindung	Glaukom, altersbedingte Makuladegeneration
Tränende Augen	Visusverschlechterung, Entzündung
Verschwommenes Bild	nachlassende Sehfähigkeit, Erkrankungen des ZNS

Tab. 1 Der akute Glaukomanfall, das bakterielle oder virale Hornhautulkus sowie die Netzhautablösung gelten als Notfälle und verlangen eine unmittelbare augenärztliche Versorgung.

Pflegeprozessgestaltung
Inwiefern ist es eine Aufgabe der Pflegefachfrauen und -männer, die Sehfähigkeit eines zu pflegenden Menschen einzuschätzen?

1.2 Sehfähigkeit unterstützen

1.2.1 Prävention, Beratung und Kompensation

Grundsätze zur Gesunderhaltung der Augen und des Sehens

Gesunde Augen bzw. ein intakter Sehsinn haben für die Lebensqualität des Menschen eine große Bedeutung. Der Mensch orientiert sich räumlich und zeitlich stark über den Sehsinn. Das Sehen ermöglicht eine sichere Mobilität und vielfältigen geistigen Austausch mittels Lesen und Schreiben. Gesehene Sachverhalte werden eher für wahr gehalten als gehörte.

Primärprävention → *S. 554, Band 1*

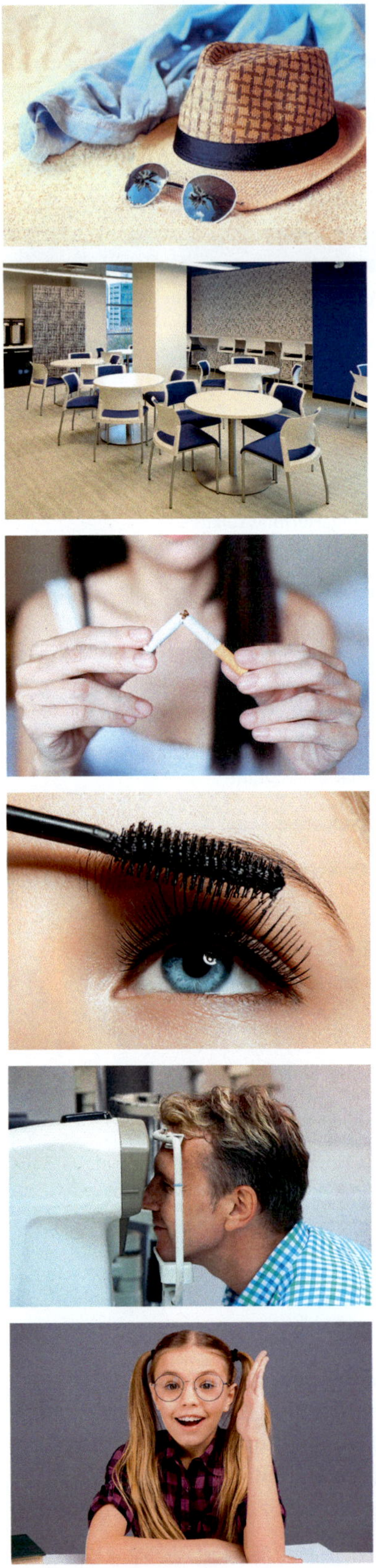

Abb. 1–6 Primärprävention zur Gesunderhaltung der Augen

Im Rahmen der ›Primärprävention‹ ergeben sich so folgende Beratungsinhalte:

Schutz der Netzhaut vor UV-Strahlung; nur zertifizierte (z.B. CE-Kennzeichnung) und mit UV-Filterangabe ausgezeichnete Sonnenbrillen können einen UV-Schutz garantieren. Sonnenbrillen, die lediglich verdunkelte Gläser haben, gefährden eher die Netzhaut als dass sie diese schützen, da helles Licht ungehindert in das Auge eindringen kann. Optiker empfehlen, die Gläser der Sonnenbrille entspiegeln zu lassen.

Die **Richtlinien des Arbeitsschutzes** Arbeitsstättenverordnung) an Bildschirmarbeitsplätzen müssen berücksichtigt werden. So sollte z.B. jeder Arbeitsplatz ausreichend beleuchtet sein und es müssen Pausenräume zur Verfügung stehen, die getrennt von den Arbeitsräumen sind, um den Augen regelmäßige Pausen vom Bildschirm zu ermöglichen.

Eine ausgewogene und gesunde **Ernährung** unterstützt die Gesunderhaltung der Netzhaut. Wichtig ist die Aufnahme natürlicher Vitamine und sekundärer Pflanzenstoffe über Obst und Gemüse. Für die Augen sind besonders Paprika, Feldsalat, Möhren sowie grünes Gemüse (Spinat, Brokkoli, Erbsen) wichtig. Zudem sollte **Rauchverzicht** geübt werden. Der Rauch reizt die Bindehaut, das Nikotin führt zur Durchblutungsverminderung der Netzhaut und des Sehnervs.

Bei der Auswahl von **Kosmetikprodukten** ist darauf zu achten, dass diese gut verträglich sind. Hinweise zu Inhaltsstoffen, Herstellung und Testung befinden sich auf der Verpackung bzw. in den Veröffentlichungen unabhängiger Testzeitschriften.

Erwachsene ab dem 40. Lebensjahr sollten regelmäßig **Screenings** auf altersbedingte Augenerkrankungen (z.B. Glaukom, Makuladegeneration) beim Augenarzt durchführen lassen.

Eltern sollte vermittelt werden, dass ihr Kind, wenn es eine Brille verordnet bekommen hat, diese auch trägt. Wird die Fehlsichtigkeit im Kindesalter nicht korrigiert, verstärkt sich diese und beeinträchtigt die kognitive und motorische Entwicklung.

Erhöhten Beratungsbedarf haben v.a. Menschen mit Erkrankungen des arteriellen Gefäßsystems (z.B. ›pAVK‹) und des Stoffwechsels (z.B. ›Hypercholesterinämie‹); Krankheitsbilder, bei denen auch die Arterienwände des Augenhintergrundes durch ›Plaques‹ geschädigt werden. Es kommt zu Durchblutungsstörungen und zur Zerstörung der Netzhaut (Retinopathie).

pAVK → S. 520

Hypercholesterinämie → S. 419

Plaque
Ablagerung (im Blutgefäß), z. B. bei Arteriosklerose

Der Umgang mit Sehhilfen

Eine nachlassende Sehkraft oder Erkrankung des Auges kann meistens mit einer Sehhilfe korrigiert werden und dem Betroffenen wieder ein normales Sehen ermöglichen. Sehhilfen sind sorgfältig zu behandeln, regelmäßig zu pflegen und immer in Reichweite der Betroffenen zu belassen. Die beiden gebräuchlichsten vergrößernden Sehhilfen sind die Brille und die Kontaktlinsen.

persönliche Schutzausrüstung → S. 539, Band 1

Brillen sind seit dem 13. Jahrhundert bekannt und nicht mehr wegzudenken aus unserem Leben. Sie bestehen aus zwei Gläsern und einer Fassung mit zwei Bügeln zum Befestigen hinter den Ohren. Sie werden zur Korrektur der Sehkraft und zur Therapie des Schielens eingesetzt. Sie können vom Augenarzt nach eingehender Untersuchung und Sehschärfeprüfung verschrieben werden. Brillen können aber auch direkt beim Optiker bestellt werden, der ebenfalls die Sehschärfe bestimmt, aber keine weiteren augenärztlichen Untersuchungen vornimmt. Brillen werden ebenso zum Schutz der Augen vor Sonnenlicht (Sonnenbrillen), beim Sport zum Schutz vor Verletzungen (z.B. Skibrillen), als ›Arbeitsschutz‹ (Schutzbrillen) oder auch als Schmuck (Schmuckbrillen) eingesetzt.

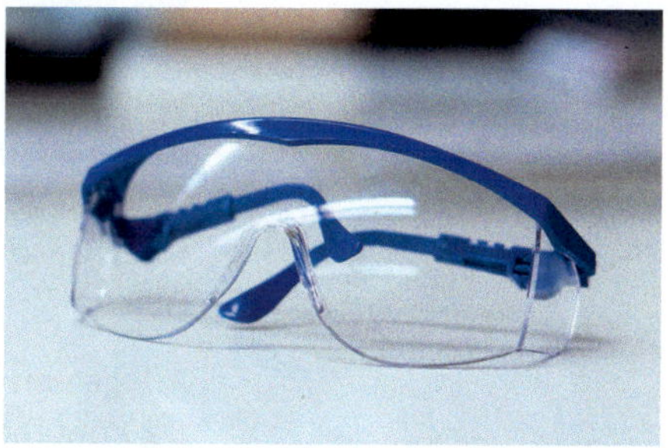

Abb. 7 Im pflegerischen Setting gehört die Schutzbrille zur persönlichen Schutzausrüstung.

Kontaktlinsen sind dünne Kunststofflinsen, die auf der Tränenflüssigkeit schwimmen und direkt auf der Hornhaut aufliegen. Sie haben die gleichen optischen Eigenschaften wie Brillengläser. Es gibt harte (formstabile) und weiche Kontaktlinsen, sie unterscheiden sich im Material und der Art ihrer Anwendung. Anstatt einer Brille wird in der Regel eine weiche Kontaktlinse getragen. Im Fall einer starken Hornhautverkrümmung wird eine harte Kontaktlinse getragen. Diese kann durch ihre feste Form die Verkrümmung ausgleichen. Kontaktlinsen werden von vielen Menschen aus ästhetischen Gründen einer Brille vorgezogen. Sie können gleichfalls nur aus schmückenden Gründen getragen werden, ohne optisch verändernde Eigenschaften.

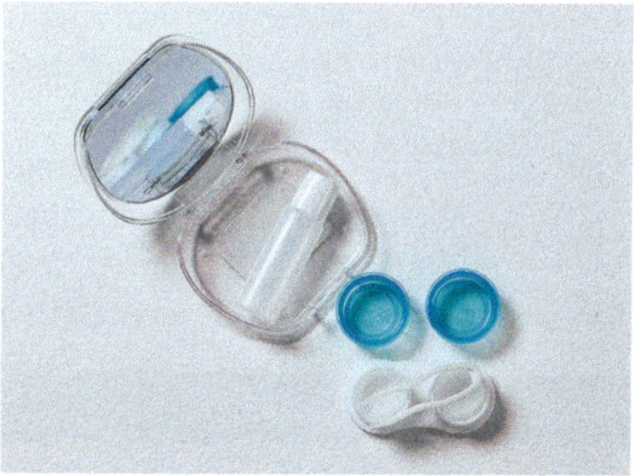

Abb. 8 Reinigungs- und Aufbewahrungsset für Kontaktlinsen

Ein Anspruch auf therapeutische Sehhilfen besteht, wenn diese der Behandlung von Augenverletzungen oder Augenerkrankungen dienen. Die **Kosten** für eine Brille müssen Betroffene überwiegend selbst tragen. Ausnahmen sind:

- Kinder und Jugendliche bis zur Vollendung des 18. Lebensjahres; diese erhalten einen Zuschuss zu einer Sehhilfe, die Gläser werden erstattet, das Brillengestell jedoch nicht, dies betrifft die Grundversorgung. Kunststoffgläser werden üblicherweise bis zum 14. Lebensjahr verordnet und von der Krankenkasse gezahlt.
- Menschen mit sehr starker Sehbehinderung; diese erhalten einen Zuschuss zu ihrer Sehhilfe, wenn eine ärztliche Verordnung vorliegt und die Krankenkasse nach Prüfung zustimmt. Eine starke Sehbehinderung liegt vor, wenn die Sehleistung mit Brille 30 % der normalen Sehleistung beträgt.

Kontaktlinsen werden von den Krankenkassen nur finanziert, wenn sie aus medizinischer Sicht notwendig sind, z.B. bei starker Hornhautverkrümmung.

Selbstfürsorge
Wie pflegen Sie Ihre Sehhilfen oder Sonnenbrillen?

Pflege von Brillen

Brillengläser sollten stets gut durchsichtig, also geputzt sein. Dazu werden sie unter klarem fließendem warmem Wasser mit einer speziellen Reinigungsflüssigkeit, die beim Optiker zu erwerben ist, gereinigt. Pflegende stellen eine Kunststoffschale ins Waschbecken, damit die Brille beim Runterfallen nicht zerbrechen kann. Die Gläser werden vorsichtig mit einem weichen und fusselfreien Baumwolltuch getrocknet. Zur trockenen Reinigung dient ein Brillenputztuch.
Brillen mit besonders behandelten Gläsern (z.B. verspiegelt, entspiegelt) werden nur nach Absprache gereinigt.
Auf den Gläsern von Kinderbrillen können sich Okklusionsfolien befinden. Diese sind manchmal nur schwer zu erkennen, sie erscheinen dann als leicht undurchsichtige Gläser. Diese Folien müssen auf den Gläsern verbleiben. Sollten sie sich dennoch lösen, sind sie mit etwas Wasser wieder blasenfrei auf dem Glas anzudrücken (sie saugen sich dann am Glas fest).
Bei Unsicherheit im Umgang mit einer Brille hilft es, die pflegebedürftigen Menschen, deren Angehörige oder einen Optiker zu fragen. Optiker bieten außerdem in ihren Geschäften eine Ultraschall-Intensivreinigung an, z.B. bei stark verschmutzten Gläsern.

Pflege von Kontaktlinsen

isoton
gleiche Ionenkonzentration zu einer Vergleichslösung, hier zur Flüssigkeit in der Linse

Da Kontaktlinsen direkt auf der Hornhaut aufliegen, können sie zu Reizungen führen. Es sollte immer die Möglichkeit bestehen, sie im Wechsel mit einer Brille zu tragen. Damit die Reizung des Auges so gering wie möglich gehalten wird, sind Kontaktlinsen täglich in einem speziellen Reinigungsbad zu reinigen und über Nacht in einer ›isotonen‹ Lösung in einem speziellen Behälter aufzubewahren. Am günstigsten ist es, auf die dem Pflegebedürftigen vertrauten Reinigungsutensilien zurückgreifen zu können.
Die Reinigungs- und Aufbewahrungslösung muss zur Linse passen und die Herstellerangaben beachtet werden, z.B. *„für weiche Kontaktlinsen"* oder *„für harte Kontaktlinsen"*. Weiche Kontaktlinsen dürfen nicht austrocknen, da sie dadurch zerstört werden. Ggf. sind weitere Hinweise auf den Pflegmitteln zu beachten.

Vorgehen beim Einsetzen ...	... beim Herausnehmen von Kontaktlinsen
Hände gründlich mit Seife reinigen	Hände gründlich mit Seife reinigen
Linse mit der Wölbung nach unten auf dem Zeigefinger platzieren	Oberlid nach oben, Unterlid nach unten ziehen
Oberlid nach oben, Unterlid nach unten ziehen	Linse vorsichtig zwischen Daumen und Zeigefinger greifen
Linse auf Augapfel aufsetzen	Kontaktlinse sanft abziehen
Pflegebedürftigen zum Blinzeln auffordern	Kontaktlinse in das Fach des Linsenbehälters legen
Pflegebedürftigen fragen, ob die Kontaktlinse richtig sitzt	Kontaktlinsen reinigen

Einen Sonderfall stellen **Augenprothesen** dar, die ein rein kosmetischer Ersatz bei Verlust eines Auges sind. Diese meist aus einem speziellen Glas gefertigten, schalenförmigen Nachbildungen werden im allgemeinen für ein Jahr in die Augenhöhle eingesetzt und müssen danach ausgetauscht werden. Die Pflege der Prothese erfolgt einmal täglich. Oft sind die Prothesenträger auch im hohen Alter noch sehr versiert im eigenständigen Herausnehmen und Einsetzen des „Glasauges". Die Reinigung kann mit Kochsalzlösung oder Wasser und einem weichen Tuch erfolgen. Bei Anhaftungen oder Verkrustungen hilft das Einweichen für einige Zeit in Wasser.

Hilfsmittel bei starker Seheinschränkung

Die Einschränkung des Sehens hat u.a. zur Folge, dass die Betroffene kaum noch oder nicht mehr lesen kann. Für eine teilweise ›Kompensation‹ stehen verschiedene Hilfsmittel bzw. Medien für stark Seheingeschränkte und Blinde zur Verfügung:

- Bücher, Kalender, Gesellschaftsspiele mit extra großer Schrift; E-Book-Reader ermöglichen die individuelle Einstellung der Schriftgröße
- ›Brailleschrift‹ in Büchern, als Beschriftung an Geräten, Aufzügen, Türen
- Screenreader bzw. die Sprachausgabe von Webseiten
- Hörbücher, Radio, Hörspiele, Podcasts

Kompensation
lat. compensare = ausgleichen, ersetzen

Brailleschrift
Blindenschrift bzw. Punktschrift, die auf der verschiedenen Anordnung von insgesamt sechs Punkten (= 64 Kombinationsmöglichkeiten) aufgebaut ist. Gelesen wird tastend mit der Fingerkuppe über die erhabenen (z.B. gestanzten) Punkte.

W ZUM WEITERDENKEN

Die Brailleschrift ist etwas aus der Mode gekommen und unter Blinden greift ein gewisser Analphabetismus um sich. Die einfache Sprachübermittlung mittels Smartphones, aber auch eine abnehmende Zahl von Lehrenden und Lernenden der Brailleschrift führen dazu, dass immer weniger Blinde lesen können.

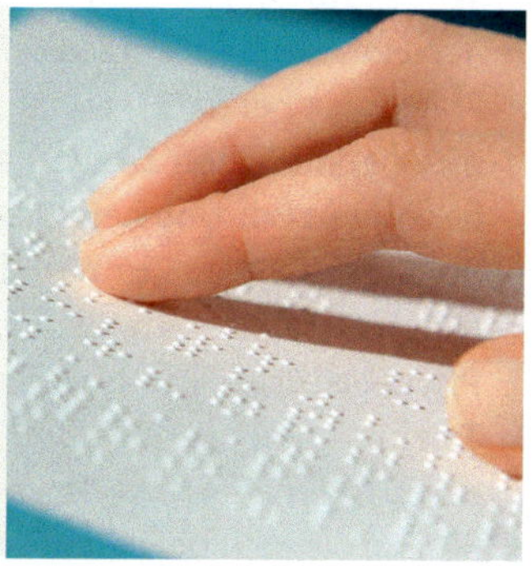

Verabreichung von Augentropfen und Augensalben

Bei Erkrankungen der Augen werden sehr häufig Medikamente in Form von Augentropfen und Augensalben verabreicht. Dabei hat jeder Betroffene aus hygienischen Gründen seine eigenen Augentropfen und Augensalben. Für Kontaktlinsen sind Augentropfen wegen der darin enthaltenen Konservierungsstoffe ungeeignet. Hier sollte zuvor Rücksprache mit dem Augenarzt gehalten werden.

Bei der Verabreichung gelten folgende Grundsätze:

- Pflegebedürftigen informieren
- Händedesinfektion vor der Pflegehandlung
- Augentropfen werden einige Minuten vor der Augensalbe gegeben
- Pflegebedürftigen bitten, nach oben zu sehen und den Kopf nach hinten zu neigen (Abb. 1)
- Unterlid herunterziehen (Abb. 2)
- je einen Augentropfen in den Bindehautsack einträufeln, nicht direkt auf die Hornhaut, bei Augensalben einen ca. 0,5 cm langen Salbenstreifen in den Bindehautsack einbringen (Abb. 3)
- Tropfenflasche oder Salbentube dürfen keinen Kontakt mit dem Auge oder dem Augenlid haben
- Unterlid loslassen und blinzeln lassen, damit Tropfen oder Salbe sich möglichst gleichmäßig verteilen können (Abb. 4)
- überschüssiges Medikament mit einem sterilisierten Tupfer abtupfen

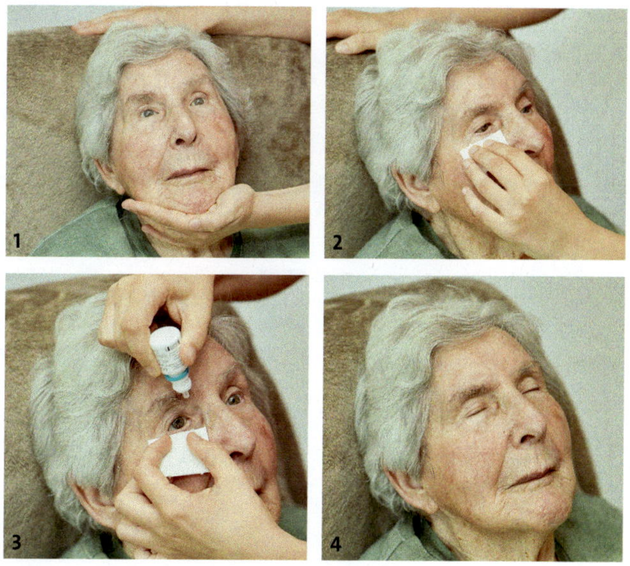

Abb. 1–4 Verabreichen von Augentropfen

Wenn möglich, sollte der der betroffene Mensch zurselbststständigen Applikation angeleitet werden, da dies als angenehmer empfunden wird.

1.2.2 Mit Menschen mit Seheinschränkungen kommunizieren

Brillen sollten sich immer in unmittelbarer (und erreichbarer) Nähe oder auf der Nase des Pflegebedürftigen befinden. Bei einem Krankenhausaufenthalt müssen Brillen als Hilfsmittel bzw. Wertgegenstand in der Akte dokumentiert werden.

Ethik
Welche unterschiedlichen Bedeutungen schwingen mit, wenn man von einer Sehbeeinträchtigung, einer Seheinschränkung oder einer Sehbehinderung spricht?

Grundsätze zum Umgang mit Menschen mit stark eingeschränktem Sehen

- Fragen Sie, ob Hilfe benötigt wird, bevor Sie zufassen und helfen wollen.
- Gehen Sie gemeinsam wichtige Wege auf der Station, im Wohnbereich oder im Zimmer ab und weisen Sie auf markante Stellen oder Gefahrenquellen hin: *„Hier geht es zur Treppe“*, *„Diese Tür führt zum Balkon“*, *„Die Treppe hat 20 Stufen und einen Handlauf auf beiden Seiten“*.
- Fragen Sie bei der Herrichtung von Nachttisch und Bett, wo die betroffene Person ihre persönlichen Dinge haben möchte. Sprechen Sie ab, ob und wobei sie Hilfe benötigen wird, ob beim Laufen, Hinsetzen oder Treppensteigen.
- Verändern Sie im Zimmer die Anordnung von Nachttisch, Tisch und Stühlen möglichst nicht, v.a. im ambulanten Setting. Dies kann zu großer Hilflosigkeit des Pflegebedürftigen führen, sobald er wieder allein in der Wohnung ist und z.B. das Telefon nicht mehr findet. Wurde doch etwas verändert, teilen Sie der sehbeeinträchtigten Person genau mit, was Sie wie verändert haben.
- Stellen Sie sich bei jedem Betreten des Zimmers sofort deutlich vor und sagen Sie, warum Sie das Zimmer betreten. Sprechen Sie die betroffene Person immer mit Namen an, wenn Sie mit ihr in Kontakt treten oder ihr begegnen.
- Achten Sie bei der Vorstellung anderer Personen darauf, dass diese selbst etwas sagen, damit die sehbeeinträchtigte Person einen akustischen Eindruck von diesen bekommt und sie so wiedererkennen kann.
- Kündigen Sie jeden Schritt einer Pflegehandlung konkret an. Der sehbeeinträchtigte Pflegebedürftige sieht nicht, dass Sie auf ihn zukommen oder dass Sie ihm etwas geben wollen. Sie können jede Pfleghandlung mit einer ›Initialberührung‹ beginnen (z.B. an der Schulter berühren). Kündigen Sie diese Berührung ebenfalls an.

Initialberührung → *S. 295, Band 1*

- Sie können die Lage von Gegenständen exakt beschreiben, indem Sie das Ziffernblatt einer Uhr als Orientierungshilfe nutzen. Dabei steht dieses Ziffernblatt in der Vorstellung so, dass die 6 sich direkt vor dem zu Pflegenden befindet, die 12, 9 und 3 entsprechend entfernt davon. Sie sagen dann z.B. *„das Schnitzel liegt auf sieben Uhr“* und führen ggf. unterstützend die Hand der Person.

REFLEXION | IMPULS | LERNORTVERNETZUNG

Erkunden Sie, wie barrierefrei Ihre Praxiseinrichtung für Menschen mit Sehbeeinträchtigungen ausgestattet ist. Beantworten Sie dazu z.B. folgende Fragen: Wie ist die Beschilderung gestaltet? Wie gut sind die Räume beleuchtet? Wie wird eine stabile Ordnung sichergestellt? Welche Hilfsmittel stehen zur Verfügung?

2 Hören

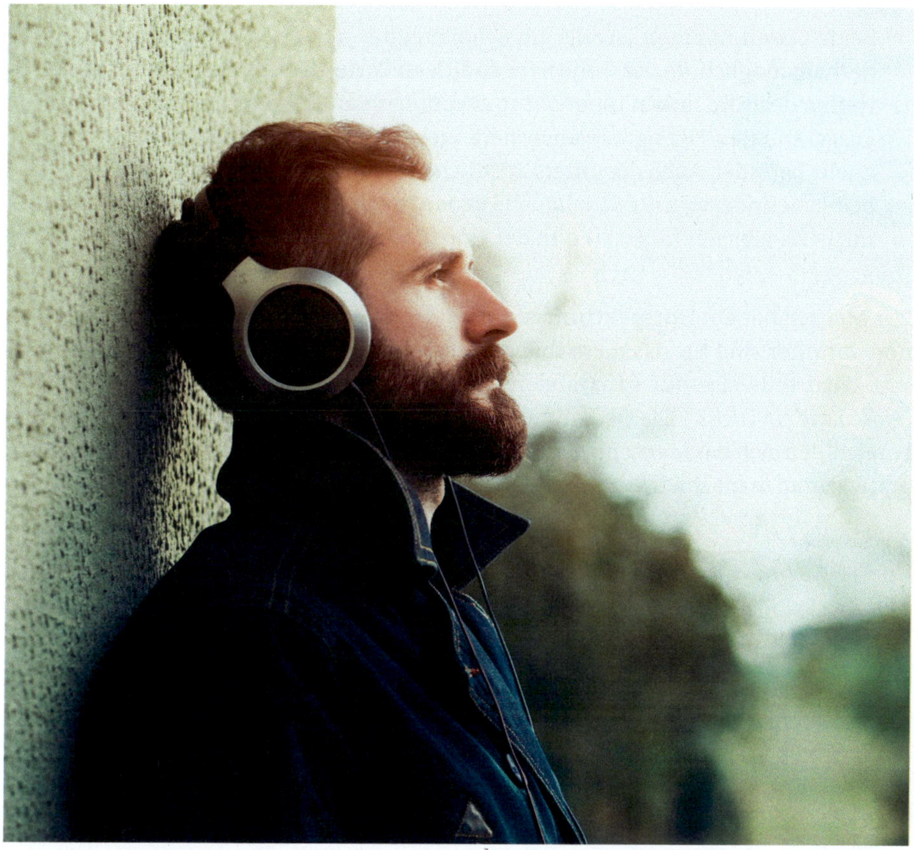

Abb. 1 Das Hören ermöglicht es, sprechen zu lernen, Geräusche und Stimmen zu erkennen oder Musik zu hören.

2.1 Hörfähigkeit erfassen

2.1.1 Normales Hören

Der **Hörsinn** entwickelt sich bereits im fünften Schwangerschaftsmonat und ab der 22. Schwangerschaftswoche können Reaktionen des Kindes auf Geräusche im Ultraschall nachgewiesen werden. Ein Neugeborenes kennt also bereits die Stimmen seiner Eltern und der Bezugspersonen. Es ist an den Geräuschpegel der Familie gewöhnt und aus diesem Grund durch bekannte Stimmen und Geräusche zu beruhigen.

Die korrekte Funktion des Hörens ist Voraussetzung für die Entwicklung der Sprache, des Denkens, des sozialen Zusammenlebens und für die Orientierung im Raum bzw. in der Umwelt. Die Fähigkeit zu sprechen erlernt ein Kind nur über das Hören, die gehörten Laute werden imitiert. Durch die Bestätigung und Verstärkung durch die Bezugspersonen lernt das Kind nach und nach zu ›sprechen‹. Ebenso können sich die Hirnareale für das Hörverständnis und das Lesezentrum nur über das Hören ausdifferenzieren. Aus diesem Grund ist es besonders wichtig, Einschränkungen des Hörsinns so früh wie möglich zu diagnostizieren und zu therapieren.

Sprachentwicklung → S. 565

Die Orientierung im Raum und der Umwelt erfolgt über das **Richtungshören**. Darüber ist es dem Menschen möglich, zu erkennen aus welcher Richtung ein Geräusch kommt und ob sich z. B. ein Auto nähert oder entfernt.

W ZUM WEITERDENKEN

Beide Ohren nehmen jeweils ein Schallereignis auf. Das Richtungshören ist deshalb möglich, da das Gehirn im auditiven Cortex (Hörrinde) nach dem Eintreffen der vom linken Innenohr und vom rechten Innenohr zeitlich versetzt ausgesendeten Hörsignale analysiert, welches Ohr sich näher an der Schallquelle befindet. Auch die unterschiedliche Lautstärke wird vom Gehirn verarbeitet. Befindet sich die Schallquelle genau mittig, treffen die Signale zugleich, mit etwa gleicher Lautstärke an der Hörrinde ein.

Der Mensch hat ein **Hörspektrum** zwischen 16 Hz und 20 kHz. Die Bereiche darüber und darunter sind für das menschliche Ohr nicht hörbar. Tiere reagieren im Gegensatz dazu teilweise auf ganz andere Frequenzbereiche, daher die Redewendung: *„Hören wie ein Luchs“*. Die Fledermaus hört sogar im Ultraschallbereich, ein Frequenzbereich, den sich der Mensch wiederum in der ›medizinischen Diagnostik‹ (z.B. Sonografie) zunutze macht.

medizinische Diagnostik → S. 604, Band 1

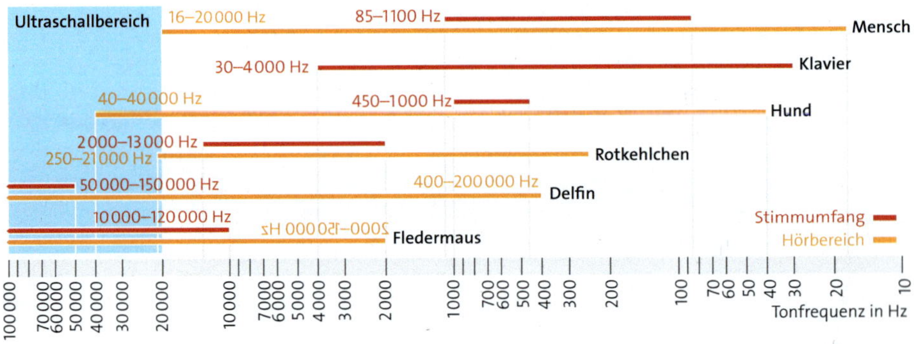

Abb. 1 Frequenzbereiche (Stimmumfang und Hörbereich) von Mensch, Klavier und verschiedenen Tieren

Die Wahrnehmung und Einordnung von Klängen ist subjektiv und kann bei gleicher Lautstärke als normal, zu laut oder leise eingestuft werden. Wir empfinden Geräusche als Lärm, wenn sie uns belästigen. Die Beurteilung ist abhängig von der Situation (erwünscht oder unerwünscht), von der Dauer, der Intensität und davon, ob das Geräusch ständig vorhanden ist oder (un-)regelmäßig wiederkehrt.
So wird der Besucher einer Flugschau den Lärm der Düsenjets eher ignorieren und tolerieren als der genervte Anwohner des Fluggeländes, der gegen die Flugschau demonstriert hat. Für eine Mutter ist der Lärm ihrer spielenden Kinder meist keine Belästigung, da sie daraus Informationen über ihre Kinder erhält (sind sie in der Nähe, spielen sie, streiten sie). Hingegen kann Kinderlärm für Nachbarn belastend sein; am Nachmittag werden diese den Lärm dennoch eher tolerieren als am späten Abend.

2.1.2 Hörfähigkeit einschätzen

Die Hörfähigkeit von **Kindern** wird regelmäßig im Rahmen der Früherkennungsuntersuchungen getestet. Zunächst kommt dabei dem Neugeborenen-Hörscreening eine besondere Bedeutung zu. Im Rahmen dieser Untersuchung wird mit einem winzigen Mikrofon an der Cochlea (Hörschnecke) eine Schallmessung durchgeführt. Ist das Schallsignal zu schwach oder gar nicht messbar, könnte dies ein Hinweis auf eine Hörbeeinträchtigung sein. Zur Abklärung, ob das Innenohr oder der das Signal übertragende Hörnerv gestört ist, wird ein spezielles ›EEG‹ durchgeführt.

EEG → S.448

Je früher eine Hörbeeinträchtigung erkannt wird, desto erfolgreicher kann die Therapie erfolgen. Ab dem fünften bis sechsten Lebensmonat bietet sich als einfacher Test an, neben dem Kind Geräusche zu machen und zu beobachten, ob das Kind sich dem Geräusch zuwendet, also den Kopf dahin dreht, woher das Geräusch kommt, oder aufhört zu trinken bzw. eine andere Reaktion zeigt.

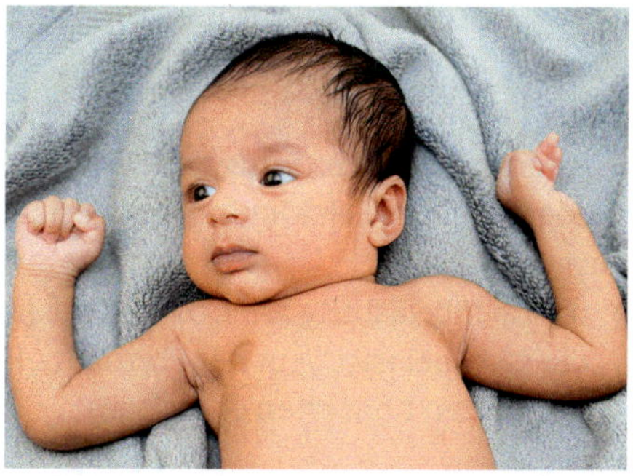

Abb. 2 Säuglinge wenden sich der Schallquelle zu.

Bei **Erwachsenen** ist es meist die Umwelt, die feststellt, dass jemand nicht mehr gut hört. Ein Hinweis ist, wenn der Mensch mit Hörminderung Musik und Fernseher deutlich lauter einstellt als für ihn üblich oder seine Mitmenschen dies einstellen würden. Der Betroffene selbst bemerkt unter Umständen ja nicht, dass er etwas nicht gehört hat. Auch die Beschwerde, dass die anderen undeutlich oder zu leise sprechen, kann ein Hinweis auf eine Hörminderung sein.
Ein Hörtest beim Akustiker oder HNO-Arzt, mit der Erstellung eines ›Audiogramms‹, gibt Auskunft über das Ausmaß der Hörminderung und der betroffenen Frequenzbereiche. Die oberen Frequenzbereiche sind im Alter häufiger von einer Hörminderung betroffen als die tiefen Frequenzen.

Audiogramm
Hörkurve; grafische Darstellung des Hörvermögens eines Menschen

2.1.3 Veränderung der Hörfähigkeit

Einschränkungen der Hörfähigkeit unterscheiden sich darin, ob sie sich allmählich oder plötzlich vollziehen. Ein plötzlicher Hörverlust ist für den Betroffenen eine psychisch belastende Situation. Nicht selten ging dem Hörverlust ein belastendes Ereignis (z. B. Unfall, Knall, Stress) voraus. Zudem hat der Betroffene die verständliche Sorge, ob das Gehör sich wiederherstellen lässt oder ggf. eine dauerhafte Einschränkung bleibt.

Ethik
Warum scheinen manche Menschen nicht zugeben zu wollen, dass sie schlecht hören?

Art der Hörbeeinträchtigung	Mögliche Ursache	Maßnahmen
Sich plötzlich verschlechterndes Hörvermögen	Hörsturz, Knalltrauma	zeitnah einen HNO-Arzt aufsuchen, Betroffenen beruhigen und gemeinsam mit diesem mögliche Ursachen ermitteln: Gab es ggf. einen Unfall oder einen sehr lauten Knall in der Nähe? Leidet der Betroffene unter akuter oder chronischer psychischer Belastung?
Ohrgeräusche, Ohrklingeln, Ohrensausen	›Tinnitus‹, Knalltrauma, Hörsturz	zeitnah einen HNO-Arzt aufsuche; erfragen, ob die Symptome früher bereits aufgetreten sind; Ursachen ermitteln: Gab es ggf. einen Unfall oder einen sehr lauten Knall in der Nähe? Leidet der Betroffene unter akuter oder chronischer psychischer Belastung?
Langsam zunehmende Schwerhörigkeit	fortschreitende Schädigung des Hörorgans (z. B. infolge chronischer Lärmeinwirkung)	Beratung zu Hörtest und Hörgeräten, HNO-Arztbesuch, Sprechverhalten gegenüber dem Betroffenen anpassen

Tab. 1 Veränderungen des Hörens, mögliche Ursachen und empfohlene Maßnahmen

Tinnitus → S. 639

2.2 Hörfähigkeit unterstützen

2.2.1 Prävention, Beratung und Kompensation

Grundsätze zur Erhaltung der Hörfähigkeit

Bezogen auf die Schädigung der Hörfähigkeit lassen sich zwei große Risikobereiche ausmachen:

- die Lärmbelastung am Arbeitsplatz (z.B. Baustellen, Fashionstore, Flughafen) und
- die Lärmbelastung in der Freizeit (z.B. lautes Musikhören über Kopfhörer, Besuch von lauten Konzerten oder Clubs).

Dezibel
Die Einheit der Lautstärke- bzw. des Schalldruckpegels wird in Dezibel (dB) angeben, ein Kunstwort, das sich aus dem griechischen Zahlwort *dezi* und *bel*, angelehnt an den Nachnamen des Erfinders Alexander Graham Bell (1847–1922), zusammensetzt.

Ab einem Geräuschpegel über 85 ›Dezibel‹ (dB) wirkt sich Lärm direkt auf das Hörorgan aus. Ist ein Arbeitnehmer notwendig regelmäßig einem Geräuschpegel über 85 dB ausgesetzt, muss er vom Arbeitgeber einen geeigneten persönlichen Gehörschutz zur Verfügung gestellt bekommen und tragen.

W ZUM WEITERDENKEN

Die Gesetzeslage zum Lärmschutz ist unübersichtlich. Das Bundesimmissionsgesetz sowie anhängige Verwaltungsvorschriften und Normen regeln auf Bundes- wie Landesebene die Lärmentwicklung, die von Sportanlagen und Freizeiteinrichtungen (z.B. Vergnügungsparks) ausgeht. Hierbei werden Unterschiede zwischen Tag- und Nachtzeit sowie der zulässigen Dezibelzahl gemacht. Diskotheken und Clubs fallen zudem in den Geltungsbereich des Gaststätten- und Jugendschutzgesetzes. Und für Arbeitnehmer in lärmsensiblen Bereichen gelten die Arbeitsstättenverordnung (ArbStättV) sowie die Lärm- und Vibrations-Arbeitsschutzverordnung (LärmVibrationsArbSchV).

Beratung zur Schonung des Gehörs

Stress → *S. 415, Band 1*

Viele Studien belegen, dass Lärm ›Stress‹ auslöst und gesundheitsschädlich ist. Dies gilt bereits schon für **Kinder**, die dauerhaftem Lärm ausgesetzt sind, wie er von laut befahrenen Straßen (Wohnsituation) oder geräuschintensivem Spielzeug herrühren kann. Bezogen auf Spielzeug könnte Eltern vorgeschlagen werden, dieses doch einmal hinsichtlich seines Lärmniveaus (neu) zu bewerten.

Jährlicher Aktionstag zur Sensibilisierung für die Lärmproblematik
www.tag-gegen-laerm.de

Jugendliche besuchen gern laute Musikveranstaltungen, hören Musik oft über Kopfhörer (über lange Zeit) und schenken den Empfehlungen (u.a. der Hersteller) zur Lautstärkeregulation meist nicht viel Beachtung, immer nach dem Motto: „Nur was laut ist, ist auch gut.“ Sie sollten dennoch dafür sensibilisiert werden, sich mit dem Thema Gehörschutz auseinanderzusetzen. Eine Empfehlung für Konzertveranstaltungen ist es, diese mit einem Gehörschutz (Ohrstöpseln) zu besuchen. Die Regeneration des belasteten Gehörs unterstützt es auch, wenn insbesondere nach längeren Lärmphasen gezielt stille Umgebungen aufgesucht bzw. geschaffen werden, z.B. durch Aufenthalte in der Natur, oder die Vereinbarung von Musikpausen.

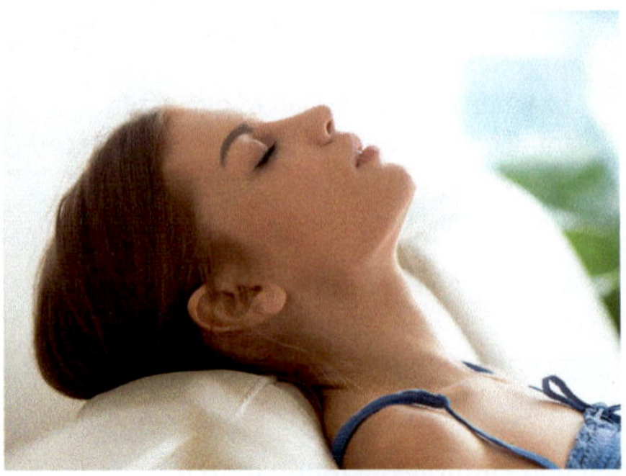

Abb. 1 Augenblicke der Stille schonen das Gehör.

Arbeitnehmer sollten versuchen zu erreichen, dass ein zu lauter Schallpegel technisch so gut es geht minimiert wird oder sie sich soweit es geht von der Schallquelle fernhalten (›Primärprävention‹). Im Sinne der ›Sekundärprävention‹ ist die Anwendung eines geeigneten Gehörschutzes angezeigt.

Primär- und Sekundärprävention → S554, Band 1

Ältere Menschen sollten sich bei beobachteter Hörminderung frühzeitig um eine Hörhilfe bemühen. Je früher ein Hörgerät angepasst wird, umso besser lernt der Betroffene damit umzugehen und sich daran zu gewöhnen. Die Anpassungsphase ist umso länger, je stärker das Hörvermögen bereits eingeschränkt ist. So kann es vorkommen, dass ein älterer Mensch mit einem neuen Hörgerät Dinge wieder hört, die er seit Jahren nicht wahrgenommen hat. Dies kann zu einer Überforderung führen und die Akzeptanz des Hilfsmittels erschweren.

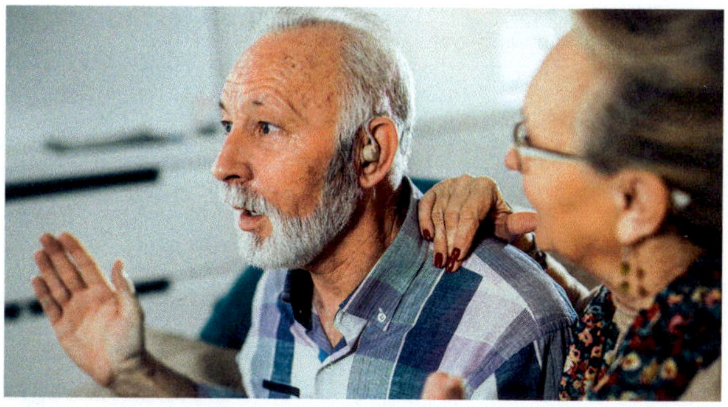

Abb. 2 Eine neue akustische Wahrnehmung nach langer Zeit der Schwerhörigkeit kann zunächst verunsichern.

Hilfsmittel bei Hörverlust

Die technischen Unterstützungssysteme für hörgeschädigte Menschen lassen sich in drei große Gruppen einteilen: Hörgeräte, Hörprothesen sowie technische Alltagshilfen.

Hörgeräte unterscheiden sich grundsätzlich darin, ob sie im Ohr (IdO-Modelle) oder hinter dem Ohr (HdO-Modelle) getragen werden. Spezifikationen gibt es hinsichtlich der akustischen Anbindung, des Tragekomforts und der Sichtbarkeit (Diskretion) der Ohrstücke.

Sind die Hörzellen zerstört, der Hörnerv aber intakt, kann eine **Hörprothese** wie das Cochleaimplantat das Hörvermögen wiederherstellen. Das Implantat übernimmt dabei die Funktion des Innenohrs: Schallwellen werden mithilfe eines Soundprozessors aufgenommen und als Signal an die Schnecke (Cochlea) und über Hörnerv (N. cochlearis) und Hörbahn an die Hörrinde weitergeleitet. Eingepflanzt (implantiert) werden im Ohrknochen die Empfängerspule sowie im Innenohr ein Elektrodenbündel, welches das Schallsignal an den Hörnerv weiterleitet. Nach Abheilen der Operationswunde ist Baden, Duschen und Schwimmen problemlos möglich.

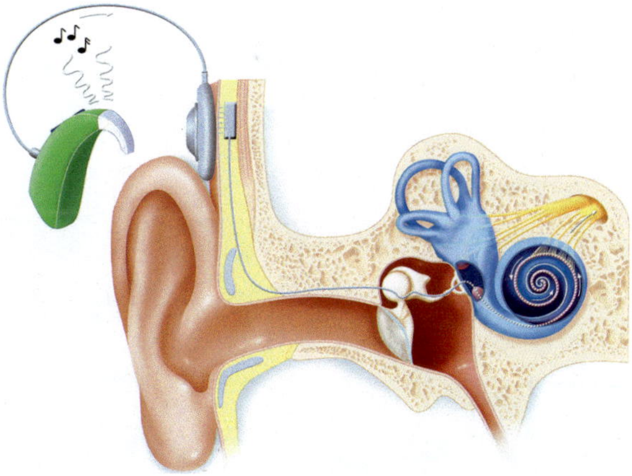

Abb. 3 Die externen Anteile des Implantats (Gehäuse mit Elektronik, Batterie und Mikrofon sowie die Sendespule) werden hinter dem Ohr bzw. am Hinterkopf getragen.

W ZUM WEITERDENKEN

Der nächste Schritt in der Hörprothesenforschung wurde mit der Entwicklung des Mittelhirnimplantats (AMI) gegangen. Die technischen Komponenten entsprechen denen des Cochleaimplantats. Ort der Einpflanzung ist das etwas tiefer gelegene „hintere Hügelchen" (Colliculus inferior) im Mittelhirndach. Das AMI ermöglicht eine Wiederherstellung des Gehörs bei Menschen, deren Hörnerv geschädigt ist oder sogar entfernt werden musste (z. B. bei Tumoren) und ein Cochleaimplantat nicht infrage kommt.

Diversität
Für welche Menschen sind diese Hilfsmittel besonders geeignet, für welche eher nicht?

Verschiedene **technische Hilfen** können hörbeeinträchtigte Menschen bei der Alltagsbewältigung unterstützen, z. B.:
- Apps (für Sprach- und Tonerkennung, Untertitelung von Kinofilmen usw.)
- FM-Anlagen (drahtlose Anlagen zur Signalübertragung in Hörsituationen wie Vorlesung, Klassenzimmer oder Meeting)
- Lichtsignalanlagen (für Türklingel, Babyfon, Telefon)
- Vordrucke für Notfallfaxe oder mobiles Haus-Notruf-System mit direkter Anbindung an die nächste Leitstelle

W ZUM WEITERDENKEN

Für Kinder mit Hörgerät, Cochleaimplantat und/oder FM-Hörhilfe gibt es (die audiologische Therapie ergänzend) in der Hörlernphase das Konzept der Auditiv-Verbalen-Therapie (AVT) – Sprache durch Hören und Erleben erlernen. Hörbeeinträchtigte oder taube Kinder werden interdisziplinär von logopädischen, ergotherapeutischen sowie physiotherapeutischen Fachkräften betreut. Die Therapie findet in enger Beratung und Anleitung gemeinsam mit den Eltern statt. Die Kinder erlernen die Sprache über alle Sinne. So werden Wörter wie „Rauschen" oder „sprudeln" durch die jeweiligen Hörerfahrungen und das Erspüren damit verbundener Vorgänge unterstützt: Das Rauschen (des Windes) wird gehört und der Luftzug im Gesicht gespürt, das Sprudelwasser wird zugleich gehört und gekostet.

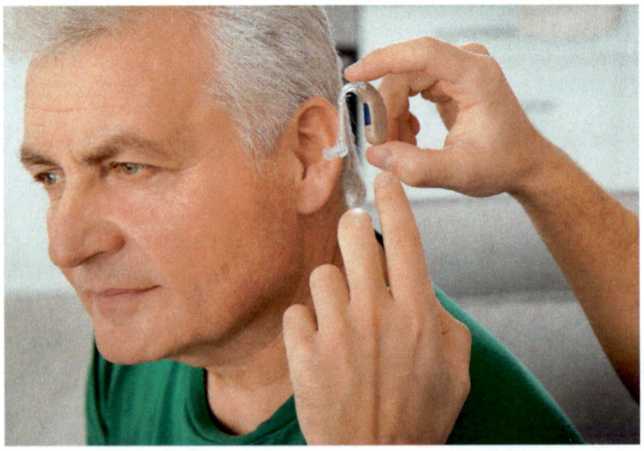

Abb. 1 HdO-Gerät

Umgang mit Hörgeräten

Beispielhaft sei hier der Umgang mit einem HdO-Gerät beschrieben, jenem Bautyp, der von älteren Menschen am häufigsten getragen wird. HdO-Geräte bestehen entweder aus einem einfachen Programm für alle möglichen Hörsituationen oder aus manuell zu wählenden Programmen für verschiedene akustische Situationen und Plätze wie Telefonieren, Raum, Straße, im Auto und unter vielen Menschen. Im Umgang mit einer HdO-Hörhilfe sind folgende Grundsätze zu beachten:
- Ein funktionierendes Gerät gibt ein leises Pfeifsignal (durch Rückkopplung der bereits verstärkten Töne) von sich, wenn es in der hohlen Hand gehalten wird. Darum sollten Sie das Gerät erst unmittelbar vor dem Einsetzen einschalten.
- Das externe Hörgerät wird regelmäßig mit einem weichen Tuch gereinigt. Um es nicht zu beschädigen, darf es nicht mit Wasser, Reinigungs- oder Lösungsmitteln sowie Alkohol gesäubert werden. Die vom Gerät abtrennbaren Ohrpassstücke (Otoplastiken) können zusammen mit speziellen Reinigungstabletten in einer wässrigen Lösung für etwa 15 Minuten eingeweicht werden. So werden die Otoplastiken desinfiziert und Cerumen (Ohrschmalz) und Schmutz aufgeweicht. Achtung: Dies darf nicht bei Geräten mit im Ohrpassstück integriertem Schallschlauch durchgeführt werden.

- Pflegende verwenden eine weiche Unterlage, um das Hörgerät darauf abzulegen und damit beim möglichen Herunterfallen vor einem Schaden zu bewahren.
- Das Gerät darf nicht feucht werden, es darf nicht beim Duschen, Baden und Schwimmen getragen werden. Bei starkem Schwitzen (z.B. im Sommer) sollte das Gerät zum Trocknen auch tagsüber abgelegt und nachts immer getrocknet werden.
- Für eine schonende Entfeuchtung empfehlen Hörgeräteakustiker die Verwendung eines speziellen kleinen Blasebalgs sowie die Aufbewahrung in einer Trockenbox oder einem Trockenbeutel. In vollautomatischen Trockenboxen wird die Hörhilfe elektrisch getrocknet und mittels UV-Licht gereinigt. Im Trockenbeutel kommen Gele wie Kieselgel oder Silicagel zum Einsatz.
- Das Gerät sollte nachts ausgeschaltet werden, um Batterien zu sparen.
- Wenn das Gerät längere Zeit nicht benötigt wird, sollten die Batterien herausgenommen werden. Das Gerät wird trocken und bei Zimmertemperatur.
- Beim Föhnen oder der Anwendung von Haarpflegemitteln sollte das Hörgerät nicht getragen werden gelagert.
- Die Hörhilfe sollte regelmäßig von einem Hörgeräteakustiker überprüft und die Ohrpassstücke ausgetauscht werden.
- Für die Pflege und Reinigung unbekannter Geräte sollten im Vorhinein die Träger oder deren Angehörige befragt werden.

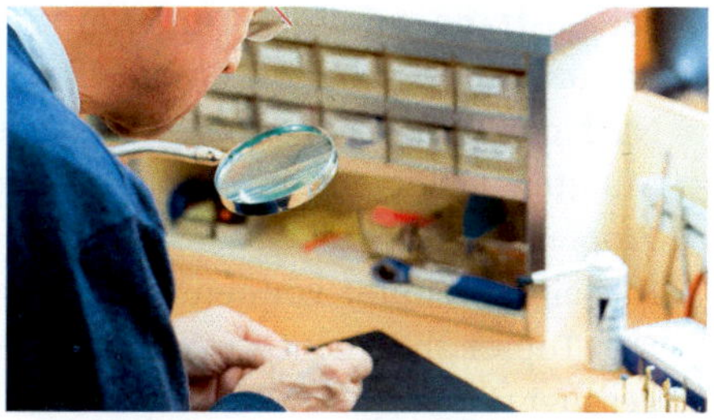

Abb. 2 Ein Hörgeräteakustiker in der Werkstatt.

B BEISPIEL

Lena Grün ist 17 Jahre alt und trägt seit ihrem ersten Lebensjahr beidseitig Hörgeräte, da sie mit einer mittelgradigen Hörminderung beider Innenohre geboren wurde. Lena befindet sich im ersten Ausbildungsjahr zur Pflegefachfrau. Sie trägt HdO-Hörgeräte und kann gut von den Lippen lesen. Seitdem sie sich in der Ausbildung befindet, legt sie allerdings ihre Hörgeräte oft ab und versucht, dem Unterricht ohne Hilfsmittel zu folgen. Einer Mitschülerin fällt dies auf und fragt Lena, warum sie ihre Hörgeräte nicht trägt, denn so ist es doch bestimmt viel schwieriger, dem Unterricht zu folgen. Lena bestätigt ihr das, aber der Klassenraum ist nicht schallgedämpft und die Mitschüler sind teilweise sehr laut, sodass diese Lösung für sie im Moment besser sei. Nach einer Beratung der Schulleitung zur Unterstützung von Schülern mit Hörgeräten werden folgende Änderungen im Klassenraum vorgenommen: An der Decke werden Akustikelemente zur Schalldämpfung und an den Fenstern Vorhänge angebracht, die Stühle werden mit Filzfüßen versehen, damit sie nicht laut auf dem Fußboden auftreffen. Die Mitschüler werden daran erinnert, klappernde und laute Geräusche zu vermeiden.

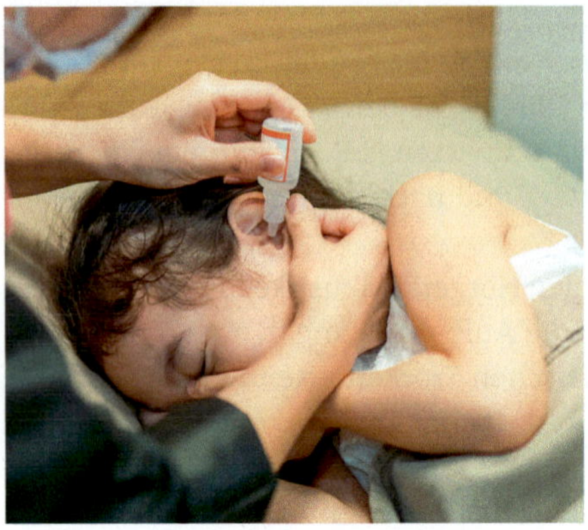

Abb. 1 Nach der Tropfengabe sollte der Kopf noch einige Minuten in Schräglage bleiben, damit die Tropfen nicht wieder herausfließen.

Verabreichen von Ohrentropfen und Ohrensalben

Ohrentropfen und Ohrensalben werden entweder in den äußeren Gehörgang eingebracht oder bei Erkrankungen der Ohrmuschel auf diese aufgetragen. Dieses geschieht wie folgt:

- Die pflegebedürftige Person neigt den Kopf auf die gegenüberliegende Seite. Bei Menschen mit Gleichgewichtsstörungen ist es günstig, eine liegende Position einzunehmen.
- Tropfen müssen Zimmertemperatur, besser Körpertemperatur haben. Sie können zuvor in der Hand angewärmt werden.
- Die verordnete Anzahl an Tropfen wird langsam in den äußeren Gehörgang getropft. Bei der Anordnung von Ohrensalben wird ein etwa ein Zentimeter langer Salbenstrang auf einen Tupfer aufgetragen, auf der Ohrmuschel verteilt bzw. in den äußeren Gehörgang einbracht.
- Nach der Tropfengabe sollte die pflegebedürftige Person den Kopf für zehn bis 15 Minuten geneigt lassen oder auf der Seite liegen bleiben, um ein Herauslaufen der Tropfen zu vermeiden.
- Mit einem Tupfer können überflüssige Tropfen äußerlich aufgewischt werden. Den Tupfer aber nicht zu tief einführen, damit nicht die applizierten Tropfen aufgesaugt werden.
- Die Tropfflasche und Salbentube dürfen keinen direkten Kontakt mit der Pflegebedürftigen haben.

2.2.2 Mit Menschen mit Hörbeeinträchtigung kommunizieren

Menschen mit Einschränkungen ihres Hörsinnes können unter Einsamkeit leiden, da sie in ihrer Kommunikation stark eingeschränkt sein können. Zu unterscheiden sind hier Menschen, die von Geburt an nicht hören können und dadurch nie eine Hörerfahrung machen konnten, bzw. ganz eigene Hörerfahrungen haben, und Menschen, die im Laufe ihres Lebens das Gehör verloren haben.

Der wichtigste Grundsatz beim Umgang mit höreingeschränkten Menschen besteht darin, sie in die Gemeinschaft und die Kommunikation einzubeziehen. Die Berücksichtigung folgender Grundsätze, kann bei der Verständigung mit hörbeeinträchtigten Menschen helfen:

- für funktionierende Hörgeräte sorgen
- vor dem Ansprechen zuerst Blickkontakt und Gesprächsnähe aufnehmen; bevor Sie sprechen nicht ins Ohr flüstern und nicht aus Entfernung etwas zurufen
- langsam und deutlich sprechen, so dass die Lippen sich sichtbar bewegen; aber das deutliche Sprechen nicht übertreiben
- nicht unbedingt lauter sprechen, da beim lauten Sprechen oft eine höhere Tonlage gewählt und diese eher schwer verstanden wird
- sich vergewissern, dass man verstanden wurde
- wichtige Informationen zur Sicherheit noch einmal aufschreiben

3 Sprechen und Sprache verstehen

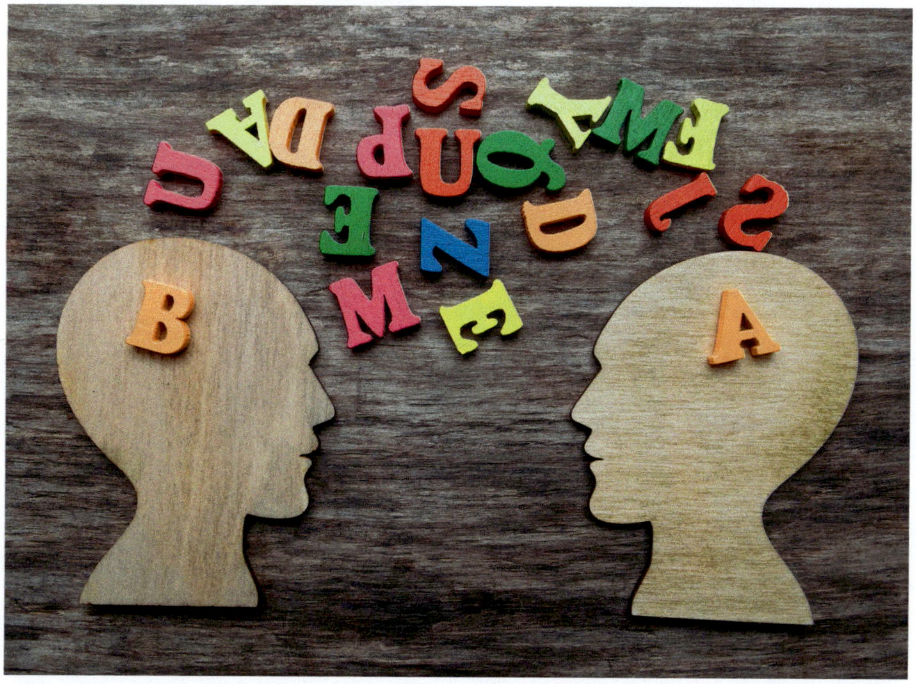

Abb. 2 Die gesprochene Sprache ist eine der wichtigsten Formen der Kommunikation.

3.1 Sprechfähigkeit und Sprachverständnis erfassen

3.1.1 Normales Sprechen und Sprachverständnis

Stimmbildung und Sprechen

Sprechen ist ein komplexer Vorgang, an dem Motorik, Stimmbildung und Atmung beteiligt sind. Der Sprechakt erfordert die Koordination der muskulären Anteile von Kehlkopf, Rachen, Gaumen, Zunge und Lippen. Die Stimmbildung (Phonation) ist eine Funktion des Kehlkopfes, insbesondere der Stimmbänder, die primär während der ›Exspiration‹ erfolgt. Die Artikulation, also die Erzeugung von Sprachlauten (Phonemen) erfolgt durch die Kontraktion des Rachens, des Gaumens, der Zunge und der Lippen (Abb. S. 564). Sie ermöglicht die Aussprache unterschiedlicher Laute sowie den Ausdruck von Emotionen.

Exspiration → S. 489

Die Sprechbewegungen werden im Gehirn im ›Broca-Areal‹ angeregt, von dort erfolgt ein Transfer über den Motorkortex zu den Hirnnerven. Es sind folgende Hirnnerven beteiligt:

Broca-Areal → S. 572

- N. facialis (VII. Hirnnerv)
- N. vagus (X. Hirnnerv)
- N. hypoglossus (XII. Hirnnerv)
- N. phrenicus

Weiterhin unterliegen die Sprechbewegungen dem Einfluss von ›Basalganglien‹ und Kleinhirn.

Basalganglien → S. 642

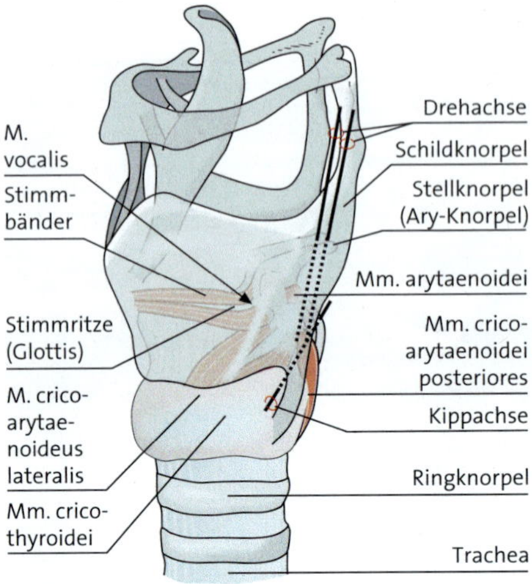

Abb. 1 Kehlkopf

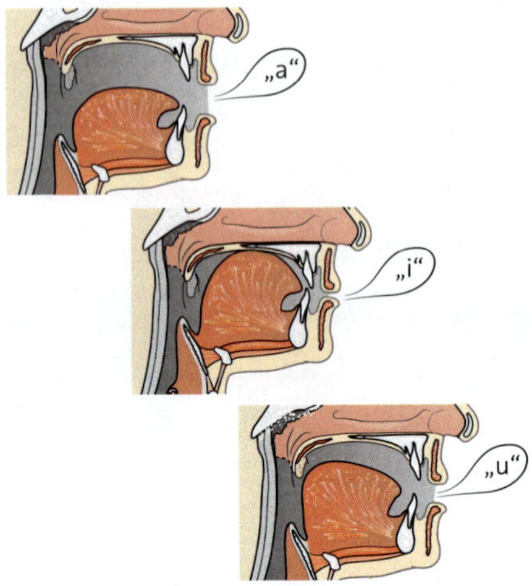

Abb. 2 Artikulationsstellungen im Mund-Rachen-Raum: Aufgrund der unterschiedlichen Stellungen entstehen unterschiedliche Resonanzräume, hier für die Vokale „a", „i" und „u"

Sprachverständnis und Wortschatz

Informationsangebot zur Entwicklung der kindlichen Sprache
www.mutterspracherwerb.de

Sprache besteht aus vier Komponenten, die sich im Rahmen des Spracherwerbs entwickeln.

- Phoneme: phonologische Entwicklung → das Lautsystem einer Sprache erlernen
- Morpheme: semantische Entwicklung → Bedeutung ausdrücken lernen
- Syntax: syntaktische Entwicklung → Regeln zur Kombination von Wörtern erlernen
- Pragmatik: pragmatische Entwicklung → den Gebrauch der Sprache erlernen

auditiv
gehört/hörbar

Als Sprachverständnis oder Sprachverstehen ist die Fähigkeit definiert, Sinn und Bedeutung von ›auditiven‹ Äußerungen und Lauten zu erfassen. Das Sprachverstehen geht der Sprachproduktion (Sprechen) voraus. Unter Voraussetzung eines intakten Gehörs können Kinder bereits kurz nach der Geburt ihre Muttersprache von anderen unterscheiden. Man geht davon aus, dass Merkmale einer Sprache bereits während der Schwangerschaft über die Gebärmutterwand in den Mutterleib übertragen werden.

Kleinkinder erleben ab ca. einem Jahr, dass Menschen ihrem Tun und ihren Äußerungen eine Bedeutung zuordnen, z. B. ein Kind zeigt auf eine Banane und die Bezugsperson sagt: „Möchtest du eine Banane essen?" Durch diese Interaktionen bringt das Kind Sprache mit Inhalten in Verbindung (Banane ← → Essen). Es entwickelt ein situationales Sprachverständnis. Gegen Ende des zweiten Lebensjahres entwickelt das Kind zu Wörtern eine Vorstellung, deren Gegenstand nicht unmittelbar gegenwärtig ist. Es denkt aufgrund von Wörtern an Dinge, Orte, Menschen oder Tätigkeiten. Ab dem vierten Lebensjahr beginnen die Kinder, Zusammenhänge zwischen Sätzen herzustellen und können diese in zeitlicher und räumlicher Abfolge entschlüsseln. Dies ist die Grundlage für das Verständnis von Geschichten und Erzählungen. Mit dem Schuleintritt können sie auch komplexe Sachverhalte aus einer Erzählung heraus verstehen.

Der Erwerb des Wortschatzes wird **Lexikonerwerb** genannt. Man unterscheidet den aktiven (gesprochenen) vom passiven (verstandenen) Wortschatz. Das Wortverständnis übersteigt zu jedem Zeitpunkt der Sprachentwicklung die Zahl der produzierten Wörter. Während z.B. der aktive Wortschatz eines sechsjährigen Kindes ca. 3000 bis 5000 Wörter umfasst, verfügt es über einen passiven Wortschatz von 9000 bis 14000 Wörtern. Der Umfang des Wortschatzes entwickelt sich ab einem bestimmten Alter proportional zu Intelligenz und Bildungsangebot.

W ZUM WEITERDENKEN

Viele Kinder wachsen mehrsprachig auf, die Gründe dafür sind vielfältig:
- bi- oder multilinguale Erziehung: Die Eltern sprechen unterschiedliche Muttersprachen, das Kind erwirbt gleichwertig und gleichzeitig beide (oder mehrere) Muttersprachen.
- Deutsch als Zweitsprache: Die Eltern sprechen eine andere Muttersprache als Deutsch. Das Kind spricht zu Hause die Muttersprache der Eltern und in der Kita oder in der Schule Deutsch.
- Deutsch als Fremdsprache: Das Kind ist in einem anderen Land mit anderer Muttersprache groß geworden und lernt Deutsch in höherem Alter.

Mehrsprachigkeit ist für Kinder kein Entwicklungsnachteil. Auch Erwachsene scheinen von Mehrsprachigkeit kognitiv und sozial-emotional zu profitieren. Wichtig ist jedoch, dass Kinder in einer Sprache alle Entwicklungsstufen durchlaufen können. Daher sollten Eltern mit ihren Kindern die Sprache sprechen, mit der sie selbst am vertrautesten sind.

Kommunikation

Woran erkennt man, wie groß der aktive oder passive Wortschatz eines Menschen ist?

Sprachentwicklung

Voraussetzungen für den Erwerb der gesprochenen Sprache sind ein intaktes Gehör und die Ausbildung aller an der Sprachproduktion beteiligten Strukturen. Das Kleinkind muss andere Menschen hören können (Sprachperzeption), bevor es sie nachahmt (Sprachproduktion).

Zur Sprachentwicklung gehören der Erwerb sprachlicher Einheiten (z.B. Laute oder Wörter) sowie die dazugehörigen Regeln der Grammatik (Phrasen- oder Satzbildung). Die wichtigsten Strukturen und Prinzipien ihrer Erstsprache erwerben Kinder in den ersten vier bis fünf Lebensjahren (Tab. 1). Eine Ausnahme bilden Kinder, die extreme Formen der Isolation oder Vernachlässigung (Deprivation) erleben.

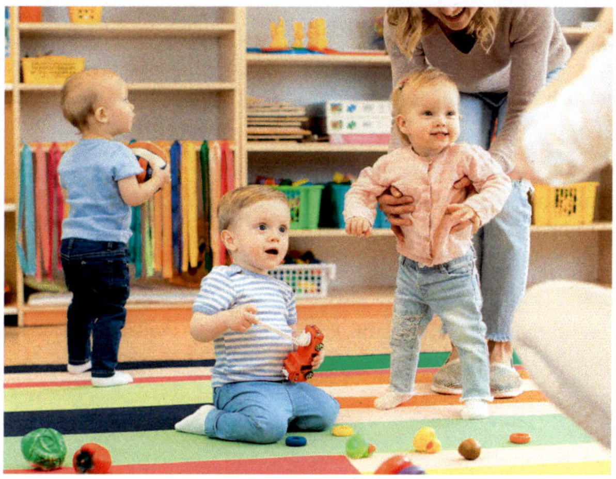

Abb. 3 Kinder lernen auf spielerische Weise.

Alter	Stationen der Sprachentwicklung	Förderliche Aspekte
Schwangerschaft	Training der Muskulatur des Sprechapparats durch Schlucken und Daumen lutschen; Wahrnehmung von Stimmen und Geräuschen ab dem 5. Schwangerschaftsmonat	Bewegung der Mutter, unterschiedliche Umgebungsgeräusche
Geburt	Umstellung der Atmung des Babys mit dem ersten Schrei; erste Kontaktaufnahme durch Schreien	
1. Monat	Lautvariationen	Interaktion durch Sprechen, Spielen, Singen, Aufnahme von Blickkontakt
2. Monat	erste Lallphase: Lallen, Gurren, Quietschen	wie vorher, zusätzlich Zeigen von Reaktionen, z. B. durch Nachahmen der Laute
3.–6. Monat	zunehmende Lautvielfalt, Lachen, Richtungshören, Reaktion auf Sprachmelodie	wie vorher, zusätzlich Zeigen und Benennen von kontrastreichen Gegenständen
6.–9. Monat	zweite Lallphase: Plappern, Bildung von Doppelsilben und Gebärden, Hören und Reaktion auf einzelne Wörter	wie vorher, zusätzlich Zeigen und Beschreiben von Gegenständen in ganzen Sätzen; Ansprechen des Kindes mit Namen, Kombination von Bewegungs- und Singspielen
10.–12. Monat	Bildung erster Wörter und Lautkombinationen; Gefühlsäußerungen durch Veränderung der Stimmlage; Entwicklung der Mundmotorik: Lippenschluss, Speichelschlucken, Ablecken von Löffel mit Zunge und Lippen	wie vorher, zusätzlich Frage-/Aufforderungs-/Antwortspiele („Wo ist der Ball?“), Anschauen von Bilderbüchern, Vermeiden von Babysprache
12.–18. Monat	Einwortsätze; aktiver Wortschatz: 10–20 Wörter; Singen von einfachen Liedern; Folgen von Aufforderungen	wie vorher, zusätzlich Versteckspiele, Vortragen von Reimen und Liedern
18.–24. Monat	Zwei- bis Dreiwortsätze; aktiver Wortschatz: 20–50 Wörter inkl. Adjektive; Namensnennung; Kauen fester Nahrung	Erweiterung der Interaktion um Dialoge; Anregung des Kindes zum freien Sprechen
2–3 Jahre	Bildung von Doppelkonsonanten und komplizierten Lautverbindungen; Satzbildung; Warum-Fragen, Erkennen und Benennen von Farben und Handlungen; Nachahmen von Dialogen mit Spielzeug (Puppen, Kuscheltiere)	Malen; Vorlesen von Geschichten; Ansagen und Kommentieren von Handlungsschritten; Einbezug von Spielzeug
3–4 Jahre	Beherrschen auch schwieriger Konsonanten (z. B. „R“)	wie vorher, zusätzlich Begründung von Handeln; Eingehen auf Kindererzählungen
4–5 Jahre	aktiver Wortschatz: mehr als 2000 Wörter; Zahlen bis 10; Grammatik: Antwortformulierung, Pluralbildung, Bildung von Nebensätzen, einfache Vergangenheitsformen, Erzählen von Erlebnissen in richtiger Reihenfolge	Förderung aktiven Erzählens und selbstständigen Äußerns von Bedürfnissen; Telefonieren; dialogisches Vorlesen statt passivem Medienkonsum
5–6 Jahre	Abschluss der Lautbildung; Grammatik: korrekte Satzbildung in der Umgangssprache	wie vorher

Tab. 1 Stationen der Sprachentwicklung

3.1.2 Sprechen und Sprachverständnis einschätzen

Pflegefachmänner und -frauen schätzen insbesondere beim Erstkontakt mit pflegebedürftigen Menschen das Sprechen und Sprachverständnis ein. Fragestellungen zur zielgerichteten Beobachtung können sein:

- Sind Wortschatz und Grammatik bei Kindern altersgerecht?
- Ist der Sprachausdruck verständlich?
- Können gegebene Informationen sinnvoll wiedergegeben werden?
- Können Fragen zur ›Orientierung‹ eindeutig beantwortet werden?
- Können die eigene Befindlichkeit bzw. eigene Gedankengänge ausgedrückt werden?
- Kommen ›Hilfsmittel zur Kommunikation‹ zum Einsatz?

Orientierung → S. 600

Hilfsmittel zur Kommunikation → S. 599

Beim Erstkontakt mit Kindern bietet es sich an, eine solche Situation spielerisch zu gestalten. Hierbei können (altersgerechte) Bildkarten oder Bilderbücher zum Einsatz kommen. Nur in Ausnahmefällen muss eine Einschätzung von Dritten herangezogen werden.

Im Bereich der medizinischen Diagnostik gibt es einige Testinstrumente für spezielle Störungen (z.B. Aachener Aphasie-Test). Eine detaillierte Einschätzung des Sprechens und des Sprachverständnisses ist Logopäden und klinischen Psychologinnen oder Linguisten vorbehalten.

Bei psychiatrischen Krankheitsbildern muss unterschieden werden zwischen Störungen des Sprechens oder des Sprachverstehens einerseits und möglichen Abweichungen bei Sprachinhalt (z.B. wahnhafte Äußerungen) und Sprachmotivation (z.B. Nicht-sprechen-Wollen) andererseits.

Interprofessionalität
Welche anderen Berufsgruppen unterstützen dabei, das Sprechen und das Sprachverständnis eines Menschen einzuschätzen?

3.1.3 Störungen im Sprechen und Sprachverständnis

Veränderungen von Sprechen und Sprachverständnis können bei entsprechender Problematik unter der Pflegediagnose „Beeinträchtigte verbale Kommunikation" zusammengefasst werden. Sie umfassen u.a. diejenigen Störungen verschiedener Ursache, die auf den folgenden Seiten mit entsprechenden Pflegezielen und -maßnahmen genauer beschrieben werden.

Störungen der Sprechweise	Sprachstörungen	Störungen der Stimme und des Stimmklangs	Störungen des Sprechablaufs
Artikulations- und phonologische Störungen	Sprachentwicklungsstörungen	Stimmstörung (Dysphonie)	Stottern (Dysarthria syllabaris)
Zentral bedingte Sprechstörung (Sprechapraxie)	Sprachlosigkeit (Aphasie)	Stimmlosigkeit (Aphonie)	Stammeln (Dyslalie)
Sprechbewegungsstörung (Dysarthrie)	unvollständige Sprachlosigkeit (Dysphasie)	Näseln (Rhinophonie)	Poltern
Sprechstörungen bei anatomischen Anomalien		Kehlkopflosigkeit (Laryngektomie)	psychogenes Schweigen (Mutismus)

Tab. 2 Sprech- und Sprachstörungen im Überblick

3.2 Sprachliche Verständigung unterstützen

3.2.1 Prävention von Sprach- und Sprechstörungen

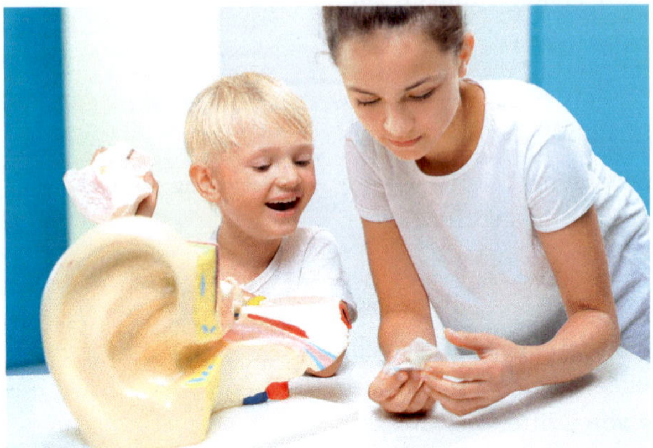

Abb. 1 Wenn bei einem Kind Hörstörungen festgestellt wurden, sind weitergehende Untersuchungen erforderlich.

Hörstörungen → S. 557

Die wichtigste Grundlage für den Spracherwerb bei **Kindern** ist das intakte Hören. Um mögliche ›Hörstörungen‹ nicht zu übersehen, wird bereits bei Säuglingen die Hörfähigkeit getestet. Kinder können sehr gut Sprache erlernen, wenn die notwendigen Umgebungsbedingungen vorhanden sind. Dazu gehören vor allem:

- angeregte Interaktion und Kommunikation mit dem Kind
- kommunikationsanregendes Spielzeug
- sinnvoller Medieneinsatz

Bei den Früherkennungsuntersuchungen U3–U9 wird die Sprach- und Sprechfähigkeit untersucht, damit früh interveniert und geholfen werden kann.
Um funktionellen Stimmstörungen oder Veränderungen im Stimmapparat vorzubeugen, sollten **Menschen aller Altersgruppen** im Alltag auf folgende Verhaltensweisen achten:

- ausreichende Flüssigkeitszufuhr (lauwarm oder Zimmertemperatur)
- gutes Raumklima
- Vermeiden von allergenen oder belastenden (Luft-)Stoffen
- Vermeiden aktiven und passiven Rauchens

Selbstfürsorge
Ist der Pflegeberuf ein „Sprech-Beruf"?

Für **bestimmte Menschengruppen** empfehlen sich zielgerichtete präventive Maßnahmen:

- Menschen, die in einer lautstarken Umgebung arbeiten oder schwerhörige Angehörige haben, sollten Entlastungsstrategien für sich erarbeiten, z. B. Gespräche in geräuscharmer Umgebung führen, Sprachverstärker einsetzen, „Ruhetage" einführen.
- Menschen, die an Entzündungen des Mund-Nasen-Rachen-Raums leiden, wie z. B. Kehlkopfentzündungen, sollten auf Stimmruhe (inkl. Flüsterverbot), ausreichende Flüssigkeitszufuhr und angefeuchtete Atemluft achten, um den Genesungsprozess zu beschleunigen, einer Chronifizierung entgegenzuwirken und Gewebeveränderungen zu vermeiden.
- Menschen in „Sprech-Berufen" sollten spezielle Stimmtrainings absolvieren, um einen angemessenen Einsatz des Sprechapparats zu erlernen.

Sprechstörungen bei Erwachsenen treten meist im Zusammenhang mit neurologischen Erkrankungen auf. Pflegende unterstützen pflegebedürftige Menschen dabei, möglichst rasch nach der Erkrankung wieder normale (physiologische) Sprechbewegungen zu trainieren. So können sich auffällige (pathologische) Artikulationsbewegungen nicht verfestigen.

3.2.2 Hilfsmittel und Medien

Sprechhilfen

Sprechhilfen dienen Menschen ohne Stimmlippen oder mit sehr leiser Stimme. Sie können die Funktion der Stimmlippen als Tongeber ersetzen oder sehr leise Stimmen über Mikrofon und Verstärker verständlich machen.

- **Stimmerzeuger** oder Tonerzeuger werden eingesetzt, wenn durch Erkrankung der Stimmbänder, nach Schilddrüsen- und Kehlkopfoperationen keine Stimme entstehen kann. Ein Schwingungskopf leitet mechanische Schwingungen (Ton) in den Mund-Rachen-Raum. Durch Artikulation während dieser Schwingungen können die Betroffenen eine hörbare Sprache erzeugen.
- **Stimmverstärker** verstärken das Volumen einer schwachen oder zu leisen Stimme.

Hilfen für direkte Kommunikation

Hilfsmittel für direkte Kommunikation ermöglichen den Austausch mit anderen Menschen, wenn Worte nicht formuliert werden können. Diese Hilfsmittel können Worte, kurze Sätze oder Handlungen durch Symbole darstellen oder hörbar erzeugen.

- Symboltafeln ermöglichen die Kommunikation für sprech- oder schreibunfähige Menschen anhand von Symbolen und Zeichen.
- Kommunikatoren sind elektronische Geräte, die eine selbstständige, direkte Kommunikation für sprech- oder schreibunfähige Menschen ermöglichen.
- Software für Nahkommunikation ermöglicht die direkte Kommunikation zwischen Menschen am Computer. Damit lassen sich handgeschriebene oder getippte Worte in gesprochene Sprache umsetzen.

Telefone und Sprechanlagen

Die Nutzung von Telefonen oder Sprechanlagen erfordert üblicherweise den Einsatz verbaler Sprache. Menschen mit Sprach- oder Sprechstörungen stehen dabei häufig vor Verständigungsproblemen. Folgende, teilweise einfach zu installierende Werkzeuge (Tools) können diese Verständigungsprobleme beheben:

- Messengerdienste auf dem Smartphone (Chats, SMS)
- Kameras
- TTS(Text-to-Speach)-Programme, mit denen die Betroffenen etwas eintippen, was dann durch die Software vorgelesen wird

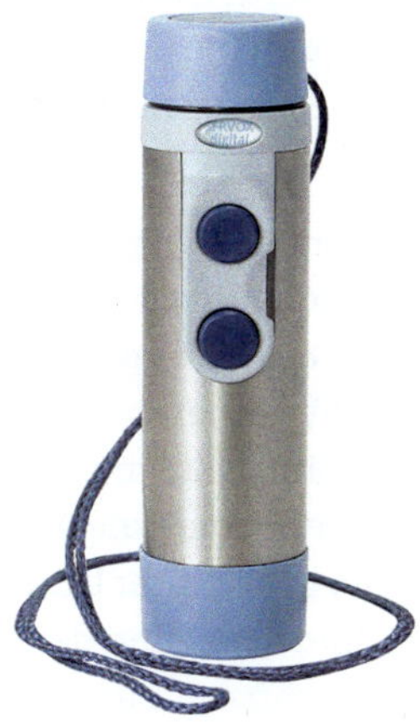

Abb. 2 Stimmerzeuger

Ähnlich wie bei allen anderen Hilfsmitteln muss hier bedacht werden, dass möglicherweise nicht alle Betroffenen diese Hilfsmittel nutzen können. Kommen z. B. weitere motorische oder kognitive Einschränkungen zu den Sprech- oder Sprachstörungen hinzu, nutzen viele der technischen Hilfsmittel nichts.

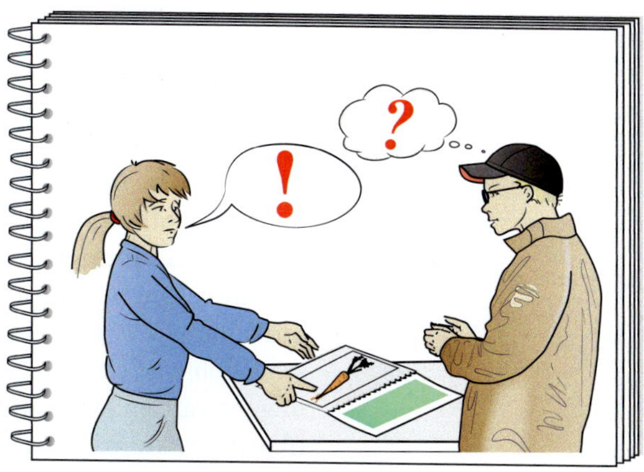

Abb. 3 Neben elektronischen Hilfsmitteln gibt es auch Kommunikationshilfen auf Papier, z. B. ein Taschenwörterbuch mit Bildern und Symbolen.

3.2.3 Grundsätze der Kommunikation mit Menschen mit Sprach- und Sprechstörungen

Der Verlust der Sprach- und Sprechfähigkeit wird von Betroffenen als existenzielle Bedrohung wahrgenommen. Abhängig davon, ob der Verlust gerade erst eingetreten oder chronisch ist, verfügen sie über Kompensationsstrategien oder Hilfsmittel. Betroffene berichten häufig davon, dass ihre Gesprächspartner ihre Sprach- oder Sprechstörung mit einer Intelligenzminderung oder anderen kognitiven Beeinträchtigungen gleichsetzen. Dies mag in Einzelfällen so sein, in der Regel trifft dies jedoch nicht zu. Ein anderes Missverständnis ist die Annahme, dass bei Sprach- oder Sprechstörungen auch das Gehör beeinträchtigt ist. Das ist aber typischerweise nur bei Sprachentwicklungsstörungen der Fall. Es hilft Betroffenen also meistens wenig oder gar nicht, wenn man lauter mit ihnen spricht. Pflegefachpersonen schätzen die Sprach- und Sprechfähigkeit adäquat ein, erfassen und nutzen die vorhandenen Ressourcen. Genau wie in allen anderen Kommunikationssituationen gilt: Ein ruhiger Raum, ein Gespräch auf Augenhöhe sowie die Zuhilfenahme von entsprechenden Medien und Materialien wirken sich förderlich auf den Kommunikationserfolg aus.

B BEISPIEL

Auf einer internistischen Station ist ein Kommunikationsraum eingerichtet worden, in dem Aufnahme- und Beratungsgespräche stattfinden können. Dieser Raum zeichnet sich durch eine gute Akustik aus. Die Tür kann geschlossen werden und hält Umgebungsgeräusche fern. Es finden sich alle Informationsbroschüren sowie Kommunikationstafeln in einem Aufsteller und stehen so bei Gesprächen schnell zur Verfügung.

Vor allem im Langzeitpflegebereich kompensieren Pflegefachpersonen vorhandene Störungen mit dem Ziel, Kommunikation zu ermöglichen. Nach akutem Geschehen oder in der Rekonvaleszenz kann es sinnvoll sein, in Absprache mit Logopädinnen und Physiotherapeuten rehabilitative Ziele zu setzen (z.B. Wiedererlangen der Sprechfähigkeit) und pflegerische Maßnahmen entsprechend auf die Beratung zu Hilfsmitteln oder die Anleitung zu bestimmten Techniken oder Strategien auszurichten. Bei behebbarer Ursache können auch kurative Maßnahmen im Vordergrund stehen. Sind vonseiten der Logopädie Trainings- oder Übungspläne aufgestellt, können Pflegefachfrauen und -männer die Betroffenen zur Durchführung der Übungen anhalten und durch Umgebungsgestaltung und Zuspruch motivieren.

3.2.4 Kommunikation mit Menschen mit bestimmten Sprach- und Sprechstörungen

Störungen der Sprechweise

Als **Artikulationsstörungen** bezeichnet man die Unfähigkeit, einzelne Sprachlaute altersgemäß sprechmotorisch richtig zu bilden. Die Aussprache weicht von der Norm ab. Am bekanntesten ist wohl das Lispeln (Sigmatismus), bei dem S-Laute unscharf artikuliert werden. Neben einem unzureichenden Hörvermögen gelten auch motorische Probleme („Muskelschwäche" im Mundbereich) oder Sprachvorbilder, die selbst ungenau artikulieren, als Ursache. Bei **phonologischen Störungen** ist eine intakte Artikulationsfähigkeit vorhanden, aber die Aussprache weicht durch Austausch oder Weglassen von Lauten von der Norm ab (z.B. „Hagen" statt „Sagen" oder „Nane" statt „Banane").

Häufig sind Hörbeeinträchtigungen die Ursache für Störungen der Sprechentwicklung. Diese müssen zuerst geheilt oder kompensiert werden, dann kommen Sprechtherapien zum Einsatz.

Sprechstörungen, die nach abgeschlossener Sprachentwicklung auftreten und mit Störungen der Planung und Programmierung von Sprechbewegungen einhergehen, werden als **Sprechapraxie** bezeichnet. Die Ursache sind häufig Läsionen im Bereich der linken Großhirnhälfte, z. B. beim ›Apoplex cerebri‹. Sprechapraxien tauchen oft in Verbindung mit Aphasien und Dysarthrien auf und sind für Nicht-Fachleute nur schwer voneinander zu unterscheiden. Sie sind gekennzeichnet durch vielfältige Symptome. Das Gesprochene erscheint für den Zuhörer zusammenhanglos. Lesen, Schreiben und Sprachverständnis sind jedoch in der Regel nicht betroffen und können zur Kompensation der gesprochenen Sprache gut genutzt werden. **Dysarthrien** sind erworbene neurogene Sprechstörungen, die durch Schädigung des zentralen oder peripheren Nervensystems auftreten (akut oder degenerativ). Dabei sind die Steuerung und Ausführung von Sprechbewegungen gestört. Abhängig von der Lage der Läsion sind unterschiedliche Muskelgruppen betroffen. Es können Sprechmotorik, Sprechmelodie (Prosodie), Sprechrhythmus, Stimme oder Atmung in unterschiedlichem Ausmaß beeinträchtigt sein. Sind alle Muskelpartien vollständig betroffen, spricht man von einer **Anarthrie**.

Apoplex cerebri → S. 538

Kommt es durch Unfälle oder chirurgische Eingriffe (z. B. bei Tumorresektionen) zum (teilweisen) **Verlust anatomischer Strukturen** im Mund-Nasen-Rachen-Bereich, ist meistens die Aussprache betroffen. Das gilt auch bei angeborenen Anomalien in diesem Bereich. Einzelne Strukturen können durch (operative) Plastiken oder Prothesen (z. B. Gaumenverschlussplatte, Zahnprothese) ersetzt werden. Die Betroffenen sind zum Sprechen auf diese Prothesen angewiesen. Pflegefachpersonen unterstützen ggf. beim Einsatz und der Pflege der Prothesen und ermöglichen damit die Artikulation und Phonation.

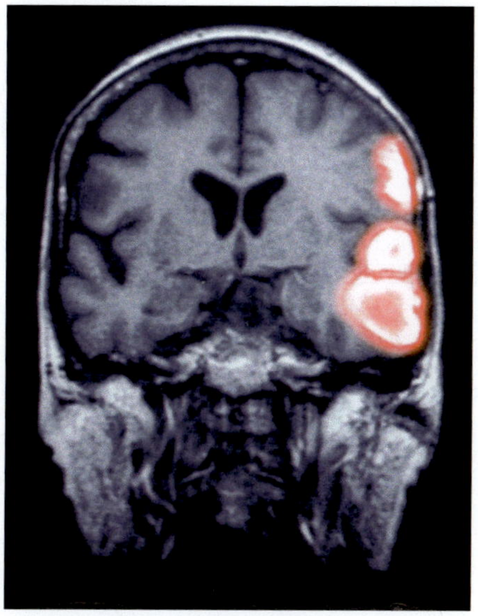

Abb. 1 Eine Blutung im linken Großhirn kann zu einer Aphasie führen.

Sprachstörungen

Sprachentwicklungsstörungen (SES) bilden eine Untergruppe kindlicher Sprachstörungen. Man unterteilt die SES in primäre und sekundäre Störungen. Sekundäre SES treten in Verbindung mit organischen oder sensorischen Defiziten auf. Primäre SES werden als spezifische Sprachentwicklungsstörungen (SSES) bezeichnet und bergen die Gefahr, weitere Störungen im Bereich des Lernens sowie der sozio-emotionalen Entwicklung zu begünstigen. Die Symptome sind nicht immer eindeutig, da die Sprachentwicklung individuell unterschiedlich verlaufen kann. Prinzipiell umfassen sie z. B.:

- Verzögerungen beim Erreichen der Meilensteine der Sprachentwicklung
- schwer verständliche Aussprache (z. B. Laut- und Silbenstrukturen werden altersuntypisch vereinfacht bzw. verfälscht)
- einen zu geringen Wortschatzumfang mit sehr langsamer Zunahme und altersuntypisch eingeschränktem Wortwissen
- grammatikalische Abweichungen von den Altersnormen in Bezug auf Äußerungslänge, Verwendung von Wortarten oder Beugungen
- Störungen des Sprachverständnisses
- einen kommunikativen Rückzug

REFLEXION | IMPULS | LERNORTVERNETZUNG

In logopädischen und pädiatrischen Fachkreisen gibt es eine Kontroverse über den geeigneten Zeitpunkt zur Intervention bei SSES. Auf der einen Seite stehen die Verfechter einer „Abwartehaltung", die die Gefahr einer Pathologisierung individueller kindlicher Entwicklung sehen. Auf der anderen Seite stehen diejenigen, die aufgrund der sprachlichen Defizite weitere Störungen befürchten und daher zu frühzeitiger Intervention raten. Aus ihrer Sicht verhindert eine Frühintervention sowohl die Verfestigung sprachlicher oder neuronaler Kompensationsmechanismen als auch die Stigmatisierung und Ausgrenzung der betroffenen Kinder. Welche Ansicht vertreten Sie? Wie würden Sie Eltern beraten?

Bundesverband APHASIE
aphasiker.de

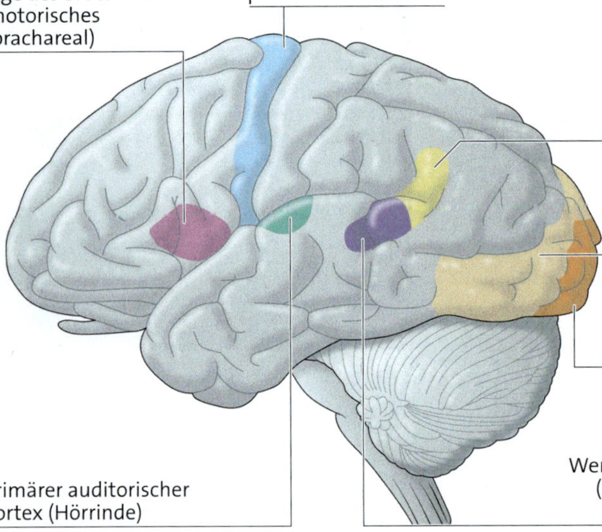

Abb. 1 Wichtigste Sprachregionen in der linken Hemisphäre des Großhirns

Aphasien sind produktive oder rezeptive (das Sprachverständnis betreffende) Funktionsstörungen der Sprachverarbeitung. Teilweise gehen sie mit Störungen der schriftsprachlichen Verarbeitung (Lesen und Schreiben – Dyslexie und Dysgraphie) einher. Entwickeln sich Aphasien zurück, verbleiben jedoch einzelne Funktionsstörungen, spricht man von einer **Dysphasie**. Die Ursache liegt in einer Störung im zentralen Sprachzentrum, der eine Verletzung der sprachdominanten Großhirnhälfte zugrunde liegt (traumatisch oder infolge eines Apoplex cerebri). Abhängig von der betroffenen Hirnregion und den damit verbundenen Symptomen unterteilt man in

- motorische Aphasie (Broca-Aphasie): Störung der Sprachproduktion aufgrund fehlender motorischer Impulse durch das motorische Sprachzentrum (Broca-Zentrum)
- sensorische Aphasie (Wernicke-Aphasie): Störung des Sprachverständnisses aufgrund von Läsionen im sensorischen Sprachverständniszentrum (Wernicke-Areal)
- amnestische Aphasie: Wortfindungsstörungen bei ansonsten flüssiger Sprachproduktion
- globale Aphasie: Störung rezeptiver und produktiver Anteile, sodass in den meisten Fällen keine Kommunikation mehr möglich ist

Experteninterview: Aphasie

Störungen der Stimme und des Stimmklangs

Als Stimmstörungen (Dysphonien) bezeichnet man alle Störungen, die mit einer Veränderung des Stimmklangs oder Einschränkung der stimmlichen Leistungsfähigkeit einhergehen. Es können funktionelle/organische, psychogene und spastische Dysphonien unterschieden werden. Eine Stimmlosigkeit (Aphonie) liegt bei einem völligen Erliegen der Stimmbildung vor. Eine häufige Dysphonie ist das Auftreten von Heiserkeit nach ›Struma-(teil-)resektionen‹, die aber meistens reversibel sind.

Strumaresektion → S. 884

B BEISPIEL

Auf einer allgemeinchirurgischen Station haben die Pflegenden die Beobachtung gemacht, dass viele Patienten mit Intubationsnarkose mehrere Tage heiser sind. Die Dysphonie klingt umso schneller ab, je weniger die Patienten reden. Daher versuchen die Pflegenden, möglichst oft geschlossene Fragen zu stellen, die mit Kopfnicken oder -schütteln zu beantworten sind, damit die Stimme geschont wird.

Dem Näseln (Rhinophonie) liegen häufig Wucherungen im Hals-Nasen-Rachen-Raum zugrunde. Sie beeinträchtigen die Schallentwicklung und damit den Stimmklang. Die Rhinophonie gilt auch als ein Symptom der multiplen Sklerose.
Wenn aufgrund tumoröser Erkrankungen die Entfernung des Kehlkopfes notwendig ist (Laryngektomie), fehlt der Hauptbildungsort der Stimme. Die Betroffenen können auf verschiedene Verfahren der Stimmrehabilitation zurückgreifen, z.B. Stimmerzeuger oder Sprachventile. Techniken ohne Hilfsmittel sind das Pseudoflüstern und die Ösophagusersatzstimme. Da die meisten Operationen geplant erfolgen und häufig auch die Operationstechnik im Vorfeld feststeht, beraten Pflegefachmänner und -frauen nach Absprache im interdisziplinären Team bereits präoperativ über mögliche Stimmrehabilitationsverfahren. Hierbei sollten auch mögliche Komplikationen berücksichtigt werden, die durch Bestrahlung, Chemotherapie sowie der Verletzung weiterer anatomischer Strukturen (›Neck Dissection‹) auftreten können.

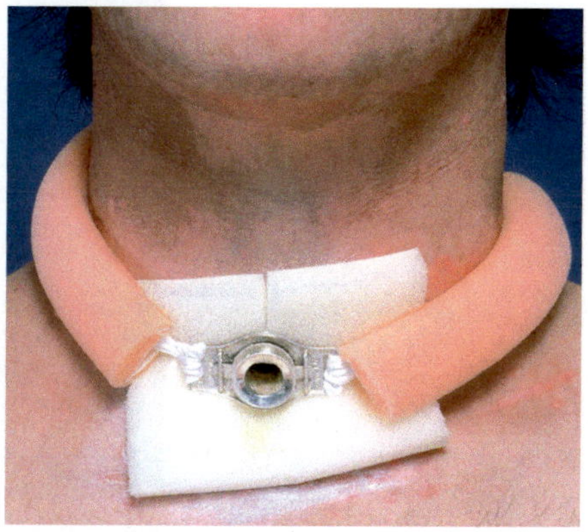

Abb. 2 Tracheostomapatienten können mit verschiedenen Hilfsmitteln die Fähigkeit zu sprechen wiedererlangen.

Neck Dissection
großräumige Entfernung der Halslymphknoten und benachbarter Strukturen

Störungen des Sprechablaufs

Leiden Menschen unter Störungen des Sprechablaufs, zeigen Pflegefachfrauen und -männer Geduld beim Zuhören. Jegliche Form von Druck verstärkt meist die Symptome. Störungen des Sprechablaufs gehen in der Regel nicht mit einer Intelligenzminderung einher, dennoch werden Betroffene häufig immer noch gesellschaftlich stigmatisiert.
Die wohl bekannteste Störung des Sprechablaufs ist das **Stottern** (Dysarthria syllabaris). Häufig beginnt das Stottern zwischen dem zweiten und vierten Lebensjahr und zeigt sich in der unfreiwilligen Wiederholung von Silben oder Lauten. Es scheint eine genetische Veranlagung hierfür zu geben; die früher angenommene Verbindung zu „Erziehungsfehlern" gilt als überholt. Stottern kann durch äußere Einflüsse verstärkt oder vermindert werden. Das **Poltern** zeigt sich in schnellem oder unregelmäßig schwankendem Sprechtempo. Es treten dabei Auslassungen, Verschmelzungen und artikulatorische Veränderungen von Lauten, Silben, Wörtern und Phrasen auf: „Chammafussbrochen" = „Ich habe mir meinen Fuß gebrochen". Dadurch wird das Sprechen häufig unverständlich. Viele vom Stottern oder Poltern betroffene Personen verspüren einen hohen Leidensdruck und reagieren mit Wut oder Traurigkeit.
Das **Stammeln** (veraltet Dyslalie) wird heute eher den ›Artikulationsstörungen‹ zugeordnet.
Mutismus liegt vor, wenn es keine funktionellen oder organischen Ursachen für ein „Nicht-Sprechen" gibt. Es tritt meist in Kombination mit verschiedenen psychiatrischen Symptomen auf.

Ethik
Wie reagieren Menschen in der Umgebung auf Menschen, die stottern?

Artikulationsstörungen → S. 570

4 Denken, Fühlen und Verhalten

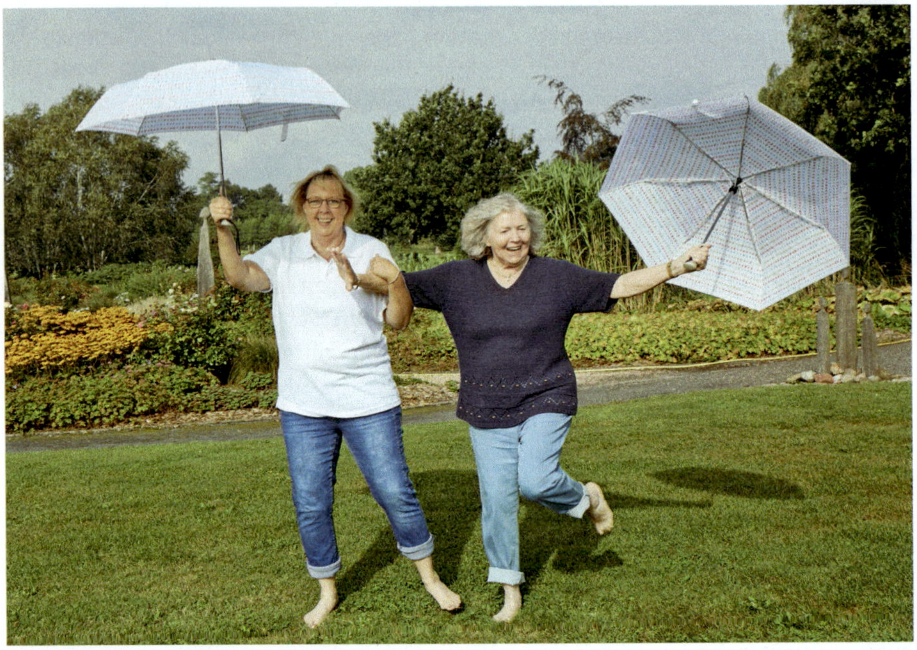

Abb. 1 Denken und Fühlen und Verhalten hängen eng zusammen.

Jedem Handeln gehen Gedanken und Gefühle voraus und umgekehrt. Wie das eine mit dem anderen zusammenhängt und interagiert, wird seit dem späten 19. Jahrhundert wissenschaftlich erforscht. Die Vertreter der ›Psychoanalyse‹ (z.B. Sigmund Freud) nahmen an, der Mensch sei vor allem von seinen (sexuellen) Trieben gesteuert. Ab dem 20. Jahrhundert setzte sich die Vorstellung durch, dass die inneren Vorgänge im Individuum von außen nicht beobachtbar sind. Die wissenschaftliche Denkrichtung des ›Behaviorismus‹ (z.B. Burrhus F. Skinner) blendete in ihren Analysen die Gedanken- und Gefühlswelt der Menschen aus und analysierte allein das Verhalten. Hier hat auch die bis heute angewandte Verhaltenstherapie als Behandlungsverfahren, z.B. bei ›Phobien‹, ihren Ursprung. Erst im Rahmen der „kognitiven Wende" ab den 1970er-Jahren konzentrierten sich Forscher wieder auf die Vorgänge, die im Innern des Menschen ablaufen. Die Vertreter des Kognitivismus (z.B. Kurt Lewin, Albert Bandura) erklärten menschliches Handeln als Ergebnis neuronaler ›Informationsverarbeitung‹, im Sinne von Reiz – Bewertung – Reaktion. Neurokognitive Ansätze integrieren seit den 1980er-Jahren Erkenntnisse aus der Neurowissenschaft. Die technische Entwicklung ermöglicht, dass u.a. mit bildgebenden Verfahren (z.B. funktionale Kernspintomografie) geistige Strukturen und Prozesse im neuronalen System nachgewiesen werden können. Kognitive Systeme sind heutzutage Bestandteil vieler technischer Innovationen, die auf künstliche Intelligenz zurückgreifen, z.B. in Pflegerobotern.

Psychoanalyse
Der Begriff steht sowohl für das Erklärungsmodell der menschlichen Psyche als auch für das psychotherapeutische Behandlungsverfahren.

Behaviorismus
engl. behaviour = Verhalten

Angststörungen → S. 645

Informationsverarbeitung → S. 576

REFLEXION | **IMPULS** | LERNORTVERNETZUNG

Wenn beide denken können, was unterscheidet den Pflegeroboter vom Menschen?

4.1 Denken, Fühlen und Verhalten erfassen

4.1.1 Kognitive und emotionale Prozesse und Verhalten

Kognitive Prozesse

Der Begriff ›Kognition‹ bezeichnet weit gefasst die ›mentalen‹ Operationen im zentralen Nervensystem, die bewusst und unbewusst ablaufen, wenn der Mensch denkt. (Abb. 1).

Kognition
lat. cognoscere = erkennen

mental
lat. mens = Geist, Vernunft; den Verstand betreffend

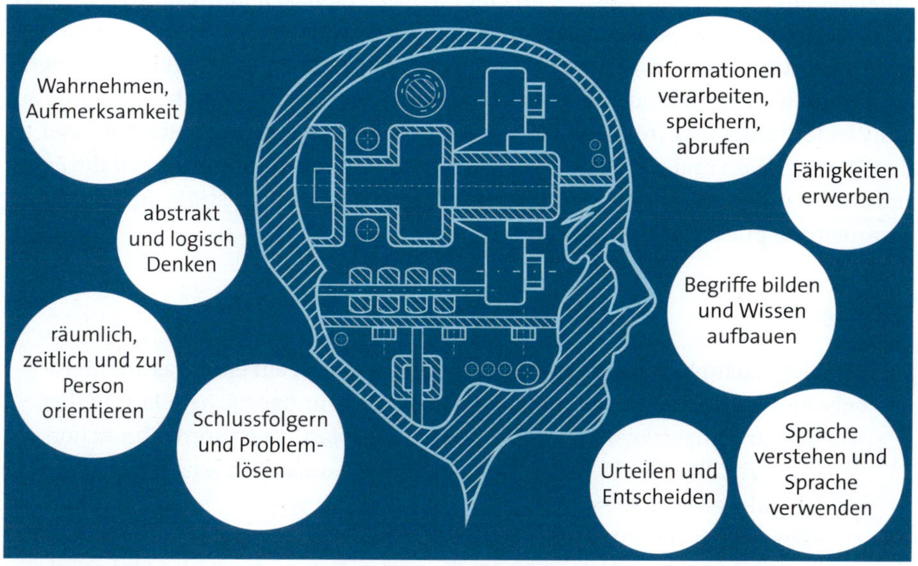

Abb. 2 Beispiele für kognitive Prozesse des Menschen

Die Fähigkeit zu denken entwickelt sich gemäß der Theorie ›Jean Piagets‹ in aufeinanderfolgenden Stadien, mit typischen geistigen Eigenschaften bzw. Denkleistungen während der ersten Lebensjahre. Im Rahmen dieser kognitiven Entwicklung erlangt das Individuum stufenweise ein komplexes Verständnis der Welt.

kognitive Entwicklung nach Piaget → *S. 312, Band 1*

Die Idee von der kognitiven Entwicklung verweist auf die Konstruktionsleistungen des menschlichen Gehirns, durch die jeder Mensch die Welt mit seinen Augen sieht. Für das Verständnis des Handelns anderer und die Gestaltung zwischenmenschlichen Verhaltens ist das Wissen von der konstruierten Wirklichkeit jedes Einzelnen von großer Bedeutung. Es kann z.B. hilfreich sein, wenn jemand in mehrdeutigen und herausfordernden Situationen an seine Vorstellungsgrenzen gelangt.

B BEISPIEL

Herr Manfred Winterfeld, 65, macht sich große Sorgen um seine Frau Katharina, 63, die mit Verdacht auf einen Apoplex stationär aufgenommen wurde. Aufgrund der verwaschenen Sprache und des hängenden Mundwinkels spricht er im Namen seiner Frau und erkundigt sich zum wiederholten Mal, wann er endlich den Stationsarzt sprechen dürfe. Dabei ist er äußerst erregt und zittert vor Wut. Pflegefachfrau Mareike Kyrik erklärt ihm erneut mit ruhiger Stimme, dass er sich noch gedulden müsse, da die Stationsärzte derzeit Visite machen. Trotz des herausfordernden Auftretens des Angehörigen verhält sie sich weiterhin professionell und fügt dieses Mal hinzu, dass die Visite noch ungefähr 20 Minuten dauern wird.

Diversität
Gibt es Unterschiede bei der Informationsverarbeitung zwischen Männern und Frauen?

Informationsverarbeitung
Der wesentliche Sinn menschlicher Informationsverarbeitung ist, orientierungs- und handlungsfähig zu sein. Dies geschieht zunächst durch die Bildung von Eigenschaftsbegriffen und Erklärungsbegriffen. Wir lernen (oder versuchen es zumindest), die Welt zu „begreifen".
Eigenschaftsbegriffe setzen sich aus einer Anzahl wesentlicher Merkmale zusammen und helfen uns, die Welt um uns herum zu ordnen. Stehen wir z.B. vor einem *Kühlregal* und sehen eine *Flasche* mit einer *weißen Flüssigkeit* darin, ordnen wir geistig diese erkennbaren Einzelmerkmale dem Eigenschaftsbegriff „Milch" zu und denken: „Ah, (Kuh-)Milch". Das Wort „Milch" kann aber zugleich auch Erklärungsbegriff sein, wenn wir einem Kind erläutern, was passiert, wenn wir eine Kuh lang genug auf der Weide stehen und fressen lassen, ihr am späten Nachmittag dann am Euter an den Zitzen ziehen und auf diese Weise „Milch" gewinnen. Dann haben wir die Funktionsweise und nicht die Eigenschaften als Ergebnis unserer geistigen Informationsverarbeitung präsentiert.

B BEISPIEL

Der Pflegefachmann Jens Stube arbeitet seit 13 Jahren auf einer gastroenterologischen Station. Er ist aktuell aufgefordert, sich für das nächste Jahr in den Urlaubsplan einzutragen. Das Thema „Urlaubsplan" verstimmt ihn schon, wenn er nur daran denkt. Als kinderloser Kollege muss sich Jens immer wieder den zahlreichen Eltern im Team unterordnen, weil es Ferien und Kitaschließzeiten zu beachten gilt. Jens fühlt sich etwas ungerecht behandelt, auch er möchte einmal Urlaub im Hochsommer haben. Am Ende wird er seinen Urlaub im November wieder fernab der Heimat verbringen müssen ...

Mundpflege → S. 133

Die einzelnen Schritte der Informationsverarbeitung laufen nicht getrennt und unabhängig voneinander ab. Die Beschreibung in „Schritt-Form" dient allein dem besseren Verständnis. Das Denken ist hochgradig vernetzt, weist unterschiedliche Komplexitätsgrade und Oberflächenstrukturen auf, ist geschichtet und geht unterschiedlich tief. Die **mentalen Vorstellungen** unseres Wissens sind vielfältig und nicht immer geradlinig, wie dies z.B. beim Zähneputzen nach der ›KAI-Regel‹ der Fall ist: Kauflächen links-rechts putzen, Außenflächen links-rechts-vorn putzen, Innenflächen links-rechts-vorn putzen. Sie liegen bei jedem Einzelnen verschieden geformt und anwendbar vor und umfassen eine Art innere Simulation des äußeren Geschehens. Das Gehirn erzeugt eine geistige Vorstellung, während an etwas gedacht bzw. etwas erlebt wird. Hierbei lassen sich verschiedene Arten dieser kognitiven Vorstellungsmuster beschreiben.

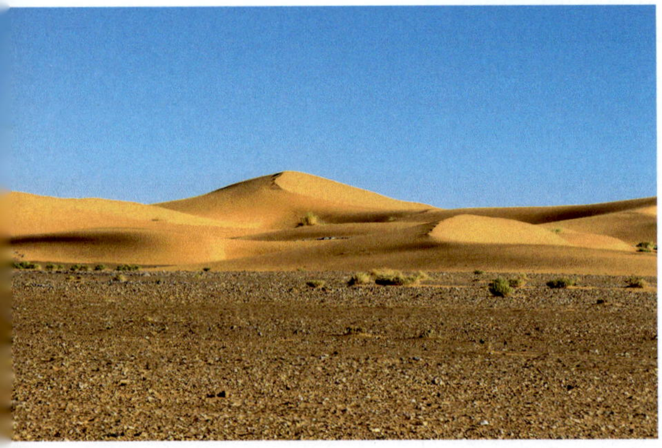

Abb. 1 Übliche begriffliche Vorstellungen von „Wüste" sind „Sand, Licht, Trockenheit".

- **Aussagenartige Vorstellung:** Informationen werden in Netzwerken abgebildet. *Propositionale Netzwerke* bestehen aus kleinsten Bedeutungseinheiten (= Propositionen), z.B. Wasser, flüssig. *Begriffsnetzwerke* fassen hingegen Rangfolgen und Ordnungen zusammen und transportieren eine umfänglichere Bedeutung, z.B. Wasser, Getränk, Hitze, Durst, Trinken. Sie werden auch ›semantische‹ Netzwerke genannt.

semantisch
den Inhalt, die Bedeutung betreffend

- **Analoge Vorstellung:** Diese baut auf konkret-anschaulichem Denken auf. Beispielsweise ruft die Erinnerung an das Elternhaus, in dem man herangewachsen ist, ein detailgetreues geistiges Vorstellungsbild hervor. Überhaupt kommt dem enorm großen visuellen Gedächtnis viel Bedeutung zu, weil die darin gespeicherten Informationen häufig gut erinnert werden. Wer einmal einen am Kreuzbein lokalisierten ›Dekubitus‹ vierten Grades gesehen hat, kann sich diesen immer wieder relativ genau vorstellen.
- **Handlungsmäßige Vorstellung:** Der Wissensaufbau durch Tätigsein sowie motorische Fertigkeiten stehen im Vordergrund und können erinnert werden. Daraus können neue Handlungsabläufe entstehen. Pflegefachpersonen verfügen im Rahmen beruflicher Handlungskompetenz über zahlreiche Handlungsmuster, vom ›Messen des Blutdrucks‹ bis hin zur Bedienung von Heimbeatmungsgeräten.
- **Multiple Vorstellung:** Informationen werden mehrfach ›kodiert‹, d.h. aussagenartig *und* analog abgespeichert. Die Mischung aus konkret-anschaulichen Informationen und abstrakter Bedeutung erleichtert ein späteres Erinnern. Es ist daher z.B. ratsam, beim Lernen nicht nur auf die aussagenartige Repräsentation von Wissen in Texten, sondern auch auf anschauliche Bilder zurückzugreifen.

Dekubitus → *S. 69*

Blutdruck messen → *S. 407*

Heimbeatmung → *S. 511*

(en-)kodieren
Vorgang des Speicherns von Informationen; *Dekodierung* ist der Vorgang des Abrufens gespeicherter Informationen

Gedächtnis

Die menschliche Merkfähigkeit ist grundlegend für die Orientierung in der Welt. Aus vergangenen (erinnerten) Ereignissen entwickeln wir unser Verhalten für die Gegenwart und Zukunft.

Erinnerung ist immer eine individuelle geistige Wiederherstellung vergangener Situationen, bei der aber jeweils nur Bruchstücke erinnert werden. Fehlende Informationen werden z.B. durch Schlussfolgern ergänzt. Pflegefachpersonen können mit etwas Übung und ›aktivem Zuhören‹ den Erinnerungskonstruktionen pflegebedürftiger Menschen Bedeutungsaspekte entnehmen, die wichtig sind. So könnte eine wiederholt vorgetragene Fluchtgeschichte einer Geflüchteten den versteckten Appell enthalten, v.a. für ihre Sicherheit zu sorgen.

aktives Zuhören → *S. 273, Band 1*

Beim Gedächtnis handelt es sich nicht um einen konkreten Ort im Gehirn, sondern vielmehr um ein kognitives System, das sich aus verschiedenen Komponenten und Funktionen zusammensetzt. Der komplexe Vorgang des Erinnerns hat drei wesentliche Merkmale: Informationen aufzunehmen, zu ordnen und abzurufen. Es lassen sich, je nach Fachdisziplin und Betrachtungswinkel, verschiedene Gedächtnissysteme unterscheiden, die allerdings nicht getrennt voneinander wirken, sondern stets in gegenseitiger Beeinflussung:

Priming
Bahnung, Lenkung in eine Richtung

Gedächtnisform		Beschreibung
Deklaratives Gedächtnis (Speicherinhalt kann mitgeteilt werden)	episodisches Gedächtnis	Gedächtnis für autobiografische Daten und Ereignisse, die in Form propositionaler Netzwerke gespeichert sind; Propositionen als kleinste Bedeutungsträger sorgen für lückenhaftes Erinnern, das wir mit uns logisch scheinenden Informationen auffüllen, die nicht immer der Realität entsprechen müssen
	semantisches Gedächtnis	Gedächtnis für größere Wissenseinheiten in Form von Sachwissen, z.B. medizinische Begriffe und Handlungswissen, Ablauf einer Pflegevisite
Prozedurales Gedächtnis		Speicherort für unbewusste motorische Fertigkeiten und Handlungswissen, z.B. beim Ski fahren, Verband wechseln, Kochen; dieser Speicherinhalt kann nicht verbalisiert werden
›Priming‹		Zugriff auf unbewusste Speicherinhalte durch Wiedererkennung von Mustern und Situationen

Tab. 1 Gedächtnissysteme des Menschen

Hinsichtlich der zeitlichen Dimension wird zudem das **Kurzzeitgedächtnis** vom **Langzeitgedächtnis** unterschieden. Das Kurzzeitgedächtnis (auch Arbeitsgedächtnis) ist die Informationsspeicherung über durch Reizaufnahme aktivierte ›Neurone‹ für einen Zeitraum von etwa 20 Sekunden, ehe sie im Langzeitgedächtnis abgelegt werden. Damit ist noch nicht gesagt, dass die gespeicherte Information bei Bedarf sofort wieder ins Bewusstsein gerufen werden kann. Eventuell wird sie von neuen Informationen überlagert oder auf sonstige Weise daran gehindert, an die Oberfläche zu treten. Unbewusste Gedächtnisinhalte sind vor allem im psychotherapeutischen bzw. psychiatrischen Kontext von Bedeutung.

Aufbau Nervensystem → S. 536

Digitalisierung
Inwieweit wirken sich digitale Medien positiv oder negativ auf das Gedächtnis eines Menschen aus?

Handeln und Problemlösen
Menschen verfügen über subjektiv geformte und funktionale Wissensstrukturen, dank derer sie ihren Alltag bewältigen können. Durch **Handeln** gestaltet sich der Mensch sein Dasein und seine Umwelt. Jedem Tun liegt i.d.R. ein Motiv zugrunde, selbst wenn wir entscheiden, etwas nicht zu tun.
Individuelle Handlungserfahrungen sind immer auch vom sozialen Kontext abhängig. Auszubildende in der Pflege profitieren beispielsweise von guter Praxisanleitung, weil sie die gezeigten Handlungskonzepte und Handlungsmuster übernehmen können, um sie später im Rahmen ihrer entwickelten ›Handlungskompetenz‹ eigenständig auszuführen.

Handlungskompetenz → S. 50

Beim **Problemlösen** gilt es, durch planvolles, aktives Handeln Barrieren zu überwinden, um einen erwünschten Zielzustand zu erreichen. Der amerikanische Mathematiker Grayson Wheatley definierte einmal augenzwinkernd, ein Problem zu lösen sei das, was wir tun, wenn wir nicht wissen, was zu tun sei.
Aus einer Vielfalt vorhandener (bekannter) Lösungsmöglichkeiten muss mittels Entscheidungsfindung ausgewählt werden. Das Lösen neuartiger Probleme, für die noch keine mentalen Modelle existieren, kann gefühlsmäßig oder durch gezieltes Denken erreicht werden (Tab. 1).

Problemlösung durch ...
Versuch und Irrtum („Trial and Error“), v. a. in unübersichtlichen Problemsituationen als Einstieg für ein späteres strategisches Handeln
Umstrukturierung des Problems, durch Neuanordnung der einzelnen Problempunkte, z. B. durch Perspektivwechsel
strategisches Denken als gedankliches Vorwegnehmen und Planen von Lösungsschritten
Einsatz von Kreativität mittels Inspiration (als kluger Einfall) oder originelle Anwendung vorhandenen Wissens
systemisches Denken: Zielzustand klären, Systemstruktur erfassen und einbeziehen, Schwerpunkte setzen und ›priorisieren‹, Neben- und Fernwirkungen berücksichtigen

Tab. 1 Kognitive Möglichkeiten des Problemlösens

priorisieren
Rangfolge, Stellenwert festlegen

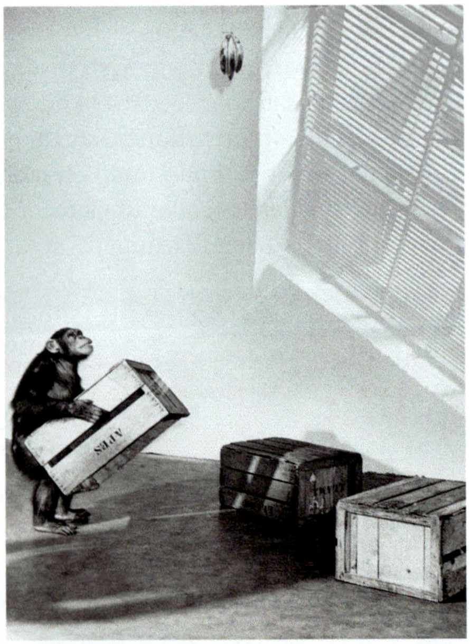

Abb. 1 Schon die Primatenforschung erbrachte interessante Resultate bezüglich Problemlösungsverhalten.

Emotionale Prozesse

Emotionen sind Gefühle, die körperliche Veränderungen, kognitive Prozesse und Verhaltensaspekte beinhalten und der Anpassung an wechselnde Umweltbedingungen dienen. Sie treten in Erscheinung, wenn Menschen einer Situation eine persönliche Bedeutung beimessen. In der Regel geschieht dies unbewusst, schon während des Wahrnehmungsvorgangs. Emotionsauslösende Reize können sein:

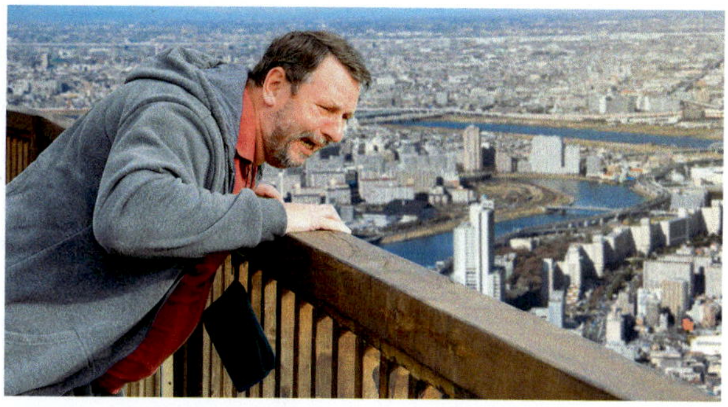

Abb. 2 Höhenangst ist ein starker physiologischer Reiz.

- **Umweltreiz.** Das Individuum nimmt eine Situation wahr. Dabei kann grundsätzlich jede Situation emotionsauslösend sein, ganz gleich, ob sie angenehm, anstrengend oder gefährlich ist.
- **kognitiver Reiz.** Das Individuum nimmt in einer Situation eigene Gedanken (z.B. als Erinnerungen) wahr. Das Werbeplakat für ein neues Smartphone-Modell, das mit einer beeindruckenden Naturaufnahme beworben wird, weckt das Interesse des Betrachters, der sich an die geringere Fotoqualität seines Handys erinnert.
- **physiologischer Reiz.** Das Individuum nimmt in einer Situation eine körperliche Reaktion wahr, analysiert diese und fühlt dementsprechend. Zum Beispiel: Ein Mann betritt die Aussichtsplattform eines Hochhauses. Als er sich auf das Geländer zubewegt, bemerkt er ein starkes mulmiges Gefühl und bekommt weiche Knie. Er fragt sich, ob das Höhenangst sei, bislang hatte er damit keine Probleme.

Emotionsauslösende Reize müssen nicht isoliert auftreten. Relativ häufig bedingen sie einander oder rufen sich gegenseitig hervor. Das lässt sich sehr gut am Beispiel der antizipatorischen (vorweggenommenen) Übelkeit bzw. des antizipatorischen Erbrechens verdeutlichen: Im Rahmen einer ›Chemotherapie‹ sind bei Betroffenen Übelkeit und Erbrechen gefürchtete Nebenwirkungen. In der Folge von Zytostatika-bedingtem Erbrechen kann ein Lerneffekt einsetzen (*Kognition*). Die Pflegebedürftigen verknüpfen die heftige körperliche Reaktion mit der Verabreichung des Zytostatikums. Das löst gegenüber der Therapie Ekelgefühle und Ängste (*Emotion*) aus. Es wird nun erwartet, dass sich Übelkeit und Erbrechen bei der nächsten Gabe wiederholen werden. Und so kann es passieren, dass die Pflegebedürftigen beim nächsten Zyklus bereits beim Anblick der Infusion erbrechen, obwohl davon noch gar nichts verabreicht wurde. Bei manchen zu pflegenden Menschen sind die Nebenwirkungen so stark, dass sie die Chemotherapie abbrechen (*Handeln*).

Chemotherapie → S. 117

W ZUM WEITERDENKEN

Physiologische Reize besitzen die Eigenschaft der Emotionsverstärkung. Wenn sich Menschen infolge eines Gefühls „hängenlassen", melden ›afferente Nervenbahnen‹ dem Gehirn Informationen z.B. zur gebeugten Körperhaltung und zur Mimik (z.B. hängende Mundwinkel). Das Gehirn interpretiert diese Informationen als Anhaltspunkt für depressive Gefühlsreaktionen. Körper und Emotion verstärken so in einem Teufelskreis das negative Erleben. Dieser Effekt lässt sich aber auch für positive Emotionen beobachten. Pflegefachpersonen können Pflegebedürftigen also nicht nur Sicherheit vermitteln, wenn sie diese im Rahmen der Mobilisation zu aufrechter Körperhaltung motivieren, sondern auch ein gutes Gefühl.

Nervensystem → S. 536

Gefühl, Stimmung, Affekt Der Begriff „Emotion" ist von den verwandten, häufig synonym verwendeten Begriffen „Gefühl", „Stimmung" und „Affekt" abzugrenzen.

- Gefühl: subjektives Erleben körperlicher Erregungen im Rahmen von Emotionen
- Stimmung: weniger intensiv als Emotionen, von längerer Dauer, unbestimmt gerichtet
- Affekt: kurzer, intensiver Emotionszustand, mit starker Verhaltensbeeinflussung

Instinkt
Naturtrieb, angeborenes Verhaltensprogramm, das infolge verschiedener Schlüsselreize auftritt, z. B. das Festklammern des Säuglings

Betrachtet man allein die Gefühle, erfüllen sie, ähnlich wie ›Instinkte‹, wichtige Funktionen (Tab. 1), sind aber weniger spezifisch in Bezug auf die auslösenden Faktoren. Deshalb können sie manchmal als unpassend, übertrieben oder sogar sinnlos erlebt werden.

Funktion	Beschreibung
Rückmeldung	Gefühle melden dem Individuum zurück, wie es um die eigene Bedürfnisbefriedigung bestellt ist. Sie können Unbewusstes bewusst machen, indem sie z. B. innere Konflikte durch bestimmtes Verhalten an die Oberfläche befördern. Die Rückmeldung ermöglicht die Bearbeitung der auslösenden Faktoren und damit die Wiederherstellung des inneren Gleichgewichts.
Motivation	Gefühle können ein bestimmtes Verhalten hervorrufen. Angst motiviert z. B. zur Flucht oder zum Erstarren (= Totstellen), Wut zum Angriff, Freude zum Weitermachen, Neid zu besseren Leistungen. Dabei spielt es keine Rolle, ob das auslösende Ereignis tatsächlich stattgefunden hat oder nur vorgestellt wird.
Lernen und Erhalten	Gefühle unterstützen das Individuum, zu erkennen, welche Verhaltensweisen sich bewähren. Es lernt, sich auf bestimmte Weise zu verhalten. Gefühle bewirken, dass dieses Verhalten mit einer gewissen Intensität beibehalten wird, um so erstrebenswerte Ziele zu erreichen. Leider gibt es auch negative Lerneffekte, z. B. die Angst vor der Angst im Rahmen von Panikattacken.
Selektion	Bereits im Wahrnehmungsprozess beeinflussen die Gefühle, was das Individuum als besonders bedeutsam empfindet und worauf es seine Aufmerksamkeit richtet. Je stärker die Gefühle während der Wahrnehmung sind, umso mehr Informationen gelangen ins ›Langzeitgedächtnis‹.
Soziale Funktion	Gefühle beeinflussen soziale Interaktionen, z. B. fördert ein angenehmes Klima im ›Team‹ die Neigung, sich einander hilfsbereit zu zeigen.

Tab. 1 Funktionen von Gefühlen

Langzeitgedächtnis → *S. 578*

Team → *S. 123, Band 1*

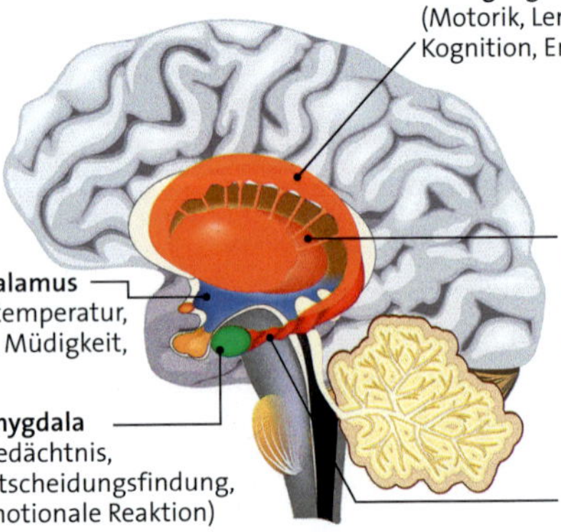

Abb. 1 Bestandteile des limbischen Systems und deren wesentliche funktionale Domänen

Neuronale Prozesse im Zusammenhang mit Emotionen Das limbische System, das sich aus mehreren anatomischen Strukturen zusammensetzt, die zu Großhirn, Mittelhirn und Hirnstamm gehören, ist ein emotionales Netzwerk. Es ist unser „emotionales Gehirn" und maßgeblich für die Entstehung, Aufrechterhaltung und das Abebben von Emotionen verantwortlich.

Netzwerke besitzen die Eigenschaft, sich durch Kommunikation der Netzwerkkomponenten zu organisieren. Die verschiedenen anatomischen Bestandteile des limbischen Systems kommunizieren untereinander über Nervenbahnen, um ihre Arbeitspakete, z. B. Emotionen, zu organisieren.

Bei der Steuerung von Emotionen fungiert die paarig vorhandene Amygdala (Mandelkern) als erste Instanz, die eingehende Informationen filtert und wahrgenommene Sinneseindrücke mit einer Bedeutung etikettiert. Das Individuum reagiert mit einem schnellen ersten Gefühlsimpuls (*wir zucken erschreckt zusammen, wenn wir in der abendlichen stillen Wohnung ein Poltern hören*).
Dann werden die Informationen über zahlreiche weiterführende Nervenbahnen an benachbarte Zentren weitergeleitet. Es gibt Verbindungen zum motorischen, autonomen und endokrinen System sowie zu visuellen, sensorischen und gustatorischen Verarbeitungszentren in der Großhirnrinde. Dort werden die Informationen verarbeitet und die mitgelieferte Bedeutung nach eingehender Bewertung einschließlich des Abgleichs mit früheren Erfahrungen bestätigt oder relativiert (*wir können uns das Poltern mit einem offenen Fenster erklären*).

W ZUM WEITERDENKEN

Es hat sich als evolutionärer Überlebensvorteil erwiesen, dass Menschen in der Lage sind, schnell und unmittelbar auf Gefahren zu reagieren. Eine zeitraubende kognitive Analyse der vitalen Bedrohung hätte tödlich enden können, wenn aufgrund langwieriger Denkvorgänge die Flucht vor dem hungrigen Säbelzahntiger nicht angetreten worden wäre.
Leider hat sich die Welt schneller verändert als die Evolution den Menschen. Trotz deutlich verminderter Risiken für Leib und Leben arbeitet der zuständige Teil des Gehirns (Amygdala) unvermindert mit ihrem evolutionär angelegten „Alarm"-Programm.

Infolge der limbischen Aktivität führen die Emotionen zu spezifischen körperlichen Erregungen. Sie werden durch das ›somatische und das vegetative Nervensystem‹ mit Sympathikus und Parasympathikus vermittelt. Angst löst beispielsweise über sympathische Nervenfasern eine generelle Alarm- und Handlungsbereitschaft aus, die körperliche Funktionen beeinflusst, z.B. Atmung, Herzfrequenz, Muskelspannung, Feuchtigkeit von Haut und Schleimhaut.

Aufbau des Nervensystems → S. 536

paraverbal
bezogen auf das hörbare Stimm- und Sprechverhalten

Emotion und Verhalten Emotionales Verhalten umfasst Ausdrucksaspekte und Handlungsaspekte. Menschen drücken ihre Emotionen durch Mimik, Gestik und Körperhaltung aus (Abb. 2). Aber auch das ›paraverbale‹ Verhalten spiegelt Emotionen wider, z.B. neigen verärgerte Menschen dazu, ihre Stimme zu erheben.

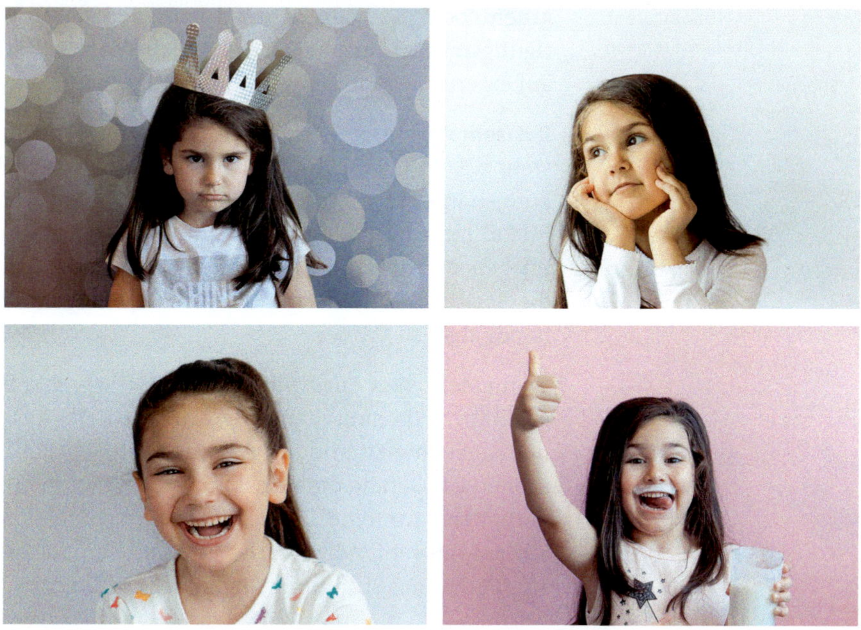

Abb. 2 Mimik, Gestik, Körperhaltung geben eine Menge preis.

Es lassen sich verschiedene Basisemotionen (primäre Emotionen) unterscheiden, die mit typischen Handlungen assoziiert sind und eine bestimmte Funktion erfüllen. Ihre Anzahl variiert in der psychologischen Wissenschaftstheorie, je nach Forschungsperspektive, zwischen vier und elf (Tab. 1).

Basisemotion	Handlungsaspekt	Funktion
Angst, Schrecken	sich zurückziehen, entkommen	beschützen
Ärger, Wut	angreifen, beißen	zerstören
Freude, Entzücken	sich paaren, Besitz ergreifen	Reproduktion
Traurigkeit, Kummer	weinen	Reintegration
Bestätigung, Vertrauen	sich binden, pflegen	Vereinigung, Dazugehören
Abscheu, Ekel	erbrechen, ›defäzieren‹	ablehnen
Erwartung	prüfen	erkundigen
Überraschung	innehalten, erstarren	Orientierung

Tab. 1 Beispiele für Basisemotionen

defäzieren
lat. faex (Sg.), faeces (Pl.) = Bodensatz, Niederschlag (in einer Flüssigkeit; Kot ausscheiden, Stuhlgang haben)

Basisemotionen sind kulturübergreifend anzutreffen, der Umgang mit ihnen kann stark variieren. Pflegefachpersonen können kulturelle Besonderheiten würdigen, indem sie z. B. Möglichkeiten für kulturspezifisch gelebte ›Trauer‹ schaffen.
Emotionen durch Verhalten offen zu zeigen, ist nicht immer angebracht. Für Pflegende kann es schwierig sein, die professionelle Balance zwischen Zulassen und Unterdrücken zu finden. In der ›Pflegebeziehung‹ gelten bestimmte ›Darbietungsregeln‹. Während z. B. Antipathie nicht thematisiert werden sollte, kann ein Gespräch über empfundenen Ekel während des Verbandwechsels an einer septischen Wunde sogar beziehungsfördernd sein, weil auf diese Weise eine Vertrauensbasis aufgebaut wird. Emotionen unterdrücken zu müssen, kann die Kommunikation mit Pflegebedürftigen erschweren. Entweder erleben diese das Verhalten von Pflegenden als ›inkongruent‹ oder die Pflegenden fühlen sich dadurch belastet. Wenn individuelle Bewältigungsmuster versagen, lohnt sich die Kommunikation im Team oder der Rückgriff auf externe Bewältigungshilfen, z. B. das Instrument der ›Supervision‹.

Trauer → *S. 805*

Pflegebeziehung → *S. 297, Band 1*

Darbietungsregel
sozialpsychologisches Konstrukt zur Erklärung der in der Sozialisation erlernten Unterdrückung von Emotionen, um kulturellen Erwartungen zu entsprechen

inkongruent
nicht übereinstimmend

Supervision → *S. 133, Band 1*

Basisemotion Angst Angst ist in der Pflege eine allgegenwärtige Emotion. Sie entsteht z. B. dort, wo einer Pflegebedürftigen plötzlich oder allmählich die Einschränkungen ihrer physiologischen Bedürfnisse klar werden. Pflegefachpersonen werden im Rahmen ihrer Pflegearbeit immer wieder mit Angsterleben und Angstverhalten Pflegebedürftiger in unterschiedlicher Ausprägung konfrontiert. Das setzt voraus, die Basisemotion und mit ihr verbundene Verhaltensmuster zu kennen und diese handhaben zu können.

Wenn Menschen Angst empfinden, sind sowohl Körper als auch Psyche beteiligt. Abgeleitet vom lateinischen *angere* für „die Kehle zuschnüren“ steht der Begriff für eine unangenehme Empfindung. Als Urgefühl warnt die Angst das Individuum vor einer drohenden Gefahr, die nicht immer von außen einwirken muss. Auch ein riskantes Verhalten kann eine Gefahr für Leib und Seele darstellen. Die Gefährdung geht in diesem Fall vom Individuum selbst aus, dem folgenden Entsetzen darüber kann eine Art (Verhaltens-)Lähmung folgen, der Organismus stellt sich im Grunde tot.

Angst hat aber auch eine mobilisierende Funktion. Unter dem Druck der Angst vollbringen Menschen nicht selten übermenschliche Leistungen, zu denen sie normalerweise nicht fähig wären. Dabei spielt es keine Rolle, ob Angst durch die Präsenz eines Raubtieres oder eine bevorstehende Prüfung ausgelöst wurde. In beiden Fällen kann die Angst einen Menschen dazu bringen, die Situation zu meistern. Er ergreift entweder die Flucht vor dem Raubtier oder er greift an, im Fall der Prüfung durch die Lösung der gestellten Aufgaben.
Aufgrund dieser Schutz- und Aktivierungsfunktion hat sich Angst als evolutionärer Vorteil erwiesen. Gleichwohl haben sich die äußeren Bedrohungen verändert. Es kommt heutzutage in westlichen Gesellschaften kaum vor, dass Mensch und Raubtier sich Auge in Auge gegenüberstehen. Die Gegenwart ist durch schnellen und ständigen Wandel charakterisiert. Die Menschen sind ständig mit neuen und ungewohnten Anforderungen konfrontiert. Sie haben beispielsweise Angst vor neuen Technologien, vor der Untersuchung in einer engen MRT-Röhre, einer Krebsdiagnose oder dem Datendiebstahl im Internet.
Da Angst meist unangekündigt und unfreiwillig auftaucht, kommt es häufiger zu Situationen, in denen sie als unangebracht oder störend empfunden wird, weil sie im Verhältnis zum Anlass unangemessen oder übertrieben erscheint. Je nachdem, ob eine Person ängstlicher oder mutiger veranlagt ist, kann dies weniger oder mehr ausgeprägt sein. Hier liegt die von der individuellen Disposition (Veranlagung) abhängige Grenze zu den ›pathologischen Ängsten‹.

Kommunikation
Wie drücken Menschen ihre Angst aus?

Angsterkrankungen → *S. 645*

Körperliche Veränderungen im Zusammenhang mit Angst umfassen zahlreiche ›vegetative‹ Symptome, die je nach Anlass unterschiedlich stark ausfallen (Tab. 2).

vegetativ
unbewusst, unwillkürlich

Körperliche Reaktion	Erklärung
Erhöhte Wachheit und Aufmerksamkeit	die Nebennieren schütten die Stresshormone Adrenalin und Noradrenalin aus
Verändertes Herz-Kreislauf-System	z. B. Erweiterung der Herzkranzgefäße und bessere Durchblutung des Herzmuskels, Herzrasen, Herzklopfen durch Adrenalin- und Noradrenalinwirkung
Beschleunigte Atmung, erweiterte Bronchien	erhöhter Energie- und Sauerstoffbedarf der Muskulatur
Körperhaare stellen sich auf, Extremitäten werden kalt	Engstellung und Zusammenziehen der Blutgefäße in der Haut
Unterbrochene Verdauungs- und Ausscheidungsprozesse	verringerte Organdurchblutung durch verengte Blutgefäße
Kloßgefühl im Hals	Verkrampfung der Kehlkopfmuskulatur
Die Umwelt wird verändert oder verschwommen wahrgenommen	Pupillen weiten sich
Schwindel	aufgrund der verstärkten Atmung (Hyperventilation)
Körpertemperaturanstieg	der Stoffwechsel ist beschleunigt, Energiereserven werden angezapft und sorgen für die Erhöhung des Blutzuckerspiegels und der Blutfettwerte
Schweißausbruch	v. a. an den Händen, um den Körper zu kühlen
Mundtrockenheit	infolge der Eindickung des Speichels und Mundatmung

Tab. 2 Angstsymptome und ihre Entstehung. Jedes der Symptome ist sowohl bei physiologischen als auch pathologischen Ängsten anzutreffen, muss aber nicht bei jeder Angstreaktion vorkommen.

Realangst entsteht aufgrund des tatsächlichen Vorhandenseins einer bedrohlichen Situation und ebbt in der Regel nach einigen Augenblicken bis Minuten wieder ab. Spätestens, wenn der auslösende Grund neutralisiert oder die Gefahrensituation kognitiv als weniger bedrohlich eingeschätzt wird, erreicht sie ein erträgliches Maß. Es ist völlig normal, angesichts einer Bedrohung sofort Angst zu verspüren und erst dann über die Bedrohung nachzudenken. Die Sinnesorgane leiten die wahrgenommenen Sinnesinformationen zur Situation über die Amygdala (Mandelkern) an die Großhirnrinde weiter. Der Mandelkern erfüllt seine Funktion als emotionaler Wächter und aktiviert die Angstreaktion, sobald es brenzlig wird. Wenn das Ergebnis der späteren kognitiven Bewertung lautet, dass die Bedrohung gebannt ist oder nun realistischer eingeschätzt wird, erhält die Amygdala Signale, die Aktivität zu drosseln.

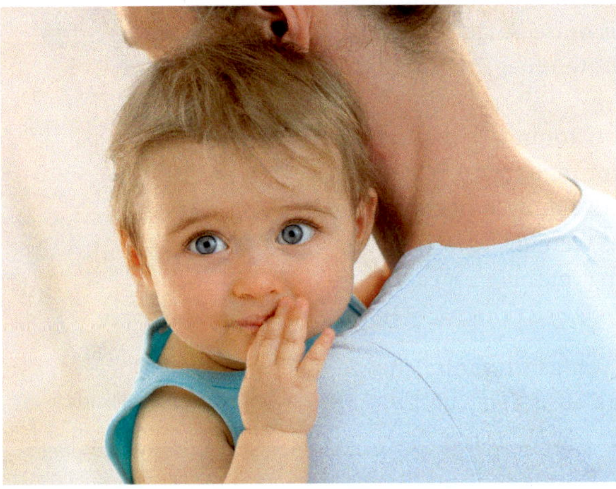

Abb. 1 Während der Achtmonatsangst haben Kleinkinder zum ersten Mal eine ausgeprägte Skepsis gegenüber allen, die nicht ihre Eltern sind.

Neben der Realangst existieren weitere physiologische Ängste, die nicht nur „normal" sind, sondern auch nützlich. In der kindlichen Entwicklung sind sie geradezu erforderlich, um bestimmte Entwicklungsschritte zu vollbringen, z.B. **Trennungsängste** zu Beginn der Kitaphase. Die erfolgreiche Bewältigung dieser Angst geht mit einem Zuwachs an Selbstbewusstsein einher.
Bekannt ist auch, dass Kinder **Angst vor der Dunkelheit** haben. Grund ist meist die Angst vor dem Unbekannten. Das Kind wird an persönlicher Stärke gewinnen, wenn es die Angst vor der Dunkelheit besiegt. Um Angst vor dem Unbekannten zu haben, müssen Kinder zwischen Bekanntem und Unbekanntem unterscheiden. Säuglinge können dies etwa ab dem achten Monat. Während sie bis dahin meist alle Personen freundlich angelächelt haben, reagieren sie ab diesem Moment skeptisch auf Fremde und seltene Besucher. Sie erkennen die Gesichter der Eltern nun als die bekanntesten und wichtigsten Bezugspersonen. Alle anderen sind dies nicht. Die Säuglinge durchleben die sogenannte **Achtmonatsangst** und fremdeln beim Zusammentreffen mit fremden Personen, verstecken sich z.B. hinter den Eltern. Die Phase kann sich bis ins dritte Lebensjahr hinziehen.

Im Erwachsenalter verspüren viele Menschen **Existenzangst**. Im Gegensatz zur Realangst muss hier keine reale Bedrohung vorliegen. Die Angst ist diffus und beinhaltet Gedanken an mögliche „schlimme" Situationen, z.B. eine schwerwiegende Erkrankung zu erleiden oder die Arbeit zu verlieren.

B BEISPIEL

Die Auszubildende Clara Redlich startet unzufrieden in den theoretischen Unterrichtsblock. Beim Gedanken an die bevorstehende Prüfung spürt sie, wie die Angst Besitz von ihr ergreift. Während des praktischen Einsatzes gab es immer so viel zu tun und die Erschöpfung war groß. Das Lernen in der Freizeit kam dementsprechend viel zu kurz. Außerdem weiß Clara, dass sie in Prüfungssituationen zu Blockaden neigt. Das beunruhigt sie noch mehr. In ihrer Verzweiflung beschließt sie, sich dieses Mal nicht von der Angst lähmen zu lassen, und sucht das Gespräch mit der Vertrauenslehrerin. Diese erklärt ihr, dass es geeignete kognitive Strategien gibt, um das Lernen zu verbessern und die Angst zu minimieren.

Emotionsarbeit Pflegebedürftige Menschen finden sich häufig in neuartigen wie vulnerablen (verletzlichen) Situationen wieder. Sie müssen sich (plötzlich) mit körperlichen Einschränkungen, Abhängigkeit oder Krankheitserleben auseinandersetzen. Von Pflegefachpersonen wird erwartet, dass sie die missliche Lage der Pflegebedürftigen in der Begegnung mit ihnen auffangen und abmildern. Durch Emotionsarbeit, d.h. Erbringung emotionaler Leistungen wie z.B. Freundlichkeit, ›Empathie‹, Zurückhaltung, Ergebenheit unterstützen sie bei der Genesung oder Bewältigung von Pflegebedürftigkeit.

Der Einfluss der Emotionsarbeit von Pflegenden auf ihre eigene Gesundheit ist nicht zu unterschätzen. Im Pflegeprozess, der z.T. ein sehr intimer Beziehungsprozess ist, spielen eigene und fremde Emotionen immer wieder eine Rolle. Können v.a. negative Emotionen nur unzureichend verarbeitet werden, kann sich dies zu einem psychischen ›Stressor‹ entwickeln. Vor allem im psychiatrischen Kontext, bei Krankheitsbildern wie Depression, ›Posttraumatischer Belastungsstörung‹, Essstörung oder ›substanzbezogenen Störungen‹, können Pflegende mit einer Vielzahl pathogener Emotionen konfrontiert sein. Sie brauchen deshalb wirksame ›Bewältigungsstrategien‹ für emotional belastende Situationen im Beruf.

Empathie → S. 302, Band 1

Stressor → S. 415, Band 1

Posttraumatische Belastungsstörung → S. 648

substanzbezogene Störung
Beeinträchtigung physischer, psychischer, sozialer Art aufgrund des Konsums von Alkohol, Tabak, Drogen oder Medikamenten

Coping → S. 469, Band 1

REFLEXION | **IMPULS** | LERNORTVERNETZUNG

Wie beeinflussen Ihre Gedanken und Gefühle den Verlauf Ihrer Ausbildung? Welche emotionalen Belastungen begegnen Ihnen? Besitzen Sie individuelle Bewältigungsstrategien?

4.1.2 Denken, Fühlen und Verhalten einschätzen

Grundsätze

Bei der Beurteilung des Denkens, Fühlens und Verhaltens von Pflegebedürftigen gelten die Grundsätze der Individualität und Ganzheitlichkeit. Individuell deshalb, weil die persönlichen Voraussetzungen, Lebensumstände und die aktuelle Gesundheitssituation Grundlage der Einschätzung sind. Ganzheitlich, weil biologische, psychische und soziale Aspekte (z.B. Alter, Einsamkeit, häusliche Gewalt) mitgedacht werden müssen. Die Einschätzung erfolgt bezüglich folgender kognitiver Prozesse:

- Orientieren
- Wahrnehmen
- Denken
- Erinnern
- Emotionalität
- Ausdrucksverhalten und Handlung

Durch die Einschätzung werden keine diagnostischen Urteile gefällt. Wenn Pflegebedürftige kurzzeitige Gedächtnisstörungen haben oder desorientiert sind, liegt nicht zwangsläufig eine demenzielle Erkrankung vor. Eine ›Demenzerkrankung‹ bedarf einer umfangreichen Diagnostik und Feststellung durch die behandelnde Ärztin.

Demenz → S. 655

Viele kognitive Prozesse sind nur indirekt beobachtbar und anfällig für Fehleinschätzungen. Pflegende sollten regelmäßig kritisch hinterfragen, ob sie bei der Beurteilung des Denkens, Fühlens und Verhaltens von anderen Menschen Fehlinterpretationen unterlegen sind.

B BEISPIEL

Während die Auszubildende Luise Wendland zur Klingel eilt, empört sich die Pflegefachfrau Maria Rettig im Rahmen der Übergabe an den Frühdienst über die 78-jährige Bewohnerin Frau Seidel. Diese hätte beim nächtlichen Rundgang nackt und weinend im dunklen Zimmer gestanden. Bewohnerin, WC und Türklinken seien mit Fäkalien beschmiert gewesen. Die Pflegefachfrau habe sie zur Rede gestellt und gefragt, was das soll. Sie hätte aber keine adäquate Antwort bekommen. Maria Rettig erkundigt sich beim Frühdienst, ob denn schon eine Demenzdiagnostik laufe, als die Auszubildende Luise zurückkommt und berichtet, dass es mit dem Lichtschalter von Frau Seidel Probleme gäbe.

Assessmentinstrumente

Zur Beurteilung kognitiver Fähigkeiten können je nach Rahmensetting und Anlass verschiedene, validierte Assessmentinstrumente verwendet werden.

Assessment-instrument	Erklärung
Mini Mental State Examination (MMSE)	– orientierendes psychometrisches Verfahren zur Erhebung kognitiver Beeinträchtigungen; v. a. im Rahmen der Demenzfrüherkennung – Testrahmen sind 30 Aufgaben in maximal 15 Minuten – Beantwortung von Fragen und Ausführen leichter Handlungen zu den Dimensionen zeitliche und räumliche Orientierung, Merkfähigkeit und Kurzzeitgedächtnis, Aufmerksamkeit, Rechnen und Buchstabieren bzw. Lesen, Sprachfunktion und Sprachverständnis, Zeichnen (visuell-konstruktive Fähigkeit) sowie Schreiben – maximale Punktzahl 30, je niedriger das Ergebnis, umso ausgeprägter das kognitive Defizit und der Verdacht auf Erkrankung wie z. B. Depression oder Demenz
DemTect	– Demenztestverfahren – zeitlicher Testrahmen etwa zehn Minuten – Aufgabenspektrum: • Anhören einer Wortliste und Wiederholen gehörter Wörter • Umwandeln von Zahlen in Zahlwörter und umgekehrt • Aufzählen von 30 im Supermarkt erhältlicher Waren • Zahlenreihen rückwärts wiederholen • erneutes Wiederholen der gehörten Wörter – maximale Punktzahl 18, ab einem Punktwert < 8 ist eine demenzielle Erkrankung wahrscheinlich
Uhrentest	– Beurteilung visuell-konstruktiver Fähigkeit (und Problemlösefähigkeit) – Aufgabe, das Ziffernblatt einer Uhr sowie bestimmte Uhrzeiten einzutragen – meist ergänzend zum DemTect durchgeführt
Glasgow-Koma-Skala	– Erfassung von Bewusstseinsstörungen, z. B. im Rahmen eines Schädel-Hirn-Traumas – Beurteilung des Augenöffnens, bester verbaler Reaktion, bester motorischer Reaktion – maximale Punktzahl 15, ab einem Wert < 8 ist von fehlenden Schutzreflexen auszugehen und eine Intubation zur Atemwegssicherung angezeigt
Körperbildfragebögen	– **FKB 20:** Fragetest zur Erfassung klinisch relevanter Körperbildstörungen (ab 16 Jahren); Ermittlung von ablehnenden Körperbewertungen (bezüglich äußerer Erscheinung, Stimmigkeit, Wohlbefinden) und Selbsteinschätzung der Körperdynamik (bezüglich Kraft, Fitness, Gesundheit) – **Frankfurter Körperkonzeptskalen (FKKS):** Erfassung der Einstellung zum eigenen Körper (kognitive Emotionen, Verhalten gegenüber dem Körper) auf neun Skalen (u. a. Sexualität, Selbstakzeptanz, Pflege)

Tab. 1 Ausgewählte kognitive Testinstrumente

4.1.3 Veränderungen im Denken, Fühlen und Verhalten

Wahrnehmungsstörungen

Prinzipiell sind Menschen fähig, die Umwelt, ihren Körper und dessen Grenzen sowie eigene Gedanken und Gefühle ›wahrzunehmen‹. Wenn man einmal von Aufmerksamkeitsprozessen und zielgerichteter Beobachtung absieht, verläuft die Wahrnehmung größtenteils unbewusst und ohne Unterbrechung. Ist sie gestört, sind auch Folgeprozesse betroffen. Störungen der Wahrnehmung betreffen verschiedene Ebenen.

Wahrnehmen und Beobachten → S. 252, Band 1

Die **Wahrnehmung der Umwelt** erfolgt über die Sinnesorgane und kann an unterschiedlichen Stellen gestört sein:

- ein oder mehrere Sinnesorgane sind nicht funktionstüchtig; ist z. B. der Augapfel verletzt, können Lichtwellen nicht mehr von der Netzhaut aufgenommen werden
- Störung übergeordneter Strukturen; steigt im Rahmen eines ›Schädel-Hirn-Traumas‹ der Hirndruck, kann es zum Sehen von Doppelbildern kommen

Schädel-Hirn-Trauma → S. 543

Die **somatische Wahrnehmung** (Wahrnehmung des Körpers) erfolgt über ergänzende Sinne. Dazu zählen die Oberflächen- und Tiefensensibilität („der siebte Sinn"), die dem Menschen ermöglichen, Haltung und Bewegung zu kontrollieren. In erster Linie erfolgt die Wahrnehmung von Fehlbelastungen oder Störungen durch ›Schmerzen‹, Temperaturen oder Druck. Dann wird die Aufmerksamkeit des Individuums auf den entsprechenden Bereich des Körpers gelenkt. Insbesondere Rückenschmerzen sind symptomatisch für körperliche und seelische Überbelastung.

Schmerz → S. 722, Band 1

Ist das mentale Bild des eigenen Körpers gestört, wird dies **Körperbildstörung** genannt:

» *[...] einen vom Patienten definierten Belastungszustand, der anzeigt, dass der Körper nicht mehr länger das Selbstwertgefühl unterstützt und sich störend auf die Person auswirkt, indem er ihre sozialen Beziehungen begrenzt. Ein verändertes Körperbild liegt vor, wenn individuelle und soziale Copingstrategien zur Bewältigung von Veränderungen der Körperrealität, des Körperideals und der Körperpräsentation durch Verletzungen, Erkrankungen, Behinderungen oder soziale Stigmatisierung unwirksam oder überfordert werden.* «

Quelle: Abt-Zegelin, Angelika/Georg, Jürgen (2007): „Sieht man was?" Körperbildstörungen in der Pflege. Langfassung des Artikels aus Dr. med. Mabuse, Nr. 168, Juli/August 2007.

Ethik
Wie viel Beschäftigung mit dem eigenen Körper gilt in der Gesellschaft als „normal"?

Die Ursachen für Körperbildstörungen können biologischer, psychischer oder sozialer Natur sein. Auch kulturelle und entwicklungsbezogene Faktoren sowie Erkrankungen und deren Therapien können eine gesteigerte Beschäftigung mit dem Körperbild hervorrufen. In der Regel ist die Aufmerksamkeit dann auf entstellte Körperbereiche fixiert und/oder es bestehen Unzulänglichkeitsgefühle infolge körperlicher und funktioneller Behinderung.

Mögliche Ursachen für ein gestörtes Körperbild	
– Amputationen, Verletzungen – Hauterscheinungen, z. B. Narben, ›Psoriasis‹ – Alopezie (Haarverlust) bei Chemotherapie – Stomaanlagen (Tracheostoma, Kolostoma)	– Lähmungen, z. B. Hemiparese – Gewichtsveränderungen, z. B. Adipositas, starke Ödeme – psychische Erkrankungen, z. B. Bulimie

Tab. 2 Ursachen für Körperbildstörungen

Schuppenflechte → S. 125

Frauen, die an Brustkrebs erkrankt sind, erleben sich nach einer Mastektomie (Brustamputation) häufig ›ästhetisch‹ entstellt, fühlen sich nicht mehr als Frau und haben Schwierigkeiten mit Intimität und Nähe, weil sie Angst haben, abgelehnt zu werden. Nicht immer kann die Wahrnehmung des eigenen Körpers durch Hilfsmittel, z. B. ›Epithesen‹, oder chirurgische Rekonstruktion korrigiert werden.
Im Rahmen des Krankheitsbildes Magersucht kommt es zur subjektiv negativen Bewertung des eigenen Körpers, der durch fremde Wahrnehmung nicht bestätigt werden kann. Die Korrektur des Körperbildes muss hier im Rahmen psychotherapeutischer Unterstützung erfolgen. Dabei werden nicht nur das Selbstwertgefühl gestärkt und das eigene Körperbild zurechtgerückt, sondern auch kulturell vermittelte Faktoren, z. B. aktuell gültige Schönheitsideale.

ästhetisch
die Schönheit betreffend; ansehnlich

Epithese
künstliche detailgetreue Nachbildung eines Körperteils (z. B. Nase)

Die **Wahrnehmung eigener Gedanken und Gefühle** ist ein mentaler Prozess, der nicht immer ins Bewusstsein gelangt. Ein flüchtiger Gedanke kann Erinnerungen an längst vergangene Ereignisse und damit verbundene Emotionen auslösen. Kreisende Gedanken können die Stimmung negativ beeinflussen und Verunsicherung und Ängste verursachen. Gefühle können wiederum das Denken behindern, sowohl in positiver Hinsicht, z. B. beim Verliebtsein („rosarote Brille"), als auch in negativer Hinsicht, z. B. im Rahmen von Angsterkrankungen („Angst vor der Angst").

Vigilanz
lat. vigilantia = Wachheit

somnolent
benommen, schläfrig

Schutzreflex
unwillkürliches Reiz-Reaktions-Muster zum Schutz des Organismus vor Schaden, z. B. Lidschlussreflex, Würgereflex, Hustenreflex

Bewusstseinsstörungen

Da unser Bewusstsein nur beim Schlafen physiologisch ausgeschaltet ist, können beobachtbare Störungen des Bewusstseins, die nicht auf Alkohol, Medikamente oder Drogen zurückzuführen sind, Anzeichen für schwerwiegende (z. B. neurologische) Erkrankungen sein. Für Pflegefachpersonen ist es notwendig, zwischen quantitativer und qualitativer Bewusstseinsstörung unterscheiden zu können:

Quantitative Bewusstseinsstörung	Qualitative Bewusstseinsstörung
= ›Vigilanzstörung‹, alle Fähigkeiten des Bewusstseins sind beeinträchtigt. Der Wachheitsgrad ist verringert, z. B. ›somnolent‹. Pflegebedürftige sind nur erschwert erweckbar, die Sprache ist verwaschen bis hin zu völlig fehlender verbaler Artikulation, die ›Schutzreflexe‹ können abgeschwächt sein.	Einzelne Bewusstseinsebenen sind (oft kombiniert) beeinträchtigt. Räumlich: Pflegebedürftige wähnen sich an anderem Ort als gegeben. Zeitlich: Pflegebedürftige wissen nicht oder verkennen das Datum in einer Spanne von einem Tag bis zu mehreren Jahrzehnten. Personal: Merkmale des Personseins können nicht abgerufen werden (z. B. Geburtsdatum, Wohnanschrift, Namen von Angehörigen). Situativ: Pflegebedürftige können nicht darlegen, weshalb sie sich gerade im Krankenhaus oder einer Pflegeeinrichtung befinden. Qualitative Bewusstseinsstörungen können mit ungewohntem und nicht adhärentem Verhalten einhergehen, z. B. starker Aggression, verbalen Ausfälligkeiten, Herumirren.

Tab. 1 Einteilung der Bewusstseinsstörungen

Eine qualitative Bewusstseinsstörung mit besonderer Bedeutung ist die **Verwirrtheit**. Sie äußert sich in Denk-, Gedächtnis- und Aufmerksamkeitsstörungen sowie Desorientierung. Akute Verwirrtheit tritt unmittelbar auf und stellt eine akute Gefährdung der betroffenen Menschen dar, weil deren Verhalten unberechenbar (z. B. ›Hinlauftendenzen‹), unkooperativ (z. B. Nahrungsverweigerung) oder aggressiv (z. B. um sich schlagen) sein kann. Während das Verhalten verwirrter Menschen auf das soziale Umfeld gestört wirkt, empfinden sie es selbst meist als stimmig. Das macht den Umgang für Angehörige und Pflegende zur kommunikativen Herausforderung. Ein akuter Verwirrtheitszustand kann eine chronische Verlaufsform annehmen, beispielsweise im Rahmen demenzieller Erkrankungen.

Hinlauftendenz
quälende Motivation demenziell Erkrankter, den aktuellen Aufenthaltsort zu verlassen, um einen bestimmten Ort aufzusuchen

Denkstörungen

Störungen des Denkens können sich auf formale oder inhaltliche Aspekte beziehen. Bei **formalen Denkstörungen** (Tab. 2) ist der Denkprozess beeinträchtigt. Im Gespräch brauchen die betroffenen Menschen länger, um zu Ergebnissen und Antworten zu kommen, sie schweifen ab oder lassen Fragen unbeantwortet.

Störung	Beschreibung	Beispiel
Denkhemmung	Pflegebedürftige nehmen ihre Denkprozesse trotz aktiver Bemühungen subjektiv als gebremst wahr.	Pflegebedürftige geben an, nicht vernünftig denken zu können; z. B. bei Depression.
Denkverlangsamung	Das Denken ist objektiv verlangsamt.	Pflegebedürftige entwickeln langatmige Gesprächsverläufe; z. B. bei ›Depression‹.
Eingeengtes Denken	Der Denkumfang reduziert sich auf einen oder wenige (wiederkehrende) Inhalte.	Pflegebedürftige lassen sich nicht auf Themenwechsel ein, sondern haften an ihren Themen; z. B. bei ›Demenz‹.
Grübeln	Die Gedanken bewegen sich fortwährend kreisend, mit meist unangenehmen Inhalten.	Pflegebedürftige denken pausenlos an ein Problem, ohne dafür eine Lösung zu finden; z. B. bei ›Angsterkrankungen‹.
Umständliches Denken	Detailversessenes Abschweifen vom Wesentlichen zu Nebensächlichem; Unfähigkeit, beides voneinander abzugrenzen.	Pflegebedürftige verlieren das Thema aus den Augen und kommen vom Hundertsten ins Tausendste; z. B. bei Demenz.
Ideenflucht	Sprunghafte Äußerung von Ideen, die nicht zu Ende gedacht werden; die jeweils folgende Idee ist häufig mit der vorherigen assoziiert.	Der Bericht einer Pflegebedürftigen handelt vom Onlinekauf von Kleidung, gefolgt von der Einschätzung, dass Onlinekauf das Sterben der Stadtgeschäfte bedeutet, und mündet in großes Erstaunen darüber, wie viele gute Musiker mit 27 Jahren versterben; z. B. bei ›Manie‹.
Inkohärentes Denken, zerfahrenes Denken	Die Gedankengänge der Pflegebedürftigen sind sprunghaft und zusammenhanglos. Inkohärentes Denken geht zerfahrenem Denken voraus.	„Heute soll es Klopse geben, meine Enkelin heiratet, wen, wenn, und können Sie das Fenster schließen?"; z. B. bei Schizophrenie.
Gedankensperre, Gedankenabreißen	Ein flüssiger Gedankengang wird scheinbar grundlos fallengelassen.	Der Pflegebedürftige berichtet von seinem Wehrdienst, hält abrupt inne und spricht dann über seine Ausbildung; z. B. bei ›Schizophrenie‹.
Perseveration	Pflegebedürftige bleiben an einem Denkinhalt haften und Wiederholen vorherige Worte, Zahlen usw.	Die Pflegebedürftige wird bei der Lagerung aufgefordert, ihren Arm mitzunehmen. Bei jedem weiteren Lagerungsschritt wiederholt sie „Arm"; z. B. bei ›Wernicke-Aphasie‹.
Vorbeireden	Trotz inhaltlichen Verständnisses einer Frage und individueller Bereitschaft zu deren Beantwortung reden Pflegebedürftige am Thema vorbei.	Auf die Frage nach der familiären Situation wird vom Wetter berichtet; z. B. bei Schizophrenie.

Tab. 2 Häufige formale Denkstörungen

Depression → *S. 654*
Demenz → *S. 655*
Angsterkrankungen → *S. 645*
Manie → *S. 646*
Schizophrenie → *S. 649*
Wernicke-Aphasie → *S. 572*

Inhaltliche Denkstörungen bezeichnen den Verlust der Urteilsfähigkeit. Die Beeinträchtigungen können wahnhaften oder nicht-wahnhaften Charakter haben.
Als nicht-wahnhafte Denkstörungen gelten ›Hypochondrie‹, ›Phobie‹, überwertige Ideen und ›Zwangssymptome‹. Die Realität wird fehlerhaft eingeschätzt und an „falschen" subjektiven Überzeugungen festgehalten. Für Außenstehende bleiben diese Überzeugungen nicht nachvollziehbar. Wahnhafte Denkinhalte können sich grundsätzlich zu jedem Thema entwickeln, sind aber oft soziokultureller Prägung, z.B. Schuldwahn, ›Beziehungswahn‹, Größenwahn.

Hypochondrie
übergroße Angst davor, krank zu sein oder krank zu werden

Angststörung → *S. 645*
Zwang → *S. 653*

Beziehungswahn
Die betroffene Person bezieht alle äußeren Umstände auf sich selbst, andere Personen oder bevorstehende Ereignisse und deutet diese falsch.

B BEISPIEL

Am Abend wurde der 56-jährige Walter Hoffmann mit Angina-pectoris-Symptomen stationär aufgenommen. Er berichtet, als Kulturattaché für eine Botschaft tätig zu sein und versichert glaubhaft, Dokumente von höchster Wichtigkeit bei sich zu führen. Diese müssten unverzüglich weitergeleitet werden, um eine internationale diplomatische Krise zu verhindern. Zwischendurch entschuldigt er sich für sehr dringliche Telefonate. Pflegefachfrau Iris Herbst unterstützt ihn geduldig in seinen Bedürfnissen und appelliert zugleich an sein Verständnis und seine ›Adhärenz‹. Er möge doch im Interesse seiner Gesundheit die Arbeit zur Seite legen und sich wenigstens in der akuten Situation um seine Erholung kümmern. Später kommen der Pflegefachfrau und der Bereitschaftsärztin deutliche Zweifel an den Aussagen des Patienten. Es wird ein Psychiater hinzugezogen.

Adhärenz → *S. 452, Band 1*

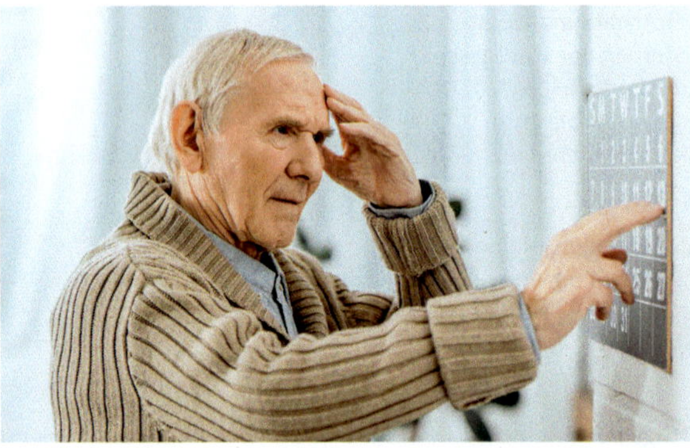

Abb. 1 Im Alter nehmen Merk- und Erinnerungsfähigkeit allmählich ab.

Gedächtnisstörungen

Gedächtnisstörungen können das Kurzzeit- und das Langzeitgedächtnis betreffen. Die **Merkfähigkeit** für neue Informationen ist ebenso wie die **Erinnerungsfähigkeit** für gespeicherte Informationen herabgesetzt. Das Langzeitgedächtnis ist zunächst noch nicht betroffen. Die Betroffenen vergessen Termine oder die Namen der Pflegefachpersonen oder die neue PIN der EC-Karte. Später sind auch zunehmend Inhalte des Langzeitgedächtnisses nicht mehr erinnerbar. ›Habitualisierte‹ Gedächtnisinhalte können meist länger und einfacher erinnert werden als komplizierte Informationen. Störungen des Langzeitgedächtnisses sind Anzeichen einer Demenz. In fortgeschrittenen Stadien können sich die betroffenen Menschen nicht einmal mehr an die Namen naher Angehöriger erinnern.

habitualisieren
zur Gewohnheit werden, zur Gewohnheit machen

Normalerweise nehmen Gedächtnisstörungen einen langsamen, progredienten Verlauf. Das Gedächtnis kann aber auch von temporären Störungen betroffen sein. Man spricht dann von Amnesie bzw. Gedächtnislücke. Diese **Amnesien** sind entweder zeitlich und/oder inhaltlich begrenzt. Nach einem Unfall mit Schädel-Hirn-Trauma kann beispielsweise eine ›retrograde‹ Amnesie auftreten, bei der eine gewisse Zeitspanne unmittelbar vor dem Ereignis nicht erinnerbar ist. Häufiger ist die ›anterograde‹ Amnesie infolge eines (psychischen) traumatischen Ereignisses (z.B. sexueller Missbrauch) oder einer hirnorganischen Erkrankung (z.B. Demenz). Hierbei werden Ereignisse unmittelbar nach dem auslösenden Ereignis nicht erinnert. Traumatische zeitliche und inhaltliche Erinnerungen werden ins Unterbewusstsein verdrängt.

retrograd
zeitlich zurückliegend

anterograd
(zeitlich) nach vorn gerichtet

Verhaltensstörung: Aggression

Aggressives Verhalten als Eskalation der ›Basisemotion‹ Ärger und Wut umfasst gewalttätiges Handeln gegen Objekte und Personen. Richtet sich die Aggression gegen die eigene Person, wird dies als ›Autoaggression‹ bezeichnet. In der Psychologie lassen sich verschiedene Erklärungsansätze für das Entstehen von Aggressionen erheben.

Basisemotion → S. 582

Selbstverletzung → S. 616

- Psychoanalytische Theorie: Der Aggressionstrieb ist dem Menschen in die Wiege gelegt, ihn zu unterdrücken verstärkt innerpsychische Spannungen und entlädt sich in Form von aggressivem Verhalten oder Gewalt und kann zu psychischen Störungen führen.
- Frustrations-Aggressions-Theorie: Aggressionen entstehen infolge von Frustrationserfahrungen. Mit aggressivem Verhalten wird der empfundene Frust abgebaut.
- Sozial-kognitive Theorie: Aggression wird wie andere soziale Verhaltensweisen auch vom Individuum erlernt.
- Instinkttheorie: Aggressivität ist ein arterhaltender Instinkt. Infolge von Umweltreizen entlädt sich der mit dem Instinkt verbundene Trieb von Zeit zu Zeit wie ein Dampfkessel (sog. „Dampfkesselmodell"). Je größer der Druck, desto schneller kommt es zur Triebentladung.

Selbstfürsorge
Wie verarbeiten Sie Ihren Ärger und Ihre Wut?

Pflegefachpersonen begegnen immer wieder aggressivem Verhalten und das nicht nur im direkten Umgang mit Pflegebedürftigen. Aggressionen können auch von Angehörigen, Kolleginnen, Ärzten oder Angehörigen anderer Gesundheitsberufe ausgehen. Schließlich haben Pflegefachpersonen selbst Aggressionen, mit denen sie kompetent umgehen müssen. Für das pflegerische Setting sind folgende Ursachen für Aggressionen herleitbar:

- Die Person erhält nicht genug Aufmerksamkeit und Unterstützung.
- Die Person konnte ihren Willen nicht durchsetzen.
- Die Person fühlt sich bedroht und hat Angst, v.a. im Zusammenhang mit kognitiven Beeinträchtigungen, psychischen Erkrankungen und/oder Verwirrtheitszuständen.
- Die Person kann sich nicht kontrollieren, z.B. bei psychiatrischen Erkrankungen wie Schizophrenie.
- Die Person ist frustriert, z.B. wegen ausbleibenden Therapieerfolgs.
- Die Person fühlt sich zur Durchführung diagnostischer, therapeutischer, pflegerischer Maßnahmen genötigt oder gezwungen, z.B. bei Eingabe verweigerter oraler Medikation.

W ZUM WEITERDENKEN

Um der realitätsformenden Macht von Sprache entgegenzuwirken, wird in der Pflege aggressives Verhalten auch „herausforderndes Verhalten" genannt. Ist in der pflegerischen Übergabe die Rede von einer aggressiven Person, gehen Pflegende mit einer vorgefertigten Meinung auf diesen Menschen zu. Nimmt bei der Erstbegegnung der zu pflegende Mensch dann diese mangelnde Vorurteilsfreiheit wahr, ist dies ggf. erneut Anlass für ihn, sich in der erwarteten Weise zu präsentieren, nämlich aggressiv (selbsterfüllende Prophezeiung). Dennoch sollte nicht, jedes aggressive Verhalten verbal abgemildert werden. Klare Grenzüberschreitungen sollten als solche deutlich benannt werden.

4.2 Denken, Fühlen und Verhalten unterstützen

Veränderungen im Denken, Fühlen und Verhalten → S. 587

Veränderungen im Denken, Fühlen und Verhalten sind häufig die Folge einer organischen oder psychischen Erkrankung. Die Ursachen einer solchen ›Veränderung‹ können unterschiedlich sein, beispielsweise Depression, Demenz, Angststörung, Manie, Schizophrenie, Wahn oder Zwangsstörung. Organische Erkrankungen wie ein Schädel-Hirn-Trauma, Apoplex oder andere Erkrankungen mit Lähmungserscheinungen können die Wahrnehmung physiologischer Reize beeinträchtigen. Die vorliegenden Denk- oder Wahrnehmungsstörungen sind dann in der Regel als Veränderungen im Verhalten der betroffenen Person zu beobachten.

medizinische Therapie → S. 590, Band 1

Die ›medizinischen Therapien‹ dieser Erkrankungen sind überwiegend medikamentöse Behandlungen oder Psychotherapien. Die im Folgenden beschriebenen nichtmedikamentösen Maßnahmen können bei den meisten Erkrankungen unterstützend eingesetzt werden, sie kommen jedoch in der Hauptsache bei demenziell veränderten Menschen zum Tragen; hier spricht man auch von „chronischer Verwirrtheit". Die infrage kommenden Maßnahmen sind vielfältig und entsprechend der vorliegenden individuell ausgestalteten Symptomatik auszuwählen.
Im Gegensatz dazu zeichnet sich eine „akute Verwirrtheit" dadurch aus, dass sie aufgrund unterschiedlicher Ursachen entsteht, die gezielt behoben werden können.

Maßnahmen bei akuter Verwirrtheit

akute Verwirrtheit → S. 588

Eine ›akute Verwirrtheit‹, die mit Störungen des Bewusstseins und der Aufmerksamkeit, der Wahrnehmung, des Denkens, des Gedächtnisses, der Psychomotorik und der Emotionalität einhergeht, ist dadurch gekennzeichnet, dass sie relativ plötzlich auftritt bzw. sich in kurzer Zeit entwickelt. Medizinische und pflegerische Maßnahmen gehen bei der Betreuung verwirrter Menschen Hand in Hand, immer abhängig von der jeweils zugrunde liegenden Ursache und den medizinischen Erfordernissen.

Ursache	Beispiele	Maßnahmen
Organische Störungen	– Elektrolytstörungen, Vitaminmangel (z. B. B_{12}) – Fieber, Hyperthermie – Seh-, Hörstörungen – Dehydratation	– Substitution – Temperatursenkung – Versorgung mit entsprechenden Hilfsmitteln – erhöhte Trinkmenge, Substitution z. B. mit subkutaner Infusion
Nicht-organische Ursachen	– Reizentzug, Überreizung (z. B. Schmerz) – Schlafstörung (-entzug, Rhythmusänderung) – Umgebungswechsel, Verlust von Bezugspersonen – starke Emotionen (Angst, Konflikte)	– Anpassung der angebotenen Reize, Schmerzmanagement – individuell ausgewählte schlaffördernde Maßnahmen – Beziehungsarbeit, Orientierungshilfen – empathische Begleitung
Intoxikationen	– Alkohol, Drogen (Kokain u. a.), Umwelt- und Industriegifte, giftige Pflanzen/Pflanzenteile – Medikamente (z. B. Antipsychotika, Digitalis, Antiparkinsonmedikamente, Schmerzmittel)	– Entzug, Entgiftung – Anpassung der Medikation
Reversibles Delirium	– tritt besonders bei älteren Menschen nach großen Operationen auf	– empathische Begleitung, Information über den Zustand geben

Tab. 1 Maßnahmen bei akuter Verwirrtheit

Ungeachtet der Ursache für Störungen im Denken, Fühlen und Verhalten sind empathische Fähigkeiten im Umgang mit den betroffenen Menschen gefragt. Verwirrtheit aufgrund von Denkstörungen, die Sorge um den Verlust der eigenen Identität und die ungewohnte, verunsichernde Rolle als Patient oder Bewohner können zu Stimmungsstörungen wie Angst, Verzweiflung oder Wut führen. Pflegende müssen mit aggressiven oder ›regressiven‹ Verhaltensweisen sowie mit Widerständen gegen die Therapie und Pflege rechnen.

Bei solchen Reaktionen darf sie nicht auf Durchsetzung der geplanten Maßnahmen bestehen, sondern muss feinfühlig die Gefühle des Patienten zu erfassen versuchen, um das weitere Vorgehen zu gestalten.

regressiv, Regression
lat. regredi = zurückgehen
meint das Zurückfallen in frühere, meist kindliche Verhaltensweisen, z. B. Trotz, Weinerlichkeit oder Ängstlichkeit

4.2.1 Empathie in der Pflege

›Empathie‹ bedeutet so viel wie Einfühlungsvermögen, die Fähigkeit, sich in eine andere Person hineinzuversetzen, um ihre Gefühle und Gedanken zu verstehen und sich dementsprechend zu verhalten.

Empathie → *S. 302, Band 1*

Es gibt viele Begriffe, die diese Fähigkeit umschreiben: Feingefühl, in der Haut eines anderen stecken, ein Gespür für jemanden haben, sich in seine Lage hineinversetzen, Resonanz; im Englischen spricht man davon, in den Schuhen eines anderen zu gehen. Weiterhin kann man noch unterscheiden zwischen kognitiver Empathie (verstehen, was ein anderer denkt) und affektiver Empathie (fühlen, was ein anderer fühlt).

Empathie ist nicht zu verwechseln mit ›Mitleid‹. Es gibt zwar eine gewisse Nähe zwischen beiden Begriffen, denn in beiden geht es darum, den anderen in seinem Denken und Fühlen wahrzunehmen. Aber gerade im Pflegeberuf ist die Unterscheidung von Bedeutung. Empathie bewahrt den Unterschied zwischen sich und der anderen Person, beim Mitleid verschwimmen die Grenzen und man leidet fast genau wie die bemitleidete Person.

Mitleid → *S. 302, Band 1*

So kann Mitleid im Pflegeberuf schnell zu emotionaler Überforderung führen. Dagegen haben Forschungen gezeigt, dass Pflegende durch empathische Beziehungen zu pflegebedürftigen Personen sogar emotionale Unterstützung erfahren, da sie vom gegenseitigen Geben und Nehmen profitieren.

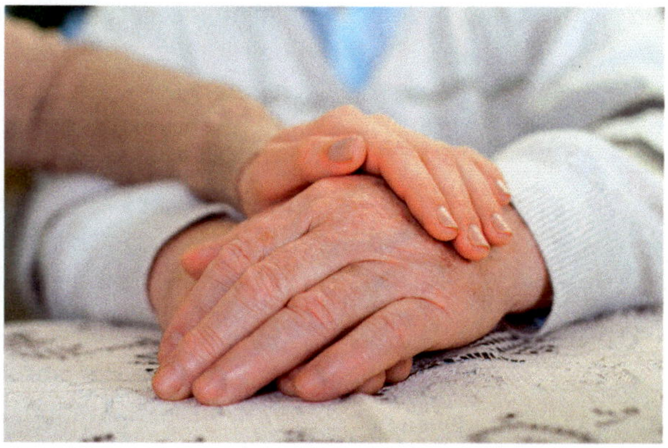

Abb. 1 Eine Berührung kann ein Ausdruck von Empathie sein.

Die pflegebedürftigen Personen profitieren umgekehrt von empathischen Pflegenden: Sie fühlen sich verstanden, wertgeschätzt und ernst genommen. Dieses Empfinden trägt zu ihrer Motivation bei, über ihre Bedürfnisse und ihr Befinden zu sprechen und am ›Pflegeprozess‹ aktiv teilzunehmen. Schließlich erleichtert eine empathische Haltung auch das Erfassen des Denkens, Fühlens und Verhaltens des pflegebedürftigen Menschen, also die pflegerische Diagnose.

Kann man Empathie lernen? Über diese Frage gab es lange Zeit kontroverse Diskussionen. Heute herrscht Konsens, dass eine gewisse Begabung zu empathischem Verhalten zwar vorliegen kann, die Fähigkeit jedoch durch Sensibilisierung oder durch Trainings, meist in Form von geleiteten Diskussionen und Rollenspielen, deutlich gesteigert werden kann.

Pflegeprozess → *S. 810, Band 1*

4.2.2 Die Haltung der Pflegenden: Tom Kitwoods Konzept der personzentrierten Pflege

Tom Kitwood, ein englischer Sozialpsychologe, beschäftigte sich in den 1980er- und 1990er-Jahren mit dem Thema Demenz und entwickelte das Konzept der „personzentrierten Pflege". Darin stellt er die Haltung der Pflege- und Betreuungskräfte in den Mittelpunkt, betont die Bedeutung der Beziehung zwischen Pflegenden und Gepflegten und ist damit wegweisend für den Umgang mit im Denken und Fühlen beeinträchtigten Menschen. Seine These lautet, dass das „Personsein" ein Status ist, den niemand selbstständig erlangen und erhalten kann, sondern der ihm von anderen Menschen verliehen wird und auch wieder genommen werden kann. Als Kernpunkte zum Erhalt des Personseins für demenziell erkrankte Menschen bezeichnet Kitwood dabei Anerkennung, Respekt und Vertrauen aufseiten der Pflegenden.

Paradigmenwechsel
Änderung der grundsätzlichen Denkweise und Lebenseinstellung

Pflegende sind gefordert, einen ›Paradigmenwechsel‹ zu vollziehen: Nicht das Schaffen einer sicheren Umgebung, die Befriedigung von Grundbedürfnissen und eine kompetente Körperpflege sind die wichtigsten Ziele bei der pflegerischen Betreuung, sondern der Erhalt des Personseins; nicht das Erfassen der kognitiven Beeinträchtigungen steht im Vordergrund, sondern das Erkennen von Fähigkeiten, Bedürfnissen, Interessen und Wertvorstellungen des Betroffenen. Problematisches Verhalten eines Menschen mit Demenz erkennt Kitwood als Versuch einer Kommunikation, auf die sich Pflegende einstellen und einlassen sollen, statt zu versuchen, das „störende" Verhalten zu unterbinden.

Ethik
Wer entscheidet, was für einen Menschen mit Demenz wichtig ist?

Dies bedeutet ein Pflegen auf Augenhöhe. Es hat unter Umständen zur Folge, dass pflegerische Ansprüche (z.B. im Bereich der Hygiene) zurücktreten müssen, da die Lebensqualität eines Menschen mit Demenz weniger durch Sauberkeit als vielmehr durch emotionale Sicherheit erhalten bleibt. Pflegende müssen das Zulassen lernen: akzeptieren, wenn die Kleidung mit Essen verschmiert wird, Getränke umgekippt werden – wichtiger ist das selbstständige Tun der betroffenen Person. Auch eine mögliche Verletzung in Kauf zu nehmen, z.B. durch Sturz oder durch das Hantieren mit einem Messer, ist für Pflegende nicht leicht. Dies muss abgewogen werden gegen die ›Autonomie‹ der des betroffenen Menschen und das zutiefst menschliche Bedürfnis, am Alltagsgeschehen beteiligt und in die Gemeinschaft einbezogen zu sein. Menschen mit Demenz leben „entrückt" in ihrer eigenen Welt. Sie benötigen Vertrauen und Sicherheit, Beziehung, Nähe und Wärme. Sie müssen als Person in ihrer individuellen Persönlichkeit und ›Biografie‹ wahrgenommen werden, sie brauchen ein Leben entsprechend ihrer individuellen Normalität.

Autonomie → *S. 429, Band 1*

Biografiearbeit → *S. 403, Band 1*

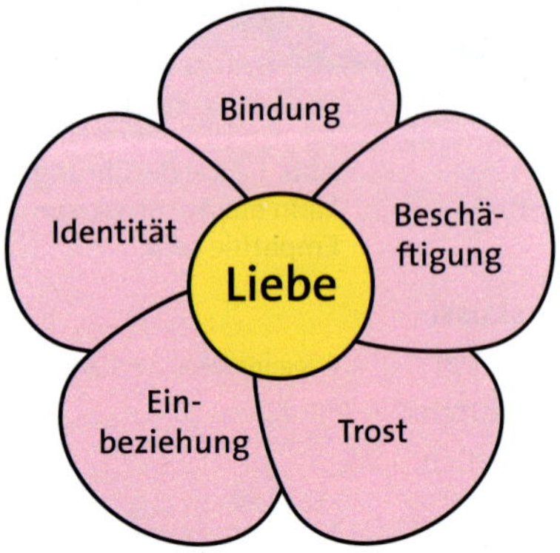

Abb. 1 Die fünf großen seelischen Bedürfnisse des Menschen nach Kitwood (2000, S. 122)

Unterstützung psychischer Bedürfnisse

Kitwood zufolge bestehen bei allen Menschen fünf große, einander überschneidende seelische Bedürfnisse, die sich im zentralen Bedürfnis nach Liebe vereinen, wobei die Grenzen fließend sind. Diese Bedürfnisse sind im Verhalten der meisten Menschen nicht sichtbar, da sie entweder befriedigt oder ausreichend kompensiert werden. Erst wenn eine Kompensation nicht mehr gelingt, treten einzelne Bedürfnisse mit Macht zutage. Im Denken und Fühlen beeinträchtigte und verwirrte Menschen sind weniger in der Lage, für die Befriedigung ihrer Bedürfnisse selbst zu sorgen; sie benötigen wissende Unterstützung. Gelingt es, eines der Hauptbedürfnisse zu befriedigen, so hat dies positive Auswirkungen auf übrige Bedürfnisse.

B BEISPIEL

Herr Ströbl, der 42 Jahre in enger Bindung mit seiner Frau gelebt hat, fühlt sich seit ihrem Tod unsicher und haltlos. Er hat sich immer als Teil eines Paares wahrgenommen und erlebt sich nun durch seine Trauer als von jeglicher Gemeinschaft ausgeschlossen. Er widmet keiner Beschäftigung ausreichend Aufmerksamkeit, da er durch Angst abgelenkt und wie gelähmt ist. Seinem Bezugspfleger gelingt es, ihn in eine Gruppe von Bewohnern zu integrieren, die sich mit Gartenarbeit beschäftigen und Herrn Ströbls Kenntnisse auf diesem Gebiet sehr zu schätzen wissen. Herrn Ströbls Angst lässt nach, er fühlt sich sicherer, durch die Wertschätzung der anderen getröstet und in seiner Identität bestärkt.

Wie kann ein nicht erfülltes Bedürfnis wahrgenommen und die Person angemessen unterstützt werden? Bestimmte Bedürfnisse sind durch aufmerksames ›Beobachten‹ anhand spezieller ›Symptome‹ zu erkennen und zuzuordnen. Das Symptom ist jedoch nicht zwingend ein eindeutiges Signal für ein bestimmtes Bedürfnis. Hier ist empathisches Einfühlen gefragt.

Wahrnehmen und Beobachten → *S. 252, Band 1*

Symptom → *S. 594, Band 1*

Bedürfnis	Bedeutung	Äußerung durch	Unterstützung durch
Bindung	Bindung gibt Sicherheit in einer als unsicher, unverständlich und bedrohlich erlebten Welt	Ängstlichkeit, Unsicherheit	eine feste Bezugsperson, welche die Person gut kennt; gegenseitiges, unbedingtes Vertrauen durch wertschätzendes, anteilnehmendes Interesse an der Persönlichkeit des Patienten
Trost	Trost bedeutet Zärtlichkeit, Nähe, das Lindern von Schmerz und Leid; Trost spendet Wärme und Stärke	Verlangen nach Körperkontakt, Betteln um Zuwendung und Berührung	ein nahes Beieinandersein; da sein (für eine bestimmte Zeit ausschließlich auf die Person fokussiert), Zeit nehmen, Interesse zeigen
Einbeziehung	eingebunden sein heißt, Teil einer sozialen Gruppe zu sein, eine Rolle in der Gemeinschaft zu spielen	aufmerksamkeitsheischendes Verhalten, Anklammern; im Laufe der Zeit Abbau und Rückzug	Tagesstrukturierung anpassen: eine Rolle oder kleine Aufgaben für die Gemeinschaft geben (das Tischgebet sprechen, die Liederbücher verteilen, die Post holen und austeilen)
Identität	eine Identität zu haben bedeutet zu wissen, wer man ist, im Erkennen und im Fühlen; dazu gehört es, Kontinuität mit der Vergangenheit zu spüren	vermindertes Selbstwertgefühl, Gefühl des Verlorenseins, Haltlosigkeit	Identitätsquellen geben, Kontakt mit der Vergangenheit auf der Grundlage der Lebensgeschichte ermöglichen (Biografiearbeit)
Beschäftigung	beschäftigt zu sein ermöglicht das Einsetzen von vorhandenen Fähigkeiten und Kräften; durch Beschäftigung kann Einfluss auf den Lebensprozess genommen werden	den Drang, anderen zu helfen, aktiv teilzunehmen; bei anhaltender Beschäftigungslosigkeit lassen Fähigkeiten nach, die Selbstachtung der Person schwindet, sie traut sich nichts mehr zu	frühere Fähigkeiten und gerne ausgeübte Beschäftigungen aufgreifen und anbieten; auf Leistbarkeit achten

Tab. 1 Unterstützungsangebote

Unterstützung bei Stimmungsstörungen

Wenn ein Mensch in seinem Denken und Fühlen eingeschränkt ist, bedeutet dies keineswegs, dass er Gefühle weniger stark empfindet. Aufgrund mangelnder Möglichkeiten, auf die Ursachen seiner Gefühle Einfluss zu nehmen, kann er meistens die Stärke und den Ausdruck seiner Empfindungen nicht steuern. Das Gemüt der Betroffenen kann durch die Krankheit selbst verändert sein, z. B. durch depressive Veränderungen als Begleiterscheinung der ›Demenz‹ oder aufgrund einer ›Denkstörung‹. Häufig werden übersteigert gezeigte Gefühle fälschlicherweise als Symptome der Krankheit angesehen, obwohl ihnen konkrete Ursachen zugrunde liegen.

Demenz → S. 655
Denkstörung → S. 589, 599

Gefühl	Mögliche Ursache	Beispiele für Unterstützungsmaßnahmen
Heimweh	eine unbekannte, fremde Umgebung (Klinik, Pflegeheim)	vertraute Gegenstände, z. B. Möbel, Bilder, Einrichtungsgegenstände; vertraute Tagesstruktur, Ermöglichung von Gewohnheiten, z. B. Beten vor dem Essen, Spaziergang am Nachmittag
Einsamkeit	fehlende Bezugspersonen	Bezugspflege
Trauer	nachlassende Selbstständigkeit und Autonomie, fehlende Wertschätzung	verbliebene Fähigkeiten fördern; wertschätzender Umgang; Autonomie ermöglichen; eigene Entscheidungen respektieren
Langeweile	fehlende Beschäftigungsmöglichkeiten	adäquate Beschäftigungsmöglichkeiten schaffen und anbieten, dabei Biografie berücksichtigen
Mangelndes Lebensmotiv; keinen Sinn im Leben sehen	nicht vorhandene Möglichkeiten (z. B. kulturelle, sportliche, soziale Betätigungen)	Möglichkeiten schaffen, z. B. Zeitungsrunde, (Vor-)Lesezirkel, Konzerte, Hausmusik, Sport und Bewegung entsprechend den individuellen Möglichkeiten (Tanz oder Sitztanz, Kegeln auch im Rollstuhl usw.)
Aggressivität	Ausdruck empfundener Hilflosigkeit und des Ausgeliefertseins	validierender Umgang, Wertschätzung der Persönlichkeit
Unsicherheit	die Welt und die Menschen werden nicht mehr verstanden; die Welt und die Menschen verstehen den Patienten nicht	sich auf die Welt der betroffenen Person einlassen, empathisch verstehen
Angst	unbekannte Umgebung; unbekannte Menschen verhalten sich auf unverständliche Weise	Sicherheit geben durch Schaffen einer möglichst vertrauten Umgebung (s. „Heimweh"), Angstauslöser in Erfahrung bringen und vermeiden

Tab. 1 Mögliche Ursachen für auftretende negativ empfundene Gefühle (Auswahl)

Bei beobachteten Stimmungsstörungen muss medizinisch abgeklärt werden, ob eine zusätzliche Erkrankung vorliegt, z. B. eine Psychose. Auch Schmerzen müssen als Ursache für auffälliges Verhalten ernst genommen werden, da diese allzu oft nicht erkannt werden, wenn der Betroffene sich nicht adäquat äußern kann. An somatische Ursachen wie Zahnschmerzen, Verdauungsprobleme, Gelenk-, Muskel, Rücken- oder Kopfschmerzen muss hier gedacht werden. Spezielle ›Assessmentinstrumente‹ zur Erfassung von Schmerzen bei kognitiv beeinträchtigten Personen sollten zum Einsatz kommen. Sind Gefühle und ihre möglichen Ursachen erkannt, können individuelle Möglichkeiten zur Behebung, Verbesserung und Unterstützung gesucht werden.

Schmerzen erfassen → S. 729, Band 1

REFLEXION — IMPULS — LERNORTVERNETZUNG

Was hilft Ihnen, wenn Sie Heimweh haben? Wodurch kann verspürte Einsamkeit bei Ihnen gelindert werden? Wie können Sie getröstet werden, wenn Sie Trauer empfinden?

Erfassen der Gefühlslage

Unabhängig vom Auftreten einzelner, möglicherweise identifizierbarer Gefühle: Wie kann festgestellt werden, ob eine Person sich wohlfühlt, wenn sie sich aufgrund kognitiver Einschränkungen sprachlich nicht mehr mitteilen kann? Dafür können die folgenden Beobachtungsinstrumente herangezogen werden:

Name des Beobachtungsinstruments	Beobachtungsschwerpunkte	Beurteilbare Kriterien
H.I.L.D.E (Heidelberger Instrument zur Erfassung von Lebensqualität bei Demenz) 2003–2009	– retrospektive Beobachtungen – Inhalte der Dokumentation, Befragungen – 10-minütige Beobachtungssequenzen	– 48 Lebensqualitätskriterien
QUALIDEM 2007	– Pflegebeziehung – positive und negative Affekte – Verhalten – beobachtbares Selbstbild – soziale Beziehungen, soziale Isolation – Beschäftigung – beobachtbares Daheimgefühl	– 17 Items bei leichter bis schwerer Demenz – 18 Items bei sehr schwerer Demenz
DCM (Dementia Care Mapping) 1992	– Verhalten – Wohlbefinden	– 24 Verhaltenskategorien

Tab. 2 Instrumente zur Erfassung der Gefühlslage von Menschen mit Demenz

H.I.L.D.E und QUALIDEM sind Instrumente, mit denen die Lebensqualität von Menschen mit Demenz erfasst werden kann. Bei beiden handelt es sich um Fremdeinschätzungen durch Pflegefachpersonen. Die Ergebnisse ihrer Beobachtungen mithilfe dieser Instrumente können als Grundlage zur Planung von Unterstützungsmaßnahmen dienen.

Das Dementia Care Mapping (DCM) wurde von Tom Kitwood eingeführt. Das Verfahren beruht auf seinem Konzept der ›personzentrierten Pflege‹, welches den Erhalt des „Personseins" als wesentlich für das Wohlbefinden von Menschen mit Demenz herausstellt. In seinen Studien untersuchte Kitwood die Auswirkungen von Handlungen der Pflegenden auf die betroffenen Personen und stellte fest, dass bestimmte Handlungsweisen ihnen schaden, während andere ihr Wohlbefinden fördern und sie unterstützen. Daher ist DCM nicht nur als reines Erfassungsinstrument, sondern auch als Evaluationsinstrument für die Pflege geeignet. Zur Durchführung von DCM werden speziell geschulte Beobachterinnen eingesetzt. Allerdings ist es für jeden Pflegenden hilfreich, die Handlungsweisen zu kennen, die Kitwood als hinderlich bzw. förderlich beschreibt.

Diversität
Inwieweit wurde bei der Entwicklung dieser Instrumente die Vielfalt der Menschen mit Demenz berücksichtigt?

personzentrierte Pflege
→ S. 594

Behinderung versus Unterstützung des Personseins

Kitwood nennt die hinderlichen Handlungsweisen der Pflegenden „maligne Sozialpsychologie", wobei er ihnen keinerlei üble Absichten unterstellt. Er erkennt an, dass die meisten Pflegenden ihre Handlungen auf freundliche Art und in guter Absicht tun. Die „Malignität" sieht er in den Folgen für die betroffenen Menschen, deren Personsein in ihrem pflegerischen Umfeld geschädigt wird. Handlungsweisen, welche das Personsein stärken, positive Gefühle unterstützen und Fähigkeiten der betroffenen Person fördern, bezeichnet Kitwood als „positive Interaktionen". In den folgenden Tabellen sind einige Beispiele für maligne und für positive Interaktionen zusammengestellt.

Beispiele für maligne Sozialpsychologie	
Betrug	eine Person ablenken, manipulieren oder zur Mitwirkung zwingen
Zur Machtlosigkeit verurteilen	jemandem nicht gestatten, vorhandene Fähigkeiten zu nutzen
Infantilisieren	jemanden sehr väterlich bzw. mütterlich autoritär behandeln
Einschüchtern	durch Drohungen oder körperliche Gewalt bei jemandem Furcht hervorrufen
Etikettieren	Einsatz einer Kategorie wie „Demenz" oder „organisch bedingte psychische Erkrankung" als Hauptgrundlage der Interaktion mit der Person und zur Erklärung ihres Verhaltens
Stigmatisieren	jemanden behandeln, als sei er ein verseuchtes Objekt, ein Alien oder Ausgestoßener
Überholen	jemandem zu wenig Zeit zum Entscheiden oder Handeln geben
Verbannen	jemanden fortschicken oder körperlich bzw. seelisch ausschließen
Zum Objekt erklären	jemanden behandeln, als sei er ein Klumpen toter Materie, der gestoßen, angehoben, gefüllt, aufgepumpt oder abgelassen werden kann
Ignorieren	sich so verhalten oder sprechen, als sei die Person nicht anwesend
Zwang	jemanden zu einer Handlung zwingen und dabei die Wünsche der betroffenen Person beiseiteschieben bzw. ihr Wahlmöglichkeiten verweigern
Vorenthalten	jemandem eine Information oder die Befriedigung eines erkennbaren Bedürfnisses verweigern
Anklagen	jemandem Handlungen oder deren Unterlassen, die sich aus einer fehlenden Fähigkeit oder einem Fehlinterpretieren der Situation ergeben, zum Vorwurf machen
Unterbrechen	plötzlich oder in störender Weise in die Handlung oder Überlegung von jemandem einbrechen
Lästern	sich über jemanden lustig machen, ihn hänseln, erniedrigen, Witze auf seine Kosten machen

Tab. 1 Maligne Sozialpsychologie nach Kitwood

Beispiele für positive Interaktionen	
Anerkennen	der Person in einer offenen, vorurteilsfreien Haltung begegnen, durch achtsames Zuhören anerkennen und jede Art ihrer Kommunikation würdigen
Zusammenarbeiten	der Person Angebote machen, tätig, nützlich und somit selbstwirksam zu sein, indem man mit ihr zusammenarbeitet; ihre Art und Weise, Dinge zu tun, akzeptieren
Spielen	nicht nur aufgabenorientiert Kontakt aufnehmen, sondern auch z. B. mal spielen
Timalation	der Person Möglichkeiten bieten, sich selbst zu spüren, z. B. über sensobiografisch bedeutsame Zugangswege (somatisch, vestibulär, vibratorisch, visuell, audiorhythmisch, oral und olfaktorisch)
Feiern	mit der Person zusammen feiern und so Möglichkeiten zum friedvollen, humorvollen Miteinander finden
Entspannen	der Person Raum geben, zur Ruhe zu kommen, sich zurückzuziehen und zu entspannen
Validation	die subjektive Wirklichkeit der Person akzeptieren, ihre Gefühle wahrnehmen und diese durch wertschätzende Bestätigung (verbal und nonverbal) zum Ausdruck bringen
Halten	der Person einen sicheren psychologischen Raum bieten, auch in emotional schwierigen Situationen (z. B. bei Trauer oder Angst) präsent, beständig und selbstsicher bleiben
Erleichtern	die Person dabei unterstützen, Handlungen selbstständig aus- und zu Ende zu führen

Tab. 2 Positive Interaktionen nach Kitwood (Kitwood, 2004, S. 134 ff.; Kürzungen durch die Autorin)

4.2.3 Unterstützung bei Denk- und Gedächtnisstörungen

Denkstörungen stellen für den betroffenen Menschen eine Quelle ständiger Überforderung dar. Er versteht die Welt um sich herum nicht oder zu langsam oder einfach anders. Daher benötigt er von seinem sozialen Umfeld empathische Aufmerksamkeit und Geduld. Um ihn zu unterstützen, versetzen sich Pflegefachpersonen in seine Denkprobleme hinein und passen ihr eigenes Verhalten entsprechend an. Folgende Punkte können lediglich beispielhaft sein:

Gezeigtes Verhalten	Unterstützung
– langatmiger Gesprächsverlauf – am selben Thema haftenbleiben	– Geduld zeigen, Zeit lassen, Pausen zulassen – aktives Zuhören – zusammenfassend einen Abschluss finden
– verringerte Aufmerksamkeit, insbesondere wenn verschiedene Dinge gleichzeitig gefordert werden – scheinbares Nichtreagieren im Gespräch oder bei Aufforderung, etwas zu tun – Sprach-, Reaktions- und Regungslosigkeit u. U. mit Augen schließen und Lippen zusammenpressen	immer eins nach dem anderen. – Der Satz: „Guten Morgen, Frau L., schauen Sie mal, wie schön die Sonne scheint, da machen wir einen Spaziergang; Sie müssen aber erst noch frühstücken, die Zähne putzen und sich warm anziehen!“ verwirrt und überfordert die betroffene Person; besser ist es, ohne vorherige Ankündigungen alles nacheinander zu erledigen: Begrüßung, die Sonne bewundern, das Frühstück bringen, die Zähne putzen, warme Kleidung anziehen, Spaziergang machen
– vom Thema abschweifen – zielloses Agieren	– selbst eng am Thema bleiben – eine kurze, klare Redeweise
– Perseveration: ständiges Wiederholen von Wörtern, Phrasen oder Handlungen oder Ideen	– nicht unterbrechen – Schlüsselwörter aufgreifen, Handlung spiegeln, damit die Person merkt, dass sie verstanden wird – versuchen, gemeinsam das Thema zu wechseln, die Handlung zu verändern

Tab. 3 Unterstützungsmöglichkeiten bei formalen Denkstörungen

Gezeigtes Verhalten	Unterstützung
eingeschränkte Urteilsfähigkeit: die Person hat die Kriterien vergessen, aufgrund derer sie Dinge bewertet und beurteilt wenn überhaupt, urteilt sie aus dem Gefühl heraus, mit dem sie die Welt versteht	– nur zwei Angebote zur Auswahl stellen („Wurst oder Käse?“) statt zahlreicher Möglichkeiten – Entscheidungshilfen geben („Das Kleid steht Ihnen sehr gut!“) – sinnliche Hilfen geben: anschauen, riechen, anfassen lassen
logische Zusammenhänge sind für die Person nicht mehr nachvollziehbar: „Du bist meine Mutter“, „Ich bin doch 40 Jahre jünger als du!“, „Ja, aber trotzdem bist du meine Mutter!“	– auf den Gefühlsaspekt eingehen („wir mögen uns und haben Vertrauen zueinander“) – den Appell beantworten („ich kümmere mich um dich“, „ich sorge für dich“ – wie eine Mutter)
da eine innere Logik angestrebt wird, können Vorstellungen mit Wahncharakter auftreten, z. B. kann das Nichtfinden einer Brille nur bedeuten, dass sie gestohlen wurde	– keine Anschuldigung heraushören, nichts persönlich nehmen – keine Beteuerungen, dass die Brille bestimmt noch da sei – auf die von der Person wahrgenommene Situation eingehen („die Brille ist wichtig, ohne sie ist man ja ganz hilflos“), d. h., seine Sicht der Dinge anerkennen

Tab. 4 Unterstützungsmöglichkeiten bei inhaltlichen Denkstörungen

Gezeigtes Verhalten	Unterstützung
Fassadenverhalten und Floskeln kommen häufig vor, um Gedächtnislücken zu überspielen („Welchen Beruf haben Sie früher ausgeübt?" „Ach, so dies und das; es würde lange dauern, das alles aufzuzählen!")	– nicht bloßstellen, nicht auf dem Thema beharren – Wertschätzung zeigen („dann sind Sie ja ein ganz flexibler und vielseitiger Mensch")
Konfabulation: um Erinnerungslücken zu füllen, werden scheinbar passende Inhalte erfunden („Wir waren alle zusammen einkaufen, und dann hat ein Mann mir ein Eis gekauft. Nur mir, den anderen nicht")	– nicht widersprechen, nicht korrigieren – auf Gefühlsinhalte eingehen („Sie sind ja auch ein besonderer Mensch!") – auf mögliche Bedürfnisse eingehen („Essen Sie sehr gerne Eis?" oder „Sollen wir beide mal alleine spazieren gehen?")

Tab. 1 Unterstützungsmöglichkeiten bei Gedächtnisstörungen

4.2.4 Orientierung fördern

Orientierungsstörungen

Orientierungsstörungen entstehen hauptsächlich als Folge von Vergesslichkeit. Zeit, Raum, Situation und eigene Angehörige wie auch fremde Personen werden nicht erkannt, verwechselt oder fehlerhaft zugeordnet.

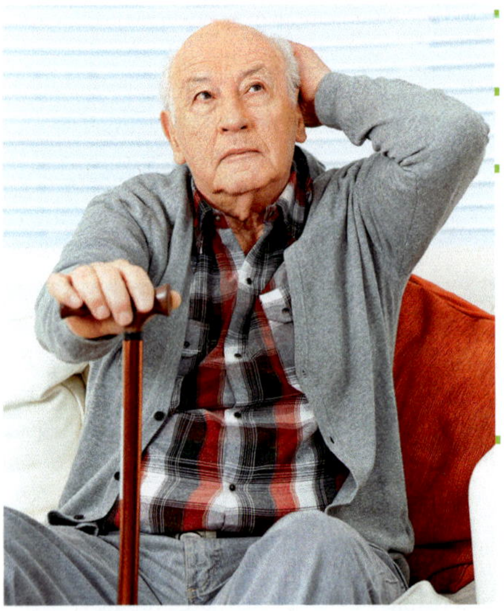

Abb. 1 Vergesslichkeit ist der Hauptgrund für Orientierungsstörungen.

- **Zeitliche Desorientiertheit:** Die Person weiß nicht, in welcher Zeit sie lebt; die Vergangenheit ist für sie lebendiger als die Gegenwart.
- **Räumliche Desorientiertheit:** Die Person weiß nicht, wo sie sich befindet; die Umgebung ist nicht vertraut, sie erkennt sie nicht.
- **Persönliche Desorientiertheit:** Die Person weiß nicht, wer die sie umgebenden Menschen sind, manchmal weiß sie auch nur wenig über sich selbst. Sie erlebt sich selbst als jünger; da die (aktuelle) Umgebung und ihre Menschen nicht in die wahrgenommene Vergangenheit passen, werden sie nicht erkannt oder sie werden „passend gemacht", indem sie als jemand erkannt werden, der schon lange nicht mehr lebt.
- **Situative Desorientiertheit:** Die Person weiß nicht, welches Verhalten in einer bestimmten Situation angebracht ist (z.B. weiß sie nicht mehr, dass ein Glas dazu da ist, um daraus zu trinken, ein Waschbecken zum Waschen). Ungewohnte Situationen können diese Desorientiertheit verstärken.

B BEISPIEL

Frau Laskow lebt gefühlsmäßig in ihrer eigenen Welt, im Kreis ihrer Familie vor vielen Jahren. Sie hatte damals noch keine Kinder, wohl aber eine Mutter, mit der sie innig verbunden war. Ihre Tochter, die sie besuchen kommt, kann sie daher nicht richtig in der Familienkonstellation einordnen; sie fühlt jedoch auch hier die liebevolle Verbundenheit. Da die Tochter in einem zur Mutterrolle passenden Alter ist, hält Frau Laskow sie für ihre eigene Mutter.

Realitätsorientierungstraining (ROT)

Mitte der 1960er-Jahre wurde erstmals versucht, die geistigen Fähigkeiten chronisch verwirrter Menschen zu fördern und ihre räumliche, zeitliche, situative und personenbezogene Orientierung zu verbessern. Man führte regelmäßige Trainings durch, in denen die Realität „geübt" wurde, etwa durch häufiges Wiederholen von Informationen (z.B. zu Datum, Jahreszeit, Aufenthaltsort). Die verwirrten Menschen wurden beispielsweise mit dem eigenen Spiegelbild oder mit der verleugneten, bitteren Realität konfrontiert. So korrigierte man immer wieder eine Frau, die ständig davon redete, dass ihr Mann sie heute besuchen komme: „Ihr Mann lebt nicht mehr, er ist vor 20 Jahren gestorben." Dieses Vorgehen hatte verständlicherweise negative Auswirkungen auf die emotionale Verfassung der verwirrten Personen und führte zu Emotionen wie Angst, Ärger, Trauer, Wut und Aggression. Obwohl sich durch die Trainings tatsächlich die Orientierung zum Teil deutlich verbesserte, nahm man bald wieder Abstand davon wegen der negativen Auswirkungen auf das Befinden der betroffenen Menschen.

Ethik
Welches Menschenbild steckt hinter dem Realitätsorientierungstraining?

Hilfen zur Orientierung

Heute werden möglichst nur noch Maßnahmen angewendet, die den betroffenen Personen das Zurechtfinden in der für sie fremden Realität erleichtern und eine positive Wirkung auch im Gefühlsbereich zeigen. Hilfen, die gezielt zur Unterstützung der Orientierungsfähigkeit eingesetzt werden, sind heute aus Pflegebereichen, in denen verwirrte Menschen versorgt werden, nicht mehr wegzudenken. Dabei handelt es sich nicht nur um Hinweisschilder, die den Weg zur Küche oder Toilette weisen, sondern um visuelle, akustische oder olfaktorische Impulse. Auch das Verhalten der sozialen Umwelt vermag einiges zur Orientierung der Bewohner beitragen. Es Fall sollten die ›Biografie‹ der Person, ortsübliche kollektive Gewohnheiten und Rituale Berücksichtigung finden (Weihnachtsgebäck, sonntäglicher Kirchgang usw.).

Biografiearbeit → *S. 403, Band 1*

Orientierung	Orientierungshilfe	Beispiele
Zeit	visuelle Hilfen	– jahreszeitliche Dekoration, große Kalender, Uhren
	akustische Hilfen	– Glockenläuten am Sonntag, Essensgong, jahreszeitliche Musik
	olfaktorische Hilfen	– Kaffee-, Brötchendurft, jahreszeitliches Gebäck
Raum	visuelle Hilfen	– unterschiedliche farbliche Gestaltung der Räume – Zimmertür mit eigenem Foto der Patientin/Bewohnerin – Piktogramme (Speisezimmer, Badezimmer)
	akustische Hilfen	Essensgong
	olfaktorische Hilfen	Essensgerüche
Person	visuelle Hilfen	– Fotos aus der Biografie, Lebensbuch erstellen (lassen)
	olfaktorische Hilfen	eigenes Parfum/Deodorant/Rasierwasser usw.
	Hilfen im Umgang	Ansprache mit Namen/Vorstellung der Pflegeperson (so oft es nötig ist.)
Situation	visuelle Hilfen	Tätigkeiten vormachen
	akustische Hilfen	Essensgong/Essensgebet sprechen/„Guten Appetit!"
	Hilfen im Umgang	Rituale, z. B. vor dem Schlafengehen, vor dem Essen

Tab. 2 Orientierungshilfen

Orientierungshilfen wie eine bestimmte Dekoration oder der Essensgong können sämtlichen Bewohnern eines Pflegebereichs Unterstützung geben. Andere Impulse hingegen können (oder müssen) individuell eingesetzt werden. Das betrifft beispielsweise die Anrede eines demenziell veränderten Pflegebedürftigen mit dem Vornamen (da er sich als junger Mensch fühlt und die Nennung des Vornamens ihm vertrauter ist). Aber nicht jede verwirrte Person „befindet" sich in ihrer Jugendzeit und eine ehemalige Schuldirektorin, die in ihrer Vorstellung vielleicht sogar noch im Amt ist, empfindet es sicherlich als befremdlich oder gar unverschämt, wenn sie derart respektlos angesprochen wird. Auch darf nicht vergessen werden, dass die Orientierungsfähigkeit eines Menschen Schwankungen unterliegt, sodass zum einen Zeitpunkt die Ansprache mit einem Kosenamen, einige Zeit später eine korrekte Anrede mit Frau oder Herr und Titel passend sein kann.

REFLEXION | IMPULS | LERNORTVERNETZUNG

Denken Sie an sich selbst: Welche Maßnahmen könnten Ihnen die Orientierung erleichtern?

4.2.5 Validierend kommunizieren

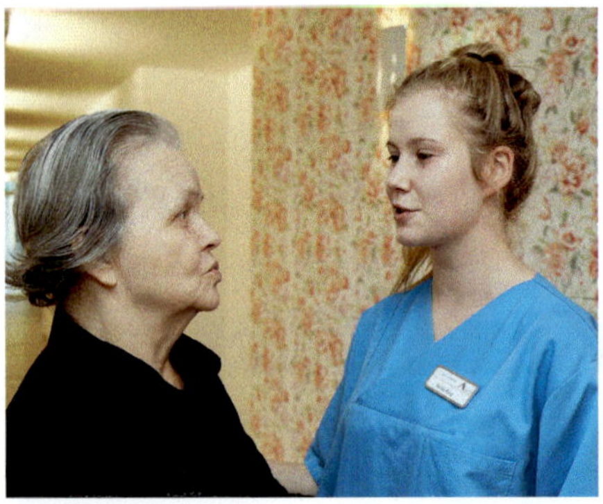

Abb. 1 Validation bedeutet in erster Linie eine wertschätzende, personzentrierte Grundhaltung.

Validation nach Naomi Feil

Naomi Feil wurde 1932 in München geboren, ihre Familie musste emigrieren und so wuchs sie in den USA auf. Ihre Eltern führten dort ein Altersheim, sodass sie schon in jungen Jahren mit vielen alten Menschen in Kontakt kam. Nach dem Studium der Sozialarbeit beschäftigte sie sich weiterhin mit sehr alten Menschen. Nachdem sie festgestellt hatte, dass ein Festhalten an der Wirklichkeit im Sinne eines strengen ›ROT‹ die desorientierten alten Menschen verunsicherte und negative Emotionen hervorrief, entwickelte sie eine eigene Kommunikationsmethode. Ihr Ziel war, dass die Betroffenen jemanden haben, der ihnen mit Einfühlung zuhört und ihre Sicht der Realität akzeptiert. Naomi Feil nannte ihre Methode „Validation".

Realitätsorientierungstraining → S. 601

Ähnlich wie Tom Kitwood vertritt Feil die Auffassung, dass eine wertschätzende, personzentrierte Grundhaltung die Voraussetzung dafür ist, einen Zugang zu verwirrten Menschen zu bekommen. Sie schreibt, dass nur durch Einfühlung Vertrauen entstehe, wodurch sich Angstzustände verringern können und die Würde des alten Menschen bewahrt bleibe. Einer der Grundsätze der Validation ist es, anzuerkennen, dass jeder Mensch einzigartig und wertvoll ist und man ihn akzeptieren muss, ohne ihn zu verurteilen. Dazu gehört, die Gefühlswelt und die von der betroffenen Person wahrgenommene Realität als für sie „wahr" zu akzeptieren und nachzuvollziehen.

psychosoziale Entwicklung → S. 308, Band 1

Feil ist der Überzeugung, dass ein desorientierter sehr alter Mensch immer einen Grund für sein Verhalten hat. Sie folgt Erik Eriksons Konzept der ›psychosozialen Entwicklung‹, demzufolge der Mensch in jeder Lebensphase bestimmte Entwicklungsaufgaben zu leisten habe. Sie vermutet, dass verwirrte alte Menschen noch unerledigte Angelegenheiten in ihrem Leben haben, deren nachträgliche Erledigung nun die Aufgabe im hohen Alter sei, damit der Mensch in Ruhe sterben könne. Ihre Vermutung der unerledigten Aufgaben ist allerdings umstritten.

Feil beschreibt verschiedene Techniken, die in einer validierenden Kommunikation Anwendung finden. Die Techniken betreffen zum Teil Gesprächsinhalte oder Formulierungen, aber auch Körpersprache und Verhaltensweisen der Validationsanwenderin.

Validationstechniken (Auswahl)
Sich zentrieren, auf die eigene Mitte besinnen
Sachliche, nicht wertende Fragewörter verwenden: wer, was, wo, wann, wie (dagegen sollte die Frage „warum" immer vermieden werden)
Umformulieren, den Sinn wiedergeben, wenn möglich mit denselben Schlüsselwörtern
Nach dem Extrem fragen: Was wäre noch schlimmer, was wäre am besten?
In Erinnerung rufen, wie es früher war
Bewegungen und Gefühle der Person beobachten und spiegeln, z. B. im gleichen Rhythmus atmen
Das bevorzugte Sinnesorgan nutzen, z. B. die Augen: „Sehen Sie?"
Musik einsetzen (vertraute Lieder, die gefühlsmäßig passen)

Tab. 1 Validationstechniken nach Naomi Feil

Integrative Validation® nach Nicole Richard

Eine ähnliche Methode für den Umgang und die Kommunikation mit Menschen mit Demenz wurde von Nicole Richard, einer deutschen Gerontopsychologin, in den 1990er-Jahren entwickelt. In den Grundsätzen (personzentrierter Ansatz, Anerkennung und Wertschätzung) stimmt sie mit der Validationsmethode von Naomi Feil überein. Daneben legt Richard besonderen Wert auf das Einbeziehen von individuellen Fähigkeiten und Bedürfnissen der betroffenen Person. Sie bindet lebensgeschichtliche Daten aus der Biografiearbeit ein und nutzt sie zu Handlungsangeboten aus dem Lebensthema der betroffenen Person. Dazu kann eine ritualisierte Begrüßung oder Verabschiedung gehören. So könnte man einen ehemaligen Gärtner um Rat bei den Topfpflanzen bitten und sich mit einem „Auf dass auch morgen noch alles blühe und gedeihe!" verabschieden.
Beide Validationsmethoden sind in Kursen erlernbar, die Ausbildungen werden von verschiedenen Organisationen angeboten.

4.2.6 Unterschiedliche Ansätze und Settings zur Förderung vorhandener Fähigkeiten

Menschen, die in ihrem Denken und Fühlen Einschränkungen haben, benötigen sehr unterschiedliche Unterstützung. Kinder und jüngere Erwachsene können beispielsweise durch eine psychotherapeutische Behandlung gefördert und unterstützt werden. Bei älteren Menschen gehen häufig Fähigkeiten verloren, weil sie nicht genutzt werden. Auch an Demenz erkrankte Menschen sind nicht von heute auf morgen vollständig auf pflegerische Unterstützung angewiesen. Viele sind noch sehr lange in der Lage, zu gehen, zu tanzen, Tischtennis zu spielen usw. Andere essen völlig selbstständig oder zeigen keinerlei Schwierigkeiten bei der Körperpflege und beim Kleiden. Aus Sicht der Pflegenden ist es nicht immer leicht, die Ressourcen eines Menschen mit Demenz zu erkennen. Um diese dann so weit es geht zu erhalten, sollte dieser Mensch die Möglichkeit haben, seine Fähigkeiten auch zu nutzen: Eine „automatische" grundpflegerische Versorgung sollte vermieden werden.

Digitalisierung
Welche Apps unterstützen Menschen mit Demenz bei der selbständigen Lebensführung?

Durch das Fördern der Fähigkeiten verwirrter Menschen kann ihr Selbstwertgefühl gestärkt werden; sie fühlen sich sicherer und in die Gemeinschaft eingebunden, erleben sich selbst als nützlich und akzeptiert. Neben den zahlreichen positiven Effekten auf die Gesundheit und Selbstständigkeit ist ein wichtiges anzustrebendes Ziel: Die angebotenen Beschäftigungen machen Spaß und erhöhen somit die Lebensqualität.

Kreativität
Kreative Betätigung kann Sprachlosigkeit überwinden oder kompensieren. Unterschiedliche Arten der kreativen Gestaltung helfen Gefühle auszudrücken, die nicht mehr in Worte gefasst werden können. Manche Menschen, die Zeit ihres Lebens Hemmungen hatten, gestalterisch tätig zu sein, verlieren die Scheu, werden mit großer Freude tätig und schaffen Beeindruckendes. Die Beschäftigung kann zudem als Kräftigungsübung (etwa beim Kneten) und als Übung zur Förderung der Feinmotorik dienen.
Beispiele: Malen, Zeichnen, Kneten.

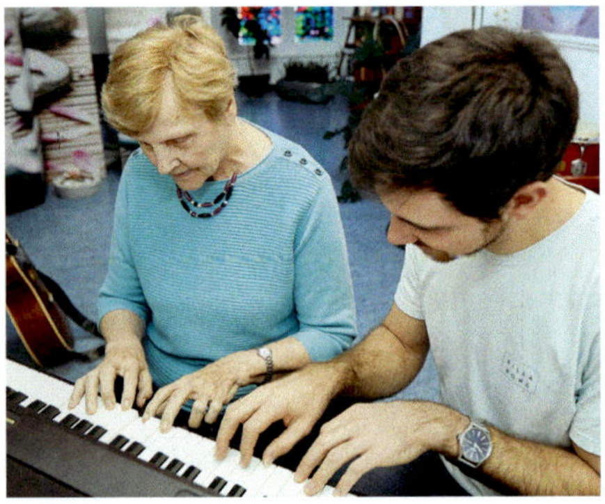

Abb. 1 Gemeinsames Musizieren

Musik
Ob Melodien aus der Jugendzeit, ob Volks- und Wanderlieder, ob einfacher Gesang oder Orchesteraufnahmen: Musik ist nicht selten der Schlüssel zur Seele. Sie öffnet die Herzen, weckt persönliche Erinnerungen, verbindet Menschen miteinander und schafft Harmonie und eine wohlige Atmosphäre. Musik ist vielseitig einsetzbar und benötigt häufig keine oder wenig Vorbereitung. Wenn sie jahreszeitlich oder zum Tagesrhythmus passend ausgesucht wird, dient sie zudem als Hilfe zur zeitlichen Orientierung.
Beispiele: Singen oder Hören vertrauter Lieder, Tanzen, Musizieren mit einfachen Instrumenten (Perkussion), Spielen eines früher erlernten Instruments.

Bewegungsspiele
Sowohl zu zweit als auch in der Gruppe können gymnastische Übungen spielerisch durchgeführt werden (auch im Rollstuhl), z.B. durch das Erzählen einer Geschichte, die von allen Teilnehmernden pantomimisch dargestellt werden soll. Zum Einsatz kommen auch unterschiedlichste Sportarten, die an die körperlichen Fähigkeiten der Teilnehmer angepasst werden. Die meisten Bewegungsspiele können zudem auch gut im Freien durchgeführt werden, sodass der gesundheitliche Nutzen durch die frische Luft noch verstärkt wird.
Beispiele: Ballspiele, Tanzen (auch: Sitztanz), Kegeln, Boccia, Pantomime.

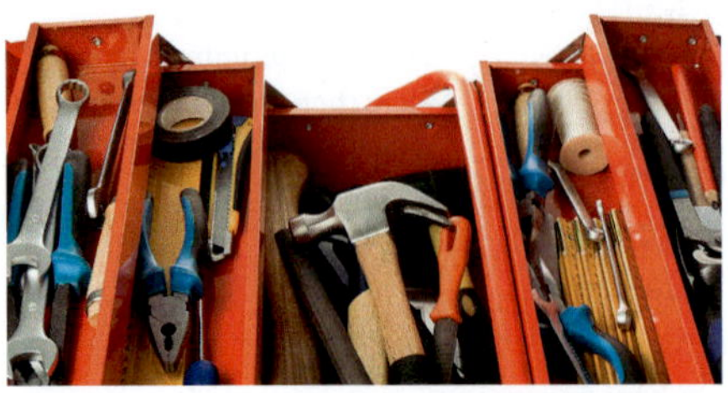

Abb. 2 Eine Auswahl von Werkzeugen aus dem Werkzeugkasten eignet sich gut für eine Zehn-Minuten-Aktivierung.

Zehn-Minuten-Aktivierung
Die Zehn-Minuten-Aktivierung ist eine von Ute Schmidt-Hackenberg entwickelte Methode, in kurzen, intensiven Sequenzen bei demenziell veränderten Menschen Interesse anzustoßen, das Altgedächtnis zu aktivieren, Erinnerungen zu wecken. Dabei werden Materialien zu speziellen Themen angeschaut, angefasst, besprochen und benutzt. Auch Gespräche über frühere Beschäftigungen kommen dabei zustande. Wenn die Gegenstände nach Themen sortiert aufbewahrt werden, wird keinerlei Zeit zur Vorbereitung benötigt. Günstig sind Themen aus bekannten Alltagsbeschäftigungen.
Beispiele: Handarbeiten, Kuchen oder Plätzchen backen, Werkzeuge aus dem Werkzeugkasten ansehen oder in die Hand nehmen, evtl. auch benutzen.

Gesprächsrunden

In Gesprächsrunden findet Erinnerungsarbeit durch Erzählen, Vorlesen oder Fotos ansehen statt. Zum individuellen Erinnern eignet sich gut ein „Lebensbuch" des Menschen mit Demenz, in welchem Lebensereignisse in Wort und Bild festgehalten wurden. Angehörige sind häufig dankbar, bei der Zusammenstellung eines solchen Lebensbuches mitzuwirken und auf diese Weise etwas zum Wohlbefinden der Betroffenen beitragen zu können.

Beispiele: Fotoalbum, Lebensbuch, Zeitschriften, Kalenderblätter, Bücher.

Stellvertreterobjekte

Verwirrte Menschen leiden häufig darunter, dass ihnen die vertraute Bezugsperson fehlt. Die Menschen in ihrer Umgebung leben in einer anderen Welt und verstehen die entrückte Welt der Verwirrten nicht. Ein lebloses Objekt, z. B. eine Puppe, kann hier – wie in der Kindheit – eine Vertrauensperson darstellen. Sie ist genauso „anders" wie der verwirrte Mensch, sie kann sich ebenfalls nicht mit Worten ausdrücken. Eine Puppe akzeptiert den Menschen so, wie er ist, und ohne beunruhigende Fragen zu stellen. Sie hört geduldig zu. Außerdem kann sie berührt, in den Arm genommen und liebgehabt werden. Der Einsatz spezieller Handpuppen kann in Seminaren erlernt werden.

Beispiele: Puppen, Stofftiere, Teddys.

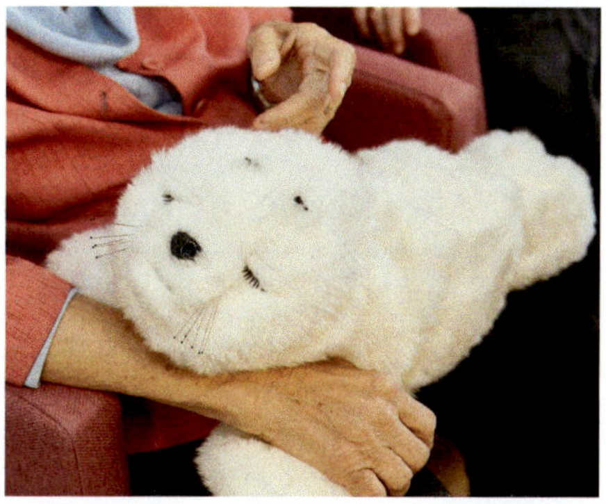

Abb. 3 Ein Stellvertreterobjekt, in diesem Falle sogar eines, das einige Laute von sich geben und sich bewegen kann

Tiere

Auch Tiere können – ähnlich wie die unbelebten Stellvertreterobjekte – das Vertrauen von verwirrten Menschen gewinnen, da sie nicht (wie Menschen) kritisieren, bevormunden oder etwas vorschreiben (z. B. Tabletten einzunehmen oder die Körperpflege durchzuführen). Tiere beurteilen Menschen nicht nach ihren kognitiven Fähigkeiten, sie sind vorurteilslos und liebenswert. Selbstverständlich muss auf das Wohlergehen der Tiere und auch auf deren Eignung geachtet werden; sie sollten auf Liebkosungen nicht mit Beißen oder Kratzen reagieren. Auch der Einsatz speziell ausgebildeter Therapiehunde steigert nachweislich das Wohlbefinden und die Fähigkeiten verwirrter Menschen.

Beispiele: Hunde, Katzen, aber auch Schafe, Ziegen, Pferde oder Alpakas.

Gedächtnisspiele

Im Langzeitgedächtnis abgespeicherte Inhalte sind mitunter automatisch abrufbar. Dies zeigt sich z. B. beim Spielen von „Stadt-Land-Fluss", bei dem ein Begriff aus einem bestimmten Bereich mit einem vorgegebenen Anfangsbuchstaben gefunden werden muss. Menschen, die dies früher häufig gespielt haben, fallen die Begriffe sehr schnell ein, ohne dass eigentliches Nachdenken nötig ist. Auch Spiele, bei denen Merkfähigkeit verlangt wird, sind möglich, wenn die Regeln entsprechend den Fähigkeiten der Mitspielenden verändert werden. In jedem Fall wird das Gedächtnis spielerisch trainiert. Allerdings muss darauf geachtet werden, demotivierende und deprimierende Ergebnisse zu vermeiden.

Beispiele: Memory (die Anzahl der benutzten Kartenpaare reduzieren!), Stadt-Land-Fluss, „Wie war das damals?".

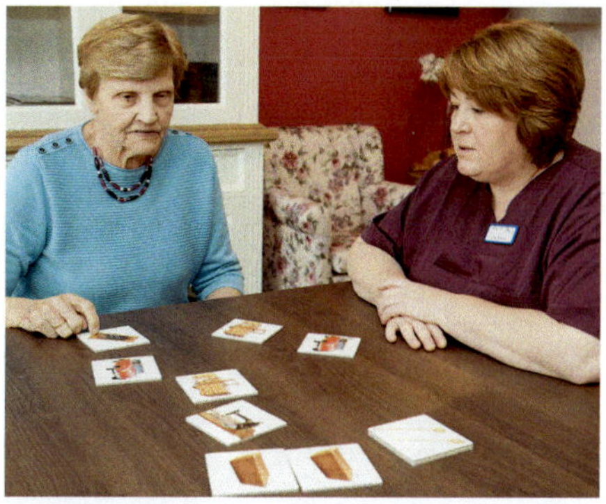

Abb. 4 Ein Gedächtnisspiel mit einer reduzierten Anzahl Karten

4.2.7 Unterstützung bei Handlungsstörungen (Apraxie)

Apraxie
Unfähigkeit, ein Vorhaben in Handlung umzusetzen

Handlungsstörungen (›Apraxie‹) treten bei Menschen mit Denkstörungen in unterschiedlicher Form auf. Manche von ihnen haben Schwierigkeiten, mit einer Handlung zu beginnen, andere bleiben mittendrin stecken oder bringen den Ablauf durcheinander. Manchmal liegen die Ursachen in der individuellen Biografie und können leicht behoben werden. Wenn die Person beispielsweise daran gewöhnt ist, vor dem Essen zu beten und dies wird nicht getan, kann es dazu führen, dass sie Schwierigkeiten hat, mit dem Essen anzufangen.

Hilfreich ist bei den meisten Handlungsstörungen, wenn die Pflegende den Vorgang zeigt (vormacht), ihn gemeinsam mit der betroffenen Person durchführt (mitmacht) oder leichte körperliche Impulse setzt (vorsichtig führt). Am Beispiel des Zähneputzens, bei dem ein Patient oder eine Bewohnerin mit der Zahnbürste in der Hand verharrt, lassen sich diese Möglichkeiten leicht nachvollziehen: Unter Impuls ist dann gemeint, den Arm der betroffenen Person vorsichtig in Richtung Mund zu führen. Sollte eine Übernahme der Zahnpflege notwendig sein, sollte diese möglichst unter Sicht der Person erfolgen (vor dem Spiegel), indem die Pflegende hinter ihr steht, sodass sie die Aktion verfolgen und eventuell wieder selbstständig übernehmen kann. Kontraproduktiv und daher zu vermeiden sind in aller Regel verbale Anleitungen, die den verwirrten Menschen eher weiter verwirren.

Nahrungsablehnung bei kognitiv eingeschränkten Menschen → S. 300

Wenn ein Mensch mit Demenz die ›Nahrungsaufnahme ablehnt‹, kann dies sehr unterschiedliche Gründe haben, die möglichst differenziert erkannt und behandelt werden sollten.

4.2.8 Unterstützung bei psychomotorischen Störungen

Psychomotorik
körperliches Bewegungs- und Ausdruckverhalten, das psychisch beeinflusst ist

Bei Beeinträchtigungen im Denken und insbesondere im Fühlen können ›psychomotorisch‹ sowohl ein gesteigertes als auch ein vermindertes ›Bewegungsverhalten‹ auftreten.

Motorische Unruhe

Ständiges Laufen, ruheloses Suchen, Umherirren, aber auch Nesteln an Gegenständen oder rhythmische Fußbewegungen sind Anzeichen einer motorischen Unruhe, die auch als Agitiertheit bezeichnet wird. Die Person bleibt nicht lange sitzen oder liegen, erhebt sich immer wieder nach sehr kurzer Zeit und nimmt ihre Aktivität wieder auf. Dieser Bewegungsdrang kann nicht abgestellt werden. Diesen Menschen sollte daher die Gelegenheit zum Laufen gegeben werden. Falls eine Gefahr darin gesehen wird, wenn sie den Wohnbereich oder die Station unbeaufsichtigt verlassen, bieten sich „Endloswege" an. Bei diesen verhindert das Gehen in Kreisen oder Achtertouren, dass die Person an einem Endpunkt (einer Wand, einer verschlossenen Tür) nicht mehr weiterkommt, wodurch die Unruhe noch gesteigert würde. Problematisch bei diesen „Läufern" oder „Wanderern" ist zum einen die Versorgung, z.B. bei der Nahrungsaufnahme. Läufer haben einen hohen Kalorienbedarf, den sie bei ihren kurzen Aufenthalten an einem Tisch nicht decken können. Sie benötigen daher z.B. Fingerfood, Essensstationen auf dem Weg, Mitnahmemöglichkeiten (auf dem Rollator) oder auch die Nahrungseingabe durch Pflegende im Gehen. Auch muss auf ihr Schuhwerk geachtet und der Zustand der Füße auf Blasen, Hornhaut etc. kontrolliert werden.

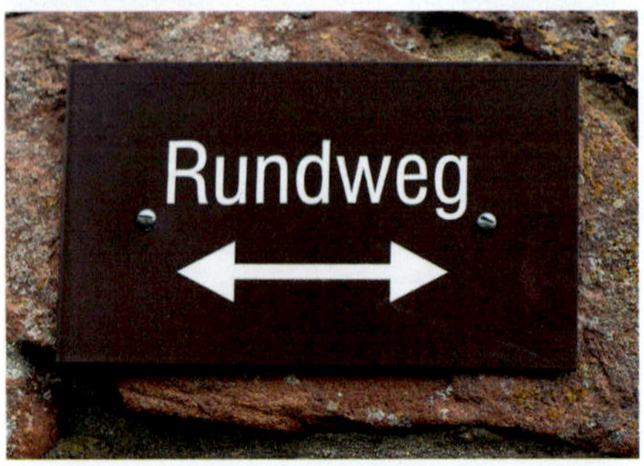

Abb. 1 Rundwege wie beim Wandern lassen sich häufig auch auf der Etage oder dem Grundstück des Pflegeheims einrichten.

Des Weiteren sollten diese Menschen so häufig wie möglich auf ihren Wegen begleitet werden, um ihnen eine Kommunikation zu ermöglichen und der Gefahr der Vereinsamung vorzubeugen. Häufig bietet sich sogar die Gelegenheit, einen „Mitläufer" im Wohnbereich zu finden; die Praxis zeigt, dass solche Paare sich oft sehr gut ergänzen und nach einer entsprechenden Anbahnung durch die Pflegenden selbstständig zueinander finden.
Die ziellose motorische Unruhe darf nicht mit einem zielgerichteten „Hinlaufen" verwechselt werden, bei dem ein Mensch mit Demenz ein bestimmtes Ziel hat, meist weil er meint, eine Aufgabe erledigen zu müssen (Tiere versorgen, zur Arbeit gehen). Dem liegt eine ›Denkstörung‹ zugrunde, die Psychomotorik ist nicht betroffen. Wenn beispielsweise eine Frau nach Hause will, da sie ihre Kinder alleine wähnt und glaubt, ihnen Essen kochen zu müssen, sollte hier auf ihre Sorge und ihr Verantwortungsgefühl eingegangen und ihre Persönlichkeit validierend wertgeschätzt werden.
Personen, deren Unruhe sich weniger in der Fortbewegung als vielmehr durch Zupfen, Reißen an Kleidungsstücken und anderen Gegenständen und in fahrigen Handbewegungen zeigt, können von einer sog. Nesteldecke profitieren. Das ist eine Decke aus verschiedenartig zusammengesetzten Materialien, an der zudem verschiedene Gegenstände befestigt sind. Sie bieten unruhigen Händen Beschäftigung, Beruhigung und sensorische Reize. Sie ist sehr gut einsetzbar bei Kindern und Menschen mit Behinderungen oder demenziellen Veränderungen. Durch individuelle Anpassung der angehängten Gegenstände können die Persönlichkeit und Biografie der betreffenden Person berücksichtigt werden.

Denkstörung → S. 589, 599

Bewegungsarmut
Wenn jemand sich äußerst passiv zeigt, wortkarg wird, häufig die Augen schließt und zum Rückzug neigt, sollte abgeklärt werden, ob eine körperliche oder psychische Erkrankung vorliegt oder ob er aufgrund von Langeweile oder einem Mangel an Beschäftigungsmöglichkeiten die Aktivität reduziert. In diesem Fall sollten Angebote zur Betätigung gemacht werden, die zu seiner Persönlichkeit und Biografie passen und seinen Neigungen entsprechen.
Möglich ist jedoch auch, dass sich dieser Mensch bereits im ›Sterbeprozess‹ befindet.

Kommunikation
Wie macht man Angebote, ohne das Gegenüber zu zwingen, zu überreden oder zu manipulieren?

Sterbeprozess → S. 787, Band 1

4.2.9 Wahrnehmung fördern

Basale Stimulation® → S. 293, Band 1

Basale Stimulation®
Berührung ist ein unverzichtbarer Bestandteil des menschlichen Lebens. Für Menschen, die krankheitsbedingt über Worte und Gesten nur noch schwer zu erreichen sind, gewinnt die Kommunikation über Berührung immer mehr an Bedeutung. Die ›Basale Stimulation®‹ ist eine Methode, die Berührung bewusst einsetzt, um wahrnehmungsbeeinträchtigte Pflegebedürftige in ihrer Welt zu erreichen. „Basal" bedeutet in diesem Zusammenhang „Basis der Wahrnehmung". „Stimulation" beinhaltet, dass jeweils für ein Sinnesorgan eindeutige Reize gegeben werden.
Bei Menschen mit Demenz verfolgt die Basale Stimulation® folgende Ziele:
- das eigene Leben und die eigenen Grenzen spüren durch Bewegung
- Sicherheit erleben, Vertrauen aufbauen durch Berührung
- die Außenwelt erfahren
- Beziehung aufnehmen und Begegnung gestalten

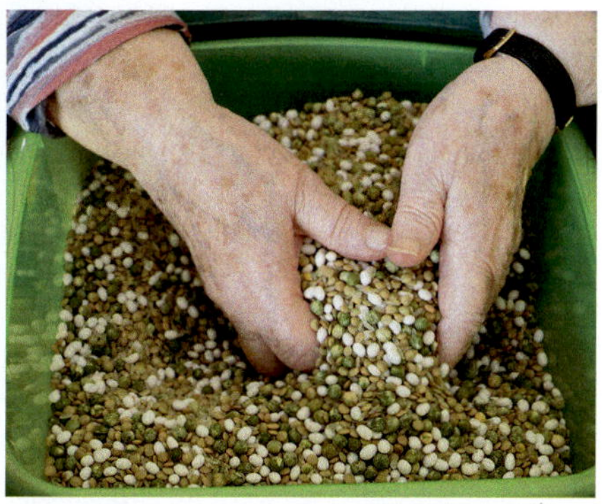
Abb. 2 Basale Stimulation® mithilfe von Kieselsteinen, die erfühlt werden

Wahrnehmung	Stimulationsart	Beispiele für Stimulation
Spüren über die Haut, Tasten, Greifen	somatisch, taktil, haptisch	– beruhigende Waschung vom Körperstamm zur Peripherie – symmetrisches Vorgehen – Nachmodellieren des Körpers – mit unterschiedlichen Materialien arbeiten (Bürste, Schwämme) und sie berühren lassen
Wahrnehmung des Gleichgewichts	vestibulär	– behutsame Schaukelbewegungen im Sitzen – gemeinsames Ausführen rhythmischer Bewegungen (z. B. Tanzschritte) – Wiegen der Person im Arm des Betreuers
Fühlen der Umgebung über Knochen und Muskeln	vibratorisch	– Vibrationen am Gelenk oder Knochen ansetzen, leichtes Klopfen – eigene Stimme einsetzen; dabei Hand auf die Brust legen – Halten einer elektrischen Zahnbürste, eines Elektrorasierers
Schmecken	oral	– Gesichtsmassage, die sich langsam dem Mundbereich nähert – Gazesäckchen, gefüllt mit Obst, Bonbons für Menschen, die über Sonde ernährt werden
Riechen	olfaktorisch	– Anregung des Geruchssinnes durch Duftstoffe, z. B. Parfum, Seife, Blumen – (Reiz-)Stoffe, die an den Alltag und die Biografie erinnern, z. B. Zimt, Kaffee
Hören	auditiv	– Töne, Klänge, Geräusche, Stimmen auf CD – vorlesen, sprechen, singen
Sehen	visuell	– Bilder, Collagen innerhalb des Gesichtsfeldes anbringen; Mobile bei Liegenden – Fensterblick, Orts- bzw. Lagewechsel – farbige Kleidung, Bettwäsche, Geschirr

Tab. 1 Beispiele für Basale Stimulation® bei Menschen mit Demenz

REFLEXION **IMPULS** LERNORTVERNETZUNG

Rufen Sie sich eine bestimmte Person in Erinnerung, die in ihrer Wahrnehmung beeinträchtigt war und die pflegerisch von Ihnen versorgt wurde. Versuchen Sie, Möglichkeiten der Basalen Stimulation® für sie in die Versorgung einzuplanen.

Snoezelen
niederländische Wortschöpfung aus „snuffelen“ = schnuppern und „doezelen“ = dösen, schlafen

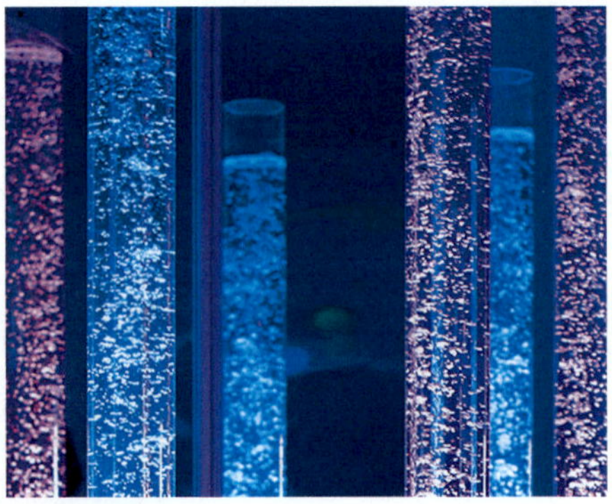

Abb. 1 Snoezelen dient der Entspannung; wenige Sinne werden gezielt angesprochen.

Snoezelen

›Snoezelen‹ (sprich: snuselen) ist eine Therapieform aus den Niederlanden für wahrnehmungseingeschränkte Menschen, die unter Reizüberflutung oder auch an Reizverarmung leiden. Ihr Ziel ist es, Wohlbefinden, Entspannung und Zufriedenheit zu ermöglichen, Depressionen zu mildern und Aggressionen abzubauen.

Es handelt sich bei der Methode um eine Mischung aus Aroma-, Farb- und Musiktherapie sowie Basaler Stimulation®. In einer angenehm gestalteten Raumatmosphäre werden wenige Sinne gezielt angesprochen. Zum Einsatz kommen beruhigende Farben und Bilder, angenehme Düfte, ruhige Klänge oder Musik, wohltuende Körpernähe mit sanften Berührungen, Einreibungen oder Massagen. Die Auswahl sollte dabei biografieorientiert erfolgen und die Vorlieben des pflegebedürftigen Menschen berücksichtigen.

4.2.10 Unterstützung von Menschen mit Demenz im Krankenhaus

Aufgrund der kontinuierlichen Steigerung des Anteils der älteren Patienten im Krankenhaus sind auch immer mehr Menschen mit Demenzerkrankungen auf den Stationen anzutreffen. Der Krankenhausaufenthalt stellt für diese Patienten oft eine Überforderung dar und führt häufig zu einer Verschlechterung der kognitiven Fähigkeiten. Die Nebendiagnose Demenz führt für die Betroffenen meist zu einer verlängerten Verweildauer, sie bedeutet eine signifikante Erhöhung von Komplikationen und ein erhöhtes Mortalitätsrisiko.

„Demenzsensibles Krankenhaus" ist ein in den letzten Jahren häufig verwendeter Begriff. Er beinhaltet, dass Koordinationsstellen in den Krankenhäusern eingerichtet, pflegerische Demenzexperten ausgebildet und Bildungsmaßnahmen der Mitarbeitenden verstärkt werden. Zur Unterstützung der Patienten werden Angehörige stärker einbezogen, Rooming-In ermöglicht, das Ehrenamt ausgebaut und ständige Patientenbegleiter für verwirrte Menschen eingesetzt. Leider stehen die meisten Akutkrankenhäuser erst am Anfang dieser Entwicklung und nur ein kleiner Teil verfügt bislang über umfassende Konzepte, die auch nach Auffassung der Experten vom ›DNQP‹ notwendig sind, um eine Wende weg von einer funktionalen Ausrichtung der Pflege von Menschen mit Demenz hin zu Lebensweltorientierung und personzentrierter Beziehungsgestaltung zu erreichen. Im entsprechenden Expertenstandard heißt es dazu:

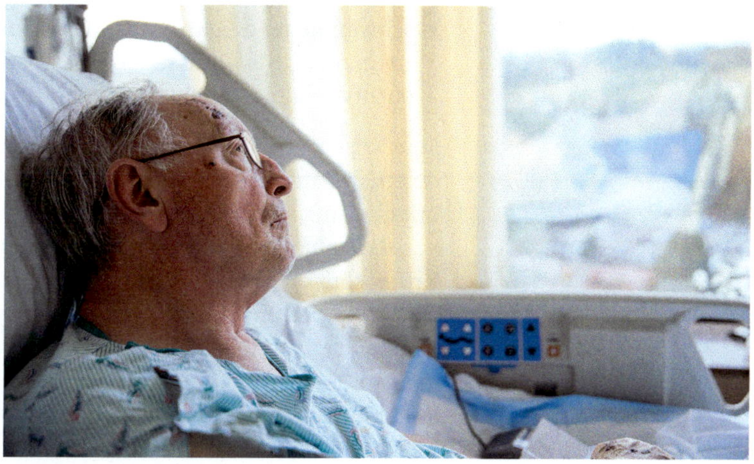

Abb. 2 In vielen Krankenhäusern erhalten Menschen mit Demenz noch nicht die nötige Unterstützung.

DNQP → S. 467, Band 1

» *Grundlage für eine person-zentrierte Pflege ist (...) die Abkehr von einer verrichtungs- oder funktionsbezogenen Pflege, die auf das Modell der Kompensation für einzelne, kleinteilige Handlungsschritte (z. B. Anziehen oder Essen reichen) ausgelegt ist. Das impliziert, dass Pflege sich nicht nur an den objektiven Bedarfen, sondern auch an den subjektiven Bedürfnissen der Menschen mit Demenz (...) zu orientieren hat (...). Dann wandeln sich Pflegeangebote von funktionsgebundenen Handlungsvollzügen zu offenen Situationen, in denen die Art der Pflege, das Wie genauso wichtig ist wie die Handlung selbst, das Was.* «

Quelle: DNQP (Hrsg), (2018): Expertenstandard Beziehungsgestaltung in der Pflege von Menschen mit Demenz. Osnabrück: Deutsches Netzwerk für Qualitätsentwicklung in der Pflege (DNQP), S. 32

W ZUM WEITERDENKEN

Die Robert Bosch Stiftung unterstützt Modellprojekte, die die Versorgung und die Situation von Menschen mit Demenz im Krankenhaus verbessern. Auf der Homepage finden Sie u.a. Forschungsergebnisse zum Thema sowie einen Leitfaden zum Aufbau demenzsensibler Kliniken.

Praxisleitfaden zur Umsetzung von Demenzsensibilität im Krankenhaus
www.bosch-stiftung.de/de/publikation/praxisleitfaden-zum-aufbau-demenzsensibler-krankenhaeuser

4.3 Denken, Fühlen und Verhalten in Krisen unterstützen

4.3.1 Prävention und Beratung

Krisenprävention

psychosoziale Krise → S. 862

Die Konfrontation mit Ereignissen oder Lebensumständen, welche die individuellen Ressourcen eines Menschen überfordern, können in einer ›psychosozialen Krise‹ münden. Typische Auslöser sind:

- Verlusterlebnisse durch Trennung oder Tod einer nahestehenden Person
- Konflikte, z.B. in Familie, Partnerschaft, im Arbeitsleben
- schwerwiegende, chronische, lebensbedrohliche Erkrankungen
- traumatische Erlebnisse, z.B. Missbrauchserfahrungen
- Suchtverhalten, z.B. durch Alkohol, Drogen, Arzneimittel

Gesundheit → S. 549, Band 1

Krise, Vollbild → S. 860

Eine Krise kann die Vorstufe für psychische Erkrankungen sein und macht sie so zu einem ›Gesundheitsrisiko‹. In der Bewältigung einer Krise liegt die Chance für Neuorientierung, persönliche Weiterentwicklung und inneres Wachstum. Es kommt oft vor, dass eine Krisensituation nicht ohne Hilfe von außen bewältigt werden kann. Krisen können unvermittelt auftreten oder sich über einen längeren Zeitraum entwickeln, ehe es zum ›Vollbild‹ kommt. Pflegenden bleibt v.a. dann ein Zeitfenster, deeskalierend einzugreifen, wenn sie mit dem Betroffenen in Kontakt kommen. Der Umgang mit Menschen, die krisengefährdet sind oder bei denen sich eine Krise anbahnt, verlangt Beratungskompetenz und Präventionswissen, z.B. zu Unterstützungsangeboten. Krisenprävention kann drei Effekte erzielen:

- Die Betroffenen gewinnen an Handlungsspielraum.
- Der Verlauf wird abgemildert oder sogar unterbrochen.
- Einer Chronifizierung wird vorgebeugt.

Diversität
Welche besonderen Ereignisse können eine Krise bei Menschen mit Fluchterfahrungen auslösen?

B BEISPIEL

Die Trennung von ihrem Freund hat die Auszubildende Saskia Herrmann in eine tiefe Krise gestürzt. Alles kam so plötzlich. Sie hat seit Tagen nicht mehr am theoretischen Unterricht teilgenommen, nimmt keine Anrufe entgegen und will niemanden empfangen. Sie sei verzweifelt und wisse nicht, was nun kommen würde, weiß ihre Mitschülerin Sabrina Raab zu berichten, die als Einzige Kontakt zu Saskia aufnehmen konnte. Sie befürchtet, dass die Auszubildende wie schon einmal Zuflucht im Alkohol suchen könnte, denn ihrer Meinung nach sei sie sehr labil und auf sich selbst gestellt, da die Familie in einer anderen Stadt lebe und Saskia nicht viele Freunde besäße. Die Auszubildende Sabrina gibt an, schon einmal ähnliche Erfahrungen in der Familie gemacht zu haben. Ihre Tante durchlebe immer wieder schwierige Zeiten, weil sie nach der Trennung von ihrem Mann nicht wieder auf die Füße gekommen sei. Sie würde ihrer Mitschülerin deshalb gerne irgendwie helfen.

Gesundheitsprävention → S. 553, Band 1

Resilienz → S. 416, Band 1

Auch bei der Krisenprävention lassen sich grundsätzlich ›Primär-, Sekundär- und Tertiärprävention‹ unterscheiden. Im Rahmen der Primärprävention sind es vor allem die Vermittlung von Wissen und Informationen zur allgemeinen Gesundheitsförderung (z.B. durch Kampagnen), die die persönliche Gesunderhaltung und ›Resilienzentwicklung‹ lenken sollen. Angebote von Selbsthilfegruppen können eine erste Anlaufstelle sein oder auch der Vertrauenslehrer in der Schule.

W ZUM WEITERDENKEN

Auch für Pflegende sind Maßnahmen im Rahmen der Primärprävention von (beruflich assoziierten) Krisen gegeben. Dies können Angebote der betrieblichen Gesundheitsförderung sein, wie die Rabattierung von Fitness- und Sportangeboten, Rückenschule, Yoga-Kursen sowie Supervision.

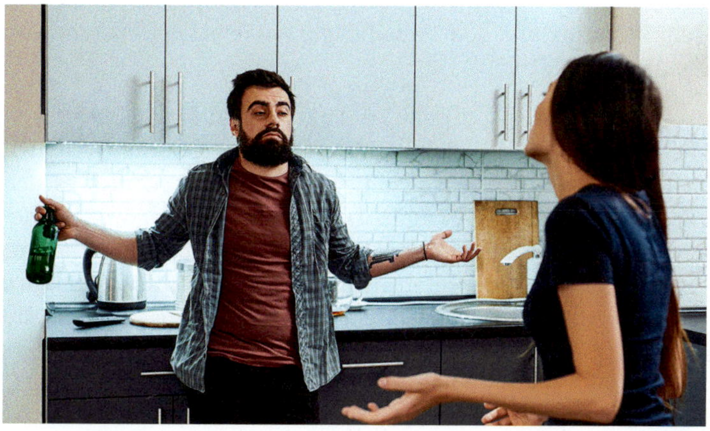

Abb. 1 Wiederkehrender Beziehungsstreit als Anzeichen für Überforderung (pflegender) Angehöriger.

Sekundärprävention setzt dort an, wo sich erste Anzeichen einer Krise zeigen und Pflegebedürftige oder Angehörige äußern, dass ihnen alles zu viel wird, dass sie nicht mehr können oder dass sie von Angst und Verzweiflung übermannt werden. Dann sollte ihnen der Kontakt zu einer Beratungs- bzw. Betreuungsstelle vermittelt werden. Tertiärprävention richtet sich an die Menschen, die bereits eine interventionsbedürftige Krise durchgemacht haben. Durch eine enge (therapeutische) Begleitung und Betreuung soll das Auftreten neuer Krisen vermieden werden.

Bewährte **Kommunikationstechniken** in der Krisenprävention sind das Modell der ›klientenzentrierten Gesprächsführung‹ nach Carl Rogers bzw. der biografisch-narrative Gesprächsansatz nach Rosenthal. Letzterer wurde eigentlich als Gesprächstechnik für das narrative (erzählende) Interview in den Sozialwissenschaften entwickelt, wird aber mittlerweile auch in Beratungs- und Therapiekontexten angewandt. Hauptmerkmal dieser Gesprächstechnik sind das Hervorrufen und Aufrechterhalten einer längeren offenen Erzählung, ohne dass der (beratende) Zuhörer ein Thema vorgibt und eingreift. Es wird lediglich ein erzählstimulierender Impuls gegeben. Die Themen werden von den Hilfesuchenden bestimmt und orientieren sich an deren alltagsweltlichen Deutungen. Die offene Erzählung folgt dem eigenen Gedanken- und Erinnerungsstrom und Gefühle werden verbalsisiert.

klientenzentrierten Gesprächsführung → *S. 267, Band 1*

Krisenberatung

Psychologische Psychotherapeutinnen sowie psychiatrische Fachärztinnen sind für Krisenprävention und ›Krisenintervention‹ qualifiziert. Seit April 2018 gibt es die gesetzliche Verpflichtung zu einer **psychotherapeutischen Sprechstunde**, die der Abklärung eines Behandlungsbedarfes dient und ggf. bei der Therapeutensuche unterstützen soll. Bis zur Einführung dieser Form psychotherapeutischer Akuthilfe dauerte es mitunter Monate, ehe Betroffene einen Behandlungstermin erhielten. Dann blieben oft nur die Notaufnahmen (psychiatrischer) Krankenhäuser als erste Anlaufstelle.

Krisenintervention → *S. 863*

Bei der **Krankenhausseelsorge** handelt es sich um ein Angebot verschiedener Kirchen, das von qualifizierten, haupt- und ehrenamtlich tätigen Personen (z. B. Pfarrern und Diakonen) in den Räumlichkeiten des Krankenhauses erbracht wird. Krankenhausseelsorgerinnen sind v. a. in Rettungsstellen, im intensivmedizinischen Bereich, in der Psychiatrie, der Geriatrie, palliativmedizinischen Stationen und in der Kinderklinik im Einsatz. Unterstützt werden nicht nur die von Krisen betroffenen Menschen, sondern auch Angehörige, andere Beteiligte und ggf. Mitarbeiter. Ganz praktische Hilfen anderer Art kann der **Sozialdienst** leisten. Er unterstützt bei Problemen mit den Finanzen, dem Wohnsitz und dem Arbeitsplatz sowie bei der Planung von ›Rehabilitationsmaßnahmen‹.

Rehabilitation → *S. 700, Band 1*

Bei Bestehen oder Verdacht auf eine psychische Erkrankung oder der Ausbildung einer akuten psychischen Krise kann der **sozialpsychiatrische** oder **gerontopsychiatrische Dienst** kontaktiert werden. Beim sozialpsychiatrischen Dienst handelt es sich um eine Pflichtaufgabe im öffentlichen Gesundheitsdienst. Er bietet für die Betroffenen und ihre Familienangehörigen, den Freundeskreis oder Kolleginnen Beratung, Krisenintervention und Vermittlung von Hilfen an; bei Bedarf auch aufsuchend, also in den eigenen vier Wänden oder im sozialen Umfeld. Mitarbeitende des sozialpsychiatrischen Dienstes sind:

- Fachärzte für Psychiatrie und Psychotherapie
- Diplom-Sozialarbeiter und Diplom-Sozialpädagogen
- Psychologen
- Pflegefachpersonen
- Ergotherapeuten

Interprofessionalität
Wie sind Aufgaben und Verantwortung zwischen den Mitarbeitern im sozialpsychiatrischen Dienst verteilt?

Analog zu den sozialpsychiatrischen Diensten übernehmen **Kinder- und Jugendpsychiatrische Dienste** Betreuungsangebote, die auf die Belange dieser Altersgruppe zugeschnitten sind. Kinder und Jugendliche, deren Eltern, Erzieherinnen, Lehrerinnen, Ärztinnen sowie Mitarbeiterinnen von Ämtern und Behörden können sich mit ihren Sorgen an ein multidisziplinäres Team wenden und auf ein breites Leistungsspektrum zurückgreifen.

Darüber hinaus existieren weitere Anlaufstellen in unterschiedlicher Trägerschaft. Bewährt haben sich **ambulante Krisendienste**, bei denen Beratung und Intervention im multiprofessionellen Team erbracht werden. Die Mitarbeiter greifen auf ihre Berufserfahrung zurück und verfügen dank zusätzlicher therapeutischer Qualifikationen über eine hohe Beratungskompetenz. Davon profitieren z. B. auch Menschen mit geistiger Behinderung. Die Krisendienste bieten ihre Leistungen kostenlos, ohne Voranmeldung und häufig mehrsprachig an. Die ambulanten Krisendienste können Ärzte in Rufbereitschaft hinzuziehen, wenn gewünscht anonym. Bei akuter Gefahr für Gesundheit und Leben der Hilfesuchenden dürfen deren Personendaten als Hilfemaßnahme an entsprechende Stellen weitergegeben werden, z. B. Polizei und Rettungsdienste. Dies trifft auch zu, wenn das Kindeswohl gefährdet ist. Ein Nachteil der ambulanten Krisendienste ist, dass sie nur in wenigen Großstädten (z. B. München, Berlin, Nürnberg) vorhanden und nicht immer rund um die Uhr erreichbar sind.

Die Krisendienste stehen telefonisch oder persönlich zur Verfügung. Der direkte Kontakt im geschützten Rahmen erlaubt den Hilfesuchenden, sich emotional und kommunikativ zu öffnen. In diesen Gesprächen geht es nicht um eine therapeutische Intervention, sondern um erste Hilfe auf zwischenmenschlicher Ebene. Das Äußern der beeinträchtigenden Gefühle stellt für viele Betroffene bereits eine große Entlastung dar. Es geht außerdem darum, das soziale Netz der Betroffenen zu aktivieren, von der Nachbarin bis zum Psychotherapeuten. Die persönlichen Gespräche können dabei eine Überbrückungsfunktion erfüllen, z. B. bis zum Beginn der Psychotherapie.

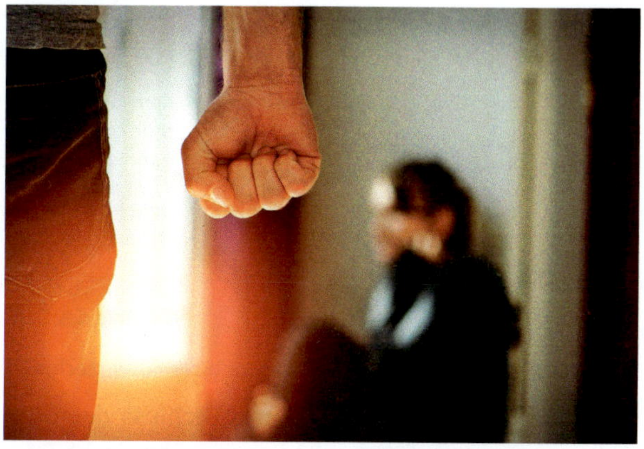

Abb. 1 Falls häusliche Gewalt angenommen werden muss, kommen die Mitarbeiter des Krisendienstes zusammen mit der Polizei, um vor Ort gemeinsam Hilfe anzubieten.

Bei akuter Selbst- oder Fremdgefährdung (z. B. in suizidalen Krisen) suchen die Mitarbeiter der Krisendienste die Hilfesuchenden in Zusammenarbeit mit ärztlichem Personal, Polizei, Feuerwehr und Rettungsdienst auf, um vor Ort deeskalieren zu können. Eine stationäre Einweisung erfolgt nur bei vorliegender Zustimmung des Betroffenen oder durch eine (not-)ärztliche Anordnung, die innerhalb von 24 Stunden gerichtlich überprüft werden muss.

Telefonische Hilfe erhalten Menschen mit Krisen zum Beispiel über die **Telefonseelsorge**. Sie ist ein ehrenamtliches Angebot von Menschen, die anderen Menschen in schwierigen Zeiten beistehen wollen. In einer längeren Ausbildung (in Berlin sind es anderthalb Jahre) lernen die Ehrenamtlichen, wie sie Menschen in Krisen angemessen begegnen.
Angebote der Telefon-Seelsorge werden auch für spezifische Zielgruppen gemacht, z. B. das ›muslimische SeelsorgeTelefon‹ (MuTeS) oder die russischsprachige Telefonseelsorge ›Telefon Doweria‹.
Darüber hinaus gibt es spezifische Beratungsdienste zu verschiedenen Themen, z. B.
- für Opfer häuslicher Gewalt, vor allem Frauen und ihre Kinder,
- für Opfer sexueller Belästigung und von Vergewaltigung,
- für Opfer von Gewalt in der Pflege älterer Menschen,
- für verzweifelte Kinder und Jugendliche (und deren Eltern bzw. Bezugspersonen) in Krisen und bei Suizidgefährdung (NummergegenKummer)

Webauftritt von MuTes
www.mutes.de

Informationen zum Telefon Doweria
www.diakonie-portal.de/telefon-doweria

NummergegenKummer e. V.
www.nummergegenkummer.de

4.3.2 Menschen mit starken negativen Emotionen unterstützen

Umgang mit Angst
Angst sollte in keiner Weise verharmlost, bagatellisiert oder ihr Erleben abgesprochen werden. Mit Sätzen wie: „Da brauchen Sie doch keine Angst zu haben" riskieren Pflegende eher das Vertrauen der Pflegebedürftigen zu verlieren. Auch der Appell, sich zu beruhigen, kann in einer emotional zugespitzten Lage unangebracht sein. So entsteht der Eindruck, bewertet, aber nicht ernst genommen zu werden. Dies engt den Betroffenen noch mehr ein. Menschen mit Angst wünschen sich vor allem einen Spannungsabbau und innere Ruhe. Mitunter existiert ein Bedürfnis nach Nähe oder Mitteilung.

Um Menschen, die Angst haben, einen ersten vorübergehenden Spannungsabbau zu ermöglichen und sie im Umgang mit ihrer Angst zu unterstützen, eignen sich insbesondere Maßnahmen mit Ventilcharakter.

Unterstützungsmaßnahme	Erklärung
Techniken des ›aktiven Zuhörens‹ anwenden	Durch z. B. Paraphrasieren (Wiedergabe mit eigenen Worten), Spiegeln, Wiederholen, Nachfragen und Zusammenfassen dem Gegenüber Verständnis und Interesse signalisieren und ihn darin bestärken, (vertieft) über seine Probleme zu sprechen
kognitive Strategien einsetzen	dem Gegenüber Hilfe geben, die eigenen Ideen und Gedanken wahrzunehmen, zu ordnen, neu zu bewerten, um so einen Perspektivwechsel bzw. eine Perspektivübernahme zu ermöglichen
zum Verbalisieren von Gefühlen und Erleben ermutigen	Benennen des dominanten Gefühls (durch die Pflegefachperson) und das Gespräch darauf lenken, ohne dabei Zwang auszuüben
Präsenz und Empathie zeigen	gedankliches Nachvollziehen der angstauslösenden Situation, Nachempfinden der Gefühle des Gegenübers ohne mitzuleiden

Tab. 1 Geeignete Gesprächs- und Verhaltenstechniken im Umgang mit angsterlebenden Pflegebedürftigen

aktives Zuhören → *S. 273, Band 1*

Zum Abschluss des Gespräches werden die Gefühlsäußerungen noch einmal gemeinsam überdacht. Das kann auf Seiten des Betroffenen zu der Erkenntnis führen, dass er selbst es ist, der die Angst immer wieder gedanklich anheizt. Der Betroffene ist der Angst jedoch nicht auf „Gedeih und Verderb" ausgeliefert, sondern kann diese mit der passenden mentalen Strategie reduzieren.

B BEISPIEL

Die 43-jährige Manuela Friedrich äußert große Angst vor der bevorstehenden Operation zur Gallenblasenentfernung. Frau Friedrich hat Angst, aus der Vollnarkose nicht mehr aufzuwachen. Sie schildert Pflegefachfrau Ana-Lisa Nahlesmann detailliert die Folgen ihres möglichen Ablebens. Der Ehemann sei so unselbstständig, er wisse nicht einmal, wie die Waschmaschine zu bedienen sei, die drei Kinder seien auf sich gestellt, und dann die Pflege der an Demenz erkrankten Mutter! Während sie erzählt, wird sie immer erregter und beginnt, am ganzen Körper zu zittern. Ana-Lisa Nahlesmann stellt fest, dass Frau Friedrich die Familie offenbar sehr gut zusammenhalte. Sie könne gut nachvollziehen, dass sie mit dem Gefühl des Ausgeliefertseins während der Narkose ein Problem habe. Sie fragt interessiert nach, wie Frau Friedrich die Pflege der Mutter organisiere. Ihre Freundin sei auch pflegende Angehörige und könne ein paar Ratschläge gut gebrauchen.

Anleiten und Beraten → *S. 460, Band 1*

Die Ängste von Pflegebedürftigen beruhen oft auf mangelndem Wissen zur Erkrankung und diagnostischen sowie therapeutischen Maßnahmen. Auch unbekannte Abläufe (z.B. im Krankenhaus), ein verändertes Umfeld (z.B. beim Umzug in ein Wohnheim) und fremde Personen (z. B. andere Pflegebedürftige) können Angstempfinden verstärken. Pflegefachpersonen können durch umfassendes und situationsorientiertes ›Informieren, Anleiten und Beraten‹ zum Angstabbau beitragen. Wissen stärkt die innere Überzeugung, in herausfordernden Situationen handlungsfähig zu bleiben und nicht die Kontrolle zu verlieren. Es lohnt auch, Pflegebedürftigen im angstfreien Intervall Entspannungs-, Atem- und Körperwahrnehmungsübungen beizubringen bzw. zu empfehlen, die sie bei akuter Angst durchführen können, um sich nicht von den Gefühlen überwältigen zu lassen.

Umgang mit Aggression

In der pflegerischen Kommunikation sollte darauf geachtet werden, einen Menschen mit aggressivem Verhalten nicht sofort und grundsätzlich als aggressiven Menschen zu bezeichnen. Besonders vom einmaligen Verhalten lässt sich nicht auf eine charakterliche Veranlagung schließen. Der Vielschichtigkeit eines Individuums widerfährt an dieser Stelle Unrecht, gibt es doch Situationen, in denen ein mögliches Angriffsverhalten als Reaktion zwar unannehmbar, aber durchaus nachvollziehbar ist. Menschen mit aggressivem Verhalten sind sich ihres Verhaltens häufig bewusst und bereuen die mangelnde Fähigkeit zur Kooperation und Beherrschung, z.B. weil sie damit andere, nahestehende Menschen verletzt haben.

Pflegeprozess-gestaltung
Inwieweit lassen sich pflegerische Maßnahmen zum Umgang mit aggressiven Verhalten planen?

Zur **Prävention aggressiven Verhaltens** lassen sich einige Maßnahmen durchführen:
- Das kommunikative Verhalten sollte von (authentischer) Freundlichkeit, Akzeptanz und Wertschätzung geprägt sein. Kommunikation auf Augenhöhe ermöglicht, die Bedürfnisse der Pflegebedürftigen angemessen zu berücksichtigen und gemeinsame Therapie- und Pflegeentscheidungen zu treffen.
- Die Autonomie (Selbstbestimmung) der zu pflegenden Menschen sollte respektiert werden. Das bildet Vertrauen und verringert bestehende Ängste, negative Gefühle stauen sich nicht mehr an. Außerdem werden auf diese Weise Überforderungen durch das Stecken unrealistischer Ziele durch Dritte vermieden, die eine Quelle für Frustration sein können.
- Die stressfreie Verrichtung pflegerischer Maßnahmen schafft ein angenehmes und ruhiges Umfeld, in dem sich der zu Pflegende nicht eingeengt fühlt.

Um rechtzeitig präventive Maßnahmen zu ergreifen, müssen Pflegefachmänner Anzeichen für aggressives Verhalten wahrnehmen können, z.B. durch Beobachtung der nonverbalen Kommunikation bei Menschen, die in ihren Ausdrucksformen eingeschränkt sind. Insbesondere wenn Menschen mit ›Demenz‹ durch herausforderndes Verhalten mitteilen, dass sie mit der Situation unzufrieden sind, bedarf es der pflegerischen Interpretation dieses Verhaltens. Genau darin liegt die Herausforderung für die Pflegenden. Wird die Situation im Sinne einer ›Selbstoffenbarung‹ richtig gedeutet, können deren begleitende Aggressionen abgemildert und eine fach- und bedürfnisgerechte Pflege sichergestellt werden.

Demenz, Validation → S. 602

4-Ohren-Modell → S. 265, Band 1

Eine angespannte Grundstimmung und eine drohende Körperhaltung können aggressives Verhalten ankündigen, ebenso eine gehobene Stimme und mangelnde körperliche Distanz. Ehe es zur Zuspitzung kommt, sollten Pflegefachpersonen durch **deeskalierende Maßnahmen** versuchen, die Situation zu beruhigen und das aggressive Verhalten einzudämmen:
- im Gespräch beruhigen
- klare und verständliche Botschaften, Informationen bündeln
- Motive und unbefriedigte Bedürfnisse klären (›Frustrations-Aggressions-Theorie‹)
- für eine ruhige, entspannte Atmosphäre sorgen,
- ggf. eine Auszeit vereinbaren, um dem Gegenüber die Möglichkeit zu geben, sich von allein zu beruhigen

Frustrations-Aggressions-Theorie → S. 845

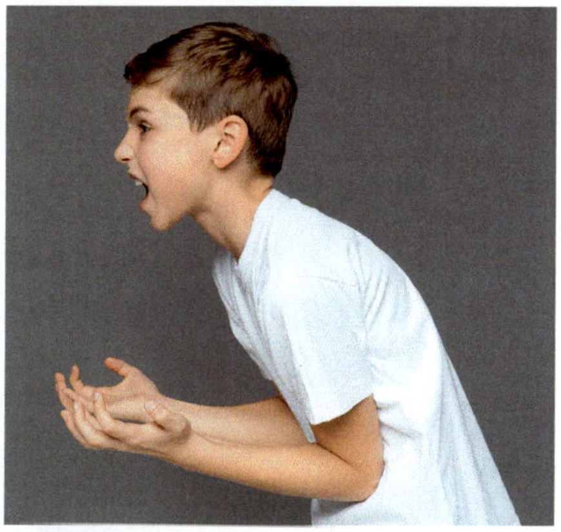
Abb. 1 Eine angespannte Körperhaltung als Anzeichen für aggressives Verhalten

Sich von Aggressionen anstecken und mitreißen zu lassen sowie provakante oder vorhaltende Äußcrungen zu setzen, sollte vermieden werden. Jedoch ist bei Beleidigungen oder persönlichen Angriffen auf der Sachebene klarzustellen, dass eine Grenze überschritten wurde.

Manchmal nützen auch Gespräche nichts oder die betreffende Person ist nicht gesprächsbereit. Dann ist es unter Umständen besser, dem Einzelnen die Zeit und Ruhe zu geben, die er braucht, um seine Emotionen wieder unter Kontrolle zu bringen und sich zu sammeln. Später kann die Situation noch einmal in einem Gespräch aufgegriffen werden. Insbesondere bei vorhandenem Potenzial zur **Selbst- und Fremdgefährdung** kann eine Isolierung des sich aggressiv verhaltenden Menschen erforderlich werden, z.B. bei stark alkoholisierten Menschen mit aggressivem Verhalten in der Notaufnahme. Spezielle Ruheräume bieten entsprechenden Schutz. Pflegende halten alle Gegenstände von der isolierten Person fern, um das Risiko für Selbstverletzungen zu senken. Wenn es Pflegebedürftigen überhaupt nicht gelingt, sich zu beruhigen, können Ärztinnen die Verabreichung einer (beruhigenden) Zwangsmedikation verordnen. Führt das aggressive Verhalten einer Person zur Gefährdung dritter Personen, kommt als allerletztes Mittel eine ›Fixierung‹ in Betracht. Zwangslösungen sind nicht nur für die Betroffenen belastend, sondern auch für die ausführenden Personen. Deshalb ist es geboten, Zwangsmaßnahmen im Team anschließend zu besprechen. Dabei kann es um die eigenen Gefühle genauso gehen wie um die Angemessenheit der Maßnahme und ihren konkreten Ablauf.

Fixierung → S. 676

4.3.3 Sich selbst gefährdende Menschen unterstützen

Selbstverletzung

Autoaggressives Verhalten kann bei Menschen jeder Altersgruppe auftreten. Besonders häufig bringen sich Jugendliche im pubertären Alter Selbstverletzungen bei, z.B. durch das sogenannte „Ritzen" (Abb. 1), verbrennen oder selbst schlagen. Mädchen sind häufiger betroffen, weil es Jungen meist besser gelingt, ihre Aggressionen auf die Außenwelt zu richten. Als Auslöser für das selbstverletzende Verhalten kommen Missbrauchserfahrungen, Vernachlässigung, mangelndes Selbstwertgefühl oder psychische Erkrankungen in Betracht (Tab. 1). Der Schmerz, den sich Menschen im Rahmen einer Selbstverletzung zufügen, soll den innerlich empfundenen Schmerz übertreffen, um für wenige Momente Entlastung von quälenden Verzweiflungs- oder Insuffizienzgefühlen zu bekommen. Nicht nur Gefühlschaos, auch innere Leere kann ein Trigger für das Zufügen von Selbstverletzungen sein. Die Betroffenen nutzen die Selbstverletzungen in Ermangelung an Alternativen als Ventil für ihre Aggressionen und um Aufmerksamkeit zu erzeugen. Zudem werden infolge der Verletzungen körpereigene Opioide (Endorphine) freigesetzt, die das Verlangen nach weiteren Verletzungen quasi suchtartig steigern.

Angehörige reagieren meist schockiert und besorgt, aber auch mit Unverstädnnis, wenn sie die selbst zugefügten Verletzungen bzw. Narben entdecken. Der mit der Selbstverletzung ausgedrückte Appell führt zur Unsicherheit, wie damit umzugehen ist.

Psychogene Ursachen für selbstverletzendes Verhalten
Borderline-Persönlichkeitsstörung
Zwangsstörung
Depression
Essstörung, z.B. Anorexia nervosa, Bulimie
Körperbildstörung
Schizophrenie

Tab. 1 Psychische Erkrankungen, die Selbstverletzungsverhalten nach sich ziehen können

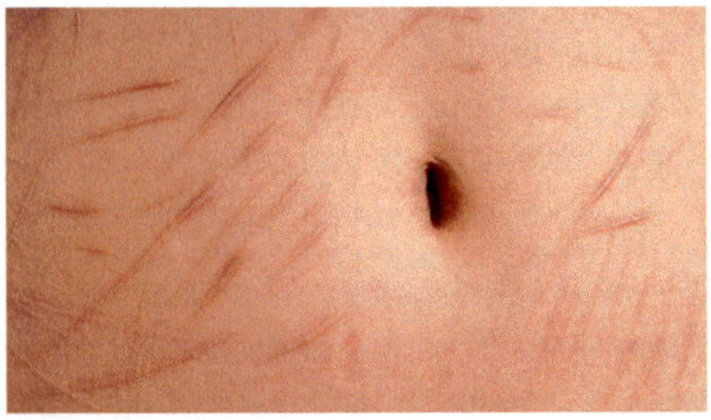

Abb. 1 Wundmuster nach „Ritzen"

Wenn Menschen selbstverletzendes Verhalten zeigen, sollte darauf angemessen reagiert werden und dem Verhalten weder eine zu geringe noch eine übermäßige Bedeutung beigemessen werden. Die Besorgnis sollte behutsam, aber direkt und beharrlich geäußert werden. Die Ohnmacht und das Gefühlschaos der Betroffenen äußern sich unter Umständen in Sprachlosigkeit. Genauso wie ablehnendes Verhalten oder zurückweisende Worte ist sie Ausdruck des immensen psychischen Drucks und kein Grund, Hilfe vorzuenthalten.
Regelmäßiges selbstverletzendes Verhalten erfordert therapeutische Unterstützung. Die Betroffenen lernen in einer Therapie alternative Handlungsoptionen kennen, um die innere Spannung abzubauen. Angehörige sollten in die Pflege einbezogen werden. Sind die Betroffenen nicht bereit Hilfe anzunehmen, können Angehörige (z.B. in Beratungsstellen, Selbsthilfegruppen) lernen, wie sie mit der Störung umgehen sollten und die ihnen nahestehende Person unterstützend begleiten können.

Suizidalität

Für manche Menschen ist die Belastung in einer ›psychosozialen Krise‹ so groß, dass sie glauben, die Situation allein durch einen Suizid (Selbsttötung) beenden zu können. Wenn alle eingeschlagenen Strategien erfolglos bleiben oder keine Bewältigungstechniken mehr verfügbar sind, erwägen Betroffene diese Möglichkeit.

Krise → *S. 860*

Suizid bedeutet das freiwillige Ausscheiden aus dem Leben (Freitod). Das Problem besteht in seiner Endgültigkeit, obwohl der Anlass meist durch ein vorübergehendes Problem hervorgerufen wurde.
Zum suizidgefährdeten Personenkreis zählen in der Rangfolge der Aufzählung Menschen mit

- Alkohol-, Medikamenten- und Drogenabhängigkeit,
- Depression,
- hohem Alter und Einsamkeit,
- vorheriger Suizidankündigung sowie
- vorausgegangenem ›Parasuizid‹, v.a. in den ersten sechs Monaten.

Parasuizid
versuchter Suizid

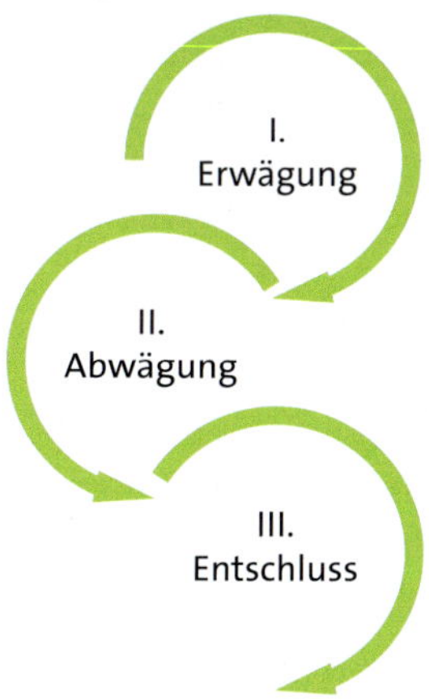

Abb. 2 Suizidale Entwicklung

Obwohl Suizidalität keinen geradlinigen Verlauf nimmt, sind Phasen einer **suizidalen Entwicklung** zu beobachten, die der Umsetzung vorausgehen.
Nach dem ersten *Erwägen* des Suizids als mögliche Problemlösung unternehmen die Betroffenen in der Phase der *Abwägung* sehr häufig Suizidankündigungen. Diese verbalen Ankündigungen können als Hilferuf aufgefasst werden. Davon abzugrenzen sind Suizidhinweise, bei denen die Betroffenen nicht offen mitteilen, dass sie eine Suizidabsicht mit sich herumtragen, sondern durch versteckte Anspielungen, z.B. provozierte Unfälle, das Schreiben eines Testaments, das Verschenken persönlicher Gegenstände oder endgültig wirkende Verabschiedungen von nahestehenden Personen. Besonders tückisch ist die Beruhigung des Ausdrucksverhaltens in der Phase des *Entschlusses*, die sogenannte „Ruhe vor dem Sturm". Die äußerliche Ruhe kann von umstehenden Personen als Besserung des psychischen Zustands fehlgedeutet werden. Eine dringende Intervention wird dann möglicherweise nicht oder zu spät eingeleitet.

Das **präsuizidale Syndrom** weist drei wesentliche Merkmale auf, die sich gegenseitig verstärken und zur Suizidhandlung führen:
- die zunehmende Einengung
  - situativ: krisen- oder verhaltensbedingte Einschränkung individueller Handlungsmöglichkeiten
  - dynamisch: Abflachen des bewussten Denkens
  - affektiv: Abnahme der emotionalen Schwingungsfähigkeit und Reaktion
- die gehemmte Aggression
- die Suizidfantasien

Einschätzung von Suizidalität

Zur Einschätzung der Suizidalität bietet sich ein Schema an, anhand dessen wesentliche Kriterien zur Beurteilung der Suizidgefahr überprüft werden können. Das Schema umfasst die Kategorien Suizidrisikogruppe, Krise, suizidale Entwicklung und präsuizidales Syndrom (Abb. 1). Über die ›Merkmalsausprägungen‹ der verschiedenen Kategorien lässt sich die Suizidgefahr treffender bestimmen.

Merkmalsausprägung
Ausmaß einzelner Kriterien (Merkmale) einer Kategorie, z. B. Bestimmung der aktuellen Krisenphase in der Kategorie Krise.

Suizidhinweis (Suizidrisikogruppe? – Präsuizidales Syndrom?)
Suizidankündigung (Krise? – Suizidale Entwicklung)

Suizidrisikogruppe?	Krise?		Suizidale Entwicklung	Präsuizidales Syndrom?
Alkohol-, Drogen- und Medikamentenabhängige	Schock	Konfrontation Scheitern Mobilisation Vollbild	Erwägung	Einengung – dynamische – affektive
Depressive	Reaktion		Abwägung	
Alte und Vereinsamte	Bearbeitung			Suizidgedanken
Suizidankündigung	Neuorientierung		Entschluss	Einengung der – Wertwelt – zwischenmenschlichen Beziehungen
Suizidversuch				

Abb. 1 Schema zur Beurteilung der Suizidgefahr (übernommen aus Sonneck, 2012, S. 175).

B BEISPIEL

Nach dem Umzug seiner Ehefrau in ein Heim befindet sich Herr Mahr in einer Krise und möchte nicht mehr leben. Aufgrund seiner abgeflachten Emotionen kann er kaum angeben, was in ihm vorgeht. Er hat ein hohes Suizidrisko.
Frau Kruse ist an Rheuma erkrankt und nach einem Schub in einer Krise. Sie gehört keiner Risikogruppe an, hat bisher nie an einen Suizid gedacht und spricht über eine berufliche Neuorientierung. Ihr Suizidrisiko ist gering.

Ob Pflegebedürftige eine Suizidabsicht hegen, kann auch konkret erfragt werden. Die professionellen Helfer erkundigen sich nach früheren Suizidgedanken, nach konkreten Vorbereitungen und ob sich die Betroffenen schon anderen Menschen anvertraut haben. Berichten die Betroffenen außerdem von einengenden Faktoren wie Interessenverlust oder sozialen Rückzug kann von einem erhöhten Suizidrisiko ausgegangen werden.

Umgang mit suizidgefährdeten Menschen

Die Heterogenität (Verschiedenheit) der Suizidgefährdeten erschwert die Nennung eines „Patentrezeptes" im pflegerischen Umgang mit ihnen. Einfacher ist es, kritische Maßnahmen zu bestimmen, die nur reflektiert angewendet oder besser unterlassen werden sollten, um die Betroffenen von ihrem Vorhaben abzuhalten.

Gefahren im Umgang mit Suizidgefährdeten	
1. vorschnelle Tröstung	2. Ermahnung
3. Verallgemeinerung	4. Ratschlag
5. Belehrung	6. herunterspielen des Problems (ggf. des Suizidversuchs)
7. beurteilen und kommentieren	8. nachforschen, ausfragen, analysieren
9. vorschnelle Aktivitäten entwickeln	

Tab. 1 Gefahren im Umgang mit Suizidgefährdeten. Krisenintervention und Suizidverhütung Entnommen aus: Sonneck, 2012, S. 187.

Im Zweifel sollten immer erfahrene Kollegen, auch anderer Berufsgruppen, hinzugezogen werden. Pflegerisches Handeln ist ganz klar von therapeutischem Handeln zu unterscheiden. Es ist sehr wichtig, die Grenzen der eigenen Kompetenz nicht zu überschätzen und entsprechende Hilfe anzufordern. Der Umgang mit Suizidalität vollzieht sich für Pflegefachpersonen integriert in den Pflegealltag und nicht in therapeutischen Settings. Gespräche über Suizidalität begleiten die Pflegehandlung. Diese sollten grundsätzlich vorurteilsfrei bleiben. Pflegefachpersonen unterstützen professionell, indem sie die ›Beziehung‹ zu den Suizidgefährdeten fördern, um die Gespräche zu diesem Thema überhaupt offen führen zu können. Dabei müssen sie vielseitige und offene (keine einengenden) Angebote machen, die sich an den Bedürfnissen der Pflegebedürftigen orientieren.

Beziehungsfördernde Grundhaltung → *S. 301, Band 1*

Pflegefachpersonen deuten und verstehen das Verhalten als hilfesuchende Ausdrucksform der suizidalen Menschen. Sie machen den wiederholt Kontaktangebote und sprechen mit ihnen über erfolglose Bewältigungsversuche, um bei der Verarbeitung der damit verbundenen Niederlagen zu helfen. Die Betroffenen werden ermutigt, wieder soziale Kontakte aufzunehmen, um die haltgebende Ressource des persönlichen Umfelds zu stärken. Gemeinsam wird auch nach Alternativen zum Suizid gesucht und nach Möglichkeiten, diese auch anwenden zu können, wenn es in anderen Situationen erneut zur Krise kommt.

Selbstfürsorge
Mit wem können Pflegende über ihre Erfahrungen im Umgang mit suizidgefährdeten Menschen sprechen?

W ZUM WEITERDENKEN

Suizid ist kein Selbstmord. Mit „Mord" werden im juristischen Sinne heimtückische Tötungsdelikte aus niederen Beweggründen bezeichnet. Darüber hinaus hat der Wortstamm eine wertende Bedeutung bei. „Mord" ist moralisch verwerflich und kann aus ethischer Perspektive nicht gerechtfertigt werden. Selbsttötung ist hingegen ein freiwilliger Akt, deshalb auch Freitod, wenngleich im Rahmen einer Krise von einer eingeschränkten Entscheidungsfähigkeit ausgegangen werden muss. Verzweiflung als Motiv ist aber immer sehr weit entfernt von Heimtücke oder niederem Beweggrund. Dem Begriff Selbsttötung bzw. Suizid fehlen deshalb sowohl die moralische Konnotation als auch die juristische Nebenbedeutung.

D Kognition und Wahrnehmung

II Zusammenhänge verstehen

I Phänomene und pflegerische Handlungen

1 Geschichte der Psychiatrie

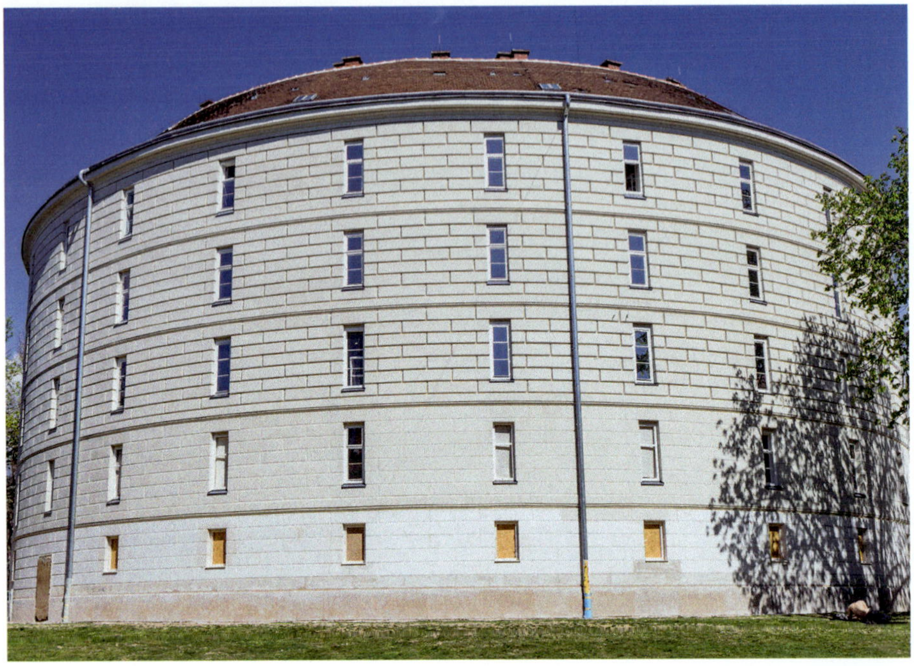

Abb. 1 Der 1784 erbaute Narrenturm in Wien gilt als die erste psychiatrische Klinik Kontinentaleuropas.

Diversität
Wie werden Menschen mit psychischen Erkrankungen in anderen Ländern, z.B. in den USA, in Ghana oder in Indien versorgt?

Psychische Krankheiten gab es zu allen Zeiten. Sie waren stets noch schwerer zu verstehen als körperliche Krankheiten, da sie überwiegend keine körperlichen Symptome zeigen. Betroffene wurden zunächst nicht für krank im heutigen Sinne gehalten, weil die sichtbaren Symptome wie Realitätsverlust oder Antriebssteigerung in vielen Religionen mit „Besessenheit" durch Götter oder böse Geister erklärt wurden. Die „Heilung" bestand dann darin, die „bösen Geister" oder den „Teufel" mithilfe von religiösen Ritualen (z.B. Exorzismus oder Voodoo) auszutreiben. Wenn der böse Geist die Seele nach dem Ritual scheinbar verlassen hatte, galt der Mensch als geheilt. Personen, bei denen das nicht gelang und die nicht von ihrer Familie versorgt werden konnten, wurden von der Gesellschaft ausgeschlossen und z.B. in Arbeits- oder Siechenhäusern mehr verwahrt als untergebracht oder gar ins Gefängnis gesperrt.

1.1 Die Anfänge im Zeitalter der Aufklärung

Die Zeit der Aufklärung (ab ca. 1700) brachte in Europa große Veränderungen. Bürger forderten die Freiheit, nach ihren eigenen Wünschen zu leben; Wissenschaftler forderten die Freiheit, nach ihrem freien Willen zu forschen. Das rationale (vernunftgeleitete), naturwissenschaftliche Denken wurde bevorzugt und sollte den gesellschaftlichen Fortschritt befördern. Dadurch änderte sich auch die Sicht auf den Menschen und so auch auf psychisch Erkrankte.

Psychiatrie
Medizinische Fachdisziplin, die sich mit der Vorbeugung, Diagnostik und Behandlung von psychischen Störungen beschäftigt

Etwa um 1800 begannen Ärzte infolge der Aufklärung mit der Behandlung psychisch kranker Menschen und entwickelten so die ›Psychiatrie‹ als eigenes medizinisches Fachgebiet. Als Erstes reformierten sie die bestehenden Arbeits- und Siechenhäuser: Niemand sollte mehr angekettet oder in Käfige weggesperrt werden.

Danach sorgten sie dafür, dass psychisch Kranke möglichst früh in psychiatrische Kliniken eingewiesen wurden, denn man nahm an, dass ein Wechsel der krank machenden (häuslichen) Umgebung zur Heilung beitragen würde. Dabei achtete man zunehmend darauf, dass die Patienten eine angenehmere Umgebung vorfanden. Der französische Psychiater Philippe Pinel (1745–1826) sagte, dass sich die „Verrückten" wie Tiere benähmen, weil sie wie Tiere behandelt würden. Er konnte tatsächlich zeigen, dass eine ›menschenwürdigere Behandlung‹ der Kranken zu einer Verbesserung ihrer Symptome beitrug.

Menschenwürde → S. 78, Band 1

Obwohl also inzwischen die ›**Menschenwürde**‹ auch für psychisch Kranke (zumindest teilweise) als gegeben akzeptiert wurde, waren die Therapieversuche doch meistens noch ziemlich unmenschlich. So gab es:

- Dauerbäder (24 Stunden bei 37 °C),
- Sturzbäder (Übergießen mit zehn bis 50 Kübeln Eiswasser),
- Packungen (dichtes Einwickeln in Leinentücher, die mit kaltem Wasser übergossen wurden und dabei etwas einliefen),
- Anlegen von Zwangsjacken,
- Verabreichung von Brechmitteln.

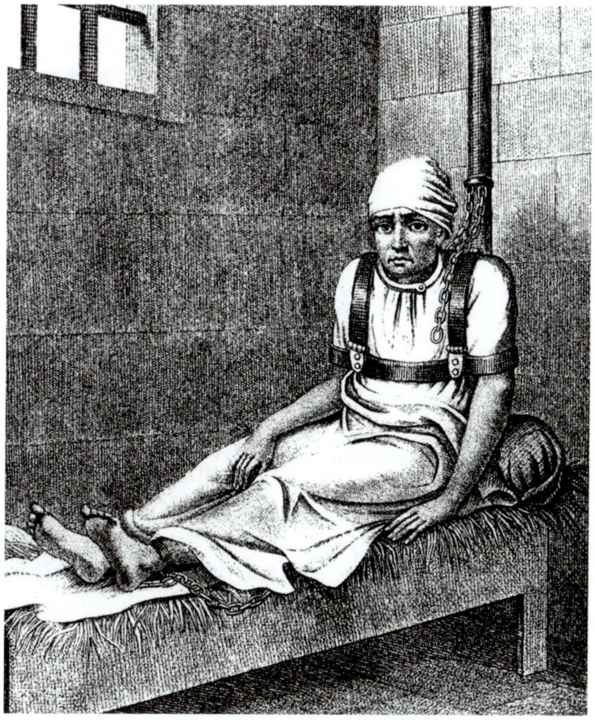

Abb. 2 Ambroise Tardieu, Geisteskranke in Ketten im Bethlem Royal Hospital, London. Kupferstich von 1876

Als Gegenpol zu diesen Therapieversuchen entwickelten einige Ärzte die sog. **moralische Therapie**. Das bedeutete, dass die Patienten statt mit körperlicher Gewalt mit Lob und Tadel, Belohnung und Strafe „erzogen" wurden. Positiv wirkte sich auch der Gedanke der **therapeutischen Ordnung** aus: Kranke sollten einen möglichst exakt geregelten Tageslauf haben und auch körperlich arbeiten. Diese Arbeit war allerdings nicht nur Selbstzweck, sondern diente auch dem Unterhalt der jeweiligen Einrichtung.

Während die Psychiater stets weiter nach hirnorganischen, also durch Veränderungen im Gehirn bewirkte Ursachen für psychische Krankheiten suchten, testeten sie auf diesem Weg zugleich verschiedene neue Therapieansätze. Sie versuchten zum Beispiel das Gehirn durch ›**Schocks**‹ positiv zu beeinflussen. Der Gedanke, dass ein Schock das Nervensystem sozusagen herunterfahren und somit zu einer Beruhigung der Patienten beitragen würde, hielt sich bis in die jüngere Vergangenheit. Bis heute wird in schweren, begründeten Einzelfällen die Elektrokonvulsionstherapie durchgeführt. Dabei erhalten die Patienten unter Narkose kurze Stromimpulse. Man will mit dieser Therapie die ›Neurotransmitter‹ beeinflussen und die Regeneration (erneute Belebung) von Nervengewebe anregen.

Aggressionen und Unruhezustände versuchte man auch chirurgisch mit einer Lobotomie (einer neurochirurgischen Durchtrennung der Verbindung von Thalamus und Frontallappen im Gehirn) zu bekämpfen.

Die Lobotomie hatte in der Regel schwere Folgen, z.B. epileptische Anfälle, Bewegungseinschränkungen, Gefühlsarmut, Einschränkungen des Denkvermögens sowie Persönlichkeitsveränderungen bis hin zur völligen Apathie (Teilnahmslosigkeit).

Schock
Hier: durch ein außergewöhnlich belastendes Ereignis ausgelöste seelische Erschütterung. Der Mensch kann seine Reaktion darauf nicht kontrollieren.

Neurotransmitter
chemische Substanzen im Gehirn, die als Botenstoff dienen, welche die Erregung von einer Nervenzelle auf andere übertragen

1.2 Sigmund Freud und die Psychoanalyse

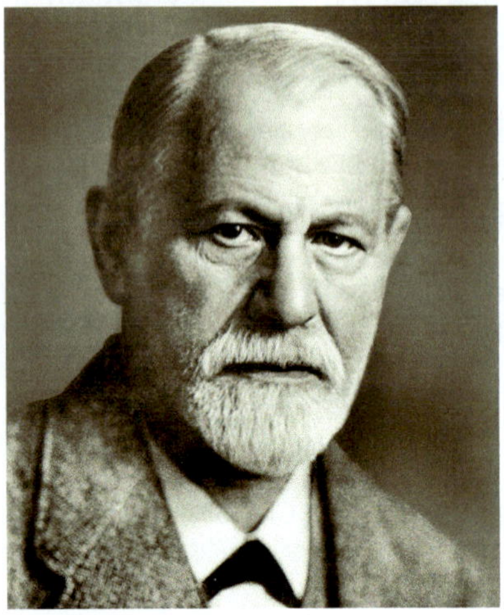
Abb. 1 Sigmund Freud

Psychologie
Wissenschaft, die menschliches Erleben und Verhalten sowie alle dafür maßgeblichen inneren und äußeren Ursachen oder Bedingungen beschreibt und erklärt.

Hysterie
griech. hystera = Gebärmutter
veraltete Diagnose, die eine neurotische Störung bei Frauen bezeichnete

Psychosomatik
ganzheitliche Betrachtungsweise, die Verbindungen zwischen körperlichen Symptomen und psychischen Zuständen annimmt

Der Neurologe und ›Psychologe‹ Sigmund Freud (1856–1939) interessierte sich schon früh für die Zusammenhänge zwischen ›Hysterie‹, Neurose und Hypnose. Er begann die damals so bezeichnete „Hysterie" mit **Hypnose** zu therapieren und konnte dabei Zusammenhänge zwischen körperlichen Symptomen und frühkindlichen Traumata (seelischen Verletzungen) erkennen. Wenn die Patientinnen diese Traumata unter Hypnose erneut durchlebten, verschwanden die Symptome.
Später wandte Freud sich von der Hypnosetherapie ab und entwickelte die Methode der **Psychoanalyse**. Dabei wird die Psyche mit den Mitteln der Traumdeutung und der freien Assoziation (spontane Verknüpfung von Gedanken und Bildern) analysiert. Er legte auch die Grundlagen für die ›Psychosomatik‹, indem er erkannte, dass sich seelische Probleme in körperlichen Symptomen ausdrücken können.
Freuds Methoden wurden von seinen Nachfolgern Schritt für Schritt zur modernen **Psychotherapie** weiterentwickelt. Freud hatte erkannt, dass unbewusst abgespeicherte Erlebnisse und Gefühle eine große Rolle bei der Entstehung von psychischen Störungen spielen. Darauf baut die tiefenpsychologisch orientierte Psychotherapie auf. Der zweite wichtige Ansatz ist die Verhaltenstherapie. Dabei baut die Therapeutin eine vertrauensvolle Beziehung zum Klienten auf und entwickelt mit ihm zusammen Stategien zu einer langfristigen Veränderung ungünstiger Verhaltensweisen. Behandelt werden so z.B. Angst- oder Essstörungen.

1.3 Eugenik und nationalsozialistische Ideologie

1.3.1 Eugenik und Zwangsmaßnahmen

Um 1900 verbreitete sich weltweit nicht nur die Theorie der Psychoanalyse, sondern auch der Gedanke der Eugenik (von altgriech. eu = gut und genus = Geschlecht). Nach dieser Idee muss ein Volk dafür sorgen, dass „gute Gene" sich möglichst oft vermehren und „schlechte Gene" möglichst nicht. Somit sollte das eigene Volk erblich „rein" und „gesund" erhalten bleiben. Vielfach wurde auch der Gedanke akzeptiert, dass es „hochwertige" und „minderwertige" Menschen gäbe. In zahlreichen Nationen wurden Programme zur **Zwangssterilisation** „minderwertiger Menschen" durchgeführt. Menschen mit psychischer Erkrankung oder geistiger Behinderung durften keine Kinder mehr bekommen. Derartige Programme gab es in der Zeit von 1900 bis 1930 in den USA, in Kanada und der Schweiz sowie in skandinavischen Staaten.
In Deutschland wurde zwar ebenfalls über diese Fragen diskutiert, aber erst die Nationalsozialisten setzten 1934 entsprechende Gesetze in Kraft. Zwangssterilisiert wurden in Deutschland in dieser Zeit z.B. Menschen mit erblicher Blindheit, Epilepsie, schwerem Alkoholismus oder Schizophrenie. Viele Menschen, die in der Zeit des Nationalsozialismus sterilisiert worden sind, wurden über den Eingriff nicht informiert und haben dies erst viel später erfahren.

1.3.2 Tötung psychisch kranker Menschen in der Aktion T4

Mit der ab 1939 geplanten und durchgeführten systematischen Ermordung psychisch Kranker wurde ein Teil der NS-Ideologie in die Praxis umgesetzt. Die Nationalsozialisten wollten Menschen beseitigen, die aus ihrer Sicht keinen „Nutzen“ für die Gesellschaft hatten und die „arische Rasse“ nicht erhalten konnten. Das wurde vor der Bevölkerung auch mit Kostengründen gerechtfertigt. Dies geht aus neben stehendem Propagandabild aus der nationalsozialistischen Monatszeitschrift „Neues Volk“ hervor. Mit dieser Veröffentlichung sollte die Bevölkerung von der „Nutzlosigkeit“ von Menschen mit Behinderung überzeugt werden. Ihre Pflege war in den Augen der Nationalsozialisten unverantwortliche „Geldverschwendung“. In diesem Propagandabild wird das dadurch ausgedrückt, dass eine Geldsumme genannt wird und ein Pfleger, der hinter einem Menschen mit Behinderung steht, sozusagen durch die Betreuung eines Menschen mit Behinderung von angeblich "sinnvolleren" Tätigkeiten abgehalten wird.
Vereinzelter Widerstand kam von den Kirchen sowie von wenigen Pflegenden. Insbesondere Gemeindeschwestern in der ambulanten Pflege spielten eine wichtige Rolle bei der Meldung von psychisch Kranken, Menschen mit geistigen Behinderungen, Suchtkranken und sozial Auffälligen.

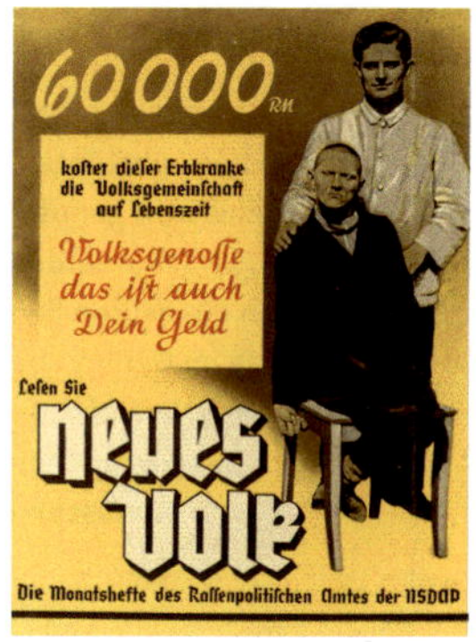
60000 RM
koſtet dieſer Erbkranke die Volksgemeinſchaft auf Lebenszeit
Volksgenoſſe das iſt auch Dein Geld
Leſen Sie
Neues Volk
Die Monatshefte des Raſſenpolitiſchen Amtes der NSDAP

Abb. 2 Propagandabild aus der nationalsozialistischen Monatszeitschrift „Neues Volk“.

W ZUM WEITERDENKEN

Deutschland hatte damals ein anerkanntes System der Gemeindepflege, welches nach dem Krieg zerschlagen wurde, weil es unter den Nationalsozialisten massiv zur Kontrolle und Beeinflussung der Bevölkerung im Sinne der Rassenideologie genutzt wurde.
Heute führen der demografische Wandel und die zunehmende Landflucht dazu, dass ein neues Konzept der Gemeindepflege entwickelt wird. Die moderne „Gemeindeschwester“ arbeitet eng mit behandelnden Ärztinnen und anderen Gesundheitsdienstleistern zusammen. Ziel dabei ist es, dass die Klienten ein weitgehend autonomes (selbstständiges) Leben in ihrer eigenen Lebensumwelt führen können.

Ethik
Was können Pflegende heute tun, um die Würde von zu pflegenden Menschen zu schützen, die (scheinbar) wenig Nutzen für die Gesellschaft haben?

Ab April 1940 befand sich die Organisationszentrale zur Tötung „unwerten Lebens“ in der Tiergartenstraße 4 in Berlin (daher die Bezeichnung T4). Insgesamt wurden sechs Tötungsanstalten für psychisch Kranke eingerichtet. Die Menschen wurden von ihren behandelnden Ärzten oder ihren Einrichtungen nach Berlin gemeldet. Von dort aus wurde ein Transport in eine Tötungsanstalt organisiert und durchgeführt. Die Identität der Opfer wurde in der betreffenden Einrichtung erneut überprüft und dann wurden sie gruppenweise in Gaskammern mit Kohlenmonoxid vergiftet. Nach Protesten von Kirchenvertretern wurde die gruppenweise Vergasung eingestellt, allerdings nicht das Töten. Man ließ die Opfer jetzt verhungern oder ermordete sie einzeln mit Medikamenten.
Die Pflegenden, die aktiv an dieser Aktion teilnahmen, hatten oft kein schlechtes Gewissen. Sie waren davon überzeugt, die Menschen von einem schrecklichen Leiden zu erlösen. Einige Pflegende wurden direkt nach Kriegsende von den Alliierten verurteilt. Spätere Prozesse endeten mit Freisprüchen, weil die angeklagten Pflegenden sich erfolgreich auf den sog. Befehlsnotstand beriefen. Das bedeutet, dass ein Befehlsempfänger wohl die Widerrechtlichkeit des Befehls erkennt, diesen aber dennoch ausführt, weil er sonst unter Umständen sein eigenes Leben gefährden würde.

www.gedenkstaette-hadamar.de
Die Gedenkstätte Hadamar erinnert an die Opfer der nationalsozialistischen Euthanasie-Verbrechen.

1.4 Die Entwicklung nach 1945

1.4.1 Die Einführung von Psychopharmaka

Psychopharmaka
Psychoaktive Substanzen, die als Arzneistoff genutzt werden beeinflussen die neuronalen Abläufe im Gehirn und bewirken dadurch Veränderungen der psychischen Verfassung

In den 1950er-Jahren wurden erste ›Psychopharmaka‹ entwickelt (1949 Lithium gegen bipolare Störungen, 1952 Chlorpromazin gegen Psychosen). Dank dieser neuen Medikamente konnten Krankheiten, die früher einen lebenslangen Aufenthalt in einer stationären Einrichtung bedeuteten, nun ambulant behandelt werden. Das bedeutete mehr Lebensqualität und eine bessere soziale Einbindung für die Betroffenen. Diese Faktoren verbesserten die Symptomatik weiter. Doch Psychopharmaka können auch Schattenseiten haben, wenn sie missbräuchlich eingesetzt werden: etwa um „schwierige" Patienten gefügig zu machen oder herausforderndes Verhalten „abzustellen". Auch das Suchtpotenzial verschiedener Substanzen wie z.B. Lorazepam stellte sich nach und nach heraus. Haloperidol kann bei Überdosierung sogar eine Parkinsonerkrankung hervorrufen.

1.4.2 Die Psychiatriereform in den 1970er-Jahren

http://dipbt.bundestag.de/doc/btd/07/042/0704200.pdf
Bericht über die Lage der Psychiatrie in der Bundesrepublik Deutschland – Zur psychiatrischen und psychotherapeutisch/psychosomatischen Versorgung der Bevölkerung vom 25. November 1975

Seit dem Ende des Zweiten Weltkriegs wuchs die **Kritik** an den bestehenden psychiatrischen Einrichtungen und den Behandlungsmethoden. Immer noch führten diese in vielen Fällen zu Entwürdigung und Entmündigung der Erkrankten und raubten ihnen jede Aussicht auf ein selbstständiges Leben. Die Kritik wurde von den Ärztinnen und Pflegenden geäußert, aber auch von Philosophen (z.B. Michel Foucault, 1926–1984), die sich mit diesem Thema beschäftigten, und von den Erkrankten selbst.
Wissenschaftler brachten neue Vorstellungen von psychischer Krankheit in die Diskussion ein. So sollte eine psychische Erkrankung nicht für sich allein als „reparaturbedürftiger Schaden" des Einzelnen betrachtet werden, sondern auch im Zusammenhang mit Vorgaben der Gesellschaft und Faktoren wie etwa Armut und Bildung. Auch der subjektive Leidensdruck der Betroffenen und ihre eigene Interpretation ihrer Krankheit sollten in der Behandlung und Pflege berücksichtigt werden.
1971 setzte der Deutsche Bundestag eine Expertenkommission ein, die Leitlinien für eine Psychiatriereform erarbeitete und 1975 veröffentlichte (die **Psychiatrie-Enquête**). In der Folge wurden die alten, entwürdigenden Behandlungsformen abgeschafft und die Wohnbedingungen in den psychiatrischen Einrichtungen verbessert. Zur Behandlung wurde nun oft eine Kombination aus Psychopharmaka und neuen Methoden eingesetzt, so etwa Psychotherapie, ›Soziotherapie‹, handwerkliches und künstlerisches Gestalten oder Körpererfahrungsübungen. Auch Allgemeinkrankenhäuser besitzen jetzt psychiatrische Abteilungen, während die großen Fachkliniken schrittweise zurückgebaut werden. Damit soll auch erreicht werden, dass psychisch erkrankte Menschen nicht mehr stigmatisiert werden. Psychische Erkrankungen sollen genauso sorgfältig und professionell therapiert werden wie körperliche Erkrankungen.

Soziotherapie
die Begleitung psychisch Kranker bei der Bewältigung alltäglicher Aufgaben

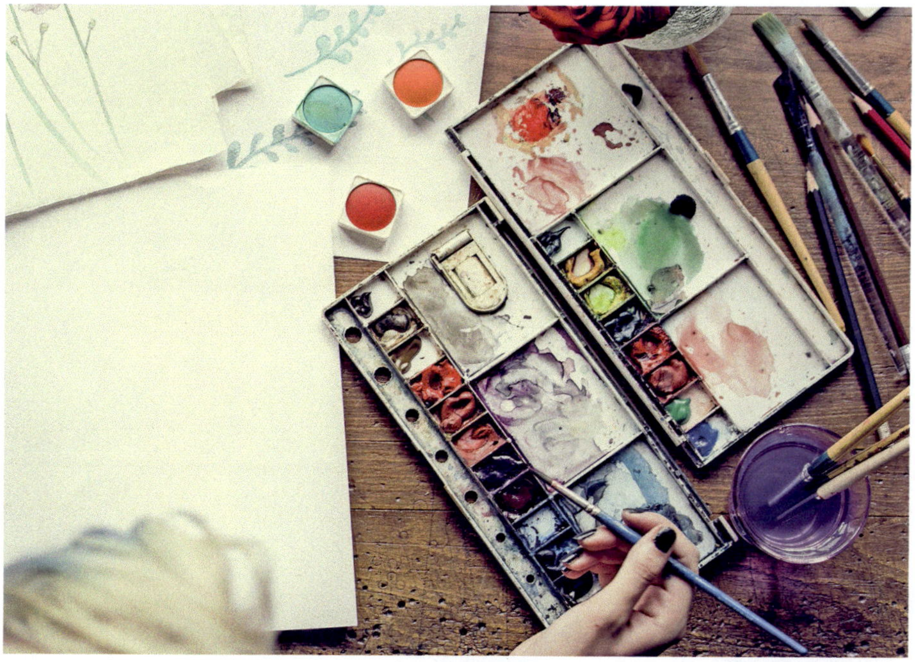

Abb. 1 Die Maltherapie ist ein Ansatz, der in der Psychiatrie Verwendung findet.

Das moderne ›**Betreuungsrecht**‹ erlaubt zwar inzwischen keine Entmündigung psychisch Kranker oder von Menschen mit geistiger Behinderung mehr, dennoch behält sich die Gesellschaft das Urteil darüber vor, was „normal“ ist und was nicht. Die Entscheidung darüber treffen Ärzte. Sie haben somit eine große Macht über das Schicksal einzelner Menschen.

Betreuungsrecht → *S. 658*

1.5 Herausforderungen bis heute

Im Laufe der letzten 250 Jahre wurde die Behandlung psychisch kranker Menschen immer erfolgreicher. Eine echte Heilung ist aber nach wie vor oft noch nicht möglich. Obwohl inzwischen viele einzelne hirnorganische Zusammenhänge geklärt, also viele Puzzleteile bekannt sind, ist das ganze Puzzle noch sehr lückenhaft. Weil psychische Krankheiten noch immer nicht eindeutig organisch nachvollziehbar sind, können die betroffenen Menschen auch immer noch keine Krankheit „vorzeigen“. Für Gesunde wirken psychische Krankheiten häufig rätselhaft oder beängstigend. Das führt vielfach zur **Diskriminierung** der Erkrankten, die sich ihrer Erkrankung schämen und sie zu verbergen versuchen. Das Leben mit einer psychischen Erkrankung bedeutet für die Betroffenen auch heute noch ein schweres Schicksal. Kompetent Pflegende können sie durch einfühlsames Begleiten unterstützen.

REFLEXION | **IMPULS** | LERNORTVERNETZUNG

Informieren Sie sich intensiv über die Wirkungsweise verschiedener Psychopharmaka. Wählen Sie an Ihrem Praxisort einen Menschen mit einer psychischen Erkrankung und informieren Sie sich umfassend über seinen Fall. Überprüfen Sie, ob das, was Sie über die Medikamente wissen, zu dem passt, was Sie über den Menschen erfahren haben.

2 Sinnesorgane, Wahrnehmung und Erkrankungen der Sinnesorgane

2.1 Aufbau und Funktion

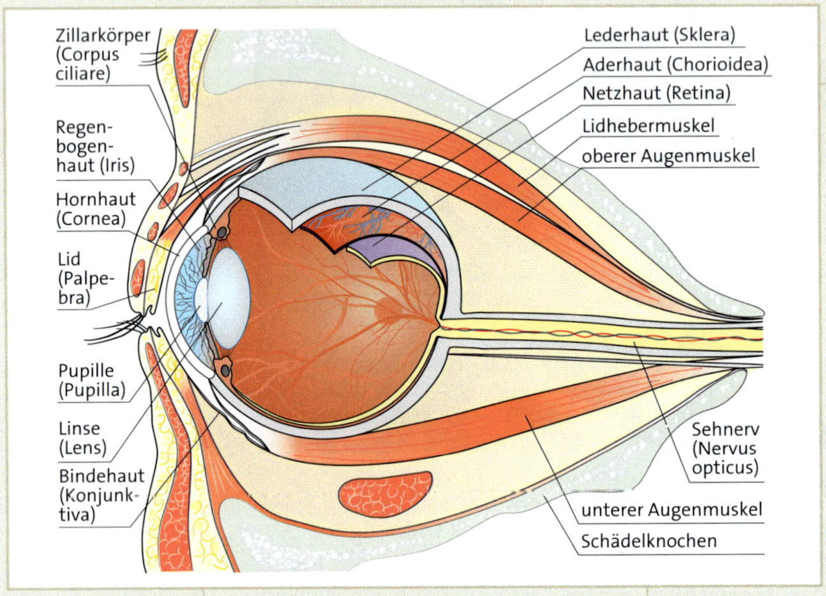

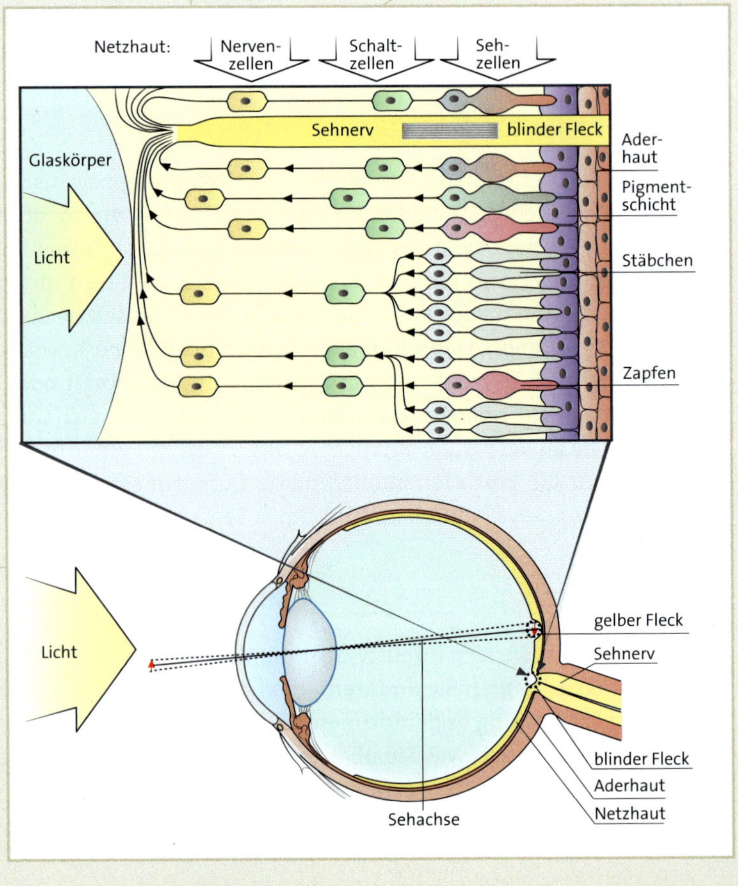

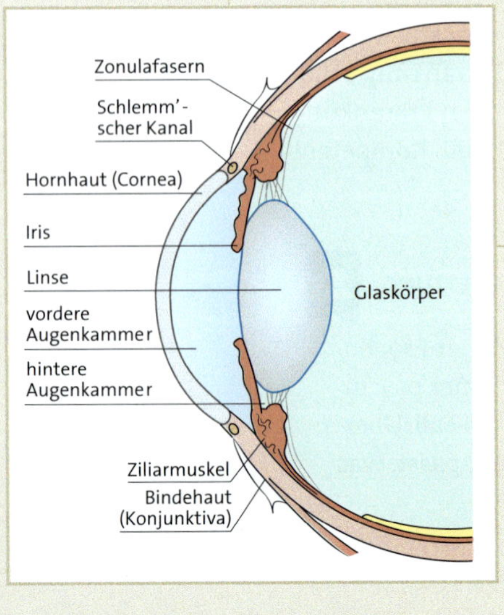

Das Auge

AUFBAU

FEINBAU

FUNKTION

Innervation

- Sehbahn
- motorische Nerven
- sensorische Nerven
- vegetatives Nervensystem

Sehen

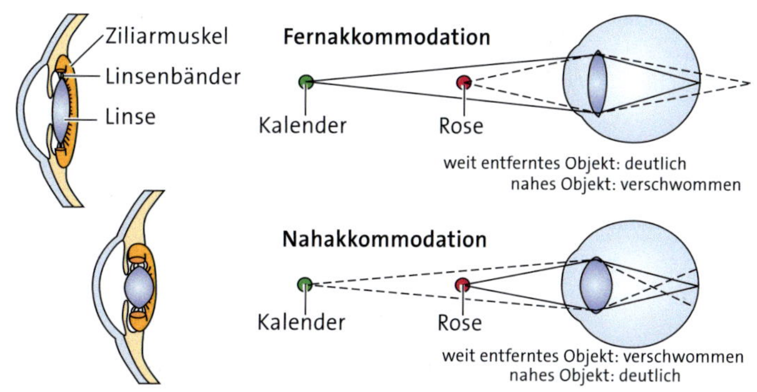

Bindehaut	Verbindung zwischen Augapfel und Augenlidern
Lederhaut	umhüllt das Auge, bildet das Augenweiß, geht in die Hornhaut über
Hornhaut	Lichtbrechung (Refraktion, 40 dpt), Teil des dioptrischen Apparates
Aderhaut	Versorgung der Netzhaut mit sauerstoff- und nährstoffreichem Blut, Abtransport von Stoffwechselendprodukten
Ziliarkörper	Aufhängung und Straffung der Linse zur Akkommodation
Linse	Lichtbrechung (19 dpt), im Rahmen der Akkommodation zwischen 19 und 33 dpt
Regenbogenhaut mit Pupille	Pigmente ergeben die Augenfarbe, die Regenbogenhaut bildet die Pupille und reguliert deren Größe zur Adaptation
Vordere und hintere Augenkammer	enthalten das Kammerwasser zur Ernährung der Linse und der Hornhaut, welches über den Schlemm-Kanal abfließt
Netzhaut	enthält Sehrezeptoren: Stäbchen zur Schwarz-Weiß-Wahrnehmung, Zapfen zum Farbsehen, Gelber Fleck: Stelle des schärfsten Sehens, Blinder Fleck: enthält keine Rezeptoren, da dort der Sehnerv beginnt
Glaskörper	gibt dem Augapfel seine Form und verhindert damit die Loslösung der Retina, muss lichtdurchlässig sein, hat aber keinen Einfluss auf die Refraktion
Augenmuskeln	Bewegung des Auges und damit der Sehachse in die Blickrichtung

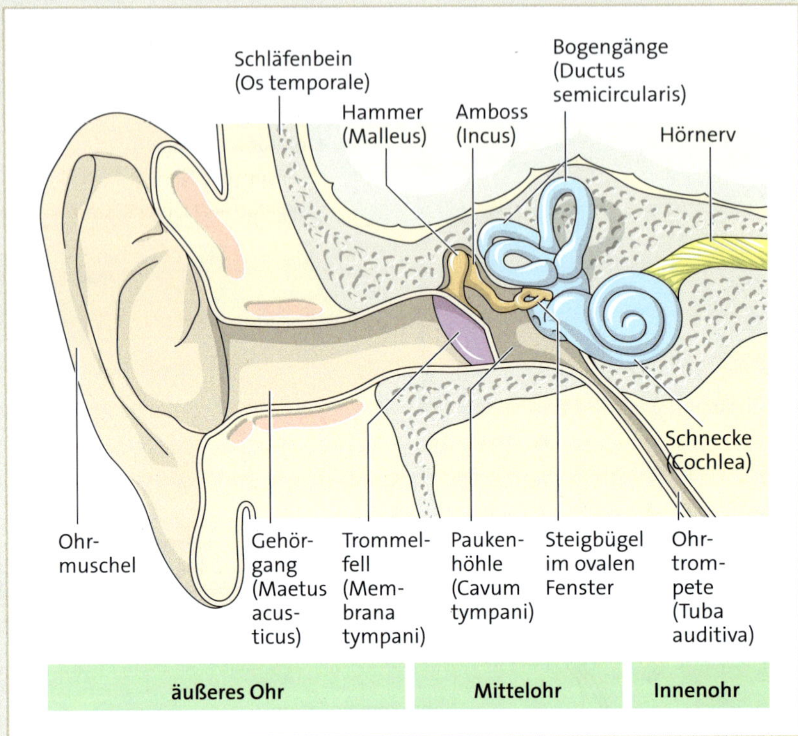

Hörsinn

Gleichgewichtssinn

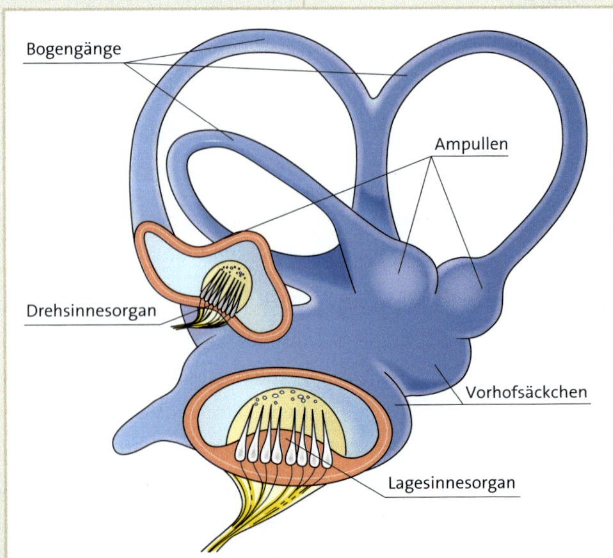

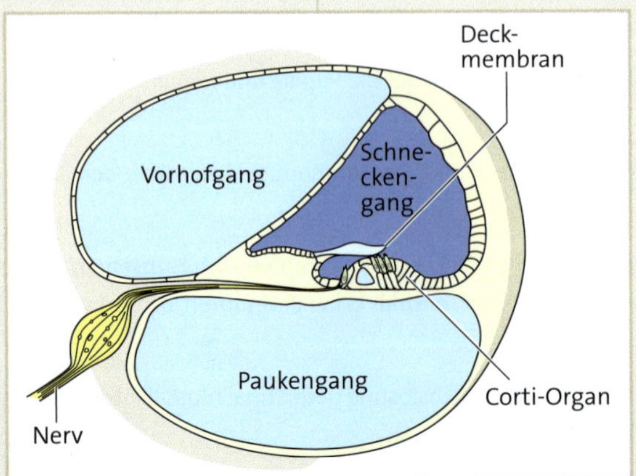

Das Ohr

AUFBAU

Innervation

- Hörbahn
- Vestibularbahn

FUNKTION

Hören

Ohrmuschel	ermöglicht das Richtungshören
Trommelfell	Übertragung der Schallwellen auf die Gehörknöchelchen
Hammer, Amboss und Steigbügel	Übertragung und Verstärkung der Schallwellen auf das ovale Fenster und damit an das Innenohr
Cochlea	Aufnahme der Schallwellen, durch Reizung der Haarzellen im Corti-Organ Umwandlung in elektrischen Reiz, der an den Hörnerv weitergeleitet wird
Hörgleichgewichtsnerv (N. vestibulocochlearis)	Weiterleitung des Hörreizes an das Gehirn

Gleichgewicht

Bogengänge mit den Ampullen	Gleichgewichtsorgan; in den Ampullen befindet sich das Drehsinnesorgan, Drehbewegungen des Kopfes werden gespürt
Vorhofsäckchen zwischen Cochlea und Bogengängen	Lagesinnesorgan; die Lage des Kopfes im Raum wird gespürt
Hörgleichgewichtsnerv (N. vestibulocochlearis)	Weiterleitung des Gleichgewichtsreizes an das Gehirn

2.2 Ausgewählte Erkrankungen

2.2.1 Strabismus und Fehlsichtigkeit

Definition

Strabismus wird umgangssprachlich als Schielen bezeichnet. Dabei handelt es sich um eine Fehlstellung der Augen, bei der die Augachsen/Blickachsen nicht parallel zueinander stehen. Es wird in Lähmungsschielen und Begleitschielen unterschieden. **Fehlsichtigkeiten** können insbesondere Kurzsichtigkeit (Myopie) und Weitsichtigkeit (Hyperopie) sein.

binokulares Sehen
Beidäugiges Sehen, beide Augen blicken parallel und es werden die gleichen Objekte fokussiert. Die optischen Informationen werden zu einem dreidimensionalen Bild verarbeitet. Dadurch wird das räumliche Sehen – das stereoskopische Sehen – möglich.

Refraktionsfehler
Brechungsfehler des Auges, Myopie und Hyperopie

Ursache

Ursachen für einen **Strabismus** können entweder Schwächen oder Lähmungen einzelner Augenmuskeln sein oder beim Begleitschielen eine einseitige Sehschwäche, sodass kein ›binokulares Sehen‹ möglich ist (Abb. 1). Häufigste Ursache für das Begleitschielen sind ›Refraktionsfehler‹ und Vererbung.
Bei der **Kurzsichtigkeit** entsteht das durch die Hornhaut, die Linse und den Glaskörper am Brennpunkt entstehende scharfe Bild vor der Netzhaut, dadurch wird auf der Netzhaut ein unscharfes Bild wahrgenommen. Betroffen ist das Sehen weiter entfernter Objekte. Ursache ist entweder ein zu langer Augapfel oder eine zu starke Brechkraft der Linse.

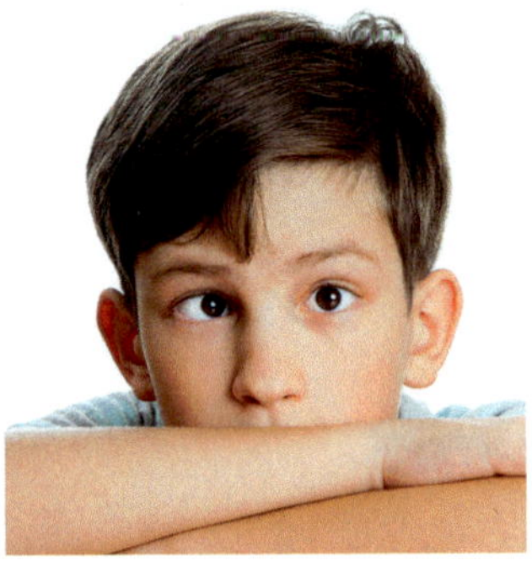

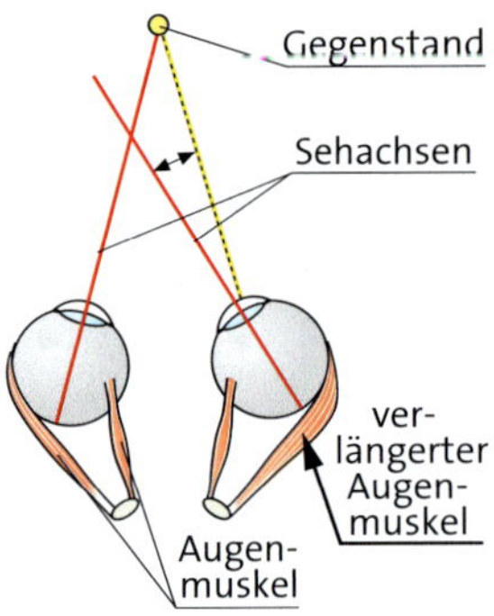

Abb. 1 Einseitiges Einwärtsschielen

Bei einer **Weitsichtigkeit** wird das Licht nicht auf der Netzhaut gebündelt, sondern dahinter. Dadurch wird ebenfalls ein unscharfes Bild wahrgenommen. Dies betrifft das Sehen näherer Objekte. Ursache ist entweder ein zu kurzer Augapfel oder eine zu schwache Brechkraft der Linse. Im Alter lässt die Brechkraft der Linse durch Elastizitätsverlust nach, es kommt zur ›Presbyopie‹.

Presbyopie
griech. presbys = alt, ehrwürdig und opis = Auge(s)

Symptome

Beim **Schielen** wird in Einwärts-, Auswärts- und Höhenschielen unterschieden. Die häufigste Form des Strabismus ist das Einwärtsschielen. Meist fällt das Schielen im Kindesalter auf. Kinder sollten nach dem vierten Lebensmonat mit beiden Augen gleichzeitig Objekte fokussieren können, also nicht mehr schielen. Strabismus kann auch das Symptom einer Fehlsichtigkeit sein. Dessen Korrektur führt zu einem deutlich verkleinerten Schielwinkel bzw. zu parallelen Augachsen und zur gemeinsamen Entwicklung beider Augen. Wird die Fehlsichtigkeit nicht bereits im Kindesalter korrigiert, manifestiert sich die unterschiedliche Sehkraft. Das schwächere Auge verliert immer weiter an Sehstärke und binokulares bzw. stereoskopisches Sehen wird unmöglich. Bei **Fehlsichtigkeit** fällt eine mehr oder weniger starke Unschärfe beim Sehen in der Entfernung (Kurzsichtigkeit) oder in der Nähe (Weitsichtigkeit) auf. Das erste Symptom der Presbyopie besteht darin, dass kleine Gegenstände weiter weg gehalten werden, um sie scharf zu sehen.

Diagnostik

Das Ausmaß des Schielens wird über den Schielwinkel bestimmt. Hierbei wird die Abweichung des schielenden Auges zur geraden Augachse gemessen. Kurz- und Weitsichtigkeit werden mithilfe von Sehtests bestimmt.

Therapie

Um das **beidäugige Sehen** in den ersten sechs Lebensjahren zu trainieren, kann das stärkere Auge durch eine Okklusionsbehandlung unterdrückt werden. Prinzip der Okklusionsbehandlung ist das Abdecken und damit Ruhigstellen eines oder beider Augen. Diese kann in unterschiedlichem Ausmaß erfolgen:

- vollständige Abdeckung des Auges mit einem Augenverband
- Abkleben eines Brillenglases vollständig oder prozentual mit Folien
- zeitweise Okklusion eines Auges für einige Stunden pro Tag

Wichtig sind hierbei die konsequente Durchführung der Behandlung und die Zusammenarbeit mit den Eltern, da die Kinder die Behandlung als unangenehm empfinden. Das Schielen wird durch die Okklusion nicht behoben, aber es wird verhindert, dass das schwächere Auge seine Sehkraft ganz einbüßt. Um den Schielwinkel zu verändern, stehen operative Methoden zur Verfügung. Diese halten aber nicht den Verlust der Sehkraft auf.

Korrigiert wird die **Kurzsichtigkeit** durch Brillen oder Kontaktlinsen mit Zerstreuungslinsen (Minusgläser). Diese verschieben den Brennpunkt nach hinten auf die Netzhaut, sodass wieder ein scharfes Bild wahrgenommen werden kann (Abb. 2).

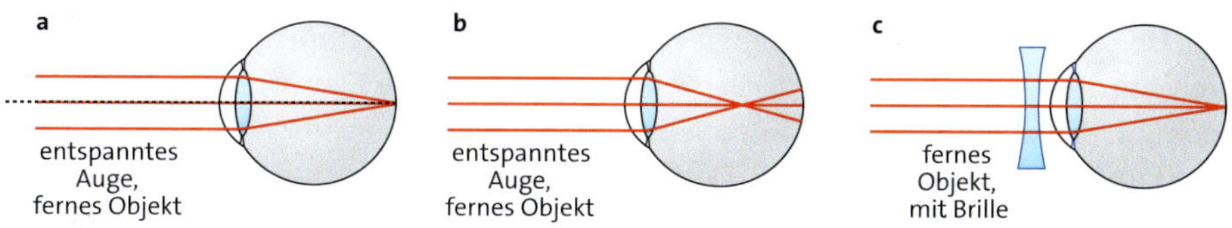

Abb. 2 Normalsichtiges Auge (a); kurzsichtiges Auge ohne (b) und mit (c) Sehhilfe

Ethik

Welche gesellschaftlichen Auswirkungen hat es, wenn sich nur Menschen mit einem höheren Einkommen bestimmte Therapien leisten können?

Eine weitere Möglichkeit der Korrektur der Kurzsichtigkeit ist die Lasertherapie oder der Einsatz einer Kunstlinse. Bei der Lasertherapie wird mittels eines Lasers Material von der Hornhaut abgetragen und damit ihre Brechkraft verringert. Diese Operation kann erst nach Abschluss des Wachstums durchgeführt werden und wird in der Regel nicht von der Krankenkasse finanziert.

Eine **Weitsichtigkeit** wird durch Sammellinsen (Plusgläser) korrigiert, diese verschieben den Brennpunkt nach vorn auf die Netzhaut (Abb. 3). Für die Behandlung mit Sammellinsen stehen auch wieder Brillen oder Kontaktlinsen zur Verfügung.

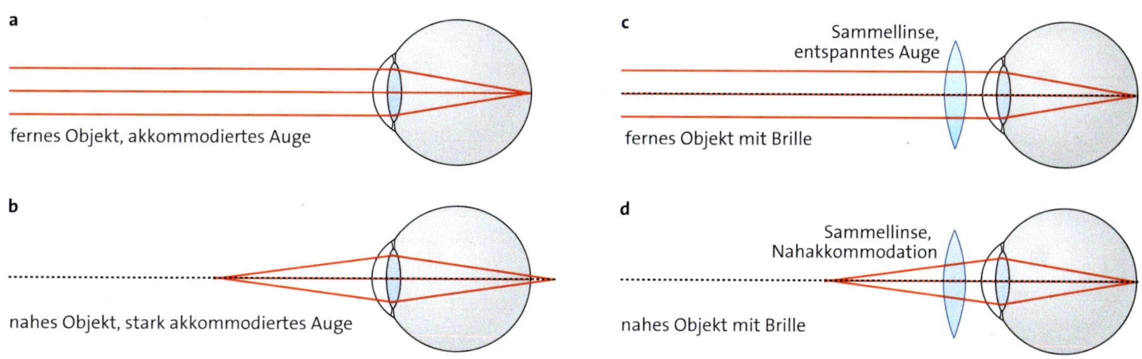

Abb. 3 Weitsichtiges Auge ohne (a + b) und mit Brille (c + d)

2.2.2 Glaukom (Grüner Star)

Definition

Unter Glaukom werden die Erkrankungen mit erhöhtem Augeninnendruck zusammengefasst, die im Volksmund auch ›Grüner Star‹ genannt werden. Ein Glaukom kann akut auftreten oder fortschreitend entstehen. Durch den steigenden Druck wird die Sehnervenpapille geschädigt und es kommt zur Erblindung.

Grüner Star
Der Name kommt vom starren Blick der Patienten und der grünlichen, graublauen Verfärbung der Iris bei chronischen Entzündungen. griech. glaukos = graublau

Ursache

Das Glaukom kann **akut** durch eine Verlegung des Kammerwinkels entstehen. Dabei steigt der Augeninnendruck schnell von einem Normwert von 15–22 mmHg auf bis zu 80 mmHg an. Das **chronische Glaukom** (Glaukoma chronicum simplex), auch Weitwinkelglaukom genannt, entsteht langsam, der Augeninnendruck steigt mäßig bis auf 40 mmHg an. Ursachen sind eine altersbedingte Abflussbehinderung des Kammerwassers und eine ebenfalls altersbedingte geringere Durchblutung der Sehnervenpapille. Dadurch kommt es dauerhaft zur Durchblutungsstörung des Sehnervs und zu dessen Atrophie (Abb. 1).

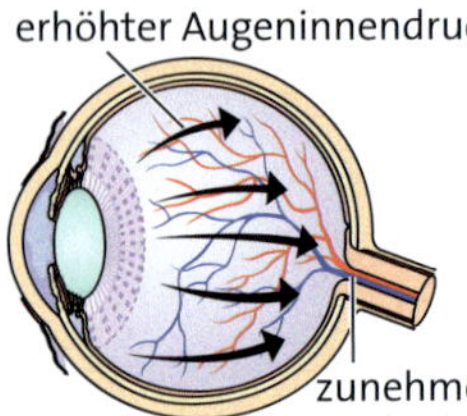

Abb. 1 Schädigung des Sehnervenkopfes durch erhöhten Augeninnendruck bei einem Glaukom

Symptome

Beim akuten Glaukom klagen die Betroffenen über starke Kopf- und Augenschmerzen, Übelkeit, Erbrechen sowie Sehen von Farbringen um Lichtquellen. Die Pupille ist weit, entrundet und lichtstarr. Zu Beginn ist das chronische Glaukom über Jahre symptomlos. Durch die Schädigung des Sehnervs entstehen Gesichtsfeldausfälle, die anfangs unbemerkt bleiben (Abb. 2). Der Kammerwinkel ist meist offen.

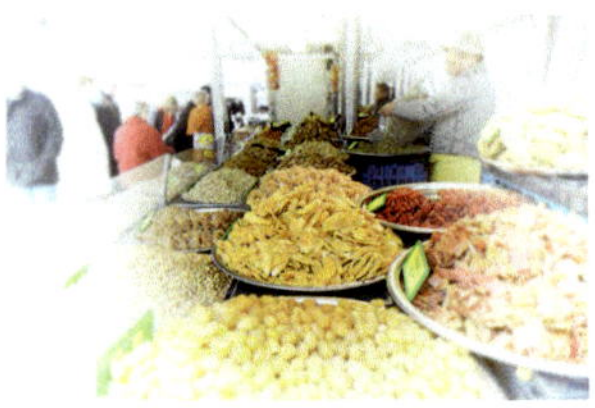

Abb. 2 Das Glaukom führt unbehandelt zu einer fortschreitenden Einengung des Sehfeldes.

Diagnostik

Da beim chronischen Glaukom erst sehr spät Symptome auftreten, hat die Vorsorgeuntersuchung eine besonders große Bedeutung. Ein Glaukom wird mittels Augendruckmessung in Kombination mit einer Beurteilung des Augenhintergrunds und einer Gesichtsfelduntersuchung diagnostiziert. Beide Untersuchungen sind nichtinvasiv und schmerzfrei. Der Augeninnendruck wird mittels eines Luftimpulses gemessen. Bei der Gesichtsfelduntersuchung geben die Betroffenen an, welche optischen Signale sie auf dem Bildschirm wahrnehmen. Dabei werden Kopf und Augen nicht bewegt.

Therapie

Das akute Glaukom (Glaukomanfall) ist ein Notfall und muss sofort behandelt werden. Die Therapie besteht in der medikamentösen Senkung des Augeninnendrucks. Des Weiteren erfolgen eine Schmerztherapie und eine Sedierung der Betroffenen. Nach abgeklungenem Anfall wird zur Vorbeugung weiterer Anfälle die Iris operativ erweitert. Diese Operationen heißen ›Iridektomie‹ oder ›Iridotomie‹.

Die Therapie des chronischen Glaukoms besteht in der medikamentösen Senkung des Augeninnendrucks; sollte diese Therapie nicht ausreichen, stehen Lasertherapie und Mikrochirurgie zur Verfügung. Das Weitwinkelglaukom ist die häufigste Erblindungsursache in den Industrieländern. Medikamente verbessern den Kammerwasserabfluss und senken die Kammerwassersekretion. Beides senkt den Augeninnendruck. Weiterhin wird die Papillendurchblutung medikamentös verbessert.

Iridektomie
Ausschneiden eines Stückes aus der Iris

Iridotomie
In die Iris wird ein Loch per Laser gebrannt, das Kammerwasser kann dadurch wieder abfließen

Prognose und Komplikationen

Die gefürchtetste Folge eines Glaukoms ist die Erblindung. Aus diesem Grund gehört die Kontrolle des Augeninnendrucks ab dem 40. Lebensjahr zur Vorsorgeuntersuchung, die allerdings privat finanziert werden muss.

2.2.3 Katarakt (Grauer Star)

Definition

Die Katarakt, auch ›Grauer Star‹ genannt, ist eine Trübung der Linse und führt zu Störungen der Lichtbrechung. Die häufigste Form ist der Altersstar (Cataracta senilis).

Grauer Star
Der Begriff entstand durch den starren Blick der Patienten und die grauweiße Farbe der Linse. Im Altertum glaubte man, dass die Trübung wie ein Wasserfall hinter der Linse herunterfließen würde. griech. katarraktes = Wasserfall

Ursache

Die Ursachen des Altersstars sind noch nicht vollständig geklärt. Sicher ist, dass die Neigung dazu vererbbar ist. Als Risikofaktoren gelten:

- starke Sonneneinstrahlung
- Stoffwechselstörungen wie Diabetes mellitus
- Mangel an essenziellen Aminosäuren
- Störungen des Wasser- und Elektrolythaushaltes (Dehydratation)

In seltenen Fällen ist die Katarakt angeboren und tritt im Säuglingsalter auf.

Eine Langzeittherapie (lokal oder systemisch) mit Kortikosteroiden kann ebenfalls zur Katarakt führen. Der Altersstar ist weltweit die häufigste Ursache für Erblindung. In Regionen mit geringem medizinischem Standard sind die Folgen schwerwiegender, da nur durch Operation und Versorgung mit Ersatzlinsen die Erblindung verhindert werden kann.

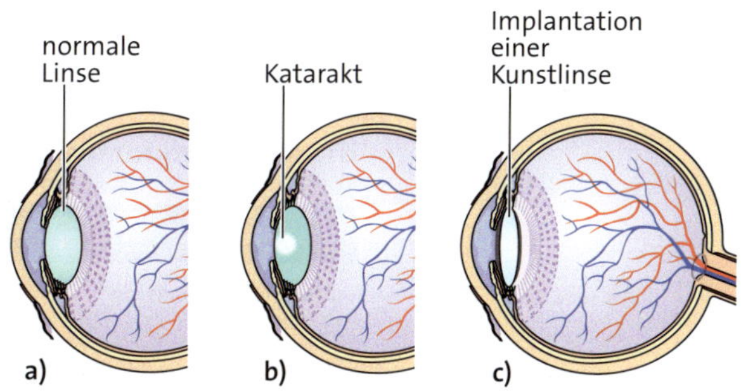

Abb. 3 a) Gesunde Linse.
b) Katarakt.
c) Nach einem chirurgischen Austausch der Linse gegen eine Kunststofflinse ist die Sehkraft wiederhergestellt.

Symptome

Die Symptome einer Katarakt sind:

- Blendung
- verschwommene Bilder bei Licht
- der Eindruck, wie durch eine milchige Glasscheibe zu sehen

Diagnostik

Eine Katarakt wird mittels Spaltlampe diagnostiziert. Ist die Erkrankung bereits fortgeschritten, lässt sich die Trübung mit dem bloßen Auge erkennen.

Therapie

Die Therapie einer Katarakt besteht ausschließlich in der operativen Entfernung der getrübten Linse, eine medikamentöse Therapie steht nicht zur Verfügung. Bei Stoffwechselerkrankungen oder Medikamenten als Ursache kann eine ursächliche Therapie zur Anwendung kommen (z. B. Absetzen der Medikamente, Behandlung der Stoffwechselerkrankung). Die Indikation zur Operation ergibt sich aus der bestehenden Sehbeeinträchtigung, der zu erwartenden Sehverbesserung und den individuellen Bedürfnissen des betroffenen Menschen. Die Kataraktoperation kann ambulant durchgeführt werden. Bei der Operation wird die getrübte Linse entfernt und durch eine neue, künstliche Linse ersetzt (Abb. 3). Der Linsenersatz kann bei Kindern auch als Kontaktlinse erfolgen, das Implantat der Linse erfolgt nach Abschluss des Wachstums. Der sog. ›Nachstar‹ wird mittels Laserbehandlung therapiert.

Nachstar
wiederauftretende Trübungen nach einer Kataraktoperation

Prognose und Komplikationen

Die Komplikationsrate der Kataraktoperation ist sehr gering, doch es kann in seltenen Fällen zur Erblindung kommen. Im Rahmen der Kataraktoperation wird die Ursache der Sehbehinderung behandelt, die wiedererlangte Sehleistung liegt zwischen 50 und 100 %.

2.2.4 Konjunktivitis

Definition

Die Konjunktivitis ist eine Bindehautentzündung des Auges, die ein- oder beidseitig auftreten und verschiedene Ursachen haben kann. Typische Symptome sind gerötete Augen und Sekretbildung. Je nach Ursache treten Juckreiz oder Schmerzen auf. Leitsymptom ist das rote Auge; zur Abwehrreaktion des Auges gehören: Lidkrampf, Lichtscheu und Tränenfluss. Diese Trias tritt bei der Konjunktivitis auf.

Ein gerötetes Auge kann auch aufgrund eines „trockenen Auges" (Keratoconjunctivitis sicca) entstehen. Dieses Symptom tritt vor allem im Alter auf. Ursachen sind:

Fazialisparese
Lähmung des N. facialis (Gesichtsnerv)

- fehlender Lidschluss bei ›Fazialisparese‹ oder Ectropium senile (nach außen gekipptes Unterlid aufgrund der Abnahme des Muskeltonus in diesem Bereich im Alter)
- Reizung der Bindehaut durch Rauch oder Arbeit am Bildschirm
- altersbedingte Abnahme der Tränenflüssigkeit

rheumatoide Arthritis → S. 476

Diabetes mellitus → S. 262

Auch im Rahmen von ›rheumatoider Arthritis‹ und ›Diabetes mellitus‹ kann es zum „trockenen Auge" kommen.

Pflegeprozessgestaltung
Wie können Pflegende Menschen mit einer Konjunktivitis bei der Therapie unterstützen?

Ursache, Symptome und Therapie

Ursache	Symptome	Therapie
Allergische Reaktion	gerötete Augen, Juckreiz, Brennen, verstärkter Tränenfluss, Lidschwellung, beide Augen betroffen, meist kombiniert mit Heuschnupfen	Antihistaminika, Glukokortikoide als Augentropfen und systemisch als Tabletten
Reizung: z. B. durch Nikotinrauch, UV-Strahlen, Chlorgas, Kontaktlinsen, Fremdkörper	gerötete Augen, evtl. Schmerzen und Brennen, beide Augen betroffen	Reizstoffe meiden, Sonnenbrille, Schutzbrillen zur Prophylaxe, Fremdkörper entfernen, Brille tragen statt Kontaktlinsen
Falsche Gläserstärke einer Brille	gerötete Augen, ein oder beide Augen betroffen, verstärkter Tränenfluss	Brillengläserbestimmung, neue Stärke anpassen
Bakterien: Staphylokokken, Streptokokken, Pneumokokken; Chlamydien (z. B. in Schwimmbädern), Gonokokken (rückläufig), Gonokokken-Chlamydien-Mischinfektion bei der Neugeborenenkonjunktivitis (Ophthalmia neonatorum)	gerötete Augen, gelbliches Sekret, verklebte Augenlider, ein oder beide Augen betroffen, zweites Auge häufig etwas später, Gonoblennorrhoe meist kombiniert mit Chlamydieninfektion: Lidschwellung, hochrote Bindehaut, sehr viel eitriges Sekret, Übergriff auf Hornhaut	Antibiotika als Augentropfen oder Augensalben
Viren, meist Herpes simplex	gerötete Augen, ein oder beide Augen betroffen, klares Sekret	sehr langwierige Therapie (mehrere Wochen) mit Virostatika als Augentropfen und Augensalben

Tab. 1 Ursachen, Symptome und Therapie der Konjunktivitis

2.2.5 Retinopathien

›Retinopathien‹ sind Erkrankungen der Netzhaut unterschiedlichster Ausprägung und Ursache.

Retinopathie
lat. retina = Netzhaut, griech. pathein = Leiden

Retinopathie	Ursache und Symptome	Therapie und Prognose
Retinoblastom Bösartiger Tumor der Netzhaut, häufigster bösartiger Tumor im Auge bei Kindern. Fast immer tritt es vor dem dritten Lebensjahr auf und ein Drittel aller Erkrankungen befällt beide Augen. Jährlich ca. 50 Neuerkrankungen in Deutschland	Ursachen sind an erster Stelle Genmutationen, danach folgen Vererbungen.	Die Therapie besteht bei großen Tumoren in der Entfernung des Auges; ist der Tumor kleiner und sind beide Augen befallen, werden die Tumoren bestrahlt oder mittels Laser- bzw. ›Kryokoagulation‹ entfernt. Das Retinoblastom hat eine gute Prognose, die Überlebensrate beträgt 90 %.
Altersbedingte Makuladegeneration (AMD) Die häufigste Ursache für Sehbehinderungen bei Menschen über 60 Jahren in Deutschland	Risikofaktoren sind: Rauchen, Hypertonie und Belastung der Augen mit ›UV-Licht‹. Die AMD kann durch harte Einlagerungen (z. B. ›Lipofuszine‹) im Pigmentepithel der Netzhaut entstehen. Diese Form der Degeneration (**trockene Makuladegeneration**) verläuft langsam fortschreitend, die Sehschärfe nimmt kontinuierlich ab. Sie kann in die feuchte Form übergehen. Sind Flüssigkeitseinlagerungen im Pigmentepithel die Ursache, so handelt es sich um die **feuchte Makuladegeneration**. Sie verläuft dramatischer, die Betroffenen sehen verzerrt, die Sehschärfe nimmt ab und später tritt ein Verlust des zentralen Sehens ein (Abb. 1). Der Verlust ist irreversibel und kann zur Erblindung führen.	Die Therapie besteht bei der **trockenen Makuladegeneration** in vergrößernden Sehhilfen, einer gesunden Lebensweise, der Minimierung der Risikofaktoren und der Gabe von Vitaminen und Spurenelementen in hoher Dosierung. Bei der **feuchten Makuladegeneration** wird die Gefäßneubildung durch die Hemmung der Botenstoffe mit VEGF-Hemmern behandelt (VEGF: Vascular Endothelial Growth Factor). Das Medikament wird (unter OP-Bedingungen) direkt in den Glaskörperraum gespritzt.
Diabetische Retinopathie Folgeerkrankung des ›Diabetes mellitus‹	Veränderungen der Blutgefäße der Netzhaut, die durch die Mikroangiopathie (Veränderung der kleinen Blutgefäße) beim Diabetes mellitus entstehen. Sie führt bei 2 % aller an Diabetes mellitus erkrankten Menschen zur Erblindung. Um die Gefäßveränderungen rechtzeitig zu erkennen, gehört die Untersuchung des Augenhintergrundes ins Routineprogramm der Diabetessprechstunde.	Netzhautblutungen werden therapeutisch durch Laserkoagulation behandelt. Um die diabetische Retinopathie zu vermeiden, ist eine genaue Blutzuckereinstellung die Voraussetzung. Ähnliche Veränderungen wie bei der Diabetischen Retinopathie treten bei ›Hypertonie‹ und ›Arteriosklerose‹ auf.

Tab. 2 Auswahl verschiedener Retinopathien

Kryokoagulation
Verödung von Gewebe durch Vereisung

Lipofuszine
Stoffwechselendprodukte des Fettstoffwechsels

UV-Licht → S. 546

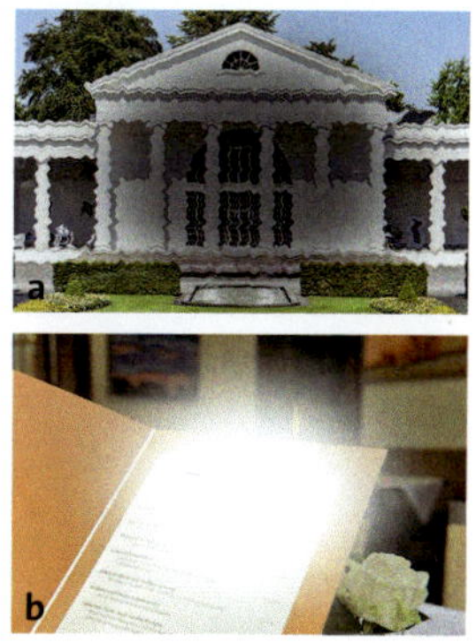

Abb. 1 Sehstörungen bei Makuladegeneration:
a) Bildverzerrung,
b) zentraler Sehverlust

Diabetes mellitus → S. 262

Hypertonie → S. 415
Arteriosklerose → S. 516

2.2.6 Otitis media

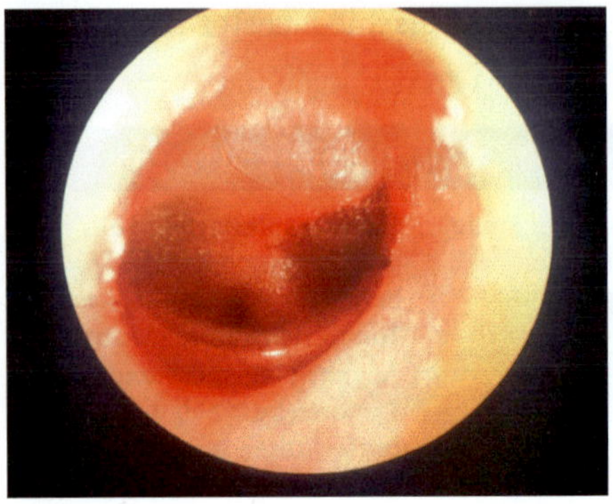

Abb. 1 Akute Otitis media, Blick auf das Trommelfell

Definition

Otitis media ist eine Entzündung des Mittelohres, die meist mit einem Infekt der oberen Luftwege einhergeht. Sie gehört zu den häufigsten entzündlichen Erkrankungen innerhalb der ersten sechs Lebensjahre.

Ursache

Durch das Anschwellen der Schleimhaut im Nasen-Rachen-Raum schwillt die Ohrtrompete zu und die Belüftung der Paukenhöhle ist nicht mehr möglich. So entsteht ein Sekretstau und es kommt zu einer aufsteigenden bakteriellen oder viralen Infektion des Mittelohres (Abb. 1).

Symptome

Die Otitis media geht einher mit:
- starken stechenden Ohrenschmerzen
- Fieber
- ›Schallleitschwerhörigkeit‹
- einem erst geröteten und dann nach vorn gewölbten Trommelfell (Abb. 1)

Schallleitschwerhörigkeit
Schwerhörigkeit, die darin begründet ist, dass die Schallwellen im Mittelohr nicht vollständig übertragen werden, im Gegensatz zur Innenohrschwerhörigkeit, bei der die Schalwellen im Innenohr nicht registriert werden können

Bei der akuten Otitis media kann es nach einigen Tagen zur spontanen Perforation des Trommelfells kommen, der Schmerz lässt sofort nach und die Entzündung heilt komplikationslos aus. Bei Kindern bleibt die spontane Perforation häufig aus.

Diagnostik

Mit dem Otoskop bzw. mit dem Ohrmikroskop werden der äußere Gehörgang und das Trommelfell inspiziert. Im Fall der Otitis media ist das Trommelfell stark gerötet und nach außen gewölbt. Die Diagnose Otitis media wird gestellt, wenn das Trommelfell stark bis mäßig vorgewölbt ist und/oder Sekret aus dem äußeren Gehörgang fließt oder wenn das Trommelfell gering vorgewölbt ist und Ohrenschmerzen oder eine deutliche Rötung des Trommelfells auftreten.

Therapie

Die Therapie der Otitis media besteht in erster Linie in abschwellenden Nasentropfen, um die physiologische Belüftung der Paukenhöhle und die körpereigene Abwehrreaktion wieder zu ermöglichen, und einer Schmerzbehandlung. Antibiotika sollen nur bei Risikopatienten eingesetzt werden. Bei starken Schmerzen und anhaltendem Fieber wird unter Narkose eine ›Parazentese‹ des Trommelfells durchgeführt. Bei häufig rezidivierenden Entzündungen wird ein Paukenröhrchen zum Sekretabfluss und zur Abheilung der Infektion eingesetzt.

Parazentese
Durchstechen oder Durchtrennen einer Struktur

Prognose und Komplikationen

Komplikationen der Otitis media können chronische Otitis media, Fazialisparese, ›Mastoiditis‹, ›Labyrinthitis‹, Meningitis und Hirnabszess sein.
Bei der chronischen Otitis media besteht die Gefahr, dass durch dauerhafte Entzündungsprozesse im Mittelohr die Gehörknöchelchen zerstört werden. In diesem Fall müssen der Entzündungsherd – die Gehörknöchelchen – entfernt und die Schallleitungskette durch eine ›Tympanoplastik‹ wiederhergestellt werden.

Mastoiditis
Entzündung des Warzenfortsatzes am Schädel

Labyrinthitis
Entzündung des Innenohres

Tympanoplastik
Ersatz der Gehörknöchelchen

2.2.7 Ausgewählte Erkrankungen des Innenohres

Erkrankung	Ursachen und Symptome	Therapie und Prognose
Schwerhörigkeit Ein Sonderfall der Schwerhörigkeit ist die prälinguale Schwerhörigkeit. Hierbei handelt es sich um Schwerhörigkeit vor Beginn der Sprachentwicklung. Die Versorgung mit Hörgeräten bzw. ›Cochleaimplantaten‹ (Abb. 2) und die Rehabilitation zum Erlernen von ›Gehör‹ und ›Sprache‹ sind ausschlaggebend für die geistige und intellektuelle Entwicklung des Kindes.	Ursachen für Innenohrschwerhörigkeit: Altersschwerhörigkeit als Folge von Lärmbelastung, akutes Lärmtrauma, Knalltrauma und chronische Lärmschwerhörigkeit. Der Verlust des Gehörs kann eine angeborene und erworbene Gehörlosigkeit sein. Die Schwerhörigkeit kann in eine Mittelohrschwerhörigkeit mit Einschränkungen der Schallleitfähigkeit und in eine Innenohrschwerhörigkeit mit Einschränkung der Schallempfindungsfähigkeit eingeteilt werden. Bei Innenohrschwerhörigkeit kommt es zur Schädigung bzw. zum Verlust der Haarzellen in der Schnecke, dadurch können die Schallwellen nicht mehr als Reiz auf den ›N. vestibulocochlearis‹ übertragen werden und die Hörempfindung ist gestört.	Eine Heilung der Innenohrschwerhörigkeit ist nicht möglich, es kann lediglich eine Hörrehabilitation mit Hörgeräten und Hilfsmitteln zum Telefonieren etc. erreicht werden. Aus diesem Grund gilt der Prophylaxe der Lärmschwerhörigkeit besondere Aufmerksamkeit.
Ohrgeräusche: Tinnitus Als Tinnitus werden Ohrgeräusche bezeichnet, die vorübergehend oder dauerhaft auftreten und nicht von einer äußeren Schallquelle stammen. Der Tinnitus kann Begleitsymptom einer Erkrankung, ein objektives Geräusch oder eine subjektive Wahrnehmung sein. Häufig tritt ein Tinnitus nach einer großen Lärmbelastung, z. B. einem Partybesuch, auf. Dieser Tinnitus verschwindet wieder und ist ein Symptom der Überlastung des ›Corti-Organs‹.	Ein **objektiver Tinnitus** kann von anderen Personen, z. B. bei der Untersuchung mit einem Ohrstethoskop, mitgehört werden. Er hat seine Ursache in Veränderungen des Gefäßsystems im Kopf-Hals-Bereich (Arterienstenosen) oder in krampfartigen Kontraktionen der Muskulatur im Mittelohr oder den Tuben. Der **subjektive Tinnitus** kann nicht mitgehört werden, aber die Frequenz und die empfundene Lautstärke des Geräusches können – ähnlich wie in der Audiometrie – festgestellt werden. Der Untersuchte gibt an, wann der Ton des Audiometers dem des Tinnitus entspricht.	Die Therapie des **objektiven Tinnitus** und des Tinnitus als Begleitsymptom erfolgt ursächlich. Tritt der **subjektive Tinnitus** erstmalig und akut auf, haben eine medikamentöse Behandlung mit durchblutungsfördernden Medikamenten, Ruhe und Entspannung meist Erfolg und der Tinnitus wird nicht mehr gehört. Ein chronischer Tinnitus ist nicht heilbar, da seine Ursache in der Hörwahrnehmung liegt. Die Betroffenen müssen lernen, mit dem Geräusch zu leben und es als harmlos zu registrieren. Die zweite Säule der Rehabilitation ist die Dauerbeschallung (z. B. Hintergrundmusik). Diese senkt die Empfindlichkeit für den Tinnitus. Ein nicht kompensierter Tinnitus kann den Leidensdruck der Betroffenen soweit steigern, dass sie Suizidgedanken entwickeln.

Cochleaimplantat → S. 559

Hörfähigkeit → S. 555

Sprechfähigkeit → S. 563

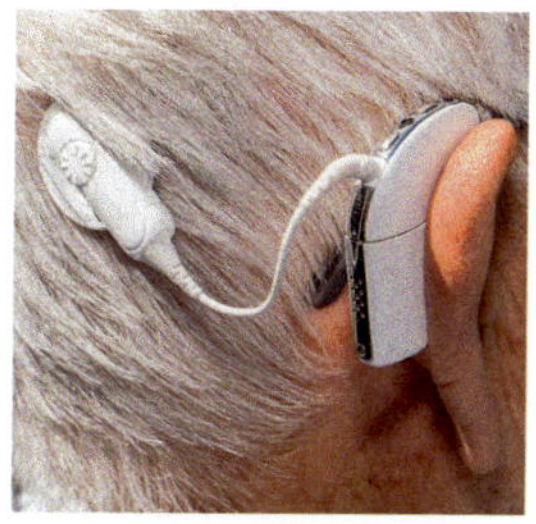

Abb. 2 Cochleaimplantat

N. vestibulocochlearis → S. 631

Deutsche Tinnitus-Liga e. V.
www.tinnitus-liga.de
Selbsthilfeorganisation für Austausch und Unterstützung Betroffener

Corti-Organ → S. 630

Stressor → S. 415, Band 1

Sturz → S. 349

kritisches Lebensereignis → S. 861

Psychotherapie → S. 624

Erkrankung	Ursachen und Symptome	Therapie und Prognose
Hörsturz	Beim Hörsturz handelt es sich um eine plötzliche, meist einseitige Innenohrschwerhörigkeit bis Taubheit, häufig mit Tinnitus. Weitere Symptome sind Schwindel und Druckgefühl im Ohr. Der Tinnitus hat einen rauschenden Charakter, das Hören wird wie durch Watte beschrieben. Der pathophysiologische Vorgang beim Hörsturz besteht in einer Mangeldurchblutung der Schnecke, die konkreten Ursachen sind nicht bekannt.	Aufgrund der unbekannten Ursache gibt es eine Vielzahl von therapeutischen Varianten, deren Kern darin besteht, den Betroffenen aus seiner häuslichen und/oder beruflichen Umgebung herauszunehmen, um ›Stressoren‹ auszuschalten. Medikamentös wird die Innenohrdurchblutung gesteigert und es kommen Glukokortikoide zur Anwendung. Häufig ist eine akute Überforderung oder Stress der Auslöser eines Hörsturzes. Die Prognose bei sofortiger Therapie ist gut, es ist teilweise auch eine vollständige Wiederherstellung des Hörvermögens möglich.
Vestibularisschwannom (alte Bezeichnung: Akustikusneurinom) Sehr langsam wachsender gutartiger Tumor der Schwann-Zellen des N. vestibularis in dem Bereich, der in die hintere Schädelgrube hineinwächst. Im Jahr treten etwa 800 Neuerkrankungen in Deutschland auf.	Die Symptome sind vielfältig, da die in der Nähe liegenden Nerven beeinträchtigt sein können. Symptome können sein: meist einseitige Hörminderung, Gleichgewichtsstörungen, Fazialisparese, Trigeminusneuralgie, Ohrenschmerzen.	Obwohl es sich um einen gutartigen Tumor handelt, kann die operative Entfernung oder Bestrahlung des Tumors notwendig sein, da er durch verdrängendes Wachstum schwere Komplikationen, wie einen Hydrozephalus, hervorrufen kann. Bei der Therapie müssen Nutzen und Nebenwirkungen gegeneinander abgewogen werden.
Morbus Menière	Die drei typischen Symptome des Morbus Menière sind anfallsweise auftretender Drehschwindel, Tinnitus und Hörminderung. Es besteht dabei eine hohe Sturzgefahr. Die Erkrankung entsteht durch eine Regulationsstörung der Endolymphe im Labyrinth (Innenohr) und durch eine Mischung von Endo- und Perilymphe. Dadurch kommt es zu Fehlreizung und Schädigung der Haarzellen in der Schnecke und den Bogengängen, die dann zu den Symptomen führen. Hinzu können Übelkeit, Erbrechen und Druckgefühl im Ohr kommen.	Die Therapie des akuten Anfalls besteht in Bettruhe, Medikamentengabe gegen Übelkeit (Antiemetika) und Schwindel (Antivertiginosa). Vorbeugend werden physiotherapeutisch Reaktionen auf Schwindelattacken eingeübt, um die ›Sturzgefahr‹ zu verringern. Helfen diese Maßnahmen nicht mehr, können Gentamicin oder Methylprednisolon ins Mittelohr injiziert werden, die die Rezeptoren zerstören und somit den Schwindel beheben. Auch hier ist wahrscheinlich eine ›belastende Lebenssituation‹ Auslöser für einen Anfall. Da die Erkrankung als sehr belastend erlebt wird, kann eine begleitende ›Psychotherapie‹ helfen.

Erkrankung	Ursachen und Symptome	Therapie und Prognose
Gutartiger Lagerungsschwindel Von dieser gutartigen Erkrankung sind ca. 30 % der 65- bis 70-Jährigen betroffen. Frauen erkranken zweimal häufiger als Männer. Häufigstes Auftreten der Erkrankung ist das sechste und siebte Lebensjahrzehnt.	Die Erkrankung wirkt beim ersten Auftreten bedrohlich, da plötzlich beim Aufstehen oder beim Wechsel der Lage ein Drehschwindel bei einer bestimmten Kopfhaltung auftritt, der 10–40 s anhält (maximal 1 min). Die Betroffenen werden stark verunsichert, da sie keine Warnsymptome wahrnehmen konnten und sich fühlen, als würden sie auf einer weichen Unterlage laufen. Es kann zum ›Sturz‹ kommen. Ursache sind Ohrsteinchen (Otolithen), es handelt sich hier um gelöste Kristalle der Statolithenmembran, der Vorhofsäckchen, die sich frei in den Bogengängen bewegen und das Gleichgewichtsorgan irritieren. Bei 50–70 % der Betroffenen mit plötzlichen Schwindelattacken kann man keine weitere Ursache feststellen, man spricht vom idiopathischen Lagerungsschwindel. Bei den anderen sind verschiedene Krankheiten für den Schwindel verantwortlich, z. B. ›Schädel-Hirn-Trauma‹, Infektion des Labyrinths, Morbus Menière, ›Migräne‹, Operationen am Innenohr. Diese zählen dann nicht mehr zum gutartigen Lagerungsschwindel.	Die Therapie besteht in einer physiotherapeutischen Behandlung und Lösung der Kristalle im Labyrinth mit dem Ziel, dass diese sich wieder im Vorhofsäckchen ansammeln. Grundregel ist, sich möglichst viel zu bewegen und nicht auf Schonung oder Medikamente auszuweichen, da der Organismus sonst keine Chance hat, sich an die neue Informationssituation im Labyrinth zu gewöhnen. Die Spontanheilungsrate liegt bei 50 %.

Kommunikation
Wieso wird eine Erkrankung gutartig genannt, wenn ihre Symptome bedrohlich sind und sich negativ auf das Leben der Betroffenen auswirken?

Sturz → S. 349

Schädel-Hirn-Trauma → S. 543

Migräne → S. 543

W ZUM WEITERDENKEN

Neue Therapieform an der Universität Heidelberg: Musiktherapie

Eine weitere Therapiemöglichkeit bei Tinnitus stellt die Musiktherapie dar. Dabei wird der Tinnitus bzw. das Ohrgeräusch in das individuell steuerbare musikalische Hören eingebettet. Zunächst wird der Tinnitus elektronisch nachgebildet, um dann gezielt eingesetzt und für den Betroffenen steuerbar zu werden. Zusätzlich werden die Hörregionen, die durch den Tinnitus verändert wurden, positiv reaktiviert. Diese Therapie ist noch keine Regelleistung der Krankenkassen, wird aber auf Antrag meist bewilligt.

3 Hirnstoffwechsel und psychische Erkrankungen

3.1 Aufbau und Funktion

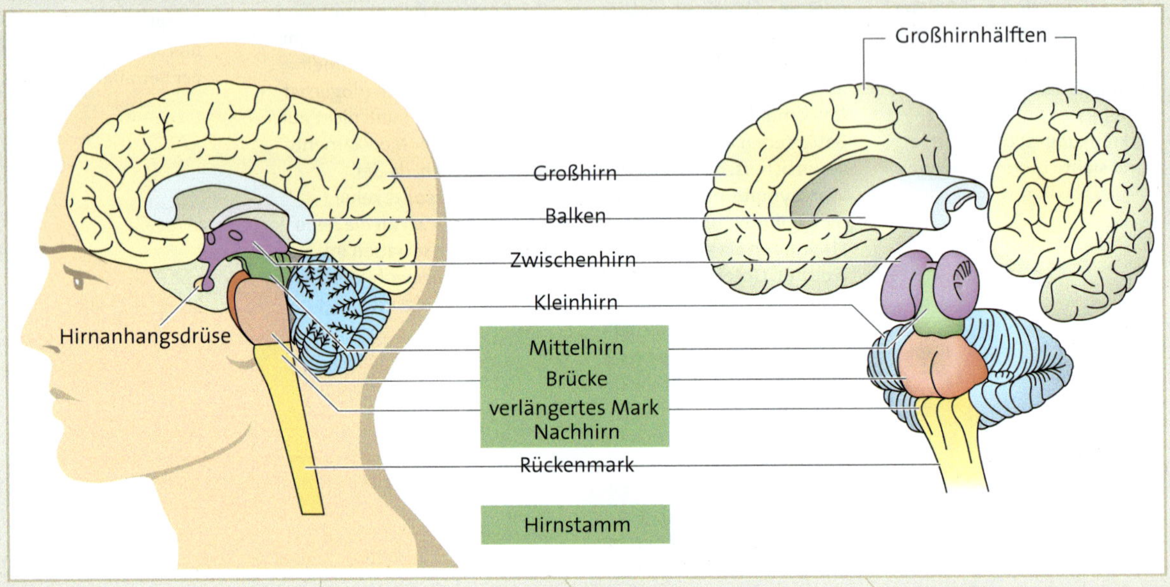

Aufbau des Gehirns

AUFBAU

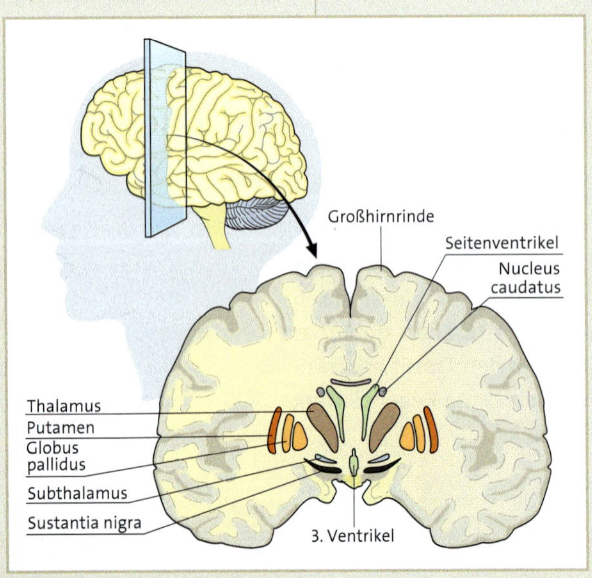

Basalganglien im Frontalschnitt

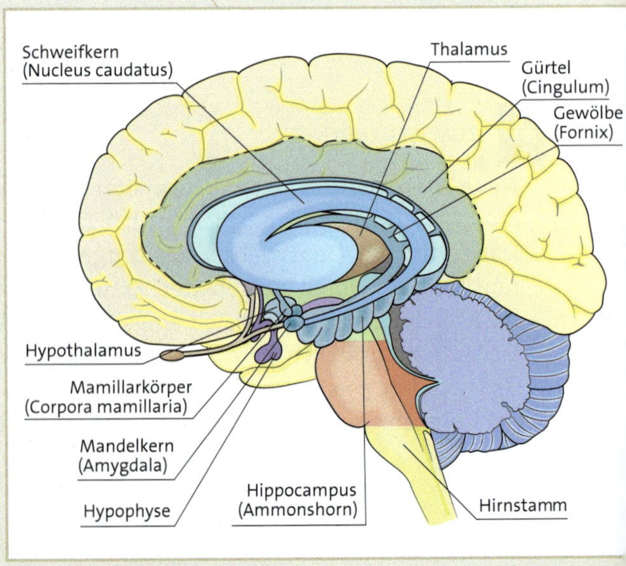

#Limbisches System

Mittelhirn

Steuerung von Bewegungsabläufen, Konzentration und Aufmerksamkeit

Thalamus

- Empfang von Informationen des Körpers
- Filterung
- Weiterleitung

Hypothalamus

Verschaltung zu anderen Hirnabschnitten

Zwischenhirn

FUNKTIONEN

Gehirn

Großhirn

- Planung und Durchführung von Handlungen
- gefühlsmäßige Bewertung

Basalganglien

- Ausführung von Bewegungsabläufen und hochautomatisierten Verhaltensweisen
- Ausfiltern unwichtiger und ablenkender Impulse
- Sprachzentren

limbisches System

- Verarbeitung von Emotionen
- Amygdala zur Wiedererkennung von Situationen sowie der Analyse möglicher Gefahren und Verknüpfung mit Emotionen
- Hippocampus zur Zuordnung von Ereignissen und Bewertung der Reize

Großhirnrinde

Langzeitspeicher unseres Gehirns

3.2 Ausgewählte psychische Erkrankungen

3.2.1 Aufmerksamkeitsdefizit-Hyperaktivitätsstörung (ADHS)

Definition
ADHS ist eine im Kindesalter beginnende psychische Störung. Heute geht man davon aus, dass mindestens drei Viertel der Kinder mit ADHS auch im Erwachsenenalter darunter leiden.

Ursache
Die Störung ist erblich, jedoch ist die Ursache nicht sicher geklärt. Vermutet wird ein Mangel an den Neurotransmittern Noradrenalin und Dopamin, der sich auf die Steuerung des vegetativen Nervensystems im Hypothalamus (im Zwischenhirn) auswirkt. Psychosoziale Faktoren in der Familie und in der Schule spielen eine Rolle bei der Entstehung der Störung. Sie sind jedoch weniger ursächlich, sondern eher für die Verstärkung der Symptomatik verantwortlich. Verschiedene Umweltursachen werden diskutiert, sie erscheinen jedoch nicht wahrscheinlich.

Diversität
Wie verändern sich die Symptome und ihre Auswirkungen über die Lebensspanne?

Symptome
Kernsymptome sind:
- Unaufmerksamkeit (mangelnde Konzentration, Flüchtigkeitsfehler, Vergesslichkeit, Ablenkbarkeit)
- Hyperaktivität (motorische Überaktivität, Zappeln, Herumrutschen und -laufen)
- Impulsivität (Herausplatzen, anderen in die Rede fallen, sie unterbrechen)

Die Betroffenen fallen durch bestimmte Stärken und Ressourcen auf, z. B. ausgeprägten Gerechtigkeitssinn, Gespür für soziale Fairness, Kreativität, Spontaneität.

Diagnostik
Am Anfang stehen eine ausführliche Anamnese und Verhaltensbeobachtung sowie eine Leistungs- und Aufmerksamkeitsdiagnostik sowie die Erfassung der Emotionalität des Kindes. Es folgen eine neurologische Untersuchung und die Klärung, ob es sich um eine alterstypische Reifung handelt oder ob eine psychische Störung vorliegt, die behandlungsbedürftig ist. Die Notwendigkeit von therapeutischen Maßnahmen hängt dabei wesentlich von den Beeinträchtigungen ab, die das betroffene Kind im Leistungs- und Sozialbereich erfährt. Handlungsbedarf besteht insbesondere dann, wenn sein Selbstwertgefühl leidet und die Entstehung weiterer psychischer Störungen, z. B. Sucht oder Depression, die Folge sein könnten.

Therapie
Die Therapie besteht aus Trainingsprogrammen (Selbstregulation, Selbstmanagement und Selbstinstruktion), strukturierenden Maßnahmen und einer medikamentösen Therapie. Von großer Bedeutung ist die Zusammenarbeit von Familie, Schule, Sport-, Freizeit- und Selbsthilfegruppen.

Prognose und Komplikationen
Bei konsequenter, regelmäßiger Behandlung kann ein günstiger Verlauf erwartet werden. Etwa ein Drittel aller Betroffenen zeigt auch im Erwachsenenalter noch behandlungsbedürftige Symptome der Störung, der überwiegende Teil ist jedoch in der Lage, ein annähernd normales Leben mit guter Lebensqualität zu führen.

3.2.2 Angststörungen

Definition

Angst ist eine sehr ursprüngliche Emotion, die in der Auseinandersetzung mit der Umwelt die notwendige Aufmerksamkeit auf tatsächliche oder vermeintliche Gefahren lenkt. Ebenso wie z.B. Schmerz ist sie also ein überlebensnotwendiges Phänomen.

Bei der Angststörung tritt Angst in einem Ausmaß auf, welches der Situation nicht angemessenes ist. Zudem ist meist eine real existierende Gefahr nicht erkennbar. Die Angst zeigt sich in psychischen sowie physischen Symptomen und wird eingeteilt in:

- Agoraphobie (Angst vor Orten und Situationen, z.B. Menschenmengen, offenen Plätzen)
- Anthropophobie (soziale Phobie; Angst vor Situationen, in denen die betroffene Person im Mittelpunkt der Aufmerksamkeit steht)
- Panikstörungen (plötzlich und unerwartet auftretende, wiederkehrende, schwere Angstzustände)
- generalisierte Angststörungen (lang anhaltender Zustand von Angst und Sorge, die nicht objekt- oder situationsgebunden ist)
- organische Angststörung (Angst aufgrund von Krankheitszustand)
- Angstzustände bei ›PTBS‹ und die ›Zwangsstörungen‹

PTBS → S. 648, 863

Zwangsstörungen → S. 653

Ursache

Angststörungen gehören zu den häufigsten psychischen Erkrankungen: Jeder vierte Mensch erkrankt im Laufe seines Lebens an einer Angststörung. Angststörungen bleiben vielfach unerkannt. Eine sehr hohe Anzahl (15–20 %) an Kindern und Jugendlichen erleiden diese psychische Störung.

Es handelt sich bei Angststörungen um ein komplexes Geschehen, an dem mehrere Faktoren beteiligt sind. Die ›Vulnerabilität‹ für Angstreaktionen scheint genetisch bedingt zu sein. Beim Hinzukommen bestimmter psychosozialer Faktoren (z.B. traumatische Kindheitserlebnisse, ›belastende Lebensereignisse‹) können manifeste Störungen auftreten.

Vulnerabilität
Verwundbarkeit, Anfälligkeit

kritisches Lebensereignis
→ S. 861

Symptome

Charakteristisch ist ein unangenehmes Gefühl von Bedrohung. Auf somatischer Ebene sind im Wesentlichen Aspekte motorischer Anspannung und anderer psychovegetativer Funktionen bedeutsam (starke Unruhe und Erregung, somatische Erscheinungen wie Schwitzen, ›unwillkürliche Ausscheidungen‹, ›Tachykardie‹).

Harninkontinenz → S. 182

Tachykardie → S. 414

Diagnostik

Gründliche Anamneseerhebung unter Einbeziehung krankheitsbezogener, biografischer, persönlichkeitsbezogener und somatischer Gesichtspunkte. Zudem ist eine differenzierte psychopathologische Befunderhebung notwendig. Eine somatische Genese der Beschwerden muss ausgeschlossen werden.

Therapie

Pharmakotherapie entsprechend der vorliegenden Angstform sowie eine verhaltenstherapeutische und kognitive Psychotherapie. Häufig erfolgt auch eine ›Expositionstherapie‹.

Expositionstherapie
auch Konfrontationstherapie; Form der Verhaltenstherapie bei der Betroffene gedanklich oder konkret mit ihren Angstinhalten konfrontiert werden

3.2.3 Bipolare Störungen

Definition

Manie und Depression sind Extremzustände der Gefühle. Es handelt sich um eine chronische Erkrankung des Nervensystems, die sich durch extreme, entgegengesetzte Schwankungen bei Stimmung, Antrieb und Aktivitätslevel zeigt. Die Betroffenen pendeln dabei ohne willentliche Kontrolle zwischen Depression und Manie.

Ursache

Es handelt sich um ein multifaktorielles Geschehen, die genaue Ursache ist nicht bekannt. Funktionsstörungen bestimmter Nervenbotenstoffe spielen eine Rolle, ebenso genetische Anfälligkeit, Stress und äußere Einflüsse, die die Psyche leichter verletzbar machen.

Symptome

Hauptkennzeichen bipolarer Störungen sind abnorm veränderte Stimmungen mit auffällig verändertem Antrieb und ausgeprägte Schwankungen, also Phasen mit in der Regel wiederkehrenden Episoden dreier Stimmungslagen:

- Phase gehobener Stimmung, die Manie genannt wird
- Phase gedrückter Stimmung, die Depression genannt wird
- Phase normaler Stimmung, das beschwerdefreie Intervall

	Symptome der Manie	Symptome der Depression
Stimmung	unangemessen gehoben, euphorisch, erhöhtes Selbstwertgefühl, Reizbarkeit, Wutanfälle	gedrückt, dysphorisch, Stimmungsschwankungen (Morgentief), Schuldgefühle, Gefühl der Wertlosigkeit, Empfindungsverlust für Freude, sozialer Rückzug (innere Emigration), Suizidgedanken
Aktivität	erhöhter Antrieb, erhöhte Betriebsamkeit, riskante Unternehmungen, Hemmungslosigkeit, Rededrang, beschleunigte Sprache	verminderter Antrieb, erniedrigtes Energieniveau, Apathie oder Unruhe, verlangsamte Sprache
Körperliche Befindlichkeit	erhöhtes Energieniveau, vermindertes Schlafbedürfnis, verminderter Appetit, verstärkter Sexualtrieb	Schlafstörungen, Müdigkeit, Essstörungen, Verstopfung, Kopf- und Rückenschmerzen, Hypochondrie
Denken	Ideenflucht, rasende Gedanken, sprunghaftes Denken, eingeschränktes Urteilsvermögen, Größenideen	Konzentrationsstörungen, Gedächtnisstörungen, Entscheidungsunfähigkeit, Denkhemmung
Psychose	Wahnideen (Größenwahn), Halluzinationen (Stimmenhören)	Wahnideen (Versündigungs-, Schuldwahn), Halluzinationen (Stimmenhören)

Tab. 1 Symptome der bipolaren Störung

Diagnostik

Es erfolgen eine Anamnese (Beginn und Verlauf der Stimmungsstörungen, aktuelle Beschwerden), die Untersuchung des „mentalen Status" (z.B. Sprachmuster, Verhalten, Denkprozesse) und eine körperliche Untersuchung (inklusive Labor, EKG).

Therapie

Es erfolgen eine medikamentöse (Stimmungsstabilisierer, Hormone, Vitalstoffe) und nicht-medikamentöse Behandlung (Lichttherapie, Schlafentzug/Wachtherapie, Psychotherapie).

3.2.4 Borderline-Störung

Definition

Es handelt sich um eine Persönlichkeitsstörung, die aus einem Missverhältnis von äußeren Anforderungen sowie von im Laufe der Entwicklung erworbenen Fertigkeiten und Eigenschaften entsteht. Die Borderline-Störung ist eine Erkrankung, die durch eine spezifische Anfälligkeit gegenüber emotionalem Stress gekennzeichnet ist. Die Regulation von Gefühlen und die Kopplung von Erleben und Gefühlen bereiten der betroffenen Person Schwierigkeiten.
Etwa 2 % der erwachsenen Bevölkerung leiden an einer Borderline-Störung.

Ursache

Die Borderline-Störung scheint aufgrund eines Zusammenspiels von genetischen Faktoren und traumatisierenden psychischen Erfahrungen zu entstehen, wobei Letzteren die größere Bedeutung zukommt. Die Betroffenen berichten häufig von schwerwiegendem Missbrauch, Vernachlässigung, unaushaltbarem Leistungsdruck oder demütigenden Erlebnissen. Sie fühlen sich in ihrem sozialen Umfeld fremd und gefährdet, abgeschoben und wertlos. Dabei besitzt insbesondere die individuelle Situation der betroffenen Person Gewicht, etwa die Stellung in der Geschwisterreihe.

Pflegeprozessgestaltung
Welche besonderen Kompetenzen sollten Pflegende haben, die Menschen begleiten, die an einer Borderline-Störung leiden?

Symptome

Es kommt zu einer emotionalen Instabilität, einem Gefühl der Leere und Langeweile. Ein Schwarz-Weiß-Denken ist ausgeprägt: Emotionale Nuancen bei anderen werden nicht akzeptiert. Die Stresstoleranz ist verringert und es besteht eine Neigung zu extremen Reaktionen auf Stress.

Diagnostik

Im Rahmen einer Anamnese werden folgende Aspekte erfasst:
- Gefühlslage
- zwischenmenschliche Beziehungen
- Selbstbild und Selbstwahrnehmung
- Verhalten in potenziell selbstschädigenden Bereichen, z.B. Geldausgaben, Risikoverhalten (Drogen- oder Medikamentenmissbrauch)
- suizidale Handlungen, ›Selbstmordandeutungen‹
- ›Selbstverletzungsverhalten‹

Suizidalität → S. 617
Selbstverletzung → S. 616

Therapie

Die Behandlung erfolgt in der Regel im Rahmen einer Psychotherapie, z.B. einer Verhaltenstherapie in Gruppen- und Einzelsitzungen. Mehr als in anderen Therapien spielt hier die persönliche Beziehung von Klient und Therapeut eine Rolle. Die Psychoedukation ist als Unterstützung von Bedeutung. Eine medikamentöse Therapie ist nicht Erfolg versprechend.

Prognose und Komplikationen

Eine frühzeitig eingesetzte und konsequent durchgeführte Psychotherapie verspricht auf lange Sicht eine günstige Prognose. Eine vollständige Heilung ist in der Regel nicht zu erwarten. Für die meisten Betroffenen bleiben private und berufliche Einschränkungen auch nach Abklingen der behandlungsbedürftigen Symptome bestehen.

3.2.5 Posttraumatische Belastungsstörung (PTBS)

Definition

Die PTBS ist eine psychische oder psychosomatische Reaktion auf ein Ereignis mit außergewöhnlicher Bedrohung. Sie kann auch durch Extremstress über Jahre hinweg ausgelöst werden. Es besteht eine hohe Neigung zur ›Chronifizierung‹.

chronische Erkrankung
→ S. 580, Band 1

Es besteht eine Lebenszeitprävalenz von etwa 8 %, die bei bestimmten Personengruppen höher liegt:

- exponierte Personen (Rettungskräfte, Ärzte, Polizisten, Soldaten) 50 %
- Flüchtlinge, Vergewaltigungs-, Kriegs- oder Vertreibungsopfer 50 %
- Missbrauchsopfer, Opfer von anderen Gewaltverbrechen, Verkehrsunfallopfer und von schweren Organerkrankungen Betroffene bis 30 %

Ursache

Die Ursache ist ein erlebter Extremstress, bei dem die Person selbst durch den Tod bedroht wurde oder den Tod anderer Menschen miterlebt hat. Weitere Auslöser von Extremstress sind sexuelle Gewalt, schwerer Unfall, Attentat, Vergewaltigung, Kriegs- oder Foltererfahrung.

Die Stressflut bewirkt, dass der Hippocampus Kontextinformationen ausblendet, um sich zu schützen. Dadurch überwiegen die rein emotionalen Erinnerungen der ›Amygdala‹, die zeitlich nicht zuzuordnen sind.

limbisches System
→ S. 580, 643

Symptome

Ein ständiges Wiedererleben und Erinnern der stressverursachenden Situation führen zu starken Beeinträchtigungen des täglichen Lebens:

- Unfähigkeit zur Berufsausübung
- Beziehungsunfähigkeit
- Konzentrationsschwierigkeiten
- Albträume, Schlafstörungen
- Schreckhaftigkeit, Ängste
- Sprachlosigkeit
- Gefühle von Hilflosigkeit und Ausgeliefertsein
- dissoziative Störungen (Störung von psychischen Funktionen)
- Suchtverhalten
- Vermeidungsverhalten
- Aggressionen

Häufig besteht eine vegetative Übererregbarkeit oder emotionale Erstarrung.

Diagnostik

Es werden eine ausführliche psychische Anamnese und die Erfassung der traumatischen Erlebnisse durchgeführt.

Therapie

Die Erstmaßnahmen bestehen in der Unterbringung in einer sicheren Umgebung und in Entspannungsverfahren. Es folgt eine spezielle Psychotherapie, evtl. mit medikamentöser Unterstützung. Bei kontinuierlicher Unterstützung durch Bezugspersonen und mit Entspannungsmöglichkeiten, womöglich in Verbindung mit Musik- und Bewegungstherapie, ist eine Besserung auch ohne Psychotherapie erreichbar.

3.2.6 Schizophrenie

Definition

Da es viele Erscheinungsformen gibt, spricht man auch von der „Gruppe der Schizophrenien" oder von „Erkrankungen des schizophrenen Formenkreises". Die Schizophrenie ist eine endogene Psychose, die die ganze Persönlichkeit betrifft und tiefgreifend verändert. Sie ist gekennzeichnet durch schwere Störungen des Denkens, Fühlens und Wahrnehmens.
Ungefähr 1% der Bevölkerung erkrankt irgendwann im Laufe des Lebens an einer Schizophrenie.

Ursache

Es liegt ein vielfältiges Ursachengefüge zugrunde, das nicht abschließend geklärt ist. Teilursache können frühe Störungen der Hirnentwicklung sein (z.B. bei Erkranken der Mutter im zweiten ›Trimenon‹ an einer Virusgrippe). Weitere mögliche Ursachen sind z.B.:

- Dopaminhypothese: Die psychotischen Symptome werden durch übermäßige Ausschüttung von Dopamin im Bereich des ›limbischen Systems‹ verursacht.
- Glutamathypothese: NMDA-Antagonisten können Psychosen auslösen.
- genetische Veranlagung: Vererbt wird nicht die Krankheit, sondern eher eine Krankheitsanfälligkeit (Vulnerabilität).
- psychosoziale Faktoren: Sie verursachen die Krankheit nicht, tragen jedoch sicherlich zur Auslösung der Erkrankung bei und wirken erheblich auf ihren Verlauf ein.
- Vulnerabilitäts-Stress-Modell: Es integriert die verschiedenen Ansätze. Demnach wird nicht die Krankheit vererbt, sondern die Anfälligkeit, auf Belastungen mit einer Schizophrenie zu reagieren. Bei besonderen psychischen oder körperlichen Belastungen verändert sich der Hirnstoffwechsel und die Krankheit wird ausgelöst.

Symptome

Symptome können auf verschiedenen Ebenen des Bewusstseins auftreten:

- Störungen der Wahrnehmung
  - Veränderung des Ich-Erlebens; sich selbst als fremd oder unheimlich wahrnehmen
  - Veränderungen an einzelnen Körperteilen beobachten (Depersonalisation)
  - Erleben der Umwelt als sonderbar und räumlich verfälscht (Derealisation)
  - Ich-Störungen, Rückzug aus der Wirklichkeit, ›Autismus‹
- Störungen des Denkens
  - Zerfahrenheit; das Denken erscheint zusammenhanglos und nicht nachvollziehbar, die Sprache scheint völlig wirr und durcheinander
  - Gedankenabreißen, Gedankenentzug, „gemachte" Gedanken (die eigenen Denk- und Willensprozesse werden als von außen kommend wahrgenommen)
- Störungen des Fühlens
  - Ambivalenz der Gefühle; nicht miteinander zu vereinbarende Gefühlsqualitäten treten zugleich auf und stehen oft beziehungslos nebeneinander
  - Affektverflachung, Apathie, ›Parathymie‹
  - Angst; diffuse Angst als Hintergrund für Anspannung und Erregung

›Akzessorische‹ Symptome wie Wahn, Halluzinationen und katatone (psychomotorische) Störungen sind möglich.

Trimenon
Der Verlauf einer Schwangerschaft wird in drei Trimena zu jeweils 13 Wochen eingeteilt.

limbisches System
→ S. 580, 643

Diversität
Warum erkranken Menschen in Großstädten häufiger an Schizophrenie als Menschen im ländlichen Raum?

Autismus
Entwicklungsstörung mit Problemen im Bereich der Kommunikation und der sozialen Beziehungen

Parathymie
Die Gedanken- und Gefühlsinhalte stimmen nicht mit den nach außen sichtbaren Gefühlsäußerungen überein.

akzessorisch
hinzutretend

Diagnostik

Es ist eine sorgfältige Erhebung der Lebensgeschichte von Kindheit an notwendig. Dazu sollten auch nach Möglichkeit Angehörige und Freunde befragt werden. Von Bedeutung sind:

- vorbestehende Störungen, Frühsymptome oder Prodromalsymptome
- einschneidende biografische Veränderungen oder auffallende Veränderungen im sozialen Verhalten

Therapie

Ein Hauptproblem in der Behandlung ist die fehlende oder mangelnde Krankheitseinsicht der Patienten, die ihre Krankheit oft nicht selbst wahrnehmen können. Die folgenden therapeutischen Optionen stehen zur Verfügung:

Verhaltenstherapie → S. 624
Rehabilitation → S. 700, Band 1

- medikamentöse Therapie (in erster Linie Antipsychotika)
- Psychotherapie (›Verhaltenstherapie‹, keine Tiefenpsychologie)
- Soziotherapie (z.B. Maßnahmen sozialer Unterstützung, ›Rehabilitation‹, Trainingsverfahren, Selbsthilfe, Arbeits- und Beschäftigungstherapie, Hilfe bei der Gestaltung freier Zeit, Hilfe zur Teilhabe am gesellschaftlichen Leben)

Die Behandlung muss sich an die Art und Ausprägung des Krankheitsbildes anpassen und auf die individuelle Krankheitssymptomatik abgestimmt sein. Ziel ist, dass der Kranke sein Leiden aktiv bewältigen kann oder zumindest damit zu leben lernt. Parallel zur Therapie benötigen die Betroffenen Unterstützung in vielfältigen Bereichen:

Gespräche führen → S. 261, Band 1
Angehörigenberatung → S. 486, Band 1
Suizidalität → S. 617

- Beziehungsgestaltung; konstantes und ausgewogenes Verhältnis zwischen Nähe und Distanz (zu viel Nähe bedroht, zu viel Distanz verstärkt die Einsamkeit und lässt den Kranken mit seiner Angst alleine)
- ›Gesprächsführung‹; ein eindeutiger Kommunikationsstil ohne ironische Bemerkungen, Anspielungen, komplizierte Erklärungen, vage Aussagen und Flüstern, wichtig sind klare, einfache und übersichtliche Informationen
- Unterstützung beim Aufbau und Halten sozialer Kontakte, Begleitung zu externen Terminen
- Hilfe bei der Alltagsbewältigung; diese ist am Stadium der Erkrankung, am Zustand des Menschen mit Schizophrenie und an den verschiedenen Krankheitssymptomen orientiert
- ›Angehörigenbegleitung und -beratung‹; Rat und Unterstützung im Umgang mit dem Betroffenen, Verständnis und Gesprächsbereitschaft; besonders gefährdet sind Kinder von Menschen mit Schizophrenie, die häufig mit ihren Fragen, Gefühlen und Ängsten alleingelassen werden, sie sind stark in ihrer Entwicklung gefährdet, können unerkannt Psychosen entwickeln und am Ende kranker als ihr betroffenes Elternteil werden
- Erkennen von ›suizidalen Gedanken‹ oder Tendenzen

Prognose und Komplikationen

chronische Erkrankung → S. 580, Band 1

Der Verlauf einer Schizophrenie hängt zum einen von der Früherkennung und konsequenten Durchführung der (insbesondere medikamentösen) Therapie, zum anderen von einer guten sozialen Integration der Patienten ab. Ungefähr die Hälfte der Betroffenen kommt ohne dauerhafte Unterbringung aus und kann sich relativ problemlos in die Gesellschaft einfügen. Die andere Hälfte allerdings ist von erheblichen Störungen der sozialen Integration betroffen und erleidet einen ungünstigeren Verlauf mit Rezidiven und ›Chronifizierung‹.

3.2.7 Sucht

Definition

Sucht ist ein zwingendes Verlangen nach einem bestimmten Erlebniszustand. Süchtiges Verhalten kann vom Betroffenen nicht mehr kontrolliert werden und läuft automatisch, fast reflexhaft ab. Es engt die Persönlichkeit ein und mindert die sozialen Chancen des Individuums. Süchtiges Verhalten kann sich auf den Konsum psychoaktiver Substanzen beziehen, also Stoffe, die psychische Veränderungen erzeugen (z.B. Cannabis, Opiate, Crystal Meth, Alkohol, Nikotin), aber auch auf Verhaltensweisen ohne Substanzkonsum (z.B. Arbeitssucht, Esssucht, Sexsucht).

Unter Jugendlichen in Deutschland nimmt die Häufigkeit der Sucht nach illegalen Drogen seit einigen Jahren ab, Verhaltenssüchte, insbesondere medienbezogene Süchte, steigen hingegen stark an. Alte Menschen zeigen eine von der Lebenslage abhängige Suchtgefahr, besonders hoch ist sie bei ›Vereinsamung‹ oder schwerer Erkrankung.

soziale Isolation → *S. 374, Band 1*

Ursache

Besonders häufig erkranken Menschen mit suchtgefährdeter Persönlichkeitsstruktur und mit unzureichenden individuellen ›Risiko- bzw. Schutzfaktoren‹. Sucht ist ein gelerntes Verhalten und wird gefördert durch ein Leben in einer suchtgefährdenden Umwelt (z.B. Familie, Freizeit).

Prävention → *S. 553, Band 1*

Neurobiologisch betrachtet beeinflussen Drogen die Vorgänge der Reizübertragung an den Synapsen, indem sie Neurotransmitter entweder aktivieren, verstärken oder hemmen.

Selbstfürsorge
Wie suchtgefährdend ist Ihre Umwelt?

Symptome

Suchtverhalten ist mit der Erzeugung von Lustzuständen bzw. der Minderung von Unlustzuständen verbunden, die weitgehend bewusst erlebt werden. Der Betroffene ist unfähig, sein Verhalten zu bremsen oder zu stoppen. Trotz des Auftretens von Störungen psychischer, körperlicher und/oder sozialer Funktionen wird das Verhalten aufrechterhalten.

Diagnostik

Es werden eine Anamnese, insbesondere eine Suchtanamnese, eine körperliche Untersuchung, Labor- (Drogentest) und apparative Untersuchungen (bildgebende Verfahren, EEG) durchgeführt. Zusätzlich erfolgt eine Untersuchung der psychischen Grundfunktionen (z.B. Bewusstsein, Aufmerksamkeit, Wahrnehmung). Wichtig ist auch die Einschätzung des koabhängigen Verhaltens der Angehörigen.

Therapie

Die Therapie erfolgt nach einem mehrstufigen Programm:
- Kontaktphase/Beratung
- Entgiftung/Entzug
- Entwöhnung
- soziale Rehabilitation

Eine symptomatische Medikation (insbesondere während der Entgiftung) wird unterstützend eingesetzt. Bei Verhaltenssüchten erfolgt eine Psychotherapie (insbesondere Verhaltenstherapie). Der Besuch von ›Selbsthilfegruppen‹ kann den Therapieerfolg erhöhen.

Selbsthilfegruppe → *S. 568, Band 1*

3.2.8 Wahn

Definition

Als Wahn bezeichnet man ein aus krankhafter Ursache entstehendes irriges und nicht korrigierbares Urteil über die Realität, meist auf die eigene Person bezogen. Wahnerleben bedeutet, die absolute Überzeugung von einem Sachverhalt zu haben, obwohl eindeutige Tatsachen dagegensprechen. Es ist dem Betroffenen nicht möglich, zumindest probeweise eine andere Sichtweise einzunehmen.
Die Häufigkeit von Wahnerkrankungen kann nicht sicher festgestellt werden, da nicht jedes Wahnerleben als solches erkannt wird. Wahn kommt in allen Altersstufen vor, allerdings variieren die Wahninhalte je nach Lebensphase. Meist tritt Wahn im Zusammenhang mit anderen psychischen Erkrankungen auf.

Ursache

Meist ist die Entstehung einer Wahnerkrankung auf das Zusammenwirken mehrerer Faktoren zurückzuführen.

- Psychologische Faktoren: Verdrängung konflikthafter, beschämender, kränkender Bedürfnisse und Wünsche, die nicht mit dem Über-Ich vereinbar sind
- Entwicklung aus anderen Krankheiten: Depression, Manie, Schizophrenie, PTBS
- Körperliche Faktoren: ›Körper-, Seh-, Hörbehinderung‹
- Organische Störungen: ›Fieber‹, ›Intoxikation‹, strukturelle Hirnveränderungen

Behinderung → *S. 706, Band 1*
Fieber → *S. 603, Band 1*
Vergiftung → *S. 829*

Symptome

Entscheidend sind nicht inhaltliche Kriterien, sondern die Realitätsgewissheit und die Unbeirrbarkeit, mit der an einer Überzeugung entgegen der eigenen Erfahrung und trotz logischer Gegenargumente festgehalten wird. Wahninhalte müssen nicht immer beängstigend sein für den Betroffenen, sondern können ihn auch beglücken. Wahninhalte können betreffen:

- die eigene Identität, z.B. Abstammungswahn, Größenwahn
- die eigene Körperlichkeit, z.B. ›hypochondrischer Wahn‹, Ansteckungswahn
- das eigene Gewissen, z.B. Schuld- oder Versündigungswahn, religiöser Wahn
- die eigene wirtschaftliche Lage, z.B. Verarmungswahn
- die eigenen Beziehungen, z.B. Liebeswahn, Eifersuchtswahn, Verfolgungswahn

hypochondrischer Wahn
Überzeugung, an einer lebensbedrohlichen Krankheit zu leiden

Diagnostik

Die Diagnose erfolgt durch eine Verhaltensbeobachtung und aufgrund der Äußerungen des Betroffenen. Dabei lässt weniger der Inhalt einer Mitteilung als vielmehr die Art der Begründung einen Wahn vermuten. Eventuell vorliegende Erkrankungen sowie ein Medikamenten- oder Drogenkonsum müssen abgeklärt werden.

Therapie

Die Behandlung erfolgt mittels Psychotherapie und eine unterstützende medikamentöse Therapie.

Prognose und Komplikationen

Ernste wahnhafte Störungen sind häufig therapieresistent, insbesondere aufgrund einer vorliegenden Behandlungsunwilligkeit des Betroffenen. Wenn sich nach jahrelangem Krankheitsverlauf die Symptomatik fest in die Persönlichkeit des Betroffenen eingegraben hat, ist daher die Gefahr einer Chronifizierung groß.

3.2.9 Zwang

Definition

Unter einer Zwangsstörung versteht man eine psychische Erkrankung, bei der die betroffene Person immer wieder von offensichtlich unsinnigen Gedanken und Ängsten („Zwangsgedanken") gequält wird, die eine spezifische Handlungsweise erfordern. Häufig werden Zwangsstörungen den Angststörungen zugeordnet.
Etwa 2–3 % der Bevölkerung in Deutschland sind von einer Zwangsstörung betroffen. Häufig zeigen sich erste Symptome bereits in der Kindheit. Die Erkrankung manifestiert sich in einem Durchschnittsalter von ca. 25 Jahren.

Ursache

Es werden unterschiedliche Entstehungsmodelle für Zwangsstörungen diskutiert:
- psychologische Ursachen (aus Trieb, Unsicherheit, Angst)
- erlernte Verhaltensweisen als Ursache (z. B. klassische und operante Konditionierung, ›negative Verstärkung‹)
- kognitive Ursachen (durch Überbewertung an sich normaler Gefahren, Überschätzung der Wahrscheinlichkeit des Eintretens einer bestimmten Situation)
- neurobiologische Ursachen (Störung der Regelkreisschleifen zwischen verschiedenen Gehirnbereichen wie Frontalhirn, Basalganglien, limbisches System; Veränderungen im Neurotransmittersystem, insbesondere ein Mangel an Serotonin)

negative Verstärkung → *S. 71, Band 1*

Symptome

Symptomatisch sind beobachtbare Zwangshandlungen, also Verhaltensweisen, die in stereotyper Form immer wieder ausgeführt werden. Dies können Alltagshandlungen sein, die nur aufgrund ihrer Häufigkeit oder unangemessenen Intensität auffällig sind (z. B. Waschzwang, Kontrollzwang), oder auch Handlungen, die durch die Art und Weise der Durchführung vom üblichen Verhalten abweichen (z. B. Vermeidungsszwang: den Türgriff mit dem Ellenbogen öffnen).

Diagnostik

Es erfolgen eine psychologische Anamnese und eine diagnostische Abklärung vorliegender anderer psychischer Erkrankungen (z. B. Depression, Angststörung, Sucht).

Therapie

Behandlung der Wahl ist die Psychotherapie (kognitive Verhaltenstherapie mit Reizkonfrontationstraining). Ergänzend werden Medikamente (Antidepressiva, meist selektive Serotonin-Wiederaufnahmehemmer [SSRI]) eingesetzt. Bei Kindern erfolgt die Medikamentengabe nur sehr vorsichtig, dafür werden zusätzliche Maßnahmen durchgeführt, z. B.
- Psychoedukation: ausführliche Informationen über das Krankheitsbild, kindgerechte, akzeptable Erklärungen, kognitive Bewältigung anstreben
- familiäre Interventionen: Erkennen und Verändern auslösender Faktoren in der Familie
- Stärkung des Kindes mit dem Ziel, dass es seine Zwangsstörungen selbst in den Griff bekommt

Der Besuch einer Selbsthilfegruppe ist hilfreich.

3.2.10 Depression

Ethik
Wie werden Menschen, die an einer Depression leiden, in den Medien dargestellt?

Definition

Depressive Verstimmungen kennen die meisten Menschen als sog. Stimmungstief. Eine ausgeprägte Depression unterscheidet sich jedoch vom normalen Deprimiertsein. Eine Depression ist eine affektive Störung mit krankhaft niedergedrückter Stimmung, die mit einer Vielzahl psychischer und körperlicher Symptome einhergehen kann. Schätzungsweise 15 % aller Menschen leiden mindestens einmal im Leben an einer behandlungsbedürftigen Depression.

Leben mit Depression

Ursache

Depressionen können bei verschiedenen psychischen Erkrankungen auftreten. Sie können alleiniges Symptom oder Teil einer komplexen psychischen Störung sein. In manchen Fällen gibt es einen konkreten Auslöser, in anderen Fällen sind die Ursachen der Depression völlig unklar.

Symptome

Es können vielfältige Symptome auftreten, z. B.

- affektive Symptome: Niedergeschlagenheit, Bedrücktheit, Traurigkeit, innere Leere, Gefühllosigkeit, Gefühl der eigenen Wertlosigkeit, Minderwertigkeit oder Schuld, Krankheitsgefühl, Hoffnungslosigkeit, Angstgefühle, manchmal psychomotorische Erregtheit, Unruhe, Rastlosigkeit
- kognitive Triade: negatives Selbstbild plus negatives Weltbild plus negative Zukunftserwartungen
- Antriebsstörungen: Interesselosigkeit, rasche Ermüdbarkeit, Bewegungsarmut
- Denkstörungen: verlangsamter Denkprozess, Grübeln, verändertes Zeiterleben, Störungen von Konzentration, Aufmerksamkeit und Gedächtnis (Pseudodemenz)
- wahnhafte Störungen bei schwerer Depression: aufgrund des negativen Selbstbildes können Schuldwahn, Verarmungswahn oder hypochondrischer Wahn auftreten, nihilistischer Wahn bezeichnet den Zustand des extremen Zweifels am eigenen Selbstwert
- somatische Symptome: Schmerzen, Druckgefühl und Verspannungen in allen Körperteilen sind möglich (insbesondere im Kopfbereich), vegetative Symptome wie Schlafstörungen, Verdauungsstörungen, Herzbeschwerden, Libido- und Potenzstörungen, Schwitzen

Diagnostik

Es wird eine ausführliche Anamnese mit Familienanamnese und Biografieerhebung durchgeführt. Der aktuelle Krankheitsverlauf wird ausführlich dargestellt.

Therapie

Die Behandlung erfolgt im Rahmen einer Psychotherapie, Soziotherapie (gesellschaftliche, zwischenmenschliche und berufliche Problembewältigung) und medikamentösen Therapie (Antidepressiva).

Prognose und Komplikationen

Bei guter Behandlung sind die Heilungschancen einer Depression im Allgemeinen recht gut, bei bis zu 15 % der Betroffenen allerdings entwickelt sich die Erkrankung chronisch.

3.2.11 Demenz

Definition

Demenz ist eine organisch bedingte degenerative Veränderung des Gehirns mit Verlust von kognitiven Fähigkeiten, Verhaltensdefiziten und einer Einschränkung der Alltagskompetenz. Die Demenz nimmt eine Sonderform unter den psychischen Erkrankungen ein. Im Gegensatz zu allen anderen Diagnosen ist sie zwar die weitaus häufigste, aber zumindest im Akutkrankenhaus die am wenigsten beachtete. Dies liegt z. T. daran, dass „Demenz" nie ein Einweisungsgrund ins Krankenhaus ist, sondern immer „nur" eine Nebendiagnose. Ein Mensch wird nicht in der Klinik aufgenommen, damit seine Demenz behandelt wird, vielmehr steht stets eine zu therapierende Erkrankung im Vordergrund. Obwohl bis zu 30 % aller Patienten im Krankenhaus an einer Demenz leiden, finden sich nur wenige ›Konzepte‹, um dieser Tatsache gerecht zu werden.

In Deutschland sind etwa 1 Mio. Menschen betroffen, Tendenz steigend. Die Wahrscheinlichkeit für eine Demenz steigt mit zunehmendem Alter. Bei 60-Jährigen beträgt sie 1 %, bei 90-Jährigen über 30 %. Manche Krankheitsformen (z. B. frontotemporale Demenz) treten schon im mittleren Erwachsenenalter auf.

Experteninterview: Demenz

demenzsensibles Krankenhaus → S. 609

Ursache

Bei den **primären Demenzen** liegen die Krankheitsursachen im Gehirn. Folgende Formen werden unterschieden:

- Degenerative Formen
  - Demenz vom Alzheimer-Typ: Die insgesamt häufigste Demenzform (ca. 60–80 %). Bis zu 40 % der Nervenzellen und Synapsen im Gehirn gehen zugrunde, wodurch es zu einer globalen Atrophie des Gehirns kommt (Abb. 1). Mikroskopisch auffällig sind neurofibrilläre Veränderungen (sog. Alzheimer-Fibrillen) und Eiweißablagerungen (amyloide Plaques) im Gehirn. Neurobiochemisch lassen sich im Gehirn von Menschen mit Alzheimer-Demenz Veränderungen bei zwei Transmittern feststellen: ein Mangel an Acetylcholin (vermittelt die Reizübertragung an den Synapsen, Reize werden dadurch grundsätzlich nur schlecht weitergegeben) und ein Überschuss an Glutamat (sorgt im Gehirn für eine Dauerreizung der Synapsen und schädigt damit die Nervenzellen). Die eigentliche Krankheitsursache ist unbekannt. Als Hauptrisikofaktor für die Entwicklung einer Demenz gilt das Alter.

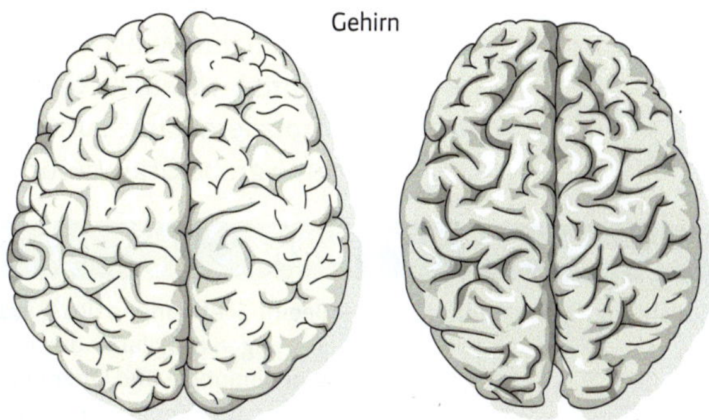

Abb. 1 Atrophie eines Alzheimer-Gehirns im Vergleich zu einem normalen Gehirn

  - Lewy-Body-Demenz: Veränderungen an den Eiweißzellen im Gehirn, Bildung sogenannter Lewy-Körperchen, die die Bildung des Neurotransmitters Dopamin verringern. Dadurch entstehen Symptome, die denen einer ›Parkinson-Erkrankung‹ ähneln. Die kognitiven Leistungen zeigen auffallende Schwankungen.
  - Frontotemporale Demenz (früher: Pick-Krankheit): Die Nervenzellen im Stirn- und Schläfenbereich sind besonders vom Abbau betroffen, was Störungen im Sozialverhalten zur Folge hat.

Morbus Parkinson → S. 541

- Vaskuläre Demenz
  - Entstehung aufgrund von Gefäßpathologien
  - Multi-Infarkt-Demenz durch Abfolge winziger Hirninfarkte

Hirntumor → S. 543
Schilddrüsenerkrankungen → S. 883
Morbus Parkinson → S. 541
Epilepsie → S. 542
multiple Sklerose → S. 540

Die **sekundären Demenzen** entstehen als Folge anderer Erkrankungen, z. B.:

- ›Hirntumor‹
- ›Schilddrüsenerkrankung‹
- neurologische Erkrankungen wie ›Parkinson-Krankheit‹, ›Epilepsie‹, ›multiple Sklerose‹
- Creutzfeldt-Jakob-Krankheit
- Vitaminmangel (B_{12}, B_6, B_1)

Symptome

Veränderungen im Denken, Fühlen und Verhalten → S. 587

Gedächtnisstörungen treten bei allen Demenzformen in unterschiedlicher Ausprägung auf. Weitere kognitive und nicht-kognitive Symptome, die mit ›Veränderungen im Denken, Fühlen und Verhalten‹ einhergehen, sind durchaus variabel. Manche Betroffene zeigen sie in starker Ausprägung, manche nie. In manchen Fällen treten sie bereits zu Beginn der Krankheit auf, in anderen hingegen erst in weit vorgeschrittenem Stadium.

Ein typischer Verlauf bei demenziellen Erkrankungen kann nicht angegeben werden, da zum einen die Persönlichkeitsstruktur des Erkrankten eine nicht unwesentliche Rolle spielt und zum anderen die unterschiedlichen Formen der Demenz jeweils unterschiedliche Verlaufsmuster aufweisen. Zudem sind Entwicklung und Ausprägung der kognitiven, emotionalen und Verhaltensveränderungen stark von der Umgebung des Betroffenen und dem Umgang mit ihm abhängig. Studien belegen, dass das Auftreten von Symptomen nicht immer mit pathologischen Merkmalen korreliert: So wiesen die Gehirne von bis ins hohe Alter alltagstauglichen und überwiegend selbstständigen Menschen Atrophien auf, die einem sehr späten Stadium der Demenz zugeordnet werden konnten.

Trotzdem kann zumindest die Einteilung der Alzheimer-Krankheit in drei Stadien eine grobe Orientierung des Verlaufs geben.

Schweregrad	Merkmale
Leichtgradige Demenz	– Beeinträchtigungen des Kurzzeitgedächtnisses stehen im Vordergrund – Störungen des planenden und organisierenden Denkens – Wortfindungs- und Orientierungsstörungen – bewusstes Erleben der eigenen Vergesslichkeit; dies wirkt häufig bedrohlich – Reaktion je nach Persönlichkeitsstruktur: depressiv, aggressiv, abwehrend, mit Rückzug – Versuch, eine Fassade aufrechtzuerhalten – weitgehende Selbstständigkeit – eingeschränkte Fähigkeiten bei Entscheidungsfindung und Problemlösung
Mittelschwere Demenz	– Zunahme der Einschränkungen von Gedächtnis, Denkvermögen und Orientierungsfähigkeit lässt eine selbstständige Lebensführung nicht mehr zu – Hilfe bei einfachen Aufgaben des täglichen Lebens erforderlich – meist eingeschränktes Sprachvermögen – Langzeitgedächtnis teilweise mitbetroffen – Wahrnehmung des eigenen Krankseins geht weitgehend verloren – Veränderungen des Verhaltens, Stimmungsschwankungen
Schwere Demenz	– hochgradiger geistiger Abbau – Hilfebedarf bei allen Verrichtungen des täglichen Lebens – Nachlassen von Körperfunktionen, z. B. Kontrolle der Ausscheidungen, Gehfähigkeit – Anfälligkeit für Infektionen steigt, die Alzheimer-Krankheit selbst führt nicht zum Tod, die häufigste Todesursache ist eine Infektionskrankheit

Tab. 1 Verlauf der Alzheimer-Krankheit

Diagnostik

Es sind eine Reihe unterschiedlicher Tests und ›Assessmentinstrumente‹ auf dem Markt, die zur Früherkennung einer Demenz eingesetzt werden. Diese geben jedoch nur Hinweise auf das Vorliegen der Krankheit. Die Diagnosestellung „Demenz" beruht in erster Linie auf dem beobachteten Verhalten.

Assessmentinstrumente → S. 586

Therapie

Bei den **sekundären Demenzformen** steht die Behandlung der zugrunde liegenden Erkrankung im Vordergrund, bei Vorliegen einer **vaskulären Demenz** kann durch Verbesserung der Fließeigenschaften und Regulation des Blutdrucks einer Verschlechterung der Hirndurchblutung vorgebeugt werden.

Die medikamentöse Behandlung der **Alzheimer-Krankheit** setzt bei den Veränderungen an, welche die Neurotransmitter betreffen. Sie hat zum Ziel, die geistige Leistungsfähigkeit zu stabilisieren und die Alltagsbewältigung zu verbessern.

- Acetylcholinesterase-Hemmer: Acetylcholin, das an den Synapsen für die Reizübertragung sorgt, wird im Normalfall (physiologisch) nach der Erregung von dem Enzym Acetylcholinesterase abgebaut. Dies verhindert eine schädliche Dauererregung. Der Mangel an Acetylcholin, der bei der Alzheimer-Krankheit besteht, wird mit dem Abbau des Transmitters noch verstärkt, die Signalübertragung also weiter verschlechtert. Die Verabreichung von Acetylcholinesterase-Hemmern soll die Spaltung des Acetylcholins verhindern und so eine verbesserte Signalübertragung ermöglichen. Wirkstoffe sind z.B. Donepezil, Galantamin und Rivastigmin.
- NMDA-Antagonisten: Der Überschuss an Glutamat sorgt im Gehirn für eine Dauerreizung der Synapsen und schädigt damit die Nervenzellen. NMDA (N-Methyl-D-Aspartat) ist der Rezeptor für das Glutamat. NMDA-Antagonisten blockieren den Rezeptor und dämpfen damit die Reizweitergabe. Wirkstoff ist das Memantin.
- Nootropika: Diese pflanzlichen Antidementiva sollen den Gehirnstoffwechsel positiv beeinflussen. Sie sind umstritten, da ihre Wirkung nicht wissenschaftlich nachgewiesen ist. Wirkstoff ist z.B. Ginkgo.

Digitalisierung
Welche Apps erleichtern den Alltag von Menschen mit Demenz und den ihrer Angehörigen?

Ein weiterer medikamentöser Behandlungsansatz zielt auf die Milderung starker Verhaltensveränderungen ab, z.B. bei Aggressivität, Unruhe oder Antriebslosigkeit. Dazu werden Antipsychotika (Neuroleptika) eingesetzt, die jedoch zu nicht unwesentlichen Nebenwirkungen führen können, welche von gesteigerter Müdigkeit bis zu erhöhtem Schlaganfallrisiko reichen. Wirkstoffe sind Risperidon und Melperon.
Zudem gibt es viele Ansätze und Konzepte Symptomen der Demenz nicht-medikamentös zu ›begegnen‹ - immer unter der Maßgabe ›Lebensqualität‹ zu erhalten und zu fördern.

Denken, Fühlen und Verhalten unterstützen → S. 592

Erkrankungsbezogene Lebensqualität → S. 762, Band 1

Prognose und Komplikationen

Die Medikamente können unter Umständen das Fortschreiten der Krankheitssymptome verhindern, haben aber keinen Einfluss auf den Verlust von Nervenzellen. Es handelt sich also um eine rein symptomatische Behandlung.

Durch die vielfältigne nicht-medikamentösen Behandlungsformen können kognitive Fähigkeiten aufrechterhalten, die Alltagsfähigkeiten verbessert oder stabilisiert und das seelische Wohlbefinden gefördert werden. Ebenso ist es z.T. möglich, schwierige Verhaltensweisen wie Unruhe oder Reizbarkeit einzudämmen. Obwohl die Erkrankung kontinuierlich fortschreitet und die Fähigkeiten des Kranken stetig abnehmen, kann für die meisten von Demenz betroffenen Menschen ein Leben in Zufriedenheit ermöglicht werden.

4 Betreuung und Vollmachten

Interview: Betreuung

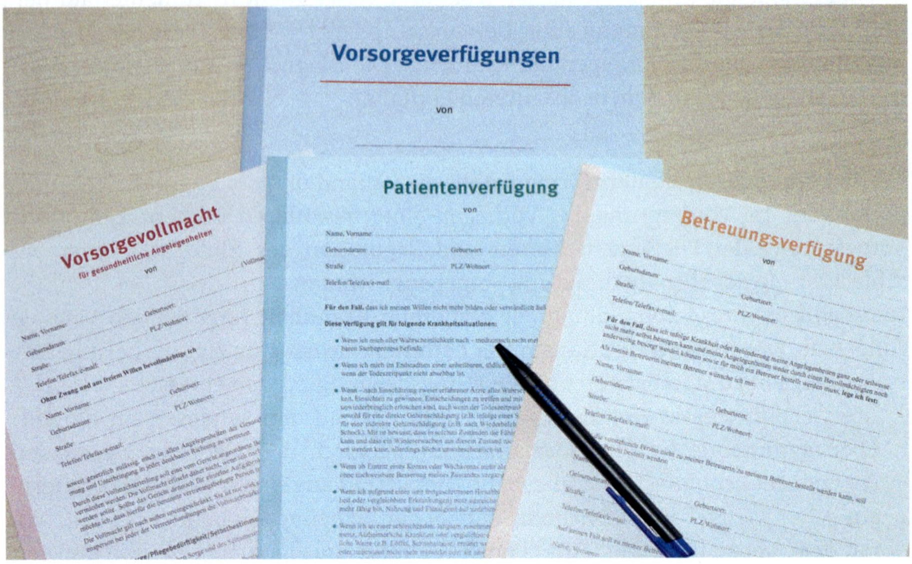

Abb. 1 Verschiedene Arten von Verfügungen und Vollmachten

4.1 Betreuung

Wer in Deutschland lebt, volljährig und nicht in der Lage ist, bestimmte eigene Angelegenheiten selbst zu erledigen, kann einen gerichtlich bestellten Betreuer erhalten, sofern er niemanden bevollmächtigt hat. Niemand außer einem Betreuer oder einem Bevollmächtigten darf in Deutschland für einen anderen Erwachsenen rechtswirksame Entscheidungen treffen. Lediglich Eltern können für ihre minderjährigen Kinder verbindlich entscheiden. Stehen die Eltern nicht zur Verfügung, werden Minderjährige von einem Vormund vertreten. Erwachsene erhalten seit 1992 keinen Vormund mehr, sondern einen Betreuer.

Eine Betreuung stellt einen tiefen Eingriff in das Grundrecht der Selbstbestimmung (Artikel 2 Grundgesetz) dar. Dieses Grundrecht bedeutet, dass jeder Erwachsene allein für sich entscheiden kann. Weder Familienmitglieder noch religiöse oder weltanschauliche Führungsfiguren dürfen für einen anderen Menschen entscheiden. Das Selbstbestimmungsrecht gilt auch für Betreute: Soweit die ›Einwilligungsfähigkeit‹, insbesondere in Gesundheitsfragen, gegeben ist, können Betreute selbst entscheiden.

Einwilligungsfähigkeit → S. 661

Wenn es nötig wird, eine Betreuung für jemanden einzurichten, so erfolgt diese Einrichtung in fünf Schritten:

1. Antrag an das Betreuungsgericht durch Betroffene selbst oder Anregung durch Dritte, z. B. Pflegedienst
2. Prüfung der Notwendigkeit durch Gutachter und Hausbesuch des Richters
3. Feststellung der Aufgabenkreise
4. Festlegung der Person des Betreuers
5. Ausfertigung des Beschlusses und Ausstellen des Betreuerausweises

1. Den Antrag auf die Einrichtung einer Betreuung kann nur der Betroffene selbst stellen. Außenstehende Personen, z. B. Angehörige oder Mitarbeiter eines Pflegedienstes, können nur eine Anregung an das Gericht geben. Zunächst werden die Voraussetzungen für die Einrichtung der Betreuung geprüft. Es darf keine Vollmacht vorliegen, denn wenn eine Vollmacht vorliegt, ist eine Betreuung nicht mehr erforderlich (§ 1896 II BGB).
2. Ein vom Gericht beauftragter Gutachter untersucht dann, in welchen Lebensbereichen ein Mensch nicht (mehr) in der Lage ist, eigene Angelegenheiten zu erledigen. Der Gutachter muss feststellen, ob der Grund für diese Unfähigkeit in einer körperlichen, geistigen oder seelischen Behinderung liegt (§ 1896 I BGB). Die Richterin sucht den Betreffenden an seinem Wohnort auf und hört ihn an, ob er überhaupt eine Betreuung möchte. Möchte er keine Betreuung und ist er einwilligungsfähig, so darf er auch keine Betreuung erhalten (§ 1896 Ia BGB).
3. Die Aufgabenkreise werden festgelegt.
4. Es wird die Person festgelegt, die die Betreuung übernimmt. Meistens ist dies ein Angehöriger, es kann aber auch ein Berufsbetreuer sein.
5. Der Beschluss wird ausgefertigt und die Betreuerin erhält einen Betreuerausweis.

Ethik
Welche Rollenkonflikte erleben Angehörige möglicherweise, die die Betreuung übernehmen?

In bestimmten Fällen werden sog. Verfahrenspfleger vom Gericht ernannt, die im Sinne des Betroffenen kontrollieren, ob die Bestellung der Betreuung rechtlich korrekt verläuft.
Im Unterschied zu einer Betreuung kann eine Vollmacht jeder sofort auf einem Blatt Papier ausstellen, sofern nicht ausnahmsweise die Beteiligung eines Notars notwendig ist.

gesetzliche Betreuung	Vollmacht
Der Betreuer erhält vom Betreuungsgericht die Erlaubnis, für den Betreuten zu entscheiden, sofern der Betreute nicht selbst entscheiden kann.	Der Vollmachtnehmer (Bevollmächtigter) erhält vom Vollmachtgeber (geschäftsfähiger Erwachsener) schriftlich eine Vollmacht. Im Rahmen der Vollmacht darf der Bevollmächtigte selbst entscheiden.

Tab. 1 Unterschied zwischen Betreuung und Vollmacht

4.1.1 Aufgabenkreise der Betreuer

Eine Betreuerin soll im Rahmen der sog. Aufgabenkreise dem betreuten Menschen helfen, sein Leben möglichst selbstbestimmt zu leben. Typische Aufgabenkreise sind:

„Gesundheitssorge". Der Betreuer erlaubt oder verweigert Untersuchungen und Behandlungen des Betreuten. Dazu können auch lebenserhaltende Maßnahmen gehören, die unter Umständen beendet werden.

„Vermögenssorge". Die Betreuerin sorgt dafür, dass z. B. die Miete weiterhin gezahlt wird und andere finanzielle Verpflichtungen erfüllt werden. Sie kann auch die im Jahreslauf bisher üblichen Geschenke veranlassen, Schulden zurückzahlen und unter Umständen sogar Immobilien verkaufen oder kaufen.

„Aufenthaltsbestimmung". Der Betreuer kann beispielsweise für einen Umzug in ein Pflegeheim sorgen, den Heimvertrag schließen und den Wohnungsvertrag kündigen sowie unter Umständen Fixierungen zustimmen.

„Post und Behördenangelegenheiten". Die Betreuerin kann beispielsweise Anträge bei den Kranken- und Pflegekassen stellen, Sozialhilfe beantragen und Fragen zur Rente klären.

Das Betreuungsgericht legt die Aufgabenkreise der Betreuung fest. Der Betreuer darf nur in den Aufgabenkreisen handeln, die im Betreuerausweis eingetragen sind. Der Betreuerausweis muss einmal im Original vorgelegt werden, eine Kopie soll in die Pflegedokumentation aufgenommen werden. Nur Betreuer, die einen Aufgabenkreis in der Gesundheitssorge belegen, dürfen und müssen über Krankheit und Behandlung des Betreuten informiert werden. Ein Betreuer mit diesem Aufgabenkreis ist berechtigt, über ärztliche und pflegerische Interventionen zu entscheiden, sofern der Betreute selbst nicht mehr einwilligungsfähig ist.
Pflegende und Ärzte müssen daher den Inhalt des Betreuungsausweis kennen. Wer den Inhalt des Betreuerausweises nicht kennt, handelt unter Umständen fahrlässig. Die Leitung muss sicherstellen, dass zumindest in den Übergaben jeder im Pflegeteam die für die Pflege wesentlichen Inhalte des Betreuerausweises kennenlernt. Achtet die Leitung nicht darauf, kann dies ein Organisationsverschulden darstellen.

4.1.2 Grenzen der Handlungsfähigkeit der Betreuerin

Eine gerichtlich bestellte Betreuerin darf nur innerhalb des bezeichneten Aufgabenkreises für den Betreuten tätig werden. Aber auch innerhalb ihrer Aufgabenkreise kann sie nicht frei entscheiden, wie sie will, sondern muss bestimmte Grenzen beachten.

1. Grenze: Geschäftsfähigkeit des Betreuten
Geschäftsfähigkeit ist die Fähigkeit, Rechtsgeschäfte wie Verträge („Geschäfte") abzuschließen oder zu kündigen. Wer geschäftsunfähig ist, kann keine Ehe schließen (§ 1304 BGB), und wer die Bedeutung eines Testamentes nicht versteht, kann kein rechtswirksames Testament verfassen (§ 2229 Abs. 4 BGB).
Wer unter Betreuung gestellt wird, verliert nicht automatisch die Geschäftsfähigkeit. Wenn eine Betreute geschäftsfähig ist, kann sie trotz Betreuung heiraten, ein wirksames Testament aufsetzen oder Verträge, z.B. zu Kauf oder Miete, abschließen und kündigen. Der Betreuer kann nicht für den Betreuten Erklärungen zur Eheschließung abgeben und auch nicht das Testament aufsetzen. Es ist aber denkbar, dass Betreuerin und Betreuter nebeneinander in derselben Sache Verträge abschließen oder kündigen. Diese Konkurrenz kann z.B. auftreten, wenn der Betreute einen Mobiltelefonvertrag abschließt, den der Betreuer für wirtschaftlich sinnlos hält, oder wenn der Betreute Gegenstände aus seinem Eigentum verschenkt. Der Schenkungsvertrag ist rechtsgültig, wenn der Betreute geschäftsfähig ist. Ausnahmsweise tritt diese Konkurrenz nicht auf, wenn der Betreuer einem „Einwilligungsvorbehalt" (§ 1903 BGB) zugestimmt hat. Dann sind alle Verträge des Betreuten von der Genehmigung des Betreuers abhängig. Diese Einwilligungsvorbehalte werden in der Praxis allerdings sehr selten erteilt.

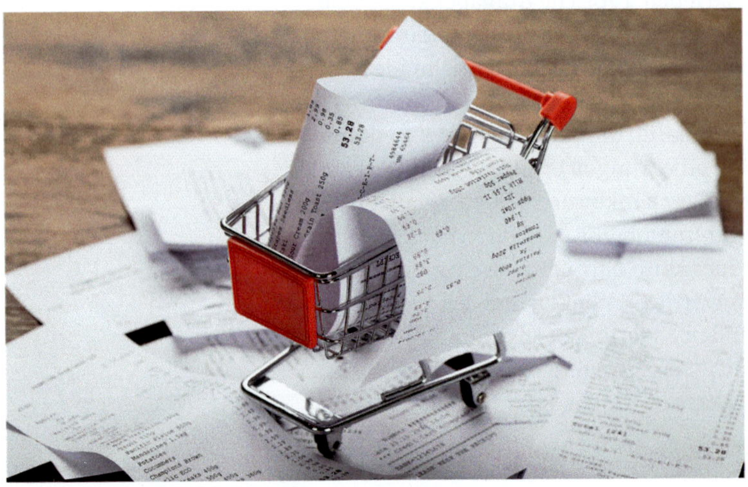

Abb. 1 Auch eine betreute Person kann noch geschäftsfähig sein.

Das Bürgerliche Gesetzbuch geht von der Vorstellung aus, dass jeder volljährige Deutsche voll geschäftsfähig ist. Die fehlende Geschäftsfähigkeit ist eine Ausnahme, die bewiesen werden muss. Ist die fehlende Geschäftsfähigkeit bewiesen (in der Regel durch ein Gutachten), so sind alle Rechtsgeschäfte nichtig und müssen rückabgewickelt werden. Die Rückabwicklung bedeutet z.B. für einen Beschenkten, dass er das Geschenk zurückgeben muss. Der Mobilfunkbetreiber muss auf die Geldforderungen verzichten und eventuell gezahltes Geld zurückzahlen. Auch Kosten für bereits getätigte Telefonate kann der Mobilfunkanbieter nicht einfordern. Das gleiche gilt auch z.B. für Bus- und Bahnfahrten, der Vertragspartner bleibt in so einem Fall auf seinen Kosten sitzen. Der Schutz des Geschäftsunfähigen steht nach der Rechtsordnung vor dem Schutz des gutgläubigen Vertragspartners.

Zur Geschäftsfähigkeit von Nicht-Deutschen können ›andere Vorschriften‹ gelten: „Die Rechtsfähigkeit und Geschäftsfähigkeit einer Person unterliegen dem Recht des Staates, dem die Person angehört" (Artikel 7 des Einführungsgesetzes zum Bürgerlichen Gesetzbuch). Im Einzelfall kann dies z.B. bei ausländischen Minderjährigen zu Abgrenzungsfragen führen, wenn sie z.B. die alleinige Staatsangehörigkeit eines Staates besitzen, in dem die Volljährigkeit erst mit 21 Jahren eintritt.

ausländische Vollmacht
→ *S. 242, Band 1*

Übersicht über das Recht der Vorsorgeregelungen in 22 europäischen Ländern im Europäischen Vorsorge-Portal
www.the-vulnerable.eu

Geschäftsunfähig ist, wer das siebente Lebensjahr nicht vollendet hat oder sich dauerhaft in einem „die freie Willensbestimmung ausschließenden Zustand krankhafter Störung der Geistestätigkeit befindet" (§ 104 BGB). Die Gerichte gehen häufig von einer krankhaften Störung der Geistestätigkeit aus bei geistigen Behinderungen, bestimmten psychischen Erkrankungen und besonders schweren Folgen einer Sucht. Schwierig kann im Einzelfall die Einschätzung bei demenziell Erkrankten und Alkoholkranken sein, ab wann auch eine Geschäftsunfähigkeit vorliegt. Lediglich Alkoholiker, die eine Diagnose „Korsakow-Syndrom" erhalten, gelten nach der Rechtsprechung grundsätzlich als geschäftsunfähig.

Ein Betreuer muss die vorhandene Geschäftsfähigkeit der Betreuten beachten, auch wenn diese aus Sicht des Betreuers zu selbstschädigendem Verhalten neigt.

2. Grenze: Einwilligungsfähigkeit des Betreuten

Während es bei der Geschäftsfähigkeit um Rechtsgeschäfte geht, bezieht sich die Einwilligungsfähigkeit auf tatsächliche Handlungen, die die eigenen Rechte verletzen können. Ein Patient muss z.B. in das Setzen einer Spritze wirksam einwilligen, da andernfalls die damit verbundene Körperverletzung nicht gerechtfertigt ist. Damit die Einwilligung die Wirkung hat, die Körperverletzung ausnahmsweise zu erlauben, muss der Patient einwilligungsfähig sein.

Im Verhältnis zur Betreuerin gilt: Soweit und solange die Betreute einwilligungsfähig ist, kann und darf die Betreuerin nicht entscheiden. Jeder Mensch gilt bis zum Beweis des Gegenteils als einwilligungsfähig. Ist ein Betreuter einwilligungsfähig, so kann er in eigenen Gesundheitsfragen selbst entscheiden, selbst wenn der Betreuer den Aufgabenkreis Gesundheitsfürsorge innehat. Betreuer, Pflegende und Ärzte müssen also bei jeder tatsächlichen Handlung herausfinden, ob der Patient einwilligungsfähig ist.

Eine sog. Legal-Definition der Einwilligungsfähigkeit findet sich in verschiedenen Gesetzen. Einwilligungsfähig ist, wer in der Lage ist,

» *... Grund, Bedeutung und Tragweite von Erkrankung und erforderlicher Behandlung zu verstehen und Entscheidungen danach auszurichten (Einwilligungsfähigkeit).* «
Quelle: § 28 Berliner Gesetz über Hilfen und Schutzmaßnahmen bei psychisch Kranken, (PsychKG), ähnlich § 8a Abs. 1 Nr. 4 Transplantationsgesetz

In der Praxis empfiehlt es sich, die Einwilligungsfähigkeit mit folgenden vier Fragen zu beurteilen:

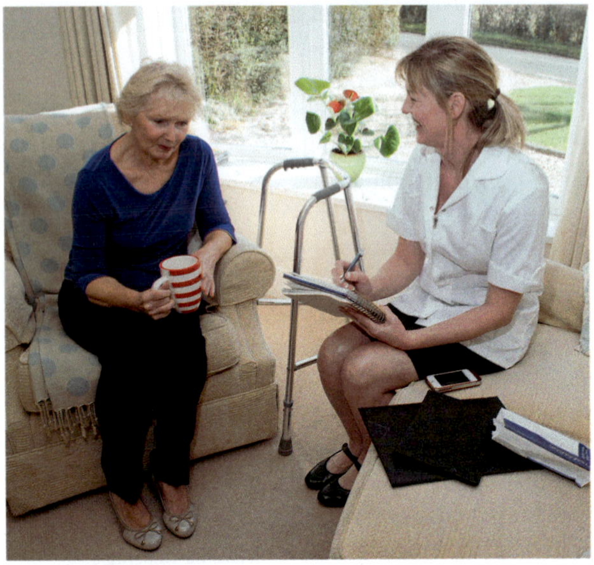

Abb. 1 Zur Feststellung der Einwilligungsfähigkeit sollten sich Pflegende vergewissern, dass die Person die nötigen Informationen verstehen und bewerten kann.

1. Hat der Patient oder die Pflegebedürftige die **Information verstanden**?
   Ist z.B. ein Mann, der unter beginnender Demenz leidet, in der Lage, zu verstehen, dass er nach einem Sturz aus dem Bett geröntgt werden muss? Versteht er, was technisch gesehen Röntgen bedeutet? Kann er verarbeiten, dass das Röntgen Vorteile hat, es aber auch Risiken birgt? Kann er die Vor- und Nachteile auch in Beziehung zueinander setzen und bewerten?
   Unter Umständen versteht ein Mensch mit beginnender Demenz die Bedeutung sowie die Vor- und Nachteile des Röntgens, aber aufgrund der Komplexität die einer monatelangen Chemotherapie nicht mehr. Je komplexer die Behandlung ist, desto genauer muss die Fähigkeit zur Informationsverarbeitung festgestellt werden.
2. Hat die Patientin oder der Pflegebedürftige eine **Entscheidung gefällt**?
   Kann die Betreffende eine Entscheidung fällen auf Grundlage des Verstandenen, Verarbeiteten und Bewerteten? Die Entscheidungsfindung selbst ist ein komplexer Vorgang, die sich zwischen zwei extremen Polen entwickeln kann. Einerseits kann die Person, die etwas entscheiden muss, durch die Fürsorge der umstehenden Menschen quasi erdrückt und zu stark beeinflusst werden. Auf der anderen Seite kann sie in ihrer Verantwortung so alleingelassen werden, dass sie nicht in der Lage ist, folgenreiche Entscheidungen selbstständig zu treffen und sie daher verschiebt oder gar nicht trifft.
   Pflegende und Ärzte können bei dem Entscheidungsfindungsprozess behilflich sein, indem sie anwesend und bereit sind, Verantwortung für den Patienten im Rahmen einer professionellen Beziehung zu übernehmen und Dialoge zur Entscheidungsfindung anzubieten. Dabei sollten Manipulationen vermieden werden und auch ›Respekt vor einer Entscheidung‹ bestehen, die vielleicht nicht die eigene wäre.

Autonomie → S. 429, Band 1

3. War diese **Entscheidungsfindung belastbar**?
   Belastbarkeit der Entscheidung meint, die Entscheidung des Betreffenden muss über den Tag hinaus gelten und nicht einmal so und kurz darauf wieder anders lauten. Juristisch wird unterschieden zwischen dem „eigentlichen" Willen und dem „natürlichen" Willen. Der eigentliche Wille ist strategisch und langfristig über den Moment hinaus gedacht. Der „natürliche" Wille ist basal, an die Situation gebunden und umfasst essen, trinken, schlafen, in Ruhe gelassen werden und auch das Atmen.

B BEISPIEL

Eine Patientin auf einer Lungenstation hatte in einer ›Patientenverfügung‹ festgehalten, dass sie im Notfall keinen Sauerstoff mehr erhalten möchte, und brachte damit ihren eigentlichen Willen zum Ausdruck. Als eine Notsituation entstand, sagte sie, man solle ihr Sauerstoff geben. Rechtlich gesehen war dies ein formloser Widerruf des Willens, den sie in ihrer Patientenverfügung festgehalten hatte. Später beschwerte sie sich, dass man ihr den Sauerstoff verabreicht hatte, damit hätte man ihren eigentlichen Willen missachtet. Der Vorgang wiederholte sich mehrfach, sie beschwerte sich jedes Mal anschließend, da sie eigentlich sterben wollte. Pflegende und Ärzte mussten darüber beraten und sich einigen. Sie waren sich über den eigentlichen Willen sicher und beschlossen, beim nächsten Vorfall keinen Sauerstoff mehr zu geben. Hier war der ›Rechtfertigungsgrund‹ der Einwilligung einer Einwilligungsfähigen gegeben, und das Nichthandeln ist straffrei.

Patientenverfügung → S. 782, Band 1

Rechtfertigungsgrund → S. 110, Band 1

4. War die Entscheidungsfindung **freiwillig**?
   Die Rechtsprechung verlangt eine eigene und freiwillige Entscheidung. Problematisch aus der Sicht von Pflegenden kann die Entscheidung werden, wenn beispielsweise im Rahmen der „aktivierenden Pflege" Menschen zu etwas gebracht werden, was sie ursprünglich nicht wollten, wie z.B. Aufstehen kurz nach einer schmerzhaften OP. Es kommt darauf an, den richtigen Ton zu finden und auch im letzten Moment das Nichtwollen des Patienten zu respektieren. Hier liegt eine für die Pflege zentrale Antinomie vor: ›Autonomie und Fürsorge‹ stehen sich gegenüber und müssen professionell von Pflegenden ausbalanciert werden. Dies kann in der ›pflegerischen Ausbildung‹ durch Vorbild, Fallbesprechung und kritische Reflexion eigener Erfahrungen gelernt werden.
   Problematisch kann die geforderte Beachtung der Freiwilligkeit werden, wenn die Betreffenden demenziell erkrankt sind und in ältere Verhaltensmuster zurückfallen, oder wenn die Betreffenden Selbstbestimmung nie erlebt haben und autoritäre Anweisungen gewohnt sind. In der pflegerischen Beziehung sollte immer reflektiert werden, ob es zu einer „gelungenen" Pflegebeziehung passt, einen befehlenden Ton oder eine klare direkte Ansprache zur rechten Zeit zu wählen oder nicht. Unter Umständen kann ein bestimmendes Auftreten zu dem betreffenden Patienten und seiner Situation passen, es kann aber auch Angst und Druck auslösen. Die verschiedenen Möglichkeiten im Umgang mit Patienten sollten daher in der Ausbildung bewusst gelernt und reflektiert werden.
   Wer einwilligungsfähig ist, entscheidet selbst! Betreuer und Bevollmächtigte sind nicht befugt, für den Einwilligungsfähigen zu entscheiden.

Pflegeprozessgestaltung
Wie werden Aushandlungsprozesse zwischen den Polen Autonomie und Fürsorge gestaltet?

Autonomie → S. 429, Band 1

berufliches Selbstverständnis → S. 22, Band 1

3. Grenze: Zuvor aufgeschriebener Wille des Betreuten
Hat die Betreute ihren Willen aufgeschrieben, bevor sie einwilligungsunfähig wurde, so ist dieser Wille zu beachten. Handelt es sich um Fragen der Lebensverlängerung oder Lebensverkürzung in einer **Patientenverfügung**, so ist der Betreuer oder die Bevollmächtigte gesetzlich verpflichtet, diesen Willen umzusetzen (§ 1901a Abs. 1 Satz 2 BGB). Dies kann in der Praxis problematisch sein, wenn der Betreuer nicht ein fremder Berufsbetreuer ist, sondern z.B. der Sohn, der eigentlich nicht möchte, dass seine Mutter stirbt, aber ihren entgegenstehenden Willen umsetzen muss.

Hat der Betreute seine Wünsche zum Inhalt der Betreuung in einer sogenannten **Betreuungsverfügung** niedergeschrieben, so sind diese Wünsche, z. B. zum Aufenthalt oder zur Finanzierung eines Pflegeheimplatzes, umzusetzen. Allerdings findet dieser Wille anders als bei der Patientenverfügung seine Grenze an dem sogenannten Wohl des Betreuten. Hat der Betreute z. B. verfügt, dass sein ganzes Geld gespendet werden soll und es bleibt kein Geld für die Pflege in der noch zu erwartenden Lebensspanne zurück, so muss der Betreuer von dem niedergeschriebenen Willen abweichen. Weiterhin kann der Betroffene in einer Betreuungsverfügung ausdrücken, welche Person er sich als Betreuer wünscht bzw. welche Person auf keinen Fall seine Betreuung übernehmen darf. Dieser Wille ist ebenso zu beachten, es sei denn, das Gericht kommt zu dem Schluss, dass die vorgeschlagene Person nicht dem Wohl des Betreuten dient.
Wer eine Betreuungsverfügung oder Vollmacht findet, ist gesetzlich verpflichtet, sie dem Betreuungsgericht abzuliefern (§ 1901c BGB). Wer dies nicht tut, kann sich wegen einer Fundunterschlagung strafbar machen (§ 246 StGB).

4. Grenze: Der Grundsatz von Wohl und Wille
Liegt keine schriftliche Willensäußerung vor, so sind vom Betreuer das Wohl und der Wille des Betreuten zu beachten. Das Gesetz umschreibt das Verhältnis zwischen Wohl und Wille so:

» *§ 1901 BGB*
2) Der Betreuer hat die Angelegenheiten des Betreuten so zu besorgen, wie es dessen Wohl entspricht. Zum Wohl des Betreuten gehört auch die Möglichkeit, im Rahmen seiner Fähigkeiten sein Leben nach seinen eigenen Wünschen und Vorstellungen zu gestalten.
3) Der Betreuer hat Wünschen des Betreuten zu entsprechen, soweit dies dessen Wohl nicht zuwiderläuft und dem Betreuer zuzumuten ist … «

B BEISPIEL

Lars Schneider ist insulinpflichtiger Diabetiker und adipös. Aufgrund seiner kognitiven Einschränkungen wird er gesetzlich betreut. Er liebt Bienenstich und andere Leckereien, die er unbedingt „will“, obwohl es nicht mehr seinem „Wohl“ entspricht. Die Verhandlungen mit ihm kommen an die Grenzen, seit die Ergebnisse der Blutzuckermessungen und die erneute Einstellung der Insulingabe nicht mehr gesundheitlich vertretbar sind. Es folgen Aushandlungsprozesse – für die Pflegefachpersonen nicht nur über die Beziehung zu Herrn Schneider, sondern auch zum Betreuer. Dieser hat nämlich einen Bienenstichstopp „angeordnet“, aber selbst nicht umgesetzt. Pflegefachfrau Lisa Kuhn steht zwischen den beiden und versucht zu vermitteln.

W ZUM WEITERDENKEN

Reflektieren Sie über das Verhältnis von Wohl und Wille im Betreuungsrecht im Vergleich zu einer professionellen Pflegebeziehung. Nutzen Sie den ganzen Text des § 1901 BGB für diesen Vergleich.

5. Grenze: Kontrolle durch das Betreuungsgericht für Vollmachten und Betreuungen

Betreuerinnen und Bevollmächtigte müssen bestimmte Handlungen vom Berufungsgericht genehmigen lassen. Die Bereuungsgerichte sollen die Einhaltung der Grundrechte der Betroffenen überwachen, sie überwachen ebenfalls die Bevollmächtigten. Dies mag überraschen, da eine Vollmacht grundsätzlich auf dem Vertrauen beruht, das der Vollmachtgeber dem Bevollmächtigten entgegenbringt. Es sind allerdings nur elementare Entscheidungen der Bevollmächtigten genehmigungspflichtig. Auf eine Kontrolle der Bevollmächtigten wollte der Gesetzgeber nicht verzichten, da auch manche Betroffene ihre Vollmachten in einem Abhängigkeitsverhältnis vom Bevollmächtigten erteilen können. Die Vollmacht, die eine Ehefrau ihrem gewalttätigen Ehemann gab, würde sonst nicht mehr kontrolliert.

Handlung	Betreuer	Bevollmächtigte	Genehmigungsverfahren		
			2015	2014	2013
Gefährliche Heilbehandlung	§ 1904 I BGB	§ 1904 V	1487	1409	1922
Abbruch der Behandlung	§ 1904 II	§ 1904 V			
Fixierung	§ 1906 IV	§ 1906 V	59 945	60 438	75 727
Unterbringung	§ 1906 I, II	§ 1906 V	56 646	55 292	54 831
Zwangsbehandlung bei Untergebrachten oder im Krankenhaus	§ 1906 I, II § 1906a (seit dem 22.7.2017)	§ 1906 V	keine Zahlen	6145 (5745 genehmigt, 400 abgelehnt)	keine Zahlen
Postdurchlauf anhalten	§ 1896 IV		x*	x*	x*
Auflösung einer Wohnung	§ 1907		x*	x*	x*
Sterilisation	§ 1905		26	36	keine Zahlen
Vermögenssorge über das ganze Vermögen oder mehr als 3000 €.	§§ 1813, 1822		x*	x*	x*

* Es liegen Beschlüsse vor, nur deren Zahlen werden nicht einheitlich veröffentlicht.

Tab. 1 Welche Einwilligungen Betreuer und Bevollmächtigte genehmigen lassen müssen, Zahlen der tatsächlichen Gerichtsbeschlüsse. Quelle: www.bundesanzeiger-verlag.de/betreuung/wiki/Zahlen, Aktualisierungsstand am 1.7.2019.

Eine Bevollmächtigte muss sich bei bestimmten Behandlungen, z. B. dem Abbruch der Behandlung, der Fixierung, Unterbringung oder Zwangsbehandlung, eine **Einwilligung** oder **Genehmigung** des Betreuungsgerichtes besorgen. Einwilligung und Genehmigung unterscheiden sich im Zeitpunkt der Zustimmung: Eine Einwilligung ist die vorherige, die Genehmigung die nachträgliche Zustimmung (§§ 183, 184 BGB). Dies bedeutet, dass zunächst der Betreuer in die Maßnahme, z. B. Fixierung oder Heilbehandlung, einwilligen muss. Erst danach muss der Betreuer die Genehmigung seiner Einwilligung vom Gericht in Form eines Beschlusses besorgen. Wenn der Betreuer einer Fixierung gar nicht erst zustimmt, können Pflegende und Ärzte nicht gegen den Willen des Betreuers einen Beschluss des Betreuungsgerichtes für eine Fixierung einholen. Allerdings können sie das Betreuungsgericht über die Situation informieren, um dem Gericht das weitere Vorgehen bei einer verweigerten Fixierungseinwilligung zu überlassen.

Einen Sonderfall stellt die **verweigerte Einwilligung** in eine Untersuchung, Heilbehandlung oder einen ärztlichen Eingriff dar. Schlägt der Arzt eine Maßnahme vor und der Betreuer lehnt sie ab, so befinden sich Arzt und Betreuer im Dissens (Uneinigkeit). Das Gesetz sieht in diesem Fall ausnahmsweise die Möglichkeit vor, dass das Betreuungsgericht zur Frage der Heilbehandlung eingeschaltet werden kann (§ 1904 Abs. 2 BGB). Sind sich Arzt und Betreuer dagegen einig über den Willen des Betroffenen und die Art der Behandlung (Konsens), braucht es keine Genehmigung des Gerichts (§ 1904 Abs. 4 BGB).

6. Grenze: Die Kontaktpflicht des Betreuers
Ein Betreuer kann entlassen werden, wenn er nicht den „erforderlichen persönlichen Kontakt" (§ 1908b Abs. 1 Satz 2 BGB) hält. Das Gesetz fordert die Betreuer auf, jede „wichtige Angelegenheit" mit dem Betreuten zu besprechen (§§ 1901 Abs. 3 Satz 3 BGB). Dazu gehört beispielsweise die Besprechung mit dem Betreuten vor einer OP-Entscheidung, genauso wie die Teilnahme an einer Fallkonferenz zur Patientin. Das Lesen eines Protokolls reicht nicht.

B BEISPIEL

Die Pflichten zum persönlichen Kontakt gelten auch für die Behördenbetreuer des Landes Berlin, wie das Verwaltungsgericht Berlin in einem Urteil feststellte. Ein Behördenbetreuer hatte zwei Betreute nie besucht und ihm waren daraufhin 10 % seiner Bezüge gekürzt worden. Er klagte dagegen und verlor (Urteil des VG Berlin vom 25.1.2015, Aktenzeichen: 80 K 47.13 OL, RN 73).

Auch wenn keine wichtigen Angelegenheiten anliegen, so muss der Betreuer die Betreute regelmäßig persönlich besuchen. Eine eindeutige gesetzliche Regelung zur Häufigkeit der Besuche fehlt. Eine Orientierung kann der Vergleich zu den Amtsvormündern geben. Ein Amtsvormund ist gehalten, mindestens einmal im Monat das Kind zu besuchen, dessen Vormundschaft er ausübt (§ 1793 Abs. 1a BGB). Für Berufsbetreuerinnen, die den Aufgabenkreis Gesundheitssorge für erwachsene Betreute innehaben, kann abgeleitet werden, dass sie vielleicht nicht monatlich, aber mindestens alle sechs Monate den Betreuten besuchen. Das Verwaltungsgericht Berlin stellte in dem erwähnten Urteil zu den regelmäßigen Besuchen fest: „Im Protokoll zu den Dienstbesprechungen ... ist festgehalten, dass in der Betreuungsführung persönliche Kontakte mit den Betreuten zu pflegen und mindestens zwei Haus- oder Heimbesuche im Jahr durchzuführen sind" (Urteil des VG Berlin v. 25. 1. 2015; Aktenzeichen: 80 K 47.13 OL, explizit RN 28, weiter RN 81).
Berufsbetreuer, die etwa ein Drittel aller Betreuer in Deutschland ausmachen, erhalten seit 2019 eine höhere Vergütung. Die alte Vergütungsstruktur wurde seit 2005 nicht angepasst und ging von einem pauschalierten Zeitaufwand aus, der von Berufsbetreuern oft als zu gering angesehen wurde. Mit der neuen Struktur und den höheren Vergütungen erhofft sich der Gesetzgeber, dass die Berufsbetreuer mehr Zeit mit den Betreuten verbringen können.

4.2 Vollmacht

Vollmacht, Arten → *S. 781, Band 1*

Mit einer ›Vollmacht‹ erlaubt der **Vollmachtgeber** einem anderen, dem **Vollmachtnehmer**, selbstständig Entscheidungen für ihn zu treffen. Die Vollmachtnehmerin oder auch Bevollmächtigte kann Entscheidungen treffen, wie z.B. den Kauf eines Autos, die unmittelbar für den Vollmachtgeber gelten. Schließt die Bevollmächtigte einen Kaufvertrag mit dem Verkäufer des Autos, so gilt der Kaufvertrag direkt zwischen dem Vollmachtgeber und dem Verkäufer. Der Vollmachtgeber muss in dem Fall das Auto bezahlen und dem Verkäufer abnehmen, obwohl er vielleicht gar nicht wusste, dass der Bevollmächtigte für ihn ein Auto gekauft hat. Der Bevollmächtigte übermittelt nicht lediglich Nachrichten des Vollmachtgebers, er ist nicht dessen Bote, sondern kann als Bevollmächtigter selbst entscheiden. Der Bevollmächtigte spricht gewissermaßen mit seinem Mund für einen anderen. Problematisch wird es, wenn der Bevollmächtigte gegen den Willen des Vollmachtgebers handelt.
Hält sich der Bevollmächtigte nicht an die Abmachungen, die zwischen ihm und dem Vollmachtgeber gelten, so macht er sich dem Vollmachtgeber gegenüber in diesem Innenverhältnis unter Umständen schadensersatzpflichtig. Im Außenverhältnis zwischen Vollmachtgeber und dem Dritten gelten alle Rechtsgeschäfte, es sei denn, der Dritte konnte aus dem Vollmachtschreiben erkennen, dass der Bevollmächtigte seine Grenzen überschreitet. Der Kaufvertrag bleibt also gültig, auch wenn der Vollmachtgeber ihn gar nicht wollte, und er muss den Kaufpreis zahlen.

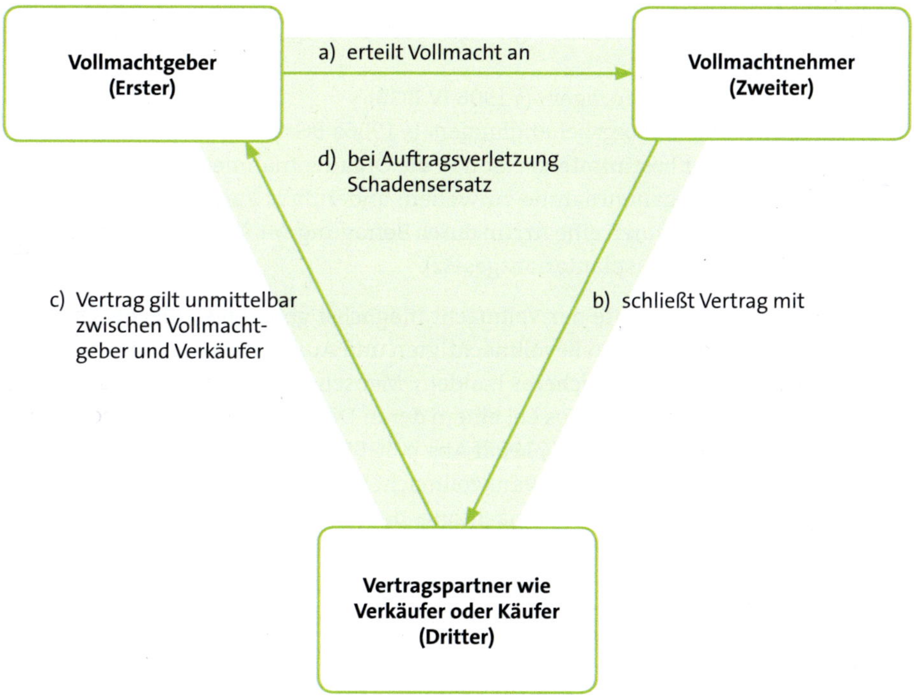

Abb. 1 Vollmacht-Dreieck

Die Vollmacht erlaubt dem Bevollmächtigten, nach außen hin für die Vollmachtgeberin zu handeln. Im Inneren macht er sich gegenüber der Vollmachtgeberin schadensersatzpflichtig, wenn es eine klare Absprache zwischen den beiden gab. Letztendlich lebt die Vollmacht vom Vertrauen der beiden Beteiligten. In der Regel handelt es sich hier um Personen, die sich sehr gut kennen, die verwandt oder verheiratet sind oder sich in anderer Weise nahestehen.

4.2.1 Notwendige und empfehlenswerte Inhalte der Vollmacht

Die Überschriften „Vorsorgevollmacht" oder „Generalvollmacht" reichen nicht aus, um eine rechtsgültige Vollmacht für alle Angelegenheiten zu errichten. Solche Überschriften können im Rechtsverkehr auch falsche Vorstellungen zu den Inhalten oder Gültigkeitsbedingungen hervorrufen. Daher ist es ratsam, diese Begriffe zu vermeiden und die Vollmacht höchstens mit dem Wort „Vollmacht" zu überschreiben. Es gibt vorformulierte Vollmachten, in denen man nur etwas ausfüllen oder ankreuzen muss. Sie haben den Vorteil, dass man nicht überlegen muss, zu welchen Inhalten und Themen etwas festgelegt werden muss, wie z.B. Gesundheitssorge, Vermögenssorge oder Aufenthaltsbestimmung. Ist in der Vollmacht einer dieser Punkte nicht angekreuzt, so ist hierüber keine Vollmacht erteilt und im Bedarfsfall muss eine Betretung mit dem entsprechenden Aufgabenkreis eingerichtet werden. Liegt eine Vollmacht vor, so ist die Einrichtung einer Betreuung nicht mehr erforderlich (§ 1896 Abs. 2 BGB).

Folgende Inhalte müssen ausdrücklich in der Vollmacht genannt werden und auch aufgeschrieben worden sein, wenn die Vollmachtgeberin dies regeln möchte:

- Einwilligungen der Vollmachtnehmerin in ärztliche Untersuchungen, Heilbehandlungen und medizinische Eingriffe, wenn Lebensgefahr oder die Gefahr eines länger dauernden Schadens besteht (§ 1904 I BGB)
- das Recht, in solche Maßnahmen nicht einzuwilligen oder eine gegebene ›Einwilligung‹ zu widerrufen (§ 1904 II BGB)
- Einwilligungen in ›Unterbringungen‹, d.h. das Verbringen in geschlossene Einrichtungen (§ 1906 I, II BGB)
- Einwilligungen in ›Fixierungen‹ (§ 1906 IV BGB)
- Einwilligungen in ›Zwangsbehandlungen‹ (§ 1906a BGB)
- Einwilligung einer bestimmten Person in die Organentnahme oder ausdrückliche Regelung, keine Organentnahme zu wollen; andernfalls kann der mutmaßliche Wille nach dem Tod durch eine Ärztin durch Befragung der Angehörigen bestimmt werden (§ 4 Abs. 3 Transplantationsgesetz)

Einwilligung → S. 650, Band 1
Unterbringung → S. 675
Fixierung → S. 676
Zwangsbehandlung → S. 681

Digitalisierung
Welche digitalen Hilfsmittel unterstützen dabei, eine Vollmacht zu erstellen?

Es empfiehlt sich, die Inhalte der Vollmacht möglichst genau festzulegen. Diese Inhaltsbeschreibung bindet den Bevollmächtigten und Außenstehende wie Ärzte oder Pflegefachpersonen können sicherer handeln. Menschen, die eine Vollmacht erstellen wollen, können sich kostenlos bei einem der in Deutschland zahlreichen Betreuungshilfevereine beraten lassen (§ 1908f Abs. 4 BGB).

Weiterhin sollte bei Bedarf an eine Bankvollmacht auf den Formularen der jeweiligen Bank gedacht werden. Eine Bevollmächtigte, der zwar die Urkunde über die Vollmacht in Vermögensfragen in der Hand hält, erhält nach den Allgemeinen Geschäftsbedingungen (AGB) der Banken dennoch keinen Zugang zu den Konten des Vollmachtgebers. Die Banken bestehen auf ihre eigenen Formulare.

Sehr empfehlenswert ist es, die Vollmacht ausdrücklich über den Zeitpunkt des Todes hinaus gelten zu lassen. Endet die Vollmacht mit dem Tod, so kann es vorkommen, dass Vertragspartner eine „Lebendbescheinigung" verlangen, um sicherzustellen, dass die Vollmacht noch gilt. Im Zweifel führt der Tod nach neuerer Rechtsprechung ohne klare Regelung zum Erlöschen der Vollmacht. Der über den Tod hinaus ausdrücklich Bevollmächtigte ist in der Zeit, in der die Erben das Erbscheinverfahren beim Nachlassgericht führen, rechtlich handlungsfähig und kann die Beerdigung sowie die Wohnungsauflösung regeln. Eine Nachlasspflegschaft durch das Nachlassgericht kann so vermieden werden.

4.2.2 Notwendige Form der Vollmacht

Jeder geschäftsfähige deutsche Staatsbürger kann eine Vollmacht abfassen. Sie kann vollständig handschriftlich sei, es reicht aber auch aus, in einer vorformulierten Vollmacht die gewünschten Punkte anzukreuzen. Auf jeden Fall muss die Vollmacht eigenhändig mit dem vollständigen Namen unterschrieben sein, Ort und Datum sollten auch nicht fehlen.

Eine Notarin muss in der Regel nicht bemüht werden. Eine notarielle Beglaubigung ist allerdings **zwingend** nötig, wenn der Bevollmächtigte berechtigt werden soll, Darlehen aufzunehmen oder Immobilien zu erwerben oder zu verkaufen.

Empfehlenswert ist die Einbindung eines Notars in folgenden Situationen:

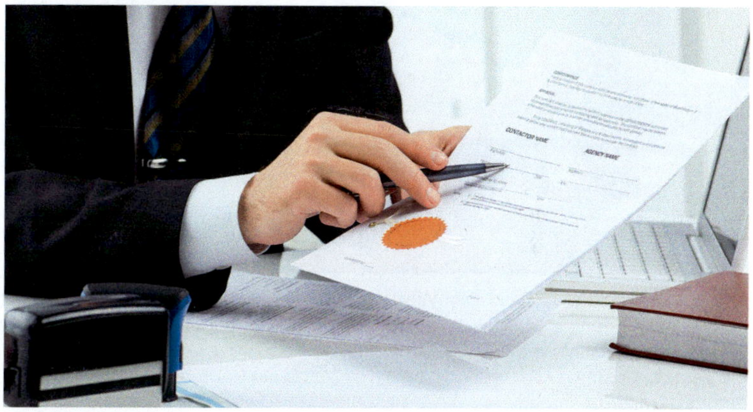

Abb. 1 In einigen Fällen ist eine notarielle Beurkundung einer Vollmacht empfehlenswert.

1. Es können Zweifel an der Geschäftsfähigkeit des Vollmachtgebers beseitigt werden, da der Notar verpflichtet ist, die Geschäftsfähigkeit zu dokumentieren (§ 11 Beurkundungsgesetz). Entstehen später Zweifel, z.B. wenn bei einem Vollmachtgeber mit einer beginnenden Demenz die Geschäftsfähigkeit infrage gestellt wird, kann die notarielle Feststellung für Rechtssicherheit sorgen. Außerdem kann der Notar bei Personen ohne deutsche Staatsbürgerschaft feststellen, ob sie nach dem Recht ihres Herkunftslandes als geschäftsfähig gelten bzw. ob die deutsche Gerichtsbarkeit sie als solche einschätzt.
2. Empfehlenswert ist ebenfalls eine notarielle Beurkundung, wenn es einen Auslandsbezug gibt. Das Ehe- und Personensorgerecht anderer Länder kann erheblich vom deutschen Recht abweichen und der Notar kann die genaue Rechtsstellung der beteiligten Personen klären.
3. Das Recht an Immobilien im Ausland ist ebenfalls kompliziert und ist in jedem Land unterschiedlich gestaltet. Auch hier ist es zu empfehlen, einen Notar zu beauftragen.
4. Erbrechtsfragen können gleich beim Notar mitgeklärt werden. Die notarielle Urkunde kann die Wirkung eines ›Erbscheins‹ entfalten und unter Umständen sogar weniger kosten als die Gebühren für einen Erbschein beim Nachlassgericht. Weiterhin kann die Notarin das Erbrecht bei einem Auslandsbezug klären, da jedes Land die Erbfolge anders geregelt hat.
5. Ein weiterer Vorteil der notariellen Beglaubigung kann es sein, dass die Formulierungen von einem Rechtskundigen stammen, der im Zweifelsfall auch für Formulierungsfehler haftet.

Erbschein
Ein Erbschein ist ein offizielles Dokument, in dem festgehalten ist, wer welchen Anteil an einem Erbe erhält. Mit dem Erbschein kann ein Erbe nachweisen, dass er berechtigt ist, das Erbe zu erhalten, z. B. gegenüber einer Bank.

Die Vollmacht kann wie eine Betreuungsverfügung beim Zentralen Vorsorgeregister der Bundesnotarkammer für eine kleine Gebühr registriert werden. Das Betreuungsgericht fragt vor der Einrichtung einer Betreuung dort automatisch nach. Damit wird sichergestellt, dass keine Betreuung für Aufgabenkreise bestellt wird, für die bereits eine Vollmacht vorliegt.

Zentrales Vorsorgeregister der Bundesnotarkammer
www.vorsorgeregister.de

4.2.3 Mehrere Bevollmächtigte und Kontrolle der Bevollmächtigten

Eine Vollmacht gibt den Bevollmächtigten eine starke Macht und eine große Verantwortung. Das gilt insbesondere für die Entscheidungen am Lebensende, z. B. die Fortsetzung oder Beendigung einer Behandlung. Zugleich kann es von den Bevollmächtigten als eine große Bürde erlebt werden, wenn sie über den Tod eines anderen Menschen entscheiden müssen. Dabei können starke Gewissenzweifel und Schuldgefühle entstehen.

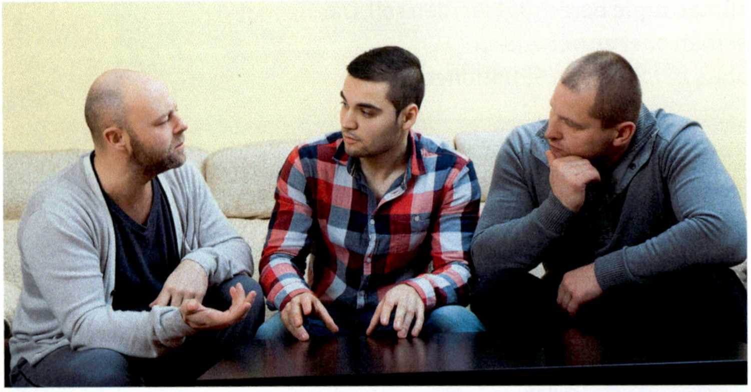

Abb. 1 Bei einer auf mehrere Personen verteilten Vollmacht wird die Verantwortung gemeinsam getragen.

Eine mögliche Entlastung für den Einzelnen kann es daher sein, mehrere Personen zu bevollmächtigen. Dazu kann festgelegt werden, dass eine einfache Stimmenmehrheit dieser Gruppe entscheidet und dass es sich immer um eine ungerade Anzahl von Personen handeln sollte, damit Entscheidungen nicht durch ein Unentschieden verhindert werden. Mehrere Bevollmächtigte können sich gegenseitig stützen, aber auch kontrollieren.

Wenn es nur einen Bevollmächtigten gibt und Pflegende bemerken, dass dieser die Vollmacht ausnutzt, so können sie oder ihre Vorgesetzten sich an das Betreuungsgericht wenden.

B BEISPIEL

Ein Sohn hat die alleinige Vollmacht für seine demente Mutter. Er verbraucht ihr ganzes Geld für seine Alkoholsucht, sodass kein Geld mehr für Pflegemittel im Pflegeheim übrigbleibt. Das Gericht wird eingeschaltet. Der Richter stellt dem Sohn einen „Kontrollbetreuer" beiseite, der die Ausübung der Vollmacht kontrolliert.

» *§ 1896 Abs. 3 BGB*
Als Aufgabenkreis kann auch die Geltendmachung von Rechten des Betreuten gegenüber seinem Bevollmächtigten bestimmt werden. « (Kontrollbetreuung)

REFLEXION — **IMPULS** — LERNORTVERNETZUNG

Würden Sie einen Kontrollbetreuer einsetzen oder mit Rücksicht auf die familiären Bindungen der beteiligten Personen darauf verzichten? Welche Kriterien können im Zweifelsfall handlungsleitend sein?

Empfehlenswert sind die Vorschläge des Bundesjustizministeriums oder des Bayerischen Staatsministeriums für Justiz. Beratung ist möglich durch die anerkannten Betreuungsvereine, Rechtsanwälte oder Notare.

4.3 Heilbehandlung und Pflege bei betreuten Menschen

Jede Gabe eines Medikaments, jede Injektion erfüllt zunächst den Tatbestand einer Körperverletzung im Strafrecht (§ 223 StGB) und im Zivilrecht (§ 823 BGB). Diese Handlungen sind ausnahmsweise erlaubt, wenn ein ›Rechtfertigungsgrund‹ vorliegt. Fehlen Indikation, Einwilligung oder Genehmigung, so fehlt ein Rechtfertigungsgrund und die Pflegehandlung kann strafbar sein. Pflegende, die bemerken, dass eine der folgenden Fragen von Ärzten, Betreuern oder den Richtern nicht beachtet wurden, können unter Umständen die Ausführung von Pflegehandlungen als Körperverletzung verweigern.

Rechtfertigungsgrund → S. 110, Band 1

Die folgenden Fragen und Schritte können helfen, in den Aushandlungsprozessen zwischen Ärzten, Pflegenden und Betreuern bzw. Bevollmächtigten alles Notwendige zu bedenken. Nicht alle der folgenden Fragen und Schritte werden in jeder Situation erforderlich sein.

Schritt für Schritt: Heileingriff bei Betreuten oder Vollmachtgebern

1. Ist die Behandlung medizinisch notwendig? (allgemein medizinisch notwendig)
2. Ist die Behandlung ärztlich indiziert? (Lebensqualität der Patientin)
3. Fanden Kontakt und ›Aufklärungsversuche‹ statt?
4. Ist die ›Einwilligungsfähigkeit‹ gegeben?
5. Liegt eine gültige ›Patientenverfügung‹ vor?
6. Ist der ›mutmaßliche Wille‹ feststellbar?
7. Ist ein ›Betreuer oder Bevollmächtigter‹ mit dem Aufgabenkreis Gesundheitsfürsorge ansprechbar?
8. Wurde der Betreuer/Bevollmächtigte aufgeklärt?
9. Hat der Betreuer den Kontakt mit dem Betreuten gesucht?
10. Hat der Betreuer/Bevollmächtigte eine Entscheidung getroffen?
11. Muss das ›Betreuungsgericht‹ beteiligt werden?
12. Liegt der Beschluss des Gerichtes vor?

Aufklärung → S. 150, Band 1
Einwilligungsfähigkeit → S. 355, Band 1
Patientenverfügung → S. 782, Band 1
mutmaßliche Wille → S. xxx
Betreuer oder Bevollmächtigter → S. 672
Betreuungsgericht → S. 673

4.3.1 Rolle der Pflegenden bei der Feststellung des mutmaßlichen Willens der betreuten Person und Entscheidungsfindung

Wenn eine Person nicht sprechen kann, weil sie im Koma liegt oder nicht mehr einwilligungsfähig ist, so ist der Wille zu ermitteln, den sie äußern würde, wenn sie jetzt sprechen und entscheiden könnte. Der mutmaßliche Wille soll anhand konkreter Anhaltspunkte ermittelt werden. Pflegende, die den Betroffenen länger kennen, können Vertrauenspersonen sein, denen „Gelegenheit zur Äußerung gegeben werden soll“ (§ 1901a Abs. 2 BGB).

Ethik
Wie schwer wiegt die Verantwortung, die jemand übernimmt, der den mutmaßlichen Willen einer anderen Person äußert?

In den Gesetzen ist nicht genau bestimmt, welche Personen zur Ermittlung des mutmaßlichen Willens herangezogen werden sollen, das lässt sich möglicherweise auch nicht in eine allgemeine Gesetzesformel fassen. Die Entscheidung darüber, wer nach den früheren Willensäußerungen befragt werden soll, liegt somit in den Händen der Ärzte und der Betreuer, im Zweifelsfall auch bei den Richterinnen des Betreuungsgerichtes. Im Rahmen einer ›ethischen Fallbesprechung‹ kann darüber beraten werden, welche Vertrauenspersonen und Angehörigen eingeladen und befragt werden. In manchen Einrichtungen werden Angehörige grundsätzlich überhaupt nicht oder nur bestimmte Angehörige eingeladen. Problematisch kann es sein, wenn Angehörige deshalb nicht befragt werden, weil deren Ansichten als starr und unvernünftig eingeschätzt werden und deshalb von vornherein ausgeschlossen sind von der Befragung.

ethische Fallbesprechung → S. 88, Band 1

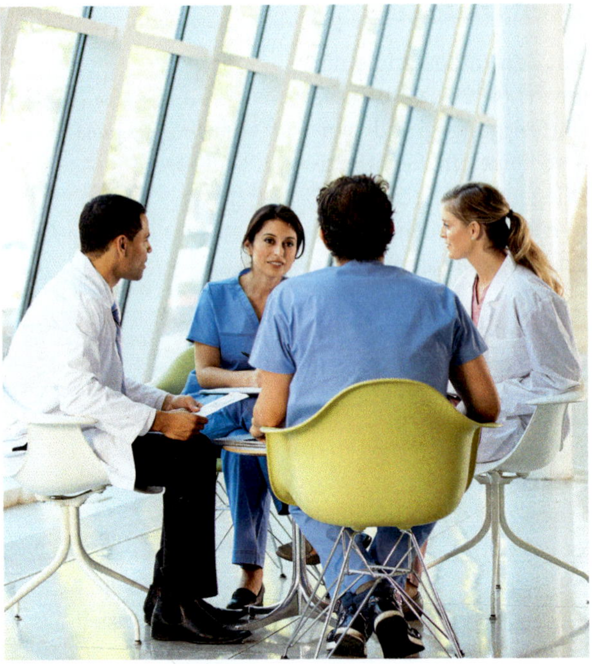

Abb. 1 Ärzte und Pflegefachkräfte suchen einen Konsens.

Grundsätzlich hat der Gesetzgeber mit dem seit 2009 geltenden Befragungsgebot einen Impuls zu einer Kooperation in das Verhältnis zwischen Ärzten und Pflegenden gegeben, wenn es um eine Entscheidung über die Behandlung von betreuten Menschen geht.
Bei der Entscheidungsfindung zur medizinischen Versorgung von Sterbenden oder Todesnahen ist auch im Standesrecht der Ärzte die Beteiligung der Pflegenden vorgesehen. Es heißt dort:

» *Bei seiner Entscheidungsfindung soll der Arzt mit ärztlichen und pflegenden Mitarbeitern einen Konsens suchen.* «

Diese Aufforderung zur Konsensbildung zwischen Ärztinnen und Pflegenden steht in der ›Präambel‹ der Grundsätze der Bundesärztekammer zur ärztlichen Sterbebegleitung aus dem Jahr 2011. Letztendlich muss allerdings der Arzt über die Fortführung oder Begrenzung einer Therapie bei Todesnahen entscheiden. So heißt es an gleicher Stelle:

» *Art und Ausmaß einer Behandlung sind gemäß der medizinischen Indikation vom Arzt zu verantworten.* «

Präambel
eine feierliche Erklärung am Anfang einer Urkunde

Ärzte und Pflegende sollen also kooperieren bei der Feststellung des mutmaßlichen Willens und bei der Entscheidungsfindung, wenn es um Sterbende und Todesnahe geht.

REFLEXION | **IMPULS** | LERNORTVERNETZUNG

Befragen Sie Pflegende in Ihrer Einrichtung danach, wie sie mit Ärzten kooperieren, wenn es um die Feststellung des mutmaßlichen Willens eines Menschen geht.

4.3.2 Entscheidungsfindung des Betreuers

Die Entscheidungsfindung des Betreuers kann Pflegende direkt berühren. Ist die Betreuerin keine Berufsbetreuerin, sondern z. B. die Tochter, so kommen oft eigene Bedürfnisse ins Spiel. Dennoch sind die Verwandten als Betreuer gehalten, nicht ihren eigenen, sondern den Willen des Betreuten zu berücksichtigen. Bei Vorliegen einer Patientenverfügung heißt es ausdrücklich, sie sollen „dem Willen des Betreuten Ausdruck und Geltung verschaffen". (§ 1901a Abs. 1 Satz 2 BGB). Dies kann starke Konflikte in der Person des Betreuers, zwischen Betreuer und Betreutem, aber auch zwischen Betreuern und Pflegenden sowie Ärzten hervorrufen. Optimal ist es, wenn in diesem Triangel ›Beratungsgespräche‹ mit den Angehörigen als Betreuer möglich sind.

Beratungsgespräch → *S. 503, Band 1*

4.3.3 Wann muss das Betreuungsgericht entscheiden?

Ist der Patient einwilligungsunfähig und entscheidet sich die Betreuerin oder Bevollmächtigte für eine Behandlung oder für einen Abbruch der Behandlung, muss sie unter Umständen einen Genehmigungsbeschluss vom Betreuungsgericht einholen. Bei der Frage, ob und wann das Betreuungsgericht entscheiden muss, ist zu unterscheiden:

a Der Wille des Patienten ist unbekannt und der Eingriff gefährlich. Dann ist das Betreuungsgericht zuständig und muss entscheiden (§ 1904 Abs. 1 BGB).

b Die Ärztin schlägt eine Behandlung vor und der Betreuer lehnt ab oder widerruft eine früher gegebene Einwilligung. Besteht dieser ›Dissens‹ zwischen Arzt und Betreuerin, so muss das Betreuungsrecht entscheiden (§ 1904 Abs. 2 BGB).

c Arzt und Betreuer sind sich einig über den mutmaßlichen Willen des Patienten und die Methode der Behandlung. Bei diesem Konsens ist das Betreuungsgericht nicht zuständig und darf nicht entscheiden (§ 1904 Abs. 4 BGB).

Dissens
Uneinigkeit, Gegenbegriff zu Konsens

Zu a: Als gefährlich gilt in der Regel eine Heilbehandlung, eine Untersuchung oder ein ärztlicher Eingriff, wenn ein Risiko von über 20 % besteht, dass der Patient einen schweren Schaden erleidet, der länger als voraussichtlich ein Jahr andauern wird. Das Gericht beauftragt einen Gutachter, zu prüfen, ob eine für den Patienten gefährliche Behandlung vorgesehen ist.

W ZUM WEITERDENKEN

In den letzten Jahren haben die Gerichte pro Jahr zwischen 1400 und 2000 Beschlüsse zu gefährlichen Behandlungen gefasst. Diese Zahl erscheint angesichts von über 880 000 Heimbewohnern im Jahr 2017, unter denen multimorbide Risikofälle in größerer Zahl sein müssten, gering. Einen für die Langzeitpflege relevanten Beschluss fasste das Landgericht Berlin zur Gabe von Neuroleptika. Unter Berücksichtigung der zu erwartenden dauerhaften Wahrnehmungsveränderungen und Einschränkungen der Mobilität hielt das Gericht die vorgesehene Gabe von Neuroleptika für gefährlich und untersagte sie. Obwohl der Beschluss kurz nach dem Inkrafttreten des Betreuungsrechtes aus dem Jahr 1992 stammt, hat er bisher an der in Pflegeheimen geübten Praxis, Neuroleptika regelmäßig und dauerhaft zu geben, nicht viel geändert (Beschluss LG Berlin vom 05.11.1992, 83 T 423 u. 426/92). Die Bundesregierung hat im Juli 2017 bestätigt, dass Bewohnerinnen in stationären Pflegeeinrichtungen in Deutschland überdurchschnittlich häufig Psychopharmaka erhalten, und möchte dies in Zukunft eindämmen.

Zu b: Bei einem Dissens zwischen Arzt und Betreuer bzw. Bevollmächtigtem entscheidet das Betreuungsgericht. Möchte ein Betreuer oder Bevollmächtigter die Betreute sterben lassen, weil er der Ansicht ist, dass dies der früher geäußerte Wille oder der mutmaßliche Wille ist, und der Arzt schlägt dennoch lebensverlängernde Maßnahmen wie künstliche Ernährung oder Beatmung vor, so wird das Betreuungsgericht zuständig. Eigentlich müsste der Betreuer sich um den Beschluss kümmern, tatsächlich haben die Ärzte ein Interesse daran, einen Beschluss des Betreuungsgerichtes zu erhalten, da dieser Beschluss ihr Handeln im Sinne des Straf- und Zivilrechtes rechtfertigt.

Zu c: Sind sich Arzt und Betreuer bzw. Bevollmächtigte dagegen einig, eine Behandlung durchzuführen oder zu beenden, so muss das Gericht nicht eingeschaltet werden. Es kann sogar vorkommen, dass der Betreute stirbt, ohne dass das Gericht zuständig wird. Die beiden müssen sich über den früher geäußerten oder den jetzt gemutmaßten Willen des Patienten einig sein.

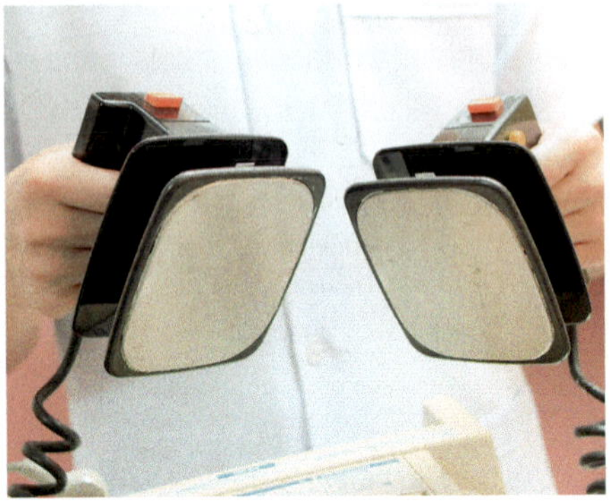

Abb. 1 Betreuerinnen müssen oft schwierige Entscheidungen darüber treffen, ob eine lebenserhaltene Maßnahme begonnen oder weitergeführt wird. Im Zweifel über den Willen des Patienten muss das Leben erhalten werden.

Grenzfälle

Liegt überhaupt kein Wille oder kein klar ermittelbarer Wille vor, so kann der Betreuer ausnahmsweise und in engen Grenzen für den Betreuten entscheiden. Der Betreuer soll unter Berücksichtigung des Wohls und der Wünsche des Betroffenen entscheiden. Eigene Wertvorstellungen darüber, was aus seiner Sicht noch „lebenswert" ist oder nicht, darf der Betreuer zwar bedenken, aber sie dürfen nicht maßgeblich sein für seine Entscheidung. Sind das Wohl und die Wünsche des Betroffenen nicht eindeutig feststellbar, so ist die Behandlung fortzuführen. Im Zweifel über den Willen des Betroffenen muss das Leben des Patienten erhalten werden.

Wollen Arzt und Betreuer nicht nach dem früher geäußerten oder dem jetzt gemutmaßten Willen des Patienten handeln, so besteht die Gefahr, dass ein Mensch gegen seinen Willen behandelt wird oder unter Umständen auch seine lebenserhaltenden Maßnahmen beendet werden.

Der Gesetzgeber lehnt ausdrücklich einen Generalverdacht gegenüber den Ärzten ab, dass sie rechtsmissbräuchlich handeln würden. Sollte es allerdings ausnahmsweise zu einer betrügerischen Zusammenarbeit zwischen Arzt und Betreuer oder Bevollmächtigten kommen, so kann sich jeder, der dies beobachtet, jederzeit an das Betreuungsgericht wenden (BT-Drs. BT/DS 16/8442, S. 19). Sind Pflegende die einzigen Zeugen einer solchen betrügerischen Zusammenarbeit, weil ein zu pflegender Mensch möglicherweise keine Vertrauenspersonen hat, so müssten sie sich an das Betreuungsgericht wenden. Aus arbeitsrechtlicher Sicht ist darauf zu achten, dass vor einer Einschaltung des Gerichts zuvor versucht werden muss, eine betriebsinterne Lösung zu finden, da andernfalls unter Umständen eine Abmahnung oder Kündigung wegen Treuebruch droht (§ 626 BGB).

Selbstfürsorge
Wer berät Pflegende, wenn sie einen Betrug vermuten und nicht wissen, wie sie sich verhalten sollen?

W ZUM WEITERDENKEN

Vergleichen Sie die Regelungen, nach denen es zur Behandlungseinstellung bei einer Einigkeit zwischen Betreuer/Bevollmächtigter und Arzt ohne gerichtliche Kontrolle kommen kann (§ 1904 Abs. 4 BGB), mit den Regeln zum Kündigen eines Mietvertrages durch einen Betreuer nach § 1907 BGB. Beschäftigen Sie sich mit den Gesetzgebungsmaterialien zum § 1904 BGB: BT-Drs. BT/DS 16/8442, S. 19.

5 Freiheitsentziehende Maßnahmen

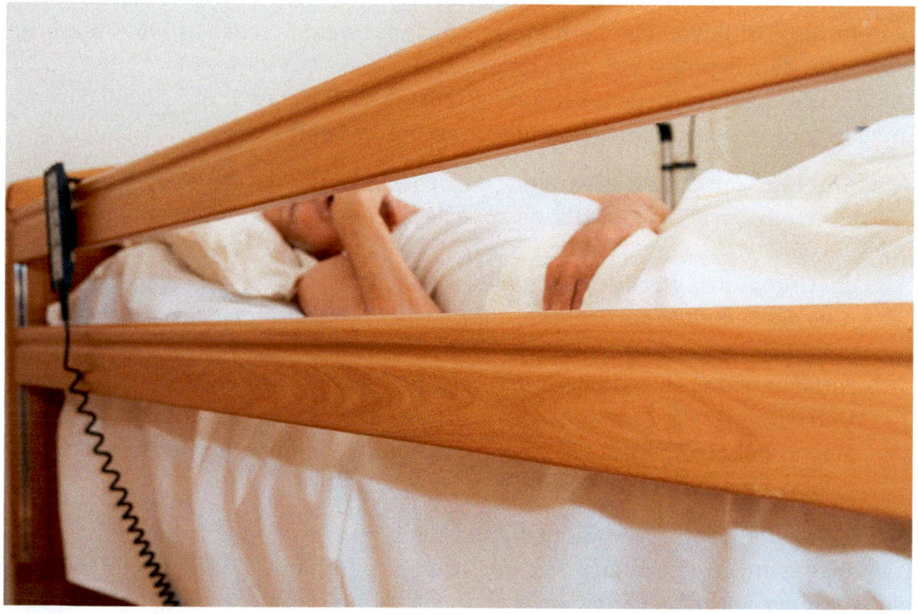

Abb. 2 Das Anbringen eines Bettseitenschutzes ist eine freiheitsentziehende Maßnahme und darf nur mit Zustimmung des Betroffenen oder eines Gerichts angebracht werden.

Interview: Freiheitsentziehende Maßnahmen

5.1 Unterbringung

Ein Betreuter oder Vollmachtgeber kann gegen seinen Willen untergebracht werden, in einer Psychiatrie, in einem Pflegeheim oder auch zu Hause. Eine Unterbringung zeichnet sich aus durch drei Bedingungen: Der Betreffende kann nicht frei ihm zugewiesene Räume verlassen, der Aufenthalt wird überwacht und der Kontakt von Personen von außen kann unterbunden werden.

Eine Unterbringung kann nur veranlasst werden, wenn eine erhebliche Gefahr vorliegt und die rechtlichen Vorgaben eingehalten werden. Es existieren zwei gesetzliche Grundlagen für eine Unterbringung: die Psychisch-Kranken-Gesetze (PsychKG) der einzelnen Bundesländer und das Betreuungsrecht (§ 1906 Absatz 1 und 2 BGB).

Liegt eine **Eigen- oder Fremdgefährdung** vor, stellt also die Person eine Gefahr für sich und andere da, so kann sie nur nach den PsychKG der einzelnen Bundesländer und nur mit einem richterlichen Beschluss untergebracht werden. Diese Art der Unterbringung ist eine hoheitlich-staatliche Aufgabe, sie wird häufig durch den vorgeschalteten Sozial-Psychiatrischen Dienst (SPD) veranlasst und immer durch die Polizei durchgeführt. Während der Unterbringung kann in den meisten Bundesländern auch eine ›Zwangsbehandlung‹ nach dem PsychKG vorgenommen werden. In der Regel ist dies nur bei einer erheblichen Gefahr für Leib und Leben möglich, in einigen Bundesländern auch nur zum Zweck der Wiederherstellung der Einwilligungsfähigkeit, das heißt, es können z. B. zwangsweise Medikamente zur Beendigung einer psychotischen Episode verabreicht werden.

In den Ländern Bayern, Sachsen-Anhalt und Thüringen ist die stationäre Zwangsbehandlung nur möglich, wenn ein Betreuer bestellt wurde und nach der betreuungsrechtlichen Zwangsbehandlung nach dem § 1906a BGB vorgegangen wird.

Kommunikation
Ist eine Unterbringung das Gleiche wie eine Zwangseinweisung?

Zwangsbehandlung → S. 681

Im Unterschied zu den PsychKG darf nach dem Betreuungsrecht eine Unterbringung nur zum Schutz vor einer **Eigengefährdung** erfolgen. Wenn eine Fremdgefährdung besteht, also Dritte vor dem Betroffenen geschützt werden sollen, ist die Unterbringung nach dem PsychKG vorzunehmen.
Die Unterbringung nach dem Betreuungsrecht (§ 1906 Absatz 1 und 2 BGB) darf nur unter bestimmten Bedingungen erfolgen, im Gesetz heißt es:

» *(1) Eine Unterbringung des Betreuten durch den Betreuer, die mit Freiheitsentziehung verbunden ist, ist nur zulässig, solange sie zum Wohl des Betreuten erforderlich ist, weil*

1. *auf Grund einer psychischen Krankheit oder geistigen oder seelischen Behinderung des Betreuten die Gefahr besteht, dass er sich selbst tötet oder erheblichen gesundheitlichen Schaden zufügt, oder*
2. *zur Abwendung eines drohenden erheblichen gesundheitlichen Schadens eine Untersuchung des Gesundheitszustands, eine Heilbehandlung oder ein ärztlicher Eingriff notwendig ist, die Maßnahme ohne die Unterbringung des Betreuten nicht durchgeführt werden kann ...* «

Ist der Betreffende dagegen einwilligungsfähig und lehnt eine Behandlung ab, so nimmt er sein Grundrecht auf Selbstbestimmung (Artikel 2 Grundgesetz) wahr. Er darf nach der Rechtsprechung auch dann nicht untergebracht werden, wenn eine Behandlung dringend notwendig ist. Anders gesagt: Wer einwilligungsfähig ist, muss nicht einsichtig sein.
In die Freiheit eines Menschen darf in der Pflege nur eingegriffen werden, wenn es keine milderen Alternativen gibt und nur dann, wenn ein ›Rechtfertigungsgrund‹ vorliegt. Ansonsten machen sich Pflegende wegen einer Freiheitsberaubung strafbar (§ 239 StGB) und sie selbst oder deren Vorgesetzte haften gegenüber dem Fixierten auf Schmerzensgeld (§ 823 BGB).

Rechtfertigungsgrund
→ *S. 110, Band 1*

5.2 Fixierungen

Ein Unterbringungsbeschluss beschränkt nur das Verlassen bestimmter Räume, soll darüber hinaus auch noch die körperliche Bewegungsfreiheit eingeschränkt werden, so muss dies von einem Gericht ausdrücklich mit einem eigenen Fixierungs-Beschluss genehmigt werden. Für das Betreuungsrecht ist dies bundeseinheitlich in § 1906 Absatz 4 BGB geregelt. Die Regelungen für die Fixierung nach den PsychKG der einzelnen Bundesländer sahen in einigen Ländern keinen ausdrücklichen Fixierungsbeschluss vor, bis das Bundesverfassungsgericht diesen einheitlich für alle Bundesländer einforderte. (BVerfG, Urteil vom 24. Juli 2018 , Az.: 2 BvR 309/15, 2 BvR 502/16). Zudem hat das Gericht die Bundesländer beauftragt, einen richterlichen Bereitschaftsdienst einzurichten, der täglich erreichbar ist. Ein Fixierungsbeschluss kann nun an sieben Tagen die Woche zwischen 6 und 21 Uhr eingeholt werden.
Fixierungen werden auch „**Freiheitsentziehende Maßnahmen**" (FEM) genannt, oder auch „**Unterbringungsähnliche Maßnahmen**". Alle Bezeichnungen bedeuten dasselbe: Die Einschränkung der körperlichen Bewegungsfreiheit. Und alle haben gemeinsam: Über jede dieser Maßnahmen muss nach Artikel 104 Grundgesetz ein Richter entscheiden. Wird der nach § 1906 BGB in einer Psychiatrie oder in einem Heim Untergebrachte auch noch in seiner körperlichen Bewegungsfreiheit eingeschränkt, so wird dies oft als eine „unterbringungsähnliche Maßnahme" bezeichnet, der Begriff „Fixierung" meint dasselbe.

B BEISPIEL

In einem aufsehenerregenden Fall wurde einem Psychiatriepatienten zunächst 5 000 € Schmerzensgeld, später in der Berufungsinstanz schließlich 2 500 € für eine ungerechtfertigte Fixierung mit einer Dauer von 16 Stunden zugesprochen (Landgericht Berlin, Urteil vom 28.01.2015, Az.: 86 O 88/14, Kammergericht Berlin, Urteil vom 26.01.2016, Az.: 9 U 35/15.)

Methoden der Fixierung

Die körperliche Bewegungsfreiheit kann „durch mechanische Vorrichtungen, Medikamente oder auf andere Weise" eingeschränkt werden (§ 1906 Absatz 4 BGB).

Digitalisierung
Welche Rolle spielen Ortungssender in Zusammenhang mit einer Fixierung?

Mechanische Vorrichtungen sind zum Beispiel abgeschlossene Türen, Gurtsysteme, Bettseitenschutz oder auch die Bremse am Rollstuhl. Es zeigt sich erst in einer Gesamtbetrachtung, ob die Maßnahme eine freiheitseinschränkende Wirkung hat oder nicht. So ist es für einige Gerichte keine freiheitsentziehende Maßnahme, wenn eine Tür abgeschlossen wird, aber sie jederzeit in spätestens acht Minuten oder nachts in weniger als einer halben Stunde auf Zuruf geöffnet werden kann. Es liegt auch keine Fixierung vor, wenn der Betreffende sich überhaupt nicht mehr bewegen kann. Für einige Betreuungsrichterinnen liegt auch keine Fixierung vor, wenn der Betreffende sich zwar noch aus dem Bett bewegen kann, aber danach bewegungslos vor dem Bett liegen bleibt. Einheitlich ist die Ansicht unter den Betreuungsgerichten, dass keine Fixierung vorliegt, wenn der Betreffende einwilligungsfähig ist und der Fixierung zugestimmt hat. Viele Einrichtungen lassen sich deshalb im regelmäßigen Abstand das Anbringen eines Bettseitenschutzes von den Bewohnern schriftlich erlauben.

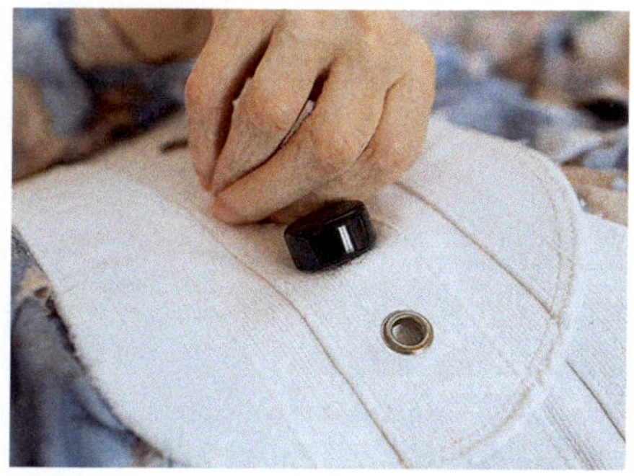

Abb. 1 Fixierung durch einen Bauchgurt.

Grundsätzlich gilt: Es kommt auf den Einzelfall an, ob eine mechanische Maßnahme freiheitsentziehend wirkt oder nicht. Die Betreuungsgerichte haben unterschiedliche Vorstellungen, was als Fixierung anzusehen ist, eine Rücksprache mit dem zuständigen Betreuungsgericht ist daher sinnvoll.

Medikamente können freiheitsentziehend wirken, wenn sie eine sedierende Wirkung haben oder die Bewegungsfähigkeit stark einschränken. Bei einer Fixierung steht das Ruhigstellen im Vordergrund. Soll dagegen eine Ruhigstellung der Sicherung der Therapie oder Pflege dienen, kann dies nach Ansicht einiger Gerichte als pflegesichernde Maßnahme erlaubt sein. Die Ruhigstellung durch Medikamente hat also einen Doppelcharakter, sie kann eine Fixierung sein, ist dies aber nicht immer. Zum Thema Fixierungen durch die Medikation existieren wenige Beschlüsse der Gerichte, und diese fallen unterschiedlich aus. Untersuchungen weisen darauf hin, dass das Ruhigstellen durch Medikation die häufigste Form der Fixierung ist.
Besonders anfällig für nicht genehmigte medikamentöse Fixierungen scheint die auf Bedarf angeordnete Medikation zu sein. Haben die Medikamente eine sedierende oder die Mobilität einschränkende Wirkung und ist der Indikationsgrund in der Anordnung nicht genau genug gefasst, kann es mitunter vorkommen, dass Menschen ohne therapeutischen Grund absichtlich ruhiggestellt werden.

Auf andere Weise wird die Freiheit entzogen, wenn zum Beispiel Hilfsmittel oder Kleidung außer Reichweite gelegt, bei Menschen mit Verfolgungswahn Ängste aktiviert oder Drohungen ausgesprochen werden.

Dauer der Fixierung

Der Beschluss des Betreuungsgerichtes muss eingeholt werden, wenn „über einen längeren Zeitraum oder regelmäßig die Freiheit entzogen werden soll" (§ 1906 Absatz 4 BGB).

Als „**längerer Zeitraum**" gilt in der Pflege die 24-Stunden-Regel. Wenn länger als 24 Stunden fixiert werden soll, muss ein Beschluss des Betreuungsgerichtes eingeholt werden. Diese Regel hat sich eingebürgert, auch wenn es dafür keine gesetzliche Grundlage gibt. Im Berliner PsychKG ist zum Beispiel eine Frist von 18 Stunden genannt; und der allem zugrunde liegende Artikel 104 Absatz 2 Grundgesetz nennt eine Frist, die bis zum „Ablauf des folgenden Tages" reicht und damit theoretisch einen Zeitraum von fast 48 Stunden umfassen kann.

Ist allerdings ein Mensch so an Armen und Beinen fixiert worden, dass er vollständig bewegungsunfähig ist, so gilt wegen der Intensität des Eingriffes eine Frist von etwa einer halben Stunde. Darüber hinaus muss laut dem Urteil des Bundesverfassungsgerichtes eine richterliche Genehmigung eingeholt werden (BVerfG, Urteil vom 24. Juli 2018, RN 68 und 69).

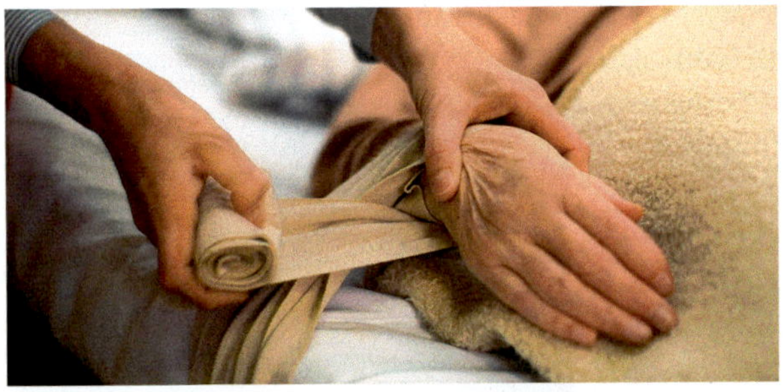

Abb. 1 Eine Fixierung, die vollständig bewegungsunfähig macht, soll wegen der Intensität des Eingriffes nicht länger als etwa eine halbe Stunde dauern und muss von einem Gericht genehmigt werden.

Die Formulierung im Gesetz, dass jemand nicht „über längere Zeit" fixiert werden darf, kann nicht dadurch umgangen werden, dass eine Fixierung kurz unterbrochen wird und dann gleich wieder beginnt. Dies wäre eine **regelmäßige** Fixierung, die ebenso wie die Fixierung über einen längeren Zeitraum vom Gericht genehmigt werden muss.

In der Praxis sehr unterschiedlich bewertet wird von den Gerichten die Frage, inwieweit und wie lange frisch Operierte sediert oder mechanisch fixiert werden dürfen, damit sie selbst nicht die Zugänge ziehen oder aus Versehen Wunden aufreißen. Einige Gerichte werten diese Fixierungen als pflegesichernde Maßnahmen und halten einen Beschluss nicht für notwendig. Andere Gerichte verlangen einen Antrag auf einen Erlass eines Fixierungsbeschlusses, wenn nach der OP noch 3 bis 5 Tage lang der Patient regelmäßig für ein paar Stunden am Tag fixiert werden soll. Für einen Menschen, der **zu Hause** wohnt, ist die Frage, ob eine Fixierung rechtlich möglich ist, nicht eindeutig geklärt. Angehörige dürfen nach Ansicht des Bundesgerichtshofes in Notfällen einen nicht einwilligungsfähigen Klienten in Krisensituationen kurzfristig fixieren. Für ambulante Pflegedienste, liegen nur wenige Beschlüsse vor.

DBroschüre der Stadt München zum Umgang mit freiheitsentziehenden Maßnahmen im häuslichen Bereich
www.wegweiser-demenz.de
→ Informationen
→ Im Krankenhaus
→ Aufenthalt - Mögliche Probleme
→ Demenz und Freiheitsentzug

B BEISPIEL

In einem Fall erlaubte ein Gericht einem ambulanten Pflegedienst das Einschließen einer alleinstehenden und verwirrten Klientin gegen ihren Willen (Amtsgericht-Tempelhof Kreuzberg, Beschluss vom 28.4.1998, Az.: 50 XVII G 361). Das Gericht sah die Gefahr, dass die verwirrte Frau nachts auf eine viel befahrene Straße läuft und hielt es in diesem Fall für besser, dass die Frau in ihrer gewohnten Umgebung bleibt, statt in ein Pflegeheim zu ziehen. Das Gericht ordnete an, dass ein Notrufsystem und ein Rauchmeldesystem installiert werden soll, das unabhängig von dem Willen der Frau funktioniert.

Vorgehen bei Fixierungen

Wenn eine Fixierung bei einem Einwilligungsunfähigen in Betracht gezogen wird, empfiehlt es sich, folgende Fragen zu bedenken:

1. Besteht eine Gefahr der Fremd- oder Eigengefährdung?
   Besteht eine sogenannte „Gefahr in Verzug", nach neuerem Deutsch: „Gefahr in Anzug", dann kann der Rechtfertigungsgrund Notstand vorliegen.
2. Gibt es mildere Mittel, um eine Fixierung zu vermeiden?
   Eine Alternative, eine mildere Maßnahme als eine Fixierung muss immer gesucht werden. Je nach Person und Situation kann dies ein Gespräch, ein Eingehen auf die Lebensgewohnheiten, Beschäftigung, tagesstrukturierende Maßnahmen und vieles mehr sein.
   Wenn eine Fremd- oder Eigen- Gefährdung besteht und keine milderen Mittel zum Schutz möglich sind, besteht eine **pflegerische Notwendigkeit** zur Fixierung.
3. Ist eine ärztliche Verordnung nach ärztlicher Inaugenscheinnahme möglich?
   Wenn mildere Mittel ausgeschlossen sind, muss versucht werden, eine ärztliche Verordnung nach ärztlicher Inaugenscheinnahme zu erhalten. Die Ärztin muss hinzugerufen werden und sie muss die Fixierung ärztlich anordnen. Dies kann auch nachgeholt werden, wenn die Situation sich schnell und brisant zugespitzt hat und sofortiges Handeln erforderlich war.
4. Willigt der Betreuer oder der Bevollmächtigte ein?
   Der Betreuer oder Bevollmächtigte mit dem Aufgabenkreis Aufenthaltsbestimmung muss in die Fixierung einwilligen. In Notfällen darf zunächst fixiert und danach die Genehmigung eingeholt werden. Ist die Betreuerin nicht erreichbar, muss das Betreuungsgericht angefragt werden. Wenn die Betreuerin bzw. der Bevollmächtigte die Fixierung ablehnt, fehlt die Rechtfertigung für die Straftat der Freiheitsberaubung. Halten Pflegende und Ärzte dennoch die Fixierung für notwendig, muss das Betreuungsgericht informiert werden.
5. Kann die Fixierung fachgerecht durchgeführt werden?
   Eine Fixierung fachgerecht durchführen heißt:
   - Die Fixierungsmittel müssen entsprechend der Gebrauchsanweisung verwendet werden, um zum Beispiel bei der Verwendung von Gurtsystemen eine tödliche Strangulation zu vermeiden.
   - Liegt eine Bedarfsmedikations-Anordnung vor, muss geklärt werden, ob der Indikationsgrund zur Situation passt. Ist die ärztliche Anordnung ungenau, besteht unter Umständen eine Pflicht zur Nachfrage bei der Ärztin.
   - Kann jemand beim fixierten Menschen bleiben, ihn ansprechen, beruhigen und beobachten? Ideal wäre eine Sitzwache, diese wird in Pflegeheimen aufgrund des Personalmangels nur selten gewährt, in Krankenhäusern kann im Idealfall jemand von der Nachbarstation aushelfen. Zumindest muss regelmäßig und in möglichst kurzen Abständen nach dem fixierten Menschen geschaut werden.
   - Entspricht die Fixierung den Vorgaben eines eventuell vorhandenen Fixierungs-Beschlusses des Betreuungsgerichtes? Ist der Beschluss nicht mehr gültig oder passt der genannte Fixierungsanlass oder die Methode nicht und die Person wird dennoch fixiert, ist das Gericht über die Abweichungen von den im Beschluss genannten Anlässe oder Methoden zu informieren. Die Abweichung sollte pflegerisch begründet werden können. Zu beachten ist, dass allein das Vorliegen eines gerichtlichen Fixierungsbeschlusses keine Fixierung erlaubt. Pflegende und Ärzte müssen zwingend die pflegerische Notwendigkeit einer Fixierung feststellen.

Eine Studie aus dem Jahr 2015, die einen Personalschlüssel von 1 zu 52 feststellte:
www.uni-wh.de
→ Nachtschicht im Altenheim

6. Wurde alles richtig dokumentiert?
   Grund, Anlass, Methode, Dauer, Unterbrechungen, beteiligte und informierte Personen müssen richtig dokumentiert werden. Zu der Dokumentation gehört in jedem Fall eine Stellungnahme dazu, aus welchen Gründen die Fixierung nicht vermieden werden konnte und mildere Alternativen ausgeschlossen waren. Die Heimaufsichten verschiedener Bundesländer überprüfen, ob nach milderen Alternativen gesucht wurde, der Nachweis ist nur über eine Dokumentation möglich. Der ›MDK‹ erstellt alle drei Jahre einen Bericht über die Freiheitsentziehungen in stationären Pflegeheimen und greift dabei auf die Dokumentation zurück (§ 114a Absatz 6 SGB 11). Der MDK und die Heimaufsicht haben ein gesetzlich verbürgtes Recht, nach Fixierungen zu fragen und die Zahlen anonym zu veröffentlichen.

MDK
= Medizinischer Dienst der Krankenkassen

Pflegeprozessgestaltung
Wer trägt die Verantwortung dafür, dass alles korrekt verläuft, wenn ein Mensch fixiert wird?

7. Wurden alle Personen informiert, die informiert werden müssen?
   Es müssen alle relevanten Personen informiert werden. Wurde der zu pflegende Mensch informiert und mit ihm die Fixierung besprochen? Wurde die nachfolgende Schicht, die beteiligten Ärzte und Psychologinnen, der Betreuer oder die Bevollmächtigte und das Betreuungsgericht informiert? Wurden eventuell die Vertrauenspersonen des Fixierten informiert? Vertrauenspersonen dürfen nur informiert werden, wenn der Betroffene dies ausdrücklich oder mutmaßlich wünscht. Werden andere als diese genannten Personen informiert und der Betroffene möchte dies ausdrücklich oder mutmaßlich nicht, stellt dies eine strafbare Verletzung der Schweigepflicht nach § 203 StGB dar.

Zwei Besonderheiten sind noch zu beachten: Ist die Patientin oder Bewohnerin einwilligungsfähig, so kann sie **in eine Fixierung einwilligen**. Diese Einwilligung und bei Bedarf die Einwilligungsfähigkeit müssen dokumentiert werden. Die oben genannten Schritte können dann wegfallen. Unter Umständen könnte eine Pflegende ohne Beteiligung eines Arztes, Betreuers und Richters einen einwilligungsfähigen Menschen fixieren. In den meisten Einrichtungen wird dies allerdings durch Vorgaben des Qualitätsmanagements untersagt, um eine Routine bei Fixierungen zu vermeiden.

Liegt noch kein Beschluss des Betreuungsgerichtes zur Fixierung vor und es ist absehbar, dass die Fixierung dauerhaft oder immer wiederkehrend erfolgen muss, so muss der Beschluss zur Fixierung vom Betreuer eingeholt werden. Das Gericht beauftragt einen Gutachter zur Frage, ob die Fixierung notwendig ist. Zusätzlich beauftragen einige Gerichte einen Pflegeexperten und einen Verfahrenspfleger. Alle Gutachter, der Verfahrenspfleger und in jedem Fall die Richterin sind verpflichtet, den Betroffenen an dem Ort aufzusuchen, an dem die freiheitsentziehenden Maßnahmen vorgenommen werden. Pflegende und Ärzte können von den Richtern und Gutachtern befragt werden und Pflegende können ihre pflegefachliche Einschätzung einbringen. Der richterliche Beschluss stellt niemals eine Anordnung zu einer Fixierung da, sondern erlaubt sie nur, wenn sie aus pflegerischer und ärztlicher Sicht notwendig ist. Liegt also ein Fixierungsbeschluss vor, bedeutet dies nicht, dass fixiert werden muss. Im Gegenteil: Pflegende und Ärzte müssen sich bemühen, Fixierungen zu vermeiden.

REFLEXION | **IMPULS** | LERNORTVERNETZUNG

Informieren Sie sich über die verschiedenen Initiativen, die das Ziel haben, Fixierungen möglichst zu vermeiden, wie zum Beispiel der „Werdenfelsener Weg“ oder „Redufix“.

5.3 Zwangsbehandlungen

Behandlungen gegen den Willen des ›„natürlichen" Willen‹ des Betroffenen, der nicht mehr einwilligungsfähig ist, dürfen in Deutschland nur und ausschließlich während eines stationären Krankenhausaufenthaltes vorgenommen werden. Zwangsbehandlungen bei einem ambulanten Krankenhausaufenthalt, in einem Pflegeheim oder gar zu Hause sind verboten.

natürlicher Wille
der situative Wille, im Gegensatz zum eigentlichen Willen, der über den Moment hinausgeht.

So heißt es in § 1906a Absatz 1 Nummer 7 BGB, dass ein Betreuer nur in eine Zwangsmaßnahme einwilligen kann, wenn die ärztliche Zwangsmaßnahme

» *im Rahmen eines* ***stationären Aufenthalts in einem Krankenhaus****, in dem die gebotene medizinische Versorgung des Betreuten einschließlich einer erforderlichen Nachbehandlung sichergestellt ist, durchgeführt wird.* «

Eine Zwangsbehandlung ist nur erlaubt, wenn zwei Beschlüsse vorliegen. Der erste Beschluss ermöglicht die Unterbringung in einer Psychiatrie oder die „Verbringung" in ein Krankenhaus (§ 1906 I BGB oder § 1906a Absatz 4 BGB). Der zweite Beschluss betrifft die eigentliche Zwangsbehandlung (§ 1906a Absatz 2 BGB). Der Beschluss zur Zwangsbehandlung darf nur gefasst werden, wenn eine erhebliche Gesundheitsgefahr für den Betroffenen besteht, keine milderen Behandlungsmethoden möglich sind und versucht wurde, ihn mit ausreichend Zeit und ohne Druck von der Notwendigkeit der Behandlung zu überzeugen.

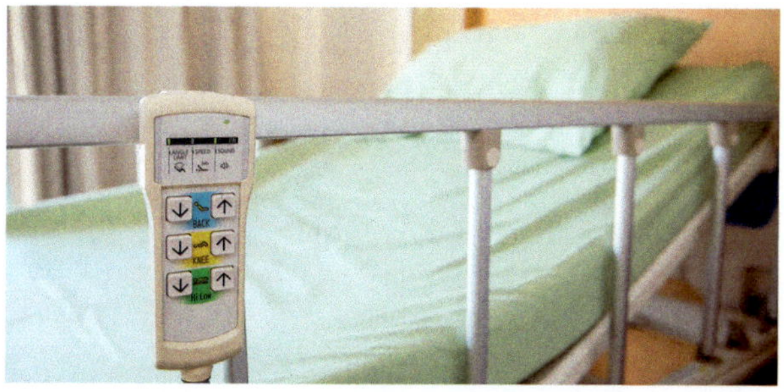

Abb. 1 Zwangsbehandlungen dürfen ausschließlich bei einem stationären Krankenhausaufenthalt und mit einem gerichtlichen Beschluss durchgeführt werden.

Das Untermischen von Medikamenten ohne Wissen der Patientin, gilt für das Bundesverfassungsgericht als Zwang.

B BEISPIEL

Eine Frau mit einer Psychose, die in einem Pflegeheim lebte und alle Psychopharmaka und alle Pflegehandlungen nach einiger Zeit verweigerte, wurde von einem Richter mehrfach nach dem neuen Gesetz mit einem Beschluss in ein Krankenhaus verbracht und dort gegen ihren Willen mit Psychopharmaka versorgt. Nachdem sie wieder Pflegehandlungen zuließ, kam sie zurück in das Pflegeheim, wo sie die Einnahme jeglicher Medikamente wieder ablehnte, nach einiger Zeit wurde sie wieder in das Krankenhaus gebracht. Der Richter hielt diesen Kreislauf für eine „Drehtür-Psychiatrie" und legte das Gesetz erfolglos dem Bundesverfassungsgericht zur Prüfung vor.

Beschluss des Bundesverfassungsgerichtes vom 6.3.2018, Az.: 1 BvL 1/16
www.bundesverfassungsgericht.de/SharedDocs/Entscheidungen/DE/2018/03/lk20180306_1bvl000116.html

In dem Gesetz wurde bewusst festgelegt, dass Zwangsbehandlungen nur in einem stationären Krankenhausaufenthalt erfolgen dürfen, um der Gefahr zu begegnen, dass in der Praxis zu schnell und ohne Suche nach Alternativen gegen den Willen der nicht Einwilligungsfähigen behandelt werden würde.

Ob und inwieweit dieses Gesetz beispielsweise für dementiell Erkrankte praktisch umsetzbar ist, ist fraglich. Denn im Grunde müssten sie nach den Buchstaben des Gesetzes jedes Mal, wenn sie eine Behandlung ablehnen, gegen ihren Willen in ein Krankenhaus gebracht und dort zwangsweise behandelt werden. Anschließend müssten sie wieder zurück in das Pflegeheim oder nach Hause gebracht werden.

E Sexualität und Fortpflanzung

I Phänomene und pflegerische Handlungen

II Zusammenhänge verstehen

1 Sexualfunktion und Sexualverhalten

Interview: Umgang mit Sexualität

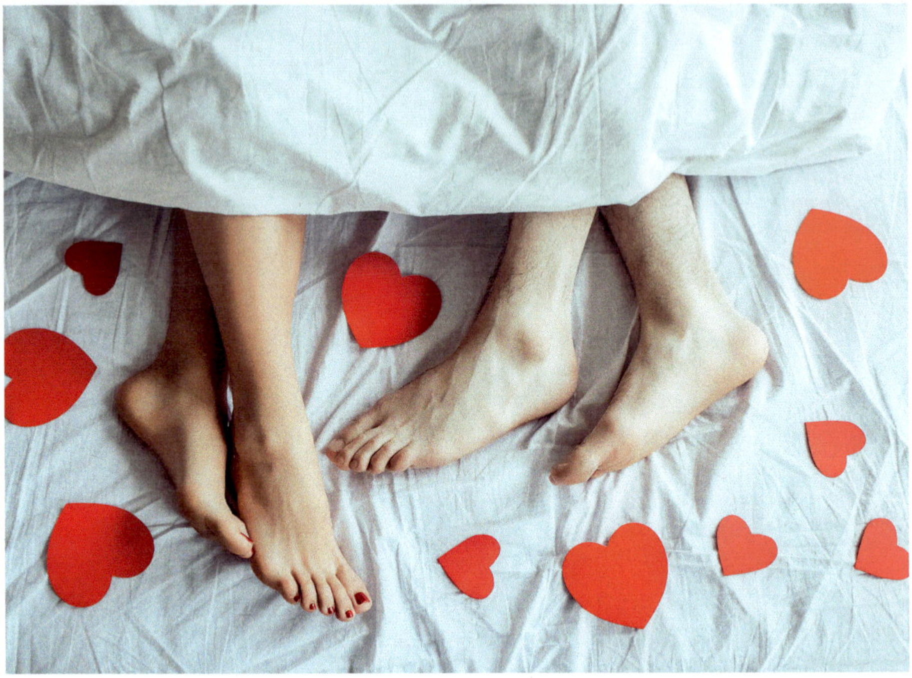

Abb. 1 Das Sexualverhalten pflegebedürftiger Menschen wirft oft die Frage auf, wie damit umzugehen ist.

1.1 Sexualfunktion und Sexualverhalten erfassen

1.1.1 Gesunde Sexualfunktion

Definition und Überblick

Sexualfunktion lässt sich je nach (wissenschaftlicher) Perspektive verschieden definieren. Eine biologische Begriffserklärung wäre: Sie dient der Fortpflanzung und damit dem Erhalt einer Art. Durch die „soziologische Brille" besehen wäre eher das geschlechtsspezifische Verhalten zwischen Sexualpartnern von Interesse.
Was eine gesunde Sexualfunktion umfasst, ist stark von den herrschenden gesellschaftlichen Maßstäben abhängig. Seit den 1970er-Jahren haben sich in vielen Regionen der Welt die Vorstellungen deutlich liberalisiert, z. B. können in Deutschland seit 2017 gleichgeschlechtliche Paare heiraten.

Entwicklungen der Sexualfunktion

Die Entwicklung der Sexualfunktion bis hin zur Ausbildung einer sexuellen Identität entsteht im Zusammenwirken von drei Faktoren:
- dem biologischen Geschlecht (Geschlechtsidentität)
- dem sozial konstruierten Geschlecht (Geschlechterrolle; das Rollenverhalten im sozialen Leben, das nicht vom biologischen Geschlecht bestimmt sein muss)
- der individuellen sexuellen Ausrichtung (sexuelle Orientierung)

Die sexuelle Identität entwickelt sich erst im Lauf der ›Kindheit‹ und ›Pubertät‹ und kann sich während des gesamten Erwachsenenlebens verändern. Das Nachholen verschiedener Entwicklungsschritte kann in jedem Lebensalter möglich sein.

Kindheit → *S. 336, Band 1*
Pubertät → *S. 342, Band 1*

Lebensphase	Veränderung der Sexualfunktion
Kleinkind	– kein geschlechtstypisches Verhalten, das allein vom Kind ausgeht – Unterschiede der Geschlechtsorgane werden neugierig betrachtet – Ausprobieren geschlechtstypischen Verhaltens über Rollennachahmungen (oft durch externe Anregung wie beim „klassischen" Schenkverhalten, z. B. Puppenwagen für Mädchen, Auto für Jungen)
Schulkind	– geschlechtstypisches Verhalten wird erlernt, das eigene Geschlecht wird erkannt – Ausbildung von Scham und Neugier gegenüber anderen Geschlechtern – Unterscheidung zwischen Freundinnen und Freunden
Pubertät	– Keimdrüsen nehmen ihre Funktion auf und Geschlechtsreife wird erreicht – Ausbildung der ›sekundären Geschlechtsmerkmale‹ durch einsetzende ›Hormonproduktion‹ – hormonelle Umstellung der Pubertät mit großen körperlichen Veränderungen und Herausforderungen für das Kind (und sein Umfeld) – Erleben erster sexuell begleiteter Liebe bzw. Verliebtheit
Jugendliche	– Geschlechterrollen und sexuelle Orientierungen werden (evtl.) ausprobiert – bis zur Entscheidung für eine Geschlechtsidentität und sexuelle Orientierung – soziales Umfeld bestimmt den Grad der freien Entscheidung
Frühe Adoleszenz	– Sexualität wird erprobt und ausgelebt – Erproben und ggf. Leben verschiedener Partnerschaftsmodelle – ggf. frühe Entscheidung für eine feste Partnerschaft und Familienbildung
Erwachsene	– in der Regel sichere sexuelle Orientierung und Geschlechtsidentität – Sexualität wird selbstbewusst und frei ausgelebt – hohe Spannbreite der Beziehungsgestaltung
Alter	– grundsätzlich hohe Spannbreite bei der Beziehungsgestaltung – Ausleben der Sexualität ggf. beeinträchtigt durch Einschränkungen (z. B. ›Lubrikationsfunktion‹, Erektionsfähigkeit des Penis) bzw. Erkrankungen bei der Sexualfunktion oder sogar Tod des Sexualpartners – ggf. Verwendung von Hilfsmitteln zum Ausleben der Sexualität (z. B. Potenzmittel, Gleitgel, Vakuumpumpen)

Tab. 1 Die sexuelle Identität. Die Aussagen bezogen auf das Ausleben von Sexualität sind hier idealtypisch dargestellt. Abweichungen sind aus persönlichen, sozialen, kulturellen und religiösen Bedingungen möglich.

Geschlechtsmerkmale → *S. 386, Band 1*
Hormone → *S. 763*

Lubrikation
lat. lubricare = schlüpfrig machen, glatt machen durch Sekretion; im Rahmen sexueller Erregung: erhöhte Gleitfähigkeit der Scheide

W ZUM WEITERDENKEN

Spezielle pädagogische Richtungen vermeiden wegen des „geschlechtsfreien" Verhaltens der ersten Lebensjahre Geschlechtszuordnungen. So werden in der schwedischen Vorschule „Egalia" Kinder mit *hen* (schwedisch gemixt, han = er und hon = sie) angesprochen, um sie zunächst konsequent geschlechtsneutral zu erziehen. Dazu gehören auch die Anregungen, andere Familienrollen im Vater-Mutter-Kind-Spiel auszuprobieren: Mutter-Mutter-Kind oder Vater-Vater-Kind. Ziel dieser Pädagogik ist es, den Kindern zu verdeutlichen, dass für sie prinzipiell jede Rollenentwicklung möglich ist.

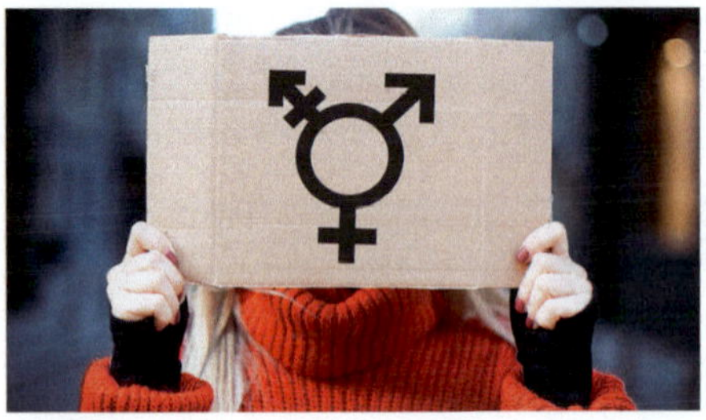

Abb. 1 Nicht immer ist das Geschlecht eindeutig männlich oder weiblich.

Geschlechtsidentität und sexuelle Orientierung

Die mit der Geburt erfolgte meist eindeutige Zuweisung des biologischen **Geschlechts** (meist männlich oder weiblich; auch: Gender) kann im Zuge des Älterwerdens und Heranwachsens dem Erleben und Empfinden des Einzelnen widersprechen. Folgende Graduierungen sind üblich:

Kommunikation
Wie möchten Menschen mit einer trans- oder intersexuellen Identität angesprochen werden?

- cis-geschlechtlich (auch: cis*); biologisches Geschlecht und subjektives Erleben sind kongruent
- transgeschlechtlich (auch: trans*); Diskrepanz zwischen zugewiesenem biologischem Geschlecht und subjektivem Empfinden
- intergeschlechtlich (auch: inter*); medizinische geschlechtliche Uneindeutigkeit, es können sowohl weibliche als auch männliche Geschlechtsmerkmale vorliegen

Das Sternchen soll die hinter jedem starren Begriff stehende individuelle Vielfalt und Vorstellung verdeutlichen.

Unabhängig von der gewählten Geschlechtsidentität gibt es eine Vielzahl möglicher sexueller Orientierungen, die das Fühlen und (sexuelle) Begehren des Einzelnen bestimmen:

Sexuelle Orientierung	Erläuterung
Asexuell	Fähigkeit, einen anderen zu begehren, ist nur gering bis gar nicht ausgeprägt
Bisexuell	sich nicht nur zu einem Geschlecht hingezogen fühlen
Heterosexuell	sich zu einer Person des anderen Geschlechts hingezogen fühlen
Homosexuell	sich zu einer Person des gleichen Geschlechts hingezogen fühlen, z. B. lesbisch, schwul
Pansexuell	sich zu Personen vor allem ihrer Persönlichkeit wegen hingezogen fühlen, das biologische Geschlecht des Sexualpartners ist nachrangig
Queer	Sammelbegriff für viele Zwischenstufen sexueller Orientierung, um der starren Trennung zwischen homo- und heterosexuell entgegenzutreten

Tab. 1 Sexuelle Orientierungen

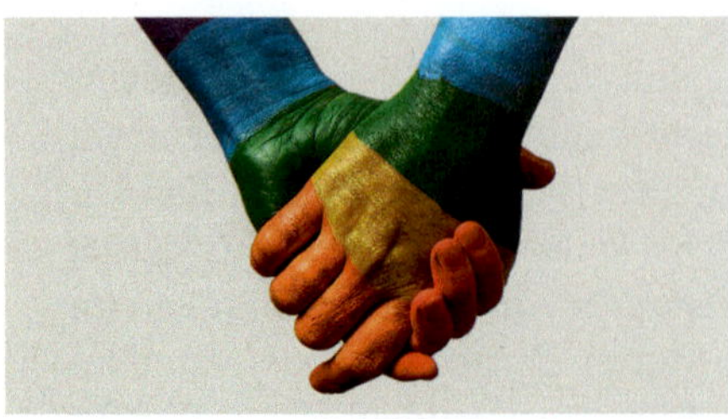

Abb. 2 Die Regenbogenfarben stehen für die Breite der Möglichkeiten sexueller Orientierung.

Gender → S. 388, Band 1

Das englische ›Akronym‹ LGBTIQ* (lesbian, gay, bisexual, trans*, inter*, queer) mixt in seiner Zusammenstellung beispielhaft das breite Spektrum der Möglichkeiten. Mittlerweile ist es ein global gebrauchtes Schlagwort in der ›Gender-Thematik‹ wie auch in Menschenrechtsfragen, z.B. in Bezug auf das freie Ausleben der Sexualität.

1.1.2 Sexualfunktion und -verhalten einschätzen

Die Sexualfunktion und das Sexualverhalten einzuschätzen ist nur in geringem Ausmaß Aufgabe von Pflegenden und wird beispielsweise notwendig, wenn
- Erkrankungen an den Genitalien vorliegen, hierzu gehört auch die Brustdrüse der Frau.
- ein Verlust des Sexualpartners vorliegt bzw. dieser nicht vorhanden ist.
- die Privatheit eingeschränkt ist, z.B. im Mehrbettzimmer.
- die sexuelle Orientierung von der Umwelt nicht akzeptiert wird.

Interprofessionalität
Wer schätzt die Sexualfunktion und das Sexualverhalten eines zu pflegenden Menschen ein?

Im Rahmen der ›Pflegeplanung‹ werden Auskünfte zum Ausleben der Sexualität, z.B. in der ATL „Sich als Mann oder Frau fühlen" (nach ›Roper, Logan, Tierney‹) oder ABEDL „Sich als Mann/Frau fühlen können" (nach ›Krohwinkel‹), erfragt. In der Praxis besteht allerdings nicht selten die Scheu, sowohl aufseiten der Pflegenden wie auch der pflegebedürftigen Menschen, das Thema anzusprechen.

Pflegeplanung → *S. 838, Band 1*
Nancy Roper → *S. 870, Band 1*
Monika Krohwinkel → *S. 873, Band 1*

In der ›Pflegebeziehung‹ ist es entscheidend, dass das Ausleben der Sexualität möglich ist bzw. das Verhalten Pflegebedürftiger nicht an die Grenzen anderer stößt. Das normale sexuelle Verhalten beinhaltet, dass die Handlungen aller Beteiligten freiwillig stattfinden und rechtliche Grenzen eingehalten werden. Dazu gehören:
- Sexuelle Handlungen an oder mit Minderjährigen sind strafbar.
- Sexuelle Handlungen gegen den Willen einer Person oder Nötigung dazu ist strafbar.

Pflegebeziehung → *S. 297, Band 1*

Schon der Versuch, eine solche Handlung vorzunehmen, ist strafbar. Grenzsituationen ergeben sich im Bereich der ›psychischer Erkrankungen‹ wenn Betroffene zwar volljährig sind, aber die Tragweite der Situation nicht einschätzen können.

psychische Erkrankungen → *S. 644*

B BEISPIEL

Eine schwer demenzerkrankte Frau hält einen Bewohner ihres Wohnbereiches für ihren Ehemann. Dieser fremde Mann versucht die Situation insofern auszunutzen, dass er mit der Frau sexuelle Handlungen durchführen möchte, die sie ihm nur erlaubt, da sie der Meinung ist, ihre ehelichen Pflichten erfüllen zu müssen. In diesem Fall müssen die sexuellen Kontakte sofort unterbunden werden.

1.1.3 Veränderungen der Sexualfunktion und des Sexualverhaltens

Veränderungen an den Geschlechtsorganen
Veränderungen an den Geschlechtsorganen können angeboren oder erworben sein (Tab. 1, S. 688). Die Feststellung **angeborener Fehlbildungen** findet im Rahmen der Vorsorgeuntersuchungen im Kindes- und Jugendalter statt bzw. im Rahmen der gynäkologischen Untersuchung, wenn z.B. die Menarche (erste Regelblutung) ausbleibt. Aufgabe von Pflegefachpersonen ist es, Pflegebedürftige zu beobachten und bei Anzeichen von Veränderungen Kontakt mit der Ärztin aufzunehmen. Nicht jede Fehlbildung der Genitalorgane wird sofort nach der Geburt festgestellt. Im Rahmen der Pflegeplanung werden die notwendigen Pflegemaßnahmen mit der zu pflegenden Person besprochen bzw. in ihrem Sinn geplant und durchgeführt.
Erworbene Fehlbildungen treten nach Unfällen oder als Folge von Verletzungen auf.

Fehlbildungen bei der Frau/ dem weiblichen Neugeborenen	Symptome und Therapie
Hymenalatresie	Vollständiger Verschluss der Vagina durch das Hymen. Ist die Fehlbildung bis zur Pubertät nicht erkannt, staut sich das Menstruationsblut. Das Hymen wird unter Narkose teilweise entfernt.
Fehlbildungen der Vagina: Vaginalseptum, Vaginalaplasie	Die Scheide hat eine zusätzliche Wand (Vaginalseptum) oder ist verkürzt oder nicht vorhanden (Vaginalaplasie). Je nach Ausmaß der Fehlbildung erfolgt eine operative Therapie oder eine Aufdehnung der Scheide. Die Scheidenverkürzung kann auch die Folge einer Operation sein, wenn nach einer Entfernung des Uterus mit Scheidenplastik durch Narbengewebe/Narbenzug die Scheide verkürzt wurde. Diese Fehlbildungen werden meist erst erkannt, wenn Probleme beim Geschlechtsverkehr auftreten.
Uterusfehlbildungen	Der Uterus kann durch ein Septum geteilt sein, es können zwei Uteri teilweise oder vollständig ausgebildet oder nur ein Eileiter vorhanden sein. Diese Fehlbildungen sind bis zur Menarche symptomlos und werden erst durch Menstruationsbeschwerden (Amenorrhö, Dysmenorrhö) oder wiederholte Fehlgeburten oder Infertilität auffällig.
Fehlbildungen/Veränderungen beim Mann/dem männlichen Neugeborenen	**Symptome und Therapie**
Fehlbildung des Penis	Der Penis kann zu klein sein, fehlen oder doppelt angelegt sein. Ein für den Entwicklungsstand zu großer Penis tritt beim adrenogenitalen Syndrom auf.
Fehlbildung der Harnröhre	Die Harnröhrenöffnung kann auf der Ober- oder Unterseite des Penis liegen. Diese Fehlbildungen werden im Rahmen der plastischen Chirurgie korrigiert.
Fehlbildung und Erkrankungen der Hoden und des Skrotums	Ein oder beide Hoden befinden sich nicht im Skrotum oder der Hodensack ist nur teilweise oder gar nicht vorhanden. Zu den häufigsten Erkrankungen gehören die Varikozele (Krampfader am Hoden) und die Skrotalhernie (Hodenbruch). Alle Veränderungen werden operativ behandelt. Sind keine Hoden vorhanden, erfolgt eine Hormonsubstitution, um eine normale Entwicklung zu ermöglichen. Die Infertilität (Unfruchtbarkeit) bleibt jedoch bestehen.
Fehlbildungen beide Geschlechter betreffend	**Symptome und Therapie**
Adrenogenitales Syndrom	Bei dieser erblichen Stoffwechselerkrankung ist die Hormonbildung in den Nebennieren gestört. Die verstärkte Testosteronproduktion führt bei Mädchen zur Vermännlichung und bei Jungen zur vorzeitigen Geschlechtsreife. Die Therapie besteht in einer frühzeitigen und lebenslangen Hormonersatztherapie (Kortisol), um der Übersteuerung der Nebennieren entgegenzuwirken.
Anorektale Fehlbildung, Analatresie	Fehlender Analausgang, meist bestehen Fisteln zwischen Mastdarm und Harnwegen wie auch Geschlechtsorganen. Eine operative Korrektur erfolgt in den ersten Lebenstagen.
Erworbene Veränderungen	Durch einen Unfall oder eine Verletzung können die äußeren Genitalien verändert werden. Die Therapie besteht in der Wiederherstellung der Funktion durch plastische Chirurgie.
Veränderungen im Alter	Ab dem Klimakterium kommt es zu trockener Schleimhaut im Genitalbereich der Frau. Die Erregbarkeit ist davon nicht betroffen. Häufig entwickeln Frauen eine neue sexuelle Lust nach dem Klimakterium, da die Möglichkeit, schwanger zu werden, dann nicht mehr besteht und Frauen ihre Sexualität neu genießen können. Beim Mann treten Veränderungen in der Häufigkeit und der Dauer der Erektion auf. Der Penis ist nicht mehr so schnell und anhaltend erregierbar wie in früheren Jahren. Die Erektionsfähigkeit bleibt bis ins hohe Alter erhalten.

Tab. 1 Fehlbildungen und Veränderungen an den Geschlechtsorganen

Menstruationsbeschwerden

Es gibt verschiedene Zyklus- und Blutungsstörungen (Tab. 2). Der ›Menstruationszyklus‹ kann zu kurz oder zu lang sein. Die Blutung kann zu stark oder zu schwach sein, die Blutungsdauer zu lang oder zu kurz. Eine weitere Form der Zyklusstörungen sind Zusatzblutungen; behandlungsbedürftig sind sie meist nur bei bestehendem Kinderwunsch oder hohem Blutverlust und damit einhergehender Anämie.

Menstruationszyklus → S. 763

Postmenopausenblutungen stellen keine Zyklusstörung dar, da sie nach Ausbleiben des Menstruationszyklus auftreten. Sie können aber ein Symptom für ein ›Endometriumkarzinom‹ sein und müssen immer diagnostisch abgeklärt werden.

Endometriumkarzinom → S. 767
Myome → S. 768
Anämie → S. 878

Beschwerden	Beschreibung und Maßnahmen
Menstruationsunabhängige Schmerzen	Entzündungen sind die häufigsten Ursachen für menstruationsunabhängige Schmerzen. Die Entzündungsursachen werden behandelt, die Schmerzlinderung erfolgt medikamentös, ggf. können lokale Wärmeanwendungen zum Einsatz kommen.
Dysmenorrhö, Schmerzen in Abhängigkeit von der Menstruation	Schmerzhafte Regelblutung. Therapie: Wärme am Unterbauch, Entspannungstechniken wie Massage im Lendenwirbelbereich; Analgetika, Spasmolytika; ggf. hormonelle Kontrazeption („Pille"). Psychosomatische Ursachen können im Rollenkonflikt in der Pubertät liegen, in Unzufriedenheit in der Partnerschaft oder im Beruf. Die organische Ursache kann eine ungünstige Lage des Uterus sein, der sich zu jeder Menstruation schmerzhaft zur normalen Lage aufrichtet, durch die hormonelle Simulation einer Schwangerschaft entfällt dieser Prozess. Weitere organische Ursachen können Endometriose, Hymenalatresie, ›Myome‹ oder Uterusfehlbildungen sein.
Hypermenorrhö	Die Regelblutung ist stärker als normal. Bei größerem Blutverlust ist ein Arzt aufzusuchen bzw. ein Blutbild zu bestimmen, um eine ›Anämie‹ auszuschließen.
Menorrhagie	Die Blutungsdauer ist länger als sechs Tage. Durch den größeren Blutverlust können Beschwerden der Anämie wie Müdigkeit, Abgeschlagenheit, Leistungsminderung auftreten.
Blutungen vor der Menarche bzw. unabhängig vom Zyklus	Ursache können Verletzungen (auch durch sexuellen Missbrauch) oder hormonaktive Tumoren, Tumoren des Endometriums oder der Zervix, Schwangerschaft, Fehlgeburt oder Entzündungen sein. Die Blutungen sind meist hellrot. Wird die Ursache gefunden, muss diese umgehend therapiert werden.
Kontaktblutung, z. B. nach dem Geschlechtsverkehr	Hinweis auf gutartige Zervixveränderungen oder ein Zervixkarzinom; dies muss diagnostisch abgeklärt werden. Bei gutartiger Veränderung muss keine Therapie erfolgen. Sind die Beschwerden belastend, kann eine hormonelle oder physikalische Oberflächenveränderung der Zervix erfolgen.

Tab. 2 Zyklus- und Blutungsstörungen

Ausfluss

Ausfluss (Fluor) der **weiblichen Genitalien** ist ein Zeichen des normalen Menstruationszyklus. Vor dem Eisprung ist das Zervixsekret zähflüssig und gut spinnbar, es können Fäden gezogen werden. Ein verstärkter bzw. veränderter Fluor kann auf Erkrankungen hinweisen; die Beobachtung und Beschreibung erfolgen im Rahmen der Anamnese.

- Weißlich und klar: Chlamydieninfektion (das Portioepithel ist bei Chlamydieninfektionen leicht verletzbar, z. B. im Rahmen der gynäkologischen Untersuchung)
- Eitriger Fluor, Juckreiz, Schmerzen: Entzündung von Vagina, Zervix, ggf. auch Adnexen, ›Trichomonadeninfektion‹, ›Gonorrhö‹
- Trüb und evtl. blutig: ›Zervixkarzinom‹, Endometriumkarzinom

Trichomonaden → S. 693
Gonorrhö → S. 693
Zervixkarzinom → S. 766

Ausfluss aus der **männlichen Harn-Samen-Röhre** ist immer pathologisch. Ursache sind Entzündungen, z. B. durch Gonorrhö (typisch der morgendliche eitrige Ausfluss, „Bonjour-Tropfen"), Chlamydien oder Trichomonaden sowie Entzündungsreaktionen bei liegendem ›Blasenverweilkatheter‹ durch die mechanische Irritation.

Blasenverweilkatheter → S. 195

Erregungsstörungen

Bei der **Frau** können Erregungsstörungen die Libido (Lust), die Genitalien oder das Empfinden betreffen. Mit der Menopause nimmt die Östrogenproduktion ab und es sinkt die ›Lubrikationsfähigkeit‹ der Vaginalschleimhaut. Dies führt zu Problemen und Schmerzen beim Geschlechtsverkehr.

Lubrikation → S. 685

Sexuelle Empfindungsstörungen können psychische Ursachen haben, wie Beziehungs- und Partnerschaftsprobleme, ›Disstress‹ oder auch eine durchlebte Erziehung, in der Sexualität negiert wurde. Organische Ursachen für Erregungsstörungen können ›Herz-Kreislauf-Erkrankungen‹, ›Diabetes mellitus‹ oder Operationen bzw. Verletzungen an den äußeren Genitalen sein. Ein Geburtstrauma kann zu Störungen und/oder Schmerzen beim Geschlechtsverkehr führen.

Stressoren → S. 415, Band 1
Herz-Kreislauf-Erkrankungen → S. 516
Diabetes mellitus → S. 262

Erregungsstörungen beim **Mann** betreffen die Erektions- und die Ejakulationsfähigkeit und können durch ›Arteriosklerose‹, ›Adipositas‹, Partnerschaftsprobleme, Arzneimittelnebenwirkung (z. B. ›Betablocker‹) oder Stress verursacht sein. Eine Querschnittslähmung kann ebenfalls zur erektilen Dysfunktion führen.

Arteriosklerose → S. 516
Adipositas → S. 142
Betablocker → S. 528

Bei gestörter Ejakulationsfähigkeit ist diese verzögert (Ejaculatio retarda), vorzeitig (Ejaculatio praecox), ausbleibend oder schmerzhaft (z. B. bei Prostataveränderungen).

Die **Therapie** der Erregungsstörungen erfolgt bei der Frau mit Östrogenen oder Hilfsmitteln wie Gleitgel. Den Betroffenen kann ggf. eine Lebensumstellung im Sinne von mehr Bewegung, ›Beckenbodentraining‹ und insgesamt ›gesunder Lebensweise‹ (Rauchverzicht, Alkoholreduktion, ausgewogene Ernährung) empfohlen werden. Für Männer stehen Medikamente zur Unterstützung der Erektion zur Verfügung. Organische Ursachen sollten behoben werden. Bei verzögerter oder ausbleibender Ejakulation können ggf. medizinische Vibratoren oder Stimulationstraining Abhilfe schaffen.

Beckenbodentraining → S. 192
Grundsätze gesunder Lebensweise → S. 420

Störungen während des Sexualverkehrs

Schmerzen können den Sexualverkehr stören und bei beiden Geschlechtern auftreten. Sie führen ggf. zum Abbruch des Geschlechtsverkehrs und langfristig zur Vermeidung. Ursachen sind beispielsweise Verletzungen, Lubrikationsstörung oder ›genitale Fehlbildungen‹.

genitale Fehlbildungen → S. 688

Störungen können aber auch von außen auftreten. In pflegerischen Langzeitbeziehungen ist es selbstverständlich, dass die ›Privatsphäre‹ der Pflegebedürftigen respektiert wird und die Möglichkeit besteht, sexuelle Aktivitäten auszuleben. Dies betrifft Sexualität mit einem Partner ebenso wie die Selbstbefriedigung. Pflegende, die in einem unpassenden Moment das Zimmer des zu Pflegenden betreten, sollten dieses wieder diskret verlassen. Sinnvoll ist es, im Nachhinein mit den Betroffenen zu sprechen und Vereinbarungen zu treffen, um ähnliche Situation zu vermeiden (z. B. Zimmer zeitweise abschließen, störungsfreie Zeiten verabreden).

Privatsphäre → S. 225, Band 1

Sexuelle Verhaltensabweichungen

Pflegeprozessgestaltung
Inwieweit werden sexuelle Aktivitäten bei der Pflegeplanung berücksichtigt?

Sexuelle Verhaltensabweichungen im Rahmen der pflegerischen Beziehung zu identifizieren ist schwierig, da jeder Mensch das Recht auf sexuelle Selbstbestimmung hat. Natürlich sind der Wille und die Grenzen anderer dabei zu respektieren. Sexuelle Aktivitäten mit Tieren stellen eine eindeutige Abweichung vom normalen Verhalten dar. Werden ungeeignete Gegenstände (z. B. Flaschen, Toilettenbürste, Gemüse) zur sexuellen Befriedigung verwendet, kann es zu Verletzungen im Genitalbereich kommen. Um dies im pflegerischen Kontext zu vermeiden, werden in der Langzeitpflege die sexuellen Bedürfnisse von pflegebedürftigen Menschen erfasst und geeignete Problemlösungen angeboten.

Maßnahmen bei Verdacht auf sexuellen Missbrauch oder sexuelle Gewalt

›Sexueller Gewalt‹ können Personen jeden Alters und jeden Geschlechts ausgesetzt sein. Straftaten gegen die „sexuelle Selbstbestimmung" werden nach §§ 174–184 StGB verfolgt und bestraft.

Hilfeportal der Bundesregierung zu Fragen des sexuellen Kindesmissbrauchs
www.hilfeportal-missbrauch.de

Werden bei einem Pflegebedürftigen Hämatome oder Kratz- bzw. Bissspuren entdeckt, die verdächtig erscheinen oder mit zweifelhaften Erklärungen begründet werden, sollte der Situation eine erhöhte Aufmerksamkeit gewidmet werden. Häufig werden Verletzungen dieser Art mit Ungeschick erklärt: Das Kind, die Frau oder der Mann sei die Treppe heruntergefallen. Ist die betroffene Person auffallend still oder besonders forsch oder ist die Sprache eines Kindes auffällig sexualisiert, sollte der Vermutung von sexueller Gewalt nachgegangen werden. Äußert sich ein Kind dahingehend, dass es missbraucht wurde, oder gibt eine Frau an, sexueller Gewalt ausgesetzt zu sein, ist dem immer nachzugehen, da Kinder von sich aus solche Vorwürfe nicht erfinden. Da ein falscher Verdacht dramatische Folgen für Beschuldigte bzw. eine Familie haben kann, muss die Art des Vorgehens sorgfältig abgewogen werden.

sexualisierte Gewalt → *S. 849*

Es kann durchaus vorkommen, dass ein Vorwurf des sexuellen Missbrauchs als Druckmittel in Sorgerechtsstreitigkeiten angewendet wird. Darum sollten Entscheidungen immer erst nach kollegialer Rücksprache im Team, Informierung der Vorgesetzten und ggf. unter Hinzuziehung einer Ärztin getroffen werden. Im § 8a SGB VIII „Schutzauftrag bei Kindeswohlgefährdung" ist bei Vermutung oder Verdacht auf sexuelle Gewalt die Pflicht zur fachlichen Beratung durch entsprechende Stellen bzw. das Jugendamt festgelegt. Kommen die Fachberater zur Einschätzung, dass die Einbeziehung der Eltern das Kindeswohl nicht gefährden wird, werden diese informiert. Das Jugendamt entscheidet über die weiteren Maßnahmen zum Schutz des Kindes, z. B. eine Inobhutnahme oder ein Kontaktverbot.
Erwachsene Betroffene werden gefragt, ob sie die Polizei einschalten wollen. Grundsätzlich ist niemand verpflichtet, eine Strafanzeige zu stellen.

Bei allen Interventionen ist der Grundsatz zu beachten, dass eine Retraumatisierung der Betroffenen unbedingt vermieden werden muss. Das Vorgehen muss einfühlsam, vorsichtig und nie gegen den Willen der Betroffenen erfolgen, ausgenommen die Versorgung von Wunden. Priorität hat es, den traumatisierten Betroffenen einen Schutzraum anzubieten und ein Vertrauensverhältnis aufzubauen.

W ZUM WEITERDENKEN

Im Jahr 2018 wurden laut polizeilicher Kriminalstatistik in Deutschland 14 606 Minderjährige Opfer sexueller Gewalt. Das entspricht einer Rate von 40 Fällen pro Tag. Die WHO kommt für Deutschland nach Auswertung diverser Studien allerdings auf eine Zahl von einer Million betroffener Kinder und Jugendlicher, was bedeuten würde, dass in jeder Schulklasse ein bis zwei Kinder sexuelle Gewalt erlebt haben oder regelmäßig erleiden. Mädchen werden häufiger sexuell misshandelt als Jungen. Mädchen und Frauen mit körperlichen Beeinträchtigungen sind häufiger sexueller Gewalt ausgesetzt als der weibliche Bevölkerungsdurchschnitt. Zudem sind die Zahlen zu Herstellung, Besitz und Verbreitung kinderpornografischen Materials weiter jährlich steigend. Hier sind polizeiliche Ermittler aufgrund der kaum kontrollierbaren digitalen Verbreitungstechnik vor eine nahezu unlösbare Aufgabe gestellt.

1.2 Menschen in der Auslebung ihrer Sexualität unterstützen

1.2.1 Prävention und Beratung

Grundsätze zum gesundheitsförderlichen Sexualverhalten

Krankheitserreger → *S. 522, Band 1*

Das gesundheitsförderliche Sexualverhalten beinhaltet in erster Linie den Schutz vor der Infektion mit ›pathogenen Erregern‹. Des Weiteren sollte ein Sexualverhalten keine seelischen Schäden verursachen. Beide Partner sollten Freude daran haben und sich wohlfühlen.

Die **Aufklärung** über die Möglichkeiten der Infektionen durch Geschlechtsverkehr und dessen negative Folgen werden bereits ansatzweise im Schulunterricht in der Grundschule begonnen und in höheren Schulstufen im Rahmen des Biologieunterrichtes fortgesetzt. Eine familiäre Aufklärung sollte die schulische immer ergänzen.

Gesundheitsprävention → *S. 553, Band 1*

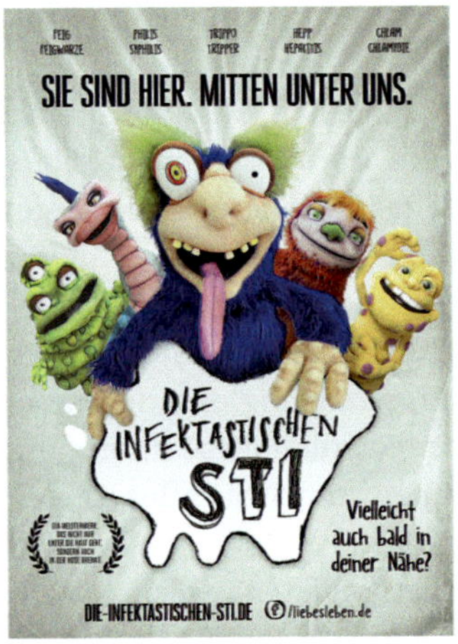
SIE SIND HIER. MITTEN UNTER UNS.
DIE INFEKTASTISCHEN STI
Vielleicht auch bald in deiner Nähe?
DIE-INFEKTASTISCHEN-STI.DE

Abb. 1 Kampagnenplakat der BZgA

Die ›Primärprävention‹ liegt in der Verantwortung der Bundeszentrale für gesundheitliche Aufklärung (BZgA), die regelmäßig große Infokampagnen zu sexuell übertragbaren Erkrankungen und Schutzmaßnahmen initiiert (Abb. 1). Prinzipiell ist jeder selbst für seine (sexuelle) Gesundheit verantwortlich. Das bedeutet, dass beide Partner verantwortlich sind, beispielsweise Kondome oder auch Femidome zu benutzen, und vom jeweils anderen zu erfragen, ob Infektionen vorliegen.

Im Bereich der Kinder- und Jugendarbeit und der Pflege werden **Konzepte zur Prävention** sexueller Gewalt erarbeitet und umgesetzt. Diese sollen Betreute und Betreuende schützen.

Infomaterialien der BZgA zur Prävention gegen sexuell übertragbare Krankheiten
www.bzga.de
→ Infomaterialien
→ HIV/STI-Prävention

B BEISPIEL

Zwei Freundinnen unterhalten sich über ihre neuen Freunde und über die Frage, wie denn die Benutzung von Kondomen am besten angesprochen werden kann. Die eine Freundin ist sich nicht sicher, wie sie es ansprechen soll, sie fürchtet, den Freund dann zu verlieren. Die andere sagt: „Ich spreche das immer ganz klar an und wenn er sagt, er kann nicht mit, dann sage ich, ich kann nicht ohne!"

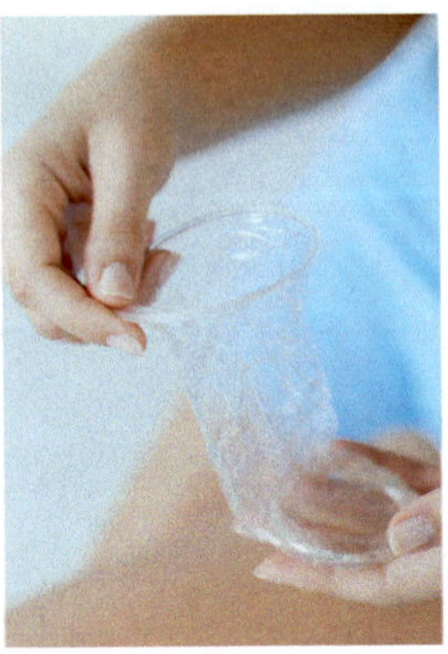

Abb. 2 Femidom

Infektionsschutz

Der Infektionsschutz bezieht sich auf Infektionen, die beim Geschlechtsverkehr übertragen werden können. Diese sexuell übertragbaren Erkrankungen bzw. Infektionen (STI, Sexually Transmitted Infections) kommen weltweit vor. Der fast immer gültige Infektionsschutz besteht in der Benutzung von Kondomen bzw. Femidomen (Abb. 2). Diese geben zwar keinen 100%igen Schutz, verringern aber das Risiko deutlich. Vereinzelt ist auch der Aufbau eines Impfschutzes möglich. Bei bereits bestehenden Erkrankungen ist eine vorübergehende sexuelle Enthaltsamkeit angezeigt.

Die häufigsten sexuell übertragbaren Erkrankungen lassen sich nach ihren Erregern unterteilen:

Bakterien	Viren	Parasiten
Chlamydien: Chlamydiose	**Humanes Papillomavirus** (HPV): Feigwarzen, Infektionen, Dysplasien, Zervixkarzinom (Impfung ist möglich)	**Trichomonaden:** Trichomoniasis
Gonokokken: Gonorrhö (Tripper)	**Humanes Immundefizienz-Virus** (HIV): AIDS	**Filzläuse** (Verzicht auf Geschlechtsverkehr, engen Kontakt, Waschen der gesamten Kleidung und Bettwäsche)
Treponema pallidum: Syphilis (Lues)	**Herpes-simplex-Virus:** Herpes genitalis (Neugeborene von Müttern ohne Antikörper dürfen keinen Kontakt zu Erkrankten haben, da die Infektion bei ihnen tödlich verlaufen kann)	**Skabies-Milbe:** Skabies (Krätze) Verzicht auf Geschlechtsverkehr, engen Kontakt, Waschen der gesamten Kleidung und Bettwäsche
	Hepatitis-B-Virus: Hepatitis B (Impfung ist möglich)	

Tab. 1 Erreger sexuell übertragbarer Krankheiten

Sexualverhalten in Einrichtungen des Gesundheitswesens
Zum Sexualverhalten gehören neben dem Geschlechtsverkehr ebenso Intimität, der Austausch von Zärtlichkeiten, Küssen, Streicheln und Körperkontakt. In den Einrichtungen der ›**Akutpflege**‹ ist es nicht üblich, hierauf Rücksicht zu nehmen.
Anders verhält es sich in den Einrichtungen der ›**Langzeitpflege**‹. In diesem Bereich gehört es zur selbstverständlichen Lebensgestaltung, Möglichkeiten für die Ausübung des Sexuallebens bereitzustellen, z. B. durch abschließbare Zimmer, vereinbarte ungestörte Ruhezeiten. Ebenso gehört es dazu, dass ›Sexualassistenz und Sexualbegleitung‹ im Heim in Anspruch genommen werden können. Organisation und Finanzierung liegen dabei in der Verantwortung des Klienten. Wird dem Ausleben der Sexualität als Grundbedürfnis Raum und Zeit gegeben, kann dies zu physischer und psychischer Stabilität beitragen.

stationäre Akutpflege → *S. 138, Band 1*

stationäre Langzeitpflege → *S. 170, Band 1*

Sexualassistenz, Sexualbegleitung → *S. 695*

Zur Wahrung von Privatsphäre und Intimsphäre im pflegerischen Kontext gehört, dass
- vor dem Betreten eines Zimmers rechtzeitig und deutlich angeklopft wird.
- es respektiert wird, wenn um einen Moment Geduld gebeten wird.
- die Pflegende sich entschuldigt und später wiederkommt, wenn sie unpassend das Zimmer betritt.
- die Körperpflege zu einem anderen Zeitpunkt fortgesetzt wird, wenn es zu einer unwillkürlichen Erektion kommt.
- sich Pflegende gegen sexuelle Annäherungen und Übergriffe von pflegebedürftigen Menschen verwahren und dies deutlich zur Sprache bringen.
- pflegende Pflegebedürftige vor sexuellen Belästigungen und Übergriffen schützen.

Selbstfürsorge
Wie gehen Pflegende mit ihrer eigen Scham im Zusammenhang mit dem Sexualverhalten pflegebedürftiger Menschen um?

Schwangerschaftsverhütung
Die Wahrscheinlichkeit, dass eine geschlechtsreife Frau innerhalb von zwei Jahren bei regelmäßigem, ungeschütztem Geschlechtsverkehr schwanger wird, liegt im Alter von 20 Jahren bei 80 % und nimmt mit zunehmendem Alter ab. Aus diesem Grund gehört es zur ›Familienplanung‹, dass Paare (oder Sexualpartner) sich Gedanken über die Schwangerschaftsverhütung machen.

Familienplanung → *S. 783*

Pearl-Index
nach dem amerikanischen Biologen Raymond Pearl (1879–1940); Anzahl der Frauen, die innerhalb eines Jahres schwanger werden, wenn 100 Frauen über ein Jahr lang die gleiche Verhütungsmethode anwenden

Östrogen → *S. 881*
Gestagen → *S. 881*

Die Sicherheit von Verhütungsmethoden wird mit dem ›Pearl-Index‹ angegeben. Verhüten beispielsweise 100 Frauen über ein Jahr lang ausschließlich mit Kondomen (ohne Anwendungsfehler) und drei von ihnen werden innerhalb des Jahres schwanger, so liegt der Pearl-Index bei 3. Je kleiner der Index, umso sicherer ist eine Verhütungsmethode.

Verhütungsmethode (Verordnung)	Pearl-Index	Beschreibung
Orale Kontrazeptiva („Pille"), rezeptpflichtig	0,1–0,9	hormonelle Simulation einer Schwangerschaft durch ›Östrogen-‹ und ›Gestagen‹-Gabe, sodass es nicht zur Ovulation kommt; mit Einnahmepause
Mini-Pille, rezeptpflichtig	0,5–3	Gestagen-Präparat ohne Östrogen (z. B. verordnet bei Unverträglichkeit), welches die Ovulation teilweise hemmt und das Eindringen der Spermien und die Nidation (Einnistung) behindert; keine Einnahmepause
Depot-Spritze („Drei-Monats-Spritze"), rezeptpflichtig	0,3–0,88	hochdosierte Gestagen-Gabe; hemmt die Ovulation, behindert die Nidation und das Eindringen der Spermien
Kupferspirale, ärztlich eingebracht	0,9–3	verhindert die Nidation; enthaltenes Kupfer wirkt spermizid; Wechsel alle drei bis zehn Jahre, je nach Modell
Hormonspirale, ärztlich eingebracht	0,16	Gestagen-Gabe hemmt die Aktivität der Spermien, unterdrückt Wachstum der Gebärmutterschleimhaut, dadurch keine Nidation; Wechsel alle drei bis fünf Jahre, je nach Modell
Kondom, frei verkäuflich	2–12	über den Penis angelegter Gummischutz; Spermien werden mechanisch am Eindringen gehindert; zuverlässiger Schutz vor vielen sexuell übertragbaren Krankheiten
Diaphragma, ärztlich angepasst	1–20	hormonfreies Mittel; wird in die Vagina vor dem Muttermund eingelegt, Spermizid-Gel wird aufgetragen, Spermien werden abgetötet und mechanisch am Eindringen gehindert; Einsatz (bis zu zwei Stunden) vor dem Geschlechtsverkehr, anschließend Reinigung; je eingeübter in der Anwendung, umso niedriger der Pearl-Index
Periodische Enthaltsamkeit	15–20	während der fruchtbaren Tage findet kein Geschlechtsverkehr statt; das Auszählen der fruchtbaren Tage ist jedoch nicht sicher
Koitus interruptus	4–18	der Geschlechtsverkehr wird vor der Ejakulation unterbrochen, der Penis wird aus der Scheide zurückgezogen
„Pille danach", apothekenpflichtig, frei verkäuflich	1	keine Verhütungsmethode im eigentlichen Sinn, es wird hormonell die Ovulation verschoben und meist eine Abbruchblutung ausgelöst; ist als Notfallmaßnahme (zwischen 72 und 120 Stunden nach Geschlechtsverkehr) möglich, wenn andere Verhütungsmethoden kurzfristig versagen (z. B. bei Platzen oder Reißen eines Kondoms) oder nach Vergewaltigung

Tab. 1 Pearl-Index für verschiedene Verhütungsmethoden

1.2.2 Menschen mit eingeschränkter Sexualfunktion unterstützen und beraten

Folgende Erkrankungen können mit einer eingeschränkten Sexualfunktion einhergehen:

- **Operationen an den Geschlechtsorganen**, z.B. teilweise oder totale Entfernung der Brustdrüse bei ›Mammakarzinom‹, Entfernung des ›Uterus‹, Erkrankungen des ›Muttermundes‹, Erkrankungen der ›Prostata‹
- **neurologische Erkrankungen**, z.B. ›Querschnittssyndrom‹, ›multiple Sklerose‹, ›Apoplex‹

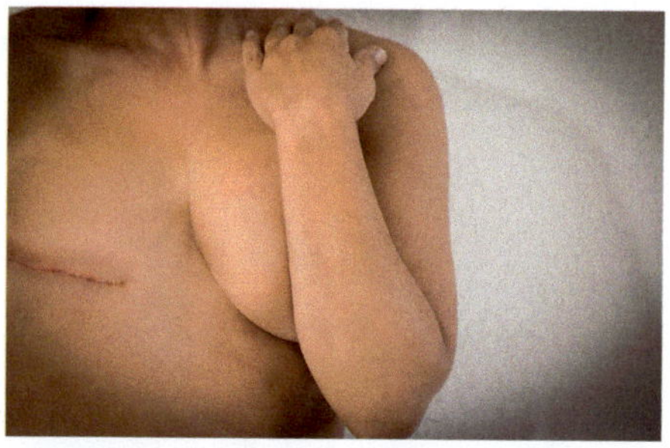

Abb. 1 Narbe nach Entfernung einer Brust

- **Selbstbildstörungen**, z.B. können umfangreiche Narben oder Veränderungen wie die Anlage eines Stomas zu einer derart negativen Selbstbewertung des ›Körperbildes‹ führen, dass keine intime Beziehung mehr möglich ist

Mammakarzinom → S. 764
Endometriumkarzinom → S. 767
Zervixkarzinom → S. 766
Prostatahyperplasie → S. 769
Querschnittssyndrom → S. 543
multiple Sklerose → S. 540
Apoplex → S. 538
Körperbildstörung → S. 587

Entscheidend ist oft die Frage, ob und ab wann nach der **Operation** wieder normaler Geschlechtsverkehr möglich sein wird. Nach Operationen an den Geschlechtsorganen ist zunächst kein Geschlechtsverkehr möglich, bis die Operationswunden verheilt sind. Danach kann der Geschlechtsverkehr vorsichtig wieder aufgenommen werden. Die genaue Karenzzeite teilt die operierende bzw. behandelnde Ärztin mit.

Ist aufgrund einer **neurologischen Erkrankung** kein Geschlechtsverkehr möglich, kann in der Paarbeziehung die Sexualität dennoch ausgelebt werden. Die Beziehung zum sexuellen Körper muss zunächst neu aufgebaut werden. Es können ggf. verschiedene Hilfsmittel zur Befriedigung des Partners zum Einsatz kommen. Das Ausleben der sexuellen Bedürfnisse ist in diesem Fall auf eine stabile Beziehung und offene Kommunikation angewiesen. Eventuell ist für eine Übergangszeit externe psycho- oder sexualtherapeutische Beratung hilfreich.

Liegen durch Amputation, Narben oder Stomaanlage **Selbstbildstörungen** vor, die ein normales Ausleben der sexuellen Bedürfnisse verhindern, kann eine psychologische Therapie helfen.

Bei Fehlen eines Sexualpartners kann auf das Angebot professioneller Sexarbeiter/-innen zurückgegriffen werden. Sexualassistentinnen/-assistenten oder Sexualbegleiterinnen/-begleiter sind erfahren im Umgang mit älteren Menschen bzw. Menschen mit Erkrankungen und/oder Behinderungen. Sie unterstützen Menschen in der Erfüllung ihrer sexuellen Bedürfnisse. Die Ausübung des Geschlechtsverkehrs ist nicht immer Ziel dieser Unterstützung.

In der ›Beratung‹ kommt es darauf an, dass Pflegebedürftige ihre Bedürfnisse und Sorgen äußern, damit nach Lösungen und Unterstützung gesucht werden kann. Die sachliche und selbstverständliche Ansprache des Themas durch Pflegende kann dabei helfen und Hemmschwellen abbauen.

Beratung → S. 460, Band 1

1.3 Pflegerische Maßnahmen bei Eingriffen an den Geschlechtsorganen durchführen

1.3.1 Pflegerische Maßnahmen bei Untersuchungen der Geschlechtsorgane

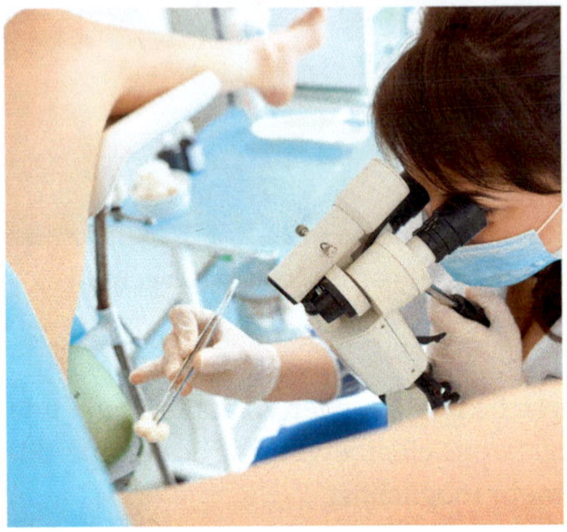

Abb. 1 Gynäkologische Untersuchung

Gynäkologische Untersuchungen dienen der Vorsorge, insbesondere vor Krebserkrankungen der Genitalien und der Brustdrüse, oder finden im Rahmen der ›Schwangerschaftsvorsorge‹ statt. Sie werden oft ambulant durchgeführt, stationäre gynäkologische Untersuchungen finden vor und nach Operationen und im Zusammenhang mit der Entbindung statt.

Mutterschaftsvorsorgeuntersuchung → S. 702

Diversität
Wie erleben Frauen aus verschiedenen Kulturen, Frauen mit Behinderung oder sehr junge Frauen die Untersuchung in Steinschnittlage?

Die Aufgaben der Pflegenden sind dabei:
- Pflegebedürftige vor der Untersuchung die Blase entleeren lassen
- Urinprobe nehmen bei Verdacht auf Entzündungen oder Schwangerschaft
- Person auf den Untersuchungsstuhl helfen, in ›Steinschnittlage‹ lagern
- ggf. Assistenz beim Halten des oberen Spekulums
- Objektträger, Bürstchen und Watteträger für Abstrich anreichen, nach Rückgabe auf Anordnung oder nach Herstellerangaben handhaben
- Person wieder vom Untersuchungsstuhl helfen, ggf. Material zum Entfernen des Ultraschallgels anreichen
- Slipeinlagen zur Verfügung stellen, da es nach einem Zervikalabstrich zu leichten Blutungen kommen kann
- ggf. Präparate beschriften und versenden

Steinschnittlage → S. 216

1.3.2 Prä- und postoperative Pflege

Das prä- und postoperative Handling bei Eingriffen an den männlichen Geschlechtsorganen entspricht in weiten Teilen dem Prozedere bei ›Eingriffen am Harnsystem‹.

Eingriffe am Harnsystem → S. 218

Präoperative Besonderheiten bei gynäkologischen Operationen sind
- **Haarentfernung im Genitalbereich:** Je nach operativen Erfordernissen wird im Einzelfall geklärt, wie umfangreich die Haarentfernung (mit Clipper oder Enthaarungscreme) zu erfolgen hat. Als Regel gilt: So viel wie nötig und so wenig wie möglich, um das Risiko postoperativer ›Wundinfektionen‹ nicht zu erhöhen.
- **Desinfektion:** Bei laparoskopischer Operationstechnik ist auf eine extra gründliche Reinigung des Bauchnabels am Vorabend zu achten.
- **Anpassung der ›Epithese‹:** Bei geplanter kompletter Entfernung der Brustdrüse wird die Epithese bereits vor der OP angepasst und in Auftrag gegeben.
- **Armumfangsmessung:** Auf der zu operierenden Brustseite wird der Umfang des Armes gemessen, um einen Vergleichswert für die postoperative Kontrolle des Lymphödems zu haben.

(postoperative) Wundinfektion → S. 637, 645, Band 1

Epithese
griech. prósthesis = Anfügung
künstliche Nachbildung eines erkrankten Körperteils

Postoperative Besonderheiten nach gynäkologischen Operationen sind

- **vaginale Blutungen:** Je nach Operationsverfahren sind Blutungen in unterschiedlich starker Ausprägung normal. Die quantitative Bewertung erfolgt immer im Vergleich zu einer regelstarken Blutung, also dem normalen Blutverlust während der Menstruation.
  - Nach einer Kürettage (Ausschabung) sollte die Blutung nicht mehr als regelstark sein, d.h. es sollten nicht mehr als fünf Vorlagen pro Tag benötigt werden.
  - Nach ›Hysterektomie‹ sollte die Blutung deutlich unter Regelstärke liegen.
  - Nach einer ›Konisation‹ kommt es am siebten postoperativen Tag zur Ablösung des Wundschorfes, was mit einer Blutung verbunden sein kann.

  Im Fall zu starker Blutungen wird sofort die Ärztin informiert, da es sich um eine Komplikation handeln kann.
- **Harnblasenfunktion:** Der Urin wird postoperativ auf Menge, Harnverhalt und ›Beimengungen‹ beobachtet. Durch die anatomische Nähe des Operationsfeldes und der Harnorgane im kleinen Becken können Verletzungen und Harnverhalt postoperativ auftreten. Intraoperativ wird ein ›Blasenverweilkatheter‹ gelegt, der meist am zweiten postoperativen Tag entfernt wird.
- **Kontrolle auf Entzündungszeichen:** Die Körpertemperatur wird gemessen und das ›Schmerzbefinden‹ wird ermittelt.
- **Körperpflege, Intimhygiene:** Die operierte Frau darf postoperativ nur duschen. Es sollten Vorlagen benutzt werden, Tampons und Menstruationskappen können zu Infektionen führen.

  Genitalspülungen können nach vaginalen Operationen oder bei starken Blutungen mit lauwarmem Wasser, Kamillenlösung oder Tee (Kamille, Frauenmantel) durchgeführt werden, sofern keine Allergien bestehen. Es wird der Bereich der Vulva, der Leisten, der Schamlippen und der Scheideneingang gespült, indem das Wasser langsam über den Schamhügel gegossen wird, die Schamlippen können leicht gespreizt werden. Am Oberschenkel wird begonnen, um zu testen, ob Temperatur und Spülung angenehm sind. Sie sitzt dabei auf Toilette oder auf einem Steckbecken und lehnt sich nach hinten. Danach wird der Intimbereich trockengetupft. Dabei werden die hygienischen Richtlinien der ›Intimpflege‹ beachtet.
- **nach Operationen an der Brustdrüse:**
  - Blutdruckmessung und Blutentnahme werden nur an der nicht operierten Seite durchgeführt. Sollten beide Seiten betroffen sein, muss ein anderer Messort gefunden werden, z.B. am Oberschenkel.
  - Das ›Körperbild‹ wurde stark verändert, was zunächst realisiert und verarbeitet werden muss. Die betroffene Frau und ihr Partner oder ihre Partnerin müssen ggf. schrittweise und sensibel an ihr verändertes Äußeres herangeführt werden. Es wird mit der Pflegebedürftigen abgesprochen, wann sie sich das erste Mal im Spiegel ansehen möchte.
  - Frühzeitige Versorgung mit einer Epithese/Prothese, zunächst als weiche Schaumstoffprothese für den Übergang. Drainagen werden unter ärztlicher Kontrolle entfernt, da eine große Blutungsgefahr besteht. Die betroffene Frau erhält zweimal pro Jahr einen Zuschuss für einen Spezial-BH, alle zwei Jahre eine neue Prothese und alle drei Jahre einen Zuschuss für einen Spezialbadeanzug. Die Höhe der Kostenübernahme ist je nach Krankenkasse unterschiedlich.
- **nach Entfernung regionaler Lymphknoten:** Durchführung der ›Lymphödemprophylaxe‹.

Hysterektomie → S. 766
Konisation → S. 766
Harnbeimengung → S. 181
Blasenverweilkatheter → S. 195
Schmerzskala → S. 729, Band 1
Intimpflege → S. 64
Körperbildstörung → S. 587

Interprofessionalität
Wer unterstützt Frauen nach einer Brustamputation im Umgang mit ihrem veränderten Körperbild?

Lymphödemprophylaxe → S. 698

Lymphödemprophylaxe

Werden bei einer (teilweisen) Brustdrüsenentfernung auch die regionalen Lymphknoten entfernt, so ist der Lymphabfluss aus dem betroffenen Arm deutlich erschwert. Der Lymphabfluss kann auch nach einer Bestrahlung gestört sein und es besteht die Gefahr eines Lymphödems.

Sentinel-Lymphknoten → S. 765

Etwa ein Drittel der operierten Frauen ist davon betroffen. Operativ wird dem Lymphödem dadurch vorgebeugt, dass möglichst nicht alle Lymphknoten entfernt werden, sondern nur die ›Wächterlymphknoten‹ (Sentinel-Lymphknoten). Bestrahlungen erfolgen möglichst schonend in Form von ›Pendelbestrahlung‹. Ein Lymphödem kann auch in den Beinen entstehen, wenn die regionalen Lymphknoten im Beckenbereich im Rahmen einer radikalen Operation eines ›Zervixkarzinoms‹ mitentfernt wurden.

Pendelbestrahlung
auch Rotationsbestrahlung; Strahlenquelle ist beweglich (kreisförmig oder im Bogen), ändert dadurch den Einstrahlungswinkel, touchiert gesundes Gewebe aber jeweils nur kurz

Zervixkarzinom → S. 766

Um einem Lymphödem vorzubeugen, sind die folgenden Maßnahmen durchzuführen bzw. nachfolgende Hinweise zu beachten:

- postoperativ den betroffenen Arm hochlagern
- keine Blutentnahme oder Injektion (auch keine Akupunktur) am betroffenen Arm
- keine Blutdruckkontrollen am betroffenen Arm
- keine Überwärmung (z.B. Sauna) und direkte Sonneneinstrahlung (z.B. auf Reisen)
- Verletzungen im Haushalt, im Garten, durch Haustiere und bei Nagelpflege vermeiden, z.B. durch Tragen entsprechender Schutzhandschuhe
- enge Kleidung und Schmuck vermeiden, der BH sollte nicht einschnüren
- keine körperliche Überlastung an dem Arm (Einkauf auf der anderen Seite tragen oder tragen lassen, Rolltasche verwenden)
- monotone und ruckartige Bewegungen vermeiden (z.B. am PC, beim Sport)
- physiotherapeutische Lymphdrainage, ›Kompressionsstrumpf‹ (ähnlich wie bei der Thromboseprophylaxe) für den Arm, Arm nicht langfristig nach unten hängen lassen

Kompressionstherapie → S. 429

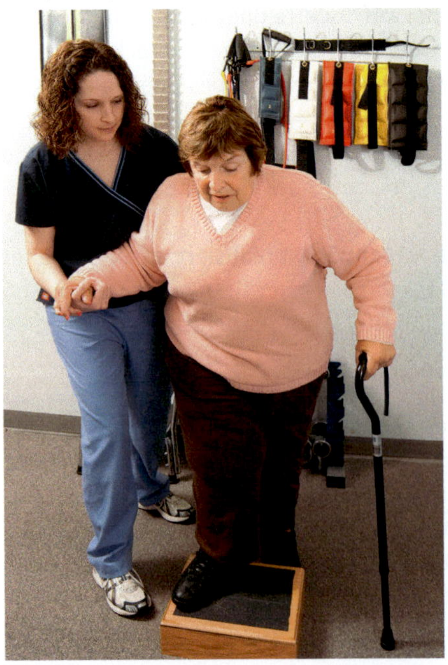

Abb. 1 Unterstützung einer Betroffenen mit Lymphödem

Lymphödem in den Beinen; es gelten die gleichen Prinzipien wie am Arm, zudem:

- enge Strümpfe meiden, Schuhe sollen bequem sitzen
- Überanstrengung vermeiden, keine zu großen Strecken laufen, langes Stehen vermeiden
- Sitzpausen einbauen und die Beine hochlegen
- Kompressionsstrumpf am Tag tragen
- nachts Beine mit Kurzzugbinden und in mehreren Lagen wickeln, die unterste Lage besteht aus einer Polsterung, die Touren werden von distal nach proximal mit abnehmendem Druck gewickelt

2 Schwangerschaft

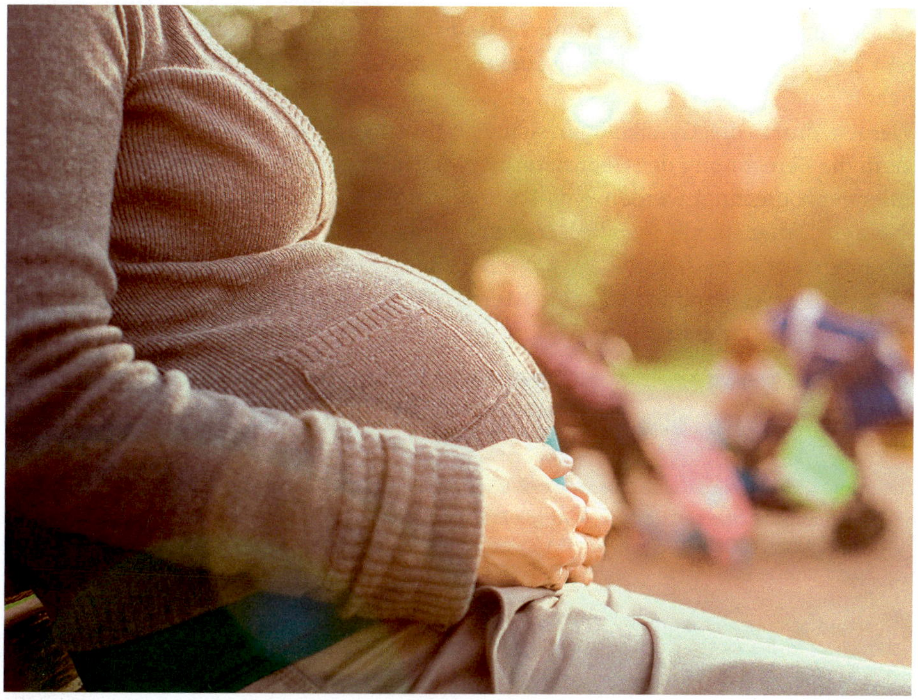

Abb. 2 Eine Schwangerschaft bringt zahlreiche physische, psychische und soziale Veränderungen mit sich.

2.1 Schwangerschaft beobachten

2.1.1 Die normale Schwangerschaft

Je nach Situation der Frau ist auch ihre Reaktion auf einen positiven Schwangerschaftstest unterschiedlich. Ein Paar, welches sich ein Kind wünscht und vielleicht bereits das Kinderzimmer geplant hat, wird jeden Hinweis auf eine Schwangerschaft positiv interpretieren. Eine junge Frau hingegen, die gerade überhaupt nicht damit gerechnet hat und eigentlich erst einmal ihre Ausbildung erfolgreich abschließen möchte, wird Anzeichen einer Schwangerschaft eher zurückhaltend interpretieren oder nicht wahrnehmen wollen.

W ZUM WEITERDENKEN

Eine im Januar 2020 veröffentlichte Studie der Universität Bamberg zeigt, dass Geburten im Familien- und Kollegenkreis zu einer Art Kettenreaktion führen können. Wenn eine Kollegin Mutter wird, nimmt der Kinderwunsch bei den Frauen, die mit ihr zusammenarbeiten, zu. Wenn die Schwester oder der Bruder ein Kind bekommen, weckt das den Wunsch nach einem eigenen Kind – besonders bei Frauen. Die Wahrscheinlichkeit, selbst ein Kind zu bekommen, nimmt also zu, wenn Geschwister oder Kolleginnen bzw. Kollegen Eltern werden.

Schwangerschaftszeichen und Schwangerschaftsnachweis

Schwangerschaftszeichen treten nicht bei jeder Frau und in allen Formen auf. Sie werden in unsichere, wahrscheinliche und sichere Schwangerschaftszeichen eingeteilt (Tab. 1). Unsichere und wahrscheinliche Zeichen können auch andere Ursachen haben.

Werden durch die Gynäkologin sichere Schwangerschaftszeichen nachgewiesen, kann die Berechnung des Geburtstermins mithilfe eines Online-Schwangerschaftskalenders berechnet werden. Nur 4% aller Kinder werden zum errechneten Termin geboren. Daher spricht man besser vom Entbindungszeitraum, d.h. errechneter Entbindungstermin plus/minus zwei Wochen, in dem zwei Drittel aller Kinder geboren werden. Die Berechnung des Geburtstermins dient daher eher der Planung der ›Vorsorgeuntersuchungen‹.

Schwangerenvorsorge → S. 696

HCG-Nachweis → S. 703

Cardiotokogramm (CTG)
grlech. cardio = Herz, tokos = das Gebären, Geburt
Aufzeichnung der kindlichen Herztöne und der mütterlichen Wehentätigkeit

Unsichere Schwangerschaftszeichen	Wahrscheinliche Schwangerschaftszeichen	Sichere Schwangerschaftszeichen, Schwangerschaftsnachweis
– morgendliche Übelkeit und Erbrechen – Spannungsgefühl in den Brüsten – orthostatische Kreislaufprobleme – Dunkelfärbung und Anschwellen der Brustwarzen – Heißhunger bzw. Appetit auf ungewöhnliche Nahrungsmittel	– Ausbleiben der Menstruation (sekundäre Amenorrhö) – ›HCG-Nachweis‹ im Blut (nach 2 Wochen) und im Urin (nach 3 Wochen) – Anstieg der Basaltemperatur um ca. 0,5 °C über mindestens 16 Tage – frische Schwangerschaftsstreifen – gefühlte Kindsbewegungen	– Nachweis der Schwangerschaft im Ultraschall (Herzaktionen, Embryosilhouette) – Herztöne im ›CTG‹ – Geburt des Kindes

Tab. 1 Schwangerschaftszeichen

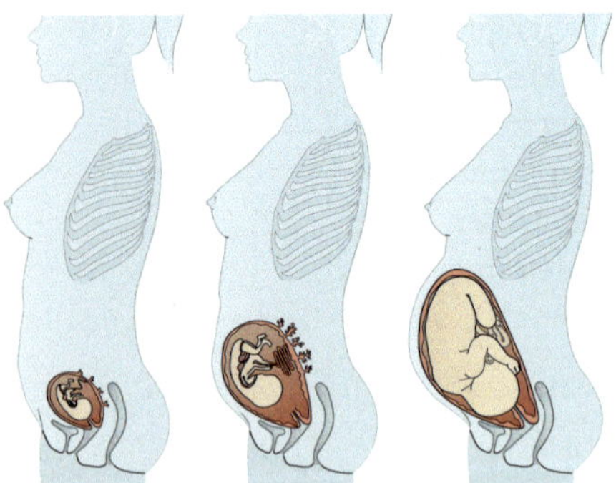

Abb. 1 Uteruswachstum

Schwangerschaftsbedingte Veränderungen bei der Mutter

- **Hormonelle Umstellungen:** Die durch die Schwangerschaft ausgelöste hormonelle Umstellung bewirkt nicht nur das Wachstum des Kindes, sondern führt auch zu vielfachen Veränderungen bei der Mutter. So wachsen z.B. Uterus und Brustdrüsen durch den Hormoneinfluss. Das erhöhte Progesteron sorgt für eine Ruhigstellung der glatten Muskulatur (z.B. Myometrium des Uterus) und dient dem Erhalt der Schwangerschaft. Der erhöhte Östrogen-Spiegel ermöglicht das Uteruswachstum, lockert das Bindegewebe und führt zur Ödembildung.
- **Herz-Kreislauf-System:** Das Blutvolumen steigt bei sinkendem ›Hämatokritwert‹ auf sechs bis sieben Liter, das Herzminutenvolumen nimmt zu, der Blutdruck sinkt, die Blutdruckamplitude vergrößert ohne Absatz bitte.
  Durch die Lockerung des Bindegewebes und den dadurch verminderten venösen Rückstrom nimmt das Risiko für Krampfadern und ›Thrombosen‹ zu. Der wachsende Eisenbedarf zur Bildung des Hämoglobins kann zur Eisenmangelanämie führen.

Hämatokrit → S. 620, Band 1

Thrombose → S. 426

- **Lunge und Atmung:** Der Sauerstoffverbrauch steigt bis zum Ende der Schwangerschaft auf 140 %, die Atemfrequenz bleibt dabei konstant, das ›Atemzugvolumen‹ wird erhöht. Im letzten ›Trimenon‹ überwiegt bei der Schwangeren die ›Brustatmung‹.
- **Stoffwechsel:** Der Gesamteiweißgehalt im Serum nimmt um 20 % zu, die Blutfettwerte um 25–50 %. Der Kohlenhydratumsatz steigt, es besteht die Gefahr eines ›Gestationsdiabetes‹.

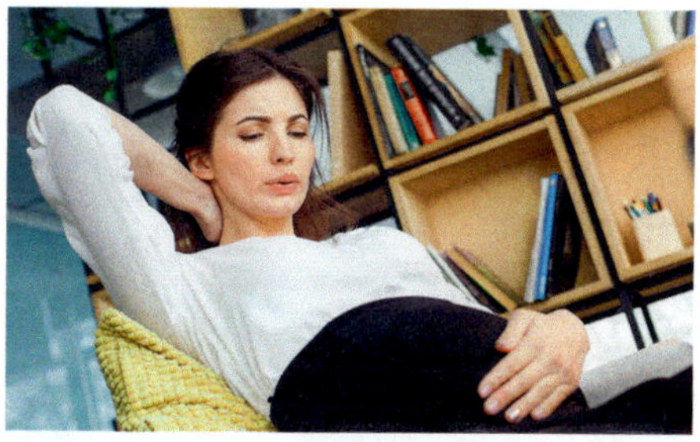

Abb. 2 Schwangere atmen ab dem zweiten Trimenon tiefer und geraten schneller aus der Puste.

- **Nieren und ableitende Harnwege:** Die Nieren werden größer, ihre Durchblutung steigt um 30–50 %. Durch Progesteron wird das Lumen der Harnröhre erweitert und der pH-Wert der Scheide ist weniger sauer. Das Infektionsrisiko in den Harnwegen ist erhöht. Im dritten Trimenon drückt das Kind auf die Harnblase, was häufigeren Harndrang auslöst.
- **Magen-Darm-Trakt:** Durch den gesenkten Tonus der glatten Muskulatur und den wachsenden Bauch kommt es zu gastroösophagealem Reflux, Sodbrennen, Erbrechen, ›Obstipation‹ sowie zu einem erhöhten Risiko für Gallensteine.
- **Gewicht:** Eine Gewichtszunahme von 10–18 kg ist normal, allerdings sollte sie bis zur 14. SSW nur gering sein. Von der 15.–24. SSW sind 250 g Zunahme in der Woche normal, danach beträgt die Gewichtszunahme 400–500 g pro Woche.
  Die Zunahme des Fettgewebes und der Wassereinlagerungen ist sehr individuell, sodass die Gesamtgewichtszunahme insgesamt stark variiert. Ab einer Zunahme von mehr als 300 g bzw. 600 g pro Woche steigt aber das Risiko für ›Schwangerschaftskomplikationen‹. Die Gewichtszunahme zum Zeitpunkt der Geburt setzt wie folgt zusammen:
  - ca. 500 g Plazenta
  - 900–1000 g Uterus
  - 500–1000 g Fruchtwasser
  - 2500–4500 g Kind
  - 1–2 l zusätzliches Blutvolumen
  - ca. 400 g Brustdrüsenzunahme
  - 1600–1700 g Gewebswasser
  - 3000–4000 g Fettgewebe

  Schlanke Frauen sollten mehr an Gewicht zunehmen als adipöse Frauen.
- **Haut:** durch Erhöhung des melanozytenstimulierenden Hormons (MSH) ist die Pigmentierung verstärkt. Die Haut ist insgesamt besser durchblutet. Häufig wird eine mittig-senkrecht auf der Bauchhaut verlaufende Linie erkennbar, die sogenannte Linea nigra.
  Im letzten Trimenon sind Schwangerschaftsstreifen nicht selten.

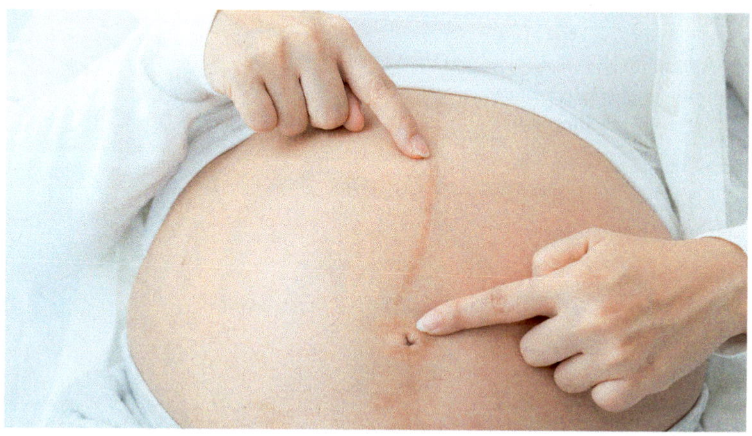

Abb. 3 Linea nigra

Atemzugvolumen → S. 489

Trimenon
lat. tres (tri) = drei,
mensis = Monat
Die Schwangerschaft wird in drei Abschnitte eingeteilt, diese werden jeweils als Trimenon bezeichnet:
1. Trimenon 1.–13. SSW
2. Trimenon 14.–26. SSW
3. Trimenon 27.–40. SSW

Atmungstypen → S. 363
Gestationsdiabetes → S. 776
Obstipation → S. 207
Schwangerschaftskomplikationen → S. 704

2.1.2 Schwangere Frauen und werdende Eltern begleiten

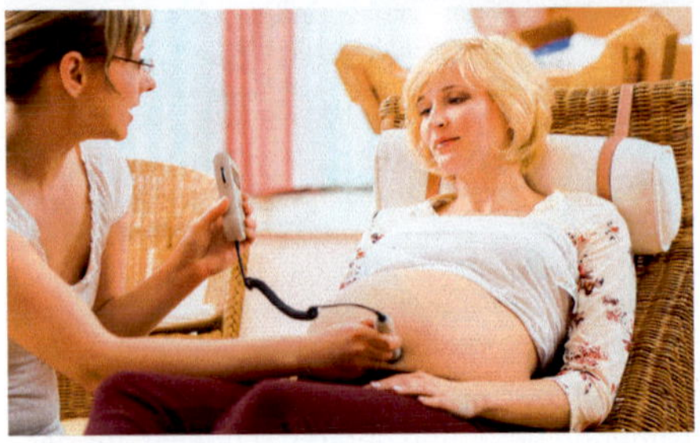

Abb. 1 Schwangerenbetreuung durch Hebamme

Pflegende begleiten im Rahmen der Schwangerschaft allenfalls assistierend bzw. unterstützend durch Beobachtung und Weitergabe der Informationen an die betreuende Hebamme bzw. den behandelnden Arzt. Die Schwangerenvorsorge dient der frühzeitigen Erkennung von Problemen und Komplikationen sowie der Beratung während der Schwangerschaft.

Zur Schwangerenvorsorge gehören:
- Anamnese
- körperliche Untersuchung der Mutter (Gewicht, Blutdruck, Varizen, Ödeme) sowie weitere Diagnostik (Blut, Urin, Ultraschall)
- Beratung zur gesunden Lebensweise in der Schwangerschaft
- Beratung über Möglichkeiten der Entbindung

Die Ergebnisse werden im Mutterpass dokumentiert. Empfohlen wird, dass die Frau nach der Feststellung der Schwangerschaft alle vier Wochen, ab der 32. SSW alle zwei Wochen und ab dem errechneten Geburtstermin jeden zweiten Tag zur Vorsorgeuntersuchung geht.

Richtlinien über die ärztliche Betreuung während der Schwangerschaft und nach der Entbindung
www.g-ba.de/richtlinien/19

Mutterschaftsvorsorge und Pränatale Diagnostik (PND)
Im Rahmen der **Mutterschaftsvorsorge** gemäß den Mutterschafts-Richtlinien haben werdende Mütter gesetzlichen Anspruch auf verschiedene Untersuchungen bzw. Leistungen (Tab. 1).
Zur **Pränatalen Diagnostik** gehören nichtinvasive Untersuchungen wie der Ultraschall und invasive Untersuchungen wie die Fruchtwasserpunktion (Amniozentese), Entnahme von Plazentazellen (Chorionzottenbiopsie) und Nabelschnurpunktion.
Pränatale Diagnostik wird auf elterlichen Wunsch oder bei Bestehen gewisser Risikofaktoren (höheres mütterliches Alter, familiäre Vorbelastung, auffälliger Ultraschallbefund) durchgeführt. Dabei sollen Aussagen über bestimmte Krankheiten und Behinderungen des Embryos gewonnen werden.

Ethik
Was spricht für und was gegen eine umfangreiche pränatale Diagnostik?

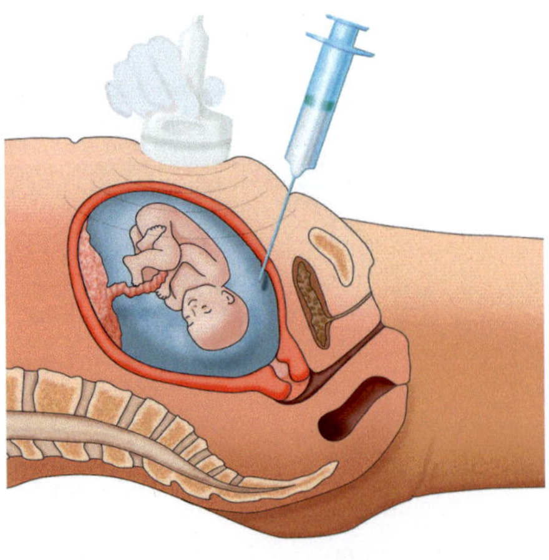

Abb. 2 Prinzip der Fruchtwasserpunktion

Das Ergebnis der PND stellt die werdenden Eltern bzw. Mütter ggf. vor eine schwierige Entscheidung, wenn das erwartete Kind wahrscheinlich nicht gesund sein wird und sie sich innerhalb der gesetzlichen Fristen für oder gegen das Kind entscheiden sollen. Eltern bzw. werdende Mütter müssen im Vorfeld gut beraten und im Prozess begleitet werden, was das Ergebnis der PND für sie bedeuten kann; mögliche Entscheidungen müssen im Vorfeld bedacht und gedanklich ausgetestet werden.

Zeitpunkt	Untersuchungen
Nach Ausbleiben der Regelblutung	– Feststellen der Schwangerschaft durch HCG-Nachweis im Urin und Ultraschalluntersuchung – rechnerische Bestimmung des wahrscheinlichen Geburtstermines
Ab der 5. SSW	**Mutterschaftsvorsorgeuntersuchung (Erstuntersuchung):** Anamnese, Blutuntersuchung (Blutbild, Blutgruppe, Antikörpersuchtest, Rötelntiter, Lues-Such-Reaktion, HIV – nur mit Einverständnis!), Urinuntersuchung (Eiweiß, Glukose, Chlamydien-Screening), PAP-Abstrich, Ausstellen eines Mutterpasses, Beratungsgespräche (zu Ernährung, Beruf, Medikamenteneinnahme u. Ä.)
9.–12. SSW	**Mutterschaftsvorsorgeuntersuchung**: Gewichtskontrolle, RR-Messung, Urinuntersuchung, ggf. Blutbildbestimmung, Kontrolle Gebärmutterstand, Kontrolle Herzaktion des Kindes, Feststellung Lage des Kindes – erster Ultraschall zur Bestimmung des Schwangerschaftsalters, Blutdruck und Gewichtskontrolle **PND:** ab 12. SSW Chorionzottenbiopsie zur Diagnostik von Chromosomenabweichungen und Erberkrankungen
12.–14. SSW	**Mutterschaftsvorsorgeuntersuchung (s. o.)** **PND:** Ersttrimesterscreening = Nackentransparenzmessung im Ultraschall + spezifische Serumuntersuchung zur Diagnostik (bzw. Wahrscheinlichkeitsermittlung) von Chromosomenstörungen (v. a. Trisomie 21), schwerwiegenden Fehlbildungen, komplexen Herz- und Hirnfehlern, Präeklampsie-Risiko *Die Kosten werden nicht von der Krankenkasse übernommen, sondern sind als IGeL-Leistung privat zu bezahlen. Für den Test auf Trisomie 21 werden in begründeten Einzelfällen, z. B. bei Risikoschwangerschaften, die Kosten von der Krankenkasse übernommen.* – Chorionzottenbiopsie zur genetischen Untersuchung bei Müttern ab dem 35. Lebensjahr
Ab der 15. SSW	**Mutterschaftsvorsorgeuntersuchung (s. o.)** **PND:** bei bestehenden Risikofaktoren Amniozentese (Fruchtwasseruntersuchung) zur Gewinnung kindlicher Zellen zum sicheren Ausschluss/zur Diagnosestellung einer Erkrankung
19.–22. SSW	**Mutterschaftsvorsorgeuntersuchung (s. o.)** – zweiter Ultraschall zur Kontrolle der Organanlagen
25.–28. SSW	**Mutterschaftsvorsorgeuntersuchung (s. o.)** – Screening auf Gestationsdiabetes (Schwangerschaftsdiabetes) mittels oralem Glukosetoleranztest (oGTT) Bei vorliegenden Risikofaktoren wie z. B. vorangegangenem Gestationsdiabetes oder einem Kind mit mehr als 4500g Geburtsgewicht, Diabetes mellitus in der Familie, Übergewicht, vorausgegangener Totgeburt oder mindesten drei Fehlgeburten in Folge wird der oGTT bereits im ersten Trimenon durchgeführt. – Kardiotokografie (CTG; Herztonüberwachung), bei Risikoschwangerschaften auch bei allen Folgeterminen – zweiter Antikörpersuchtest (Rhesus)
28.–30. SSW	**Mutterschaftsvorsorgeuntersuchung (s. o.)** – Rhesusprophylaxe bei rhesusnegativer Mutter
29.–32. SSW	**Mutterschaftsvorsorgeuntersuchung (s. o.)** – dritter Ultraschall zur Kontrolle von Wachstum und Gewicht des Kindes

Tab. 1 Leistungen der Mutterschaftsvorsorge und Möglichkeiten der Pränatalen Diagnostik

2.1.3 Veränderungen in der Schwangerschaft

Allgemeine Schwangerschaftsbeschwerden

Schwangerschaftsbeschwerden sind auf physiologische Veränderungen während einer Schwangerschaft zurückzuführen, die sich in drei Zeitspannen einteilen lassen. Im ersten Trimenon stehen morgendliche Übelkeit und Erbrechen sowie ein Spannungsgefühl in den Brüsten im Vordergrund, während sich die Frauen im zweiten Trimenon überwiegend wohlfühlen und kaum Beschwerden verspüren. Im dritten Trimenon kann es zu aufgrund der starken Größenzunahme des Fetus und damit verbunden des Bauchumfangs der Schwangeren zu Kurzatmigkeit, geringerer Leistungsfähigkeit, „schweren Beinen“, Rückenschmerzen, Völlegefühl nach den Mahlzeiten sowie Obstipation kommen.

Schwangerschaftskomplikationen

Schwangerschaftskomplikationen haben im Gegensatz zu den Beschwerden den Charakter von Erkrankungen, bei denen die Frau medizinische Hilfe benötigt. Häufige Komplikationen sind vorzeitige Wehen, Blutdruckerkrankungen, Stoffwechselstörungen und Fehlgeburten.

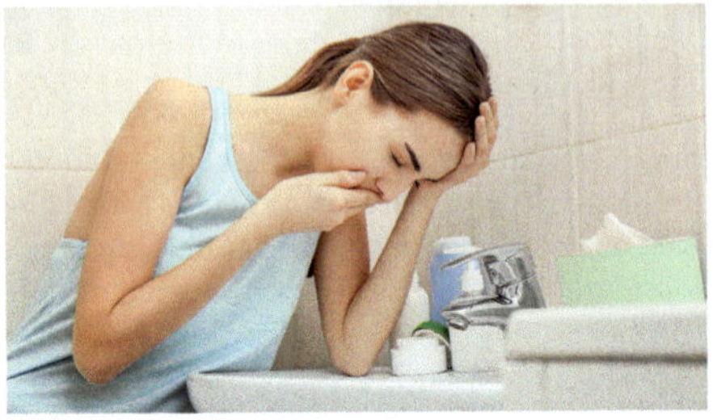

Abb. 1 Anhaltende Übelkeit (mit Erbrechen) kann die Schwangere erheblich schwächen.

Anpassungsstörungen in der Frühschwangerschaft

Die häufigste Komplikation der Frühschwangerschaft ist das unstillbare Schwangerschaftserbrechen (Hyperemesis gravidarum). Ursachen sind die großen hormonellen Umstellungen wie auch psychologische Störungen. Adipositas und Mehrlingsschwangerschaften gelten gleichfalls als Risikofaktoren. Für betroffene Frauen ist dies eine sehr belastende Situation.

Es muss auf Anzeichen für zu starken Gewichtsverlust, Dehydratation und Stoffwechselstörungen geachtet und ggf. symptomatisch therapiert werden. Bei schweren Verlaufsformen mit Elektrolytentgleisung ist eine stationäre Aufnahme unabdingbar.

Komplikationen im dritten Trimenon

Präeklampsie → S. 710, 775
Eklampsie → S. 710, 775
HELLP-Syndrom → S. 710, 776
Gestationsdiabetes → S. 776

Treten Komplikationen im letzten Drittel der Schwangerschaft auf, sind diese häufig schwerwiegend und können das Leben von Mutter und Kind bedrohen. Die werdende Mutter ist somit zweifach belastet. Sie leidet unter den Symptomen der Komplikation und sieht sich mit dem Gedanken konfrontiert, dass sie ihr noch ungeborenes Kind verlieren könnte. Die Pflegefachfrau muss bei der Betreuung der Schwangeren beide Aspekte berücksichtigen. Die Beobachtung der Komplikationen erfolgt nach bestimmten Schwerpunkten.

Komplikation	Beobachtungsschwerpunkte
Schwangerschaftsinduzierte Hypertonie (SIH)	Blutdruck, Bewusstseinslage, Ödembildung, Urinausscheidung
›Präeklampsie‹	Blutdruck, Urin (Proteinurie, Oligurie, Nierenfunktion/Kreatinin), Oberbauchschmerzen bei Leberbeteiligung, Blutgerinnung (Thrombozytenmangel), Atmung (Lungenödem), Bewusstseinslage, Wohlbefinden der Frau
›Eklampsie‹	tonisch-klonische Krampfanfälle, Bewusstseinslage, Blutdruck, Kindherztöne
›HELLP-Syndrom‹ (akute Lebensgefahr!)	Schmerzen (Oberbauch rechts, Leberkapselschmerz), Blutdruck, Puls, Bewusstseinslage, Ödembildung, Proteinurie, Urinmenge
›Gestationsdiabetes‹	Blutzuckerwerte insbesondere unter der Geburt und danach, Bewusstseinslage, Körpergewicht der Mutter, Ernährung

Tab. 1 Beobachtungsschwerpunkte bei Schwangerschaftskomplikationen

Abort (Fehlgeburt)

Abort
lat. abortus = abgegangen, zugrunde gegangen

Ein ›Abort‹ liegt vor, wenn die Schwangerschaft vor Ablauf der 28. SSW beendet ist, der Fetus weniger als 500 g wiegt und nach der Geburt keine Lebenszeichen aufweist. Bis zur 12. SSW spricht man von Frühabort (häufigere Form), von der 13. bis 24. SSW von einem Spätabort. Die Zahl der Fehlgeburten kann nur geschätzt werden, da viele befruchtete Eizellen spontan zugrunde gehen. Vermutet wird, dass etwa 30 % der Frauen von einer oder mehreren Fehlgeburten betroffen sind.

Es gibt verschiedene Formen und Stadien von Aborten:

Bezeichnung	Erklärung	
Abortus imminens (drohende Fehlgeburt)	Es treten Wehen, Blutungen oder eine Öffnung des Muttermundes auf. Die Therapie besteht in Tokolyse, Bettruhe und evtl. einer ›Cerclage‹. Eine Cerclage wird maximal bis zur 28. SSW durchgeführt. Die Umschlingung muss etwa drei Wochen vor dem Geburtstermin bzw. bei einsetzenden Wehen gezogen werden. Die Schwangerschaft kann erhalten werden.	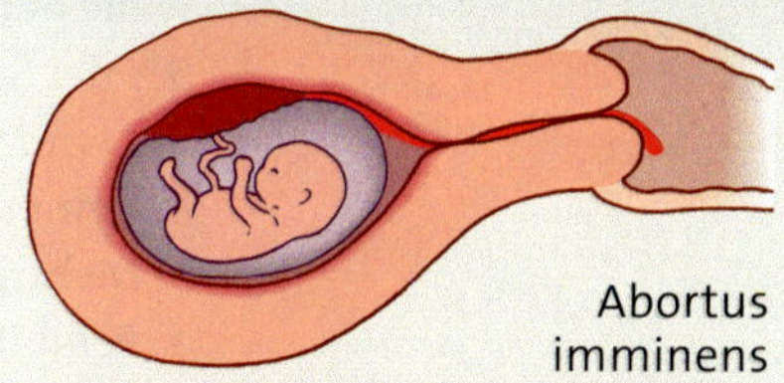
Abortus incipiens (beginnende Fehlgeburt)	Es treten Wehen, Blutungen und die Öffnung des Muttermundes auf. Die Schwangerschaft kann nicht erhalten werden.	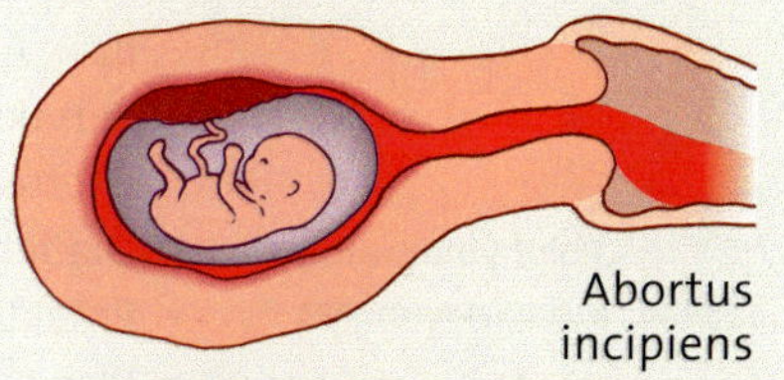
Abortus incompletus (unvollständige Fehlgeburt)	Das Kind wurde geboren, aber Fruchthöhle und Plazenta sind noch im Uterus; sie werden mittels einer Abrasio (Ausschabung) entfernt.	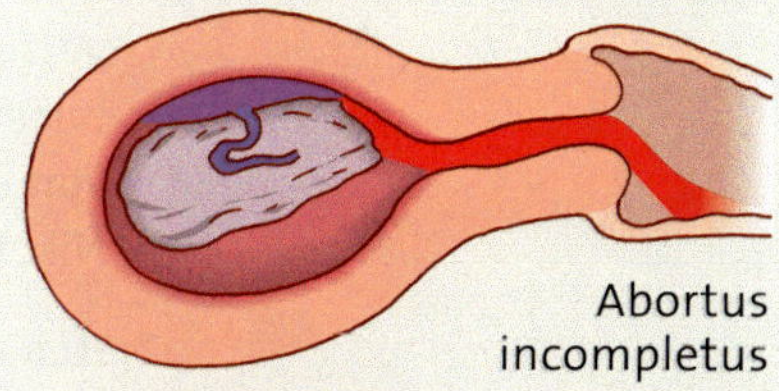
Abortus completus (vollständige Fehlgeburt)	Das Kind wurde geboren, Wehen, Blutungen und Öffnung des Muttermundes sind nicht mehr vorhanden.	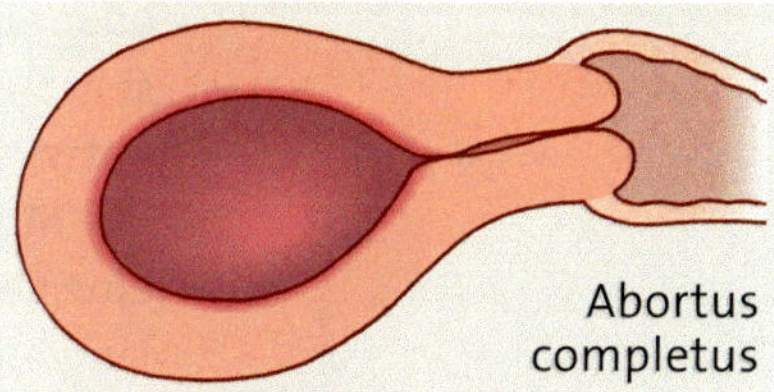
Missed abortion (verhaltene Fehlgeburt)	Das Kind ist im Uterus verstorben. Es treten keine Wehen oder Blutungen ein, der Muttermund öffnet sich nicht. Bei Frühaborten wird eine Abrasio durchgeführt, bei Spätaborten wird die Geburt medikamentös eingeleitet. Verbleibt ein verstorbenes Kind länger als vier bis fünf Wochen im Uterus, kann es zu Gerinnungsstörungen bei der Mutter kommen.	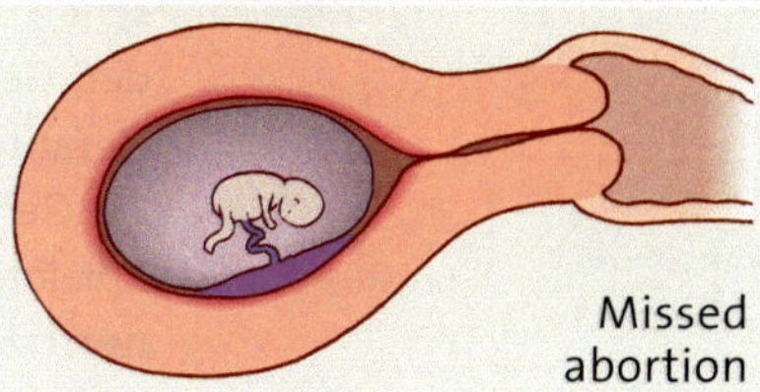

Tab. 2 Formen von Aborten

Bei einem **febrilen Abort (Fehlgeburt aufgrund einer Infektion)** bekommt die Mutter Fieber bis 39 °C. Steigt die Temperatur über 39 °C, besteht das Risiko einer ›Sepsis‹, diese führt in 50–80 % der Fälle zum Tod der Mutter.

Artefizielle Aborte (künstlich herbeigeführte Fehlgeburt) können durch Impfungen, Medikamente, Strahlungen oder gezielte Schwangerschaftsabbrüche hervorgerufen sein.

Cerclage
operativer Verschluss des Muttermundes durch Umschlingung oder Vernähen

Sepsis → *S. 598, Band 1*

Totgeburt

Eine Totgeburt liegt vor, wenn das geborene Kind mindestens 500 g wiegt und noch im Mutterleib oder während der Geburt verstorben ist. Totgeburten sind im Gegensatz zu Fehlgeburten meldepflichtig (§ 18–21 Personenstandsgesetz). Wie bei jeder normalen Geburt wird auch bei Fehl- oder Totgeburten die Blutgruppe des Kindes festgestellt, um bei einer Mutter mit dem Blutgruppenmerkmal Rhesus negativ eine Immunisierungsprophylaxe innerhalb von 72 Stunden durchzuführen.

Interprofessionalität
Welche Berufsgruppen arbeiten bei der Versorgung von Frühgeborenen und bei der Begleitung ihrer Eltern zusammen?

Frühgeburt
Als Frühgeburt wird jede Geburt eines lebenden Kindes vor der vollendeten 37. SSW bezeichnet, unabhängig vom Geburtsgewicht oder Schwangerschaftsalter. Mittlerweile haben Kinder mit einem Geburtsgewicht < 500 g eine Überlebenschance. Etwa 9 % der Schwangerschaften in Deutschland enden mit einer Frühgeburt, 1 % der Kinder wird vor der 32. SSW geboren. Die Ursachen für eine Frühgeburt sind nicht immer erkennbar, verschiedene Risikofaktoren sind bekannt:

- Mehrlingsschwangerschaft
- Fehlbildungen des Kindes
- Infektionen der Mutter (in der Vagina bzw. Allgemeininfektionen)
- Zervixinsuffizienz, Uterusfehlbildung, Uterusmyome
- Diabetes mellitus, ›Polyhydramnion‹
- Präeklampsie, HELLP-Syndrom
- Plazentainsuffizienz, Plazenta praevia, vorzeitiger Blasensprung und Plazentalösung
- vorausgegangene Fehl- bzw. Totgeburten
- Nikotin- und Alkoholabusus der Mutter, speziell während der Schwangerschaft

Polyhydramnion
erhöhte Fruchtwassermenge

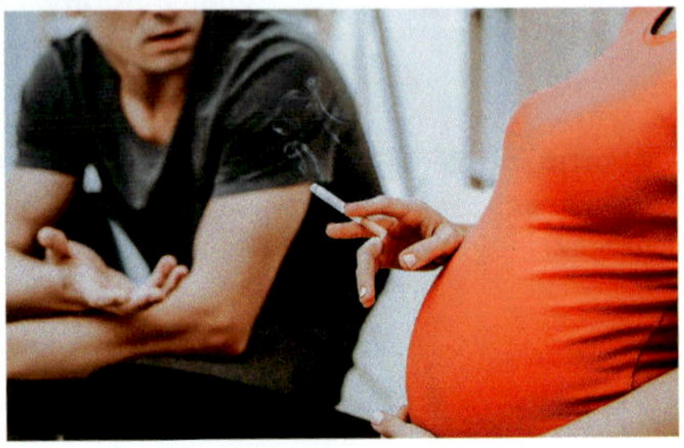

Abb. 1 Rauchen während der Schwangerschaft kann eine Frühgeburt auslösen.

Treten vor der vollendeten 37. SSW Symptome wie Wehen, vorzeitiger Blasensprung oder ein sich öffnender Muttermund auf, droht eine Frühgeburt. Insbesondere im sehr frühen Stadium bringt jeder Tag im Uterus für das Kind einen Überlebens- bzw. Entwicklungsvorteil. Daher gilt es, die Geburt so lange wie möglich hinauszuzögern. Die Mutter erhält je nach Symptomatik Bettruhe, wehenhemmende Medikamente, eine Cerclage (14.–24. SSW) oder auch einen totalen Muttermundverschluss. Um die Lungenreife zu fördern, werden zur Prophylaxe des fetalen Atemnotsyndroms zwischen der 24. und der 34. SSW Kortikoide zugeführt. Die Geburt wird bei akut drohenden Gefahren für Mutter oder Kind eingeleitet. Für das Kind bestehen die größten Gefahren in einer Infektion und einer Hirnblutung (v. a. vor der 34. SSW). Daher sollte die Geburt so stressarm wie möglich ablaufen. Die Geburtswege werden durch eine Episiotomie (Dammschnitt) großzügig erweitert. Bereits bei geringen Komplikationen oder Lageanomalien wird ein Kaiserschnitt durchgeführt.

Übertragung
Geht die Schwangerschaft sieben bis zehn Tage über den errechneten Geburtszeitraum hinaus, spricht man von einer Übertragung. Bei einer echten Übertragung von mehr als 14 Tagen zeigen die Kinder die sog. Runge-Zeichen:

- gelbe Haut, gelbe Eihäute bzw. Nabelschnur
- Waschfrauenhände mit Abschilfern bzw. Abschälen der ›Epidermis‹
- roter Hodensack bzw. rote Schamlippen
- keine Käseschmiere (Vernix caseosa)
- relativer Entwicklungsrückstand (Dystrophie)

Aufbau der Haut → S. 118

Die Maßnahmen bei Übertragung sind zunächst eine Kontrolle des errechneten Entbindungstermins. Fehler in der Terminberechnung können z. B. durch einen unregelmäßigen Menstruationszyklus entstehen. Weiterhin erfolgt ein CTG alle zwei Tage, die stationäre Aufnahme ab dem siebten Tag, dann auchzwei bis dreimal täglich CTG. Ab den Tagen 10–14 erfolgt die medikamentöse Einleitung der Entbindung.

2.2 Schwangere bzw. werdende Eltern während der Schwangerschaft unterstützen

2.2.1 Prävention und Beratung

Gesundheitsförderung

Gesundheitsfördernde Maßnahmen haben das Ziel, sowohl die Schwangere als auch das ungeborene Kind in ihrem Wohlbefinden zu stärken und mögliche Risiken zu minimieren. Im Vordergrund steht die Unterstützung der werdenden Mutter in ihrer gewohnten Lebensführung. Durch das Wissen um die enge physiologische Verknüpfung zwischen dem kindlichen und mütterlichen Organismus kann ein Beratungsbedarf der Mutter bezüglich Ernährung, Bewegung, Körperpflege und Sexualität bestehen. Weiterhin legt die Gesundheitsförderung einen verstärkten Fokus auf die Aufklärung über die Risiken von für das Kind schädlichen Substanzen. Alkohol, Nikotin, sonstige Drogen und bestimmte andere Schadstoffe können die ›Plazentaschranke‹ ungehindert passieren und im kindlichen Organismus erheblichen Schaden anrichten (z.B. ›Alkoholfetopathie‹).

Plazenta → S. 773

Fetopathie
lat. fetus = (Leibes-)Frucht
griech. pathos = Leid
Sammelbegriff für Schädigungen des Kindes im Mutterleib vom Ende des dritten Schwangerschaftsmonats bis zur Geburt

Die **Ernährung** sollte abwechslungsreich, ausgewogen und vollwertig sein. Schwangere haben einen 10 % höheren Nährstoffbedarf als Nichtschwangere. Sie sollten sich möglichst vitamin- und mineralstoffreich (v. a. im letzten Schwangerschaftsdrittel), aber durchaus fettarm ernähren. Der Organismus der Frau ist so ausgelegt, dass der Fetus die für ihn notwendigen Nährstoffe erhält. Daher kann es zu Mangelerscheinungen bei der Schwangeren kommen. In diesen Fällen wird die zusätzliche Aufnahme von z.B. Folsäure, Jod, Eisen, Magnesium oder Kalzium in Form von Nahrungsergänzungsmitteln empfohlen.

Eine ausbalancierte ovo-lacto-vegetarische Ernährung in der Schwangerschaft ist problemlos möglich. Bei einer veganen (rein pflanzlichen) Ernährung ist zwingend auf eine ausreichende Zufuhr von Vitamin B_{12}, Kalzium sowie Kalorien zu achten. Anderenfalls drohen schwere Schädigungen des kindlichen Nervensystems.

Viel **Bewegung** bei gleichzeitig ausreichendem Schlaf, Sportarten wie Wandern, Schwimmen und Gymnastik unterstützen das Wohlbefinden der Schwangeren. Wichtig ist, dass es der Schwangeren guttut, und sie ihre Belastungsgrenzen ernst nimmt. Besondere Risiken wie bei Extremsportarten, erhöhte Sturzgefahr oder starke Erschütterungen gefährden nicht nur die Mutter, sondern auch das Kind.

Die Schwangere kann im Regelfall die **Körperpflege** wie gewohnt durchführen. Die früher empfohlenen Bürstungen der Haut, insbesondere der Brustwarzen, gelten heute als veraltet, da sie zu Mikroverletzungen führen können, die (Pilz-)Infektionen der Haut begünstigen. Es wird vermutet, dass Frauen durch Wechselduschen der Haut oder eine intensive Hautpflege Schwangerschaftsstreifen (Striae) vorbeugen können, belegbar ist dies jedoch bislang nicht.

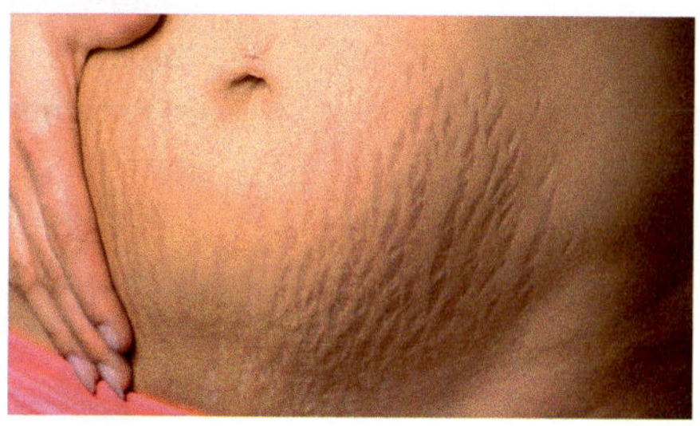

Abb. 2 Schwangerschaftsstreifen

Für manche Schwangere und ihre Partner ergeben sich Fragen über mögliche Einschränkungen ihrer **sexuellen Aktivität**. Aus gesundheitswissenschaftlicher Sicht gibt es keine Einschränkungen. Die sexuellen Bedürfnisse und Empfindungen der Frau können sich jedoch durch die Umstellung des Hormonhaushalts verändern. Ebenso können die körperlichen Veränderungen für die Schwangere und ihren Partner Anlass für andere Positionen beim Sex bieten. Das Prostaglandin des Spermas kann gegen Ende der Schwangerschaft zur Öffnung des geburtsbereiten Muttermundes beitragen und Wehen auslösen.

Informationen zu Arzneimitteln in Schwangerschaft und Stillzeit
www.embryotox.de

Einnahme von Medikamenten während der Schwangerschaft und Stillzeit
Grundsätzlich ist jegliche Medikamenteneinnahme während der Schwangerschaft und in der Stillzeit zu vermeiden, weil Schädigungen des Kindes nie ganz auszuschließen sind. Genaue Studien sind aus ethischen Gründen (Gefährdung des Kindes) nicht möglich. Sollten Medikamente unbedingt erforderlich sein, ist der Nutzen gegenüber einem möglichen Schaden von ärztlicher Seite aus sorgfältig abzuwägen.

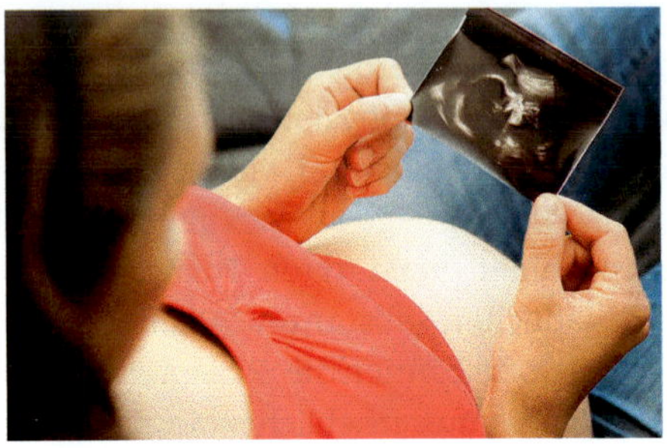

Abb. 1 Minderjährige Schwangere haben einen besonderen Beratungsbedarf.

Beratung von Schwangeren bzw. Paaren: Angebote und Institutionen
Die Beratung ist Teil der allgemeinen Schwangerenvorsorge. Sie wird von Hebammen und Frauenärztinnen durchgeführt. Bei den Vorsorgeuntersuchungen liegt ein Schwerpunkt auf der Beratung zur Lebensführung in der Schwangerschaft, zu Ernährung und Gesundheitsvorsorge sowie zu Entbindungsmöglichkeiten und Geburtsvorbereitung. Eine besondere Form der Schwangerenberatung ist die Schwangerschaftskonfliktberatung, die auf Grundlage des § 219 StGB sowie des Schwangerschaftskonfliktgesetzes (SchKG) erfolgt.
Die Betreuung und Beratung junger schwangerer Mädchen und Frauen ist eine weitere Herausforderung. Ist die Mutter noch nicht 18 Jahre alt, braucht sie eine gesetzliche Betreuung für sich und das Kind. Häufig ist auch der Kindsvater noch nicht erwachsen, beide müssen ihrer Schulpflicht noch nachkommen oder eine Berufsausbildung beenden, um eine finanzielle Basis für ihre kleine Familie zu ermöglichen. Zumindest rechtlich und finanziell stehen dann die beiderseitigen werdenden Großeltern in der Pflicht. Diese befinden sich oft noch in der Phase der Erwerbstätigkeit und konnten sich noch nicht auf ihre Rolle als Großeltern vorbereitet. Unterstützung finden die Betroffenen bei Schwangerenberatungsstellen sowie dem Jugendamt. Dort können sie u. a. erfahren, welche finanziellen Hilfeleistungen und Unterstützungsangebote möglich sind.

Geburtsvorbereitungskurse
Geburtsvorbereitungskurse werden von ambulant tätigen Hebammen und solchen in Entbindungskliniken angeboten. Sie bieten Schwangeren und ihren Partnern eine gute Möglichkeit, sich auf die Veränderungen während der Schwangerschaft sowie nach der Geburt einzustellen und einzuüben. Es werden besprochen bzw. geübt:

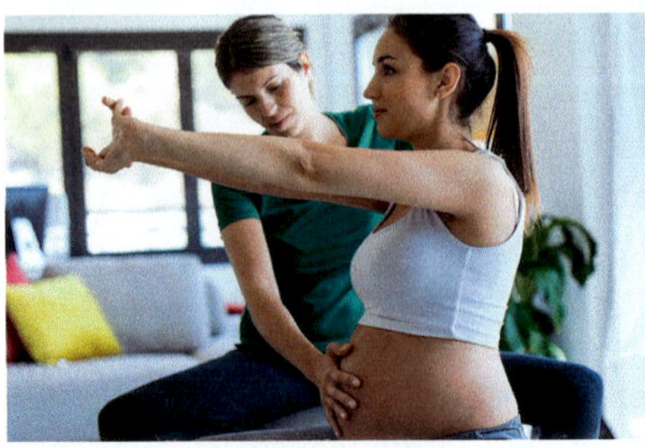

Abb. 2 Die Einübung von Atemtechniken als Teil eines Geburtsvorbereitungskurses.

- Information zu Schwangerschaftsverlauf und Geburtsvorgang
- Atemtechniken bei Einsetzen der Wehen und für die Geburt
- Schmerzlinderung unter der Geburt und Möglichkeiten der Entbindung
- Gymnastik in der Schwangerschaft und nach der Entbindung
- Entspannung und Massage
- Unterstützungsmöglichkeiten durch den Partner oder eine andere begleitende Person aufzeigen
- Stillvorbereitung
- Pflege des Kindes

Vor- und Nachteile einer stationären, ambulanten oder häuslichen Geburt

Es ist nicht selbstverständlich, dass alle Frauen entweder zu Hause entbinden oder in der Klinik. Werdende Mütter haben unterschiedliche Vorstellungen dazu, aber es ist wichtig, dass sie Vor- und Nachteile jeder Variante kennen. Ganz grundsätzlich gilt: Die Betreuung einer unkomplizierten Schwangerschaft und Entbindung sind Aufgaben einer Hebamme. Sobald aber Komplikationen für Mutter oder Kind eintreten, muss sie eine Ärztin hinzuziehen.

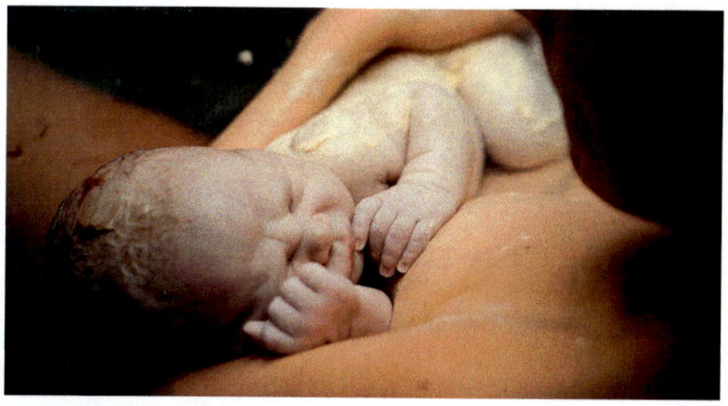

Abb. 3 Mutter und Kind nach Hausgeburt

Entbindungsort	Positive Aspekte	Negative Aspekte
Stationär in der Entbindungsklinik ohne Neonatologie	– Betreuung durch Team aus Hebamme, Ärztin, Kinderärztin, Pflegenden und Stillberaterin – schnelle medizinische Hilfe bei Komplikationen der Mutter – Möglichkeit, Beleghebammen in Anspruch zu nehmen	– medizinische Atmosphäre und standardisierte Abläufe können als störend empfunden werden – medizinische Hilfe bei Komplikationen des Kindes müssen von extern angefordert bzw. das Kind verlegt werden
Stationär in der Entbindungsklinik mit Neonatologie	– Betreuung durch Hebamme, Ärztin, Kinderärztin, Pflegenden und Stillberaterin – schnelle medizinische Hilfe bei Komplikationen der Mutter/des Kindes	– medizinische Atmosphäre und standardisierte Abläufe können als störend empfunden werden
Ambulant in der Entbindungsklinik mit oder ohne Neonatologie	– Betreuung durch Team aus Hebamme, Ärztin, Kinderärztin, Pflegenden und Stillberaterin – schnelle medizinische Hilfe bei Komplikationen der Mutter/des Kindes – Wochenbettphase zu Hause möglich	– medizinische Atmosphäre und standardisierte Abläufe können als störend empfunden werden – gute Organisation der Nachsorge und Haushaltsführung sind nötig, damit Mutter und Kind sich von der Geburt erholen können
Ambulant im Geburtshaus Geburtshäuser sind häufig in der Nähe von Entbindungskliniken angesiedelt, um im Notfall schnell medizinisch versorgen zu können	– häusliche und entspannte Atmosphäre – vertrautes Verhältnis zu betreuender Hebamme – Fokus auf (natur)heilkundlichen Verfahren der Geburtsunterstützung	– medizinische Hilfe bei Komplikationen der Mutter bzw. des Kindes muss von extern angefordert werden, evtl. ist ein Transport in Klinik (bzw. in zwei Kliniken) notwendig – ggf. zusätzliche Kosten (z. B. Rufbereitschaftspauschale der Hebamme), die nur anteilig von der Krankenkasse erstattet werden
Entbindung zu Hause	– vertraute Atmosphäre	– medizinische Hilfe bei Komplikationen der Mutter bzw. des Kindes muss von extern angefordert werden, evtl. ist ein Transport in Klinik (bzw. in zwei Kliniken) notwendig (Klärung im Vorfeld nötig) – betreuende Hebamme muss Hausgeburten anbieten – ggf. zusätzliche Kosten (z. B. Rufbereitschaftspauschale der Hebamme), die nur anteilig von der Krankenkasse erstattet werden

Tab. 1 Vor- und Nachteile unterschiedlicher Entbindungsorte

2.2.2 Bei Schwangerschaftskomplikationen unterstützen

Unterstützung bei Hyperemesis gravidarum

Pflegerische Unterstützung erfolgt bei starker Leistungseinschränkung und bei medizinisch notwendiger Bettruhe (z. B. bei drohender Fehlgeburt) und umfasst folgende Aufgaben:

- Vitalzeichen kontrollieren
- Flüssigkeitshaushalt beobachten, ggf. Infusionstherapie vorbereiten und kontrollieren
- bei der Körperpflege und Nahrungsaufnahme unterstützen
- bei Komplikationen im dritten Trimenon: Beobachtung der Nierenfunktion und des Bewusstseins
- bei Verdacht auf HELLP-Syndrom Gerinnungsparameter überwachen
- Schaffung einer ruhigen und entspannenden Atmosphäre

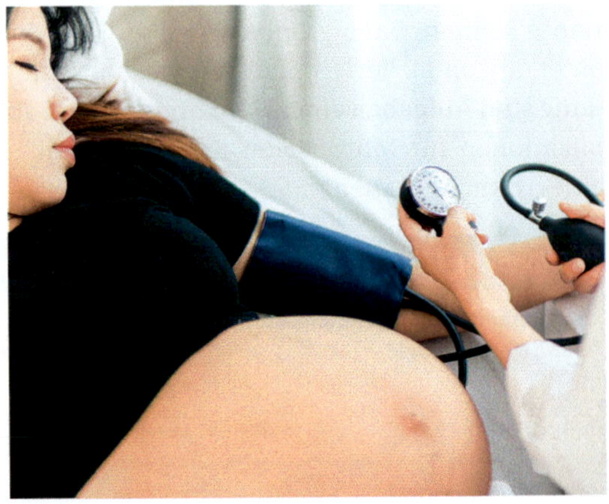

Abb. 1 Bei anhaltend Übelkeit und Erbrechen ist eine regelmäßige Vitalzeichenkontrolle notwendig.

Kommunikation
Wie gestalten Pflegende ein Gespräch mit einer schwangeren Frau, die um das Leben ihres ungeborenen Kindes fürchtet?

Unterstützung bei Präeklampsie

- auf eingeschränkte Bettruhe, d. h. ausreichend Liegepausen achten
- regelmäßige Vitalzeichenkontrolle
- ruhige Umgebung schaffen
- Stress vermeiden

Unterstützung bei schwangerschaftsinduzierter Hypertonie

- regelmäßige Vitalzeichenkontrolle
- Anleitung zu Entspannungsübungen
- Stress vermeiden

Unterstützung bei Eklampsie

- während des Anfallgeschehens: vor Verletzungen schützen
- Ärztin informieren
- nach dem Anfallsgeschehen: Vitalzeichenkontrolle
- CTG

Unterstützung bei HELLP-Syndrom

- bei Leberschmerz, Blutdruckanstieg oder Oligurie sofort Ärztin informieren
- engmaschige Vitalzeichenkontrolle

Unterstützung bei drohender Fehlgeburt

- auf Bettruhe achten
- eine ruhige und entspannte Umgebung, ggf. auch für Partner / Familie, schaffen
- gemeinsam auf Blutungen oder Wehentätigkeit achten
- mithilfe des CTG die Wehentätigkeit kontrollieren
- ggf. wehenhemmende Medikamente vorbereiten und verabreichen
- beim Toilettengang unterstützen bzw. ein Steckbecken anreichen
- evtl. bei der Körperpflege helfen

Unterstützung bei einer Fehlgeburt

Kommt es zur Fehlgeburt (Abort), übernimmt die Pflegefachfrau folgende Aufgaben:

- Vitalzeichen kontrollieren
- Wehenschmerz mittels ›Schmerzskala‹ einschätzen
- nach der ›Abortkürettage‹ (Ausschabung) überwachen und betreuen
- vaginale Blutungen kontrollieren (diese sind am Tag der Fehlgeburt regelstark und lassen in den folgenden Tagen nach)
- bei der Körperpflege unterstützen
- zur äußeren Genitalspülung anleiten
- Injektion zur Rhesusprophylaxe nach ärztlicher Anordnung durchführen
- der Mutter bzw. der Familie eine angemessene Trauer ermöglichen

Schmerzskalen → S. 729, Band 1

Abrasio → S. 705

Frauen mit (drohender) Fehlgeburt werden in einem „normalen" gynäkologischen Stationszimmer betreut, nicht im Entbindungssaal oder auf der Wöchnerinstation.

Unterstützung bei der Trauer um ein fehl- oder totgeborenes Kind

Endet eine Schwangerschaft mit dem Tod des Kindes, erlebt die Frau bzw. das Paar einen Schock. Die Eltern hatten sich auf das Kind gefreut und Vorbereitungen für den Familienzuwachs getroffen. Vielleicht ist das Kinderzimmer schon eingerichtet, sind Spielsachen gekauft worden. Jetzt muss die Frau bzw. das Paar Abschied nehmen von seinem Kind und den damit verbundenen Hoffnungen.

Den Verlust eines Kindes zu verarbeiten ist sehr schwer. Es gelingt besser, wenn die Eltern die Chance bekommen, sich von ihrem Kind zu verabschieden. Hilfreich ist es, wenn das Kind beim vorgesehenen Namen genannt wird. Wann immer möglich, sollten die Eltern ihr totgeborenes Kind in den Arm nehmen, selbst baden und anziehen dürfen. Es ist hilfreich und wichtig, Erinnerungen zu schaffen:

- ein Foto vom Kind machen
- Hand- und Fußabdrücke in Ton, Gips oder auf Papier erstellen
- eine Haarlocke aufheben
- wenn die Plazenta vorhanden ist, diese den Eltern mitgeben für ein Begräbnis
- frühere Ultraschallbilder zur Verfügung stellen
- eine „Elternmappe" erstellen, in der diese Erinnerungen aufbewahrt werden

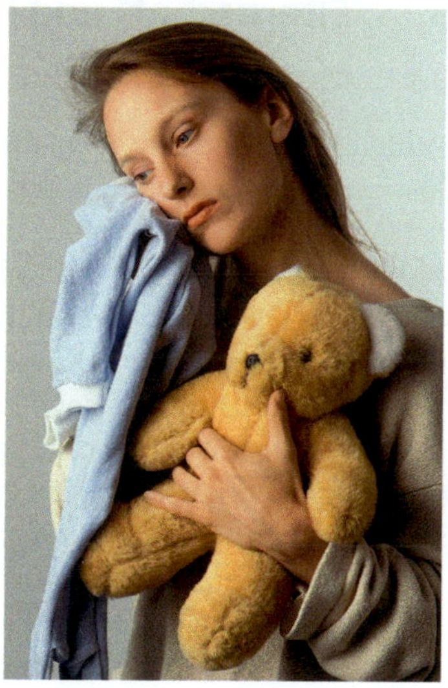

Abb. 2 Die Trauer um ein verlorenes Kind wiegt schwer und kann Jahre andauern.

Eltern haben die Möglichkeit ihr totgeborenes Kind (unter 500 g) registrieren zu lassen und so beerdigen zu können. Im Umgang mit dem Paar ist es wichtig, dass der Verlust des Kindes von allen Beteiligten ernst genommen wird, auch wenn die Schwangerschaft „nur" acht Wochen dauerte. Häufig leidet der Vater besonders stark unter dem Verlust, da er glaubt, seine Trauer nicht offen zeigen zu dürfen, und stattdessen versucht, seine Frau zu trösten.

Informationsportal für verwaiste Eltern und Angehörige
www.leben-ohne-dich.de

Auch nach einem ›Schwangerschaftsabbruch‹ trauert die Frau. Das Wissen, ein Kind in sich zu tragen, verändert jede Frau. Oftmals leiden diese Frauen sogar stärker, denn sie erfahren weniger Mitleid, da sie sich „freiwillig" gegen das Kind entschieden haben und deshalb vermeintlich keinen Verlust spüren.

Schwangerschaftsabbruch → S. 781

3 Elternschaft und Familie

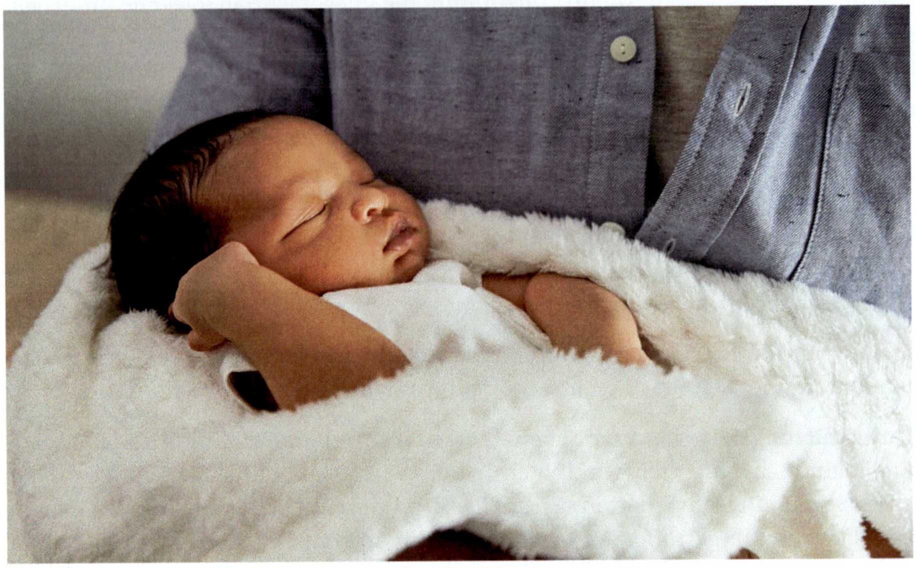

Abb. 1 Eltern zu werden ist der Beginn einer aufregenden und herausfordernden Zeit.

3.1 Elternschaft und Familie einschätzen

3.1.1 Charakteristik von Elternschaft und Familie

Sozialisationsinstanz
Personen und Personengruppen, die Individuen in ihrer Entwicklung prägen und ihnen u. a. Werte und Normen vermitteln

Familie ist der Kern unserer Gesellschaft, die primäre ›Sozialisationsinstanz‹. In Familien wachsen Kinder heran, bekommen Werte vermittelt, bauen Bindungen zueinander auf und lernen, ihren Platz in der Gesellschaft zu finden. Je nach eigenen Möglichkeiten und Alter tragen die Familienmitglieder unterschiedliche Verantwortungen füreinander. Erkrankt ein Familienmitglied, kann dies je nach Ausmaß und Schwere Familien vor Herausforderungen stellen und die Beanspruchung verschiedener Gesundheitseinrichtungen sowie Unterstützungsangebote erfordern. Neben der zügigen professionellen Versorgung des erkrankten Familienmitglieds ist die Aufgabe von Pflegefachfrauen und Pflegefachmännern, auch die Familiensituation bestmöglich zu erfassen. Gerade für Kinder sind Eltern die wichtigsten Bezugspersonen bei einer Erkrankung. Sie nehmen zudem eine Vorbildfunktion ein. Sie können bei Erkrankung den Genesungsprozess positiv beeinflussen. Manchmal fühlen sich Eltern jedoch überfordert. Die Gründe dafür können vielfältig und nicht auf den ersten Blick erkennbar sein. Es bedarf eines großen Einfühlungsvermögens, Vertrauen und der Anwendung geeigneter Hilfsmittel, um aufbauend auf einer systematischen Erfassung individuell passende Maßnahmen und Unterstützungsangebote einzuleiten.

REFLEXION | **IMPULS** | LERNORTVERNETZUNG

Beobachten Sie eine erfahrene Pflegefachperson im Umgang mit Familienangehörigen zu pflegender Menschen. Welche Kompetenzen werden sichtbar? Wie sieht das professionelle Handeln aus?

3.1.2 Elternschaft und Familienprozesse beobachten

Die Beobachtung der elterlichen Kompetenzen und Unsicherheiten sowie der familiären Interaktion, dient der Unterstützung der gesamten Familie. So ist es z.B. für das Familiengefüge entlastend, wenn eine ›Wochenbettdepression‹ frühzeitig erkannt wird, und Interventionen abgestimmt werden können, um einer Überforderung bei der Säuglingsbetreuung vorzubeugen.
Bei der Beobachtung der Eltern und deren Familie in Bezug auf die Betreuung und Versorgung des Neugeborenen ist sensibel vorzugehen. Pflegefachfrauen schätzen ein, ob eine beobachtete Handlung als Gefährdung einzuschätzen ist oder welcher Unterstützungsbedarf auf Seiten der Eltern für eine optimale Versorgung ihres Kindes genau besteht. Je nach Situation muss entschieden werden, entweder direkt einzugreifen oder im Anschluss sich Zeit zu nehmen, um nachzufragen, das Beobachtete anzusprechen und Hinweise zu geben, die von den Eltern angenommen und umgesetzt werden können.

Wochenbettdepression
Form der Depression, die in den ersten 24 Monaten nach der Entbindung auftreten kann; meist aber innerhalb der ersten Lebenswochen des Kindes. Beobachtbar sind z.B. Antriebslosigkeit und ein eher starrer Blick dem Kind gegenüber.

B BEISPIEL

Pflegfachfrau Frieda Fröhling beobachtet folgendes Verhalten in ihrem Frühdienst: Anne Gräf (27J.), vor drei Tagen Mutter geworden, nimmt ihren noch schlafenden Sohn Pepe ohne Ansprache oder Initialberührung aus dem Bettchen und legt ihn zum Stillen an. Nach der Mahlzeit legt sie Pepe sofort zurück ins Bett und verlässt den Raum. Sie spricht nicht mit ihrem Kind und auch nicht mit den Pflegenden. Auf Frieda Fröhling wirkt das Verhalten der Mutter gegenüber ihrem Säugling sehr distanziert und lieblos. Sie sucht das Gespräch mit ihr.

Damit Eltern ihr Verhalten gegenüber ihrem Kind selbst richtig bewerten können, benötigen Sie Fachkenntnisse. So können sie beispielsweise ihr motorisches Handling mit dem Säugling erst richtig einschätzen, wenn sie über Kenntnisse zum ›Kinästhetik Infant Handling‹ erworben haben. Hier sind sie angewiesen auf eine kompetente Beratung, Anleitung und Unterstützung. Pflegende lassen Eltern die nötige Zeit für Lernprozesse und vermeiden vorschnelle (Fehl)Einschätzungen. Sie ermuntern Eltern dazu, ihre Fragen und Ängste zu äußern und gemeinsam Lösungen zu finden. Um die Eltern-Kind-Beziehung und Versorgung des Neugeborenen als Pflegende bestmöglich einschätzen zu können, ist der Austausch im Betreuungsteam von großer Bedeutung. In diesem Rahmen sollte zunächst mit einer Beschreibung der beobachteten Situationen begonnen werden und erst im Anschluss die daraus resultierende Einschätzung beschrieben werden.

Pflegeprozessgestaltung
Wie gelingt es Pflegenden, die Autonomie der Eltern zu wahren und gleichzeitig die optimale Versorgung des Kindes zu sichern?

Kinästhetik Infant Handling
→ S. 342

B BEISPIEL

Frieda Fröhling sucht im Fall von Frau Gräf den Austausch mit ihren Kolleginnen. Hebamme Karin Ray schildert ihre ähnlichen Beobachtungen beim Wickeln des Säuglings. Ihrer Meinung nach zeigt Frau Gräf wenig Empathie für Pepe. Frieda Fröhling erzählt von ihrem gescheiterten Versuch mit Frau Gräf darüber sprechen zu wollen. Das Team tauscht sich über Lösungsmöglichkeiten aus.

Es gibt verschiedene Situationen und Zeitpunkte, in denen die Eltern und die Familie in der Interaktion mit dem Kind beobachtet werden können.

Zeitpunkte zur Beobachtung der Eltern-Kind-Beziehung	Beobachtungsmöglichkeiten
Während und nach der Geburt	Nehmen die Eltern verbal und nonverbal Kontakt zum Kind auf?
Bei der Berührung	Berühren die Eltern ihr Kind in einer Form, die dem Kind wohltut? Schenken sie ihrem Kind körperliche Wärme, Liebkosungen oder vermeiden sie dies eher? Sind sie offen, Anregungen und Anleitungen – wie zum Handling – anzunehmen?
Bei der Begrüßung	Wie nehmen sie Kontakt zum Kind auf? Wie reagiert das Kind?
Bei der Körperpflege	Gelingt den Eltern das sichere Halten ihres Säuglings beim Baden? Wirkt das Kind gepflegt? Sind alte oder neue Verletzungen (z. B. Hämatome) zu erkennen?
Während der Anleitung	Pflegen die Eltern einen liebevollen Umgang? Können sie es äußern, wenn sie unsicher sind? Sind sie bereit, Anregungen und Hinweise entgegenzunehmen?
Bei der Kommunikation über Auffälligkeiten	Beschreiben Eltern pflegerelevante Beobachtungen? Wie drücken sie sich dabei bezogen auf das Kind aus? Suchen sie selbst das Gespräch? Wirken die Eltern interessiert, desinteressiert oder überfürsorglich?
In Konfliktsituationen	Wie reagieren Eltern, wenn ihr Kind z. B. nicht das tut, was sie sich wünschen? (z. B. trinken an der Brust, einschlafen)
Beim Besuchsverhalten	Kommen die Eltern regelmäßig und zuverlässig? Nutzen sie eher Ausflüchte? Wie lange bleiben sie bei dem Kind?
Einhaltung von Absprachen	Geben die Eltern ihrem Kind seine Medikamente zuverlässig? Bringen sie es zu vereinbarten Terminen?
Wenn die Eltern nicht da sind	Wie verhält sich das Kind?

Tab. 1 Beobachtungssituationen zur Einschätzung der Eltern-Kind-Beziehung

Pflegefachpersonen tragen durch Angebote wie Information, Beratung und Anleitung dazu bei, dass Eltern und Angehörige ihre Fähigkeiten zum Wohle des Kindes einsetzen, entdecken und weiter entwickeln können, ohne sie dabei zu überfordern.

Hilfsmittel zur Einschätzung der Familiensituation sind:
- Gesprächsprotokolle mit Kriterien
- Erstellen eines ›Geno- und Ökogramms‹
- Pflegeanamnese und Pflegeplanung

Genogramm/ Ökogramm → S. 716

Der Einsatz dieser Hilfsmittel braucht Zeit, die im Pflegealltag nicht immer zur Verfügung steht. Ihr Einsatz ist daher insbesondere in der Langzeitpflege zu empfehlen.

Gespräche führen

Zu Gesprächsbeginn wird von den Pflegenden das Verständnis der Beteiligten eingeholt, familien- und erfahrungsbezogene Fragen zu stellen. Besteht wenig Offenheit, empfiehlt es sich zunächst das notwendige Vertrauen hierfür aufzubauen. Um eine möglichst ganzheitliche Sicht auf die Familiensituation zu erhalten, sind Gesprächsprotokolle mit klar definierten Kriterien hilfreich. So können gezielt mögliche Ursachen in Bezug auf das Verhalten gegenüber dem Kind oder absehbarer Bewältigungsprobleme innerhalb der neuen Familiensituation herausgearbeitet werden. Unterstützungsangebote oder Lösungsstrategien lassen sich so leichter identifizieren und individuell zum Wohle der Familie und für eine optimale Versorgung des Kindes anpassen.

Kriterien zur Einschätzung der Familiensituation
Familienkonstellation und familiäre Entwicklungsphasen Zusammensetzung der Familie, Lebensformen, Verantwortlichkeiten, Entwicklungskrisen, Zusammenhalt
Rollenzuschreibungen und Rollenübernahmen Rollenbilder, Erwartungen, Entscheidungsverantwortung, Bindungsmuster
Biografische Einflussfaktoren Schwierigkeiten in der Entwicklungsgeschichte mit Einfluss auf die aktuelle Situation
Kommunikation und Interaktion Familiäre Kommunikationsmuster, Umgang mit Belastungen und schwierigen Themen, eingebundene Personen
Fürsorge und emotionale Zuwendung Fähigkeiten und Fertigkeiten der Familienmitglieder, bezogen auf Pflege und Betreuung, Ressourcen, Lernbedarf. Emotionale Beziehungen, mögliche (Fürsorge)Gefährdungen
Organisation und Verantwortungsgestaltung Unterstützungs- und Betreuungssysteme, Risikofaktoren, Selbsteinschätzung
Wissen in Bezug auf Gesundheit und Krankheit Kenntnisse zur Versorgung der erkrankten Person bzw. zum Gesundungs- und/oder Entwicklungsprozess; Erkennen von Bedürfnissen
Gesundheitszustand Gesundheitszustand der (mit)verantwortlichen Familienmitglieder, Verantwortungsübernahme in der Familie
Zuverlässigkeit Umsetzung von Absprachen, Nachfrage nach Hilfe
Soziale Bedingungsfaktoren und Umwelt Externe Einflussfaktoren, soziale oder berufliche Probleme wie soziale Isolation oder Arbeitslosigkeit; soziale Unterstützungssysteme, Wohnsituation
Spirituelle Einflussfaktoren und Selbstpflege Spirituelle und religiöse Einflussfaktoren, Ressourcen, Copingstrategien
Kulturelle Einflussfaktoren Vorstellungen von Krankheit und Pflegeverantwortung, Geschlechterrollen, Generationenverträge, Bezug zum Gesundheitssystem, Autoritätspersonen, sprachliche Sicherheit

Tab. 2 Einschätzung von Familiensituationen

Digitalisierung
Welche Möglichkeiten gibt es, ein Genogramm oder Ökogramm digital zu erstellen?

Genogramm und Ökogramm

Wright und Leahey (2014) arbeiten in ihrem Calgary Familienassessmentmodell (CFAM) und Interventionsmodell (CFIM) in der Interaktion mit Familien bevorzugt mit Genogrammen und Ökogrammen. In einem Genogramm werden wie in einem Stammbaum verwandtschaftliche Zusammenhänge abgebildet. Die grafische Darstellung der Familienbeziehungen kann im Rahmen einer Anamnese genutzt werden, um die familiären und ggf. auch gesundheitlichen Zusammenhänge zu erfassen und in ein vertieftes Gespräch zu kommen. Die genutzten Symbole zeigen das Geschlecht und die Beziehungen unter den Familienmitgliedern. In einem Ökogramm werden nicht nur verwandtschaftliche Zusammenhänge (zu denen auch Adoptiv- und Pflegekinder gehören) aufgeführt, sondern auch wichtige Bezugs- und Unterstützungspersonen wie Freunde oder Mitbewohner.

B BEISPIEL

Gudrun Dall, Mutter von drei Kindern, wird mit einem gebrochenen Fuß in die Klinik eingeliefert. Der Vater ist auf Montage und kann die Versorgung der Kinder nicht übernehmen. Frau Dalls Mutter, die mit im Haushalt lebt, leidet an Rheuma und fühlt sich mit der Situation überfordert. Frau Dall möchte daher umgehend nach Hause entlassen werden. Die Pflegefachfrau Anne Wood setzt sich im Rahmen der Entlassungsplanung mit ihr zusammen. „Lassen Sie uns doch einmal aufmalen, wen es in Ihrem Umfeld so gibt, um Entlastungsmöglichkeiten zu finden." Als sie vom Malen spricht, sitzen die Kinder gleich neugierig neben ihr. Nachdem sie ein Ökogramm erstellt haben, sind alle verwundert, wie viele Unterstützungsmöglichkeiten sich aufzeigen.

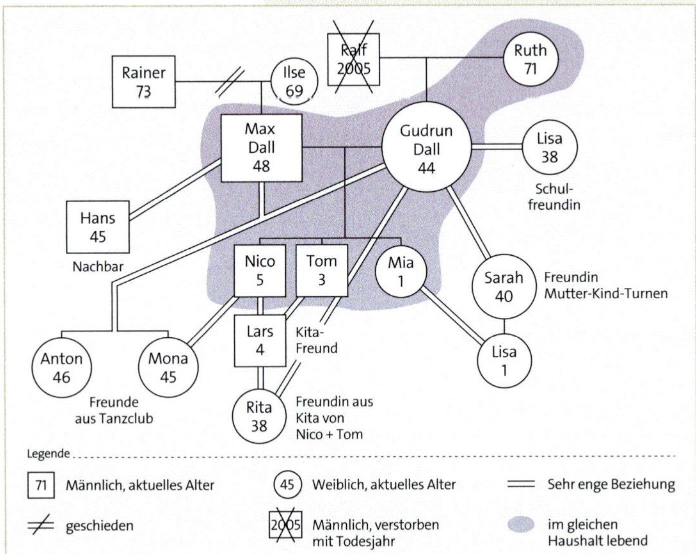

Abb. 1 Ökogramm der Familie Dall

Pflegeplanung und Dokumentation

Pflegeplanung → S. 838, Band 1
Pflegeprozess → S. 811, Band 1

Pflegefachfrauen und Pflegefachmänner tragen die Verantwortung für den ›Pflegeprozess‹ und passen ihn individuell an die aktuelle Situation an. Die ›Pflegeplanung‹ ist hier ein bewährtes Instrument. Sie wird laufend in Abstimmung mit den notwendigen Ansprechpartnern evaluiert und bindet Erkenntnisse aus dem Einsatz der anderen Hilfsmittel (z.B. Ökogramm, Genogramm) mit ein.

3.1.3 Herausfordernden Familiensituationen begegnen

Kindeswohlgefährdung → S. 362, Band 1

Wenn einzelne Familienmitglieder Probleme haben, hat dies Einfluss auf das gesamte Familiensystem. Diese können vielfältig sein, wie eigene chronische oder akute Erkrankungen, Streitigkeiten zwischen Angehörigen, Erziehungsprobleme, finanzielle Sorgen, oder Überforderung. Eine ›Kindeswohlgefährdung‹ könnte die Folge sein.

Familiengesundheitspflege – Aufgaben und Ziele

Um Familien professionell in ihrem sozialen Umfeld begleiten zu können, wurde das Berufsbild der Familiengesundheitspflege entwickelt. Familienpflegende beraten, begleiten und entlasten bei Bedarf Familien. Dies geschieht bspw. bei Risikoschwangerschaften, Gewalt in Familien und Gesundheitsproblemen im Zusammenhang mit Armut oder Migration. Die Familiengesundheitspflege trägt dazu bei, Angebote der häuslichen Pflege zu erweitern und Krankenhausaufenthalte zu verkürzen, Pflegearrangements in der Häuslichkeit zu etablieren oder auch potenzielle und aktuelle Gesundheitsprobleme zu erkennen.

Wenn Familien vor pflegebezogenen Entscheidungen stehen, z.B. ein Familienmitglied in einem Pflegeheim unterzubringen oder einen Pflegedienst zu involvieren, können sie Unterstützung erhalten. Familiengesundheitspflegende übernehmen zudem Aufgaben des Case-Management wie die Zusammenarbeit mit dem Hausarzt und anderen Gesundheitseinrichtungen. Auch bei Kontakten mit dem Sozialamt, dem Jugendamt und dem Gesundheitsamt stehen sie Familien beratend zur Seite.

https://www.dbfk.de/de/themen/Familiengesundheitspflege.php

Familienpflege

Die Haus- und Familienpflege unterstützt Familien, wenn durch Erkrankungen oder andere Notsituationen ein Elternteil ausfällt und für die anderen möglichen Bezugspersonen die Situation nicht bewältigbar ist. Sie steht Familien zu, in denen mindestens ein Kind lebt, das jünger als zwölf Jahre ist (bei manchen Krankenkassen bis 14 Jahre) oder aufgrund einer Behinderung betreut werden muss. Es kommt eine Person in den Haushalt, die für die notwendige Zeit und je nach Bedarf hauswirtschaftliche, erzieherische und pflegerische Aufgaben übernimmt. Ambulante Pflegedienste können bei einem entsprechenden pflegerischen Bedarf hinzugezogen werden.

B BEISPIEL

Giso Stein hatte sich die Elternzeit mit seinem Sohn Matthis (7 Monate) ganz anders vorgestellt. Aufgrund seines erlittenen Bandscheibenvorfalls und der damit einhergehenden massiven Bewegungseinschränkungen und heftigen Schmerzen ist ihm die Versorgung seines Sohnes kaum möglich. Da seine Frau zur finanziellen Existenzsicherung der Familie weiter ihrer Arbeit nachgeht, sind sie dankbar für die Unterstützung von Familienpflegerin Sarah Runge. Sie wickelt und badet Matthis und hilft im Haushalt.

Lotsendienste

Babylotsen unterstützen präventiv und niedrigschwellig Familien bei Fragen und Problemen rund um die Geburt. Sie vermitteln zudem passende Unterstützungssysteme. Babylotsen sollten eine bundesweit einheitliche Qualifikation vorweisen, so der Qualitätsverbund Babylotse. Eine gute Voraussetzung hierfür ist die pflegerische Grundausbildung.

Bunter Kreis

Bunte Kreise bieten Familien mit früh- oder risikogeborenen Kindern, sowie Familien mit schwer und chronisch kranken Kindern Entlastung. Sie stehen bei belastenden Fragen zur Verfügung, bieten Nachsorge an, psychologische Beratung, Elterngruppen sowie Schulungen und Anleitungen. Auch Geschwister chronisch kranker Kinder finden hier Ansprechpartner. Im Case-Management beginnt die Koordination bereits während eines Klinikaufenthalts.

3.2 Mütter bzw. Eltern bei der Geburt und im Wochenbett begleiten

3.2.1 Mütter während der Geburt unterstützen

Geburt → S. 778

CTG
engl. = cardiotocography; Untersuchungsverfahren mit dem mittels Dopplerultraschallköpfen die fetalen Herztöne über die Bauchdecke der Mutter abgeleitet und ebenso Kontraktionen der Gebärmutter (Wehen) dargestellt werden können

Vor und während der ›Geburt‹ arbeiten Pflegefachfrauen Hand in Hand mit Hebammen und Ärztinnen zusammen, um die werdenden Mütter und Väter bestmöglich zu betreuen und zu unterstützen. Zur Kontrolle der Herztöne des Kindes im Zusammenhang mit der Wehentätigkeit der Gebärmutter legen sie oder die betreuenden Hebammen ein ›CTG‹ an. Physiologische sowie pathologische Veränderungen können so schnell erkannt und entsprechende Interventionen rechtzeitig eingeleitet werden. Eine besondere Rolle spielt die emotionale Unterstützung und Beratung der werdenden Eltern, die bereits in der präpartalen Phase beginnt, um Ängste und Sorgen zu nehmen.

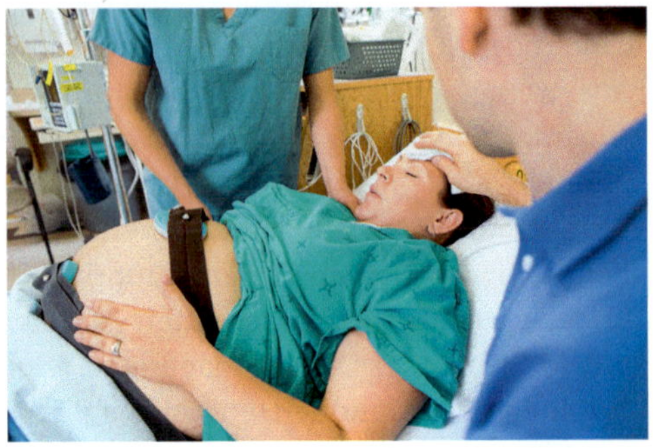

Abb. 1 Ein CTG erfasst den Herzton des Kindes und die Wehentätigkeit.

Terminüberschreitung
Die normale Schwangerschaftsdauer beträgt 40 Wochen (SSW), wonach der Entbindungsterrmin berechnet wird. Befindet sich die Schwangere in dem Zeitraum 40. SSW + 1 (Tag)–41. SSW + 6 (Tage) spricht man von einer Terminüberschreitung.

Beleghebamme
freiberuflich tätige Hebamme, die mit einer oder mehreren Geburtsklinken einen Vertrag geschlossen hat und Schwangere individuell vor, während und nach der Geburt betreut

B BEISPIEL

Heidi Bonnet (24 J.) erwartet ihr erstes Kind. Seit zwei Tagen liegt sie bereits auf der Pränatalstation aufgrund einer ›Terminüberschreitung‹ und leicht erhöhter Blutdruckwerte. In der Nacht um 4.30 Uhr haben die Wehen eingesetzt. Um 6.00 Uhr ist ihr Muttermund um 5 cm eröffnet. Pflegefachfrau Elise Junker hat den werdenden Vater per Telefon verständigt und bringt Frau Bonnet zusammen mit ihrer ›Beleghebamme‹ in den Kreißsaal. Die werdende Mutter hofft sehr, dass ihr Freund rechtzeitig kommt und bei der Geburt dabei sein kann.

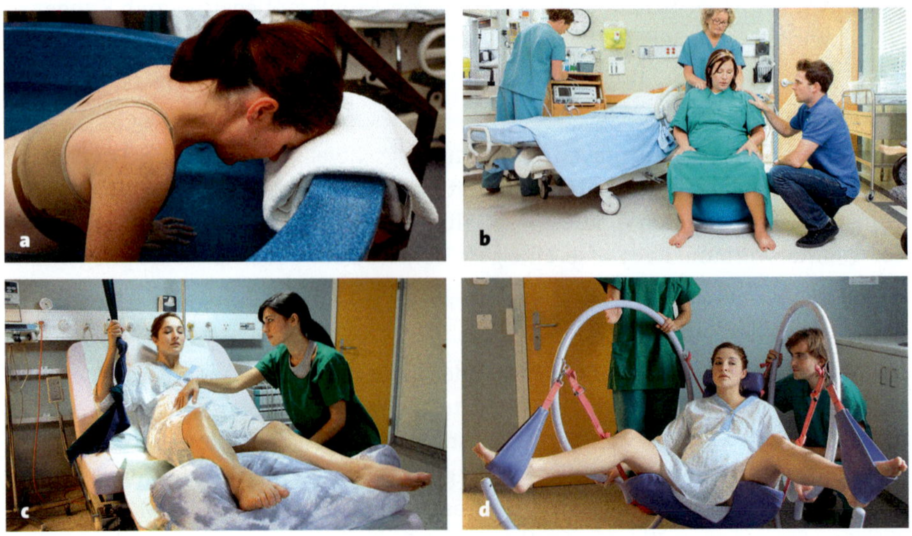

Abb. 2 Schwangere können während der Geburt insbesondere in der Eröffnungsphase verschiedene Gebärpositionen einnehmen
a in der Badewanne;
b auf einem Pezzi-Ball;
c im Bett mit Seil;
d Geburtshocker-/schaukel

3.2.2 Mütter nach der Entbindung unterstützen

Nach der Geburt bleiben die Mütter mit ihrem Neugeborenen für zwei Stunden im Kreißsaal. Diese erste gemeinsame Zeit dient dem Kennenlernen und Vertrautmachen mit der neuen Situation als Eltern sowie der Erholung von den Anstrengungen der Geburt. Zudem sollen durch die Überwachung von Mutter und Kind mögliche pathologische Veränderungen rechtzeitig erkannt bzw. diesen schnellstmöglich entgegengewirkt werden können. Als **Komplikation in der Nachgeburtsphase** kann es zu extremen Blutungen über 500 ml kommen. Mögliche Ursachen hierfür sind eine unvollständige Lösung der Plazenta, Gerinnungsstörungen oder Geburtsverletzungen. Um hier rechtzeitig intervenieren zu können, muss die Nachgeburt (Plazenta, Mutterkuchen) auf Vollständigkeit überprüft sowie die Blutung kontrolliert werden.

Nach der Zeit im Kreißsaal werden Mutter und Kind nach einer Übergabe auf die Station verlegt bzw. bei einer ambulanten, komplikationslosen Entbindung nach Hause entlassen. Eine Nachbetreuung durch eine ambulant tätige Hebamme sollte jedoch abgesichert sein. Beim Vorliegen einer **Rhesus-Unverträglichkeit** zwischen Mutter und Kind muss spätestens 72 Stunden nach der Geburt eine Rh-Sensibilitätsprophylaxe vorgenommen werden. Dies geschieht durch eine Immunglobulin-Injektion mit Anti-D (Rh). So wird verhindert, dass bei einer erneuten Schwangerschaft die Erythrozyten des Ungeborenen als Fremdkörper angegriffen und zerstört werden.

Die Zeit nach der Entbindung bis zur vollständigen Rückbildung der schwangerschafts- und geburtsbedingten Veränderungen bezeichnet man als **Wochenbett.** Sie umfasst einen Zeitraum von sechs bis acht Wochen. Man spricht bei Frauen, die sich in dieser Zeit befinden, auch von **Wöchnerinnen**.

Fundusstand
Die Rückbildung der Gebärmutter (Uterus) wird durch die Nachwehen unterstützt. Anhand des Fundusstandes, dem Abstand zwischen Schambein (Symphyse) und dem oberen Gebärmutterrand, kann der Verlauf genau bestimmt und eingeschätzt werden. (Größe der Gebärmutter, Grad der Rückbildung). Ausgemessen wird dabei in Querfingern. S/0 ist die Höhe des Schambeins. Die Kontrolle beginnt direkt nach der Geburt und erfolgt dann täglich.

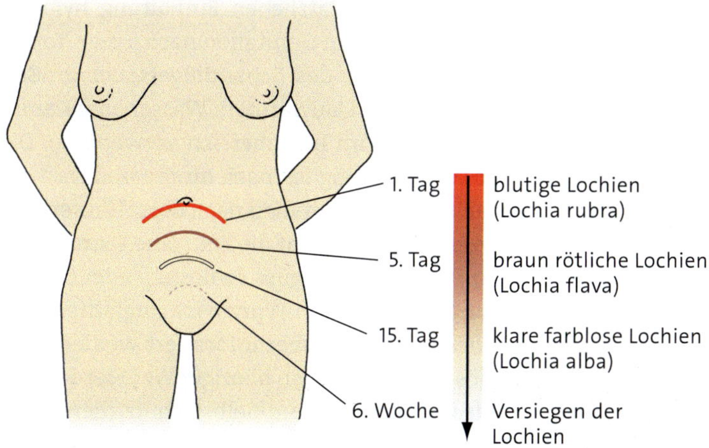

Abb. 3 Fundusstand und Lochialfluss nach Tagen

Interprofessionalität
Wer unterstützt Familien nach einer Entbindung im Geburtshaus oder nach einer Hausgeburt?

Wochenfluss (Lochien)

Der blutige Ausfluss der Gebärmutter nach der Geburt wird auch als Wochenfluss oder Lochien bezeichnet. Dieser verändert sich im Verlauf des Wochenbettes hinsichtlich der Farbe, der Menge, der Konsistenz und des Geruches. Er sollte beobachtet werden, um einen **Lochialstau** rechtzeitig zu erkennen. Dabei kommt es zu einer vermehrten Ansammlung der Lochien in der Gebärmutterhöhle, was mit starken Schmerzen und einer hohen Infektionsgefahr einhergehen kann. Anzeichen hierfür sind ein abruptes Versiegen der Lochien. Eine vaginale Spekulumuntersuchung kann dann Aufschluss geben, ob evtl. festgesetzte Blutkoagel das Abfließen der Lochien aus dem Gebärmutterhals verhindern. Treten dagegen **verstärkte Blutungen** auf, sollte der Blutungsursache sofort ärztlich nachgegangen werden. Die physiologische tägliche Menge variiert von anfänglich 50–250 ml (2.–7. Tag) über 20–50 ml (8.–14. Tag) bis kaum noch bestimmbar (4.–6. Woche). Der Wochenfluss endet frühestens nach drei, spätestens nach sechs Wochen. Nach einem Kaiserschnitt ist auch ein kürzerer Wochenfluss möglich.

Zeitlicher Verlauf	Beobachtungen Lochien
1.–3. Tag	blutig, hell-dunkelrot
3.–6. Tag	braunrot, bräunlich, dünnflüssig
Ende 2. Woche	schmutzig, gelblich, rahmig
Ende 3. Woche	grau-weiß, wässrig, serös
Nach 4–6 Wochen	Versiegen der Lochien

Tab. 1 Physiologische Veränderungen der Lochien

Die Mütter werden angehalten, keine Tampons, sondern Vorlagen ohne Plastikklebefolien sowie Netzhosen bzw. bequeme/nicht einschnürende Unterwäsche zu verwenden. Dies beugt einem Wärmestau vor, der im Zusammenhang mit der Ansammlung des Wochenflusses eine hohe Infektionsgefahr durch aufsteigende Keime darstellt.

Infektionsprophylaxe

Zur Infektionsprophylaxe gehört neben der grundsätzlichen Einhaltung hygienischer Standards die regelmäßige Spülung der äußeren Genitalien nach jedem Toilettengang. Diese dient der hygienischen Reinigung des Schamhügels, der großen Schamlippen und des Damms. Sie erfolgt mit 1,5–2 l lauwarmem Wasser oder Kamillenteelösung (in den ersten Wochen keine Seife im Intimbereich verwenden). Die Wöchnerin lehnt sich auf der Toilette so weit wie möglich nach hinten und lässt die Spüllösung langsam vom Schamhügel an über die Genitalien nach dorsal laufen. Die Genitalspülung erfolgt bis zum Versiegen der Blutung. Hat die Frau eine Dammnaht, können antiinfektiöse Sitzbäder mit Kamillenblütenaufguss, Jodlösung oder Octenidin durchgeführt werden. Für die Heilung der genähten Wunde ist sorgfältiges Abtrocknen besonders wichtig. Die Wöchnerin sollte darüber informiert werden, dass der Wochenfluss in der Klinik als infektiös gilt, weshalb ein häufiger Wechsel der Vorlagen sowie eine entsprechende Händedesinfektion dem Selbstschutz dienen. Zu Hause reicht die Händereinigung mit normaler Seife.

Gynäkologische Nachsorge

Die Menstruation kann zwischen der fünften und der zehnten Woche nach der Geburt wiedereinsetzen. Sie kann zunächst verstärkt auftreten. Während der Stillzeit kann das Eintreten der Menstruation sich aufgrund des erhöhten Prolaktinspiegels verzögern bzw. bis zum Ende der Stillzeit auch ganz ausbleiben. Dies stellt jedoch keinen sicheren Empfängnisschutz dar.

Vor dem ersten Geschlechtsverkehr sollten eventuelle Geburtsverletzungen ausreichend abgeheilt sein. Das Verwenden eines Kondoms aufgrund der potenziellen Infektionsgefahr bei noch bestehendem Wochenfluss bietet sich an.

Die Mütter werden informiert, dass eine gynäkologische Nachuntersuchung sechs Wochen nach der Geburt notwendig ist.

Begleitung bei Stimmungsschwankungen

In den ersten Lebenstagen des Kindes (3.–5. Tag) kann es zu Stimmungsschwankungen bei den Müttern kommen, die auch als Baby-Blues oder „Heultage“ bezeichnet werden. Sie können wenige Stunden oder auch Tage anhalten und gehen mit einer erhöhten emotionalen Empfindsamkeit einher. Insbesondere Erstgebärende fühlen sich häufig überfordert, ihre Stimmung schwankt zwischen der großen Freude über die Geburt des Kindes und tiefer Betrübtheit. Pflegefachpersonen stehen ihnen entlastend zur Seite. Sie zeigen Geduld und Verständnis und informieren die Mütter darüber, dass sie mit dem Erleben nicht allein sind und dieser Zustand zeitlich begrenzt ist. Sie verweisen ebenfalls darauf, dass die Ursache die notwendige hormonelle Umstellung ist. Weiterhin beobachten sie, wie sich das mütterliche Befinden entwickelt. Wenn die Stimmungsschwankungen länger als zwei Wochen andauern, besteht der Verdacht, dass sich eine behandlungsbedürftige postpartale Depression entwickelt. Eine frühzeitige Diagnose und Therapie unterstützt eine gelingende Mutter-Kind-Bindung und entlastet auch die Paar-Beziehung. Deshalb ist es notwendig, Vertrauen zu den Vätern und anderen Angehörigen aufzubauen. Liegt eine postpartale Depression vor, ist der Übergang in eine postpartale Psychose fließend möglich. Damit einher gehen können: massive Persönlichkeitsveränderungen wie Erregung oder Verwirrung, Wahnvorstellungen, extreme Schuldgefühle bis hin zu einer erhöhten Suizidgefahr. Deshalb muss die Mutter auf die Entwicklung der Stimmungslage hin beobachtet und bei Auffälligkeiten die behandelnde Ärztin informiert werden.

Still- und Laktationsberatung

Für stillende Mütter ist es wichtig, eine kompetente, individuelle und einheitliche Stillberatung zu erhalten. Deshalb verfügen viele Versorgungsbereiche für Mutter und Neugeborene über geschulte Still- und Laktationsberatende, die auch das Team intern schulen. Die Beratung unterstützt die Bereitschaft der Mütter zu stillen und stellt notwendige Informationen zur Verfügung. Sie überlässt die Entscheidung, ob sie stillen möchte, jedoch ganz der Mutter.

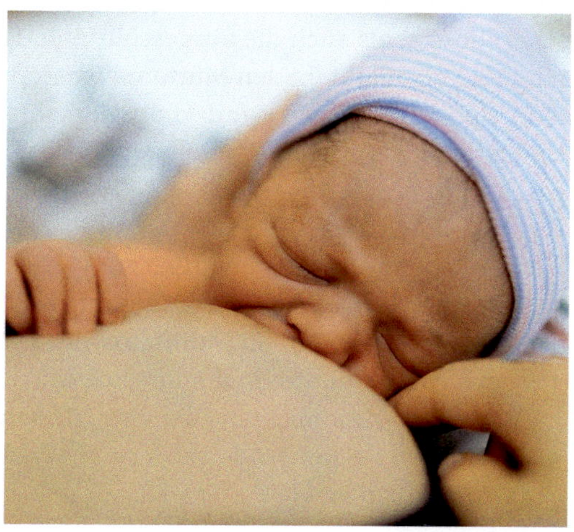

https://www.stillen.de/

Abb. 1 Stillen kurz nach der Geburt

Diversität
Welchen Einfluss haben Alter, Kultur, Bildung oder soziales Umfeld der Mutter auf ihre Haltung zum Stillen?

Für die Beratung der Mütter ist es wichtig, die **Vorteile des Stillens** zu kennen:
- bestmögliche und auf die Bedürfnisse des Kindes abgestimmte Versorgung mit Nähstoffen, Vitaminen, Mineralien und Flüssigkeit
- Allergieprophylaxe
- Stärkung des kindlichen Immunsystems
- Gaumen und Kiefer bilden sich ideal aus, Voraussetzung für eine gute Sprachentwicklung
- Verbesserung der Ausscheidung des Bilirubins bei ›Neugeborenenikterus‹
- Bindungsförderung durch intensiven Hautkontakt
- Förderung der Uterusrückbildung durch Ausschüttung des Hormons Oxytocin
- Stillhormone haben eine beruhigende Wirkung auf die Mütter
- ökonomische Vorteile: keine Extrakosten, Muttermilch ist jederzeit verfügbar und optimal temperiert

Neugeborenenikterus → S. 744

https://www.bdl-stillen.de/stillberatungsuche.html
Hier gibt es Unterstützung bei der Suche nach einer Stillberaterin.

W ZUM WEITERDENKEN

Zertifizierte Still- und Laktationsberaterinnen (IBCLC – International Board Certifikation Consultant) sind verpflichtet, sich kontinuierlich fort- und weiterzubilden, sowie Prüfungen zu ihrem Wissensstand abzulegen. Damit wird abgesichert, dass sie nach dem aktuellen Stand der Wissenschaft beraten. Sie ergänzen das Angebot der geburtsbegleitenden Berufsgruppen wie Hebammen und Pflegefachpersonen.
Die Grundausbildung in der Pflege mit in der Regel kurzen Praxiseinsätzen bei Wöchnerinnen kann nur einen kleinen Einblick in diese komplexe Tätigkeit geben.

https://www.lalecheliga.de/
Hier gibt es eine Stillberatung von Müttern für Mütter.

Stillanleitung

Für die Beziehung zwischen Eltern und Kindern sind die ersten Lebensminuten bzw. -stunden von großer Bedeutung. Die primäre Bindung wird unterstützt, indem umgehend der Körperkontakt zwischen Eltern und Kindern ermöglicht wird. Dazu wird das Kind auf den nackten Oberkörper der Bezugsperson gelegt. Das Kind sucht umgehend die Brust der Mutter und unternimmt erste Saugbewegungen. Der Such- und Saugreflex der Kinder ist in den ersten 20–50 Minuten besonders ausgeprägt, sodass das Entstehen einer Stillbeziehung gefördert wird. Sowohl das Saugen als mechanischer Prozess, als auch die ausgeschütteten Hormone regen den Milchfluss an. Geschultes Personal steht den Müttern insbesondere bei den ersten Mahlzeiten begleitend zur Seite. Dabei wird die Stillmahlzeit beobachtet und ggf. anleitende Unterstützung gegeben. Auf eine entspannte Atmosphäre beim Stillen sollte stets geachtet werden.
Hierzu gehört, dass:
- die anleitende Person genug Zeit zur Verfügung hat und sich ausschließlich auf die Mutter und ihr Kind mit der Anleitung konzentriert
- der Raum angenehm und stillfreundlich gestaltet und ruhig ist
- verschiedene Stillpositionen möglich sind
- Hilfsmittel wie Stillkissen oder eine Fußbank zur Verfügung stehen
- Getränke bereitstehen, da beim Auslösen des Milchspendereflexes häufig Durstgefühle auftreten

Die Stillberatung geschieht nach dem Grundsatz der Hilfe zur Selbsthilfe. Es wird nur die notwendige Hilfe geleistet, auch wenn dies mehr Zeit erfordert. Die Mütter werden darin unterstützt das Kind richtig anzulegen und selbst eine angenehme Position zu finden.
Zudem werden sie angeleitet, ihre Brust im C-Griff in die Hand zu nehmen, damit das Kind ausreichend Brustwarze in den Mund nimmt. Dabei achtet die Mutter darauf, dass ihre Finger ca. 3 cm hinter der Brustwarze aufliegen und die Nase des Kindes beim Trinken frei ist. Um das Sauginteresse des Kindes auszulösen, kann sie mit der Brustwarze die Lippen des Kindes berühren. Wenn es saugt, achtet sie darauf, dass die Zunge unterhalb der Brustwarze liegt. Ist das Kind gut angelegt, sind die Lippen nach außen gestülpt und auch das Schlucken des Kindes zu hören. Das Kind wird grundsätzlich zur Brust geführt und nicht die Brust zum Kind. Das Kind sollte beim Stillen einen Großteil des unteren Brustwarzenhofs in den Mund nehmen. So berührt die Brustwarze seinen Gaumen und wird von seiner Zunge von unten sanft umschlossen wird.
Je nach Vorliebe können unterschiedliche Stillpositionen genutzt werden.

Ethik
Sind nur stillende Mütter gute Mütter?

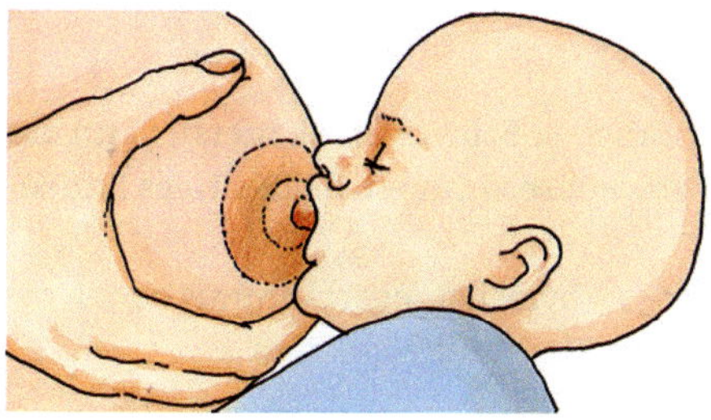

Abb. 1 C-Griff

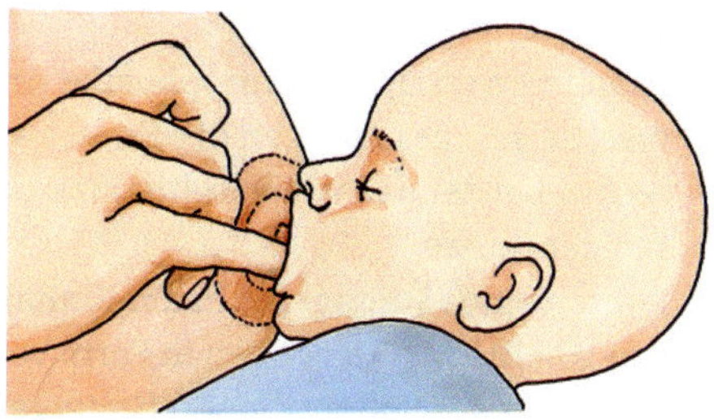

Abb. 2 Lösen des Mundes von der Brust

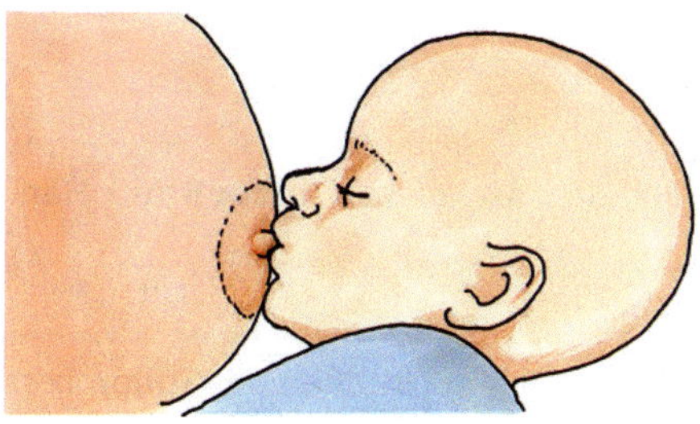

Abb. 3 Falsch angelegter Säugling

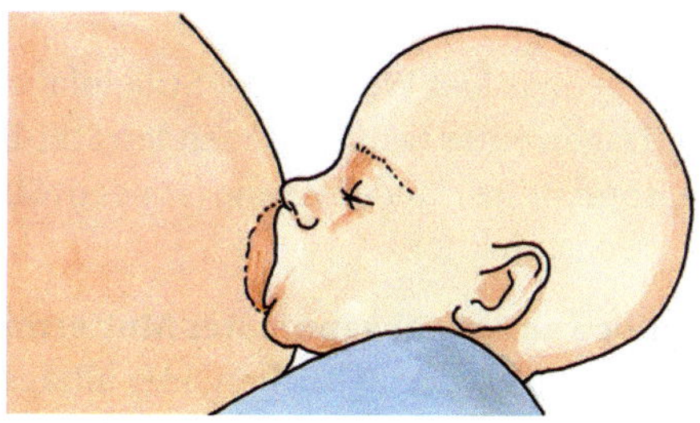

Abb. 4 Richtig angelegter Säugling

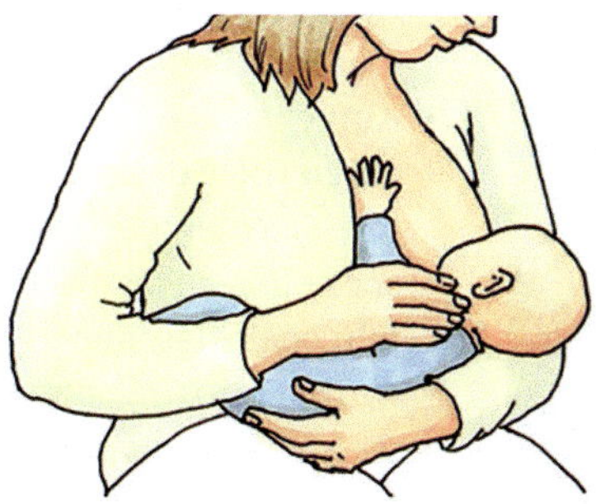

Abb. 5 Anlegen in Wiegehaltung

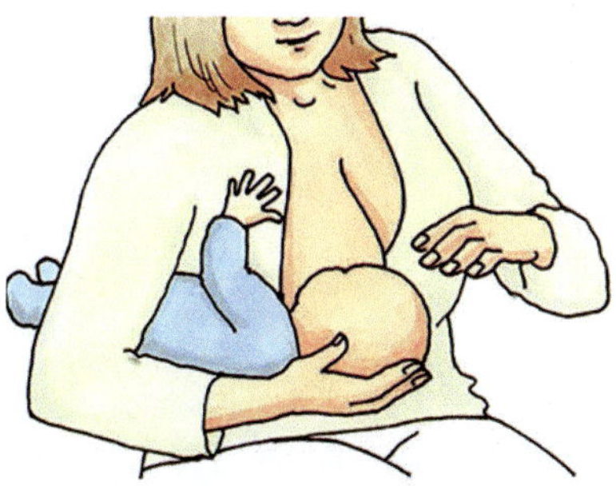

Abb. 6 Anlegen in Rückenhaltung

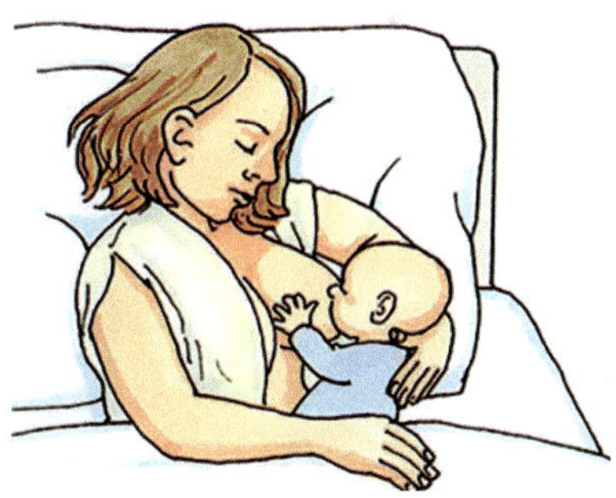

Abb. 7 Anlegen in Seitenlage

Milchbildung fördern

Die stillenden Mütter können den eigenen Milchfluss durch folgende Maßnahmen anregen und fördern:

- warme Umschläge oder warmes Abduschen der Brüste
- ausreichende Flüssigkeitszufuhr in Form von Wasser
- Trinken von Milchbildungstees (Anis, Fenchel, Kümmel, Brennesseln)
- häufiges Anlegen und der Körperkontakt mit dem Kind
- temporärer Einsatz von Milchpumpen
- Berücksichtigen einer entspannten und positiven Atmosphäre beim Stillen

Wenn Frauen einen sehr starken bis zu schmerzhaften Milcheinschuss haben, helfen kühlende Wickel mit Quark oder Kohlblättern. Zur Entlastung können die Brüste ausgestrichen werden. Dabei fasst die Frau die Brust ca. 2 cm hinter der Brustwarze und entleert mit einer Art Pumpbewegung die Brust. Im Gegensatz zum Abpumpen mit der Milchpumpe wird die Brust entlastet aber der Milchfluss nicht verstärkt. In jedem Fall gilt es eine Mastitis zu vermeiden. Hierbei handelt es sich um eine schmerzhafte Brustdrüsenentzündung infolge beispielweise eines Milchstaus. Die Brust oder auch beide Brüste sind von der Brustwarze ausgehend gerötet, erwärmt, angeschwollen und sehr schmerzhaft.

Maßnahmen zur **Mastitisprophylaxe** sind:

- wechselseitiges Anlegen des Kindes an der Brust (z.B. linke Brust zuerst, dann die rechte, bei der nächsten Stillmahlzeit wird gewechselt), für ein beidseitiges Entleeren der Brüste
- Führen eines Stilltagebuchs zur Einhaltung des Abwechslungsrhythmus oder Nutzen von BH-Markierungen in Form von kleinen Klemmen, Schleifen
- Wechseln der Stillpositionen für ungestörten Milchfluss
- Unterbinden des Dauernuckelns an der Brust zur Entspannung des Säugling
- Pflege der Brustwarzen bzw. wunder Stellen z.B. mit Muttermilch oder Kakaobutter
- regelmäßiger Wechsel der Stilleinlagen
- Tragen eines bequem sitzenden Still-BH's
- sorgfältige Händehygiene (vor dem Stillen Hände waschen bzw. in der Klinik Händedesinfektion)

Aufbewahrung abgepumpter Muttermilch

Wenn aus gesundheitlichen oder alltagsorganisatorischen Gründen der Stillprozess für einen Moment unterbrochen werden muss, kann die Milch abgepumpt und kühl aufbewahrt werden. Grundsätzlich gilt:

- Abpumpen unter hygienischen Bedingungen
- Aufbewahrung in durch Hitze desinfizierten Glasflaschen oder speziellen Plastikbeuteln oder -flaschen
- Aufbewahrungsdauer ist abhängig von der Lagerungstemperatur

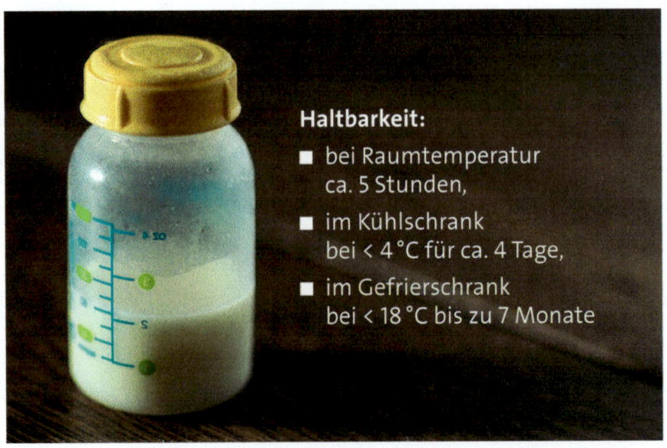
Haltbarkeit:
bei Raumtemperatur ca. 5 Stunden,
im Kühlschrank bei < 4 °C für ca. 4 Tage,
im Gefrierschrank bei < 18 °C bis zu 7 Monate

Abb. 1 Haltbarkeit von Muttermilch

3.3 Neugeborene pflegen und Eltern dazu anleiten

3.3.1 Prävention und Beratung

Eltern haben nach der Geburt ihres ersten Kindes viele Fragen:
- Wie halte und trage ich mein Kind am besten?
- Wie oft muss ich seine Windeln wechseln? Wie mache ich das am besten?
- Was brauchen wir, damit unser Kind gut versorgt ist, was müssen wir anschaffen?
- Wenn ich stille, wie oft sollte ich dann anlegen? Wenn ich nicht stille, wie kann ich dann mein Kind gut ernähren und es ebenso nah bei mir haben?
- Was können wir tun, wenn unser Kind nicht genug trinkt?
- Wie lange schlafen Neugeborene normalerweise? Sollten sie zur Mahlzeit geweckt werden oder wachen sie von selbst auf?
- Wie und ab wann sollte ich das Kind baden?
- Was bedeuten die Eintragungen im gelben Untersuchungsheft?

Pflegende begegnen diesen Fragen und Unsicherheiten mit Aufklärung, Information, Beratung, Anleitung und Verständnis. Das Wissen um die physiologische Entwicklung und die Besonderheiten des Säuglings gibt den Eltern Sicherheit und Orientierung.

Die Eltern übernehmen die Versorgung ihres Kindes, sobald sie sich selbst dazu in der Lage sehen und es der Gesundheitszustand der Mutter zulässt. Bei der Anleitung wird ein besonderer Fokus auf die Beobachtung des Neugeborenen gelegt, z.B. das Trinkverhalten, der Hautzustand, die Ausscheidung oder die Körpertemperatur. Auch die Gewährleistung der Sicherheit spielt eine große Rolle. Zum Beispiel, wie das Neugeborene am besten gehalten und auf den Arm genommen wird, welches Hygieneverhalten zu beachten ist und wie wichtig es ist, den Säugling auch nicht nur für einen kurzen Moment auf dem Wickeltisch allein liegen zu lassen.

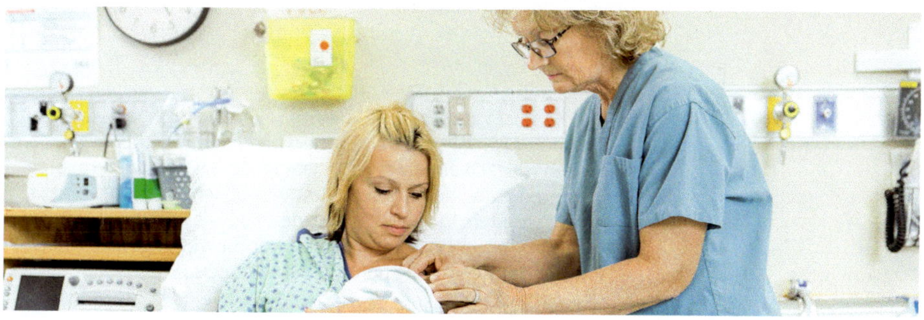

Abb. 2 Eine wichtige Unterstützung in den ersten Tagen ist die Hilfe beim Anlegen des Kindes zum Stillen.

Für Pflegende bietet die Anleitungssituation neben dem vertrauensvollen Beziehungsaufbau zu den Eltern auch die Möglichkeit einer Ganzkörperinspektion des Kindes. Wenn die Eltern die Versorgung des Kindes ganz übernehmen, ist es deshalb notwendig, Absprachen zu treffen, wann Pflegende zur Beobachtung hinzukommen können.

REFLEXION > **IMPULS** LERNORTVERNETZUNG

Haben Sie schon einmal ein Neugeborenes getragen oder mussten Sie sich schon einmal um einen Säugling kümmern? Was haben Sie dabei empfunden? Überlegen Sie, was beim Umgang mit einem eigenen Kind vermutlich anders ist.

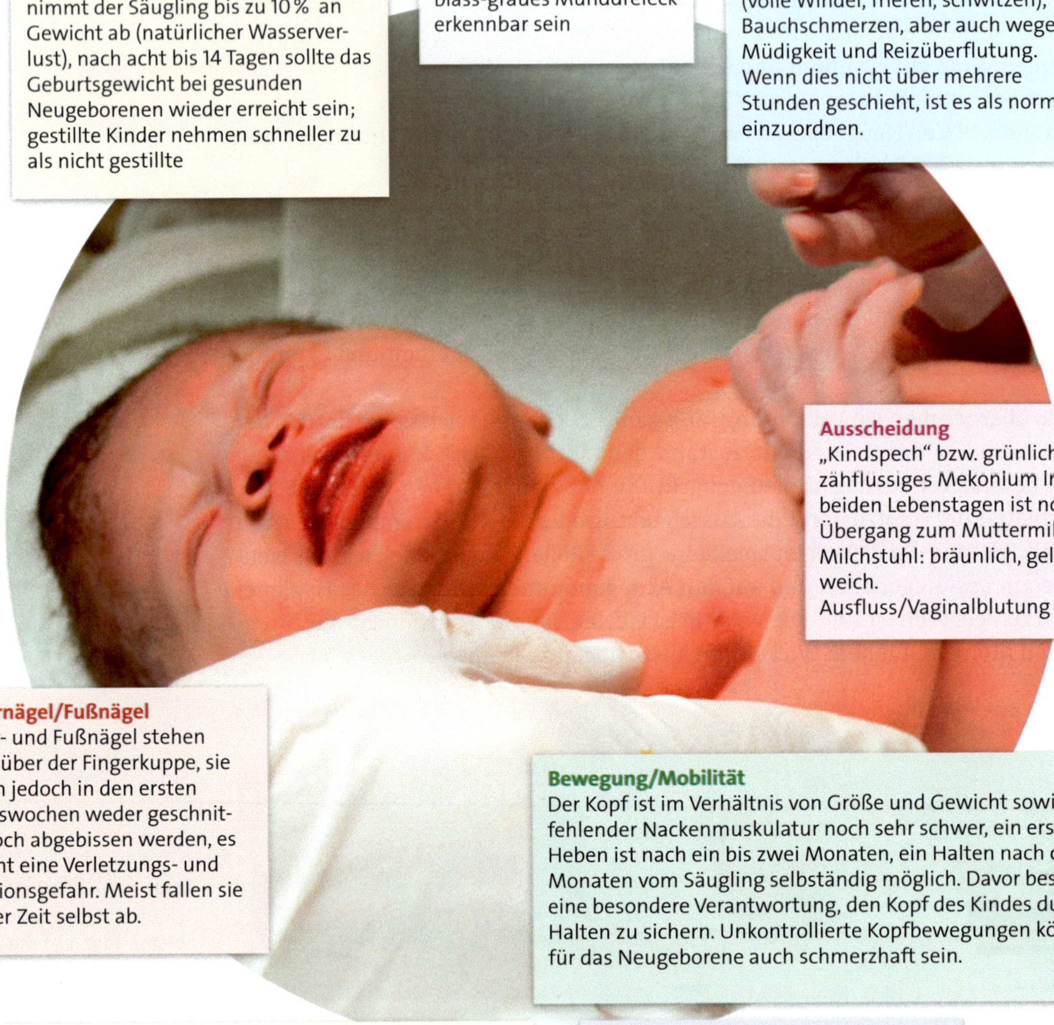

Haut
rosig, möglich ist eine Neugeborenenakne aufgrund der Hormonumstellung, bei Belastung wie nach dem Trinken kann ein dezentes blass-graues Munddreieck erkennbar sein

Gewicht
In den ersten vier Lebenstagen nimmt der Säugling bis zu 10 % an Gewicht ab (natürlicher Wasserverlust), nach acht bis 14 Tagen sollte das Geburtsgewicht bei gesunden Neugeborenen wieder erreicht sein; gestillte Kinder nehmen schneller zu als nicht gestillte

Weinen/Schreien
Schon Neugeborene schreien als Ausdruck von Hunger/Durst, Wunsch nach Nähe/Zuwendung, Unwohlsein (volle Windel, frieren, schwitzen), Bauchschmerzen, aber auch wegen Müdigkeit und Reizüberflutung. Wenn dies nicht über mehrere Stunden geschieht, ist es als normal einzuordnen.

Ausscheidung
„Kindspech" bzw. grünlich dunkles zähflüssiges Mekonium in den ersten beiden Lebenstagen ist normal. Dann Übergang zum Muttermilchstuhl/ Milchstuhl: bräunlich, gelb, und weich.
Ausfluss/Vaginalblutung

Fingernägel/Fußnägel
Finger- und Fußnägel stehen meist über der Fingerkuppe, sie sollten jedoch in den ersten Lebenswochen weder geschnitten noch abgebissen werden, es besteht eine Verletzungs- und Infektionsgefahr. Meist fallen sie mit der Zeit selbst ab.

Bewegung/Mobilität
Der Kopf ist im Verhältnis von Größe und Gewicht sowie fehlender Nackenmuskulatur noch sehr schwer, ein erstes Heben ist nach ein bis zwei Monaten, ein Halten nach ca. drei Monaten vom Säugling selbständig möglich. Davor besteht eine besondere Verantwortung, den Kopf des Kindes durch Halten zu sichern. Unkontrollierte Kopfbewegungen können für das Neugeborene auch schmerzhaft sein.

Ernährung/Stillen
Neugeborene trinken meist ca. sechs bis acht Still/Trinkmahlzeiten pro Tag, manche auch bis zu zwölf Mahlzeiten. Sie benötigen insbesondere in den ersten Lebenstagen kleine Mahlzeiten, da der Magen sich erst ausdehnen muss. Erhalten sie zu große Mahlzeiten, erbrechen sie. Der Magen des Neugeborenen ist kurz nach der Geburt nur so groß wie eine Haselnuss, nach drei Tagen wie eine Walnuss, daher sind mehrere kleine Mahlzeiten erforderlich. Der Reflux ist normal, noch keine Magensäure vorhanden.

Schlaf
Neugeborene schlafen in der ersten Woche 16–20 Stunden am Tag. Es ist jedoch kein Grund zur Unruhe, wenn sie schon längere Wachzeiten haben.

Abb. 1 Physiologische Besonderheiten bei Neugeborenen

Förderung der Bindung

Eine gelingende Eltern-Kind-Bindung fördert das Verantwortungsempfinden der Eltern und gibt ihnen mehr Sicherheit in der Versorgung des Kindes. Das kindliche Verhalten ist auf emotionale Sicherheit ausgerichtet, diese wird durch Bedürfnisbefriedigung erreicht. Sicher gebundene Kinder speichern die positive Erfahrung innerlich ab und können darauf zurückgreifen.

Bindung zu fördern ist Teil der sozialpsychologischen Aufgabe, die Pflegende in der Begleitung von Familien in Abstimmung mit anderen Berufsgruppen übernehmen. Gemeinsam sollen insbesondere krankheits- oder geburtsbedingte Anpassungsstörungen vermieden werden und die Behandlungserfolge langfristig sichern.

Das **Bonding**, der Körperkontakt mit dem Neugeborenen, trägt dazu bei, das elterliche Fürsorgesystem zu aktivieren, ebenso wie das kindliche Bindungssystem. Dies hängt mit dem erhöhten Ausstoß von Oxytocin zusammen, das als Bindungshormon bezeichnet wird.

Bindungsförderung geschieht durch:

- Beratung und Begleitung der Eltern wie zur Ernährung des Kindes, Stillberatung; Anleitung zum Handling und zur Einschätzung des kindlichen Befindens und zur Interaktion mit dem Kind
- Elternkurse, z. B. rund um die Geburt und das Hineinfinden in die Elternrolle
- Entlassungsvorbereitung und Nachsorgeplanung ggf. unter Einbezug der Hebamme
- Information der Eltern, worauf sie achten sollten und welche Konsequenzen sie aus ihren Beobachtungen ableiten können oder sollten

Pflegeprozess-gestaltung
Welche Kompetenzen benötigen Pflegende, um die Bindung zwischen Eltern und Kind einschätzen und ggf. Interventionen einleiten zu können?

Brisch, K H (2018): Säuglings- und Kleinkindalter. Vierte Auflage. Stuttgart: Klett-Cotta.

W ZUM WEITERDENKEN

Die durch WHO und UNICEF verantwortete Initiative Babyfreundliches Krankenhaus stellt die Bindungsförderung über Bonding, Stillen, Begleitung und Beratung zentral. Die Kliniken wollen der besonderen Bedeutung der Geburt und des Bindungsaufbaus als Team gerecht werden und gehen von der Annahme aus, dass das Wachstum von Reif- und Frühgeborenen durch Hautkontakt und liebevolle Pflege gefördert wird. Kliniken, die das Zertifikat babyfreundlich erhalten, haben das Personal im Vorfeld so geschult, dass die Empfehlungen von WHO und UNICEF umgesetzt werden. Die Umsetzung der verbindlich festgelegten B.E.St.®-Kriterien wie **B**indung, **E**ntwicklung und **St**illen wird überprüft und das Qualitätssiegel „Babyfreundlich“ ausgestellt.

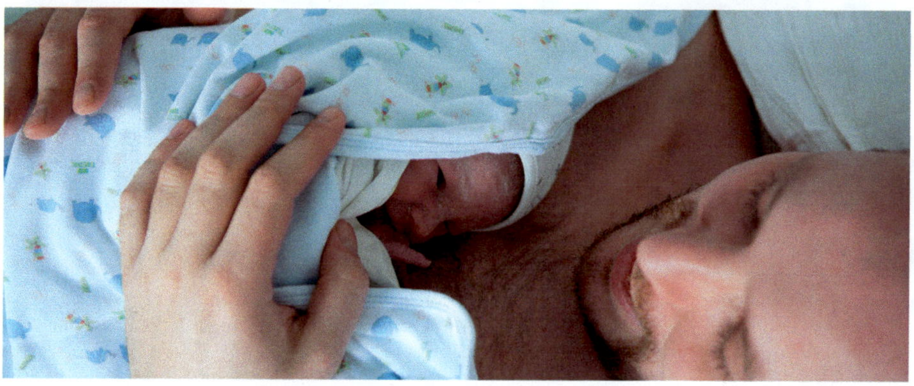

Abb. 2 Bonding durch Känguruing

3.3.2 Neugeborene versorgen

Erstversorgung nach der Geburt

Vitalfunktion → S. 733

Direkt nach der Geburt werden von der Hebamme Erstversorgungsmaßnahmen ergriffen. Diese dienen dem Erhalt und der Überwachung der ›Vitalfunktionen‹ und sollen das Neugeborene vor möglichen Komplikationen schützen. Ein routinemäßiges Absaugen der Neugeborenen findet nicht mehr statt, da der klinische Nutzen dieser Maßnahme nicht nachgewiesen werden konnte. Wenn jedoch die Atmung durch Schleim oder Blut stark beeinträchtigt ist, sollte das Neugeborene abgesaugt werden. Der erste Atemzug sollte spätestens ca. 20 Sekunden nach der Geburt erfolgen. Er wird durch äußere Reize wie Berührung, Kälte und Licht sowie durch innere Reize wie Sauerstoffmangel und der damit verbundenen Azidose (zu niedriger pH-Wert des Blutes) ausgelöst. Schreit das Neugeborene nicht sofort, kann es durch die Hebamme stimuliert (angeregt) werden. Dazu streicht sie über den Rücken oder die Füße des Neugeborenen. Wenn dies nicht zum Erfolg führt, sollte der Mund-, Nasen- und Rachenraum des Neugeborenen abgesaugt werden. Durch das Abnabeln wird das Neugeborene vom mütterlichen Blutkreislauf getrennt, indem die Nabelschnur durchtrennt wird. Dies kann gerne auch der Vater übernehmen. Beim Abnabeln werden drei Formen unterschieden:

- die Sofortabnabelung (unmittelbar nach der Geburt bei verschiedenem ›Rhesusfaktor‹)
- die Frühabnabelung (ca. eine Minute nach der Geburt, z.B. bei Komplikationen)
- die Spätabnabelung (nach Stillstand der Nabelschnurpulsation)

Abgenabelt wird einige Zentimeter vom kindlichen Körper entfernt, indem die Nabelschnur mit einer sterilen Schere zwischen zwei Klemmen durchgeschnitten wird. Etwas später wird der Nabelschnurrest dann auf zwei bis drei Zentimeter gekürzt. Dazu wird erneut eine Nabelklemme gesetzt und die restliche Nabelschnur wird mit einer sterilen Schere abgeschnitten.

Da die Temperaturregulation des Neugeborenen noch nicht so gut funktioniert und es außerdem eine große Hautoberfläche besitzt, kühlt es schnell aus. Um dieser Auskühlung vorzubeugen, wird das Neugeborene mit vorgewärmten Tüchern abgetrocknet. Anschließend legt die Hebamme der Mutter das Kind auf den Bauch bzw. die Brust und deckt beide zu.

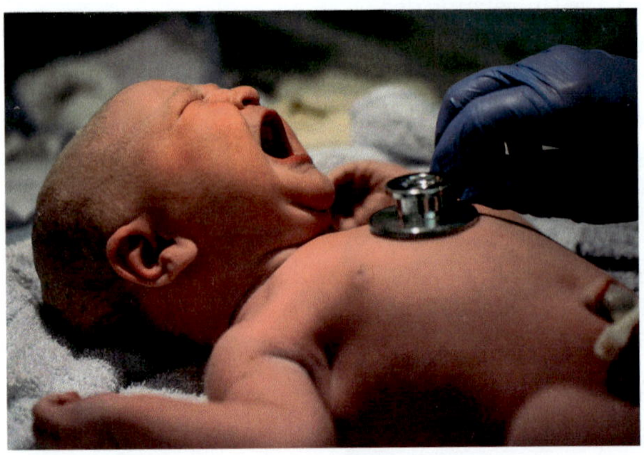

Abb. 1 Untersuchung des Neugeborenen direkt nach der Geburt

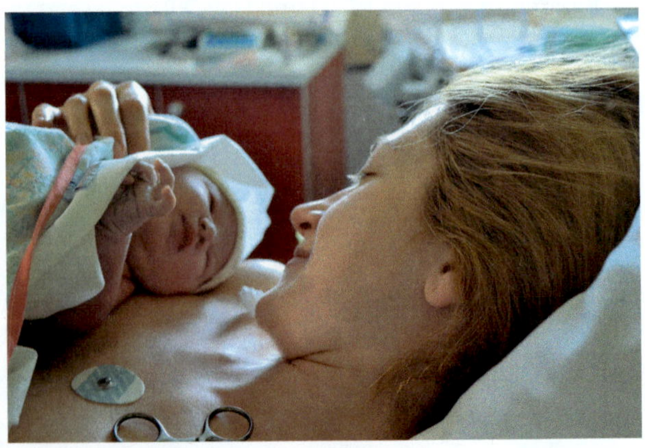

Abb. 2 Gut mit vorgewärmten Tüchern abgedeckt wird das Neugeborene direkt nach der Abnabelung auf die Brust der Mutter gelegt.

Apgar-Score und pH-Wert

Die Geburt und die Umstellung auf das Leben außerhalb des Mutterleibes bedeuten für das Neugeborene eine enorme Veränderung. Mithilfe des sogenannten ›Apgar-Scores‹ und der Bestimmung des pH-Werts im Nabelarterienblut wird festgestellt, wie das Neugeborene diese Umstellungen gemeistert hat (Adaptation).

Apgar-Score → S. 34

Der Apgar-Score wurde in den 1950er-Jahren von der Anästhesistin Virginia Apgar entwickelt. Dabei können die Beurteilungskriterien auch von den Einzelbuchstaben ihres Nachnamens abgeleitet werden:

- A = Atmung
- P = Puls
- G = Grundtonus der Muskulatur
- A = Aussehen der Haut
- R = Reflexe

Um den Apgar-Score zu ermitteln, werden jeweils eine, fünf und zehn Minuten nach der Geburt die Atmung, der Puls, der Muskeltonus, das Hautkolorit und die Reflexe des Neugeborenen beurteilt. Dabei kann jeder dieser Beobachtungsschwerpunkte mit 0, 1 oder 2 Punkten bewertet werden. Diese Einzelpunkte werden summiert und ergeben so die Gesamtbeurteilung. Dabei sind die Apgar-Werte nach fünf und nach zehn Minuten meist höher, da sich die kindlichen Organe bereits etwas darauf eingestellt haben, selbstständig zu funktionieren.

Erreicht die Gesamtpunktzahl 9–10 Punkte, so hat sich das Neugeborene gut angepasst. Bei 8–6 Punkten weist das Neugeborene noch einige Anpassungsschwierigkeiten auf, sodass eine erhöhte Beobachtung des Kindes angezeigt ist. Bei Punkten unterhalb von 6 ist eine kontinuierliche Beobachtung des Kindes auf der Neugeborenenstation notwendig, da es sich um ein „Risikokind" handelt.

Kommunikation
Wie erklärt man Eltern, dass ihr Kind ein „Risikokind" ist?

Die drei Apgar-Werte werden sowohl im Mutterpass als auch im „Gelben Heft", dem Kinderuntersuchungsheft, das die Familie in den nächsten Jahren begleiten wird, dokumentiert.

Da die Beurteilung der Adaptation mithilfe des Apgar-Scores zum Teil jedoch subjektiv ist, wird die Einschätzung durch eine Bestimmung des **pH-Werts** aus dem Nabelarterienblut ergänzt. Dazu wird die Nabelschnur punktiert und eine Blutgasanalyse durchgeführt. Je niedriger der pH-Wert, desto schwerer ist die vorliegende ›Azidose‹. Eine Azidose ist ein Hinweis auf einen Sauerstoffmangel: Durch die Erhöhung des Kohlendioxids kommt es zu einer Übersäuerung des Blutes.

Azidose
Störung des Säure-Basen-Haushaltes, bei der der pH-Wert des Blutes unter 7,35 sinkt

Zur Erstversorgung des Neugeborenen zählen ebenfalls die Erhebung der Körpermesswerte, die Vitalzeichen und die Überprüfung der Neugeborenenreflexe.

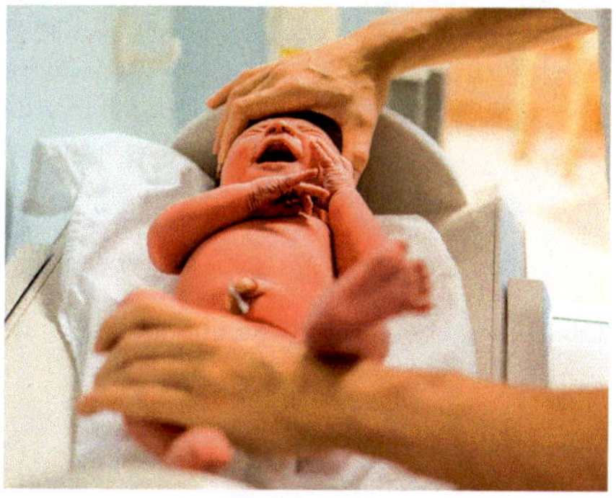

Abb. 3 Messen der Körperlänge in der Messmulde

Ermittlung der Körperlänge

Die Körperlänge kann mit Hilfe eines Maßbandes, oder mit Hilfe einer Messmulde ermittelt werden. Die Messmulde wird mit einem Tuch ausgelegt. Der Kopf wird am oberen Ende vorsichtig gehalten. Aufgrund der physiologischen Beugehaltung ist ein sanfter Druck auf die Beine notwendig, um die gesamte Länge zu erkennen. Dazu liegen die Beine parallel. Wenn das Kind sicher liegt, wird das verschiebbare Brett an die Fußsohlen geschoben und die Länge abgemessen. Auch bei der Nutzung des flexiblen Maßbandes ist auf die Streckung zu achten.

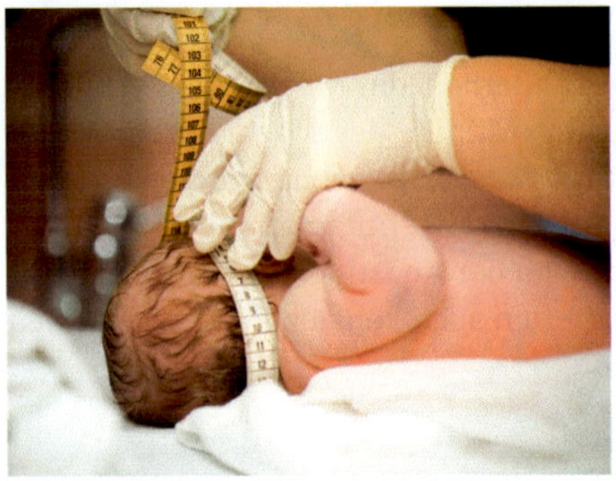

Abb. 1 Messen des Kopfumfangs

Ermittlung des Kopfumfangs

Der Kopfumfang wird mit einem weichen Maßband beim entspannten Kind gemessen. Das Maßband wird an der Stirn des Kindes, über den Augenbrauen angesetzt, knapp oberhalb der Ohren weitergeführt und von dort zurück an die Stirn angelegt. Dies schafft die Vergleichbarkeit zwischen verschiedenen Messungen.

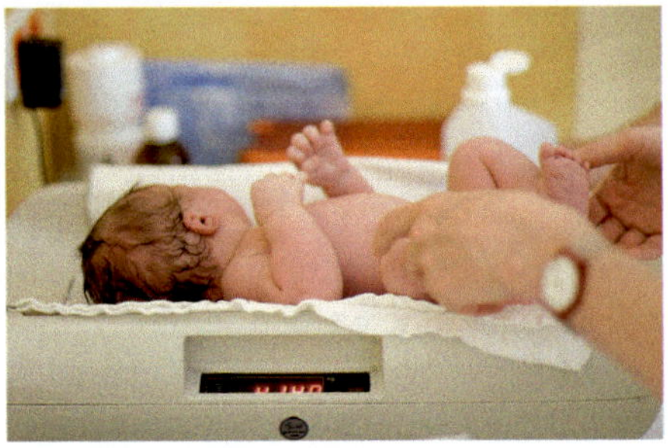

Abb. 2 Wiegen

Ermittlung des Körpergewichts

Bei der Gewichtsermittlung ist darauf zu achten, dass das Kind nackt auf die Waage gelegt wird. Durch eine wärmende Unterlage, die vom Gewicht abgerechnet wird, wird ein Auskühlen vermieden. Das Kind sollte dann gewogen werden, wenn es entspannt ist, weil der Wert dann leichter zu erheben ist.

Perzentilkurven

Die Messwerte werden in Perzentilkurven eingetragen. Diese sind alters- und geschlechtsspezifisch und wurden erstellt, indem die Werte von Jungen und Mädchen getrennt im nationalen Entwicklungsvergleich berechnet wurden. Die Eintragungen werden über die Jahre fortgeführt und ermöglichen so einerseits den Blick auf die individuelle Entwicklung der Kinder und andererseits den Vergleich mit den berechneten Normwerten. Diese Normwerte sind Referenzwerte, die nicht extrem unter- oder überschritten werden sollten.

Neugeborenenreflexe	Charakteristik	Neugeborenenreflexe	Charakteristik
Hand-Greifreflex 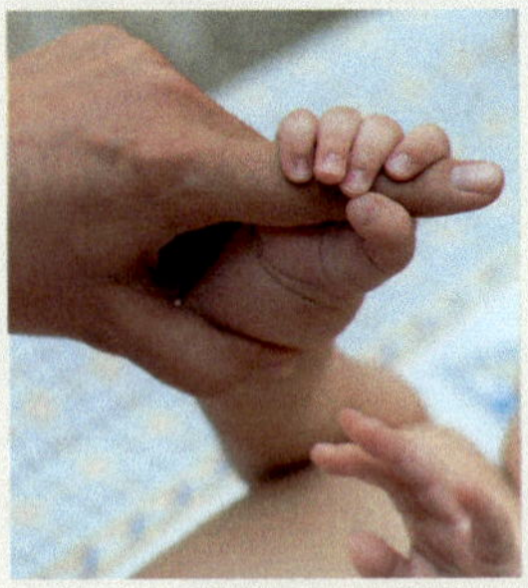	Dieser frühkindliche Reflex ist evolutionsbedingt. Dies zeigt sich bei der Beobachtung von Menschenaffen, bei denen sich das Affenjunge an die Mutter krallt, während diese ihr Junges trägt. Auch Neugeborene wollen getragen werden. Daher ist dieser Reflex immer noch intakt. Nach Berührung der Handinnenflächen schließt sich die Hand. Der Greifreflex schwächt sich nach 3 Monaten ab und verschwindet um das 1. Lebensjahr.	Fuß-Greifreflex 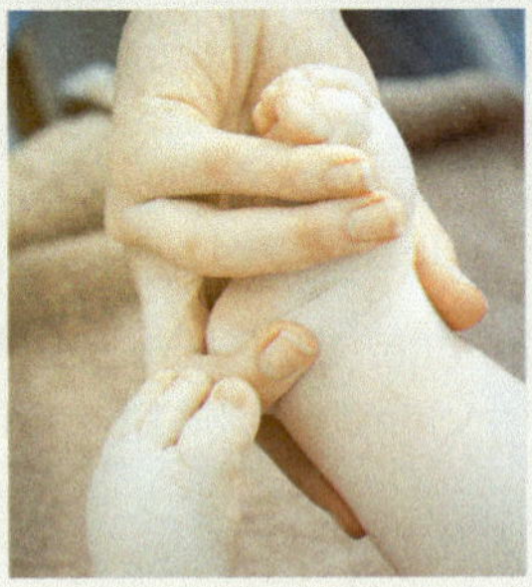	Dieser Reflex ist analog zum Hand-Greifreflex. Dabei führen die Zehen bei Berühren der Fußsohle eine Beugebewegung aus. Dieser Reflex bildet sich zwischen dem 8. und 12. Lebensmonat zurück. Hinweis: Durch das tägliche Auslösen dieses Reflexes wird die Fußmuskulatur gestärkt. Dies beugt Fußfehlstellungen wie dem sogenannten Plattfuß vor.

Tab. 1 Neugeborenenreflexe und ihre Besonderheiten im Überblick

Neugeborenenreflexe	Charakteristik	Neugeborenenreflexe	Charakteristik
Saugreflex 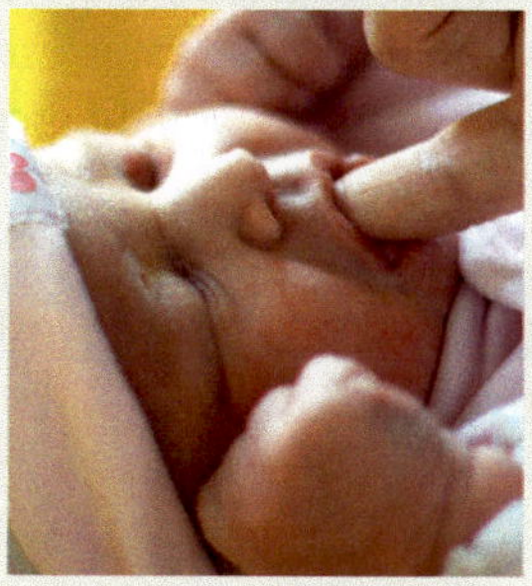	Auch dieser frühkindliche Reflex ist lebensnotwendig, denn er sorgt dafür, dass das Neugeborene in der Lage ist, Nahrung aufzunehmen. Sobald die Lippen des Neugeborenen mit der Brustwarze oder dem Sauger berührt werden, öffnet es den Mund, umschließt sie und beginnt reflexartig zu saugen. Der Saugreflex ist etwa bis zum 3. Lebensmonat nachweisbar.	Suchreflex 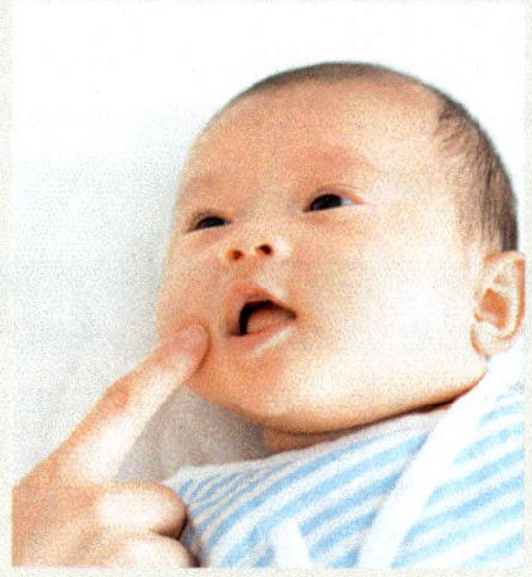	Der Suchreflex ist ein lebensnotwendiger Reflex. Wenn die Wange des Neugeborenen berührt wird, dreht es seinen Kopf in diese Richtung. Dieser Reflex zeigt sich vor allem, wenn das Neugeborene hungrig ist. Der Suchreflex verschwindet nach ca. 3 Monaten, denn danach kann der Säugling die Brust visuell wahrnehmen und erkennen.
Schreitphänomen 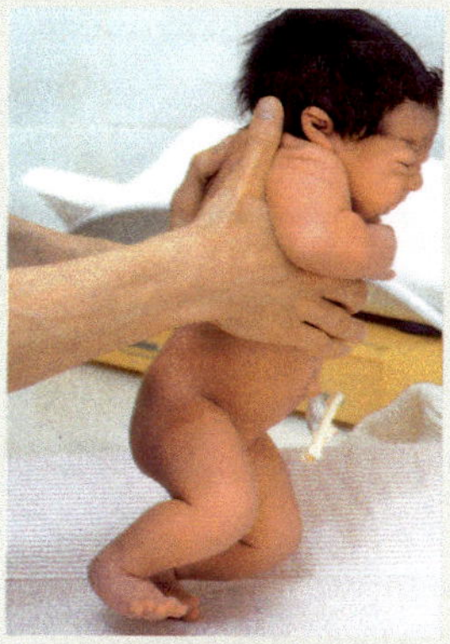	In senkrechter Haltung des Neugeborenen werden durch Berühren einer Unterlage mit den Füßen Schreitbewegungen ausgeführt. Das Schreitphänomen lässt sich bis ca. 3 Monate nachweisen.	Fluchtreflex 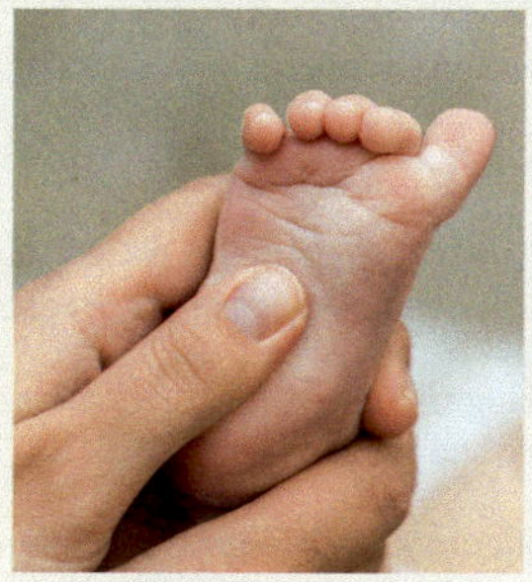	Das Neugeborene zieht bei Berührung der Fußsohle sein Bein zurück. Zudem wird der äußere Fußrand angehoben und die Zehen werden gebeugt. Dieser Reflex besteht bis zum 2. Lebensjahr.
Mororeflex, Umklammerungs-oder Schreckreflex 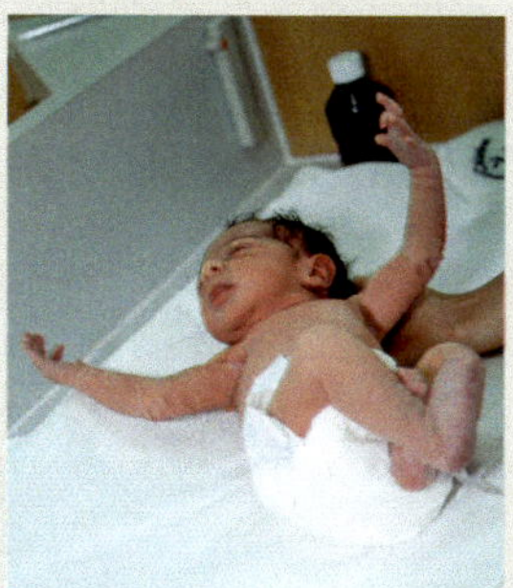	Dieser Reflex wird auch Umklammerungs- oder Schreckreflex genannt. Wie der Greifreflex wird auch dieser frühkindliche Reflex mit der Evolutionsgeschichte des Menschen erklärt. Durch den Schreckreflex kann sich das Menschenaffenjunge fester an das Fell der Mutter klammern und fällt nicht herunter. Wenn ein Neugeborenes zu schnell nach hinten gelegt wird, hat es das Gefühl, zu fallen. In diesem Moment tritt der Schreckreflex ein: Das Neugeborene streckt reflexartig beide Arme und Beine aus. Danach zieht es alle Gliedmaßen wieder an sich und nimmt eine Klammerhaltung an. Der Moro-Reflex ist bis zum 4. bzw. 6. Lebensmonat nachweisbar.	Rückgrat-oder Galantreflex 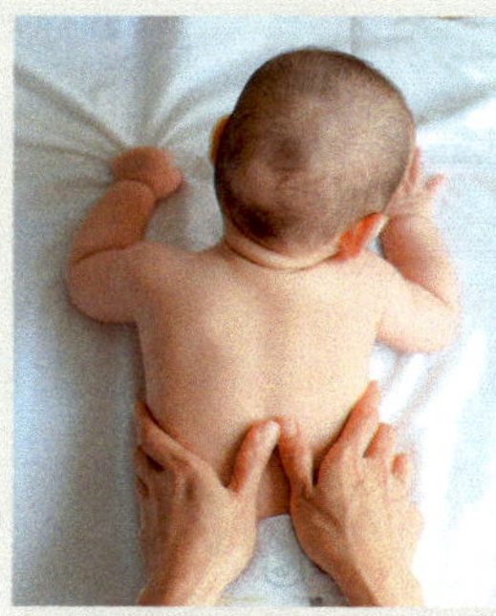	Dieser Reflex wird auch Galant-Reflex genannt. Es wird vermutet, dass dieser Reflex seinen Ursprung in der Geburt hat. Denn während der Geburt ist es wichtig, dass sich das Kind durch den Geburtskanal schieben und krümmen kann. Der Rücken des Neugeborenen biegt sich bei einer seitlichen Berührung entlang der Wirbelsäule in diese Richtung. Die Neugeborenen verfügen noch bis zum 6. Lebensmonat über diesen frühkindlichen Reflex.

Tab. 1 Neugeborenenreflexe und ihre Besonderheiten im Überblick (Fortsetzung)

Reife- und Übertragungszeichen

Nach der Geburt wird das Neugeborene auf seine Reife- und Übertragungszeichen hin untersucht. Als reife Neugeborene bezeichnet man Kinder, die zwischen der vollendeten 37. und der 42. Schwangerschaftswoche geboren wurden. Danach zählen sie zu den übertragenen Neugeborenen. Frühgeborene wurden vor der vollendeten 37. Schwangerschaftswoche geboren.

Kriterien	reifes Neugeborenes	übertragenes Neugeborenes
Gewicht	3000–4000 g in Abhängigkeit von der Körperlänge	Missverhältnis zwischen Körpergewicht und Länge, evtl. geringeres Gewicht
Kopfumfang	33–35 cm	
Länge	48–55 cm	evtl. größer
Ohrmuschel und Nasenknorpel	gut tastbar, Rand des Ohrs ist gut erkennbar und nicht mehr völlig weich und biegsam	
Kopfhaar	kräftig, seidig, einzelne Haare erkennbar	
Brustdrüsengewebe Brustwarzenbildung	sind fühl- und messbar, im Umfang 6–7 mm, der Warzenhof ist über Hautniveau	
Fingernägel Fußnägel	überragen die Fingerkuppen	Finger- und Fußnägel sind lang, evtl. grünliche Verfärbung
Plantare Hautfältelung	die gesamte Fußsohle einschließlich der Fersen ist mit Hautfalten bedeckt	
Haut, Unterhautfettgewebe	rosig, weich, samtig, glatt; Unterhautfettgewebe ist gut ausgebildet, besonders an Gesäß und Armen	wirkt schmutzig-weiß bis grünlich durch Mekonium im Fruchtwasser, Waschfrauenhände, faltig-trockene Haut
Vernix caseosa (Käseschmiere)	in Ansätzen vorhanden	nicht mehr vorhanden
Lanugobehaarung	teilweise noch vorhanden	nicht mehr vorhanden
Genitalbereich	Mädchen: große Schamlippen überragen die kleinen Jungen: Hoden sind im Skrotum tastbar	

Tab. 1 Überblick reifes und übertragenes Neugeborene

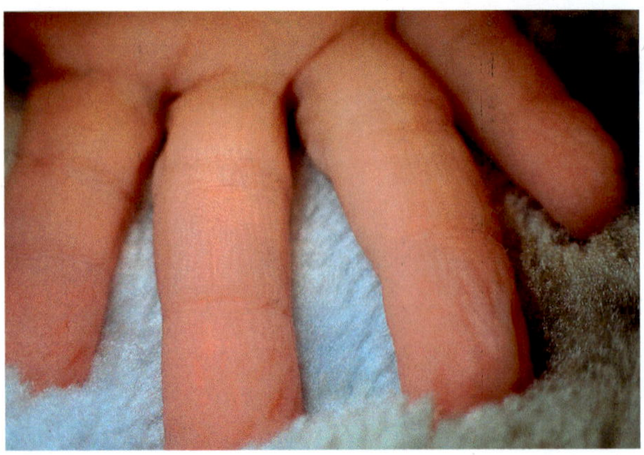

Abb. 1 Waschfrauenhände beim Säugling

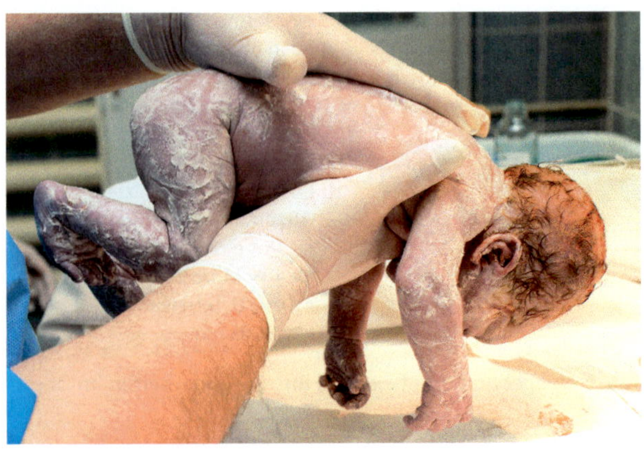

Abb. 2 Käseschmiere (Vernix caseosa)

Vitalzeichen kontrollieren

Vor der Erhebung der Vitalwerte erfolgt eine Initialberührung beim Neugeborenen sowie eine einfühlsame und ruhige Ansprache. Das Stethoskop wird vor der Messung auf Körpertemperatur angewärmt.

Kommunikation
Welche Bedeutung hat der Wortinhalt in der Kommunikation mit Neugeborenen?

Vitalzeichen	Normwerte	Besonderheiten
Blutdruck	**Frühgeborene:** systolisch 55–70 mmHg diastolisch 25–35 mmHg **Neugeborene:** systolisch 60–80 mmHg diastolisch 35–50 mmHg	auskultatorische Messmethode mittels Manschette und Stethoskop: Blutdruckmanschette bedeckt 2/3 des Oberarms, alternativ Unterschenkel In der Intensivpflege kann auch eine kontinuierliche Messung mittels arteriellem Katheter und Monitoring erfolgen.
Puls	**Frühgeborene:** 90–190 Schläge/min **Neugeborene:** 80–180 Schläge/min	Auskultation mittels Stethoskop Auszählen durch Ertasten der Pulswellen an Pulsmessstellen (z. B. A. radialis) Kontrolle von Frequenz, Rhythmus, Qualität
Temperatur	Normwerte der Körpertemperatur in Abhängigkeit vom Messort: **rektal:** 36,1 °C–37,4 °C **otal:** vergleichbar mit rektal, jedoch können durch falsche Handhabung und Verlegungen mit Ohrenschmalz die Messwerte verfälscht werden	bevorzugte Messung bei Neugeborenen: rektal mittels Digitalthermometer, wobei darauf geachtet wird, den Darm nicht zu verletzen (Schutzhüllen, Vaseline) Achtung: Anregung der Defäkation, daher Unterlage bzw. Windel entsprechend als Schutz positionieren; wenn ein Kind gerade sehr warm eingepackt war, kann die Temperatur verfälscht sein. Beobachtung auf: Hautkolorit, Schweißbildung, Zentralisierung des Kreislaufs (Füße/Hände kalt, Körperstamm/Gesicht heiß), Bewusstsein, Schüttelfrost, Fieberkrampf
Atmung	**Frühgeborene:** 50–60 Atemzüge/min. **Neugeborene:** 30–40 Atemzüge/min.	Zählen der Atemzüge, indem die Hand auf den Brustkorb gelegt oder ein Stethoskop genutzt wird; ergänzende Beobachtung auf: Hautkolorit, erschwerte Atembewegungen wie Einziehungen am Brustkorb, Atemgeräusche

Tab. 2 Normwerte von Neugeborenen und Frühgeborenen

Im Rahmen der am dritten bis zehnten Lebenstag stattfindenden U2 wird ein Hüftultraschall vorgenommen. Ebenfalls erfolgt ein Neugeborenen-Hörscreening sowie ein Test auf angeborene Stoffwechselstörungen. Wie bereits bei der U1 erhält das Kind mit dem Einverständnis der Eltern Vitamin K, um Blutungen vorzubeugen. Die Eltern werden über die Gabe von Vitamin D zur Vorbeugung der Knochenerkrankung Rachitis beraten, sowie ggf. über die Gabe von Fluorid für die Zahnhärtung.
Der Hörtest wird von den Pflegenden übernommen, die darauf achten, dass das Kind bei der Testung ruhig ist, denn sonst könnten die Sensoren irritiert werden und ein Ergebnis ist nicht möglich. Weiterhin achten sie darauf, dass der Gehörgang sauber ist. Vorliegende Fehlmessungen können Eltern sehr verunsichern. Im Rahmen der Untersuchungen überprüfen Kinderärzte zusätzlich, wie Kinder auf ein Klatschen reagieren. Die Dokumentation im Untersuchungsheft sichert eine kontinuierliche Entwicklungsbeobachtung.

Nabelpflege

Geburt → S. 778

Nach der ›Geburt‹ wird das Neugeborene von der Nabelschnur getrennt und es bleibt ein Nabelschnurrest zurück. Dieser beginnt nach zwei bis drei Tagen einzutrocknen und fällt nach ein bis zwei Wochen ab. Die daraus entstandene Nabelwunde verheilt in den nächsten Tagen.

Bei der Nabelpflege werden folgende Grundsätze beachtet:
- den Nabel bei jedem Wickeln kontrollieren
- hygienisch arbeiten, da der Nabel eine Wunde ist
- bei der Nabelpflege vorsichtig vorgehen – Verletzungsgefahr
- keinen Zug auf den Nabelschnurrest ausüben, da es dadurch zu Einrissen und somit zu einer Eintrittspforte für Keime kommen kann.
- die Nabelpflege einmal täglich bzw. nach Bedarf durchführen
- den Nabelschnurrest trocken halten

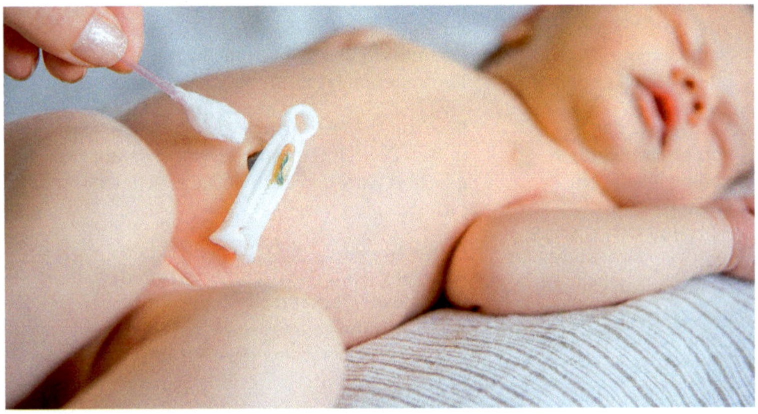

Abb. 1 Nabelschnurklemme

Bei der Nabelpflege wird zwischen offener und geschlossener sowie zwischen trockener und feuchter Nabelpflege unterschieden. Unabhängig von der Form der Nabelpflege ist stets eine Händedesinfektion durchzuführen. Für die Nabelversorgung werden benötigt:
- Händedesinfektionsmittel
- Schutzhandschuhe (bei infiziertem Nabel)
- sterile Kochsalzlösung 0,9 % bzw. Hautdesinfektionsmittel
- sterile Tupfer oder Kompressen
- Nabeltherapeutikum (bei infiziertem Nabel nach Arztanordnung)
- Netzschlauchverband (nur bei geschlossener Nabelpflege)
- Abwurfschale

Offene Nabelpflege

Dies ist die häufigste Form der Nabelpflege. Sie erfolgt bei einer unauffälligen Nabelwunde. Zuerst wird die Windel entfernt und der Intimbereich des Neugeborenen gereinigt. Anschließend erfolgt eine erneute Händedesinfektion. Falls die Nabelwunde verkrustet oder verschmutzt ist, reinigt man diese mit der Kochsalzlösung oder mit dem Hautdesinfektionsmittel. Anschließend wird die Nabelwunde inspiziert. Bei Infektionszeichen (Rötung, Schwellung, Überwärmung, Austritt von Eiter, Fieber beim Kind) wird der Arzt informiert. Falls am Nabelschnurrest noch eine Nabelklemme vorhanden ist, muss diese mit einer Kompresse abgepolstert werden, damit keine Druckstellen entstehen. Anschließend wird das Kind so gewickelt, dass der Nabel offen bleibt. Dazu wird die Windel unterhalb des Nabels verschlossen.

Geschlossene Nabelpflege

Diese Form der Nabelpflege wird eher selten und nur bei einer auffälligen Nabelwunde durchgeführt. Einen auffälligen Nabel erkennt man an einer Rötung, Sekretabsonderung und evtl. auch an einem unangenehmen Geruch. Werden solche Anzeichen beobachten, ist der Nabel durch Erreger infiziert und muss speziell versorgt werden. Bei der Versorgung sollte immer Handschuhe getragen werden. Zuerst entfert man den alten Nabelverband. Anschließend werden die Hände desinfiziert und der Nabelring, der Nabelschnurrest und die Nabelklemme gereinigt. Danach inspiziert man die Nabelwunde, trägt das vom Arzt verordnete Nabeltherapeutikum auf und legt einen neuen Verband an. Zum Schluss fixiert man diesen mit einem Netzschlauchverband. Der Verband sollte mindestens einmal täglich gewechselt werden, bei Bedarf (z. B. Verschmutzung) natürlich auch häufiger.

Trockene bzw. feuchte Nabelpflege

Wenn der Nabel unauffällig ist, kann eine trockene oder feuchte Nabelpflege durchgeführt werden. Bei der trockenen Nabelpflege wird keine Flüssigkeiten zur Reinigung des Nabels genutzt. Bei der feuchten Nabelpflege reinigt man den Nabel mit steriler Kochsalzlösung 0,9 %. Ist der Nabel entzündet, erfolgt immer die feuchte Nabelpflege. Dabei wird der Nabel mit steriler Kochsalzlösung 0,9 %, mit einem Desinfektionsmittel oder mit einem ärztlich verordneten Nabelantiseptikum gesäubert.

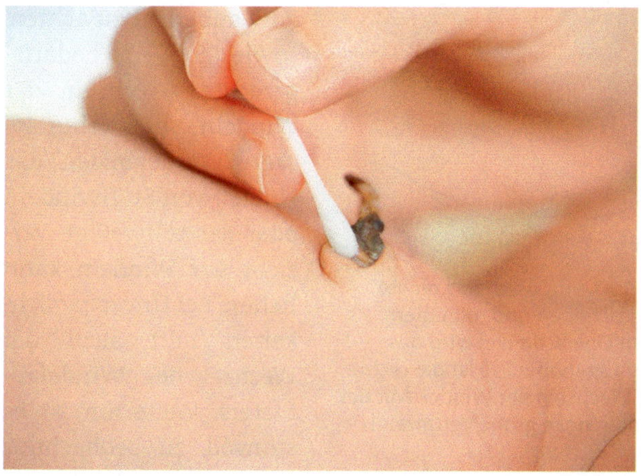

Abb. 2 Nabelschnurrest wird mit Watteträger gereinigt

Beobachtung der Ausscheidungen

Ausscheidungen → S. 174

Es ist notwendig die ersten ›Ausscheidungen‹ der Kinder zu dokumentieren und auf eine kontinuierliche Ausscheidung zu achten. Die Ausscheidung gibt Hinweise darauf, ob die Nahrungszufuhr ausreichend ist. Die erste Urinausscheidung erfolgt oft unter der Geburt. Die erste Ausscheidung über den After wird als **Mekonium** bezeichnet oder aufgrund seiner dunklen Farbe und zähen Konsistenz als Kindspech. Dieses wird in den ersten 24–48 Stunden ausgeschieden. Erfolgt die Ausscheidung bereits im Mutterleib, so kann es zu einer Mekoniumaspiration des Ungeborenen kommen, die mit einer Infektion einhergehen kann. Deshalb wird bei grünem Fruchtwasser besonders auf Infektionszeichen geachtet. Die Stuhlkonsistenz ist in den ersten Lebensmonaten bei ausreichender Nahrungs- und Flüssigkeitszufuhr eher weich und hell. Bei Veränderungen der Nahrung wie vom Stillen zum Brei ergeben sich Veränderungen in Konsistenz und Farbe.

Wickeln

Der Zeitpunkt des Wickelns ist individuell. Viele Kinder scheiden während der Mahlzeit aus. Dann empfiehlt sich das Wickeln nach dem Stillen. Wickeln vor dem Stillen kann unter Umständen die Zeit des Hungers noch verlängern. Wenn Kinder bereits viele Stunden geschlafen haben, ohne Hungerzeichen zu zeigen, oder wenn sie schlapp erscheinen, kann auch gewickelt werden, um sie zur Mahlzeit aufzuwecken.

Wickeltechnik

Diversität
Welche Wickeltechniken gibt es in verschiedenen Ländern und Kulturen?

Beim Anlegen der Einmalwindel ist darauf zu achten, dass die Hände fettfrei sind, da die Klebestreifen an den Windeln sonst nicht sicher halten. Werden Stoffwindeln verwendet, sind zusätzlich noch Windeleinlagen, ein Windelvlies und ein Windelhöschen nötig.

Pflege des Windelbereichs

Der Intimbereich eines Neugeborenen benötigt keine speziellen Cremes, im Gegenteil: Cremes verschließen die Poren der Windel, sodass diese weniger Feuchtigkeit aufnehmen kann.

Windeldermatitis → S. 78

Eine Ausnahme ist die häufige ›Windeldermatitis‹. Sie entsteht, wenn die Haut des Säuglings durch Urin und Stuhl ihre Schutzfunktion verliert und gleichzeitig die Hornschicht der Haut durch länger anhaltende Feuchtigkeit aufgeweicht wird. Bei einem wunden Gesäß ist auf Sauberkeit zu achten, sowie auf ein bedarfsgerechtes Wechseln der Windeln. Auch eine lockere Windelanlage, das Nutzen von Stoffwindeln oder der zeitweilige Verzicht auf Windeln kann helfen. Bei Unverträglichkeiten hilft auch der Wechsel des Windelanbieters. Weiterhin ist es sinnvoll, zu beobachten, inwiefern gestillte Kinder auf die Ernährung der Mutter reagieren. Entzündungshemmende oder feuchtigkeitsabsorbierende Salben oder zinkhaltige Wundschutzcreme können helfen.

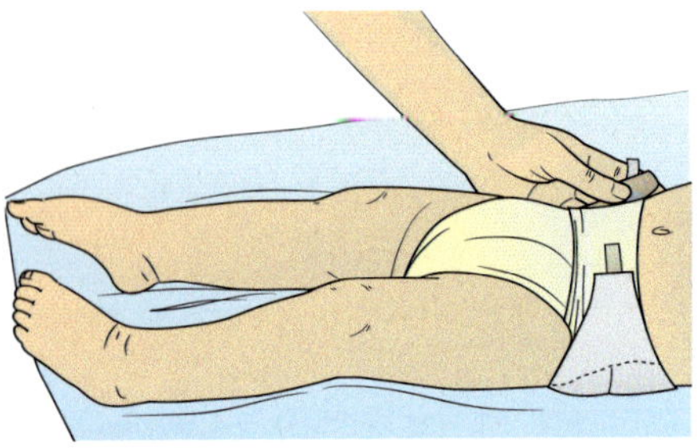

Abb. 1 Um das Kind sicher zu wickeln, liegt es auf dem Wickeltisch bzw. auf der Wickelauflage auf dem Rücken. Hosen und Unterwäsche werden ausgezogen und vorhandene Windeln geöffnet. Die Oberbekleidung wird leicht hochgeschoben.

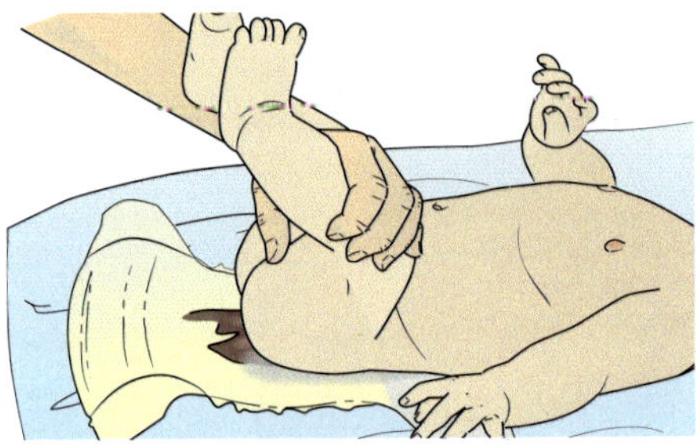

Abb. 2 Der linke Arm wird unter das rechte Bein des Kindes geschoben und mit einem Griff an den linken Oberschenkel wird das Gesäß des Kindes angehoben, so ist die rechte Hand frei für das Wechseln der Windel. Mit der alten Windel werden noch grobe Verunreinigungen vom Gesäß entfernt.

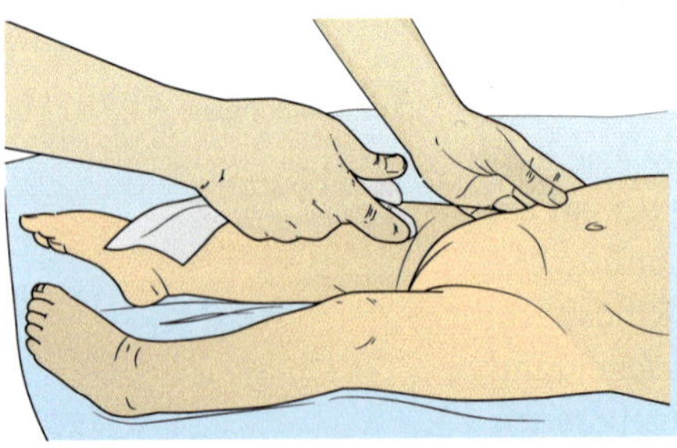

Abb. 3 Der Windelbereich wird mit einem nassen Lappen sanft gereinigt. Die Haut wird getrocknet und anschließend ist es sinnvoll, das Kind noch einige Zeit ohne Windel liegen zu lassen, um einer Windeldermatitis vorzubeugen.

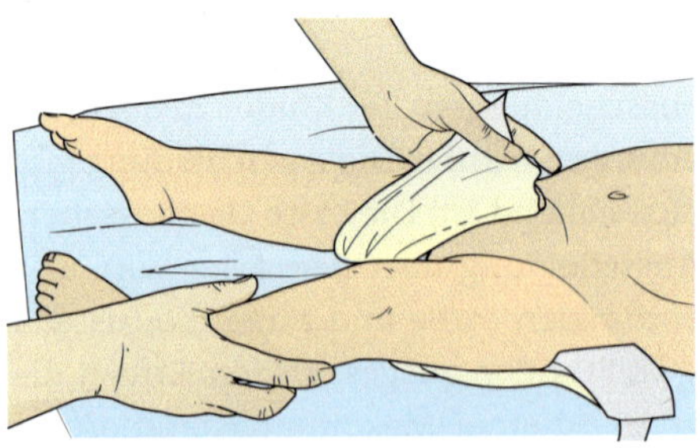

Abb. 4 Der hintere Teil der Windel (mit Klebestreifen) wird unter das Gesäß des Kindes geschoben, das dafür genauso ange hoben wird wie beim Entfernen der Windel. Als Nächstes wird der vordere Teil der Windel zwischen die Beine des Kindes gezogen. Mit den Klebestreifen wird die Windel verschlossen.

Infant-Handling

Das Handling des Kindes orientiert sich im Idealfall an seinen natürlichen Bewegungsmustern. Zudem wird immer auf die Sicherheit des Kindes geachtet, insbesondere das Halten des Kopfes, das die Kinder erst im Verlauf selbst übernehmen können, wenn sich die Nackenmuskulatur entsprechend entwickelt hat.
›Kinästhetik‹ Infant Handling geschieht zur aktiven Integration des Säuglings. Ziel ist es, die Kinder in ihrer Bewegungswahrnehmung zu unterstützen, die Bewegung zu erleichtern. Die Versorgenden geben Hilfestellung übernehmen jedoch nicht den gesamten Bewegungsablauf. So fördern sie die Bewegungsfähigkeiten und Körperwahrnehmung der Kinder. Auch die Feinmotorik wird geschult. Diese Form der pflegerischen Unterstützung und Zuwendung findet insbesondere bei Frühgeborenen Anwendung. Es geht darum, dass die Kinder sich selbst bewusst spüren und dazu Impulse durch die versorgenden Personen erhalten. Aber auch die Impulse des Kindes selbst werden aufgenommen. So wird z. B. beobachtet, ob es den Kopf wegdreht, oder wenn es zeigt, dass es sich in eine bevorzugte Richtung drehen möchte.

Kinästhetik → S. 339

W ZUM WEITERDENKEN

Die WHO hat verschiedene Forschungsergebnisse ausgewertet und im Jahr 2019 umfassende Empfehlungen zur Bewegungsförderung von kleinen Kindern herausgegeben. Demnach sollten schon Säugling dazu angeregt werden, sich täglich mindestens eine halbe Stunde zu bewegen. Dazu zählt z. B., das Kind auf den Bauch zu legen, weil es sich dabei körperlich anstrengen muss. Säuglinge sollten nicht länger als eine Stunde am Stück im Kinderwagen liegen oder im Hochstuhl sitzen.

›Heben und Tragen‹

Ein Säugling sollte immer so nah wie möglich am Körper gehalten werden. Die Bewegungen sollten möglichst ruhig und fließend erfolgen. Er wird stets sicher mit der ganzen Hand am Körperstamm oder rumpfnah an den Gliedmaßen angefasst. Mobiles oder Spielgestelle sollten so über dem Kind hängen, dass es in Richtung Bauchnabel schaut und das Spielzeug mit den Händen erreichen kann. Um die Motorik zu unterstützen, sollten die kindlichen Bewegungen nicht eingeschränkt werden.
Beim **An- und Ausziehen** liegt der Säugling sicher auf der Unterlage. Sein Kopf wird gebeugt und das Kleidungsstück wird von hinten nach vorn über den Kopf gezogen. Um den Ärmel eines Pullovers anzuziehen, greift man diagonal von unten in das Armloch, umfasst die kindliche Hand und zieht den Ärmel mit der anderen Hand hoch.
Das **Aufnehmen bzw. Hinlegen** des Säuglings gelingt am besten mit Drehbewegungen. Dabei umfassen beide Hände den Brustkorb des Säuglings, drehen ihn auf die Seite und nehmen ihn über die Seite hoch. Durch diese Methode kann der Säugling seinen Kopf selbst kontrollieren. Dennoch wird stets darauf geachtet, dass der Kopf gesichert ist und ggf. unterstützt. Beim Hinlegen ist die Reihenfolge umgekehrt.
Beim **Drehen** des Säuglings von der Rücken- in die Bauchlage wird zur Unterstützung ein Impuls (Anreiz) an der Hüfte gegeben. Dazu wird die Hüfte umfasst und die Drehbewegung eingeleitet. Der Säugling braucht Zeit, um der Bewegung zu folgen. Das Drehen erfolgt nicht über Hochheben, denn durch den Kontakt zur Unterlage bekommt der Säugling wichtige Informationen für seine Bewegung.

Heben und Tragen eines Säuglings → S. 333

Ethik
Inwieweit bestimmt die Gesellschaft, wann der ideale Zeitpunkt für das erste Säuglingsbad ist?

Das Säuglingsbad
Sich zu waschen dient der Reinigung, aber auch dem Wohlbefinden und der Entspannung. Für Säuglinge kommt noch ein weiterer Anlass für ein Bad hinzu: Das Säuglingsbad ist für sie eine ideale Möglichkeit der Bewegungserfahrung, denn hier müssen sie sich nicht mit der Schwerkraft auseinandersetzen, sondern können sich frei bewegen.

B BEISPIEL

Amelie (2 Wochen) soll heute das erste Mal gebadet werden. Beim Ausziehen fängt sie an zu weinen. Aber als sie in der Wanne liegt, beruhigt sie sich ganz schnell und genießt das warme Wasser.

Für die Sicherheit des Säuglings ist es nötig
- das Kind niemals allein auf dem Wickeltisch oder in der Badewanne zu lassen.
- vor dem Baden die Wassertemperatur zu kontrollieren.
- den Wasserhahn beiseite zu drehen und ihn auf kalt zu stellen.
- das Kind beim Baden immer in einem sicheren Griff zu halten.

Für das Säuglingsbad werden spezielle Babybadewannen oder Badeeimer benutzt. Die Badedauer bei Neugeborenen und kleinen Säuglingen sollte, aufgrund der Auskühlungsgefahr, auf drei bis fünf Minuten begrenzt werden. Tägliches Baden ist bei Säuglingen nicht notwendig.

Vorbereitung Bevor ein Säugling gebadet werden kann, sollte der Arbeitsplatz hergerichtet sein. Ausreichend Licht und eine angenehme Raumtemperatur (22–24 °C) sind nötig. Alle Flächen und Gegenstände zur Versorgung des Kindes sollten desinfiziert sein. Danach werden alle Pflegeutensilien und die frische Kleidung für das Kind bereitgelegt. Die Badewanne oder der Badeeimer wird ausgespült, damit keine Rückstände von Desinfektionsmittel im Badewasser sind. Die Wanne sollte einen sicheren Stand haben. Anschließend lässt man so viel Wasser in die Badewanne, dass das Kind bis zur Brust bedeckt ist.

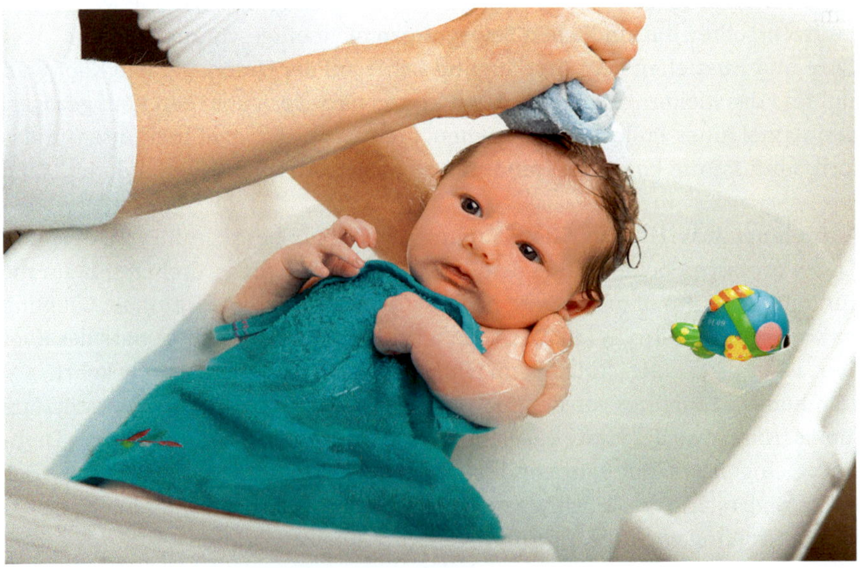

Abb. 1 Säuglingsbad

Durchführung Nach der Reinigung der Hände folgt das Anschalten des Wärmestrahlers über dem Wickeltisch. Anschließend wird der Säugling entkleidet, die Windel geöffnet und der Intimbereich mit Feuchttüchern oder einem feuchten Lappen gereinigt. Um den Säugling sicher in die Badewanne zu heben, umfasst man den linken Oberarm des Kindes. Dabei befinden sich der Daumen auf der Schulter und die vier Finger unter der Achsel. Dieser Griff wird als C-Griff bezeichnet. Der Kopf des Säuglings liegt in der Handbeuge oder auf dem Unterarm. Mit der rechten Hand werden die Beine des Kindes umfasst. Nun kann der Säugling sicher in die Wanne gehoben werden. Dabei gleitet das Kind zuerst mit den Füßen ins Wasser. Wenn das Kind im Wasser ist, wird die rechte Hand gelöst und das Kind gewaschen.

Beim Waschen des Säuglings in der Wanne ist aus hygienischen Gründen eine Reihenfolge zu beachten:
1. Zuerst werden die Augen mit einem sauberen Lappen vorsichtig von außen nach innen ausgewischt. Jedes Auge bekommt eine neue Ecke vom Lappen, um eventuelle Keime nicht auf das andere Auge zu übertragen. Bei Auffälligkeiten der Augen wurden diese bereits im Vorfeld mit steriler Kochsalzlösung gereinigt.
2. Anschließend werden die Stirn, die Wangen, der Mund und die Nase des Kindes gewaschen.
3. Weiter geht es mit dem Hals, den Händen und Armen sowie der Brust, dem Bauch und dem Rücken. Dabei ist ein Drehen des Säuglings nicht zwingend notwendig. Danach kommen die Füße und Beine an die Reihe.
4. Zum Schluss wird der Intimbereich gereinigt: zuerst die Genitalien und abschließend das Gesäß. Hierbei ist zu beachten, dass bei männlichen Säuglingen die Vorhaut nicht zurückgezogen werden darf. In diesem Alter besteht noch eine physiologische Vorhautverengung. Es könnte sonst zu Verletzungen kommen.

Kleinere Säuglinge können auch im Badeeimer gebadet werden. Viele Säuglinge fühlen sich sicherer und werden ruhiger, wenn die Füße eine Begrenzung durch den Badewannenrand erhalten. Hierbei sollte das Wasser dem Säugling bis zum Hals reichen. Der Säugling „sitzt“ im Badeeimer und wird nur mit den Fingern der linken Hand unter seinem Kinn festgehalten. Mit der rechten Hand kann der Säugling gewaschen werden.
Nach dem Baden wird der Säugling in der gleichen Reihenfolge wie beim Baden abgetrocknet. Dabei ist besonders auf die Hautfalten, die Finger- und Zehenzwischenräume sowie die Haut hinter den Ohren zu achten. Anschließend wird das Handtuch umgeschlagen, sodass das Kind auf dem trockenen Anteil liegt. Nun können Sie das Kind wieder anziehen.

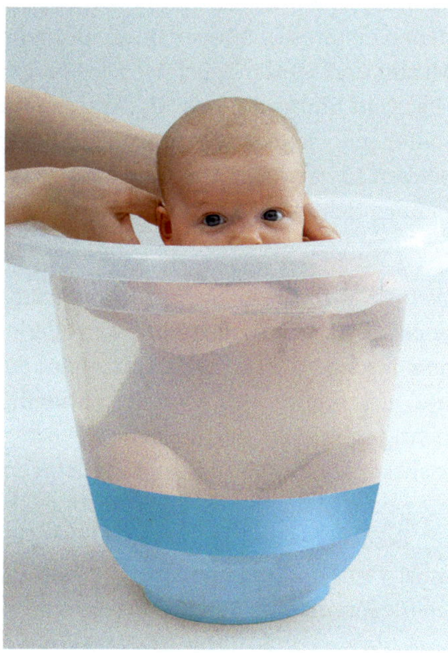

Abb. 2 Baden im Badeeimer

Ernährung

Ihren Hunger zeigen Neugeborene durch:

- Saugen an ihren Fingern oder Fäusten
- Suchbewegungen mit dem Kopf oder Mund
- offener Mund
- schmatzen
- Lippen mit der Zunge lecken
- geballte Fäustchen
- Saugen an greifbarem Stoff

Wenn ein Kind beginnt, laut zu weinen, wurden vermutlich die vorherigen Hungerzeichen übersehen. Damit hier nicht bereits eine Irritation entsteht, die den Saugprozess stört, gilt es, die Zeichen früh wahrzunehmen.

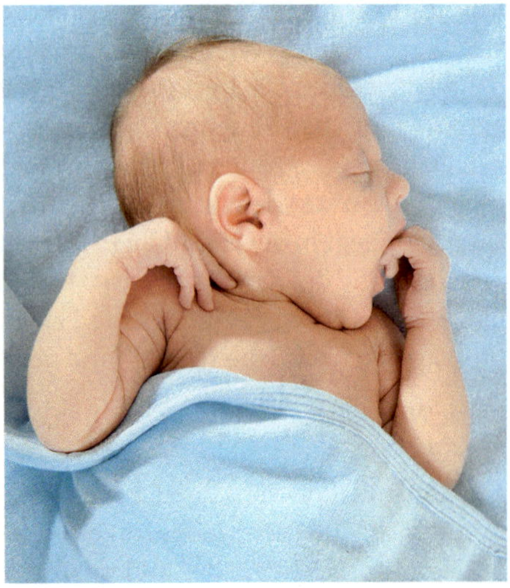

Abb. 1 Ein mögliches Hungerzeichen beim Säugling: Faust im Mund

Stillberatung → S. 721

Je nach Situation und Entscheidung werden Neugeborenen ›gestillt‹ oder erhalten Flaschennahrung. Bei Flüssigkeitsmangel kann auch Wasser gegeben werden. Ein wichtiges Beobachtungsmerkmal bzgl. eines massiven Flüssigkeitsmangels ist der Blick auf die Fontanelle des Kindes. Die Fontanellen sind Knochenlücken am kindlichen Schädel. Die große Fontanelle schließt sich im Verlauf der ersten neun bis 26 Lebensmonate, die kleine Fontanelle bereits innerhalb weniger Monate.

Wenn Stillen bzw. Muttermilchernährung mit Säuglingsmilchnahrung (Formula) kombiniert wird, wird dieses Vorgehen als Zwiemilchernährung bezeichnet.
In den ersten sechs Lebensmonaten wird das reine Stillen empfohlen, wenn dies für Mutter und Kind möglich ist. Dies geschieht möglichst orientiert am Bedarf des Kindes – ›ad libitum‹. Auch die Anlegedauer richtet sich nach dem Kind; 20 Minuten sollten jedoch an einer Seite nicht überschritten werden, um eine Reizung der Brustwarzen zu vermeiden. Zudem saugt das Kind dann vermutlich zur Entspannung. Ob es noch richtig trinkt, kann anhand der Saugbewegungen und Schluckgeräusche beobachtet werden.

ad libitum
nach Belieben (des Kindes)

Wenn Mütter den Eindruck haben, zu wenig Milch zu haben, oder wenn die Gewichtsentwicklung des Kindes im Verlauf unzureichend erscheint, können Stillproben durchgeführt werden. Dazu wird das Kind vor dem Stillen auf die Waage gelegt und ein zweites Mal nach dem Stillen. Dabei ist darauf zu achten, dass die Waage richtig geeicht ist und dass die Kleidung und die Windeln nicht gewechselt werden. Insbesondere in den ersten Lebenstagen trinken Kinder häufig auf der Waage kaum messbare Mengen. Zur Überprüfung, ob die Nahrung ausreicht, werden das Verhalten des Kindes und seine Gewichtsentwicklung beobachtet. Ein leichtes Zittern (Tremor) kann darauf hinweisen, dass die Glukosezufuhr nicht ausreicht. Dann ist zu überlegen, ob eine Blutzuckerkontrolle notwendig ist.

Muttermilch und Säuglingsmilchnahrung

Muttermilch enthält viele Nährstoffe sowie Vitamine, Mineralstoffe und Spurenelemente. Zu 87 % besteht sie aus Wasser, in dem die anderen Stoffe gelöst sind. Neugeborene erhalten keine Kuhmilch, da diese zu viel Eiweiß enthält, dies kann die Nierenfunktion beeinträchtigen. Zudem können aufgrund der Durchlässigkeit des Darmgewebes früh Allergien und Unverträglichkeiten ausgelöst werden. Deshalb wird die industriell bearbeitete Milch adaptiert und der Zusammensetzung der Muttermilch angenähert.

Zusammensetzung pro 100 g	Kolostrum (Vormilch, 1.–3. Lebenstag)	reife Muttermilch	Kuhmilch 1,9 (Vollmilch)
Energie (kcal)	56	65	64
Eiweiß (g)	2,6–2,7	1,2–1,6	3,5
Kohlenhydrate (g)	4,9	6,6	4,8
Fett (g)	1,9	3,5	3,8

Tab. 1 Zusammensetzung der Muttermilch pro 100 g im Vergleich zu Kuhmilch

Bei einem mütterlichen oder kindlichen Stillhindernis kann **Säuglingsmilchnahrung** bzw. Muttermilchersatznahrung zum Einsatz kommen. Diese werden unterteilt in Pre-Nahrung oder 1er Nahrung und Folgemilch (auch 2er und 3er Nahrungen). Bei vorliegenden medizinischen Indikationen können auch Spezialnahrungen und diätetische Nahrungen eingesetzt werden, zur Allergieprävention HA-Nahrung. Auch für Frühgeborene gibt es spezielle Nahrung.

Nahrungsmenge

Die Nahrungsmenge bis zum 10. Lebenstag kann mit Hilfe der Finkelsteinschen Regel berechnet werden.

(Lebenstage – 1) × 50 – 80 g

Digitalisierung
Welche Apps können bei der Berechnung der Nahrungsmenge unterstützen?

Die Trinkmenge sollte etwa ein Fünftel bis ein Sechstel des Körpergewichts betragen. Frühgeborene erhalten bis zu zwölf Mahlzeiten am Tag, mit einer Trinkmenge von ca. 180–200 g, orientiert am Körpergewicht. Im ersten bis dritten Monat fünf bis acht Mahlzeiten mit einer Trinkmenge von 150–170 ml.
Es ist notwendig, die Eltern darüber aufzuklären, dass sie auf eine hygienische Arbeitsweise achten müssen bei der Nahrungsaufbereitung und Verabreichung. Dazu gehört es auch, dass sie selbst weder am Sauger noch am Nuckel saugen sollten.

Ersatznahrung wird nicht mit kochendem Wasser angerührt, da dies u. a. die Zusammensetzung verändern kann. Es wird immer nur frisch zubereitete Nahrung verabreicht. Durch die über den Sauger eindringenden Oralkeime ist die Milch, wenn sie länger steht, verunreinigt. Deshalb wird im Vorfeld berechnet, wie viel das Kind in etwa trinkt. In auf eine Warmhaltetemperatur eingestellten Flaschenwärmern kann die Nahrung ohne Kontakt mit Oralkeimen etwas länger stehen und langsam erwärmt werden. Ebenso ist es wichtig, dass die Eltern auf die richtige Temperatur achten (nicht wärmer als 37 °C). Gerade in der Mikrowelle stimmt die Temperatur der Flasche nicht mit der der Milch überein. So ist die Wangenprobe hier fehleranfällig. Kontrolliert werden kann die Temperatur mit entsprechenden Thermometern und mit etwas Erfahrung, indem ein Tropfen auf den temperatursensiblen Pulsbereich am Handgelenk getropft wird. Während der Fütterung sollte die volle Aufmerksamkeit auf das Kind und seine Reaktionen gerichtet sein.

Vorbeugen einer Saugverwirrung
Eine Saugverwirrung kann bei Neugeborenen auftreten, die innerhalb der ersten 6 Wochen nach der Geburt nicht von der Mutter gestillt werden konnten und mit Fläschchen gefüttert wurden. Die Umstellung auf das Trinken an der Brust kann einige Säuglinge überfordern, da ein Sauger zwar ähnlich zu einer Brust funktioniert, sich aber in der Saugtechnik, in der Form und im Geschmack unterscheidet. An der Brust muss das Kind sehr viel kräftiger saugen als an einem Sauger.
Reifgeborenen als auch Frühgeborenen können zur Vermeidung einer Saugverwirrung alternative Trinktechniken angeboten werden, bei welchen angenommen wird, dass sie zur Entlastung führen und weniger verwirren als das Trinken mit der Flasche:

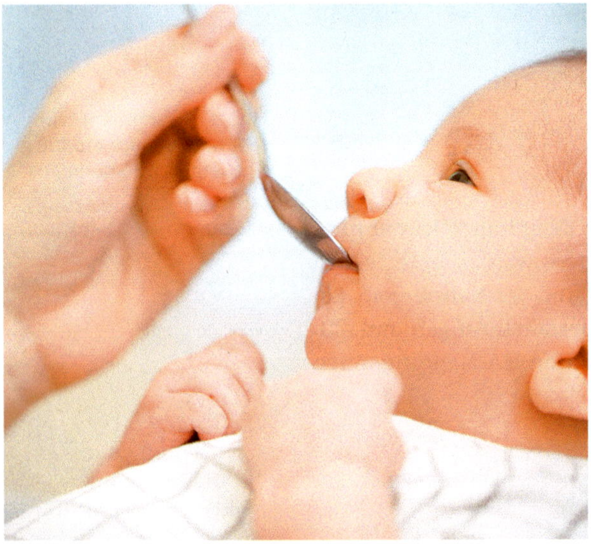

Abb. 1 Ein weicher Löffel statt Sauger kann einer Saugverwirrung vorbeugen.

- Milchgabe mit einem kleinen Becher oder Löffel, womit auch die Gabe von kleinen Mengen von Kolostrum oder Milch gemeint ist; dazu wird der Becher/Löffel sanft auf der Unterlippe angesetzt; nach einem „Locktropfen" leckt das Kind die Nahrung aus dem Gefäß. Dabei übt es sich nicht in das Saugen ein.
- Fingerfütterung (Fingerfeeding). Milchgabe mit Hilfe eines Fingerfeedansatzes aus Silikon oder Spitzen, deren Größe sich an der Milchmenge orientiert. Es ist darauf zu achten, dass die Finger oder Fingerlinge, die zur Sauganregung für das Kind in seinen Mund gegeben werden, gut gereinigt und frei von Desinfektionsmitteln sind. Der Geruchs- und Geschmackssinn des Kindes soll nicht irritiert werden. Die Fingerkuppe zeigt während der Fütterung in Richtung Gaumen. So kann der Saugreflex ausgelöst werden. Es ist auf eine vorsichtige Dosierung und Schluckbewegungen zu achten.
- Ergänzende Nahrungsgabe an der Brust. Mit Hilfe von Ernährungssets wird parallel zum Saugen des Kindes an der Brust Nahrung über einen Schlauch gegeben. Dabei wird auf eine sorgsame Dosierung geachtet, um die Saugbewegungen des Kindes aufrechtzuerhalten. Bei dieser Vorgehensweise wird trotz Unterstützung das Trinken an der Brust kontinuierlich und mit allen Sinnen eingeübt.

3.3.3 Besondere Neugeborene versorgen

Einige Neugeborene zeigen Auffälligkeiten, die harmlos sind, die aber Eltern verunsichern. Dazu gehören **Hautveränderungen** oder **Verletzungen** durch die Geburt, die in der Regel wieder gut verheilen. Andere Neugeborene haben einen schwierigen Start ins Leben, weil sie zu früh geboren wurden, intrauterin schlechte Bedingungen hatten oder ihre Organe sich nur langsam an das extrauterine Leben anpassen. Relativ selten kann es bei der Entwicklung des ›Embryos‹ zu **Fehlbildungen** gekommen sein (Embryopathien, z.B. die ›Lippen-Kiefer-Gaumen-Spalte‹), die nach der Geburt zum Teil aufwendige Therapien mit Operationen nach sich ziehen können.

Embryo → S. 774
Lippen-Kiefer-Gaumen-Spalte → S. 245

Neugeborene mit Hautveränderungen
In den ersten Lebenstagen und Wochen zeigen Neugeborene häufig Veränderungen im Hautbild. Bei diesen Hautveränderungen werden hormonabhängige und hormonunabhängige Hautveränderungen unterschieden.

Hormonabhängige Hautveränderungen Diese Hautveränderungen werden durch mütterliche Hormone verursacht und dauern meist nur kurze Zeit an. Zu diesen hormonabhängigen Hautveränderungen gehören die **Milien**. Milien sind kleine weiße Pünktchen im Nasen-Wangen-Bereich und entstehen durch eine Talgstauung. Neben den Milien kann es auch zur sogenannten **Neugeborenenakne** kommen. Ca. 20 % der Neugeborenen, vorrangig männlichen Geschlechts, haben eine Neugeborenenakne in unterschiedlicher Intensität. Am Kopf, insbesondere an den Wangen, zeigen sich Zeichen einer Akne, die nicht schmerzhaft ist. Ursachen können in der Muttermilchernährung liegen (Steroidhormone) und in einer erhöhten Androgenproduktion des Kindes. Für beide Formen der Hauterscheinungen gilt: Nicht drücken und keine Verwendung sich entzünden können und von speziellen Cremes, da sie von allein abklingen.

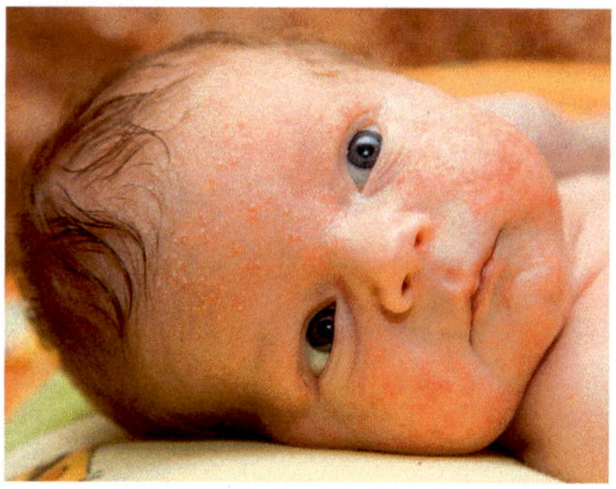

Abb. 2 Neugeborenenakne

Hormonunabhängige Hautveränderungen Neben den hormonabhängigen Hauterscheinungen kann es auch noch zu hormonunabhängigen Hautveränderungen kommen. Diese sind nicht durch Schwangerschaftshormone verursacht und halten daher für einen längeren Zeitraum bzw. für immer an. Dazu gehören Phänomene wie der Storchenbiss (Gefäßerweiterung an Stirn oder Oberlid), Blutschwämmchen (meist gutartige Gefäßgeschwulste) oder das Neugeborenenexanthem (Hautausschlag mit kleinen Bläschen meist an Kopf, Körperstamm und Extremitäten).

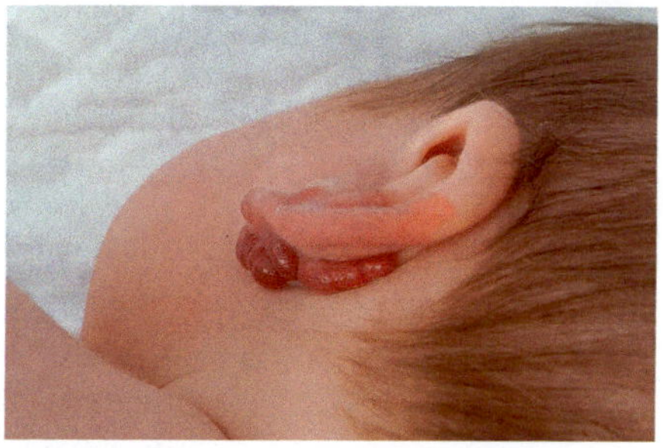

Abb. 3 Blutschwämmchen (Hämangiom)

Geburtsverletzungen

Die Geburt ist für das Kind ein anstrengendes Ereignis. Manchmal kann es sogar zu Verletzungen kommen. Oft sind diese jedoch harmlos und heilen nach einigen Tagen oder Wochen von selbst. Dennoch können sie die Eltern verunsichern und beunruhigen.

Kopfverletzungen Durch die große Druckbelastung unter der Geburt kann es zu Kopfverletzungen kommen. Die **Geburtsgeschwulst** beispielsweise ist eine teigige Schwellung, die sich über den gesamten Hinterkopf erstrecken kann. Nach wenigen Tagen bildet sich diese Geschwulst von allein zurück. Eine weitere Kopfverletzung ist das **Kephalhämatom**. Hierbei handelt es sich um eine blutige Schwellung zwischen Knochenhaut und Kopfschwarte. Das Hämatom ist durch die Schädelnähte begrenzt und fühlt sich prall-elastisch an. Auch diese Kopfverletzung verschwindet in der Regel von allein. Jedoch dauert dies ca. drei bis sechs Wochen.

Knochenbrüche Der häufigste geburtsbedingte Bruch ist der Bruch des **Schlüsselbeins**. Dieser tritt oft bei sehr großen Kindern auf. Wenn die Kinder durch den engen Geburtskanal treten, wird der Brustkorb zusammengepresst. Ist dieser zu groß für das mütterliche Becken, kann es zu einem Bruch des Schlüsselbeins kommen. Symptome sind eine Schwellung in diesem Bereich (durch bereits einsetzende Heilungsprozesse) und eventuell eine geringere Aktivität des betroffenen Armes. Eine spezielle Behandlung ist nicht notwendig. Der Arm sollte geschont und das Neugeborene nicht auf der betroffenen Seite gelagert werden.

Muskelverletzungen Die häufigste Muskelverletzung ist der sogenannte **Schiefhals**. Dabei hält das Neugeborene seinen Kopf in Schräglage. Häufig entsteht diese Verletzung bei Kindern, die aus der Steißlage geboren werden und eine Einblutung in den Kopfwendermuskel erleiden. Zur Behandlung wird Krankengymnastik empfohlen. Bleibt diese erfolglos, muss später eine Operation durchgeführt werden.

Lähmungen Kinder, bei denen ein erhöhter Druck auf den Gesichtsnerv ausgeübt wurde, können nach der Geburt eine **Gesichtslähmung** (Fazialisparese) aufweisen. Dies ist häufig nach Zangengeburten der Fall. Durch die Schädigung der Gesichtsnerven verzieht sich der Mund beim Schreien zur gesunden Seite hin und das Auge kann nicht geschlossen werden. In der Regel erholt sich der Nerv nach einigen Tagen wieder. Um jedoch ein Austrocknen des Auges zu vermeiden, sollten dem Neugeborenen regelmäßig Augentropfen verabreicht werden. Eine weitere Lähmung kann im Arm auftreten – die **Plexusparese**. Während der Geburt kann das Nervengeflecht, welches die Schulter- und Armregion versorgt, überdehnt werden und in sehr schweren Fällen sogar zerreißen. Dabei kann der obere oder untere Arm betroffen sein. In vielen Fällen erholen sich die Nerven wieder und die Lähmungserscheinungen verschwinden innerhalb eines Monats. Dies hängt jedoch von der Art und der Schwere der Verletzung ab.

Ausgewählte Fehlbildungen bei Neugeborenen

Neugeborenenikterus Ein Neugeborenenikterus, eine physiologische Gelbsucht, tritt bei vielen Neugeborenen in den ersten Lebenstagen auf. Er entwickelt sich durch die noch unreife Leber, die die verbrauchten Blutkörperchen nicht zur Ausscheidung über den Urin löslich machen kann. Beobachtet werden kann der Ikterus anhand der Gelbfärbung der Haut bzw. der Skleren. Ein ikterus gravis liegt vor bei einer Hyperbilirubinäme von über 18–20 mg/dl beim Reifgeborenen. Bei einem pathologischen Anstieg kommt es zu einer hohen Gefährdung insbesondere des Gehirns, die sich z. B. in Apathie, einer vorgewölbten Fontanelle, Erbrechen, schrillem Schreien und Krampfanfällen ausdrückt. Es besteht die Gefahr einer ›hepatischen Enzephalopathie‹.

hepatische Enzephalopathie Störung der Hirnfunktion aufgrund des nicht abgebauten Zellgifts Ammoniak im Blut

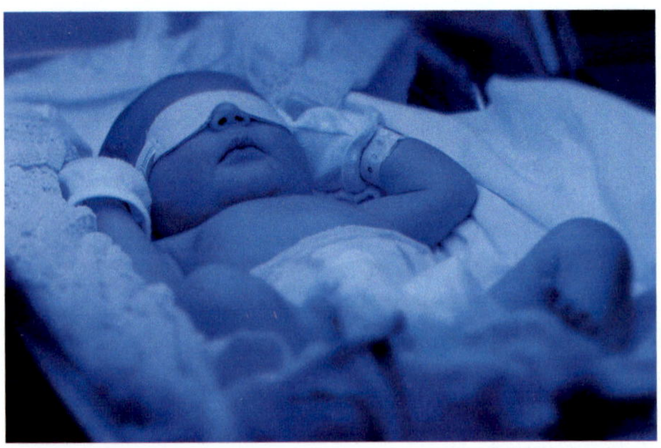

Abb. 1 Neugeborenes mit Ikterus bei der Phototherapie

Bei einem leichten Ikterus fördern Sonnenlicht und Flüssigkeitszufuhr die Ausscheidung. Das Kind wird auf Schläfrigkeit und Trinkschwäche hin beobachtet und ggf. wird der Bilirubinspiegel neu bestimmt. Bei deutlich erhöhten Werten wird orientiert am Alter und Gewicht des Kindes eine Phototherapie durchgeführt. Sie fördert die Ausscheidung des Bilirubins. Dabei werden die Augen des Kindes geschützt und auf Nebenwirkungen wie Dehydratation, Diarrhö und Temperaturinstabilität geachtet. Bei hohen Bilirubinwerten und Risikofaktoren können intravenös Immunglobuline verabreicht werden. Gegebenenfalls wird eine Bluttransfusion notwendig. Diese ist jedoch mit einer erhöhten Morbidität und Mortalität verbunden.

Spina bifida Eine Fehlbildung im Neuralrohr während der Embryonalzeit wird als Spina bifida oder auch als „offener Rücken“ bezeichnet. Sie kann sehr unterschiedlich ausgeprägt sein. Die Auswirkungen gehen von einer leicht beeinträchtigten Gehfähigkeit bis zur Querschnittslähmung. Neben Lähmungen der Magen-Darmfunktion kann es auch zu reduziertem Schmerzempfinden kommen.

Die Therapie richtet sich an der Ausprägung und damit den Symptomen aus. Bei Entleerungsstörungen der Blase ist schon im Neugeborenenalter Entlastung zu schaffen, um Harnwegsinfekte zu vermeiden. Gehschwierigkeiten oder Inkontinenzen werden erst später als Einschränkung deutlich.

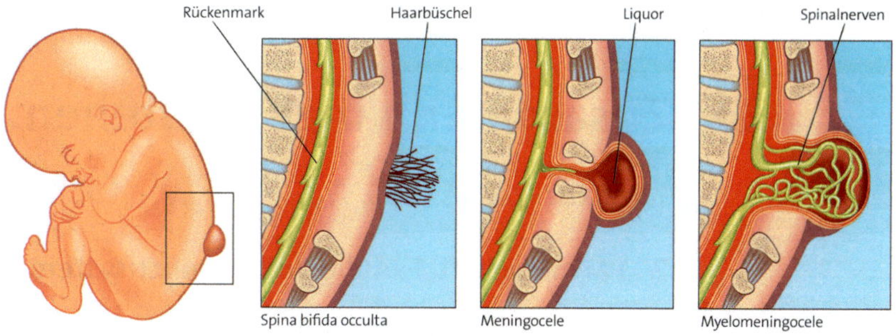

Abb. 2 Drei Ausprägungsformen der Spina bifida

Hydrozephalus Ein Hydrozephalus (Wasserkopf) entsteht durch eine Aufweitung der Liquorräume über die Norm. Durch die Flexibilität der Schädelnähte ist der kindliche Organismus zum Teil in der Lage, den sich ansammelnden Liquor (Hirnwasser) auszugleichen.

Zu erkennen ist der Hydrozephalus an Zeichen eines erhöhten Hirndrucks wie einem gesteigerter Kopfumfang, einer vorgewölbte Fontanelle, dem Sonnenuntergangsphänomen das sich ausdrückt durch nach unten verdrehte Augäpfel sowie Erbrechen. Häufig wird zur Entlastung ein ›Shunt‹ angelegt. Ein ventrikulo-peritonealer Shunt ermöglicht den Abfluss der Gehirnflüssigkeit. Ein Ventil passt sich den jeweiligen Druckstufen an. Bei frühzeitiger Diagnostik und Therapie besteht eine gute Prognose.

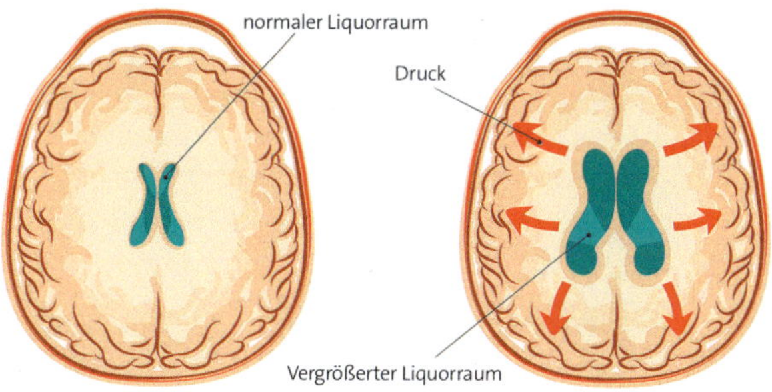

Selbstfürsorge
Wer unterstützt Pflegende, denen die Erkrankung oder Behinderung eines neugeborenen Kindes sehr nahe geht?

Abb. 3 Hydrozephalus

Shunt
operative angelegte Verbindung zwischen Gefäßen und/oder Körperhohlräumen

Herzfehler und fehlende Lungenreife Nach der Geburt kommt es im Gefäßsystem des Neugeborenen zu Veränderungen. Die Kurzschlüsse des Fetalkreislaufs verschließen sich innerhalb der ersten Lebenstage. Somit kann es in den ersten Lebensstunden noch zu Unregelmäßigkeiten der Kreislauffunktion kommen. Diese erkennt man an einer leichten marmorierten Hautverfärbung an Händen und Füßen sowie einem leicht bläulich verfärbten Nasen-Mund-Dreieck. Angeborene Herzfehler zählen zu den häufigsten Fehlbildungen und zeigen sich u.a. durch eine deutliche Zyanose. Eine unausgereifte Lunge kann zu dem lebensgefährlichen ›Atemnotsyndrom der Neugeborenen‹ führen.

Atemnotsyndrom bei Neugeborenen → S. 500

REFLEXION | IMPULS | LERNORTVERNETZUNG

Haben Sie es in Ihrem privaten Umfeld oder im Praxiseinsatz schon einmal erlebt, dass Kinder mit Fehlbildungen zur Welt gekommen sind? Wie wurden in diesen Situationen die Eltern begleitet? Wie könnte man die Eltern gut auf die Situation zu Hause vorbereiten?

E Sexualität und Fortpflanzung

II Zusammenhänge verstehen

I Phänomene und pflegerische Handlungen

1 Sexualität als Tabu

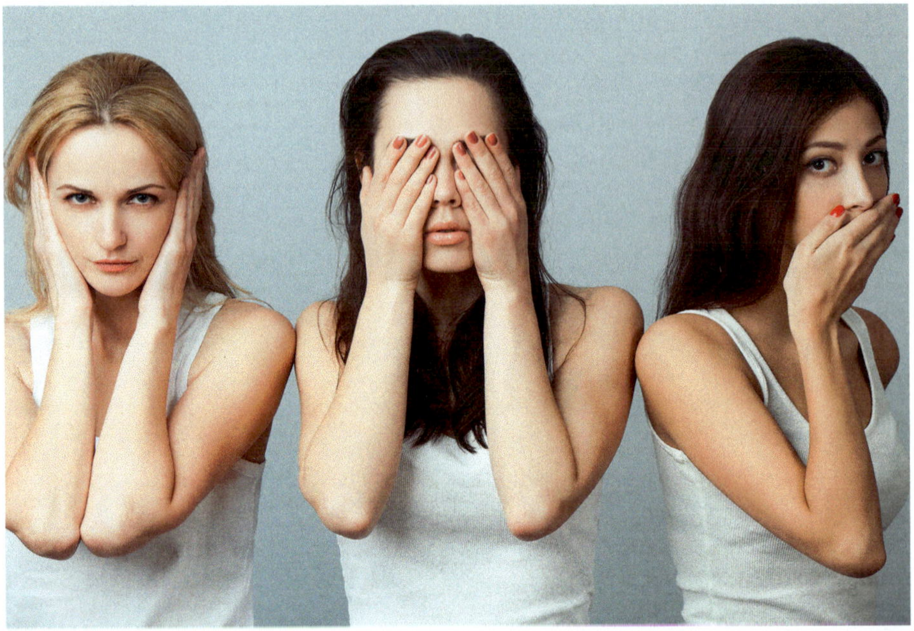

Abb. 1 Sexualität ist auch heute noch teilweise ein Tabu.

Kommunikation
Wie spricht man über etwas, über das man nicht spricht?

Der Begriff „Tabu“ stammt aus dem polynesischen Sprachraum und bedeutet in etwa „streng verboten“. In der ursprünglichen Verwendung des Begriffes wurden heilige Bereiche und Dinge strikt von profanen, den weltlichen Angelegenheiten getrennt. Der Weltreisende James Cook brachte den Begriff im 18. Jahrhundert nach Europa, wo seine Bedeutung erweitert wurde. In unserer Alltagssprache kann mittlerweile alles mit einem Tabu belegt werden – von religiösen Bereichen bis hin zum Vorrat an Süßigkeiten.

Kultur → S. 390, Band 1

Inzest
Geschlechtsverkehr zwischen eng blutsverwandten Personen

Ursprünge der Tabus im Sinne von „Das macht man nicht!“ oder „Darüber spricht man nicht!“ waren häufig religiöse Verbote, Aberglauben oder Unwissen. In sexuellem Zusammenhang wird Prostitution häufig tabuisiert. Andere sexuelle Tabus betreffen je nach ›Kulturkreis‹ bestimmte Bereiche und Praktiken. Weitverbreitet war und ist zum Teil noch der Brauch, dass menstruierende Frauen keinen Geschlechtsverkehr haben dürfen. Wieder andere Tabus haben rationale (von der Vernunft bestimmte) Erklärungen. So gibt es etwa Ansätze, die das ›Inzesttabu‹ mit der Variation des Genpools bei den Nachkommen und damit einhergehenden Gesundheitsrisiken in einen Zusammenhang bringen.

Durch gesetzliche oder juristische Regelungen bekommt der Begriff „Tabu“ eine weitere Dimension: Tabuisierte Dinge sind teilweise auch gesetzlich verboten und unter Strafe gestellt. Die in unserem Kulturkreis bekanntesten sexuellen Tabus sind das **Inzestverbot** und das **Verbot von sexuellen Handlungen mit Kindern**. Insbesondere die sexuellen Handlungen mit Kindern sind nicht nur ein Tabu, sondern auch gesetzlich verboten, um Kinder zu schützen.

Weitere, heute nicht mehr existierende Tabus betrafen bestimmte sexuelle Praktiken (z.B. oralen und analen Sex), Homosexualität oder den Besuch von Prostituierten. So galt Prostitution bis 2002 in Deutschland als sittenwidrig; Homosexualität ist in der Bundesrepublik Deutschland erst seit 1969 für alle über 21-Jährigen keine strafbare Handlung mehr. Nach 1990 wurde das Schutzalter für homosexuellen Geschlechtsverkehr auf 16 Jahre und für heterosexuellen Geschlechtsverkehr auf 14 Jahre festgelegt (§ 175 StGB).

Im Bereich der Pflege ist z.B. der Geschlechtsverkehr in der ›Langzeitpflege‹ oder zwischen Menschen mit ›geistiger Behinderung‹ tabuisiert. Insbesondere die Kommunikation mit Angehörigen über die sexuellen Bedürfnisse von Pflegebedürftigen, die in einer Einrichtung leben oder durch einen ambulanten Pflegedienst betreut werden, ist häufig schwierig. Mit der Pflegebedürftigkeit nehmen die sexuellen Bedürfnisse nicht ab, aber sie können unter Umständen nicht mehr selbst befriedigt werden. Darüber hinaus sprechen die meisten Menschen über die eigenen sexuellen Vorlieben und Praktiken nur mit sehr vertrauten Personen, da es sich dabei um ›intime Themen‹ handelt, die sie nicht mit fremden Personen teilen möchten. Daher ist es gerade in diesem Bereich wichtig, neutral und sachlich, aber auch in vertrauensvoller Weise über Sexualität zu sprechen, da nur so Probleme der Pflegebedürftigen angesprochen und gelöst werden können.

Langzeitpflegeeinrichtung → *S. 170, Band 1*
Menschen mit Behinderung → *S. 706, Band 1*

Im Rahmen der ›Prävention‹ von ›sexuell übertragbaren Krankheiten (Sexually Transmitted Infections, STI)‹ ist eine klare und sachliche Sprache ebenfalls notwendig. Zugleich sollte es akzeptiert werden, wenn jemand nicht über seine Sexualität sprechen oder sich bei der Pflegeplanung nicht zur ›Lebensaktivität „Sich als Mann oder Frau fühlen"‹ äußern möchte.
Probleme können entstehen, wenn eine sexuell übertragbare Erkrankung vorliegt und aus Angst oder ›Scham‹ nicht über die Symptome gesprochen wird. Betroffene wissen vielleicht nicht, wie sie ihre Probleme ansprechen sollen, und genieren sich, eine Ärztin aufzusuchen. Dadurch wird keine Therapie angewendet oder erst viel zu spät. So ist beispielsweise Syphilis im Anfangsstadium sehr gut heilbar; wird sie allerdings erst in einem späteren Stadium erkannt, so ist keine Heilung mehr möglich.

Prävention → *S. 553, Band 1*
Prävention sexuell übertragbarer Krankheiten → *S. 692*
Lebensaktivitäten → *S. 871, Band 1*
Scham → *S. 100*

Die ›Gesprächshaltung‹ der Pflegenden muss in jedem Fall wertfrei, vorurteilsfrei und wohlwollend sein. Da man eigene Vorurteile nicht automatisch ausschalten kann, ist es notwendig, sie sich bewusst zu machen und eine objektive, unabhängige Sichtweise anzustreben.

Gespräche führen → *S. 261, Band 1*

B BEISPIEL

Mia Schneider (26) sucht mit akuten Unterbauchbeschwerden die Notaufnahme auf. Bei der körperlichen Untersuchung fällt auf, dass sie biologisch ein Mann ist. Sie erklärt, dass sie sich gerade im Prozess der Geschlechtsumwandlung befindet. Die rechtlichen und medizinischen Schritte dieses Prozesses stehen noch aus. Zunächst findet eine Aufnahme unter dem noch gültigen männlichen Namen auf der chirurgischen Station in einem Einzelzimmer statt. Die Pflegenden und Ärztinnen sprechen sie als Frau Schneider an.

2 Partnerschaft, Familie und Familiensysteme

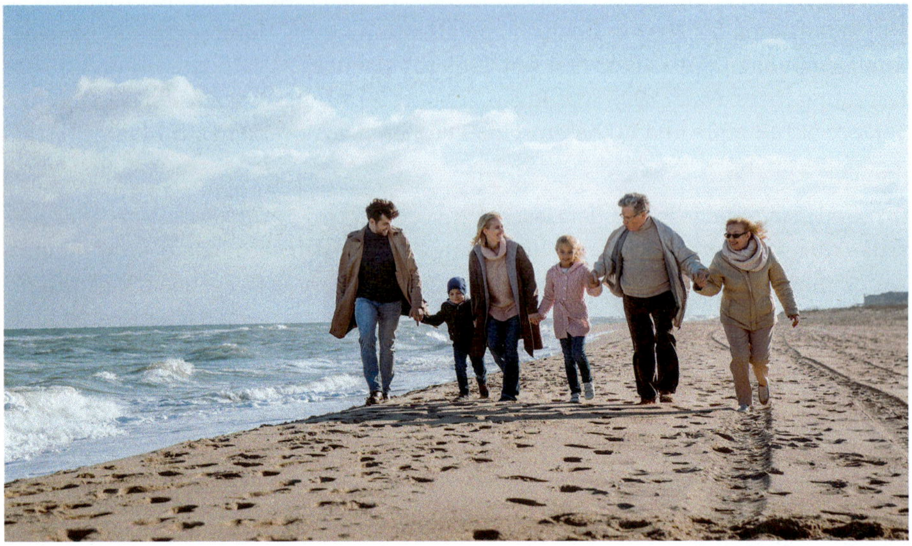

Abb. 1 Die Familie ist idealerweise eine Ressource, indem sie ihre Angehörigen im Krankheitsfall unterstützt.

2.1 Familie im Pflegekontext

Soziologie
Wissenschaft von den Formen des Zusammenlebens von Menschen

Kultur → *S. 390, Band 1*

Familie prägt den Menschen von Beginn seiner Existenz an, sowohl emotional als auch kulturell und sozial. ›Soziologisch‹ beschreibt die Familie primäre Formen des Zusammenlebens von verantwortlichen Erwachsenen mit Kindern. Pflegewissenschaftlich definiert handelt es sich in unserer Gesellschaft um eine Gruppe von Menschen, die von den Pflegebedürftigen als Angehörige angesehen werden. Diese Bezugspersonen müssen keine Verwandten sein. In verschiedenen ›Kulturen‹ besteht die Annahme, dass Familie auf Blutsverwandtschaft und Verträgen wie der Ehe beruht.

Generationenvertrag → *S. 320, Band 1*

In vielen Staaten ist die Familie die entscheidende Ressource der Versorgung. Unabhängig vom Kulturkreis kann Familie als verantwortliches System nur handeln, wenn Individuen immer wieder ihre persönlichen Interessen zurückstellen, um den Bedürfnissen der Familie gerecht zu werden. Im Sinne des ›Generationenvertrags‹ würde so eine Generation für die andere einstehen, wenn diese Hilfe braucht. Daraus ergibt sich ein gewisser Ausgleich. Dies setzt jedoch voraus, dass es eine jüngere Generation gibt, die diese Sichtweise teilt und die Hilfestellung auch strukturell leisten kann.

Verlauf von Krankheiten → *S. 579, Band 1*

Das Zusammenleben von Familien ist geprägt durch Tradition (Rituale und Gebräuche), Sozialisation (gesellschaftliche Werte und Normen) sowie persönliche Haltungen und Erfahrungen. Diese Zusammenhänge haben Einfluss auf das Empfinden von Gesundheit und Krankheit, aber auch auf die ›Verläufe von Erkrankungen‹.

Elterngeld → *S. 787*

Familien sehen sich in der Verantwortung, ihre Angehörigen in gesundheitlichen Notsituationen zu begleiten. Obgleich sich vielfältige Prozesse der Emanzipation vollziehen, sind es in einer deutlichen Mehrzahl Frauen, die ihre Angehörigen pflegen. Ein gewisser Wandel vollzieht sich bei der Versorgung und Erziehung von Kindern, bei welchen Männer zunehmend mehr Aufgaben übernehmen, was auch staatlich gefördert wird, beispielsweise durch das ›Elterngeld‹.

2.2 Familienformen: Veränderte Familienbilder

Familie gilt als Ort der Erziehung und ›Sozialisation‹. Die klassische Familie besteht aus Mutter, Vater und Kind(ern). Insbesondere in Großstädten ist heute jedoch die Vielfalt eine Selbstverständlichkeit, die mitunter daraus resultiert, dass nicht mehr die letztlich fremdbestimmte, bloße Anpassung an tradierte, d.h. von z.B. Religion oder Herkunftsfamilie "vorgegebene" Vorstellungen von Familie im Mittelpunkt steht, sondern die überwiegend selbstbestimmte Entscheidung. Zunehmend leben auch gleichgeschlechtliche Paare in Kleinfamilien. Patchworkfamilien zeigen auf, dass Lebensabschnittspartnerschaft oft die Lebenspartnerschaft abgelöst hat. Auch in Bezug auf die Versorgung Angehöriger verändern sich Familienbilder. Wenn Familien nicht mehr in mehreren Generationen zusammenleben, ist die Übernahme von pflegerischen Aufgaben schwerer zu organisieren. Kinderlose Paare benötigen andere Unterstützungsstrukturen und Kinder aus Patchworkfamilien tragen ggf. Mitverantwortung für vier Elternteile.

Sozialisation → S. 307, Band 1

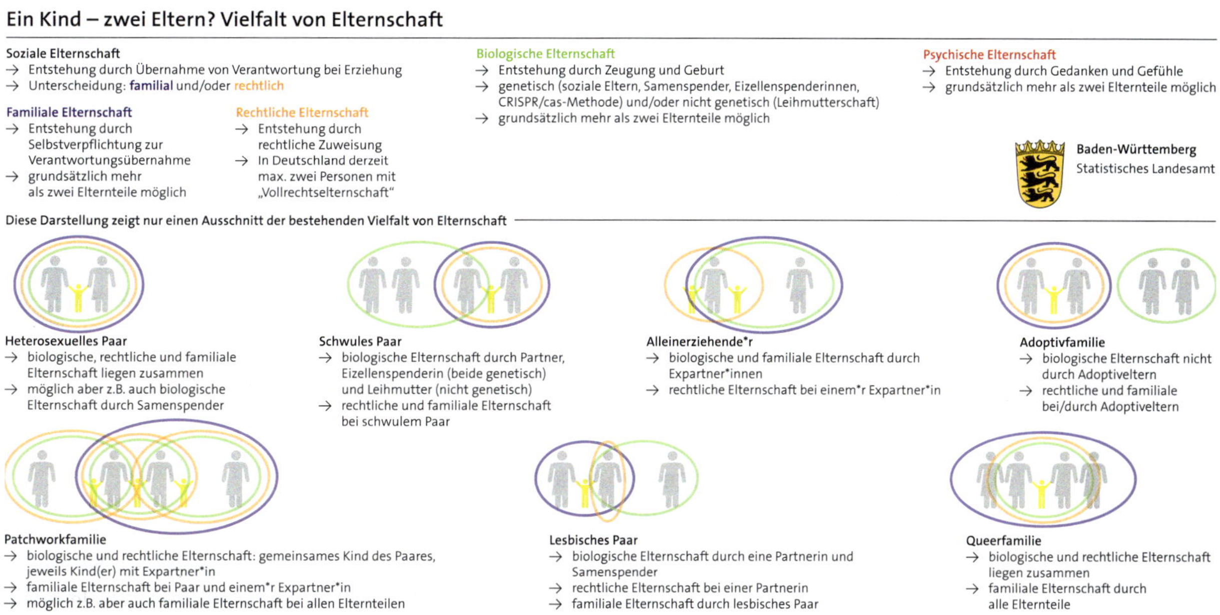

Abb. 2 Familienformen in einer Darstellung des Statistischen Landesamtes Baden-Württemberg

Kleinfamilie (Mutter – Vater – Kind(er)	Partner leben mit einem oder mehreren eigenen minder- und/oder volljährigen Kindern in einem Haushalt oder teilen sich zwei Haushalte. Hierzu gehören auch Adoptiv- und Pflegefamilien.
Mehrgenerationen-familie	In einem Haushalt leben mindestens drei Generationen zusammen.
Alleinerziehende Elternteil – Kind(er)	Ein Elternteil lebt in einem Haushalt mit eigenen minder- und/oder volljährigen Kindern.
Alleinlebende	In einem Singlehaushalt leben Personen ohne weitere Personen. Dennoch können Partnerschaften bestehen und Kinder in anderen Haushalten leben.
Erweiterte Familie, Großfamilie	Mit Klein- oder Kernfamilie leben eigene minder- und/oder volljährige Kinder und andere Verwandte verschiedenen Grades zusammen.
Wahlfamilie	Wohngemeinschaften, die familiale Züge haben; intensive Nachbarschaftsbeziehungen mit familialen Zügen.

Tab. 1 Familienbegriffe und ihre Bedeutung

2.3.3 Funktionen von Familie

Familie als Ort von Erziehung und Sozialisation

Eltern zu werden bedeutet (Mit-)Verantwortung für die Erziehung und Bildung von Kindern zu übernehmen und ihre primäre Sozialisation zu begleiten. Das heißt, Eltern helfen ihren Kindern durch Vorbildwirkung und Orientierung im Idealfall dabei, eigenständige Mitglieder der Gesellschaft zu werden. Institutionell begleitet wird diese Aufgabe beispielsweise durch Kindertagesstätten, Kindergärten und Schulen. Auch im Bereich der Pflege gibt es vielfältige Instanzen der Begleitung und Unterstützung, z.B. Familienhebammen, Schulgesundheitspflegende (School Nurses) und Familiengesundheitspflegende. Als kontrollierende Instanz arbeiten sie mit Jugend- und Gesundheitsämtern zusammen.

Identität → S. 94

Die Familie ist der Bezugsrahmen ihrer Mitglieder, der Raum, in dem Individuen ihre ›Identität‹ entwickeln. Sie sollte Kindern ein Gefühl von Sicherheit und Zugehörigkeit bieten. Familienangehörige sollten verlässlich sein und Orientierung verschaffen. Dies gelingt nicht immer, weil beispielsweise Überforderung auftreten kann, die eventuell ohne Begleitung nicht zu bewältigen ist. Gelingt Familie, so lernen ihre Mitglieder dort, ihre sozialen Kompetenzen wie auch ethisch-moralische Kompetenzen auszuprägen, Beziehungen zu führen und ihre Emotionen wahrzunehmen und zu regulieren. Aber auch Selbstsicherheit, Fähigkeiten und Fertigkeiten entwickeln sich hier.

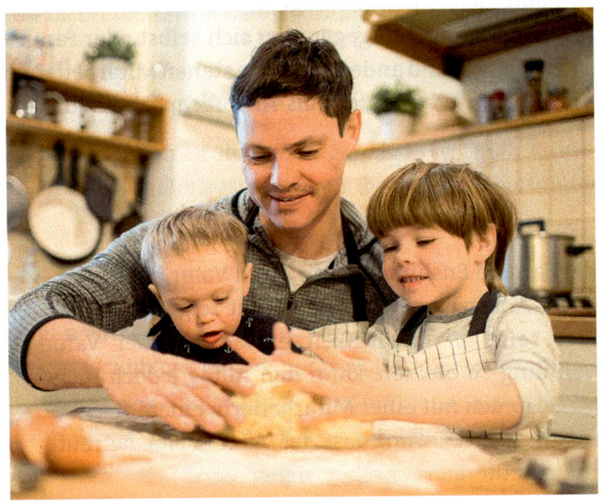

Abb. 1 Kinder lernen im geschützten Rahmen der Familie. Hier lernen sie soziale Rollen kennen und entwickeln ihre Identität.

In der Familie können sich die einzelnen Mitglieder in gesellschaftliche Rollen einfühlen und diese erproben. Hierzu gehören Geschlechterrollen, die eigene Haltung zu Bildung und berufliche Rollen. Auch Hobbys lernen Kinder in Familien kennen und erhalten die Chance, sie auszuüben. Die Zuordnung zu einem sozialen Milieu geschieht über die Familie.

Familie als Ort der Bindung

Bonding → S. 727

Pubertät → S. 342, Band 1

Bindung ist notwendig, um die Verantwortung füreinander in allen Lebensphasen zu stärken. Die Bindung von Eltern zu ihrem Kind schafft von der Schwangerschaft an Verantwortungsfühle und sorgt dafür, dass Eltern bzw. die nächsten Bezugspersonen all ihre Energie, Zeit und Fürsorge dem Kind zuwenden. Das ›Bonding‹ beginnt unmittelbar nach der Geburt, wenn der Mutter oder den Eltern das Kind auf die Brust gelegt wird. In den ersten Lebensmonaten werden die Kinder zunehmend vertraut mit ihren Eltern bzw. Bezugspersonen und lernen sie als diejenigen kennen, die ihre Bedürfnisse sehen und befriedigen. Im Körperkontakt und bei der Nahrungsaufnahme erfahren die Babys Sicherheit und Geborgenheit. Die Bindung trägt auch dazu bei, dass in Entwicklungskrisen wie der ›Pubertät‹ die innere Beziehung aufrechterhalten bleibt. Bei gelungener Bindung übernehmen Familienmitglieder (Mit-)Verantwortung für erkrankte oder hochaltrige Familienmitglieder.

Familie als Ort der Freizeitgestaltung und des emotionalen Ausgleichs

Von Kindheit an prägt die Familie das Freizeitverhalten stark mit. Kinder lernen in der Familie, wie sie ihre Freizeit gestalten können. Sie prägen Interessen aus, knüpfen Kontakte und üben sich in erholender oder ausgleichender Beschäftigung. Paare und Familien gestalten ihre Freizeit gemeinsam. Je nach Kontakt übernehmen Großeltern Mitverantwortung für die Freizeit der Kinder. Sind die Eltern bedürftig, passen Kinder ihr Freizeitverhalten den Bedürfnissen an. Pflegende Angehörige können durch beratende Gespräche darin begleitet werden, einen sinnvollen Ausgleich zwischen Freizeit und Verantwortung zu finden.

Familie zu gestalten ist auch eine emotionale Aufgabe. Als geschützter Ort der Geborgenheit schafft Familie im Idealfall emotionalen Ausgleich zu den Belastungen des beruflichen Alltags. Auch Zärtlichkeit und Intimität sind mit Familie verbunden. Für Kinder ist es der Ort, an dem sie Ruhe finden und ihre Entwicklungsaufgaben wie die Persönlichkeitsentwicklung bewältigen können. Auch die Entwicklungsaufgabe des Alterns kann durch familiären Zusammenhalt unterstützt werden.

Diese Aufgaben sind nicht ohne Arbeit an der einzelnen Beziehung zu bewältigen. So wird in Familien als geschützten Räumen auch Emotionsarbeit eingeübt, indem Schwierigkeiten und Konflikte bewältigt werden. Das System Familie ist aufgrund vieler Herausforderungen des Alltags krisenanfällig. Wenn Familiensysteme zerrüttet sind oder einzelne Mitglieder ihrer Verantwortung nicht gerecht werden können und dadurch abhängige Personen vernachlässigen, kann es notwendig werden, Hilfesysteme wie Familienpflege zu etablieren.

Ethik
Welches Idealbild einer funktionierenden Familie herrscht in der Gesellschaft vor?

Familie als Kulturraum

Familien entwickeln Besonderheiten, indem sie beispielsweise bestimmte ›Werte und Normen‹ teilen und entwickeln. Dazu gehört etwa die Frage nach der Verantwortung für das Familieneinkommen oder für die Erziehung der Kinder. Auch **Rituale** werden in der Familie ausgeprägt. Dies geschieht zugleich in einem gesellschaftlichen Rahmen, der ebenfalls Werte setzt, die in Familien wiederum ausgedeutet und gelebt, eventuell auch weiterentwickelt werden.

Werte und Normen → *S. 47, Band 1*

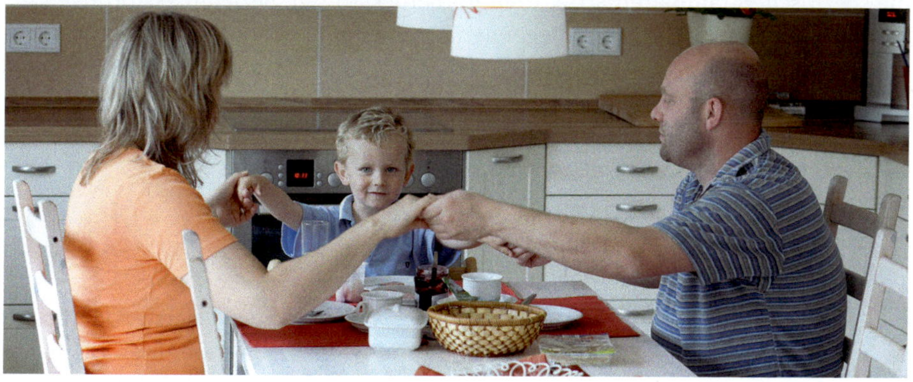

Abb. 2 Familien entwickeln ihre eigenen Rituale, wie hier den gemeinsamen Beginn einer Mahlzeit.

Familie als Produktionseinheit

Insbesondere auf dem Land waren die Familien lange Produktionseinheiten. Dabei sind Haushalt und Arbeit eine Einheit, wie es etwa in der Landwirtschaft der Fall ist. Auch die Haushaltsführung an sich ist eine produktive Leistung, zu der etwa das Kochen oder die Pflege von Kindern und anderen Angehörigen gehört. Auch handwerkliche Tätigkeiten und bauliche Maßnahmen im Wohnraum sind Teil der familiären produktiven Leistung.

Familie als Raum für Fürsorge und Pflege

Wenn Familienangehörige sich entscheiden, die Pflege einer Person mit einer Erkrankung oder einer schweren Behinderung zu übernehmen, so ist das Teil der Verantwortungsübernahme in der Familie. Durch Finanzierungssysteme wie ›Pflegegeld‹ wird dies zumindest in Teilen auch zur gesellschaftlichen Verantwortung. Dazu gehört, dass die Familien Rat, Entlastung und pflegerische Unterstützung durch pflegeerfahrene Personen, z. B. von Mitarbeitenden von Pflegediensten, erhalten.

Pflegegeld → *S. 214, Band 1*

Familie als Interaktionsraum

Die Fähigkeiten zu ›Kommunikation‹ und Interaktion werden wesentlich in der Familie geprägt. Kinder erlernen den verbalen (sprachlichen) und nonverbalen (nicht sprachlichen) Ausdruck in den ersten Jahren wesentlich in der Familie. Wenn Pflege innerhalb von Familiensystemen geschieht (häusliche Pflege), nehmen Pflegende zeitweise an dieser Interaktion teil. Sie bringen sich einerseits sensibel ein und beobachten andererseits bewusst die Interaktionsstrukturen, etwa im Hinblick auf auftretende Überlastungen oder Aggressionen. Sie suchen ggf. den Dialog oder integrieren eine **psychosoziale Begleitung** in das Familiensystem.

Kommunikation → *S. 261, Band 1*

REFLEXION | **IMPULS** | LERNORTVERNETZUNG

Befragen Sie Pflegende im ambulanten Dienst, woran sie eine Überlastung von pflegenden Angehörigen erkennen. Erkundigen Sie sich nach konkreten Beispielen von Unterstützungsangeboten.

Familien als Kooperationspartner

Familien werden nach ihren Möglichkeiten in die Pflege eingebunden. Dazu gehören die körperliche Ebene, die Finanzierung, aber auch die emotionale Bereitschaft und zeitliche Kapazität. Es werden gemeinsam oder in Abstimmung mit den Angehörigen ›Pflegeziele und -maßnahmen bzw. -interventionen‹ entwickelt. Dabei werden die spezifischen familiären Strukturen mitberücksichtigt. Beziehungsstörungen innerhalb von Familien und mit Pflegenden können die Kooperation nachhaltig negativ beeinflussen. Deshalb wird sorgsam auf eine gelingende Interaktion geachtet und die Familienmitglieder werden hierbei ggf. unterstützt. Dies gilt insbesondere für die häusliche Pflege und die Langzeitpflege. Bei schwierigen Beziehungen und Kommunikationsproblemen kann eine ›Mediation‹ sinnvoll sein.

Pflegeziele und -maßnahmen → *S. 838, Band 1*

Mediation
Verfahren zur Konfliktbewältigung unter Einbezug von unbeteiligten Dritten, welche die Konfliktparteien dabei begleiten, gemeinsame Lösungen zu finden.

B BEISPIEL

Emine Frings (51 J.) und ihr Mann Thomasz (64 J.) haben in den letzten Jahren eine sehr schwierige Ehe geführt. Für Emine war klar, dass sie ihren Mann nicht verlassen würde. Gleichzeitig litt sie unter den Wutausbrüchen ihres Mannes. Als bei ihm eine fortschreitende Demenzerkrankung festgestellt wird, sucht sie Rat bei einer Pflegeberatungsstelle. Es entspricht ihren Werten, weiter für ihren Mann da zu sein, gleichzeitig will sie ihren Beruf und ihren Freundeskreis nicht verlieren und hat Angst vor ihrem Mann.

2.3.4 Familienphasen und ihre Bedeutung

Familien sind **Systeme**, die sich stets verändern. Sie reagieren einerseits auf auftretende Ereignisse, andererseits gibt es Phasen, die in allen Familien mit Kindern auftreten, ähnlich wie es Entwicklungsphasen in der Entwicklung von Kindern und Jugendlichen gibt. Die Dauer dieser Entwicklungsphasen ist unterschiedlich.

Prozesse innerhalb eines Familiensystems können auch durch Ereignisse wie Trennung oder Tod unterbrochen bzw. verändert werden. In Abbildung 1 wird modellhaft der idealtypische Verlauf einer Familienentwicklung in einem Lebenszyklus dargestellt. Dieser Überblick kann dabei helfen, die Themen zu erfassen, die für die jeweiligen Familienmitglieder gerade wichtig sind. Grundsätzlich kommt es mit zunehmendem Alter der Eltern zu einer **Rollenumkehr** in Bezug auf die gesundheitliche Verantwortung.

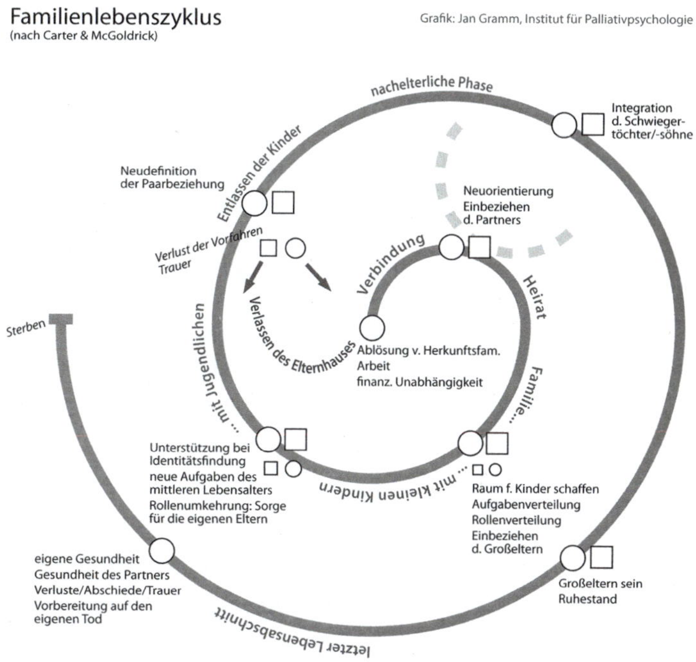

Abb. 1 Grafische Darstellung des Lebenszyklus

REFLEXION | IMPULS | LERNORTVERNETZUNG

In welcher Phase stehen Sie selbst gerade in Bezug auf Ihre Herkunftsfamilie und ggf. Ihre neue eigene Familie? Was sind nach den Erfahrungen, die Sie in Ihrer Herkunftsfamilie gemacht haben, besondere Herausforderungen der einzelnen Phasen?

B BEISPIEL

Dorian und Eike Dörner haben sich nach der Geburt ihres zweiten Kindes entschieden, von Berlin zurück in eine Kleinstadt zu ziehen. So konnten sie durch Eikes Mutter Ellen Neu in der Kinderbetreuung entlastet werden. Nach vielen Jahren bemerken Dorian und Eike, wie Ellen Neu immer unkonzentrierter und unzuverlässiger wird. Eike macht sich Sorgen und sie besucht gemeinsam mit ihrer Mutter den Hausarzt, der eine beginnende Demenz feststellt. Gemeinsam mit ihrem Mann entscheidet sie sich, die Mutter bei sich zu Hause aufzunehmen. Die inzwischen jugendlichen Kinder bringen sich zunehmend im Haushalt und, wenn notwendig, in die Betreuung ihrer Großmutter ein. Doch irgendwann steht für sie die Frage im Raum, wo sie künftig ihren Beruf erlernen können. Sie wollen ihre Eltern nicht mit der Verantwortung alleinlassen; gleichzeitig ist es ihnen wichtig, in eine größere Stadt zu ziehen. Nach langem Ringen entscheiden sich die Kinder, zurück nach Berlin zu ziehen. Sie kommen jeweils für einen festen Tag in der Woche nach Hause.

2.4 Personen- und systembezogene Pflege

2.4.1 Familienstrukturen

Familienstrukturen sind bestimmt durch die Anzahl der Familienmitglieder, deren Rollenverständnisse, Arbeitsaufteilung und bestehende Interaktionsmuster. Diese Strukturen weisen ein Innen und ein Außen auf, denn Familien interagieren auch in ihren Beziehungen zu ihrer Umwelt – sowohl die einzelnen Mitglieder als auch das gesamte Familiensystem. Das drückt sich z.B. darin aus, wie häufig eine alleinlebende Angehörige von welchen ihrer Familienmitglieder besucht wird. Umgekehrt werden Familienkulturen durch ihr Umfeld beeinflusst; das wird als **soziokulturelle Prägung** bezeichnet. Aufgrund der innerfamiliären Prägungen bleibt jede Familienstruktur für sich jedoch einzigartig.

Pflege geschieht je nach den Bedingungen und dem Setting entweder mit Bezug auf familiäre Erfahrungen der Pflegebedürftigen oder mit Bezug auf das gesamte Familiensystem.

W ZUM WEITERDENKEN

Auch wenn heute sehr viele Menschen von ihren Angehörigen gepflegt werden, wird diese Zahl zukünftig vermutlich abnehmen. Das liegt einerseits am demografischen Wandel, der bewirkt, dass es immer mehr alte, pflegebedürftige Menschen gibt und immer weniger jüngere, die sie versorgen. Zum anderen spielen die Familienstrukturen eine Rolle: Immer mehr Menschen leben im Alter allein. Die Frauenerwerbstätigkeit steigt, für die Pflege von Familienangehörigen bleibt damit weniger Zeit. Zudem nehmen die sozialen Milieus, in denen es selbstverständlich ist, einen Angehörigen zuhause zu versorgen, ab. Um Familien bei der Pflege und Versorgung ihrer Angehörigen zu unterstützen müssen neue Konzepte entwickelt werden, die stärker als bisher verschiedene Dienstleister, Nachbarschaftshilfen, Ehrenamtliche etc. einbinden. Professionell Pflegende übernehmen dabei zunehmend koordinierende und beratende Aufgaben.

Das Bundesministerium für Familie, Senioren, Frauen und Jugend (BMFSFJ) veröffentlicht auf seiner Internetseite verschiedene Informationen und Publikationen zum Thema.

2.4.2 Personenbezogene Pflege

Pflege nach Kitwood bei Demenz → *S. 594*

humanstische Pflegetheorien → *S. 874, Band 1*

Bei der personenbezogenen Pflege nach Tom Kitwood (1937–1998) steht die pflegebedürftige Person in ihrer Einzigartigkeit im Mittelpunkt und nicht ihre Erkrankung. Das Ziel der pflegerischen Begegnung ist es, dass das individuelle Personsein erhalten bleibt – auch bei Menschen, die Persönlichkeitsveränderungen erfahren. Diese Pflegehaltung wurde insbesondere für den Umgang mit Menschen mit ›demenziellen Veränderungen‹ entwickelt und drückt eine ›humanistische Haltung‹ aus. Umgesetzt wird der Ansatz beispielsweise, indem Kontakte zwischen den Pflegebedürftigen und ihrem Umfeld gefördert werden. Dabei geht es um Zugehörigkeit, aber auch darum, die Wirksamkeit des eigenen Handelns zu erfahren.

Für Kitwood ist es wichtig, dass Pflegende die pflegebedürftigen Menschen in ihrer Situation verstehen und ihnen dieses Verständnis auch vermitteln. Er geht davon aus, dass es wichtig ist, sechs Grundbedürfnisse von Personen mit demenziellen Veränderungen zu beachten. Diese Grundbedürfnisse sind auch auf andere Personengruppen übertragbar.

2.4.3 Systembezogene Pflege

Systembezogene Pflege erkennt den Menschen als ein sich in verschiedenen Systemen bewegendes System an. Die einzelnen Familienmitglieder sind dabei Subsysteme der Familie. Die Familie wiederum bewegt sich innerhalb eines gesellschaftlichen Systems.

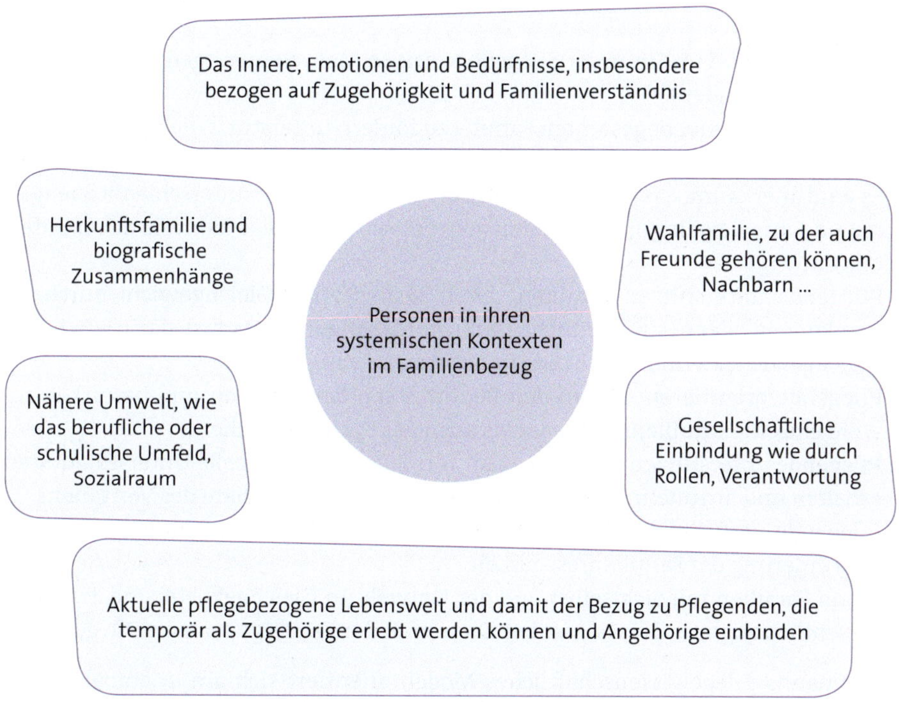

Abb. 1 Das Ich in seinen systemischen Fallbezügen

2.4.4 Familien- und umweltbezogene Pflege

Die Familien- und umweltbezogene Pflege nach Marie-Luise Friedemann bezieht die gesamte Familie in die Pflege ein. Dieser **systemische Blick** stützt sich auf einen Familienbegriff, der das soziale Netz der jeweiligen Person meint – also ihr individuelles Familiensystem. Hierzu können sowohl verwandte Personen als auch Bezugspersonen ohne verwandtschaftliche Bezüge gehören. Familienbezogene Pflege, wie Marie-Luise Friedemann und Christina Köhlen sie beschreiben, ist ein umfassendes Pflegekonzept, das die Familie und ihre Gesundheit fördert und stärkt. Da Familien sich in einem sozialen und gesellschaftlichen Kontext (Zusammenhang) bewegen, geschieht Pflege immer im Kontext ihrer Umwelt, was sich in der Bezeichnung „Familien- und umweltbezogene Pflege" ausdrückt. Die Umwelt wie die Nachbarschaft oder Gemeinde gilt dabei einerseits als ›Ressource‹, andererseits aber auch als mögliche Herausforderung.

Ressource → *S. 412, Band 1*

Die ›Pflegeplanung‹ wird im Sinne der Pflegebedürftigen gemeinsam mit der Familie entwickelt. Dabei wird auch erfasst, welche Bezugspersonen für die Pflegebedürftigen wichtig sind. Gegebenenfalls werden **schriftliche Vereinbarungen** notwendig, damit die Bezugspersonen informiert und in den Pflegeprozess integriert werden können. Pflegende begegnen sowohl Familien mit traditionellen oder ihnen vertrauten Familienbildern als auch selbst definierten Familiensystemen mit Offenheit und Respekt.

Pflegeplanung → *S. 838, Band 1*

Folgende Aspekte machen eine familienbezogene Pflege aus:

- Pflegende machen sich ihre eigene Haltung zu Familie und anderen Familienbegriffen bewusst und nehmen sensibel wahr, was Familien ihnen signalisieren. Dazu fragen sie ggf. auch nach.
- Pflegende respektieren die Meinungs- und Entscheidungsfreiheit der Familienmitglieder und stellen ihnen ggf. notwendige Informationen und Hilfsmittel zur Verfügung.
- Die Familie wird im Sinne der pflegebedürftigen Menschen mitgedacht und involviert (eingebunden).
- Die Kompetenzen der gesamten Familie zu fördern unterstützt die Gesundheit ihrer Mitglieder.
- Es wird anerkannt, dass Familien in Krisensituationen sehr unterschiedlich reagieren und ihre Bewältigungsmechanismen entwickeln. Pflege kann sie dabei unterstützen.
- Pflegende unterstützen Familien, deren systemisches Gleichgewicht durch Erkrankungen oder gesundheitliche Herausforderungen irritiert ist, darin, ein neues Gleichgewicht zu finden, um die Situation zu bewältigen.
- Pflegende orientieren sich an den Bedürfnissen der Familien und bestärken sowohl einzelne Familienmitglieder als auch das System Familie.
- Pflegende unterstützen Familien darin, formelle und informelle Unterstützung zu erhalten und anzunehmen. Dazu schaffen sie eine Atmosphäre des Vertrauens.
- Pflegende verfügen über ›Gesprächstechniken‹ und Kommunikationsstrategien zur Förderung der Familienressourcen.
- Wenn Familien mit sich selbst und der Umwelt im Gleichgewicht sind, trägt das wesentlich zu ihrer Gesundheit bei. Diesem Gedanken folgt auch die Pflege.

Pflegeprozessgestaltung
Inwieweit lassen sich mithilfe der gängigen Pflegeplanungs- und -dokumentationsysteme familienbezogene Informationen und Interventionen abbilden?

Gesprächstechniken → S. 271, Band 1

Metaparadigma der Pflege → S. 866, Band 1

Friedemanns pflegewissenschaftliches Modell orientiert sich am ›Metaparadigma der Pflege‹ und ergänzt es um die Inhalte zu Familie und Familiengesundheit. Damit betont sie die **existenzielle Bedeutung von Familie**.

Die Umwelt einer Familie ist ihr notwendiger Lebenskontext. Sie umschließt alle Systeme der Familie. Die einzelnen Familienmitglieder werden als **offene Systeme** betrachtet, die wechselseitig aufeinander Einfluss nehmen. Diese gegenseitige Einflussnahme ist von existenzieller Bedeutung. Wenn diese Systeme in weiten Teilen übereinstimmen, ist das einzelne Individuum angstfrei. Das ist der Idealzustand, in dem Harmonie besteht. Deshalb streben Menschen nach Kongruenz (Übereinstimmung).

W ZUM WEITERDENKEN

In Deutschland gibt es viele Studien und Veröffentlichungen zum Einfluss von Familien auf die Gesundheit, aus denen sich Handlungsempfehlungen für eine familienbezogene Pflege ableiten lassen. Informationen finden Sie beispielsweise bei der Bundeszentrale für gesundheitliche Aufklärung (BzgA) www.bzga.de oder bei der Bundeszentrale für poltische Bildung www.bpb.de

Die hierbei umgesetzten Handlungen drücken sich bei Friedemann in **vier Prozessdimensionen** aus, in deren Zentrum die Gesundheit steht (Abb. 1). Diese sind Stabilität, Regulation/Kontrolle, Wachstum und Spiritualität.

Durch Störungen (Inkongruenz) von innen oder von außen kann sowohl die Gesundheit der Individuen als auch die der Familie beeinträchtigt werden. Eine Störung von außen kann beispielsweise der Verlust eines Arbeitsplatzes sein, eine Störung von innen etwa die dauerhafte Erkrankung oder der Tod eines Familienmitglieds. Pflegende können im Gespräch und mit Blick auf die Familie herausarbeiten, wo evtl. Störungen vorliegen und wo Unterstützung geleistet werden kann. Abbildung 1 zeigt, welche Fragen dabei zentral sind.

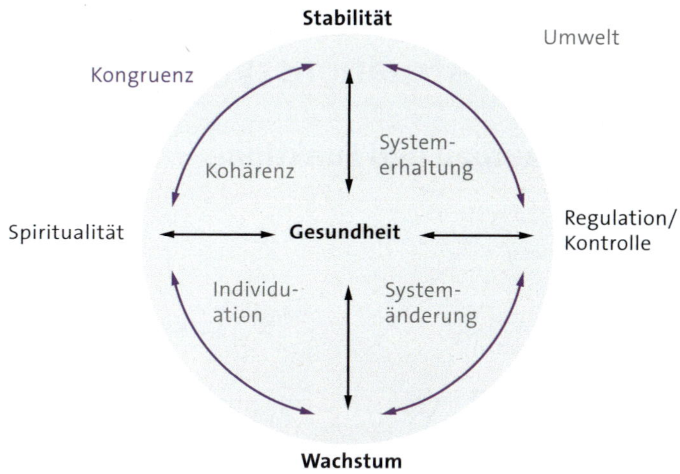

Abb. 1 Modell des systemischen Gleichgewichts nach Friedemann / Köhlen (2018)

- **Systemerhaltung:** Was tun die einzelnen Familienmitglieder wie erfolgreich, um das Familiensystem zu erhalten? Wo brauchen sie ggf. Unterstützung?
- **Kohärenz:** Wie und mit welchen Mitteln (z.B. Spiritualität) fördern sie die Zusammengehörigkeit innerhalb der Familie? Wo gibt es evtl. Schwierigkeiten in der Interaktion?
- **Individuation:** Welche individuellen Entwicklungsprozesse gibt es? Welche Bindungen mit Personen aus der Umwelt gehen die einzelnen Familienmitglieder ein und welchen Einfluss hat das auf die Familie?
- **Systemänderung:** Welche Anpassungsleistungen an Änderungen/Störungen vollzieht die Familie bzw. vollziehen die Familienmitglieder?

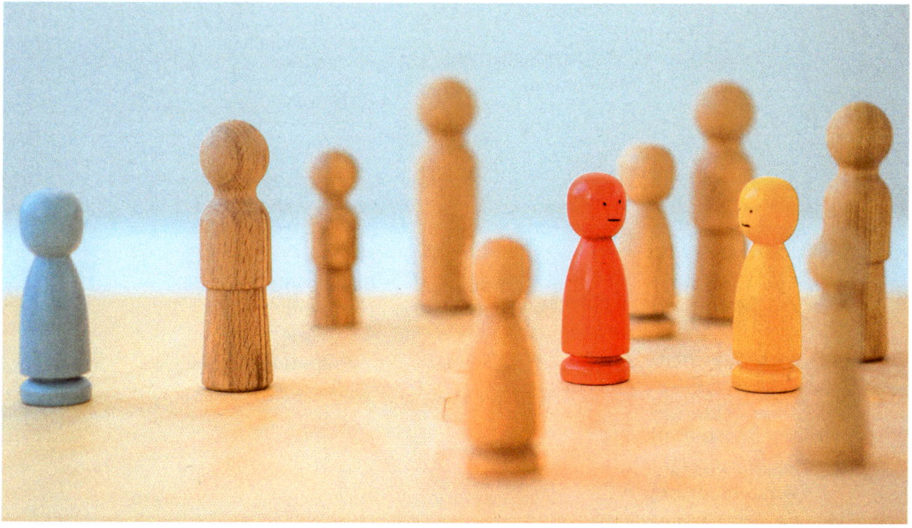

Abb. 2 Mit welchen Mitteln erhalten Familien ihr System und wie kann man sie darin unterstützen?

3 Geschlechtsorgane, Geschlechtshormone und Menstruationszyklus

3.1 Aufbau und Funktion

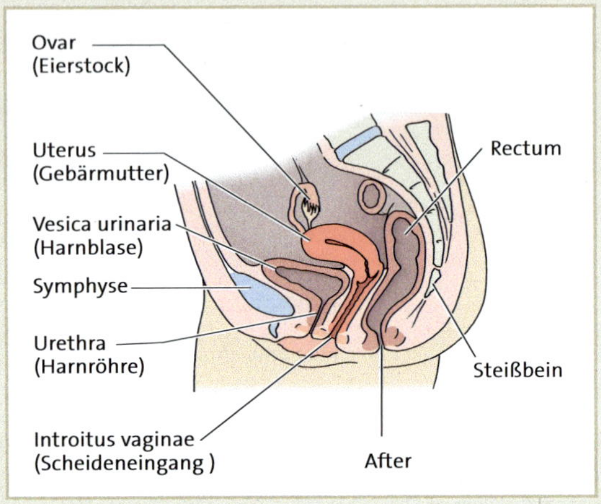

Innerer Aufbau weibliche Genitalien

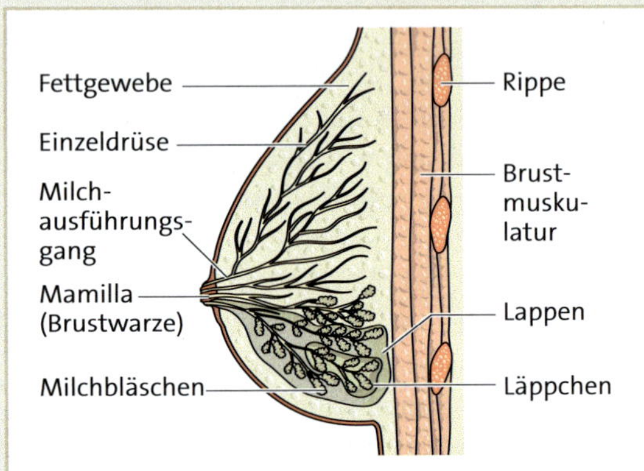

Innerer Aufbau weibliche Brust

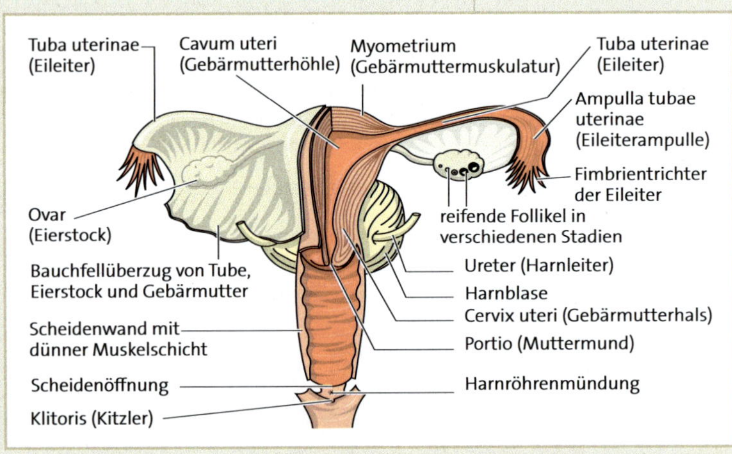

Uterus von dorsal

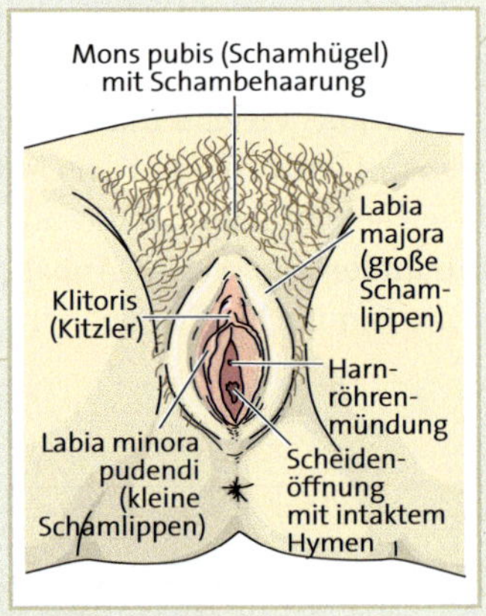

Äußerer Aufbau weibliche Genitalien

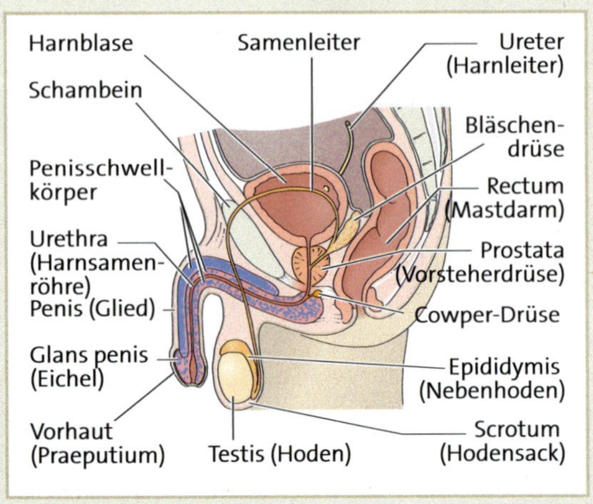

Innerer Aufbau männliche Genitalien

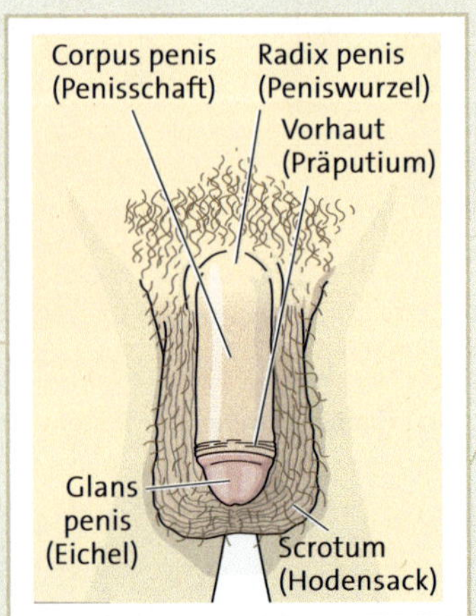

Äußerer Aufbau männliche Genitalien

Menstruationszyklus

Die Geschlechtsorgane

AUFBAU

FUNKTIONEN

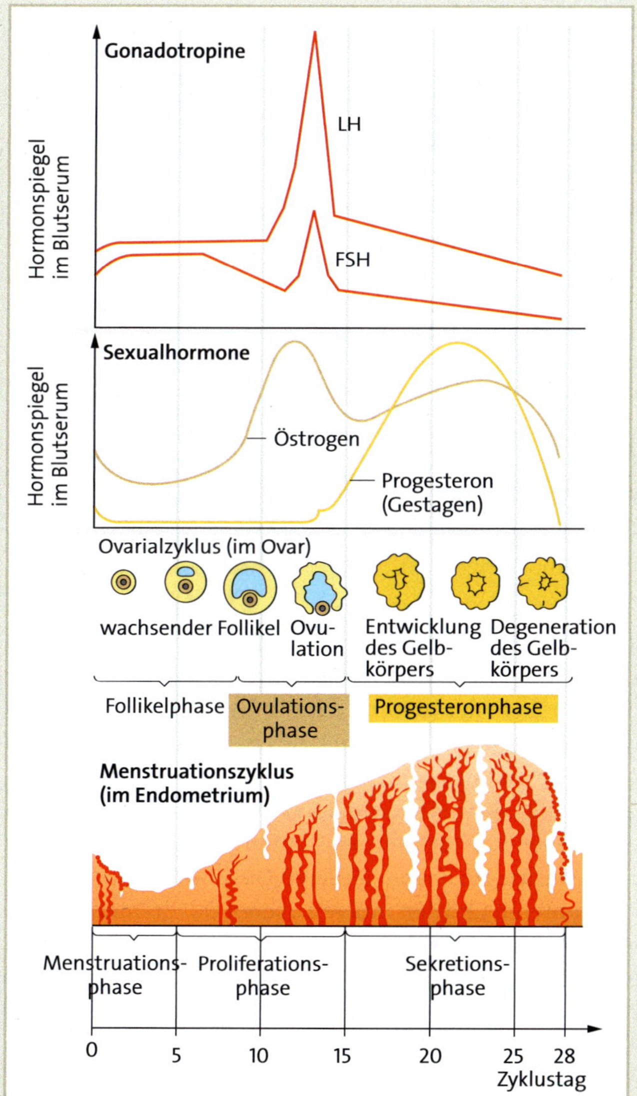

Menstruationszyklus

männliche Geschlechtsorgane
- Penis, Harn-Samen-Röhre: Kopulationsorgan, Lustempfindung
- Hoden: Spermienbildung, Hormonproduktion
- Nebenhoden: Spermienreifung, -speicherung
- Prostata: Sekretbildung für Sperma
- Samenleiter: Spermientransport

weibliche Geschlechtsorgane
- Vagina, Vulva: Kopulationsorgan, Geburtsweg, Lustempfindung
- Uterus: Schutz und Versorgung des Embryos/Fetus
- Eierstock: Reifung der Eizelle, Hormonproduktion
- Eileiter: Transport der Eizellen
- Brust: Milchbildung

3.2 Ausgewählte Erkrankungen

3.2.1 Mammakarzinom (Brustdrüsenkrebs)

Leben mit Brustkrebs

Definition

Beim Mammakarzinom handelt es sich um einen bösartigen Tumor der Brustdrüse. In 99 % der Fälle sind Frauen betroffen. Mit 24 % aller bösartigen Tumoren der Frau ist das Mammakarzinom bei diesen der häufigste bösartige Tumor. Allerdings kann dieser Tumor auch die männliche Brustdrüse betreffen, dies sind 0,5–1 % der Erkrankungen. Bei Männern lassen sich häufig keine Risikofaktoren feststellen.

Ursache

Die genauen Ursachen für die Entstehung von Brustkrebs sind noch nicht vollständig aufgeklärt. Es sind jedoch zahlreiche Risikofaktoren für die Bildung eines Mammakarzinoms gut bekannt:

- familiäre Belastung; Mutter, Tochter oder Schwester sind daran erkrankt
- sehr frühe oder sehr späte Menarche, sehr frühe oder sehr späte Menopause
- keine Schwangerschaft
- wenn nicht gestillt wurde
- vorheriges Mammakarzinom auf einer Seite
- Adipositas
- andere Tumoren der weiblichen Genitalien
- stärkerer Konsum Alkohol und Rauchen
- Mutation der ›BRCA-Gene‹; erhöht die Wahrscheinlichkeit, auf beiden Seiten ein Mammakarzinom zu entwickeln, stark.

BRCA
engl. = **BR**east **CA**ncer, Brustkrebs
Gruppe von Genen, die für die Unterdrückung von Tumorzellen zuständig ist.

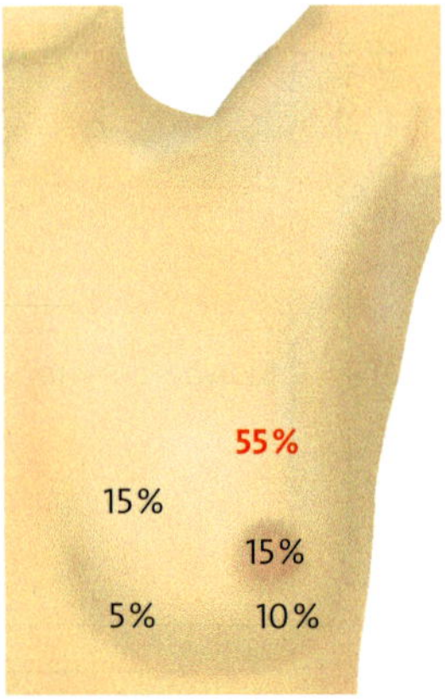

Abb. 1 Häufigkeitsverteilung des Mammakarzinoms

Symptome

Die Symptome sind:

- tastbare Knoten, am häufigsten im oberen äußeren Quadranten (Abb. 1)
- Orangenhautphänomen
- Einziehung der Brustwarze oder der Haut
- nicht verschieblicher Knoten
- Sekret aus der Mamille

Diagnostik

Selbstfürsorge
Wie ernst nehmen Sie Vorsorgeuntersuchungen?

Die wichtigste Maßnahme der Vorsorge ist die regelmäßige Selbstuntersuchung der Brust auf Knoten und Verhärtungen. Diese sollte einige Tage nach dem Beginn der Menstruationsblutung bzw. zum Ende der Blutung stattfinden, da zu diesem Zeitpunkt das Brustdrüsengewebe weich ist. Zunächst hebt die Frau beide Arme vor dem Spiegel und beobachtet, ob beide Brüste sich gleichmäßig mitbewegen, danach inspiziert sie die Brustwarze und die Haut, ob Veränderungen zu sehen sind. Zur Selbstuntersuchung tastet die Frau bei beiden Brustdrüsen quadrantenweise ab. Zum Beispiel beginnt sie an der rechten Brustdrüse im oberen äußeren Quadranten, danach den unteren äußeren, den inneren unteren und den inneren oberen Quadranten. An der linken Brustdrüse verfährt sie ebenso. Weitere Vorsorgemaßnahmen sind die Ultraschall- und Röntgenuntersuchung der Brustdrüse (Mammografie). Die sichere Diagnose eines Mammakarzinoms kann erst nach einer Biopsie gestellt werden. Diese Biopsie erfolgt meist als Stanzbiopsie.

Therapie

Die Basistherapie besteht in der Entfernung des Tumors, möglichst im Rahmen einer brusterhaltenden Therapie. Die prothetische Versorgung kann dann mit einer implantierten Silikonprothese erfolgen. Der Wiederaufbau der Brustdrüse ist aber auch durch körpereigenes Muskelgewebe möglich. Dazu wird ein gestielter Lappen des Musculus rectus abdominis oder des M. latissimus dorsi mit der zugehörigen Blut- und Nervenversorgung sowie dem zugehörigen Hautareal verwendet. In manchen Fällen, z. B. bei größeren Tumoren oder Tumoren in mehreren Quadranten, kann auch eine vollständige Entfernung der Brust (Mastektomie) notwendig sein (Abb. 2).
Zur Beurteilung der Lymphknoten werden intraoperativ die ›Sentinellymphknoten‹ bestimmt und kontrolliert, ob sie bereits Tumorzellen enthalten. Sind mehrere befallen, werden die gesamten Lymphknoten entfernt; sind höchstens zwei Sentinellymphknoten befallen, können auch nur die Lymphknoten des Hauptabflussweges entfernt werden. Dieses schonende Vorgehen verringert ein nachfolgendes ›Lymphödem‹. Eine kosmetische Rekonstruktion der Mamille erfolgt in einer späteren Operation.

Sentinellymphknoten
auch Wächterlymphknoten genannt; Lymphknoten, die im Lymphabflussgebiet eines Tumors liegen und bei einer Metastasierung ins Lymphgefäßsystem als erste befallen werden

Prophylaxe Lymphödem
→ S. 698

Weitere Therapiemaßnahmen sind:
- Bestrahlung (›neoadjuvant‹, ›adjuvant‹ oder ›palliativ‹)
- Chemotherapie (neoadjuvant, adjuvant oder palliativ)
- Hormontherapie (adjuvant oder palliativ)
- Antikörpertherapie (adjuvant)

neoadjuvant
Therapie, die vor einer Operation stattfindet, um die Tumormasse zu verkleinern.

adjuvant
unterstützende Therapie, die noch eventuell vorhandene Tumorreste und kleine Metastasen bekämpfen soll

palliativ
lat. pallium = Mantel
Therapie, die auf eine Linderung der Beschwerden und nicht (mehr) auf die Heilung ausgerichtet ist

In seltenen Fällen wird auf die Operation verzichtet und nur eine palliative Bestrahlung oder Chemotherapie angewendet.

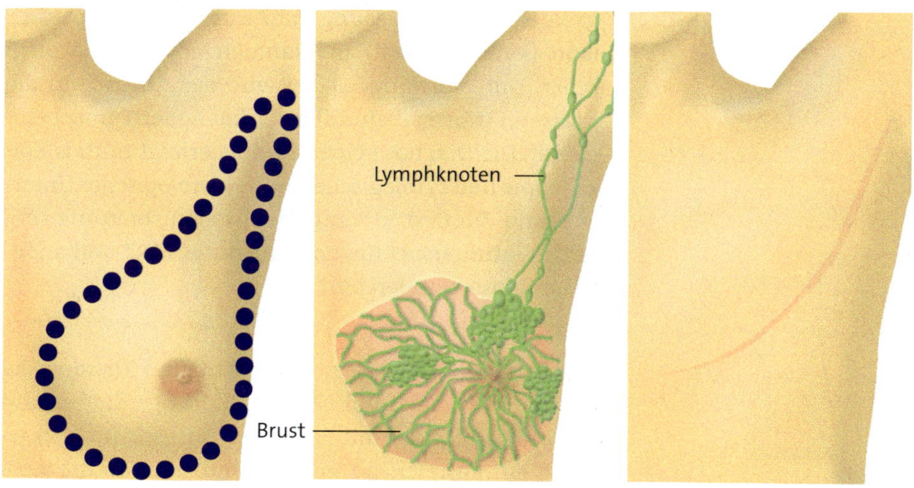

Abb. 2 Radikale Mastektomie einschließlich Lymphknotenentfernung

Prognose und Komplikationen

Die Prognose des Mammakarzinoms ist abhängig von der Malignität des Tumors. Wird der Tumor frühzeitig erkannt, hat er noch nicht gestreut und ist das umliegende Gewebe noch nicht infiltriert, beträgt die Fünf Jahres-Überlebensrate 87 %. Ein weiterer positiv wirkender Faktor ist die Behandlung entsprechend der therapeutischen Leitlinie. Eine konsequente Nachsorge, um Rezidive und Metastasen rechtzeitig zu erkennen, wirkt sich ebenfalls günstig auf die Prognose aus. Die wichtigste postoperative Komplikation ist das Lymphödem.

3.2.2 Zervixkarzinom

Definition

Das Zervixkarzinom ist ein bösartiger Tumor an der Übergangszone des Muttermunds. An dieser Stelle trifft das Zylinderepithel des Uterus auf das Plattenepithel der Scheide. Die Übergangszone zieht sich im Alter in Richtung des Zervixkanals zurück.

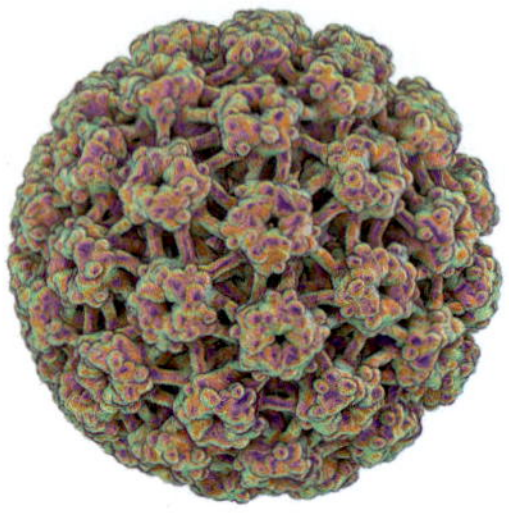

Abb. 1 Humanes Papillomvirus

Ursache

Ursache ist eine Infektion mit bestimmten Typen der humanen Papillomviren (HPV; Typen 16, 18, 31, 54), die beim Geschlechtsverkehr übertragen werden (Abb. 1). Da durch eine Immunisierung gegen diese Viren das Zervixkarzinom sicher vermieden werden kann, empfiehlt die STIKO die Impfung von jungen Mädchen vor dem ersten Geschlechtsverkehr. Die Kosten werden in diesem Fall von der Krankenkasse übernommen.

Symptome

Beim Zervixkarzinom treten erst im Spätstadium Symptome auf. Dabei handelt es sich um

- Kontaktblutungen,
- Schmierblutungen bzw. Zusatzblutungen außerhalb der Menstruationsblutung, Postmenopausenblutungen,
- übel riechenden Ausfluss.

gynäkologische Untersuchung → S. 696

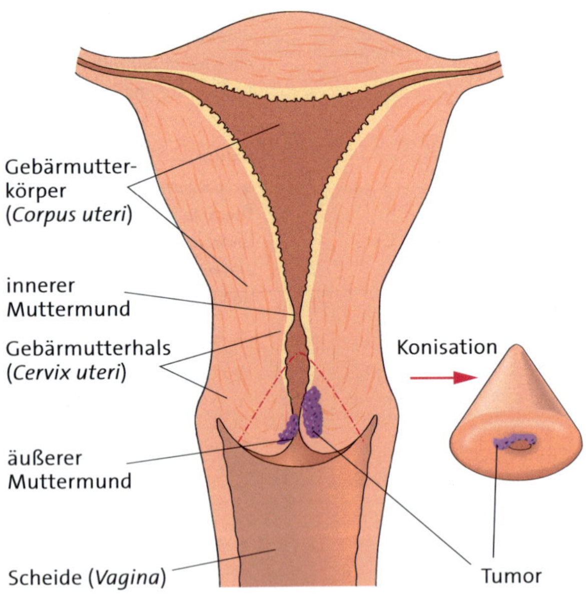

Abb. 2 Konisation

Diagnostik

Eine weitere Präventionsmaßnahme ist die regelmäßige Vorsorgeuntersuchung mit Abstrich nach Papanicolaou (kurz: Pap-Test) im Rahmen einer ›gynäkologischen Untersuchung‹. Dabei wird der Abstrich in die Klassen I (Normalbefund) bis V (maligner Tumor) eingeteilt. Die Diagnose eines Tumors erfolgt mittels Kolposkopie und zytologischer sowie histologischer Untersuchung. Zur Bestimmung der Tumorausbreitung sind noch Blutuntersuchungen, Sonografie, MRT und andere Verfahren notwendig.

Therapie

Die **Konisation** dient der Diagnostik und Therapie. Es handelt sich dabei um eine kegelförmige Entfernung des Muttermundes mit der Übergangszone (Abb. 2), es muss ein ausreichend großer Rand mitentfernt werden, um die Dysplasien vollständig zu entfernen. Nach einer Konisation sind Schwangerschaft und Entbindung weiterhin möglich. Ab Pap V kann keine Konisation mehr durchgeführt werden.

Bei der **Hysterektomie** wird der Uterus mit oder ohne Adnexe entfernt. Die Mitentfernung der regionalen Lymphknoten, Teilen der Scheide und ggf. der Harnblase ist abhängig vom Ausmaß des Tumors und des Stagings. Bestrahlung und Chemotherapie werden neoadjuvant, adjuvant oder palliativ angewendet. Die Bestrahlung kann auch lokal durch vaginale Einlage eines radioaktiv aufgeladenen Applikators erfolgen.

3.2.3 Endometriumkarzinom

Definition

Das Endometriumkarzinom ist der bösartige Tumor der Uterusschleimhaut . Es ist die vierthäufigste bösartige Erkrankung bei Frauen.

Ursache

Das Endometriumkarzinom ist zu 70–80 % an das Hormon Östrogen gekoppelt, d.h. ein zu hoher Östrogenspiegel ist der größte Risikofaktor. Adipositas mit den Folgen von Hypertonie und Diabetes mellitus, Zyklusstörungen oder die Einnahme von Östrogen (z.B. Tamoxifen-Therapie) ohne die Regulation über Gestagen steigern das Risiko. Östrogenunabhängige Risikofaktoren sind höheres Lebensalter und Bestrahlung. Dies gilt für 10–15 % der Erkrankung.

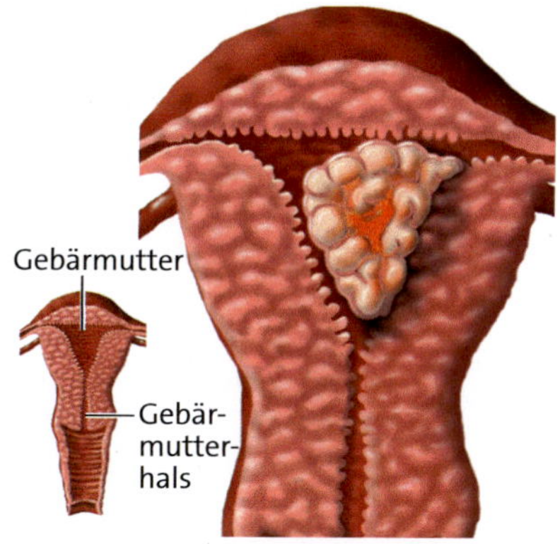

Abb. 3 Das Endometriumkarzinom geht von Zellen der Gebärmutterschleimhaut aus.

Symptome

Das Leitsymptom sind Blutungsanomalien: Postmenopausenblutungen, Zwischenblutungen und Metrorrhagie. Symptome eines fortgeschrittenen Tumors sind: Schmerzen im Unterbauch, fleischwasserfarbener, eitriger, dunkler oder blutiger Ausfluss, der abscheulich riecht. Der Altersgipfel liegt zwischen 65 und 70 Jahren.

Diagnostik

Zur Diagnostik wird eine fraktionierte Kürettage durchgeführt, das gewonnene Material wird histologisch untersucht. Die Einteilung erfolgt nach der ›FIGO‹-Klassifikation.

FIGO
Fédération Internationale de Gynécologie et d'Obstétrique (franz. = Internationale Vereinigung für Gynäkologie und Geburtskunde)

Therapie

Bestätigt sich der Verdacht auf ein Endometriumkarzinom, erfolgt eine abdominelle Hysterektomie mit Adnexen und ggf. regionalen Lymphknoten und Umgebungsgewebe. Bestrahlung und Chemotherapie werden ebenfalls neoadjuvant, adjuvant oder palliativ angewendet. Es kann auch eine Radio-Chemo-Therapie angewendet werden, die zwar gravierendere Nebenwirkungen hat,den Tumor aber auch effektiver bekämpft. Sind bei einem hormonsensitiven Tumor Operation oder Bestrahlung aufgrund der schlechten Verfassung der Patientin nicht mehr möglich, kann palliativ eine Hormontherapie angewendet werden.

Pflegeprozessgestaltung
Welche pflegerischen Interventionen sind nötig, während ein Mensch mit Verdacht auf eine Krebserkrankung auf seinen histologischen Befund wartet?

B BEISPIEL

Frau Gerda Schön ist 73 Jahre alt und Bewohnerin des Seniorenheimes Haus Grünstadt. Sie klagt seit ein paar Tagen über seltsamen, übel riechenden Ausfluss und ist sichtlich peinlich berührt, dass sie mehrmals täglich ihre Unterwäsche wechseln muss. Auf die Frage, wann sie das letzte Mal bei ihrer Gynäkologin war, antwortet Frau Schön, dass das schon sehr lange her sei. Im Auftrag von Frau Schön vereinbart die Pflegefachfrau Kira May einen Termin bei der Frauenärztin.

Prognose und Komplikationen

Die Prognose ist abhängig vom Typ des Tumors. Durchschnittlich liegt die 5-Jahres-Überlebensrate bei 80 %.

3.2.4 Weitere gynäkologische Erkrankungen

Erkrankung	Symptome	Therapie und Komplikationen
Uterusmyome Jede fünfte Frau über 30 Jahre hat ein oder mehrere Myome in der Uterusmuskulatur. Dies sind gutartige Tumoren des Myometriums.	Myome werden meist als Zufallsbefund im Rahmen der Vorsorgeuntersuchung festgestellt. Beschwerden treten nicht immer auf, wenn doch, handelt es sich um verstärkte Blutungen und/oder Schmerzen bei der Regelblutung. Bei 25 % der Endometriumkarzinome liegen zusätzlich Myome vor. Bei stetigem Wachstum eines Myoms, mehreren Myomen und der Vergrößerung des Uterus (Uterus myomatosus) besteht die Indikation zu einer Operation.	Die Operation kann in der einfachen Entfernung des Myoms, oder in der Hysterektomie bestehen. Im Regelfall werden die Adnexen (Eileiter und Ovarien) nicht mitentfernt, um die Hormonproduktion weiter zu gewährleisten. Aufgrund der veränderten Durchblutungssituation der Ovarien setzt das Klimakterium dennoch zwei bis drei Jahre früher ein. Es besteht eine 1%ige Wahrscheinlichkeit, dass sich ein Myom zu einem bösartigen Tumor (Sarkom) entwickelt.
Ovarialkarzinom Das Ovarialkarzinom ist ein bösartiger Tumor der Eierstöcke und der fünfthäufigste bösartige Tumor bei Frauen.	Risikofaktoren sind: Kinderlosigkeit, Hormontherapie nach der Menopause, Adipositas. Das Ovarialkarzinom ist häufig symptomlos oder es treten unspezifische Bauchbeschwerden auf, wie z. B. ein Völlegefühl. 25 % der Tumoren sind auf das Ovar begrenzt und entwickeln sich langsam. 75 % sind sog. hochmaligne Tumoren, die schnell und aggressiv wachsen, diese werden meist erst spät erkannt und haben eine sehr schlechte Prognose.	Die Therapie ist die radikale und großzügige Entfernung der Adnexen, des Uterus und aller eventuellen Tumorherde in der Bauchhöhle. Besteht noch ein Kinderwunsch und handelt es sich um einen nicht-metastasierten Tumor in einem frühen Stadium, kann die Entfernung nur der betroffenen Adnexe erfolgen und die andere Adnexe und der Uterus bleiben erhalten. Für die Prognose entscheidend ist, dass alle Tumorherde entfernt werden. Eine adjuvante Chemotherapie ist nur erforderlich, wenn die Wahrscheinlichkeit besteht, dass Tumorzellen in die freie Bauchhöhle gelangt sind. Im Fall eines Rezidivs wird eine Hormontherapie angewendet.
Adnexitis Bei der Adnexitis handelt es sich um die Entzündung eines oder beider Eileiter.	Die klinischen Symptome sind: plötzlich einsetzender Unterbauchschmerz (häufig nach der Menstruation und oft einseitig), Übelkeit, Erbrechen, eitriger, grünlicher übel riechender Ausfluss, Schmierblutung und Zervizitis (wenn es sich um eine Chlamydieninfektion handelt).	Die Therapie besteht in der Schmerztherapie, der Antibiotikatherapie und Bettruhe, Pflege bei Fieber. Es soll bis zur Ausheilung kein Geschlechtsverkehr stattfinden. Ist eine Spirale zur Kontrazeption eingelegt worden, muss diese entfernt werden. Die Komplikation der Adnexitis ist die chronische Form, diese führt zur Verklebung der Eileiter und damit zur Sterilität.

3.2.5 Prostatahyperplasie

Definition

Bei der Prostatahyperplasie handelt es sich um eine Gewebszunahme in der Prostata, die zu einer Vergrößerung führt. Sie kann benigne (gutartig) sein oder bösartig (maligne), dann handelt es sich um das Prostatakarzinom. Die Erkrankung nimmt mit dem Alter zu und ca. 40 % aller Männer im Alter von 50–59 Jahre leiden darunter. Kommt es zu Beschwerden durch eine Vergrößerung der Prostata, spricht man vom benignen Prostatasyndrom.

Ursache

Die Ursachen der benignen Prostatahyperplasie sind noch nicht geklärt. Wahrscheinlich ist es ein Zusammenspiel verschiedener Faktoren, die im Alterungsprozess von Männern auftreten. Mit zunehmendem Alter sinkt die Testosteronproduktion und die Östrogenproduktion steigt. Östrogen wird beim Mann durch das Enzym Aromatase aus Androgenen gebildet. Dadurch steigert sich das Zellwachstum in der Prostata. Entzündungen begünstigen das Wachstum.

Symptome

Eine vergrößerte Prostata behindert die Miktion, dadurch kommt es zu folgenden Symptomen:

- verzögerte und verlängerte Miktion
- schwächerer Harnstrahl
- Restharnbildung
- tröpfelnder Harnstrahl
- Nachtröpfeln nach der Miktion

Durch den steigenden Gegendruck der Prostata verstärkt sich die Blasenmuskulatur und es kommt zur sog. Balkenblase.
Weitere Symptome einer fortgeschrittenen Hypertrophie sind:

- häufiger Miktionsreiz und Reizblase durch die Restharnbildung
- schmerzhafte Miktion
- Pollakisurie
- Nykturie
- Dranginkontinenz

Diagnostik

Die wichtigste Maßnahme der Diagnostik ist die digital-rektale Tastung der Prostata. Bei dieser Untersuchung können größere Tumoren gut festgestellt werden. Folgende Maßnahmen gehören ebenfalls zur Diagnostik:

- Miktionsprotokoll, Urodynamik, Uroflowmetrie, Restharnbestimmung
- Urin- und Blutuntersuchung im Labor (zur Diagnostik von Entzündungen und Nierenfunktionsstörungen), PSA-Spiegel (prostataspezifisches Antigen) zur Abklärung eines verdächtigen Tumors
- Sonografie
- MRT
- Urethrozystoskopie
- Biopsie – ergibt den Nachweis, ob der Tumor benigne oder maligne ist

Diversität

Warum gehen Männer seltener zu Vorsorgeuntersuchungen als Frauen?

Therapie

Die Therapie hängt von den Beschwerden und insbesondere von der Restharnmenge ab. Bei Restharnmengen unter 100 ml und geringen Beschwerden erfolgt lediglich die Beobachtung und Kontrolle des Betroffenen. Bei Restharnmengen über 100 ml, geringer Beeinflussung des Harnflusses und mäßigen Beschwerden erfolgen eine **medikamentöse Therapie** mit Phytopharmaka, Alpharezeptorenblockern und 5-Alphareduktasehemmern. Diese Medikamente lindern die Beschwerden, verbessern aber nicht den Harnfluss. Sie verzögern die operative Therapie um ca. sechs Jahre.

Die **operative Therapie** besteht in der Resektion von Prostatagewebe, es besteht die Möglichkeit der transurethralen Resektion der Prostata (TUR-P). Über die Harnröhre wird endoskopisch mittels einer Elektroschlinge Prostatagewebe entfernt (Abb. 1). Der betroffene Mann erhält nach der TUR-P einen transurethralen Blasenverweilkatheter als ›Spülkatheter‹ für ein bis drei Tage und kann nach wenigen Tagen die Klinik verlassen. Die Wunde ist nach drei bis sechs Monaten vollständig verheilt.

Spülkatheter → S. 195

Eine weitere Methode ist die Entfernung des Prostatagewebes mittels Laser. Diese Operationsmethode ist mit weniger Komplikationen verbunden und ermöglicht eine schnellere Genesung sowie einen kürzeren Klinikaufenthalt. Nachteil dieser Methode ist, dass kein Material für die histologische Untersuchung und damit die Bestimmung der Malignität gewonnen werden kann.

Weitere Verfahren sind die abdominelle Entfernung der Prostata bei Größen über 100 ml und Inzision des Blasenhalses bei starrem Blasenhals und geringer Vergrößerung der Prostata.

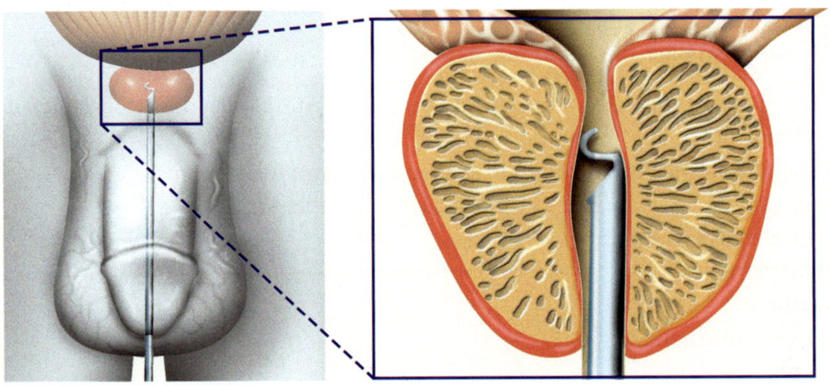

Abb. 1 Transurethrale Resektion von Prostatagewebe durch die Harnröhre

Prognose und Komplikationen

Komplikationen eines nicht behandelten benignen Prostatasyndroms sind Harnwegsinfekte bis zur Prostatitis und akuter Harnverhalt. Spätestens wenn ein Harnverhalt auftritt, muss die Prostatahyperplasie behandelt werden.

Zudem kann es zu Rezidiven kommen. Bei der TUR-P können weitere Komplikationen, wie Blutungen, ein TUR-Syndrom, eine Belastungsinkontinenz, Erektionsstörungen sowie das Problem der trockenen Ejakulation, das Ejakulat wird dabei in die Harnblase abgegeben. Betroffene Männer haben häufig Angst, dass nach der Operation eine erektile Dysfunktion bestehen wird. Diese Gefahr ist deutlich geringer, wenn der Mann vor der Operation sexuell aktiv war. Eine postoperativ auftretende erektile Dysfunktion bestand oftmals schon vor der Operation und besteht danach weiter.

3.2.6 Prostatakarzinom

Definition
Das Prostatakarzinom geht vom Drüsengewebe der Prostata aus und ist der häufigste bösartige Tumor beim Mann.

Ursachen
Die Ursachen sind nicht eindeutig zu bestimmen, aber zwei Risikofaktoren sind klar identifiziert:
- genetische Veranlagung
- höheres Lebensalter

Testosteron begünstigt das Wachstum der Tumorzellen.

Symptome
Im Frühstadium ist das Prostatakarzinom symptomlos. Die sich im weiteren Verlauf entwickelnden Symptome entsprechen denen der benignen Prostatahyperplasie.

Diagnostik
Im Rahmen der Vorsorgeuntersuchung wird neben der rektalen Tastung und Größenbestimmung der Prostata das nur in der Prostata gebildete Eiweiß PSA (prostataspezifisches Antigen) getestet, erhöhte Werte können auf ein Karzinom hinweisen. Häufig ist der PSA-Wert allerdings erhöht, ohne dass ein Karzinom vorliegt, aus diesem Grund gehören zur Diagnostik noch die MRT und eine Biopsie.

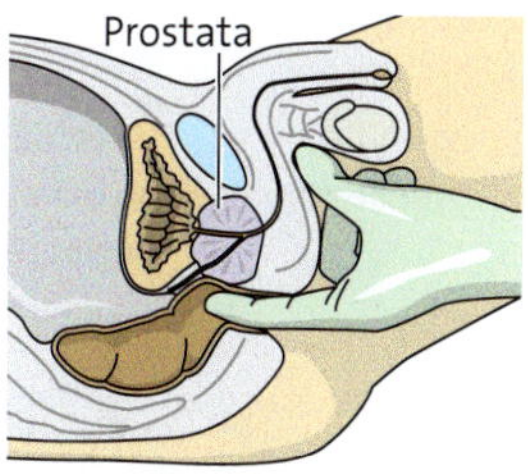

Abb. 2 Digitale rektale Untersuchung der Prostata

W ZUM WEITERDENKEN

Verschiedene Studien zeigen: Die Auswertung der MRT-Aufnahmen durch eine künstliche Intelligenz (KI) führt mindestens so zuverlässig zur Erkennung von Tumoren wie die Auswertung durch Radiologen.

Therapie
Da der Tumor sehr langsam wächst, wird er zunächst beobachtet, man spricht von Zuwarten. Die Therapie besteht bei gegebenem Wachstum in der Prostataresektion und einer Hormonbehandlung. Bei der Hormontherapie werden die Bildung und die Wirkung von Androgenen (Testosteron) gehemmt. Die Radionuklidtherapie (Bestrahlung der Prostata von innen), eine Immuntherapie und eine Chemotherapie stehen ebenfalls zur Verfügung.

Prognose und Komplikationen
Die Prognose der Erkrankung ist umso besser, je früher sie erkannt wird. Vorsorgeuntersuchungen ab dem 45. Lebensjahr sind aus diesem Grund von besonders großer Bedeutung. Das Prostatakarzinom wächst sehr langsam. Tritt es erst im höheren Lebensalter auf, so kann es sein, dass der betroffene Mann nicht am Karzinom verstirbt, sondern an anderen Erkrankungen oder Altersschwäche.
Die Prognose verschlechtert sich deutlich, wenn sich im fortgeschrittenen Stadium Metastasen gebildet haben. Diese können z. B. Knochen oder Lymphknoten befallen.

4 Schwangerschaft, Geburtshilfe und Schwangerschaftsabbruch

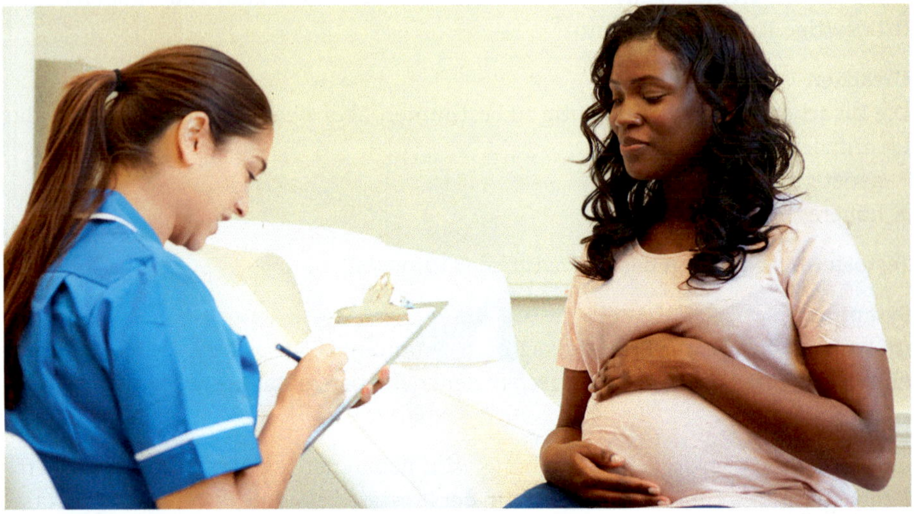

Abb. 1 In manchen Schwangerschaften gibt es Komplikationen oder die werdende Mutter ist von Sorgen und besonderen Herausforderungen belastet.

4.1 Schwangerschaft und mögliche Komplikationen

4.1.1 Befruchtung, Eitransport und Nidation

Ethik
Wer bestimmt, wann Leben beginnt?

Die Schwangerschaft beginnt mit der **Konzeption** (Empfängnis), die zur **Befruchtung** (Fertilisation) führt, indem sich Eizelle und Spermium vereinigen. Die Erbsubstanz beider Keimzellen verschmilzt und es entsteht neues Leben. Die Eizelle nimmt dabei einen typischen Verlauf.

1. Eisprung (Ovulation): Die reife Eizelle „springt" vom Graafschen Follikel und wird durch den Fimbrientrichter des Eileiters aufgefangen. Die Spermien bewegen sich zur gleichen Zeit von der Scheide in Richtung Eileiterampulle, wobei sie durch Kontraktionen des Uterus und der Eileiter unterstützt werden. Die Befruchtung erfolgt in der Ampulle des Eileiters innerhalb eines Zeitraums von ca. 96 Stunden.

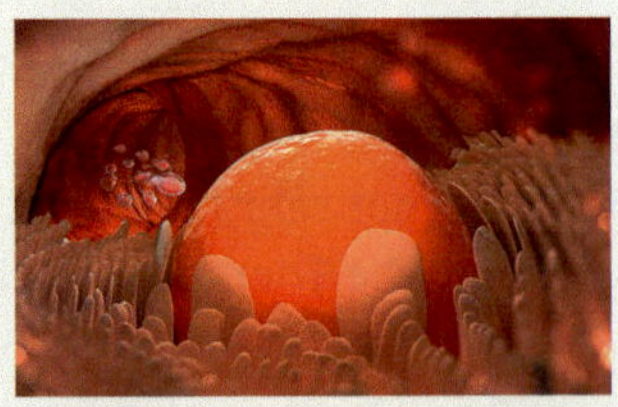

Ovulation

2. Imprägnation: Trifft die Eizelle auf die Spermien, so lösen die Enzyme der Akrosomen (Kopfkappen der Spermien) die äußere Eihülle auf. Sobald ein Spermium in die Eizelle eingedrungen ist, verschließt sich die innere Eihülle und es können keine weiteren Spermien eindringen.

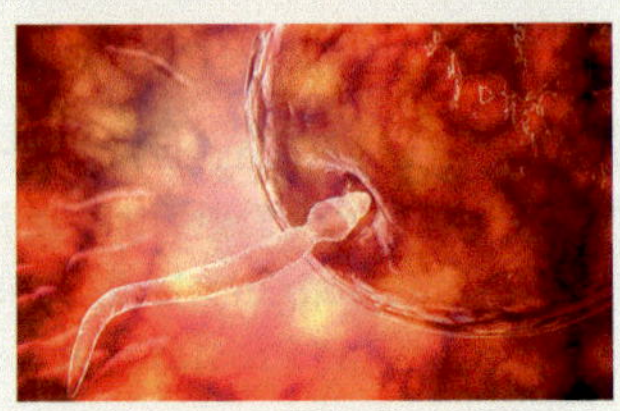

Imprägnation

3. Verschmelzung (Konjugation): Nach ca. zwölf Stunden verschmelzen die Kerne von Eizelle und Spermium miteinander und es entsteht eine Zelle mit diploidem Chromosomensatz. Diese Zelle wird Zygote genannt.

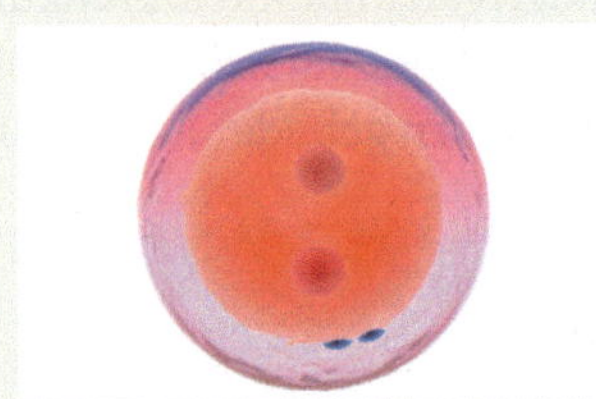

Zygote

4. Transport und Zellteilung: Die Zygote wird mittels Flimmerepithel und Kontraktion der Tuben zum Uterus transportiert. Dabei findet die mitotische Teilung der Zellen statt. Nach etwa 60 Stunden ist das Acht-Zell-Stadium erreicht. Bis dahin sind alle Zellen ›omnipotent‹, deshalb können bis zu diesem Zeitpunkt eineiige Zwillinge entstehen. Nach 96 Stunden erreicht der Zellhaufen (Morula) den Uterus.	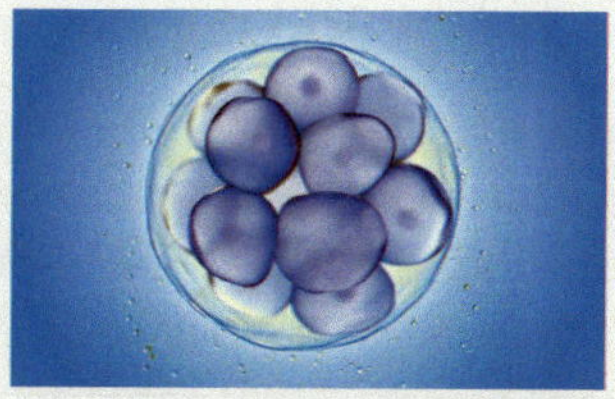 Morula
5. Entwicklung der befruchteten Eizelle: Aus der Morula entwickelt sich die Blastozyste. Die Zellen teilen sich weiter; es kommt zur Spezialisierung der Zellen. Aus der äußeren Zellschicht (Trophoblast) entstehen Plazenta und Eihäute, aus dem Embryoblast der Embryo und aus der Blastozystenhöhle die Frucht- bzw. Amnionhöhle.	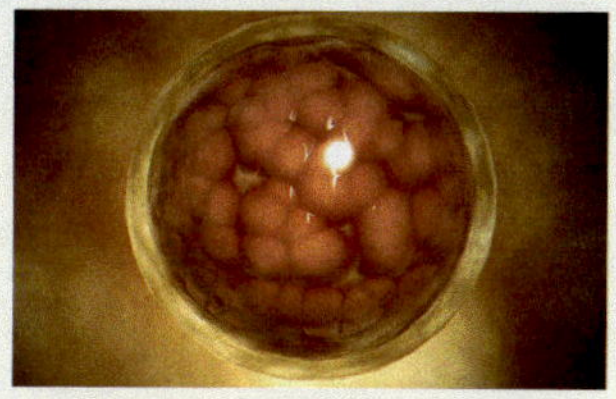 Blastula
6. Einnistung (Nidation): Die Nidation beginnt etwa am sechsten Tag nach der Befruchtung und dauert ungefähr eine Woche. Die Blastozyste beginnt in die Uterusschleimhaut (Endometrium) einzuwachsen und es bilden sich Plazenta, Embryo und Amnionhöhle heraus.	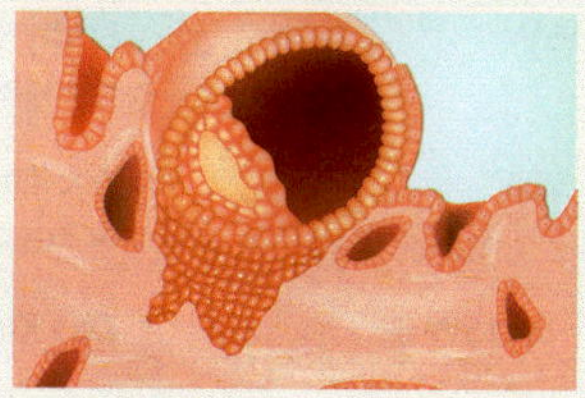 Nidation

Tab. 1 Phasen von der Befruchtung bis zur Einnistung

omnipotente Zellen
beinhalten noch das gesamte Informationsmaterial der Zygote

Bei manchen Frauen kann es um den 23. Zyklustag (ca. 9. Tag nach der Befruchtung) zu einer leichten Blutung – der **Nidationsblutung** – kommen, da durch die Nidation Blutgefäße des Endometriums verletzt werden können.

4.1.2 Entwicklung und Funktion der Plazenta

Die Plazenta (Mutterkuchen) besteht sowohl aus kindlichen wie aus mütterlichen Zellen. Die Blutgefäße von Kind und Mutter enden beide wie in einer Sackgasse in einem Kapillargebiet und gehen nicht ineinander über. Der Stoffaustausch findet über aktive und passive Transportvorgänge durch das Plazentagewebe statt. Von der Plazenta führt die **Nabelschnur** zum Kind. In ihr befinden sich zwei Nabelarterien und eine Nabelvene. Die Nabelvene führt sauerstoff- und nährstoffreiches Blut zum Kind, die Nabelarterien führen sauerstoff- und nährstoffarmes Blut zur Plazenta. Dort findet der Gas- und Nährstoffaustausch statt. Die Plazenta übernimmt für den Embryo bzw. den Fetus alle lebenswichtigen Funktionen.

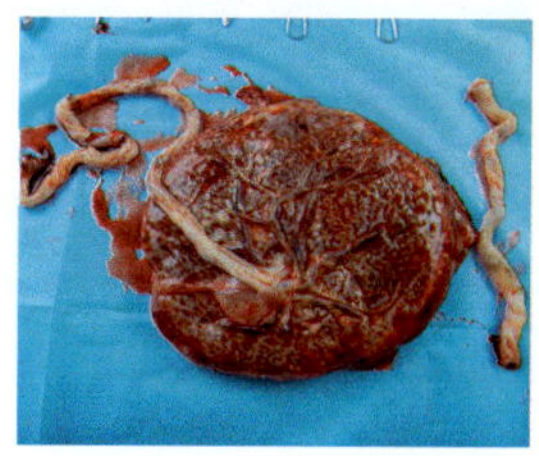

Abb. 2 Plazenta nach der Geburt

- **Gasaustausch:** Kohlenstoffdioxid gegen Sauerstoff
- **Nährstoffzufuhr:** Das Kind erhält alle Nährstoffe über das mütterliche Blut.
- **Hormonproduktion:** hCG (sog. Schwangerschaftshormon) regt die Entwicklung der kindlichen Keimdrüsen an. Östrogen fördert das Wachstum des Kindes und die Wehentätigkeit. Progesteron sorgt für den Erhalt der Schwangerschaft und wirkt wehenhemmend. Das Humane Plazentalaktogen (HPL) fördert das kindliche Wachstum und die Reifung der Milchdrüsen.
- **Schutzfunktion:** Die Plazenta filtert über die ›Plazentaschranke‹ bestimmte Zellen und Mikroorganismen aus dem mütterlichen Blut, bevor es in den fetalen Kreislauf geleitet wird. Außerdem erhält das Kind eine **Leihimmunität**. Das heißt, die im mütterlichen Blut enthaltenen Antikörper gelangen über die Plazenta zum Kind und schützen dieses vor Infektionserkrankungen. Die Leihimmunität hält drei bis vier Monate ›postnatal‹ an.

Plazentaschranke
Biologische Barriere zwischen mütterlichem und fetalem Blut

postnatal
nach der Geburt

4.1.3 Entwicklung von Embryo und Fetus

Trimenon
Dreimonatiger Abschnitt der Schwangerschaft. Diese unterteilt sich daher in das erste, das zweite und das dritte Trimenon.

Im ersten ›Trimenon‹ nennt man das Ungeborene in der Gebärmutter **Embryo**, dessen Entwicklung heißt Embryogenese. Die Organe werden bis Ende des dritten Monats angelegt (Organogenese), danach ist die Organentwicklung abgeschlossen. Danach folgt die Zeit des Reifens und Wachsens; das ungeborene Kind wird von da an bis zu seiner Geburt **Fetus** genannt.

Neuralrohr
embryonale Anlage des zentralen Nervensystems (ZNS)

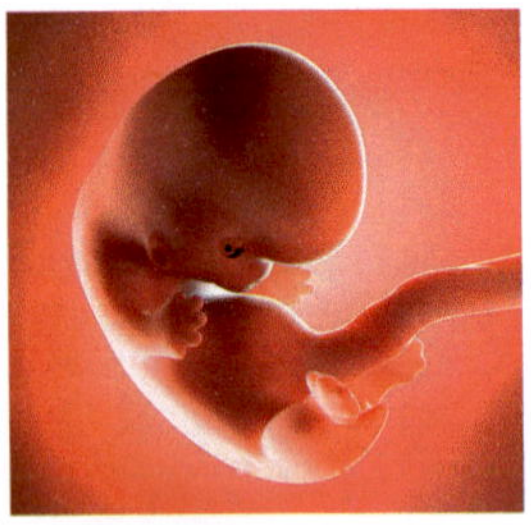

Abb. 1 Embryo (ca. 8 Wochen)

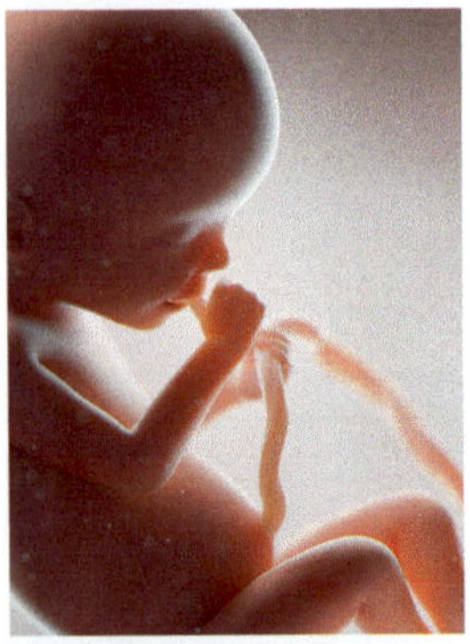

Abb. 2 Fetus (ca. 20 Wochen)

Alter in Schwangerschaftswochen (SSW)	Entwicklungsschritte	Größe und Gewicht
4. SSW	Das ›Neuralrohr‹ ist geschlossen, das Herz ist ausgebildet und schlägt.	6 mm
6. SSW	Der embryonale Kreislauf ist funktionsfähig, Hände und Füße sind zu erkennen, Finger und Zehen sind noch nicht getrennt.	20 mm
7. SSW	Erste Nervenzellkontakte, Differenzierung der Hirnzellen.	5 cm
8. SSW	Alle Organe sind angelegt und das Skelett ist ausgebildet.	10–17 cm 13 g
9.–16. SSW	Das Kind fängt an, sich zu bewegen.	3–6 cm
18. SSW	Die äußeren Genitalien sind unterscheidbar, das Verdauungssystem arbeitet.	14–16 cm 150–250 g
20.–24. SSW	Das Großhirn wird angelegt.	22–26 cm 300–500 g
24. SSW	Die Lungen sind so weit ausgebildet, dass das Kind im Falle einer Frühgeburt eine gewisse Überlebenschance hat.	26 cm ca. 500 g
27. SSW	Der Fetus öffnet die Augen.	ca. 36 cm 900–1000 g
30. SSW	Das Kind ist fertig entwickelt, es wächst und nimmt an Gewicht zu.	38 cm ca. 1000 g
38. SSW	Das Kind ist geburtsreif.	45–55 cm 2500–4500 g

Tab. 1 Entwicklung von Embryo und Fetus bis zur Geburt im Überblick

4.1.4 Mögliche Störungen und Erkrankungen während der Schwangerschaft

In früheren Jahren wurden Erkrankungen bzw. Komplikationen in der Schwangerschaft unter dem Sammelbegriff „Gestose“ zusammengefasst. Als Frühgestosen wurden Störungen im ersten Trimenon, als Spätgestosen Störungen im dritten Trimenon bezeichnet. Heute werden die Schwangerschaftskomplikationen differenziert benannt.

Schwangerschaftsinduzierte Hypertonie

Jede in der Schwangerschaft neu (mehrfach) auftretende Erhöhung des diastolischen ›Blutdruckwertes‹ über 100 mmHg oder des systolischen Blutdruckwertes um mindestens 30 mmHg wird als schwangerschaftsinduzierte Hypertonie (SIH) bezeichnet. Sie entwickelt sich ungefähr bei einem Viertel aller Schwangerschaften und tritt überwiegend bei Erstgebärenden auf. Etwa 15 % der betroffenen Mütter entwickeln eine **chronische Hypertonie**.

Blutdruck → S. 405

Die Ursache der SIH ist nicht sicher geklärt. Die Betroffenen weisen typische Symptome eines Bluthochdrucks auf. Abhängig vom Schweregrad der Hypertonie und ihrer möglichen Komplikationen treten die gleichen Symptome wie bei einer hypertensiven Krise auf. Zusätzlich kann es zu ›Krampfanfällen‹ sowie einer Plazentainsuffizienz (Unterversorgung) mit der Gefahr einer Frühgeburt bzw. des ›intrauterinen‹ Fruchttods kommen.

Krampfanfälle → S. 704

intrauterin
innerhalb der Gebärmutter

Zur Diagnostik zählen die ausführliche Anamnese, die Eigenbeobachtung der Mutter sowie eine regelmäßige Kontrolle und Dokumentation der Blutdruckwerte. Laborkontrollen von ›Hämoglobin‹ und ›Hämatokrit‹ sowie der wichtigsten Leber- und Nierenparameter ergänzen das Bild. Mithilfe der **Doppler-Sonografie** (Ultraschall) wird der Blutfluss in den Nabelvenen und damit die Blutversorgung des Kindes bestimmt. Eine leichte SIH ist in der Regel für Mutter und Kind ungefährlich. Die Therapie erfolgt symptomatisch; hilfreich sind körperliche Schonung und möglichst wenig Aufregung. Die einzig wirksame Therapie ist die ›Geburtseinleitung‹, die risikolos ab der 36. SSW möglich ist.

Hämoglobin → S. 364
Hämatokrit → S. 620, Band 1
Geburtseinleitung → S. 778

Präeklampsie

Die Präeklampsie ist eine hypertensive Erkrankung in der Schwangerschaft. Sie ist die Vorstufe zur lebensbedrohlichen Eklampsie und entwickelt sich bei etwa 5–7 % aller Schwangerschaften nach der 20. SSW. Risikofaktoren sind ein bereits bestehender Bluthochdruck, ›Adipositas‹, eine Mehrlingsschwangerschaft sowie ›Diabetes mellitus‹. Die eigentliche Ursache ist nicht geklärt. Die drei **Leitsymptome** sind ›Ödeme‹ (engl. Edema), ›Proteinurie‹ und Hypertonie (Bluthochdruck); dazu kommen Schwindel und Kopfschmerzen, Benommenheit, Sehstörungen wie Augenflimmern sowie Übelkeit und Erbrechen. Nach den Leitsymptomen wurde die Präeklampsie früher auch als EPH-Gestose bezeichnet. Die Schwangere wird auf jeden Fall stationär aufgenommen, sie erhält salz- und eiweißarme Kost und zweimal täglich werden ›CTG-Kontrollen‹ durchgeführt. Der Prophylaxe (Vorbeugung) bzw. Früherkennung dienen die regelmäßigen Vorsorgeuntersuchungen.

Adipositas → S. 141
Diabetes mellitus → S. 262
Ödem → S. 114
Proteinurie → S. 272
CTG → S. 718

Eklampsie

Die Eklampsie zeigt sich in charakteristischen tonisch-klonischen Krämpfen mit und ohne Bewusstlosigkeit im Verlauf einer schweren Präeklampsie. Betroffen sind etwa 0,5 ‰ aller Schwangerschaften. Die Anfälle treten meist blitzartig auf, doch es gibt Warnsignale: einen rasch ansteigenden Blutdruck mit typischen Folgeerscheinungen wie heftigen Kopfschmerzen, Augenflimmern und Brechreiz.

Eine Eklampsie erfordert eine sofortige **intensivmedizinische Überwachung**. Das Komplikationsrisiko ist hoch: Akutes ›Nierenversagen‹, Hirnödem, ›Thrombosen‹, Netzhautschäden, Blutungen und Plazentainsuffizienz mit Gefährdung des Kindes können auftreten. Die Therapie besteht insbesondere in der ›Sedierung‹ der Mutter und der Vorbeugung von weiteren Krämpfen durch die intravenöse Gabe von Magnesiumsulfat. Gefürchtet ist hier als Nebenwirkung allerdings der Atemstillstand. Er kündigt sich zumeist durch Ausfall der Muskeleigenreflexe an. Im Notfall wird die Geburt vorzeitig eingeleitet oder per ›Kaiserschnitt‹ entbunden.

Nierenversagen → S. 272
Thrombose → S. 426

Sedierung
Gabe von Beruhigungsmitteln

Kaiserschnitt → S. 781

HELLP-Syndrom

Das HELLP-Syndrom stellt eine äußerst schwere Verlaufsform der Präeklampsie mit typischer laborchemischer Konstellation dar. Die Abkürzung HELLP steht für Hämolyse (H), erhöhte Leberenzymwerte (engl. elevated liver enzymes, EL) und niedrige Thrombozytenzahlen (engl. low platelet count, LP). Das Syndrom tritt bei einer von 70 bis 80 Geburten auf und hat eine hohe Komplikations- und Sterblichkeitsrate. Ein spezifisches anamnestisches Risikoprofil ist bisher nicht bekannt, doch können bei 98 % der betroffenen Frauen ›antinukleäre Antikörper‹ (ANA) nachgewiesen werden. Das HELLP-Syndrom manifestiert sich etwa in der 34. SSW; in 10–30 % der Fälle tritt es erst innerhalb der ersten sechs ›Wochenbetttage‹ auf.

antinukleäre Antikörper
Gegen im Zellkern körpereigener Zellen gelegene Antigene gerichtete Antikörper. Sie gehören zu den Autoantikörpern.

Wochenbett → S. 719

Klinisches Leitsymptom des HELLP-Syndroms sind in 80–90 % der Fälle auftretende, meist rechtsseitige **Oberbauchschmerzen**. Ursache dieser Oberbauchschmerzen ist eine Dehnung der Glissonschen Kapsel. Die einzig mögliche Therapie besteht in der sofortigen Entbindung, unabhängig vom Zustand des Kindes. Eine der schwersten Komplikationen stellt die Leberruptur dar (Häufigkeit: 1,5–1,8 %), die in bis zu 35 % der Fälle zum Tod der Mutter und zu 60–70 % zum Tod des Fetus führt. Der Verlauf des HELLP-Syndroms selbst ist unkalkulierbar.

Gestationsdiabetes

Diabetes mellitus → S. 262

Der Schwangerschafts- oder Gestationsdiabetes ist eine Form des ›Diabetes mellitus‹, die während der Schwangerschaft auftritt und nach der Geburt meist wieder verschwindet. Er betrifft 4–8 % aller Schwangeren. Die Ursache besteht in einem relativen **Insulinmangel**, bedingt durch die veränderte Hormonsituation der Mutter. Östrogen, Adrenalin und Kortisol führen zur Insulinresistenz der Zellmembran. Risikofaktoren sind eine bestehende Adipositas, familiäre Disposition sowie extreme Gewichtszunahme während der Schwangerschaft.
Die Schwangere selbst ist oft beschwerdefrei. Die Diagnose erfolgt durch ein routinemäßiges Screening zwischen der 24. und 27. SSW. Die Unterscheidung zwischen einem reinen Gestationsdiabetes und einem chronischen Diabetes mellitus Typ 2 ist erst nach der Entbindung möglich. Aus dem erhöhten Blutzuckerwert ergeben sich Gefährdungen für Mutter und Kind.

SIH → S. 775
Herz-Kreislauf-System → S. 512
Hyperbilirubinämie → S. 744

Risiken für die Mutter	Risiken für das Kind
– Entwicklung einer ›SIH‹ – erhöhte Harnwegsinfektrate während der Schwangerschaft – Komplikationen bei der Entbindung – höhere Wahrscheinlichkeit einer Entbindung mit Zange, Saugglocke oder durch Kaiserschnitt – Entwicklung eines Diabetes mellitus Typ 2	– Fehlbildungen am ›Herz-Kreislauf-System‹ und im Urogenitaltrakt – Gefahr der Plazentainsuffizienz – Gefahr der Makrosomie (Großwuchs): die Kinder erreichen ein Geburtsgewicht über 4500 g – nach der Geburt kann es zu Hypoglykämie (zu niedriger Blutzucker), Atemstörungen und ›Hyperbilirubinämie‹ kommen

Tab. 1 Risiken eines Gestationsdiabetes

Diese Komplikationen können durch eine optimale Blutzuckereinstellung der Mutter verringert werden.

Störungen seitens der Plazenta, der Nabelschnur und der Eihäute

Während der Schwangerschaft kann es an der Plazenta, den Eihäuten und der Nabelschnur zu Störungen und damit zur Gefährdung der Schwangerschaft kommen. Die folgende Übersicht fasst die häufigsten Störungen und ihre Therapie zusammen.

Störung und ihre Ursache	Symptome	Therapie
Plazentainsuffizienz Gestörte Plazentafunktion mit beeinträchtigter ›Diffusion‹ und/oder Perfusion (Durchblutung). Sie kann akut oder chronisch auftreten, ihre Ursache kann durch die Mutter oder das Kind bedingt sein. – Akute mütterliche Ursachen: vorzeitige Plazentalösung, ›Vena-cava-Kompressionssyndrom‹, zu starke Wehen – Chronische mütterliche Ursachen: Anämie, Diabetes mellitus, chronische Niereninsuffizienz, Infektionen, Hypertonie, Nikotinabusus, Alkoholabusus, Präeklampsie, Übertragung – Akute kindliche Ursachen: Nabelschnurprobleme	– Ein akuter Sauerstoffmangel des Kindes führt zum Kindstod. – Eine chronische Plazentainsuffizienz führt zu Wachstumsverzögerungen beim Kind.	– bei akuter Insuffizienz: sofortige Entbindung, Sauerstoffgabe, ggf. Wehenhemmung – bei chronischer Insuffizienz: sofern möglich, den Blutfluss in der Plazenta verbessern, Bettruhe, wehenhemmende Medikamente – bei drohender Hypoxie (Sauerstoffmangel) des Kindes sofortige Entbindung
Placenta praevia Die Plazenta befindet sich nicht im Fundus der Gebärmutter (Gebärmuttergrund), sondern verlegt teilweise oder ganz den Muttermund. Das betrifft 0,5 % aller Schwangerschaften und tritt überwiegend bei Frauen nach mehreren Schwangerschaften oder auch Fehlgeburten auf. Ist der Muttermund ganz verlegt, ist eine vaginale Entbindung unmöglich; der Eintritt der Wehen oder eine vaginale Untersuchung kann zu tödlichen Blutungen führen. Feststellung durch Ultraschalluntersuchung.	Schmerzlose Blutungen im dritten Trimenon.	Da Infektions- und Verblutungsgefahr für die Mutter sowie die Gefahr einer Hypoxie des Kindes gegeben sind, wird bei leichten und mittelstarken Blutungen das Kind auf die Geburt vorbereitet (Lungenreifung) und durch Tokolyse (Wehenhemmung) und Bettruhe die Geburt hinausgezögert. Bei starken Blutungen und vollständiger Verlegung des Muttermundes wird das Kind per Kaiserschnitt entbunden.
Vorzeitige Plazentalösung Teilweise oder vollständige Ablösung der Plazenta von ihrer Haftfläche vor der Geburt des Kindes. Sie betrifft etwa 0,8 % aller Schwangerschaften und tritt am häufigsten ab der 29. SSW auf, oft infolge einer ›Präeklampsie‹, eines ›Gestationsdiabetes‹ oder eines Unfalls. Sie löst manchmal zusätzlich einen „Gerinnungsschock" aus, d. h., die Blutgerinnung gerät erheblich aus dem Takt.	– plötzlicher Unterbauchschmerz, Übelkeit, Schwindel, ungutes Gefühl, Angst, Ohnmacht, Schock – „bretthارter" Uterus, oft keine Kindsbewegung mehr – nur geringe Blutungen, in 20–30 % der Fälle tritt kein Blut nach außen	Sofern das Kind lebt, wird sofort per Kaiserschnitt entbunden. Ist das Kind bereits gestorben und die Mutter dazu in der Lage, wird eine vaginale Entbindung angestrebt.

Tab. 2 Störungen an der Plazenta, der Nabelschnur und den Eihäuten

Diffusion
Stoffaustausch in Flüssigkeiten oder Gasen entsprechend einem Konzentrationsunterschied; er wird durch die Brownsche Teilchenbewegung ermöglicht.

Vena-cava-Kompressionssyndrom
Liegt die Schwangere in Rückenlage, so liegt das Kind mit seinem gesamten Gewicht evtl. auf der unteren Hohlvene (Vena cava inferior) und komprimiert diese. Darauf reagiert der mütterliche Kreislauf u. a. mit einem Blutdruckabfall, bei dem auch die Plazenta weniger durchblutet wird.

Präeklampsie → S. 776
Gestationsdiabetes → S. 775

Pflegeprozess-gestaltung
Welche besonderen Kompetenzen brauchen Pflegende, die schwangere Frauen mit Komplikationen begleiten?

Störung und ihre Ursache	Symptome	Therapie
Vorfall der Nabelschnur Bei 0,5 % der Schwangerschaften wickelt sich die Nabelschnur um den Hals des Fetus. Durch die Wehen wird die Nabelschnur komprimiert und es kommt zur Hypoxie beim Kind. Diese kann schwere Hirnschäden auslösen und auch tödlich sein.	Nach dem Blasensprung kommt es zum Abfall der Herztöne im CTG, von dem das Kind sich nicht oder nur sehr langsam erholt.	Beckenhochlagerung und „Befreiung" der Nabelschnur, Tokolyse (Wehenhemmung) und Kaiserschnittentbindung.
Vorzeitiger Blasensprung Verlust von Fruchtwasser vor dem Einsetzen der Wehen durch eine Ruptur der Eihäute. Er tritt in 20 % aller Schwangerschaften ein, bei etwa einem Viertel davon vor der Vollendung der 37. SSW; dadurch wird eine Frühgeburt ausgelöst. Die Ursachen sind Infektionen in der Scheide oder am Gebärmutterhals, eine abnorm vermehrte Menge an Fruchtwasser (Hydramnion), vorzeitige Wehen, Mehrlingsschwangerschaft oder die Folge von ärztlichen Eingriffen wie einer ›Fruchtwasseruntersuchung‹ oder ›Cerclage‹.	Die Frau bemerkt den Fruchtwasserabgang, sie verliert klare Flüssigkeit. Der Nachweis von kindlichen Zellen oder Eiweißen bzw. von Eiweißen der Eihäute sichert die Diagnose. Im Ultraschall ist weniger Fruchtwasser zu sehen.	– Vor der 35. SSW: Wehenhemmung, Induktion (Auslösen) der kindlichen Lungenreifung durch Kortison und Antibiotikaprophylaxe. Bei Ansteigen der Entzündungsparameter (Leukozytenzahl, CRP, Fieber) wird die Geburt eingeleitet. – Ab der 35. SSW: Einleiten der Geburt bis spätestens zwölf Stunden nach dem Blasensprung.

Fruchtwasseruntersuchung → S. 702

Cerclage → S. 705

Tab. 2 Störungen an der Plazenta, der Nabelschnur und den Eihäuten (Fortsetzung)

4.2 Geburt und Geburtshilfe

4.2.1 Mechanismus, Phasenverlauf und Dauer der Geburt

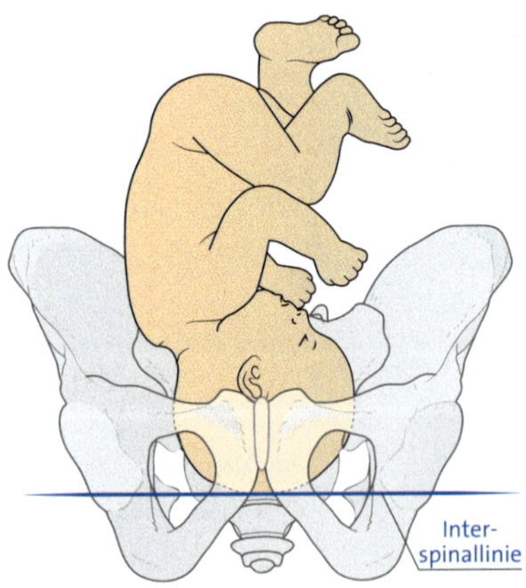

Abb. 1 Zum Ende der Eröffnungsphase hat der kindliche Kopf die Interspinallinie erreicht.

Die Geburt wird in drei Phasen eingeteilt. Die **Eröffnungsphase** beträgt bei Erstgebärenden sieben bis zehn Stunden, bei Mehrgebärenden ca. vier Stunden und beginnt mit den ersten regelmäßigen muttermundwirksamen **Wehen**. Durch die Eröffnungswehen wird der Muttermund vollständig geöffnet – er „verstreicht" – und das Kind tritt in das kleine Becken ein. Zum Ende der Eröffnungsphase hat der kindliche Kopf die Interspinallinie erreicht. Die Frau spürt jetzt alle drei bis fünf Minuten regelmäßige Wehen. Der bewusste Einsatz von **Atemtechniken** hilft ihr, die Wehen und Geburtsschmerzen besser auszuhalten. In dieser Zeit soll sie sich viel bewegen, solange die Fruchtblase noch intakt ist und nicht die Gefahr besteht, dass die Nabelschnur zwischen kindlichem Kopf und dem Geburtsweg komprimiert (gestaucht) wird. Das Platzen der Fruchtblase wird als **Blasensprung** bezeichnet. Nach dem Blasensprung soll die Frau liegen und die Herztöne des Kindes werden kontinuierlich überwacht. Bei einer typischen Einstellung des Kindes in erster Hinterhauptslage (das Kind „sieht" nach rechts) wird die Frau auf der linken Seite gelagert, damit das Kind sich regelrecht im Geburtskanal dreht.

In der **Austreibungsphase** durchtritt das Kind den gesamten Geburtskanal und wird mit drei bis fünf Presswehen geboren. Diese Phase dauert 60 bis 75 Minuten bei Erstgebärenden und bei Mehrgebärenden ca. 20 bis 30 Minuten. Beim Durchtritt des kindlichen Kopfes erfolgt der **Dammschutz** durch äußeren Gegendruck auf den Damm durch die Geburtshelferin. Als Damm wird der Bereich des Beckenbodens zwischen Vagina und Rektum bezeichnet. Dieser Bereich ist während der Entbindung sehr beansprucht, da er sich wie der gesamte Geburtskanal stark aufdehnen muss. Der Damm besteht aber im Gegensatz zum Vaginalkanal aus quergestreifter Muskulatur und wird nicht wie die restlichen Geburtswege hormonell gelockert. Dammrisse I. bis III. Grades heilen besser als eine Episiotomie (›Dammschnitt‹). Die Indikation für den Dammschnitt wird sehr gut abgewogen; sind bei einer vorherigen Geburt massive Dammrisse II. oder IV. Grades entstanden, sollte ein Schnitt prophylaktisch (vorbeugend) durchgeführt werden.

Dammschnitt → S. 781

Nach der Austreibungsphase folgt eine Übergangsphase von etwa zehn Minuten, bis in der **Nachgeburtsphase** die Plazenta innerhalb von fünf bis 20 Minuten geboren wird. Die Nachgeburt sollte bis 45 Minuten nach Geburt des Kindes abgeschlossen sein. Die Plazenta muss auf Vollständigkeit überprüft werden, da bereits der Abriss von erbsengroßen Stücken zu unstillbaren Blutungen der Plazentareste und zum Verbluten der Mutter führen kann.

Geburtstechniken

Die Mutter kann für die Geburt – insbesondere in der Eröffnungsphase – sehr unterschiedliche Stellungen einnehmen. Sofern keine Komplikationen eintreten, sind alle Stellungen, mit denen die Schwerkraft die Wehenarbeit unterstützt, sehr vorteilhaft. Die verschiedenen Möglichkeiten lernt die Mutter – eventuell gemeinsam mit ihrem Partner – in einem ›Geburtsvorbereitungskurs‹ kennen. Sie übt dort auch **Atemtechniken**, um mit den Wehenschmerzen umgehen zu können. Die Hebamme unterstützt die Frau dann während der Entbindung, indem sie ihr verschiedene Haltungen anbietet und sie zu den Atemtechniken anhält.

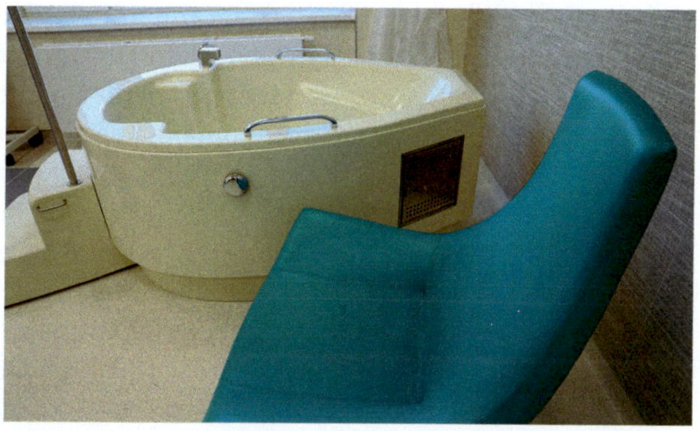

Abb. 2 Kreissaal mit Wanne für Wasserentbindungen

Geburtsvorbereitungskurs → S. 708

4.2.2 Überwachung und Versorgung von Mutter und Kind während der Geburt

Die Betreuung der Geburt ist Aufgabe der Hebamme. Sie kontrolliert die Vitalzeichen (Puls, Blutdruck, Atmung, Bewusstsein) der Mutter, die Öffnung des Muttermunds in Intervallen von zwei Stunden sowie bei Veränderungen und den Zustand des Kindes nach jeder Wehe sowie bei Verdacht auf Komplikationen kontinuierlich mittels ›**CTG**‹ **(Kardiotokografie)**.

Häufig betreut die Hebamme die Mutterschon vor der Geburt und kann ihr entsprechende psychische Unterstützung und Trost geben. Sollten Komplikationen auftreten, wird sofort die Frauenärztin und gegebenenfalls auch ein Neonatologe (Facharzt für neu- und frühgeborene Kinder) hinzugezogen.

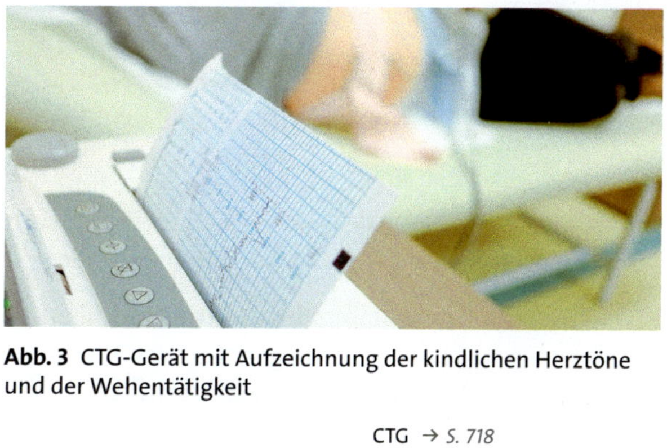

Abb. 3 CTG-Gerät mit Aufzeichnung der kindlichen Herztöne und der Wehentätigkeit

CTG → S. 718

Schmerzbekämpfung

Die Bekämpfung der **Geburtsschmerzen** kann auf verschiedenen Wegen erfolgen und ist auch abhängig von der individuellen Schmerztoleranz der Gebärenden:

- homöopathische Medikamente, Phytopharmaka, Aromatherapie und Bachblütentherapie
- Akupunktur/Akupressur
- ›Analgetika‹ und Spasmolytika (schmerz- und krampflösende Mittel)
- ›Periduralanästhesie (PDA)‹ oder Schmerzmittelgabe über einen PDA-Katheter, auch als Kaudalanästhesie möglich
- Pudendusanästhesie; Betäubung des Nervus pudendus zur Schmerzausschaltung und Muskelrelaxation im äußeren weichen Geburtskanal und Vulva-Damm-Bereich
- Lokalanästhesie des Damms

Analgetika → *S. 735, Band 1*
Periduralanästhesie → *S. 631, Band 1*

4.2.3 Komplikationen während der Geburt

Komplikationen können die Wehentätigkeit, Lageanomalien des Kindes und mütterliche Geburtsverletzungen betreffen. Ist die **Wehentätigkeit** zu schwach, verlängert sich der Geburtsvorgang. Dauert die Eröffnungsphase länger als zwölf Stunden, spricht man von einem protrahierten (verzögerten) Geburtsverlauf. Setzen die Wehen in der Austreibungsphase aus, bedeutet das einen **Geburtsstillstand**. Die Wehentätigkeit kann mittels einer Oxytocin-Infusion angeregt werden. Verschlechtern sich die kindlichen Herztöne bzw. die in einer ›Blutgasanalyse‹ getesteten Blutgase des Kindes, so wird die Geburt unterstützt oder operativ beendet (Kaiserschnitt).

Blutgasanalyse
Verfahren zur Feststellung des Sauerstoff- und Kohlendioxidgehalts des Blutes

Lageanomalien betreffen die Poleinstellung des Kindes und dessen Kopfhaltung. Unter der Poleinstellung versteht man die Lage des kindlichen Kopfes im Becken der Mutter. Die vaginale Entbindung ist aus den häufigsten Lagen des Kindes – der regelrechten Hinterhauptslage, der Vorderhauptslage und evtl. aus der Gesichtslage – möglich. Aus einer Beckenend- bzw. Steißlage kann ein Kind ebenfalls von erfahrenen Geburtshelferinnen vaginal entbunden werden. Befindet sich das Kind in Quer- oder Stirnlage oder treten Komplikationen auf, wird zur Entbindung ein Kaiserschnitt (Sectio caesarea) durchgeführt. Zwischen der 32. und 37. SSW kann mithilfe alternativer Methoden (z. B. der Traditionellen Chinesischen Medizin, TCM) eine Drehung angeregt werden. Kurz vor dem Geburtstermin (ab der 37. SSW) wird eine Wendung von außen manuell versucht; die Erfolgsrate liegt bei 40–50 %.

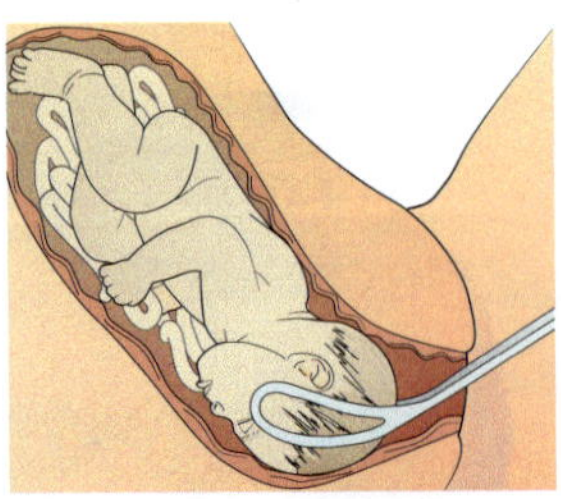

Abb. 1 Zangenentbindung

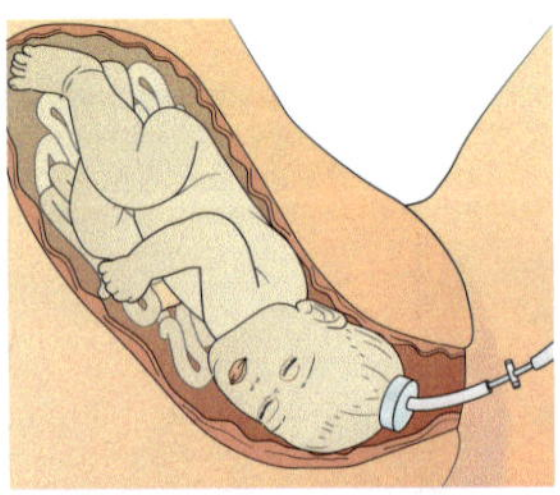

Abb. 2 Vakuumextraktion

Maßnahmen zur operativen Geburtsbeendigung

Treten bei einer normalen vaginalen Entbindung in irgendeiner Form Schwierigkeiten auf, gibt es verschiedene Unterstützungsformen.

Die **Zangenentbindung** (Forcepsentbindung) und die **Vakuumextraktion** (VE) werden bei Verzögerungen und Wehenschwäche in der Austreibungsphase nach dem Blasensprung eingesetzt. Der kindliche Kopf muss bereits die Interspinalebene (bzw. den Beckenboden für VE) erreicht haben und das Kind muss in Hinterhaupts- oder Vorderhauptslage liegen. Auf das Kind wird wehensynchron Zug ausgeübt und so die Austreibungsphase unterstützt.

Zur Erweiterung des Geburtskanals wird eine **Episiotomie** (Scheidendammschnitt) durchgeführt. Es gibt zwei Schnittführungen, die auf der Höhe einer Wehe durchgeführt werden und daher keine Anästhesie benötigen.

- **Medianer Schnitt:** Er heilt besonders gut und ist wenig schmerzhaft, allerdings ist der Platzgewinn im Geburtskanal gering und er kann „ausreißen“.
- **Medio-lateraler Schnitt:** Er bietet eine gute Platzerweiterung, reißt nicht aus und heilt gut. Trotz Blutverlust und Beschwerden ist er der Schnitt der Wahl.

Die abdominelle Schnittentbindung, auch **Kaiserschnitt (Sectio caesarea)** genannt, kann primär (vor Beginn der Eröffnungsperiode) und sekundär (während des Geburtsverlaufes) erfolgen. Indikationen für einen Kaiserschnitt sind:

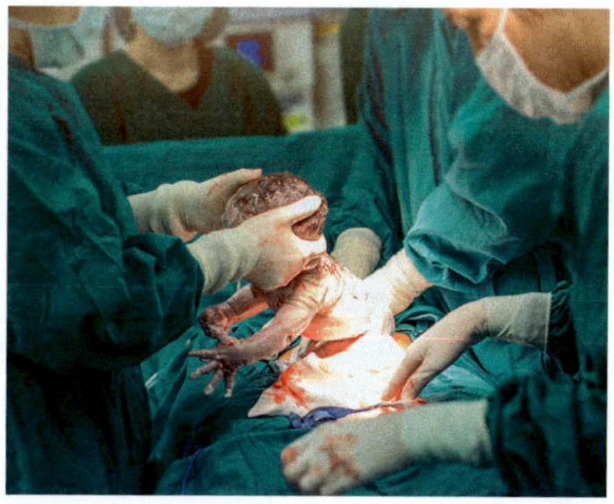

Abb. 3 Sectio caesarea

- ›Eklampsie/Präeklampsie‹
- Missverhältnisse zwischen kindlicher Größe und mütterlichem Becken (Kind zu groß)
- Beckenendlage (BEL), Querlage, Gesichtslage
- Placenta praevia totalis bzw. starke Blutungen einer ›Placenta praevia‹
- ›Nabelschnurvorfall‹
- ›vorzeitige Plazentalösung‹
- Sauerstoffmangel des Kindes/Atemstillstand (Asphyxie)
- Uterusruptur
- Fehlbildungen des Kindes
- HIV-Infektion der Mutter

Eklampsie/Präeklampsie → S. 775

Placenta praevia → S. 777
Nabelschnurvorfall → S. 778
vorzeitige Plazentalösung → S. 777

Unabhängig von der Geburtsart wird das Kind so schnell wie möglich der Mutter oder dem Vater in den Arm gelegt, um das ›Bonding‹ zu unterstützen. Auch sollte der Mutter das Kind sofort nach der Geburt zum Stillen angelegt werden. Das begünstigt den Milcheinschuss und erleichtert das Stillen.

Bonding → S. 727

4.3 Schwangerschaftsabbruch

Sich für einen Schwangerschaftsabbruch zu entscheiden, ist für jede Frau eine bedeutende und einschneidende Erfahrung bzw. Entscheidung. Eine Schwangerschaft kann eine krisenhafte Situation sein, besonders wenn es sich um eine ungewollte Schwangerschaft handelt. Eine **Schwangerenkonfliktberatung** ist die Voraussetzung, dass ein Abbruch strafrechtlich nicht verfolgt wird.

Interprofessionalität
Welche Ausbildung qualifiziert zur Schwangerenkonfliktberatung?

B BEISPIEL

Die 36-jährige Karina Schreiner ist in einer schwierigen Situation: Ihr Mann hat sich von ihr getrennt und sie ist schwanger. Sie weiß nicht, ob sie sich freuen oder verzweifeln soll. Sie ist bereits Mutter von drei Kindern im Alter von neun, 14 und 16 Jahren und will nun endlich ihren lange bestehenden Wunsch verwirklichen, eine Ausbildung zur Pflegefachfrau zu beginnen. Mit einem Baby kann sie sich eine Ausbildung nur schwer vorstellen. Sie wendet sich an eine Beratungsstelle zur Schwangerenkonfliktberatung.

4.3.1 Medizinische Aspekte

Nachdem die Schwangerschaft sonografisch bestätigt und die rechtlichen Grundlagen geklärt wurden (Zeitpunkt vor der 12. SSW und erfolgte Beratung), wird die Frau auf den Schwangerschaftsabbruch vorbereitet und aufgeklärt.
Bis zum 49. Schwangerschaftstag kann der Abbruch **medikamentös** durchgeführt werden. Die Frau erhält ein Antigestagen, z.B. Mifegyne®, und zwei Tage später ein Prostaglandin. Danach setzen Wehen und Blutungen ein. Nach zehn bis 14 Tagen erfolgt eine **gynäkologische Kontrolluntersuchung**. Die Frau wird auf Blutungen hin beobachtet, die etwas stärker als regelstark sein dürfen. Wenn die Ausstoßung nicht vollständig erfolgt, muss eine Nach-Curettage (Ausschabung) erfolgen.

Priming
hormonelle Vorbereitung des Muttermundes auf die Aufdehnung zur Geburt mittels Prostaglandin

Ab der 7. SSW erfolgt der Abbruch durch **Absaugen** oder als **Curettage** mit Vorbereitung des Muttermundes durch ›Priming‹ und unter Vollnarkose oder mittels PDA. Der Muttermund wird mit Hegarstiften aufgedehnt und die Uterushöhle wird ausgeschabt (curettiert) oder ausgesaugt. Als Komplikationen können Verletzungen von Zervix (Gebärmutterhals) oder Uterus (Gebärmutter) auftreten. Auch hier erfolgt die Beobachtung der Blutungen und eine Nachkontrolle nach vier Wochen.
Ab der 12. SSW werden medikamentös Wehen eingeleitet und der Abbruch erfolgt als vaginale Geburt mit Periduralanästhesie.
Postoperativ soll die Frau keinen Geschlechtsverkehr haben, nicht schwimmen gehen und kein Vollbad nehmen, um Infektionen zu vermeiden. Die **psychosoziale Begleitung** der Frau ist besonders wichtig, da sie trotz der freien Entscheidung zum Abbruch einen Verlust erlitten hat. Besonders schwierig ist die Situation, wenn eine ›medizinische Indikation‹ vorlag, also keine freiwillige Entscheidung der Frau für den Abbruch anzunehmen ist.

Totgeburt → *S. 705*

Nach einem Schwangerschaftsabbruch erfolgt eine Beratung durch die Gynäkologin zu sicheren Methoden der Schwangerschaftsverhütung.

4.3.2 Rechtliche Aspekte

Im Oktober 1995 wurde nach sehr langer Diskussion die Neufassung der Paragrafen (§§) 218 (Schwangerschaftsabbruch) und 219 (Konfliktberatung) StGB beschlossen. Grundsätzlich ist ein Schwangerschaftsabbruch (SSA) **rechtswidrig** und wird bestraft. In § 218c wird die Strafbarkeit des Abbruchs geregelt, wenn die Ärztin ihrer Beratungspflicht nicht nachgekommen ist. Diese Beratung erfolgt unabhängig von der in § 219 geregelten Konfliktberatung.
Rechtswidrig, aber **straffrei** ist ein SSA, wenn die Bedingungen nach § 218a eingehalten werden. Der Schwangerschaftsabbruch wird nicht bestraft, wenn
- die Schwangere den Schwangerschaftsabbruch verlangt.
- dem Arzt durch eine Bescheinigung nach § 219 nachgewiesen wurde, dass sie sich mindestens drei Tage vor dem Eingriff beraten lassen hat.
- der Abbruch von einem hierfür zugelassenen Arzt vorgenommen wird.
- seit der Empfängnis nicht mehr als zwölf Wochen vergangen sind.

W ZUM WEITERDENKEN

Im Sonderfall der Spätabtreibung bis zur 22. SSW (§ 218a Abs. 4) können sich Ärzte und Pflegende strafbar machen; die Schwangere hingegen bleibt straffrei, wenn sie sich zuvor hat beraten lassen. Das Gericht kann von einer Strafe für Ärzte und Pflegende absehen, wenn die Schwangere sich in einer besonderen Bedrängnis befand.

Beratung und Abbruch müssen von unterschiedlichen Einrichtungen durchgeführt werden. Ausnahmen sind Schwangerschaftsabbrüche aus **medizinischer Indikation** – bei Gefahr für das Leben oder die seelische Gesundheit der Mutter – und bei **kriminologischer Indikation** – nach einer Vergewaltigung. In diesen Fällen ist ein SSA **nicht rechtswidrig**, unabhängig davon, zu welchem Zeitraum dieser Abbruch durchgeführt wird. Die Gefährdung der seelischen Gesundheit der Mutter muss ärztlich festgestellt werden; eine Falschbescheinigung ist straffbar. Im Fall eines Kindes mit Behinderung muss daher nachgewiesen werden, dass die Behinderung des Kindes für die Mutter nur schwer zumutbar ist und dass die Eltern ein Leben mit dem behinderten Kind nur schwer meistern würden.

Diversität
Wie sehen die Regelungen zum Schwangerschaftsabbruch in anderen Staaten aus, z. B. in Frankreich, in Sri Lanka oder in Namibia?

Zur Unterstützung schwangerer Frauen wurde auf Grundlage des § 219 StGB (Pflichtberatung) ergänzend das **Gesetz zur Vermeidung und Bewältigung von Schwangerschaftskonflikten** (SchKG) verabschiedet. Es regelt u. a. folgende Aspekte:

- § 2 Jeder hat das Recht, sich informieren und beraten zu lassen.
- § 4 Die notwendige Beratung ist ergebnisoffen zu führen und soll ermutigen. Die Schwangerschaftskonfliktberatung dient dem Schutz des ungeborenen Lebens.
- § 5 Der Beratungscharakter schließt aus, dass die Gesprächs- und Mitwirkungsbereitschaft der schwangeren Frau erzwungen wird.
- § 7 Die Beratungsstelle hat nach Abschluss eine Bescheinigung auszustellen.
- § 12 Niemand ist verpflichtet, an einem Schwangerschaftsabbruch mitzuwirken, außer bei schwerer Gefahr für Leben und Gesundheit der Schwangeren.
- § 13 Die Länder stellen ein ausreichendes Angebot ambulanter und stationärer Einrichtungen zur Vornahme von Schwangerschaftsabbrüchen sicher.

Für alle Bescheinigungen im Rahmen der §§ 218 und 219 gilt, dass bestraft wird, wer nicht wie vorgeschrieben berät und dennoch die Bescheinigung darüber ausstellt.
Die Kosten für den Schwangerschaftsabbruch trägt die Frau selbst, außer bei einer medizinischen oder kriminologischen Indikation – dann werden die Kosten von der Krankenkasse übernommen. Hat die Frau bzw. die Familie nur ein geringes Einkommen, kann bei der Krankenkasse ein Antrag auf Kostenübernahme gestellt werden.
Verschiedene Träger haben Schwangerschaftskonfliktberatungsstellen eingerichtet, z. B. die Arbeiterwohlfahrt (AWO), Caritas, Diakonie, Deutsches Rotes Kreuz (DRK), der Paritätische Wohlfahrtsverband oder pro familia.

Website der Bundezentrale für gesundheitliche Aufklärung, auf der sich Beratungsstellen finden lassen:
www.familienplanung.de
→ Beratung
→ Wer berät mich?

4.3.3 Ethische Aspekte

Ethik → *S. 73, Band 1*

›Ethische‹ Fragen oder Konflikte treten im Zusammenhang mit der Entscheidung für ein Kind oder einen Schwangerschaftsabbruch auf. Dies ist ebenso der Fall, wenn das Leben des Kindes kurz nach der Geburt bedroht ist und medizinische Fachpersonen und Eltern über den Einsatz intensiver und invasiver Maßnahmen entscheiden müssen.
Wichtig ist es, in diesen Situationen die **Interessen aller Beteiligten** wahrzunehmen und zu einem Kompromiss zu gelangen, der die Bedürfnisse aller berücksichtigt. In der Phase der Entscheidungsfindung sollen die **ethischen Prinzipien** Fürsorge, Autonomie, Dialog, Gerechtigkeit und Verantwortung aus der Perspektive aller Beteiligten betrachtet werden, um die Würde aller – insbesondere die des Kindes – zu wahren. Situationen am Beginn des Lebens haben die Besonderheit, dass die Person, um die es sich eigentlich handelt, nämlich das Kind, seine eigene Meinung nicht zum Ausdruck bringen kann, und auch keine Erfahrungen zu dessen Interessen vorhanden sind. Es ist aus diesem Grund immer anzunehmen, dass das erste Interesse des Kindes darin besteht, dass seine Würde gewahrt wird.

5 Mutterschutz und Unterstützungsmöglichkeiten für Familien

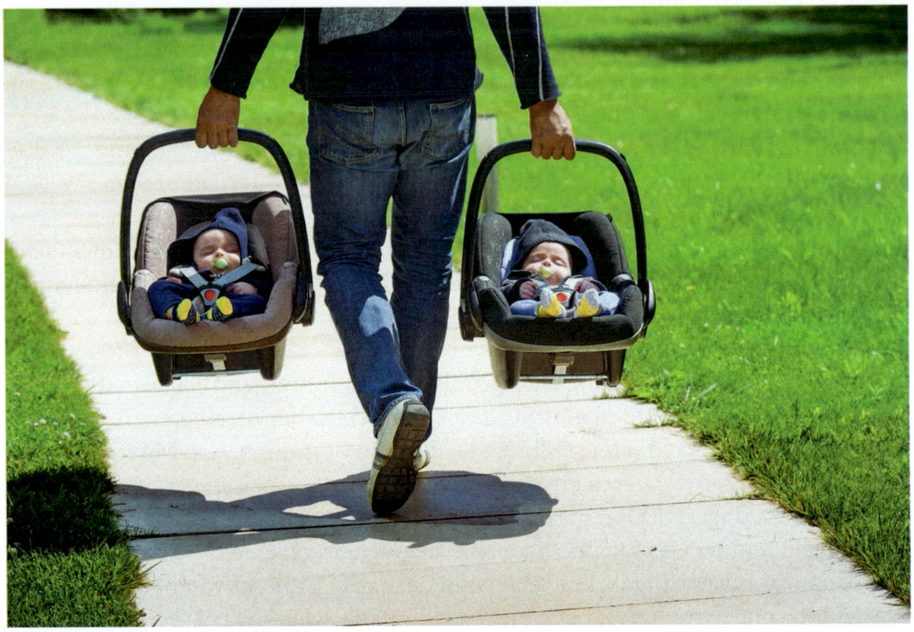

Abb. 1 Junge Familien brauchen besonderen Schutz und Unterstützung in ihrem neuen Alltag.

Familien zu schützen und in ihrer Verantwortung zu begleiten ist eine zentrale Aufgabe unserer Gesellschaft. Um allen Frauen und Familien vergleichbare Chancen zukommen zu lassen, gibt es das **Mutterschutzgesetz**.
Hebammen begleiten die Eltern in den ersten Wochen vor und nach der Geburt. Sie bereiten sie auf die Geburt vor und überwachen nach der Geburt die Rückbildung, leiten zur Versorgung des Kindes an und beraten zum Stillen oder zum Schlafverhalten des Kindes sowie zur Selbstpflege. Dies geschieht innerhalb der ersten Lebenswochen.

Informationen zu Frühen Hilfen finden Sie beim Nationalen Zentrum Frühe Hilfen (NZFH): www.fruehehilfen.de

Für Familien mit zu früh geborenen Kindern, für Alleinerziehende und für Familien mit finanziellen Schwierigkeiten oder mit geringer sozialer Anbindung gibt es Hilfesysteme wie etwa die **Frühen Hilfen**. Diese dienen der Frühförderung von Kindern wie Eltern, um Entwicklungsmöglichkeiten zu verbessern. Eltern bekommen Beratung in Beratungsstellen für Familien und gegebenenfalls eine Haushaltshilfe in den ersten Wochen nach der Geburt. Dies gilt insbesondere für Eltern von Frühgeborenen oder Mehrlingen und wenn schon andere Kleinkinder im Haushalt leben.

Familienhebammen und **Familien- und Gesundheitspflegende** können insbesondere belastete Familien innerhalb des ersten Lebensjahres begleiten. Der Zugang zu den Hilfen ist niedrigschwellig gestaltet. Das bedeutet, dass keine langen Antragstellungen notwendig sind und kaum oder keine Kosten anfallen.

5.1 Mutterschutz

Das Mutterschutzrecht dient dazu, schwangeren und stillenden Frauen einen bestmöglichen Gesundheitsschutz zu bieten. Gleichzeitig sollen Arbeitnehmerinnen durch eine Schwangerschaft keinen Nachteil in ihrem Berufsleben erleiden. Dies würde die Selbstbestimmung der Frau, ihre beruflichen Chancen beeinträchtigen. Deshalb wurden die Rechte für schwangere Frauen deutlich gestärkt.
Das **Mutterschutzgesetz** (MuSchG) von Januar 2018 gilt für alle Mütter und werdenden Mütter, die in einem Arbeitsverhältnis stehen, unabhängig ob in Vollzeit oder Teilzeit. Dies gilt auch für Ausbildungsverhältnisse sowie unter bestimmten Voraussetzungen für Studentinnen oder Schülerinnen. Entscheidend ist, dass ein Arbeitsvertrag vorliegt. Auch für geringfügig beschäftigte Frauen gilt das Mutterschutzgesetz.
Die **Verordnung zum Schutze der Mütter am Arbeitsplatz** (MuSChArbV) wurde in das Mutterschutzgesetz integriert.

Gesetz zum Schutz von Müttern bei der Arbeit, in der Ausbildung und im Studium (Mutterschutzgesetz - MuSchG)
www.gesetze-im-internet.de/muschg_2018

5.1.1 Beschäftigungsverbot

Sechs Wochen vor der Geburt bzw. dem errechneten Geburtstermin beginnt das **relative Beschäftigungsverbot**. In dieser Zeit darf die werdende Mutter jedoch im eigenen Ermessen entscheiden, ob sie arbeiten möchte oder nicht. Diese Zustimmung darf sie jederzeit widerrufen. Nach der Geburt beginnt das **absolute Beschäftigungsverbot**. Das bedeutet, dass die Mutter für acht Wochen nicht arbeiten darf. Nach einer Frühgeburt oder wenn die Frau Mehrlinge bekommen hat, verlängert sich der Zeitraum auf zwölf Wochen. Hinzu kommen die Zeiten, die aufgrund einer etwaigen vorzeitigen Entbindung vor der Geburt nicht in Anspruch genommen werden konnten.
Schwangere dürfen, wenn dies aus medizinischer Sicht möglich ist, bis 22:00 Uhr arbeiten. Ihnen steht zwischen ihren Arbeitseinsätzen eine Pause von elf Stunden zur Erholung zu. Die Frauen dürfen nicht alleine beschäftigt werden, also nicht alleinige Verantwortung tragen.
Generelle Beschäftigungsverbote bestehen für Akkordarbeiten sowie für Mehr-, Sonntags- und Nachtarbeit. Weitere Beschäftigungsverbote können individuell aufgrund eines ärztlichen Attests ausgesprochen werden.
Während der Ausfallzeiten entstehen Urlaubsansprüche; der Erholungsurlaub darf nicht gekürzt werden.

5.1.2 Kündigungsschutz

Während der Schwangerschaft und in den ersten vier Monaten nach der Geburt stehen die Frauen unter Kündigungsschutz. Das bedeutet, dass nur in wenigen Ausnahmen das Unternehmen das Arbeitsverhältnis aufkündigen darf. Dies gilt auch nach einer Fehlgeburt nach der zwölfte Schwangerschaftswoche.
Frauen dürfen nicht nach einer möglicherweise bestehenden Schwangerschaft gefragt werden. Das gilt auch für das Bewerbungsgespräch. Um durch das Mutterschutzgesetz geschützt zu sein, empfiehlt sich jedoch eine Information des Arbeitgebers zum berechneten Geburtstermin. Bestenfalls geschieht dies schriftlich.

5.1.3 Pflichten der Arbeitgeber

Meldepflicht
Die Arbeitgeber sind dazu verpflichtet, die Schwangerschaft den staatlichen Arbeitsschutz- oder Gewerbeaufsichtsämtern mitzuteilen.

Gesicherter Arbeitsplatz
Die Arbeitgeber sind dazu verpflichtet, die werdenden oder stillenden Mütter so zu beschäftigen, dass sie vor Gesundheitsgefährdungen geschützt sind. Im Zweifelsfall klärt die Aufsichtsbehörde, inwiefern der Arbeitsplatz geeignet ist. Hier können sowohl Arbeitgeber als auch beschäftigte Frauen anfragen.

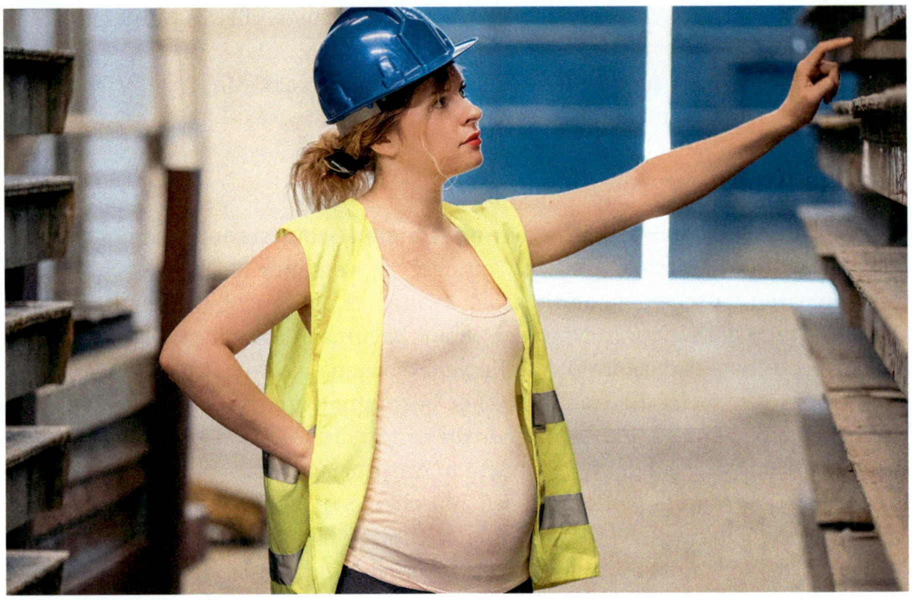

Abb. 1 Schwangere Frauen haben besondere Rechte in Bezug auf ihre Sicherheit am Arbeitsplatz.

Gefährdungsbeurteilung
Die Arbeitgeber sind verpflichtet, eine Gefährdungsbeurteilung durchzuführen. Es muss überprüft werden, ob alle arbeitsschutzrechtlichen Regeln umgesetzt werden. Potenzielle Gefährdungen für die Schwangere und damit das Ungeborene müssen ermittelt werden. Die Arbeitgeber haben die Verantwortung, mögliche Gefährdungen zu verhindern. Das bedeutet, dass sie entweder den Arbeitsplatz verändern oder ein Beschäftigungsverbot aus betrieblichen Gründen aussprechen.

5.2 Finanzielle Unterstützung

5.2.1 Mutterschaftsgeld

Das Mutterschaftsgeld dient dazu, das Einkommen der werdenden und jungen Mütter für den Zeitraum, in dem eine Beschäftigung aus Gründen das Schutzes von Mutter und Kind verboten ist, abzusichern. Die Beantragung des Mutterschaftsgeldes ist frühestens sieben Wochen vor dem errechneten Geburtstermin möglich. Bezahlt wird das Mutterschaftsgeld von den gesetzlichen **Krankenkassen** an ihre Mitglieder, verbunden mit einem Anspruch auf Zahlung von Krankengeld. Bei privaten Versicherungen ist die **Mutterschaftsgeldstelle** des Bundesversicherungsamts zuständig.

5.2.2 Elterngeld

Das Elterngeld dient dazu, den Eltern zu ermöglichen, nach der Geburt des Kindes für ein oder zwei Jahre mit finanzieller Unterstützung zu Hause zu bleiben, um voll für die Erziehung des Kindes da sein zu können. Es kann zwischen **Basiselterngeld**, **Partnerelterngeld** und **ElterngeldPlus** unterschieden werden. Auch wenn die Eltern getrennt leben, steht ihnen Elterngeld zur Verfügung. Das Basiselterngeld steht den Eltern für 14 Monate zur Verfügung, wenn sich beide Eltern mit Einkommensausfall an der Betreuung beteiligen. Dabei können sie die Monate frei unter sich aufteilen, wobei ein Elternteil mindestens zwei und höchstens zwölf Monate in Anspruch nehmen kann.

www.bmfsfj.de
→ Elterngeld

5.3 Kurse und Beratungsangebote für werdende und junge Eltern

Erziehung ist eine Aufgabe, in die alle Beteiligten hineinwachsen müssen. Da die übergenerationale Unterstützung nicht mehr selbstverständlich ist und oft auch nicht ausreicht, gibt es gesellschaftlich oder privat getragene Angebote sowie Angebote der Krankenkassen für die jungen Familien. Bereits im **Geburtsvorbereitungskurs** der Hebammen ist die Erziehung der Kinder häufig Thema. Hier wird z. B. auch die Frage behandelt, wie es für Kinder ist, ein Geschwisterchen zu bekommen, und wie sie darin begleitet werden können. Für die Zeit nach der Geburt gibt es Kurse, die die Eltern in ihrer Erziehung begleiten, beispielsweise ›SAFE – Sichere Ausbildung für Eltern‹ oder ›Starke Eltern – starke Kinder‹ vom Deutschen Kinderschutzbund. Viele Eltern besuchen auch Pikler- oder PEKIP-Kurse, die von zahlreichen verschiedenen Trägern angeboten werden. Eltern können auch anonym **Beratungsangebote von kirchlichen und privaten Trägern** wahrnehmen, um bei Fragen zum Umgang mit dem Kind oder zu Problemen in der Partnerschaft Rat zu erhalten. Diese Angebote werden über die Jugendämter finanziert.

SAFE – Sichere Ausbildung für Eltern
www.safe-programm.de

Starke Eltern – starke Kinder
www.sesk.de

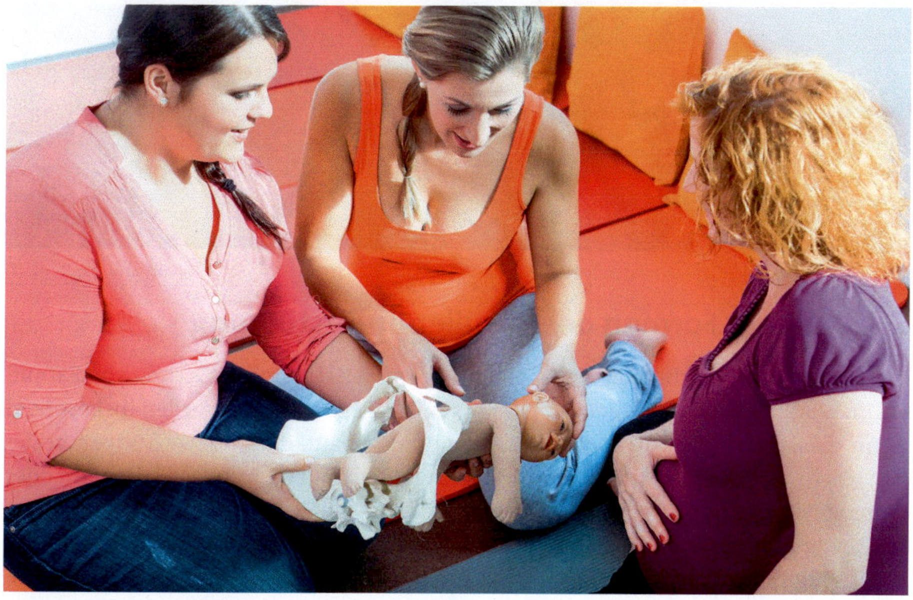

Abb. 2 Hebammen vermitteln in Geburtsvorbereitungskursen Wissen rund um die Geburt, nehmen Ängste und beantworten Fragen

5.4 Besonderheiten bei Frühgeborenen und Mehrlingen

Frühgeborene → S. 733

›Frühgeborene‹ und ihre Familien stehen gerade innerhalb des ersten Lebensjahres unter einem besonderen Schutz. Bereits in der Klinik werden die Familien im Rahmen einer psychosozialen **Elternberatung** begleitet und informiert. Die Familien sollen so entlastet und dabei unterstützt werden, die Hilfen zu beantragen und zu bekommen, die ihnen zustehen, damit sie die belastende Situation gut bewältigen können. Psychosozial bedeutet dabei, dass die Eltern sowohl auf der emotionalen Ebene als auch sozialdienstlich begleitet werden. Sie finden ein offenes Ohr für ihre Sorgen und Ängste, bekommen Unterstützung beim Stellen von Anträgen oder werden in der Versorgung ihrer Kinder unterstützt.

In **Selbsthilfegruppen** und **Elterncafés** treffen sich Eltern von Frühgeborenen, um sich über ihre Fragen und Schwierigkeiten auszutauschen. Die Erfahrung, mit ihrem Erleben nicht allein zu sein, entlastet sie.

Bei **Mehrlingen** erhöht sich das Kindergeld entsprechend und das Elterngeld erhöht sich um den Mehrlingszuschlag. In vielen Bundesländern werden Ehrenpatenschaften für Familien mit Drillingen oder Vierlingen übernommen. Dies geht insbesondere mit finanzieller Unterstützung einher. Zudem können Haushaltshilfen beantragt werden oder Unterstützung bei der Betreuung, wenn etwa ein Elternteil oder ein Geschwisterkind erkrankt ist.

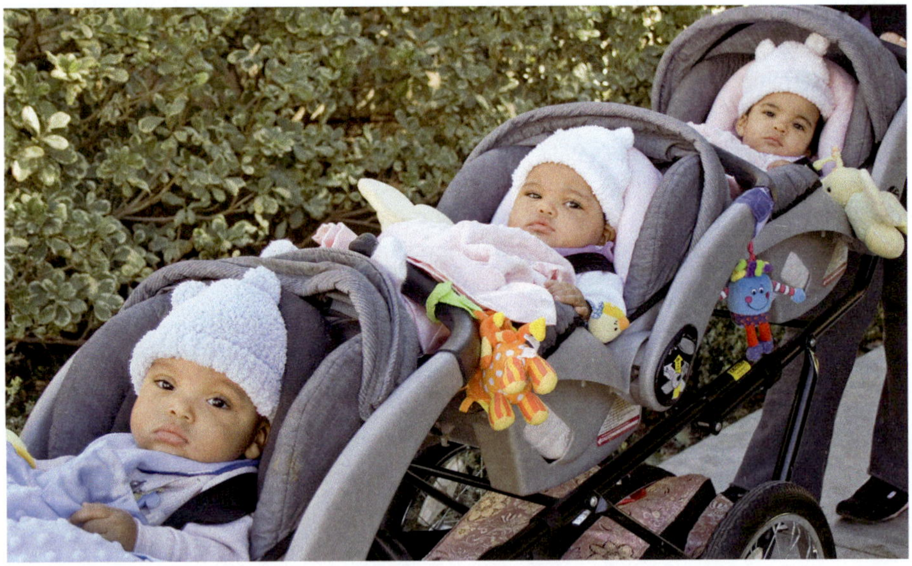

Abb. 1 Die Versorgung von Mehrlingen stellt junge Eltern vor eine besondere Herausforderung.

5.5 Andere Formen der Familienunterstützung

Menschen mit Behinderung → S. 706, Band 1

Im Sozialstaat Deutschland gibt es vielfältige Formen der Unterstützung von Familien. Im Wissen um die prägende Zeit der **ersten drei Lebensjahre** wurden insbesondere für diese Phase die Angebote zunehmend ausgebaut. Einzelne Leistungen beziehen sich auf **bestimmte Zielgruppen** wie Familien mit Mehrlingen oder Frühgeborenen, Familien mit besonderen finanziellen Belastungen und Bedürfnissen sowie Kindern mit einer ›Behinderung‹. Andere Angebote stehen allen Familien zur Verfügung. Einzelne Angebote sind niedrigschwellig angelegt, stehen also unkompliziert allen Familien zur Verfügung. Bei anderen Angeboten müssen Anträge gestellt werden, beispielsweise über das Jugendamt.

Fokus	Bedeutung	Unterstützungsmöglichkeiten
Auf das Kind bezogene Unterstützung	Entwicklungsbegleitung, frühzeitige Förderung, Förderung der kindlichen ›Resilienz‹, Bewegungsförderung, Unterstützung bei pflegerischem Bedarf	Krabbelgruppen, konzeptbezogene pädagogische Eltern-Kind-Angebote wie PEKiP (Prager Eltern-Kind-Programm), Pikler, Kinderbetreuung bei Tagesmüttern, im Kindergarten, in Kindertagesstätten, Schulgesundheitspflege („School Nurses")
Auf die Eltern und ihre Kompetenz bezogene Unterstützung	Weiterentwicklung der Elternkompetenz, Förderung der Fürsorge- und Pflegeverantwortung, ›Ressourcenorientierung‹ und Weiterentwicklung bestehender Bewältigungsstrategien, Informationsvermittlung, Anleitung, Schulung und Beratung	Projekte zur Stärkung der Elternkompetenz mit Elternkursen wie „Starke Eltern – starke Kinder", niedrigschwellig angelegte Einzelberatungen über Familienberatungsstellen und Familienzentren verschiedener Träger, Schulungen und Beratungen durch Kliniken und Gesundheitszentren
Auf die familiären Ressourcen bezogene Unterstützung	Stärkung der Familie in ihrer Rolle als primäre ›Sozialisationsinstanz‹; Förderung von Achtsamkeit, Wertschätzung und ausreichend Entwicklungsraum; Förderung der innerfamiliären Kommunikation und Interaktion sowie der gesundheitsbezogenen Verantwortungsübernahme	aufsuchende Familienförderung, Familien- und Gesundheitskinderkrankenpflege, Freizeitangebote für Familien, häusliche Pflege, Pflegeberatung
Unterstützung durch Einbindung in Netzwerke	Ssoziale Vernetzung unter Familien, auch generationsübergreifend, interprofessionelle Vernetzung im Gesundheitssystem	Frühe Hilfen, Frühförderstellen, Familienprojekte, fachliche Vernetzung von Medizinern, sozialpädiatrischen Zentren und Beratungsstellen sowie Therapeuten und psychosozial begleitenden Personen sowie Jugendämtern
Sozialpolitische und gesellschaftliche Unterstützung	Emanzipation und Chancengleichheit für Familien und Frauen, Vereinbarkeit von Beruf und Familie, Unterstützung von Alleinerziehenden	familienorientierte Arbeitsmarktpolitik, Arbeitgeberzuschuss zum Mutterschaftsgeld, Arbeitsentgeld bei Beschäftigungsverboten außerhalb der Mutterschutzfristen, finanzielle Leistungen vom Staat wie Elterngeld und ElterngeldPlus, Mutterschutz und Mutterschaftsgeld, Kindergeld, Wohngeld, Arbeitslosengeld II, Familienversicherung der Krankenkassen, steuerliche Entlastungen von Alleinerziehenden, Erziehungsgeld, Unterhaltsvorschuss, Kinderfreibetrag, Einrichtungen zur Kinderbetreuung wie Kindertagesstätten

Tab. 1 Unterstützungsmöglichkeiten für Familien mit Säuglingen und Kleinkindern

Resilienz → *S. 416, Band 1*
Ressourcen → *S. 412, Band 1*
Sozialisation → *S. 306, Band 1*

B BEISPIEL

Niklas und Tanine Tran haben lange überlegt, wann der beste Zeitpunkt sei, ein Kind zu bekommen. Als Tanine unerwartet schwanger wird, sind ihre Gefühle zwiegespalten. Sie sind beide 30 Jahre alt und freuen sich, eine Familie zu gründen. Tanine hat vor zwei Jahren ihr Studium als Grafik-Designerin abgeschlossen und sichert mit ihrem Job das Familieneinkommen. Sie ist jedoch noch in der Probezeit. Niklas arbeitet abends in verschiedenen Kneipen. Er kann sich vorstellen, die Elternzeit zumindest in Teilen zu übernehmen, aber über die Finanzierung der jungen Familie machen sie sich große Sorgen. Als Edwin sechs Wochen zu früh zur Welt kommt, haben seine Eltern einen Berg von Fragen. Nach einem Gespräch mit einer Sozialarbeiterin über staatliche Unterstützung und Förderung sowie über ihre Rechte und Pflichten als werdende und junge Eltern werden sie deutlich gelassener. Gemeinsam füllen sie die notwendigen Formulare aus.

F Sicherheit und Gefahrenabwehr

I Phänomene und pflegerische Handlungen

II Zusammenhänge verstehen

1 Lebenswichtige Funktionen

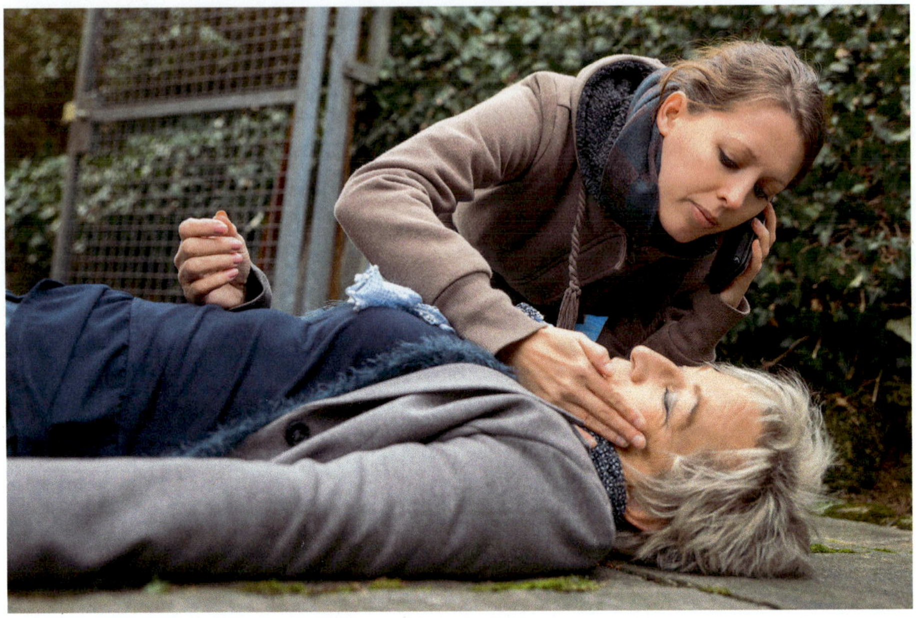

Abb. 1 Erste-Hilfe-Kenntnisse können jederzeit gefragt sein.

1.1 Lebenswichtige Funktionen erfassen

medizinischer Notfall
akute Verletzung oder Erkrankung, die eine unmittelbare Gefahr für das Leben oder eine schwere gesundheitliche Schädigung darstellt

Selbstfürsorge
Wie bewältigen Pflegende es, wenn ihnen in einer Notfallsituation die nötige Kompetenz fehlte?

Ernste ›medizinische Notfälle‹ sind im beruflichen Alltag vieler Pflegender eher eine Ausnahme. Verschlechtert sich der Zustand eines Pflegebedürftigen akut, sind Pflegende häufig die ersten, die alarmierende klinische Zeichen wahrnehmen. In einer Notfallsituation sind Pflegende noch vor dem Eintreffen von Ärzten gefordert, sinnvolle Entscheidungen zu treffen und lebenserhaltende Sofortmaßnahmen einzuleiten. Auch in der Freizeit kann es notwendig werden, Erste Hilfe zu leisten. Die Handlungsoptionen in der jeweiligen Situation sind nicht nur abhängig vom Setting, sondern auch von den zur Verfügung stehenden materiellen und personellen Ressourcen. Pflegende müssen insofern auch improvisieren können. Notfallsituationen bringen Betroffene wie auch beteiligte Helfer oftmals an ihre physischen und psychischen Grenzen. Die Souveränität, in lebensbedrohlichen Situationen Ruhe zu bewahren und effektiv helfen zu können, ist das Ergebnis mehrjähriger beruflicher Erfahrung und einschlägiger Fortbildung.

B BEISPIEL

Marc Templer erfährt von der Ehefrau seines Klienten an der Wohnungstür, dass ihr Mann im Sessel sitzt und vor Kurzem eingeschlafen ist. Der Pflegefachmann erkennt sofort, dass der koronarkranke Mann nicht atmet, bringt ihn auf den Wohnzimmerboden zu liegen, beginnt unverzüglich mit der Herzdruckmassage und bittet die Ehefrau sofort den Rettungsdienst zu alarmieren. Eine Beatmungshilfe hat er nicht dabei. Er bittet die Angehörige, dem Rettungsdienst unten die Haustür zu öffnen. Trotz aller Bemühungen kann die eintreffende Notärztin den Mann nicht erfolgreich reanimieren.

1.1.1 Elemente lebenswichtiger Funktionen

Eine akute Erkrankung, ein Trauma oder eine Vergiftung können sich innerhalb kurzer Zeit zu einer lebensbedrohlichen Situation für den betroffenen Menschen entwickeln. Ist die Sauerstoffversorgung der Zellen gestört, kann dies ein Problem bei der *Aufnahme* (Atemstörung) oder bei der *Verteilung* von Sauerstoff bedeuten (Kreislaufstörung). Lebenswichtige Funktionen bedingen sich gegenseitig. Sind die Schutzreflexe und der Muskeltonus des Betroffenen erloschen (Bewusstseinsstörung), kann dies sekundär zu einer Beeinträchtigung der ›Atemfunktion‹ führen.

Atemfunktion → S. 360

Der Körper verliert ständig Wärme, so auch in einer Notfallsituation. Zusätzlich zu ungünstigen klimatischen Einflüssen am Notfallort (Wind, Nässe, Hitze, Kälte, Luftfeuchtigkeit) kann die ›Thermoregulation‹ des Betroffenen krankheitsbedingt gestört sein. In bestimmten Situationen wie bei Badeunfällen, Hitzschlag oder schweren Verbrennungen kommt der Überwachung und dem Erhalt der normalen Körperkerntemperatur eine zentrale Bedeutung zu. Einer unbeabsichtigten Hypothermie muss unbedingt vorgebeugt werden, da sie mit einer schlechten Prognose für das Überleben einhergeht. Dies wird durch das nur teilweise Abdecken des Betroffenen zur Untersuchung sowie die Begrenzung der Erstversorgungszeit in kalter Umgebung auf ein Minimum unterstützt. Auch bei einer kritischen Hyperthermie werden frühzeitig ›fiebersenkende Maßnahmen‹ ergriffen.

Thermoregulation → S. 882

fiebersenkende Maßnahmen → S. 603, Band 1

1.1.2 Lebenswichtige Funktionen in Notfallsituationen erfassen

Eine Störung vitaler Funktionen muss frühzeitig erkannt und behandelt werden. Wird eine Verschlechterung des Allgemeinzustandes wie etwa ein Blutdruckabfall aufgrund einer Erkrankung oder Therapie erwartet, so wird der Patient präventiv engmaschiger ›überwacht‹.

überwachen → S. 797

Eigenschutz

Notfallsituationen setzen die Helfenden oft unter Zeitdruck. Dennoch dürfen sich Pflegende als Ersthelfer gerade außerhalb ihrer gewohnten Arbeitsumgebung nicht unnötig in Gefahr begeben. Priorität hat die Absicherung des Notfallortes. Diese beginnt mit einer kurzen Einschätzung der Situation: erkennbare Gefahren, Gesamteindruck am Notfallort sowie eigene Möglichkeiten. Zum Eigenschutz sollten zumindest Einmalhandschuhe angelegt werden. Bei Verdacht einer ›infektiösen Erkrankung‹ oder einem ›CBRN-Unfall‹ müssen weitere Vorkehrungen getroffen werden.

Infektionskrankheiten → S. 870

CBRN
chemische, **b**iologische, **r**adioaktive, **n**ukleare Gefahrstoffe

Vorgehen nach Dringlichkeit (ABCDE)

Daraufhin wendet sich der Pflegende dem oder den Notfallbetroffenen zu und prüft die Dringlichkeit der Hilfeleistung nach dem ABCDE-Schema (Tab. 1).

Airway	obere Atemwege, Protektion der Halswirbelsäule
Breathing	Atmung und Oxygenisierung
Circulation	Kreislaufsituation, Blutstillung
Disability	neurologischer Status
Exposure	komplette körperliche Untersuchung, Kontrolle einer möglichen Hypothermie

Tab. 1 ABCDE-Schema

AVPU-Schema
Alert (wach und ansprechbar)
Voice (Reaktion auf Ansprache)
Pain (Reaktion auf Schmerzreiz)
Unresponsive (bewusstlos)

Blutung stoppen → S. 802

Einschätzung vitaler Gefährdung (A + B + C)

Der Betroffene wird gut verständlich angesprochen. Zuallererst werden kurz aufeinanderfolgend der Bewusstseinszustand des Menschen nach dem ›AVPU-Schema‹, seine Atmung (suffizient?) sowie die Kreislaufsituation (Puls tastbar?) eingeschätzt. Bei der Annahme eines Traumas wird der Körper des Betroffenen oberflächlich nach signifikanten Blutungen erstuntersucht. Droht der Betroffene zu verbluten, muss mit Priorität versucht werden, die schwere ›Blutung‹ zu stoppen. Eventuell wird auch schon deutlich, dass die Halswirbelsäule stabilisiert werden muss (Abb. 1).

Ergibt die Ersteinschätzung (Primary Survey) ein dringendes medizinisches Problem, sollten Pflegende spätestens jetzt ärztliche Hilfe anfordern (Notruf 112, internes Notfallteam, Arzt vom Dienst) und mit lebensrettenden Sofortmaßnahmen beginnen. Im stationären Setting wird der Patientennotruf umgehend betätigt, sobald erkennbar wird, dass ein medizinischer Notfall vorliegt.

Ist der Betroffene in der Lage, Auskunft zu geben, wird der Pflegende das Beschwerdebild und die Vorgeschichte im Sinne der SAMPLER-Anamnese (Tab. 1) erfragen. Bei Pflegebedürftigen sollte die Krankenakte für den eintreffenden Arzt bzw. Rettungsdienst bereitgelegt werden.

Symptome
Allergien
Medikation
Patienten-Vorgeschichte
Letzte Mahlzeit
Ereignisse direkt vor dem Notfall
Risikofaktoren

Tab. 1 SAMPLER-Anamnese

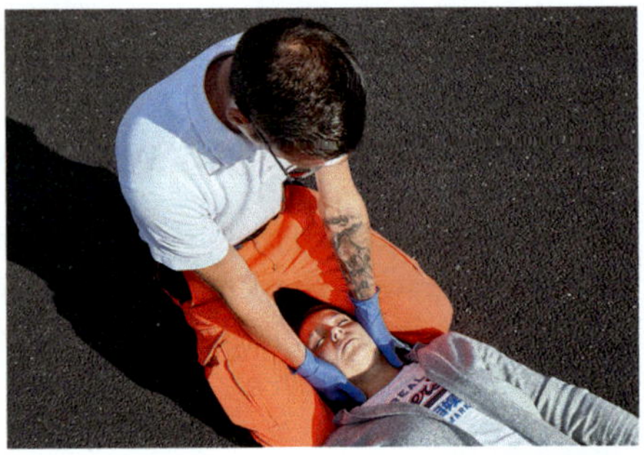

Abb. 1 Einfache Fixierung des Kopfes mit den Knien

FAST-Test
Schlaganfall-Schnelltest
Face (Aufforderung zu lächeln)
Arms (Aufforderung beide Arme zu heben)
Speech (Aufforderung Satz nachzusprechen)
Time (Notruf wählen und Ergebnisse schildern)

Neurologische Untersuchung (D = Disability)

Zur Einschätzung der neurologischen Situation stützt sich der Pflegende im Bedarfsfall auf die Anwendung der Glasgow-Koma-Skala (GCS, Tab. 2), die Pupillenreaktion, den ›FAST-Test‹ sowie die DMS-Kontrolle (Durchblutung, Motorik, Sensorik). Wenn möglich wird auch der Blutzuckerwert des Betroffenen erhoben.

Augen öffnen		Beste verbale Antwort		Beste motorische Antwort	
Spontan	4	konversationsfähig	5	befolgt Aufforderungen	6
Auf Aufforderung	3	verwirrt	4	gezielte Schmerzabwehr	5
Auf Schmerzreiz	2	inadäquate Laute	3	ungezielte Schmerzabwehr	4
Keine Reaktion	1	unverständliche Laute	2	Beugesynergismen	3
		keine Reaktion	1	Strecksynergismen	2
				keine Reaktion	1

Tab. 2 Die Glasgow-Koma-Skala. Bei unter 8 Punkten ist die neurologische Situation als kritisch einzustufen.

Augen öffnen			
	> 1 Jahr	< 1 Jahr	
4	spontan	spontan	
3	auf Anruf	auf Schreien	
2	auf Schmerz	auf Schmerz	
1	fehlend	fehlend	
Beste motorische Antwort			
	> 1 Jahr	< 1 Jahr	
6	führt Befehle aus	Spontanbewegungen	
5	gut orientierte Reaktion	gut orientierte Reaktion	
4	zurückziehen auf Schmerz	zurückziehen auf Schmerz	
3	Flexion auf Schmerz	Flexion auf Schmerz	
2	Extension auf Schmerz	Extension auf Schmerz	
1	fehlend	fehlend	
Beste verbale Antwort			
	> 5 Jahre	> 1 Jahr	< 1 Jahr
5	orientiert	unverständliche Worte	Plappern
4	verwirrt	unverständliche Worte	weinen, kann beruhigt werden
3	unzusammenhängende Worte	andauerndes Weinen, kann nicht beruhigt werden	andauerndes Weinen, kann nicht beruhigt werden
2	unverständlich	stöhnen	stöhnen
1	fehlend	fehlend	fehlend

Tab. 3 Pädiatrische Glasgow-Koma-Skala. Ein GCS-Wert unter 8 bzw. ein motorischer GCS unter 4 sind Anzeichen einer kritischen neurologischen Störung.

Körperliche Untersuchung (E = Exposure)

Handelt es sich vermutlich um kein isoliertes medizinisches Problem oder gar ein ›Polytrauma‹, so wird nach Einleitung lebensrettender Sofortmaßnahmen eine zweite körperliche Untersuchung von Kopf bis Fuß durchgeführt (Secondary Survey). Dazu muss der Betroffene unter Beachtung der Intimsphäre und der Gefahr einer Hypothermie ggf. unter Zuhilfenahme einer Kleiderschere entkleidet werden. Ist zeitnah kein Experte (Arzt, Notfallsanitäter) am Notfallort, so sollten Pflegende die orientierende Untersuchung im Rahmen ihrer Kompetenzen vorsichtig durchführen, ohne dabei unnötig Schmerzen zu provozieren. Zu einer vollständigen körperlichen Untersuchung gehört auch die Inspektion der Körperseite, auf der der Betroffene liegt. Schwerverletzte müssen zum Schutz der Wirbelsäule mit vier Helfern achsengerecht gedreht werden (Abb. 1). Interessant sind vor allem Auffälligkeiten, die einen Hinweis auf zwar nicht imponierende, jedoch ernste Probleme geben könnten. Beispielhaft sind dies Wunden, Hämatome, Schwellungen, Fehlstellungen, Asymmetrien, Ausscheidungen, Schmerzreaktionen, Gerüche sowie Körpergeräusche. Diese Beobachtungen werden an den Weiterbehandelnden übergegeben.

Polytrauma
Verletzung mehrerer Körperregionen oder Organsysteme, von denen mindestens eine oder die Kombination mehrerer lebensbedrohlich ist

Kommunikation
Mit welchen Worten gibt man im Notfall ein Kommando?

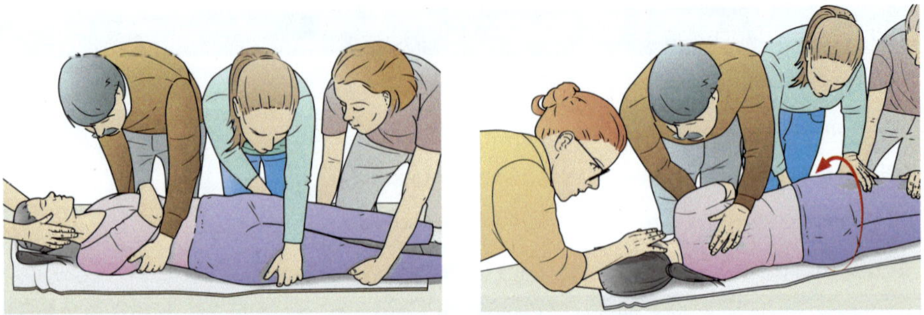

Abb. 1 Achsengerechtes Drehen eines Schwerverletzten. Das Kommando hat die Person am Kopfende.

REFLEXION | **IMPULS** | LERNORTVERNETZUNG

Beobachten Sie körperliche Untersuchungen von (Notfall-)Patienten durch Ärzte z. B. in der Rettungsstelle. Lassen Sie sich den Ablauf erklären und Basis-Untersuchungsmethoden wie Kontrolle der Pupillenreaktion, ›Auskultation‹ sowie ›Perkussion‹ zeigen.

Auskultation → *S. 612, Band 1*
Perkussion → *S. 612, Band 1*

1.1.3 Lebensgefährliche Veränderungen

Kritische Veränderungen, die Pflegende umgehend dem ärztlichen Dienst melden müssen, sind in der nachfolgenden Tabelle dargestellt. Ist der behandelnde Arzt nicht greifbar, muss das interne Notfallteam alarmiert werden; außerklinisch, selbst in einem Pflegeheim, ein Notarzt über die Notrufnummer 112. Durch frühzeitige Intervention wird sowohl eine Reduzierung der ›Inzidenz‹ von Herz-Kreislauf-Stillständen als auch der Mortalität insgesamt angestrebt.

Inzidenz
die Häufigkeit von Ereignissen, bezogen auf die Zeit

Alarmierungskriterien	
Atemweg und Respiration	
– gefährdeter Atemweg	
– Atemnot (Sprechdyspnoe)	
– Atemfrequenz < 6/min oder > 30/min	*(Erwachsene)*
– SaO_2 < 90 % (unter O_2-Gabe)	*(Erwachsene)*
Kreislauf	
– syst. Blutdruck < 90 mmHg trotz Therapie	*(Erwachsene)*
– Herzfrequenz > 130/min	*(Erwachsene)*
Neurologischer Status	
– jede unerklärte Verschlechterung des Bewusstseins	
– Delir, schwere Agitation	
– wiederholter oder länger anhaltender Krampfanfall	
Weitere Kriterien	
– jede andere ernste Besorgnis	
– unkontrollierbare Schmerzen	
– Therapieversagen	

Tab. 1 Alarmierungskriterien für das medizinische Notfallteam

Ist der Notfallbetroffene ein Kind, kann es aufgrund unterschiedlicher Faktoren schwierig sein, die Dringlichkeit eines medizinischen Problems adäquat einzuschätzen. Gerade Pflegende, die wenig Erfahrung mit kranken Kindern haben, könnten durch die kindliche Präsentation von Beschwerden, variierende Normalwerte, allgemeine Aufgeregtheit (auch der Eltern) oder mangels geeignetem diagnostischem Equipment an ihre Grenzen kommen. Initial sollten sich Pflegende einen Eindruck vom Allgemeinzustand machen. Wirkt das Kind vital und abwehrbereit (Schreien) oder eher schlaff und lethargisch? Kinder, die wirklich krank sind, haben in der Regel kein normales Erscheinungsbild. Ist die Atmung erschwert, kann man dies bei Säuglingen am ›Nasenflügeln‹ erkennen. Neben der Beurteilung der Atmung kann die Hautbeobachtung aufschlussreich sein. Zyanose, Blässe, kalte Extremitäten oder auch Petechien, Einblutungen (›Meningitis‹, Glastest) aus den Kapillaren der Haut sind alarmierende Hinweise, die dringend ärztlich abgeklärt werden müssen.

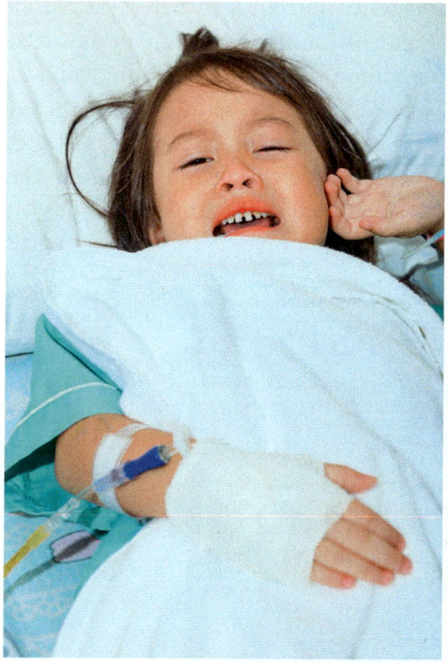

Abb. 2 Weinendes Kind mit Zugang

Nasenflügeln
starke Bewegungen der Nasenflügel, synchron zur Atmung, bei Säuglingen als Anzeichen von Atemnot

Meningitis → S. 543

Überwachung von zu pflegenden Menschen

Anzeichen einer Verschlechterung können insbesondere dann unmittelbar auffallen, wenn der Betroffene bereits über einen gewissen Zeitraum überwacht und der Verlauf dokumentiert wird (Überwachungsblatt). Sind die Details der Überwachung ärztlicherseits nicht festgelegt, entscheiden Pflegende eigenverantwortlich über eine geeignete Form und die Zeitabstände der Überwachung.

W ZUM WEITERDENKEN

Muss ein Patient überwacht werden, sollten Pflegende die Delegation von Vitalzeichenkontrollen an Pflegeassistenten und Auszubildende gut abwägen. Mangelnde klinische Erfahrung könnte dazu führen, dass Vorzeichen eines kritischen Zustandes wie eine Atemfrequenz- oder Bewusstseinsveränderung über längere Zeit unentdeckt bleiben. Zur Routineüberwachung außerhalb von Intensivstationen haben sich Early Warning Scores wie der NEWS 2 aus Großbritannien bewährt. Pflegende erheben neben Puls, Blutdruck und Körpertemperatur auch die Parameter Atemfrequenz, Sauerstoffsättigung sowie Bewusstseins- bzw. Verwirrtheitszustand.

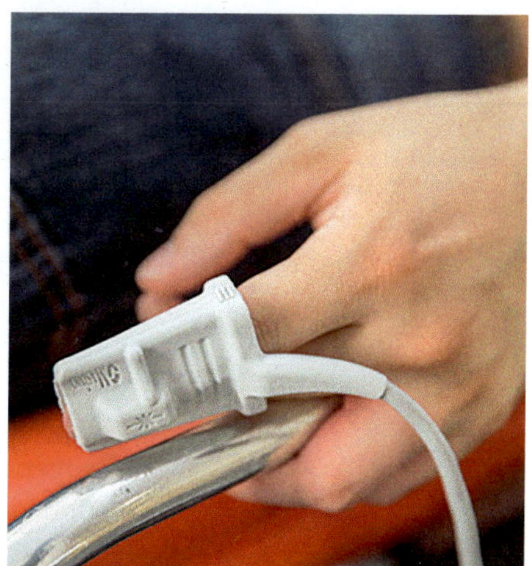

Abb. 3 Fingerclip zur Überwachung der Sauerstoffsättigung

Medizinproduktegesetz (MPG) → S. 530, Band 1

Pflegende dürfen sich bei der Vitalzeichenüberwachung nicht ausschließlich auf ›Medizintechnik‹ verlassen, in die sie selbstverständlich eingewiesen sein müssen. Sie sollten sich bei der Nutzung von Medizinprodukten der Gefahr von Messfehlern bewusst sein, wie beim Einsatz von Sensoren zur Überwachung der Atemtätigkeit, Puls, Temperatur und Sauerstoffsättigung (SaO_2) (Abb. 3, S. 797). Die Alarmgrenzen an einem Überwachungsmonitor (Abb. 1) müssen an die Situation des Patienten angepasst werden. Die Warnfunktion des Monitors ist zu Beginn jedes Dienstes zu überprüfen.

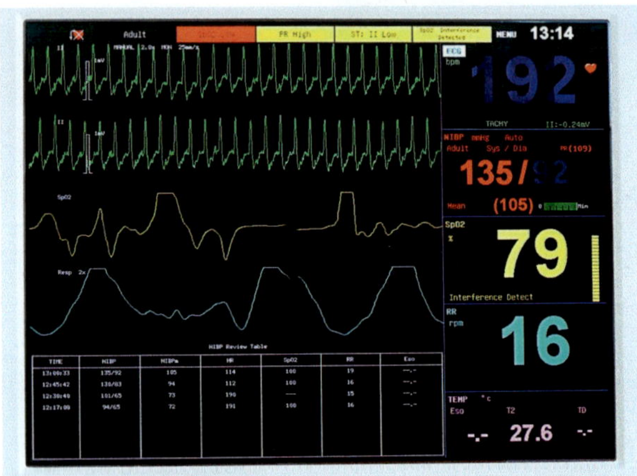

Abb. 1 Überwachungsmonitor

B BEISPIEL

In Zimmer 6 gibt es einen Asystolie-Alarm über die zentrale Überwachungsanlage. Intensivpfleger Torben Maschmeier eilt zu seinem Patienten. Noch bevor er sich um den piependen Monitor kümmert, wirft er einen prüfenden Blick auf seinen Patienten. Dieser liegt mit weit aufgerissenen Augen im Bett. Kurze Pulskontrolle. Alles gut! Offenbar hat sich bei einer Bewegung lediglich eine Elektrode gelöst. Herr Maschmeier kann den älteren Herrn beruhigen.

Als ein Alarmsignal gilt beispielsweise das gehäufte Auftreten ventrikulärer Extrasystolen (VES), den sog. salvenartigen VES (Abb. 2). Das therapeutische Team muss dann reanimationsbereit sein, da unmittelbar die Gefahr besteht, dass der Herzrhythmus in ein Kammerflimmern umschlägt.

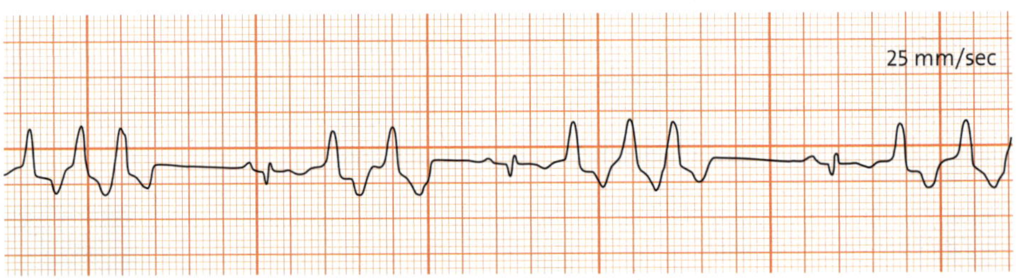

Abb. 2 Lebensbedrohliche Herzrhythmusstörung: salvenartige VES

Atemstillstand

Dyspnoe → S. 368

›Atemnot‹, ungenügende Atmung und letztlich ein Atemstillstand können durch mechanische Verlegung der Atemwege hervorgerufen werden. Mögliche Ursachen hierfür sind das Zurücksinken der Zunge bei Bewusstseinsverlust und das Verschlucken von Fremdkörpern. Weiterhin kommen Schwellungen im Rachenraum durch allergische Reaktion (Insektenstich, Nahrungsmittel) oder durch entzündliche Prozesse (z. B. Diphtherie) infrage. Bedrohliche Atemstörungen können ferner durch eine Gasvergiftung, Ertrinken, Strangulation oder durch Verschüttung eines Menschen hervorgerufen werden. Schädigungen des zentralen Nervensystems durch Unfall oder Intoxikation können zur Lähmung der Atemmuskulatur oder zur vorübergehenden Dämpfung des Atemantriebes führen. Ein Atemstillstand kann ebenfalls als Nebenwirkung eines intravenös verabreichten Opiates eintreten. Ein erster Hinweis der Hypoxie kann die ›Zyanose‹ der Haut des Betroffenen bzw. ein drastischer Abfall der Sauerstoffsättigung unter 85 % sein.

Zyanose → S. 49

Herz-Kreislauf-Stillstand

Erkrankungen des Herzens können im Extremfall zu einem Herz-Kreislauf-Stillstand führen. Dabei handelt es sich um eine abrupte Unterbrechung der Pumpfunktion des ›Myokards‹. Beim **plötzlichen Herztod**, der häufigsten Todesursache, ist der Kreislaufstillstand das erste Symptom einer bislang unerkannten Herzerkrankung. Auch durch eine Hypo- bzw. Hyperkaliämie, einen Elektrounfall oder eine ›Perikardtamponade‹ kann es *primär* zu einem Ausfall der Herzfunktion kommen. Eine längere Phase des Sauerstoffmangels (Asphyxie) durch nicht ausreichende Atmung, Intoxikation, massive Blutung oder Schockzustand kann *sekundär* einen ›Herz-Kreislauf-Stillstand‹ bewirken. Wenn das Herz kein Blut mehr in den Kreislauf pumpt, werden die Zellen im Körper nicht mehr mit Sauerstoff versorgt. Unbehandelt tritt innerhalb kurzer Zeit der Tod ein. Bereits nach drei bis fünf Minuten ist mit dem Absterben von Hirnzellen zu rechnen. Während einer kurzen Zeitspanne, die auch als klinischer Tod bezeichnet wird, besteht theoretisch die Möglichkeit einer erfolgreichen Wiederbelebung. Pro Jahr werden in Deutschland außerklinisch laut dem German Resuscitation Council über 75.000 Wiederbelebungsversuche aufgrund eines Herz-Kreislauf-Stillstandes unternommen. Jedoch überleben nur etwa 5000 Betroffene ein solches Ereignis mit akzeptablem neurologischem Ergebnis. Für Erkrankte, die innerklinisch reanimiert werden, ist die Erfolgsquote ähnlich gering. Für Pflegende ist es folglich entscheidend, die Anzeichen eines Herz-Kreislauf-Stillstandes frühzeitig zu erkennen und unverzüglich zu handeln.

Aufbau Herz → S. 512

Perikardtamponade → S. 532

Herz-Kreislauf-Stillstand
Symptome bei:
- Bewusstlosigkeit
- Atemstillstand
- Pulslosigkeit (A. carotis)

W ZUM WEITERDENKEN

In seltenen Fällen kann es vorkommen, dass infolge einer medizinisch-pflegerischen Intervention im Halsbereich durch Vagusreiz ›iatrogen‹ ein sog. reflektorischer Herzstillstand ausgelöst wird. Der Nervus vagus (Hauptnerv des Parasympathikus) verläuft im Bereich des Rachens, Kehlkopfes und der Speiseröhre. Als typische Interventionen gelten das Absaugen im Rachenraum, das Legen einer Magensonde bzw. eines Magenschlauches, eine Gastro- bzw. Bronchoskopie sowie die endotracheale Intubation. Bei entsprechenden Interventionen sollte deshalb der Patient über Monitor überwacht und das Parasympathikolytikum Atropin griffbereit sein. Pflegende müssen während der Durchführung o.g. Maßnahmen die Pulsfrequenz und den Allgemeinzustand der Patienten stets im Blick behalten.

iatrogen
durch ärztliches Einwirken bzw. behandlungsbedingt

Anzeichen eines Herz-Kreislauf-Stillstandes

Bei einem beobachteten Herz-Kreislauf-Stillstand verliert der Betroffene innerhalb von Sekunden das Bewusstsein. Als Zeichen des Sauerstoffmangels kann es kurzzeitig zu einer Verkrampfung des Körpers und dem Verdrehen der Augen kommen, ähnlich wie bei einem beginnenden generalisierten Krampfanfall. Die lila-marmorierte Hautverfärbung (Zyanose) nimmt auch am Körperstamm zu. Leitsymptom, neben dem Bewusstseinsverlust und der Pulslosigkeit, ist der Atemstillstand, wobei der Betroffene initial noch eine sog. Schnappatmung aufweisen kann. Es handelt sich jedoch um eine Totraumventilation ohne Gasaustausch in den Alveolen, die also keinerlei Sauerstoffversorgung des Organismus bewirkt. Laien deuten dieses Zeichen häufig falsch und verzögern so Wiederbelebungsversuche. Üblicherweise sind nach kurzer Zeit die Pupillen weitgestellt und reaktionslos auf Licht.

Diversität
Woran erkennt man eine Zyanose bei einem Menschen mit dunkler Hautfarbe?

W ZUM WEITERDENKEN

Forschungen zur Pulsdiagnostik bei vermutetem Herz-Kreislauf-Stillstand haben gezeigt, dass selbst medizinisch vorgebildetes Personal Schwierigkeiten hatte, ohne Zeitverlust sichere Befunde zu erheben. Deshalb sollten sich Pflegende, die in der Pulsdiagnostik an einer zentralen Arterie nicht geübt sind, eher von den Befunden „bewusstlose Person" und „Atemstillstand bzw. Schnappatmung" leiten lassen.

Bei Menschen, die an einen Monitor angeschlossen sind, zeigen sich typische Veränderungen im EKG, die auf einen Herz-Kreislauf-Stillstand hindeuten (Abb. 1). Die Rhythmusschnelldiagnostik ist für die ärztliche Notfallbehandlung richtungsweisend. Deutlich häufiger liegt initial ein sog. Kammerflimmern vor (etwa 75 %). Es kann jedoch auch eine Asystolie bestehen oder eine pulslose ventrikuläre Tachykardie.

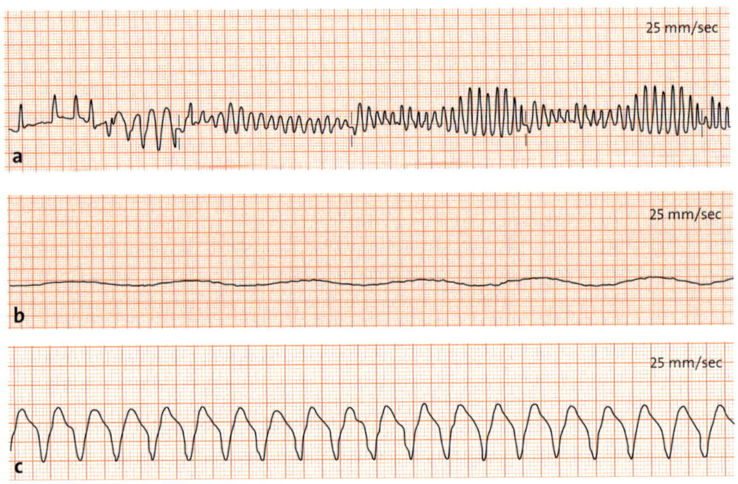

Abb. 1 Anzeichen für einen Herz-Kreislauf-Stillstand im EKG: **a** Kammerflimmern, **b** Asystolie, **c** pulslose ventrikuläre Tachykardie

unterlassene Hilfeleistung → S 822

Patientenverfügung → S. 781

DN(A)R
Do not attempt resuscitation

PDR
Pas de réanimation

Indikation zur Reanimation

In den meisten Fällen lässt sich nicht genau feststellen, wann der Herz-Kreislauf-Stillstand eingetreten ist. Sofern keine sicheren Todeszeichen zu erkennen sind, werden unverzüglich der Notruf veranlasst und Wiederbelebungsmaßnahmen eingeleitet (›unterlassene Hilfeleistung‹ § 323c StGB, Tötung durch Unterlassen §13 StGB). Die Todesfeststellung obliegt dem Arzt. Ist in den Unterlagen hingegen durch eine Ärztin vermerkt, dass aufgrund einer gültigen ›Patientenverfügung‹ oder einer anderen Kontraindikation keine Reanimation erfolgen soll [Abk.: ›DN(A)R‹, ›PDR‹], sind Pflegende daran gebunden.

Sichere Todeszeichen
Leichenstarre
Totenflecke
Fäulniserscheinungen
Tödliche Verletzung

Die Wiederbelebungszeit, also das Zeitfenster, in dem eine Reanimation mit guter Prognose möglich ist, kann unter günstigen Umständen verlängert sein. Dies ist beispielsweise im Falle des Ertrinkens mit plötzlicher Unterkühlung bei gutem Sauerstoffangebot in den Zellen zu erwarten.

Schock

Im Vergleich zu minderschweren Blutverteilungsstörungen (›Synkope‹) stellt der Schock ein lebensbedrohliches Syndrom dar. Bei einem Schock handelt es sich um ein akut oder subakut einsetzendes, fortschreitendes generalisiertes Kreislaufversagen unterschiedlicher Genese. Ein vermindertes ›Herzminutenvolumen› führt zu einem Missverhältnis zwischen Sauerstoffangebot und Sauerstoffbedarf in den Geweben. Die körpereigene Abwehrreaktion sieht eine bevorzugte Durchblutung überlebenswichtiger Organe, Herz und Gehirn vor (Zentralisation) sowie die Drosselung der Versorgung sonstiger Gewebe (Mikrozirkulationsstörung). Als dramatische Konsequenz drohen der Untergang von Zellen und eine nichtinfektiöse Entzündungsreaktion. Die fortschreitende Dekompensation des Kreislaufs geht mit Hypoxie, metabolischer ›Azidose‹, Ödembildung, Bluteindickung und intravasaler Gerinnung einher. Dies führt letztlich zum Ausfall wichtiger Organfunktionen (z. B. Lungenversagen, Nierenversagen), was unbehandelt zum Tode führt.

Synkope → S. 417

Herzminutenvolumen (HZV)
Menge an Blut, die in einer bestimmten Zeit durch das Herz gepumpt wird, z. B. in l/min angegeben

Azidose → S. 729

Unterschiedliche Schockformen werden unterschieden. Bei einem Volumenmangelschock ist das geringe intravasale Volumen, ausgelöst durch Flüssigkeits- oder Blutverlust, das zentrale Problem. Ein pathologisch veränderter Blutgefäßtonus beeinträchtigt den Blutkreislauf beim septischen Schock, dem anaphylaktischen Schock und beim neurogenen Schock in spezifischer Weise. Der kardiogene Schock ist dagegen durch ein akutes Pumpversagen des Herzens, meist infolge eines Myokardinfarktes, gekennzeichnet. Typische Anzeichen eines beginnenden und eines manifesten Schocks sind in der folgenden Tabelle dargestellt.

	Frühphase	Spätphase
Puls	schwach, schnell, > 100/min.	> 120/min.
Systol. Blutdruck	normal	< 100
Haut	blass, kühl, feucht	klebriger Schweiß, Zyanose
Kapillarfüllung	verzögert, > 2 s	verzögert, > 2 s
Atemfrequenz	beschleunigt	Hyperventilation, > 20/min.
Bewusstsein	ängstlich, unruhig	teilnahmslos, benommen
Urinausscheidung	20–30 ml/h	Oligurie → ›Anurie‹
Sonstiges	Frösteln, Frieren	

Tab. 1 Typische Symptome bei Schock (Werte gelten für Erwachsene)

Anurie → S. 181

1.2 Lebenswichtige Funktionen erhalten

1.2.1 Lebensrettende Sofortmaßnahmen

Maßnahmen bei kritischer Blutung (C-Problem)

Eine massive Blutung muss mit sehr hoher Priorität gestoppt werden. Innere Blutungen können meist nur durch einen ärztlichen Noteingriff (z.B. Notfallgastroskopie) behandelt werden. Daher muss der Betroffene umgehend dieser Behandlungsmöglichkeit – idealerweise mit telefonischer Vorankündigung – zugeführt werden. Blutstillende Interventionen dürfen eine notwendige Wiederbelebung nicht verzögern.

B BEISPIEL

Pflegefachfrau Rita Hermelin fallen beim Betreten des Zimmers sofort das kreideweiße Gesicht und eine hechelnde Atmung ihrer frischoperierten Patientin auf. Die Blutdruckmessung ergibt einen Wert RR 80/55. Beim Blick unter die Bettdecke sieht sie den stark durchgebluteten Verband. Die Bauchdecke ist bretthart. Frau Hermelin bringt die Patientin in die Schocklage und verständigt noch vom Zimmer aus den chirurgischen Hausdienst. Die Pflegefachfrau verstärkt den OP-Verband und versorgt die Patientin, wie angeordnet, mit Sauerstoff. Bereits nach sieben Minuten kann sie die Frischoperierte zusammen mit einer Kollegin an der OP-Schleuse dem OP-Personal übergeben.

Blutstillung
erfolgt durch:
- Abdrücken
- Hochlagern
- Druckverband
- Ruhigstellen
- Kühlen
- Abbinden
- Tamponade

distal
vom Körperzentrum weg

proximal
zum Körperzentrum hin

Rekapillarisierungszeit (Capillary refill time)
auch Nagelbettprobe, Fingernagelprobe; Dauer der sichtbaren Wiederfüllung der kapillären Blutgefäße nach kurzem starken Druck auf den Nagelfalz (beim Gesunden < 2 s, verlängert z.B. bei Schock)

Bei der ›Blutstillung‹ von außen behandelbarer, stark blutender Wunden instruieren Pflegende den Betroffenen, selbst mitzuhelfen (z.B. Druck auf die Wunde ausüben, Arm hochhalten). An den Extremitäten lässt sich durch Kompression proximaler Arterien (Abdrückpunkt Oberarminnenseite bzw. Leiste) die Blutzufuhr in den ›distal‹ befindlichen Wundbereich vorübergehend drosseln, bis Einmalhandschuhe und Verbandmaterial bereit sind. Eine weitere Möglichkeit ist, eine Blutdruckmanschette ›proximal‹ der Blutungsstelle anzulegen und diese vorübergehend, d.h. bis zum Anlegen eines Druckverbandes, deutlich über den systolischen Wert aufzupumpen. In den meisten Fällen gelingt die sofortige Blutstillung mit einem Druckverband (Abb. 1). Im Idealfall besteht er aus einer sterilen Wundauflage, einem über der Wunde platzierten Druckpolster sowie einer zirkulär angebrachten Befestigung (Mullbinde, Dreieckstuch o.Ä.). Kommt eine Blutung dadurch nicht zum Stehen, wird der Verband mit einem weiteren Druckpolster verstärkt. Abschließend muss an Extremitäten mit der ›Nagelbettprobe‹ die Durchblutung in den Endstrombahnen überprüft werden. Sogar Blutungen aus Amputationswunden (Abb. 2) lassen sich oftmals mittels Druckverband bzw. Stumpfverbandtechnik (Abb. 4) beherrschen.

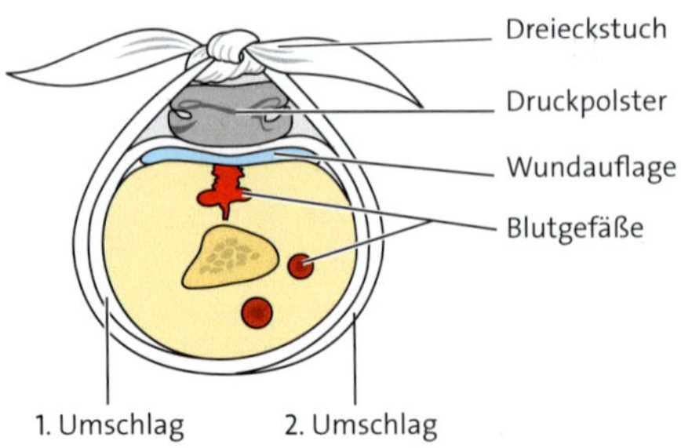

Abb. 1 Druckverband

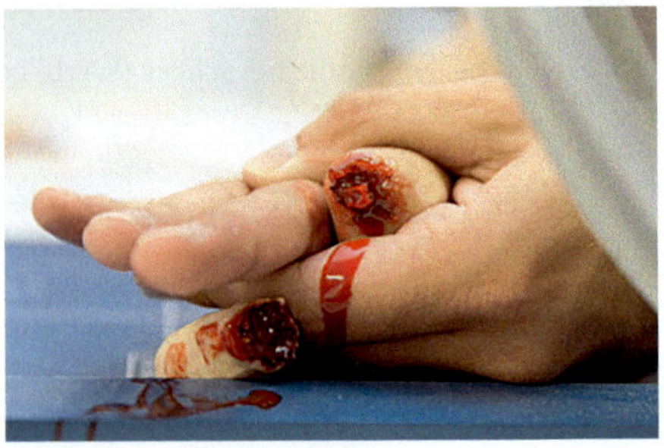

Abb. 2 Amputierter Finger

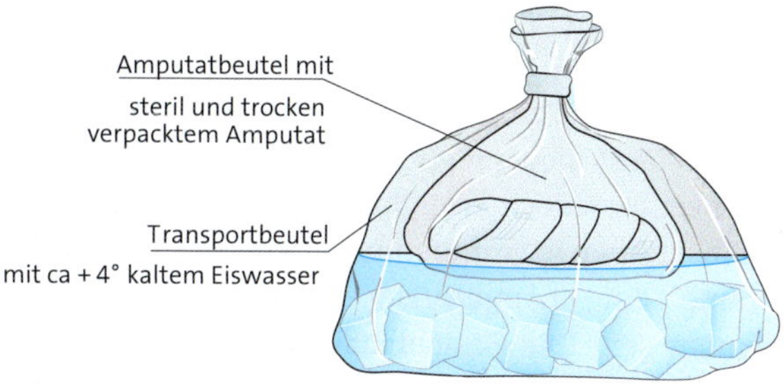

Abb. 3 Replantatbeutel mit Amputat

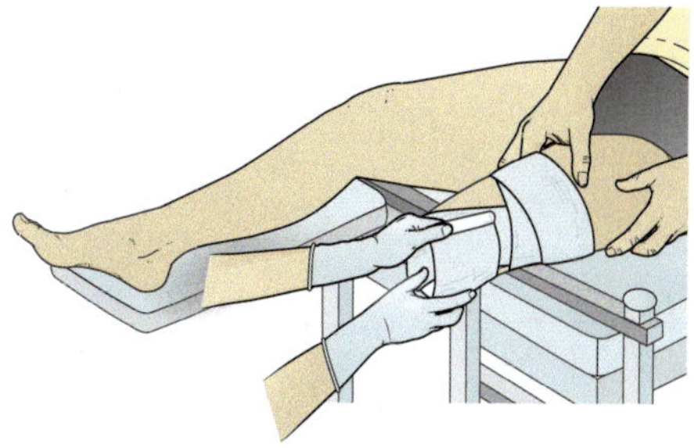

Abb. 4 Stumpfverband mit Druckpolster

Bei einer starken Blutung aus einer Körper- oder Wundhöhle kann diese von Ärzten mit Gaze ausgestopft (tamponiert) werden. Die Wirkung einer Tamponade beruht auf Druck auf das Wundgebiet, wodurch das Nachsickern von Blut unterbunden wird. Bei großflächiger Einblutung unterhalb der Hautoberfläche (Hämatome) kann die Anwendung von Kälte blutstillend wirken.
Bei unübersichtlicher Wundsituation mit starker Blutung einer Extremität, etwa bei Explosionstrauma, kann die rasche Blutstillung mittels Abbinden deutlich proximal zur Blutungsquelle indiziert sein. Außerklinisch wird hierfür beispielsweise mit einer Dreiecktuchkrawatte (in Oberarmmitte bzw. in Oberschenkelmitte) durch Kompression der Hauptschlagadern die Blutzufuhr derart gedrosselt, dass die Blutung distal davon zum Stehen kommt (Abb. 5).
An der unteren Extremität wird die Kompression nur durch den Einsatz eines Knebels (z.B. ein Stück Holz) erreicht, wodurch der Durchmesser des zirkulär angebrachten Dreiecktuchs verkleinert wird. Eine Abbindung ist eine potenziell schädigende Maßnahme, deren Durchführung nur in Extremsituationen statthaft ist und starke Schmerzen verursacht. Als unerwünschte Folge einer längeren Gewebshypoxie droht nicht nur der Verlust der betroffenen Extremität. Es besteht nach dem Lösen der Abbindung ohne weitere ärztliche Maßnahmen sogar Lebensgefahr. Stoffwechselabbauprodukte aus dem unterversorgten Gebiet können beim Einströmen ins Gefäßsystem einen schweren Schock auslösen. Verletzte, bei denen eine Abbindung angelegt wurde, müssen schnellstmöglich ärztlich versorgt werden.
Feststeckende Fremdkörper in einer Wunde müssen in einer Erste-Hilfe-Situation dort verbleiben. Durch die Beseitigung des Fremdkörpers würde man ansonsten die Blutungs- und Verletzungsgefahr erhöhen. Die Wunde wird keimfrei verbunden und der Fremdkörper ggf. gegen unbeabsichtigtes Verrutschen gesichert.
Bei einem stumpfen oder auch penetrierenden Trauma, aber auch bei Frakturverdacht, müssen Pflegende an die Gefahr einer inneren Blutung denken. Die Blutverluste nach innen können beträchtlich sein, ohne dass es von außen zu erkennen ist (Abb. 6). Es sollte deshalb frühzeitig an schockprophylaktische Maßnahmen gedacht und ein zügiger Transport in ein Traumazentrum organisiert werden.

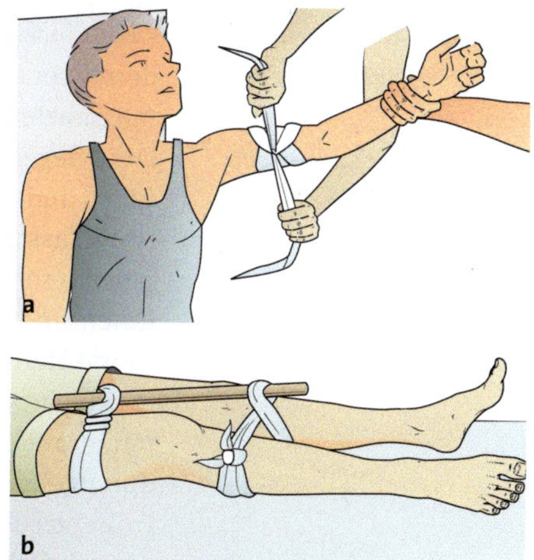

Abb. 5 Improvisierte Abbindung:
a obere Extremität, **b** untere Extremität

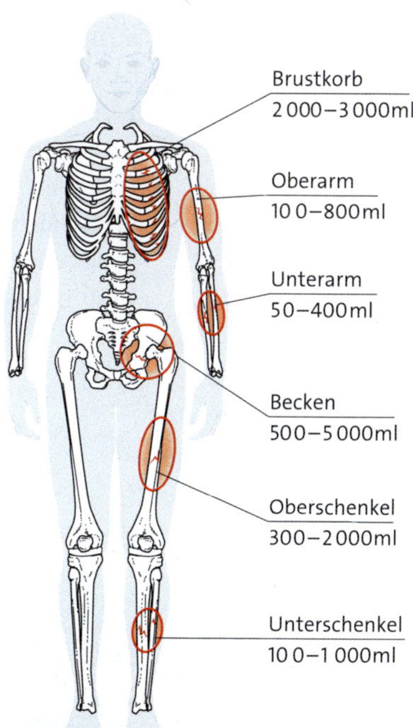

Abb. 6 Blutverluste nach innen

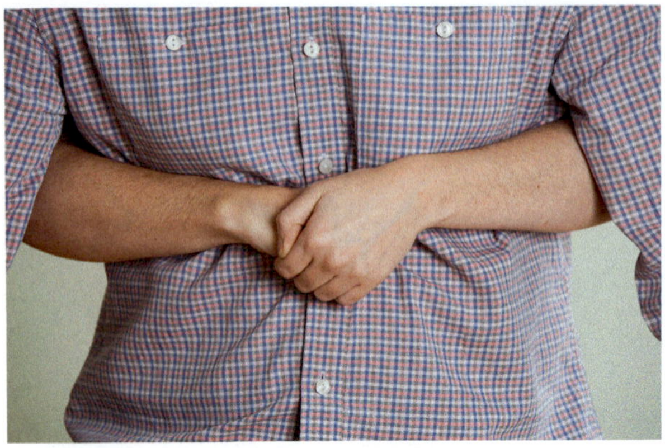

Abb. 1 Heimlich-Handgriff

Maßnahmen bei Atemwegsverlegung (A-Problem)

Blockiert ein zumeist beim Essen verschluckter Fremdkörper die Luftröhre, droht der Erstickungstod. Der Betroffene fasst sich möglicherweise an den Hals und zeigt heftige, jedoch erfolglose Atembemühungen unter Einsatz der Atemhilfsmuskulatur, die sog. inverse Atmung. Ein ›inspiratorischer Stridor‹ kann wahrnehmbar sein. Die Gesichtshaut des Betroffenen verfärbt sich bläulich rot. Schnelles Handeln ist erforderlich. Sollten kräftiges Husten und fünf Schläge zwischen die Schulterblätter nicht zum Erfolg führen, ist bei beobachtetem Verschlucken (!) bei Erwachsenen und Kindern über einem Jahr der sog. Heimlich-Handgriff als lebensrettende Sofortmaßnahme indiziert.

inspiratorischer Stridor → S. 370

Der Pflegende umfasst den Betroffenen von hinten mit beiden Armen, macht eine Faust und legt sie auf dessen Oberbauch (epigastrisches Dreieck). Mit der anderen Hand fasst er die Faust. Der Betroffene wird gebeten, sich nach vorne zu beugen. Daraufhin führt der Pflegende mit den Händen bis zu fünf zügige Kompressionen nach innen und oben durch mit der Absicht, durch Druck auf das Zwerchfell den intrathorakalen Druck zu erhöhen. Der Erfolg zeigt sich durch das Herausschleudern des Fremdkörpers aus den Atemwegen und das wieder einsetzende Atmen des Betroffenen. Andernfalls wird die Prozedur bei vorhandenen Vitalzeichen wiederholt durchgeführt (5x zwischen die Schulterblätter – 5x Oberbauchkompression). Der Betroffene sollte sich nachfolgend unbedingt ärztlich untersuchen lassen (Oberbauchsonografie). Auf die beschriebene Weise kann die Intervention nur bei kooperativen wachen Patienten durchgeführt werden. Lässt ein Betroffener niemanden an sich heran, muss aus Sicherheitsgründen abgewartet werden, bis er bewusstlos wird. In diesem Falle sind Thoraxkompressionen im Sinne einer Herzdruckmassage und Beatmung (30:2) Erfolg versprechender. Bei Säuglingen, die bei Bewusstsein sind, werden fünf Schläge auf den Rücken im Wechsel mit fünf Thoraxkompressionen durchgeführt. Im klinischen Bereich und bei bestimmten Risikopatienten stehen Absauggeräte zur Verfügung (Abb. 2).

endotracheales Absaugen → S. 391

Atemwegsobstruktionen durch Sekrete (Trachealkanüle, Tubus) und Erbrochenes lassen sich so schnell beseitigen. Pflegende haben die Aufgabe, die Funktion der ›Absauggeräte‹ regelmäßig zu kontrollieren, damit sie stets einsatzbereit sind. Zur Beseitigung von Fremdkörpern im Rachenraum wird die sog. Magill-Zange (Abb. 3) eingesetzt.

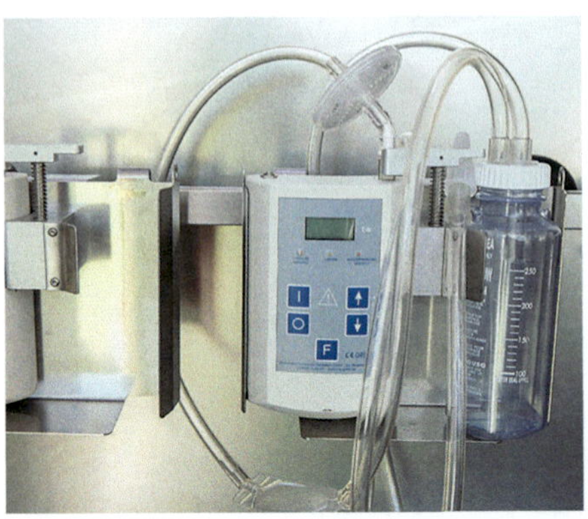

◄ **Abb. 2** Ein Absauggerät sollte immer einsatzbereit zur Verfügung stehen.

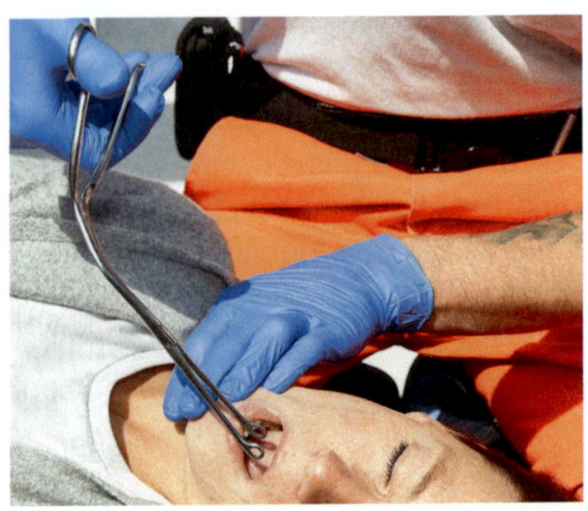

► **Abb. 3** Die Magill-Zange eignet sich zum Entfernen von Fremdkörpern im Mund- und Rachenraum.

Basic Life Support (BLS)

▪ Wiederbelebung außerklinisch (ohne Notfallausrüstung)

Wird eine reglose Person mit vermeintlich keinen Lebenszeichen aufgefunden, nähert sich der Pflegende dem Betroffenen unter Beachtung des Eigenschutzes (Fluchtmöglichkeit, Handschuhe). Er prüft das Bewusstsein durch lautes Ansprechen und dann durch Rütteln an den Schultern.

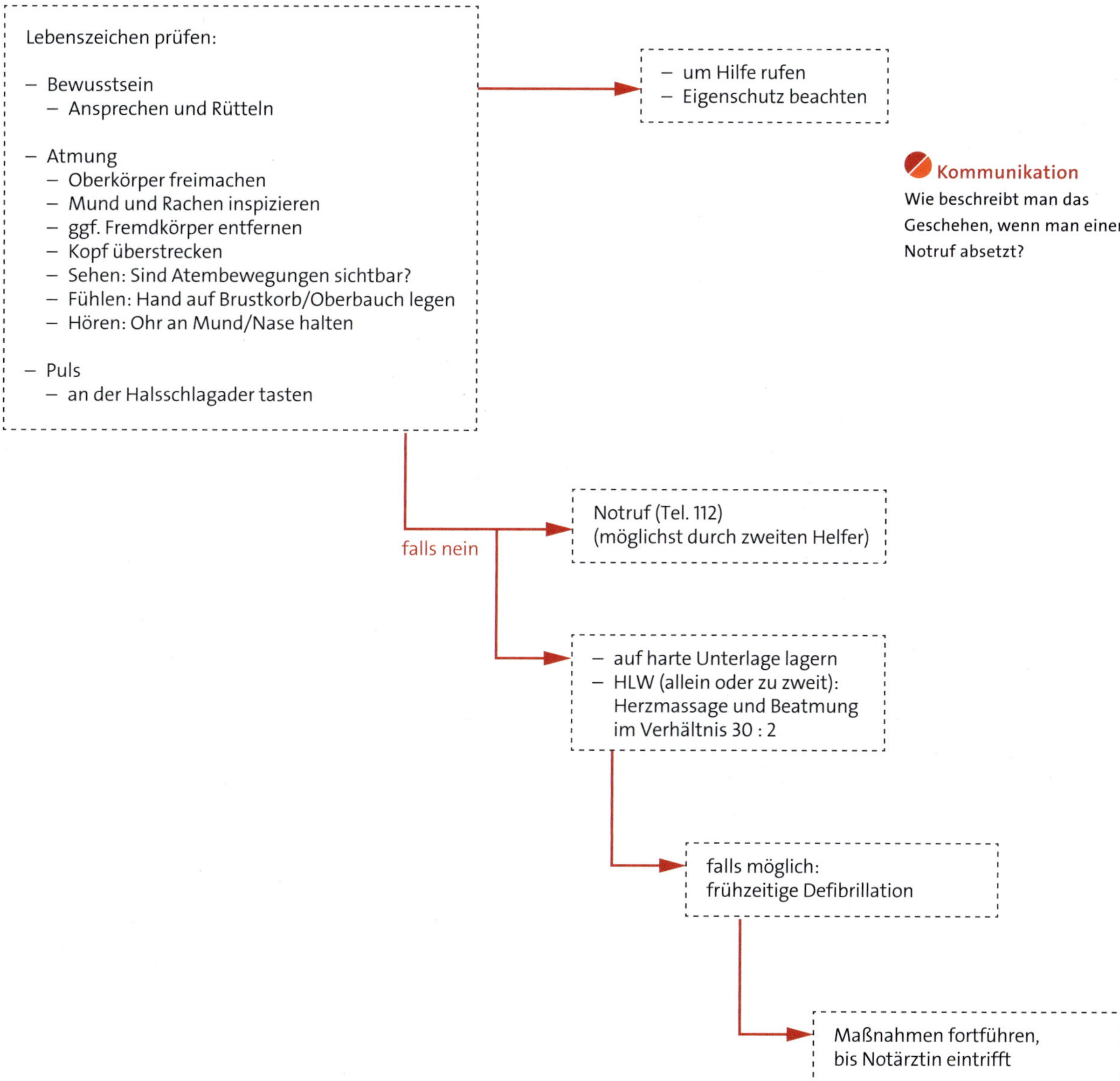

Abb. 4 Handlungsempfehlung nach den Guidelines des European Resuscitation Councils (ERC): Wiederbelebung außerklinisch bei Erwachsenen

Kommunikation
Wie beschreibt man das Geschehen, wenn man einen Notruf absetzt?

W ZUM WEITERDENKEN

Forscher aller ILCOR-Mitgliedsorganisationen (International Liaison Committee on Resuscitation) werten die wissenschaftlichen Erkenntnisse zur Wiederbelebung alle fünf Jahre aus. Nach einer internationalen Consensus-Konferenz wurden die Empfehlungen zuletzt im Jahr 2015 veröffentlicht.

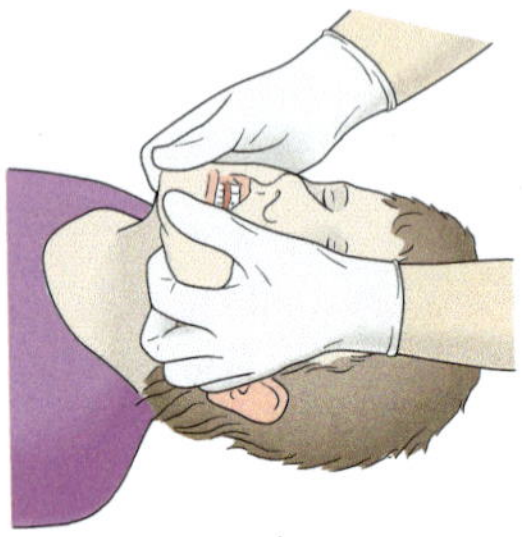

Abb. 1 Esmarch-Handgriff

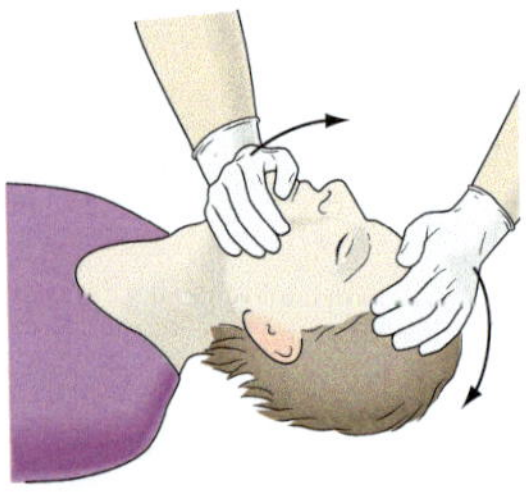

Abb. 2 Überstrecken des Kopfes

Ist der Betroffene bewusstlos und atmet nicht, wird unverzüglich ärztliche Hilfe bzw. der Rettungsdienst herbeigerufen, möglichst durch einen weiteren Helfer. Der Oberkörper des Betroffenen wird freigemacht. Der Mund wird beispielsweise mittels Esmarch-Handgriff geöffnet und dann inspiziert (Abb. 1).
Mundhöhle und Rachenraum werden ggf. von Fremdkörpern befreit. Hinweis: Zahnprothesen, die fest im Mund sitzen, können dort verbleiben. Der Kopf wird an Kinn und Haaransatz gefasst und vorsichtig nach hinten überstreckt (Abb. 2).
Zeitgleich wird der Puls an der A. carotis palpiert. Die Atmung wird hinsichtlich sichtbarer Atemexkursionen, fühlbarer Ausatemluft sowie Atemgeräusche überprüft. Bei einem Atemstillstand bzw. ineffektiver Schnappatmung wird der Betroffene sofort auf dem Rücken auf einer harten Unterlage gelagert.
Der Pflegende sucht den Druckpunkt unterhalb der Brustbeinmitte und beginnt unverzüglich mit der Herzdruckmassage (Thoraxkompressionen) bei einem Erwachsenen in einer Frequenz von 100–120 pro Minute (Abb. 3). Bei einem beobachteten Kreislaufstillstand wird ein zur Verfügung stehender Defibrillator (AED) sofort eingesetzt.

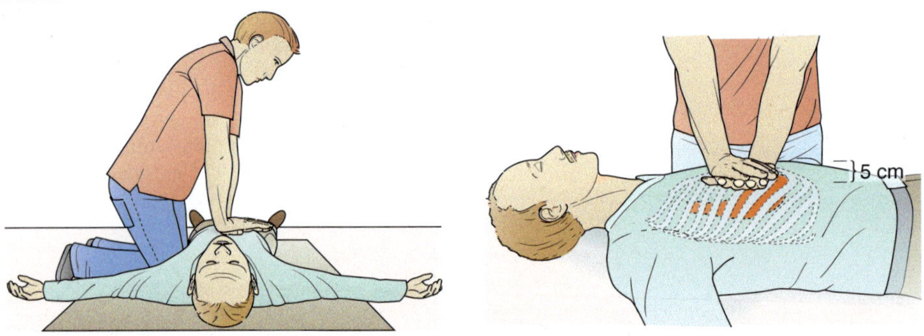

Abb. 3 Korrekte Körperhaltung bei der Herzdruckmassage

Die Kompression des Brustkorbes sollte zwischen 5 und 6 cm liegen mit anschließender Entlastung des Brustkorbes. Steht eine geeignete Beatmungshilfe zur Verfügung, so sind in einem Verhältnis von 30 : 2 jeweils nach 30 Herzdruckmassagen zwei Atemspenden über Mund oder Nase durchzuführen. Dazu wird der Kopf des Betroffenen nach hinten überstreckt (Abb. 2) und entweder der Mund oder die Nase mit den Fingern verschlossen. Das ›Beatmungsvolumen‹ muss gut dosiert werden. Es richtet sich nach der Größe der betroffenen Person. Bei übermäßiger Beatmung droht die Blähung des Magens mit nachfolgender Entleerung von Mageninhalt (Aspirationsgefahr). Zur Erfolgskontrolle wird das rhythmische Heben und Senken des Brustkorbes bzw. bei Betagten des Oberbauches beobachtet. Wird die Herz-Lungen-Wiederbelebung durch zwei Helfer durchgeführt, empfiehlt es sich, zur besseren Koordinierung laut zu zählen. Die Maßnahmen müssen ohne Pausen fortgeführt werden, bis ärztliche Hilfe eintrifft. Nach personeller Möglichkeit sollte etwa alle zwei Minuten ein Helferwechsel bei der Herzmassage erfolgen, um eine gleichbleibend hohe Qualität der Herzdruckmassage aufrechtzuerhalten.

Atemzugvolumen → S. 364

▪ Wiederbelebung innerklinisch (mit Notfallausrüstung)

Sind Wiederbelebungsmaßnahmen bei einem Menschen im klinischen Setting erforderlich, wird umgehend die Notfallklingel ausgelöst und weitere Fachkräfte hinzugezogen.

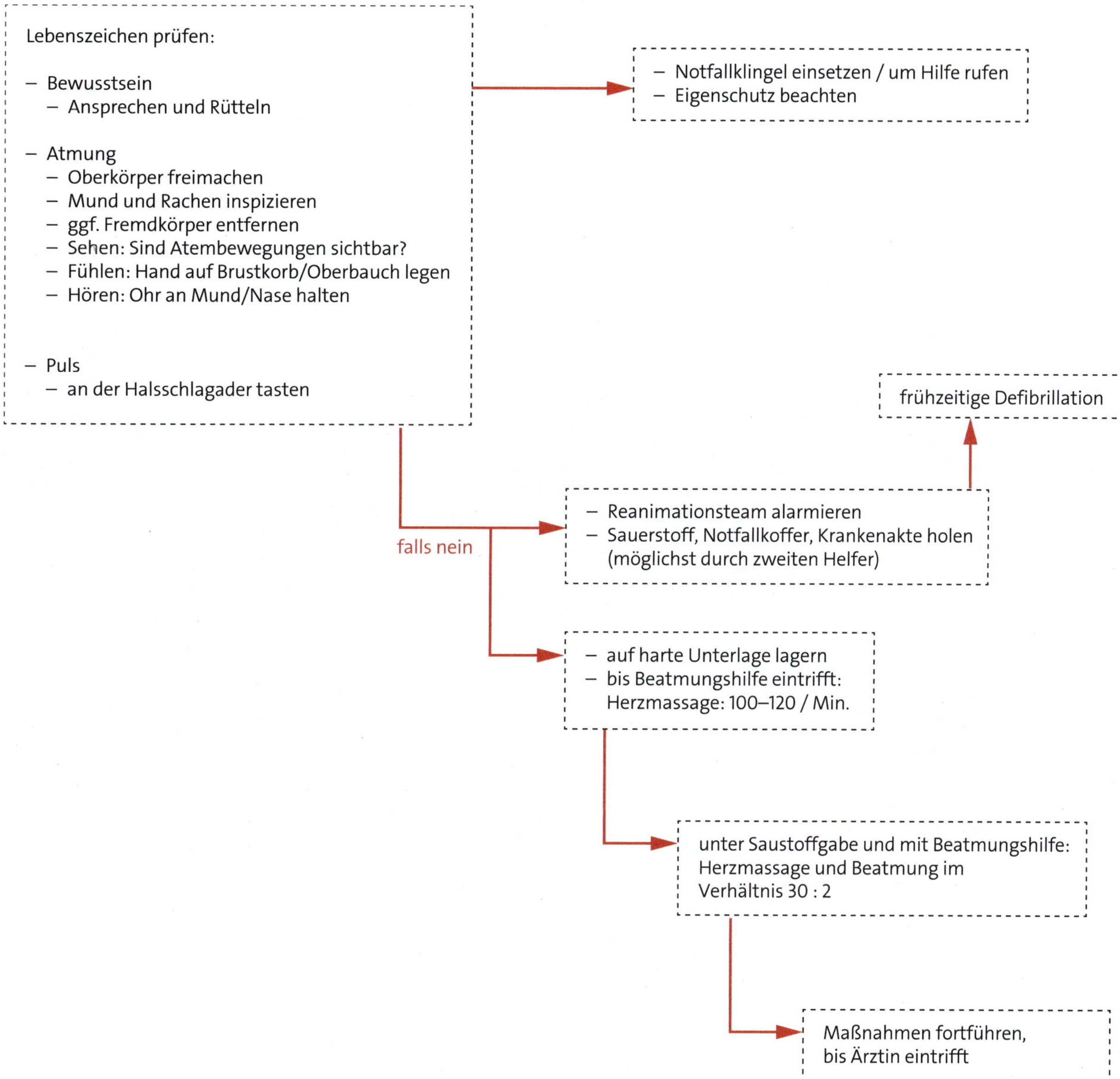

Abb. 4 Handlungsempfehlung nach den Guidelines des European Resuscitation Councils (ERC): Wiederbelebung innerklinisch bei Erwachsenen

In der Regel wird das klinikinterne medizinische Notfallteam oder zumindest ein Arzt alarmiert. Die diagnostischen Maßnahmen (ABC) sind identisch mit dem außerklinischen Vorgehen. Der Pflegende lagert den Betroffenen flach und seinen Brustkorb auf einer harten Unterlage. Liegt die Person auf einer Dekubitusmatratze mit Wechseldruck, wird die Luft unverzüglich abgelassen.

Er beginnt unverzüglich mit der Herzdruckmassage in einer Frequenz von 100–120 pro Minute (bei Erwachsenen) ohne Unterbrechung. Währenddessen werden durch andere Fachkräfte die Notfallausrüstung, Sauerstoffinsufflationsgerät, Absauggerät und ein Defibrillator für die ›weitere Versorgung‹ bereitgestellt, für den eintreffenden Arzt wird die Krankenakte herbeigeholt. Zusätzliche Helfer schaffen Platz um den Patienten, insbesondere am Kopfende.

Advanced Cardiac Life Support (ACLS) → *S. 814*

Interprofessionalität
Nach welchen Kriterien wird entschieden, wer im Notfall welche Aufgaben übernimmt?

Die Atemwege werden – wie oben beschrieben – freigemacht. An den Beatmungsbeutel wird Sauerstoff angeschlossen mit einem Flow von etwa 15 l/min. Ein zweiter Helfer wählt eine geeignete Beatmungsmaske und platziert diese mit dem doppelten C-Griff über Mund und Nase (Abb. 1). Der Kopf muss dabei überstreckt werden.

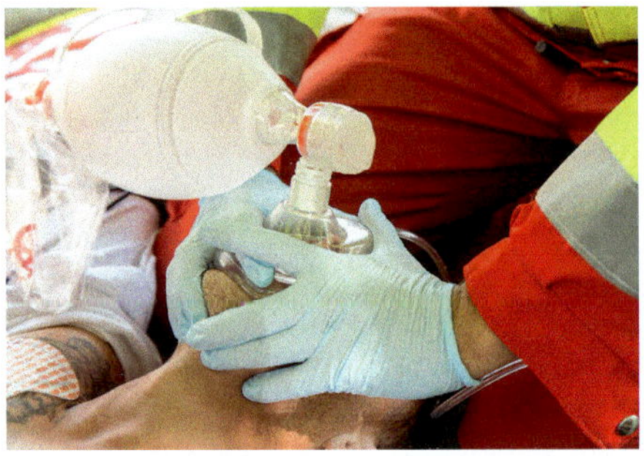

Abb. 1 Handhabung des Beatmungsbeutels mit doppeltem C-Griff

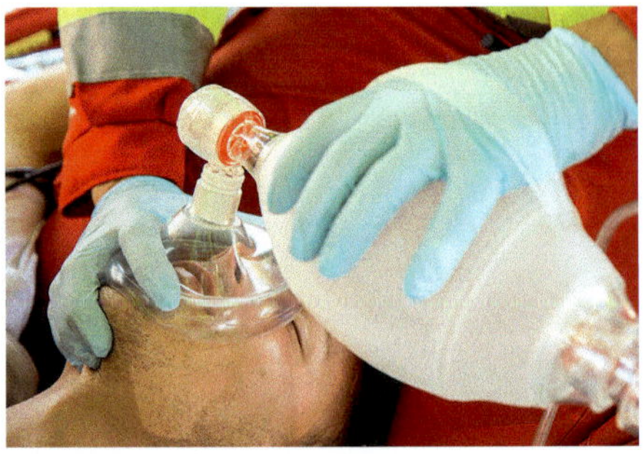

Abb. 2 Handhabung des Beatmungsbeutels allein mit einfachem C-Griff

Defibrillator
Ein automatischer externer Defibrillator kann auch von Laien bedient werden. Im Dienst benötigen Pflegende zuvor eine gerätetechnische Einweisung.

Die Herz-Lungen-Wiederbelebung erfolgt im Verhältnis 30:2. Nach jeweils 30 Herzdruckmassagen führt ein drittes Teammitglied (bzw. die Person, die die Herzdruckmassage ausführt) zwei Beatmungen mit dem Beatmungsbeutel durch. Alternativ kann ein trainierter Helfer die Beatmung mit dem Beatmungsbeutel auch allein mittels einfachem C-Griff durchführen (Abb. 2).

Sobald ein ›Defibrillator‹ bzw. AED zur Verfügung steht, wird dieser angeschlossen. Auch innerklinisch sollte alle zwei Minuten ein Helferwechsel bei der Herzdruckmassage erfolgen.

▪ Wiederbelebung bei Kindern

Bei unerwartet reanimationspflichtigen Kindern löst in den meisten Fällen eine Atemstörung mit generalisierter Hypoxie *sekundär* einen Herz-Kreislauf-Stillstand aus. Zu den typischen Ursachen zählen Ersticken durch Fremdkörper, Unfälle wie Ertrinken, zentral wirksame Gifte, länger anhaltende Krampfanfälle sowie Atemwegserkrankungen (›plötzlicher Säuglingstod‹, Neugeborenenreanimation). Die Handlungsempfehlungen weichen für den BLS bei Kindern (> 1 Jahr) von dem bei Erwachsenen ab (Abb. 3). Bei der Reanimation von Kindern kommt der Beatmung ein hoher Stellenwert zu.

plötzlicher Säuglingstod
→ *S. 453*

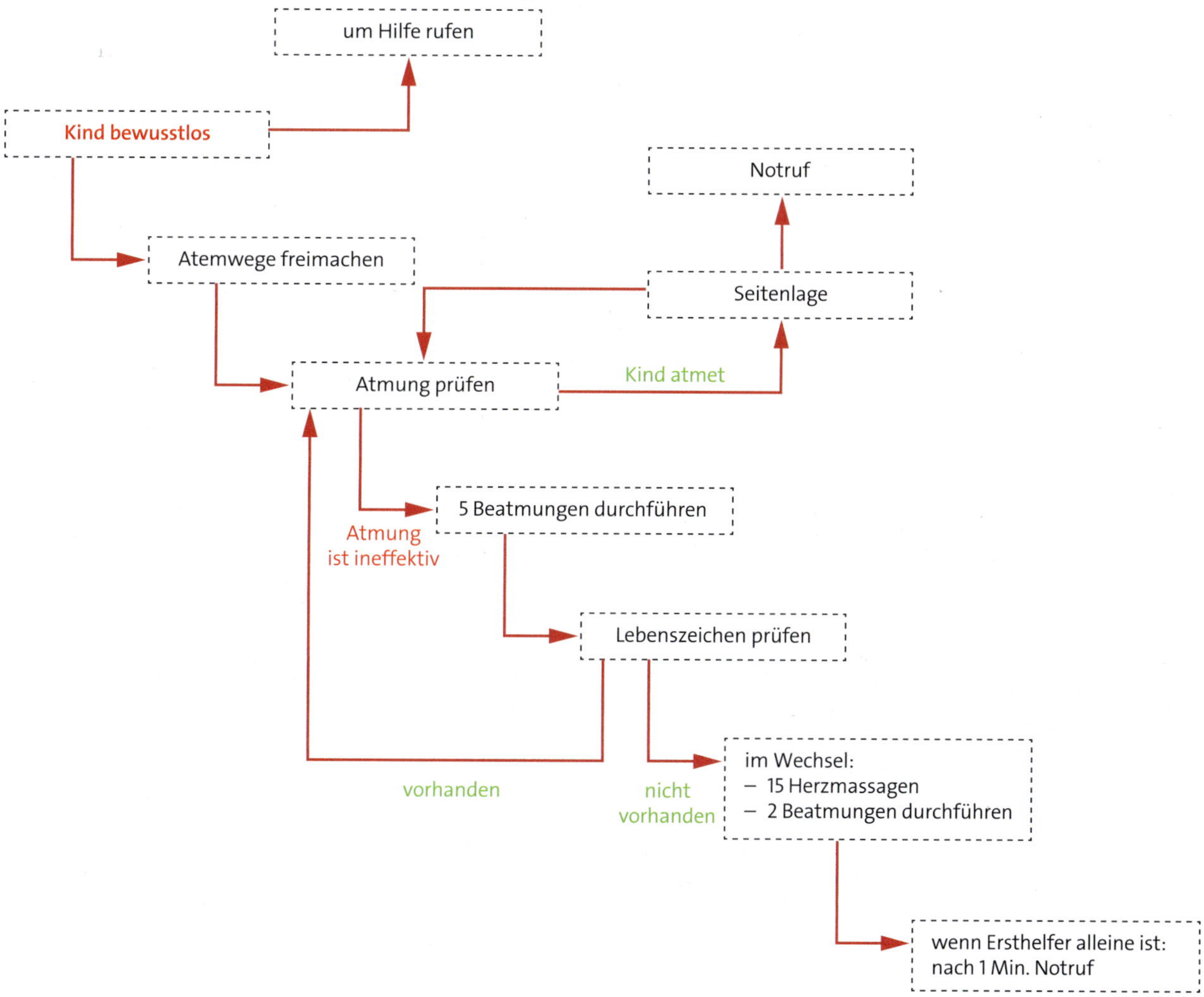

Abb. 3 Handlungsempfehlung nach den Guidelines des European Resuscitation Councils (ERC): Wiederbelebung Kinder

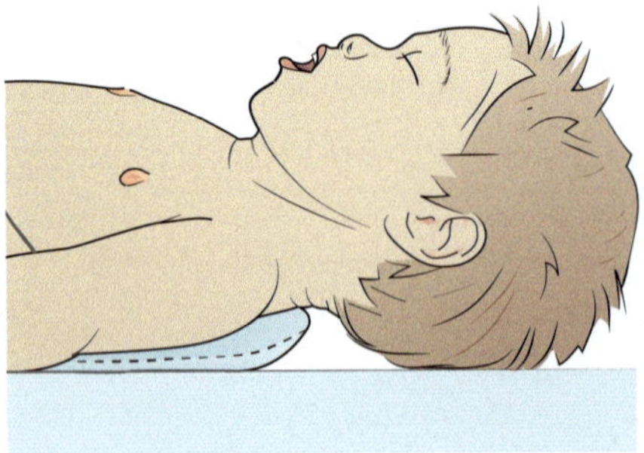

Abb. 1 Lagerung des Kopfes beim Säugling in der Schnüffelstellung

Sofort nach dem Erkennen des Herz-Kreislauf-Stillstandes werden initial fünf Beatmungsversuche unternommen. Anschließend wird erneut nach Lebenszeichen gesucht. Blieb der Versuch erfolglos, wird umgehend die Herz-Lungen-Wiederbelebung für eine Minute im Verhältnis 15:2 durchgeführt. Um das therapiefreie Intervall zu minimieren, wird, sofern man allein ist, erst danach der Notruf gewählt. Die Herz-Lungen-Wiederbelebung wird dann wieder fortgesetzt.
Aufgrund der besonderen anatomischen Verhältnisse wird zur Beatmung eines Säuglings der Kopf in der sog. Schnüffelstellung positioniert und dazu ein zusammengefaltetes Handtuch unter die Schultern gelegt (Abb. 1). Bei der Beatmung eines Säuglings wird lediglich die Menge Atemluft benötigt, die ein Erwachsener im Mund hat. Die Beatmung erfolgt über Mund und Nase.
Bei Kindern wird der Kopf vorsichtig nach hinten überstreckt. Das Beatmungsvolumen muss auch hier unbedingt an das Lungenvolumen des Kindes angepasst werden. Die Technik der Herzdruckmassage variiert ebenfalls altersabhängig (Abb. 2).

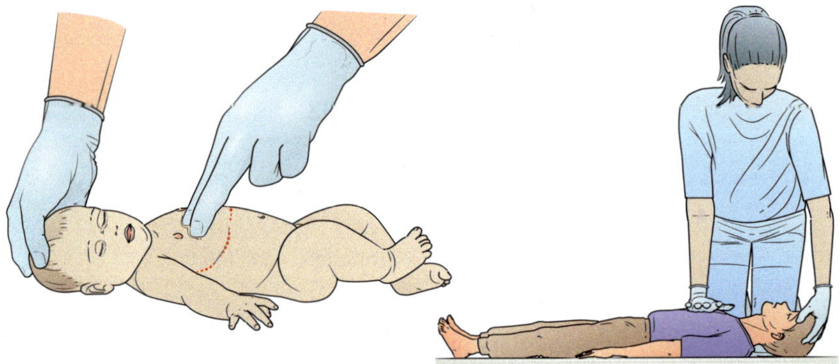

Abb. 2 Technik der Herzdruckmassage beim Säugling und beim Kind

Der Druckpunkt ist auf Höhe der Brustwarzen. Die Drucktiefe sollte ein Drittel des Brustkorbdurchmessers (je nach Größe etwa 4–5 cm) betragen. Die Frequenz beträgt 100–120 Herzdruckmassagen pro Minute. Auf eine vollständige Entlastung nach jeder einzelnen Herzdruckmassage ist zu achten.

Unter www.grc-org.de sind die jeweils aktuellen Leitlinien zur Wiederbelebung für den deutschsprachigen Raum zu finden.

Regurgitation
lat. re = zurück; gurges = Schlund; Rückstrom von Mageninhalt in Speiseröhre und Mundraum

Aspiration → S. 170

Fehlerquellen und Komplikationen beim BLS

Bei einer Herz-Lungen-Wiederbelebung kann es zu unerwünschten Ereignissen kommen. Nicht selten kommt es bei Betroffenen mit erloschenen Schutzreflexen spontan zur ›Regurgitation‹ mit nachfolgender ›Aspiration‹ des Mageninhaltes. Dies kann auch durch eine ungewollte Beatmung des Magens ausgelöst werden. Ursächlich können ein zu hohes Beatmungsvolumen bzw. Beatmungsflow sowie ein nicht überstreckter Kopf sein. Bei einer Verlegung der Atemwege, aber auch durch Magenbeatmung, besteht der Sauerstoffmangel in den Zellen fort. Trotz technisch einwandfreier Ausführung kommt es regelmäßig durch die Herzdruckmassage zu Rippenbrüchen. Das Risiko ist insbesondere bei Betagten erhöht. Die Herzdruckmassage, als lebensrettende Intervention, muss dann unbedingt in der empfohlenen Drucktiefe fortgesetzt werden. Allenfalls sollte die korrekte Position der Hände auf dem Brustbein überprüft werden. Sollte kein Puls während der Herzdruckmassage tastbar sein (A. femoralis), ist die Herzdruckmassage vermutlich zu schwach. Eine Verletzung von Oberbauchorganen wäre auf eine unkorrekte Position der Hände bei der Herzdruckmassage zurückzuführen.

Maßnahmen bei Schock (C-Problem)

Pflegende müssen bei bestimmten medizinischen Notfällen (z. B. ›Polytrauma‹, ›akutes Abdomen‹, ›Allergie‹) die mögliche Entwicklung eines Schocks erkennen. Es sind frühzeitig schockprophylaktische Maßnahmen zu ergreifen (Tab. 1). Dazu gehört insbesondere die Schocklagerung, bei der die Beine um ca. 30 Grad erhöht werden (Abb. 3). Ein Mensch mit Verdacht auf ›kardiogenen Schock‹ wird nicht in Schocklage gebracht.

Polytrauma → S. 890
akutes Abdomen → S. 254
Allergie → S. 831, 877
kardiogener Schock → S. 418

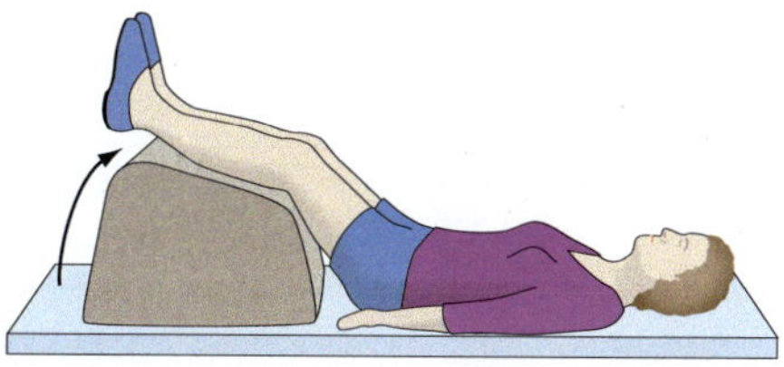

Abb. 3 Schocklagerung

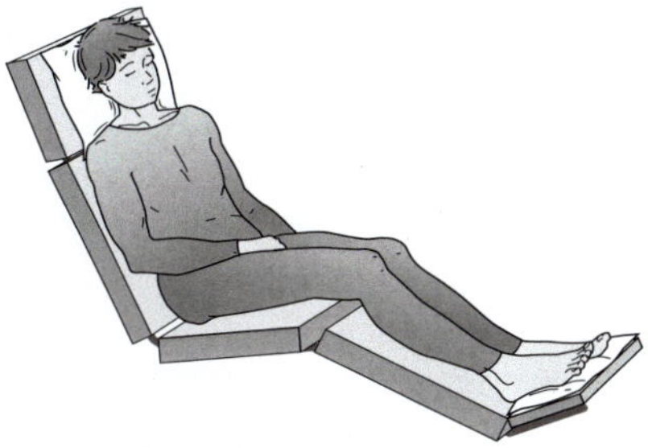

Abb. 4 Herzbettlagerung

Achtung: Bei Annahme einer kardialen Ursache muss die Vorlast des Herzens gesenkt werden. Diese Menschen weisen trotz Hypotonie gestaute Halsvenen auf. Deshalb wird der Betroffene, wie auch im Falle von Atemnot, eher mit erhöhtem Oberkörper gelagert (Abb. 4).

Bei der fortlaufenden Überwachung stützen sich Pflegende insbesondere auf die Kontrolle von Bewusstsein, Atmung, Puls, Blutdruck und Stundenurin. Gerade in der Frühphase lassen sich Anzeichen einer Zentralisation des Kreislaufs eher an der Haut erkennen (Nagelbettprobe, Farbe, Feuchtigkeit, Temperatur). Das sonst übliche SaO_2-Monitoring wird bei einer Mikrozirkulationsstörung keine zuverlässigen Werte ergeben.

Sofortmaßnahmen	Ärztliche Interventionen
›Blutstillung‹ (wenn möglich)	**Volumenersatz**
Schocklagerung (Kontraindikation: Herzinfarkt, Atemnot)	›venöser‹ (bzw. ›intraossärer‹) Zugang
Wärmeerhalt	Volumentherapie, Katecholamine
Ruhe und Zuspruch	**Oxygenierung**
Vitalzeichenüberwachung	Sauerstoffgabe über Maske
Flüssigkeitsverlust ausgleichen (wenn indiziert)	evtl. Intubation
Keine Schmerzen provozieren!	**spezifische Therapie** je nach ›Schockform‹
Kein Anwärmen! Kein Rauchen und Alkohol!	

Tab. 1 Sofortmaßnahmen und ärztliche Interventionen bei Schock

Blutstillung → S. 802
venöser Zugang → S. 672, Band 1
intraossärer Zugang → S. 812
Schockformen → S. 418

Oxygenierung
Anreicherung des Blutes mit Sauerstoff

Pflegende unterstützen als Teil des Behandlungsteams diverse ärztliche Interventionen im Schockraum. Neben der Diagnostik und Behandlung der Ursache gilt es, das intravasale Volumen zu stabilisieren und die ›Oxygenierung‹ der Zellen zu verbessern. Über venöse Zugänge werden dem Notfallpatienten nach Anordnung kristalloide Vollelektrolytlösungen, Blutkonserven und spezifische Notfallmedikamente verabreicht. Dies kann auch über einen notfallmäßig gelegten intraossären Zugang geschehen, wie das bei pädiatrischen Patienten üblich ist (Abb. 1 und 2).
Der Patient erhält hochdosiert Sauerstoff zur Insufflation über eine Maske. Bei Bedarf muss er intubiert und ›beatmet‹ werden.

Beatmung → S. 387

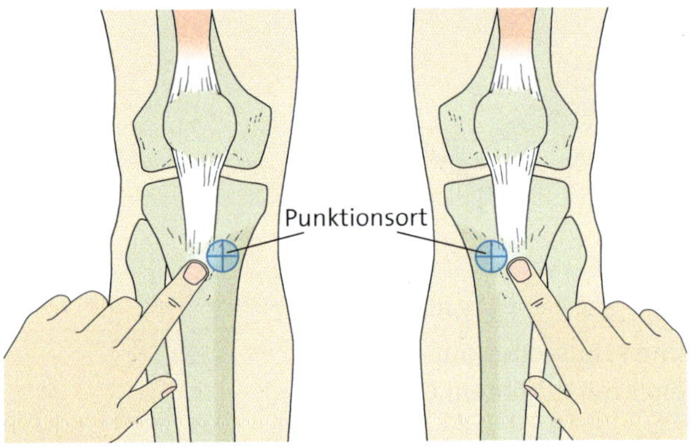

Abb. 1 Intraossärer Zugang: Ein möglicher Punktionsort ist an der proximalen Tibia.

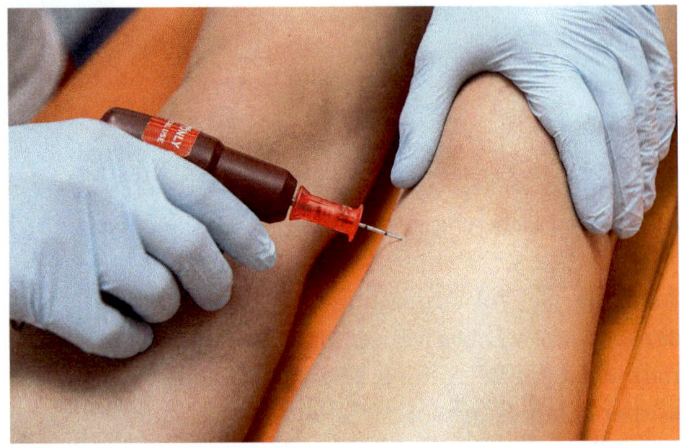

Abb. 2 Intraossärer Zugang: Platzierung der Nadel

REFLEXION | **IMPULS** | LERNORTVERNETZUNG

Erkundigen Sie sich bei Pflegenden, die in einer Rettungsstelle arbeiten, durch welche Weiterbildungen, Zusatzqualifikationen o. Ä. sie die dort nötigen Kompetenzen erworben haben.

Maßnahmen bei Bewusstlosigkeit (D-Problem)

Verliert der Betroffene das Bewusstsein, besteht durch den Verlust der Schutzreflexe die akute Gefahr, dass er durch das Zurückfallen der Zunge oder auch an seinem Erbrochenen erstickt. Lässt sich eine Person durch Ansprache und durch Rütteln an den Schultern nicht erwecken, liegt mutmaßlich eine Bewusstlosigkeit vor. Sind Atmung und Puls vorhanden, kann man zur Abschätzung des Bewusstseinsstadiums einen Schmerzreiz setzen. Zur einfachen Provokation von Abwehrreaktionen, ohne bleibende Spuren zu hinterlassen, piekt der Pflegende seinen Daumennagel über die Nagelplatte des kleinen Fingers des Betroffenen in das Nagelbett. Er beachtet dabei, dass er nicht durch mögliche Abwehrbewegungen des Betroffenen verletzt wird. Um einer Asphyxie vorzubeugen, wird der Betroffene in die Seitenlage gebracht und der Kopf vorsichtig überstreckt (Abb. 3). Dies gilt insbesondere dann, wenn man den Bewusstlosen verlassen muss, z. B. um Hilfe zu holen. Nach einer Inspektion der Mundhöhle werden vorsichtig Fremdkörper und lose Zahnprothesen entfernt. Bei Bewusstlosen mit niedrigem Blutdruck können die Beine in Seitenlage erhöht gelagert werden, jedoch nicht bei Verdacht auf Schädel-Hirn-Trauma.

Ethik
Wie kann das Recht auf Selbstbestimmung bei bewusslosen Menschen gewahrt werden?

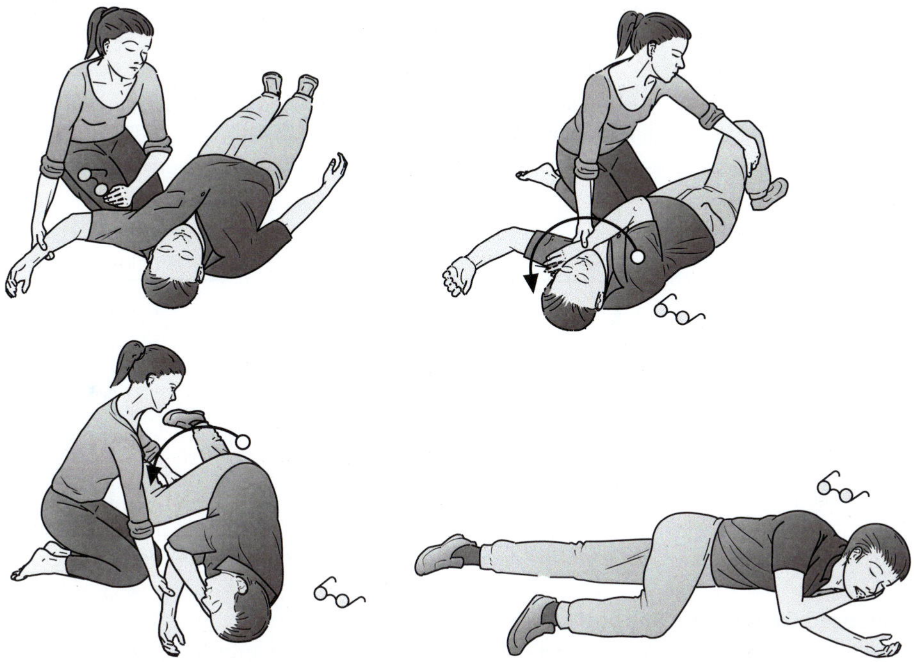

Abb. 3 Schritte der Seitenlagerung bei Bewusstlosen

Zusätzlich kann es erforderlich sein, die oberen Atemwege von Bewusstlosen mittels Oropharyngealtubus (Guedel-Tubus, Abb. 4) oder eines Nasopharyngealtubus (Wendl-Tubus, Abb. 5) freizuhalten.
Hinweis: Der Wendl-Tubus wird von nicht-komatösen Bewusstseinsgetrübten eher toleriert. Pharyngealtuben verhindern zwar das Zurücksinken der Zunge, jedoch nicht eine Aspiration.

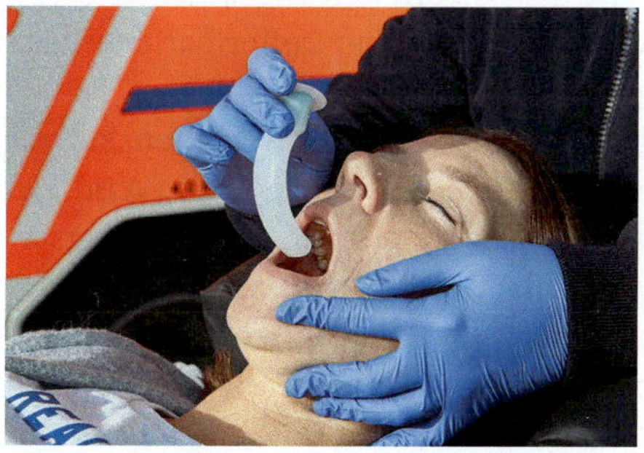

Abb. 4 Einlegen des Guedel-Tubus

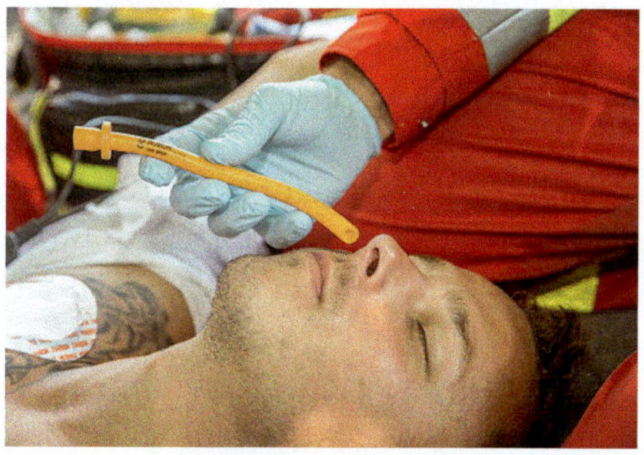

Abb. 5 Einlegen des Wendl-Tubus

Eine engmaschige Überwachung der Vitalzeichen ist erforderlich. Besteht die Möglichkeit und sind keine anderen Sofortmaßnahmen dringlicher, ist es nützlich, wenn der Pflegende vor dem Eintreffen des Arztes den aktuellen ›Blutzuckerwert‹ erhebt. Wird ein schweres Trauma als Ursache für die Bewusstlosigkeit angenommen, so sollte der Verletzte sicherheitshalber in der vorgefundenen Lage verbleiben. Die Voraussetzungen hierfür sind, dass der Notfallort sicher ist, der Verletzte suffizient atmet und bei intensiver Überwachung jederzeit interveniert werden kann.

Blutzucker → S. 262

1.2.2 Erweiterte lebensrettende Maßnahmen

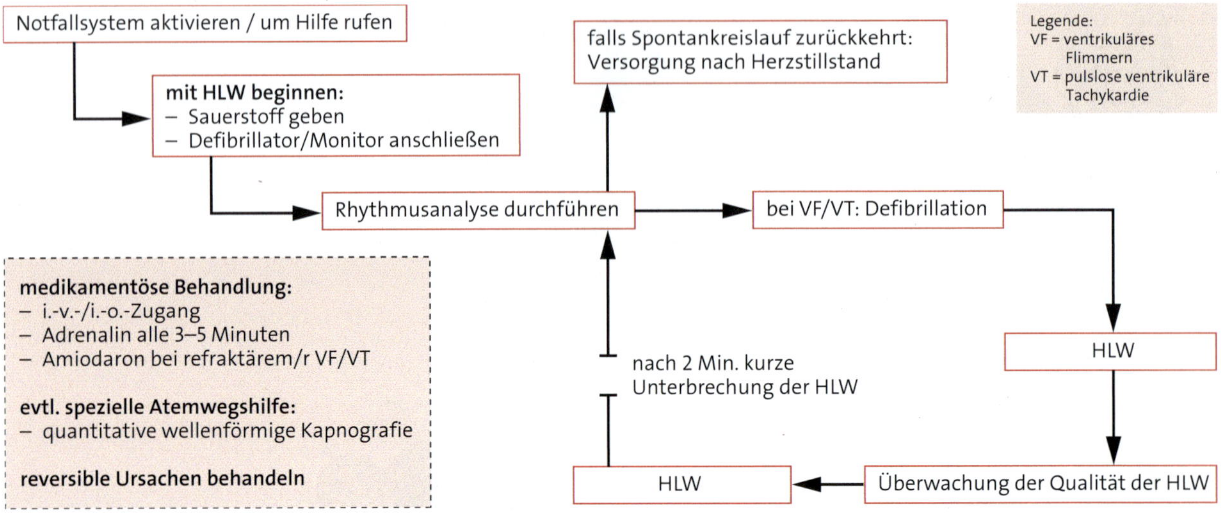

Abb. 1 ACLS-Algorithmus

Advanced Cardiac Life Support (ACLS)

Auch nach der Einleitung erweiterter ärztlicher Reanimationsmaßnahmen bleibt die Fortführung einer qualitativ hochwertigen Herz-Lungen-Wiederbelebung (HLW) durch mindestens zwei Helfer der entscheidende Erfolgsfaktor. Nur die kontinuierliche Zirkulation des mit Sauerstoff angereicherten Blutes ermöglicht die Versorgung der lebenswichtigen Organe Gehirn, Herz und Lunge sowie den Transport von Notfallmedikamenten zum gewünschten Zielort, an dem das Medikament wirken soll. Sobald ein Defibrillator am Notfallort zur Verfügung steht, werden die Defibrillationselektroden (bzw. die mit Elektrodengel bestrichenen Paddles) wie auf der Verpackung angegeben auf dem entblößten Brustkorb des Betroffenen angebracht (Abb. 2). Bei Kindern von einem bis acht Jahren kann die Platzierung der Defibrillationselektroden in anterior-posteriorer Position vorgegeben sein.

Durch den Arzt erfolgt die Rhythmusanalyse, zu der die HLW für einen kurzen Moment zur Vermeidung von ›Artefakten‹ unterbrochen werden muss. Wird ein halbautomatischer Defibrillator (›AED‹) an eine reglose und nicht atmende Person angeschlossen, analysiert er dessen EKG hinsichtlich einer schockwürdigen Herzrhythmusstörung automatisch. Das Gerät empfiehlt dem Anwender in diesem Fall zu defibrillieren und stellt die benötigte Stromenergie zur Verfügung (Abb. 3).

Artefakt
Verfälschung von Messergebnissen, hier: durch Störquellen verursachte Fehlaufzeichnungen im EKG (z. B. durch das elektrische Feld eines Helfers)

AED
Automated External Defibrillator

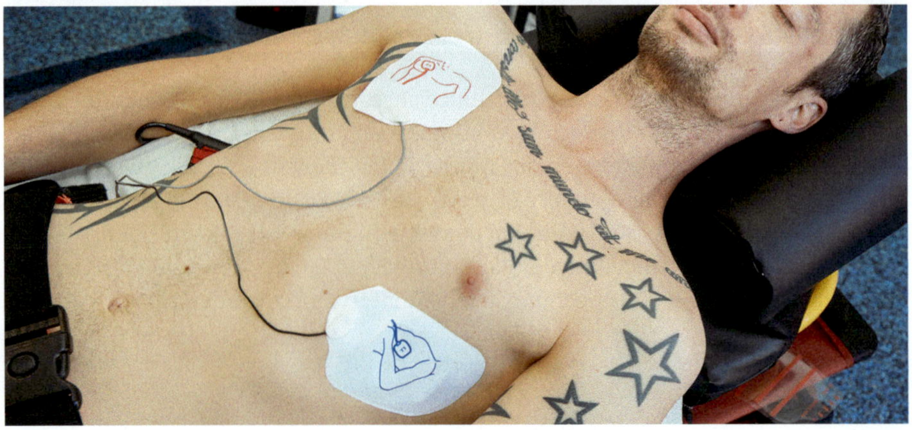

Abb. 2 Übliche anterior-apikale Position der Elektroden beim Erwachsenen

Liegt eine Asystolie bzw. Hyposystolie vor, so wird die HLW unverzüglich fortgesetzt. Handelt es sich hingegen um ein Kammerflimmern bzw. eine hochfrequente pulslose ventrikuläre Tachykardie, so wird ärztlicherseits eine Defibrillation durchgeführt.

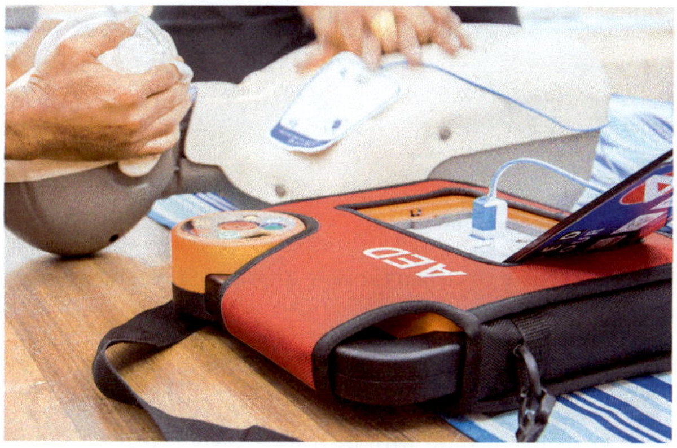

Abb. 3 Halbautomatischer Defibrillator (AED)

Informationsbroschüre Automatisierte Defibrillation (Nr.204-010: www.dguv.de

→ automatisierte Defibrillation

Die Person, die den Defibrillator bedient, ruft das Kommando an alle Teammitglieder „Vom Patienten (und vom Bett) wegtreten!" und schaut, ob alle dieser Anordnung gefolgt sind. Danach erfolgt die Defibrillation. In einem Zyklus von zwei Minuten wird daraufhin die HLW kontinuierlich durchgeführt, bis zu einer erneuten Rhythmusanalyse durch die Ärztin. Wenn es personell und räumlich möglich ist, sollte der Helfer, der die Herzdruckmassage durchführt, nach einem bis zwei Zyklen ausgewechselt werden. So kann am ehesten eine durchgehend qualitativ gute Herzdruckmassage sichergestellt werden. Während der Zyklen werden weitere Teammitglieder einen venösen oder auch intraossären ›Zugang‹ etablieren. Es werden Notfallmedikamente wie Adrenalin und Amiodaron vorbereitet und auf Anordnung des Arztes gegeben (Tab. 1). Sobald die Atemwege beispielsweise durch Intubation gesichert sind, wird die Herzdruckmassage kontinuierlich in einer Frequenz von 100–120 pro Minute durchgeführt. Parallel dazu werden pro Minute etwa zehn Beatmungen gegeben.

Infusion → S. 669

Medikament	Anwendung	Dosierung (Erwachsener)	Hinweise
Adrenalin (Suprarenin®) Sympathomimetikum, Katecholamin	Asystolie und Kammerflimmern	1 mg = 1 ml i.v./i.o. verdünnt mit 9 ml Aqua dest. (oder als 10 ml-Fertigspritze) Erhaltungsdosis nach 3–5 min.	– stimuliert α-, $β_1$- und $β_2$-Rezeptoren – Vasokonstriktion – Herzfrequenz ↑ – Kontraktionskraft ↑ – lichtgeschützt und gekühlt lagern – ungekühlt < 6 Monate haltbar
Amiodaronhydrochlorid (Cordarex®) Antiarrhythmikum	Kammerflimmern	300 mg (= 6 ml) i.v./i.o. verdünnt mit 14 ml Glukose 5% als Bolus Erhaltungsdosis über Spritzenpumpe	– Erregungsleitung ↓ – Herzfrequenz ↓ – vor Licht schützen – nicht kühlen
Medizinischer Sauerstoff	Asystolie und Kammerflimmern	etwa 15 l/min. über Beatmungsbeutel mit Reservoir	– Brandgefahr (vor Defibrillation entfernen)

Tab. 1 Standardmedikamente, die bei der Reanimation eines Erwachsenen vorbereitet werden

Zusätzlich wird ein Arzt durch das Studium vorhandener Patientenunterlagen, Befunde und mittels aktuell angestrengter Laborergebnisse reversible Ursachen für den Herz-Kreislauf-Stillstand identifizieren und behandeln (Tab. 1, S. 816). Sofern keine Erfolgsaussichten bestehen, wird eine begonnene Wiederbelebung nur durch eine Ärztin für beendet erklärt.

Vier Hs	Vier HITS
Hypoxie	Herzbeuteltamponade
Hypovolämie	Intoxikation
Hypo-/Hyperkaliämie	Thrombose (STEMI/Lungenembolie)
Hypo-/Hyperthermie	Spannungspneumothorax

Tab. 1 Reversible Ursachen für Herz-Kreislauf-Stillstand nach der American Heart Association

REFLEXION IMPULS LERNORTVERNETZUNG

Kontrollieren Sie am Lernort Praxis die Notfallausrüstung im Beisein eines fachkundigen Praxisanleiters, z.B. in der Notaufnahme, Anästhesie bzw. auf der Intensivstation. Lassen Sie sich die Funktionsweise und Einsatzmöglichkeiten der Gerätschaften und Notfallmedikamente erklären. Sprechen Sie über die organisatorischen Abläufe und die Aufgaben von Pflegenden bei einer Notfallsituation.

Anzeichen für einen Reanimationserfolg (ROSC)

ROSC
Return of spontaneous circulation

Anzeichen dafür, dass die Wiederbelebungsbemühungen erfolgreich waren (›ROSC‹), sind ein tastbarer Puls und Blutdruck, spontane Bewegungen, zunehmend rosige Hautfarbe und enger werdende Pupillen. Möglicherweise atmet der Betroffene spontan gegen die Beatmung an. Dass ein reanimationspflichtiger Patient sofort wieder das Bewusstsein erlangt, ist eher nicht zu erwarten. In der Postreanimationsphase muss der Notfallpatient intensivmedizinisch überwacht werden. War die Ursache ein Myokardinfarkt (STEMI), wird eine Notfall-Koronarangiografie durchgeführt. Zur Schonung des Gehirns wird der Körper des Patienten für 24 Stunden kontrolliert auf 32–36 °C gekühlt.

Assistenz beim Atemwegsmanagement

Die endotracheale Intubation, also das Einbringen eines Beatmungsschlauchs in die Luftröhre zur Sicherung der Atemwege, wird in einer Notfallsituation vorwiegend orotracheal (über den Mund) ausgeführt.

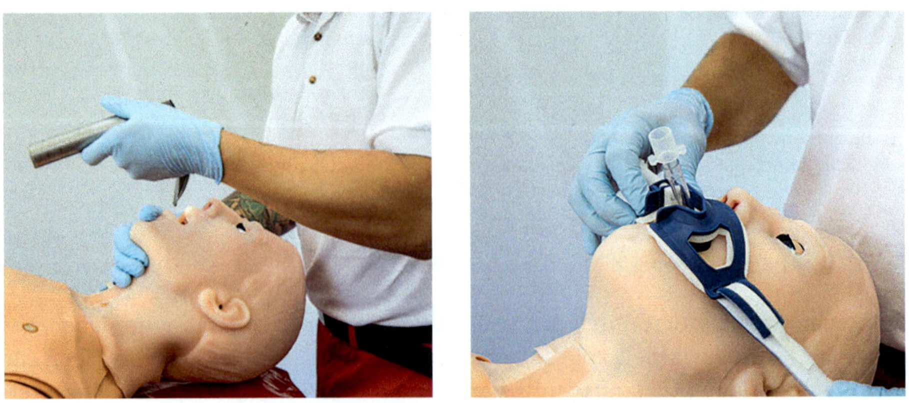

Abb. 1 Orotracheale Intubation

Wird eine Intubation bei einem Notfallpatienten erforderlich, so bereitet ein Pflegender das Intubationsbesteck neben dem Kopfende des Patienten vor und reicht das Material zum richtigen Moment an.

Intubationsmaterialien	
Laryngoskop **Check!**	Stethoskop
Endotrachealtubus **Check!**	Beatmungsbeutel mit O_2
Gleitgel	Fixiermaterial
Führungsstab	Guedel-Tubus
Blockerspritze 10 ml	Absauggerät **Check!**

Tab. 2 Material zur orotrachealen Notfallintubation unter Reanimationsbedingungen

Der Pflegende überprüft in erster Linie die Funktionsfähigkeit des Laryngoskops (leuchtet?), des Endotrachealtubus (Cuff-Test) sowie der Absaugvorrichtung (saugt?).

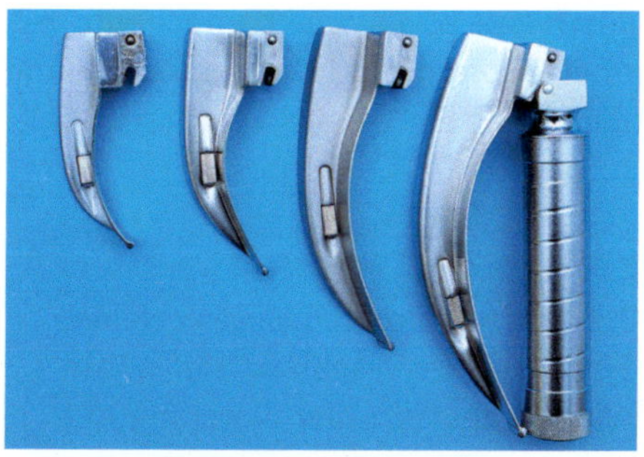

Abb. 2 Laryngoskop

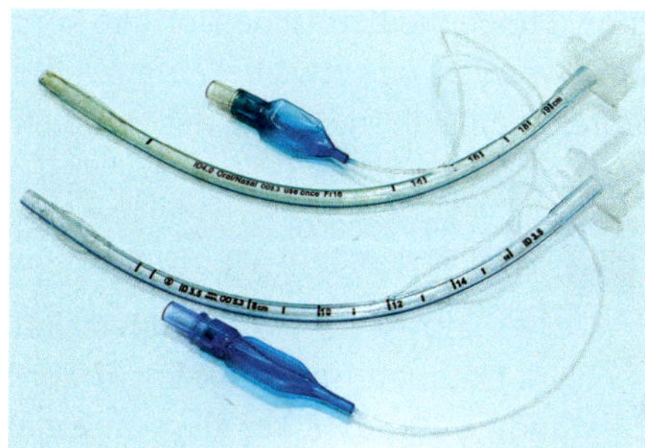

Abb. 3 Endotrachealtubus

Auf Weisung des Arztes wird die entsprechende Spatel- und Tubusgröße (Einheit: Innendurchmesser in Millimeter) ausgewählt. Der Ballon (Cuff) des sterilen Endotrachealtubus wird auf Dichtigkeit geprüft und die Luft danach wieder entfernt. Der Trachealtubus wird mit Gleitmittel und auf Anordnung mit einem Führungsstab versehen. Nach Möglichkeit werden dem Arzt sterile Handschuhe zur Verfügung gestellt.

Der Patient wird für mehrere Minuten präoxygeniert, d.h. mit reinem Sauerstoff beatmet. Bei wachen Patienten mit einer Ateminsuffizienz müssen Medikamente zur Narkoseeinleitung bereitgehalten werden. Der Kopf wird optimal etwa 10 cm erhöht in Schnüffelstellung gelagert. Dies erleichtert bei der Kehlkopfspiegelung die Darstellung der Stimmritze (Glottis).

Im außerklinischen Bereich und in besonderen Notfallsituationen sind alternativ zur endotrachealen Intubation sog. supraglottische Atemwegshilfen zur vorübergehenden Sicherung der Atemwege in Gebrauch (Abb. 4 und 5).

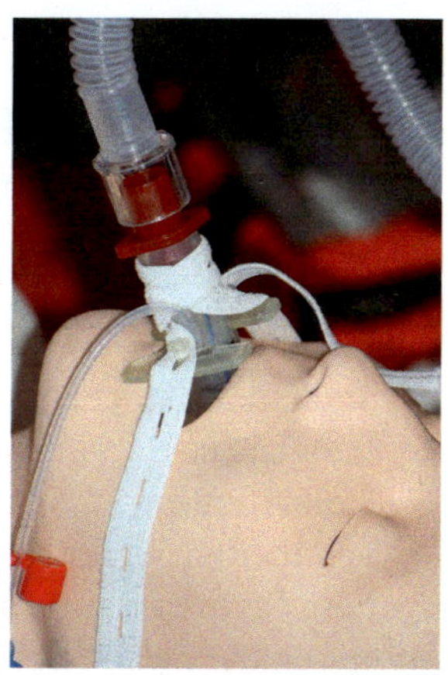

Abb. 4 Larynxtubus

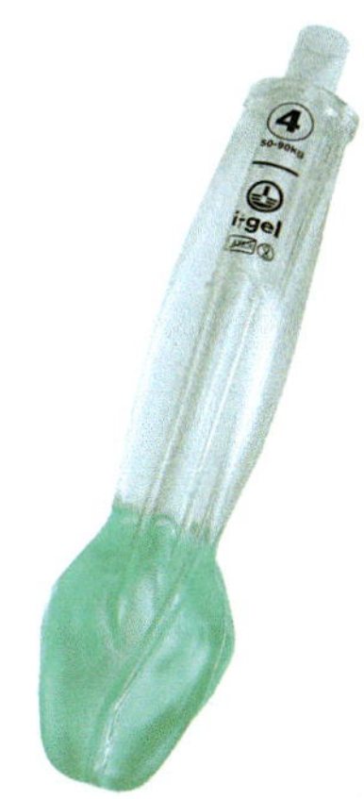

Abb. 5 i-gel®-Larynxmaske

1.2.3 Menschen in lebensbedrohlichen Situationen unterstützen

Menschen, die plötzlich in eine medizinische Notlage geraten, und auch deren Angehörige können sehr unterschiedlich reagieren. Die Betroffenen sind häufig mit der krisenhaften und möglicherweise existenzgefährdenden Situation überfordert. Gefühle von Hilflosigkeit und Kontrollverlust können beispielsweise einhergehen mit der Angst vor falscher Behandlung, Todesangst, gesundheitlichem bzw. materiellem Verlust oder Schmerzen. Die Betroffenen machen sich zudem evtl. Sorgen um das Wohlergehen von Angehörigen sowie über die eigene Zukunft. Vor diesem Hintergrund ist es erforderlich, dass sich Pflegende zunächst innerlich sammeln, um vor den Betroffenen und Umstehenden Ruhe auszustrahlen. Hilfreich kann es sein, erst mal tief durchzuatmen. Man sollte auch nicht zu dem Hilfesuchenden rennen, sondern gehen. Von Betroffenen wird es allgemein als entlastend empfunden, wenn Pflegende durch sicheres Auftreten und gezieltes Handeln Professionalität zum Ausdruck bringen. Dazu zählt insbesondere, dass rechtzeitig Hilfe nachgefordert, symptomabhängig und nach Priorität versorgt wird. In manchen Fällen müssen Pflegende Vorkehrungen treffen, damit unverzüglich mit einer Reanimation begonnen werden kann. Einige medizinische Notfälle können durch eine psychische Komponente verstärkt werden, wie etwa bei einem Asthmaanfall. Insofern kann die umfassende und professionelle Betrachtung der Notfallsituation bereits ein Teil der Lösung sein.

Ethik
Ist es geheuchelt, wenn Pflegende Ruhe und Professionalität ausstrahlen, die sie gar nicht empfinden?

B BEISPIEL

Der 35-jährige Herr Rowohlt hat sich im Umgang mit illegalem Silvesterfeuerwerk Daumen und Zeigefinger der rechten Hand weggesprengt. Der selbstständige Handwerker liegt in einem Behandlungsraum der Notaufnahme und zittert am ganzen Körper. Er hat bereits eine Decke und ein starkes Analgetikum intravenös erhalten. Die Pflegefachfrau Lydia Korotkow, die bei der chirurgischen Notversorgung assistiert, vermutet, dass der Erregungszustand eine Reaktion auf das kritische Lebensereignis ist. Sie bemüht sich, dem Patienten auch nonverbal Beistand und Anteilnahme zu signalisieren. Nach einigen Minuten wirkt der Patient ruhiger.

Zur psychosozialen Unterstützung in einer Notfallsituation gehört, sich dem Betroffenen vorzustellen, ihn nicht alleine zu lassen, Zuspruch zu geben, ihn vor Zuschauern abzuschirmen, wenn gewünscht respektvoll Körperkontakt herzustellen, aktiv zuzuhören und Hilfsangebote zu unterbreiten. Hierzu zählt beispielsweise, dass man im Auftrag einen Angehörigen verständigt oder Wertgegenstände sichert.

W ZUM WEITERDENKEN

Studien haben gezeigt, dass Angehörige, die bei den Wiederbelebungsbemühungen des Notfallteams anwesend sein durften, davon profitieren konnten. Sie hatten im Schnitt weniger Probleme, das plötzliche ›Verlusterleben‹ zu verarbeiten. Waren Angehörige bei einer Reanimation zugegen, so gab es weder negative Auswirkungen auf das Überleben der Betroffenen und vermehrten emotionalen Stress für die Helfer noch waren rechtliche Konsequenzen zu befürchten. Erforderlich ist es, dass ein freiwillig anwesender Angehöriger durch eine Person des Teams betreut wird.

PTSB → S. 648

2 Gefahrenabwehr

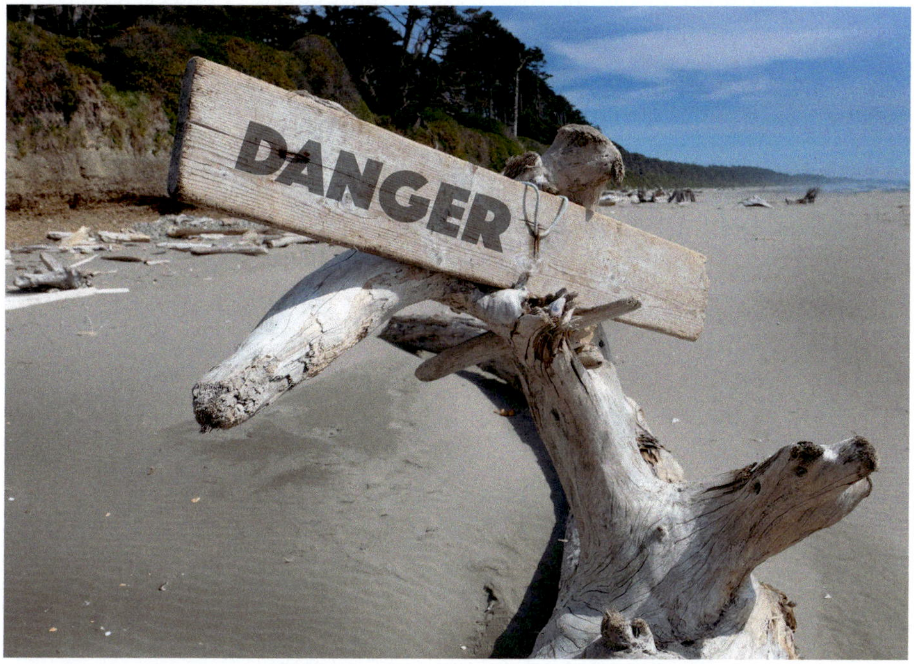

Abb. 1 Gefahren gehören zum Leben dazu.

Das Leben steckt voller Gefahren. Im Alltag begegnen sie uns im Haushalt, im Straßenverkehr oder in der Natur. Auch in den diversen Pflegesettings gibt es zahlreiche potenzielle Gefahren für Pflegebedürftige, aber auch für Pflegende und ihre Kollegen. Werden sie erkannt, können Verletzungen und Schädigungen im besten Fall vermieden werden. Nicht immer ist dies möglich. Ist ein Schadensereignis eingetreten, dann sind es häufig die Pflegenden, die den Betroffenen finden oder von ihm bzw. seinen Angehörigen gerufen werden, selbst Erste Hilfe leisten und ggf. die Maßnahmen Dritter bis zum Eintreffen des Rettungsdienstes koordinieren.

2.1 Verletzungsgefahr erkennen und vor Gefahren schützen

2.1.1 Normales Verhalten zur Gefahrenabwehr

Normalerweise schützen sich Menschen vor Gefahren, indem sie Informationen aus der Umwelt mit ihren Sinnen ›wahrnehmen‹, Situationen einschätzen und ihre Reaktionen anpassen. Ein Teil dessen erfolgt bewusst, ein anderer unbewusst. Der bewusste Teil erfordert eine kognitive Leistung, wie das bewusste Ausweichen vor einem Hindernis. Ihm gehen Lernprozesse voraus, die dazu führen, dass bestimmte Situationen als gefährlich eingestuft werden. Wir lernen beispielsweise, dass es gefährlich ist, aus großen Höhen zu fallen, und klettern einen Abhang lieber vorsichtig hinunter anstatt zu springen.

Wahrnehmen und Beobachten → S. 252, Band 1

kognitive Prozesse → S. 575

Reflex
Antwort auf einen Reiz

Der unbewusste Teil geschieht z.T. ›reflexhaft‹. So wird das Augenlid geschlossen, sobald ein Fremdkörper die Hornhaut des Auges berührt, oder die Hand bei Kontakt mit heißer Flüssigkeit zurückgezogen.

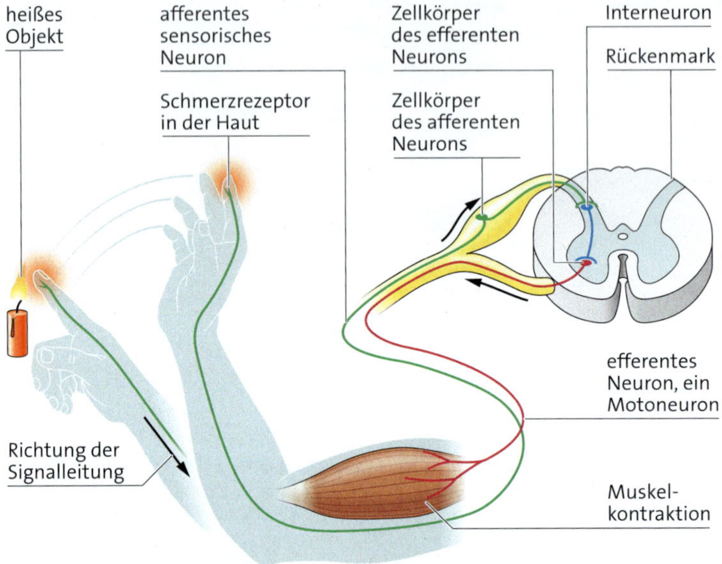

Abb. 1 Schutzreflex: Der Schmerzreiz löst ein komplexes Geschehen im zentralen Nervensystem aus.

2.1.2 Verletzungsgefahr erkennen

Die Fähigkeit, Verletzungsrisiken zu erkennen, ist an folgende Voraussetzungen geknüpft:

- Die erkennende Person muss in dem Augenblick, in dem die Gefährdung akut ist, ihre Aufmerksamkeit auf die Situation lenken und diese mit ihren Sinnen wahrnehmen können.
- Sie muss zudem in der Lage sein, eine potenzielle Gefährdung überhaupt als solche einzuordnen. Hierzu zählt beispielsweise das Erkennen einer ›Sturzgefährdung‹ bei einem Pflegebedürftigen oder das Wissen um die Vergiftungsgefahr bei einer Überdosierung bestimmter Medikamente.

Sturzgefährdung erkennen
→ S. 349

Interprofessionalität
Welche Berufsgruppen müssten zusammenarbeiten, um die Risiken eines Menschen mit Sensibilitätsstörungen zu minimieren?

Professionell Pflegende betreuen in ihrem Arbeitsalltag vorwiegend Menschen, die aufgrund unterschiedlichster Ursachen Verletzungsgefahren für sich und andere nicht in vollem Umfang erfassen können. Mögliche Ursachen können sein:

- Beeinträchtigungen der Sinneswahrnehmungen (Seh- oder Hörbeeinträchtigungen, Sensibilitätsstörungen)
- Verminderung des Wachheitsgrades bzw. Bewusstseinseinschränkungen (krankheitsbedingt oder medikamenteninduziert)
- emotionale Ausnahmesituationen wie Angst, Wut oder Trauer
- Einschränkung der kognitiven Leistungsfähigkeit (z.B. Demenz, geistige Behinderung)

Auch mangelnde Sprachkenntnisse oder Analphabetismus können dazu führen, dass Warnhinweise, etwa auf Schildern oder Beipackzetteln, nicht verstanden werden. Bei Kindern korreliert die Fähigkeit, Gefahren zu erkennen, mit dem Entwicklungsstand.

2.1.3 Menschen vor Gefahren schützen

Pflegebedürftige vor Gefahren schützen

Um einen Pflegebedürftigen vor Gefahren schützen zu können, müssen Pflegende das individuelle Gefährdungspotenzial kennen und berücksichtigen. Voraussetzungen hierfür sind:

- eine intensive ›Beobachtung‹
- Berücksichtigung des Settings und der Lebenswelt des Pflegebedürftigen
- Austausch mit dem Pflegebedürftigen und ggf. seinen Angehörigen
- eine umfangreiche ›Pflegeanamnese‹, welche die aktuelle Situation des Pflegebedürftigen widerspiegelt und die ggf. durch Screenings bzw. ›Assessments‹ ergänzt wird

Beobachtung → S. 260, Band 1

Pflegeanamnese → S. 820, Band 1

Assessment → S. 820

Ist das Gefährdungspotenzial des Pflegebedürftigen ermittelt, arbeiten die Pflegenden gemeinsam mit ihm, ggf. seinen Angehörigen und weiteren Mitgliedern des multiprofessionellen Teams daran, die individuellen Risiken zu minimieren oder zu kompensieren. Wichtige Aspekte sind die Aufklärung und Beratung des Pflegebedürftigen zu möglichen Gefährdungen. Diese können sich auf konkrete Maßnahmen zur Prävention von Gefahren beziehen oder z.B. auf den Einsatz von Hilfsmitteln. Pflegende können durch eine umsichtige, vorausschauende Arbeitsweise dazu beitragen, Pflegebedürftige zu schützen. Besonders bei Menschen mit kognitiven Einschränkungen ist eine sichere Umgebungsgestaltung wichtig.

Alte Menschen vor Gefahren schützen

Der Schutz hochaltriger Menschen vor Gefahren unterscheidet sich nicht grundlegend von dem Schutz junger Pflegebedürftiger. Es ist jedoch zu berücksichtigen, dass bei alten Menschen die körperliche und teils auch kognitive Leistungsfähigkeit nachlässt und häufig mehrere Sinnesleistungen gleichzeitig eingeschränkt sind. Zudem liegt bei alten Menschen häufig eine Multimorbidität vor. Im Rahmen der Einschätzung des Gefährdungspotenzials müssen daher meist mehr Faktoren Berücksichtigung finden als bei jungen Menschen.

REFLEXION | **IMPULS** | LERNORTVERNETZUNG

Beim Praxiseinsatz in der ambulanten Pflege haben Sie es häufig mit alten Menschen zu tun, die in ihrer eigenen Wohnung versorgt werden. Welche Themen für eine Beratung zur sicheren Umgebungsgestaltung können Sie hier identifizieren?

Kinder vor Gefahren schützen

Um Kinder vor Gefahren zu schützen, ist es wichtig, ihren Entwicklungsstand zu kennen. Dies hilft, das individuelle Gefährdungspotenzial zu erfassen und die Pflege und Beaufsichtigung des Kindes daran auszurichten. Die Eltern sind dabei wichtige Partner. Neben der altersentsprechenden Beratung des Kindes zu möglichen Gefahren und ihrer Prävention erfolgt auch eine Beratung der Eltern. Viele Tipps für Präventionsmöglichkeiten bietet die Bundesarbeitsgemeinschaft Mehr Sicherheit für Kinder e.V.

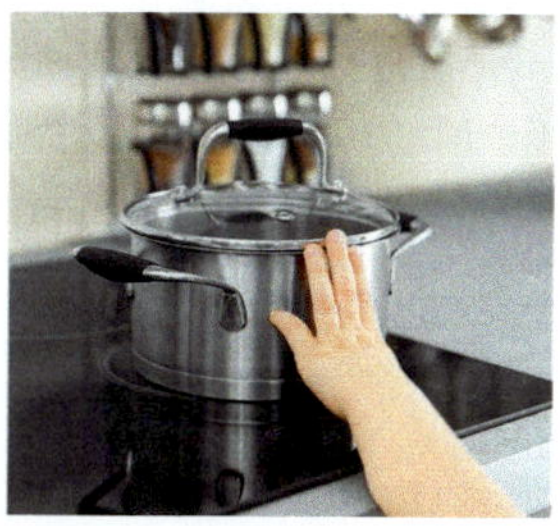

Abb. 2 Gefährdungspotenzial im Haushalt

Bundesarbeitsgemeinschaft Mehr Sicherheit für Kinder e.V.
www.kindersicherheit.de/kinderunfaelle-vermeiden.html

2.2 Erste Hilfe bei Verletzungen und Schädigungen

2.2.1 Verpflichtung zur Hilfeleistung

Erste Hilfe zu leisten ist nicht nur eine moralische, sondern auch eine rechtliche Verpflichtung. Sie ist in § 323c (Unterlassene Hilfeleistung; Behinderung von hilfeleistenden Personen) des Strafgesetzbuches (StGB) festgeschrieben:

» *(1) Wer bei Unglücksfällen oder gemeiner Gefahr oder Not nicht Hilfe leistet, obwohl dies erforderlich und ihm den Umständen nach zuzumuten, insbesondere ohne erhebliche eigene Gefahr und ohne Verletzung anderer wichtiger Pflichten möglich ist, wird mit Freiheitsstrafe bis zu einem Jahr oder mit Geldstrafe bestraft.*
(2) Ebenso wird bestraft, wer in diesen Situationen eine Person behindert, die einem Dritten Hilfe leistet oder leisten will. «

2.2.2 Situation einschätzen und Verletzungen erkennen

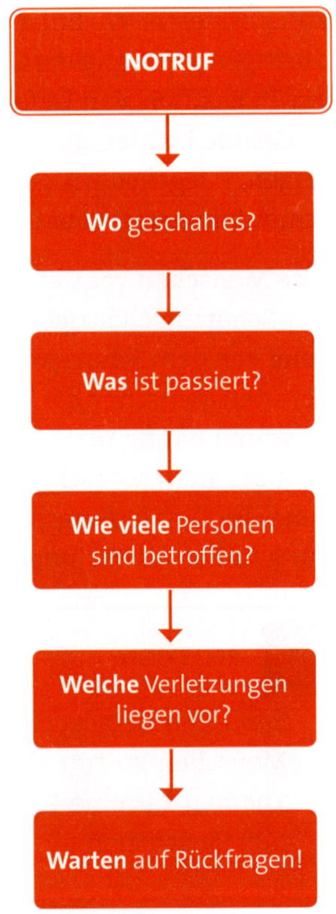
NOTRUF
Wo geschah es?
Was ist passiert?
Wie viele Personen sind betroffen?
Welche Verletzungen liegen vor?
Warten auf Rückfragen!

Abb. 1 Absetzen eines Notrufs

Beim Auffinden eines verletzten Menschen gilt es Ruhe zu bewahren, die Situation richtig einzuschätzen und nicht selbst in Gefahr zu geraten, wie dies z.B. bei Verkehrsunfällen oder Bränden schnell der Fall sein kann. Ist der Eigenschutz gewährleistet und der Verunfallte, falls erforderlich, aus der Gefahrenumgebung gebracht, schließt die Ersthelferin zunächst aus, dass ›lebenswichtige Funktionen‹ beeinträchtigt sind, und setzt ggf. einen Notruf ab.

lebenswichtige Funktionen in Notfallsituationen erfassen → S. 793

Sind bei Unfällen im ambulanten Bereich oder in Einrichtungen der Langzeitpflege weitere Mitarbeiter oder Angehörige zugegen, bindet die Pflegefachkraft sie nach Bedarf in die Hilfeleistung ein und koordiniert diese bis zum Eintreffen des Rettungsdienstes.

Betreuung des Verletzten

Während der gesamten Zeit ist die psychosoziale Betreuung des Verletzten von besonderer Bedeutung. Auch wenn seine Verletzungen nicht lebensbedrohlich erscheinen oder sind, so ist das Durchleben einer Gefahrensituation für den Verletzten mit Angst, dem Gefühl von Hilflosigkeit und meist auch Schmerzen verbunden. Eine kontinuierliche, einfühlsame und beruhigende Betreuung vermittelt dem Verunfallten das Gefühl von Sicherheit. Eine sich entwickelnde Schocksymptomatik kann so rasch erkannt werden und die Ersthelferin kann entsprechende Maßnahmen einleiten. Die Ersthelferin informiert den Verunfallten über alle Maßnahmen und holt sein Einverständnis zu diesen ein.

Kommunikation
Was können Sie tun, um einem Verletzten ein Gefühl von Sicherheit zu vermitteln?

Verletzungen erkennen

Als erste Maßnahme ermittelt der Ersthelfer, welche Verletzungen vorliegen. Beginnend mit einer ›Anamnese‹ lässt er sich die Situation bzw. den Unfallhergang schildern und erfragt die Symptomatik. Ist die Eigenanamnese des Verunfallten nicht hinreichend oder nicht möglich, wie dies beispielsweise bei Kindern, Menschen mit Störungen des Bewusstseins oder desorientierten Verletzten häufig der Fall ist, dann befragt der Ersthelfer Angehörige bzw. Zeugen, um sich ein möglichst umfassendes Bild der Akutsituation machen zu können.

Anamnese → S. 610, Band 1

Bodycheck nach traumatischen Verletzungen

Nicht jede Verletzung lässt sich auf den ersten Blick erkennen. Eine körperliche Untersuchung in Form eines Bodychecks dient der Gewinnung eines ersten Überblicks über das Verletzungsausmaß und der frühzeitigen Feststellung potenziell lebensbedrohlicher Verletzungen wie ›Frakturen‹ großer Röhrenknochen, instabiler Frakturen des Thorax oder unerkannter Blutungen.

Fraktur → S. 474, 825

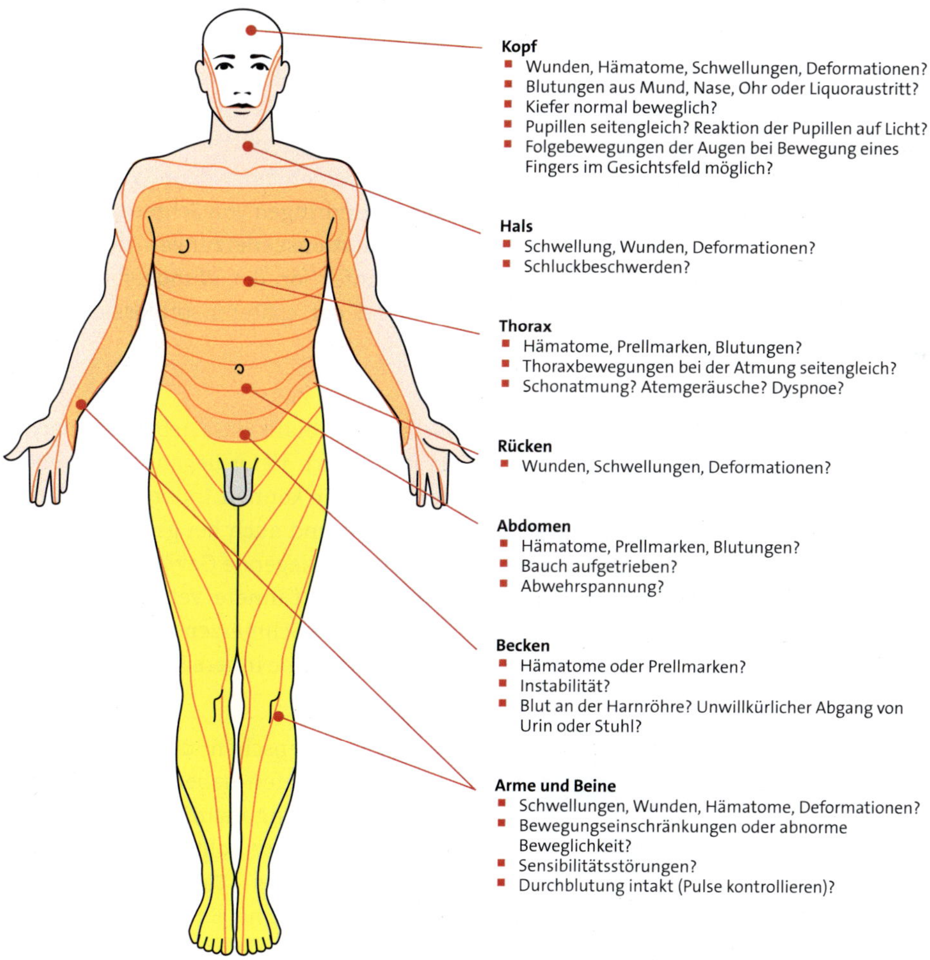

Die Untersuchung erfolgt in ständigem Austausch mit dem Verletzten. Beim Abtasten der Körperregionen von oben nach unten geht der Ersthelfer behutsam vor, um dem Verletzten keine unnötigen Schmerzen zuzufügen oder eventuelle Verletzungen zu verschlimmern.

Solange nicht zweifelsfrei feststeht, dass keine Wirbelsäulenverletzung vorliegt, sollte keine Lageveränderung vorgenommen werden, es sei denn, es besteht Lebensgefahr (z.B. bei erforderlicher Rettung vor Bränden oder zur Reanimation). Der Verunfallte sollte sich nicht bewegen und die Wirbelsäule in stabiler Position gehalten werden. Im stationären Bereich wird der Verletzte für den Bodycheck entkleidet. Im öffentlichen Raum ist dies zur Wahrung der Intimsphäre meist nicht oder nur eingeschränkt möglich.

2.2.3 Mechanische Wunden

Mechanische Wunden entstehen durch äußere Gewalteinwirkung wie Stürze, Schläge mit stumpfen Gegenständen, Quetschungen, Bisse oder Stiche. Je nach Stärke der Gewalteinwirkung und Tiefe des Eindringens möglicher Fremdkörper kann das Ausmaß der Verletzungen dabei sehr unterschiedlich sein. Es reicht von oberflächlichen Verletzungen der oberen Hautschicht, wie sie bei Schürfwunden vorkommen, bis hin zu schweren Schädigungen großer Gefäße oder innerer Organe, wie dies etwa bei Stich- oder Schussverletzungen der Fall sein kann.

Wundversorgung → S. 675, Band 1

Blutstillung bei kritischer Blutung → S. 802

Versorgung von Amputationsverletzungen → S. 803

Wundbehandlung → S. 682, Band 1

Ersthelfer sollten den direkten Kontakt mit Blut und anderen Körpersekreten vermeiden bzw. nach Möglichkeit Einmalhandschuhe tragen. Die ›Wundversorgung‹ im Rahmen der Ersten Hilfe dient der ›Stillung von Blutungen‹ mittels Druckverband, um einem großen Blutverlust vorzubeugen, der vorübergehenden Wundabdeckung möglichst mit sterilen Materialien, um ein weiteres Eindringen von Schmutz und Erregern in die Wunde zu verhindern, sowie bei ›Amputationsverletzungen‹ der Sicherung des Amputats. Eine Wundreinigung und Desinfektion der Wunde sowie das Entfernen von Fremdkörpern finden erst während der späteren professionellen ›Wundbehandlung‹ statt.

Ethik
Ist es wichtiger, einem anderen Menschen zu helfen oder sich selbst zu schützen?

Innere Verletzungen

Bei offenen Wunden mit großer Wundtiefe besteht die Gefahr, dass neben den nach außen hin sichtbaren, oberflächlichen Verletzungen auch tiefer liegendes Gewebe wie Gefäße, Nerven, Muskeln und Organe geschädigt sein können. Innere Verletzungen können zu einem erheblichen Blutverlust führen und auch bei geschlossenen Wunden auftreten. Hier ist die Haut intakt, das darunter liegende Gewebe wie Muskeln oder innere Organe jedoch geschädigt. Hinweise auf innere Verletzungen im Bauchraum können Prellmarken, Hämatome oder starke Schmerzen sein. Auch die rasche Entwicklung einer ›Schocksymptomatik‹ kann auf eine innere Verletzung hinweisen.

Schock → S. 418

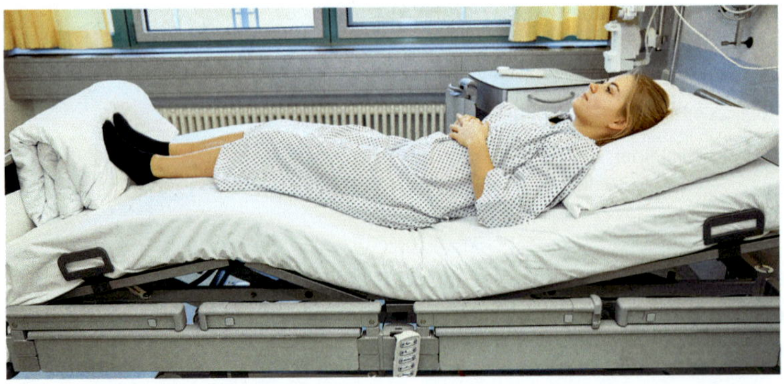
Abb. 1 Bauchdeckenentlastende Lagerung

Verunfallte Menschen, die eine innere Verletzung erlitten haben, nehmen zur Schmerzlinderung häufig eine Schonhaltung ein. Diese sollte der Ersthelfer unterstützen. Bei Bauchverletzungen kann dies z.B. eine Embryonalhaltung sein oder die Verletzten entlasten die Bauchdeckenmuskulatur in Rückenlage durch das Anwinkeln der Beine. In dieser Position ist eine Unterpolsterung der Knie hilfreich.

REFLEXION | IMPULS | LERNORTVERNETZUNG

Es sind auch Notfallsituationen denkbar, in denen Sie keinen Verbandskasten zur Hand haben, um z. B. fachgerecht und unter Beachtung des Eigenschutzes einen Druckverband anlegen zu können. Überlegen Sie, was Sie in einer solchen Situation dennoch tun können, um einem Verletzten zu helfen.

2.2.4 Frakturen

In der Regel bedarf es einer erheblichen Krafteinwirkung, bis ein Knochen bricht. Ausnahmen bilden Brüche an vorgeschädigten Knochen, wie es beispielsweise bei Pflegebedürftigen mit ›Osteoporose‹ der Fall ist. Hier können schon geringe Krafteinwirkungen zu ›Frakturen‹ führen. Frakturen können eingeteilt werden in geschlossene Frakturen ohne Verletzung der Haut und offene Frakturen mit Haut- und ggf. Weichteilverletzung. Mögliche Symptome bei einer Fraktur werden in sichere und unsichere Frakturzeichen unterteilt.

Osteoporose → S. 479
Einteilung von Frakturen → S. 474

Unsichere Frakturzeichen	Sichere Frakturzeichen
– Schmerzen – Schwellung – Bewegungseinschränkung – eingeschränkte Belastbarkeit – Schonhaltung – Hämatombildung	– sichtbare Knochenfragmente – Fehlstellung – abnorme Beweglichkeit – Knochenreiben (Krepitation)

Tab. 1 Frakturzeichen

Als Maßnahmen der Ersten Hilfe erfolgen die sterile Abdeckung offener Wunden sowie die Kühlung und Ruhigstellung des betroffenen Körperteils. Aufgrund von Schmerzen nehmen Verletzte häufig schon von sich aus eine Schonhaltung ein. Diese wird von der Ersthelferin unterstützt. Hierfür eignet sich beispielsweise der Einsatz eines Dreiecktuchs bei Frakturen im Armebereich oder von zusammengerollten Decken bei Frakturen im Beinbereich.

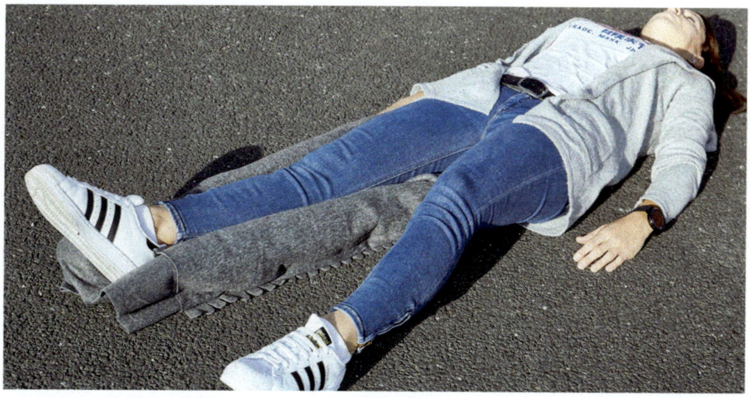

Abb. 2 Provisorische Ruhigstellung eines gebrochenen Beins

Wenn ein Knochen bricht, können auch Muskeln, Sehnen, Bänder, Nerven, Organe und Gefäße geschädigt werden. Zudem gehören Knochen zu den gut durchbluteten Geweben. Im Falle einer Fraktur, insbesondere von großen Röhrenknochen oder im Beckenbereich, muss der Ersthelfer daher sowohl bei offenen als auch geschlossenen Frakturen immer die Gefahr innerer Verletzungen und einer potenziell lebensbedrohlichen Blutung mit berücksichtigen. Eine konservative oder operative Bruchversorgung ggf. erforderlicher ›Reposition‹ des Bruchs findet nach abgeschlossener ›Diagnostik‹ im Krankenhaus statt.

Reposition
Wiederherstellung der normalen Lage oder Stellung einer anatomischen Struktur

Diagnostik und Therapie von Frakturen → S. 474

2.2.5 Thermische Schädigungen

Unterkühlung

Übersteigt die Wärmeabgabe des Körpers über einen längeren Zeitraum die Wärmeproduktion, kommt es zur Unterkühlung. Da die Wärmeleitfähigkeit von Wasser deutlich höher ist als die der Luft, kommt es bei Menschen, die sich längere Zeit in kühlen Gewässern aufhalten oder durchnässte Kleidung tragen, besonders schnell zu Unterkühlungen. Auch im Schockzustand oder im Falle großflächiger Verbrennungen steigt das Unterkühlungsrisiko. Abhängig von der Körperkerntemperatur werden verschiedene Stadien der Unterkühlung unterschieden.

Zyanose → S. 49
Tachykardie, Bradykardie → S. 414
Tachypnoe → S. 369
Herzrhythmusstörungen → S. 526
Kammerflimmern → S. 800
Bewusstlosigkeit → S. 459

Abwehrstadium	Erschöpfungsstadium	Lähmungsstadium
Körperkerntemperatur 35–32 °C	Körperkerntemperatur 32–28 °C	Körperkerntemperatur < 28 °C
Betroffene sind unruhig, zittern, frieren, Blässe und Kälte der Haut, Zentralisation des Kreislaufs, ›Zyanose‹ der Lippen, ›Tachykardie‹, ›Tachypnoe‹	Bewusstsein trübt zunehmend ein, Kältezittern des Körpers lässt nach und kommt letztlich ganz zum Erliegen, ›Bradykardie‹, ›Herzrhythmusstörungen‹ und Gefahr des ›Kammerflimmerns‹, verlangsamte Atmung	›Bewusstlosigkeit‹, Gefahr des Kammerflimmerns
Betroffenen ins Warme bringen, nasse Kleidung entfernen, in Decken einhüllen, zu Bewegung ermutigen, wärmende und gezuckerte Getränke reichen (kein Alkohol!), ggf. Notruf absetzen	Notruf absetzen! Keine weiteren Aufwärmversuche unternehmen und Bewegung vermeiden (die Körperkerntemperatur würde weiter absinken, da durch Bewegung das kältere Blut aus den Extremitäten in das Körperzentrum gelangt)! Bei Bewusstlosigkeit sehr langsam und vorsichtig in die stabile Seitenlage bringen!	

Tab. 1 Unterkühlungsstadien und Erste-Hilfe-Maßnahmen

Erfrierungen

Erfrierung
lokale Gewebeschädigung durch Kälteeinwirkung

›Erfrierungen‹ treten häufig in Verbindung mit einer Unterkühlung, manchmal jedoch auch isoliert auf. Häufig betroffen sind Finger, Zehen, Ohren und der Gesichtsbereich. Leichte Erfrierungen sind gekennzeichnet durch Schmerzen, Taubheitsgefühl, Blässe bzw. gelblich weiße Verfärbung der Haut und Kälte der betreffenden Körperstelle. Es liegt eine Schädigung der Epidermis vor, aber kein Zelltod. Eine vorsichtige Erwärmung kann durch die Körperwärme des Ersthelfers erfolgen. Bei Fortschreiten der Erfrierung kommt es zu bläulich roter Hautverfärbung, Blasenbildung bis hin zu Nekrosen. Der Schmerz verstärkt sich zunächst und erlischt dann bei schweren Erfrierungen durch Schädigung des Nervengewebes. Bei fortgeschrittenen Erfrierungen werden keine aktiven Aufwärmversuche vorgenommen. Die Gliedmaße wird ruhiggestellt und jede Belastung auf die Erfrierung, z.B. durch Reiben, Druck oder Bewegung, vermieden. Die Erfrierung wird steril abgedeckt. Eine gleichzeitige Unterkühlung wird vorrangig behandelt.

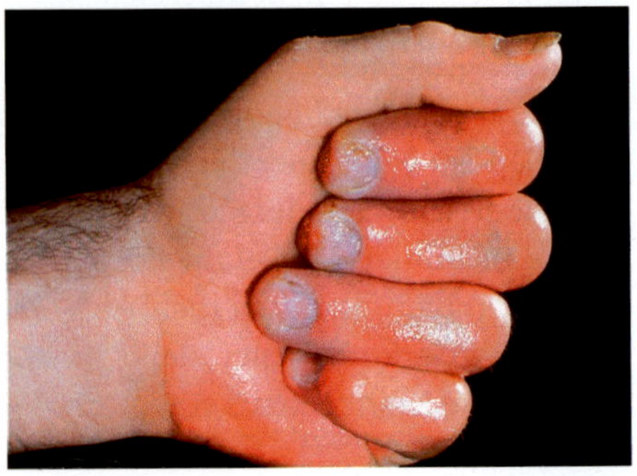

Abb. 1 Zeichen einer Erfrierung an der Hand

Hitzschlag, Hitzeerschöpfung und Sonnenstich

Bei sehr warmen Umgebungstemperaturen oder massiver Sonneneinstrahlung kann es zur Entwicklung von Hitzeschäden kommen.

Hitzschlag	Hitzeerschöpfung	Sonnenstich
Durch die Unfähigkeit des Körpers, ausreichend Wärme durch Schwitzen nach außen abzugeben (z. B. durch unzweckmäßige Kleidung oder bei schwüler Witterung), entsteht ein Wärmestau im Körper.	Körperliche Belastung bei großer Hitze mit ungenügender Flüssigkeitsaufnahme bei gleichzeitigem Schwitzen führen dazu, dass der Körper Flüssigkeit und Mineralstoffe verliert. Pflegebedürftige Menschen mit einem verringerten Durstgefühl sind besonders gefährdet.	Die Einwirkung der UV-Strahlen der Sonne auf Kopf oder Nacken führt zu einer Reizung der Hirnhäute. Folgen können eine Hirnhautentzündung (Meningitis) und eine Erhöhung des Hirndrucks sein. Säuglinge und Kleinkinder sind aufgrund der geringen Kopfbehaarung und der ggf. noch offenen ›Fontanellen‹ besonders gefährdet und sollten der direkten Sonneneinstrahlung nie ohne Kopfbedeckung ausgesetzt werden.
Symptome: trockene, rote und heiße Haut, Schwindel, hohes Fieber, Schock, im Extremfall Bewusstseinseinschränkungen bis zur Bewusstlosigkeit	**Symptome:** massive körperliche Schwäche, Blässe, Frösteln, Zittern, Tachykardie, schweißnasse Kleidung, im Extremfall Schock und Einschränkungen des Bewusstseins bis zur Bewusstlosigkeit	**Symptome** (entwickeln sich z. T. erst Stunden nach der Sonneneinstrahlung): hochroter, heißer Kopf, Schwindel, Übelkeit und Erbrechen, Unruhe, Nackensteifigkeit, im Extremfall Einschränkungen des Bewusstseins bis zur Bewusstlosigkeit oder Krampfanfälle Insbesondere bei kleinen Kindern kann es statt des roten Kopfes auch zu einer starken Blässe mit hohem Fieber kommen.
Betroffene sofort in kühle Umgebung/Schatten bringen und für körperliche Ruhe sorgen.		
Maßnahmen: überflüssige Kleidung entfernen, mit erhöhtem Oberkörper positionieren und den Körper kühlen (z. B. mit feuchten Tüchern)	**Maßnahmen:** flach positionieren, für Wärmeerhalt sorgen (ggf. zudecken), bei guter Bewusstseinslage Flüssigkeit in Form von Getränken zuführen (z. B. Iso-Drinks, Mineralwasser, Wasser oder Tee)	**Maßnahmen:** mit erhöhtem Kopf positionieren, Kopf und Nacken vorsichtig kühlen (z. B. mit feuchten Tüchern)

Tab. 2 Hitzeschäden

Fontanellen
bindegewebig überbrückte Knochenspalten zwischen den Schädelknochen im kindlichen Schädel

Alle Hitzeschäden können lebensbedrohlich sein. Für Ersthelfer ist es daher wichtig, die Symptome frühzeitig zu erkennen, einen Notruf abzusetzen und Gegenmaßnahmen einzuleiten, um zu verhindern, dass es zu einer vitalen Bedrohung kommt. Im Falle einer Bewusstlosigkeit wird der Betroffene in die stabile Seitenlage gebracht, die Vitalparameter werden engmaschig überwacht.

Verbrennungen

Die häufigsten Ursachen von Verbrennungen sind direkte Flammeneinwirkung, Verbrühungen und Explosionen. Auch Stromunfälle führen zu Verbrennungen. In Abhängigkeit von der Dauer und Intensität der Hitzeeinwirkung kommt es zu Schädigungen der Haut und Hautanhangsgebilde bis hin zu Schädigungen tiefer gelegener Gewebe wie Muskeln oder Knochen.

Von entscheidender Bedeutung für die Prognose von Brandverletzten sind:

- Ausdehnung und die Tiefe der Verbrennungen
- Begleitverletzungen (hierzu zählt z.B. ein Inhalationstrauma bei Bränden)
- Vorerkrankungen, wie sie insbesondere bei alten Menschen häufig sind

Die Ausdehnung einer Verbrennung wird anhand der Neuner-Regel abgeschätzt. Dabei wird der Körper in neun Abschnitte unterteilt, die jeweils einen bestimmten Prozentanteil an der Körperoberfläche ausmachen: Kopf, Rumpf, Arme und Beine, wobei beim Rumpf und den Beinen jeweils Vorder- und Rückseite als eigene Abschnitte gezählt werden.

Pflegeprozessgestaltung
Mit welchen Hilfsmitteln werden Ausmaß und Lokalisation einer Verbrennung präzise dokumentiert?

	Gewebeschädigung
Grad 1	lokale Schwellung und Rötung, Schädigung ist auf die Oberhaut (Epidermis) beschränkt; Abheilung ohne Narbenbildung
Grad 2	zusätzlich Brandblasen mit starken Schmerzen und Schädigung der Lederhaut (Korium); evtl. Narbenbildung nach Abheilung
	Grad 2a: Rötung wegdrückbar, feuchter Wundgrund
	Grad 2b: Rötung nicht wegdrückbar, trockener, weißlicher Wundgrund
Grad 3	komplette Zerstörung von Haut und Hautanhangsgebilden; bei Zerstörung der Schmerzrezeptoren ggf. nur geringe Schmerzen, keine Selbstheilung möglich
Grad 4	Unterhaut, Knochen, Sehnen und/oder Muskulatur sind mitbetroffen

Tab. 1 Gradeinteilung der Verbrennungen

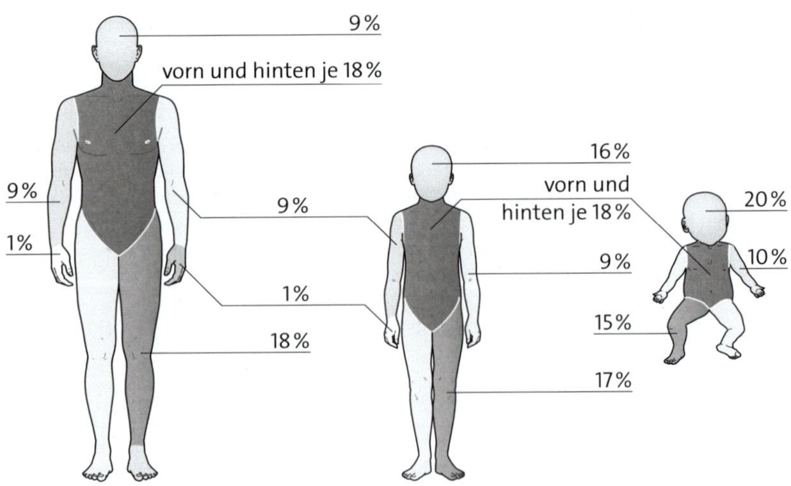

Abb. 1 Neuner-Regel nach Wallace

Bei Verbrennungen sind im Fall von Bränden, Explosionen und Stromunfällen der Eigenschutz und die Rettung des Betroffenen aus der Gefahrenzone vorrangig. Kleidung und Schmuck sollten entfernt werden, sofern sie nicht mit der Haut verklebt sind. Bei Verbrühungen sollte die durchnässte Kleidung vorher mit lauwarmem Wasser übergossen werden, um zu verhindern, dass weitere Hautpartien durch die heiße Kleidung geschädigt werden.

Zur Schmerzlinderung können kleinflächige Verbrennungen mit ca. 20 °C warmem Wasser gekühlt werden. Der Ersthelfer bedeckt Brandwunden trocken und möglichst steril. Brandblasen dürfen nicht eröffnet werden. Bei großflächigen Verbrennungen ist das Risiko einer Unterkühlung stark erhöht. Eine Kühlung der Brandwunden würde dieses Risiko weiter erhöhen und unterbleibt daher. Bei Kindern sollte eine Kühlung von Verbrennungen im Bereich von Kopf und Körperstamm aufgrund der Unterkühlungsgefahr grundsätzlich unterbleiben. Der Wärmeerhalt des Körpers kann z. B. durch den Gebrauch einer Rettungsdecke unterstützt werden.

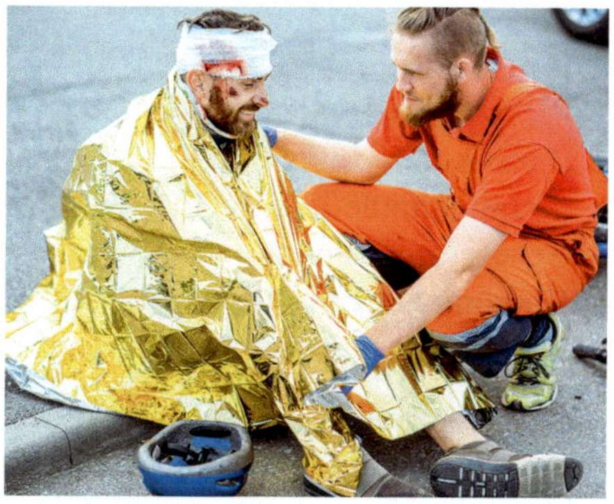

Abb. 2 Eine Rettungsdecke unterstützt die Thermoregulation des Körpers.

2.2.6 Verätzungen

Verätzungen durch Hautkontakt mit Säuren oder Laugen werden aufgrund der ähnlichen Gewebsreaktionen auch als chemische Verbrennungen bezeichnet. Als Erstmaßnahme wird zunächst die Kleidung über dem betroffenen Areal entfernt. Dabei achtet der Ersthelfer darauf, nicht selbst mit der ätzenden Flüssigkeit in Kontakt zu kommen (Einmalhandschuhe bieten keinen ausreichenden Schutz vor Säuren und Laugen) und nicht weitere Körperpartien des Verletzten zu kontaminieren. Anschließend wird die Wunde für 20 Minuten unter laufendem Wasser gespült, um die Säure bzw. Lauge zu verdünnen. Falls kein Wasser vorhanden ist, wird die Säure oder Lauge z. B. mit sterilen Kompressen von der Haut abgetupft.

Das Trinken ätzender Flüssigkeiten führt zu Verätzungen der Schleimhäute, einhergehend mit Schmerzen und einem verstärkten Speichelfluss. Der Ersthelfer unterstützt den Verletzten dabei, eine aufrechte Sitzposition einzunehmen und Wasser in kleinen Schlucken zu trinken, um einen Verdünnungseffekt zu erzielen. Ein Erbrechen soll vermieden werden, um zu verhindern, dass die Schleimhäute ein zweites Mal durch die Säure oder Lauge geschädigt werden. Die chemische Substanz wird sichergestellt und dem Rettungsdienst ausgehändigt.

2.2.7 Vergiftungen

Gifte sind Stoffe, die bereits in niedriger Dosierung zu Funktionsstörungen, Schädigungen oder zum Tod führen. Maßgeblich für die Giftwirkung und das Ausmaß der ›Vergiftung‹ sind:

- Dosis und Applikationsweg (Atemwege, Haut, Verschlucken, Injektion)
- Dauer und Häufigkeit der Einwirkung
- chemische und physikalische Eigenschaften des Toxins
- Merkmale des Betroffenen (z. B. Alter und Vorerkrankungen)

Vergiftung (Intoxikation) schädliche Wirkung von Giften (Toxinen) auf den Körper

Es gibt eine Vielzahl von Toxinen, mit denen Menschen täglich konfrontiert sind und die bei fehlerhaftem Gebrauch zu Vergiftungen führen können. Hierzu zählen z.B. Reinigungsmittel, Pflanzenschutzmittel, Pflanzen, Pilze und auch Arzneimittel.

Digitalisierung
Wie hilfreich sind Smartphone-Apps zum Thema Vergiftung, z. B. die des Bundesamtes für Risikobewertung?

Mögliche Ursachen für Vergiftungen sind vielfältig und reichen von Verwechslungen bei mangelnder Kennzeichnung, Leichtsinn im Umgang mit Toxinen, Drogen- und Alkoholmissbrauch bis zu Suizidabsichten. Kinder sind durch Neugierde und Unwissenheit um mögliche Gefahren besonders gefährdet, Vergiftungen zu erleiden.
Zu den typische Symptome, die auf eine Vergiftung hindeuten können, gehören:
- Bauchschmerzen
- Übelkeit, Erbrechen
- Durchfall
- Kopfschmerzen, Schwindel
- Unruhe, Nervosität
- ›Krampfanfälle‹
- ›Schocksymptomatik‹
- Einschränkungen des Bewusstseins, Bewusstlosigkeit
- Störungen von Atem- und Kreislauffunktion

Krampfanfall → S. 542
Schock → S. 418

Falls nicht bereits geschehen, sorgt der Ersthelfer dafür, dass die Giftzufuhr unterbrochen wird (z.B. indem er den Betroffenen bei Einwirkung giftiger Dämpfe unter Beachtung des Eigenschutzes ins Freie bringt). Der Ersthelfer wählt den Giftnotruf und stellt das Gift und evtl. Erbrochenes sicher. Er führt kein Erbrechen herbei, leistet aber im Falle des Erbrechens Hilfestellung. Gegengifte oder Mittel zur Giftresorption (z.B. Aktivkohle) dürfen nur nach Rücksprache mit der Giftnotrufzentrale verabreicht werden. Bei schweren Vergiftungen hat die ›Erhaltung lebenswichtiger Funktionen‹ Priorität.

Erhaltung lebenswichtiger Funktionen → S. 802

Regionale Giftnotrufe	Telefon
Berlin, Brandenburg	030/19240
Nordrhein-Westfalen	0228/19240
Mecklenburg-Vorpommern, Sachsen, Sachsen-Anhalt, Thüringen	0361/730730
Baden-Württemberg	0761/19240
Bremen, Hamburg, Niedersachsen, Schleswig-Holstein	0551/19240
Saarland	06841/19240
Rheinland-Pfalz	06131//19240
Bayern	089/19240

Tab. 1 Rufnummern der Giftnotrufzentralen und Giftinformationsdienste in Deutschland

W ZUM WEITERDENKEN

Gesundheitsstörungen infolge langjährigen Konsums von Tabak und Alkohol können als chronische Vergiftung gedeutet werden. Sie stellen in diesem Sinne die häufigsten Vergiftungen dar.

2.2.8 Allergische Reaktionen/Anaphylaxie

›Anaphylaxie‹ bezeichnet eine akute systemische Reaktion mit Symptomen einer allergischen Sofortreaktion, die den ganzen Organismus betreffen kann und potenziell lebensbedrohlich ist. Bei allergischen Reaktionen reagiert das Immunsystem des Körpers überschießend auf körperfremde, eigentlich unschädliche Substanzen (Allergene). Zu den häufigsten Auslösern von ›Allergien‹ zählen ›Nahrungsmittel‹ (z.B. Nüsse, Erdbeeren), Tierhaare, Insektengifte oder Medikamente (z.B. Penicilline, Kontrastmittel). Symptome anaphylaktischer Reaktionen zeigen sich hauptsächlich an der Haut, den Atemwegen, dem Herz-Kreislauf-System und dem Verdauungstrakt. Hinzu kommen Angst, Unruhe und Störungen des Bewusstseins.

Anaphylaxie
griech. ana = aufwärts,
phylaxis = Bewachung

Allergie → S. 877
Allergene in Nahrungsmitteln → S. 276

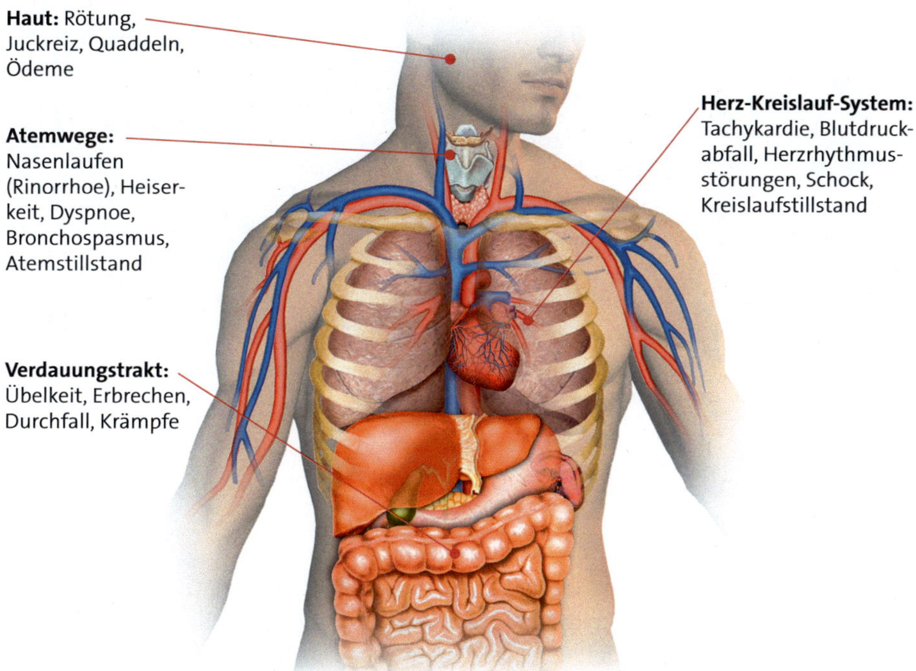

Abb. 1 Die Anaphylaxie kann alle Organsysteme betreffen.

Nach Möglichkeit stoppt der Ersthelfer sofort die Allergenzufuhr (z.B. durch Unterbrechung der Infusion oder Ziehen eines Insektenstachels) und setzt einen Notruf ab. Die weiteren Maßnahmen der Ersten Hilfe und die Positionierung des Betroffenen richten sich nach den Symptomen. Stehen kardiovaskuläre Symptome und ein niedriger Blutdruck im Vordergrund, empfiehlt sich die Hochlagerung der Beine. Bei Symptomen im Bereich der Atemwege sollte der Betroffene (halb-)sitzend positioniert werden, im Falle einer ›Bewusstlosigkeit‹ in stabiler Seitenlage. Der Ersthelfer kontrolliert engmaschig die ›Vitalzeichen‹ und bleibt beim Betroffenen, da sich eine lebensbedrohliche ›Schocksymptomatik‹ innerhalb kürzester Zeit entwickeln kann.

Bewusstlosigkeit → S. 459
Vitalzeichenkontrolle → S. 733
Schock → S. 418

Menschen mit Allergien„ bei denen es im Vorfeld bereits zu schweren anaphylaktischen Reaktionen gekommen ist, haben häufig ein Notfallset zur Selbsttherapie bekommen (bestehend aus einem Autoinjektor zur intramuskulären Adrenalin-Selbstinjektion, einem Antihistaminikum und einem Glukokortikoid) und sind darin geschult, dieses in einer Notfallsituation anzuwenden.

3 Pflegen unter Katastrophenbedingungen und bei Großschadensereignissen

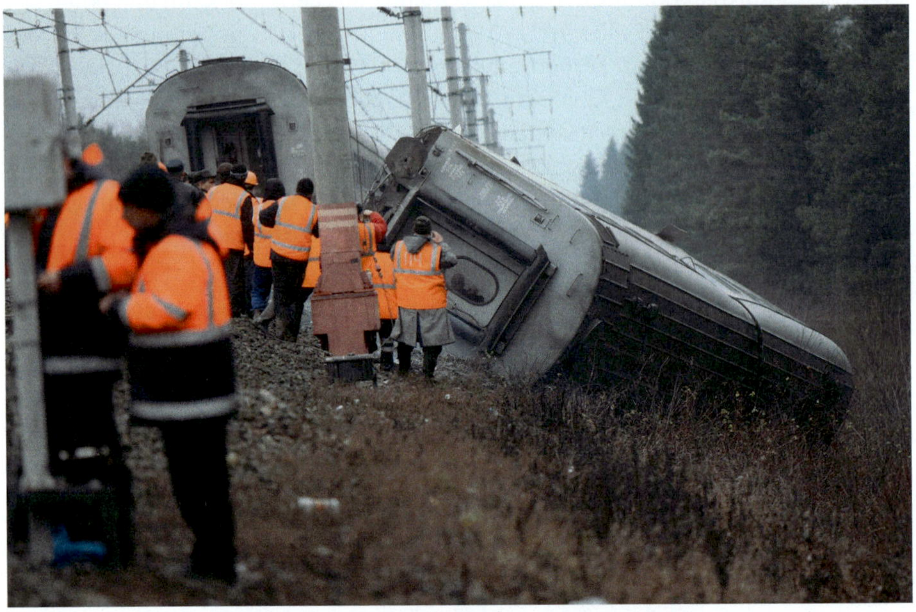

Abb. 1 Katastrophen und Großschadensereignisse wie z. B. ein Zugunglück stellen Pflegende vor besondere Herausforderungen.

3.1 Situation einschätzen

3.1.1 Voraussetzungen

Eine Katastrophe überfordert die Reaktionsmöglichkeiten einer Gemeinschaft. Sie bedeutet Zerstörung unvorstellbaren Ausmaßes, Tod und menschliches Leid. Bei einem Massenanfall von Verletzten nach einem Zugunglück, einem Brand in einer Pflegeeinrichtung oder während einer Hochwasser-Katastrophe: Pflegende wirken weltweit an der Versorgung Hilfebedürftiger in Notlagen mit. Im Mittelpunkt stehen das Erfassen gesundheitlicher Risiken und Probleme sowie die Umsetzung geeigneter Interventionen, um diese Gesundheitsgefahren zu minimieren. Dies geschieht in Zusammenarbeit mit anderen Berufsgruppen unter der Leitung von Ärzten. Im ›Pflegeberufegesetz‹ heißt es:

Pflegeberufegesetz → S. 34, Band 1

»(3) *Die Ausbildung soll insbesondere dazu befähigen (...)*
g) Einleitung lebenserhaltender Sofortmaßnahmen bis zum Eintreffen der Ärztin oder des Arztes und Durchführung von Maßnahmen in Krisen- und Katastrophensituationen«
(Pflegeberufegesetz § 5, Abs. 3)

In Krisen- und Katastrophensituationen müssen Pflegefachfrauen und -männer zielgerichtete Maßnahmen mitunter auch aus eigener Initiative ergreifen. Davon hängt unter Umständen das Überleben von Helfern, Betroffenen und deren Angehörigen ab.

B BEISPIEL

Die Pflegefachfrau Enja Murr arbeitet für eine Hilfsorganisation in Afrika. Sie kümmert sich um Menschen, die an Ebola erkrankt sind, und deren Angehörige. Zu den Beerdigungsritualen im Dorf gehört es, die Verstorbenen zu waschen. Dabei besteht eine hohe Ansteckungsgefahr. Enja Murrs Aufgabe ist es, diese Gefahr zu verringern.

Pflegende müssen sich entsprechend vorbereiten. Die Weltgesundheitsorganisation (WHO) und der Weltbund der Pflegenden (International Council of Nurses – ICN) empfehlen, dass jede generalistisch ausgebildete Pflegende hierzu über gewisse Basiskompetenzen verfügen sollte:
Pflegende sollten
- sich selbst und andere vor Gefahren schützen können.
- Gefahren, die ein Katastrophenpotenzial haben, rechtzeitig erkennen und adäquat handeln können.
- in einem multidisziplinären Team arbeiten können.
- sich der Bedeutung der professionellen Kommunikation in Krisensituationen bewusst sein.
- sich bei Bedarf überlebenswichtige Informationen und Ressourcen beschaffen können.
- ihre Aufgaben kennen sowie die Grenzen ihrer Möglichkeiten realistisch einschätzen können.
- persönliche sowie familiäre Vorkehrungen treffen, um bei Katastrophen handlungsfähig zu bleiben.
- grundlegende Kenntnisse im präklinischen Notfallmanagement bei Katastrophen haben.
- sich außerdem mit ethischen und rechtlichen Fragestellungen auseinandergesetzt haben.
- typische Gesundheitsbedürfnisse und -probleme einer betroffenen Bevölkerung kennen.

Pflegeprozessgestaltung
Was tun Pflegende, um sich auf die möglichen Anforderungen im Katastrophenfall vorzubereiten?

Die Aufgaben bei der Katastrophenvorsorge und Katastrophenbewältigung variieren je nach ›Pflegesetting‹ und Art der Bedrohung.

Pflegesetting → S. 136, Band 1

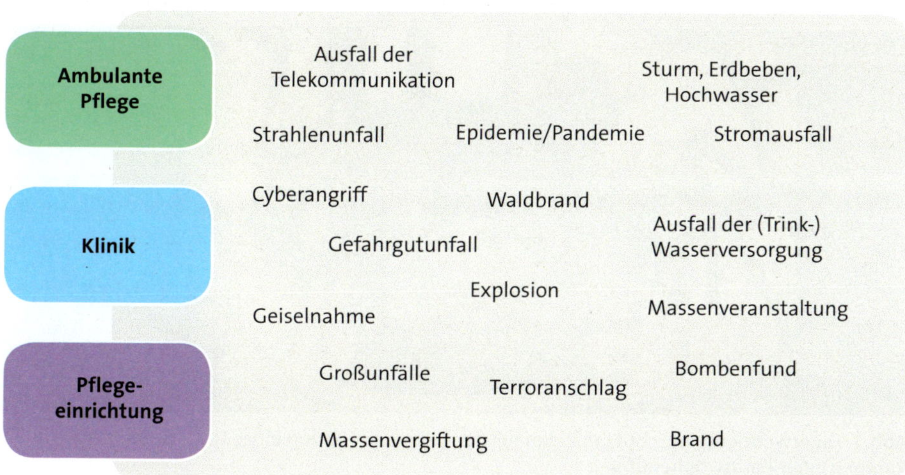

Abb. 2 Auswahl von Krisen- und Katastrophenszenarien, mit denen Pflegende berufsbedingt zu tun haben können

3.1.2 Arten der Ereignisse

Infrastruktur
Gesamtheit der sozialen und technischen Einrichtungen, die für die Funktion und Entwicklung einer Gesellschaft nötig sind, z. B. Verkehrsnetz, Energieversorgung, medizinische Versorgung

Eine **Katastrophe** ist ein in der Regel unerwartetes Ereignis, das so viele Personen- und/oder Sachschäden verursacht, dass die vorhandenen personellen und materiellen Mittel der betroffenen Gemeinschaft nicht ausreichen. Hilfe von außen wird notwendig. Auch in der Bevölkerung bekannte Bedrohungen wie Hochwasser oder Erdbeben, für die Schutzmaßnahmen ergriffen wurden, können verheerende Auswirkungen haben. Zu Ereignissen katastrophalen Ausmaßes zählen ebenso kriegerische Auseinandersetzungen und andere humanitäre Notlagen. Unterhalb der Schwelle zur Katastrophe spricht man bei einem **Massenanfall von Verletzten (MANV)** von einem **Großschadensereignis**. Bei einem Großschadensereignis wie einem Flugzeugunglück ist die ›Infrastruktur‹ der Region nicht betroffen. Für die medizinische Erstversorgung der Betroffenen sind die Kapazitäten des örtlichen Rettungsdienstes und der Kliniken meist ausreichend.

Pflegende können bei ihrer Arbeit auf ganz unterschiedliche Weise gefordert sein. Bei einem **externen Schadensereignis** kann dies durch ein massenhaftes Aufsuchen von Gesundheitseinrichtungen durch Hilfebedürftige gekennzeichnet sein. Dies können, bei entsprechender Nähe zum Schadensort, auch Arztpraxen bzw. Pflegeeinrichtungen sein, wo Betroffene Hilfe und Schutz erwarten. Beim Ausbruch eines Brandes in einem stationären Versorgungsbereich, einem **internen Schadensereignis**, besteht akute Lebensgefahr für Pflegebedürftige, Besucher und das Personal.

B BEISPIEL

In einer psychiatrischen Einrichtung legt eine Patientin nachts auf der Station an mehreren Stellen Feuer. Die diensthabende Pflegefachfrau Ilona Cancun schlägt sofort Alarm. Zusammen mit herbeigerufenen Kollegen gelingt es ihr, die Station noch vor dem Eintreffen der Feuerwehr zu evakuieren. Mindestens drei Personen erleiden eine Rauchvergiftung.

Agens
lat. das Handelnde, Wirkende wirksame Substanz

Kontamination
Verunreinigung mit atomaren (*Verstrahlung*), chemischen(*Vergiftung*) und biologischen (*Verseuchung*) Substanzen

Dekontamination
Beseitigen oder Verringern von schädlichen Stoffen zur Entseuchung, Entgiftung, Entstrahlung

Besonders herausfordernd sind Ereignisse, die für die Helfenden selbst mit einer erhöhten Gefahr verbunden sind. Hilfebedürftige, die durch chemische, radioaktive oder biologische ›Agenzien kontaminiert‹ wurden, müssen vor Klinikaufnahme durch speziell geschultes Personal in Schutzanzügen ›dekontaminiert‹ werden.

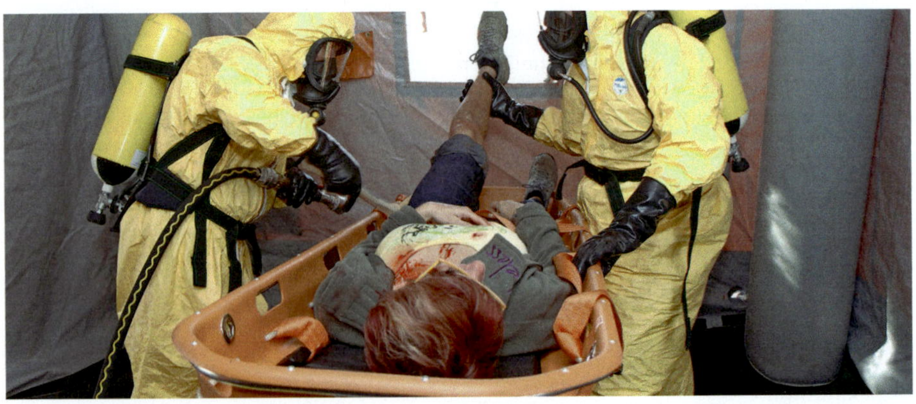

Abb. 1 Feuerwehrleute in Schutzanzügen bei der Dekontamination eines Unfallsopfers im Rahmen einer Katastrophenübung

3.1.3 Unterschiede zwischen Individualversorgung und Katastrophenmedizin

In einer Katastrophensituation, aber auch bei einem Großschadensereignis, besteht zunächst ein Ungleichgewicht zwischen einer hohen Anzahl Hilfebedürftiger und den gegenüberstehenden Ressourcen. Oft mangelt es an qualifiziertem Personal, medizinischer Ausstattung, Medikamenten sowie Transfusionen. Zudem besteht hoher Zeitdruck. Die Arbeit unter diesen Bedingungen verlangt von Ärzten wie von Pflegenden, von der alltäglichen Versorgung abzuweichen. Nur durch das Festsetzen veränderter Prioritäten und Rationierung lässt sich die bestmöglichste Hilfe für die größtmögliche Zahl Betroffener organisieren. In der Katastrophenmedizin geht es erst einmal darum, dass möglichst viele Betroffene überleben. Demzufolge kann beispielsweise nicht – wie sonst üblich – der reanimationspflichtige Patient mit sehr geringen Überlebenschancen zuerst versorgt werden. Die ›ethisch schwierige Entscheidung‹, wer in welcher Reihenfolge zu behandeln ist, trifft möglichst ein erfahrener Notfallmediziner. Hierzu wird eine kurze Sichtung (›Triage‹) der Betroffenen im Hinblick auf eine angemessene Behandlung entsprechend dem Schweregrad der Krankheit oder Verletzung durchgeführt. Bei der Einteilung in drei oder in Extremsituationen sogar vier Kategorien werden die aktuell verfügbaren medizinischen Behandlungsmöglichkeiten berücksichtigt (Tab. 1). Eine Sichtung wird zu einem späteren Zeitpunkt erneut durchgeführt, sobald sich die Behandlungsressourcen verbessern bzw. der Zustand des Betroffenen sich deutlich verändert.

ethische Entscheidungsfindung → S. 87, Band 1

Triage
franz. trier = Auslese

Kennzeichnung/ Kategorie	Bedeutung	Behandlungskonsequenz
SK I	vital bedroht	Sofortbehandlung
SK II	schwer verletzt/erkrankt	dringliche Behandlung
SK III	leicht verletzt/erkrankt	nicht dringliche Behandlung
SK IV	ohne Überlebenschance	palliative Versorgung
	tot	dient ausschließlich der Kennzeichnung

Tab. 1 Sichtungskategorien gemäß Konsensuskonferenz 2012

Ethik
Wie halten es Pflegende aus, nicht allen Verletzten sofort helfen zu können?

Pflegende sind auch in einer Katastrophe an ›ethische Grundsätze‹ gebunden. So gelten der Gleichheitsgrundsatz und ein Neutralitätsgebot. Alle klinischen Entscheidungen sollten davon geprägt sein, was unter den vorherrschenden Bedingungen ausreichend und vertretbar ist. So haben Betroffene mit ›infauster‹ Prognose Anspruch auf Symptomlinderung und würdevolle Sterbebegleitung.
Erfahrungen aus vergangenen Katastrophen zeigen, dass mangelhafte Kommunikation zu Fehleinschätzungen im Katastrophenmanagement führen kann. Insofern sind Sicherstellung und Disziplin bei der Kommunikation bedeutsam.

ethische Grundsätze → S. 84, Band 1

infaust
lat. infaustus = ungünstig

B BEISPIEL

Infolge der Auswirkungen des Hurrikans Katrina kamen im Jahr 2005 in den USA nach Schätzungen des International Council of Nurses (ICN) mindestens 215 Menschen in Pflegeheimen und Kliniken ums Leben. Dies wurde begünstigt durch mangelhafte Evakuierungspläne, einen verfehlten Personaleinsatz sowie Kommunikationsprobleme.

Übliche Kommunikationswege können aufgrund zerstörter Infrastruktur nur bedingt zur Verfügung stehen. Probleme können sich auch bei der Nutzung noch intakter Kommunikationskanäle ergeben. Keinesfalls sollten irrelevante Informationen, Gerüchte und Falschmeldungen mündlich oder über soziale Netzwerke verbreitet werden. Andeutungen über eine kollabierende Gesundheitsversorgung können eine durch eine Krise gebeutelte Gemeinschaft zusätzlich stark verunsichern und sogar Helfende gefährden. Pflegende müssen bei Anfragen der Presse immer an die Leitung der Einrichtung verweisen.

B BEISPIEL

Nach einem Erdbeben sind viele Menschen in Notunterkünften untergebracht. Weil die Infektionsgefahr groß ist und Epidemien befürchtet werden, werden Massenimpfungen durchgeführt. Einige Impfstoffe werden knapp. In den sozialen Medien im Internet taucht die Meldung auf, dass für die Masern-Impfung kein Impfstoff mehr vorrätig sei und man nun bereits Medikamente verwenden würde, deren Haltbarkeitsdatum abgelaufen sei. Die Meldung ist falsch, führt aber dazu, dass viele Menschen die Impfung verweigern.

3.2 Im Katastrophenfall unterstützen

vulnerabel
lat. vulnus = Wunde
verwundbar, verletzlich

Pflegende haben berufsbedingt meist mit Menschen zu tun, die im Falle einer Katastrophe besonders schutzlos sind. Zu den ›vulnerablen‹ Gruppen in einer Gesellschaft zählen besonders Betagte, (chronisch) Kranke, Menschen mit Behinderungen, unbeaufsichtigte Kinder sowie Menschen auf der Flucht. Pflegende wirken in allen Phasen des Katastrophenmanagement-Zyklus mit (Abb. 1). Die konkreten Aufgaben hängen vom Versorgungsauftrag der Einrichtung und der jeweiligen Bedrohung ab.

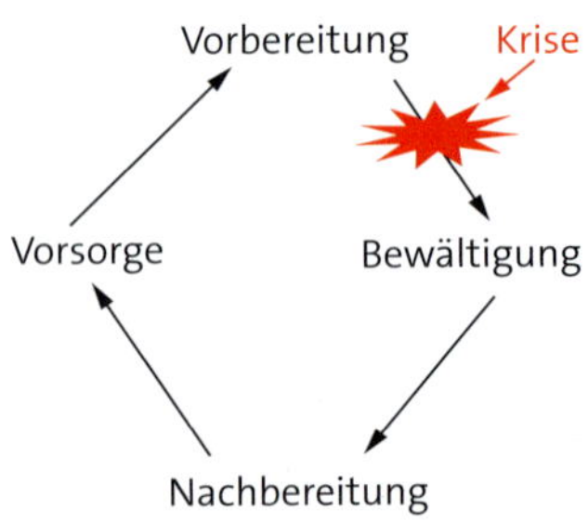

Abb. 1 Katastrophenmanagement-Zyklus

3.2.1 Katastrophenvorsorge

Vorsorge beginnt damit, dass potenzielle interne und externe Gefahren, die für den Versorgungsauftrag der Einrichtung relevant sind, sowie verfügbare Ressourcen ermittelt werden. In Pflegeeinrichtungen sind leitende Pflegende mit dieser Aufgabe befasst. In einem Katastrophenplan sind organisatorische Abläufe wie die Alarmierung von Mitarbeitern, Aufgaben der Funktionsträger und Einsatzleitung, Kapazitätserweiterung, Bevorratung, Angehörigenbetreuung und vieles mehr geregelt. Alle Pflegenden müssen vorab informiert sein, was bei einem Brand- oder Katastrophenalarm von ihnen erwartet wird. Dazu werden regelmäßig Pflichtfortbildungen und Übungen angeboten. Wichtig ist es, auch auf kommunaler Ebene Kooperationspartner zu finden, die im Bedarfsfall Unterstützung geben können.

» *Durch eine gute Organisation werden mehr Leben gerettet als mit dem Skalpell.* «
Nikolai Pirogow (1810–1881), russischer Militärarzt

REFLEXION — IMPULS — LERNORTVERNETZUNG

Machen Sie sich am Lernort Praxis mit dem Katastrophenplan der Einrichtung vertraut. Auf welche Szenarien bereitet sich die Einrichtung bzw. die Abteilung vor? Welche Aufgaben sind für Pflegende geplant?

3.2.2 Konkrete Vorbereitung

Manche Katastrophenereignisse entwickeln sich schleichend. So können z.B. bei einer Hochwasserlage oder einer erwarteten ›Pandemie‹ kurzfristig geeignete Vorkehrungen getroffen werden, um die Reaktionsfähigkeit der Gesundheitseinrichtung zu erhöhen. Das Ziel ist es, die Gesundheit der Betroffenen und Helfenden bestmöglich zu schützen. So kann eine Evakuierung in ungefährdete Bereiche erforderlich bzw. eine Schutzimpfung angeboten werden. Zu vorbereitenden Maßnahmen zählt es auch, weitere Hilfskräfte zu mobilisieren und einzuweisen.

Pandemie → S. 490

B BEISPIEL

Beim Elbehochwasser im Jahr 2013 konnten in einem Ort viele Einwohner als Helfer mobilisiert werden. Auch wenn sie die Evakuierung der Bewohner eines Seniorenheims nicht verhindern konnten, gelang es mit ihrer Hilfe doch, viele Gegenstände in Sicherheit zu bringen.

Interprofessionalität
Wer ist für den Einsatz und die Koordination der unterschiedlichen Hilfskräfte zuständig?

Pflegende müssen sich auch persönlich vorbereiten. Hierzu zählt, dass die eigene Familie, Haustiere oder auch ältere Angehörige sicher untergebracht sind.

Ratgeber für Notfallvorsorge und richtiges Handeln in Notsituationen
www.bbk.bund.de
→ Ratgeber Notfall

W ZUM WEITERDENKEN

Das Bundesamt für Bevölkerungsschutz und Katastrophenhilfe (BBK) veröffentlicht eine Broschüre „Ratgeber für Notfallvorsorge und richtiges Handeln in Notsituationen“. Hier wird beschrieben, wie sich die Bevölkerung auf Katastrophen vorbereiten und wirksam schützen kann.

Meist bleibt jedoch nicht viel Zeit für Vorbereitungen. Bei einem plötzlichen Ereignis treffen möglicherweise bereits innerhalb der ersten Stunde Verletzte in umliegenden Kliniken ein.

3.2.3 Bewältigung der Notlage

Präklinische Erstversorgung
Sollten Pflegende bei einem Massenanfall von Verletzten bzw. Erkrankten (MANV) als einzige fachkundige Ersthelfer vor Ort sein, so gilt es zunächst unter Beachtung des Eigenschutzes einen Überblick zu gewinnen und Hilfe anzufordern. Zweckmäßig ist es, sich an der bei Feuerwehren gebräuchlichen GAMS-Regel zu orientieren.

Pflegende dürfen sich dabei nicht unnötig in Gefahr begeben.

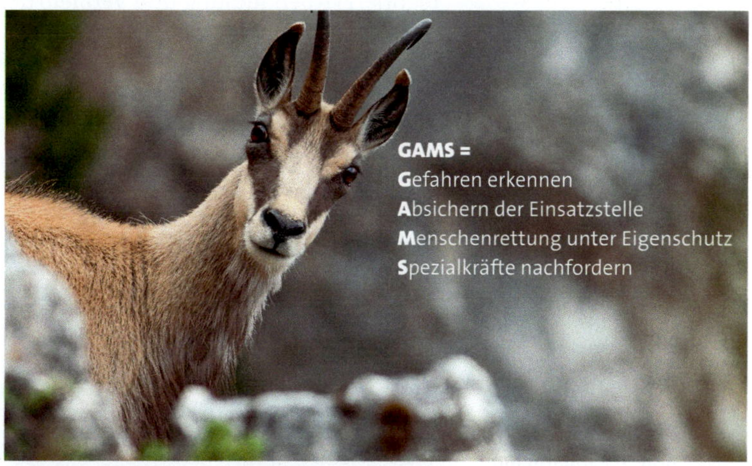
GAMS =
Gefahren erkennen
Absichern der Einsatzstelle
Menschenrettung unter Eigenschutz
Spezialkräfte nachfordern

Abb. 2 GAMS-Regel

Außerhalb des Gefahrenbereiches werden die Hilfebedürftigen versammelt. Es ist unverzüglich mit der Identifizierung von Personen mit lebensbedrohlichen Störungen (rote Kategorie) zu beginnen. Ein einfaches und zeitsparendes Verfahren zur vorläufigen Ermittlung der Behandlungsdringlichkeit ermöglicht der sogenannte SALT-Triage-Algorithmus. Hinweise auf eine akute Lebensgefahr gibt zusätzlich die Einschätzung der ›Atemfrequenz‹ sowie der Kapillar-Füllungszeit (Nagelbettprobe).

Atemfrequenz → S. 362

SALT-Triage

Salt = Sortieren

Assess = Beurteilen

Lifesaving Intervention = lebensrettende Maßnahmen

Treatment/**T**ransport = Behandlung/Transport

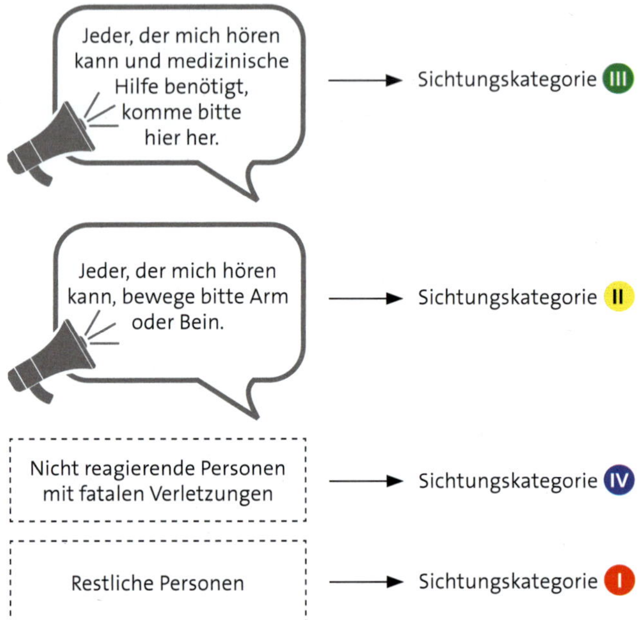

Abb. 1 Vorsichtung nach dem Grad der Mobilität (SALT-Triage-Algorithmus)

Nach der vorläufigen Einteilung der Betroffenen wird die Hilfeleistung koordiniert. Dann werden ›lebensrettende Erstmaßnahmen‹ nach Dringlichkeit bis zum Eintreffen von Rettungskräften durchgeführt. Läuft die Rettungsaktion an, so nimmt eine Ärztin die eigentliche Sichtung der Betroffenen vor. Die Patienten werden mittels einer Anhängekarte registriert. Falls erforderlich, wird die Notfallbehandlung eingeleitet. Die Daten auf der Verletztenanhängekarte geben Auskunft über Sichtungskategorie, Erstbehandlung und Verbleib des Hilfebedürftigen.

lebensrettende Erstmaßnahmen → S. 802

Katastrophenmedizin – Leitfaden für die ärztliche Versorgung im Katastrophenfall
www.bbk.bund.de
→ Katastrophenmedizin

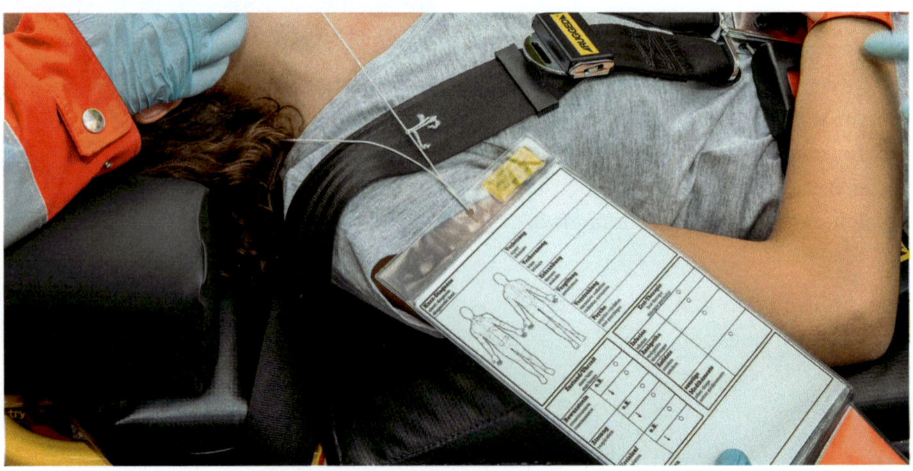

Abb. 2 Patientin mit Anhängekarte

Der Krankentransport erfolgt nach einem mit den Kliniken vorab festgelegten Verteilungsplan. Damit sollen Versorgungsprobleme in den Kliniken vermieden werden.

W ZUM WEITERDENKEN

Patientenströme aus dem Schadensgebiet in die Kliniken lassen sich nicht optimal steuern. Das haben Terroranschläge wie in Madrid 2004 gezeigt. Insbesondere gehfähige und durch Privatfahrzeuge transportierte Leichtverletzte trafen als Erste ein und blockierten umliegende Notaufnahmen.

An der Rettung sind neben den Kräften der Feuerwehr und des Rettungsdienstes auch ehrenamtliche Katastrophenhelfer der privaten Hilfsorganisationen beteiligt. Pflegenden muss bewusst sein, dass nicht alle Helfenden professionell handeln.

Akutstationäre Versorgung (Rettungsstelle/Klinik)

Geht ein Katastrophenalarm in der Klinik ein, so wird nach einem Katastrophenplan vorgegangen. Für die Bewältigung eines Massenanfalls von Verletzten müssen die Aufnahme- und Behandlungskapazitäten erweitert werden. Je nach Ausmaß des Ereignisses wird weiteres Personal in die Klinik gerufen. Eine zuvor festgelegte Klinik-Einsatzleitung entscheidet ›direktiv‹, inwiefern ›elektive‹ Eingriffe abgesagt und Betten freigemacht werden müssen. Das Klinikgelände wird gesichert und abgeschottet, sodass eintreffende Patienten nur über eine zentrale Notaufnahme in die Klinik gelangen. Nach einer kurzen Sichtung und Registrierung erfolgt die Notfallbehandlung nach Dringlichkeit durch Behandlungsteams in unterschiedlichen Bereichen. Hinzugerufene Mitarbeiter werden ebenfalls registriert und bedarfsgerecht eingeteilt. Zu den besonderen Herausforderungen zählen ein erhöhter Arzneimittel- und Verbrauchsgüterbedarf, die Identifizierung der Patienten, der Selbstschutz, die Aufrechterhaltung der Hygiene sowie ggf. die Dekontamination von Patienten. Für die notfallseelsorgerische Angehörigenbetreuung und Anfragen der Presse müssen abseits der Behandlungsbereiche Räumlichkeiten zur Verfügung stehen.

direktiv
lat. dirigere = eine Richtung geben
anordnend

elektiv
lat. eligere = auswählen
ausgewählt

Stationäre Langzeitversorgung

In Pflegeeinrichtungen gilt es, sich auf denkbare Szenarien vorzubereiten, damit eine Basisversorgung der Pflegebedürftigen notfalls auch in einem Ausweichquartier aufrechterhalten werden kann. Eine Evakuierung der Einrichtung muss geplant und idealerweise auch geübt werden. Pflegende sollten im Alltag achtsam sein im Hinblick auf Anzeichen einer sich entwickelnden Gefahrensituation, wie eine Infektionserkrankung oder eine Brandentstehung. Sie sollten frühzeitig Alarm schlagen und geeignete Sofortmaßnahmen ergreifen können.

Kommunikation
Wie schlägt man Alarm, ohne eine Panik auszulösen?

REFLEXION | IMPULS | LERNORTVERNETZUNG

Erkundigen Sie sich, wie sich die Mitarbeitenden in Ihrer Praxiseinrichtung auf eine mögliche Evakuierung vorbereiten.
- Welche Vorkehrungen werden getroffen?
- Wie wird das Vorgehen geübt?
- Welche Erkenntnisse haben die Übungen gebracht?
- Welche Konsequenzen wurden daraus gezogen?

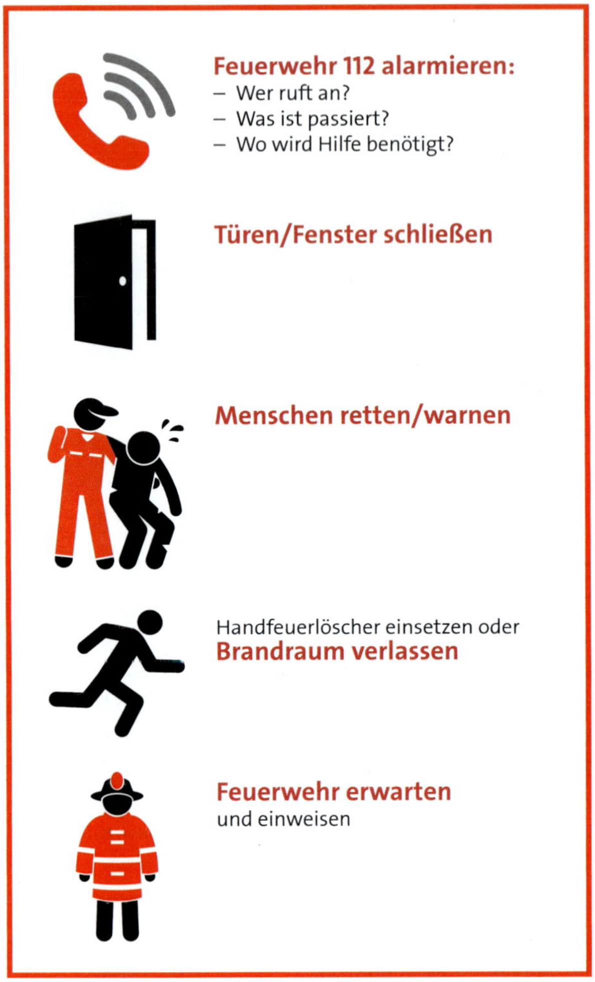
Feuerwehr 112 alarmieren:
– Wer ruft an?
– Was ist passiert?
– Wo wird Hilfe benötigt?
Türen/Fenster schließen
Menschen retten/warnen
Handfeuerlöscher einsetzen oder
Brandraum verlassen
Feuerwehr erwarten
und einweisen

Abb. 1 Verhalten im Brandfall

Brände in Pflegeeinrichtungen und Kliniken

Jedes Jahr kommt es zu diversen Brandereignissen in Pflegeeinrichtungen und Kliniken. Ursächlich sind insbesondere Unachtsamkeit, Leichtsinn, technische Defekte, aber auch Brandstiftung. In etwa der Hälfte der Fälle kommen Menschen zu Schaden. Die meisten Brandtoten sterben durch die schädlichen Rauchgase. Brände geschehen meist abends oder nachts. Hier kommt dem vorbeugenden Brandschutz und der konsequenten Durchsetzung der Brandschutzordnung eine hohe Bedeutung zu. Offenes Feuer, auch Kerzen und Rauchen, ist in Pflegeeinrichtungen grundsätzlich untersagt. Brandschutztüren müssen geschlossen, Flucht- und Rettungswege freigehalten werden. Pflegebedürftige sind Bränden schutzlos ausgeliefert, da sie weniger mobil und möglicherweise orientierungslos sind. Auch Pflegende sind wahrscheinlich mit der Räumung eines Pflegebereiches überfordert. Pflegende müssen regelmäßig an Brandschutzfortbildungen teilnehmen, damit sie bei einem Brand richtig reagieren. Sie sollten im Umgang mit Handfeuerlöschern trainiert werden.

Kommt es zu einem Brandalarm in der Einrichtung, sollten Pflegende Ruhe bewahren und dann nach den hausinternen Brandschutz-Anweisungen handeln (Abb. 1). Besteht kein unmittelbarer Handlungsbedarf, so müssen zunächst die Pflegebedürftigen unterstützt und beruhigt werden. Die Räumung eines Pflegebereiches geschieht möglichst koordiniert erst auf Weisung der Feuerwehr, um eine chaotische Rettung zu vermeiden. Erscheint eine Selbstrettung mit pflegebedürftigen Menschen unaufschiebbar, so sollte diese je nach baulichen Gegebenheiten zunächst über eine Brandschutztür in den nächsten horizontalen Brandschutzabschnitt (Abb. 2) erfolgen. Zugefallene Brandschutztüren lassen sich manuell öffnen. Auf keinen Fall sollten die Aufzüge benutzt werden. Pflegende sollten bei einer Räumung nach Möglichkeit die Kranken- bzw. Bewohnerakten mitnehmen. An einem vorher bestimmten Sammelpunkt ist die Anwesenheit aller Pflegebedürftigen und Mitarbeiter zu überprüfen. Löschversuche sollten nur bei Entstehungsbränden von geschulten Mitarbeitern unternommen werden.

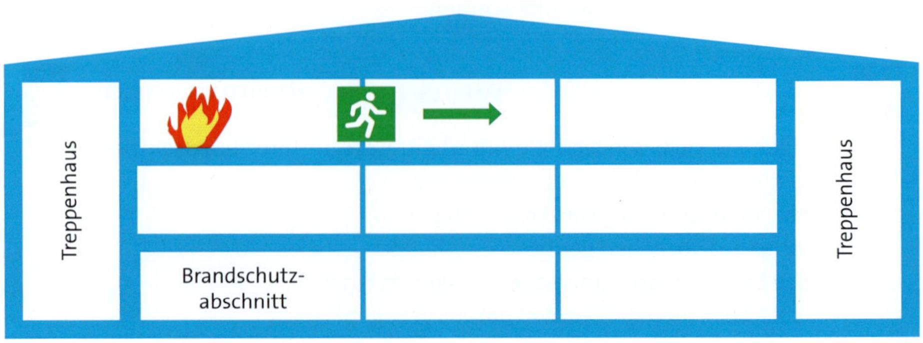
Treppenhaus
Brandschutz-
abschnitt
Treppenhaus

Abb. 2 Horizontale Fluchtrichtung

Ambulante Versorgung

Pflegende in der ambulanten Versorgung und auch ihre Klienten sind durch extreme Naturereignisse wie z.B. Hochwasser oder Schneesturm besonders betroffen. Straßen oder Brücken können möglicherweise nicht befahren werden. Wenn die Energieversorgung betroffen ist, fallen Heizungen aus. Die Kraftstoffversorgung kann beeinträchtigt sein. Möglicherweise bricht die telefonische Erreichbarkeit von Pflegebedürftigen und Mitarbeitenden zusammen. Vor der Umplanung von Routen muss ein Lagebild möglichst von offizieller Seite eingeholt werden, um die Pflegenden nicht zu gefährden. Erschwerend wirkt sich ein akut hoher Krankenstand des Pflegepersonals aus, beispielsweise bei einer Epidemie. Für die Aufrechterhaltung minimaler ambulanter pflegerischer Versorgung müssen Prioritäten gesetzt werden. Vorrang haben Pflegebedürftige ohne soziales Umfeld, die akute Selbstversorgungsprobleme aufweisen. Zu bedenken ist, dass die Betroffenen sich womöglich nicht melden können und ihre Versorgungssituation bei Behörden nicht erfasst ist. Unaufschiebbare therapeutische Interventionen verlangen ebenfalls den Hausbesuch durch Pflegende. Ambulante Pflegedienste müssen vorplanen und regional gut vernetzt sein, um diese Herausforderungen in Zusammenarbeit mit anderen Hilfsdiensten meistern zu können.

Informationen für Betroffene und Angehörige zur Notfallvorsorge
www.bbk.bund.de
→ Notfallvorsorge

Psychosoziale Notfallbetreuung

Belastende Erfahrungen durch Extremereignisse bringen Menschen oft auch in seelische Nöte. Pflegende sollten typische Reaktionsmuster von Katastrophenbetroffenen kennen und Angebote für ›Krisenintervention‹ vermitteln können. Die stressbedingten Verhaltensauffälligkeiten können von Apathie bis Aggressivität reichen. Eine akute ›Belastungsreaktion‹ kann ebenfalls Augenzeugen, Angehörige und die Helfenden selbst betreffen. Es ist wichtig, Anzeichen einer körperlichen und psychischen Überlastung bei sich selbst oder bei Kollegen wahrzunehmen, um einer Traumatisierung vorzubeugen. Diese Fürsorge gilt insbesondere auch für Auszubildende und engagierte Laienhelfer. Für diese dürften der Anblick von Toten und das geballte menschliche Leid erheblich schwieriger zu verarbeiten sein. Günstig für die Aufarbeitung des Erlebten ist es, wenn sich das Behandlungsteam unmittelbar nach Ende der Arbeit zu einer Abschlussbesprechung (Debriefing) trifft.

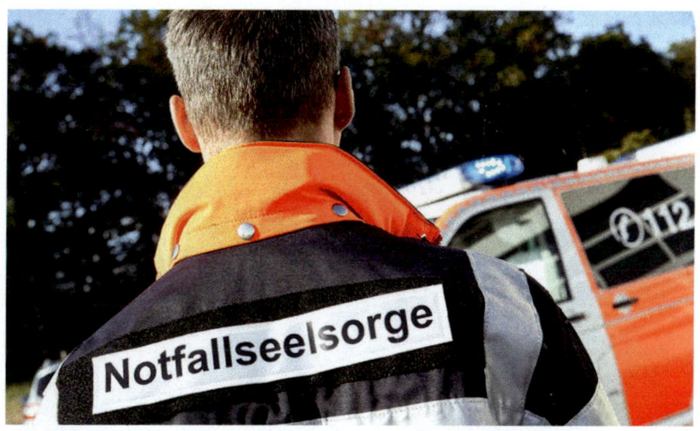

Abb. 3 Verschiedene Seelsorger und Kriseninterventionsdienste unterstützen bei der psychosozialen Notfallbetreuung.

3.2.4 Nachbereitung

Die Verarbeitung eines existenziell belastenden Ereignisses braucht Zeit. Damit eine Rehabilitation glückt, ist die weitere Begleitung Betroffener bei der Bewältigung des Alltages erforderlich. Pflegende wirken hierbei mit. Leitende Pflegende helfen, den Katastrophenplan ihrer Einrichtung zu evaluieren und zu modifizieren, um für künftige Katastrophen gerüstet zu sein.

Krisenintervention → S. 863
Belastungsreaktion → S. 863

REFLEXION | IMPULS | LERNORTVERNETZUNG

Wie verarbeiten Sie belastende Erlebnisse und Ereignisse?
Wo holen Sie sich Unterstützung?

F Sicherheit und Gefahrenabwehr

II Zusammenhänge verstehen

I Phänomene und pflegerische Handlungen

1 Gewalt

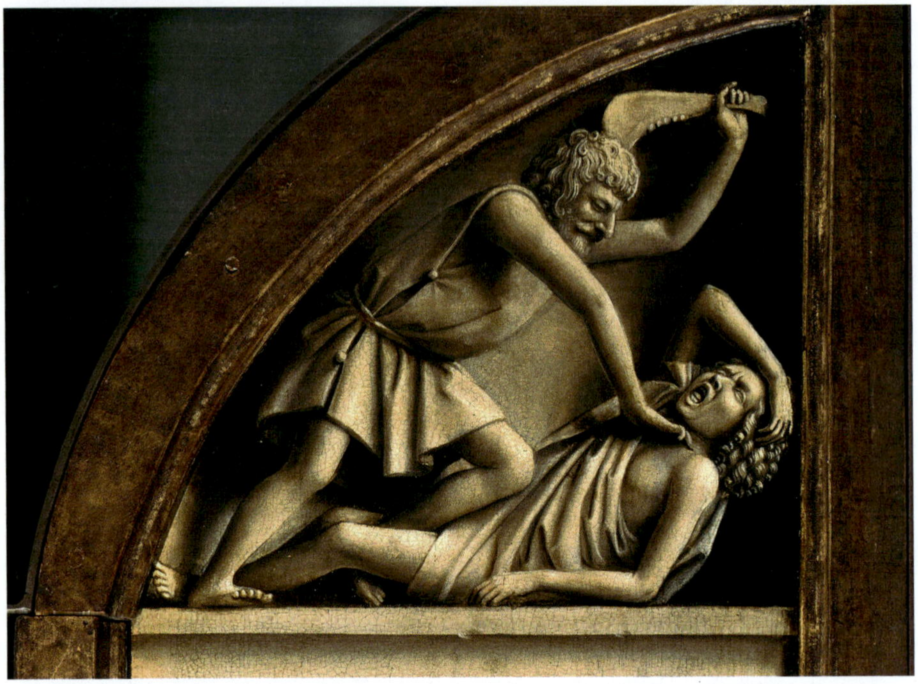

Abb. 1 Darstellung des Brudermords von Kain an Abel im Alten Testament (Teil des Genter Altars von Jan van Eyck, 1432)

1.1 Wie Gewalt entsteht

1.1.1 Definitionen: Was ist Gewalt?

Der Begriff Gewalt kommt von dem althochdeutschen Wort *waltan*, was „stark sein" oder „beherrschen" bedeutet. Umgangssprachlich steht der Begriff Gewalt für eine Schädigung oder Verletzung von Personen oder Sachen. Nicht selten wird das Wort synonym (gleichbedeutend) mit „Aggression" verwendet. Auch Begriffe wie „Zwang" und „Macht" werden häufig im Zusammenhang mit Gewalt genannt. Der Gewaltbegriff ist also weder eindeutig noch einfach fassbar. Letztlich sind viele der Definitionen auch davon bestimmt, welches Interesse jeweils dahintersteckt. Daher muss Gewalt im Zusammenhang von Geschichte, Kultur und Region betrachtet werden: Was an einem Ort und zu einer Zeit als Gewalt bezeichnet und erlebt wird, gilt nicht unbedingt für andere Zeiten und andere Orte.
Im Gesundheitsbereich wird häufig die Definition verwendet, welche die Weltgesundheitsorganisation (WHO) 2002 in dem Bericht „Gewalt und Gesundheit" veröffentlichte:

» *Gewalt ist der tatsächliche oder angedrohte absichtliche Gebrauch von physischer oder psychologischer Kraft oder Macht, die gegen die eigene oder eine andere Person, gegen eine Gruppe oder Gemeinschaft gerichtet ist und die tatsächlich oder mit hoher Wahrscheinlichkeit zu Verletzungen, Tod, psychischen Schäden, Fehlentwicklung oder Deprivation führt.* «
Quelle: WHO (2002): Gewalt und Gesundheit, S. 6

Eine andere wichtige Definition der WHO konzentriert sich auf die Gewalt gegen ältere Menschen (engl. = elder abuse):

» *Unter Gewalt gegen ältere Menschen versteht man eine einmalige oder wiederholte Handlung oder das Unterlassen einer angemessenen Reaktion im Rahmen einer Vertrauensbeziehung, wodurch einer älteren Person Schaden oder Leid zugefügt wird.* «

REFLEXION | IMPULS | LERNORTVERNETZUNG

Was ist nach den hier beschriebenen Definitionen Gewalt? Diskutieren Sie die folgenden Beispiele:

- Eine immobile (bewegungsunfähige) Bewohnerin eines Pflegeheims klingelt nachts ständig – aus Sicht der Nachtschicht unbegründet. Die zuständige Pflegefachfrau entfernt die Klingel aus der Reichweite der Bewohnerin.
- Ein Pflegefachmann legt immer wieder ungebeten seine Hand auf den Po einer Kollegin. Eines Tages versucht er sie im Aufzug zu küssen.
- Ein Vater soll seinen Sohn auf eine ambulante Operation vorbereiten. Der Junge weigert sich, sich ausziehen zu lassen, schreit, kratzt und spuckt. Der Vater schlägt ihn auf den Po.
- Ein muslimischer Patient lehnt das Essen von Schweinefleisch ab. Zum Abendbrot fehlt die Wurst aus Putenfleisch. Die zuständige Pflegefachfrau behauptet, dass die auf dem Teller liegende Schweinefleischwurst aus Putenfleisch sei.

Kommunikation
Welche Begriffe und Bezeichnungen gibt es für das in den Beispielen dargestellte gewalttätige Verhalten?

1.1.2 Erklärungsansätze

Für das Entstehen von Gewalt gibt es verschiedene Erklärungsansätze. **Biologische Ansätze** gehen davon aus, dass aggressives Verhalten dem Menschen in seiner Entwicklung einen Evolutionsvorteil bot.
Psychologische Ansätze stellen den individuellen Vorteil in der ›Interaktion‹ mit anderen Menschen in den Vordergrund.
Hierzu gehört die Auffassung, dass Menschen im Wesentlichen durch ihre Triebe geleitet werden (Triebtheorie). Andere Ansätze sehen Aggression im menschlichen Verhalten als Reaktion auf Frustration (Frustrations-Aggressions-Theorie). Nach lerntheoretischen Ansätzen verstärken Lob und Bestätigung von aggressivem Verhalten in Kindheit und Jugend dieses Verhalten.

Interaktion
aufeinander bezogenes Verhalten zweier oder mehrerer Menschen

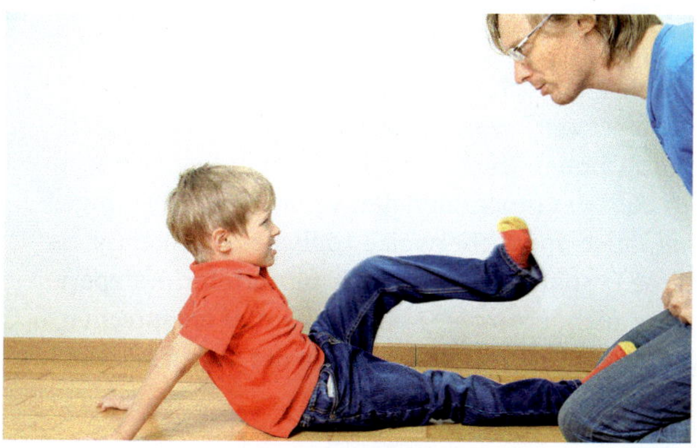

Abb. 2 Nach der Frustrations-Aggressions-Theorie ist aggressives Verhalten eines Menschen als Ausdruck von Frustration zu verstehen.

Sozialpsychologie untersucht den Menschen im Zusammenhang seiner sozialen Beziehungen

Sozialisation Prozess innerhalb der Entwicklung, indem sich ein heranwachsender Mensch in die bestehende Gesellschaft integriert

›Sozialpsychologische Ansätze‹ sehen Zusammenhänge zwischen Gewalt und Strafe, Gewalt und Geschlecht sowie Gewalt und Gruppen. Im Gegensatz zu früheren Überzeugungen ist heute bekannt, dass (körperliche) **Strafen** in der Erziehung dazu führen, dass Erwachsene selbst zu Gewalt neigen. Während ein Großteil der körperlichen Gewalt von Männern ausgeht, scheinen Frauen zu anderen Gewaltformen oder zur Verstärkung männlicher Gewalt durch Belobigung oder „Anfeuern" zu tendieren. Als Erklärung hierfür dienen biologische Ansätze (Einflüsse von Hormonen) oder lern- und ›sozialisationstheoretische‹ Ansätze (Jungen werden in aggressivem Verhalten bestärkt, Mädchen wird Schutzbedürftigkeit unterstellt).

In allen Kleingruppen bilden sich Rangordnungen sowie das Bedürfnis, sich von anderen **Gruppen** abzugrenzen. Dies führt sowohl innerhalb der Gruppe als auch zwischen unterschiedlichen Gruppen zu Rivalitäten und gewalttätigen Handlungen. Insbesondere bei Jugendkriminalität spielen Gruppendynamiken eine große Rolle – vor allem, wenn in den jeweiligen Gruppen oder Jugend- und Subkulturen Gewalt verherrlicht wird. Ebenso fällt es leichter, in der Gruppe Gewalt auszuüben. Die Gruppe gibt dem Einzelnen Sicherheit und Bestätigung. In den totalitären Regimen (Diktaturen) des 20. Jahrhunderts wurde besonders deutlich, dass absoluter Gehorsam eine weitgehend unreflektierte Gewaltanwendung gegenüber Minderheiten oder Andersdenkenden zur Folge haben kann. Wie solche Systeme funktionieren, wird in Gedankenexperimenten deutlich, z.B. in Forschungen wie dem „Milgram-Experiment" (s.u.).

Soziologische Ansätze betrachten vor allem die Auswirkung von gesellschaftlichen Strukturen auf die Entstehung von Gewalt zwischen Personen, Gruppen oder auch Staaten. Insbesondere in den 1960er-Jahren entwickelten Wissenschaftler aus der Erfahrung des Holocaust und des Zweiten Weltkriegs zahlreiche Theorien. In diesem Zusammenhang kamen auch (rechts-)philosophische Diskussionen in Bezug auf die Frage auf, wann es legitim (gerechtfertigt) ist, gegen staatliche Gewalt aufzubegehren. Rechtswissenschaftlich sind diese Fragen bis heute nicht geklärt.

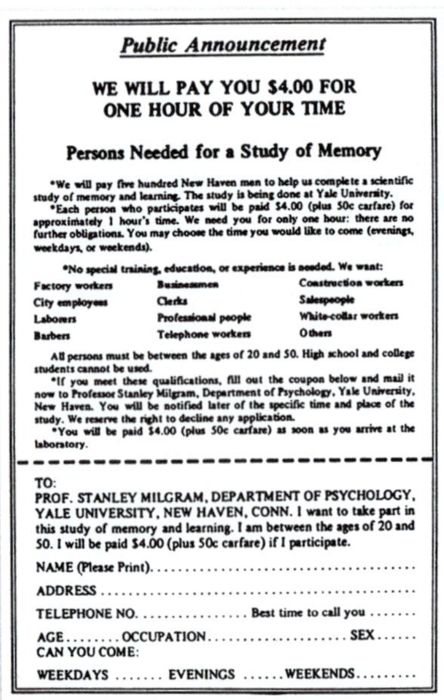
Public Announcement

WE WILL PAY YOU $4.00 FOR ONE HOUR OF YOUR TIME

Persons Needed for a Study of Memory

•We will pay five hundred New Haven men to help us complete a scientific study of memory and learning. The study is being done at Yale University.

•Each person who participates will be paid $4.00 (plus 50c carfare) for approximately 1 hour's time. We need you for only one hour: there are no further obligations. You may choose the time you would like to come (evenings, weekdays, or weekends).

•No special training, education, or experience is needed. We want:

Factory workers	Businessmen	Construction workers
City employees	Clerks	Salespeople
Laborers	Professional people	White-collar workers
Barbers	Telephone workers	Others

All persons must be between the ages of 20 and 50. High school and college students cannot be used.

•If you meet these qualifications, fill out the coupon below and mail it now to Professor Stanley Milgram, Department of Psychology, Yale University, New Haven. You will be notified later of the specific time and place of the study. We reserve the right to decline any application.

•You will be paid $4.00 (plus 50c carfare) as soon as you arrive at the laboratory.

TO:
PROF. STANLEY MILGRAM, DEPARTMENT OF PSYCHOLOGY, YALE UNIVERSITY, NEW HAVEN, CONN. I want to take part in this study of memory and learning. I am between the ages of 20 and 50. I will be paid $4.00 (plus 50c carfare) if I participate.

NAME (Please Print)...............

ADDRESS...............

TELEPHONE NO. .... Best time to call you ....

AGE........OCCUPATION...................SEX......
CAN YOU COME:

WEEKDAYS .... EVENINGS ......WEEKENDS.........

Abb. 1 Aufruf zur Teilnahme an den Experimenten von Stanley Milgram im Jahr 1963

W ZUM WEITERDENKEN

Bei den **Milgram-Experimenten** wurde untersucht, wie weit zu gehen Menschen bereit sind, wenn sie von einer autoritär auftretenden Person (dem Versuchsleiter) Befehle erhalten. In dem Versuchsaufbau übernahmen die Teilnehmenden die Rolle einer Lehrkraft, die aufgefordert wird, schlechte Leistungen von Schülern mit Stromschlägen zu bestrafen. (Die Schüler waren Schauspieler, was die Testpersonen aber nicht wussten.) Die Stärke der Stromschläge nahm mit jeder Versuchsstufe zu. Die Schüler (Schauspieler) ahmten die Schmerzreaktionen realitätsnah nach, sodass die Versuchsperson davon ausgehen musste, dass tatsächlich Stromschläge in hoher Stärke verabreicht wurden. Dennoch brachen lediglich 35 % der Probanden den Versuch ab. 65 % hingegen waren bereit, auch möglicherweise tödliche Stromstöße zu verabreichen. Diese – später als unethisch bewerteten – Experimente zeigten, dass auch „normale" Menschen unter entsprechenden Bedingungen zu extremen Gewalttaten in der Lage sind.

1.1.3 Risikogruppen

Zahlreiche Forschungen belegen, dass Gewalttäter häufig selbst in ihrer Vergangenheit Opfer von Gewalt geworden sind. Das Risiko, Täter oder Opfer von Gewalttaten zu werden, steigt mit der eigenen Gewalterfahrung (z.B. in der Kindeserziehung). Unabhängig davon gibt es besonders vulnerable (verletzliche) Gruppen in der Gesellschaft. Hierzu zählen Kinder und Jugendliche, Frauen und ältere Menschen, wobei Kinder und Frauen vor allem Opfer häuslicher Gewalt sind. Weitere Gruppen mit hohem Risiko sind Geflüchtete, Sexarbeiter*innen und wohnungslose Menschen. Auch Menschen mit psychischen Erkrankungen tragen ein erhöhtes Gewaltrisiko, insbesondere wenn sie wohnungslos sind oder sich in psychiatrischen Einrichtungen aufhalten.

Bei älteren Menschen steigt mit zunehmendem Alter das Risiko, zu Opfern von Gewalt zu werden. Außerdem steigt das Gewaltrisiko mit der Zunahme ihrer Pflegeabhängigkeit – egal, ob sie im familiären oder einem professionellen Kontext gepflegt werden. Viele Untersuchungen weisen darauf hin, dass Menschen in Einrichtungen einem höheren Gewaltrisiko ausgesetzt sind. Risikofaktoren für Gewalterfahrungen in Pflegeeinrichtungen sind geistige und körperliche Behinderungen, chronische (bleibende) Erkrankungen, ein niedriger Bildungsgrad, Analphabetismus, eingeschränkte sprachliche und kognitive Fähigkeiten sowie weibliches Geschlecht oder geringes Einkommen.

Frauen tragen über die gesamte Lebenszeit ein höheres Risiko, Opfer ›sexualisierter Gewalt‹ zu werden, allerdings erhöht der Anteil der betroffenen Frauen gegenüber Männern mit steigendem Alter. Kinder sind vor allem in der Phase vor der Pubertät betroffen, am meisten im Alter von etwa zehn bis elf Jahren.

Ausgewählte Befunde

Einheitliche ›Befunde‹ für das Auftreten von Gewalt (**Gewaltprävalenz**) gibt es kaum, da es auch keine einheitliche Definition von Gewalt und entsprechende, miteinander vergleichbare Erhebungen dazu gibt. Hinzu kommen Schwierigkeiten in der genauen Erhebung, da von Gewalt Betroffene häufig aus Scham die ihnen zugefügte Gewalt nicht anzeigen. Das sog. Dunkelfeld, d.h. die Zahl der nicht aufgeklärten Fälle, ist daher hoch.

In einer deutschen Studie aus dem Jahr 2013 gab jeder zwanzigste Erwachsene an, im vergangenen Jahr körperliche Gewalt erfahren zu haben. Jeder Fünfte hatte psychische (seelische) Gewalt erlebt. Körperliche Gewalt widerfuhr nach diesen Angaben häufiger Jüngeren und Erwachsenen mit niedrigem sozialem Status. In anderen Studien wird davon ausgegangen, dass rund 60 % (also mehr als die Hälfte) aller Frauen in Deutschland mindestens einmal im Leben Opfer sexualisierter Gewalt werden.

Die Zahlen von Kindern mit Gewalterfahrungen in der Familie sind stark rückläufig. Dies liegt vermutlich an zahlreichen Maßnahmen des Kinderschutzes und der öffentlichen Ächtung von gewalttätigen „Erziehungsmaßnahmen".

Schätzungen der WHO gehen davon aus, dass 4–6 % aller im häuslichen Bereich gepflegten Menschen von Gewalt betroffen sind. Das würde allein in Deutschland ca. 80 000 Menschen betreffen. In einer deutschen Studie aus dem Jahr 2017 gaben fast ein Drittel aller Pflegenden an, häufig oder sehr häufig zu erleben, dass Pflegemaßnahmen gegen den Willen von Pflegebedürftigen durchgeführt werden. Andere Studien weisen darauf hin, dass bestimmte Bereiche stärker von (körperlichen) Gewalterfahrungen oder deren Auswirkungen betroffen sind als andere.

Selbstfürsorge
Welche Erfahrungen mit Gewalt haben Sie gemacht? Wer unterstützt Sie bei der Bewältigung?

sexualisierte Gewalt → S. 849

Online-Hilfe für das Erkennen und die gerichtsverwertbare Dokumentation von (körperlichen) Folgen von Gewalt
www.befund-gewalt.de

1.2 Erscheinungs- und Ausdrucksformen von Gewalt

1.2.1 Allgemeine Einteilungen

Einteilung nach Erscheinungsformen

Das von dem Konflikt- und Friedensforscher Johan Galtung entworfene Modell des „Gewaltdreiecks" unterscheidet Gewalt nach ihren Erscheinungsformen und stellt diese gleichzeitig in Beziehung zueinander.

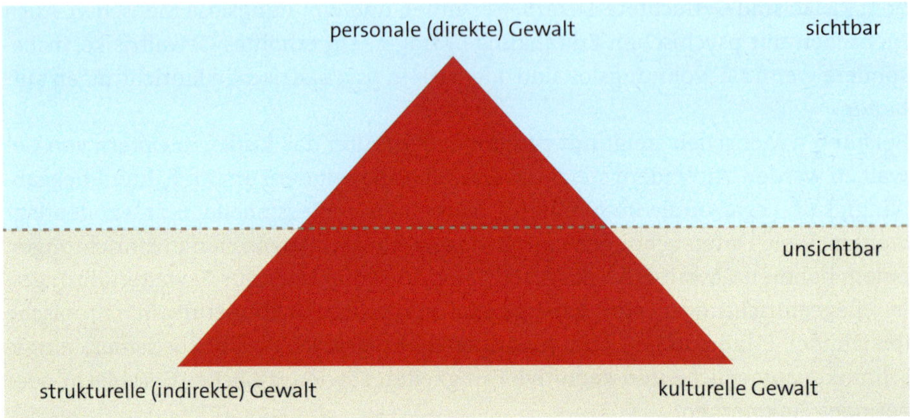

Abb. 1 Gewaltdreieck nach Johan Galtung

Unter **personaler (direkter) Gewalt** sind direkte Handlungen einer oder mehrerer Personen an einer oder mehreren anderen Personen zu verstehen. Im Gegensatz dazu ist mit **struktureller (indirekter) Gewalt** die Gewalt gemeint, die durch soziale Bedingungen oder ein Gesellschaftssystem entsteht. Diese Form der Gewalt weist auf ungleiche (gesellschaftliche) Verhältnisse hin, die Menschen in ihrer Entwicklung behindern oder sogar bedrohen. **Kulturelle Gewalt** liefert in Form von Werten, Einstellungen oder Glaubenssätzen die Begründung oder auch Legitimation (Rechtfertigung) für eine konkrete Gewaltanwendung. Kulturelle Gewalt beruht z.B. auf Religion, Staatsideologie, aktuellen wissenschaftlichen Thesen oder Erziehungsgrundsätzen.

In dem Modell von Galtung wird durch farbliche Gestaltung und räumliche Nähe deutlich, dass es eine enge Wechselwirkung zwischen den genannten Gewaltformen gibt. Unterschiedlich sind sie dagegen in Bezug auf ihre unmittelbare Sichtbarkeit: Während personale Gewalt direkt sichtbar ist, bedürfen strukturelle und kulturelle Gewalt einer Analyse (Untersuchung) der jeweiligen Gewaltsituation.

B BEISPIEL

Erst seit dem Jahr 2000 sind in Deutschland Körperstrafen als Mittel der Kindererziehung verboten. Bis dahin galten Schläge als eine verbreitete Erziehungsmethode. In diesem Fall stellen die Schläge der Eltern die personale Gewalt dar. Die strukturelle Gewalt bestand im Fehlen einer Gesetzgebung, die diese Schläge verbot. Die kulturelle Gewalt zeigte sich noch bis in die 1970er-Jahre in Erziehungsratgebern, die Eltern empfohlen, Körperstrafen in der Erziehung einzusetzen. Auch religiöse Vorstellungen, nach denen Kinder „sündige Wesen" seien, denen der „Teufel" ausgetrieben werden müsse, gehören zur kulturellen Gewalt.

Einteilung nach Ausdrucksformen

Entsprechend den Ausdrucksformen wird Gewalt wie folgt unterteilt:

- **Körperliche Gewalt** umfasst alle Formen körperlicher Misshandlungen, z.B. Schläge, Tritte, unnötig zugefügte Schmerzen, Schütteln (von Babys), Verbrennungen/Verbrühungen, Festhalten/Fixieren, selbstschädigendes Verhalten (u.a. Ritzen, Hungern, Suizid).
- **Psychische Gewalt** umfasst auf emotionaler Ebene zugefügte Gewalt, z.B. Isolation (auch Kontaktverbot, Liebesentzug), Drohungen, Beschimpfungen (auch online), Belästigungen, Abwerten/›Diffamieren‹, Erzeugen von Schuldgefühlen.
- **Sexualisierte Gewalt** umfasst alle sexuellen Handlungen, die Menschen aufgedrängt oder aufgezwungen werden, und reicht von sexueller Belästigung bis zur Vergewaltigung. Sie ist ein Akt der Aggression und des Machtmissbrauchs, nicht das Ergebnis unkontrollierbarer sexueller Triebe.
- Ökonomische **(finanzielle) Gewalt** bezeichnet das bewusste Vorenthalten von Geldmitteln.
- **Vernachlässigung** umfasst physische und psychische Anteile und kann sich qualitativ (z. B. durch Bereitstellen verdorbenen oder minderwertigen Essens) oder quantitativ (z.B. durch fehlende Mahlzeiten) äußern. Meistens sind Kinder und pflegeabhängige Menschen betroffen.

diffamieren
jemanden schlechtmachen

Ethik
Sind Vernachlässigung, Stalking oder Mobbing auch dann Formen von Gewalt, wenn der Betroffene es gar nicht mitbekommt?

Weitere Formen von Gewalt

In polizeilichen Erhebungen werden weitere Formen von Gewalt unterschieden. **Häusliche Gewalt**, auch familiäre Gewalt oder Gewalt im Nahraum genannt, findet im geschlossenen System der Häuslichkeit (des eigenen Zuhauses) statt. Sie beeinträchtigt das Sicherheitsgefühl der Opfer in besonderem Maße, weil sie von vertrauten Personen im privaten Raum der Opfer ausgeübt wird. Ein Merkmal häuslicher Gewalt ist, dass sie über eine gelegentliche aggressive Form der Konfliktaustragung hinausgeht und wiederholt ausgeübt wird. Die Aufdeckung und Aufklärung ist besonders schwierig, da häusliche Gewalt unter großem Geheimhaltungsdruck stattfindet.

Als **Kindesmisshandlung** werden alle Gewaltformen bezeichnet, die an Kindern verübt werden. Täter sind oft Familienmitglieder oder der Familie nahestehende Personen. Dies stellt die Kinder vor ein großes ›Dilemma‹, da sie zu den Tätern häufig eine starke emotionale Bindung haben. Die Täter nutzen diesen Umstand gezielt aus.

Dilemma
Zwangslage, Zwiespalt

Mobbing bezeichnet die wiederholte und systematische (planmäßige) Schikane von Menschen mit dem Ziel, die gemobbte Person aus der Gemeinschaft oder dem Betrieb zu drängen. Ursprünglich bezogen sich Beobachtungen auf den Arbeitsplatz, heute kennt man Mobbing aber auch aus der Schule, Vereinen oder zunehmend als Cybermobbing auf den virtuellen Raum (Internet) bezogen.

Stalking steht für das willentliche und wiederholte Verfolgen oder Belästigen einer Person, deren physische oder psychische Unversehrtheit dadurch direkt oder indirekt und auch langfristig bedroht und geschädigt werden kann.

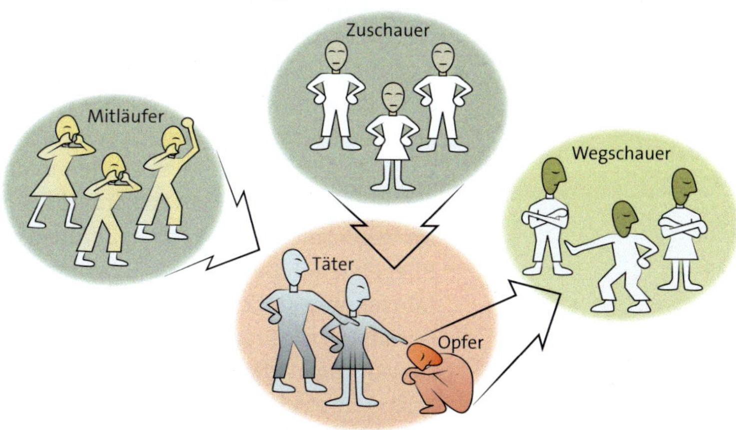

Abb. 2 Mobbing ist eine Art System. Es geht von Gruppen aus, in denen die einzelnen Gruppenmitglieder verschiedene, teilweise auch wechselnde Rollen einnehmen.

1.2.2 Typologie der WHO

Nach der Typologie der WHO werden Formen von Gewalt nach dem teilnehmenden Personenkreis eingeteilt. Hier gibt es die Kategorien (Klassen) **selbstbezogen**, **interpersonal** (zwischen Personen) und **kollektiv** (auf die Gesellschaft bezogen). In jeder Kategorie gibt es wieder eine Unterkategorie, welche die betroffenen Personengruppen näher beschreibt. Jede Unterkategorie kann dann noch einmal nach der Erscheinungsform näher bestimmt werden. Sexuelle Übergriffe im häuslichen Bereich werden so z. B. als interpersonale, sexualisierte Gewalt innerhalb der Familie klassifiziert.

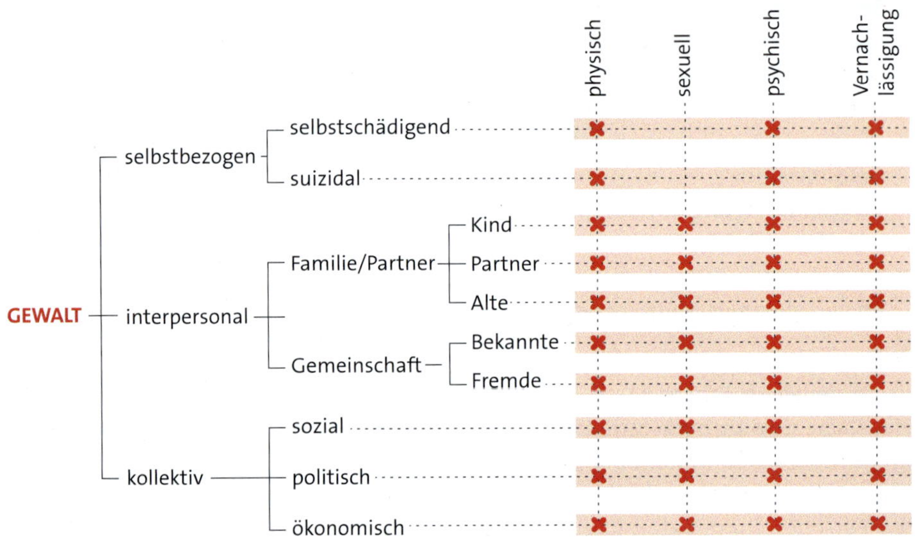

Abb. 1 Typologie der Gewalt; Quelle: World report on violence and health: Summary 2002

1.3 Gewalt gegen pflegebedürftige Menschen

Gewalt gegen Pflegebedürftige gibt es wahrscheinlich bereits so lange, wie Menschen gepflegt werden. Auch wenn die (historische) Pflege in der Familie gerne romantisiert dargestellt wird, muss man davon ausgehen, dass Pflegeleistungen schon immer eine große Belastung für Familien dargestellt haben. Ebenso dürfte die familiäre Pflege oft nicht dem entsprochen haben, was wir heute unter guter oder sicherer Pflege verstehen. Wirtschaftlich karge Lebensbedingungen führten eher dazu, dass die schwächsten Familienmitglieder am wenigsten mit Nahrung oder Zuwendung versorgt wurden. In sozial und finanziell hochgestellten Kreisen waren Krankheit und Siechtum häufig Gründe für Tötungen, teilweise auch durch Unterlassen von Hilfeleistungen, um schneller an das Erbe zu kommen oder die soziale Stellung des anderen einnehmen zu können.

Im Gegensatz dazu ist das Phänomen der Gewalt durch berufstätige, professionelle Pflegende relativ neu. Das Bewusstsein für dieses Problem ist in den letzten zwei Jahrzehnten stark gestiegen; zahlreiche Forschungsarbeiten zu den Ursachen sowie Initiativen zur Prävention (Vorbeugung) belegen dies. Dabei muss klar sein, dass sich Gewalt gegen Pflegebedürftige erst einmal nicht von der Gewalt gegen andere Menschen unterscheidet. Es scheint jedoch verschiedene, besondere Aspekte in der professionellen Pflegearbeit zu geben, die Gewalt gegen zu pflegende Menschen begünstigen – und das, obwohl Pflege ja eigentlich eine „Herzensarbeit" ist (›berufliches Selbstverständnis‹).

berufliches Selbstverständnis → S. 24, Band 1

Eine besondere Rolle spielt in der Pflege die sog. **fürsorgliche Gewalt**, die dann entsteht, wenn Pflegende meinen, genau zu wissen, was gut für die Pflegebedürftigen ist, auch wenn es dem Willen der betreffenden Person widerspricht. Es handelt sich um eine besondere Form der kulturellen Gewalt. Sie rührt von einem ›paternalistischen Weltbild‹ her, das sich bis heute in den Gesundheitsberufen hält. „Paternalistisch" bezeichnet hier eine gegen den Willen einer Person durchgeführte, aber auf ihr vermeintliches Wohl ausgerichtete Handlung. Ebenso fördert diese Haltung medizinische Handlungen oder Pflegemaßnahmen, die mit Zwang durchgeführt werden. Jegliche Zwangsmaßnahme bedeutet jedoch für die Betroffenen ein hohes Maß an Leid. Daher wurden durch den Gesetzgeber sehr enge Regeln aufgestellt, unter denen erzwungene oder gewalttätige Maßnahmen im Gesundheitswesen überhaupt legitim sind (Psychiatriegesetze).

Paternalismus
Herrschaftsform, in der eine vormundschaftliche Beziehung zwischen herrschenden und beherrschten Personen besteht

Pflege ist ein Beziehungsberuf. Und auch Menschen, die ihre Angehörigen pflegen, stehen in Beziehung zu ihnen. Aus diesen Beziehungen ergeben sich besondere Situationen, die Gewalt begünstigen können. Auf der einen Seite steht das Machtgefälle zwischen Pflegenden und Pflegebedürftigen – das sich vordergründig in der Abhängigkeit der Letzteren zeigt. Auf der anderen Seite gibt es institutionelle und politische Rahmenbedingungen, die zu Überforderung und – in deren Folge – zu gewalttätigem Handeln führen können.

W ZUM WEITERDENKEN

Ein psychiatrieerfahrener Patient berichtet in einem Artikel: „Was sich mir besonders eingeprägt hat, ist ein Konflikt mit einer Krankenpflegerin, der zeigt, dass seelische Grausamkeit genauso traumatisierend sein kann wie körperliche. Ich sprach damals die Pflegerin darauf an, dass ich ihren Umgangston als unangemessen empfand, worauf sie mir antwortete, wenn es mir nicht passe, dann werde sie gar nicht mehr mit mir reden. Da empfand ich stark meine Abhängigkeit gegenüber dieser Frau, denn ich war als Patient ja auf sie angewiesen. Es verließ mich mein Mut, und ich lenkte ein. Nach einigen Jahren hatte ich (...) wieder mit ihr zu tun und sprach sie auf das Damalige an. Sie antwortete: ‚So gehen wir eben mit übergriffigen Patienten um.' Diese emotionale Niederlage habe ich bis heute nicht vergessen."

Quelle: Höflacher, Rainer (2010): „Eine generelle Verurteilung des Systems ist kontraproduktiv". Psychiatrie in der Klinik: Erfahrungen – Kritik – Forderungen. Soziale Psychiatrie 130(4), S. 37–38

1.3.1 Nichtbeachten

Menschen sind auf Interaktion mit anderen angewiesen. Ohne diese verkümmern sie seelisch; die längerfristige Isolation von Menschen gilt als Folter – Menschen, die hiervon betroffen sind, z.B. in Gefängnissen, reagieren mit psychischen und physischen Symptomen. Nicht immer absichtsvoll kann es auch in der Pflege zu Situationen des Nichtbeachtens kommen:

- Übergehen von Menschen, z.B. bei Visiten oder Veranstaltungen
- „Vergessen" von Menschen, die sich nicht selbst bewegen oder ausdrücken können, z.B. auf der Toilette oder auf dem Balkon
- Nichtbeachten der ›Ressourcen‹ von Menschen
- Nichtkommunizieren mit mit kommunikationseingeschränkten Menschen
- reden über Menschen in deren Anwesenheit, als ob sie abwesend wären

Ressourcen → *S. 417, Band 1*

1.3.2 Sprachliche Gewalt

Der Einsatz rauer und diskriminierender Sprache begünstigt nachweisbar gewalttätiges Handeln. Manche Menschen setzen beleidigende Sprache bewusst ein, z.B. in Diskussionen oder im Streit. Viel häufiger jedoch kommt es zu Verletzungen durch den unbewussten Einsatz von Sprache. Manche Begriffe sind mit Wertungen belegt, die verletzend sein können. In Fällen, wo diese Wertungen gesellschaftliche Ausgrenzungen widerspiegeln, wirkt Sprache diskriminierend. **Sprachliche** ›Diskriminierung‹ geschieht auf verschiedene Ebenen.

Diskriminierung → *S. 383, Band 1*

- Wortebene: abwertende Bezeichnungen oder Schimpfworte, die die Menschen auf ein äußerliches Merkmal reduziert
- Satz- und Textebene: (historisch) belastete Phrasen, Stereotype und Vorurteile oder diskriminierende Witze, z.B. die Phrase „bis zur Vergasung" bei der Beschreibung totaler Erschöpfung (die Wendung bezieht sich auf die Ermordung der Juden in den Gaskammern der Konzentrationslager im Dritten Reich)

Diversität
Welchen Einfluss haben Geschlecht, Herkunft oder Alter darauf, wie rau ein Mensch mit anderen spricht?

Sprache verletzt auch, wenn sie unterhalb der kognitiven Möglichkeiten von pflegebedürftigen Menschen verwendet wird, z.B. wenn bei der Betreuung von alten Menschen kindliche Sprache eingesetzt wird („füttern" statt „Essen reichen", „Lätzchen" statt „Serviette") oder wenn man gegenüber Menschen mit dunkler Hautfarbe „gebrochenes Deutsch" nachahmt. Ebenso lässt das gedankenlose Aussprechen von umgangssprachlichen Floskeln Interesse an Menschen vermissen, z.B. wenn man Menschen, die in den OP gebracht werden, „Machen Sie's gut!" hinterherruft oder Patienten bei der Entlassung mit „Auf Wiedersehen!" verabschiedet.

Die **Art der Anrede** von Menschen verdeutlicht die Beziehung zueinander. So deutet die in der Pflege noch verbreitete Bezeichnung „Schwester" eine familiäre Beziehung an, die eine besondere (emotionale) Nähe verspricht. Das Duzen von Pflegebedürftigen oder das „Sich-Duzen-Lassen" steht dem ›professionellen Berufsbild‹ der Pflegefachkraft entgegen und erzeugt keine „Gleichheit", sondern festigt ein Machtgefälle. Patienten werden mit Namen angesprochen und sind weder eine Nummer noch eine Krankheit („Frau Gladrow" und nicht „die Appendizitis aus 703").

professionelles Berufsbild → *S. 24, Band 1*

Eine weitere Besonderheit von Sprache im Gesundheitswesen ist das Überleben zahlreicher **Begriffe aus dem Militärwesen**, was sich in Ausdrücken wie „Invasion von Erregern", der „engmaschigen Überwachung" oder dem „strengen Hygieneregime" niederschlägt. Der Gebrauch dieser Begriffe wirkt auf Außenstehende mehr als irritierend und kann machtbesessenes Verhalten begünstigen.

1.3.3 Misshandlungen

Misshandlungen umfassen sowohl subtile (unterschwellige, nicht direkt schädigende) Formen als auch offene Misshandlungen. Vor allem die nicht offensichtlichen Formen geschehen oft gedankenlos oder sind traditionell in den Abläufen der Einrichtungen verhaftet. Solche Routinen sollten hinterfragt und nach Alternativen für kranke oder pflegebedürftige Menschen gesucht werden.

Beispiele für subtile Misshandlungen	Beispiele für offene Misshandlungen
Nichtwahren der Intim-/Privatsphäre	Einsperren von Pflegebedürftigen
Einschränkungen im Tagesablauf durch „Hausregeln"	Wegnehmen der Klingel
Nichterklären von Maßnahmen oder Therapien	Nichtversorgen bei Inkontinenz
Entziehen von Hilfsmitteln, z.B. Prothesen, Brillen, Gehhilfen	Festhalten, Zerren an oder Schlagen von Pflegebedürftigen

1.3.4 Krankentötungen

Krankentötungen gelten als die extremste Form von Gewalt gegen pflegebedürftige Menschen. Aufgrund des hohen Dunkelfelds können keine konkreten Zahlen angegeben werden. Bisherige Daten deuten aber darauf hin, dass es in Krankenhäusern häufiger zu Krankentötungen kommt als in Pflegeheimen oder im häuslichen Umfeld. Ein Grund hierfür mag die fehlende persönliche Beziehung zu den Opfern sein. Häufig kommt es zu ganzen Tötungsserien einzelner Täter. Rückblickend wurde in allen Fällen deutlich, dass es für das Kollegium klare Anzeichen für vorgefallene Tötungen gab, bis dahin, dass der Verdacht mehrfach im Vorfeld geäußert worden war, diesem aber nicht nachgegangen wurde. Während in der Öffentlichkeit in Bezug auf die Motive der Täter auch Mitgefühl („Todesengel" = Mitleid mit den Kranken) oder „Druck durch die Rahmenbedingungen" vermutet werden, ergeben Analysen eine andere Deutung, nämlich die des Machtmissbrauchs: Die Täter erheben sich über Leben und Tod, sie verspüren Macht bei der Tötung.

1.3.5 Freiheitsentziehende Maßnahmen

Freiheitsentziehende Maßnahmen (FEM) werden „fachsprachlich" auch **Fixierungen** genannt. Sie umfassen sowohl mechanische Fixierungen, z. B. durch Fixiergurte oder Bettgitter, als auch chemische Fixierungen, z. B. durch Sedativa (Beruhigungsmittel) oder Narkotika (›Schmerzmittel‹). Als **faktische FEM** bezeichnet man Maßnahmen, die nicht offensichtlich freiheitsentziehend sind, wie z. B. Trickschlösser, tiefe, nach hinten gelehnte Sessel, aus denen Pflegebedürftige nicht selbstständig aufstehen können, oder elektronische Maßnahmen, die den selbstständigen Ortswechsel verhindern.

Schmerzmittel → *S. 734, Band 1*

›Freiheitsentziehende Maßnahmen‹ sind grundsätzlich rechtswidrig. In Ausnahmefällen können sie unter engen rechtlichen Bedingungen im Gesundheitswesen zum Eigen- oder Fremdschutz gerechtfertigt sein. Es ist jedoch immer zu bedenken, dass auch in diesen Fällen eine Fixierung für die Betroffenen großes Leid bedeutet und mit erheblichen Folgeschäden einhergehen kann. Aus diesem Grund sind immer sorgfältig alle Alternativen zu prüfen, um FEM zu vermeiden.

freiheitsentziehende Maßnahmen → *S. 675*

1.4 Gewalt gegen Pflegende

Auch Pflegende können in pflegerischen Situationen Opfer von Gewalt werden. Besonders risikobehaftet sind Notaufnahmen und (geronto-)psychiatrische Einrichtungen. Gerade in diesen Feldern gehören Antigewalt- und Deeskalationstrainings zum regelmäßigen Fortbildungsangebot. In Einrichtungen, in denen es besonders häufig zu gewalttätigen Situationen kommt, übernehmen nicht selten Sicherheitsdienste eine zusätzliche Schutzfunktion.

Erfahren Pflegende Gewalt, sollten auch sie diesen Vorfall sofort mit Kolleginnen oder Vorgesetzten besprechen und gemeinsam überlegen, ob eine Strafanzeige angebracht ist. Ebenso muss sorgfältig abgewogen werden, ob und wie der Vorfall reflektiert oder ›supervidiert‹ werden kann.

Supervision → *S. 133, Band 1*

1.5 Gewaltdiagnostik

Bogen für die Gewaltdokumentation:
www.befund-gewalt.de
→ Verletzungen dokumentieren
→ Vordrucke

Bemerken Pflegende Anzeichen von Gewalt, müssen diese Anzeichen genau beobachtet, ggf. vermessen und dokumentiert (schriftlich festgehalten) werden. Die ›Dokumentation‹ muss so genau erfolgen, dass die Informationen bei späteren Untersuchungen bestmöglich verwertet werden können. Dies gilt auch und besonders in Fällen, in denen die Opfer aus Scham oder Angst die erlebte Gewalt nicht kommunizieren. Vor allem physische Anzeichen können während körpernaher Pflegetätigkeiten auffallen. Andere Anzeichen wie z.B. Hämatome („blaue Flecken") oder Platzwunden im Gesicht sind offensichtlich, auch weil die Betroffenen ausdrücklich medizinische Hilfe suchen (z.B. in Notaufnahmen). Gewaltanzeichen sind nicht immer eindeutig und müssen jeweils im Kontext der Situation, in der sie auftreten, gewertet werden. Für das entsprechende Vorgehen sollten in den Einrichtungen Leitlinien vorliegen.

1.5.1 Physische Anzeichen

Schütteltrauma → S. 334

Physische Anzeichen sind ein wichtiges Indiz (Beweismittel) bei Gewaltvorfällen; umgekehrt ist aber das Fehlen physischer Anzeichen allein kein Hinweis darauf, dass Gewalt nicht stattgefunden hat. Abhängig von der individuellen Situation der Taten unterscheiden sich physische Anzeichen in ihrem Auftreten.

Körperliche Gewalt	Sexualisierte Gewalt	Hinweise bei Säuglingen und Kindern	Hinweise bei Pflegebedürftigen
– multiple (verschiedene) Verletzungen, wie z.B. Prellungen, Schürfungen und Verbrennungen – Hämatome verschiedenen Alters – geformte Verletzungen, z.B. durch einen Gegenstand – Verletzungen an nicht sturz- oder anstoßtypischen Stellen – gleichzeitige Verletzungen an Rücken und Bauch – Verletzungen im Kopfbereich und an den Gliedmaßen – Verletzungen im Brust-, Bauch- und Genitalbereich – Verbrennungen/Verbrühungen an ungewöhnlichen Körperstellen (Rücken, Gesäß, Beine) – Würgemale und Einblutungen an den Augenbindehäuten – kahle Stellen am Kopf (durch Ausreißen der Haare) – Bissverletzungen	– Hämatome an den Brüsten und Oberschenkeln – Hämatome und Schürfungen über den Dornfortsätzen der Wirbelsäule (sog. Widerlagerverletzungen durch Liegen auf hartem Untergrund) – Verletzungen (Einrisse) und Hämatome im Genital-/Analbereich – vaginale/anale Blutungen – Verletzungen an den Lippen und in der Mundhöhle (durch erzwungenen Oralverkehr) – ungewollte Schwangerschaft – durch Geschlechtsverkehr übertragbare Infektionen (bei Kindern) – Verletzungen wie Kratzer, striemenartige Einblutungen oder Hämatome als Folge eines gewaltsamen Entkleidens	– Unter- und Fehlernährung – unversorgte Gesundheitsprobleme (z.B. Zahnerkrankungen) – Verletzungen an sturz- bzw. anstoßuntypischen Körperarealen – geformte Verletzungen – Bissmarken – Verbrennungs- bzw. Verbrühungsmuster (z.B. durch Ausdrücken von Zigaretten auf der Haut) – Frakturen in unterschiedlichen Heilungsstadien – unfalluntypische Bauchverletzungen (Leber, Darm) – subdurale und retinale Blutungen als ein Hinweis auf das „Shaken Baby Syndrom" (›Schütteltrauma‹) – Verletzungen im Mundbereich (Zahnfrakturen, Verletzungen des Zungenbändchens durch gewaltsames Zuführen von Nahrung, Verbrennungen der Mundschleimhaut)	– Unter- bzw. Fehlernährung – Druckgeschwüre – Dehydratation (Austrocknung) – unsaubere und beengte Wohnverhältnisse – unzureichende Beschäftigung – fehlende Sozialkontakte – unversorgte/unbehandelte Gesundheitsprobleme (u.a. Zahnprobleme, Infektionen, Frakturen) – Medikamente, die nicht, zu viel oder falsch verabreicht werden

Tab. 1 Physische Anzeichen von Gewalt

1.5.2 Psychische Anzeichen

Vor allem Menschen, die über einen längeren Zeitraum Gewalt ausgesetzt sind, reagieren mit psychischen oder ›psychosomatischen Beschwerden‹. Solche Anzeichen können z. B. im Gespräch erfasst oder bei Pflegemaßnahmen beobachtet werden. Vor allem im Langzeitpflegebereich können Veränderungen des Verhaltens auf Gewalterfahrungen hindeuten.

Psychosomatik
ganzheitliche Betrachtungsweise in der Medizin.
Als psychosomatisch gelten Erkrankungen, die sich nicht allein körperlich erklären lassen.

Psychische Beschwerden	Psychosomatische Beschwerden	Hinweise bei Säuglingen und Kindern	Hinweise bei Pflegebedürftigen
– Angststörungen – Depressionen – Suizidalität – selbstverletzendes Verhalten	– Essstörungen – Schlafstörungen – chronische Schmerzen – Magen-Darm-Beschwerden – Atemwegserkrankungen – rezidivierende (wieder auftretende) Infekte	Säuglingen und Kleinkinder: – häufiges und anhaltendes Schreien – Gedeihstörungen – Ängstlichkeit – Schlafstörungen oder Regression (Rückschritte in der Entwicklung) – Kinder, die bereits sauber waren, nässen möglicherweise wieder ein Ältere Kinder oder Jugendliche: – distanzloses oder aggressives Verhalten – Substanzmissbrauch – verminderte Schulleistungen – selbstverletzende Verhaltensweisen	– bei Verschlechterung des Allgemeinzustandes – Voranschreiten bestehender Krankheiten (z. B. dementieller Veränderungen, Depressionen) – Veränderungen im Schlaf-Wach-Rhythmus – Ängstlichkeit und „in sich gekehrt" sein – ablehnendes und aggressives Verhalten

Tab. 2 Psychische Anzeichen von Gewalt

1.5.3 Indikatoren für häusliche Gewalt

Von häuslicher Gewalt betroffene Personen (bei Kindern können dies unter Umständen auch die Eltern sein) suchen zwar häufiger medizinische Hilfe, jedoch ohne das Erlebte zu berichten. Folgende Indikatoren (Anzeichen) können auf häusliche Gewalt hindeuten:

- Verletzungen, die nicht mit der Erklärung, wie sie entstanden sind, übereinstimmen
- Verzögerungen zwischen dem Zeitpunkt der Verletzung und der Aufnahme der Behandlung
- verschiedene Verletzungen in unterschiedlichem Heilungsstadium
- Partner, die sehr aufmerksam sind, kontrollieren und die Betroffenen nicht allein lassen
- physische Verletzungen während der Schwangerschaft oder häufige Fehlgeburten
- später Beginn der Schwangerschaftsvorsorge
- häufige Suizidversuche und -gedanken
- chronische Darmstörungen und chronische Beckenschmerzen
- chronische Beschwerden, die keine offensichtliche physische Ursache haben

1.5.4 Posttraumatische Belastungsstörungen

Interprofessionalität
Welche Berufsgruppen arbeiten bei der Diagnosestellung und der Therapie einer PTBS zusammen?

Posttraumatische Belastungsstörungen (PTBS) können schon nach einmaligen Gewalterfahrungen auftreten. Das geschieht häufig, wenn diese Gewalt als besonders grausam oder existenziell bedrohlich wahrgenommen wurde. Die Gewalt muss nicht am eigenen Leib erfahren, sondern kann auch bei anderen beobachtet worden sein. Besonders häufig sind Menschen betroffen, die sich in Kriegs- oder Krisengebieten aufgehalten haben (z.B. Geflüchtete, Soldaten, Rettungskräfte). Die Betroffenen leiden unter Ein- und Durchschlafstörungen, erhöhten Konzentrationsschwierigkeiten, Reizbarkeit und Wutausbrüchen. Ebenso können sozialer Rückzug, ein Gefühl von Betäubung oder emotionaler Stumpfheit, Gleichgültigkeit gegenüber anderen Menschen sowie eine Beeinträchtigung der Stimmung zu beobachten sein. PTBS gelten als psychische Erkrankung und bedürfen der Behandlung in spezialisierten Zentren.

1.6 Umgang mit Gewaltsituationen

1.6.1 Verhalten bei Verdacht auf Gewalt

Indikatoren für häusliche Gewalt → S. 855

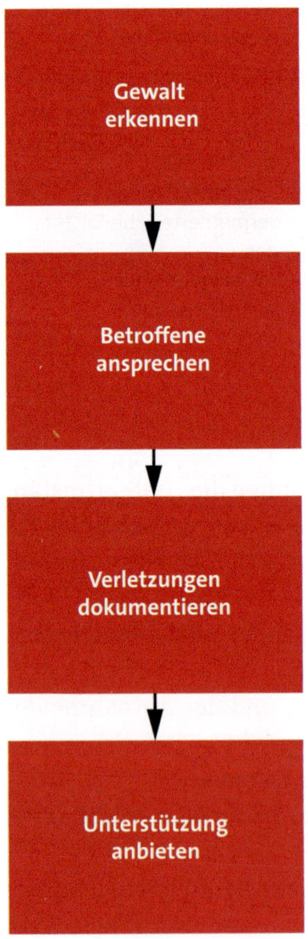

Abb. 1 Vorgehen bei Verdacht auf Gewalt

Besteht der Verdacht, dass bei einem Pflegebedürftigen Gewalt angewendet wurde (etwa durch bestimmte ›Anzeichen‹), sollten die Betroffenen direkt angesprochen werden. Folgende vier Fragen haben sich in Studien als hilfreich erwiesen:

- „Sind Sie von jemandem geschlagen, getreten, geboxt oder auf andere Art körperlich angegriffen worden?“
- „Sind Sie von jemandem bedroht, zu etwas gezwungen worden oder wurde Ihnen Angst gemacht?“
- „Fühlen Sie sich derzeit in Ihrem sozialen Umfeld und Ihrem Zuhause sicher?“
- „Hat Ihr aktuelles Anliegen etwas mit den oben genannten Umständen zu tun?“

Unabhängig davon, wie die Betroffenen sich zu den Fragen äußern, sollten Pflegende die Betroffenen an weitere Stellen verweisen:

- über ›Beratungs- und Hilfsangebote‹ informieren (z.B. durch Flyer oder Internetlinks zu ProFamilia oder Frauenhäusern)
- abhängig von der Art der Verletzungen Überweisung oder Konsultation an/durch Allgemeinmedizin, Gynäkologie, Unfallchirurgie, Zahnmedizin oder Psychiatrie
- abhängig vom Ausmaß der Gewalt Polizei, andere zuständige Behörden oder den Kinder- und Jugendschutz informieren

Informationen für von Gewalt Betroffene in einfacher Sprache
www.wege-aus-der-gewalt.de

Pflegende sind normalerweise an die ›Schweigepflicht‹ gebunden. Wenn sie jedoch den Verdacht haben, dass das Leben einer Person in Gefahr ist, gilt der ›Rechtfertigende Notstand‹ (§ 34 StGB). In diesem Fall ist es erlaubt, Hilfe bei den entsprechenden Behörden anzufordern. Im Fall der ›Kindeswohlgefährdung‹ kann anonymisiert Kontakt zum Jugendamt aufgenommen werden; dort wird dann über entsprechende weitere Schritte beraten.

Schweigepflicht → *S. 115, Band 1*

Rechtfertigender Notstand → *S. 110, Band 1*

Kindeswohlgefährdung → *S. 362, Band 1*

1.6.2 Verhalten bei Mobbing

Mobbing-Täter gehen davon aus, dass sich die Betroffenen nicht zur Wehr setzen. Oftmals arbeiten sie auch mit Einschüchterungen oder Drohungen („Wenn du das jemandem erzählst ..."). Daher ist es am wirkungsvollsten, das Schweigen zu brechen und sich frühzeitig Hilfe zu holen oder zu wehren. Anlaufstellen können vertraute Familienmitglieder, Freunde oder Beratungsstellen sein. Tritt Mobbing am Arbeitsplatz auf, sollten Vorgesetzte oder die Personalvertretung informiert werden. Mobbing ist ein Kündigungsgrund – für die Täter! In der Pflegeschule sind die Lehrer, ggf. auch Sozialarbeiterinnen oder andere Beratungspersonen zuständig. Fühlen sich Betroffene dazu in der Lage, können sie die Aussprache mit den Mobbenden suchen; möglicherweise kann dies auch in Begleitung von vertrauten Personen geschehen. Vor allem für die Umsetzung von späteren arbeitsrechtlichen Konsequenzen ist es sinnvoll, ein Mobbingtagebuch zu führen, in dem alle Angriffe mit Datum und Uhrzeit festgehalten werden.
Erfolgt das Mobbing in virtuellen Räumen (Internet, sozialen Netzwerken oder Chats), spricht man von ›Cybermobbing‹. Hier ist es besonders wichtig, die Beleidigungen und Angriffe nicht zu löschen, sondern möglichst zu speichern. In Chats oder anderen ungespeicherten Medien können Screenshots wirkungsvolle Belege sein.

Die Gewerkschaft ver.di informiert zu Mobbing am Arbeitsplatz: www.macht-immer-sinn.de/mobbing-am-arbeitsplatz

Informationen zu Cybermobbing: www.cybermobbing-hilfe.de

1.7 Präventionsstrategien zu Gewalt in der Pflege

Artikel 2 der ›Pflegecharta‹ sichert allen Pflegebedürftigen das Recht auf körperliche und seelische Unversehrtheit sowie Freiheit und Sicherheit zu. Dazu gehören ausdrücklich:

- Schutz vor körperlicher und seelischer Gewalt
- Schutz vor Vernachlässigung
- Schutz vor unsachgemäßer medizinischer und pflegerischer Behandlung
- Schutz vor unangezeigten (nicht angebrachten) freiheitsbeschränkenden Maßnahmen
- Hilfe gegen Gewalt

Pflegecharta → *S. 85, Band 1*

Damit dieser Schutz gewährleistet werden kann, bedarf es verschiedener Maßnahmen zur Prävention (Vorbeugung) von Gewalt. Die im Folgenden genannten gewaltpräventiven Maßnahmen finden auf verschiedenen Ebenen statt und bieten eine Auswahl, die vor allem auf Erfahrung basiert. Forschungsergebnisse gibt es zu diesem Thema bislang noch nicht.
Grundsätzlich kann man bei der Gewaltprävention zwei Bereiche unterscheiden:

- Vorbeugen von Gewaltbereitschaft und gewaltbegünstigenden Situationen
- Vermeiden von Gewalttaten durch Kontrolle

1.7.1 Gewaltprävention auf politischer Ebene

Auf politischer Ebene umfassen Präventionsstrategien gegen Gewalt sowohl rechtliche Veränderungen als auch Bemühungen um die Veränderung sozialer oder kultureller Normen (Maßstäbe). Letzteres erfolgt vor allem durch das Anstoßen von (öffentlichen) Diskussionen, aber auch durch die Unterstützung entsprechender Forschungsvorhaben oder Initiativen. Häufig gehen die Impulse zu Veränderungen auch von Gerichtsurteilen oder Diskussionen auf internationaler Ebene aus.
In den vergangenen Jahren sind zahlreiche Debatten angestoßen worden, die das Bild der Öffentlichkeit auf Gewalt verändert haben. Prominentes Beispiel ist die #Metoo-Debatte, in der Frauen weltweit ihre Erfahrungen mit sexualisierter Gewalt thematisieren. Obwohl die Opferzahlen nach wie vor hoch sind, gibt es ein höheres Bewusstsein in der Gesellschaft z.B. in Bezug auf Kindesmissbrauch oder sexualisierte Gewalt. Auch wenn die Gewalt damit nicht verhindert wird, haben Opfer bessere Möglichkeiten, gegen ihre Täter vorzugehen oder sich Hilfe zu holen.

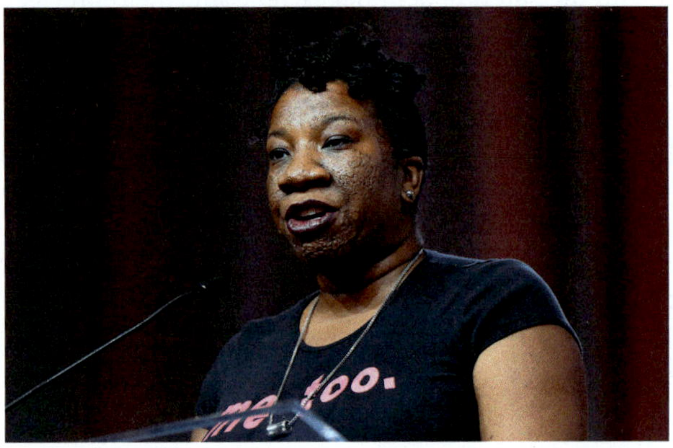

Abb. 1 In der von der Aktivistin Tarana Burke initiierten #Metoo-Debatte machten (berühmte) Frauen zum ersten Mal ihre Erfahrungen mit sexualisierter Gewalt öffentlich und thematisierten damit die Macht vor allem von Männern in ranghohen Positionen.

Neben diesen allgemeinpolitischen Debatten sind für die Pflege natürlich auch politische und wirtschaftliche Entscheidungen zu den **Rahmenbedingungen von Pflege** essenziell. So wirken bessere Ausbildungs- oder Personalstrukturen der Gewalt in Pflegeeinrichtungen unmittelbar entgegen.
Menschen in der Politik prägen politische Diskussionen aber nicht nur durch Inhalte, sondern auch durch die **Sprache**, die sie nutzen. Sprechen sie z.B. von „Altenlast" oder betonen in pflegepolitischen Diskussionen die „finanzielle Belastung zukünftiger Generationen durch die Flut von Pflegebedürftigen", so schaffen sie ein Klima, das Gewalt begünstigen kann. Hier gilt es, sensibel mit Sprache umzugehen.

HsM - Frankfurter Initiative gegen Gewalt im Alter - e.V.
www.hsm-frankfurt.de

Schulungen und Materialien zur Prävention von und zum Umgang mit Partnergewalt und häuslicher Gewalt
www.signal-intervention.de

W ZUM WEITERDENKEN

Zahlreiche Projekte und Initiativen zur Gewaltprävention bzw. gegen Gewalt in der Pflege werden von politischer Seite (finanziell oder ideell) unterstützt. Hier einige Beispiele:

- Handeln statt Misshandeln (HsM)
- Purfam (Potenziale und Risiken in der familialen Pflege alter Menschen), Universität Köln und Katholische Hochschule für Sozialwesen Berlin
- Projekt „Gewaltfreie Pflege" des Medizinischen Dienstes des Spitzenverbands Bund der Krankenkassen (MDS)
- der Verein S.I.G.N.A.L. e.V.

1.7.2 Gewaltprävention auf institutioneller Ebene

Einrichtungen des Gesundheits- und Pflegewesens können maßgeblich zur Gewaltprävention beitragen, indem sie die Bedeutung dieses Themas durch sichtbares eigenes Engagement hervorheben. Hierzu gehören z. B. folgende Maßnahmen:

- Einrichtung eines ›Fehlermanagements‹ sowie Schaffen einer offenen Fehlerkultur, die es möglich macht, Fehler zu begehen, zu reflektieren und daraus zu lernen
- Einrichtung eines Beschwerdemanagements, das Pflegebedürftige, Angehörige, aber auch Pflegende nutzen können; es muss die erhaltenden Informationen sorgfältig auswerten und Missstände angehen
- Durchführen von Fortbildungen, die auf das Thema aufmerksam machen
- Aufnahme des Themas in Leitbilder und Leitlinien
- respektvoller Umgang miteinander auf allen Personalebenen
- Gewaltfreie Kommunikation, Wertschätzung und Einsatz sensibler Sprache
- Aufmerksamkeit für unterschwellige Formen der Gewalt und aktives Suchen nach Alternativen
- Angebot von ›Supervision‹ oder Formen kollegialer Beratung
- systematischer Einsatz von Assessmentinstrumenten zur Früherkennung von Aggressionspotenzial bei Pflegebedürftigen
- Einsatz von Konzepten zur Verminderung von Aggressionen z. B. in (geronto-)psychiatrischen Einrichtungen

Fehlermanagement → S. 922, Band 1

Supervision → S. 132, Band 1

1.7.3 Gewaltprävention auf individueller Ebene

In Untersuchungen zu Vorfällen von Gewalt an Pflegebedürftigen wird immer wieder deutlich, dass Anzeichen für gewalttätiges Handeln bereits im Vorfeld erkennbar waren. Hier ist jede einzelne Pflegende gefragt, bei auffälligem Verhalten von Kollegen oder bei Anzeichen von Gewalttaten sofort zu ›handeln‹. Nicht selten steckt hinter gewalttätigem Handeln auch Hilflosigkeit, und die Betroffenen sind froh, Unterstützung zu bekommen.

Nehmen Pflegende bei sich selbst Anzeichen von Überforderung oder Aggression wahr, sollten sie sich Hilfe holen. Möglichkeiten sind etwa das ›Anzeigen der Arbeitsüberlastung‹, kollegialer Austausch oder das Schaffen von Ausgleich durch Freizeitaktivitäten, aber auch fachliche Fortbildungen zum Umgang mit bestimmten schwierigen Situationen. Im informellen Austausch über pflegebedürftige Menschen, aber auch in Fallkonferenzen können professionelle Pflegende sich über Strategien oder Techniken im Umgang mit schwierigen Situationen besprechen und voneinander lernen.

In bestimmten Situationen kann es sinnvoll sein, die eigene Haltung zu hinterfragen:

- Respektiere ich Pflegebedürftige mit all ihren Eigenheiten und Meinungen?
- Beziehe ich alle Ressourcen von Pflegebedürftigen mit ein, auch wenn es „länger" dauert?
- Bilde ich mich regelmäßig fort, v. a. zu Themen, die mich und meine Arbeit unmittelbar betreffen?
- Gehe ich mit den Kollegen respektvoll um?
- Nehme ich meinen Ärger mit nach Hause?

Nicht zuletzt ist es immer sinnvoll, die eigenen Routinen zu hinterfragen. Hier hilft die einfache Frage: „Möchte ich, dass ich oder meine engsten Angehörigen so gepflegt werden, wie ich gerade pflege?".

Handeln bei Verdacht auf Gewalt → S. 856

Überlastungsanzeige → S. 103, Band 1

Selbstfürsorge

Wer unterstützt Pflegende, wenn sie erkennen, dass sie manchmal gewalttätig handeln und das ändern wollen?

2 Krise

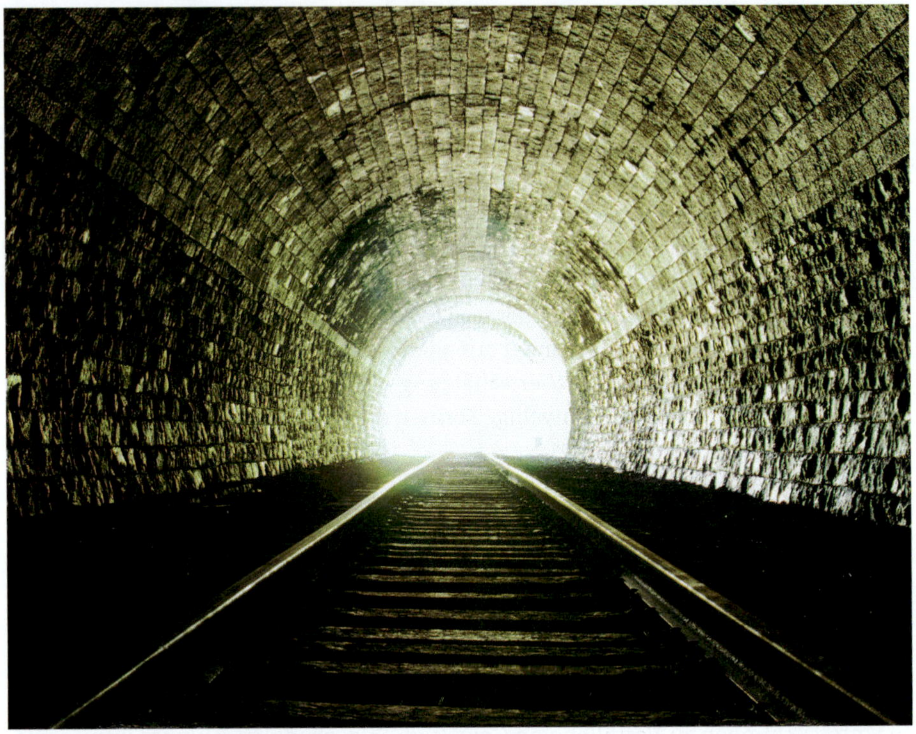

Abb. 1 Pflegefachpersonen bestärken pflegebedürftige Menschen in Krisensituationen darin, eine positive Zukunftsperspektive zu finden.

Das menschliche Dasein besteht nicht nur aus glücklichen und friedvollen Tagen, die mit Leichtigkeit gelebt werden können. Alltägliche Herausforderungen, kritische Lebensereignisse oder Lebenskrisen konfrontieren den Menschen meist ohne Vorwarnung: Der Verlust eines liebgewonnenen Gegenstandes, das Betreten ungewohnten Terrains, eine ungewollte Trennung, der Verlust des Arbeitsplatzes, eine schwere Erkrankung oder der Tod eines geliebten Menschen sind Beispiele für Schicksalsschläge, mit denen Menschen konfrontiert sein können.
Überzeugungen und Lebensplanungen geraten ins Wanken und auf den Prüfstand. Es scheint nichts mehr, wie es vorher war. Es kann jeden zu jeder Zeit treffen, kein Mensch bleibt „verschont“.
Im täglichen Sprachgebrauch hat der Ausdruck „Krise“ eine stark negative Wertung und wird als gefährliche Entwicklung oder Zuspitzung einer belastenden Situation verstanden. Eine Krise kennzeichnet den Zustand eines labilen Gleichgewichts, der die Unsicherheit beinhaltet, dass sich das Geschehen zum Guten oder zum Schlechten wenden kann. Oft neigen wir eher dazu, eine Wendung zum Schlechten anzunehmen, als eine optimistische Sichtweise zu fokussieren. Bei Art und Ausmaß einer Krise geht es nicht nur um die objektiven Merkmale der Krisensituation, sondern um die subjektive Bewertung des Betroffenen. Denn kritische Lebensereignisse können traumatisierend oder lebensbedrohlich sein, wenn sie die Bewältigungsfähigkeit des Betroffenen übersteigen.
Alle Anpassungsleistungen, ob bei Kindern oder Erwachsenen, brauchen Zeit. Krisenbegleiter sollten Fürsorge, Geduld und Optimismus vermitteln.

2.1 Kritische Lebensereignisse

Die Entwicklung eines Menschen meint keine kurzfristigen Veränderungen, sondern zeitlich überdauernde und immer in Bezug zum jeweiligen Lebensalter stehende Veränderungen im Erleben und Verhalten eines Menschen. Entwicklung ist durch altersentsprechende Reifungsprozesse, kulturell bedingte Anforderungen und altersunabhängige und unvorhergesehene Ereignisse beeinflusst. Auch das Zeitalter und aktuelle gesellschaftspolitische Gegebenheiten können Auswirkungen auf die Entwicklung eines Menschen haben. Aufgrund des komplexen Zusammenspiels von genetischer Anlage, Umwelteinflüssen und des Verhaltens des Menschen über den Lebensverlauf hinweg kommt es zu individuell unterschiedlichen Entwicklungsverläufen – ermöglicht durch die Fähigkeit des Menschen, sich an ständig wechselnde Anforderungen anpassen zu können (Plastizität).

Zu den üblichen ›Entwicklungsaufgaben‹, die in jedem Lebenslauf zu erwarten sind und auf die sich die Menschen teilweise vorbereiten können, kommen individuelle Problemstellungen und kritische Lebensereignisse hinzu. Während es sich bei den Entwicklungsaufgaben um ›normative‹ Anforderungen handelt, mit denen sich jeder Mensch auseinandersetzen muss, handelt sich bei kritischen Lebensereignissen um nicht normative Anforderungen. Sie können erwartet oder unerwartet eintreten, haben einen starken emotionalen Bezug und werden als Einschnitte, Übergänge oder Zäsuren im Lebenslauf empfunden. Sie erfordern eine hohe Anpassungsleistung und können eine Veränderung der sozialen Rolle notwendig machen, persönliche Ziele infrage stellen und zu neuen Werthaltungen herausfordern.
Als besonders kritisch werden Lebensereignisse bewertet, wenn es sich z. B. um eine unerwünschte Erfahrung handelt, die nicht kontrollierbar oder unvorhersehbar ist oder die biologisch oder sozial zu früh oder zu spät eintritt (z. B. Verlust eines nahestehenden Menschen, Scheidung der Eltern, Krankheit, Flucht, Vergewaltigung). Kritische Lebensereignisse können ein Risiko für die weitere Entwicklung darstellen, wenn sie unzureichend bewältigt werden.

Entwicklungsaufgaben
→ S. 307, Band 1

normativ
als Richtschnur, Regel geltend

Diversität
Warum bewältigen einige Menschen diese Lebensereignisse scheinbar spielend, während andere daran (fast) zugrunde gehen?

Das „Kritische" eines Lebensereignisses kann verschiedene Merkmale haben:
- **Schädigung der Person-Umwelt-Passung.** Der Betroffene erfährt eine tiefe innere Erschütterung, die sein Leben völlig verändern.
- **Affektiver Gehalt.** Hohe intensive Emotionen werden ausgelöst.
- **Verlustthematik.** Die Betroffene erfährt einen plötzlichen unerwarteten Verlust, z. B. eine sinnstiftende Arbeit, eine geliebte Person, die körperliche ›Integrität‹.
- **Mangelnde Kontrollierbarkeit.** Die Einflussmöglichkeiten auf das Ereignis werden als sehr gering empfunden bzw. sind es tatsächlich auch.
- **Erschütterung des Weltbildes.** Die Normen des sozialen Miteinanders und zentrale Überzeugungen der Person werden durch das Ereignis beschädigt.

Integrität
Unversehrtheit, Unverletzlichkeit

REFLEXION | IMPULS | LERNORTVERNETZUNG

Haben Sie ein Beispiel für ein kritisches Lebensereignis aus Ihrem eigenen Leben? Hatten Sie mit dem Ereignis gerechnet oder traf es Sie unvorbereitet? Welche Emotionen hat das Ereignis bei Ihnen ausgelöst? Was hat Ihnen in der Situation geholfen? Was hat sich durch dieses Ereignis für Sie in Ihrem Leben verändert?

2.2 Umgang mit Krisen

2.2.1 Definitionen und Aspekte

Der Begriff „Krise“ stammt vom Griechischen „krinein“ ab, das „trennen“, „unterscheiden“ bedeutet und den Wende- bzw. Höhepunkt eines gefährlichen und schwierigen Ereignisses anzeigt. In der Medizin wird mit dem altgriechischen „Crisis“ der Wendepunkt eines Krankheitsverlaufes bezeichnet, mit dem sich die Heilung oder (unbehandelt) ein potenziell tödlicher Verlauf ankündigen kann.

Coping → S. 469, Band 1

Resilienz → S. 416, Band 1

kumulativ
steigernd, anhäufend

Psychosoziale Krise

Im psychologischen Zusammenhang spricht man im Allgemeinen von der psychosozialen Krise, als Verlust des seelischen Gleichgewichts einer Person, die sich Lebenssituationen gegenübersieht, die sie akut ›nicht bewältigen‹ kann und sie ›überfordern‹. Eine psychosoziale Krise kann sich aus einer kurzfristigen heftigen Belastung ergeben oder das Ergebnis einer länger andauernden ›kumulativen‹ Belastung sein. Sie kann zudem frühere, nicht bewältigte Ereignisse innerpsychisch reaktivieren.

B BEISPIEL

Bei dem elfjährigen Henry Schmitt wurde ein bösartiger Knochentumor am rechten Oberschenkel diagnostiziert. Im Rahmen der kurativen Behandlung wird ihm das rechte Bein amputiert. Henry kennt niemanden, dem Ähnliches jemals passiert ist. Er stellt sich immer wieder die quälende Frage, warum es gerade ihn treffen musste. Er wird zwar mithilfe einer Prothese wieder gehen und mit einer Sportprothese auch manche Sportart durchführen können. Doch sein Leben ist nicht mehr das Gleiche, das es einmal war.

Für die psychosoziale Krise lassen sich weiterführend zwei Typen unterscheiden:

- **Lebensveränderungs- oder Entwicklungskrise.** Lebensveränderungen gehören zum Leben und sind nicht per se krisenbehaftet. Sie können in einer Krise münden, wenn die Person mit ihren bewährten Bewältigungsstrategien der Anpassung scheitert. Die Krise kann soziale Situationen betreffen (z.B. Wechsel oder Verlust der Arbeitsstelle, der Einzug in eine Pflegeeinrichtung) oder biologische Situationen (z.B. Pubertät, Mutterschaft). Lebensveränderungskrisen entstehen nicht plötzlich, sie entwickeln sich innerhalb von Tagen, Wochen oder Monaten.
- **Traumatische Krise.** Die Krisensituation tritt meist plötzlich und unvorhergesehen ein, wie z.B. Krankheit, Tod oder durch eine Gewalterfahrung.

B BEISPIEL

Lisa Jakobi ist 19 Jahre alt und in einer kleinen Gemeinde im Schwarzwald aufgewachsen. Jetzt hat sie einen Ausbildungsplatz zur Pflegefachfrau in Bonn bekommen. Lisa freut sich, endlich von zu Hause ausziehen zu können, da die letzten Jahre nicht ganz spannungsfrei verliefen. Sie hat in der Nähe der Klinik eine Einzimmerwohnung gefunden. Nachdem ihre Möbel in der neuen Wohnung sind und sie allein in dem noch wenig wohnlichen Zimmer sitzt, kommen ihr Zweifel, ob ihre Entscheidung, nach Bonn zu ziehen, wirklich richtig war. Sie vermisst ihre Eltern, Geschwister und Freunde und ein unangenehmes Heimwehgefühl schleicht sich ein ...

Trauma

Das Trauma, als stärkster Form der seelischen Verletzung, ist ein krisenhaften Ereignis, das weit über das hinausgeht, was im Allgemeinen unter einer psychosozialen Krise verstanden wird. Ein traumatisches Ereignis kann eine Bedrohung für das Leben und die körperliche Unversehrtheit darstellen, bei der Flucht oder Gegenwehr nicht möglich ist. Es löst Gefühle von Ausgeliefertsein, Kontrollverlust, extremer Angst und Ohnmacht aus, wie z.B. bei sexuellem Missbrauch, Vergewaltigung, Kriegserlebnissen, Naturkatastrophen oder Folter.

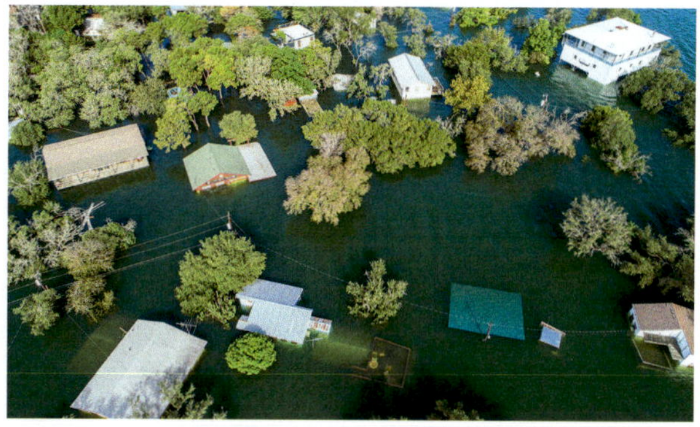

Abb. 1 Umweltkatastrophen können ein traumatisches Ereignis sein.

Posttraumatische Belastungsstörung

Einem durchlebten Trauma kann sich eine ›Posttraumatische Belastungsstörung (PTBS)‹ anschließen, eine verzögerte oder verlängerte Reaktion, bei der es zum ständigen Wiedererleben des traumatischen Ereignisses in Form von leidvollen Erinnerungen, Albträumen oder Halluzinationen, gepaart mit den im Trauma erlebten Gefühlsreaktionen, kommt. Die Folgen dieser seelischen bzw. körperlichen Belastung, wie z.B. bei sexuellem Missbrauch in der Kindheit durch Vertrauenspersonen, sind schwerwiegend.

PTBS → S. 648

Handelt es sich bei dem Ereignis um eine vorübergehende Situation und die psychischen Belastungen klingen innerhalb von vier Wochen ab, ist es zunächst eine akute Belastungsreaktion (ABR). Hält die Störung länger an, wird von einer PTBS gesprochen, die sich bei fehlendem therapeutischem Eingreifen oder Erfolg zu einer Generalisierten ›Angststörung‹ oder einer anderen dauerhaften Persönlichkeitsveränderung entwickeln kann. Der Chancencharakter, der bei einer Krise gegeben sein kann, fehlt bei einem Trauma.

Angststörung → S. 645

2.2.2 Krisenintervention

Die Diagnose über eine existenziell bedrohliche und/oder ›chronische Erkrankung‹ kann ein situatives (traumatisches) Krisenereignis für Menschen aller Altersgruppen darstellen. Pflegefachmänner haben die Aufgabe, Menschen in der Auseinandersetzung mit der zur Krise geführten Erkrankung zu begleiten, zu unterstützen und für die Veränderungen, die sich für ihre weitere gesundheitsbezogene Lebens- und Alltagsgestaltung ergeben, zu beraten.

chronische Erkrankung → S. 580, Band 1

Bei einer Krisenintervention werden Unterstützungsmaßnahmen angeboten, die sich auf eine adaptive (anpassende) Auflösung der dramatisch veränderten Lebensumstände richtet. Ziele sind die Wiederherstellung von Sicherheit und Stabilität durch Stärkung von Schutzfaktoren und die Aktivierung vorhandener Ressourcen.

Die Aufgaben von Pflegefachfrauen im Rahmen einer Krisenintervention beziehen sich auf folgende Aspekte:

- im Rahmen des ›pflegediagnostischen‹ Prozesses erfassen, ob eine Krise und welcher Krisentyp vorliegt
- in der ›Pflegeanamnese‹ diagnostizieren, in welcher Phase der Krisenverarbeitung sich der Betroffene befinden könnte
- Abwehrmechanismen als Schutz vor psychischer Überforderung erkennen und mit ihnen wertschätzend und sensibel umgehen

Pflegediagnose → S. 828, Band 1

Pflegeanamnese → S. 820, Band 1

- dem Betroffenen vermitteln, seine Krise als normale Reaktion auf das Krisenereignis anzuerkennen, einschließlich der Notwendigkeit eines (zeitintensiven) Verarbeitungsprozesses
- den Betroffenen darin unterstützen, seine Gefühle zuzulassen und diese empathisch durch ›aktives Zuhören‹ zu spiegeln, Mut zuzusprechen und zu trösten
- mit dem Betroffenen gemeinsam analysieren, welche früheren und aktuellen Bewältigungsmechanismen genutzt werden könnten, und die Hilfe zur Selbsthilfe fördern
- im Pflege- und Behandlungsverlauf belastende Symptome der Übererregung (wie z.B. Schlaflosigkeit, Angstzustände) als Begleitsymptome beobachten und im therapeutischen Team Entlastungsstrategien diskutieren und anbieten
- Bezugspersonen einbeziehen
- ›suizidale Absichten‹, selbstschädigende Verhaltensweisen (z.B. Alkohol- und Drogenmissbrauch, ›Ritzen‹) erkennen und Interventionsstrategien im Team entwickeln
- den Betroffenen in seiner Selbstpflegekompetenz fördern, ihn im Rahmen von gesundheitlichen Einschränkungen schulen, anleiten und beraten
- bei der Zukunftsplanung unterstützen

aktives Zuhören → S. 273, Band 1

Suizidalität → S. 617

Selbstverletzung → S. 616

Digitalisierung
Welche Gesundheits-Apps unterstützen Menschen in einer Krise?

W ZUM WEITERDENKEN

Zur Erfassung der emotionalen Belastung kann das Screening-Instrument „Distress Thermometer“ eingesetzt werden, das ursprünglich zur Erfassung psychosozialer Belastung von Krebspatienten entwickelt wurde. Der Betroffene wird in die Beantwortung des Fragebogens eingewiesen und stuft im ersten Schritt auf einer Thermometerskala von 1–10 den Grad seiner Belastung ein. Im zweiten Schritt gibt er an, ob und, wenn ja, in welchen Bereichen (praktische, familiäre, emotionale, körperliche oder spirituelle/religiöse) er sich besonders belastet fühlt. Bei einem Punktwert von über 5 und der Identifizierung des Problembereiches können dann unter Einbezug anderer Berufsgruppen (Psychologen, Sozialarbeiter, Seelsorger) gezielte Unterstützungsangebote gemacht werden.

2.2.3 Krisen- und Bewältigungsmodelle

In den letzten Jahrzehnten wurden (in verschiedenen Fachdisziplinen) Modelle entwickelt, die veranschaulichen sollen, wie Menschen mit psychosozialen Krisen umgehen und welche Strategien sie zu deren Bewältigung erfolgreich oder weniger erfolgreich anwenden:

- das Phasenmodell der Lebensveränderungs- und Entwicklungskrise von G. Caplan
- das Phasenmodell der traumatischen Krise von J. Cullberg
- ›Sterbephasenmodell‹ nach E. Kübler-Ross
- ›Trauerbewältigungsmodell‹ nach V. Kast
- Spiralphasenmodell nach E. Schuchardt

Sterbephasenmodell → S. 768, Band 1

Trauerbewältigungsmodell → S. 806, Band 1

Es besteht die alle Modelle verbindende Grundannahme, dass bestimmte Reaktionsweisen und Verhaltensmuster von Menschen auf Krisenereignisse Gemeinsamkeiten aufweisen und die Betroffenen Phasen durchlaufen, um zu einer gesunden Adaption (Anpassung) zu gelangen.

Wendet eine Person ›maladaptive‹ Bewältigungsstrategien an (z. B. erhöhter Alkoholkonsum, um die belastenden Gefühle nicht aushalten zu müssen), dann bleibt sie in einer Phase stecken und es besteht die Gefahr, dass sich eine psychische Erkrankung ausbildet. Das Wissen um die Art und den Verlauf von Krisen ermöglicht es Pflegenden einzuschätzen, in welcher Phase sich die betroffene Person befindet und durch welche Interventionen sie sie bei der geforderten Anpassungsleistung bestmöglich unterstützen kann.

maladaptiv
unangepasst, fehlangepasst

Phasenmodell der Lebensveränderungs- und Entwicklungskrise von G. Caplan
Der amerikanische Psychiater Gerald Caplan, der viel Forschung zu ›Prävention‹ betrieb und sich v. a. mit Krisenereignissen in Familien beschäftigte, hat für den Verlauf von Lebensveränderungskrisen vier Phasen skizziert.

Prävention → S. 553, Band 1

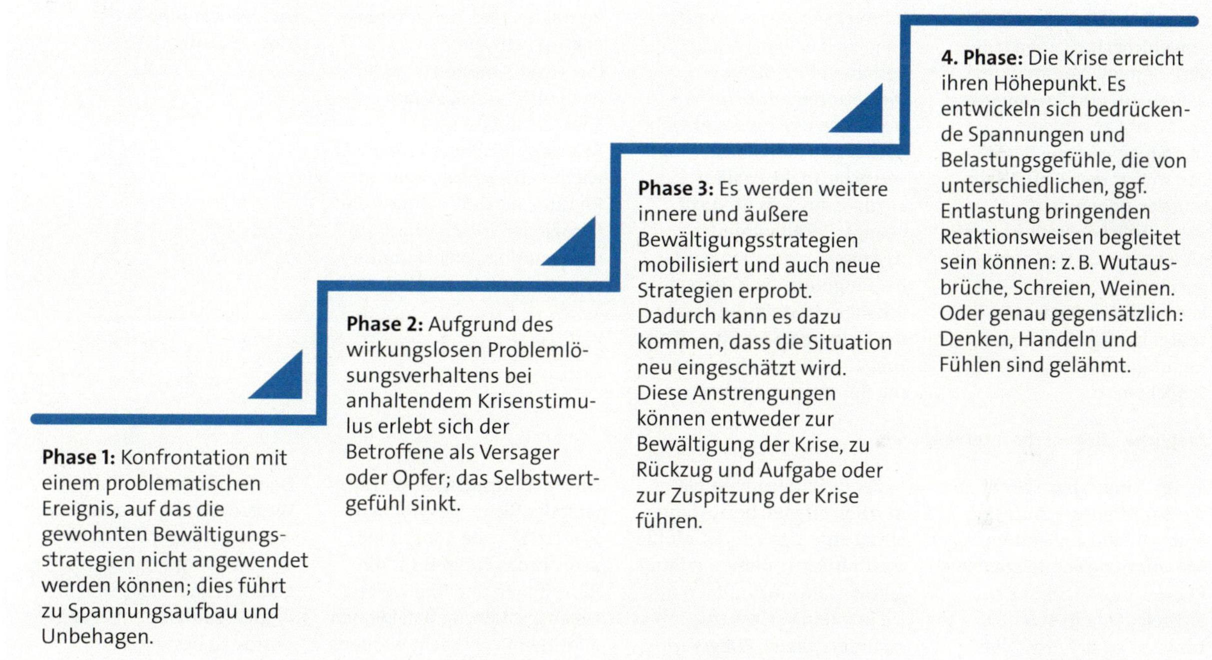

Abb. 1 Phasenmodell der Lebensveränderungs- und Entwicklungskrise von G. Caplan (1964)

Der weitere Verlauf der Krise ist abhängig von den Interaktionen, der Umwelt und den zur Verfügung stehenden Hilfesystemen:

- Eine Fixierungsgefahr besteht, wenn frühere verdrängte innerpsychische Konflikte reaktiviert werden und den Betroffenen zusätzlich belasten.
- Eine Chronifizierung des Krisengeschehens kann eintreten, wenn soziale Hilfesysteme nicht genutzt oder zu unbefriedigenden Ergebnissen führen. Dies kann zum Ausbruch einer (seelischen) Krankheit oder zu Substanzmissbrauch (wie z. B. Alkohol oder Drogen) führen.

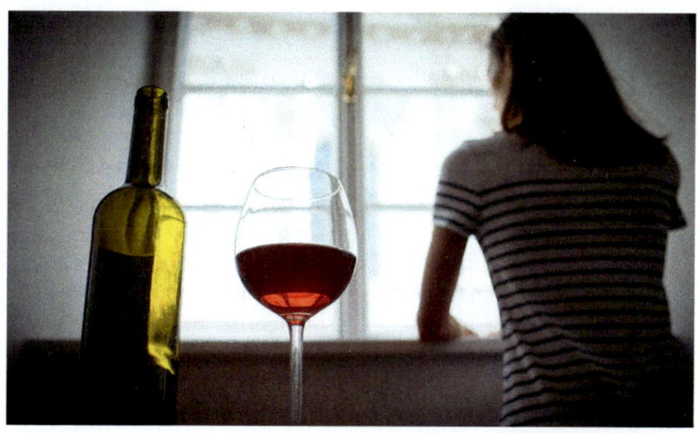

Abb. 2 Durch Alkoholkonsum lässt sich ein Krisengeschehen nicht nachhaltig bewältigen.

Grundsätzlich können Lebensveränderungskrisen in jeder Phase beendet werden, falls sich der Krisenanlass auflöst oder weil Bewältigungsstrategien greifen.

Phasenmodell der traumatischen Krise von J. Cullberg

Der (ehemalige) schwedische Psychiatrie-Professor Johan Cullberg definiert die traumatische (situative) Krise als eine für den Betroffenen bedeutsame schmerzliche Situation, die seine psychische Existenz, Identität, Sicherheit oder grundlegende Bedürfnisse bedroht. Cullberg gliedert den Verlauf einer traumatischen Krise in vier Phasen.

Schockphase	Reaktionsphase	Bearbeitungsphase	Neuorientierung
Die Betroffenen werden mit einem schwerwiegenden Ereignis konfrontiert, das sie aber noch nicht real erfassen können. Daraufhin werden zunächst Abwehrmechanismen (z. B. Verleugnung, Verdrängung) aufgebaut, um die immense Spannung abzubauen. Dann reagieren die Betroffenen mit starken Gefühlsausbrüchen oder einem vermeintlichen Weiterfunktionieren oder sie sind innerlich gelähmt. In der Erinnerung fehlen später häufig diese ersten Minuten (und Stunden) der Schockphase.	Der Krisenanlass tritt ins Bewusstsein und wird als solcher real wahrgenommen, was zu intensiven psychischen und physischen Reaktionen führen kann – es kann sich aber auch ein apathisches Verhalten fortsetzen. Die Betroffenen versuchen sich durch psychische Abwehr oder starke Rationalisierungsversuche an die Realität anzupassen, was oft nicht gelingt. Bei anhaltender psychischer Instabilität oder bei Leugnung des Krisengeschehens besteht die Gefahr der Fixierung oder Chronifizierung der Krise, einhergehend mit Substanzmissbrauch.	Durch Reflexion des Krisenanlasses kann sich der Betroffene von dem traumatischen Ereignis zunehmend distanzieren und sich neuen Interessen und Zukunftsperspektiven zuwenden. Die Krisensituation ist jedoch noch nicht stabil, sodass sich Reaktionsphase und Bearbeitungsphase immer wieder abwechseln können. Im Laufe der Zeit nehmen die Phasen der Erleichterung zu und emotionale Reaktionen nehmen an Intensität ab.	Das Selbstwertgefühl hat sich stabilisiert, neue Beziehungen können aufgenommen und gehalten werden. Die Krise wird als bedeutsame Lebenserfahrung in die Biografie integriert.
Mögliche pflegerische Interventionen			
In der Schockphase benötigen die Betroffenen Schutz und empathische Zuwendung. Die Abschirmung vor neugierigen Blicken, das Angebot einer Sitzgelegenheit, etwas zu trinken und ggf. Trost über Körperkontakt spenden. Vor allem sollten die Betroffenen nicht allein gelassen werden. Betroffene sollten sich entlasten können, indem sie Gefühle frei äußern können. Eine vernunftbetonte Bearbeitung der Problemstellungen ist in dieser Phase nicht angebracht, da die Aufnahmefähigkeit eingeschränkt und eine Überforderung wahrscheinlich ist. Für die Nacht kann ggf. ein Schlafmittel angeboten werden.	In der Reaktionsphase gilt es, den Betroffenen beizustehen, sie zu ermutigen, ihre Gefühle auszudrücken, diese mit ihnen gemeinsam einzuordnen und sie in ihrem Verstehensprozess zu unterstützen. Pflegefachfrauen sind darin gefordert, die wechselnden Gefühlszustände zusammen mit den Betroffenen auszuhalten und ihnen Entlastung und Kraft zu bieten. Die Konfrontation mit der Realität sollte behutsam begleitet werden. Sachliche Informationen werden ggf. wiederholt und erläutert. Intensive Gefühle wie Wut und Aggression können sich manchmal auch gegen die Pflegenden richten. Dies sollte nicht persönlich genommen, sondern immer im Kontext der Krisenbewältigung gesehen werden.	Über die Krisensituation kann jetzt deutlicher gesprochen werden und die Konsequenzen, die das Ereignis für die Betroffenen und ihre weitere Lebensgestaltung hat, können zum Thema gemacht werden. Ein Zurückfallen in wechselnde Gefühlszustände der Reaktionsphase wird als normaler Prozess interpretiert und empathisch widergespiegelt.	Den Betroffenen sollte mit Wertschätzung verdeutlicht werden, was sie im Krisen- und Bewältigungsprozess geleistet haben. Sie sind in ihrer Zukunftsorientierung positiv zu bestärken.

Tab. 1 Phasenmodell der traumatischen Krise von Johan Cullberg, ergänzt um Vorschläge zur jeweiligen pflegerischen Intervention

B BEISPIEL

Michael Huber, 42 Jahre alt, erleidet aufgrund einer nicht bekannten koronaren Herzkrankheit einen Herzinfarkt. Er hat unerträgliche Schmerzen hinter dem Sternum, die in den linken Arm ausstrahlen. Die Schmerzsituation löst Todesangst aus, dies thematisiert er später gegenüber dem Pflegepersonal immer wieder, er wirkt dabei fahrig, gedanklich abwesend und anhaltend ängstlich. In Gesprächen mit der behandelnden Ärztin und dem Pflegefachmann Sören Egghardt, der Herrn Huber über vier Frühdienste betreute, wird ihm aufgezeigt, welche Risikofaktoren zu der Erkrankung geführt haben, um was für eine Erkrankung es sich handelt und wie sie therapiert wird. Sie ermutigen Herrn Huber darin, die anstehenden Herausforderungen (z.B. die Entwicklung eines gesundheitsfördernden Lebensstils) handhaben und bewältigen zu können. Gelingt es ihm, das traumatische Krankheitserleben sinnhaft in seine Biografie zu integrieren, ist eine Basis gelegt, diese Krise gut zu verarbeiten.

2.2.4 Krisenintervention bei Kindern

Auch Kinder können sich vielfältigen Krisenanlässen ausgesetzt sehen, die sie in den unterschiedlichsten Entwicklungsphasen treffen können. Je nach Alter des Kindes sind sie nicht immer in der Lage, direkt über ihre Probleme zu sprechen oder möglicherweise sind sie ihnen auch gar nicht bewusst. Ihre Schwierigkeiten zeigen sich dann in Beziehungen zu anderen Kindern, in auffälligen Verhaltensweisen oder in der Interaktion mit den Eltern oder anderen Erwachsenen. Kinder sind besonders verletzlich, weil sie in der Regel noch keine Erfahrungen im Umgang mit Krisenereignissen haben und über kein Repertoire an Bewältigungsstrategien verfügen. In Abhängigkeit des Alters und des Entwicklungsstandes gilt es, spezifische Unterstützungsangebote zu machen, die das Kind in der Bewältigung der Situation emotional stabilisieren:

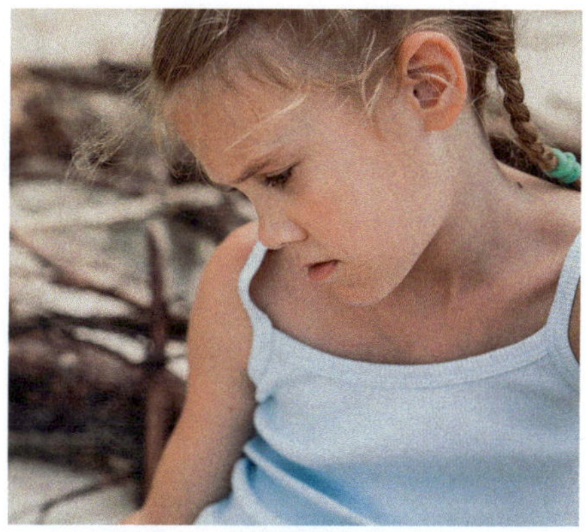

Abb. 1 Ist ein Kind auffallend und anhaltend in sich gekehrt, kann dies auf ein durchlebtes Krisenereignis hindeuten.

- Dem Kind ist offen und ehrlich zu begegnen, seine Probleme sind ernst zu nehmen.
- Ein Kind braucht genaue Informationen darüber, was und warum es geschehen ist oder was kurzfristig noch geschehen wird; eine Aufklärung muss altersentsprechend sein und Vertrauen in die Zukunft vermitteln.
- Ein Kind muss erfahren und begründet bekommen, wie es sich verhalten soll, es benötigt konkrete Verhaltensvorbilder.
- Nach Belastungssituationen braucht das Kind Zeit, die Situation zu verarbeiten. Dies gelingt am besten (wenn gesundheitlich möglich) durch Spielen.
- Dem Kind sind Trost und Wärme und das Gefühl zu vermitteln, dass es bei starken Erwachsenen Zuflucht erhält und emotional gehalten wird.
- Die Eltern des Kindes sind zu beraten, wie das Krisenereignis bei ihrem Kind zum Ausdruck kommen kann und welche Verhaltensweisen von ihrer Seite das Kind positiv stützen könnten.
- Kinder sollten in Problemlösungsprozesse einbezogen und beteiligt werden, das fördert das Gefühl, ernst genommen zu werden, und trainiert Bewältigungsstrategien. So können sie lernen, Kontrolle über eine Situation zu gewinnen.

Pflegeprozessgestaltung
Welche Aufgaben übernehmen Pflegende innerhalb der Krisenintervention bei Kindern?

3 Blut und Immunsystem, Infektionskrankheiten und Allergien

3.1 Aufbau und Funktion

Das Immunsystem (unspezifische Abwehr)
Das Immunsystem (spezifische Abwehr)

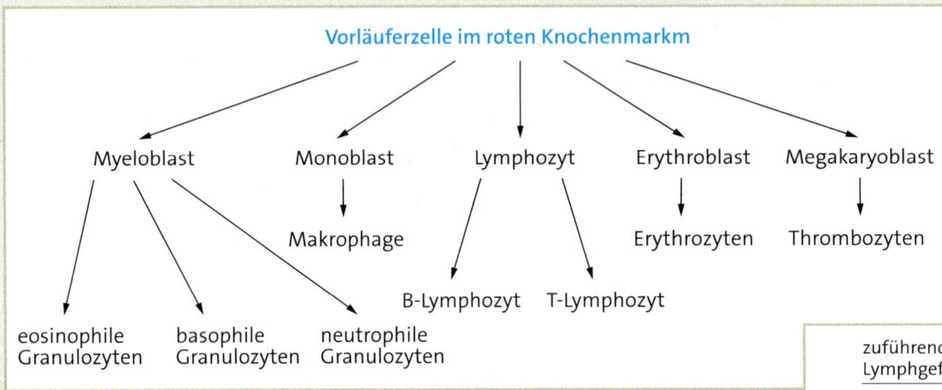

Stammbaum der Blutzellen aus den Stammzellen im Knochenmark

AUFBAU

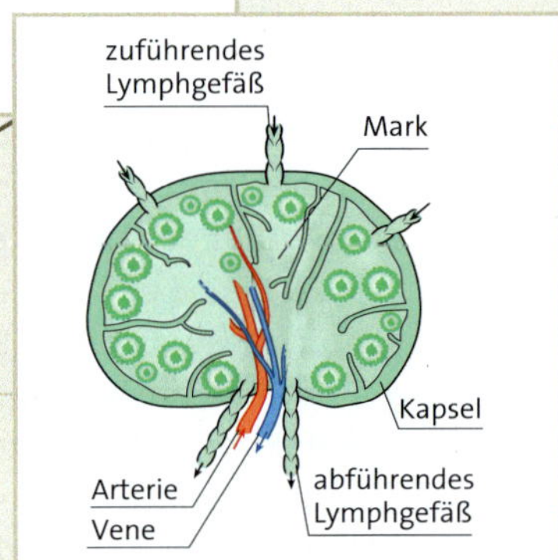

Aufbau eines Lymphknotens

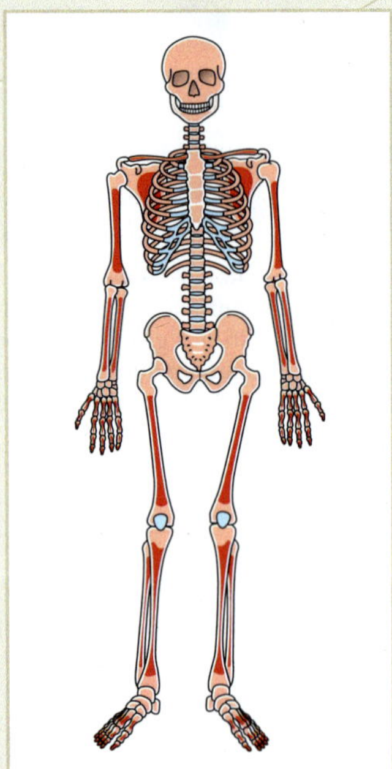

Orte der Blutbildung: hell- und dunkelrote Flächen beim Kleinkind, hellrote Flächen beim Erwachsenen

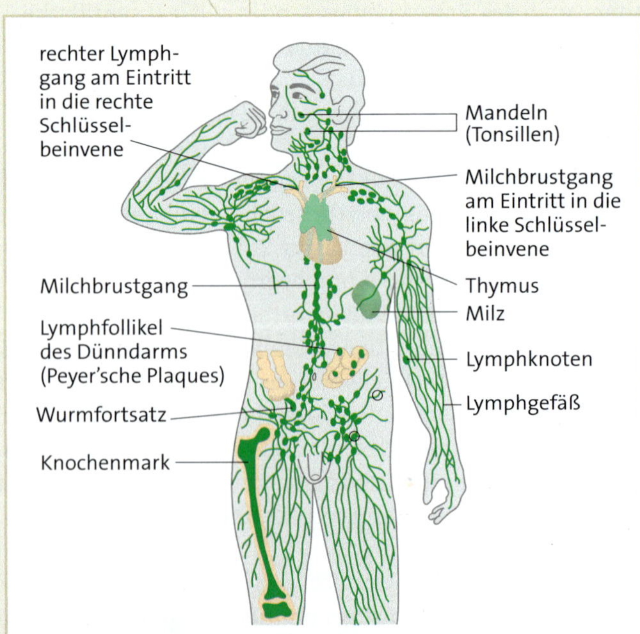

Lymphatische Organe

Blut und Immunsystem

FUNKTION

Transport

- Atemgase
- Nährstoffe und Elektrolyte
- Stoffwechselabbauprodukte
- Hormone

Blutgerinnung

Immunabwehr

- Abwehr von Krankheitserregern
- Erkennen körpereigener Strukturen
- Beseitigung veränderter Körperzellen

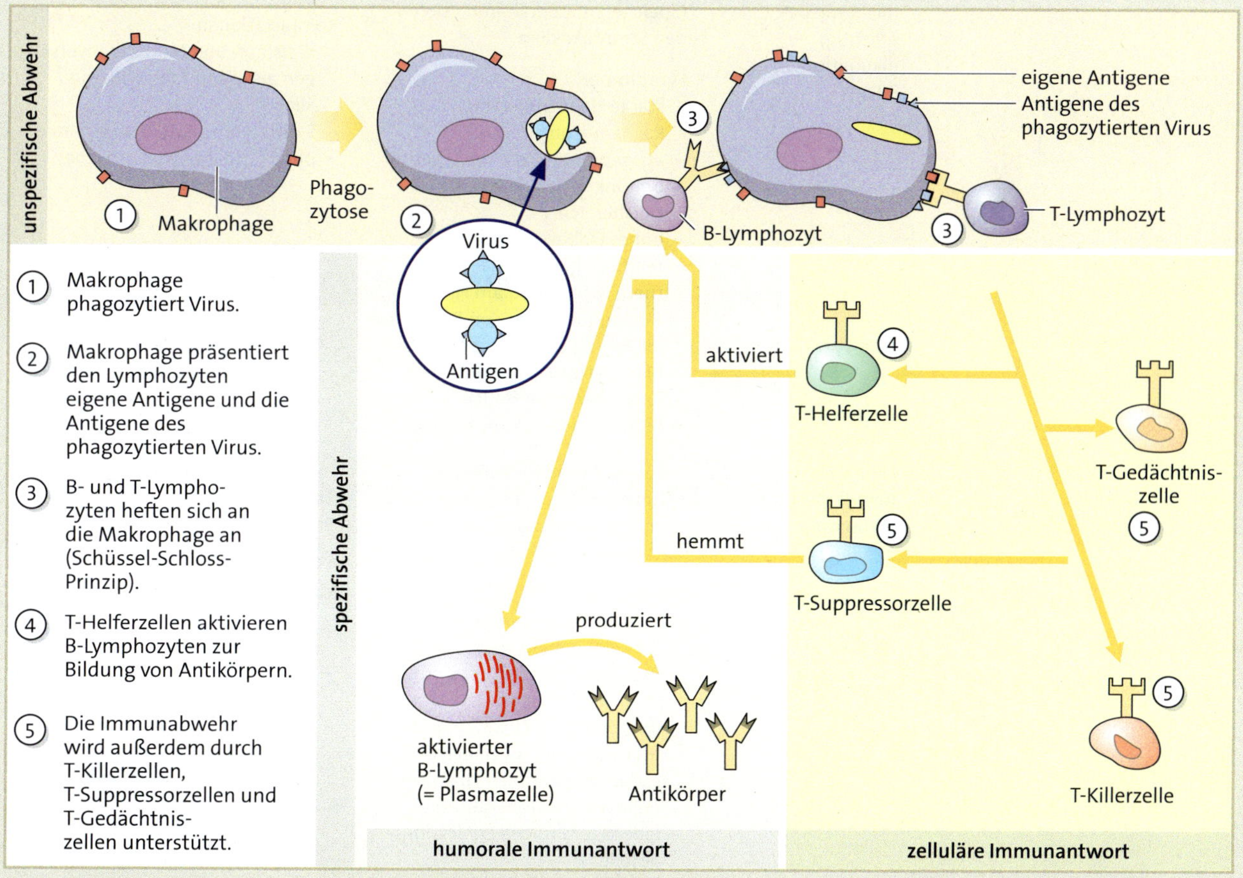

Zusammenspiel von unspezifischer und spezifischer Immunabwehr

3.2 Ausgewählte Erkrankungen

3.2.1 Bakterielle Infektionskrankheiten

Bakterien → S. 522, Band 1
Entzündungen am Herzen → S. 531
Gastritis und Gastroenteritis → S. 249
Ulcus ventriculi → S. 251
Appendizitis → S. 253
Karies → S. 242
Harnwegsinfekte → S. 270
Meningitis → S. 543
Konjunktivitis → S. 636
Otitis media → S. 638

Eine Vielzahl von Erkrankungen wird durch spezifische bakterielle Erreger ausgelöst (Tab. 1). Weiter Krankheiten, die durch Bakterien verursacht werden können:

- ›Entzündungen am Herzen‹
- ›Gastritis und Gastroenteriti‹s
- ›Ulcus ventriculi‹
- ›Appendizitis‹
- ›Karies‹
- ›Harnwegsinfekte‹
- ›Meningitis‹
- ›Konjunktivitis‹
- ›Otitis media‹

MRSA → S. 540, Band 1

In speziellen Situationen können auch an sich harmlose Mitglieder der normalen Bakterienflora der Haut und Schleimhäute pathogen werden. Besonders problematisch wird es, wenn diese Bakterien gegen bestimmte Antibiotika resistent sind, z. B. Methicillin-resistente Stämme von Staphylococcus aureus (›MRSA‹).

Erkrankung	Ursache und Symptome	Therapie und Komplikationen
Scharlach (nicht meldepflichtig) Inkubationszeit: 3 Tage	aerogene Tröpfcheninfektion (Speichel) mit betahämolysierenden Streptokokken Symptome: – starke Halsschmerzen, Rachenrötung – ausgeprägtes Krankheitsgefühl – Lymphknotenschwellung im Halsbereich – hohes Fieber – feinfleckiges Scharlachexanthem (beginnend am Hals, Ausbreitung über den Rumpf auf die Extremitäten) – blasses Nasen-Mund-Dreieck (exanthemfreie Haut) – Erdbeer- oder Himbeerzunge	Therapie mit Penicillin Komplikationen: – Kreislauf- und Multiorganversagen aufgrund Toxinwirkung – Sepsis – Spätfolgen: akute Glomerulonephritis, rheumatisches Fieber
Diphterie (meldepflichtig) Inkubationszeit: 3–5 Tage	aerogene Tröpfcheninfektion; Schmierinfektion (Rachenraumsekret) mit Corynebacterium diphtheriae Symptome: – großflächig entzündetes Tonsillengebiet – Pseudomembranen, fad-süßlicher Mundgeruch – Lymphknotenschwellungen – Blutungen beim Versuch die Pseudomembranen zu entfernen – bellender Husten, Heiserkeit – lebensgefährliche Erstickungsanfälle	Prävention über Impfung; Therapie mit Antitoxin gegen die Bakterientoxine und Penicillin gegen die Bakterien Komplikationen: – Kreislaufversagen – Myokarditis – Haut- und Schleimhautblutungen – Nierenversagen als Folge der Toxinwirkung (bis zu acht Wochen nach Krankheitsbeginn)

Erkrankung	Ursache und Symptome	Therapie und Komplikationen
Pertussis (Keuchhusten) (meldepflichtig) Inkubationszeit: 6–20 Tage	aerogene Tröpfcheninfektion (Atemwegssekret) mit Bordetella pertussis Symptome: – Stadium catarrhale: Erkältungssymptome mit mäßigem Fieber (1–2 Wochen) – Stadium convulsivum: krampfartige Hustenanfälle (2–6 Wochen) – Stadium decrementi: abklingende Krankheit mit Bronchitissymptomen (bis zu 6 Wochen)	Prävention über Impfung Therapie im frühen Stadium mit Azithromycin oder Clarithromycin Komplikationen: – starke Hustenanfälle mit herausgestreckter Zunge – Luftnot mit Erstickungsangst – bis zu 50 Hustenanfälle/Tag mit Erschöpfungszuständen – Rippen und Leistenbrüche bei Erwachsenen – Erbrechen nach Anfall – zähflüssiger Schleim, Speichelfluss – Gewichtsabnahme, blutunterlaufende Augen – Bronchopneumonien – Mittelohrentzündung – Enzephalopathien
Tuberkulose (meldepflichtig) Inkubationszeit: ca. 8 Wochen (positiver Tuberkulintest)	aerogene Tröpfcheninfektion mit Mycobacterium tuberculosis Erkrankungswahrscheinlichkeit: 5–10 % der Infizierten mit intaktem Immunsystem Risikofaktoren: – geschwächtes Immunsystem (maligne Blut- und Tumorerkrankungen) – Mangelernährung – HIV/AIDS – Diabetes mellitus – Drogen- u. Alkoholerkrankung Symptome: – Granulombildung unter Beteiligung regionaler Lymphknoten (Primärkomplex) – subfebrile Temperaturen, unklarer Husten (Hämoptysen), Nachtschweiß, Appetitlosigkeit, Gewichtsverlust	Therapie: – Einsatz von Tuberkulostatika über mehrere Monate Komplikationen: – Reaktivierung von noch lebenden abgekapselten Erregern Jahre nach der eigentlichen Erstinfektion – Ausbreitung der Infektion auf verschiedenste Organsysteme (z. B. Lymphknoten, Hirnhäute, Leber/Milz, Nieren, Knochen und Gelenke)
Borreliose (meldepflichtig) Inkubationszeit: – 1–6 Wochen (Stadium 1) – bis 6 Monate (Stadium 2) – >6 Wochen bis Jahre (Stadium 3)	Übertragung des Erregers durch Zeckenbiss (Erkrankungswahrscheinlichkeit: 1 %) Symptome: – Stadium 1: Erythema migrans (Wanderröte) begleitet von Fieber, Kopf- und Muskelschmerzen sowie Lymphknotenschwelungen – Stadium 2: grippeartiger Verlauf mit kardialen und neurologischen Symptomen, Neuroborreliose	Therapie: – orale Antibiotikatherapie über 2 Wochen im Stadium 1 – i.v.-Therapie ab Stadium 2 über 3–4 Wochen Komplikationen: – Stadium 3: chronischer Verlauf – Entzündungen der Gelenke „Lyme-Arthritis“, Hautatrophie und -verfärbung sowie entzündliche Gehirn- und Rückenmarksveränderungen

Tab. 1 Auswahl bakterieller Infektionskrankheiten

3.2.2 Viruskrankheiten: HIV und AIDS

Viren → S. 525, Band 1

Definition

Die Abkürzung AIDS steht für erworbenes (**A**quired) **I**mmun-**D**efizit-**S**yndrom. Die Krankheit wird durch das humane Immunschwäche-›Virus‹ (HIV) ausgelöst. Das HI-Virus gehört zu den Retroviren (RNA-Virus) und bindet überwiegend an den CD4-Rezeptoren der T-Helferzellen. Makrophagen, Darmepithelien und Nervenzellen besitzen diesen Rezeptor auch und können ebenfalls befallen werden. Das Virus bleibt in der Latenzphase inaktiv, kann aber durch opportunistische Infektionen aktiviert werden. Die Besonderheit des HI-Virus ist seine Fähigkeit, schnell zu mutieren und sich schnell zu vervielfältigen.

Selbstfürsorge
Wie schützen Sie sich vor HIV oder einer anderen sexuell übertragbaren Erkrankung?

Ursache

Ursächlich für eine AIDS-Erkrankung ist die Infektion mit dem HI-Virus. Die Ansteckungswahrscheinlichkeit ist abhängig von der Viruslast, der Intaktheit der Schleimhäute, von zusätzlichen Geschlechtskrankheiten und von der Einstichtiefe bei Nadelverletzungen. Potenziell infektiös sind Blut, Sperma, Vaginalsekret, Liquor und Muttermilch. Übertragungswege sind der ungeschützte Sexualverkehr, die Benutzung von kontaminierten Spritzen (Drogenkonsum), die vaginale Geburt, Muttermilch, Bluttransfusionen und Nadelstichverletzungen.

Symptome

Der Verlauf der HIV-Erkrankung bis hin zum Vollbild AIDS lässt sich grob in drei Stadien einteilen (Abb. 1). Am Anfang steht die akute HIV-Infektion (**Stadium A**), die durch eine starke Virusvermehrung gekennzeichnet ist. Symptomatisch zeigt sich dies meist unspezifisch in Form eines grippalen Infekts, begleitet von Hautausschlag und Lymphknotenschwellungen. Die symptomfreie Latenzphase ist geprägt von einem Gleichgewicht zwischen Virusvermehrung und Immunabwehr. Bedingt durch die hohe Mutationsrate gewinnt das Virus bald die Überhand. Die für das Immunsystem wichtigen T-Helferzellen sinken unter ein kritisches Niveau und die Viruslast steigt. Es kommt zur Häufung von AIDS-assoziierten Erkrankungen (**Stadium B**). Dazu gehören z.B.:

- schwere rezidivierende bakterielle Infektionen
- andauernde subfebrile Temperaturen, Nachtschweiß
- chronischen Diarrhoen
- Veränderungen der Zervikalschleimhaut
- HIV-assoziierte Neuropathien (Kopfschmerzen, Parästhesien, neurologische Defizite)
- Pilzinfektionen (Candida albicans)
- Herpes-simplex-Infektionen, Reaktivierung von ›Varizella-Zoster-Viren‹

Varizella-Zoster-Virus → S. 875

opportunistische Erreger
Krankheitserreger, die fakultativ, in für sie günstigen Situationen, Krankheiten auslösen

Das **Stadium C** ist geprägt von ›opportunistischen Erkrankungen‹ und bösartigen Neubildungen, also Erkrankungen, die bei einem intakten Immunsystem nicht oder nur selten auftreten würden. Es gibt 20 AIDS-definierende Erkrankungen, z.B.:

- zerebrale Toxoplasmose (endogene Reaktivierung einer latenten Infektion
- Tuberkulose
- rezidivierende Pneumonien innerhalb eines Jahres
- chronische intestinale Kryptosporidien-Infektion
- Kaposi-Sarkom
- HIV-Enzephalopathie (AIDS-Demenz)

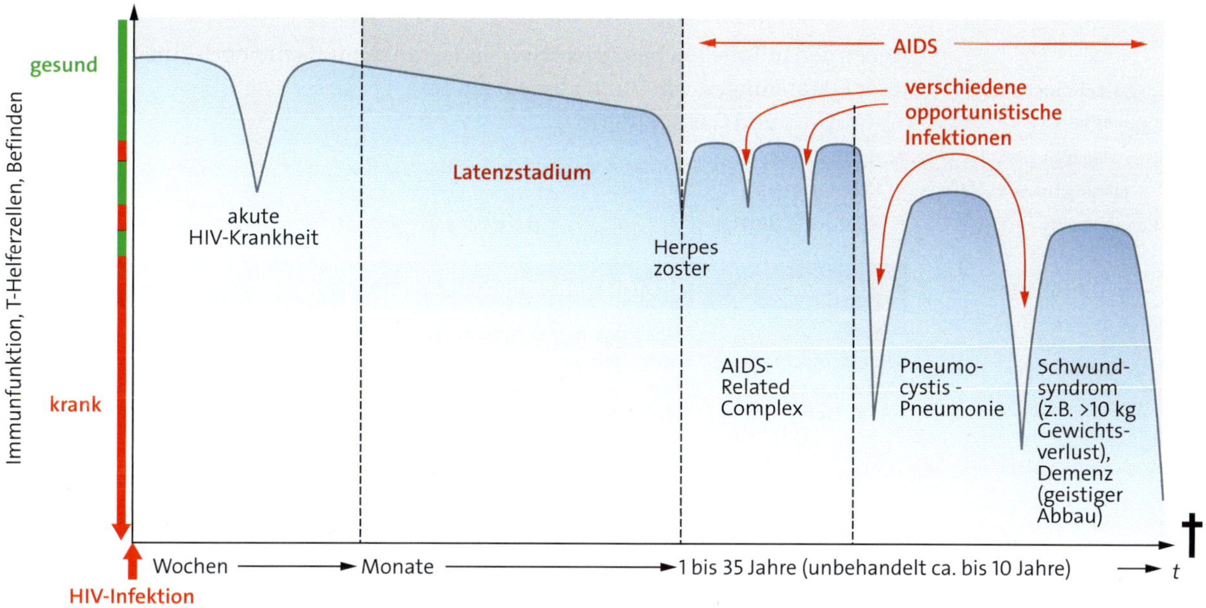

Abb. 1 Verlauf einer HIV-Infektion bis zur AIDS-Erkrankung

Diagnostik

Für den Nachweis einer HIV-Infektion stehen verschiedene Verfahren zur Verfügung:

- ›ELISA‹-Test: Nachweis von HIV-Antikörpern im Serum mittels einer enzymatischen Farbreaktion
- Western-Blot: Nachweis von Antikörpern gegen verschiedene HIV-Proteine mittels Farbreaktion, dient der Bestätigung des ELISA-Tests
- ›PCR‹: Bestimmung der Viruslast durch gezielte Vermehrung der RNA des HI-Virus

ELISA
Enzyme-linked Immunosorbent Assay

PCR
Polymerase-Kettenreaktion

Therapie

Der beste Weg zur Bekämpfung der HIV-Infektion ist die Prävention, z.B. der Gebrauch von Kondomen beim Geschlechtsverkehr oder die Testung von Blutprodukten.

Standardtherapie ist die ›HAART‹. Sie besteht in der Regel aus einer Kombination mindestens drei verschiedener antiretroviraler Medikamente verschiedener Wirkstoffgruppen (z.B. reverse Transkriptasehemmer, Proteasehemmer). Ziel ist es, die Viruslast möglichst unter die Nachweisgrenze zu drücken. Die HIV-Infektion verlangsamt sich dadurch erheblich. Die Zahl der CD4-Helferzellen steigt und stabilisiert sich mit dem Effekt, dass sich opportunistischen Infektionen deutlich reduzieren. Die Kombination verschiedener Wirkstoffgruppen wirkt der Resistenzentwicklung entgegen und verlängert somit die Lebenserwartung mit entsprechender Lebensqualität. Eine Impfung gegen AIDS existiert derzeit nicht.

HAART
hoch-aktive-anti-retrovirale Therapie

Informationen zur AIDS-Prävention:
www.liebesleben.de

Prognose und Komplikationen

Unbehandelt führt eine HIV-Infektion über kurz oder lang zu Aids und letztendlich zum Tod. Bei sachgerechter medikamentöser Therapie ist aber ein fast normales Leben möglich, auch wenn die Medikamente Nebenwirkungen haben können. Trotz aller Aufklärung sehen sich Betroffene immer noch Vorurteilen ausgesetzt.

3.2.3 Weitere virale Infektionskrankheiten

Gastritis und Gastroenteritis → S. 249
Hepatitis → S. 258
Meningitis → S. 543
Konjunktivitis → S. 636

Neben den in Tabelle 1 beschriebenen Viruskrankheiten wird noch eine Vielzahl weiterer Erkrankungen von Viren ausgelöst, z. B.:
- ›Gastritis und Gastroenteritis‹
- ›Hepatitis‹
- ›Meningitis‹
- ›Konjunktivitis‹

Otitis media → S. 638
Pneumonie → S. 490

SSPE
subakute sklerosierende Panenzephalitis
Schwere Spätkomplikation einer Maserninfektion, die zu einer generalisierten Entzündung des Gehirns mit dauerhafter Schädigung der Hirnzellen führt

Erkrankung	Ursache und Symptome	Therapie und Komplikationen
Masern (meldepflichtig) Inkubationszeit: 8–10 Tage	Übertragung des Masernvirus durch aerogene Tröpfcheninfektion, Kontakt mit Sekret (Speichel, Nasen-Racheraum-Sekret) zweiphasiger Verlauf Symptome Phase 1: – Entzündung der oberen Atemwege (z. B. Rhinitis, Pharyngitis) – Fieber über 39 °C – Konjunktivitis, Lichtscheu – Koplick-Flecken (punktförmige weiße Flecken der Wangenschleimhaut) Symptome Phase 2: – Entwicklung eines makulopapulösen Exanthems, beginnend hinter den Ohren und am Haaransatz, unter Anstieg der Temperatur auf 41 °C	Prävention durch Impfung keine spezifische antivirale Therapie möglich, nur symptomatische Therapie und Bettruhe Komplikationen: – Enzephalitis/Meningoenzephalitis (kann schwere Hirnschäden verursachen) – ›Otitis media‹ – ›Pneumonie‹ – vorübergehende Immunsuppression – ›SSPE‹
Röteln (meldepflichtig) Inkubationszeit: 2–3 Wochen	Übertragung des Rötelnvirus durch aerogene Tröpfcheninfektion (Atemsekret) Symptome: – schmetterlinksförmige Rötung im Gesicht mit anschließender Ausbreitung über den ganzen Körper (Rückgang nach drei Tagen) – leichtes Fieber – Lymphknotenschwellung im Hals- und Nackenbereich	Prävention durch Impfung keine spezifische antivirale Therapie möglich, nur symptomatische Therapie und Bettruhe Komplikationen: – kindliche Missbildungen bei einer Infektion während der Schwangerschaft
Mumps (meldepflichtig) Inkubationszeit: 16–18 Tage	Übertragung des Mumpsvirus durch aerogene Tröpfcheninfektion (Speichel) Symptome: – 3–5 Tage Fieber (selten über 39 °C) – Schwellung der Parotis als klinisches Leitsymptom – Schmerzen beim Kauen	Prävention durch Impfung keine spezifische antivirale Therapie möglich, nur symptomatische Therapie Komplikationen: – Meningitis – Befall aller drüsigen Organe möglich (Hoden, weibliche Brust, Ovarien, Pankreas) – mögliche Ursache für Diabetes mellitus Typ 1 – nach Hodenentzündung evtl. Zeugungsunfähigkeit – Innenohrschwerhörigkeit

Erkrankung	Ursache und Symptome	Therapie und Komplikationen
Windpocken und Gürtelrose (meldepflichtig) Inkubationszeit: 2–3 Wochen	Übertragung des Varizella-Zoster-Virus durch aerogene Tröpfcheninfektion (Bläscheninhalt) Symptome der Windpocken: – Knötchen und Bläschen, die nässen und später verkrusten, Abheilung nach 2–3 Wochen – Temperaturerhöhung oder Fieber für mehrere Tage – starker Juckreiz Symptome der Gürtelrose: – nach Erstinfektion Überleben der Viren in den Nervenganglien des Rückenmarks – Ruhezustand bis zur erneuten Reaktivierung – tritt vermehrt im Alter auf – Ausbreitung erfolgt gleichmäßig entlang der nervalen Segmente – Bläschenbildung – Schmerzen und Brennen im betroffenen Bereich	Prävention durch Impfung im Normalfall nur symptomatische Therapie, in schweren Fällen Therapie mit Virostatika (z. B. Aciclovir) Komplikationen der Windpocken: – Gefahr der Superinfektion – Fehlgeburt oder kindliche Missbildungen (selten) bei Infektion vor der 20. Schwangerschaftswoche Komplikationen der Gürtelrose: – Augenbeteiligung
Poliomyelitis (Kinderlähmung) (meldepflichtig) Inkubationszeit: 3–14 Tage	Übertragung der Poliomyelitisviren fäkal-oral (große Virusmengen im Stuhl) Symptome: – grippeähnliche Symptome im Initialstadium – Meningitis, verbunden mit Areflexie, Tremor und allgemeiner Muskelschwäche im präparalytischen Stadium – schlaffe Lähmung der Extremitätenmuskulatur, des Zwerchfells und Interkostalmuskeln im paralytischen Stadium	Prävention durch Impfung keine spezifische antivirale Therapie möglich, nur symptomatische Therapie Komplikationen: – bleibende Lähmungen – künstliche Beatmung bei Befall der Atemmuskulatur – Krampfanfälle – Wesensveränderungen
Influenza („Grippe") (meldepflichtig) Inkubationszeit: 1–4 Tage	Übertragung über aerogene Tröpfchen- oder Schmierinfektion Symptome: – schweres Krankheitsgefühl – Schüttelfrost, Fieber – Kopf- und Gliederschmerzen – trockener Husten, Rhinitis/ Pharyngitis	Prävention durch Impfung Therapie: – Virostatika bei Influenza-Epidemie – Flüssigkeitssubstitution, fiebersenkende Maßnahmen – Antibiotika bei Verdacht auf bakterieller Superinfektion
Frühsommer-Meningoenzephalitis (FSME) (meldepflichtig) Inkubationszeit: 5–28 Tage	Übertagung des Erregers über Zeckenbiss verläuft zu 70 % asymptomatisch, symptomatischer Verlauf: – zweigipfliger Fieberverlauf – nach fieberfreiem Intervall erneuter Fieberanstieg mit Anzeichen einer Meningitis oder Meningoenzephalitis	Prävention durch Impfung keine kausale Therapie, nur Symptombehandlung Komplikationen: – Letalität: 1 %

Tab. 1 Auswahl viraler Infektionskrankheiten

3.2.4 Schutzimpfungen

Ethik
Warum lehnen einige Menschen Schutzimpfungen generell ab?

Getreu dem Motto „Vorbeugen ist besser als Heilen" haben Schutzimpfungen das Ziel, vor übertragbaren Infektionskrankheiten zu schützen. Nicht selten existiert keine kausale Therapie. Schutzimpfungen sind daher häufig die einzige Möglichkeit, sich vor Infektionskrankheiten vorbeugend zu schützen.
Man unterscheidet zwischen einer passiven und einer aktiven Immunisierung.

Passive Immunisierung

Bei der passiven Immunisierung erfolgte die Gabe von spezifischen Antikörpern der Klasse IgG. Die Gewinnung der Antikörper erfolgt entweder über menschliche (homologe) oder tierische (heterologe) Spender. Homologe Antikörper sind in der Regel gut verträglich. Heterologe Antikörper bestehen aus artfremdem Eiweiß und bergen daher ein hohes Allergierisiko in sich. Daher werden heute – wenn möglich – nur homologe Antikörper eingesetzt. Die passive Immunisierung hat den Vorteil, dass der Impfschutz sofort eintritt. Nachteil ist jedoch, dass die IgG-Antikörper relativ schnell abgebaut werden und der Impfschutz mit der Zeit wieder verloren geht. Zudem muss der Impfstoff parenteral und körperwarm verabreicht werden.

Aktive Immunisierung

Attenuierung
Ein Erreger wird in seiner Fähigkeit, eine Krankheit auszulösen, stark geschwächt. Er kann aber weiterhin eine Immunantwort auslösen.

Bei der aktiven Immunisierung wird ein Antigen (Impfstoff) verabreicht. Dies führt dazu, dass das körpereigene Immunsystem selbst Antikörper produziert. Geimpft wird mit Totimpfstoffen oder ›attenuierte‹ Lebendimpfstoffen. Totimpfstoffe sind inaktiviert und nicht mehr vermehrungsfähig. Zu den Totimpfstoffen gehören neben den ganzen inaktiven Erregern auch nur antigene Bestandteile wie Proteine oder Polysaccharide, die aus natürlichen Erregern gewonnen oder mittels Gentechnik künstlich hergestellt werden. Die aktive Immunisierung hat den Vorteil, dass der Impfschutz sehr lange und in Einzelfällen sogar lebenslang anhält. Nachteil ist, dass die Immunität in der Regel erst nach sieben bis zehn Tagen einsetzt. Ein sofortiger Impfschutz ist somit nicht gegeben. Häufig muss die Gabe des Impfstoffes in kurzen Abständen wiederholt und nach Jahren wiederaufgefrischt werden. Um die Zahl der notwendigen Impfungen zu reduzieren, ist eine Kombination verschiedener Impfstoffe möglich und sinnvoll. Die meisten Impfungen werden im Kindesalter vorgenommen, einige auch bei Erwachsenen (Tab. 1).

Informationen zu Impfungen und den Impfkalender:
www.rki.de
→ Impfkalender

Informationen zu Reiseimpfungen
www.fit-for-travel.de

Infektionskrankheit	Impfung
Tetanus, Diphterie, Pertussis	Auffrischungsimpfung in regelmäßigen Abständen, ggf. Nachholimpfung
Masern	einmalige Impfung, falls der Impfstatus unklar ist oder keine (ausreichende) Immunisierung in der Kindheit erfolgte
Influenza	jährliche Impfung notwendig, empfohlen für z. B. Ältere und Pflegende
Herpes zoster (Gürtelrose)	Grundimmunisierung ab dem 60. Lebensjahr
Pneumokokken	ab dem 60. Lebensjahr mit Erwachsenenimpfstoff
FSME, Tollwut, Hepatitis A, Cholera und andere	bei besonderer beruflicher oder regionaler Exposition oder als Reiseimpfung

Tab. 1 Impfempfehlungen des Robert Koch-Instituts für Erwachsene ab 18 Jahren

3.2.5 Allergien und Autoimmunerkrankungen

Allergien

Bei Allergien reagiert die spezifische Immunabwehr auf harmlose körperfremde Substanzen. Diese Antigenstrukturen werden als Allergene bezeichnet. Es werden vier Allergietypen unterschieden:

- **Typ-I-Allergie** (Soforttyp):
  - Erstkontakt: Bildung von übermäßig viel ›IgE‹ durch die B-Lymphozyten
  - Zweitkontakt: Reaktion der Allergene mit IgE, die in Verbindung mit Mastzellen und basophilen Granulozyten stehen; dies bewirkt die Freisetzung von Histamin und eine allergische Reaktion in Sekunden bis Minuten.
  - Beispiele: Heuschnupfen (Abb. 1) und ›Asthma bronchiale‹
- **Typ-II-Allergie** (zytotoxischer Typ):
  - Bildung von IgG nach Allergenkontakt
  - Bindung der Antikörper (IgG) an die zellständigen Antigene
  - Aktivierung des Komplementsystems
  - Auflösung der antigentragenden Zelle
  - Beispiele: Morbus hämolyticus neonatorum; nach Arzneimittelgabe
- **Typ-III-Allergie** (Immunkomplexbildung):
  - Ablagerung von Antigen-Antikörper-Komplexen in der Zellwand, dadurch Komplementaktivierung
  - Beispiele: Verabreichung von Fremdeiweiß bei Impfungen; nach Arzneimittelgabe
- **Typ-IV-Allergie** (Spätreaktion):
  - Erstkontakt: Sensibilisierung von T-Lymphozyten durch Allergenkontakt
  - Zweitkontakt: Aktivierung von Makrophagen durch Zytokinfreisetzung der sensibilisierten T-Lymphozyten
  - Höhepunkt der Reaktion erst nach 48 h
  - Beispiele: Kontaktallergien gegen bestimmte Metalle oder Abstoßungsreaktionen

IgE
Immunglobulin E
Ein spezieller Antikörper, der bei einer allergischen Reaktion ins Blut ausgeschüttet wird.

Asthma bronchiale → S. 494

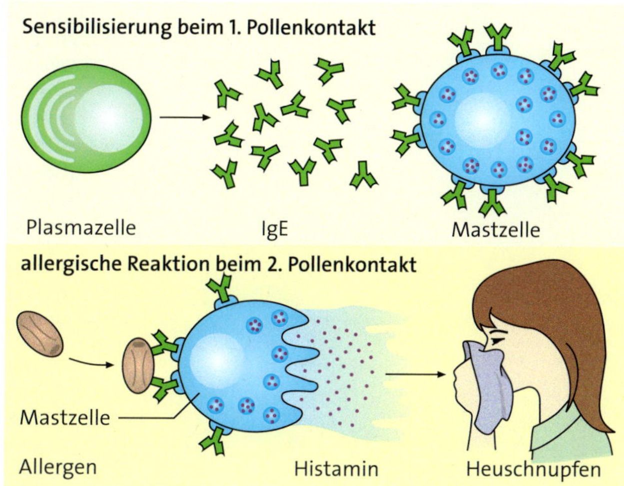

Abb. 1 Allergische Reaktion am Beispiel Heuschnupfen

Die optimale Therapie ist die Allergenkarenz, also das Vermeiden des Kontaktes mit dem Allergen. Eine allergische Reaktion kann in den meisten Fällen medikamentös, z. B. mit Antihistaminika, abgemildert werden. In schweren Fällen einer allergischen Reaktion kann es zu einem lebensbedrohlichen ›anaphylaktischen Schock‹ kommen.

anaphylaktischer Schock → S. 801

Autoimmunerkrankungen

Bei Autoimmunerkrankungen handelt es sich ebenfalls um eine Fehlsteuerung des Immunsystems, allerdings werden hier körpereigene Bestandteile angegriffen. Die Ursache für diese fehlgesteuerte Reaktion ist bei den meisten Erkrankungen unbekannt. Die Häufigkeit von Autoimmunreaktionen nimmt mit dem Alter zu. Wichtige Autoimmunkrankheiten sind z. B.:

- ›Multiple Sklerose‹
- ›rheumatoide Arthritis‹
- ›Diabetes mellitus Typ 1‹
- Autoimmunkrankheiten der Schilddrüse (›Morbus Basedow‹, ›Hashimoto-Thyreoiditis‹)

Multiple Sklerose → S. 540
rheumatoide Arthritis → S. 476
Diabetes mellitus Typ 1 → S. 262
Morbus Basedow → S. 884
Hashimoto-Thyreoiditis → S. 884

Erythropoese
Bildung der Erythrozyten

MDS
Myelodysplasie, erworbene Störung der hämatopoetischen Stammzellen

Erythropoetin
Hormon, das die Bildung der Erythrozyten steuert

3.2.6 Blutkrankheiten

Erkrankung	Ursache und Symptome	Therapie und Komplikationen
Anämien Verringerung der Hämoglobinkonzentration, des Hämatokrits oder der Erythrozytenzahl unter den Normwert	Anämien durch **Bildungsstörung**: – Störung der ›erythropetischen‹ Stammzelle (aplastische Anämien, ›MDS‹) – DNA-Bildungsstörung (megaloblastäre Anämie durch Mangel an Vitamin B_{12} oder Folsäure) – Hämoglobin-Bildungsstörung (Eisenmangelanämie) – ›Erythropoetinmangel‹ (renale Anämie, Tumoranämie) Anämien durch gesteigerten **Erythrozytenabbau** (Hämolyse): – Defekt der Erythrozyten (Membrandefekte, Enzymdefekte, Hämoglobindefekte) – extraerythrozytäre Faktoren (Iso-/Autoantikörper, Arzneimittel, Infektionskrankheiten, Stoffwechselstörungen) Anämien durch **Erythrozytenverlust**: – Blutungen (Blutungsanämie) Anämien durch **Verteilungsstörung**: – Pooling der Blutzellen in einer vergrößerten Milz (Hyperspleno-megalie-Syndrom) **allgemeine Symptome:** – Müdigkeit, verminderte Leistungsfähigkeit mit Belastungsdyspnoe, Blässe der Haut und Schleimhäute Aufgrund der Vielzahl an Ursachen ergeben sich zahlreiche für die jeweilige Anämie spezifische Symptome.	**Bildungsstörung:** – Stammzellen: allogene Knochenmarktransplantation, Gabe von Immunsuppressiva – DNA: Gabe von Vitamin B12 und/oder Folsäure – Hämoglobin: Gabe von Eisen (oral/parenteral) oder Erythropoetin **Erythrozytenabbau:** – Entfernung der Milz (Splenektomie) – allogene Knochenmarktransplantation, – Meidung der auslösenden Noxen – Infektionsprophylaxe **Verteilungsstörung:** – Entfernung der Milz **Erythrozytenverlust:** – Transfusion von Erythrozytenkonzentraten **Komplikationen:** Hämolytische Krise bei Transfusionszwischenfall oder Verschlechterung einer chronischen Hämolyse (Symptome: Fieber, Schüttelfrost, Kopf-, Abdominal- und Rückenschmerzen, Ikterus, Hyperbilirubinämie und Hämoglobinurie) Die **Prognose** ist sehr variable und hängt von der jeweiligen Anämieform ab.
Verbrauchskoagulopathie (disseminierte intravasale Gerinnung [DIC]) Verbrauch sämtlicher Gerinnungsfaktoren und Thrombozyten	**Ursachen**: – gerinnungsfördernde Substanzen (z. B. Fruchtwasser, Bakterientoxine, Schlangengifte) – ausgedehnte Endotheldefekte (Operationen, Verbrennungen) **Symptome**: – Bildung von Mikrothromben führt zu Hautläsionen, akutem Nierenversagen, Gangrän an den Extremitäten, zerebraler Ischämie – Ablagerung der Thromben an den Gefäßwänden führt zur Aktivierung der Fibrinolyse – generalisierte Blutungszeichen	– prophylaktische Gabe von Heparin bei Risikopatienten **Therapie** in der Akutphase – Fresh Frozen Plasma (FFP) – Gabe von Thrombozyten und Erythrozytenkonzentraten sowie Antithrombin III (ATIII) – kein Heparin oder Thrombozytenaggregationshemmer **Komplikationen:** – Multiorganversagen – Nekrosen – Schock, Koma

Erkrankung	Ursache und Symptome	Therapie und Komplikationen
Leukämien („Weißes Blut") Ansammlung von malignen entarteten Leukozyten im Knochenmark und im Blut; dadurch kommt es zu einer Beeinträchtigung der Blutbildung (Hämatopoese) und Verdrängung der normalen Blutzellen Einteilung und Häufigkeitsverteilung: – akute lymphatische Leukämie (ALL), häufigste Form bei Kindern – akute myeloische Leukämie (AML), steigende Inzidenz mit zunehmendem Lebensalter – chronische lymphatische Leukämie (CLL), Erkrankung des höheren Lebensalters – chronische myeloische Leukämie (CML), Erkrankung des höheren Lebensalters	**Ursachen**: – ionisierende Strahlung, chemische Substanzen (Benzol, Zytostatika) – genetische Faktoren – Virusinfektionen **Symptome**: – Zeichen der Anämie (Schwäche, Blässe, Dyspnoe, Müdigkeit) – ›Neutropenie‹ (erhöhte Infektionsanfälligkeit) – ›Thrombozytopenie‹ (Blutungen) – Infiltration anderer Organsysteme (Leber, Milz, Lymphknoten, Hirnhäute, Haut) – allgemeine Symptome, z. B. Fieber, Nachtschweiß – Verbrauchskoagulopathie	**Therapie:** – Chemotherapie: 1. Induktionstherapie mit dem Ziel der vollständigen Remission 2. Konsolidierungstherapie 3. Erhaltungstherapie – Hemmung des Wachstums durch Gabe von rezeptorspezifischen Antikörpern oder anderer Inhibitoren – allogene Knochenmarktransplantation bei Hochrisikopatienten und Rezidiv – supportive Therapie (Infektionsprophylaxe, Transfusion von Erythrozyten- und Thrombozytenkonzentraten, selektive Dekontamination des Nasen-Rachen-Raumes und des Gastrointestinaltrakten mit Antibiotika und Antimykotika) **Komplikationen:** – opportunistische Infektionen – Blutungen – Infiltration anderer Organsysteme – Verbrauchskoagulopathie Die **Prognose** variiert je nach Lebensalter und Form der Leukämie.
Hämophilie (Bluterkrankheit) Unterscheidung in Hämophilie A und B	**Ursache**: erblich bedingte Blutgerinnungsstörung (Erbgang: x-chromosomal-rezessiv), bei ca. 30 % der Patienten besteht keine positive Familienanamnese (Spontanmutation) **Symptome**: – Spontanblutungen in Gelenken und Weichteile – längere Blutungen nach Zahnextraktionen – zerebrale Blutungen (häufig bei schweren Verlaufsformen) – Hämaturie (Blut im Urin) und gastrointestinale Blutungen	**Therapie:** – Gabe von Gerinnungsfaktoren (Faktor VIII bei Hämophilie A, Faktor IX bei Hämophilie B) – Desmopressin bei leichten Formen der Hämophilie A Blutungsprophylaxe – keine Thrombozytenaggregationshemmer – keine Sportarten mit erhöhtem Verletzungsrisiko **Komplikationen:** – lebensbedrohliche Blutungen im Magen-Darm-Trakt und Gehirn – Gelenkdeformationen – Nerven- und Muskelschädigungen

Neutropenie
pathologische Verminderung der neutrophilen Granulozyten im Blut

Thrombozytopenie
pathologische Verminderung der Thrombozyten im Blut

4 Das Hormonsystem

Die Hormonsteuerung

4.1 Aufbau und Funktion

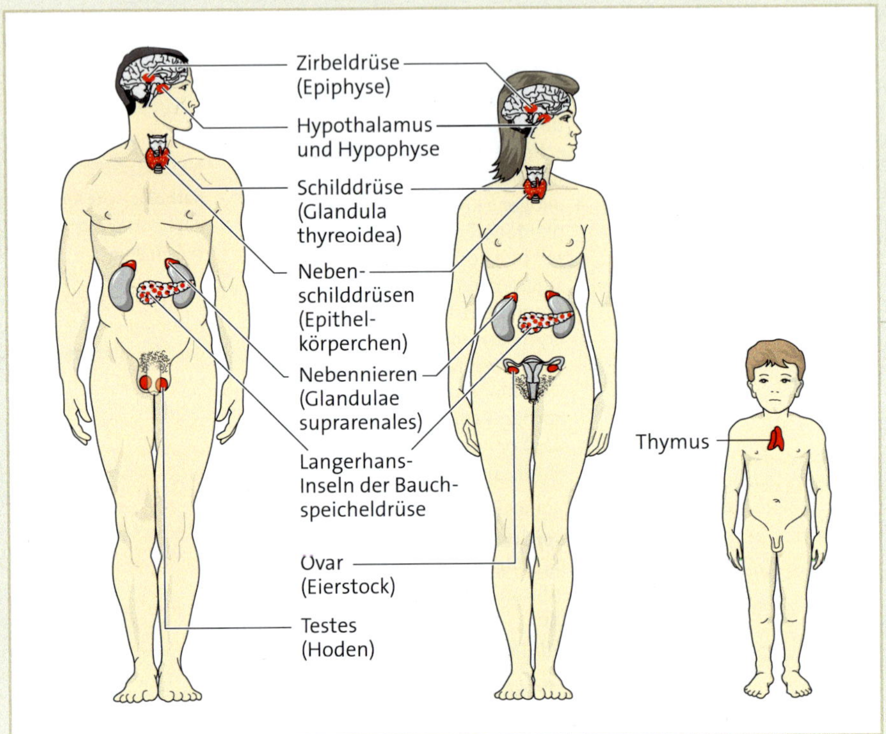

Lage der Hormondrüsen

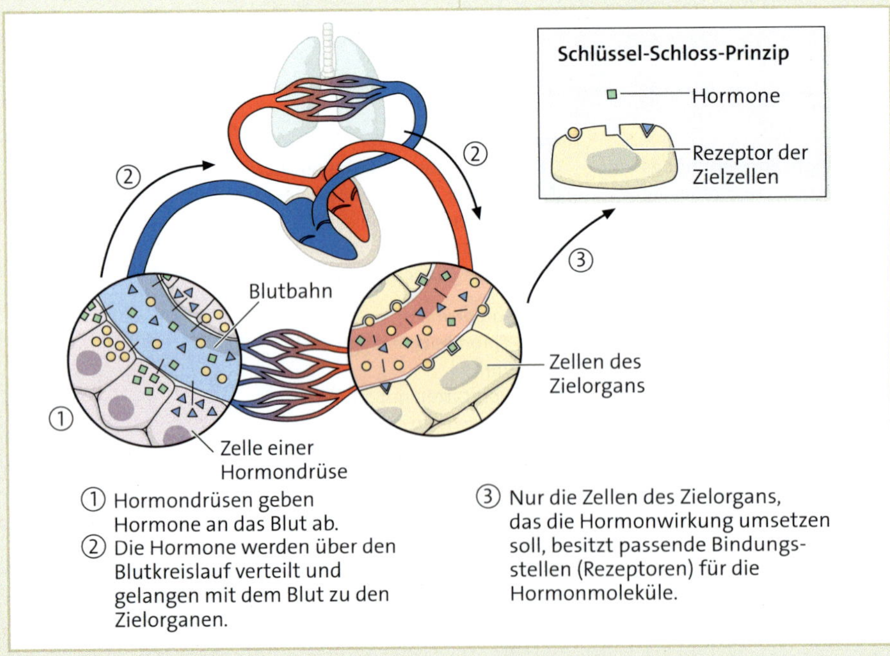

Produktionsort, Verteilungsweg und Wirkort von Hormonen

Das Hormonsystem

AUFBAU

FUNKTIONEN

Bildungsort	Hormone
Hypothalamus	ADH (antidiuretisches Hormon), Releasing-Hormone, Releasing-Inhibiting-Hormone, Oxytocin
Hypophyse (Hirnanhangsdrüse)	ACTH (adrenocorticotropes Hormon), TSH (thyroideastimulierendes Hormon), FSH (follikelstimulierendes Hormon), LH (luteinisierendes Hormon), STH (somatotropes Hormon), Prolaktin
Zirbeldrüse (Epiphyse)	Melatonin
Schilddrüse	Thyroxin, Trijodthyronin, Kalzitonin (C-Zellen der Schilddrüse)
Nebenschilddrüse	Parathormon
Nebenniere	Aldosteron, Kortisol, Androgene, Adrenalin, Noradrenalin
endokrine Bauchspeicheldrüse	Insulin, Glukagon, Somatostatin
Eierstock	Östrogene und Gestagene
Hoden	Testosteron
Gewebe	z. B. Gastrin, Erythropoetin, Zytokine, Histamin, Prostaglandine

Hormondrüsen und ihre Produkte

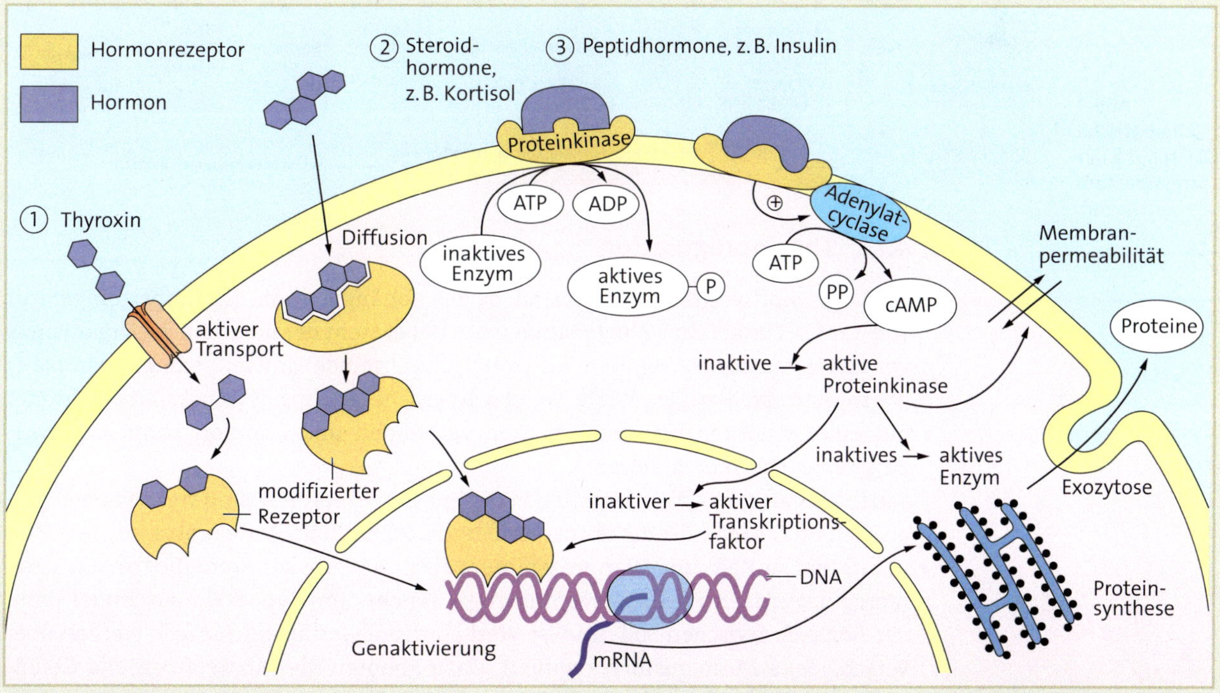

Direkte (links) und indirekte (rechts) Informationsübermittlung von Hormonen; die Peptidhormone benötigen ein Transportprotein, um in die Zelle zu gelangen; in der Zelle lösen die Hormone verschiedene Signalwege aus

4.1.1 Stressregulation

Katecholamine
Gruppe körpereigener Stoffe, die als Hormon oder Neurotransmitter wirksam werden. Sie können auch künstlich hergestellt und als Medikament verabreicht werden.

Die Nebennieren produzieren im Nebennierenmark die ›Katecholamine‹ Adrenalin und Noradrenalin. Beides sind Stresshormone und vermitteln die Kampf-oder-Flucht-Reaktion (fight-flight-reaction). Die Ausschüttung von Adrenalin und Noradrenalin führt zu einer erhöhten Energiebereitstellung. Das in der Leber gespeicherte Glykogen wird zu Glukose umgewandelt, während sich gleichzeitig der Blutdruck erhöht und die Herzfrequenz sowie das Schlagvolumen des Herzens ansteigen (Abb. 1). Adrenalin und Noradrenalin wirken darüber hinaus als Neurotransmitter aktivierend auf den Sympathikus. Dies zeigt sich u.a. in einer verminderten Schmerzwahrnehmung.
Die Nebennierenrinde produziert das Kortisol, welches – etwas verzögert – die Wirkung der Katecholamine unterstützt, aber auch entgegengesetzte Wirkungen hat.

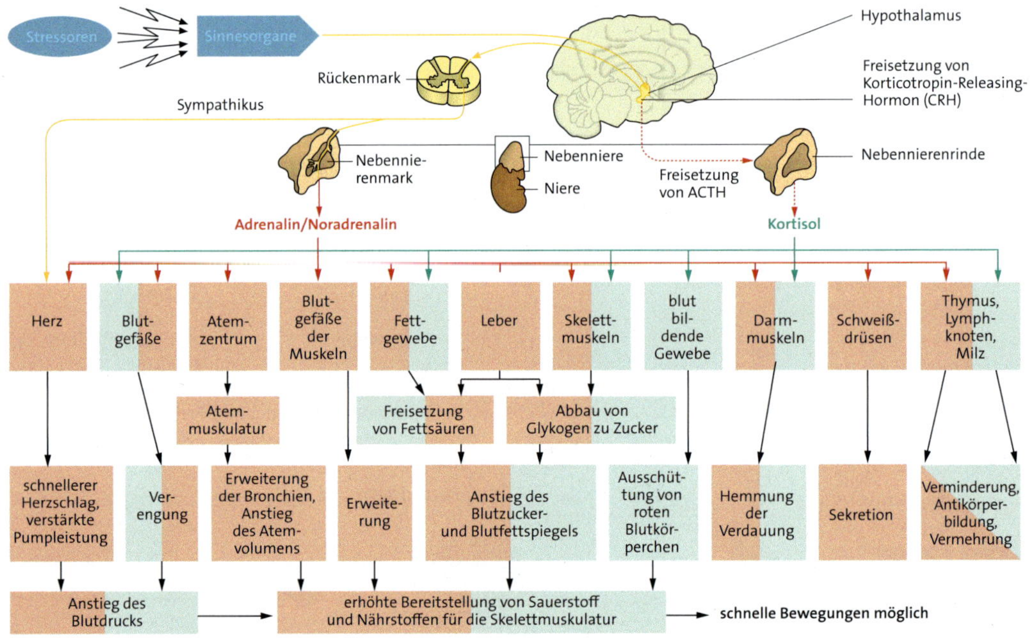

Abb. 1 Schematische Darstellung der Stressreaktion

4.1.2 Thermoregulation

Wichtige Stoffwechselprozesse sind davon abhängig, dass die Körpertemperatur konstant bei ungefähr 37 °C gehalten wird. Dabei steht der menschliche Organismus vor der Herausforderung, sich auf ständig wechselnde Umweltbedingungen (kalt/warm) einzustellen. Des Weiteren ist körperliche Belastung (Muskelarbeit) immer mit einer erhöhten Wärmeproduktion verbunden und erfordert somit eine wirkungsvolle Thermoregulation.
Die temperatursensiblen Messfühler, die Thermorezeptoren, sind freie Nervenendigungen im Gewebe, die die Körperkern- und Körperschalentemperatur messen. Man unterscheidet Kalt- und Warmrezeptoren, die ihre Werte kontinuierlich an das Thermoregulationszentrum im Hypothalamus senden. Im Hypothalamus findet dann der Abgleich zwischen Soll- und Ist-Wert statt. Sollwertabweichungen werden über verschiedene Mechanismen reguliert. Dazu gehören die Muskelarbeit, die Gefäßweit- oder -engstellung sowie die Schweißsekretion.

Fieber → *S. 598, Band 1*

Bei einer Krankheit kann der Körper mit ›Fieber‹ reagieren. Dies ist eine kontrollierte physiologische Reaktion, bei welcher der Soll-Wert im Hypothalamus verändert wird.

4.2 Ausgewählte Erkrankungen

4.2.1 Schilddrüsenerkrankungen

Leben mit Hashimoto-Thyreoiditis

Definition

Schilddrüsenerkrankungen gehören neben dem Diabetes mellitus zu den häufigsten Störungen des Hormonsystems.

Ursache

Die Schilddrüsenvergrößerung (Struma) wird in den meisten Fällen durch Jodmangel ausgelöst. Entsprechend dem hormonellen Regelkreis kommt zu einer vermehrten Ausschüttung von thyreoidstimulierendem Hormon (TSH) in der Hypophyse, was ein Schilddrüsenwachstum zur Folge hat.
In der Schilddrüse können kalte und heiße Knoten auftreten. Kalte Knoten bestehen aus hormoninaktivem Schilddrüsengewebe und haben ein erhöhtes Entartungspotenzial (Krebsrisiko). Heiße Knoten können losgelöst vom hormonellen Regelkreis (autonom) ungehemmt Schilddrüsenhormone produzieren. Nicht selten entwickelt sich daraus eine Schilddrüsenüberfunktion (Hyperthyreose).

Symptome

Bei Jodmangel vergrößert sich die Schilddrüse zunächst gleichmäßig (Struma diffusa) (Abb. 2). Im weiteren Verlauf kommt es dann häufig zu knotigen Veränderungen der Schilddrüse (Struma nodosa).
Die Schilddrüse beeinflusst mit ihren Hormonen verschiedenste Stoffwechselprozesse und trägt damit maßgeblich zum körperlichen Gleichgewicht bei (Homöostase). Die Schilddrüsenunter- und -überfunktion (Hypo-/Hyperthyreose) führen daher zu sehr gegensätzlichen Symptomen.

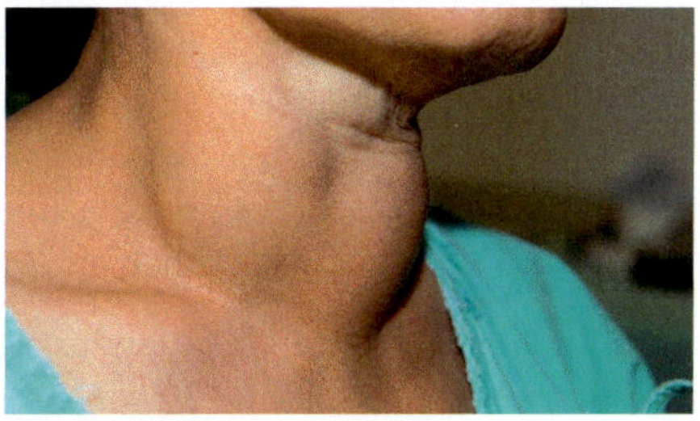

Abb. 2 Struma

Hypothyreose	Hyperthyreose
– Bradykardie – Übergewicht – Obstipation – Müdigkeit, Antriebslosigkeit – Leistungsminderung – Kälteunverträglichkeit – Zyklusstörungen – körperliche und geistige Entwicklungsstörungen (Kinder) – heisere Stimme – Myxödem (verdickte geschwollene Haut)	– Tachykardie – Gewichtsverlust (trotz Appetit) – Diarrhö – erhöhte Körpertemperatur – Hitzeunverträglichkeit – Unruhe, Schlaflosigkeit – feinschlägiger Tremor

Tab. 1 Symptome der Hypo- und Hyperthyreose

Die **Schilddrüsenunterfunktion** kann angeboren oder erworben sein. Die Wahrscheinlichkeit einer Neugeborenen-Hypothyreose liegt bei 1:5000. Produziert die werdende Mutter ausreichend Schilddrüsenhormone, wird der Bedarf des ungeborenen Kindes meist gedeckt. Die Entwicklung erfolgt normal. Erst nach der Geburt können Mangelerscheinungen auftreten. Hypothyreose-Screenings gehören daher zu den Standarduntersuchungen nach der Geburt. Kann der Jodmangel der Mutter während der Schwangerschaft nicht ausgeglichen werden, ist eine normale Hirnentwicklung nicht mehr möglich. Das Kind ist geistig behindert und kleinwüchsig.

Die erworbene Schilddrüsenunterfunktion lässt sich in primäre und sekundäre Formen unterscheiden. Zu den primären Formen gehört die Autoimmunthyreoiditis (Morbus Hashimoto). Die Schilddrüsenzellen werden hier durch Autoantikörper zerstört. Die sekundären Formen haben ihre Ursache meist in einer Störung des Hypothalamus oder der Hypophyse. Dabei wird TSH nicht in ausreichender Menge gebildet. Die Produktion von Schilddrüsenhormonen nimmt ab.

Die **Schilddrüsenüberfunktion** kann nicht-immunogene und immunogene Ursachen haben. Zu den nicht-immunogenen Formen gehören die heißen Knoten. Diese Knoten, auch Adenome genannt, funktionieren autonom, d.h. sie unterliegen nicht mehr dem hormonellen Regelkreis und produzieren unkontrolliert Schilddrüsenhormone. Weitere Ursachen sind:

- eine zu hohe Jodaufnahme
- eine Überdosierung von Schilddrüsenhormonen
- Entzündungen
- Schilddrüsenkarzinome

T_3 und T_4
Trijodthyronin (T_3) und Thyroxin (T_4) sind die Haupthormone der Schilddrüse.

Als häufigste Ursache gehört der Morbus Basedow zu den immunogenen Formen der Schilddrüsenüberfunktion. Es handelt sich dabei um eine Autoimmunreaktion, bei der B-Lymphozyten Autoantikörper bilden, die eine Stimulation der Schilddrüse verursachen. Das TSH ist hierbei erniedrigt. Die Schilddrüsenhormone ›T_3 und T_4‹ sind stark erhöht. Ein klassisches Symptom des Morbus Basedow ist das Hervortreten der Augäpfel (Exophthalmus). Dieses Symptom tritt bei 70 % der Betroffenen auf und bildet zusammen mit der Struma und der Tachykardie einen Symptomkomplex, den man als „Merseburger Trias" bezeichnet.

Diagnostik

Neben der Bestimmung von TSH sowie der Schilddrüsenhormone T_3 und T_4 wird im Rahmen der Diagnostik meist eine Ultraschalluntersuchung durchgeführt. Sie dient in erster Linie zur Größen- und Lagebestimmung sowie der Suche nach eventuellen Knoten. Knotige Veränderungen der Schilddrüse werden mittels Szintigrafie und Feinnadelbiopsie näher untersucht.

Therapie

Pflegeprozessgestaltung
Welche pflegerischen Handlungsanlässe zieht eine Strumektomie nach sich?

Geringgradige Schilddrüsenvergrößerungen ohne Knoten werden mit Jodid oder einer Kombination mit T_4-Schilddrüsenhormon behandelt. Chirurgische Eingriffe hängen von der Größe der Struma und dem Ausmaß der knotigen Veränderungen ab.

Bei einer dauerhaften Schilddrüsenunterfunktion erfolgt eine lebenslange Substitution von T_4 (Thyroxin).

Die Schilddrüsenüberfunktion wird zunächst mit schilddrüsenhemmenden Medikamenten durchgeführt, den Thyreostatika. Lässt sich die Produktion von Schilddrüsenhormonen nicht normalisieren (Euthyreose), wird operiert oder eine Radiojodtherapie durchgeführt.

Prognose und Komplikationen

Durch Jodierung des Speisesalzes ist die Strumahäufigkeit deutlich gesunken. Bei der Hypothyreose bedarf es jedoch aufgrund der dauerhaften Substitution von Schilddrüsenhormonen lebenslanger Kontrolluntersuchungen. Die Schilddrüsenüberfunktion kann zu einer thyreotoxischen Krise führen, die unbehandelt mit einer hohen Sterblichkeitsrate verbunden ist.

4.2.2 Morbus Cushing

Definition

Der Morbus Cushing ist von einem Kortisolüberschuss gekennzeichnet.

Ursache

Die häufigste Ursache ist die Langzeitanwendung von Glukokortikoiden. Seltener kommt es zu einer Überproduktion des glandotropen Hormons ›ACTH‹ als Folge eines Adenoms des Hypophysenvorderlappens oder als ›paraneoplastisches Phänomen‹ beim Bronchialkarzinom. Des Weiteren kann ein ACTH-unabhängiger Tumor der Nebennierenrinde vorliegen.

ACTH
adrenokortikotropes Hormon

paraneoplastisches Phänomen
Ein die bösartige Zellneubildung begleitendes Phänomen; die entartete Bronchialschleimhaut produziert fälschlicherweise unkontrolliert ACTH

Symptome

Typische Symptome sind:

- Steroiddiabetes
- Stammfettsucht mit „Vollmondgesicht“
- Infektionsneigung
- Hypertonie
- Osteoporose
- verringerte Muskelmasse
- verzögerte Wundheilung
- Hautveränderungen (Hyperpigmentierung, Atrophie der Haut)
- sexuelle Funktionsstörungen
- psychische Störungen

Bei Kindern kommt es zu einer Kombination aus Wachstumsstörungen und Fettleibigkeit.

Diagnostik

Der natürliche Kortisolspiegel unterliegt tagesabhängigen Schwankungen (morgens hoch, abends niedrig). Gibt man hochdosiert Glukokortikoide (Dexamethason-Hemmtest), müsste, dem hormonellen Regelkreis folgend, der Kortisolspiegel abfallen. Beim adrenalen Morbus Cushing (Tumor der Nebennierenrinde) ist dies nicht der Fall. Die Gabe von Kortikotropin-Releasing-Hormon (CRH) führt beim Hypophysenadenom zur Freisetzung von ACTH und zu einem Kortisolanstieg. Des Weiteren kommen bildgebende Verfahren (Computertomografie) zum Einsatz.

Therapie

Eine Operationsindikation liegt vor, wenn ein Tumor im Bereich der Hypophyse oder in der Nebennierenrinde nachgewiesen werden kann. Weitere Therapieoptionen sind Strahlen- und Chemotherapie (bei Inoperabilität).

Prognose und Komplikationen

Normalisiert sich der ACTH-Spiegel nach der Entfernung eines Hypophysen- oder Nebennierenrindenadenoms wieder, ist die Prognose gut und die Betroffenen können ein ganz normales Leben führen. Lässt sich jedoch die Ursache für den erhöhten Kortisolspiegel nicht beheben, kann es vermehrt zu Knochenbrüchen kommen. Das Schlaganfall- und Herzinfarktrisiko ist erhöht. Bei erfolgloser Therapie müssen möglicherweise beide Nebennieren entfernt werden. Dies macht dann eine lebenslange Gabe von Glukokortikoiden erforderlich.

5 Unfälle

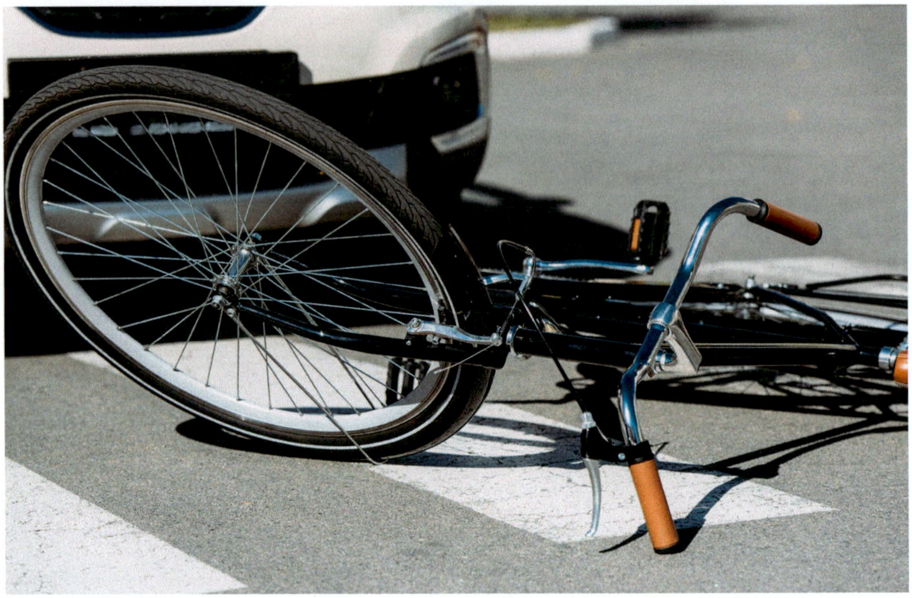

Abb. 1 Ein Moment der Unachtsamkeit im Straßenverkehr kann schwere Folgen haben.

Das SGB (Sozialgesetzbuch) 7 definiert einen Unfall als ein „zeitlich begrenztes, von außen auf den Körper einwirkendes Ereignis, das zu einem Gesundheitsschaden oder zum Tod führen kann“ (§ 8 SGB 7). Daneben existieren weitere versicherungsrelevante Definitionen, z. B. Arbeits-, Schul-, Wegeunfall. Die WHO unterscheidet zudem Geschehnisse, die zu einer unbeabsichtigten oder beabsichtigten Verletzung (z. B. Selbstverletzung durch Ritzen) führen. Nur ein Ereignis mit einer **unbeabsichtigten Verletzungsfolge** zählt als Unfall.

5.1 Unfallvorkommen und Unfallhäufigkeit

Nach Schätzungen des Bundesamtes für Arbeitsschutz und Arbeitsmedizin belief sich die Zahl der Unfallverletzten im Jahr 2015 auf fast zehn Millionen, ca. 25 000 Unfälle hatten einen tödlichen Ausgang. Die Zahlen beruhen auf:

- den Arbeits- und Schulunfallstatistiken der Unfallversicherungsträger
- den Schätzungen und Hochrechnungen des Robert Koch-Instituts zu Heim- und Freizeitunfällen
- der Todesursachenstatistik und der Verkehrsunfallstatistik des Statistischen Bundesamts

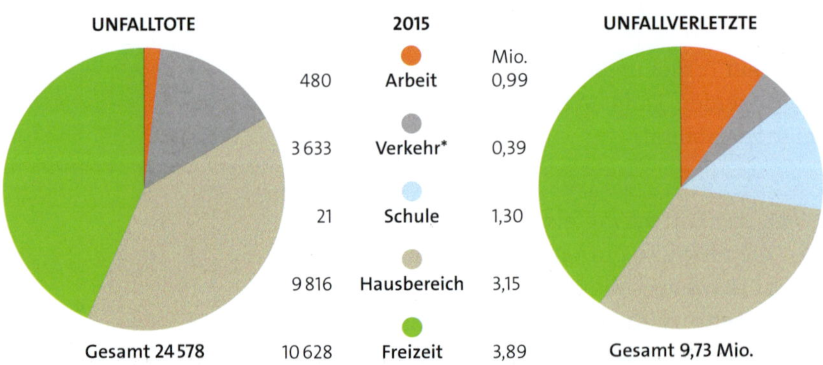

Abb. 2 Häufigkeit, Ursachen und Art von Unfallverletzungen
* Die in der Kategorie Verkehr enthaltenen Anteile aus dem Arbeitsbereich – 478 tödliche Unfälle und 0,14 Mio. Unfallverletzte – sowie dem Schulbereich – 40 tödliche Unfälle und 0,06 Mio. Unfallverletzte – sind in ocker und grün dargestellt. Quellen: Todesursachenstatistik, Straßenverkehrsunfallstatistik, Statistiken der gesetzlichen Unfallversicherungsträger, RKI-Datensatz

Männer zwischen 18 und 29 Jahren haben überdurchschnittlich häufig Unfälle, die eine medizinische Behandlung nach sich ziehen. Die Ursache für diesen statistischen Befund wird in einem für diese Altersgruppe typischen ›Risiko suchenden Verhalten‹ gesehen. Männer im erwerbsfähigen Alter sind darüber hinaus häufiger von Unfällen betroffen als Frauen dieser Altersgruppe. Das liegt vermutlich daran, dass Männer häufiger in Berufen mit einem hohen Unfallrisiko arbeiten (z.B. Straßenbau, Handwerk). Die Statistiken belegen einen Zusammenhang zwischen Unfallrisiko und sozioökonomischem Status einer Person. Demnach verunfallen Menschen mit einem höheren Bildungsabschluss signifikant weniger als Personen mit einem niedrigeren Bildungsabschluss. Dies wird darauf zurückgeführt, dass sich gesundheitsgefährdende Tätigkeiten häufiger in Berufen finden, für die ein geringer Bildungsabschluss gefordert ist. Die meisten Unfälle passieren jedoch in der häuslichen Umgebung und in der Freizeit.

Risiko suchendes Verhalten
potenziell gefährliches Verhalten, das negative Folgen begünstigt (z. B. Missbrauch von Suchtmitteln, körperliche Inaktivität, Extremsportarten, Fehlernährung)

Unfälle sind für Kinder ab einem Jahr die häufigste Todesursache. Jungen verunfallen erheblich öfter als Mädchen. Mit steigendem Alter wurde ein Anstieg der Unfallhäufigkeit beobachtet. Kinder und Jugendliche aus Haushalten mit einem niedrigen sozioökonomischen Status und Kinder mit Migrationshintergrund sind häufiger in Straßenverkehrsunfälle verwickelt und erleiden öfter Verbrühungsverletzungen als die Vergleichsgruppe. Die Forscherinnen vermuten, dass in dieser Probandengruppe Schutzmaßnahmen beim Fahrradfahren oder Inlineskaten weniger erfolgreich durchgesetzt werden.

Sturz → *S. 349*

Fast 30 % aller nicht tödlichen Unfälle beinhalten ein ›Sturzereignis‹, wobei Frauen häufiger betroffen sind als Männer. In höherem Alter ist ein Sturz der häufigste ›Unfallmechanismus‹.

Unfallmechanismus
Umstand, unter dem bei einem Unfall Verletzungen entstehen

5.2 Unfallursachen und Unfallvermeidung

5.2.1 Menschliches Handeln

Viele Unfälle sind auf **sicherheitswidriges Verhalten** zurückzuführen, d.h. sie hätten durch Einhalten von situationsabhängigen Sicherheitsbestimmungen vermieden werden können. Zu sicherheitswidrigen Verhaltensweisen zählen u.a.

Selbstfürsorge
Wie sorgen Sie für Ihre Sicherheit am Arbeitsplatz?

- **Ablenkung:** Tätigkeiten werden ohne die erforderliche Aufmerksamkeit und Konzentration durchgeführt. Ablenkung verursachen z.B. Nebentätigkeiten wie Handynutzung, Musikhören über Kopfhörer beim Gehen/Radfahren, Bedienen des Navigationsgeräts beim Autofahren, Mitfahrende und Tiere im Auto.
- **Nachlässigkeit und Unordnung:** Im Weg liegende Kabel, im Weg stehende Gegenstände, offen stehende Schubladen, schlecht verstaute Kisten oder Nässe auf Gehstrecken usw. sind häufig Ursache von Sturz-, Stolper- und Rutschunfällen.
- **Hektik und Stress:** Wer in Eile ist, setzt sich über Regeln und Vorsichtsmaßnahmen hinweg. Dabei wird z.B. ein Treppenabsatz übersehen oder das Rotlicht beim Überqueren einer Straße ignoriert.
- **Ignoranz:** Zu Unfällen führt auch das Nichtbeachten von Arbeitsschutzverordnungen, z.B. was das vorschriftsmäßige Tragen von Arbeitskleidung und Sicherheitsschuhen angeht. Viele Unfälle könnten zudem vermieden werden, wenn jeder an die Sicherheit seiner Mitmenschen denken würde, indem er z.B. Stolperfallen aus dem Weg räumt oder Flüssigkeit auf dem Boden aufwischt, auch wenn er sie nicht selbst verschüttet hat.
- **Alkoholeinfluss:** Verkehrsunfälle unter Alkoholeinfluss weisen eine besondere Schwere auf.

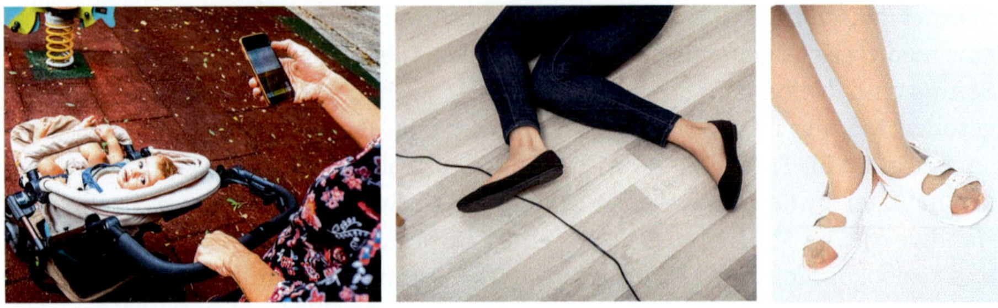

Abb. 1 Häufige Unfallursachen im Alltag sind die Ablenkung durch das Handy (links), Stolperfallen wie nicht gesicherte Kabel (Mitte) oder das Tragen von unzureichender Arbeitskleidung, z. B. von Schuhen ohne Zehenschutz im Pflegeberuf (rechts).

Sicherheitswidriges Verhalten ist bedingt durch Nicht-Wissen (keine Sicherheitsunterweisung, unzureichende Ausbildung), Nicht-Wollen (bewusstes oder fahrlässiges Handeln gegen Arbeitssicherheitsbestimmungen) und Nicht-Können (geistige oder körperliche Gründe).
Zu den **sicherheitswidrigen Umständen** als Unfallursachen zählen technische Mängel, Materialermüdung, fehlende Sicherheitseinrichtungen, unzureichende Wartung von Maschinen, Unordnung, Fehler in der Arbeitsorganisation, z.B. unzureichende Personalausstattung, fehlerhafte Kontrollsysteme und hoher Leistungsdruck, schlechte Arbeitsorganisation. Aber auch hinter diesen Ursachen stehen Menschen, die einen sicherheitsbestimmenden Aspekt ihrer Tätigkeit vernachlässigt haben. Zu solchen Unfällen kommt es häufig dann, wenn Arbeitnehmer wegen eines Vorteils (z.B. höheren Gewinns, Kostenersparnis) Abstriche bei der Sicherheit in Kauf nehmen.

5.2.2 Höhere Gewalt

Experten gehen davon aus, dass nur 2 % aller Unfälle unerwartet und unvermeidbar sind. Nur dieser kleine Prozentsatz der Unfälle wäre nicht durch Schutzvorkehrungen zu verhindern gewesen. Als Unfallursachen werden hier Naturereignisse, z.B. Nebel, Wetter, Eis, Dunkelheit, und Zivilisationsschäden wie Rauch, Gestank, Lärm aufgeführt.

Weitere Tipps, um unfallfrei durch den (Arbeits-)Alltag zu kommen:
www.proplanta.de
→ Vermeidung Unfälle

www.bgw-online.de
→ Prävention

www.bgrci.de/vision-zero
→ Vision Zero
→ Medien
→ Lebensretter

REFLEXION | **IMPULS** | LERNORTVERNETZUNG

Denken Sie an Unfälle oder Beinahe-Unfälle in Ihren Arbeitsbereichen und in Ihrem privaten Umfeld. Inwieweit lassen sich diese Ereignisse auf menschliches Handeln oder höhere Gewalt zurückführen?

5.2.3 Unfälle vermeiden

Pflegende können an ihrem Arbeitsplatz, in der Öffentlichkeit und im privaten Umfeld zur ›Unfallvermeidung‹ beitragen, z.B. indem sie
- die Arbeitssicherheitsmaßnahmen umsetzen.
- sich bei Tätigkeiten, die Konzentration erfordern, nicht ablenken lassen.
- sich genügend Zeit für den Weg zur Arbeit nehmen.
- ihr Fahrrad oder Auto auf dem sicherheitstechnisch aktuellen Stand halten.
- Stolperfallen aus dem Weg räumen und nicht umfahren/-laufen.

REFLEXION IMPULS LERNORTVERNETZUNG

Wie können Sie selbst konkret zu einer Verringerung der Unfallgefahren beitragen?

5.3 Unfallfolgen

Generell kann es zu **Sachschäden, Personenschäden** (Leicht-/Schwerverletzte) oder zum **Tod** einer Person kommen. Jeder Unfall kann weitreichende individuelle sowie volks- und betriebswirtschaftliche Auswirkungen nach sich ziehen.

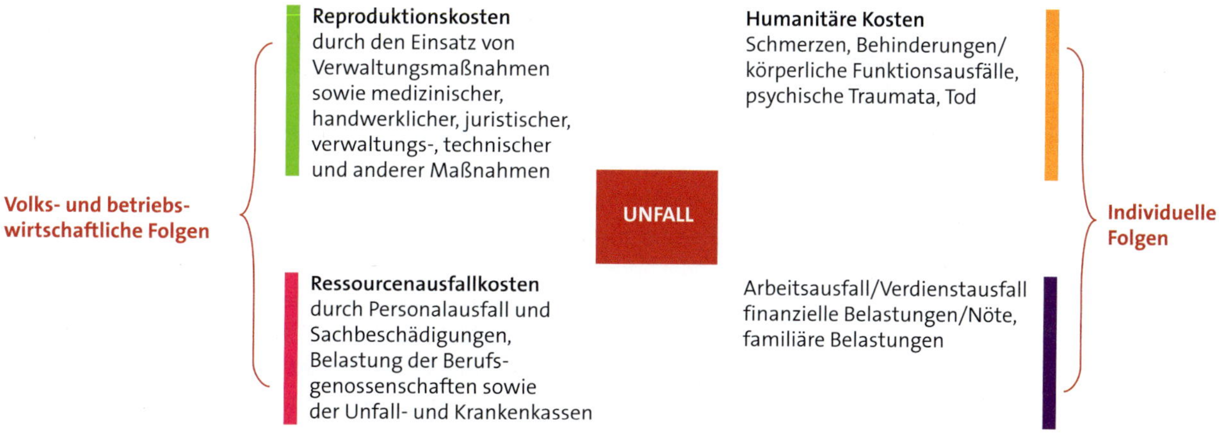
Reproduktionskosten
durch den Einsatz von Verwaltungsmaßnahmen sowie medizinischer, handwerklicher, juristischer, verwaltungs-, technischer und anderer Maßnahmen
Humanitäre Kosten
Schmerzen, Behinderungen/ körperliche Funktionsausfälle, psychische Traumata, Tod
Volks- und betriebswirtschaftliche Folgen
UNFALL
Individuelle Folgen
Ressourcenausfallkosten
durch Personalausfall und Sachbeschädigungen, Belastung der Berufsgenossenschaften sowie der Unfall- und Krankenkassen
Arbeitsausfall/Verdienstausfall finanzielle Belastungen/Nöte, familiäre Belastungen

Abb. 2 Überblick über die möglichen Folgen eines Unfalls

Ein Unfall hat **persönliche Folgen** für die verunfallte Person, z. B. körperliches und seelisches Leid. Betroffen sind davon aber unter Umständen auch die Angehörigen, die den Verunfallten unterstützen. Und den Ausfall der Arbeitskraft müssen andere Mitarbeiter des Betriebes kompensieren. Unter Umständen muss die Stelle befristet ausgeschrieben werden, was wiederum die Ressourcen eines Betriebs belastet. Die Allgemeinheit wird nicht nur mit den Kosten für die Behandlung der Unfallopfer belastet, sondern muss auch für den Einsatz von Maßnahmen aufkommen, um z. B. nach einem Verkehrsunfall den Unfallort in den ursprünglichen Zustand zurückzuversetzen. Unfallverletzungen können Kinder und Jugendliche zudem nachhaltig in ihrer Entwicklung beeinträchtigen. Knochenbrüche heilen bei Kindern zwar schneller als bei Erwachsenen, jedoch besteht abhängig vom Alter des Kindes die Gefahr, dass es zu Funktionseinschränkungen oder Fehlwachstum kommt. Beides zieht weitere, oft langfristige Behandlungen nach sich.

Ethik

Bei welchen Unfallfolgen erhalten Betroffene welche Unterstützung? Welche Unfallfolgen bleiben mehr oder weniger unberücksichtigt?

Psychische Unfallfolgen werden bislang kaum für die Beurteilung der Schwere eines Unfalls herangezogen. Dabei leidet jedes dritte Unfallopfer zu Beginn einer unfallbedingten stationären Behandlung und auch ca. ein Jahr danach noch an Angstsymptomen. Ein Viertel der Betroffenen hat depressive Episoden. Manche haben, selbst lange nachdem die körperlichen Verletzungen verheilt sind, das Unfallereignis seelisch noch nicht verarbeitet. Auch wenn es sich um ein relativ geringes Unfallgeschehen handelt, kann die gesamte körperliche und seelische ›Integrität‹ (z. B. das Erleben von Beziehungen zu anderen Menschen, das Vertrauen in sich selbst und in die eigene Handlungsfähigkeit und Kontrolle, das Gefühl von Unverletzlichkeit) infrage gestellt sein.

Integrität

lat. = Unversehrtheit, Intaktheit

Durch einen Unfall wird die betroffene Person aus ihrem regelhaften Alltag gerissen. Oft findet sie über Monate hinweg nicht mehr in ihren Rhythmus zurück. Diese Anpassungsstörungen können sich im weiteren Verlauf zu einer ›**Posttraumatischen**‹ **Belastungsstörung (PTBS)** entwickeln. Das Risiko für eine PTBS steigt, wenn die betroffene Person bereits psychisch vorbelastet ist und das Verständnis des sozialen Umfelds für die Anpassungsstörungen nach einer gewissen Zeit nachlässt. Manchmal liegt zwischen der psychischen Beeinträchtigung und dem Unfall eine so große Zeitspanne, dass der ursächliche Zusammenhang nicht ohne Weiteres erkennbar ist. Typische Symptome für eine PTBS sind häufiges Wiedererleben des Ereignisses, Kopfschmerzen, Schwindel und Schweißausbrüche. Mitunter vermeiden die Betroffenen traumabezogene Situationen oder Reize. Manchmal werden Unfallopfer auch von Schuldgefühlen geplagt.

Trauma
griech. = Wunde oder Verletzung (körperlich oder seelisch), die durch Gewalteinwirkung entsteht (Plural: Traumata oder Traumen)

B BEISPIEL

Hans Meyer, 58 Jahre alt, ist Außendienstmitarbeiter eines mittelständischen Unternehmens. Jeden Tag fährt er mehrere Hundert Kilometer. Vor drei Jahren fuhr er im Dunkeln von einem Kunden nach Hause. Er bemerkte das Wildschwein erst, als er es mit seinem Transporter rammte. Das Tier wurde durch die Luft und auf die andere Straßenseite gegen einen Fahrradfahrer geschleudert. Hans Meyer stieg äußerlich unverletzt aus seinem Wagen. Für den gestürzten Radfahrer kam jedoch jede Hilfe zu spät.
Seitdem ist Herr Meyer arbeitsunfähig. Er kann nicht mehr am Steuer eines Autos sitzen und überhaupt fällt es ihm schwer, am Straßenverkehr teilzunehmen. Fast jede Nacht schreckt er schweißgebadet auf. Er weiß nicht mehr genau, was er unmittelbar vor dem Unfall getan oder gedacht hat. Dennoch fragt er sich, ob er den Unfall hätte vermeiden können. Er fühlt sich mitschuldig am Tod eines Menschen.

5.4 Unfallchirurgie und Traumatologie

Häufige Diagnosen in der Unfallchirurgie
www.dgu-online.de
→ Patienten
→ häufige Diagnosen

Menschen mit Unfallverletzungen, die eine stationäre Behandlung benötigen, werden in der Unfallchirurgie versorgt. Die Unfallchirurgie ist eine Teildisziplin der Chirurgie. Sie umfasst die **operative Therapie** von Menschen mit traumatisch bedingten Verletzungen. Typischerweise sind das Verletzungen des Bewegungsapparats.

5.4.1 Versorgung von Menschen mit einem Polytrauma

Polytrauma
griech. poly = viel, trauma = Wunde oder Verletzung durch Gewalteinwirkung

Die Behandlung von Menschen mit einem ›Polytrauma‹ erfordert die **interdisziplinäre Zusammenarbeit** zwischen Fachärzten der Unfallchirurgie und Anästhesie, Röntgen-MTA und Fachpflegekräften im Bereich Anästhesie und Notfallpflege. Ein Polytrauma ist eine potenziell lebensgefährliche Mehrfach- bzw. Kombinationsverletzung, wie sie z. B. nach einem Sturz aus großer Höhe vorkommt.
Entscheidend für das Überleben polytraumatisierter Menschen sind lebensrettende Maßnahmen am Unfallort. Danach werden Schwerstverletzte in der Klinik meist in einem **Schockraum** (auch Reanimationsraum genannt) behandelt. Diese Versorgungseinrichtung ähnelt einer intensivmedizinischen Einheit, in der ein multiprofessionelles Team einen vital bedrohten Menschen schnellstmöglich versorgen kann.

Die Mitarbeiterinnen in der Polytraumaversorgung müssen schnell, sicher und professionell arbeiten können. In der interdisziplinären Zusammenarbeit ist eine exakte Übergabe besonders wichtig, damit der übernehmende Fachbereich bei der Weiterversorgung so wenig Zeit wie möglich verliert. An die stationäre Versorgung schließt sich nach schweren Unfällen eine oft mehrere Monate dauernde ›Rehabilitationsphase‹ an.

Rehabilitation → *S. 700, Band 1*

5.4.2 Mit verunfallten Menschen professionell umgehen

Es wäre wünschenswert, wenn Pflegende, die Unfallopfer betreuen, über eine Weiterbildung in der ›Notfallpsychologie‹ verfügen würden, um das Risiko einer ›Posttraumatischen Belastungsstörung‹ zu verringern. Sie können den Genesungsprozess des Pflegebedürftigen in der Klinik oder im häuslichen Umfeld durch eine ressourcenorientierte Pflege unterstützen. Oft sind dabei Pflegetätigkeiten aus dem Spektrum der Behandlungspflege, z.B. Wundmanagement, indiziert. Neben der körperlichen Unterstützung sollten Pflegende jedoch auch für eventuelle psychische Folgen eines Unfalls sensibilisiert sein, insbesondere wenn sich bei der Anamnese herausstellt, dass der Betroffene keine familiäre Anbindung oder Unterstützung von Freunden und/oder eine psychische Vorerkrankung hat. Die Verweildauer in der Klinik ist jedoch häufig zu kurz, um eine beginnende Anpassungsstörung zu bemerken. Pflegende können einem verunfallten Menschen aber anbieten, ein Gespräch mit einer Krankenhauspsychologin zu vermitteln.

Notfallpsychologie
Anwenden von psychologischen Methoden und Instrumenten bei Personen, Gruppen und Organisationen, die von Notfällen, Unfällen, Überfällen, Schocksituationen und traumatischen Erlebnissen direkt oder indirekt betroffen sind

Posttraumatische Belastungsstörung → *S. 648*

Im häuslichen Umfeld sind es oft die Angehörigen, die das Gespräch mit Pflegenden suchen, weil sie nicht wissen, wie sie mit den eventuell auftretenden Verhaltens- und Persönlichkeitsveränderungen des Verunfallten umgehen sollen. Hier können Pflegende einige Prinzipien der Notfallpsychologie weitergeben: Geduld haben, den Betroffenen darin bestärken, sich selbst etwas Gutes zu tun (z.B. Spaziergänge, Massage, Theaterbesuch), sich professionelle psychologische Begleitung zu suchen und zu lernen, Veränderungen zu akzeptieren.

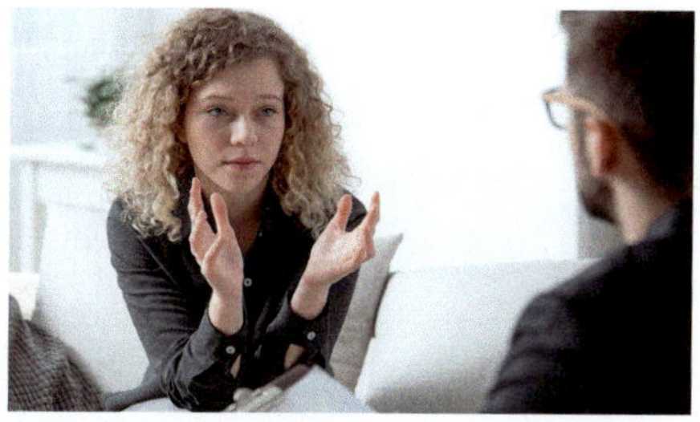

Abb. 1 Eine psychotherapeutische Begleitung kann einer Posttraumatischen Belastungsstörung vorbeugen.

B BEISPIEL

Die Journalistin Ilona Peters ist nach einem Verkehrsunfall körperlich wieder genesen. An den Unfall kann sie sich nicht erinnern, weiß nur noch, dass sie es eilig hatte und eine Straße überqueren wollte. Im Krankenhaus sagte man ihr, dass sie vor ein Auto gelaufen sei. Der Fahrer habe versucht, ihr auszuweichen, und dabei ein überholendes Motorrad gerammt. Der Motorradfahrer sei schwer verletzt worden.
Doch auch Wochen nach dem Unfall schläft Frau Peters immer noch schlecht. Tagsüber arbeitet sie unkonzentriert und schafft es kaum, ihre Artikel termingerecht abzugeben. Schließlich sucht sie einen auf Traumatherapie spezialisierten Psychologen auf. In den Sitzungen arbeitet sie mit ihm an ihrem Selbstwirksamkeitsgefühl. Der Therapeut arbeitet das Unfallereignis mit ihr kognitiv durch, hilft ihr, sich zu erinnern, und versucht mit ihr gemeinsam, aus kleinen Erinnerungsfetzen den Unfallhergang zu rekonstruieren. Erst viel später nähert sie sich mit seiner Hilfe auch emotional dem traumatischen Erlebnis an. Nach und nach lernt Frau Peters, die belastenden Gedanken an den Unfall zu kontrollieren und ihren Alltag wieder zu bewältigen.

A I 1 Allgemeinzustand

Barmer (Hrsg.) (2018): Pflegereport 2018. Schriftenreihe zur Gesundheitsanalyse. Online unter: www.barmer.de/presse/infothek/studien-und-reports/pflegereport/pflegereport-2018-170408 (Zugriff: 22.04.2020).

Brobst, R. A.; Georg, J. (Hrsg.) (2007): Der Pflegeprozess in der Praxis. 2. Auflage. Bern: Huber Verlag.

Bundesarbeitsgemeinschaft der Senioren-Organisationen e. V. (2013) (Hrsg.): Entlastung für die Seele. Ein Ratgeber für pflegende Angehörige. Online unter: www.pflegeunterstuetzung-berlin.de/fileadmin/user_upload/ratgeber_entlastung_fuer_die_seele.pdf (Zugriff: 22.04.2020).

Bundesministerium für Ernährung und Landwirtschaft (Hrsg.) (2015): 66 Tipps für ein genussvolles und aktives Leben. Online unter: www.bundesgesundheitsministerium.de/fileadmin/Dateien/Publikationen/Praevention/Broschueren/INFORM_66Tipps-barrierefrei.pdf (Zugriff: 22.04.2020).

Eder, S., Cavini, A. M. (2012): Jutta juckt's nicht mehr. Salzburg: edition riedenburg

Fleischmann, Th. (2014): Ein Fall für die Notaufnahme? In: Der Allgemeinarzt 36 (5), S. 24–27. Online unter: www.allgemeinarzt-online.de/archiv/a/ein-fall-fuer-die-notaufnahme-1627325 (Zugriff: 22.04.2020)

Georg, J. (Hrsg); Carpenito-Moyet, L. J. (2014): Das Pflegediagnosen-Lehrbuch. Pflegeassessments, Pflegediagnosen und Pflegeinterventionen für Profis und Praxis. Bern: Huber.

Georg, J.; Schmid, S. (Hrsg.); Gordon, M. (2013): Handbuch Pflegediagnosen. 5. Auflage. Bern: Huber.

Gordon, M; Georg, J. (2019): Handbuch Pflegediagnosen. 6. Auflage. Göttingen: Hogrefe Verlag.

Hasseler, M. (2011): Prävention und Gesundheitsförderung in der Pflege ein konzeptioneller Ansatz. Weinheim [u. a.]: Juventa.

Hasseler, M.; Meyer, M.; Fischer, Th. (Hrsg.) (2012): Gerontologische Pflegeforschung. Ansätze, Ergebnisse und Perspektiven für die Praxis. Stuttgart: Kohlhammer.

Jacobs, A.; Kuhlmey, A.; Greß, S.; Schwinger, A.; Klauber, J. (Hrsg.) (2017): Pflege-Report 2017. Schwerpunkt: Die Versorgung der Pflegebedürftigen. Stuttgart: Schattauer.

Jettenberger, M. (2013): Wohlbefinden steigern! Mühlheim: Verlag an der Ruhr

Karnofsky D. A.; Abelman W. H.; Craver L. F.; Burchenal J. H. (2006): The use of the nitrogen mustards in the palliative treatment of carcinoma. With particular reference to bronchogenic carcinoma. In: Cancer 1 (4), S. 634–656. Online unter: https://acsjournals.onlinelibrary.wiley.com/doi/abs/10.1002/1097-0142(194811)1:4%3C634::AID-CNCR2820010410%3E3.0.CO;2-L (Zugriff: 22.04.2020).

Karnofsky D. A.; Burchenal J. H. (1949): The Clinical Evaluation of Chemotherapeutic Agents in Cancer. In: MacLeod C. M. (Hrsg.) (1949): Evaluation of Chemotherapeutic Agents. New York: Columbia University Press, S. 196.

Keller, K.-M. (2012): Gedeihstörung und Untergewicht bei Kindern und Jugendlichen. Zum differenzialdiagnostischen Vorgehen. In: Kinder- und Jugendarzt – Zeitschrift des Berufsverbandes der Kinder- und Jugendärzte e. V. Nr. 3, S. 93–103. Online unter: www.kinder-undjugendarzt.de/download/43.(61.)Jahrgang2012/kja03_2012.pdf (Zugriff: 22.04.2020).

Krupp, S. (2013): Allgemeine Geriatrie. Geriatrisches Assessment. In: Willkomm, M. (Hrsg.) Praktische Geriatrie. Klinik – Diagnostik – Interdisziplinäre Therapie. Stuttgart [u. a.]: Thieme.

Nationale Präventionskonferenz (Hrsg.) (2018): Bundesrahmenempfehlungen nach § 20d Abs. 3 SGB V. Online unter: www.bundesgesundheitsministerium.de/fileadmin/Dateien/3_Downloads/P/Praeventionsgesetz/BRE_Fassung_vom_29.08.2018.pdf (Zugriff: 01.04.2019).

Nationale Präventionskonferenz (Hrsg.) (2018): Bundesrahmenempfehlungen nach § 20d Abs. 3 SGB V. Online unter: www.bundesgesundheitsministerium.de/service/begriffe-von-a-z/p/praeventionsgesetz/rahmenempfehlungen-nationale-praeventionskonferenz.html (Zugriff: 01.04.2019).

OECD (2020): How's Life? 2020: Measuring Well-being. Paris: OECD Publishing. Online unter: https://doi.org/10.1787/9870c393-en (Zugriff: 22.04.2020).

Perrig-Chiello, P. (2007): Das Paradox des Wohlbefindens. Kriterien für ein positives Lebensgefühl im Alter. In: SozialAktuell, AvenirSocial 3. Online unter: www.zfg.uzh.ch/static/2008/perrig-chiello_wohlbefinden_sa_03_2007.pdf (Zugriff: 22.04.2020).

Robert-Bosch-Stiftung (Hrsg.) (2012): Starke Kinder – Starke Familie. Wohlbefinden von Kindern in Städten und Gemeinden. Studie im Auftrag der Robert Bosch Stiftung. Online unter: www.bosch-stiftung.de/sites/default/files/publications/pdf_import/Studie_WohlbefindenKinder.pdf (Zugriff: 28.03.2019).

Robert Koch-Institut (Hrsg.) (2016): Prävalenz von körperlicher Gebrechlichkeit (Frailty). Faktenblatt zu DEGS1: Studie zur Gesundheit Erwachsener in Deutschland (2008–2011). Online unter: www.rki.de/DE/Content/Gesundheitsmonitoring/Gesundheitsberichterstattung/GBEDownloadsF/degs1/gebrechlichkeit_frailty.pdf?__blob=publicationFile (Zugriff: 22.04.2020).

Stangl, W. (2019): Stichwort: ‚subjektives Wohlbefinden'. Online Lexikon für Psychologie und Pädagogik. Online unter: https://lexikon.stangl.eu/4813/subjektives-wohlbefinden (Zugriff: 25.03.2019).
Wahl, H. W.; Tesch-Römer, C; Ziegelmann, J. (Hrsg.) (2012): Angewandte Gerontologie. Interventionen für ein gutes Altern in 100 Schlüsselbegriffen. 2. Auflage. Stuttgart: Kohlhammer.
Weltgesundheitsorganisation, Regionalbüro für Europa (Hrsg.) (2018): Der Europäische Gesundheitsbericht 2018. Mehr als nur Zahlen. Evidenz für alle. Wesentliche Perspektiven. Online unter: www.euro.who.int/de/publications/abstracts/european-health-report-2018.-more-than-numbers-evidence-for-all-2018 (Zugriff: 22.04.2020).
WONCA, Classification Committee (Hrsg.) (2001): Internationale Klassifizierung der medizinischen Primärversorgung ICPC-2. Ein Codierungssystem der Allgemeinmedizin. Wien [u.a.]: Springer.
Willkomm, M. (Hrsg.) (2017): Praktische Geriatrie. Klinik. Diagnostik. Interdisziplinäre Therapie. 2. Auflage. Stuttgart [u.a.]: Thieme.
Zentrum für Qualität in der Pflege (Hrsg.) (2019): Tipps zur Entlastung für Pflegende. Überlastung vorbeugen. Online unter: www.pflege-praevention.de/tipps/entlastung-pflegende (Zugriff: 22.04.2020).
Zeyfang, A.; Hagg-Grün, U.; Nikolaus, Th. (2013): Basiswissen Medizin des Alterns und des alten Menschen. 2. Auflage. Heidelberg: Springer.

A I 2 Hautzustand

(N. N.) (2018): Köperpflege. Praxistipps für den Pflegealltag. 4. Auflage. Berlin: Zentrum für Qualität in der Pflege. Online unter: www.zqp.de/wp-content/uploads/ZQP-Ratgeber-Koerperpflege.pdf (Zugriff: 22.04.2020).
Bienstein, C.; Schröder, G.; Braun, M.; Neander, K.-D. (Hrsg.) (1997): Dekubitus. Die Herausforderung für Pflegende. Stuttgart [u.a.]: Thieme.
Deutsches Netzwerk für Qualitätsentwicklung in der Pflege (Hrsg.) (2017): Expertenstandard Dekubitusprophylaxe in der Pflege. 2. Aktualisierung 2017. Osnabrück: Deutsches Netzwerk für Qualitätsentwicklung in der Pflege (DNQP).
Deutschmann, G. (2005): Die Haut und ihre Anhangsgebilde. Wien: Springer.
European Pressure Ulcer Advisory Panel (EPUAP); National Pressure Ulcer Advisory Panel (NPUAP) (2009): Prävention und Behandlung von Dekubitus. Kurzfassung der Leitlinie. Online unter: www.epuap.org/wp-content/uploads/2016/10/german_quick-reference-guide.pdf (Zugriff: 22.04.2020)
Fartasch, M.; Diepgen, T. L.; Drexler, H.; Elsner, P.; John, S. M.; Schliemann, S. (2014): Berufliche Hautmittel. Hautschutz, Hautpflege und Hautreinigung. [S1-AWMF-Leitlinie. Kurzversion]. Online unter: www.abderma.org/e3200/e3651/013-056k_S1_Berufliche_Hautmittel_2014-10.pdf (Zugriff: 22.04.2020).
Mader F.-H.; Smolle, J. (2005): Beratungsproblem Haut. 2. Auflage. Heidelberg: Springer Medizin.

A II 1 Selbstbild und Identität

Baitinger, O. (2016): Der gelungene Einstieg in die Pflegepraxis. Die schlimmsten Situationen und wie man sie übersteht. Hannover: Schlütersche Verlagsgesellschaft.
Berk, L. E. (2005): Entwicklungspsychologie. München: Pearson.
Blickhan, D. (2014). Positive menschliche Entwicklung. Selbstwert, Selbstmitgefühl und Flourishing. In: Psychologie in Österreich 34 (2–3), S. 154–162. Online unter: www.boep.or.at/download/541300ab64613565730f0000/Positive_menschliche_Entwicklung__Selbstwert__Selbstmitgefuehl_und_Flourishing_Blickhan.pdf (Zugriff: 22.04.2020)
Csmarich, W. (2014): Der „gesunde" Selbstwert. Der Selbstwert als gesundheitsprotektiver Faktor in den drei Modellen Salutogenese, Resilienz und Selbstwirksamkeit [Masterarbeit]. Online unter: http://unipub.uni-graz.at/obvugrhs/download/pdf/395256 (Zugriff: 22.04.2020)
Filipp, S.-H. (2005): Selbst und Selbstkonzept. In: Weber, H.; Rammsayer, T. (Hrsg.): Handbuch der Persönlichkeitspsychologie und Differentiellen Psychologie. Göttingen: Hogrefe, S. 266–276.
Gerrig, R. J.; Zimbardo, P. G. (2008): Psychologie. München: Pearson.
Lohaus, A.; Vierhaus, M.; Maass, A. (2010): Entwicklungspsychologie des Kindes- und Jugendalters für Bachelor. Heidelberg: Springer Medizin.
Neubauer, W. (1976): Selbstkonzept und Identität im Kindes- und Jugendalter. München: Ernst Reinhardt.
Pawlik, K. (2006): Handbuch Psychologie. Wissenschaft – Anwendung – Berufsfelder. Heidelberg: Springer.
Porsche, K. (2015). Die erste Schwelle erfolgreich bewältigen. Zur Förderung prekärer Zielgruppen im Rahmen der schulischen Berufsvorbereitung. Norderstedt: Books on Demand GmbH.
Thomsen, T.; Lessing, N.; Greve, W.; Dresbach, S. (2018): Selbstkonzept und Selbstwert. Lohaus, A. (Hrsg.): Entwicklung des Jugendalters. Heidelberg: Springer Medizin, S. 91–111.

A II 2 Kleidung als Ausdruck von Identität

(N. N.) (2018): Sinn und Zweck der Kleidung – früher und heute. Online unter: www.wissenschaft.de/geschichte-archaeologie/sinn-und-zweck-der-kleidung-frueher-und-heute (Zugriff: 22.04.2020).

Bachmann, C. (2015): Kleidung und Geschlecht. Eine Ethnographische Erkundungen einer Alltagspraxis. Bielefeld: transcript.

Bohn, C. (2006): Inklusion, Exklusion und die Person. Konstanz: UVK-Verlagsgesellschaft.

Habicht, M. E. (2007): Die ägyptische Tracht. Kleider und Sandalen [Vortrag im Proseminar SS 2007 Altägyptisches Alltagsleben, Dr. Barbara Lüscher] Online unter: www.researchgate.net/publication/278033541_Die_Agyptische_Tracht_Kleider_und_Sandalen (Zugriff: 22.04.2020).

Haug, A. (2014): Kleidung und Nacktheit im frühen Athen. Körper und Rollenentwürfe aus Keramik. Antike Welt (6), S. 10–14. Online unter: www.geschichte.uni-hamburg.de/arbeitsbereiche/alte-geschichte/colloquium-atticum/_ressourcen/ca-3-2014-vortrag-haug.pdf (Zugriff: 22.04.2020)

Keller, G. (2009): Kleider machen Leute. Köln: Anaconda.

Tausch, S. (2018): Frühkindliche Differenzkategorisierung. Eine explorative Analyse von Kinderkleidung [Masterarbeit]. Online unter: www.researchgate.net/publication/332578064_Fruhkindliche_Differenzkategorisierung_Eine_explorative_Analyse_von_Kinderkleidung (Zugriff: 22.04.2020).

Zimmermann, L. (2018): Stressfaktor Ankleiden – so geht es deutlich entspannter. GGP – Fachzeitschrift für Geriatrische und Gerontologische Pflege 02 (02), S. 66–69. Online unter: www.thieme-connect.de/products/ejournals/html/10.1055/s-0044-101763 (Zugriff: 22.04.2020)

A II 3 Scham

Bassler, M.; Bassler, A. (2003): Psychologische Überlegungen zur Entstehung und Funktion der Scham. [Konferenzvortag: Pastoralpsychologische Fortbildung]. Online unter: www.researchgate.net/publication/307934836_Psychologische_Uberlegungen_zur_Entstehung_und_Funktion_der_Scham (Zugriff: 22.04.2020).

Brandstätter, V.; Schüler, J.; Puca, R. M.; Lozo, L. (2013): Motivation und Emotion. Allgemeine Psychologie für Bachelor. Berlin: Springer.

Döll-Hentschker, S. (2012): Scham und Gewalt. Beratungsstelle Frauennotruf Frankfurt am Main. Tätigkeitsbericht 2011, S. 8–9. Online unter: www.researchgate.net/publication/263451932_Scham_und_Gewalt (Zugriff: 22.04.2020).

Duerr, H. P. (1988): Nacktheit und Scham. Der Mythos vom Zivilisationsprozess [Band 1]. Frankfurt am Main: Suhrkamp.

Duerr, H. P. (1990): Intimität. Der Mythos vom Zivilisationsprozess [Band 2]. Frankfurt am Main: Suhrkamp.

Hilgers, M. (1997): Scham. Gesichter eines Affekts. 2. Auflage. Göttingen: Vandenhoeck & Ruprecht.

Kitwood, T. (2005): Demenz. Der Person-zentrierte Ansatz im Umgang mit verwirrten Menschen. 4., unveränderte Auflage. Bern: Huber.

Kramer, K. (2009). Schamgefühle. So erklären Forscher unsere Angst vor der Blöße. In: GEOkompakt 20 (09). Online unter: www.geo.de/magazine/geo-kompakt/6156-rtkl-schamgefuehle-so-erklaeren-forscher-unsere-angst-vor-der-bloesse (Zugriff: 22.04.2020).

Piers, G.; Singer, M. B. (1953): Shame and guilt. A psychoanalytic and a cultural study. Michigan: Norton.

Retter, H. (2015): Menschenwürde und Scham. Theologische, gesellschaftliche und pädagogische Aspekte. In: Braunschweiger Beiträge zur Religionspädagogik 145 (2), S. 49–63.

Scobel, G. (2017): Scham und Schuld. Was macht Schamgefühle eigentlich aus, was macht sie so erdrückend? Und warum kann Scham zuweilen in Aggression umschlagen? Gert Scobel diskutiert mit seinen Gästen [Video]. Online unter: www.3sat.de/wissen/scobel/scham-und-schuld-100.html (Zugriff: 18.03.2020).

Sznycera, D.; Toobyb, J.; Cosmidesa, L.; Poratc, R.; Shalvie, S.; Halperinc, E. (2016): Shame closely tracks the threat of devaluation by others, even across cultures. In: PNAS 113 (10), 2625– 2630.

Zentrum für Qualität in der Pflege (Hrsg.) (2017): Umgang mit Scham. Praxistipps für pflegende Angehörige. Berlin: Zentrum für Qualität in der Pflege.

Zentrum für Qualität in der Pflege (Hrsg.) (2019): Scham. Praxistipps für den Pflegealltag. 4. Auflage. Online unter: www.zqp.de/wp-content/uploads/ZQP-Ratgeber-Scham.pdf (Zugriff: 22.04.2020).

A II 4 Körper als System

Brandes, R.; Lang, F.; Schmidt, R. F. (Hrsg.) (2019): Physiologie des Menschen. Mit Pathophysiologie. 32. Auflage. Berlin: Springer.

Faller, A.; Schünke, M.; Schünke, G. (2016): Der Körper des Menschen. Einführung in Bau und Funktion. 17., überarbeitete Auflage. Stuttgart: Georg Thieme Verlag.
Moll, K-J.; Moll, M. (2006): Anatomie. Kurzlehrbuch zum Gegenstandskatalog. 18., überarbeitete Auflage. München [u.a.]: Elsevier, Urban und Fischer.
Paulsen, F.; Waschke, J. (2017): Allgemeine Anatomie und Bewegungsapparat [= Sobotta – Atlas der Anatomie, Band 1]. 24. Auflage. München: Elsevier.
Paulsen, F.; Waschke, J. (2017): Innere Organe [Sobotta – Atlas der Anatomie, Band 2]. 24. Auflage. München: Elsevier.
Paulsen, F.; Waschke, J. (2017): Kopf, Hals und Neuroanatomie [= Sobotta – Atlas der Anatomie, Band 3]. 24. Auflage. München: Elsevier.
Schwegler, J. S.; Lucius, R. (2016): Der Mensch. Anatomie und Physiologie, 6., überarbeitete Auflage. Stuttgart [u.a.]: Georg Thieme Verlag.
Weber, U. (Hrsg.) (2015): Biologie Oberstufe. Gesamtband. 3. Auflage, 1. Druck. Berlin: Cornelsen.

A II 5 Die Haut und ihre Erkrankungen

Loewe, R. (2018): Hauttumoren in der Altenpflege. In Heilberufe 70 (7-8), S. 14–15.
Robert Koch-Institut (2019) (Hrsg.): Malignes Melanom der Haut. Online unter: www.krebsdaten.de/Krebs/DE/Content/Krebsarten/Melanom/melanom_inhalt.html (Zugriff: 22.04.2020).
Robert Koch-Institut (2019) (Hrsg.): Skabies [Krätze]. RKI-Ratgeber. Online unter: www.rki.de/DE/Content/Infekt/EpidBull/Merkblaetter/Ratgeber_Skabies.html #doc2374546bodyText12 (Zugriff: 22.04.2020)

B I 1 Mund- und Zahnzustand

Bender, S. (2014): Körperpflegekunde. Mundhygiene. 4. Auflage. Stuttgart: Wissenschaftliche Verlagsgesellschaft.
Brand, I. (2010): Pflegetechniken heute. Pflegehandeln Schritt für Schritt verstehen. Mund und Zahnpflege. 2. Auflage. Elsevier: München.
Oelke, U. (Hrsg.) (2007): In guten Händen. Gesundheits- und Krankenpflege, Gesundheits- und Kinderkrankenpflege, Band 1. Cornelsen: Berlin.
Gottschalck, T. (2007): Mundhygiene und spezielle Mundpflege. Huber: Bern.
Kirschnick, O. (2010): Pflegetechniken von A-Z. 4. Auflage. Stuttgart [u.a.]: Thieme.
Pennekamp, S.; Pongrac, L.; Schulte, M. (2015): Pflege-Coach für Theorie und Praxis. Prophylaxen. Berlin: Cornelsen.

B I 2 Ernährungsmanagement

(N.N.): Vermeiden von Folgeerkrankungen. Aspiration. Online unter: www.tkpflegecoach.de/content/vermeidung-von-folgeerkrankungen-aspiration (Zugriff: 01.04.2020).
Bauer, Susanne (o. A.): Kindliche Schluckstörung oder pädiatrische Dysphagie. Online unter: www.dysphagie.ch/deutsch/infos-für-fachleute/kindliche-dysphagie (Zugriff: 01.04.2020).
Bundeszentrale für gesundheitliche Aufklärung (o. A.): Übergewicht in Zahlen. Online unter: www.uebergewicht-vorbeugen.de/fileadmin/user_upload/bzga-kinderuebergewicht/downloads/190710_BZGA-Infografik_uebergewicht_in_zahlen_RZ.pdf (Zugriff: 01.04.2020).
Deutsches Netzwerk für Qualitätsentwicklung in der Pflege (Hrsg.) (2017): Expertenstandard Ernährungsmanagement zur Sicherung und Förderung der oralen Ernährung in der Pflege. 1. Aktualisierung, Osnabrück: Deutsches Netzwerk für Qualitätsentwicklung in der Pflege (DNQP).
Hoeppner, J.; Marjanovic, G.; Glatz, T.; Kulemann, B.; Hopt, U.-T. (2014): Laparoskopisch-thorakotomische Ösophagusresektion mit intrathorakaler Ösophagogastrostomie als Hybridverfahren. In: Chirurgie 85 (7), S. 628–635. Online unter: https://link.springer.com/content/pdf/10.1007/s00104-014-2783-1.pdf (Zugriff: 01.04.2020).
Immel-Sehr, Annette (2006): Ernährung für Senioren. In hohem Alter gut bei Kräften. Online unter: www.pharmazeutische-zeitung.de/ausgabe-032006/in-hohem-alter-gut-bei-kraeften (Zugriff: 01.04.2020).
Kaiser, Matthias (2009): Das geriatrische Assessment. Ziele und Methoden. Online unter: www.rosenfluh.ch/ernaehrungsmedizin-2009-04/das-geriatrische-assessment-ziele-und-methoden (Zugriff: 01.04.2020).
Nestlé Nutrition Institute (o. A.): Ernährungsscreening so einfach wie mna. Anleitung zum Ausfüllen des Mini Nutritional Assessment. Short Form [MNA®-SF]. Online unter: www.mna-elderly.com/forms/mna_guide_german_sf.pdf (Zugriff: 01.04.2020).
Robert Koch-Institut (2014): Übergewicht und Adipositas. [Studie DEGS1, Erhebung 2008–2011. Online unter: www.rki.de/DE/Content/Gesundheitsmonitoring/Themen/Uebergewicht_Adipositas/Uebergewicht_Adipositas_node.html (Zugriff: 01.04.2020).

Schmidt, R. F.; Lang, F.; Heckmann, M. (Hrsg.) (2010): Physiologie des Menschen – mit Pathophysiologie. 31., überarbeitete und aktualisierte Auflage. Heidelberg: Springer Medizin.
Uhl, W. (Hrsg.) (o. A.): Ernährung nach Operationen an der Bauchspeicheldrüse. [Pankreaszentrum am St. Josef-Hospital Bochum]. 7., aktualisierte und erweiterte Auflage. Online unter: www.pankreaszentrum.de/de/pdfs/pankreasbroschuere.pdf (Zugriff: 01.04.2020).

B I 3 Ausscheidung

(N. N.) (2020): Irrigation – Neue Freiheit. Online unter: www.bbraun.de/de/patienten/stomaversorgung/meine-versorgung/irrigation.html (Zugriff: 02.04.2020)
(N. N.) (o. A.): Patienteninformation. Peritonealdialyse Spital Lachen. Online unter: www.spital-lachen.ch/nieren-dialyse.html?file=files/basics/2-fachbereiche/innere-med/patienten-info/Patienteninfo-Peritonealdialyse.pdf (Zugriff: 02.04.2020).
Schmidt, R. F.; Lang, F.; Heckmann, M. (Hrsg.) (2010): Physiologie des Menschen – mit Pathophysiologie. 31., überarbeitete und aktualisierte Auflage. Heidelberg: Springer Medizin.
Deutsches Netzwerk für Qualitätsentwicklung in der Pflege (Hrsg.) (2014): Expertenstandard Förderung der Harnkontinenz in der Pflege. 1. Aktualisierung. Osnabrück: Deutsches Netzwerk für Qualitätsentwicklung in der Pflege (DNQP).

B II 1 Ernährung und Kultur

Baumann, C. P. (2005): Der Knigge der Weltreligionen. Stuttgart: Kreuzverlag.
Buchholz, D.; Demirel, A.; Özel, Y. (2017): Religion und Ernährung. Ernährungsvorschriften und -empfehlungen und ihre Bedeutung für ernährungsbezogene Maßnahmen. In: Diät + Information 1, S. 8–14. Online unter: www.vdd.de/fileadmin/downloads/D_I/D_I_Fokus_2017/D_u_I_1_2017_FOKUS_web.pdf (Zugriff: 22.04.2020).
Bundesamt für Migration und Flüchtlinge (Hrsg.) (2020): Interkultureller Kalender 2020. Download unter: www.bamf.de/SharedDocs/Anlagen/DE/Behoerde/interkultureller-kalender-2020-A1.html?nn=282600 (Zugriff: 22.04.2020).
Deutsches Netzwerk für Qualität in der Pflege (Hrsg.) (2017): Expertenstandard Ernährungsmanagement zur Sicherung und Förderung der oralen Ernährung in der Pflege, 1. Aktualisierung 2017. Osnabrück: Deutsches Netzwerk für Qualität in der Pflege.
Temmet, O. (2017): Vorsicht vor Verallgemeinerungen! Trotz gemeinsamer kultureller Traditionen: Auch Migranten sind Individuen. Diät + Information 1, S. 16-17.

B II 2 Ekel

Jettenberger, M. (2017): Ekel. Professioneller Umgang mit Ekelgefühle in Gesundheitsfachberufen. Berlin: Springer.
Krey, H. (2015): Ekel ist okay. Ein Lern- und Lehrbuch zum Umgang mit Emotionen in Pflegeausbildung und Pflegealltag. 2. Auflage. Frankfurt am Main: Mabuse.
Pernlochner-Kügler, C. (2010): Ekel und Scham bei der Arbeit mit dem menschlichen Körper. München: GRIN Verlag.
Ringel, Dorothee (2011): Ekel in der Pflege. Eine „gewaltige“ Emotion. 3. Auflage. Frankfurt am Main: Mabuse.

B II 3 Mund und Zähne und ihre Erkrankungen

Flöer, C.; Amberger, K. (2020): Mundpflege und Zahnpflege bei Pflegebedürftigen. Online unter: www.pflege.de/pflegende-angehoerige/pflegewissen/mundpflege-zahnpflege (Zugriff: 22.04.2020)
Gottschalck, T. (2007) Mundhygiene und spezielle Mundpflege. Bern: Huber.
Kassenzahnärztliche Bundesvereinigung; Bundeszahnärztekammer – Arbeitsgemeinschaft der Deutschen Zahnärztekammern e. V. (Hrsg.) (2016): Fünfte Deutsche Mundgesundheitsstudie [DMS V]. Kurzfassung. Institut der Deutschen Zahnärzte im Auftrag von Bundeszahnärztekammer und Kassenzahnärztlicher Bundesvereinigung. Online unter: www.bzaek.de/fileadmin/PDFs/dms/Zusammenfassung_DMS_V.pdf (Zugriff: 22.04.2020).
Moll, K-J.; Moll, M. (2006): Anatomie. Kurzlehrbuch zum Gegenstandskatalog. 18., überarbeitete Auflage. München [u. a.]: Elsevier, Urban und Fischer.
Paulsen, F.; Waschke, J. (2017): Allgemeine Anatomie und Bewegungsapparat [= Sobotta – Atlas der Anatomie, Band 1]. 24. Auflage. München: Elsevier.

B II 4 Magen-Darm-Trakt und gastroenterologische Erkrankungen

Bahrmann, A. et al. (2018): S2k-Leitlinie Diagnostik, Therapie und Verlaufskontrolle des Diabetes mellitus im Alter. 2. Auflage 2018 – AWMF-Register-Nr. 057-017. Online unter: www.

deutsche-diabetes-gesellschaft.de/fileadmin/Redakteur/Leitlinien/Evidenzbasierte_Leitlinien/
2018/LL_Alter_Gesamtdokument_20180713.pdf (Zugriff: 22.04.2020).
Beger, H. G.; Rau, B.; Gansauge, F.; Leder, G.; Schwarz, M.; Poch, B. (2008): Bauchspeicheldrüsenkrebs – Heilungschancen minimal. Deutsches Ärzteblatt, 105 (14), S. 255–262. Online unter: www.aerzteblatt.de/archiv/59589/Bauchspeicheldruesenkrebs-Heilungschancen-minimal (Zugriff: 22.04.2020).
Bornemann, R.; Gaber, E. (2013): Gastritis, Magen- und Zwölffingerdarmgeschwüre. Gesundheitsberichterstattung des Bundes – Themenheft 55. Online unter: www.rki.de/DE/Content/Gesundheitsmonitoring/Gesundheitsberichterstattung/GBEDownloadsT/gastritis.pdf?__blob=publicationFile (Zugriff: 22.04.2020).
Bundesärztekammer et al. (2013): Nationale VersorgungsLeitlinie. Therapie des Typ-2-Diabetes. Kurzfassung. 1. Auflage, Version 4. Online unter: www.awmf.org/uploads/tx_szleitlinien/nvl-001gk_S3_Typ-2-Diabetes_Therapie_2014-11-abgelaufen.pdf (Zugriff: 22.04.2020).
Nauck, M; Petermann, A.; Müller-Wieland, D.; Kerner, W; Müller, U. a.; Landgraf, R.; Freckmann, G.; Heinemann, L. (2017): Definition, Klassifikation und Diagnostik des Diabetes mellitus. In: Diabetologie 12 (Supplement 2), S. 94–100. Online unter: www.deutsche-diabetes-gesellschaft.de/fileadmin/Redakteur/Leitlinien/Praxisempfehlungen/2017/dus_2017_S2_Praxisempfehlungen_3971961_Müller-Wieland_Definition__2__Online-PDF.PDF (Zugriff: 22.04.2020).
Vilz, T. O.; Stoffels, B.; Straßburg, C.; Schild, H. H.; Kalff, J. (2017): Ileus beim Erwachsenen. Genese, Diagnostik und Therapie. Deutsches Ärzteblatt 114, S. 508–518. Online unter: www.aerzteblatt.de/archiv/192554/Ileus-beim-Erwachsenen (Zugriff: 22.04.2020).

B II 5 Das Harnsystem und nephrologische Erkrankungen

Miller, K.; Gschwend, J. (2018): Prostatakrebs. Ursache und Risikofaktoren. Online unter: www.krebsgesellschaft.de/onko-internetportal/basis-informationen-krebs/krebsarten/prostatakrebs/ursachen-und-risikofaktoren.html (Zugriff: 22.04.2020).
Moll, K-J.; Moll, M. (2006): Anatomie. Kurzlehrbuch zum Gegenstandskatalog. 18., überarbeitete Auflage. München [u.a.]: Elsevier, Urban und Fischer.
Paulsen, F.; Waschke, J. (2017): Innere Organe [Sobotta – Atlas der Anatomie, Band 2]. 24. Auflage. München: Elsevier.

B II 6 Lebensmittelrecht

Lebensmittelverband Deutschland e. V. (Hrsg.) (2019): Lebensmittelkennzeichnung verstehen. Ernährung. Wissen. Berlin: Lebensmittelverband Deutschland e. V. Online unter: www.lebensmittelverband.de/download/lebensmittelkennzeichnung-verstehen (Zugriff: 22.04.2020)
Lebensmittelverband Deutschland e. V. (Hrsg.) (2019): Die wichtigsten Aspekte der Lebensmittelsicherheit. Sicherheit. Qualität. Berlin: Lebensmittelverband Deutschland e. V. Online unter: www.lebensmittelverband.de/download/pb-aspekte-lebensmittelsicherheit (Zugriff: 22.04.2020)
Weck, M. (2013): Lebensmittelrecht. 2. Auflage. Stuttgart: Kohlhammer.

B II 7 Diätetik

Deutsche Gesellschaft für Ernährung e. V. (Hrsg.) (2014): Diätetik kompakt. Fachinformation der Deutschen Gesellschaft für Ernährung e. V. Bonn: DGE. Online unter: http://assets.dge.de/epaper/dkompakt/epaper/DGE_Diaetetik_kompakt.pdf (Zugriff: 22.04.2020)
Deutsche Zöliakie Gesellschaft e. V. (o. A.): Das Krankheitsbild. Online unter: www.dzg-online.de/das-krankheitsbild.364.0.html (Zugriff: 22.04.2020).
Rheumaliga Schweiz (Hrsg.) (o. A.): Gicht. Online unter: www.rheumaliga.ch/rheuma-von-a-z/gicht (Zugriff: 22.04.2020).
Universitätsklinikum Erlangen (Hrsg.) (2017): Kostformenkatalog. Online unter: www.uk-erlangen.de/fileadmin/dateien/patienten/versorgung/Kostformenkatalog.pdf (Zugriff: 22.04.2020).
vitasyn medical GmbH (Hrsg.) (o. A.): Was können Nierenpatienten ohne Dialysepflicht bei Gewichtsverlust tun? Online unter: www.vitasyn.de/gewichtsverlust-nierenerkrankungen/tipps-gewichtsverlust-nierenpatienten (Zugriff: 22.04.2020).

B II 8 Nahrungsablehnung

Autonome Provinz Bozen Südtirol, Landesethikkomitee, Ressort für Gesundheit, Sport, Soziales und Arbeit (Hrsg.) (2014): Künstliche Ernährung und Flüssigkeitszufuhr. Eine Empfehlung für die Mitarbeiterinnen und Mitarbeiter im Gesundheits- und Sozialwesen in Südtirol. www.provinz.bz.it/gesundheit-leben/gesundheit/downloads/Handreichung_Kuenstliche_Ernaehrung_dt_(4).pdf (Zugriff: 22.04.2020).

Bachstein, E. (2016): Nahrungsverweigerung. Der Wille entscheidet. In: Altenpflege 3 (16), S. 25–28.
Bachstein, E. (2018): Nahrungsverweigerung und Zwangsernährung. Online unter: www.jedermann-gruppe.de/nahrungsverweigerung-zwangsernaehrung (Zugriff: 22.04.2020).
Bayerisches Staatsministerium für Arbeit und Sozialordnung, Familie und Frauen (Hrsg.) (2008): Künstliche Ernährung und Flüssigkeitsversorgung. Leitfaden des Bayerischen Landespflegeausschusses. Online unter: www.unimedizin-mainz.de/fileadmin/kliniken/palliativ/Dokumente/Bayern_Leitfaden_2008.pdf (Zugriff: 22.04.2020).
Borasio, G. D. (2012): Über das Sterben. Was wir wissen, was wir tun können, wie wir uns darauf einstellen. 10., aktualisierte und ergänzte Auflage. München: Beck.
Borker, S. (2002): Nahrungsverweigerung in der Pflege. Eine deskriptiv-analytische Studie. Bern [u. a.]: Huber.
Coenegracht, C.; Hess, F.; Schaller, F. (2018): Demenz. Ernährungsprobleme, Lösungsansätze und ernährungstherapeutische Maßnahmen. Schweizer Zeitschrift für Ernährungsmedizin 3, S. 6–13. Online unter: www.rosenfluh.ch/media/ernaehrungsmedizin/2018/03/Demenz-Ernaehrungsprobleme-Loesungsansaetze-und-ernaehrungstherapeutische-Massnahmen.pdf (Zugriff: 22.04.2020)
Gehring-Vorbeck, T. (2014): Nahrungsverweigerung und Ernährungsmanagement. Ethische Aspekte und Handlungsanregungen für Pflegekräfte. In: Onkologische Pflege 4 (2), S. 43–47.
Freter, H.-J. (2015): Neue Zahlen. Alle 3 Sekunden erkrankt ein Mensch an Demenz. Deutsche Alzheimer Gesellschaft zum Welt-Alzheimer Report 2015. Online unter: www.deutsche-alzheimer.de/ueber-uns/presse/artikelansicht/artikel/neue-zahlen-alle-3-sekunden-erkrankt-ein-mensch-an-demenz.html (Zugriff: 22.04.2020).
Heidler, M.-D. (2010): Nahrungsverweigerung bei geriatrischen Patienten. Formen, Ursachen und Management. NeuroGeriatrie 7 (2–3), S. 49–53. Online unter: www.hippocampus.de/media/316/cms_4c8f4682634f7.pdf (Zugriff: 22.04.2020)
Just, C. A. (2013): Nahrungsverweigerung bei Pflegeheimbewohnern und -bewohnerinnen. [Bachelorarbeit]. Online: https://online.medunigraz.at/mug_online/wbAbs.getDocument?pThesisNr=39717&pAutorNr=&pOrgNr= (Zugriff: 22.04.2020).
Kolb, C. (2007): Nahrungsverweigerung bei Demenzkranken. PEG-Sonde – ja oder nein? Frankfurt am Main: Mabuse.
NürnbergStift (Hrsg.) (k. A.): Leitlinie Ernährung. Online unter: www.nuernberg.de/imperia/md/nuernbergstift/dokumente/aktuelles2/leitlinie_ernaehrung.pdf (Zugriff: 22.04.2020).
Radzey, B.; Fischer, U.; Klug, M. (2014): Essen und Trinken bei Demenz. Basisvoraussetzungen. Online unter: http://dzd.blog.uni-wh.de/essen-und-trinken-bei-demenz-basisvoraussetzungen (Zugriff: 22.04.2020).
Schäfer, A. (2016): Ethische und rechtliche Aspekte der Zwangsernährung. Wohl oder Wille des Patienten? In: Pflegezeitschrift 69 (12), S. 714–717.
Schietzel, S.; Riese, F. (2018): Ernährung bei fortgeschrittener Demenz. In: Schweizer Zeitschrift für Ernährungsmedizin 3, S. 13–15. Online unter: www.rosenfluh.ch/media/ernaehrungsmedizin/2018/03/Ernaehrung-bei-fortgeschrittener-Demenz.pdf (Zugriff: 22.04.2020).
Schlee, S.; Stauder, H. (2018): PEG im Alter. Wann ist sie indiziert? Geriatrie-Report 3, S. 6–9.
Sieber, G.; Kolb, C.; Volker, D. (2018): Ernährung bei Demenz. Online unter: www.bzfe.de/_data/files/eifonline_ernaehrung_bei_demenz.pdf (Zugriff: 22.04.2020)
Stockdell, R.; Amella, E. J.: The Edinburgh Feeding Evaluation in Dementia Scale. Determining how much help people with dementia need at mealtime. In: AJN 108 (8). Online unter: https://alliedhealth.ceconnection.com/files/HowtoTryThisTheEdinburghFeedingEvaluationinDementiaScale-1454601642978.pdf (Zugriff: 22.04.2020)
Volkert, D.; Chourdakis, M.; Faxen-Irving, G.; Frühwald, T.; Landi, F. et al. (2015): ESPEN guidelines on nutrition in dementia. In: Clinical Nutrition Journal 34, S. 1052–1073. Online unter: www.clinicalnutritionjournal.com/article/S0261-5614(15)00237-X/fulltext (Zugriff: 22.04.2020)
Werner, S. (2016): Selbstständigkeit und Genuss fördern, statt Kalorien zählen. Unterstützung der Ernährung bei Menschen mit Demenz. In: Pflegezeitschrift 69 (12), S. 718–720.

C I 1 Mobilität, Immobilität und Selbstversorgung

Bartholomeyczik, S. (2006): Prävention und Gesundheitsförderung als Konzepte der Pflege. In: Pflege und Gesellschaft 11 (3), S. 210–226. Online unter: https://dg-pflegewissenschaft.de/wp-content/uploads/2017/06/PG-3-2006-Bartho.pdf (Zugriff: 22.04.2020).
Becker, C.; Lindemann, U.; Regelin, P.; Winkler, J.; Freiberger, E. (2010): Sturzprophylaxe-Training im Turn- und Sportverein. Arbeitshilfen für Übungsleiter. 2., veränderte Auflage. Frankfurt am Main: Deutscher Turnerbund.
Deutsches Netzwerk für Qualitätsentwicklung in der Pflege (Hrsg.) (2013): Expertenstandard Sturzprophylaxe in der Pflege. 1. Aktualisierung. Osnabrück: Deutsches Netzwerk für Qualitätsentwicklung in der Pflege.

Deutsches Netzwerk für Qualitätsentwicklung in der Pflege (Hrsg.) (2014): Expertenstandard nach § 113a SGB XI. Erhaltung und Förderung der Mobilität in der Pflege. Abschlussbericht. Osnabrück: Deutsches Netzwerk für Qualitätsentwicklung in der Pflege.
Friedhoff, M.; Schieberle, D. (2014): Bobath-Konzept in der Praxis. Grundlagen, Handling, Fallbespiele. 3., überarbeitete Auflage. Stuttgart [u. a.]: Thieme.
Froböse, I.; Biallas, B.; Wallmann-Sperlich, B. (2018): Der DKV-Report 2018. Wie gesund lebt Deutschland? Online unter: https://www.ergo.com/de/DKV-Report (Zugriff: 22.04.2020).
GKV-Spitzenverband (Hrsg.) (2011): Das neue Begutachtungsinstrument zur Feststellung von Pflegebedürftigkeit. [Schriftenreihe Modellprogramm zur Weiterentwicklung der Pflegeversicherung Band 2]. Online unter: www.gkv-spitzenverband.de/media/dokumente/presse/publikationen/schriftenreihe/GKV-Schriftenreihe_Pflege_Band_2_18962.pdf (Zugriff: 22.04.2020).
Hebbauer, C. (2017): Gips- und Castverbände. Material, Technik, korrektes Anlegen und Fehlervermeidung. Berlin [u. a.]: Springer.
Hofer, A. (2009): Das Affolter-Modell. Entwicklungsmodell und gespürte Interaktionstherapie. München: Richard Pflaum Verlag.
Institut für Qualitätssicherung in der Pflege (Hrsg.) (2011): Kontrakturprävention in der Langzeitpflege Älterer. Stand der Forschung und Bedeutung für die Praxis. München: IQP. Online unter: http://www.iqp-ev.de/clients/IQP/IQP_Content.nsf/content/publikationen.html (Zugriff: 22.04.2020).
Lampert, T.; Kroll, L. E.; von der Lippe, E.; Müters, S.; Stolzenberg, H. (2013): Sozioökonomischer Status und Gesundheit. Ergebnisse der Studie zur Gesundheit Erwachsener in Deutschland (DEGS1). Bundesgesundheitsblatt 56, S. 814–821. Online unter: https://edoc.rki.de/bitstream/handle/176904/1507/26HkqtdFJnIbw.pdf?sequence=1&isAllowed=y (Zugriff: 22.04.2020).
Muesse, A.; Vehma, S.; Brutscher, P.; Eppler, S. (2017): Kinästhetik Infant Handling. Aus dem Rücken in die Seitenlage. JuKiP 6, S. 184–189. Online unter: www.thieme.de/de/pflege/kinaesthetik-infant-handling-121769.htm (Zugriff: 22.04.2020).
Döss, J. (2008): Neurologische Störungen. In: Schaps, K.-P.; Keller, O.; Fetzner, U. (Hrsg.): Gesundheitsstörungen. Heidelberg: Springer, S. 485–524.
Reuther S.; Abt-Zegelin, A.; Simon, M. (2010): Schleichende Immobilität bei älteren Menschen verhindern. In: Pflegezeitschrift, 63 (3), S. 139-142.
Sackley, C.; Brittle, N.; Patel, S.; Ellins, J.; Scott, M.; Wright, C.; Dewey, M. E. (2008): The Prevalence of Joint Contractures, Pressure Sores, Painful Shoulder, Other Pain, Falls, and Depression in the Year After a Severely Disabling Stroke. In: Stroke 39 (12), S. 3329–3334. Online unter: www.ahajournals.org/doi/full/10.1161/STROKEAHA.108.518563 (Zugriff: 22.04.2020).
Steigele, W. (2012): Bewegung, Mobilisation und Lagerungen in der Pflege. Praxistipps für Bewegungsübungen und Positionswechsel. Heidelberg: Springer.
Wagner, L. M.; Capezuti, E.; Brush, B. L.; Clevenger, C.; Boltz, M.; Renz, S. (2008): Contractures in Frail Nursing Home Residents. In: Geriatric Nursing 29 (4), S. 259–266.
Wingenfeld, K. (2014): Die Entwicklung der Mobilität von Heimbewohnern. In: Pflege und Gesellschaft. Zeitschrift für Pflegewissenschaft 19 (2), S. 113–124.
World Health Organization (Hrsg.) (2007): Global Report on Falls Prevention in Older Age. Online unter: www.who.int/ageing/publications/Falls_prevention7March.pdf (Zugriff: 22.04.2020).
Zegelin, A. (2013): „Festgenagelt sein". Der Prozess des Bettlägerigwerdens. 2., ergänzte Auflage. Bern: Huber.

C I 2 Atmung

Bundeszentrale für gesundheitliche Aufklärung (Hrsg.) (2011): Tabakentwöhnung in Deutschland. Grundlagen und kommentierte Übersicht [= Reihe Gesundheitsförderung konkret, Band 2]. 3., erweiterte und überarbeitete Auflage. Online unter: https://repository.publisso.de/resource/frl:4434422-1/data (Zugriff 22.04.2020).
BVMed e. V. (Hrsg.) (2011): Ansätze für die Infektionsprävention zur Vermeidung von nosokomialen Atemwegsinfektionen insbesondere der beatmungsassoziierten Pneumonie. Online unter: www.krankenhausinfektionen.info/download/hintergrundinformationen-atemswegsinfektionen (Zugriff 22.04.2020).
Dalhoff, K. et al. (2017): Epidemiologie, Diagnostik und Therapie erwachsener Patienten mit nosokomialer Pneumonie – Update 2017. In: Pneumologie 2018 (72), S. 15–63. Online unter: https://pneumologie.de/fileadmin/user_upload/Dahlhoff_et_al_2017.pdf (Zugriff 22.04.2020).
Deutsche Atemwegsliga (Hrsg.) (2015): Leitlinie zur Spirometrie. In: Pneumologie 2015 (69), S. 147–16. Online unter: https://pneumologie.de/fileadmin/user_upload/Leitlinien/s-0034-1391345.pdf (Zugriff: 22.04.2020).
Deutsche Gesellschaft für Pneumologie und Beatmungsmedizin e. V. (2015): Nicht-invasive Beatmung als Therapie der akuten respiratorischen Insuffizienz [S3-Leitlinie]. In: Pneumologie

69, S. 719–756. Online unter: www.pneumologie.de/fileadmin/user_upload/2015_NIV.pdf (Zugriff: 22.04.2020).
Deutsche Gesellschaft für Pneumologie und Beatmungsmedizin e. V. (Hrsg.) (2018): Atmen. Luftschadstoffe und Gesundheit [Positionspapier].Online unter: https://pneumologie.de/fileadmin/user_upload/Aktuelles/DGP_Luftschadstoffe_Positionspapier_20181127.pdf (Zugriff 22.04.2020).
Gielen, S. (2014): Dyspnoe. Ein interdisziplinäres Symptom. [9. Frühlingsworkshop Teutschenthal 2014]. Online unter: www.kardiologie-saalkreis.de/wp-content/uploads/2014/03/Freitag-001-Gielen-Dyspnoe.pdf (Zugriff 22.04.2020).
Klein, F. (2015) COPD. Nichtinvasive Beatmung kann Leben retten. In: ÄrzteZeitung online. Online unter: www.aerztezeitung.de/Medizin/Nichtinvasive-Beatmung-kann-Leben-retten-233513.html (Zugriff: 22.04.2020).
Köhnlein, T.; Windisch, W.; Köhler, D.; Drabik, A.; Geiseler, J.; Hartl, S. et al. (2014): Non-invasive positive pressure ventilation for the treatment of severe stable chronic obstructive pulmonary disease. A prospective, multicentre, randomised, controlled clinical trial. In: The Lancet 2 (9), S. 698–705.
Joossens, L.; Raw, M. (2017): The Tobacco Control Scale 2016 in Europe. Online unter: www.tobaccocontrolscale.org/wp-content/uploads/2017/03/TCS-2016-in-Europe-COMPLETE-LoRes.pdf (Zugriff 22.04.2020).
Larsen, R. (2004): Anästhesie und Intensivmedizin für die Fachpflege. 6. Auflage, vollständig bearbeitete und erweiterte Auflage. Berlin [u. a.]: Springer.
Lücke, S. (k. A.): Intensivtagebuch. Nach einem Aufenthalt auf der Intensivstation zurück ins Leben finden. Online unter: www.angehoerige-pflegen.de/das-intensivtagebuch-aufenthalt-intensivstation (Zugriff 22.04.2020).
Nationales Referenzzentrum für Surveillance von nosokomialen Infektionen (Hrsg.) (2016): Deutsche nationale Punkt-Prävalenzerhebung zu nosokomialen Infektionen und Antibiotika-Anwendung. Abschlussbericht 2016. Online unter: www.nrz-hygiene.de/fileadmin/nrz/download/pps2016/PPS_2016_Abschlussbericht_20.07.2017.pdf (Zugriff: 22.04.2020).
Oelke, U. (Hrsg.) (2010): In guten Händen. Gesundheits- und Krankenpflege, Gesundheits- und Kinderkrankenpflege, Band 2. Berlin: Cornelsen.
Pennekamp, S.; Pongrac, L.; Schulte, M. (2015): Pflege-Coach für Theorie und Praxis. Prophylaxen. Berlin: Cornelsen.
Prävention der nosokomialen beatmungsassoziierten Pneumonie. Empfehlung der Kommission für Krankenhaushygiene und Infektionsprävention (KRINKO) beim Robert Koch-Institut. In: Bundesgesundheitsblatt 2013 (56), S. 1578–1590. Online unter: https://edoc.rki.de/bitstream/handle/176904/258/23w2hd25s4tdI.pdf?sequence=1&isAllowed=y (Zugriff: 22.04.2020).
Schäfer, A. (2018): Angehörige und Mitwirkung. Auf der Intensivstation. Online unter: www.divi.de/kongress/kongressbeitraege-vortraege-intensivmedizin/divi2018/06-12-2018/1102-181206-kongressbeitrag-schaefer-angehoerige-und-mitwirkung/file (Zugriff: 22.04.2020).
Wiedemann, K. M. (2018): Dyspnoe, Unruhe und Angst. Palliativen Begleitsymptomen wirksam begegnen. Online unter: www.arztcme.de/wp-content/uploads/arztcme_dyspnoe_palliative_begleitsymptome_2018.pdf (Zugriff: 22.04.2020).

C I 3 Durchblutung und kardiovaskuläre Funktion

Block, B. (2006): Herz-Kreislauf-System. 97 Tabellen. [POL-geprüft]. Stuttgart [u. a.]: Thieme.
Borsch, J. (2014): Von Riva-Rocci und Korotkoff. Wissenswertes zum Blutdruckmessen. In: Deutsche Apothekerzeitung 19. Online unter: www.deutsche-apotheker-zeitung.de/daz-az/2014/daz-19-2014/von-riva-rocci-und-korotkoff (Zugriff: 01.04.2020).
Deutsche Gesellschaft für Kardiologie – Herz- und Kreislaufforschung e. V. (Hrsg.) (2009): ESC/DGK Pocket-Leitlinien. Diagnostik und Therapie von Synkopen. Online unter: https://leitlinien.dgk.org/files/2010_Pocket-Leitlinien_Synkopen_Update.pdf (Zugriff: 01.04.2020).
Deutsche Gesellschaft für Prävention und Rehabilitation von Herz-Kreislauferkrankungen e. V. (DGPR); Deutsche Gesellschaft für Rehabilitationswissenschaften e. V. (DGRW); Deutsche Gesellschaft für Sportmedizin und Prävention e. V. (DGSP) (Hrsg.) (2007): Deutsche Leitlinie zur Rehabilitation von Patienten mit Herz-Kreislauferkrankungen. DLL-KardReha. [nicht mehr aktuell, wird ersetzt, durch S3-LL KardReha 2020]. Online unter: www.dgpr.de/fileadmin/files/DGPR/Leitlinien/RehaLL.pdf (Zugriff: 01.04.2020).
Fehske, K.; Fehske, C.; Hinz, S.; Hasbach, J. (2005): Richtig Blutdruck messen. Typische Fehler. In: Deutsche Apothekerzeitung 18, S. 49. Online unter: www.deutsche-apotheker-zeitung.de/daz-az/2005/daz-18-2005/uid-13896 (Zugriff: 01.04.2020).
Finsterer, U.; Zwißler, B. (1994): Spezielles hämodynamisches Monitoring. In: Taeger, K.; Rödig, G.; Finsterer, U. (Hrsg.): Grundlagen der Anästhesiologie und Intensivmedizin für Fachpflegepersonal. Band 2. Anatomie und klinische Physiologie. Wiesbaden: Wiss. Verl.-Abt. Abbott, S. 173–189.

Hackshaw, A.; Morris, J. K.; Boniface, S.; Tang J.-L.; Milenković, D. (2018): Low cigarette consumption and risk of coronary heart disease and stroke. Meta-analysis of 141 cohort studies in 55 study reports. In: BMJ 360 (j5855). Online unter: www.bmj.com/content/bmj/360/bmj.j5855.full.pdf (Zugriff: 01.04.2020).
Klaus, D. (o. A.): Blutdruck – „Wie wirkt sich Alkohol aus?“ Aus der Sprechstunde der Deutschen Herzstiftung. Online unter: www.herzstiftung.de/Blutdruck-Alkohol.html (Zugriff: 01.04.2020).
Lang, H. (2012): Zentralvenöse Zugänge. So bringen Sie den Katheter zum Herzen. In: Lege artis 2 (3), S. 182–187.
Sanner, B. (2008): Richtig Blutdruck messen. In: Druckpunkt – Das Magazin für Prävention und Behandlung des Bluthochdrucks und seiner Folgen 3, S. 14–17. Online unter: www.hochdruckliga.de/tl_files/content/dhl/druckpunkt/2008-3/dp-2008-03.pdf (Zugriff: 01.04.2020).
Singer, M. V.; Teyssen, S. (2001): Alkohol. Das unterschätzte Gift. In: Spektrum der Wissenschaft 4, S. 58. Online unter: www.spektrum.de/magazin/alkohol-das-unterschaetzte-gift/827481 (Zugriff: 01.04.2020).
Singer, M. V.; Teyssen, S. (Hrsg.) (2005): Alkohol und Alkoholfolgekrankheiten. Grundlagen – Diagnostik – Therapie. 2., vollständig überarbeitete und aktualisierte Auflage. Heidelberg: Springer.
Ullrich, L. (Hrsg.) (2005): Thiemes Intensivpflege und Anästhesie. Stuttgart [u. a.]: Thieme.

C I 4 Schlaf und Wachheit

Bonse, M. (2010): Neurologie und neurologische Pflege. Lehrbuch für Pflegeberufe. 8. Auflage. Stuttgart: Kohlhammer.
Deutsche Gesellschaft für Schlafforschung (Hrsg.) (2016): S3-Leitlinie Nicht erholsamer Schlaf/Schlafstörungen. Kapitel „Insomnie bei Erwachsenen“ [AWMF-Registernummer 063-003], Update 2016. In: Somnologie 21, S. 2–44. Online unter: www.dgsm.de/downloads/aktuelles/S3 LL Nicht-erholsamer Schlaf Kap Insomnie Somnologie 2017.pdf (Zugriff: 22.04.2020).
Deutsche Gesellschaft für Schlafforschung (Hrsg.) (2018): Schlafstörungen bei Säuglingen, Kleinkindern, Kindern und Jugendlichen. Patientenratgeber der Deutschen Gesellschaft für Schlafforschung und Schlafmedizin [DGSM] AG Pädiatrie. Online unter: www.dgsm.de/downloads/patienteninformationen/ratgeber/DGSM Ratgeber 2018/DRUCK_Schlafstörungen bei Säuglingen, Kleinkindern, Kindern und Jugendlichen 2019-02-06.pdf (Zugriff: 22.04.2020).
Dörfler, T.; Roos, J. (Hrsg.); Gerrig, R. J. (2018): Psychologie. 21., aktualisierte und erweiterte Auflage. Hallbergmoos: Pearson.
Henke, F. (2000): Der Schlaf im Alter. In: Heilberufe 11, S. 18–19
Oelke, U. (Hrsg.) (2011): In guten Händen. Gesundheits- und Krankenpflege, Gesundheits- und Kinderkrankenpflege, Band 1. Berlin: Cornelsen.

C II 1 Mobilität und Teilhabe

Bellebaum, A. (2001): Soziologische Grundbegriffe. Eine Einführung für soziale Berufe. 13. Auflage. Stuttgart: Kohlhammer
Bertelsmann Stiftung (Hrsg.) (2017): Digitalisierung für mehr Optionen und Teilhabe im Alter. Online unter: www.bertelsmann-stiftung.de/fileadmin/files/Projekte/Smart_Country/DigitaleTeilhabe_2017_final.pdf (Zugriff: 22.04.2020).
Braun, S. T.; Stuhler, J. (2016): The Transmission of Inequality Across Multiple Generations. Testing Recent Theories With Evidence From Germany. In: The Economic Journal 128 (609), S. 576–611
Bundesministerium für Verkehr und digitale Infrastruktur (Hrsg.) (2018): Mobilität in Deutschland. MiD. Ergebnisbericht. www.bmvi.de/SharedDocs/DE/Anlage/G/mid-ergebnisbericht.pdf?__blob=publicationFile (letzter Zugriff am 22.04.2020)
Buser, K.; Schneller, T.; Wildgrube, K. (2007) (Hrsg.): Medizinische Psychologie. Medizinische Soziologie. Kurzlehrbuch zum Gegenstandskatalog. 6. Auflage. München: Elsevier.
Friedrich-Ebert-Stiftung (Hrsg.) (2009): Teilhabe zu ermöglichen bedeutet Mobilität zu ermöglichen. Diskussionspapier des Arbeitskreises Innovative Verkehrspolitik der Friedrich-Ebert-Stiftung. Online unter: https://library.fes.de/pdf-files/wiso/06482.pdf (Zugriff: 22.04.2020).
Froböse, I.; Riedl, M.; Cavelius, A.; Pantel, J. (2017): Fit im Alter. Den Körper fit halten, geistig frisch bleiben, das Leben genießen. München: Gräfe und Unzer
Hasseler, M.; Meyer, M.; Fischer, T. (2012) (Hrsg.): Gerontologische Pflegeforschung. Ansätze, Ergebnisse und Perspektiven für die Praxis. Stuttgart: Kohlhammer.
Karlsruher Institut für Technologie, Institut für Sport und Sportwissenschaft (Hrsg.) (2019): MoMo. Neue Daten für Taten. Ergebnisse aus der Motorik-Modul-Längsschnittstudie [MoMo]. Modul des Kinder- und Jugendgesundheitssurveys [KiGGS] des Robert Koch-Instituts [RKI]. Online unter: https://idw-online.de/de/attachmentdata71295.pdf (Zugriff: 22.04.2020).
Statistisches Bundesamt; Wissenschaftszentrum Berlin für Sozialforschung (Hrsg.) (2018): Datenreport 2018. Ein Sozialbericht für die Bundesrepublik Deutschland. Online unter: www.bpb.de/nachschlagen/datenreport-2018 (Zugriff: 22.04.2020).

C II 2 Bewegungsapparat und Erkrankungen des Bewegungsapparates

Deutsche Gesellschaft für Rheumatologie (2014): Rheuma in Zahlen. Verfügbar unter: https://dgrh.de/Start/DGRh/Presse/Daten-und-Fakten/Rheuma-in-Zahlen.html (Zugriff: 22.04.2020).

Moll, K-J.; Moll, M. (2006): Anatomie. Kurzlehrbuch zum Gegenstandskatalog. 18., überarbeitete Auflage. München [u.a.]: Elsevier, Urban und Fischer.

Müller, M. (2017): Chirurgie für Studium und Praxis. Unter Berücksichtigung des Gegenstandskataloges und der mündlichen Examina in den ärztlichen Prüfungen; 2018/19 [2017]. 14. Auflage. Breisach: Medizinische Verlags- und Informationsdienste.

Paulsen, F.; Waschke, J. (2017): Allgemeine Anatomie und Bewegungsapparat [= Sobotta – Atlas der Anatomie, Band 1]. 24. Auflage. München: Elsevier.

C II 3 Physiotherapeutische Grundlagen

Cantieni, B. (2012): Tigerfeeling. Das Rückenprogramm für sie und ihn. München: Südwest.

Ebelt-Paprotny, G.; Taxhet, G.; Wappelhorst, U. (Hrsg.) (2018): Leitfaden Physiotherapie. 7. Auflage. München: Elsevier.

Friedhoff, M. (2014): Praxis des Bobath-Konzepts. Grundlagen – Handling – Fallbeispiele. Stuttgart [u.a.]: Thieme.

Hochschild, J. (2014): Strukturen und Funktionen begreifen. Funktionelle Anatomie – therapierelevante Details. Stuttgart [u.a.]: Thieme.

Wissenschaftsrat (2012): Empfehlungen zur hochschulischen Qualifikation des Gesundheitswesens. Drs. 2411-12. Online unter: www.wissenschaftsrat.de/download/archiv/2411-12.pdf (Zugriff: 22.04.2020).

C II 4 Atemwege und Atemwegserkrankungen

Bremer, W.; Burkhart, M.; Deiters, S. (2019): Zahlen, Daten & Fakten für Patienten & Angehörige 2019. Daten aus dem Deutschen Mukoviszidose-Register. Online unter: https://www.muko.info/fileadmin/user_upload/angebote/qualitaetsmanagement/register/berichtsbaende/patientenberichtsband_2019.pdf (Zugriff: 22.04.2020).

Deutsche Gesellschaft für Pneumologie und Beatmungsmedizin e. V.; Deutsche Atemwegsliga e. V. (Hrsg.) (2017): S2k-Leitlinie zur Diagnostik und Therapie von Patienten mit Asthma. Online unter: www.awmf.org/uploads/tx_szleitlinien/020-009l_S2k_Asthma_Diagnostik_Therapie_2017-11_1.pdf (Zugriff: 22.04.2020).

Helmholtz Zentrum München – Deutsches Forschungszentrum für Gesundheit und Umwelt (2018): Grippe-Impfung. Online unter: www.lungeninformationsdienst.de/praevention/impfen/grippeschutzimpfung/index.html (Zugriff: 22.04.2020).

Helmholtz Zentrum München – Deutsches Forschungszentrum für Gesundheit und Umwelt (2019): Wie häufig ist Asthma? Online unter: www.lungeninformationsdienst.de/krankheiten/asthma/verbreitung/index.html#c126399 (Zugriff: 22.04.2020).

C II 5 Beatmung

BVMed e. V. (Hrsg.) (2011): Ansätze für die Infektionsprävention zur Vermeidung von nosokomialen Atemwegsinfektionen insbesondere der beatmungsassoziierten Pneumonie. Online unter: www.krankenhausinfektionen.info/download/hintergrundinformationen-atemswegsinfektionen (Zugriff 22.04.2020).

Deutsche Gesellschaft für Pneumologie und Beatmungsmedizin e. V. (2015): Nicht-invasive Beatmung als Therapie der akuten respiratorischen Insuffizienz [S3-Leitlinie]. In: Pneumologie 69, S. 719–756. Online unter: www.pneumologie.de/fileadmin/user_upload/2015_NIV.pdf (Zugriff: 22.04.2020).

Klein, F. (2015) COPD. Nichtinvasive Beatmung kann Leben retten. In: ÄrzteZeitung online. Online unter: www.aerztezeitung.de/Medizin/Nichtinvasive-Beatmung-kann-Leben-retten-233513.html (Zugriff: 22.04.2020)

Larsen, R. (2004): Anästhesie und Intensivmedizin für die Fachpflege. 6. Auflage, vollständig bearbeitete und erweiterte Auflage. Berlin [u.a.]: Springer.

Lücke, S. (k. A.): Intensivtagebuch. Nach einem Aufenthalt auf der Intensivstation zurück ins Leben finden. Online unter: www.angehoerige-pflegen.de/das-intensivtagebuch-aufenthalt-intensivstation (Zugriff 22.04.2020).

Prävention der nosokomialen beatmungsassoziierten Pneumonie. Empfehlung der Kommission für Krankenhaushygiene und Infektionsprävention (KRINKO) beim Robert Koch-Institut. In: Bundesgesundheitsblatt 2013 (56), S. 1578–1590. Online unter: https://edoc.rki.de/bitstream/handle/176904/258/23w2hd25s4tdI.pdf?sequence=1&isAllowed=y (Zugriff: 22.04.2020).

Schäfer, A. (2018): Angehörige und Mitwirkung. Auf der Intensivstation. Online unter: www.divi.de/kongress/kongressbeitraege-vortraege-intensivmedizin/divi2018/06-12-2018/1102-181206-kongressbeitrag-schaefer-angehoerige-und-mitwirkung/file (Zugriff: 22.04.2020).

Literatur

C II 6 Herz-Kreislauf-System und Herz-Kreislauf-Erkrankungen

Bolanz, H. (Hrsg.) (2008): Pflege in der Kardiologie – Kardiochirurgie. München [u.a.]: Elsevier, Urban und Fischer.

Bundesärztekammer; Arbeitsgemeinschaft der Deutschen Ärztekammern; Kassenärztliche Bundesvereinigung; Arbeitsgemeinschaft der Wissenschaftlichen Medizinischen Fachgesellschaften et al. (Hrsg.) (2019): Nationale VersorgungsLeitlinie Chronische Herzinsuffizienz. Langfassung. 3. Auflage. Online unter: www.awmf.org/uploads/tx_szleitlinien/nvl-006l_S3_Chronische_Herzinsuffizienz_2019-10_01.pdf (Zugriff: 22.04.2020).

Danzer, S.; Maier, A. (2018): Leitfaden kardiologische Pflege. 2., überarbeitete Auflage. Stuttgart: Kohlhammer.

Deutsche Hochdruckliga e. V. (Hrsg.) (2019): Patientenleitfaden Bluthochdruck. 2. Auflage. Online unter: www.hochdruckliga.de/tl_files/content/dhl/downloads/patientenleitfaden/TW-Patientenleitlinien2019-Internet.pdf (Zugriff: 22.04.2020).

Hirsch, T. (2018): Ödementstauung und Herzinsuffizienz – wann sind Kompression und Manuelle Lymphdrainage gegenangezeigt? In: Phlebologie 3/2018; 47: 115-119.

Jordan, J.; Kurschat, C.; Reuter, H. (2018): Arterielle Hypertonie. Diagnostik und Therapie. In: Deutsches Ärzteblatt 115 (33/34), S. 557–567. Online unter: www.aerzteblatt.de/archiv/199426/Arterielle-Hypertonie (Zugriff: 22.04.2020).

Matlik, M.; Unverdorben, M. (Hrsg.) (2014) Herzgruppenbetreuung in Theorie und Praxis. Ganzheitliche Rehabilitation bei Herz-Kreislauf-Erkrankungen. Balingen: Spitta.

Steffel, J.; Lüscher, T. (Hrsg.) (2014): Herz-Kreislauf. Module Innere Medizin. 2., überarbeitete Auflage. Berlin [u.a.]: Springer.

C II 7 Nervensystem und neurologische Erkrankungen

Junge Neurologen/Deutsche Gesellschaft für Neurologie (2019): Die zehn häufigsten neurologischen Erkrankungen. Online unter: www.junge-neurologen.de/neurologie/die-zehn-haeufigsten-neurologischen-erkrankungen (Zugriff: 22.04.2020).

Mayer, T. (2001): Wie Antiepileptika wirken. Online unter: www.dgfe.org/home/showdoc,id,435,aid,649.html (Zugriff: 20.04.2020).

Müller, M. (2017): Chirurgie für Studium und Praxis. Unter Berücksichtigung des Gegenstandskataloges und der mündlichen Examina in den ärztlichen Prüfungen; 2018/19 [2017]. 14. Auflage. Breisach: Medizinische Verlags- und Informationsdienste.

Paulsen, F.; Waschke, J. (2017): Kopf, Hals und Neuroanatomie [= Sobotta – Atlas der Anatomie, Band 3]. 24. Auflage. München: Elsevier.

D I 1 Sehen

Berufsverband der Augenärzte Deutschlands e. V. (o. A.): Sehen im Alter. Die Augenheilkunde im 21. Jahrhundert steht vor großen Herausforderungen. Online unter: http://cms.augeninfo.de/fileadmin/pat_brosch/sehen_im_alter.pdf (Zugriff: 01.04.2020).

Geerling, G. (2013): Volkskrankheit Trockenes Auge. [Pressekonferenz der Augenärztlichen Akademie Deutschland]. Online unter: www.aad.to/vollseite.php?jahreswahl=2013&presse_id=173 (Zugriff: 01.04.2020).

D I 2 Hören

Deutscher Bundesverband für Logopädie e. V. (o. A.): Hörentwicklung. Online unter: www.dbl-ev.de/logopaedie/normale-entwicklung/hoerentwicklung (Zugriff: 01.04.2020).

Facius, A. (2018): Hörtechnik & Co. Die Zukunft hat schon begonnen. In: Spektrum Hören 38 (6), S. 44–52.

Hamann, E. (2014): Hören – Verstehen – Kommunizieren. Auditiv-Verbale Therapie für Kinder mit Hörschädigung und deren Eltern. In: Spektrum Patholinguistik (7), S. 97–115. Online unter: https://publishup.uni-potsdam.de/opus4-ubp/frontdoor/deliver/index/docId/6900/file/Spath07_S97-115.pdf (Zugriff: 01.04.2020).

D I 3 Sprechen und Sprache verstehen

Siegmüller, J.; Bartels, H. (2017): Leitfaden Sprache – Sprechen – Stimme – Schlucken. 5., erweiterte und vollständig überarbeitete Auflage. München: Elsevier.

D I 4 Denken, Fühlen und Verhalten

Abt-Zegelin, A.; Georg, J. (2007): „Sieht man was?". Körperbildstörungen in der Pflege. In: Dr. med. Mabuse (32) 168, S. 32–34. Online unter: www.mabuse-verlag.de/Downloads/1681/168_Abt-Zegelin_Georg_Koerperbildstoerungen.pdf (Zugriff: 14.06.2019).

Asanger, R.; Schulz, O. (2000): Frustrations-Aggressions-Theorie. In: Wenninger, G. (Hrsg.): Lexikon der Psychologie. Heidelberg: Spektrum Akademischer Verlag. Online unter: www.spektrum.de/lexikon/psychologie/frustrations-aggressions-theorie/5365 (Zugriff: 01.04.2020).
D'Amelio, R. (2010): Studienbrief. Krise und Krisenintervention – Version 2010. Online unter: www.uniklinikum-saarland.de/fileadmin/UKS/Einrichtungen/Kliniken_und_Institute/Medizinische_Kliniken/Innere_Medizin_IV/Patienteninfo/Psychologe/Krisenintervention-STUDIENBRIEF.pdf (Zugriff: 01.04.2020).
Deutsches Netzwerk für Qualitätsentwicklung in der Pflege (Hrsg.) (2018): Expertenstandard Beziehungsgestaltung in der Pflege von Menschen mit Demenz. Sonderdruck einschließlich Kommentierung und Literaturstudie. Osnabrück: Deutsches Netzwerk für Qualitätsentwicklung in der Pflege.
Edelmann, W. (2000): Lernpsychologie. 6. Auflage. Weinheim: Beltz, PVU.
Ekert, B.; Ekert, C. (2014): Psychologie für Pflegeberufe. 3., überarbeitete und erweiterte Auflage. Stuttgart [u.a.]: Thieme.
Feil, N. (2007): Validation in Anwendung und Beispielen. Der Umgang mit verwirrten alten Menschen. 5. Auflage. München: Reinhardt.
Funke, J. (2003): Emotion [Unterrichtsmaterialien zur Vorlesung Allgemeine Psychologie]. Online unter: www.psychologie.uni-heidelberg.de/ae/allg/lehre/wct/e/E12/E1203end.html (Zugriff: 01.04.2020).
Hausmann, C. (2014): Psychologie und Kommunikation für Pflegeberufe. Ein Handbuch für Ausbildung und Praxis. 3., überarbeitete und erweiterte Auflage. Wien: Facultas.wuv.
Kitwood, T. (2000). Demenz. Der person-zentrierte Ansatz im Umgang mit verwirrten Menschen. 1. Aufl., dt.-sprachige Ausgabe. Bern [u.a.]: Huber.
Quernheim, G. (2017): Warten, aber richtig! Praxishandbuch zum Management wartender Patienten. Bern: Hogrefe.
Schrage, C. (2011): Menschen in existenziellen Lebenssituationen und/oder gesundheitlichen Problemlagen pflegen. In: Oelke, U. (Hrsg.) (2011): In guten Händen. Gesundheits- und Krankenpflege, Gesundheits- und Kinderkrankenpflege, Band 2. Berlin: Cornelsen, S. 105–138.
Sokolowski, K. (2002): Kapitel 2c: Emotion. In: Müsseler, J.; Prinz, W. (Hrsg.): Lehrbuch Allgemeine Psychologie. Heidelberg: Spektrum Akademischer Verlag, S. 337–384. Online unter: www.bildung.uni-siegen.de/mitarbeiter/sokolowski/publikationen/spektr_2c_emotion_02_schoen_block.pdf (Zugriff: 01.04.2020)
Sonneck, G.; Kapusta, N.; Tomandl, G.; Voracek, M. (Hrsg.) (2012): Krisenintervention und Suizidverhütung. 2., überarbeitete Auflage. Wien: Facultas.

D II 1 Geschichte der Psychiatrie

Beutelspacher, Martin (Hrsg.) (1988): Volk und Gesundheit. Heilen und Vernichten im Nationalsozialismus. 3. Auflage. Frankfurt [Main]: Mabuse.
Goddemeier, C. (2011): Geschichte der Psychiatrie. Wahnsinn ist keine Krankheit. In: Deutsches Ärzteblatt 108 (33), S. 1734–1736. Online unter: https://cdn.aerzteblatt.de/pdf/108/33/a1734.pdf (Zugriff: 22.04.2020).
Porter, R.; Wissmann, J. (2007): Die Kunst des Heilens. Eine medizinische Geschichte der Menschheit von der Antike bis heute. Sonderausgabe. Erftstadt: Hohe.
Rüller, H. (Hrsg.) (2007): 3000 Jahre Pflege. Pflege als Beruf. Lehrbuch für Berufe im Gesundheitswesen. 4., völlig überarbeitete Auflage. Brake: Prodos.
Steppe, H. (Hrsg.) (2001): Krankenpflege im Nationalsozialismus. 9. Auflage. Frankfurt [Main]: Mabuse.

D II 2 Sinnesorgane, Wahrnehmung und Erkrankungen der Sinnesorgane

Deutscher Berufsverband der Hals-Nasen-Ohrenärzte e. V. (k. A.): Hörsturz. Behandlung beim HNO-Arzt. Online unter: www.hno-aerzte-im-netz.de/krankheiten/hoersturz/behandlung-beim-hno-arzt.html (Zugriff: 22.04.2020).
Deutscher Berufsverband der Hals-Nasen-Ohrenärzte e. V. (2017): Morbus Menière. Schwindelfrei nach schonender Mittelohr-Injektion. Online unter: www.hno-aerzte-im-netz.de/news/hno-news/morbus-meniere-schwindelfrei-nach-schonender-mittelohr-injektion.html (Zugriff: 22.04.2020).
Moll, K-J.; Moll, M. (2006): Anatomie. Kurzlehrbuch zum Gegenstandskatalog. 18., überarbeitete Auflage. München [u.a.]: Elsevier, Urban und Fischer.
Paulsen, F.; Waschke, J. (2017): Kopf, Hals und Neuroanatomie [= Sobotta – Atlas der Anatomie, Band 3]. 24. Auflage. München: Elsevier.
Rosahl, S.; Hamm, K. (2011): Das Akustikusneurinom. Chancen und Risiken der Therapie. In: Brainstorm 1, S. 38–47. Online unter: www.hirntumorhilfe.de/fileadmin/inhalte/dokumente/Akustikusneurinom_Brainstorm_15_2011.pdf (Zugriff: 22.04.2020).

Thomas, J. P.; Berner, R.; Zahnert, T.; Dazert, S. (2014): Strukturiertes Vorgehen bei akuter Otitis media. In: Deutsches Ärzteblatt 111 (9), S. 151–160. Online unter: www.aerzteblatt.de/archiv/155701/Strukturiertes-Vorgehen-bei-akuter-Otitis-media (Zugriff: 22.04.2020).

D II 3 Hirnstoffwechsel und psychische Erkrankungen

Althaus, D.; Niedermeier, N.; Niescken, S. (2018): Zwangsstörungen. Wenn die Sucht nach Sicherheit zur Krankheit wird. 3., überarbeitete Auflage. München: C. H. Beck.
Deutsche Alzheimer Gesellschaft e. V. – Selbsthilfe Demenz (2019): Demenz. Das Wichtigste. Ein kompakter Ratgeber. Online unter: www.deutsche-alzheimer.de/fileadmin/alz/broschueren/das_wichtigste_ueber_alzheimer_und_demenzen.pdf (Zugriff: 22.04.2020).
Fachverband Sucht e. V. (2018): Verbrauch, Missbrauch, Abhängigkeit. Zahlen und Fakten. Online unter: www.sucht.de/files/pdf/Fachinformationen/Suchtmittel/Zahlen und Fakten.pdf (Zugriff: 22.04.2020).
Finzen, A. (2011): Schizophrenie. Die Krankheit verstehen, behandeln, bewältigen. Bonn: Psychiatrie-Verlag.
Garlipp, P.; Haltenhof, H. (2015): Umgang mit wahnkranken Menschen [= Basiswissen 28]. Köln: Psychiatrie-Verlag.
Gawrilow, C. (2016): Lehrbuch ADHS. Modelle, Ursachen, Diagnose, Therapie. 2., aktualisierte Auflage. München [u.a.]: Ernst Reinhardt Verlag.
Rahn, E. (2007): Borderline verstehen und bewältigen. Bonn: Balance-Buch-und-Medien-Verlag.
Rupprecht, R. H.; Kellner, M. (Hrsg.) (2012): Angststörungen. Klinik, Forschung, Therapie. Stuttgart: Kohlhammer.
Tretter, F. (Hrsg.) (2012): Suchtmedizin kompakt. Suchtkrankheiten in Klinik und Praxis. 2., überarbeitete und aktualisierte Auflage. Stuttgart: Schattauer.
Wormer, E. J. (2018): Bipolar – mit extremen Emotionen leben. Wege zur Hilfe und Selbsthilfe bei manisch-depressiver Erkrankung. Hannover: humboldt.

D II 4 Betreuung und Vollmachten

Bayerisches Staatsministerium der Justiz (Hrsg.) (2019): Das Betreuungs-Recht in Leichter Sprache. Die rechtliche Betreuung einfach verstehen. Online unter: www.justiz.bayern.de/media/pdf/broschueren/das_betreuungsrecht_in_leichter_sprache.pdf (Zugriff: 22.04.2020).
Bayerisches Staatsministerium der Justiz (Hrsg.) (2019): Der große Vorsorgeberater. Patientenverfügung, Vorsorgevollmacht, Betreuungsverfügung, Sorgerechtsverfügung, Testament und Erbfolge. Extrakapitel: Meine Daten für den Ernstfall. 3. Auflage. München: C. H. Beck. Online unter: www.justiz.bayern.de/media/pdf/broschueren/der_grosse_vorsorgeberater.pdf (Zugriff: 22.04.2020).
Böhm, H.; Marburger, H.; Spanl, R. (2020): Betreuungsrecht-Betreuungspraxis. Kommentar und Arbeitshilfen. Regensburg: Walhalla und Praetoria.
Bühler, E.; Kren, R.; Stolz, K. (2015): Betreuungsrecht und Patientenverfügungen. Praktische Informationen für Ärzte und Interessierte. [Musterbögen zum Download]. 5., aktualisierte Auflage. München: Springer Medizin.
Bundesministerium der Justiz und für Verbraucherschutz (Hrsg.) (2019): Betreuungsrecht. Mit ausführlichen Informationen zur Vorsorgevollmacht. Online unter: www.bmjv.de/SharedDocs/Publikationen/DE/Betreuungsrecht.html (Zugriff: 22.04.2020).
Bundesministerium der Justiz und für Verbraucherschutz (Hrsg.) (2019): Patientenverfügung. Leiden, Krankheit, Sterben. Wie bestimme ich, was medizinisch unternommen werden soll, wenn ich entscheidungsunfähig bin? Online unter: www.bmjv.de/SharedDocs/Publikationen/DE/Patientenverfuegung.html (Zugriff: 22.04.2020).

D II 5 Freiheitsentziehende Maßnahmen

Bayerisches Staatsministerium für Gesundheit und Pflege (Hrsg.) (2015): Verantwortungsvoller Umgang mit freiheitsentziehenden Maßnahmen in der Pflege. Leitfaden des Bayerischen Landespflegeausschusses. Online unter: www.bestellen.bayern.de (Zugriff: 22.04.2020).
Deutscher Bundestag (2017): Freiheitsentziehende Maßnahmen in der Altenpflege. Drucksache 18/13176. [Antwort der Bundesregierung auf die Kleine Anfrage der Abgeordneten Elisabeth Scharfenberg, Maria Klein-Schmeink, Kordula Schulz-Asche, weiterer Abgeordneter und der Fraktion BÜNDNIS 90/DIE GRÜNEN. Drucksache 18/13049]. Online unter: https://dipbt.bundestag.de/doc/btd/18/131/1813176.pdf (Zugriff: 22.04.2020).
Haut, A.; Gerlach, A.; *Köpke*, S.; Meyer, G. (2011): Leitlinienreport zur Evidenzbasierten Praxisleitlinie. Vermeidung von freiheitseinschränkenden Maßnahmen in der beruflichen Altenpflege. Online unter: http://www.leitlinie-fem.de/download/LL-Report_1_Ueberarbeitung_Maerz_2011.pdf (Zugriff: 22.04.2020).

Isfort, M.; Borutta, M. (2008): Fixierungsfallgeschichten im Kreis Aachen. Deutsches Institut für angewandte Pflegeforschung e. V. Köln, Aachen: Amt für Altenarbeit Kreis Aachen. Online unter: www.dip.de/fileadmin/data/pdf/material/Projektbericht_Fixierungsfallgeschichten_Aachen.pdf (Zugriff: 22.04.2020).

Köpke, S.; *Möhler*, R.; Abraham, J.; Henkel, A.; Kupfer, R.; Meyer, G. (2012): Leitlinie FEM – Evidenzbasierte Praxisleitlinie. Vermeidung von freiheitseinschränkenden Maßnahmen in der beruflichen Altenpflege. 1. Aktualisierung. Universität Hamburg & Universität Witten/Herdecke. Online unter: www.leitlinie-fem.de/download/LeitlinieFEM.pdf (Zugriff: 22.04.2020).

Schmidt, S. (2009): Expertenstandards in der Pflege. Eine Gebrauchsanleitung. Heidelberg: Springer.

E I 1 Sexualfunktion und Sexualverhalten

Deutsche STI-Gesellschaft DSTIG e. V. (Hrsg.) (2014): Liebe® Mit. Mit Spaß und sicher lieben. Bochum: DSTIG. Online unter: https://dstig.de/images/pdf/dstig_lieber mit_2014.web.pdf (Zugriff: 22.04.2020).

Goerke K.; Steller, J.; Valet, A. (Hrsg) (2018): Klinikleitfaden Gynäkologie, Geburtshilfe. 10. Auflage. München: Elsevier, Urban & Fischer.

Petzoldt, D.; Wutzler, P.; Petersen, E. E.; Doerr, H. W.; Gross, G.; Weissenbacher, E. R. (1999): Der Herpes genitalis. In: Deutsches Ärzteblatt 96 (38). Online unter: www.aerzteblatt.de/archiv/19056/Der-Herpes-genitalis (Zugriff: 22.04.2020).

Stoldt, T. R. (04.06.2018): Haben alte Menschen ein Recht auf Sexualität? Prostitution im Pflegeheim. Online unter: www.welt.de/regionales/nrw/article176955580/Prostitution-im-Pflegeheim-Haben-alte-Menschen-ein-Recht-auf-Sexualitaet.html (Zugriff: 22.04.2020).

E I 2 Schwangerschaft

Goerke K.; Steller, J.; Valet, A. (Hrsg) (2018): Klinikleitfaden Gynäkologie, Geburtshilfe. 10. Auflage. München: Elsevier, Urban & Fischer.

E I 3 Elternschaft und Familie

Hansmann, G.; Bührer, C. (Hrsg.) (2016): Neugeborenen-Notfälle. Erstversorgung und Intensivmedizin. 2., vollständig überarbeitete und stark erweiterte Auflage. Stuttgart: Schattauer.

Harder, U. (Hrsg.) (2015): Wochenbettbetreuung in der Klinik und zu Hause. 4., aktualisierte Auflage. Stuttgart: Hippokrates.

Jurczyk, K.; Lange, A.; Thiessen B. (Hrsg.) (2014): Doing family. Warum Familienleben heute nicht mehr selbstverständlich ist. Weinheim: Beltz Juventa.

McGoldrick, M.; Gerson, R.; Petry, S. (2016): Genogramme in der Familienberatung. 4., unveränderte Auflage. Bern: Hogrefe.

Messall, A.; Stein, U. (Hrsg.) (2017): Fachpflege Neonatologische und Pädiatrische Intensivpflege. 3. Auflage. München: Elsevier.

Preuss-Bleuer, B. (Hrsg.); Wright, L. M.; Leahey, M. (2020): Familienzentrierte Pflege. Lehrbuch für Familien-Assessment und Intervention. 3., aktualisierte und ergänzte Auflage, revidierte Ausgabe. Bern: Hogrefe AG.

Rohde, K. S. (2018): Angehörigen- und Familienwirkung als Pflegebezugspunkt in Qualifikation und Berufspraxis. Individuums- und angehörigenbezogene Sorge- und Pflegeinteraktionssysteme (IAPSIS). In: PADUA 13 (4), S. 235–244.

Sparshott, M. (2009): Früh- und Neugeborene pflegen. Stress- und schmerzreduzierende, entwicklungsfördernde Pflege. 2., korrigierte und erweiterte Auflage. Bern: Huber.

Wagner, F.; Schnepp, W. (2011): Familiengesundheitspflege in Deutschland. Bestandsaufnahme und Beiträge zur Weiterbildung und Praxis. Bern: Huber.

E II 2 Partnerschaft, Familie und Familiensysteme

Friedemann, M.-L.; Köhlen, C. (2018): Familien- und umweltbezogene Pflege. Die Theorie des systemischen Gleichgewichts und ihre Umsetzung. 4., überarbeitete und ergänzte Auflage. Bern: Hogrefe.

Jurczyk, K.; Lange, A.; Thiessen, B. (Hrsg.) (2014): Doing family. Warum Familienleben heute nicht mehr selbstverständlich ist. Weinheim: Beltz Juventa.

Köhlen, C.; Friedemann, M.-L. (2016): Pflege von Familien. Die familien- und umweltbezogene Pflege in der Praxis. Haan-Gruiten: Verlag Europa-Lehrmittel.

Preuss-Bleuer, B. (Hrsg.); Wright, L. M.; Leahey, M. (2020): Familienzentrierte Pflege. Lehrbuch für Familien-Assessment und Intervention. 3., aktualisierte und ergänzte Auflage, revidierte Ausgabe. Bern: Hogrefe AG.

Rohde, K. S. (2018): Angehörigen- und Familienwirkung als Pflegebezugspunkt in Qualifikation und Berufspraxis. Individuums- und angehörigenbezogene Sorge- und Pflegeinteraktionssysteme (IAPSIS). In: PADUA 13 (4), S. 235–244.

E II 3 Geschlechtsorgane, Geschlechtshormone und Menstruationszyklus

Goerke K.; Steller, J.; Valet, A. (Hrsg) (2018): Klinikleitfaden Gynäkologie, Geburtshilfe. 10. Auflage. München: Elsevier, Urban & Fischer.

Deutsches Krebsforschungszentrum (2018): Brustkrebs beim Mann. Online unter: www.krebsinformationsdienst.de/tumorarten/brustkrebs/brustkrebs-mann/index.php (Zugriff: 22.04.2020).

Moll, K-J.; Moll, M. (2006): Anatomie. Kurzlehrbuch zum Gegenstandskatalog. 18., überarbeitete Auflage. München [u. a.]: Elsevier, Urban und Fischer.

E II 4 Schwangerschaft, Geburtshilfe und Schwangerschaftsabbruch

Goerke K.; Steller, J.; Valet, A. (Hrsg) (2018): Klinikleitfaden Gynäkologie, Geburtshilfe. 10. Auflage. München: Elsevier, Urban & Fischer.

Mautner, E. (2008): Schwangerschaft und Geburt. Medizinische und psychosoziale Einflussfaktoren auf die Lebensqualität und Befindlichkeit. [Dissertation, Medizinische Universität Graz]. Online unter: https://online.medunigraz.at/mug_online/wbabs.getDocument?pThesisNr=13933&pAutorNr=62014&pOrgNR=1 (Zugriff: 22.04.2020).

E II 5 Mutterschutz und Unterstützungsmöglichkeiten für Familien

Brisch, K. H. (2017): SAFE®. Sichere Ausbildung für Eltern. Sichere Bindung zwischen Eltern und Kind. Für Schwangerschaft und erste Lebensjahre. 8. Auflage. Stuttgart: Klett-Cotta.

Brisch, K. H.; Sperl, W.; Kruppa, K. (Hrsg.) (2019): Early Life Care. Frühe Hilfen von der Schwangerschaft bis zum 1. Lebensjahr. Das Grundlagenbuch. Stuttgart: Klett-Cotta.

Bundesministerium für Familie, Senioren, Frauen und Jugend (Hrsg.) (2020): Leitfaden zum Mutterschutz. 15. Auflage. Online unter: www.bmfsfj.de/blob/jump/94398/mutterschutzgesetz-data.pdf (Zugriff: 22.04.2020).

Pikler, E. (2018): Lasst mir Zeit. Die selbstständige Bewegungsentwicklung des Kindes bis zum freien Gehen. Emmi Pikler. Untersuchungsergebnisse, Aufsätze und Vorträge aus dem Nachlass zusammengestellt und überarbeitet von Anna Tardos. 5., überarbeitete Auflage. München: Pflaum Verlag.

F I 1 Lebenswichtige Funktionen

American Heart Association (Hrsg.) (2015): Zusammenfassung der American Heart Association. Leitlinien-Aktualisierung 2015 für HLW und kardiovaskuläre Notfallmedizin. Online unter: https://eccguidelines.heart.org/wp-content/uploads/2015/10/2015-AHA-Guidelines-Highlights-German.pdf (Zugriff: 22.04.2020).

Böhmer R.; Schneider, T.; Wolcke, B. (2016): Reanimation exakt. Aktueller Überblick für Klinik, Rettungsdienst und Arztpraxis. 2., erweiterte Auflage. Gau-Bischofheim: Naseweis Verlag.

Böttiger, B. W.; Baubin, M.; Mauri, R.; Dirks, B. (2015): Leitlinien zur Reanimation 2015 des European Resuscitation Council. In: Notfall + Rettungsmedizin 18, S. 649-650. Online unter: https://link.springer.com/article/10.1007/s10049-015-0111-z (Zugriff: 22.04.2020).

Bünte, M. (2018): Hilfreiche Frühwarnsysteme. Early Warning Scores. In: PflegenIntensiv 2, S. 22–26. Online unter: www.bibliomed-pflege.de/zeitschriften/pflegenintensiv/heftarchiv/ausgabe/artikel/pi-2-2018-ausserklinische-intensivpflege-selbstbestimmung-foerdern/35188-hilfreiche-fruehwarnsysteme (Zugriff: 22.04.2020).

Buist, M. D. ; Moore, G. E. ; Bernard, S. A. ; Waxman, B. P. ; Anderson, J. A. ; Nguyen, T. V. (2002): Effects of a medical emergency team on reduction of incidence of and mortality from unexpected cardiac arrests in hospital. Preliminary study. In: BMJ 324 (7334), S. 387–390. Online unter: www.bmj.com/content/324/7334/387.long (Zugriff: 22.04.2020).

Deutsche Gesellschaft für Anästhesiologie und Intensivmedizin (Hrsg.) (2015): S1 Leitlinie. Atemwegsmanagement. Airwaymanagement. Online unter: https://www.awmf.org/uploads/tx_szleitlinien/001-028l_S1_Atemwegsmanagement_2015-04-abgelaufen.pdf (Zugriff: 22.04.2020).

Deutsche Gesellschaft für Unfallchirurgie (Hrsg.) (2016): S3-Leitlinie Polytrauma / Schwerverletzten-Behandlung. Online unter: t: www.awmf.org/uploads/tx_szleitlinien/012-019l_S3_Polytrauma_Schwerverletzten-Behandlung_2017-08.pdf (Zugang: 22.04.2020).

Deutsche Gesetzliche Unfallversicherung e. V. (Hrsg.) (2017): Handbuch zur Ersten Hilfe. Berlin: DGUV. Online unter: http://publikationen.dguv.de/dguv/pdf/10002/204-007.pdf (Zugriff: 22.04.2020).

Jabre, P. et al. (2013): Family Presence during Cardiopulmonary Resuscitation. In: New England Journal of Medicine 368, S. 1008–1018. Online unter: www.nejm.org/doi/10.1056/NEJMoa1203366 (Zugriff: 22.04.2020).
Lang, H. (2016): Beatmung für Einsteiger. Theorie und Praxis für die Gesundheits- und Krankenpflege. 2. Auflage. Heidelberg: Springer.
Neitzel, C.; Ladehof, K. (Hrsg.) (2015): Taktische Medizin. Notfallmedizin und Einsatzmedizin. 2. Auflage. Heidelberg: Springer.
Perkins, G. D. et al. (2018): European Resuscitation Council Guidelines for Resuscitation. 2017 update. In: Resuscitation 123, S. 43–50. Online unter: www.resuscitationjournal.com/article/S0300-9572(17)30776-1/fulltext (Zugriff: 22.04.2020).

F I 2 Gefahrenabwehr

Deutsche Gesellschaft für Kinderchirurgie (Hrsg.) (2015): S2k-Leitlinie 006-128. Behandlung thermischer Verletzungen im Kindesalter [Verbrennungen, Verbrühungen]. Online unter: www.awmf.org/leitlinien/detail/ll/006-128.html (Zugriff: 22.04.2020).
Deutsche Gesellschaft für Unfallchirurgie (Hrsg.) (2015): Überarbeitete S2e-Leitlinie. Sprunggelenkfraktur. Online unter: www.awmf.org/uploads/tx_szleitlinien/012-003l_S2e_Sprunggelenkfraktur_2016-02.pdf (Zugriff: 22.04.2020).
Deutsche Gesellschaft für Unfallchirurgie (Hrsg.) (2016): S3-Leitlinie Polytrauma / Schwerverletzten-Behandlung. Online unter: t: www.awmf.org/uploads/tx_szleitlinien/012-019l_S3_Polytrauma_Schwerverletzten-Behandlung_2017-08.pdf (Zugang: 22.04.2020).
Deutsche Gesellschaft für Verbrennungsmedizin (Hrsg.) (2018): Leitlinie. Behandlung thermischer Verletzungen des Erwachsenen. Online unter: www.awmf.org/leitlinien/detail/ll/044-001.html (Zugriff: 22.04.2020).
Königs, I.; Fattouh, M. (2017): Management thermischer Verletzungen im Kindesalter. In: Notfallmedizin up2date 12 (01), S. 95–111. Online unter: www.thieme-connect.com/products/ejournals/pdf/10.1055/s-0042-123109.pdf (Zugriff: 22.04.2020).
Matreitz, T. (2014): Basics erste Hilfe. München: Elsevier, Urban & Fischer.
Ring, J.; Beyer, K.; Biedermann, T.; Bircher, A.; Duda, D-; Fischer, J. et al. (2014): Leitlinie zu Akuttherapie und Management der Anaphylaxie. In: Allergo J Int 23 (97), S. 36–52. Online unter: www.awmf.org/leitlinien/detail/ll/061-025.html (Zugriff: 22.04.2020).
Schaller, F. (Hrsg.) (2016): Notfallsanitäter. Lehrbuch für den Rettungsdienst. Berlin: Cornelsen.
Rüther, W.; Lohmann, C. (2014): Orthopädie und Unfallchirurgie. 20. Auflage. München: Elsevier.
Worm, M. (2018): Wie richtig handeln? Anaphylaxie. In: Deutsches Ärzteblatt 115 (10), S. 10–14. Online unter: cdn.aerzteblatt.de/pdf/115/10/p10.pdf (Zugriff: 22.04.2020).

F I 3 Pflegen unter Katastrophenbedingungen und bei Großschadensereignissen

Ehrenstein, B. P.; Hanses, F.; Salzberger, B. (2006): Influenza pandemic and professional duty. Family or patients first? A survey of hospital employees. In: BMC Public Health 6, S 311. Online unter: https://bmcpublichealth.biomedcentral.com/track/pdf/10.1186/1471-2458-6-311 (Zugriff: 22.04.2020)
International Council of Nurses (2019): Core Competencies in Disaster Nursing. Version 2.0. Online unter: www.icn.ch/sites/default/files/inline-files/ICN_Disaster-Comp-Report_WEB.pdf (Zugriff: 22.04.2020).
Ives, J. et al. (2009): Healthcare workers' attitudes to working during pandemic influenza. A qualitative study. In: BMC Public Health 9 (56). Online unter: https://bmcpublichealth.biomedcentral.com/articles/10.1186/1471-2458-9-56 (Zugriff: 22.04.2020)
Lasogga, F.; Gasch, B. (eds) (2011): Notfallpsychologie. Lehrbuch für die Praxis. 2., überarbeitete Auflage. Berlin [u. a.]: Springer.
Pattillo, M. M. (2003): Mass Casualty Disaster Nursing Course. In: Nurse Educator 28 (6), S. 271–275.
Peter, H. (2004): Terroranschläge in Madrid im März 2004. Welche Lehren sind zu ziehen? In: Im Einsatz 11 (12), S. 31–33. Online unter: www.dgkm.org/files/downloads/terror/Terroranschlaege_in_Madrid_im_Maerz_2004.pdf (Zugriff: 22.04.2020).
Sauer, J. (2014): Disaster Nursing. Vorbereitet sein auf den Tag X. In: Heilberufe 66 (11), S. 30–32.
Scholl, H.; Wagner, K. (2010): Alarm und Einsatzplanung. Risiko- und Krisenmanagement in Einrichtungen des Gesundheitswesens sowie Alten- und Pflegeheimen. Edewecht: Stumpf + Kossendey.
Sefrin, P.; Weidringer, J.; Weiss, W. (2003): Katastrophenmedizin. Sichtungskategorien und deren Dokumentation. In: Deutsches Ärzteblatt 100, S. 2057–2058. Online unter: www.aerzteblatt.de/archiv/37899/Katastrophenmedizin-Sichtungskategorien-und-deren-Dokumentation (Zugriff: 22.04.2020).

Ständige Konferenz für Katastrophenvorsorge und Katastrophenschutz (Hrsg.) (2006): Wörterbuch des Zivil- und Katastrophenschutzes. 2., überarbeitete Auflage. Köln: Ständige Konferenz für Katastrophenvorsorge und Katastrophenschutz. Online unter: www.ag-notfunk.de/wörterbuch skk.pdf (Zugriff: 22.04.2020).

Weiner, E. (2006): Preparing Nurses Internationally for Emergency Planning and Response. In: The Online Journal of Issues in Nursing 11 (3). Online unter: Available at: http://ojin.nursingworld.org/MainMenuCategories/ANAMarketplace/ANAPeriodicals/OJIN/TableofContents/Volume112006/No3Sept06/PreparingNurses.aspx (Zugriff: 22.04.2020).

F II 1 Gewalt

Beine, K. H. (2011): Krankentötungen in Kliniken und Heimen. Aufdecken und Verhindern. 2. Auflage. Freiburg: Lambertus-Verlag

Schlack R.; Rudel, J.; Karger, A.; Holling, H. (2013): Körperliche und psychische Gewalterfahrungen in der deutschen Erwachsenenbevölkerung. Ergebnisse der Studie zur Gesundheit von Erwachsenen in Deutschland (DEGS1). In: Bundesgesundheitsblatt Gesundheitsforschung Gesundheitsschutz 56 (5–6), S. 755–764. Online unter: https://edoc.rki.de/bitstream/handle/176904/1504/24FsYksH0Ap7s.pdf (Zugriff: 22.04.2020).

F II 2 Krise

Aguilera, D. C. (2000): Krisenintervention. Grundlagen – Methoden – Anwendung. Bern [u.a.]: Huber.

Cullberg, J. (2008): Krise als Entwicklungschance. Gießen: Psychosozial-Verlag.

D'Amelio, R. (2010): Studienbrief. Krise und Krisenintervention – Version 2010. Online unter: www.uniklinikum-saarland.de/fileadmin/UKS/Einrichtungen/Kliniken_und_Institute/Medizinische_Kliniken/Innere_Medizin_IV/Patienteninfo/Psychologe/Krisenintervention-STUDIENBRIEF.pdf (Zugriff: 01.04.2020).

Faltermaier, T. (2018): Salutogenese und Ressourcenorientierung. In: Kohlmann, C.-W.; Salewski C.; Wirtz, M. A. (Hrsg.) (2018): Psychologie in der Gesundheitsförderung. Bern: Hogrefe, S. 85–97.

Filipp, S.-H.; Aymann, P. (2018): Kritische Lebensereignisse und Lebenskrisen. Vom Umgang mit den Schattenseiten des Lebens. 2., aktualisierte Auflage. Stuttgart: Kohlhammer.

Hannover, B.; Zander, L.; Wolter, I. (2014): Entwicklung, Sozialisation und Lernen. In: Seidel, T.; Krapp A. (Hrsg.): Pädagogische Psychologie. 6., vollständig überarbeitete Auflage. Weinheim [u.a.]: Beltz, S. 139–165.

Hülshoff, T. (2017): Psychosoziale Intervention bei Krisen und Notfällen. München: Ernst Reinhardt Verlag.

Kohlmann, C.-W.; Salewski C.; Wirtz, M. A. (Hrsg.) (2018): Psychologie in der Gesundheitsförderung. Bern: Hogrefe.

Schuchardt, E. (2004): Der Mensch zählt. Krisenverarbeitung – Schlüssel im Gesundheitssystem. In: Unimagazin Hannover 3/4, S. 18–21 Online unter: www.uni-hannover.de/fileadmin/luh/content/alumni/unimagazin/2004/04_3_4_18_21_schuchardt.pdf (Zugriff: 01.04.2020).

Sonneck, G.; Kapusta, N.; Tomandl, G.; Voracek, M. (Hrsg.) (2016): Krisenintervention und Suizidverhütung. Wien: facultas.

Stangl, W. (2020). Anpassungsleistung. Lexikon für Psychologie und Pädagogik. Online unter: https://lexikon.stangl.eu/13260/anpassungsleistung (Zugriff: 02.04.2020)

Votsmeier, R. (2020): Transaktionales Stressmodell. Online unter: www.votsmeier.com/basis/transaktionales-stressmodell (Zugriff: 02.04.2020)

F II 3 Blut und Immunsystem, Infektionskrankheiten und Allergien

Aumüller, G.; Aust, G.; Conrad, A. et al. (2017): Anatomie. 4., aktualisierte Auflage. Stuttgart: Thieme.

Faller, A.; Schünke, M.; Schünke, G. (2016): Der Körper des Menschen. Einführung in Bau und Funktion. 17., überarbeitete Auflage. Stuttgart: Georg Thieme Verlag.

Handl, G. (2012): Angewandte Hygiene, Infektionslehre und Mikrobiologie. Lehrbuch für Pflege- und Gesundheitsberufe. Wien: Facultas.wuv.

Herold, G. (Hrsg.) (2020): Innere Medizin 2020. Eine vorlesungsorientierte Darstellung. Unter Berücksichtigung des Gegenstandskataloges für die Ärztliche Prüfung. Mit ICD 10-Schlüssel im Text und Stichwortverzeichnis. Köln: Gerd Herold.

Hof, H.; Dörries, R. (2017): Medizinische Mikrobiologie. 6., unveränderte Auflage. Stuttgart [u.a.]: Thieme.

Pape, H.-C.; Kurtz, A.; Sibernagel, S. (2018): Physiologie. 8., unveränderte Auflage. Stuttgart [u.a.]: Thieme.

Schmidt, R. F.; Lang, F.; Heckmann, M. (2010): Physiologie des Menschen. Mit Pathophysiologie. 31., überarbeitete und aktualisierte Auflage. Heidelberg: Springer-Medizin-Verlag.

Vaupel, P.; Schaible, H.-G.; Mutschler, E. (2015): Anatomie, Physiologie, Pathophysiologie des Menschen. 7., vollständig überarbeitete und erweiterte Auflage. Stuttgart: Wissenschaftliche Verlagsgesellschaft.

F II 4 Das Hormonsystem

Aumüller, G.; Aust, G.; Conrad, A. et al. (2017): Anatomie. 4., aktualisierte Auflage. Stuttgart: Thieme.
Faller, A.; Schünke, M.; Schünke, G. (2016): Der Körper des Menschen. Einführung in Bau und Funktion. 17., überarbeitete Auflage. Stuttgart: Georg Thieme Verlag.
Hof, H.; Dörries, R. (2017): Medizinische Mikrobiologie. 6., unveränderte Auflage. Stuttgart [u. a.]: Thieme.
Pape, H.-C.; Kurtz, A.; Sibernagel, S. (2018): Physiologie. 8., unveränderte Auflage. Stuttgart [u. a.]: Thieme.
Schmidt, R. F.; Lang, F.; Heckmann, M. (2010): Physiologie des Menschen. Mit Pathophysiologie. 31., überarbeitete und aktualisierte Auflage. Heidelberg: Springer-Medizin-Verlag.

F II 5 Unfall

Bundesanstalt für Arbeitsschutz und Arbeitsmedizin (BAuA) (2015): Unfallstatistik 2015. Unfalltote und Unfallverletzte 2015 in Deutschland. Online unter: www.baua.de/DE/Angebote/Publikationen/Fakten/Unfallstatistik-2015.pdf?__blob=publicationFile&v=9 (Zugriff: 22.04.2020)
Bundesanstalt für Straßenwesen (2014): Psychische Folgen von Verkehrsunfällen. In: Forschung kompakt 14/14. Online unter: https://www.bast.de/BASt_2017/DE/Publikationen/Foko/Downloads/2017-2010/2014-14.pdf (Zugriff: 22.04.2020)
MS (1996): Psychische Unfallfolgen. Verhaltenstraining hilft gegen Ängste. Deutsches Ärzteblatt 93 (44). Online unter: www.aerzteblatt.de/archiv/3708/Psychische-Unfallfolgen-Verhaltenstraining-hilft-gegen-Aengste (ZUgriff: 22.04.2020).
Robert Koch-Institut (Hrsg.) (2016): Sturzunfälle in Deutschland. Faktenblatt zu GEDA 2010. Ergebnisse der Studie: „Gesundheit in Deutschland aktuell 2010". Online unter: www.rki.de/DE/Content/Gesundheitsmonitoring/Gesundheitsberichterstattung/GBEDownloadsB/Geda2010/sturzunfaelle.pdf?__blob=publicationFile (Zugriff: 22.04.2020)
Robert Koch-Institut (Hrsg.) (2008): Lebensphasenspezifische Gesundheit von Kindern und Jugendlichen in Deutschland. Bericht für den Sachverständigenrat zur Begutachtung der Entwicklung im Gesundheitswesen Berlin. [Ergebnisse des Nationalen Kinder- und Jugendgesundheitssurveys (KiGGS)]. Online unter: www.rki.de/DE/Content/Gesundheitsmonitoring/Gesundheitsberichterstattung/GBEDownloadsB/KiGGS_SVR.pdf?__blob=publicationFile (Zugriff: 22.04.2020).
Saß, A.-C.; Rabenberg, M.; Rommel, A. (2016): Verkehrsunfälle unter Alkoholeinfluss. In: Journal of Health Monitoring 1 (1), S. 29–36. Online unter: www.rki.de/DE/Content/Gesundheitsmonitoring/Gesundheitsberichterstattung/GBEDownloadsJ/FactSheets/JoHM_2016_01_alkohol3.pdf?__blob=publicationFile (Zugriff: 22.04.2020).
Saß, A.-C.; Kuhnert, R.; Rommel, A. (2017): Unfallverletzungen bei Erwachsenen in Deutschland. In: Journal of Health Monitoring 2 (3), S. 97–104. Online unter: www.rki.de/DE/Content/Gesundheitsmonitoring/Gesundheitsberichterstattung/GBEDownloadsJ/FactSheets/JoHM_03_2017_Unfallverletzungen.pdf?__blob=publicationFile (Zugriff: 22.04.2020).
Saß, A.-C.; Kuhnert, R.; Gutsche, J. (2018): Unfallverletzungen bei Kindern und Jugendlichen in Deutschland. Querschnittergebnisse aus KiGGS Welle 2 und Trends. In: Journal of Health Monitoring 3 (3), S. 54–59. Online unter: www.rki.de/DE/Content/Gesundheitsmonitoring/Gesundheitsberichterstattung/GBEDownloadsJ/FactSheets/JoHM_03_2018_Unfallverletzungen_KiGGS-Welle2.pdf?__blob=publicationFile (Zugriff: 22.04.2020).

Stichwortverzeichnis

In Schwarz geschriebene Seitenverweise beziehen sich auf Band 1, in Rot geschriebene Seitenverweise auf Band 2

Stichwortverzeichnis

In Schwarz geschriebene Seitenverweise beziehen sich auf Band 1, in Rot geschriebene Seitenverweise auf Band 2

Stichwortverzeichnis

In Schwarz geschriebene Seitenverweise beziehen sich auf Band 1, in Rot geschriebene Seitenverweise auf Band 2

B

Stichwortverzeichnis

In Schwarz geschriebene Seitenverweise beziehen sich auf Band 1, in Rot geschriebene Seitenverweise auf Band 2

Stichwortverzeichnis

In Schwarz geschriebene Seitenverweise beziehen sich auf Band 1, in Rot geschriebene Seitenverweise auf Band 2

Stichwortverzeichnis

In Schwarz geschriebene Seitenverweise beziehen sich auf Band 1, in Rot geschriebene Seitenverweise auf Band 2

Stichwortverzeichnis

In Schwarz geschriebene Seitenverweise beziehen sich auf Band 1, in Rot geschriebene Seitenverweise auf Band 2

G

Stichwortverzeichnis

In Schwarz geschriebene Seitenverweise beziehen sich auf Band 1, in Rot geschriebene Seitenverweise auf Band 2

Stichwortverzeichnis

In Schwarz geschriebene Seitenverweise beziehen sich auf Band 1, in Rot geschriebene Seitenverweise auf Band 2

Stichwortverzeichnis

In Schwarz geschriebene Seitenverweise beziehen sich auf Band 1, in Rot geschriebene Seitenverweise auf Band 2

Stichwortverzeichnis

In Schwarz geschriebene Seitenverweise beziehen sich auf Band 1, in Rot geschriebene Seitenverweise auf Band 2

L

In Schwarz geschriebene Seitenverweise beziehen sich auf Band 1, in Rot geschriebene Seitenverweise auf Band 2

Stichwortverzeichnis

In Schwarz geschriebene Seitenverweise beziehen sich auf Band 1, in Rot geschriebene Seitenverweise auf Band 2

In Schwarz geschriebene Seitenverweise beziehen sich auf Band 1, in Rot geschriebene Seitenverweise auf Band 2

Stichwortverzeichnis

In Schwarz geschriebene Seitenverweise beziehen sich auf Band 1, in Rot geschriebene Seitenverweise auf Band 2

Stichwortverzeichnis

In Schwarz geschriebene Seitenverweise beziehen sich auf Band 1, in Rot geschriebene Seitenverweise auf Band 2

Stichwortverzeichnis

In Schwarz geschriebene Seitenverweise beziehen sich auf Band 1, in Rot geschriebene Seitenverweise auf Band 2

Stichwortverzeichnis

In Schwarz geschriebene Seitenverweise beziehen sich auf Band 1, in Rot geschriebene Seitenverweise auf Band 2

Stichwortverzeichnis

In Schwarz geschriebene Seitenverweise beziehen sich auf Band 1, in Rot geschriebene Seitenverweise auf Band 2

In Schwarz geschriebene Seitenverweise beziehen sich auf Band 1, in Rot geschriebene Seitenverweise auf Band 2

Stichwortverzeichnis

In Schwarz geschriebene Seitenverweise beziehen sich auf Band 1, in Rot geschriebene Seitenverweise auf Band 2

Bildquellenverzeichnis

Cover: ***Foto*** – Cornelsen/Werner Krüper; ***Logo und Grafik*** – Cornelsen/Rosendahl Berlin – Agentur für Markendesign

Fotos:

S. 24 Abb. 1: Shutterstock.com/Ruslan Guzov; **S. 25 Abb. 2:** Cornelsen/Werner Krüper; **S. 26 Abb. 1:** Shutterstock.com/Jacob Lund; **S. 29 Abb. 1:** Shutterstock.com/Billion Photos; **S. 32 Abb. 1 (li.):** Shutterstock.com/marilyn barbone, **S. 32 Abb. 1 (re.):** mauritius images/Markus Mitterer; **S. 35 Abb. 2:** Shutterstock.com/vectorfusionart; **S. 37 Abb. 2 (ob.):** Shutterstock.com/Evgeny Atamanenko, **S. 37 Abb. 2 (2. v. ob.):** Shutterstock.com/Look Studio, **S. 37 Abb. 2 (3. v. ob.):** Shutterstock.com/decathlon, **S. 37 Abb. 2 (un.):** Shutterstock.com/Barabasa; **S. 38 Abb. 1:** Shutterstock.com/Pixel-Shot; **S. 39 Abb. 2:** mauritius images/Alamy/Loisjoy Thurstun; **S. 40 Abb. 1 (li.):** Shutterstock.com/Dan Race, **S. 40 Abb. 1 (re.):** Shutterstock.com/De Visu; **S. 42 Abb. 1 (li.):** Shutterstock.com/photominer, **S. 42 Abb. 1 (re.):** Shutterstock.com/Animaflora PicsStock; **S. 43 Abb. 2:** Shutterstock.com/Dean Drobot, **S. 43 Abb. 3:** Shutterstock.com/Kzenon; **S. 44 Abb. 1:** Shutterstock.com/Kzenon; **S. 45 Abb. 2:** Shutterstock.com/oneinchpunch; **S. 46 Tab. 1 (Hauttyp I):** Shutterstock.com/staras, **S. 46 Tab. 1 (Hauttyp II):** Shutterstock.com/YAKOBCHUK VIACHESLAV, **S. 46 Tab. 1 (Hauttyp III):** Shutterstock.com/rSnapshotPhotos, **S. 46 Tab. 1 (Hauttyp IV):** Shutterstock.com/Fotoluminate LLC, **S. 46 Tab. 1 (Hauttyp V):** Shutterstock.com/AJP; **S. 47 Tab. 1 (Hauttyp VI):** Shutterstock.com/Beauty Agent Studio, **S. 47 Tab. 2 (Hauttyp/Trocken):** Shutterstock.com/Piyawat Nandeenopparit, **S. 47 Tab. 2 (Hauttyp/Fettig):** Shutterstock.com/ARTFULLY PHOTOGRAPHER, **S. 47 Tab. 2 (Hauttyp/Mischhaut):** Shutterstock.com/Romariolen; **S. 48 Abb. 1:** Shutterstock.com/anna.danilkova, **S. 48 Abb. 2:** mauritius images/Alamy/Mark Collinson, **S. 49 Abb. 3:** Shutterstock.com/Anna Lurye, **S. 49 Abb. 4:** Shutterstock.com/Anneka; **S. 50 Abb. 1:** Cornelsen/Werner Krüper, **S. 50 Abb. 2:** Shutterstock.com/Toa55, **S. 50 Abb. 3:** Shutterstock.com/Tee11, **S. 50 Abb. 4:** Shutterstock.com/Toa55; **S. 51 Tab. 1 (ob.):** Shutterstock.com/NAOWARAT, **S. 51 Tab. 1 (2. v. ob.):** Shutterstock.com/Narin Nonthamand, **S. 51 Tab. 1 (3. v. ob.):** Shutterstock.com/OHishiapply, **S. 51 Tab. 1 (2. v. un.):** Shutterstock.com/Ttatty, **S. 51 Tab. 1 (un.):** Shutterstock.com/kris4to, **S. 51 Abb. 5:** Shutterstock.com/guentermanaus; **S. 52 Abb. 1:** Shutterstock.com/SahinDamar, **S. 52 Abb. 2:** Shutterstock.com/jittawit.21; **S. 56 Abb. 1:** Shutterstock.com/vnlit; **S. 59 Tab. 1 (ob. li.):** Cornelsen/Werner Krüper, **S. 59 Tab. 1 (ob. re.):** Shutterstock.com/Alexander Raths, **S. 59 Tab. 1 (un. re.):** Cornelsen/Werner Krüper; **S. 61 Abb. 1–3:** Cornelsen/Werner Krüper; **S. 62 Abb. 1:** mauritius images/Alamy/Vlad Deep, **S. 62 Abb. 2:** Shutterstock.com/Alexander Raths; **S. 63 Abb. 3–4:** Cornelsen/Werner Krüper; **S. 65 Abb. 4:** Cornelsen/Werner Krüper, **S. 65 Abb. 5:** Shutterstock.com/Gecko Studio; **S. 67 Abb. 2:** Cornelsen/Werner Krüper; **S. 70 Abb. 1:** Shutterstock.com/Raccoonez; **S. 71 Tab. 2 (mi. li./alle):** Shutterstock.com/Artemida-psy; **S. 71 Tab. 2 (mi. re./alle):** Shutterstock.com/Alila Medical Media; **S. 72 Abb. 1:** mauritius images/Alamy/annamarias; **S. 76 Tab. 1 (ob.):** Shutterstock.com/xiaorui, **S. 76 Tab. 1 (2. v. ob.):** aks – Aktuelle Krankenpflege Systeme, **S. 76 Tab. 1 (3. v. ob./un.):** Cornelsen/Werner Krüper; **S. 77 Abb. 1:** Shutterstock.com/Homers; **S. 78 Abb. 1:** mauritius images/Alamy/Family, **S. 78 Abb. 2:** Shutterstock.com/George Rudy; **S. 78 Abb. 3:** Shutterstock.com/Pavel Ilyukhin; **S. 79 Abb. 4 (ob. li.):** Shutterstock.com/WaiveFamisoCZ, **S. 79 Abb. 4 (ob. re.):** Shutterstock.com/Taras-studio, **S. 79 Abb. 4 (un. li.):** Shutterstock.com/Cara-Foto, **S. 79 Abb. 4 (un. re.):** Shutterstock.com/Daria Chichkareva; **S. 82 Abb. 1:** Shutterstock.com/KPG_Payless, **S. 82 Abb. 2–3:** Thomas Hilfen für Körperbehinderte GmbH & Co. Medico KG; **S. 83 Tab. 1 (ob.):** Shutterstock.com/PV productions, **S. 83 Tab. 1 (2. v. ob.):** Shutterstock.com/Rawpixel.com, **S. 83 Tab. 1 (3. v. ob.):** Shutterstock.com/Yaoinlove, **S. 83 Tab. 1 (2. v. un.):** Shutterstock.com/Alex Zabusik, **S. 83 Tab. 1 (un.):** Shutterstock.com/Robie Online; **S. 84 Abb. 1:** Shutterstock.com/antoniodiaz; **S. 85 Abb. 2–3:** Cornelsen/Werner Krüper; **S. 88 Abb. 1:** Shutterstock.com/AlessandroBiascioli; **S. 93 Abb. 1–2:** Cornelsen/Werner Krüper; **S. 94 Abb. 1:** Shutterstock.com/El Nariz; **S. 95 Abb. 2:** bpk/Lutz Braun; **S. 96 Abb. 1:** Shutterstock.com/Dragon Images; **S. 100 Abb. 1:** Shutterstock.com/Tolikoff Photography; **S. 101 Abb. 2:** Shutterstock.com/Roman Sigaev; **S. 103 Abb. 1:** Shutterstock.com/Iakov Filimonov; **S. 105 Abb. 1:** Shutterstock.com/Rawpixel.com; **S. 106 Abb. 1:** Shutterstock.com/Yurchanka Siarhei; **S. 108 Tab. 1 (ob.):** Shutterstock.com/Geinz Angelina, **S. 108 Tab. 1 (2. v. ob.):** Shutterstock.com/Oksana Kuzmina, **S. 108 Tab. 1 (3. v. ob.):** Shutterstock.com/plenoy m, **S. 108 Tab. 1 (2. v. un.):** Shutterstock.com/Goran Bogicevic, **S. 108 Tab. 1 (un.):** Shutterstock.com/illustrissima; **S. 109 Tab. 1 (ob.):** Shutterstock.com/Irina Bg, **S. 109 Tab. 1 (2. v. ob.):** Shutterstock.com/AePatt Journey, **S. 109 Tab. 1 (3. v. ob.):** Shutterstock.com/ya_blue_ko, **Tab. 1 (3. v. un.):** Shutterstock.com/Pitchyfoto, **S. 109 Tab. 1 (2. v. un.):** Shutterstock.com/Nenad Cavoski, **S. 109 S. 109 Tab. 1 (un.):** Shutterstock.com/G-Stock Studio; **S. 114 Tab. 1 (ob.):** Shutterstock.com/kckate16, **S. 114 Tab. 1 (2. v. ob.):** Shutterstock.com/AppleDK, **S. 114 Tab. 1 (3. v. ob.):** Shutterstock.com/Rainer Fuhrmann, **S. 114 Tab. 1 (2. v. un.):** Shutterstock.com/Zetar Infinity, **S. 114 Tab. 1 (un.):** mauritius images/Science Source/Jose Luis Calvo; **S. 115 Tab. 1 (ob.):** Shutterstock.com/Migren art, **S. 115 Tab. 1 (2. v. ob.):** Shutterstock.com/Oleksandr Zamuruiev, **S. 115 Tab. 1 (3. v. ob.):** Shutterstock.com/Mykola Churpita, **S. 115 Tab. 1 (2. v. un.):** mauritius images/Fabio and Simona, **S. 115 Tab. 1 (un.):** Shutterstock.com/trailak amtim; **S. 120 Abb. 2:** Shutterstock.com/RHJPhtotoandilustration; **S. 121 Abb. 3:** mauritius images/Alamy/Mediscan, **S. 121 Abb. 4:** Shutterstock.com/chaipanya; **S. 122 Abb. 1:** mauritius images/Alamy/Mediscan, **S. 122 Abb. 2:** mauritius images/Siegra Asmoel; **S. 124 Abb. 1:** Shutterstock.com/Juan Gaertner; **S. 125 Abb. 2:** Shutterstock.com/Blossom Tomorrow; **S. 128 Abb. 1:** Shutterstock.com/Ingo Bartussek; **S. 130 Abb. 1:** Cornelsen/Werner Krüper; **S. 135 Abb. 3:** Shutterstock.com/Vtls, **S. 135 Abb. 4:** Shutterstock.com/addillum, **S. 135 Abb. 5:** Shutterstock.com/Vilgun, **S. 135 Abb. 6:** Shutterstock.com/LezinAV; **S. 136 Abb. 1:** Cornelsen/Werner Krüper, **S. 136 Abb. 2:** Shutterstock.com/Taras Trl, **S. 136 Abb. 4:** Shutterstock.com/Andrey_Popov; **S. 137 Abb. 5–6:** Cornelsen/Werner Krüper; **S. 140 Abb. 1:** Shutterstock.com/Sergey Novikov, **S. 140 Abb. 2:** Shutterstock.com/bezikus, **S. 140 Abb. 3:** Cornelsen/Werner Krüper; **S. 141 (ob.):** mauritius images/imageBROKER/Jochen Tack; **S. 142 Abb. 1:** Shutterstock.com/SeDmi; **S.144 Abb. 1:** Shutterstock.com/Kwirry; **S. 145 Abb. 2:** Shutterstock.com/Africa Studio; **S. 146 Abb. 1:** sciencephotolibrary/DR P. MARAZZI; **S. 147 Abb. 2:** Shutterstock.com/Berlin Photo; **S. 148 Abb. 1:** Shutterstock.com/New Africa; **S. 152 Abb. 1:** Shutterstock.com/diyanski, **S. 152 Abb. 2:** Shutterstock.com/Beneda Miroslav; **S. 153 Abb. 3:** mauritius images/Johnér/Jan Tove, **S. 153 Abb. 4:** Shutterstock.com/Andrey_Popov; **S. 155 Abb. 1:** Shutterstock.com/Image Point Fr; **S. 156 Abb. 1:** Shutterstock.com/Halfpoint; **S. 158 Abb. 1:** Shutterstock.com/Kzenon, **S. 158 Abb. 2:** Shutterstock.com/GNT STUDIO, **S. 158 Abb. 3:** Shutterstock.com/MidoSemsem; **S. 160 (mi. li.):** mauritius images/Alamy/Angela Hampton Picture Library; **S. 160 Abb. 1:** Shutterstock.com/Heike Rau; **S. 162 Abb. 1:** Shutterstock.com/Ramona Heim, **S. 162 Abb. 2:** sciencephotolibrary/DR P. MARAZZI, **S. 163**

Bildquellenverzeichnis

Abb. 3: Cornelsen/Werner Krüper; **S. 165 Abb. 3:** Panther Media GmbH/Deyan Georgiev; **S. 166 Abb. 1–2:** Nutricia GmbH; **S. 168 Abb. 1:** Cornelsen/Werner Krüper; **S. 169 Abb. 2:** Cornelsen/Werner Krüper; **S. 172 Abb. 1:** Cornelsen/Werner Krüper, **S. 172 Abb. 2:** Shutterstock.com/Voyagerix; **S. 174 Abb. 1:** Cornelsen/Werner Krüper; **S. 176 Abb. 1:** mauritius images/Science Photo Library/Steve Gschmeissner; **S. 177 Abb. 2:** Shutterstock.com/cliplab, **S. 177 Abb. 3:** mauritius images/Alamy/Martin Carlsson; **S. 179 Abb. 3:** Shutterstock.com/TMON; **S. 183 Abb. 1:** mauritius images/Alamy/Viktoriya Kabanova; **S. 184 Abb. 1:** Shutterstock.com/amiel_ian; **S. 185 Abb. 2:** mauritius images/Science Source/Gwen Shockey; **S. 186 Abb. 1:** mauritius images/Alamy/Nucleus Medical Media Inc; **S. 187 Abb. 2:** Shutterstock.com/ucchie79; **S. 188 Abb. 1:** Shutterstock.com/Voinau Pavel; **S. 189 Abb. 3:** Shutterstock.com/tratong; **S. 191 Abb. 1:** Cornelsen/Werner Krüper; **S. 192 Abb. 3–4:** mauritius images / imageBROKER/Michael Steiner; **S. 193 Abb. 4:** Cornelsen/Werner Krüper, **S. 193 Abb. 5:** Shutterstock.com/sweeann; **S. 194 Abb. 1:** mauritius images/Alamy/Medicshots; **S. 194 Abb. 2:** Cornelsen/Werner Krüper; **S. 195 Abb. 3:** Cornelsen/Werner Krüper; **S. 196 Abb. 2:** mauritius images/Alamy/Montgomery Martin; **S. 197 Abb. 3:** Cornelsen/Werner Krüper; **S. 201 Abb. 1:** Med SSE System GmbH; **S. 202 Abb. 1:** Cornelsen/Werner Krüper; **S. 206 Abb. 1:** mauritius images/Alamy/BSIP SA/JEREMY CATRY, **S. 206 Abb. 2:** Shutterstock.com/Heike Rau; **S. 207 Abb. 3:** Imago Stock & People GmbH/StockTrek Images/TriFocal Communications, **S. 207 Abb. 4:** mauritius images/Alamy/Stefan Sollfors; **S. 208 Abb. 1:** mauritius images/Science Source; **S. 209 Abb. 2:** mauritius images/Alamy/Panther Media GmbH/Kzenon; **S. 210 Abb. 1:** Shutterstock.com/Vadym Zaitsev; **S. 211 Abb. 2-4:** Coloplast GmbH; **S. 212 Abb. 1:** Cornelsen/Werner Krüper, **S. 212 Abb. 2:** mauritius images/Alamy/Nucleus Medical Media Inc; **S. 213 Abb. 3:** Shutterstock.com/StanislauV, **S. 213 Abb. 4:** Shutterstock.com/Sirirat; **S. 215 Abb. 1:** SARSTEDT AG & Co. KG; **S. 216 Abb. 1:** Shutterstock.com/corbac40; **S. 218 Abb. 1:** mauritius images/Alamy/Sibylle A. Möller; **S. 219 Abb. 2:** Shutterstock.com/Blamb; **S. 219 Abb. 3–4:** Coloplast GmbH; **S. 222 Abb. 1:** Shutterstock.com/smolaw; **S. 223 Abb. 2:** Shutterstock.com/AS Food studio, **S. 223 Abb. 3:** Shutterstock.com/Oxie99, **S. 223 Abb. 4:** Shutterstock.com/Dar1930, **S. 223 Abb. 5:** Shutterstock.com/AS Food studio, **S. 223 Abb. 6:** Shutterstock.com/petratrollgrafik, **S. 223 Abb. 7:** Shutterstock.com/Dar1930, **S. 223 Abb. 8:** Shutterstock.com/from my point of view, **S. 223 Abb. 9:** Shutterstock.com/PosiNote, **S. 223 Abb. 10:** Shutterstock.com/demarcomedia; **S. 224 Abb. 1:** Shutterstock.com/Rawpixel.com, **S. 224 Abb. 2:** Shutterstock.com/Anneka; **S. 225 Abb. 3:** mauritius images/JIRI; **S. 227 Abb. 2:** mauritius images/Alamy/The Photo Works; **S. 228 Abb. 1:** Shutterstock.com/YuliiaHolovchenko; **S. 229 Abb. 2:** mauritius images/Alamy/Yarvin Market Journeys; **S. 230 Abb. 1:** Shutterstock.com/vetre; **S. 231 Abb. 2:** Shutterstock.com/Elena Eryomenko, **S. 231 Abb. 3:** mauritius images/Tuul & Bruno Morandi; **S. 232 Abb. 1:** Shutterstock.com/Aaron Amat; **S. 233 Abb. 2:** Shutterstock.com/BLUR LIFE 1975; **S. 234 Abb. 1:** Shutterstock.com/Miriam Doerr, Martin Frommherz; **S. 239 Abb. 2:** mauritius images/BSIP /Alice S., **S. 239 Abb. 3:** Shutterstock.com/Rawpixel.com; **S. 242 Abb. 1:** mauritius images/Science Source/Ted Croll; **S. 242 Abb. 2:** mauritius images/Science Photo Library/KATERYNA KON; **S. 243 Tab. 1 (ob.):** Shutterstock.com/hayabusapatto, **S. 243 Tab. 1 (2. v. ob.):** Shutterstock.com/Cherries, **S. 243 Tab. 1 (3. v. ob.):** mauritius images/Alamy/Mediscan, **S. 243 Tab. 1 (2. v. un.):** Shutterstock.com/Dirk Saeger, **S. 243 Tab. 1 (un.):** Shutterstock.com/Phingg; **S. 257 Abb. 1:** Shutterstock.com/249 Anurak; **S. 260 Abb. 1:** Shutterstock.com/golubka57; **S. 273 Abb. 1:** Shutterstock.com/Picsfive; **S. 274 Abb. 1:** Shutterstock.com/simon jhuan; **S. 275 Abb. 2:** mauritius images/BSIP/CHASSENET; **S. 276 Abb. 1:** mauritius images/BSIP/B. BOISSONNET; **S. 277 Abb. 2 (beide):** Cornelsen/Werner Krüper; **S. 278 Abb. 1:** mauritius images/Keystone, **S. 278 Abb. 2:** Cornelsen/Werner Krüper; **S. 280 Abb. 1:** Shutterstock.com/Miriam Doerr, Martin Frommherz, **S. 280 Abb. 2:** Shutterstock.com/Warut Chinsai; **S. 281 Abb. 3:** Shutterstock.com/Nadya Chetah; **S. 282 Abb. 1:** Shutterstock.com/fneun; **S. 285 Abb. 1:** Cornelsen/Werner Krüper; **S. 286 Abb. 1:** Shutterstock.com/Purino; **S. 290 Abb. 1:** Shutterstock.com/Olaf Speier, **S. 290 Abb. 2:** Shutterstock.com/DigitalMammoth; **S. 292 Abb. 1:** Shutterstock.com/LightField Studios; **S. 293 Abb. 2:** mauritius images/Alamy/Zoonar GmbH; **S. 294 Abb. 1:** Cornelsen/Werner Krüper; **S. 295 Abb. 2:** Shutterstock.com/Syda Productions; **S. 297 Abb. 1:** Shutterstock.com/Toa55; **S. 299 Abb. 1:** Cornelsen/Werner Krüper, **S. 299 Abb. 2:** Shutterstock.com/Nym_Pleydell; **S. 301 Abb. 1:** Shutterstock.com/Mansoreh; **S. 301 Abb. 2:** mauritius images/Westend61/Tom Hoenig; **S. 310 Abb. 1:** mauritius images/studiodiezwei; **S. 311 Abb. 2:** mauritius images/Birgit Koch; **S. 313 Abb. 1:** Cornelsen/Werner Krüper; **S. 317 Abb. 1:** Shutterstock.com/ChooChin; **S. 321 Abb. 1 (li.):** mauritius images/Alamy/Mediscan, **S. 321 Abb. 1 (re.):** mauritius images/Alamy/Angela Hampton Picture Library; **S. 323 Abb. 1:** Shutterstock.com/Lighthunter; **S. 328 Abb. 1:** Cornelsen/Wulff Med Tec GmbH; **S. 331 Abb. 1 (alle):** Cornelsen/Werner Krüper; **S. 333 Abb. 3–4:** Cornelsen/Werner Krüper; **S. 338 Abb. 1 (alle):** Cornelsen/Werner Krüper; **S. 342 Abb. 1:** Cornelsen/Werner Krüper; **S. 344 Abb. 1:** Shutterstock.com/wavebreakmedia; **S. 349 Abb. 2:** Shutterstock.com/MPH Photos; **S. 350 Abb. 1:** Shutterstock.com/Halfpoint; **S. 353 Abb. 1 (li.):** Shutterstock.com/Pop Paul-Catalin, **S. 353 Abb. 1 (re.):** mauritius images/Reinhard Eisele; **S. 354 Abb. 1 (li.):** Shutterstock.com/sippakorn, **S. 354 Abb. 1 (re.):** Imago Stock & People GmbH/CHROMORANGE; **S. 355 Abb. 2:** Cornelsen/Werner Krüper; **S. 356 Abb. 1 (li.):** Shutterstock.com/Ralf Geithe, **S. 356 Abb. 1 (re.):** mauritius images/Alamy/Catchlight Visual Services, **S. 356 Abb. 2 (li.):** Shutterstock.com/Casa nayafana, **S. 356 Abb. 2 (re.):** mauritius images/Alamy/Mediscan; **S. 357 Abb. 3:** Shutterstock.com/sima; **S. 360 Abb. 1:** mauritius images/Wolfgang Weinhäupl; **S. 361 Abb. 2:** Shutterstock.com/Designua; **S. 363 (un. re.):** Bridgeman Images/Look and Learn; **S. 364 Abb. 1:** Shutterstock.com/Tewan Banditrukkanka; **S. 365 Abb. 2:** mauritius images/Alamy/Juan Aunion; **S. 366 Abb. 1:** sciencephotolibrary/REPORTERS/JOHN THYS; **S. 367 Abb. 2:** mauritius images/Pixtal; **S. 368 Abb. 1:** Shutterstock.com/Alliance Images; **S. 372 Abb. 1:** Shutterstock.com/SIRIKWAN DOKUTA; **S. 374 Abb. 1:** mauritius images/Alamy/Nickolay Khoroshkov; **S. 375 (ob. re.):** Shutterstock.com/Monkey Business Images; **S. 379 Abb. 1:** Smiths Medical Deutschland GmbH, **S. 379 Abb. 2:** R. Cegla GmbH & Co. KG, **S. 379 Abb. 3:** Medimex GmbH; **S. 380 Abb. 1:** Cornelsen/Werner Krüper; **S. 381 Abb. 2:** mauritius images/Alamy/Robert Kneschke, **S. 381 Abb. 3:** mauritius images/Cultura; **S. 382 Abb. 1:** Shutterstock.com/Nikolai Moiseenko; **S. 383 Abb. 2:** Cornelsen/Werner Krüper; **S. 384 Abb. 1:** mauritius images/Alamy/Matthew Cole, **S. 384 Abb. 2:** Science Photo Library/SCIENCE SOURCE; **S. 387 Abb. 1:** Shutterstock.com/Kiryl Lis; **S. 388 Abb. 1:** Shutterstock.com/Kiryl Lis, **S. 388 Abb. 2:** Shutterstock.com/Tyler Olson; **S. 390 Abb. 1:** Shutterstock.com/Brocreative, **S. 390 Abb. 2:** Cornelsen/Werner Krüper; **S. 391 Tab. 2 (beide):** Cornelsen/Werner Krüper; **S. 392 Abb. 1:** Löwenstein Medical GmbH & Co.KG; **S. 393 Abb. 2:** Science Photo Library/SCIENCE PHOTO LIBRARY; **S. 395 Abb. 1:** Shutterstock.com/NINUN; **S. 395**

Bildquellenverzeichnis

Abb. 2: Smiths Medical Deutschland GmbH; **S. 395 Abb. 3:** mauritius images/Alamy/John Birdsall; **S. 395 Abb. 4:** Science Photo Library/SCIENCE PHOTO LIBRARY; **S. 396 Abb. 1:** mauritius images/Alamy/Hakan çorbacı; **S. 398 Abb. 1:** Cornelsen/Werner Krüper; **S. 399 Abb. 3:** Medela Medizintechnik GmbH & Co. Handels KG; **S. 400 Abb. 1:** Shutterstock.com/Duangnapa Kanchanasakun, **S. 400 (mi. mi.):** Shutterstock.com/Arthit Premprayot; **S. 401 Abb. 2:** Science Photo Library/SCIENCE PHOTO LIBRARY; **S. 402 Abb. 1:** Shutterstock.com/nuiza11; **S. 402 Abb. 2:** Shutterstock.com/adriaticfoto; **S. 404 Abb. 1:** Shutterstock.com/goodluz; **S. 407 Abb. 2:** Shutterstock.com/Africa Studio, **S. 407 Abb. 3:** Shutterstock.com/sfam_photo; **S. 408 Abb. 1:** Cornelsen/Werner Krüper; **S. 409 Abb. 3:** Shutterstock.com/Roman Kosolapov; **S. 415 Abb. 1:** Shutterstock.com/Johanna Goodyear; **S. 416 Abb. 1:** Shutterstock.com/Photographee.eu; **S. 417 Abb. 2:** Shutterstock.com/Monkey Business Images, **S. 417 Abb. 3:** Shutterstock.com/Photographee.eu; **S. 420 Abb. 1:** Shutterstock.com/Foxys Forest Manufacture; **S. 421 Abb. 2:** Shutterstock.com/Pond's Saksit; **S. 422 Abb. 1:** Shutterstock.com/bedya, **S. 422 Abb. 2:** Shutterstock.com/Photographee.eu; **S. 423 Abb. 3:** Shutterstock.com/Dirima; **S. 423 Abb. 4:** Shutterstock.com/CroMary, **S. 423 Abb. 5:** Shutterstock.com/Monkey Business Images, **S. 423 Abb. 6:** Shutterstock.com/Andrei Porzhezhinskii; **S. 424 Abb. 1:** Cornelsen/Werner Krüper; **S. 425 Abb. 2:** Shutterstock.com/Alexander Raths; **S. 430 Abb. 1:** Shutterstock.com/Petia_is; **S. 431 Abb. 2:** Shutterstock.com/wernerimages 2020; **S. 432 Abb. 1:** sciencephotolibrary/ANTONIA REEVE; **S. 433 Abb. 2:** sciencephotolibrary/ALFRED PASIEKA; **S. 435 Abb. 1:** Cornelsen/Werner Krüper, **S. 435 Abb. 2:** Shutterstock.com/solar22; **S. 437 Abb. 1:** Shutterstock.com/Paradee Siriboon; **S. 439 Abb. 1:** Shutterstock.com/Satyrenko, **S. 439 Abb. 2:** Cornelsen/HaB GmbH; **S. 440 Abb. 1:** Shutterstock.com/sfam_photo, **S. 440 Abb. 2:** Shutterstock.com/Flik47; **S. 441 Abb. 3:** Cornelsen/Werner Krüper, **S. 441 Abb. 4:** Shutterstock.com/Tyler Olson; **S. 442 Abb. 1:** Shutterstock.com/sasirin pamai, **S. 442 Abb. 2:** Shutterstock.com/Monkey Business Images; **S. 443 Abb. 3:** dpa Picture-Alliance/Phanie, **S. 443 Abb. 4:** mauritius images/Alamy/Felix Bensman; **S. 444 Abb. 1:** Shutterstock.com/Iakov Filimonov; **S.445 Abb. 2:**dpa Picture-Alliance/dpa Infografik; **S. 447 Abb. 1:** Shutterstock.com/Dirk M. de Boer, **S. 447 Abb. 2:** imago images/Ardea; **S. 453 Abb. 1:** Cornelsen/Werner Krüper; **S. 454 Abb. 1:** Imago Stock & People GmbH/photothek; **S. 455 Abb. 2:** Cornelsen/Werner Krüper; **S. 457 Abb. 1:** Shutterstock.com/JPC-PROD; **S. 458 Abb. 1:** mauritius images/Alamy/Jochen Tack; **S. 462 Abb. 1 (beide):** Cornelsen/Werner Krüper; **S. 466 Abb. 1:** mauritius images/Alamy/nagelestock.com; **S. 467 Abb. 2 (ob. li.):** mauritius images/Torino, **S. 467 Abb. 2 (ob. re.):** mauritius images/Alamy/funkyfood London – Paul Williams, **S. 467 Abb. 2 (un. li.):** Shutterstock.com/William Perugini, **S. 467 Abb. 2 (un. re.):** mauritius images/Roland T. Frank, **S. 467 Abb. 3:** mauritius images/Image Source/Zero Creatives; **S. 468 Abb. 1:** mauritius images/Westend61; **S. 469 Abb. 2:** mauritius images/Glasshouse/Circa Images; **S. 469 Abb. 3 (ob.):** mauritius images/Hans-Peter Merten, **S. 469 Abb. 3 (un.):** mauritius images/Nora Frei; **S. 471 Abb. 2:** Shutterstock.com/LightField Studios, **S. 471 Abb. 3:** mauritius images/Alamy/Anja Schaefer; **S. 476 Abb. 3:** mauritius images/Alamy/Anastasiya Zolotnitskaya; **S. 481 Abb. 3:** Shutterstock.com/Yok_onepiece; **S. 482 Abb. 1:** mauritius images/Westend61/zerocreatives; **S. 483 Abb. 2:** mauritius images/Alamy/Panther Media GmbH/digitalbodyart; **S. 484 Abb. 1:** Shutterstock.com/tugol; **S. 487 Abb. 2:** Shutterstock.com/Thunderstock; **S. 495 Abb. 3:** Cornelsen/ Werner Krüper; **S. 504 Abb. 1:** Shutterstock.com/Oleg Golovnev; **S. 509 Abb. 1:** Hamilton Medical AG; **S. 510 Abb. 1:** Shutterstock.com/Chalie Chulapornsiri, **S. 510 Abb. 2:** Shutterstock.com/JPC-PROD; **S. 520 Abb. 1:** mauritius images/Science Source/Southern Illinois University; **S. 530 Abb. 1 (re.):** mauritius images/Alamy/BSIP SA/JACOPIN; **S. 534 Abb. 1:** Shutterstock.com/Casa nayafana; **S. 540 Abb. 1:** Shutterstock/Alila Medical Media; **S. 546 Abb. 1:** Shutterstock.com/popcorner, **S. 546 Abb. 2:** Shutterstock.com/elenabsl; **S. 547 Abb. 3:** Shutterstock.com/karelnoppe; **S. 548 Abb. 1:** Shutterstock.com/Lucky Business; **S. 550 (ob.):** Shutterstock.com/Anna Klepatckaya, **S. 550 (2. v. ob.):** Shutterstock.com/romakoma, **S. 550 (3. v. ob.):** Shutterstock.com/Theerani lerdsri; **S. 550 (2. v. un.):** Shutterstock.com/lunopark, **S. 550 (3. v. un.):** Shutterstock.com/popcorner, **S. 550 (un.):** Shutterstock.com/Roman Samborskyi; **S. 551 Abb. 7:** Shutterstock.com/CoolaM; **S. 551 Abb. 8:** Shutterstock.com/Evgenia Terehova; **S. 553 (mi. re.):** Shutterstock.com/pryzmat, **S. 553 Abb. 1–4:** Cornelsen/Werner Krüper; **S. 555 (ob.):** Shutterstock.com/A. and I. Kruk; **S. 557 Abb. 2:** Shutterstock.com/Gods_Kings; **S. 558 Abb. 1:** Shutterstock.com/fizkes; **S. 559 Abb. 2:** Shutterstock.com/adriaticfoto, **S.559 Abb. 3:** mauritius images/BSIP/JACOPIN; **S. 560 Abb. 1:** Shutterstock.com/New Africa; **S. 561 Abb. 2:** Shutterstock.com/Kzenon; **S. 562 Abb. 1:** Shutterstock.com/Arlee.P; **S. 563 Abb. 2:** Shutterstock.com/vetre; **S. 565 Abb. 3:** Shutterstock.com/Oksana Kuzmina; **S. 568 Abb. 1:** mauritius images/Alamy/Robert Przybysz; **S. 569 Abb. 2:** Servona GmbH; **S. 571 Abb. 1:** mauritius images/Science Source/Scott Camazine; **S. 573 Abb. 2:** mauritius images/Alamy/Mediscan; **S. 574 Abb. 1:** Cornelsen/Werner Krüper; **S. 575 Abb. 2:** mauritius images/Alamy/Evgeny Gromov; **S. 576 Abb. 1:** mauritius images/Catharina Lux; **S. 578 Abb. 1:** mauritius images/SuperStock; **S. 579 Abb. 2:** Shutterstock.com/verbaska; **S. 580 Abb. 1:** Shutterstock.com/Designua; **S. 581 Abb. 2 (alle):** Shutterstock.com/Tetyana Kaganska; **S. 584 Abb. 1:** mauritius images/Marina Raith; **S. 590 Abb. 1:** Shutterstock.com/LightField Studios; **S. 593 Abb. 1:** Shutterstock.com/Ocskay Mark; **S. 600 Abb. 1:** Shutterstock.com/Robert Kneschke; **S. 602 Abb. 1:** Cornelsen/Werner Krüper; **S. 604 Abb. 1:** Cornelsen/Werner Krüper, **S. 604 Abb. 2:** Shutterstock.com/donatas1205; **S. 605 Abb. 3–4:** Cornelsen/Werner Krüper; **S. 606 Abb. 1:** Shutterstock.com/Jens Hertel; **S. 607 Abb. 2:** Cornelsen/Werner Krüper; **S. 608 Abb. 1:** Shutterstock.com/Trendsetter Images; **S. 609 Abb. 2:** Shutterstock.com/MPH Photos; **S. 611 Abb. 1:** Shutterstock.com/Dima Sidelnikov; **S. 613 Abb. 1:** Shutterstock.com/sdecoret; **S. 615 Abb. 1:** Shutterstock.com/Prostock-studio; **S. 616 Abb. 1:** mauritius images/Alamy/Axel Bueckert; **S. 622 Abb. 1:** Shutterstock.com/Fotokon; **S.623 Abb. 2:** interfoto e.k./Sammlung Rauch; **S. 624 Abb. 1:** Bridgeman Images/Lebrecht Music Arts; **S. 625 Abb. 2:** bpk/Deutsches Historisches Museum/H. G. Hintze; **S. 627 Abb. 1:** Shutterstock.com/Rawpixel.com; **S. 632 Abb. 1 (li.):** Shutterstock.com/Julia Kuznetsova; **S. 634 Abb. 2:** Cornelsen/Werner Krüper; **S. 637 Abb. 1 (beide):** Cornelsen/Werner Krüper; **S. 638 Abb. 1:** mauritius images/Alamy/Mediscan; **S. 639 Abb. 2:** mauritius images/Alamy/T.M.O.Pictures; **S. 658 Abb. 1:** Imago Stock & People GmbH/M.Zettler; **S. 660 Abb. 1:** Shutterstock.com/Andrey_Popov; **S. 662 Abb. 1:** Shutterstock.com/Peter Titmuss; **S. 666 Abb. 1:** Shutterstock.com/fizkes; **S. 669 Abb. 1:** Shutterstock.com/NotarYES; **S. 670 Abb. 1:** Shutterstock.com/Iakov Filimonov; **S. 672 Abb. 1:** Shutterstock.com/Monkey Business Images; **S. 674 Abb. 1:** Shutterstock.com/Racha Phuangpoo; **S. 675 Abb. 2:** Imago Stock & People GmbH/epd-bild/Werner Krüper; **S. 677 Abb. 1:** Imago Stock & People GmbH/epd-bild/Werner Krüper; **S. 678 Abb. 1:** Imago Stock & People GmbH/epd/Werner Krüper; **S. 681 Abb. 1:** Shutterstock.com/kckate16; **S. 684 Abb. 1:** Shut-

Bildquellenverzeichnis

terstock.com/4 PM production; **S. 686 Abb. 1:** Shutterstock.com/Andrii Zastrozhnov, **S. 686 Abb. 2:** mauritius images/Alamy/juan moyano; **S. 692 Abb. 1:** Bundeszentrale für gesundheitliche Aufklärung (BZgA), **S. 692 Abb. 2:** dpa Picture-Alliance/Phanie; **S. 695 Abb. 1:** mauritius images/Fabio and Simona; **S. 696 Abb. 1:** Shutterstock.com/Serhii Bobyk; **S. 698 Abb. 1:** mauritius images/Alamy/Stock Connection Blue/Martin Heitner; **S. 699 (ob.):** Shutterstock.com/Coffeemill; **S. 701 Abb. 2:** Shutterstock.com/Viktoriia Hnatiuk, **S. 701 Abb. 3:** Shutterstock.com/comzeal images; **S. 702 Abb. 1:** Shutterstock.com/Kzenon, **S.702 Abb. 2:** mauritius images/Science Source/Monica Schroeder; **S. 704 Abb. 1:** Shutterstock.com/Africa Studio; **S. 706 Abb. 1:** Shutterstock.com/VGstockstudio; **S. 707 Abb. 2:** mauritius images/Alamy/Michael Heim; **S. 708 Abb. 1:** Shutterstock.com/luna4, **S. 708 Abb. 2:** Shutterstock.com/Josep Suria; **S. 709 Abb. 3:** Shutterstock.com/Kati Finell; **S. 710 Abb. 1:** Shutterstock.com/Chompoo Suriyo; **S. 711 Abb. 2:** mauritius images/Alamy/Loisjoy Thurstun; **S. 712 Abb. 1:** Shutterstock.com/Monkey Business Images; **S. 718 Abb. 1:** Shutterstock.com/Tyler Olson, **S. 718 Abb. 2 (a):** Shutterstock.com/ChameleonsEye, **S. 718 Abb. 2 (b):** Shutterstock.com/Tyler Olson, **S. 718 Abb. 2 (c):** Shutterstock.com/Ollyy, **S. 718 Abb. 2 (d):** Shutterstock.com/Ollyy; **S. 721 Abb. 1:** Shutterstock.com/Rohane Hamilton; **S. 724 Abb. 1:** Shutterstock.com/Teerat Ratrawetakorn; **S. 725 Abb. 2:** Shutterstock.com/Tyler Olson; **S. 726 Abb. 1:** Shutterstock.com/Brian McEntire; **S. 727 Abb. 2:** Shutterstock.com/Larysa Dubinska; **S. 728 Abb. 1:** Shutterstock.com/J O Atkinson, **S. 728 Abb. 2:** Shutterstock.com/kipgodi; **S. 729 Abb. 3:** Shutterstock.com/MarcinWojc; **S. 730 Abb. 1:** Shutterstock.com/Kati Finell, **S. 730 Abb. 2:** mauritius images/John Curtis; **S. 730 Tab. 1 (li.):** Shutterstock.com/Krystyna Taran, **S. 730 Tab. 1 (re.):** Shutterstock.com/alex-popov; **S. 731 Tab. 1 (ob. li.):** Imago Stock & People GmbH/INSADCO, **S. 731 Tab. 1 (ob. re.):** Shutterstock.com/violetblue; **S. 731 Tab. 1 (2. v. ob. li.):** mauritius images/Alamy/BSIP SA/GYSSELS; **S. 731 Tab. 1 (2. v. ob. re.):** Shutterstock.com/Krystyna Taran; **S. 731 Tab. 1 (un. re.):** Shutterstock.com/Onjira Leibe; **S. 731 Tab. 1 (un. li.):** mauritius images/Alamy/Catchlight Visual Services/Denise Hager; **S. 732 Abb. 1:** Shutterstock.com/David Cardinez, **S. 732 Abb. 2:** Shutterstock.com/NataSnow; **S. 734 Abb. 1:** Shutterstock.com/Ermolaev Alexander; **S. 735 Abb. 2:** Shutterstock.com/GrooveZ; **S. 738 Abb. 1:** Shutterstock.com/Jandrie Lombard; **S. 739 Abb. 2:** mauritius images/Philipp Mansmann; **S. 740 Abb. 1:** Shutterstock.com/Olesya Tseytlin; **S. 742 Abb. 1:** Shutterstock.com/Dmitry Naumov; **S. 743 Abb. 2:** Shutterstock.com/Vitalinka, **S. 743 Abb. 3:** Shutterstock.com/Miguel Granero; **S. 744 Abb. 1:** Shutterstock.com/Bricolage; **S. 745 Abb. 2:** mauritius images/Alamy/Rob3000; **S. 745 Abb. 3:** Shutterstock.com/logika600; **S. 748 Abb. 1:** Shutterstock.com/Augustino; **S. 750 Abb. 1:** Shutterstock.com/LightField Studios; **S. 752 Abb. 1:** Shutterstock.com/bbernard; **S. 754 Abb. 1:** Shutterstock.com/Grekov's; **S. 755 Abb. 2:** Imago Stock & People GmbH/photothek/U. Grabowsky; **S.757 Abb. 1:** Jan Gramm, Institut für Palliativpsychologie; **S. 761 Abb. 2:** Shutterstock.com/Sonja Filitz; **S. 766 Abb. 1:** Shutterstock.com/Kateryna Kon; **S. 772 Abb. 1:** Shutterstock.com/Monkey Business Images, **S. 772 Tab. 1 (1):** Shutterstock.com/Yurchanka Siarhei, **S. 772 Tab. 1 (2):** INTERFOTO/Stocktrek Images/Stocktrek Images, **S. 772 Tab. 1 (3):** Shutterstock.com/medistock; **S. 773 Tab. 1 (4):** Shutterstock.com/SciePro, **S. 773 Tab. 1 (5):** INTERFOTO/Stocktrek Images/Stocktrek Images, **S. 773 Tab. 1 (6):** Shutterstock.com /Sakurra, **S. 773 Abb. 2:** Shutterstock.com/nata-lunata; **S. 774 Abb. 1–2:** Shutterstock.com/SciePro; **S. 779 Abb. 2:** mauritius images/JIRI, **S. 779 Abb. 3:** Shutterstock.com/Soft Light; **S. 781 Abb. 3:** Shutterstock.com/ANUCHIT MANMAI; **S. 784 Abb. 1:** Shutterstock.com/Zoia Kostina; **S. 786 Abb. 1:** Shutterstock.com/FotoAndalucia; **S. 787 Abb. 2:** Shutterstock.com/Kzenon; **S. 788 Abb. 1:** Shutterstock.com/digitalskillet; **S. 792 Abb. 1:** Shutterstock.com/Miriam Doerr Martin Frommherz; **S. 794 Abb. 1:** Cornelsen/Werner Krüper; **S. 797 Abb. 2:** Shutterstock.com/Regreto, **S. 797 Abb. 3:** Cornelsen/Werner Krüper; **S. 798 Abb. 1:** Shutterstock.com/Tewan Banditrukkanka; **S. 802 Abb. 2:** Cornelsen/Werner Krüper; **S. 804 Abb. 1:** mauritius images/Alamy/Ian Allenden, **S. 804 Abb. 2–3:** Cornelsen/Werner Krüper; **S. 808 Abb. 1–2:** Cornelsen/Werner Krüper; **S. 812 Abb. 2:** Cornelsen/Werner Krüper; **S. 813 Abb. 4–5:** Cornelsen/Werner Krüper; **S. 814 Abb. 2:** Cornelsen/Werner Krüper; **S. 815 Abb. 3:** Shutterstock.com/narin phapnam; **S. 816 Abb. 1 (beide):** Cornelsen/Werner Krüper; **S. 817 Abb. 2:** Shutterstock.com/itsmejust, **S. 817 Abb. 3:** Shutterstock.com/YJPTO, **S. 817 Abb. 4:** mauritius images/Alamy/Panther Media GmbH/Hobi; **S. 817 Abb. 5:** Intersurgical GmbH; **S. 819 Abb. 1:** Shutterstock.com/Tony Craddock; **S. 821 Abb. 2:** Shutterstock.com/Africa Studio; **S. 824 Abb. 1:** Cornelsen/Werner Krüper; **S. 825 Abb. 2:** Cornelsen/Werner Krüper; **S. 826 Abb. 1:** mauritius images/Science Source/Southern Illinois University; **S. 829 Abb. 2:** Shutterstock.com/RossHelen; **S. 831 Abb. 1:** Shutterstock.com/ilusmedical; **S. 832 Abb. 1:** akg-images/Universal Images Group/Tass; **S. 834 Abb. 1:** mauritius images/imageBroker/mhm/Mario Hösel; **S. 837 Abb. 2:** Shutterstock.com/Pavel Hajer; **S. 838 (mi. mi.):** Shutterstock.com/Pavel Hajer, **S. 838 Abb. 2:** Cornelsen/Werner Krüper; **S. 840 Abb. 1 (ob.):** Shutterstock.com/artmakerbit, **S. 840 Abb. 1 (2. v. ob.):** Shutterstock.com/Premiumvectors, **S. 840 Abb. 1 (3. v. ob.):** Shutterstock.com/Leremy, **S. 840 Abb. 1 (2. v. un.):** Shutterstock.com/Aha-Soft, **S. 840 Abb. 1 (un.):** Shutterstock.com/Leremy; **S. 841 Abb. 3:** Cornelsen/Werner Krüper; **S. 844 Abb. 1:** akg-images/JAN VAN EYCK; **S. 845 Abb. 2:** Shutterstock.com/NadyaEugene; **S. 846 Abb. 1:** Bridgeman Images/Granger; **S. 858 Abb. 1:** dpa Picture-Alliance/AP Photo/Paul Sancya; **S. 860 Abb. 1:** Shutterstock.com/Knorre; **S. 863 Abb. 1:** Shutterstock.com/Roschetzky Photography; **S. 865 Abb. 2:** Shutterstock.com/KieferPix; **S. 867 Abb. 1:** mauritius images/Alamy/altanaka; **S. 883 Abb. 2:** Shutterstock.com/Karan Bunjean; **S. 886 Abb. 1:** mauritius images/Alamy/LightField Studios Inc.; **S. 888 Abb. 1 (li.):** Shutterstock.com/Joaquin Corbalan P, **S. 888 Abb. 1 (mi.):** Shutterstock.com/Andrey_Popov, **S. 888 Abb. 1 (mi.):** Shutterstock.com/KPG_Payless; **S. 891 Abb. 1:** Shutterstock.com/Photographee.eu

Illustrationen und Grafiken:
Cornelsen/Angelika Kramer: S. 64 Abb. 1–3, S. 66 Abb. 1, S. 68 Tab. 1, S. 106 Abb. 2, S. 118 ob. li., S. 143 un., S. 157 Abb. 2 (alle), S. 189 Abb. 2 (beide), S. 192 Abb. 2, S. 203 Abb. 2, S. 240 mi. (beide), S. 246 (alle), S. 249 Abb. 1, S. 253 Abb. 1, S. 263 Abb. 1 (alle), S. 325 Abb. 1, S. 332 Abb. 1–2 (alle), S. 334 Abb. 1–3, S. 335 Abb. 4, S. 339 Abb. 2, S. 341 Abb. 1, S. 345 Abb. 2, S. 346 Abb. 1, S. 348 Abb. 1, S. 373 un. re. (beide), S. 377 Tab. 1–2 (alle), S. 378 Tab. 1 (alle), S. 383 Abb. 3, S. 396 Abb. 2, S. 429 Abb. 1, S. 448 Abb. 1, S. 450 Abb. 1, S. 479 Abb. 3, S. 486 Abb. 1 (alle), S. 488 mi., S. 512 un., S. 514 ob., S. 530 Abb. 1 li., S. 564 Abb. 1–2, S. 569 Abb. 3, S. 628 (alle), S. 630 un. re., S. 632 mi. mi., S. 633 Abb. 2–3, S. 642 un. (beide), S. 700 Abb. 1, S. 736 Abb. 1–4, S. 778 Abb. 1, S. 780 Abb. 1–2, S. 796 Abb. 1 (beide), S. 798 Abb. 2, S. 800 Abb. 1 (alle), S. 803 Abb. 3–6, S. 806 Abb. 3 (beide), S. 810 Abb. 1–2, S. 811 Abb. 4, S. 813 Abb. 3, S. 828 Abb. 1, S. 849 Abb. 2, S. 868 mi. re.; **Cornelsen/Gabriele Heinisch:** S. 136 Abb. 3, S. 723 Abb. 1–7, S. 196 Abb. 1 (alle), S. 197 mi. un. (alle), S. 198 (alle);

Bildquellenverzeichnis

Cornelsen/Gerda Raichle: S. 118 ob. re., S. 217 Abb. 3, S. 272 (alle), S. 399 Abb. 2, S. 408 Abb. 2 re., S. 475 Abb. 3, S. 497 Abb. 1, S. 513 ob., S. 514 un. re., S. 525 Abb. 1, S. 705 Tab. 2 (alle), S. 719 Abb. 3, S. 762 ob. li., S. 762 un. li., S. 766 Abb. 2, S. 806 Abb. 1–2, S. 811 Abb. 3, S. 812 Abb. 1, S. 882 Abb. 1; **Cornelsen/Jörg Mair:** S. 107 Abb. 3, S. 110 (alle), S. 111 (alle), S. 112 (alle), S. 116 Abb. 1, S. 117 Abb. 2, S. 118 un., S. 120 Abb. 1, S. 134 Abb. 1, S. 135 Abb. 2, S. 192 Abb. 1, S. 216 Abb. 2, S. 240 ob. (beide) u. un., S. 267 Abb. 1, S. 268 (alle), S. 271 Abb. 1, S. 273 Abb. 2, S. 406 Abb. 1, S. 411 Abb. 1, S. 412 Abb. 1, S. 413 Abb. 2, S. 426 Abb. 1, S. 427 Abb. 2–3, S. 472 (alle), S. 474 Abb. 1, S. 476 Abb. 1–2, S. 477 Abb. 4, S. 478 Abb. 1–2, S. 480 Abb. 1–2, S. 488 ob. u. un., S. 489 (alle), S. 490 Abb. 1, S. 492 Abb. 1, S. 494 Abb. 1–2, S. 501 Abb. 1–2, S. 502 Abb. 1, S. 512 ob. u. mi., S. 514 mi. li., S. 516 Abb. 1, S. 523 Abb. 1, S. 533 Abb. 1, S. 536 ob. li., un. (beide), S. 538 Abb. 1–2, S. 629 mi., S. 630 ob. u. un. li., S. 634 Abb. 1, S. 635 Abb. 3, S. 642 ob., S. 655 Abb. 1, S. 762 ob. re./mi. (beide)/un. re., S. 764 Abb. 1, S. 765 Abb. 2, S. 767 Abb. 3, S. 770 Abb. 1, S. 771 Abb. 2, S. 823 mi., S. 868 un. li., S. 869 un., S. 873 Abb. 1, S. 880 (beide); **Cornelsen/Karin Mall:** S. 536 ob. re, S. 763 li., S. 802 Abb. 1, S. 868 un. re., S. 877 Abb. 1, S. 881 un.; **Cornelsen/Natascha Welz:** S. 80 mi. re., S. 102 un. (beide); **Cornelsen/Tom Menzel:** S. 572 Abb. 1, S. 820 Abb. 1; **Cornelsen/vitaledesign:** S. 31 Abb. 1, S. 34 Abb. 1 (alle), S. 36 Abb. 1, S. 41 Abb. 2, S. 43 Abb. 4, S. 53 Abb. 3, S. 57 Abb. 2, S. 58 Abb. 1, S. 69 Abb. 1, S. 89 Abb. 2, S. 97 Abb. 2, S. 150 Abb. 1–2, S. 152 mi., S. 178 Abb. 1, S. 179 Abb. 2, S. 226 Abb. 1, S. 237 Abb. 1, S. 287 Abb. 2, S. 289 Abb. 1, S. 303 Abb. 1, S. 370 ob. li., S. 408 Abb. 2 li., S. 449 Abb. 2, S. 451 Abb. 2, S. 470 Abb. 1, S. 507 Abb. 1, S. 515 ob. re., S. 518 Abb. 1 3, S. 527 Abb. 1, S. 556 Abb. 1, S. 594 Abb. 1, S. 617 Abb. 2, S. 658 un., S. 659 un. (Icons), S. 667 Abb. 1, S. 716 Abb. 1, S. 751 Abb. 2, S. 761 Abb. 1, S. 805 Abb. 4, S. 807 Abb. 4, S. 809 Abb. 3, S. 814 Abb. 1, S. 822 Abb. 1, S. 833 Abb. 2, S. 836 Abb. 1, S. 840 Abb. 2, S. 848 Abb. 1, S. 850 Abb. 1, S. 856 Abb. 1, S. 868 ob., S. 886 Abb. 2, S. 889 Abb. 2; **GKV-Spitzenverband (Original); Cornelsen/vitaledesign (Nachbau):** S. 315 Abb. 1; **Katrin S. Rohde (Original); Cornelsen/vitaledesign (Nachbau):** S. 759 Abb. 1; **Statistisches Landesamt Baden-Württemberg, 2018/www.statistik-bw.de (Original); Cornelsen/vitaledesign (Nachbau):** S. 751 Abb. 2

Textquellenverzeichnis:

S. 26: *Ursachen von Underreporting:* Krupp, Sonja: „Allgemeine Geriatrie – Geriatrisches Assessment" in: Willkomm, Martin (Hrsg.): Praktische Geriatrie. Klinik – Diagnostik – Interdisziplinäre Therapie, 1. Auflage, Thieme Verlag Stuttgart, 2013, S. 31.

S. 27 f.: *Beobachtungsbereich Mobilität:* Brobst, Ruth A. / Georg, Jürgen: Der Pflegeprozess in der Praxis, 2. Auflage, Hans Huber Verlag Bern, 2007, S. 42 ff., unverändert.

S. 69: *Dekubitus:* Deutsches Netzwerk für Qualitätsentwicklung in der Pflege (DNQP) (Hrsg.): Expertenstandard Dekubitusprophylaxe in der Pflege, Osnabrück: Hochschule Osnabrück, 2017, S. 16, gekürzt.

S. 73 f.: *Norton-Skala modifiziert & Braden-Q-Skala:* Deutsche Dekubitus Liga e. V.: Ambulante Versorgung von Patienten mit Dekubitus, Leitfaden der Deutschen Dekubitus Liga e. V. 2009; www.paritaet-alsopfleg.de/downloads/Pfleg/Arbeitshilfen/Leitfaden_Dekubitus_2009.pdf (Abruf: 26.2.2020), gekürzt.

S. 190: *Kontinenzprofile:* Deutsches Netzwerk für Qualitätsentwicklung in der Pflege (Hrsg.): Expertenstandard Förderung der Harnkontinenz in der Pflege, 1. Aktualisierung, Osnabrück: Deutsches Netzwerk für Qualitätsentwicklung in der Pflege (DNQP), 2014, S. 27, unverändert.

S. 587: *Körperbildstörung:* Abt-Zegelin, Angelika/Georg, Jürgen (2007): „Sieht man was?" Körperbildstörungen in der Pflege; Langfassung des Artikels aus Dr. med. Mabuse, Nr. 168, Juli/August 2007, Online: https://docplayer.org/20051878-Langfassung-des-artikels-aus-dr-med-mabuse-nr-168-juli-august-2007.html (Abruf:24.04.2020)Auszug.

S. 603: *Validationstechniken:* Feil, Naomi/de Klerk-Rubin, Vicki: Validation – Ein Weg zum Verständnis verwirrter alter Menschen, 11. Auflage, Ernst Reinhardt Verlag München, 2017, S. 87-99, gekürzt.

S. 609: *Beziehungsgestaltung:* DNQP (Hrsg): Expertenstandard Beziehungsgestaltung in der Pflege von Menschen mit Demenz, Osnabrück: Deutsches Netzwerk für Qualitätsentwicklung in der Pflege (DNQP), 2018, S. 32, gekürzt.

S. 618: *Schema Einschätzung von Suizidalität:* Sonneck, Gernot/Kapusta, Nestor/Tomandl, Gerald/Voracek, Martin (Hrsg.): Krisenintervention und Suizidverhütung, 3. Auflage, facultas: UTB Verlag Wien, 2016, S. 175, unverändert.

S. 844: *Definition Gewalt:* WHO: Weltbericht Gewalt und Gesundheit, 2003, Online: https://www.who.int/violence_injury_prevention/violence/world_report/en/summary_ge.pdf, S. 6, Auszug.

Zuordnung der Kapitel zu den Curricularen Einheiten (CE) des Rahmenlehrplans

CE	Kapitel Pflegias	
01	Band 1	A I 1–5, B I 1, C I 1
02 A	Band 1	B I 1, B II 1–2; B III 2, B VI 1, C I 1–4
	Band 2	C I 1, C II 1–3
02 B	Band 1	A I 3, B I 1, B II 1–2, B III 1, C I 1–4
	Band 2	A I 1–3, A II 1–6, B I 1–3, B II 1–8
03	Band 1	A I 1–5, B I 1
	Band 2	A II 3, B II 2
04	Band 1	B II 1–4, B III 2, C I 1–4
	Band 2	B II 4, B II 6, B II 7, E I 3, E II 5
05	Band 1	A II 1, B I 1–4, B II 3–4, B III 1, B IV 1–4, B VI 1, C
	Band 2	C I 2–4, C II 4–6, F II 3, 4
06	Band 1	B IV 2–4, B VI 1, C
	Band 2	F I 1–3, F II 1–4
07	Band 1	B II 1–5, B V 1–2, B VI 2, C
	Band 2	C I 1–4, C II 7, D I 3, D II 3
08	Band 1	A I 3, B IV 1, B VI 1–3, C
	Band 2	F II 2
09	Band 1	A II 2–3, B I 1–4, B II 1–5, C
	Band 2	D I 1–2, 4, D II 3–5, E I 1, E II 1, F II 3
10	Band 1	B I 2, B II 1–5, C
	Band 2	C I 4, E I 2–3, E II 2–5, F II 1
11	Band 1	B I 4, B II 1–4, C
	Band 2	D I 4, D II 1, D II 3–5, F II 1

Diese Übersicht zeigt, in welchen Kapiteln des Lehrwerks die Inhalte bzw. Situationsmerkmale und weitere Wissensgrundlagen der curricularen Einheiten des Rahmenlehrplans zu finden sind. Es handelt sich dabei um eine grobe Sortierung, die lediglich Schwerpunkte aufzeigt. Welche Inhalte ganz konkret für die Bearbeitung einer Lernsituation herangezogen werden, hängt von den in der Situation vorkommenden Handlungsanlässen und -mustern ab. Viele Inhalte des Lehrwerks liegen zudem quer zum Rahmenlehrplan, d.h. sie kommen in mehreren curricularen Einheiten vor. So spielt beispielsweise der Pflegeprozess in jeder Lerneinheit eine große Rolle. Wenn Sie Informationen zu einem bestimmten Sachverhalt suchen, nutzen Sie auch das Stichwortverzeichnis.